实用新药特药手册

（第 6 版）

主　编　戴德银　黄茂涛　代升平
主　审　冯怀志　李　健　黄　鹏

U0318744

科　学　出　版　社
北　京

内 容 简 介

本书在第 5 版的基础上修订而成,新增近几年来国内外新药特药及最新版国家基本医疗保险药品 1000 余种,同时对部分老药和过时内容进行了删改。全书共收载实用性强的新药特药及临床常用药约 3000 种,具体介绍了药物的通用名称、别名、外文名、作用特点、药动学、适应证、禁忌证、用法用量、不良反应、注意事项和制剂规格等;书末附有药品中英文名称索引。本书内容新、载药品种多、资料翔实、简明实用,并紧密配合国家医药管理改革及基本医疗保险、工伤保险和生育保险制度的实施,适合临床医务人员、药师、基层全科医师,以及药物研制、教学、经营、管理人员和社区卫生工作者阅读参考。

图书在版编目(CIP)数据

实用新药特药手册/戴德银,黄茂涛,代升平主编.—6 版.—北京:科学出版社,2016

ISBN 978-7-03-049394-1

Ⅰ.实…　Ⅱ.①戴…②黄…③代…　Ⅲ.新药—手册　Ⅳ.R97-62

中国版本图书馆 CIP 数据核字(2016)第 164286 号

责任编辑:杨磊石　杨小玲 / 责任校对:张凤琴
责任印制:肖　兴 / 封面设计:龙　岩

科学出版社 出版

北京东黄城根北街 16 号
邮政编码:100717
http://ww.sciencep.com

中国科学院印刷厂 印刷

科学出版社发行　各地新华书店经销

*

1994 年 1 月第　一　版　由人民军医出版社出版
2016 年 9 月第　六　版　开本:850×1168　1/32
2016 年 9 月第一次印刷　印张:46 1/4
字数:1599 000

定价:138.00 元

(如有印装质量问题,我社负责调换)

编著者名单

主　编　戴德银　黄茂涛　代升平

主　审　冯怀志　李　健　黄　鹏

副主编　卢海波　孙　蕙　张　燕　刘亚红　李煜华
　　　　　钟　梁　匡　红　吴昭萍　邓聪颖　赵　艳
　　　　　王　尧　唐　超　陈　贤　廖　琦　顾明忠
　　　　　肖莎丽　宋朝理　廖银华　沙　皖　皮儒先

编　者　（以姓氏笔画为序）

王　江	王　奎	王正莉	亓占中	仇晓峰
方宏洋	叶奕兰	付小明	代升平	冯早明
皮儒先	朱　艳	刘　芳	刘英平	刘　洋
刘　蓉	刘亚红	刘馨馨	李　东	李　红
李　青	李　卓	李小波	李友萍	李光清
李泽兴	杨　帆	肖代兰	吴超群	何文秀
何珍蓉	何恩福	沙　皖	张　刚	张　莉
张小玉	张卫华	陈秋伶	陈路佳	林芸竹
孟　青	胡文利	胡晓允	钟国成	秦志宏
顾明忠	唐　超	陶　熹	曹亚玲	常志红
康晓曦	梁颖隽	敬新蓉	蒋　宇	程建锋
曾　琳	窦艳玲	廖　皓	谭　翔	谭臻炜
薛　峰	薛永新	戴德银		

第 1 版序

随着现代科学技术的飞速发展,国内外医药研究新成果迭出,新药品种与新剂型不断问世。这些新药和新剂型,有些是我国创制的,更多则是从国外引进的。全面、正确地了解这些新药的药理和临床应用情况,对医务工作者正确地选择和合理地用来防治疾病,显然具有十分重要的意义。编者收集了近年来大量的新药、特药资料,从中精选了疗效确切、不良反应较少的药物予以系统整理,编写了这本《实用新药特药手册》。本书不仅突出了新、特等特点,还力求做到基础理论与临床应用密切结合。本书分 3 篇,上篇扼要地论述了现代药理学的基本概念、药物作用的基本规律及合理使用原则。中、下篇为新药与特药各论。

《实用新药特药手册》是一本实用价值较大的药学参考书、工具书,可供临床医师、药师、护师和从事药物研究、生产、教学、药政管理、经营等的专业人员,以及关心新药特药发展的各界人士参阅。

王浴生

1993 年 8 月 1 日

第 6 版前言

《实用新药特药手册》自 1994 年初版以来,已经过 4 次修订,多次印刷。第 6 版对 2012 年的第 5 版进行了全面修订,删去了相对少用和退市药品约 100 种,新增国内外新特药及最新年版《国家基本医疗保险、工伤保险和生育保险药品目录》、2015 年版《中华人民共和国药典》《国家基本药品目录》药品 1000 余种,包括各种抗微生物类,作用于神经、呼吸、消化、泌尿生殖系统和心脑血管循环系统及肠内外营养治疗药物,血液、内分泌治疗药物,五官疾病治疗药物,某些小儿和老年疾病用药,还特别将近年发展很快的生物工程(基因)制品类药物,如抗肿瘤药的靶向制剂、单克隆抗体、生物(基因)抗癌药单列为一节,方便读者查阅。全书收载新特药和常用药约 3000 种,基本上能满足各级医疗机构防治各种疾病的需求。

我国自《药品管理法》颁布实施以来,先后又颁发了《处方管理办法》,制定了国家基本药物制度、药品分类(处方药和非处方药)管理制度、抗菌药物临床应用指导原则、抗菌药物分级管理、麻醉药品临床应用指导原则、精神药品临床指导原则等相关法规和制度。我国医药卫生事业和医药产业的蓬勃发展,大量新药的研发、生产和临床应用,为防治疾病、保障国民健康发挥了重要作用;但也因此导致规范、准确、合理选用相对价廉经济药物的难度,医源性疾病、新的药品不良反应事件时有发生,药品安全问题备受重视,医务人员和用药者均须仔细阅读药品使用说明书,密切观察用药过程中对机体的影响和反应,由医务人员及时对症处理。

合理用药是医者人性化的具体表现,也是提高药物治疗水平、降低医疗费用,使患者得到优质服务的必要条件,可反映医者或医疗机构的医疗水平。本版在编写格式方面,基本按药理作用特点和临床用药习惯,分大类进行修订和增补,尤其对作用于神经、呼吸、心脑血管循环系统、泌尿生殖系统用药,肠内外营养治疗药物,生物工程(基因)制品和抗肿瘤药等增补较多,全书内容更新率近50%。药品名称左上角标明"[基]",系指国家基本药物;"[典]",指 2015 年版国家药典收载药品;"[保甲/乙]"则为《国家基本医疗保险、工伤保险和生育保险药品目录》药品,方便读者参考和查阅。对每种药物,重点介绍其作用特点与用途、用法用量、不良反应、禁忌证、制剂规格等,力求品种较全,简明翔实,安全有效而更实用;既"新、特",又紧密配合国家基本药物制度、国家医药改革及基本医疗保险、工伤保险和生育保险等制度的实施,系军医版长销、畅销书之一。适用于临床医务人员、药师、基层全科医师及药物研制、教学、经营、管理人员和社区健康卫生工作者阅读和参考。

为方便读者查阅药物信息,书末药物中英文名称索引列出了药品通用名称,读者可依据索引提示查阅正文中的药品异名、商品名及相关信息。

殷切希望并衷心感谢广大读者一如既往地喜爱、批评、指正和鼓励;对本书提出的宝贵意见和建议,我们将在重印或下一版修订时订正。

中国人民解放军第 452 医院　主任药师　戴德银

2016 年 2 月于成都

目　录

第1章 新药评价与影响药效的因素

一、新药评价要点

药品亦是商品,但它是一种特殊商品,具有防病、治病、救护的作用。生产厂家应本着实事求是的精神,将有效的防治疾病作用和不良反应告诫消费者,使他们心中有数,切不可为了经济利益而夸大药效,坑害病人或误导医生。尽管医药科技在飞速发展,但由于检验技术、实验条件和周期的限制,对某些新药的认识还很有限,尤其是对慢性毒性和特异质病人的反应更是如此。Zhinden 在 1964 年就断言:"没有一种有效药物是没有不良反应的。"完全没有不良反应的药物事实上也是无效的,只不过是如何正确地掌握剂量、用法和防止发生不良反应的问题。这也是临床医药学家们长期努力奋斗的目标之一。

新药的评价包括药学、药理学(药效学和药动学)、毒理学、临床医学、临床药学等各方面的完整评价过程,是一项复杂而系统的工程。然而下述几个方面是不可缺少的。

(一)疗效方面

1. 是对因治疗,还是对症治疗的药物。
2. 是否有新的用途。
3. 是否有高效、速效、长效的特点。
4. 作用的选择性如何。
5. 新制剂或新剂型的优势如何。

(二)毒性方面

1. 安全系数多大。
2. 对生命重要器官的损害方式和程度。
3. 有无致畸、致癌、致突变及致敏的作用。

4. 有无配伍禁忌。

5. 急性不良反应(副作用、毒性)资料的完整性、可靠性和科学性。

(三)制剂方面

1. 制剂是否稳定。

2. 使用是否方便。

(四)其他方面

1. 与已知药物比较是否具有更多优点。

2. 与已知药物比较是否具有较少的不良反应。

3. 药源是否广泛。

4. 价格是否较低廉。

5. 与同类药物相比较,是否更安全、有效、合理、经济、可控制。

二、影响药效的因素

(一)人体方面的因素

1. 年龄　不同年龄的人群,在药物的吸收、分布、代谢和排泄方面具有明显的差异。婴儿出生后 8 周内,肝微粒体的活性尚未完善;因而对多种药物的氧化代谢能力很弱,加上缺乏形成葡萄糖醛酸苷的能力,很容易发生对药物的不良反应。新生儿、早产儿使用氯霉素所致的灰婴综合征便是例证。婴幼儿肾功能亦不够完善,对药物的排泄能力较差,致使许多药物的半衰期延长,易导致蓄积中毒。

儿童各脏器功能日趋成熟,服药后的药物半衰期($t_{1/2}$)及对药物的吸收、分布、代谢和排泄能力已接近成年人,主要应考虑其体重及营养状态对药物作用的影响。

老年人由于体质和各脏器功能已逐渐衰退,药物的代谢和排泄能力降低,对药物的反应与成年人有差别。如老年人对麻醉药和胰岛素耐受性都较差;由于吩噻嗪类、硝酸甘油等引起的低血压导致脑缺氧的可能性更大。因此医务人员给小儿和老人用药时,一定要考虑到这些特点,适当增减剂量。

2. 性别　女性同男性相比体质有明显的不同。一般妇女体重轻于男性,且有月经、妊娠、授乳等生理特点,用药时尤应注意。如妇女妊娠和月经期,对强泻药、利尿药及刺激性强的药物敏感,易引起月经过多和流产。妇女长期大剂量应用皮质激素,可引起男性化,如长胡须、多毛、声音变粗及月经紊乱,甚至股骨头病变(坏死)等。有些药物对胎儿发育有影响,如氨基糖苷类抗生素和四环素,可引起胎儿蜗神经损害和影响骨骼发育。尤其是孕妇妊娠头 3 个月,胚胎处于组织器官形成期,最容易受药物影响,要尽可能不用药物。对那些远期毒性研究不明的药物,不管其说明书介绍得如何好,也应慎用。有的药物可通过乳汁排泄,尤其是碱性药物如吗啡、阿托品,前者可引起婴儿呼吸抑制,后者可引起乳儿躁动不安、腹胀等。另有报道在乳汁中检出的某些抗生素,如青霉素,虽其量甚微,但也可引起婴儿过敏反应。一般哺乳期妇女尽量少用药,必须用药者以服药前哺乳为宜。弱酸性药物不易进入乳汁,以策安全。

3. 体重及营养状况　药物在体内作用的质和量的变化往往与血中浓度高低有关。体重大、血流量多者变化更快。故要达到血中的有效浓度,用药剂量应根据体重(或体表面积)大小来增减。临床常用量一般指体重为 50~60kg 的人而言。体重过重或过轻的病人都应适当增减剂量。小儿用药多根据其体重(千克)来计算,或按身体表面积来计算,后者比前者相对较合理。但它们都有共同的不足,忽略了小儿脏器功能还未完全发育成熟,而是将小儿当成小型成人来看待。用药过程中应考虑到这一点。

病人的营养状况也会影响药物的作用。营养不良的病人及非常虚弱瘦小者,对药物的作用较敏感,对药物的毒性耐受性也较差。患有慢性消耗性疾病及严重营养不良的病人用药务须注意。

4. 精神和环境因素　人的精神活动和思想状况可影响日常活动、生理功能及药物疗效。病人开朗乐观,不但可减轻对疾病痛苦的主观感受,而且还能增强抵抗疾病的能力,有利于早日康复。反之如果病人思想包袱沉重,即使药物本身作用再好也难以获得满意的治疗效果。此外,医务人员的言谈举止及服务态度等对病人的精神状态有很大影响。病人对医务人员的信任感也能影响药物的作用,如果病人对医务人员失去信心,就难以做到药到病除。医务人员的暗示或心理疗法,往往会起到药理作用难以达到的效果。

5. 病理状态　机体处于病理状态时可影响药物疗效。例如,胰岛功能完全丧失者用磺脲类药治疗糖尿病根本无效;利尿药对正常人无明显影响,而对水肿病人则能明显增加尿量。有机磷中毒时,阿托品用量超过极量也不会引起中毒。

此外,病理状态可影响药物的代谢,从而影响药物的作用。如肝肾功能不良者,其解毒和排泄能力降低,用药时宜酌减剂量。

6. 个体差异　又称体质差异,是在人的年龄、体重、精神状态、病理状态等基本相同的条件下,由于体质不同对药品所产生的不同反应,包括高敏性、耐受性和特异质。

(1)高敏性:个别病人对药物的作用特别敏感,很小剂量也可产生剧烈的生理反应,甚至中毒。如哮喘体质者即使用小剂量普萘洛尔(心得安),亦可发生严重的支气管痉挛,甚至窒息死亡。故哮喘病慎用或忌用 β 受体阻滞药。

(2)耐受性:系指个体对药物的敏感性低于一般人,用大剂量甚至中毒量也不产生中毒反应。耐受性有先天和后天之分,前者耐受现象长期存在,不易改变;后者则多于反复用药过程中获得。尤其是具有诱导肝药酶活性的药物如苯巴比妥及甲丙氨酯(眠尔通)等,这类药物不但能加速自身的代谢,与其他药物合用时,还能使其他药物的代谢加速而降效。当然,药物的耐受性往往与习惯性及成瘾性有关。如果连续应用某一药物一段时间后,人体对药物产生一种精神上的依赖现象,停药后会有主观不适感,这一现象称为习惯性。除此之外,若出现严重的精神症状,如吗啡类镇痛药,连续应用突然停药出现戒断症状,称为成瘾性。

(3)特异质:系指个体对药物反应与一般人比较有质的差异。特异质者一般都有某种遗传基因缺乏,如先天性缺乏葡萄糖-6-磷酸脱氢酶的人,对伯氨喹、磺胺类、呋喃类、苯胺类甚至蚕豆都敏感,可引起急性溶血,抢救不及时可危及生命。

(二)药物方面的因素

1. 药物的理化性状　药物的理化性状是药物作用的基础,它决定药物的吸收、分布、代谢、排泄等药动学特性,以及药物显效快慢、作用维持久暂等药理活性。如咪唑有左右旋之分,只有左旋咪唑有驱肠虫(故又名驱虫净)的作用和免疫功能调节作用。又如硫酸钡不溶于水,是常用的消化道造影剂,而氯化钡易溶于水,能被人体吸收而中毒,可危及生命。

2. 剂量　即用药的量,在一定范围内(即从治疗量至极量之间)药物的作用随剂量增加而递增。最小有效量,可因个体不敏感或疗效不充分而延误病情,很少采用。极量是药物治疗作用和毒性作用的临界点,易引起严重的不良反应,也很少应用。药典规定了毒性药品的极量,可视为用药的极限,擅用极量而致医疗事故者,医生应负法律责任。几乎所有药物均有从量变到质变的基本规律。如苯巴比妥小剂量(30～60mg)有镇静催眠作用;中剂量(100～200mg)有抗惊厥作用;大剂量(200～250mg)有麻醉作用;超大剂量(250mg以上)可抑制延髓呼吸中枢,引起呼吸停止而死亡。此时的苯巴比妥已由药物变成了毒物。但对苯巴比妥有依赖性者,即使应用超大剂量,也可能不发生中毒反应。

3. **药物的剂型和给药途径**　同一药物不同的剂型或不同的给药途径,能产生明显不同的药物效应。口服剂型给药方便,经济安全,但吸收慢,显效慢,由于个体生物利用度的差异,易引起疗效的差异。注射剂有皮下、肌内、静脉和动脉注射之分,一般作用显效比口服快而显著。注射剂尚有水溶液、油溶液或混悬剂之分。此外还有舌下含片、肛门或阴道栓剂等从黏膜途径吸收进入血循环,显效也较快而明显。缓释剂、控释剂或持续释放剂的疗效比普通制剂明显提高。

有的药物可因给药途径不同,其药理活性完全不同,如青霉素口服无效,只有肌内或静脉给药才有抗菌作用。

4. **配伍用药**　指两种或两种以上的药物合并应用。配伍用药掌握得当,往往可以提高疗效,并减少各自的不良反应;反之则出现不良反应。多种药物合并应用,可产生下列几种作用效应。

(1)协同作用:指的是几种药物合用后产生效应相加和增强作用。相加作用为多种药物疗效相加的总和,可表示为$1+1=2$;而增强作用是指多种药合用后,其疗效总和大于相加,可呈数倍和数十倍的增长(因而亦有称之为相乘作用)。可表示为$1+1>2$,如磺胺甲噁唑(SMZ)+甲氧苄啶(TMP)即复方磺胺甲噁唑(复方新诺明),其抗菌活性可增加30倍,由抑菌性变为杀菌性。

(2)无关作用:为多种药物合用,其效应是各自发挥其作用,互不干扰。

(3)配伍禁忌:是指两种或多种药物合并应用后,由于机体生化作用而引起的药理方面或理化方面的变化。理化性质的变化主要表现为药物液化、沉淀、中和、浑浊及分解等现象,往往不能使用或完全失效。药理性配变化主要表现为相互拮抗或毒性相加等反应。如单胺氧化酶抑制药帕吉林(优降宁)与麻黄碱、胍乙啶及甲基多巴等合用,可引起高血压危象;繁殖期杀菌药和静止期抑菌药同时应用则降低抗菌效果。药物与血浆蛋白的竞争性置换(结合),可引起药物相互作用。

近年来临床药物滥用现象比较严重,其中又以剂量增加更为显著。以青霉素为例,20世纪50年代一般成年人日剂量为20万~80万U,现在一般在480万~1000万U,甚至达2000万U。通常一张处方少则3种药,多则同一患者数张处方可多达10余种药,大大增加了药物相互作用的机会,随之而来的是病人出现较多的不良反应。目前有很多药物相互作用的后果尚未能预测,故临床用药应引起注意。

(三)其他因素

1. 用药时间　用药时间必须与饮食及睡眠相适应才能更好地发挥药物的作用。如睡前是催眠药、缓泻药通泰胶囊及多数抗肿瘤药的用药时间;清晨是驱虫药(空腹服用)羟萘苄芬宁(灭虫宁)、槟榔及泻盐的给药时间;饭前(进食前30min)适合于收敛止泻药、利胆药、胃壁保护药及对胃刺激小的抗感染药、肠溶片等的使用;饭时即进餐前后片刻,适于用助消化药如胃蛋白酶合剂或对胃肠刺激性强的如铁剂等;饭后15～30min宜用水杨酸类和洋地黄等对胃肠有刺激的药物。

在疗程时间上,抗生素尤其是广谱抗菌药物不应少于3d,但也不宜超过7d,否则有引起抗药性或菌群失调的危险。糖皮质激素应用原则是短疗程大剂量无害,相反即使是一般用量,长疗程亦可引起医源性肾上腺皮质功能低下症。

2. 用药次数　用药次数一般根据药物在体内的半衰期($t_{1/2}$)计算。半衰期短的药物每日次数多,反之则给药间隔应延长。当然还应兼顾病人肝肾功能状况调节剂量和用法。应仔细阅读药品说明书、咨询药师或遵医嘱用药。

3. 病原体的耐药性　由于耐药寄生虫(耐氯喹疟原虫)和耐药性细菌、病毒变异的不断产生,给这些感染性疾病的治疗带来了困难,药物用量呈持续增大的趋势。

第2章 合理用药

本章主要从药动学、药效学、遗传药理学、时辰药理学、围生期药理与小儿生理特点、老年人生理特点及药物相互作用来简述,安全、有效、合理、经济用药。

一、药动学与合理用药

药动学是研究药物在体内的吸收、分布、代谢及排泄规律的科学。它从速度论的观点出发,通过数学模型系统地分析和阐明药物在体内的位置(隔室)、数量(或浓度)和时间的关系,认识和掌握这一动态规律,对优选给药方案、新药设计、改进剂型、提高药效及确保用药安全等方面,有重大意义。

(一)基本概念

1. **房室模型** 药动学系用房室概念来模拟人体。实际应用有单室模型和双室模型或三室模型。单室模型(亦称一室模型)系假设机体给药后药物立即均匀地分布至全身各体液和组织中,但仅少数药物的体内过程符合这种情况。双室模型(亦称二室模型)是假设身体分为两个部分,药物主要进入中央室(代表血液、细胞外液及肝、肾、心、腺体等供血丰富的组织),然后进入周边室或称外周室(代表脂肪、皮肤及不活动肌肉等血液供应较少或血液流动缓慢的组织),这一模型符合多数药物进入人体后的情况,见图2-1。

单室模型的药物在进入体循环后,瞬时达到血液与组织器官间的动态平衡,而双室模型的药物在平衡之前还有一个分布过程。若把双室模型的药物

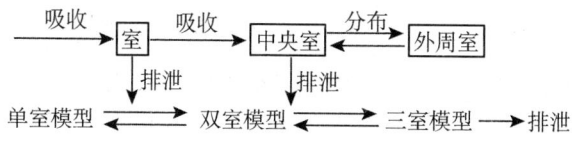

图 2-1 房室模型

当作单室模型来计算体内浓度变化,则会发生计算偏差。但因单室模型计算比较简单,当采用口服、肌内注射、直肠给药时,吸收需要经过一段时间,足以使周边室与中央室趋向平衡,故按单室模型计算不会发生很大偏差。三室模型则是双室模型之后又一次再分布过程。

2. 一级动力学　药物在体内转运过程中,会遇到各种单层和多层的生物膜,药物从膜的一侧转运到另一侧的速率与膜两侧药物浓度差成正比时,则称为一级速率过程,即为一级动力学。单位时间内被转运或消除的药量将随时间延长而逐渐按比例减少。

3. 零级动力学　药物从生物膜一侧转运到另一侧的速率为恒定值,与药物浓度无关。药物按零级动力学过程转运消除,其转运率不随时间的延长而改变,即以恒速进行。

4. 半衰期($t_{1/2}$)　$t_{1/2}$是药动学的一个重要参数,即血药浓度减少一半所需的时间。计算公式为$t_{1/2}=0.693/K$,式中 K 为清除速率常数。单位为小时(h)。

5. 表观分布容积(V_d)　药物进入机体后,实际上以不同浓度分布于各组织中。在计算时,假设药物是均匀地分布于各种组织与体液中,而且其浓度与血中浓度相同,这种假设条件下药物分布所需容积,并不代表真正的容积,所以称为表观分布容积,单位为 L/kg。

6. 吸收速率常数(Ka)　血管外给药(口服、肌内注射)不同于静脉注射、静脉滴注,需经一个吸收过程才能进入血液。不同的药物有不同的吸收速度,与体内药量的比例常数称作一级吸收速度常数,是表示吸收快慢的指标,与吸收半衰期呈反比关系:$t_{1/2}=0.693/Ka$。

7. 消除速率常数(K)　药物一经进入人体,就以特定的规律逐渐消除,不同的药物也有不同的消除速率,是表示药物消除快慢的指标,$K=0.693/t_{1/2}$。

8. 清除率(Cl)　清除率是药物的全部消除速率与其在血浆中浓度的比率。以单位时间内有多少毫升血浆中的药物被清除来表示,一般为 ml/min 或 ml/(min·kg)。

9. 廓清率　是药物从体内消除的速率,一般是指任何一个器官中药物不可逆地通过其血流的能力。计算公式为:$廓清率=\dfrac{单位时间内药物排出量}{血药浓度}$。

10. 蛋白结合(血浆蛋白结合)率　多数药物能不同程度地与血浆蛋白(主要是白蛋白)结合。有的也可与组蛋白结合。这种结合力较弱,是可逆性的。血浆内结合药物与未结合药物之间保持着平衡。结合态药物不能通过生物膜,也没有药理作用,不能由肾小球滤过。所以蛋白结合率的高低影响药物的转运速度、作用强度及消除速率。如果同时服用另一种也能与该蛋白结合的药物,两药间将发生竞争性置换,前者将从结合部位释放出来,使药效增强,或引起毒性反应,即出现药物相互作用。

11. 代谢(生物转化)　大多数药物主要在肝脏进行代谢。肝微粒体内的药物代谢酶系,特别是混合功能氧化酶,是进行药物代谢的主要酶类。药物代谢后一般药理活性消失(灭活),水溶性强,有利于排泄。但也有的药物代谢后成为活性的化合物(活化),仍呈有效的药理作用或致毒性增强。

有的药物能提高肝微粒体酶的活性,增加药酶合成的数量与活性,从而增强代谢作用,这叫作酶诱导作用(酶促作用)。有的药物可抑制肝微粒体酶的活性,从而降低同用药物的代谢,这叫作药酶抑制作用(酶抑作用)。酶促作用与酶抑作用都是某些药物发生相互作用的一种机制。

12. 肠肝循环　药物进入血循环后,有些药物或代谢物能经肝随胆汁进入肠道,其中有的可由肠黏膜重吸收,又进入全身循环,称为肠肝循环。肠肝循环常能延长药物作用的时间,增加药物在体内的蓄积。

13. 首关效应　又称首过效应或第一关卡效应,即口服药物在经肠道吸收时,有的药物又被消化液或肠菌酶破坏;有的则是与组织结合或受组织内酶的破坏;更重要的是,有些药物吸收入血后,经门静脉首次通过肝内药酶代谢,使血药浓度降低,药理效应也降低。这种现象称为首关效应。

14. 血药浓度与药理作用　药物的药理作用、药效强度与作用部位(靶位)的药物浓度有关,而药物在作用部位的浓度随时间而变化,因而表现为药效的显现与消失过程。

15. 蓄积和稳态浓度　蓄积和稳态浓度又称坪浓度并用 C_{ss} 表示。药物以一定量重复多次应用时,体内药物的量可发生蓄积,直至达到在每一剂量间隔期内消除的药物量与吸收量相等,定时定量给药时,体内药物浓度不再继续升高,达到稳态水平。达到稳态的时间取决于 $t_{1/2}$,一般在 4~5 个 $t_{1/2}$ 达到稳态浓度的 95%。若给予负荷量(首剂加倍),可提前达到稳态。

16. 峰浓度(C_{max})与达峰时间(t_{max})　药物吸收后,血浓度的最大值称为峰浓度,达到峰浓度所需要的时间称达峰时间。峰浓度亦称峰值。

17. 生物利用度(F)　指药物剂型中能被吸收进入体循环的药物相对量和速度。一般用"%"表示。同一药物因制剂、批号和生产工艺不同,生物利用度可有较大差异。

(二)药动学的临床应用

1. 根据药动学选择药物　利用各项药动学参数,可将性质相似的同类药物的体内过程和作用进行定量比较,选择适合治疗需要的最佳药物,也是科研与新药筛选的一种方法。

2. 根据药动学制订合理给药方案

(1)突击剂量:又称负荷量(loading dose,LD)。为较快地达到所期望的血药浓度值,可给予突击剂量并按公式计算:

$$LD = (V_d \times C_{pdes})/(S \times F)$$

式中 C_{pdes} 为所期望的血浓度,S 为盐系数(含活性药物的剂量分数),F 为生物利用度。若体内已有药物,则:

$$LD = [V_d(C_{pdes} - C_{ptarget})]/(S \times F)$$

式中 C_{pdes} 为所期望的血药浓度,$C_{ptarget}$ 为体内已有药物的浓度。

(2)维持剂量(maintenance dose,MD):此剂量为保持稳态时平均血药浓度。

其计算公式为:

$$MD = (Cl \times \bar{C}_{ss} \times T)/(S \times F)$$

式中 T 为给药时间,$\bar{C}_{ss}$ 为稳态时的平均血药浓度。

(3)静脉滴注时血药浓度:恒速静脉滴注在人体内是单室模型的药物,血药浓度随时间的增加而增大。计算公式为:

$$C = \frac{K_0}{V_d K}(1 - e^{kt}) \text{ 或 } C = C_{ss}(1 - e^{-kt})$$

式中 K_0 为滴注速度常数,C 为经 t 时间的血药浓度,t 为滴注时间,e 为自然对数的底 2.71728,C_{ss} 为稳态血药浓度。

静脉滴注时稳态血药浓度 $C_{ss} = \dfrac{K_0}{V_d K}$

(4)静脉滴注停止后达稳态血药浓度计算:

$$C = C_{ss} \cdot e^{-k} t_{pi}$$

式中 t_{pi} 为终止后的时间。

若停止时未达稳态则血药浓度按下式计算:

$$C = C_{ss}(1 - e^{-kt}) e^{-k} t_{pi}$$

(5)静脉滴注达稳态前的时间计算:

$$t = \frac{\ln[1 - (C \cdot V_d \cdot K/K_0)]}{-K}$$

(6)静脉注射速度按下式计算:

$$K_0 = C_{ss} V_d K$$

(7)静脉滴注与静脉注射同时应用的计算:

$$C = C_0 e^{-kt} + \frac{K_0}{KV_d}(1 - e^{-kt})$$

式中 C 为 t 时间的体内血药浓度，C_0 为血药初始浓度。

(8)先静脉注射后静脉滴注的计算：

$$C = (C_0 e^{-kt}) e^{-kt'} + \frac{K_0}{V_d K}(1 - e^{-kt'})$$

式中 t 为从静脉注射开始到静脉滴注前时间，t' 为从静脉滴注开始到某一时间。

(9)间歇静脉滴注的计算：

$$\tau = t' + \frac{1}{K} \ln \frac{C_{max}^{ss}}{C_{min}^{ss}}$$

式中 τ 为间隔时间。

$$K_0 = V_d K C_{max}^{ss}\left(\frac{1 - e^{-k}}{1 - e^{-kt}}\right)$$

式中 K_0 为静脉滴注速度，t' 为静脉滴注所需要时间；C_{max}^{ss} 为最大坪浓度，C_{min}^{ss} 为最小坪浓度。

(10)静脉注射的有关计算：

$$C = C_0 e^{-kt}\text{（单次快速静脉注射后经过一段时间的血药浓度）}$$

$$C_{max}^{ss} = C_0 \frac{1}{1 - e^{-kt}}\text{（多次静脉快速注射稳态时最大血药浓度）}$$

$$C_{min}^{ss} = C_0 \frac{1}{1 - e^{-kt}} e^{kt}\text{（多次静脉快速注射稳态时最小血药浓度）}$$

$$\bar{C}_{ss} = \frac{D}{V_d K \tau}\text{（稳态时的平均血药浓度，D 为 1 次剂量）}$$

$$C = C_0 \frac{1 - e^{-nk\tau}}{1 - e^{-k\tau}} e^{-k\tau}\text{（末次给药后任一时间的血药浓度）}$$

$$\tau = \frac{1 C_{max}^{ss}}{K C_{min}^{ss}}\text{（求最佳给药间隔时间的计算公式）}$$

(11)符合双室模型药物静脉滴注的计算：静脉滴注到体内的药物按双室模型分布，且从中央室消除，其血药浓度的计算公式如下：

$$C = \frac{K_0}{V_c K_{10}}\left(1 + \frac{\beta - K_{10}}{\alpha - \beta} e^{-\alpha t} + \frac{K_{10} - \alpha}{\alpha - \beta} e^{-\beta t}\right)$$

式中 V_c 为中央室表观分布容积；K_{10} 为中央室的表观一级清除速度常数；α 为分布相的时间常数；β 为消除相的时间常数。

(12)血管外给药：如口服、肌内注射、栓剂的肛门吸收与软膏剂的吸收是一级过程。单剂量给药的计算如下：

$$C = \frac{K_a F D}{(K_a - K)V_d}(e^{-kt} - e^{-k_a t})$$

式中 C 为血药浓度，K_a 为表观一级吸收速度常数，F 为吸收率，D 为药物剂量。

$$T_{max} = \frac{\ln K_a - \ln K}{K_a - K}$$

式中 T_{max} 为达峰时间。

$$C_{max} = \frac{FD}{V_d} e^{-k t max}$$

式中 C_{max} 为峰浓度。

（13）多次重复给药（多剂给药）的计算：

$$C_n = \frac{K_a F D}{(K_a - K)V_d}(\frac{1 - e^{-nk\tau}}{1 - e^{-k\tau}} e^{-kt} - \frac{1 - e^{-nk_a\tau}}{1 - e^{-k_a\tau}} e^{-k_a t})$$

式中 C_n 为 n 次给药后 t 时间的血药浓度，t 为 0 到 τ 时间间隔内的任一时间，n 为给药次数。

$$\tau = T_{max} + \frac{1}{K} \ln \frac{C_{max}^{ss}}{C_{min}^{ss}}$$

式中 τ 为给药间隔时间。

当 $K_a \gg K$ 时，才用上式，如相差不大，则用下式：

$$\tau = T_{max} + \frac{1}{K} \left[\ln(\frac{C_{max}^{ss}}{C_{min}^{ss}}) - \frac{\ln K_a - K}{K_a} \right]$$

（14）达峰时间的计算：

$$T_{max} = \frac{1}{K_a - K} \ln \left[\frac{K_a(1 - e^{-k\tau})}{K(1 - e^{-k\tau})} \right]$$

（15）平均稳态血药浓度的计算：

$$\bar{C}_{ss} = \frac{FD}{V_d K_\tau} \quad （单室模型）$$

$$\bar{C}_{ss} = \frac{FD}{V_c K_{10\tau}} \quad （双室模型）$$

（16）最高及最低稳态血药浓度的计算：

$$C_{max}^{ss} = \frac{FD}{V_d}(\frac{1}{1 - e^{-k\tau}}) e_{max}^{-k\tau}$$

$$C_{min}^{ss} = \frac{FDK_a}{V_d(K_a - K)}(\frac{1}{1 - e^{-k\tau}}) e^{-k\tau}$$

3. 腹膜透析的血药浓度计算 腹膜透析包括连续、间歇腹膜透析（前者简称 APD，后者简称 IPD），按单室模型处理，其研究与给药方案评价可用下述一组公式计算：

$$V_d = \frac{A}{C_p}$$

$$t_{1/2} = \frac{0.693}{K_0}$$

$$Cl_D = \frac{AD \Big|_{t_p}^{48h}}{\int_{t_p}^{48h} C_p \, dt}$$

$$F = \frac{X_0 - X_1}{X_0} \times 100\%$$

$$C_{max}^{ss} = \frac{FX_0}{V}(1 - e^{-ka\,t_p}) \cdot (\frac{1}{1 - e^{k\tau}})$$

$$C_{max}^{ss} = \frac{FX_0}{V}(1 - e^{-ka\,t_p}) \cdot (\frac{1}{1 - e^{-k\tau}})e^{-k\tau}$$

式中 V_d 为表观分布容积；A 为吸收药量；C_p 为血药峰值；$t_{1/2}$ 为表观透析半衰期；K_0 为清除速率常数；t_p 为单剂量达峰时间；Cl_D 为透析清除率；$AD \Big|_{t_p}^{48h}$ 为 $t_p \sim 48h$ 间从腹透出的药物量；$\int_{t_p}^{48h} C_p \, dt$ 为 $t_p \sim 48h$ 间血药浓度时间曲线下面积；F 为腹腔吸收百分率；X_0 为给药量；X_1 为首次交换后透出液中药物的总量。

4. 静脉滴注用药方案的评价　静脉的恒速滴注，其药物在体内过程符合开放式"一室模型"，可选用下列公式：

$$C_h = \frac{K_0}{V_d K}(1 - e^{-kt})$$

$$T_{eff}^b = \frac{1}{K}\ln\left(\frac{K_0}{K_0 - C_{eff}V_d K}\right)$$

$$T_{eff}^{end} = \frac{1}{K}\ln\left[\frac{D(1 - e^{-kt})}{C_{eff}V_d K_t}\right]$$

$$T_{eff} = T_{eff}^{end} + t - T_{eff}^b$$

式中 C_h 为经 t 时间的血药浓度；T_{eff}^b 为起效时间；T_{eff}^{end} 终效时间；C_{eff} 为有效血药浓度；T_{eff} 为有效时间。

5. 肝功能减退时药物剂量调整计算

$$K_总 = K_e + K_b$$

式中 $K_总$ 为总清除速率常数；K_e 为肾清除速率常数；K_b 为肝消除（转化）速率常数。

$$病人剂量(D_r) = 正常剂量(D_正) \times \frac{t_{1/2}}{t_{1/2病}}$$

$$或\ D_r = D_正 \times \frac{K_病}{K_正}$$

$$病人给药时间(t_r) = 正常给药时间(t_正) \times \frac{t_{1/2病}}{t_{1/2正}} 或\ t_正 \times \frac{K_正}{K_病}$$

6. 肾功能减退时药物剂量调整计算

$$K = a + b \cdot Cl_{cr}$$

令 $K = K_病$，则

$$K_病 = a + b \cdot Cl_{cr}$$

式中 a 为每小时非经肾消除速度常数；b 为每小时经肾消除速度常数；Cl_{cr} 为内生肌酐清除率[正常人为 $1.7ml/(s \cdot 1.73m^2)$，即旧制 $100ml/min$]。

二、药效学与合理用药

药效学(药效动力学)是研究药物作用和作用机制的科学，药物作用是指药物对机体生理化学功能所引起的可见的表面变化(如心率加快或减慢等)和药物临床效应(如解热、平喘等)。作用机制又称作用原理，一般指药物作用的基本生理生化过程。

根据药物作用及其原理、治疗指数、最小有效量、常用量、极量、中毒量、致死量、作用强度和效能，结合病人具体情况正确选用安全有效的药物，才能达到防治疾病的作用。

三、遗传药理学与合理用药

遗传药理学又称药物遗传学，是研究遗传因素(基因)和药物反应的相互影响的一门新兴学科，它是近代药理学的分支，是在生化遗传学基础上发展起来的，也是药理学(药动学与药效学)和遗传学相结合的一门边缘学科。它的研究目的在于解释和控制药物和毒物反应的变异性，确定药物异常反应与遗传的关系；研究这种异常反应的分子基础及其临床意义；研究基因对药物作用的影响及遗传病的药物治疗等。因此，它不仅可阐明药物反应个体差异，找到一定的理论根据，对指导临床医师合理用药，提高疗效，减少和避免药物不良反应提供理论基础，而且也可以利用遗传病病人对某些药物的异常反应来诊断某些遗传病的基因携带者，以及鉴别以上不同的疾病。

文献和临床资料表明,肝乙酰基转移酶缺乏者为常染色体隐性遗传,在使用异烟肼、普鲁卡因胺、苯乙肼、肼屈嗪、磺胺二甲嘧啶等药物时可出现缓慢乙酰化,其中白、黑人种约 60%,中国人约 20%,埃及人达 83%。

红细胞及组织中过氧化氢酶缺乏者为常染色体隐性遗传,目前已发现有5 种不同的过氧化氢酶缺乏症的变异型。轻型的牙槽溃疡,中等的牙根坏疽和牙槽萎缩,严重时因牙槽骨萎缩而牙齿脱落。当用过氧化氢为创面消毒灭菌时,正常人创面呈鲜红色,并有泡沫,但此病病人的创面呈棕黑色且无泡沫。其中日本人中约有 0.26%,朝鲜人中约 1.2%,瑞士人中约 0.7%,中国人中有 0.23%~0.65%。

血浆中伪胆碱酯酶缺乏或活性低者亦为常染色体隐性遗传,使用琥珀酰胆碱时可出现伪胆碱酯酶缺乏症,黄种人少见,欧美人中有 1:2500~1:1500。

肝微粒体酶缺乏者,服用苯妥英钠、非那西丁及双香豆等可发生遗传性疾病。

肝葡萄糖醛酸转移酶缺乏者,使用水杨酸类、皮质类固醇及薄荷脑等,偶可引起葡萄糖醛酸转移酶缺乏症。

次黄嘌呤鸟嘌呤磷酸核苷转移酶(HGPRT)完全及部分缺乏者,不能将别嘌醇、氮鸟嘌呤、6-巯基嘌呤、硫唑嘌呤等代谢为有活性的代谢物,约有 0.5%痛风病人缺乏 HGPRT。

葡萄糖-6-磷酸脱氢酶(G-6-PD)缺乏者,应特别慎重使用乙酰苯胺、阿司匹林水杨酸、非那西丁、N-乙酰氨苯碘胺、氨基比林、安替比林、氯霉素、氨苯砜、呋喃唑酮、萘、新肿凡钠明、呋喃妥英、呋喃西林、盐酸肼屈嗪、伯氨喹、丙磺舒、奎尼丁、奎宁、水杨酸偶氮磺吡啶、磺胺林、氨苯磺胺、磺胺吡啶、三硝基甲苯、维生素 K 水溶性衍生物甚至某些食物等,否则有可能诱发溶血反应。

此外,尚有谷胱甘肽还原酶症、谷胱甘肽过氧化物酶症、谷胱甘肽合成酶症、γ-谷氨酰半胱氨酸合成酶症亦可发生溶血反应。恶性高体温、固醇类诱发青光眼、血紫质症、华法林耐受性及蚕豆黄症等都与遗传有关,用药时应特别小心。

四、时辰药理学与合理用药

时辰药理学又称时间药理学,自 20 世纪 50 年代开始研究。近年来世界各国已广泛开展药理效应、药动学和不良反应依时间变化规律的研究,获得了迅速进展。已知多种药物的药理效应具有时间节律,即同剂量的药物,其效应可因给药时间不同而有很大差异,临床用药时应注意这一点。如吗啡15:00时给药的镇痛作用最弱,21:00 时给药最强;赛庚啶的抗组胺作用在07:00时给药,疗效可持续 15～17h;而 19:00 给药则只能维持 6～8h;前列腺素(PGF_2)用于引产,在 18:00 时注射仅需(10.4±1)h 可达到引产的目的,20:00 时注射或其他时间给药,则需(26.2±1.3)h 才能奏效;苯巴比妥的麻醉作用在 02:00 时给药最弱,14:00 时给药作用最强。泼尼松、氢化可的松治疗皮肤病 08:00 时 1 次予以全天剂量比一天多次给药效果好,不良反应也少;皮质激素治疗"肾上腺性征异常症",早晨不给药而中午给予小剂量,下午给予 1 次大剂量,夜间给予最大剂量,这种方法既可避免由于每日剂量过多而产生的不良反应,又可将对脑垂体的抑制作用提到最高;氨茶碱对大鼠的利尿作用14:00－02:00时最强(尿量增加 123%);在 08:00－14:00 时最弱(尿量增加 0.4%),02:00－08:00 时其作用介于中间(尿量仅增加 65.8%)。

时辰药动学是研究药物吸收、分布、代谢和排泄的日周期变化。大多数机体功能如心输出量、各种体液分泌的速度及 pH、胃肠运动、肝肾血液量等都有昼夜节律,因而许多药物的一种或多种动力学参数都受此节律的影响。如饮用乙醇,在 07:00 时血中吸收率及血药浓度较高,达峰时间较短,在尿中排泄速度 06:00 时出现高峰值,即 07:00 时峰浓度(C_{max})为 1.25g/L,达峰时间(t_{max})为 55min,23:00 时 C_{max} 为 1.075g/L,t_{max} 为 85min。07:00 时口服地西泮(安定),t_{max} 为 1h,半衰期($t_{1/2}$)为 3h;19:00 时服药则 t_{max} 为 4h,$t_{1/2}$ 为 30h。临床曾发现一病人 20:00 时肌注地西泮 10mg,很快出现瞳孔散大、血压下降、神志不清及大小便失禁。阿司匹林于 07:00 时服用,C_{max} 为 104μg/ml,药时曲线下面积(AUC)为 637μg/(ml·h),22:00 时服药,C_{max} 为 91μg/ml,AUC 为 504μg/(ml·h),疗效降低。

哌替啶(度冷丁)早晨 6:00 时肌内注射,较晚上 18:00－23:00 时肌内注射的吸收率高 3.5 倍。早晨的 $t_{1/2}$ 为(6.46±1.97)h,V_d(表观分布容积)为(6.06±2.84)L/kg,总清除率(Cl_{tot})为(605±236)ml/min;夜间 $t_{1/2}$ 为(3.46±0.84)h,V_d 为(5.31±0.6)L/kg,Cl_{tot} 为(1029±226)ml/min。

磺胺二乙三嗪(sulfasymazine)的血浆半衰期夜间比白天长 3 倍,并认为这是由于 pH 的节律性变化所致。本品 pKa 为 5.5,在白天因尿液碱化最强,故排泄较快;夜间接近中性,故排泄较慢。

吲哚美辛(消炎痛)在 19:00 时服药的达峰时间比 07:00 延长约 40%。四环素 08:00 服用的生物利用度比 04:00 提高近 30%;但注射剂无此现象,可能是夜晚胃分泌量减少,不足以溶解片剂,这是药剂学在时间节律方面的表现。

茶碱,静脉注射 1 次,白天 $t_{1/2}$ 为(6.6±1.2)h,Cl_{tot}(总清除率)为(48.0±9)ml/(h·kg);夜间 $t_{1/2}$ 为(7.8±2.5)h,Cl_{tot} 为(41.0±1)ml/(h·kg)。片剂 1 次口服的生物利用度(EBA)在白天为 0.92±0.005,夜间为 0.88±0.19,09:00 时

C_{min}^{ss}(血药稳态浓度)为(8.9±0.1)mg/L,15:00时 C_{min}^{ss} 为(7.9±0.9)mg/L。

17-羟皮质类固醇(17-OHCS)和17-酮类固醇(17-KS)在23:00—03:00时尿中排泄的量最低,11:00—15:00时排泄量最高,对变态反应原感受性高的时期,血中肾上腺皮质激素则在较低的时期大体上一致。

时辰感受性是指生物的感受性有周期性变化,生物在24h中的某一时刻对药物可能完全没有反应,但在其他时刻,同样剂量的药物可能有明显的反应。如常用青霉素皮试有日节律,皮试阳性反应07:00—11:00时最低,23:00时最高。一般高血压病人在上午9:00—10:00和下午3:00—4:00呈现血压较高时段,若将每日个体化服药时间在早餐前半小时或午餐后1h服用,不但控制血压较好,甚至有可能减少降压药的剂量和不良反应。心脏病病人对强心苷的敏感性以04:00时为最高,比其他时间给药敏感性高40倍(此时用药如不减量,容易引起中毒反应),还发现强心苷的毒性反应在暴风雨及气压低时会显著增加。

糖尿病病人对胰岛素的敏感时间是04:00时左右,若此时给予最低剂量,即可获得满意疗效。

此外,尚发现组胺的敏感性午夜最大,白天最小;人体最强的免疫反应通常出现在夜间或凌晨,这些对临床应用相关药物都有实际意义。

时间性毒性。大量研究结果表明,每种药物毒性的强弱并不是恒定不变的,而是随昼夜时辰呈现周期性波动,作用于神经系统、心血管系统的药物及激素类、细菌毒素、致癌物等,对机体的毒性作用大小都有昼夜节律性。近年来已将药物毒力依时间的改变,称为时间性毒性。例如,半夜时给小鼠腹腔或病人注射普萘洛尔(心得安)的毒性最大,而中午时毒性则较小。

药物对时间毒性规律已用于实验治疗,研究较多的是小鼠 L_{1210} 白血病,用阿糖胞苷极量240mg/(kg·d)才能奏效,如果平均每3小时给药1次(30mg/kg),该药夜间毒性最高,可导致动物死亡,若根据时间毒性的规律将剂量按表2-1调整,则24h总剂量为240mg/kg,可取得良好效果。

表2-1 小鼠 L_{1210} 白血病的时辰剂量

时间(h)	阿糖胞苷(mg/kg)	时间(h)	阿糖胞苷(mg/kg)
02:00	7.5	14:00	67.5
04:00	15.0	17:00	30.0
09:00	30.0	20:00	15.0
11:00	67.5	23:00	7.5

环磷酰胺、甲泼尼龙、1-β-D 阿糖呋喃胞苷和长春新碱等多种抗癌药,单独或合并给予 L_{1210} 白血病的小鼠,以寻找最佳给药方案。结果表明,正确的时间投药能提高治愈率,减低药物毒性。对于骨髓和肾功能有毒性的抗癌药,如果能在毒性出现最低的期间给药,则可减轻毒性,并能增加药量而提高疗效。已有人以 35 例大肠癌病人为对象,用氟尿嘧啶最大允许量为 $7.5g/m^2$,总有效率为 29%,初诊治疗病人有效率为 35%,22 个月生存率为 44%。而且在连续用 5d 氟尿嘧啶时,增加羟孕酮(I-OHP)抗癌药的药量,却不增加不良反应。

综上所述,多种药物的药效具有时间节律,同一剂量的药物,其药理效应可因给药时间不同而有很大差异,这对医药学的实验研究和临床实践都具有重要意义。尽管大多数药物的时辰药理并未阐明,迄今为止的临床实践中仍以单纯按时钟给药为主,但我们应该继续探索时辰药理知识,采用时间效果为临床提供最佳给药方案,减少不良反应和毒副作用,提高药物防治疾病的综合效果。

五、围生期药理与小儿合理用药

围生期药理是随围生期医学的发展而建立起来的药理学分科,即妊娠妇女在分娩前后的一段生理时期,母体具有特殊的生理功能,而且药物对胎儿和新生儿也会发生一定作用,可能影响胎儿的生长发育,甚至发生流产、死胎及畸形等。因此,围生期药理就是研究在围生期中药物作用和药动学的规律,指导合理用药。

(一)妊娠期药动学特点

由于妊娠期母体发生一系列适应性生理变化,使药物的吸收、分布、代谢及排泄与非妊娠时有显著不同。如妊娠期胃肠运动减慢,胃肠排空时间增加 30%~50%,这可使如氯丙嗪等药物的吸收率减慢,使某些药物肠道代谢增加,血药浓度降低,另一方面也可增加地高辛等低溶解度药物的吸收而升高血药浓度。

妊娠早、中期胃酸分泌减少,黏液分泌增加,消化能力下降,导致胃的 pH 升高及缓冲能力增高,从而影响弱酸及弱碱性药物分子的离子化吸收。孕妇常有妊娠反应,恶心、呕吐等胃肠道症状,减少药物吸收。

妊娠期肺通气量增加,最高达 40%;心输出量增加导致肺血流量加大,这些变化可使经肺吸收的药物较非妊娠时大。

妊娠期药物分布容积增加,血浆蛋白降低,胎儿的血浆 pH 通常稍低于母体,非解离的碱性药物分子在母体内比在胎儿血浆中高,结果导致药物从母体向胎儿的被动扩散,使胎儿体内药物浓度超过母体药物浓度;相反,酸性药物在母体中血浆浓度高于胎儿血浆中浓度。

妊娠时体内雌二醇和孕酮水平很高;孕酮可诱导肝微粒体混合功能氧化酶,使药物生物转化率增加,引起血药浓度降低。雌二醇有胆汁淤积效应,可延长某些有肠肝循环药物的半衰期,雌二醇和孕酮还可与乙基吗啡、环己巴比妥等药物竞争肝微粒体酶,减少药物代谢。胎儿肝脏分解药物的酶系统活性不如成人完善,缺乏葡萄糖醛酸转移酶,不能将代谢过程中的氧化物与葡萄糖醛酸结合而从尿中排出解毒,对氯霉素与磺胺药物的解毒功能不足,易导致中毒。

妊娠时由于心输出量增加,肾血流量增加 $25\%\sim50\%$,肾小球滤过率增加,肌酐清除率约增加 50%,肾小球分泌和重吸收无变化,这将导致某些主要由肾排泄的药物排泄率增高,血药浓度降低。而胎儿肾滤过率低下,对药物的排泄缓慢,易产生蓄积作用或中毒。

妊娠时由于胎盘与胎儿的存在,使得与非妊娠相比,药物的动力学模型发生了改变。有人划分为单室母体-胎儿模型、双室母体-胎儿模型、母体-胎盘-胎儿模型 3 种类型,并选用适当的数学方程式定量描述药物在母体与胎儿体内的吸收、分布、转化及排泄过程中的动态变化,预报药物对母体和胎儿的影响,权衡药物在治疗上的需要及对母儿两方面的影响利弊,做到合理用药,确保母体与胎儿安全。

(二)胎儿的药动学特点与药物对胎儿的影响

母体内绝大多数药物在血药浓度较高的情况下,均可通过胎盘屏障,到达绒毛膜的毛细血管,再经脐静脉、下腔静脉而迅速抵达胎儿体内,药物主要以简单扩散方式运转;药物亦可经羊膜(与子宫壁绒毛膜紧密附着)转运入羊水,羊水中药物可被胎儿吞饮经胃肠道吸收。胎儿脐静脉的血液 $60\%\sim80\%$ 入肝,故肝内药物分布高;脑血流量占 14%,血-脑脊液屏障功能差,药物易进入,故药物在胎儿的肝、脑中分布高,应避免引起蓄积而中毒。胎儿药物代谢的器官主要是肝,主要排泄器官是肾。妊娠期如果用药不当,药物便可透过胎盘或羊膜而影响胎儿的正常发育,可引起胎儿畸形、流产及死胎等不良后果。

(三)新生儿、婴儿及儿童的合理用药

新生儿、婴儿及儿童的生理和生化情况与成人不同,药动学与成人有明显的差异,因此不少药物在新生儿、婴儿或儿童的反应与成年人亦不一致。有些

药物的治疗剂量对成年人不会引起不良反应,但在新生儿、婴儿或儿童却能引起药源性疾病。如新生儿体液总量占体重的 74%,其中一半是细胞外液,而成年人体液总量只占体重的 60% 左右,其中 1/3 为细胞外液,新生儿的细胞外液与体重之比为成年人的 2 倍。新生儿、婴儿的脂肪组织较成年人少,仅占体重的 15% 左右。骨骼肌亦少,占体重的 20%~25%。新生儿和婴儿的体表面积与体重之比较成年人为大,如果婴儿体重为 5kg,其平均体表面积为 0.27m²,而成年人体重为 65~70kg,体表面积仅 1.73m²,婴儿体表面积与体重的比率是成年人的 2 倍。

在药动学方面,新生儿胃液 pH 6~8,这是由于胃黏膜尚未发育成熟,胃酸分泌很少所致,2-3 岁时才能接近成年人的胃液 pH。此外,新生儿胃肠蠕动不规则,胆汁分泌功能不完全等均可影响药物在胃肠道的吸收和利用度。如出生 10~15d 的新生儿口服氨苄西林的吸收率是成年人的 2 倍,而血药浓度比成年人高数倍。新生儿与婴儿的骨骼肌和皮下脂肪均较成年人少,外周血管活动极不稳定,稍受刺激即能引起血管收缩,减少药物的吸收。因此,新生儿和婴儿一般不采用肌内注射,多用静脉给药。新生儿和婴儿的皮肤穿透性较儿童和成年人高,体表面积相应较大,局部皮肤用药可以充分吸收,特别是皮肤黏膜有炎症或创伤时药物吸收率升高,有可能导致过量吸收而中毒。如外用 3% 硼酸液治疗新生儿或婴儿湿疹和白色念珠菌感染时,因皮肤、颊、牙龈及黏膜吸收而发生呕吐、红斑、惊厥及肾功能损害等不良反应。也有因外用新霉素而导致失聪及卫生球(萘、樟脑)保藏的衣服给新生儿或婴儿穿后引起溶血性贫血的报道。新生儿、婴儿的血浆总蛋白相应低于成年人,血液偏碱性、细胞外液多而细胞内液少,因而药物与血浆蛋白的结合减少,游离型药物增多,所以药物在体内的分布容积与成年人有明显的不同。此外,新生儿和婴儿的肝和肾的葡萄糖酸转移酶十分缺乏,且甘氨酸结合作用差,肝分泌功能不足,许多药物代谢和消除较慢,刚出生时其酶活力只有成年人的 1%,因此不能将依靠葡萄糖醛酸结合的药物解毒排出,从而引起体内蓄积性药物中毒。如氯霉素引起的"灰婴综合征"可在 24~48h 造成死亡。新生儿或婴儿体内细胞色素 P_{450} 的催化作用及酯酶活性均较成人低,不论真性或假性胆碱酯酶或芳香基酯酶的活性均低于成年人(酯酶活性在出生后 10~12 个月才接近成年人),因此对磺胺与含有酯键的药物(如普鲁卡因)等氧化水解速度减慢,易引起不良反应如溶血和黄疸等,对新生儿的危害性很大,用药时应十分谨慎。

(四)药物在乳汁中的排泄及对乳儿的影响

一般认为,大部分药物在母体吸收后可经乳腺排泄,且多数属被动扩散而转运,因此药物的脂溶性、酸度(碱性药物易从乳汁中排泄)、解离度、分子量大小及药物在血浆-乳汁屏障两侧的浓度梯度等均可影响转运率;其次,乳腺的血流量及乳汁中的脂肪含量对药物的排泄率亦有影响。含药物的乳汁可能对乳儿产生治疗作用,也可产生不良反应。

乳汁中药浓度高于母血药浓度的药物:红霉素类、林可霉素、硫脲嘧啶和甲丙氨酯(眠尔通)等。

乳汁中浓度近似于母血浆浓度的药物:氯丙嗪、苯巴比妥、苯妥英钠、溴化物、碘化物、氯霉素、四环素、磺胺异噁唑、异烟肼、乙胺嘧啶、麦角胺及吡唑酮衍生物等。

乳汁中浓度低于母血浆浓度的药物:青霉素、链霉素、新生霉素、甲硝唑(灭滴灵)、水合氯醛、丙米嗪、咖啡因、苯海拉明、维生素 B_{12}、维生素 K、叶酸、羟基保泰松及水杨酸盐等。

乳汁中含量极微或不进入乳汁的药物:吗啡、可待因、奎宁、甲苯磺丁脲及保泰松等。在乳汁中含量不高的药物,由于母乳量过大,仍可引起乳儿中毒。总之为安全起见,哺乳期妇女应避免滥用药物,特别对小儿禁用的药物如氯霉素、四环素之类,哺乳期妇女应禁用。

(五)小儿用药剂量的计算

过去一般根据年龄按成年人剂量折算。对毒性较大的药物,为了确保安全有效,应按体重或体表面积计算。有人测定了出生后 20d 的新生儿的庆大霉素血药浓度,若按成年人剂量折算给药,血药浓度 $>24\mu g/ml$,这是一个非常惊人的危险值,因庆大霉素中毒血药浓度为 $10\mu g/ml$,若超过 $15\mu g/ml$ 则易导致耳及肾损害。当新生儿按 $3\sim5\mu g/(kg \cdot d)$ 剂量给予庆大霉素,3h 后测得患儿血药浓度为 $5\sim8.8\mu g/ml$,并对枯草杆菌显示中高度敏感。经对多名患儿在治疗中与治疗后分别测定血浆尿素氮及小便常规皆属正常。说明给药剂量的计算方法很重要。最好不用年龄折算小儿用药剂量。下面介绍 2 种可靠的方法(成年人体重 70kg 时体表面积为 $1.73m^2$)。

1. 按体重(kg)计算用药剂量,计算公式为:

每次给药剂量＝已知体重(kg)×药量/kg,亦可用小儿剂量＝成年人剂量×(小儿体重/50～60)。

在不能直接称重的情况下,小儿体重也可按下列公式进行推算:

1-6 个月:体重(kg)＝3＋月龄×0.6

7-12 个月:体重(kg)＝3＋月龄×0.5

此法简便易行,但年幼者求得剂量偏低,年长者求得剂量偏高,应根据临床经验做适当增减。

2. 按体表面积(m^2)计算用药剂量,计算公式为:

$$小儿剂量 = \frac{成年人剂量}{1.73(m^2)} \times 小儿体表面积(m^2)$$

其中:

小儿体表面积=体重(kg)×0.035×0.1 或

$$体表面积(m^2) = \frac{4 \times 体重(kg) + 7}{体重(kg) + 90}$$

例如小儿体重 3kg,其体表面积(m^2)为:

$$体表面积(m^2) = \frac{4 \times 3 + 7}{3 + 90} = 0.2$$

体表面积也可用下述简便方法计算:

1～5kg:m^2=0.05×体重(kg)+0.05

6～10kg:m^2=0.04×体重(kg)+0.1

11～20kg:m^2=0.03×体重(kg)+0.2

21～30kg:m^2=0.02×体重(kg)+0.4

总之,用药剂量还应根据个体差异、病理过程、药物的配伍应用及药物的重复应用等具体情况,综合考虑进行调整(表 2-2)。

表 2-2　小儿用药剂量及体重的计算

年　　龄	按年龄折算剂量 (折合成年人剂量)	按年龄推算体重(kg)
新生儿	1/10～1/8	2～4
6 个月	1/8～1/6	4～7
1 岁	1/6～1/4	7～10
4 岁	1/3	1周岁以上体重可按下式计算:
8 岁	1/2	实足年龄×2+8=体重(kg)
12 岁	2/3	

此外,用药剂量依给药途径不同而异,肛门灌注量为口服量的 2 倍,皮下注射量为口服量的一半,肌注量为口服量的 1/3,静注量为口服量的 1/4。

六、老年人的合理用药

目前我国老年人口正以 3.02%快于人口增长的速度增长。每月约有 258

万人加入老年人队伍,每天有 7167 人步入花甲,全国老年人口约 1.6 亿,几乎占亚洲老年人口总数的一半,全球的 1/5。据报道,65 岁以上老人 86% 都患有一种或多种疾病(平均男性 4.3 种,女性 5.2 种)。1987 年我国全国心血管流行病学资料显示,45 岁以上中老年组发病率为 13－39 岁组的 19.07 倍。由于老年人病多,所用药物品种与数量也多。国内资料表明,老年人服 5 种药以上者占 80.5%,其中服 10 种药物者达 41%,一个人最高用药者达 26 种之多。根据美国近年统计,美国老年人占总人口的 11.6%,但药物消耗占全国人口年消耗量总数的 20%～25%,药物不良反应发生率为 15.4%,为青年人的 7 倍。所以有必要简述老年人合理用药问题。

(一)老年人生理变化与药动学特点

一般而言,由于年老而发生的药物吸收方面的改变不显著,只在某种情况下才影响药效。老年人可因肝药酶减少及其活性低下或肝萎缩、肝血流量减少,在药物代谢方面呈现显著的改变;老年人血浆蛋白降低,药物与血浆蛋白结合也随之减少,可引起较高的血药浓度;老年人肾功能随着年老过程而降低,因此常使血药浓度增高,半衰期延长。

老年人因胃黏膜萎缩、壁细胞功能减退,胃酸分泌减少,胃酸缺乏随年老而日渐显著。胃酸减少使胃液 pH 升高,可影响某些药物的溶解与离子化程度。但胃与肠比较,胃的吸收表面积小,胃内药物贮存时间较短,故药物吸收量一般较小,因此胃液 pH 对药物吸收影响意义不大。不过由于胃肌肉萎缩,蠕动减慢,胃排空率降低,延迟药物到达小肠的时间。相对而言,固体剂型或易在胃中分解的药物比溶液剂或易溶性固体剂型受影响更大。在小肠远端吸收的药物或肠溶片受影响也较明显。

由于老年人肠运动减弱,肠内容物稳定,故药物与肠道表面积接触时间长,对主动转运跨膜的药物吸收完全。

胃肠血液随老年化而减少(相当于青年人的 50%～60%),使药物吸收率降低,如阿司匹林吸收缓慢且吸收量也减少。老年人肌肉中血流也减少,多次肌内注射易产生硬结,肌内注射药物吸收率降低,应避免长期肌内注射。

药物在人体中分布取决于机体的组成状况。老年人体内水分减少(主要是细胞内水分),精瘦组织(骨骼肌、肝、脑、肾)减少。一般 65 岁男性的精瘦组织平均减少 12kg,女性减少 5kg,而老年男性却平均增加脂肪组织 18%～36%,女性平均增加 33%～48%,因而可使地高辛、哌替啶(度冷丁)等水溶性药物分布到组织中少而药物在血中峰浓度高。也就是说,水溶性药物随年老而表观分布容积减小,但血药峰浓度却升高,易致中毒。

相反,地西泮(安定)、苯巴比妥等脂溶性药物的表观分布容积增大,容易在脂肪组织中蓄积,其作用持久而加强,药物半衰期将显著延长。

老年人血浆蛋白趋于降低,青年血浆白蛋白浓度为41g/L,老年为29g/L,药物与蛋白结合率比青年人低,有药理活性的游离型药物量相对增加,生物有效度增强。特别当老年人患营养不良症、严重虚弱或消耗性疾病时,其血浆蛋白浓度更低,血中游离型药物浓度更高。与血浆蛋白结合率高的药物如磺胺类、保泰松、苯妥英钠及华法林,如不减少剂量,则易产生中毒反应。联合用药时,如一种药物能从血浆蛋白部位置换另一种与蛋白结合的药物,因而引起药效学上的药物相互作用。如糖尿病病人同时服用甲苯磺丁脲和磺胺甲噁唑,可致低血糖休克反应。

肝是药物代谢的主要器官,它随年龄增加而日渐萎缩(青壮年肝1200～1500g,65～85岁肝650～850g),肝细胞数量减少,肝血流量每年递减1.5%,肝微粒体酶中氧化与结合代谢均显著低下,对诱导或抑制肝中药酶的反应亦随年老而减弱;首关效应减弱,口服药物吸收增加;生物利用度亦增加,药效增强且延长。故老年人用药剂量应减少至成年人的1/2、2/3或3/4,同时亦可相应地延长给药间隔时间。

肾是主要的药物排泄器官。老年人肾的肾单元减少,有功能的肾小球数减少,肾小球和肾小管功能减退,可致肾小球滤过率减少约50%,肾总血流量减少近一半,导致肾浓缩、分泌及重吸收功能降低,药物清除率降低,因而使主要由肾以原型排出的药物容易积蓄,药物半衰期延长。不过老年人药物半衰期延长与肌酐清除率下降相平行,但与血清肌酐浓度无相关性。因为老年人肌肉萎缩,内源性肌酐生成量减少,肌酐清除率即使降低,血清肌酐仍正常,故血清肌酐正常并不表示肾功能正常,应观察肌酐清除率有无变化来调整给药方案,这对安全范围窄的药物更为重要。一般负荷剂量不需改变,但要相应减少维持剂量或延长给药间隙。当老年人有失水、低血压、心衰或其他病变时,可进一步损害肾功能,用药更应细心。最好开展血药浓度监测(TDM),制订合理的个体化给药方案。

(二)老年人生理变化与药效学

老年人易患多种疾病而合用多种药物。但由于前述的生理病理变化,如老年人脑血流量降低,精神神经功能耐受力下降,对影响精神活动的药物,敏感性与有害性均增高。因而对某些药物如氯硝西泮、β受体阻滞药(普萘洛尔)、肾上腺素能神经阻滞药(胍乙啶)、血管扩张药(亚硝酸酯类)及抗心律失常药(普鲁卡因胺、美西律)等,均应谨慎。

老年人可因受体数量与亲和力下降,对异丙肾上腺素、兴奋药(苯丙胺、士的宁)等的作用敏感性降低。

此外,老年人常患多种疾病,接受多种药物治疗,易发生药物相互作用,使毒性反应增加。老年人因药动学变化,某些药物半衰期延长,清除率下降,血浆药物浓度增高或有药理活性的代谢物积蓄。老年人内环境稳定功能下降,可影响内环境稳定性药物的药效。有些老年人缺乏用药知识,盲目或不按医嘱用药或重复就诊用药,导致超剂量中毒或自己乱用药物中毒。医药工作者如对老年人生理、病理变化和药动学、药效学、时辰药理学等的影响研究不够,认识不足或诊断不明确,则用药的盲目性较大,合理性亦差。

(三)老年人用药注意事项

老年人用药须注意以下 5 个方面:①尽可能做到诊断明确,对症下药。②联合用药宜简单,一般不超过 5 种药。据报道,镇痛药、抗心律失常药、抗微生物药,其危害率约各占 3%;抗高血压药及抗凝血药的危害率各占 9%。联合用药的危害,用药 1~5 种不良反应发生率占 4.2%,11~15 种药的发生率 24.2%,20 种以上则高达 45%~84.4%。老年人体弱、免疫功能下降,对药物相互作用的耐受力差,所以联合用药宜少不宜多。③对必须应用但安全范围小的药物最好开展血药浓度监测。④因老年人记忆力减退,易忘记服药,应同时采用口示、笔示和嘱托家人记住服药方法,认真执行医嘱,以免发生意外。此外,不能因病重复滥投医,滥服药;医务人员应详细询问既往病史和用药情况之后才开方给药,以免重服相同或类似药物而发生意外。⑤严重的药物不良反应在老年人中表现并不典型,应予注意。

七、药物相互作用与合理用药

药物相互作用是指两种或两种以上药物同时应用,或者一定时间内先后序贯(串用)应用时,一种药物的作用为他种药物所影响,使药物的作用和效应发生变化,称为药物相互作用。

药物相互作用可使药物作用的效应增强或减弱,作用时间延长或缩短,还可出现在单独用药时不会出现的药理效应。药物相互作用的后果,可表现为有益的治疗作用或降低毒性,也可能使药效降低,或有害的不良反应。然而临床用药时联用或并用药物的主要倾向往往只重视合并用药的有益作用,而忽视其有害的不良反应。

日本 1987 年报道,药物相互作用不良反应发生率:1~5 种药为 4%,6~

10 种药为 10%,11~15 种药为 28%,16~20 种药为 54%。据临床药理统计资料报道,同服 2~5 种药物不良反应发生率为 18.6%,同服 6 种以上药物不良反应发生率达 84.4%,严重者可致死。药物相互作用的不良反应如此严重,在临床实践中往往不能被及时察觉,而误认为是某一药物的反应,或是病人出现的特异质反应,或是疾病出现了新的症状。有些药物相互作用出现的症状很不典型,极易误诊,应引起注意。

国际医药市场经营药品大约 14 000 种,本书收集临床应用药物 3000 多种,常用的 1000 种左右,相互作用是极为复杂的,实际上要一一记住也是不可能的。然而医师与药师及护理人员必须对药物相互作用的基本规律与原则有所了解,处方与审方时要考虑到药物相互作用的问题,联合用药时应仔细观察病人,一旦出现不良反应或疗效不佳时,能从有关方面深入思考,找出原因,迅速纠正,以免给病人带来更大的危害。为开阔思路,将药效学与理化方面药物相互作用类型与临床表现简要介绍如下。

(一)药效学方面的相互作用

1. **干扰突触的化学传递** 突触传递过程最易受到药物影响,对神经系统具有高度选择作用的药物,大多影响突触传递的某一过程。突触传递的全过程,包括递质的生物合成、贮存、释放与受体作用、消除(灭活及再摄取)等,也是多数药物产生相互作用的重要部位。例如维生素 B_6 常用于降低大剂量左旋多巴治疗震颤麻痹症的不良反应,可是由于维生素 B_6 是左旋多巴脱羧酶转变成多巴胺过程中的辅酶,能加速左旋多巴在外周转变成多巴胺,故进入中枢的左旋多巴减少,虽可使其不良反应减轻,但其疗效亦降低甚至丧失。若同时合用多巴胺脱羧酶抑制药如甲基多巴,可使血浆中左旋多巴较单用时增加 5~10 倍,可将左旋多巴剂量减少 70%~80%,疗效与单用时相近,且外周不良反应减少。

又如降压药胍乙啶类药物亦通过同一膜泵被摄取到神经末梢内才发挥作用。三环类抗抑郁药(丙米嗪、阿米替林)、吩噻嗪类(氯丙嗪)能竞争膜泵,当与胍乙啶类药物合用时,妨碍其进入神经末梢而失活。

单胺氧化酶抑制药(MAOI)如三环抗抑郁药、苯乙肼、呋喃唑酮等,与拟交感胺类药物酪胺、苯丙胺、麻黄碱及间羟胺等合用,由于后者能促使内源性去甲肾上腺素(NA)释放,释放出的 NA 被 MAOI 延缓灭活,使血浆中 NA 升高,可出现高血压危象。

氨基糖苷类药物(如庆大霉素、阿米卡星等)对神经-肌肉接头具有筒箭毒样的作用,若与骨骼肌松弛药合用,可引起骨骼肌瘫痪,甚至呼吸麻痹,使呼吸衰竭而死亡。所以手术前后使用这些药应慎用。

胃肠动力药多潘立酮能阻断外周多巴胺与其受体结合,这一作用可被胆碱酯酶抑制药如新斯的明所抑制。

2. 改变电解质或体液平衡　某些药物的药理作用取决于受体所在部位的药物浓度。如苯巴比妥在呼吸性酸中毒时药理作用增强,当进行人工呼吸或用碳酸氢钠后,使细胞外液呈碱性,促使苯巴比妥从细胞内向细胞外转运,并呈解离型而易从肾排出,故可减轻症状。

利尿药与强心苷合用、糖皮质激素与呋塞米(速尿)合用、两性霉素 B 与强心苷合用都可引起或加重低钾血症,与肌松药合用可加重肌无力,临床用药时应注意。

3. 相同的药理效应　呋塞米与依他尼酸(利尿酸)、氨基苷类抗生素都具有耳毒性,两者合用时耳毒性更易出现,甚至可引起永久性聋。长期或大剂量服用红霉素亦可致聋。

4. 影响抗菌效力　大环内酯类抗菌药物与林可霉素合用并不能增强抗菌效果,反而影响林可霉素的抗菌作用,这是由于两者的作用部位均在菌体蛋白的 50S 亚基上,发生竞争性结合。大环内酯类与四环素族合用,因影响蛋白质合成的不同环节,故作用增强。

(二)药动学方面的相互作用

1. 影响药物在消化道吸收　由于药物相互作用,可发生吸附作用,或改变肠道的吸收功能,或形成络合物(或螯合物),或影响胃排空、肠蠕动及胃肠消化液 pH 等。多数表现为吸收减少而疗效降低;或吸收延缓推迟药物浓度达峰时间,使疗效不能迅速出现,不利于抢救病人。药物相互作用使疗效因吸收增加而加强的情况也是有的,但应防止不良反应或中毒。

2. 影响药物与血浆蛋白结合　多数药物吸收后随血液转运并多与血浆蛋白结合,形成动态平衡。结合型药物不易通过细胞膜及血-脑屏障到达作用部位而暂时失去活性。药效仅与血液中游离型药物浓度有关。故药物与血浆蛋白结合率的高低,将影响药物的疗效和不良反应。因药物相互作用可呈竞争性结合而出现增效或降效。

3. 影响药物代谢酶的活性　药物代谢酶(生物转化酶)可分为以下几种。

(1)微粒体酶(简称药酶):存在于肝细胞平滑内质网小泡中的酶系统,包括还原型辅酶 II、黄蛋白、非血红素铁蛋白及细胞色素 P_{450} 等。这些酶可催化 200 多种药物的氧化、还原、水解和结合。其中最重要的是细胞色素 P_{450},由于它的还原型与一氧化碳结合时,其光谱的最大吸收峰在 450nm

处,故称 P_{450}。

(2)非微粒体酶:如存在于线粒体内的单胺氧化酶,血浆及组织液中的胆碱酯酶等。

有的药物能促进肝细胞胞质中平滑内质网的增生,使药酶的合成增加,并增强其生物活性,因而称之为药酶诱导剂(酶促剂)。它能加快本身及合用药物的代谢,使血药浓度下降,半衰期缩短,从而使药物作用减弱或缩短,现已发现苯巴比妥、苯妥英钠、保泰松、格鲁米特(导眠能)、利福平、螺内酯(安体舒通)及水杨酸盐类等 200 多种药物有酶促作用。

有些药物具有酶抑作用,故称为药酶抑制药,如氯霉素、西咪替丁、别嘌醇、双香豆素类及单胺氧化酶抑制药呋喃唑酮、帕吉林、异烟肼、丙卡巴肼、苯乙肼等。它们能抑制肝药酶(P_{450})与肝外代谢酶(单胺氧化酶、胆碱酯酶或黄嘌呤氧化酶等),使经这些药酶代谢的药物的代谢延缓,半衰期延长,药物作用加强或不良反应增加。

4. 影响肾排泄的相互作用 大多数药物及其代谢产物主要经肾排泄,影响肾排泄的相互作用的药物,多数很少在体内代谢,对不经代谢以原型排出的药物有影响,对主要经代谢后才排出的药物影响却不大。排泄快慢将影响药物在体内的停留时间,即影响药效的长短。肾排泄分肾小球滤过、肾小管主动分泌及肾小管重吸收 3 个方面。例如丙磺舒竞争性抑制青霉素从肾小管分泌而提高青霉素的抗菌作用(主要是延长了青霉素在体内的时间),也可影响酚磺酞与对氨马尿酸对肾功能测定的诊断。阿司匹林与甲氨蝶呤合用,可使后者的肾排泄率下降,不良反应增加。呋塞米(速尿)可竞争性抑制水杨酸盐从肾分泌性排泄,导致水杨酸蓄积中毒。

庆大霉素与碳酸氢钠同服,当庆大霉素用常规剂量时,出现不良反应;若只用常规剂量的 1/5 时,对杆菌性尿道感染有良好效果,并可减轻或避免庆大霉素的不良反应。

弱酸性药物如苯巴比妥、保泰松、磺胺类、呋喃妥因、双香豆素及水杨酸盐类等,在酸尿液中解离少,脂溶性高,易被肾小管重吸收,尿中排泄减少,如给予小苏打碱化尿液,则可减少重吸收,促进排泄。凡弱碱性药物,如抗组胺药、氨茶碱、哌替啶(度冷丁)、苯丙胺、丙米嗪、美卡拉明(美加明)、氯喹、奎宁及奎尼丁在碱性尿液中却是游离型多,肾小管重吸收多,在酸性尿液中离子型多而游离型少,肾小管重吸收减少。因而根据肾小管腔液 pH 的调整,可用于药物中毒的解救。

（三）药物理化方面的相互作用

药物合用时配伍不当,可发生沉淀、结块、变质(变色)、减效,甚至失效或产生不良反应而影响疗效。个别临床医务人员有时只图操作方便,常在输液中加入抗生素的同时,还加入血管活性药物、氢化可的松、肝素、维生素 C 等,将各种药物置于同一容器内静脉滴入。特别是对那些配伍后不产生明显物理化学外观变化的情况下,总认为没有问题。因而有必要对易发生物理化学相互作用的主要影响进行简述。

输液添加注射液(剂)之后可使整个溶液的 pH 改变,加乳糖酸红霉素与葡萄糖注射液配伍时,如乳糖酸红霉素的 pH 3.2,混合后 pH 3.7,在 6h 内分解量达 93%;若 pH 4.4 时分解约 50%;pH 5.3 时只分解约 10%。若乳糖酸红霉素与 0.9%氯化钠注射液(pH 6.45)配伍,混合溶解后 pH 约 6.4,经 24h 仅分解 3%;若与糖盐水(pH 3.5~6)配伍,混合后 pH 5.5,经 24h 分解高达 32.5%。

青霉素与输液配伍后,pH 4.5 时,4h 内损失 10%,而 pH 3.6 时,经 1h 即损失 10%,4h 损失 40%效价。

输液中加入氨苄西林钠后,再加入维生素 C 注射液,两药合于同一容器(输液吊筒)溶解静滴,由于维生素 C 注射液中含焦亚硫酸钠,使氨苄西林钠 2h 降效 50%;在输液中加入氨苄西林同时又加入酚磺乙胺(止血敏)注射液,因酚磺乙胺注射液 pH 2.5~4.5,使氨苄西林钠易水解失效,因氨苄西林在 pH 4~6 时稳定,且氨苄西林可使酚磺乙胺的凝血作用减弱,它们之间存在着理化性和药效学两个方面的相互作用。

药物的理化性相互作用在输液与添加注射剂之间除可影响 pH 外,还可影响缓冲容量、溶媒组成或发生聚合反应、螯合反应及离子作用等,可使药效增强、减弱甚至消失。然而发生理化性相互作用往往与配伍药物的种类、配伍量及药物与输液条件等许多因素有关,有些药物通过避光,或改变混合顺序,或适当升温溶解,或浓配快速滴注,或调节 pH 等措施即可减少或防止相互作用的发生。

由于药物相互作用涉及的范围很宽,除了借助现代化的微电脑监测仪、电脑信息库和注射液配伍禁忌表外,临床医药工作者在学习基础理论的同时,还要在大量的实践中进一步探索、总结和提高。

第3章　抗微生物药物

一、抗微生物药物应用原则

(一)明确感染疾病的病原学诊断,选择有效药物

只有明确病原,才能对症用药,即针对病原微生物及药敏试验选药,要掌握不同抗菌药物的抗菌谱,才能对临床各种感染症的病原体有的放矢地用药。例如青霉素的抗菌谱主要包括一些球菌和某些革兰阳性菌。链球菌是引起上呼吸道感染的重要致病菌且对青霉素敏感,所以可首选青霉素;对青霉素过敏者可选用大环内酯类红霉素、阿奇霉素等或第一代头孢菌素。链球菌感染不宜选用庆大霉素,因为链球菌对氨基糖苷类抗生素常是不敏感的,因而无效,宜选用β-内酰胺或大环内酯类抗生素。

其次还要考虑各种药物的药动学特性。透过血-脑脊液屏障性能好的药物,如氯霉素、磺胺、青霉素及氨苄西林等,可用于中枢感染。而氨基糖苷类及大环内酯类等不易透过血-脑脊液屏障,则只宜用于中枢以外的感染。大环内酯类在胆汁中浓度高于血清浓度,对胆道感染有利,但氨基糖苷类的胆汁浓度甚低,不宜首选于胆道感染。青霉素、头孢菌素及氨基糖苷类在尿液中浓度甚高,对敏感菌所致的尿路感染,仅选用其低剂量就有效。

(二)应用方法合理

选定药物后,应根据药动学特性和病人情况制定最佳给药方案。如磺胺甲噁唑及其复方制剂,半衰期为11h,在尿中乙酰化率高,且溶解度较低,故较易出现结晶尿、血尿等。大剂量长期应用时宜与碳酸氢钠同服,且应每日给药2次,过少就不能维持有效血药浓度,过多则可致蓄积中毒。磺胺类具有抑菌性质的药物常要求在体内保持一定的浓度,以维持其作用。而繁殖期杀菌性药物如青霉素及头孢菌素类则要求快速进入体内,在短时间内形成有效血药

浓度(间歇冲击疗法),以发挥杀菌作用。

(三)防止不良反应

不良反应的发生与血药浓度过高有密切关系,主要原因如下。

1. 不适当地增大剂量或增加给药次数,引起药物蓄积而导致不良反应。

2. 不适当地联合用药。同类药物的联合应用,除抗菌谱相加外,毒性也是相加的。如氨基糖苷类庆大霉素+链霉素或庆大霉素+阿米卡星(丁胺卡那霉素)等,常导致耳、肾和神经肌肉阻滞毒性增强。不同类药物联合应用也可导致某些药物的毒性增强,如氨基糖苷类与强效利尿药联合应用,可致耳毒性增强;氨基糖苷类和头孢菌素类联合往往可导致肾毒性增强等。

3. 不合理的给药方法常可导致不良反应发生。如氨基糖苷类药物若进入血流速度过快,可产生严重的不良反应,如由于神经肌肉阻滞而导致呼吸抑制。因此,这类药物不可直接静脉推注,以免产生不良后果。

4. 避免引起病原菌的耐药性。病原菌产生耐药性使药物失效是临床防治疾病工作的难题。一些常见的病原菌对常用的抗菌药物都有一定程度的耐药性。为此,要掌握病原菌对抗菌药物的敏感性,选用那些敏感性强的抗菌药物,有目的地对症下药,还要避免频繁地更换或中断抗菌药物及减少抗菌药物的局部应用和外用。

二、抗微生物药物的选择

临床上抗微生物药物的选择可参考表 3-1。

表 3-1 抗微生物药物的选择应用

微生物和疾病	首 选 药 物	备 用 药 物
革兰阳性球菌		
葡萄球菌		
不产酶株	青	头一、林可类
产酶株	耐酶青霉素(苯唑西林、氯唑西林)	头一、林可类、万古(去甲万古)、喹诺酮类

续表

微生物和疾病	首 选 药 物	备 用 药 物
抗甲氧苯西林株	万古、去甲万古、含氟喹诺酮类、夫西地酸钠	万古+利、万古+依替、邻氯青、氟莫头孢
骨髓炎	克林霉素	含氟喹诺酮类(环丙)、
化脓性链球菌	青、氨苄	大环、头一、万古、夫西
猪链球菌	青、氨苄	头一、万古、林可、夫西
绿色链球菌	青+庆大	头一、万古、林可、夫西
粪链球菌		
心内膜炎等严重感染	氨苄+庆大、青+庆大	万古+庆大、林可、夫西
单纯性泌尿道感染	氨苄、阿莫	呋喃妥因、庆大或依替
厌氧性链球菌	青	林可类、头一、大环
(消化链球菌)		
肺炎链球菌(肺炎球菌)	青	大环、头一、万古
革兰阴性球菌		
卡他球菌	增磺	大环、四、头孢、氨苄+舒
淋球菌	诺氟沙星	头二、大观霉素、氨苄+舒
脑膜炎球菌	青+SD	氯、头孢呋辛、头孢噻肟、头孢曲松
革兰阳性杆菌		
炭疽杆菌	青、多西环素	大环、四、环丙
产气荚膜杆菌	青	林可类、甲硝唑、四
破伤风杆菌	青+TAT(破伤风抗毒素)	四+TAT、甲硝唑+TAT
难辨梭状芽胞杆菌	万古、去甲万古	甲硝唑或奥硝唑、碳青
白喉棒状杆菌	大环	青
棒状杆菌JK株	青+庆大	万古、大环
李斯特菌	氨苄、氨苄+庆大	增磺、四、大环
革兰阴性杆菌		
大肠埃希菌	庆大或依替	诺氟、阿米、哌拉、头二、氨苄+舒

续表

微生物和疾病	首 选 药 物	备 用 药 物
痢疾杆菌	呋喃唑酮、小檗碱	诺氟、大蒜素、利福定(平)
伤寒杆菌	增磺、诺氟	氨苄、阿莫＋舒
肠杆菌	增磺、依替、环丙	哌拉、头三或＋舒
克雷伯杆菌(肺炎杆菌)	庆大、四	头一、阿米、哌拉、氨苄＋舒
奇异变形杆菌	增磺、诺氟或依替	头一、阿米、哌拉、氨苄＋舒
吲哚阳性变形杆菌	庆大、四	阿米、哌拉、头三
普鲁威登菌	增磺、庆大、羧苄	阿米、哌拉、头三
沙雷菌	庆大、增磺	依替、增磺
拟杆菌口咽部菌株	青	甲硝唑、林可类
拟杆菌消化道菌株	甲硝唑、林可类	哌拉、氨苄＋舒
弯曲杆菌	大环、呋喃唑酮、阿莫	四、庆大、诺氟、小檗碱
流感嗜血杆菌		
脑膜炎	氨苄＋氯	头孢呋辛、头孢噻肟
其他感染	氨苄、阿莫	增磺、头二或头三
阴道加德纳尔菌	甲硝唑或奥硝唑	氨苄、增磺、头二或头三
百日咳杆菌	大环	增磺、氨苄、阿莫
布氏杆菌	四、四＋庆大	增磺＋庆大、利＋庆大
肉芽肿荚膜杆菌	四	链
铜绿假单胞杆菌	头孢他啶	氟喹诺酮类、哌拉、多黏
尿道感染	环丙沙星、庆大	羧苄、哌拉、妥布、阿米、多黏类、喹诺酮类
其他感染	羧苄＋庆大(妥布)、环丙沙星	羧苄＋阿米、哌拉＋妥布、头三、多黏类
其他假单胞菌		
马鼻疽病	链＋四	链＋氯
类鼻疽病	增磺	四＋氯、氨＋庆大(妥布)
土拉伦菌	链、庆大	四、阿米、氯
梭杆菌	青	甲硝唑、林可类、氯

微生物和疾病	首选药物	备用药物
毛状菌（樊尚咽类）	青	四、林可类
败血出血性巴斯德菌	青	四、头一
小螺菌	青	链、四
念珠状链球菌	青	四、链
军团菌	大环	大环＋利福平、氟喹诺酮类
气单胞菌	增磺	庆大、四
不动杆菌	头孢他啶、增磺、多西环素、头孢哌酮＋舒	丁胺、米诺环素、羧苄、哌拉
枸橼酸杆菌	哌拉	阿米、米诺环素、头三
耶尔森菌		
鼠疫耶尔森菌	链	四、氯、庆大、依替米星
肠道耶尔森菌	增磺、庆大	妥布、阿米、四、头三
霍乱弧菌	多西环素、环丙、诺氟	增磺
耐酸杆菌		
结核杆菌	异烟肼＋链、力排肺疾、利福平	乙胺丁醇、吡嗪酰胺、对氨水杨酸
麻风杆菌	异烟肼＋利福平、氨苯砜、氨苯砜＋利福平、氯法齐明	乙酰异烟肼、卷曲霉素、醋氨苯砜、乙硫异烟胺、丙硫异烟胺
放线菌		
以色列放线菌（放线菌病）	青	四
奴卡菌	磺胺类、米诺环素	增磺、磺胺＋米诺环素（大环、氨苄、阿米、环丝氨酸）
真菌	氟康唑	伊曲康唑、伏立康唑
衣原体		
沙眼衣原体	四（局部，必要时口服）	磺胺（局部，必要时口服）、喹诺酮类、大环

微生物和疾病	首 选 药 物	备 用 药 物
鹦鹉衣原体	四	氯、大环
支原体		大环
肺炎支原体	大环、四	
立克次体	四	氯
螺旋体		
回归热螺旋体	四	青
钩端螺旋体	青	四
梅毒螺旋体	青	四、红
雅司螺旋体	青	四
病毒		
单纯疱疹(角膜炎)	外用:酞丁安、阿糖胞苷	外用:环孢苷、利巴韦林、阿昔洛韦
艾滋病	齐多夫定、拉米夫定、阿德福韦	羟甲阿昔洛韦、二脱氧胸苷
其他感染	外用:阿糖胞苷	内服:利巴韦林、无环鸟苷
流感病毒	金刚烷胺	阿糖腺苷、阿司他韦
带状疱疹、水痘	利巴韦林	阿昔洛韦、更昔洛韦

1. 表中简写:青(青霉素);增磺(增效磺胺);庆大(庆大霉素);林可(林可霉素);万古(万古霉素);利(利福平);大环(大环内酯类抗生素);头一(第一代头孢菌素);头二(第二代头孢菌素);头三(第三代头孢菌素);链(链霉素);氨苄(氨苄西林);阿莫(阿莫西林);四(四环素族);氯(氯霉素);吡(吡哌酸);妥布(妥布霉素);阿米(阿米卡星);羧苄(羧苄西林);哌拉(哌拉西林);多黏类(多黏菌素类);红(红霉素);舒(舒巴克坦);诺氟(诺氟沙星);夫西(夫西地酸钠);依替(依替米星);碳青(碳青霉烯类)

2. 此表参考了陈新谦、金有豫、汤光主编《新编药物学》第 17 版 37~39页,但有增减

三、青霉素类

(一)抗菌机制

青霉素类为 β-内酰胺类抗生素,与细菌细胞膜上的青霉素结合蛋白(PBP)结合而妨碍细菌细胞壁黏肽的合成,使之不能交联而造成细胞壁缺损,致使细菌细胞破裂而死亡。这一过程发生在细菌细胞的繁殖期,因而本类药物为繁殖期杀菌药。细菌细胞有细胞壁,而人和哺乳动物的细胞无细胞壁,所以青霉素类对人体细胞的毒性很低,有效浓度的青霉素对人体细胞几无影响。但由于病原菌耐药已高达 90% 以上,临床应用日渐减少。

(二)注意要点

1. 过敏反应 临床应用青霉素类时,较多出现过敏反应,包括皮疹、药物热、血管神经性水肿、血清病型反应、过敏性休克及用药过程中出现迟发性过敏反应等。其中以过敏性休克最为严重。过敏性休克多在注射后数分钟内发生,症状为呼吸困难、发绀、血压下降、昏迷、四肢强直,最后惊厥,病人可在短时间内死亡。各种给药途径或应用各种制剂都能引起过敏性休克,但以注射用药的发生率最高。过敏反应的发生与药物剂量的大小无关,对本类药高度过敏者,虽极微量也能引起过敏反应甚至休克。对青霉素有过敏史的病人,须改用其他药物治疗。

应用本类药前,应问清病人是否用过青霉素,有无过敏反应史。对近期内用过青霉素者应了解确实时间。对于无青霉素过敏史者,成年人在 7d 及小儿在 3d 内未用过青霉素者均应进行皮试。更换青霉素类生产厂家的产品,或相同厂家不同批号的青霉素类在临用前也应重新做皮试。

试验方法有划痕、斑贴、滴眼、皮内注射等法,以皮内注射法(皮试)为常用。皮试液是由青霉素钠溶于等渗氯化钠注射液(500U/ml),以无菌操作法制成,4℃下保存可用 1 周,室温则只限当日应用。将皮试液 0.02~0.05ml 注于前臂内侧皮下,等待 20min 观察结果,呈阴性反应时始可用药。有时虽皮试局部呈阴性反应,但病人有胸闷、头晕、哮喘、皮肤发痒等症状出现,则应禁止使用。应注意青霉素皮试的日节律现象,皮试阳性反应 07:00-11:00 最低,23:00 最高。应注意试验本身也可能引起过敏性休克。皮试前应准备好必要的急救药械。皮试期间应对病人密切观察,如发生休克,应立即肌内或皮下注射 0.1% 肾上腺素注射液 0.5~1ml(小儿酌减),必要时可在数分钟重复注射

1 次或进行静脉、心内注射。并根据需要进行输液、给氧、滴注肾上腺皮质激素(氢化可的松或地塞米松),应用升压药或其他必要的急救措施。

皮试阴性者,在用药过程中也还可能出现过敏反应。因此在注射药物后,应严密观察病人 20min,无反应发生始可离开。遇有任何类型的过敏反应或病人主诉不适,应立即停止继续给药。如发生过敏性休克,应按上述方法进行急救。

对于过去曾有青霉素过敏史或属于过敏体质者(有荨麻疹、湿疹、支气管哮喘等病史者),必须用青霉素类时,无论皮试和用药,均须十分谨慎。

青霉素类不同品种间有交叉过敏关系,用药前均可用青霉素钠皮试液进行皮试。本类药物可透过胎盘和进入乳汁,其主要排泄途径是尿液。因此可能在母婴间引起过敏反应,应予注意。

2. 溶液稳定性差　青霉素类在干燥状态下相对稳定。遇酸、碱、温度升高、受潮,特别是在溶液状态下可加速分解。青霉素类在水溶液中稳定性差,放置时间越长,气温越高(尤其是夏天)则分解越多,所以青霉素类药物溶后久置不仅药效消失,而且产生的致敏物质也增多,因而必须现配现用。

青霉素类在近中性(pH 6～7)溶液中较稳定,酸性或碱性均可使之加速分解。应用时最好用注射用水或等渗氯化钠注射液做溶媒,而溶于葡萄糖液中可有一定程度的分解,在碱性溶液中分解极快,因此严禁将碱性药物(碳酸氢钠、氨茶碱等)与其配伍。

青霉素类为繁殖期杀菌药,只在细菌细胞分裂后期细胞壁形成的短时间内有效。其杀菌疗效主要取决于血药浓度的高低,短时间内有较高血药浓度对治疗有利。若滴注给药,宜将 1 次剂量的药物溶于 100ml 输液中,于 1h 内滴完(然后再滴注其他联用药物)。若为口服给药,首次宜加倍剂量服用。这样可在短期内达到较高血药浓度,发挥最佳杀菌效果,同时可减少药物分解及其致敏物质。

萘夫西林(Nafcillin)[保乙]

【作用特点与用途】　全新一代耐酸、耐酶青霉素类广谱抗生素。对产生青霉素酶或对青霉素耐药的葡萄球菌,溶血性链球菌、草绿色链球菌有特效。用于敏感菌引起的败血症、心内膜炎、脓胸、肝脓肿、肺炎、骨髓炎等。

【用法用量】　肌内注射或静脉注射:成年人一般感染 2～4g/d;重度感染 4～6g/d;儿童按 50～100mg/(kg·d),分 3～4 次。

【注意事项】　对青霉素过敏及有过敏史者禁用。

【制剂规格】　粉针剂:1g。

青霉素 V 钾(Penicillin V Potassium)[保甲][典]

【作用特点与用途】 抗菌谱和抗菌活性与青霉素相同。主要对青霉素敏感的革兰阳性菌如葡萄球菌、链球菌及肺炎球菌高度敏感;白喉棒状杆菌、炭疽杆菌、梭状芽胞杆菌、牛放线菌、念珠状链杆菌、单核细胞增多性李斯特菌、钩端螺旋体及淋病奈瑟菌敏感;梅毒螺旋体极为敏感。青霉素 V 钾在抵抗胃酸灭活方面优于青霉素,可餐时服。空腹时服用血药浓度稍高,其平均血药浓度比青霉素高 2～5 倍。被吸收的青霉素 V 血浆蛋白结合率约80%,在肾中浓度最高,肝、皮肤和肠道较低。新生儿、婴幼儿及肾功能受损者排泄较慢。用于对青霉素敏感菌引起的轻、中度感染症,如上呼吸道感染、猩红热、支气管炎、肺炎、丹毒及蜂窝织炎等。预防风湿热及霍乱的复发等。

【用法用量】 口服:①一般链球菌引起的上呼吸道感染,包括猩红热、丹毒,每次 125～250mg(20 万～40 万 U),3 或 4/d,疗程 10d。②肺炎球菌引起的呼吸道感染,包括中耳炎每次 250～500mg(40 万～80 万 U),4/d;用至退热后 2d。梭菌、螺旋体感染每次 250～500mg,3～4/d。预防用每次 125～250mg,2/d,连续用药 3～7d。儿童每次 125～250mg,3～4/d,或遵医嘱。

【不良反应】 可见恶心、呕吐、上腹不适、腹泻、皮疹、荨麻疹、喉头过敏、发热及血清病样反应。

【禁忌证】 对青霉素过敏者、严重肺炎、脓胸、菌血症、心包炎、胸膜炎及关节炎急性期均禁用。

【注意事项】 有严重过敏史及哮喘史者慎用。病情严重或伴有恶心、呕吐、胃扩张、贲门痉挛及肠蠕动过强病人不宜口服给药。首次口服剂量可加倍。

【制剂规格】 片剂:0.25g×10,0.5g×10。干糖浆剂:0.125g/5ml;0.25g/5ml。

巴氨西林(巴卡西林、Bacampicillin)

【作用特点与用途】 本品为一种前体药物,本身无抗菌活性。与易吸收的前体药物联结,口服后水解成为活性的氨苄西林被释放到血液中,因此其抗菌活性和抗菌谱与氨苄西林相似。本品敏感菌为革兰阳性的 α 及 β 溶血性链球菌、肺炎双球菌、非青霉素酶诱导的葡萄球菌及肠球菌。对各种革兰阴性菌的抗菌活性也较强,包括流感嗜血杆菌、奇异变形杆菌、淋病奈瑟菌、沙门及志贺菌株。对青霉素酶诱导的细菌、假单胞菌株及克雷伯杆菌的大多数菌株无抗菌活性。用于治疗对氨苄西林敏感的革兰阳性和革兰阴性菌引起的感染,例如呼吸道感染、泌尿生殖系统感染及皮肤和软组织感染。

【用法用量】 口服:每次 400mg,2/d,严重感染时每次 600～800mg。

【不良反应】 不良反应发生率为 2%～4%,有胃肠道症状如恶心和皮肤反应如皮疹,通常反应是轻微的、一过性的。

【禁忌证】 对青霉素和头孢菌素过敏者、传染性单核细胞增多症病人禁用。

【注意事项】 ①本品能透过胎盘屏障,也能通过母乳,但治疗剂量尚未见有任何不良反应;②别嘌醇与巴氨西林合用时皮疹发生率升高;③未见有食物影响本品吸收的报道;④哈尔滨医大附二院等 3 家医院用于各种感染性疾病总有效率为 90%。

【制剂规格】 胶囊剂或片剂:0.2g,0.4g。

阿莫西林(羟氨苄青霉素、Amoxicillin)[保甲][典]

【作用特点与用途】 对革兰阳性球菌(链球菌、肺炎球菌、敏感的葡萄球菌)作用较强,对绿色链球菌、肠球菌的作用优于青霉素。对其他菌的作用较差,对耐青霉素的金黄色葡萄球菌无效。革兰阴性菌中对淋球菌、脑膜炎球菌、流感杆菌、百日咳杆菌、大肠埃希菌、伤寒副伤寒杆菌、痢疾杆菌、奇异变形杆菌及布氏杆菌等作用也较强,但易产生耐药性。肺炎杆菌、吲哚阳性变形杆菌及铜绿假单胞菌对本品不敏感。对敏感菌的抗菌作用比氨苄西林强 1 倍。用于敏感菌所致的呼吸道、尿路和胆道感染及伤寒等。

【用法用量】 口服:成年人 1～4g/d,分 3 或 4 次服;小儿 50～100mg/(kg·d),分 3 或 4 次服。首次剂量可加倍。

【不良反应】 偶见皮疹、瘙痒、荨麻疹、腹泻、恶心和呕吐。

【禁忌证】 对青霉素过敏及有过敏史者禁用。

【注意事项】 出现轻型皮疹等不必停药,给予抗组胺药并注意观察,严重者停止使用。

【制剂规格】 胶囊剂:每粒 0.25g。粉针剂:0.5g/瓶×10 瓶。

氨苄西林/丙磺舒(恩普洛、Ampicillin and Probenecid)

【作用特点与用途】 氨苄西林钠为本品的杀菌作用,丙磺舒为苯甲酸衍生物,抑制氨苄西林从肾小管排泄,并提高氨苄西林的血药浓度,延长其半衰期。其有效敏感菌主要为金黄色葡萄球菌、表皮葡萄球菌及某些耐甲氧西林菌株;肺炎球菌、粪链球菌和其他链球菌属;大肠埃希菌、流感嗜血杆菌、布蓝汉卡他菌、埃希杆菌、克雷伯杆菌、奇异变形杆菌、脆弱杆菌等。氨苄西林对胃酸稳定,口服吸收好,分布广,胆汁和尿中药浓度高,血 $t_{1/2}$ 约 1.5h,尿中 24h 后排出量为 20%～60%,氨苄西林血浆蛋白结合率约 20%。丙磺舒的血浆蛋白结合率达 85%～95%,可提高氨苄西林血药浓度 30%～40%。用于敏感菌所致的呼吸道感染、泌尿生殖系统感染(含淋病)、消化道感染(含菌痢)、耳鼻喉感染及皮肤、软组织感染。

【用法用量】 口服:每次 3 粒,3/d,小儿用量遵医嘱。治疗淋病,18 粒胶囊作为单次剂量服用。

【不良反应】 主要有舌炎、胃炎、恶心、呕吐、肠炎、腹泻、假膜性结肠炎及轻度腹痛、皮疹,偶见一过性 ALT 升高。

【禁忌证】 对本品过敏者,尿酸性肾结石、痛风急性发作、活动性消化溃疡患者,孕妇、哺乳妇及 2 岁以下小儿均禁用。

【药物相互作用】 不可同时服用别嘌醇、氯霉素、红霉素、磺胺药、四环素、口服避孕药、氨苯砜、利福平、吲哚美辛、口服降血糖药、萘普生、水杨酸盐、吡嗪酰胺等。

【制剂规格】 胶囊剂:每粒含氨苄西林 194.5mg,丙磺舒 55.5mg。

氨苄西林/舒巴坦(舒他西林、Ampicillin and Sulbactam)[保乙]

【作用特点与用途】 本品为氨苄西林和舒巴坦的混合物,重量(效价)比为 2:1。青霉烷砜为不可逆 β-内酰胺酶抑制药,结构非常类似青霉素,与 β-内酰胺酶间的亲和力远高于 β-内酰胺抗生素,因而与氨苄西林组成复合制剂能有效地保护该抗生素不被水解,维持其原有的抗菌活性。一些对氨苄西林产生抗药性的病菌如葡萄球菌属、流感杆菌、淋球菌、脆弱拟杆菌及某些肠杆菌菌株,由于氨苄西林与青霉烷砜合用后,又再次恢复了对氨苄西林的敏感性。用于治疗由敏感菌引起的感染如鼻窦炎、中耳炎、呼吸道感染、细菌性肺炎、尿道感染、肾盂肾炎、腹膜炎、胆囊炎、子宫内膜炎、盆腔蜂窝织炎、细菌性败血症、脑膜炎、皮肤和软组织感染、骨和关节感染等。

【用法用量】 肌内注射、静脉注射常用量为 1.5～12g/d,6～8h 1 次,轻症可 12h 1 次。新生儿与婴幼儿用量为 150mg/(kg·d),每隔 6～8 小时注射 1 次。

【不良反应】 常见有皮疹、瘙痒及其他皮肤反应;胃肠道反应可见恶心、呕吐、腹泻;偶见有贫血、血小板减少、嗜酸粒细胞增多与白细胞减少的报道,停药后可自行消失。极少数病例出现转氨酶升高。肌注局部疼痛,静注少数人引起静脉炎。

【禁忌证】 对青霉素类抗生素过敏者禁用。

【注意事项】　①新生儿特别是早产儿慎用;②同其他抗生素一样,应警惕二重感染,一旦出现应停药;③延长治疗时应定期检查肝、肾、造血系统功能;④单核细胞增多症病人治疗中使用氨苄西林易患皮疹。

【制剂规格】　粉针剂:0.75g。

口服用舒他西林酯(口服用优立新、Sultamicillin for Oral)

【作用特点与用途】　氨苄西林与青霉烷砜(1:1分子比),以甲烯基相结合,形成双酯结构化合物,制成甲苯磺酸盐(Sultamicillin Tosilate)供医疗用。在体内经酯酶作用,解离出氨苄西林和青霉烷砜起联合的抗菌作用。口服后迅速吸收,约 1h 血药浓度达峰值,$t_{1/2}$ 约 1h 或 1h 多一点。适应证同注射用舒他西林。

【用法用量】　口服:每次 375mg,2～4/d,在饭前 1h 或饭后 2h 服用。

【不良反应】【禁忌证】【注意事项】【贮存条件】　与注射用舒他西林相同。

【制剂规格】　片剂:375mg(效价)。

匹美西林(美西林酯、Pivmecillinam)

【作用特点与用途】　为美西林的新戊酸甲酯,可供口服,在体内水解成美西林而起抗菌作用。食物对吸收无影响。口服 0.4g 后 1～2h 达峰值 $5\mu g/ml$(美西林),仅 45% 原药随尿排出。用于沙门菌属感染,包括伤寒、副伤寒及其他带菌者,也用于尿路感染。

【用法用量】　口服:成年人,每次 0.2～0.4g,3～4/d。用于伤寒在内的沙门菌属感染每次 0.4～0.8g,3/d,连用 14d。儿童 20～40mg/(kg·d),治疗沙门菌属感染 30～60mg/(kg·d)。

【注意事项】【不良反应】　见美西林。

【制剂规格】　片剂、胶囊剂:0.25g。

美西林(氮䓬脒青霉素、Mecillinam)

【作用特点与用途】　本品对革兰阳性菌作用弱,对革兰阴性菌包括大肠埃希菌、克雷伯杆菌、肠杆菌属、枸橼酸杆菌、志贺菌、沙门菌和部分沙雷杆菌等有良好的抗菌作用;但对假单胞菌、吲哚阳性变形杆菌、奈瑟菌属、厌氧杆菌和肠球菌等无效。

本品对 β-内酰胺酶的耐受性较氨苄西林强。与其他青霉素或头孢菌素联合有协同作用。如与氨苄西林、哌拉西林、头孢唑林、头孢孟多及头孢西丁等联合,在体外均显示协同作用。某些肠道杆菌单独对本品耐药时或对其他 β-

内酰胺剂耐药时,将两药联合应用,常可变为敏感。除适于上述细菌的耐药菌株外,对一些吲哚阳性变形杆菌和某些普鲁威登属菌亦有效。本品主要作用于大肠埃希菌细胞膜上的青霉素结合蛋白(PBP₂)受体。本品的双酯化合物匹美西林(Pivmecillinam)口服吸收好,体内水解为美西林而起抗菌作用。适用于大肠埃希菌、克雷伯菌属、肠杆菌属等敏感微生物引起的单纯性或复合性泌尿道感染,以及由此引起的败血症。严重病例可考虑联用其他 β-酰胺类抗生素。

【用法用量】 肌内、静脉注射:每次 400～600mg,每 6 小时 1 次,重症每次 800mg。儿童 30～60mg/(kg·d),分次给药。肌内注射时用 2ml 注射用水溶解。用 5%～10%葡萄糖注射液 20ml 溶解本品后缓慢(5～10min)静脉注射。

【不良反应】 少数病人用药后出现嗜酸性粒细胞增多、皮疹、头晕及菌群交替等不良反应。

【禁忌证】 对青霉素过敏者禁用。

【注意事项】 ①严重肝肾功能损害者及妊娠最初 3 个月的孕妇不宜用;②长期用药时,应定期检查肝肾功能;③溶解后须立即注射,不可久置。

【制剂规格】 粉针剂:400mg。氮䓬青霉素双酯片(匹美西林片,Pivmecilinam):0.25g。

磺苄西林(卡他西林、Sulbenicillin)[保乙][典]

【作用特点与用途】 本品为广谱半合成青霉素,对铜绿假单胞菌、变形杆菌等革兰阴性菌及革兰阳性菌有较强的抗菌作用,其体内抗菌作用及临床疗效优于羧苄西林,对耐药的金黄色葡萄球菌的抗菌作用明显优于氨苄西林,对β-内酰胺酶比氨苄西林及羧苄西林更为稳定。用于铜绿假单胞菌、变形杆菌、克雷伯杆菌及大肠埃希菌等革兰阴性菌所致的感染,如一般化脓性感染、尿路感染、胆道感染、烧伤及鼻窦炎等;也对金黄色葡萄球菌、溶血性链球菌等引起的呼吸道感染及败血症、心内膜炎及脑脊髓膜炎等疾病有效。

【用法用量】 静脉注射或静脉滴注:4～20g/d。肌内注射:每日 1g。分 4次。

【不良反应】 与青霉素相同,但肌注局部疼痛比青霉素轻。

【禁忌证】 青霉素过敏者禁用。

【注意事项】 肾、肝功能严重损伤者慎用;与庆大霉素合用宜分开注射。

【制剂规格】 粉针剂:1g,2.5g。

呋布西林(呋苄西林、Furbucillin)[保乙]

【作用特点与用途】 广谱半合成青霉素,作用类似氨苄西林,能抑制革兰阴性菌和革兰阳性菌,但对铜绿假单胞菌的抑菌体作用较强,$12.5\mu g/ml$ 浓度即可抑制 95%铜绿假单胞菌。本品的体外抑菌作用比羧苄西林强 4~16 倍,对感染动物的保护作用强 2~3 倍。本品口服吸收差,静脉注射给药后 0.5h 即达血药高峰浓度,与血清蛋白结合率高。在尿及胆汁中药物浓度较高。主要用于铜绿假单胞菌引起的各种感染,亦可用于脑膜炎球菌、链球菌、肺炎球菌、对青霉素敏感的金黄色葡萄球菌、大肠埃希菌、伤寒杆菌、变形杆菌、流感杆菌等引起的肺部感染、脑膜炎、尿路感染等。

【用法用量】 静脉注射或静脉滴注:成年人,$2\sim8g/d$,分 2~4 次给药;儿童,$50\sim150mg/(kg \cdot d)$,每日分 2~4 次给药。疗程 7~28d。

【不良反应】 少数病人有上腹部不适及一过性血清转氨酶升高,个别病人出现药疹及药物热,但不影响治疗。

【禁忌证】 青霉素过敏者禁用。

【注意事项】 同青霉素。皮试方法同青霉素。

【制剂规格】 粉针剂:$0.25g,0.5g,1.0g$。

氯唑西林(邻氯西林、Cloxacillin)[保甲][典]

【作用特点与用途】 本品是由 6-氨基青霉烷酸(6-APA)制得的半合成青霉素。对酸稳定且耐青霉分解酶,既可注射又可口服。对产青霉素酶的耐药性葡萄球菌具有极高的活性;对其他革兰阳性菌如链球菌、肺炎球菌敏感率达 90%以上;对革兰阴性菌的活性微弱。应用本品治疗产青霉素酶的耐药性葡萄球菌及其他敏感的革兰阳性菌引起的各种感染总有效率达 89%,是目前治疗耐药性金黄色葡萄球菌感染的首选药之一。

【用法用量】 临用前用灭菌注射用水溶解,成年人肌内注射:$4\sim6g/d$;静脉注射或静脉滴注:$4\sim8g/d$;小儿肌内注射:$50\sim100mg/(kg \cdot d)$。静脉注射或静脉滴注:$50\sim150mg/(kg \cdot d)$。每日分 3~4 次。口服:$0.25\sim0.5g,4/d$,空腹。

【不良反应】 过敏反应比青霉素少,偶见皮疹、荨麻疹,偶有恶心、呕吐、腹泻、腹胀及注射区疼痛等。参阅前言。

【注意事项】 肝功能不全者慎用;与丙磺舒合用,可提高本品血中浓度。

【禁忌证】 对青霉素过敏者禁用。

【制剂规格】 粉针剂:每箱 $0.5g \times 10$ 瓶 $\times 100$ 盒,抗生素瓶加丁基胶塞,易拉铝盖。胶囊剂:0.25g。

美洛西林(美洛林、Mezlocillin)[保乙][典]

【作用特点与用途】 本品为第三代半合成青霉素类药,对革兰阳性、阴性菌具有广谱抗菌作用。本品对铜绿假单胞菌、大肠埃希菌、肺炎杆菌、变形杆菌、肠杆菌属、枸橼酸杆菌、沙雷菌属、不动杆菌属及对青霉素敏感的革兰阳性球菌均有抑制作用。大剂量呈杀菌作用。其抗上述阴性杆菌活性强于羧苄西林、氨苄西林;对吲哚阳性变形杆菌、铜绿假单胞菌的抗菌活性强于羧苄西林和磺苄西林;对金黄色葡萄球菌的抗菌活性与羧苄西林相似;而对粪链球菌的抗菌活性比羧苄西林、磺苄西林优越。本品对脆弱拟杆菌等大多数厌氧菌有较好抗菌作用。联用庆大霉素、卡那霉素等氨基糖苷类抗生素呈显著协同作用。主要用于铜绿假单胞菌与其他革兰阴性菌所致的感染。抗菌谱与哌拉西林近似。

【用法用量】 成年人肌内注射或静脉注射:2～6g/d,分2或3次给药;严重感染可增至8～12g/d,最大可增至每日15g。儿童常用量100～200mg/(kg·d),严重感染可增至300mg/(kg·d),分3次给药。一般肌内注射2～4/d;静脉滴注每6～8小时1次。给药前先用灭菌注射用水溶解;或加入5%葡萄糖氯化钠注射液溶解。

【不良反应】 主要有皮疹、腹泻、恶心、呕吐及肌注局部疼痛等,一般不影响继续用药;重者停药后上述症状迅速减轻或消失。偶见血清转氨酶、碱性磷酸酯酶升高及嗜伊红细胞一过性增多;中性粒细胞减少。罕见低钾血症。

【禁忌证】 对本品过敏者。

【注意事项】 用前须做青霉素皮试,阳性者禁用。本品溶解后5℃贮存期不超过12h。

【药物相互作用】 避免与酸或碱性较强的药物配伍,pH 4.5以下会发生沉淀;pH 4.0以下,pH 8.0以上效价下降较快。

【制剂规格】 粉针剂:按美洛西林酸($C_{21}H_{25}N_5O_8S_2$)计,每支0.5g、1.0g。

阿帕西林(萘啶西林、Apalcillin)

【作用特点与用途】 本品为广谱半合成青霉素。其抗菌谱比氨苄西林和羧苄西林钠宽,且作用强。敏感菌包括革兰阳性菌、沙门菌属、志贺菌属、梭状芽胞杆菌属、奈瑟菌属、枝杆菌属、大肠埃希菌、肺炎杆菌、奇异变形杆菌和铜绿假单胞菌。对本品的耐药菌有脆弱拟杆菌和耐氨苄西林的流感嗜血杆菌。

并可抑制 β-内酰胺酶。本品抗铜绿假单胞菌比羧苄西林强 7～10 倍,但不及庆大霉素有效;对铜绿假单胞菌 No-19 及高毒力菌株(Nc-5)则强 4～7 倍;对大肠埃希菌(NIHJ)强 2～15 倍;对肺炎杆菌强 8 倍;对溶血性链球菌强 2 倍。体内活性一般低于体外。有效率 64%～72%。口服不吸收,与血清蛋白结合率高。主要在肝、肾、血清中分布,脑中最少。主要以原形从胆汁排出。pH 为 2 时 $t_{1/2}$ 为 4.7h。本品用于上述敏感菌引起的呼吸道、泌尿生殖道、胆道、妇科、腹部和手术后感染等。

【用法用量】 肌内或静脉注射给药:成年人和 12 岁以上儿童每次 2～3g,3/d;儿童 60～220mg/(kg·d),分 3 或 4 次。

【不良反应】 本品引起的过敏反应比其他青霉素多。可见面部潮红、发热、头痛、过敏、腹泻、恶心、血压下降、碱性磷酸酯酶和转氨酶升高。

【禁忌证】 对青霉素过敏者禁用。见前言。

【注意事项】 本品尚无孕妇、哺乳期妇女使用的足够经验,应慎用。用本品治疗时须控制肝酶浓度变化,并及时对症处理。Coombs 试验会出现假阳性结果。

【制剂规格】 粉针剂:1g,2g,3g。

阿洛西林(阿乐欣、Azlocillin)[保乙][典]

【作用特点与用途】 本品为半合成广谱酰脲青霉素,抗菌力与哌拉西林相似,抗铜绿假单胞菌的作用较强,对耐庆大霉素及羧苄西林的铜绿假单胞菌亦有较好作用,对克雷伯菌属的作用不如美洛西林。本品对 β-内酰胺酶及酸敏感。本品静脉给药后血药浓度与给药剂量相关性差。血浆蛋白结合率为 20%～40%。主要分布于细胞外液,胆汁和尿中含量亦高。主要从尿中排泄。肾功正常者 $t_{1/2}$ 为 1h,当加大剂量或肾功能减退时,可延长至 2～6h。用于铜绿假单胞菌等敏感菌所致的下呼吸道感染、尿路感染、皮肤及骨关节感染和细菌性败血症等。总体抗菌活性与哌拉西林、美洛西林相似。

【用法用量】 缓慢静脉注射或静脉滴注、肌内注射:成年人 6～15g/d,分 2 或 3 次给予;小儿重症 450mg/(kg·d),分 3 次给予。

【不良反应】 与青霉素相似。常见胃肠功能紊乱和皮疹,其他不良反应同羧苄西林、哌拉西林。

【注意事项】 ①应用前须做本品或青霉素过敏试验,过敏者禁用。②本品在婴儿中应用经验不足,新生儿不宜应用。③本品抗菌谱虽广,但耐药菌极为常见,用前或治疗期间须做药敏试验。不建议单独用于抗菌治疗。④肾功能衰退者须调节剂量或延长间隔时间,血液透析可清除本品,故血液透析后须及时给药。

【药物相互作用】 ①本品与氨基糖苷类药如庆大霉素、妥布霉素、阿米卡星等合用对铜绿假单胞菌呈协同抗菌作用,但不宜在同一容器中给予。在肾衰竭患者中已观察到两者在体内有拮抗现象。②丙磺舒可抑制本品排出。

【制剂规格】 粉针剂:2g,3g,4g。

替莫西林(Temocillin)

【作用特点与用途】 本品为半合成广谱青霉素,对 β-内酰胺酶稳定,对革兰阴性菌有高度抗菌活性,某些对第三代头孢菌素类耐药的革兰阴性菌用本品治疗仍敏感;本品对肠杆菌、溶血性链球菌、奈瑟淋球菌等的活性较高,但对铜绿假单胞菌的抗菌作用较弱。本品不耐酸,口服不吸收。肌内注射后约 1h 达血药峰浓度,可从胆汁中分泌,但脑脊液中浓度较低,血浆蛋白结合率约 85%,主要由肾排出,$t_{1/2}$ 为 4.5~5.4h,肾功能损害者可达 18h 以上。用于敏感菌所致的尿路、皮肤、软组织感染等。

【用法用量】 肌注,缓慢静脉注射:成年人 1~4g/d,分 2 次给药。

【不良反应】 参阅青霉素相关内容。本品能被血液透析所清除。皮试阴性后才可用药。

【药物相互作用】 本品与氨基糖苷类如庆大霉素、阿米卡星、妥布霉素等对铜绿假单胞菌呈协同作用,但应间隔分开给药,不能在同一容器中混合给予,以免两者失活。

【制剂规格】 粉针剂:1g,2g。

非奈西林(苯氧乙青霉素、Pheneticillin)

【作用特点与用途】 本品为半合成青霉素,对酸稳定,口服有效,抗菌谱与青霉素及青霉素 V 相似,但作用稍弱于青霉素 V。对产青霉素酶的金黄色葡萄球菌作用差。口服后 0.5~1h 达血药峰浓度且高于同剂量青霉素 V 血中浓度。食物可影响吸收,肌内注射后血中浓度低于青霉素 V。血浆蛋白结合率 42%。用于溶血性链球菌、肺炎球菌等引起的腭扁桃体炎、中耳炎、支气管炎等呼吸道感染;革兰阳性球菌性皮肤软组织等感染。

【用法用量】 口服、肌内注射:成年人 1~2g/d,分 4 次服用;2—10 岁的儿童用成年人的半量。

【不良反应】【注意事项】 与青霉素相似,过敏者禁用。另有味觉异常、耳鸣、便意等不良反应。药物相互作用可参阅青霉素相关内容。

【制剂规格】 片剂、胶囊剂:0.25g,0.5g。口服液:0.125g/5ml,0.25g/

5ml。粉针剂:1g。

海巴明青霉素 V(哈胺青霉素 V、Hydrabami Penicillin V)

【作用特点与用途】　本品为青霉素 V 的海巴明(Hydrabamine)盐,口服后在胃肠道分解释放出青霉素 V 而产生作用。其作用与青霉素 V 相同。其药动学也与青霉素相似。用于敏感菌引起的轻中度感染,如风湿热患者用于预防链球菌感染等。

【用法用量】　口服:儿童 120 万～180 万 U/d,分 4～6 次给药。

【注意事项】【不良反应】【药物相互作用】　与青霉素 V 相似。

【制剂规格】　片剂:0.18g(30 万 U)。

双氯西林(维拉西林、双氯青霉素钠、Dicloxacillin)[保乙]

【作用特点与用途】　口服与肌内注射均有效。抗菌作用与作用机制和氯唑西林相似。口服 t_{max} 为 0.5～1h,口服与肌内注射后,在相同剂量时血药浓度均较氯唑西林和苯唑西林高,血清蛋白结合率为 95%～97%。主要用于产青霉素酶葡萄球菌所致的各种感染,如败血症、呼吸道感染、心内膜炎、皮肤软组织感染、骨髓炎、脑膜炎等。

【用法用量】　肌内注射:成年人 2～3g/d,分 4～6 次给药;儿童 40～60mg/(kg·d),分 4～6 次给药。空腹口服:成年人 2～3g/d,分 4～6 次服;儿童 40～60mg/(kg·d),分 4～6 次服。

【不良反应】【注意事项】　①与青霉素相似,可见腹胀、恶心、呕吐等。②有青霉素过敏史及对本品过敏者禁用。③与青霉素有交叉过敏反应,用前须做本品或青霉素钠过敏试验,方法同青霉素。偶见转氨酶升高,肝功能不全者慎用。

【药物相互作用】　①丙磺舒等可提高本品血药浓度;②本品不可与氨基糖苷类抗生素、多黏菌素 B、呋喃妥因、去甲肾上腺素、间羟胺、维生素 C 等混合静脉给药或同服,否则会降低效价、产生浑浊、影响疗效;③磺胺类可抑制本品在胃肠道的吸收;阿司匹林及磺胺类药可抑制本品与血浆蛋白的结合。

【制剂规格】　粉针剂:0.5g。片剂:0.25g。

氟氯西林(Flucloxacillin)

【作用特点与用途】　本品作用和抗菌谱与氯唑西林钠相似,耐酸、耐青霉素酶。除肠球菌外,本品对其他革兰阳性球菌和杆菌、革兰阴性球菌等均有抗菌作用。本品与阿莫西林各 0.5g,配成复方制剂即氟氯西林/阿莫西林[保乙](新灭菌)。空腹口服吸收较好,血药浓度较氯唑西林、苯唑西林高。口服后约

1h 达血药峰浓度;肌内注射约 0.5h 达血药峰浓度,血清蛋白结合率 95%。主要用于产青霉素酶葡萄球菌引起的感染,如败血症、呼吸道感染等。

【用法用量】 空腹口服或肌内注射:成年人 1.5～3g/d,分 3 或 4 次给药。

【不良反应】【注意事项】 ①与青霉素相似,可发生各种过敏反应,但较少见,与青霉素有交叉过敏反应。用前应做皮试,方法同青霉素。可有腹胀、恶心、呕吐等不良反应。②对本品过敏者或有青霉素过敏史者均禁用。③食物会干扰本品在胃肠吸收,宜饭前 0.5～1h 服用。参见双氯西林钠。

【药物相互作用】 参见双氯西林钠。本品与阿莫西林(羟氨苄青霉素)合用可产生协同作用。

【制剂规格】 粉针剂:0.5g。胶囊剂:0.25g。**氟氯西林/阿莫西林胶囊**[保乙]:各含 0.5g;0.25g。

氟氯西林/阿莫西林(新灭菌、Flucloxacillin and Amoxicillin)[保乙]

【作用特点与用途】 本品为氟氯西林钠和阿莫西林钠等比例复方制剂,两者合用呈协同作用,扩大了抗菌谱,增强了抗菌力。主要用于敏感菌所致的呼吸道、消化道、泌尿道、口腔、耳鼻喉、骨关节及皮肤软组织感染等。

【用法用量】 肌内注射、静脉注射或静脉滴注:剂量按复方总剂量计:4～8g/d,分 2～4 次给药。2 岁以下儿童剂量减半或遵医嘱。口服:1～2 粒,3/d。

【不良反应】【注意事项】 给药前,须做青霉素皮肤过敏试验,阳性者禁用。不良反应与氯唑西林、羟氨苄西林相似。

【制剂规格】 胶囊、粉针剂:每粒或支含氟氯西林钠、阿莫西林钠各 0.5g。

匹氨西林(匹呋青霉素、Pivampicillin)

【作用特点与用途】 本品为半合成氨苄西林的匹伐酸酯,耐酸,可口服;在体内水解成氨苄西林而产生抗菌作用。抗菌谱及其作用与氨苄西林完全相同。餐后口服吸收完全,食物对本品吸收影响不大,t_{max} 约 1h,血药峰浓度较口服同量氨苄西林高。用于敏感菌引起的呼吸道感染、泌尿系统感染;皮肤及软组织感染及伤寒等。

【用法用量】 口服:成年人 1.5～2.0g/d,分 3 或 4 次服用;儿童 40～80mg/(kg·d),分 3 或 4 次给药。重症加大剂量,成年人可达 3～4g/d。

【不良反应】【注意事项】【禁忌证】【药物相互作用】 与氨苄西林相同。应用本品前须做本品或青霉素皮试过敏试验,方法同青霉素,过敏者禁用。胃肠道反应较氨苄西林多见,餐后服用会减轻。

【制剂规格】 胶囊剂、胶丸剂:0.25g。

海他西林(Hetacillin)

【作用特点与用途】 本品为氨苄西林的衍生物,耐酸,可口服;在体内水解成氨苄西林才发挥抗菌作用;抗菌作用与氨苄西林完全相同。口服吸收好,t_{max}约 2h。在体内水解成氨苄西林才产生抗菌作用。血药峰浓度较口服同剂量氨苄西林高,而肌内注射血药峰浓度则较同剂量的氨苄西林低。临床应用与氨苄西林相同,如敏感菌引起的呼吸、泌尿系统和肠道感染等。

【用法用量】 口服、肌内注射或静脉滴注:成年人 2~4g/d,分 2~4 次给药;儿童 50~100mg/(kg·d),分 2~4 次给药。

【不良反应】【注意事项】【药物相互作用】 与氨苄西林相同。本品应用前须做皮肤过敏试验,方法同青霉素,过敏者禁用。胃肠道反应较轻,肌内注射疼痛显著,合用利多卡因可减轻疼痛。

【制剂规格】 胶囊剂:0.25g。粉针剂:0.5g。

美坦西林(Metampicillin)

【作用特点与用途】 本品为氨苄西林的衍生物,耐酸,可口服。本身抗菌作用比氨苄西林弱,在体内水解成氨苄西林才产生抗菌作用。口服吸收完全,口服、肌内注射后血中氨苄西林峰浓度均较同量的氨苄西林低,静脉给药后胆汁浓度较高。临床应用与氨苄西林相同,主要用于胆道感染的治疗。

【用法用量】 口服、肌内注射、静脉滴注:成年人 2g/d,分 2~4 次给药。

【不良反应】【注意事项】【药物相互作用】 与氨苄西林相同,用前须做本品或青霉素过敏试验,过敏者禁用。胃肠道反应较轻,肌注疼痛显著,多与利多卡因合用以减轻疼痛。

【制剂规格】 胶囊剂:0.25g。粉针剂:0.5g。

酞氨西林(Talampicillin)

【作用特点与用途】 为半合成氨苄西林的酞酯,在体内水解成氨苄西林才产生抗菌作用,作用与氨苄西林完全相同。口服吸收完全,而且迅速水解成氨苄西林,达峰时间 40~60min,血药峰浓度较同量氨苄西林高。食物可降低和推迟血药峰浓度,但不影响总吸收量。本品主要从尿中排出。用于敏感菌引起的呼吸道、泌尿道和肠道感染。

【用法用量】 口服:以盐酸盐计,成年人 0.75~2g/d,分 3 或 4 次给药。

【不良反应】【注意事项】【药物相互作用】 同氨苄西林,请参阅相关资料。用前应做青霉素过敏试验,过敏者禁用;肝肾功能不全者慎用。本品制剂有盐酸及萘磺酸盐:其盐酸盐 1g 相当于其萘磺酸盐 1.33g,氨苄西林 0.67g。

　　【制剂规格】　片剂:0.25g;0.5g(以盐酸盐计)。

　　注:同类药**依匹西林**(环烯氨青霉素,Epicillin,Dexacillin,Spectacillin)、**环己西林**(氨环烷青霉素,**环西林**,Cyclacillin,Aminocyclohexyl Penicillin,Basticillin)等均系半合成广谱氨苄西林衍生物,耐酶耐酸,可口服,其抗菌谱和抗菌作用均与氨苄西林相似。

卡非西林(Carfacillin)

　　【作用特点与用途】　本品为半合成羧苄西林的苯酯,耐酸,可口服。在体内水解成羧苄西林才产生抗菌作用,抗菌作用与羧苄西林相同。口服吸收好,t_{max} 约 1.5h,但血药浓度不高,仅用于尿路感染。主要由尿中排出。主要用于假单胞菌属、变形杆菌属等敏感菌引起的尿路感染。

　　【用法用量】　口服:成年人 2～4g/d,分 3 或 4 次;2—10 岁儿童 30～40mg/(kg·d),分 3 或 4 次。

　　【不良反应】【注意事项】【药物相互作用】　与羧苄西林相同。用前须做本品或青霉素过敏试验,过敏者禁用。可有胃肠道反应。

　　【制剂规格】　胶囊剂:0.25g;0.5g。

阿度西林(叠氮西林、Azidocillin)

　　【作用特点与用途】　本品为半合成青霉素,对酸稳定,口服有效,抗革兰阳性菌与青霉素相似,对各组链球菌的作用强于青霉素和青霉素 V,但对青霉素敏感的金黄色葡萄球菌作用却稍逊于青霉素。本品对青霉素酶不稳定,对产青霉素酶的金黄色葡萄球菌无作用。饭后口服吸收良好,血药浓度比青霉素 V 和非奈西林(青霉素 B,Pheneticillin)均高,口服后血药浓度达峰值时间 0.5～1h,血浆蛋白结合率约 80%,主要从肾排出,$t_{1/2}$ 为 0.5～1h。临床应用类似青霉素 V,主要用于敏感菌引起的呼吸道感染、软组织感染等。

　　【用法用量】　口服:成年人 1.5g/d,分 2 或 3 次服。有青霉素过敏史者忌用。

　　【不良反应】【注意事项】【药物相互作用】　参见青霉素或青霉素 V。常见有恶心、呕吐、腹痛、腹泻等胃肠道反应,过敏者禁用。

　　【制剂规格】　片剂:0.5g(钠盐或钾盐)。

丙匹西林(苯氧丙青霉素、Propicillin)

　　【作用特点与用途】　本品为半合成青霉素,对酸稳定,口服有效,抗菌谱与青霉素和青霉素 V 相似,但抗菌作用较前两者略差,且不耐酶,对产青霉素酶金黄色葡萄球菌作用差。空腹口服吸收迅速而完全,较青霉素 V 和非奈西林快,口服后血药浓度峰值 0.5～1h 达到,血浆蛋白结合率约 89%。临床应用与青霉素 V 相似,主要用于敏感菌所致呼吸道感染及软组织感染等。

【用法用量】 口服:成年人 0.5～1.5g/d,分 3 次服用。

【不良反应】【注意事项】【药物相互作用】 与青霉素或青霉素 V 相似。与青霉素类有交叉过敏反应,用前须做皮试过敏试验,过敏者禁用。可有恶心、呕吐、腹泻等胃肠道功能紊乱、味觉异常、耳鸣等。

【制剂规格】 片剂、胶囊剂:0.25g,0.5g。

阿扑西林(Aspoxicillin)

【作用特点与用途】 本品为氨基酸型半合成青霉素。对革兰阴性球菌及多种阴性杆菌有较强抗菌作用。但少数肺炎杆菌、铜绿假单胞菌、摩根菌敏感性较差,对类杆菌也有抗菌活性。本品与氨基糖苷类抗生素合用有协同作用。t_{max} 为 1～2h,$t_{1/2}$ 为 1.41～2.10h,体内分布广,且在胆汁、腹水、痰液、胆囊等均有较高浓度。脑脊液中浓度为血液中浓度的14.0%～34.8%。主要由肾排泄,尿中排出率为静脉滴注给药的59.0%～88.6%,肌内注射时尿中排出率约74%,静脉注射时排出率 74.3%～79.2%。与丙磺舒联用后 6～8h 尿中回收率差异不大。临床用于敏感菌引起的呼吸道感染、败血症、心内膜炎、胆道感染、腹膜炎、脑膜炎、妇科感染、口腔科感染等。

【用法用量】 静脉给药:成年人 2～4g/d,小儿 40～80mg/(kg・d),分2～4次;重症感染每日剂量可增至 8g。

【不良反应】 与其他青霉素类似,皮疹发生率为 0.91%,腹泻为 0.39%,发热、瘙痒、恶心各为 13%。化验检查异常者 6.57%。主要为嗜酸性粒细胞增多,转氨酶升高和碱性磷酸酶上升。

【制剂规格】 注射剂:0.5g;1g。

卡茚西林(治平霉素、Carindacillin)

【作用特点与用途】 本品为半合成青霉素,为羧苄西林茚满酯。本品对酸稳定,口服后吸收好。对革兰阳性和阴性菌均有显著抗菌作用,尤其对抗假单胞菌及抗变形杆菌有效,口服在尿中浓度较高,故对敏感所致尿路感染、前列腺炎有效。包括大肠埃希菌、奇异变形杆菌、摩根菌、雷氏普罗威登菌、普通变形杆菌、假单胞菌、肠杆菌及肠球菌(粪链球菌)。某些假单胞菌的耐药株已出现。口服后迅速水解成为羧苄西林,3～6h 在尿中羧苄西林浓度为 130～352μg/ml。用于敏感菌引起的尿路感染、前列腺炎。

【用法用量】 口服:每次 0.5~1.0g,4/d。如需迅速达到血、尿高浓度时,应先注射羧苄西林。

【不良反应】【注意事项】 同羧苄西林。

【制剂规格】 片剂:0.5g(相当于羧苄西林 382mg)。

氨苄西林/氯唑西林(氨氯西林、白萝仙、康希力、Ampicillin and Cloxacillin)

【作用特点与用途】 氨苄西林为不耐青霉素酶的广谱青霉素,氯唑西林是耐酸耐青霉素酶的抗革兰阳性菌青霉素。两者混合后,其良好的协同作用,使抗菌谱更广,对包括产生青霉素酶葡萄球菌在内的革兰阳性菌和革兰阴性菌有效,对混合细菌感染引起的传染病有显著的治疗效果。静脉注射本品后,在体内分布良好,有效血药浓度时间长,血管局部刺激少,剂量增加时毒性不增加,在混合感染症和严重感染症的致病菌未查明时,氨氯西林为首选抗生素。用于严重混合感染病症、不明致病菌的严重败血症、心内膜炎、骨髓炎、胸膜炎、肺化脓症、支气管扩张、肺结核二次感染;预防术后、大面积灼伤后的感染;对带有感染体液之母亲或产前羊膜早破 48h 以上而分娩的新生儿,本品可预防新生儿被感染。

【用法用量】 肌内注射:2~4g/d,每瓶加注射用水 2~4ml 溶解,注射于肌肉深部。静脉注射:2~4g/d,每瓶溶解于注射用水 10ml,缓慢注射,约 5min 左右注射完毕。静脉滴注:本品可与各种输液配伍,但如与含葡萄糖注射液配伍,宜较快速度下滴注,0.5h 内滴完。婴儿及儿童按体重 50~100mg/(kg·d),分次给药。口服:每次 0.5~1g,3~4/d。

【不良反应】 可能出现胃肠道反应、过敏反应如皮疹、荨麻疹等。本品可致过敏性休克,用药前应做过敏试验。参阅氯唑西林。

【禁忌证】 对青霉素类、β-内酰胺酶抑制药过敏者禁用。

【制剂规格】 注射剂:0.5g(氨苄西林 0.25g,氯唑西林 0.25g),0.5g×10 瓶/盒。胶囊剂:0.5g。

哌拉西林/他唑巴坦(他唑西林、Tazocillin)[保乙]

【作用特点与用途】 本品为第 4 种与 β-内酰酶抑制药组成的复方抗生素,前 3 种已经上市的有阿莫西林、氨苄西林和替卡西林。他唑巴坦能抑制大多数已确定的 β-内酰胺酶,比其他 β-内酰胺酶抑制药对 β-内酰胺酶具有更强和更广谱的抑制作用。他唑巴坦是青霉素核的衍生物,但是它有最小的固有的抗菌活性。当与哌拉西林复合在一起时,他唑巴坦抑制 β-内酰胺酶,导致协同作用,扩大哌拉西林的抗菌谱,包括对单用哌拉西林不敏感的某些细菌。他唑西林像第一代头孢菌素类如头孢唑林那样对革兰阳性需氧菌有效,并像第三代头孢菌素如头孢曲松对革兰阴性菌素那样有效。它对肠球菌的效力可与氨苄西林相比拟,它对厌氧菌的效能类似于甲硝唑。在几个可以比较的临床试验中,对患有多种细菌感染的病人,本品已经显示具有等于或大于克林霉素加庆大霉素、复方亚胺培南和替卡西林/克拉维酸等药物的疗效。适用于腹腔内、妇科、皮肤科和下呼吸道等的感染。它的适应证类似于舒他西林(氨苄西林/舒巴坦)。本品还适用于军团获得性肺炎。本品还在研究用于治疗更多的细菌感染如败血症、尿路感染和骨关节炎症等。主要用于怀疑或确诊的多种细菌混合感染作为单一疗法,而哌拉西林(没有他唑巴坦)最常与氨基糖苷类联合应用于中性粒细胞减少症病人的感染或医院内感染的肺炎。

【用法用量】　静脉给药:应缓慢滴注(30min 以上)。本品有效的成人剂量每 6 小时 3.375g,7~10d 为 1 个疗程。

【不良反应】　最常见的不良反应是胃肠道反应如腹泻、便秘、恶心及食欲减低;头痛、失眠、皮疹和瘙痒。局部反应如静脉炎是少见的。

【注意事项】　参阅哌拉西林或其他广谱青霉素类。仔细阅读药品说明书。

【制剂规格】　注射剂:每小瓶 2.25g,3.375g 和 4.5g,其中含哌拉西林钠分别相当于 2g,3g 和 4g,含他唑巴坦分别相当于 0.25g,0.375g 和 0.5g。或哌拉西林钠 1g,舒巴坦钠 0.5g。

美洛西林/舒巴坦(Mezlocillin and Sulbactam)[保乙]

【作用特点与用途】　本品是由美洛西林钠和舒巴坦钠按 4:1 比例混合组成的复方制剂。美洛西林钠主要通过干扰细菌细胞壁的合成而起杀菌作用,具有广谱抗菌的特点;舒巴坦钠对由 β-内酰胺类抗生素耐药株产生的多数重要的 β-内酰胺酶具有不可逆性的抑制作用,防止耐药株对美洛西林的破坏,明显地增强美洛西林的灭菌作用,临床效果与四代头孢中的头孢吡肟相当。适用于产酶耐药菌引起的呼吸系统感染、泌尿生殖系统感染、腹腔感染、皮肤及软组织感染、性病、盆腔感染及严重系统感染。

【用法用量】　静脉注射:临用前用适量注射用水或氯化钠注射液或5%~10%葡萄糖注射液 100ml 中静脉滴注,每次滴注时间为 30~50min。成年人每次2.5~3.75g,每 8~12 小时 1 次,疗程 7~14d。

【不良反应】【药物相互作用】　同氨氯西林钠、美洛西林。

【禁忌证】　对青霉素类、头孢类抗生素或 β-内酰胺酶抑制药过敏者禁用。

【制剂规格】　注射剂:2.5g(含美洛西林 2.0g,舒巴坦 0.5g)。

阿莫西林/舒巴坦(Amoxicillin and Sulbactam)[保甲]

【作用特点与用途】 本品为阿莫西林和舒巴坦钠按2∶1组成的复方制剂。阿莫西林抑制细菌转肽酶,阻止细菌细胞壁合成过程中黏肽的交联反应,破坏细胞壁的完整性,使菌体膨胀破裂,同时促发细菌自溶系统,使菌体崩解,是杀菌性广谱抗生素,但单独使用时细菌对其易产生耐药性。舒巴坦为不可逆性β-内酰胺酶抑制药,可有效地抑制细菌产生的β-内酰胺酶,抗菌谱广,对染色体介导的β-内酰胺酶也有很强的抑制作用。两者合用,抗菌谱扩大,耐酶性能也增强。用于敏感菌引起的上下呼吸道感染、泌尿系统感染、盆腔感染、消化系统感染、手术后感染、严重系统感染(脑膜炎、细菌性心内膜炎、败血症、腹膜炎、腹内脓毒症、骨髓炎)及淋病、皮肤软组织感染(包括疖、脓肿、蜂窝织炎)、伤口感染。

【用法用量】 静脉滴注:临用前用适量注射用水或氯化钠注射液溶解后,再加入0.9%的氯化钠注射液100ml静脉滴注,每次滴注时间不少于30～40min。成年人轻度感染1.5g/d肌内注射;中度感染4.5g/d静脉滴注;重度感染4.5～6.0g/d静脉滴注;危重感染可用至9.0g/d,但舒巴坦每日最大剂量不超过4.0g。儿童剂量按体重75～150mg/(kg·d),分3或4次给药。病情严重者可酌情增加剂量,但舒巴坦钠最高剂量不得超过80mg/(kg·d)。

【不良反应】【禁忌证】【药物相互作用】 同美洛西林/舒巴坦。

【制剂规格】 注射剂:1.5g(阿莫西林钠1.0g,舒巴坦钠0.5g)。

阿莫西林/克拉维酸(Amoxicillin/Clavulanate)[保甲]

【作用特点与用途】 本品由β-内酰胺酶抑制药克拉维酸和广谱抗生素阿莫西林按1∶2或1∶4复合制成的复方制剂。抗菌谱与阿莫西林相同且有所扩大,对产酶金黄色葡萄球菌、表皮葡萄球菌、凝固酶阴性葡萄球菌及肠球菌均具有良好作用,对某些产β-内酰胺酶的肠杆菌科细菌、流感嗜血杆菌、卡他莫拉菌、脆弱拟杆菌等也有较好抗菌活性。本品对耐甲氧西林葡萄球菌及肠杆菌属等染色体介导Ⅰ型酶的肠杆菌科细菌和假单胞菌属无效。适用于敏感菌引起的各种感染:上呼吸道感染(鼻窦炎、扁桃体炎、咽炎等)、下呼吸道感染(急性支气管炎、慢性支气管炎急性发作、肺炎、肺脓肿和支气管合并感染等)、泌尿系统感染(膀胱炎、尿道炎、肾盂肾炎、前列腺炎、盆腔炎、淋病奈瑟菌尿路感染及软性下疳等)、皮肤和软组织感染(疖、脓肿、蜂窝织炎、伤口感染、腹内脓毒症等)、其他感染(中耳炎、骨髓炎、败血症、腹膜炎和手术后感染等)。

【用法用量】 口服:成年人或体重40kg以上及12岁以上儿童每次2粒,3/d。严重感染时剂量可加倍。未经重新检查,连续治疗期间不超过14d。体重 40kg 以下者、2 岁以上儿童口服 20～40mg/(kg·d)，每 8 小时 1 次。

【不良反应】 常见胃肠道反应如腹泻、恶心、呕吐等。过敏反应如皮疹（尤其易发生于传染性单核细胞增多症者）、过敏性休克、药物热、哮喘等。偶见血清转氨酶升高、嗜酸性粒细胞增多，白细胞降低及念珠菌或耐药菌引起的二重感染。

【禁忌证】 对青霉素类药物、β-内酰胺酶抑制药过敏者及传染性单核细胞增多症患者、孕妇及哺乳期妇女禁用。

【注意事项】 ①严重肝功能损害者慎用；②中重度肾功能衰竭病人应用本品按医嘱调整剂量；③小儿患者可选用克拉维酸钾/阿莫西林(1:4)颗粒剂。

【药物相互作用】 氯霉素、红霉素、四环素类、氨基糖苷类抗生素、磺胺药不宜与本品合用。

【制剂规格】 胶囊剂：0.156 25g（阿莫西林 0.125g，克拉维酸 0.031 25g），0.156 25g×6 粒/盒、0.156 25g×12 粒/盒。咀嚼片：阿莫西林 250mg，克拉维酸钾 125mg；阿莫西林 500mg，克拉维酸钾 125mg。混悬剂：5ml 含阿莫西林 125mg，克拉维酸钾 31.5mg；阿莫西林 250mg，克拉维酸钾 62.5mg。滴剂：每毫升含阿莫西林 50mg，克拉维酸钾 12.5mg。

替卡西林/克拉维酸(Ticarcillin and Clavulanate)[保乙]

【作用特点与用途】 本品由替卡西林钠与克拉维酸（棒酸）按 15:1 配制而成的复方制剂，两者的协同作用，不但扩大了抗菌谱，而且增强了抗菌活性。其抗菌谱为：革兰阳性菌、阴性菌和厌氧菌，能耐厌氧菌产生的 β-内酰胺酶，对粪杆菌有较好的活性。本品与氨基糖苷类抗生素有协同作用，还能抗多种致病微生物，包括假单胞菌属。丙磺舒能增加替卡西林的血浓度，但对克拉维酸血浓度影响较小。用于敏感菌感染，如败血症、下呼吸道感染、泌尿系统感染、骨和关节感染、皮肤和软组织感染等；包括厌氧菌（粪杆菌）感染。

【用法用量】 静脉注射：成年人每次 3.2g，儿童每 6～8 小时 80mg/kg。中度或严重肾功能障碍者应减量。静脉注射时，先溶于 10ml 注射用水或 5%葡萄糖注射液中，再用输注液稀释，每剂输注时间 30～40min。

【不良反应】【禁忌证】【注意事项】【药物相互作用】 请参阅青霉素类及阿莫西林/克拉维酸相关项下内容。

【制剂规格】 粉针剂：每瓶 3.2g 中含替卡西林 3.0g，克拉维酸 0.2g；1.6g 中含替卡西林 1.5g，克拉维酸 0.1g；0.8g 中含替卡西林 750mg，克拉维酸 50mg。替卡西林为钠盐，克拉维酸为钾盐。

青霉素类列入医疗保险目录的品种见表 3-2。

表 3-2　基本医疗保险药品目录青霉素类部分品种

药物名称	剂型规格	主要适应证	用法用量	注意事项
青霉素(钠、钾盐)[保甲] Benzylpenicillin	注射剂(钠):0.12g(20万U),0.24g(40万U),0.48g(80万U),0.6g(100万U),0.96g(160万U),2.4g(400万U)。注射剂(钾):0.125g(20万U),0.25g(40万U),0.5g(80万U),0.625g(100万U)	革兰阳性菌等敏感菌繁殖期感染性疾病	成年人肌内注射80万~160万U/d;儿童3万~5万U/(kg·d),分2~4次。成年人静脉滴注360万~2000万U/d,甚至4000万U/d;儿童20万~40万U/(kg·d),分4~6次	皮试阴性后方可应用。有防治过敏或休克的急救措施
普鲁卡因青霉素[保乙] Procaine Benzylpenicillin	注射剂:40万U(普鲁卡因青霉素30万U,青霉素钠或钾10万U),80万U(普鲁卡因青霉素60万U,青霉素钠或钾20万U)	轻中度上呼吸道感染、梅毒、雅司、品他病、非性病性梅毒、防治风湿热、舞蹈病	只供肌内注射,成年人40万U,1/d或2/d,日最大剂量为100万U。儿童酌减	同青霉素。对普鲁卡因过敏者亦禁用
苄星青霉素[保乙] Benzathine Benzylpenicillin	注射剂:120万U(常用),尚有30万U,60万U	主要对风湿热、风湿性心脏病长期预防用药。亦可用于轻中度肺炎、腭扁桃体炎、淋病	只供肌内注射,成年人每15日1次,每次60万~120万U,儿童剂量减半,2~4周重复给药。适量补充复合维生素B	同青霉素

药物名称	剂型规格	主要适应证	用法用量	注意事项
氨苄西林 (钠)[保甲] Ampicillin (Sodium)	注射剂：0.5g,1.0g。 片剂、胶囊	同青霉素	成年人肌内注射0.5～1g,4/d,静脉滴注1～3g,2～4/d;小儿100～150mg/(kg·d),分次用	可致过敏性休克,皮疹
苯唑西林 (钠)[保甲] Oxacillin(Sodium)	注射剂：0.5g,1.0g	上述产酶的敏感球菌感染	成年人肌内注射1g,3或4/d,静脉滴注1～3g,3～4/d;小儿酌减	可致过敏性休克,用前应做过敏试验。肾功不全者慎用
哌拉西林 (钠)[保甲] Piperacillin Sodium (氧哌嗪青霉素)	注射剂：0.5g,1.0g,2.0g	敏感菌所致的各种感染	尿路感染肌内注射或静脉注射1g,4/d;其他部分感染,4～12g/d,分3或4次静脉注射或静脉滴注;重症可用12～24g/d;儿童按0.1～0.3g/d,分3或4次静脉注射或静脉滴注	参见青霉素。对青霉素过敏者忌用,使用非去极化肌松药者慎用

四、头孢菌素类

头孢菌素类(Cephalosporins)是以冠头孢菌(*Cephalosporium Acremoni-*

um)培养得到的天然头孢菌素 C(Cephalosporin C)作为原料,经半合成改造其侧链而得到的一类抗生素。按其发明年代的先后和抗菌性能的不同而分为第一、二、三、四代。

从抗菌性能来说,对第一代头孢菌素敏感的致病菌有 β 溶血性链球菌和其他链球菌(但肠球菌耐药)、葡萄球菌(包括产酶菌株)、肺炎球菌、流感嗜血杆菌、大肠埃希菌、克雷伯杆菌、奇异变形杆菌、沙门杆菌、志贺菌等。不同品种的头孢菌素可有各自的抗菌特点,第一代对青霉素酶稳定,一般肾毒性较大。但第一代头孢菌素对革兰阴性菌的 β-内酰胺酶的抵抗力较弱,革兰阴性菌易对第一代头孢菌素耐药。第一代头孢菌素对吲哚阳性变形杆菌、枸橼酸杆菌、产气杆菌、假单胞菌、沙雷杆菌、拟杆菌、粪链球菌(头孢硫脒除外)等微生物无效。

第二代头孢菌素对革兰阳性菌的抗菌效能与第一代相近或较低,而对革兰阴性菌的作用较优,不但耐酶性增强,而且抗菌谱广,对奈瑟菌、部分吲哚阳性变形杆菌、部分枸橼酸杆菌、部分肠杆菌属均有抗菌作用,肾毒性减少。但对假单胞菌、不动杆菌、沙雷杆菌及粪链球菌等无效。

第三代头孢菌素对革兰阳性菌的抗菌作用一般不如第一代(个别品种相近),对革兰阴性菌的作用较第二代头孢菌素更为优越。耐酶性更强,抗菌谱扩大,有些药物如头孢他啶(复达欣)等对铜绿假单胞菌、沙雷杆菌、不动杆菌、消化球菌及部分脆弱拟杆菌亦有效,对第一代或第二代头孢菌素耐药的一些革兰阴性菌株,第三代头孢菌素常可有效。但对粪链球菌、难辨梭状芽胞杆菌等无效。

第四代头孢菌素不仅具有第三代头孢菌素抗革兰阴性菌的性能,而且对葡萄球菌、铜绿假单胞菌、厌氧菌有强力抗菌作用。

头孢菌素类的不良反应主要包括以下几个方面。

(1)过敏反应:头孢菌素可致皮疹、荨麻疹、哮喘、药物热、血清病样反应、血管神经性水肿及过敏性休克等。头孢菌素的过敏性休克类似青霉素休克反应。两类药物间呈现不完全的交叉过敏反应。一般地说,对青霉素过敏者约有 10%～30%对头孢菌素过敏,而对头孢菌素过敏者大多数对青霉素过敏,需要警惕。因此,应用头孢菌素时应注意:①对青霉素过敏及过敏体质者慎用,也曾有个别病人用青霉素不过敏而换用头孢菌素发生过敏。②有的产品在说明书中规定用前皮试,应严格执行。皮试液参考浓度 300μg/ml。皮试结果的判断按青霉素皮试的规定。③发生过敏性休克时可参照青霉素休克处理。

(2)胃肠道反应和菌群失调:多数头孢菌素可致恶心、呕吐及食欲缺乏等反应。本类药物强力地抑制肠道菌群,可致菌群失调,引起 B 族维生素和维生素 K 缺乏。也可引起二重感染,如假膜性肠炎、念珠菌感染等,尤以第二、三代头孢菌素为甚。

(3)肝毒性:多数头孢菌素大剂量应用可导致转氨酶、碱性磷酸酯酶及血胆红素等值升高。

(4)造血系统毒性:偶可致红细胞或白细胞减少、血小板减少及嗜酸性粒细胞增多等。

(5)肾损害:绝大多数的头孢菌素由肾排泄,偶可致血液尿素氮、血肌酸酐值升高、少尿及蛋白尿等。头孢噻啶的肾损害作用最显著。当头孢菌素与高效利尿药或氨基糖苷类抗生素合用时,肾损害显著增强。

(6)凝血功能障碍:所有的头孢菌素都有抑制肠道菌群产生维生素 K 的作用。具有硫甲基四氮唑侧链的头孢菌素尚在体内干扰维生素 K 循环,扰乱凝血机制,而导致出血倾向。在 7 位 C 原子的取代基中有—COOH 基团的头孢菌素有阻抑血小板凝聚的功能,而使出血倾向加重。凝血功能障碍的发生与药物的用量大小及疗程长短直接有关。

(7)与乙醇联合应用产生"醉酒状态"反应:含硫甲基四氮唑基团的头孢菌素有抑制乙醛脱氢酶的功能。当与乙醇联合应用时,体内乙醛蓄积而呈"醉酒状"。

(一)第一代头孢菌素

头孢氨苄(头孢菌素IV、先锋霉素IV、Cefalexin)[保甲][典]

【作用特点与用途】　本品是第一个可口服的头孢菌素,耐酶,杀菌力强,对大部分革兰阳性和阴性菌有很强的杀菌作用。口服 t_{max} 约 0.5h,体内分布广,血清蛋白结合率为 13%～19%,6h 内以原型经肾排泄。丙磺舒可增高其血中浓度,延长半衰期。用于对本品敏感菌引起的呼吸道感染,如急、慢性支气管炎;耳鼻喉感染如中耳炎、鼻窦炎、腭扁桃体炎及咽炎;泌尿道感染如肾盂肾炎、膀胱炎;妇产科感染;皮肤软组织感染;淋病等。

【用法用量】　口服:成年人,1～2g/d,分 4 次给药;泌尿道感染,每次 1g,2/d;严重感染或深部感染,可增至 6g/d。缓释片剂、胶囊剂按说明书或遵医嘱。

【不良反应】　可见恶心、呕吐及腹泻,少数人出现皮疹、头痛、腹部不适、女阴刺激或瘙痒。偶见有嗜酸性粒细胞、谷氨酸转氨酶、尿素氮及胆红素增高。

【禁忌证】 对本品过敏者禁用。

【注意事项】 ①肾功能不全者慎用;②对青霉素过敏者,一般对本品耐受良好,但在罕见情况下,有交叉过敏反应;③应空腹服用。

【制剂规格】 胶囊剂、片剂、颗粒剂:250mg,125mg。

头孢羟氨苄(Cefadroxil)[保乙][典]

【作用特点与用途】 本品的抗菌谱和抗菌活性均与头孢氨苄相似。对葡萄球菌、β溶血链球菌、肺炎链球菌、大肠埃希菌、痢疾杆菌、沙门菌、奇异变形杆菌和克雷伯杆菌等有较好的作用。对青霉素、链霉素、红霉素、庆大霉素、林可霉素等耐药的病人也有较好的疗效。本品口服吸收良好,且不受食物影响。体内代谢较缓慢,有90%以上的药物以原型从尿中排出。用于呼吸道、泌尿道、咽部及皮肤等部位的敏感菌感染。

【用法用量】 口服:1g/d,分2次服,严重感染3～4g/d;儿童按体重50mg/(kg·d),严重感染75～100mg/(kg·d),分2次使用。

【不良反应】 少数病人有皮疹、恶心、腹痛、腹泻及瘙痒等反应,但一般均轻微而短暂,不须停药可自行消失。偶见转氨酶升高现象。

【禁忌证】 对本品及其他头孢菌素类过敏者禁用。

【注意事项】 肾功能不全者减量慎用,一般不用于孕妇和幼儿。

【制剂规格】 胶囊剂:0.25g,0.125g。

头孢唑林(先锋霉素Ⅴ、Cefazolin)[保甲][典]

【作用特点与用途】 抗菌谱类似头孢噻吩(先锋霉素Ⅰ),对葡萄球菌(包括产酶菌株)、链球菌(肠球菌除外)、肺炎球菌、大肠埃希菌、奇异变形杆菌、克雷伯杆菌、流感嗜血杆菌等有抗菌作用。本品的特点是对革兰阴性菌的作用较强,对葡萄球菌的β-内酰胺酶耐性较弱。用于敏感菌所致的呼吸道、泌尿生殖系、皮肤软组织、骨和关节、胆道感染;也可用于心内膜炎、败血症、咽和耳部感染。

【用法用量】 静脉注射或静脉滴注:革兰阳性菌所致轻度感染,每次0.5g,2～3/d;中度或重度感染:0.5～1g/d,3～4/d;极重感染,1～1.5g/d,4/d;泌尿系感染,每次1g,2/d。儿童40mg/(kg·d),分次给予;重度可用到100mg/(kg·d)。新生儿每次不超过20mg/kg,2/d。

【不良反应】 肝、肾毒性低,不良反应少。偶见休克及过敏反应,少见头痛、头晕、全身倦怠感、恶心、呕吐及食欲缺乏等症状,少数病人可致转氨酶、尿素氮升高和蛋白尿,白细胞或血小板减少,嗜酸性粒细胞增高,也可致念珠菌引起的二重感染。少数静脉注射时引起静脉炎。

【禁忌证】　对本品过敏者禁用。

【注意事项】　①对青霉素及头孢菌素类有过敏史及有过敏体质者慎用；②严重肾功能损害者慎用；③新生儿、小儿亦应注意；④避免不必要的大剂量，防止肾毒性，肾功能不全者应减量；⑤不能与氨基糖苷类药物混合注射；⑥供肌内注射的粉针剂因含利多卡因，不可静脉注射。

【制剂规格】　粉针剂：0.5g。

头孢拉定(先锋霉素Ⅵ、Cefradine)[保甲][典]

【作用特点与用途】　抗菌性能类似头孢氨苄。对革兰阳性菌作用与头孢氨苄相仿，对革兰阴性菌较弱，对耐药性金黄色葡萄球菌和耐其他广谱抗生素的克雷伯肺炎杆菌有较强的杀菌作用。对溶血性链球菌、肺炎球菌、白喉杆菌、梭状芽胞杆菌、炭疽杆菌、大肠埃希菌、产气杆菌、变形杆菌、流感杆菌及奈瑟菌等均有作用，对肠球菌及沙雷菌作用差，对铜绿假单胞菌无作用。本品口服给药的半衰期为 1.5h，血清蛋白结合率为 6％～10％。适用于肾功能不全者感染时可考虑选用。临床主要用于泌尿系统、呼吸系统及软组织感染，如肾盂肾炎、膀胱炎、支气管炎及肺炎(包括肺炎杆菌引起的大叶性肺炎)。此外，也用于猩红热、肠炎及痢疾等。

【用法用量】　肌内注射、静脉注射：成年人 1～3g/d，分 4 次给药，儿童 50～100mg/(kg·d)。

【不良反应】　胃肠反应多见如恶心、呕吐、腹泻、便稀；偶见药疹；少数病人出现嗜酸性粒细胞增多、暂时性白细胞减少及中性粒细胞减少等；对肾无毒性，但可出现尿素氮和转氨酶升高。

【禁忌证】　对头孢菌素过敏者禁用。

【注意事项】　①孕妇用本品的安全性未确定，应慎用；②本品和青霉素有部分交叉过敏反应；③病人可出现糖尿假阳性反应；④注射液须现配现用。

【制剂规格】　粉针剂：0.5g；胶囊剂：0.5g×20 粒，0.5g×100 粒。

头孢硫脒(先锋霉素 18、Cefathiamidine)[保乙][典]

【作用特点与用途】　为我国创制的一种第一代头孢菌素，对金黄色葡萄球菌的抗菌作用与头孢噻吩近似，对绿色链球菌、溶血性链球菌、肺炎链球菌、白喉杆菌、产气荚膜杆菌、破伤风杆菌等革兰阳性菌有良好的抗菌作用。对脑膜炎球菌、卡他球菌、大肠埃希菌、肺炎克雷伯杆菌、奇异变形杆菌等革兰阴性菌也有一定的抗菌作用。本品的特点是对肠球菌、流感嗜血杆菌有较好的抗菌作用。本品口服不吸收,肌内注射 0.5g,0.5~1h 血药浓度达峰值,约 26μg/ml。静脉滴注 0.5g 的即刻浓度约为 38.8μg/ml。本品的血清蛋白结合率为 23%。体内不代谢,注射后 12h 内尿中可排泄 90%。体内分布以胆汁最高,其次为肝、肾、脾、肺、胃及肠等。脑组织浓度较低。本品静脉注射给药的半衰期约为 0.5h,肌内注射半衰期约为 1.2h。临床应用于敏感菌所致的肺炎、心内膜炎、肺脓肿、肝及胆道感染、腹膜炎、尿路感染、妇科感染及咽峡炎、腭扁桃体炎和皮肤软组织感染等。

【用法用量】 肌内注射或快速静脉滴注:成年人 2~8g/d,儿童 50~150mg/(kg·d),分 2~4 次给药。

【不良反应】 与头孢唑林相似。主要为变态反应包括皮疹、发热和即刻反应,见于少数病人;非蛋白氮和丙氨酸转氨酶升高者偶见。个别病人出现中性粒细胞减少,停药后迅速恢复正常。念珠菌属等二重感染见于个别人。

【禁忌证】 对本品过敏者禁用。

【注意事项】 与头孢唑林相似。

【制剂规格】 注射用粉针剂:0.5g,1.0g。

头孢乙腈(Cefacetrile)

【作用特点与用途】 抗菌谱与头孢噻吩、头孢噻啶相似,但对大肠埃希菌的抗菌作用比头孢噻吩强 5~10 倍,对大肠埃希菌、产气杆菌等产生的 β-内酰胺酶稳定,比头孢噻啶的抗菌作用强 10 倍,主要经肾排泄。用于肾盂肾炎、尿路感染及呼吸系统感染等。

【用法用量】 静脉注射:成年人轻症 2~6g/d,重症 6~12g/d,分 2~4 次。以本品 1g 溶于 10ml 生理盐水中缓慢静脉注射(至少 3min)。

【不良反应】 参见头孢氨苄。肾毒性和肝毒性较小,可见荨麻疹及胃肠反应;静脉注射有血栓性静脉炎等,肌内注射疼痛较剧。

【注意事项】【禁忌证】 参见头孢噻吩。

【制剂规格】 粉针剂:0.5g,1g。

头孢匹林(先锋霉素Ⅷ、Cefapirin)

【作用特点与用途】 抗菌谱与头孢噻吩、头孢噻啶相似,但对肺炎球菌及肠球菌有高效。肾毒性小。主要用于呼吸系统、尿路和软组织等部位感染。

【用法用量】 肌内注射或静脉注射:成年人 2~6g/d,分 3~4 次;儿童 50~80mg/(kg·d),分次给予。

【不良反应】 肾毒性小,不良反应少,局部刺激性较小,肌内注射局部疼痛较轻,静脉注射较少引起静脉炎。

【注意事项】【禁忌证】　参见头孢噻吩。

【制剂规格】　粉针剂:0.5g,1.0g。

头孢沙定(头孢环烯氨,Cefroxadine)

【作用特点与用途】　抗菌作用较头孢氨苄或头孢拉定稍强或相仿,但对动物保护作用要比头孢拉定强 2～7 倍,对葡萄球菌、大肠埃希菌、流感杆菌、克雷伯杆菌等有杀菌作用。本品口服后经消化道吸收,空腹口服 1g 血药峰浓度在服药后 45min 达到 26.5μg/ml,进食后达峰时间推迟。本品可向痰液、腭扁桃体组织等移行。主要以原型随尿排泄。用于敏感菌引起的支气管炎、咽喉炎、腭扁桃体炎、膀胱炎、疖、痈、毛囊炎、蜂窝织炎、脓疱疹及猩红热等,与头孢氨苄近似。

【用法用量】　口服:一般感染每次 250～500mg,3～4/d,饭后服。皮肤感染每次 250mg,2/d,早晚饭后服。

【不良反应】【注意事项】　①少数病人有皮疹、瘙痒、发热等过敏反应,偶见胃肠道反应及肝功能检验值改变;罕见休克症状、头痛、头晕及血象改变;菌群交替症引起口炎、念珠菌病及维生素 B 及维生素 K 缺乏症等。②对本品过敏者禁用。③对青霉素、头孢烯类过敏、过敏体质、严重肾病及全身状况差者慎用。

【制剂规格】　胶囊剂:250mg。干糖浆剂:每克含本品 100mg。

头孢曲嗪(Cefatrizine)

【作用特点与用途】　抗菌谱与头孢氨苄相同。抗菌活性略强于后者。对不产青霉素酶和产酶金黄色葡萄球菌、表皮葡萄球菌及流感杆菌、奇异变形杆菌、大肠埃希菌和肺炎杆菌的活性均强于头孢氨苄。对头孢氨苄完全耐药的吲哚阳性变形杆菌、大肠埃希菌和肺炎杆菌中某些菌株对本品仍敏感。本品口服后血药峰浓度低于头孢氨苄,血清 $t_{1/2\beta}$ 为 2h。肌内注射血药浓度时间约 0.5h,血清 $t_{1/2\beta}$ 1.43h。体内分布与头孢氨苄相似。口服和肌内注射后尿中排出量分别为给药量的 35% 和 45%,部分在体内代谢。用于敏感引起的各种感染。

【用法用量】　口服:成年人 1～2g/d,分 2～4 次;儿童 20～40mg/(kg·d)。肌内注射根据病情,参考说明书酌情应用。

【不良反应】　发生率约 5%,以胃肠道反应和皮疹较多见,一般属轻症。可参阅头孢氨苄相关资料。

【制剂规格】 胶囊剂:0.25g。粉针剂:0.5g,1.0g。

头孢氨苄/甲氧苄啶(Cefalexin and Trimethoprim)

【作用特点与用途】 头孢氨苄属第一代头孢菌素,其作用机制是抑制细菌细胞壁的合成。甲氧苄啶(TMP)属增效抑菌药,其作用机制是干扰细菌的叶酸代谢,抑制细菌二氢叶酸还原酶,阻止叶酸合成而产生抑菌作用。本品是广谱抗菌药头孢氨苄与二氢叶酸还原酶抑制药甲氧苄啶组成的复方制剂。对革兰阳性、阴性菌有强力抗菌作用,起效快,疗效高。用于敏感菌所致的呼吸道感染、泌尿道感染、胆道感染、腹腔感染、妇产科感染、皮肤软组织感染、骨关节感染、眼耳鼻喉科感染及败血症、脑膜炎等。

【用法用量】 口服:胶囊剂,每次1～2粒,4/d,儿童酌减或遵医嘱。颗粒剂,每次2.5～5.0g(1～2袋),4/d;儿童按体重0.5g/(kg·d),分3～4次服用或遵医嘱。

【不良反应】 主要不良反应为恶心、呕吐、腹泻、腹部不适等;过敏反应表现为皮疹、药物热,罕见过敏性休克;偶有血清转氨酶升高、中性粒细胞减少、假膜性结肠炎,罕见溶血性贫血;可见头晕、复视、耳鸣、抽搐等神经系统反应;偶有肾损害。

【禁忌证】 对头孢菌素或青霉素过敏者、对甲氧苄啶过敏者、新生儿及早产儿、严重肝肾疾病患者、血液病患者禁用。

【注意事项】 ①使用本品一旦发生过敏反应,立即停药。如发生过敏性休克,必须立即就地抢救,包括保持气道通畅、吸氧和肾上腺素、糖皮质激素的应用等措施。②有胃肠道疾病史的患者,尤其有溃疡性结肠炎、局限性肠炎或抗菌药物相关性结肠炎(头孢菌素很少产生假膜性肠炎)者及肾功能减退者、孕妇及哺乳期妇女应慎用本品。肝功能损害、由于叶酸缺乏的巨幼红细胞贫血或其他血液系统疾病也应慎用。③本品为口服制剂,不宜用于严重感染。每日口服剂量超过4g(无水头孢氨苄)时,应考虑改用注射用头孢菌素类药物。④对诊断的干扰,应用本品可出现直接抗人球蛋白试验阳性反应和尿糖假阳性反应(硫酸铜法),少数患者的碱性磷酸酶、血清丙氨酸氨基转移酶和门冬氨酸转移酶可升高。

【药物相互作用】 ①与考来烯胺(消胆胺)合用时,可使头孢氨苄血药浓度下降;②丙磺舒可延迟本品的肾排泄,也有报道认为丙磺舒可增加本品在胆汁中的排泄;③骨髓抑制药与本品合用时发生白细胞、血小板减少的机会增多;④本品不宜与抗肿瘤药2,4-二氨基嘧啶类药物同时应用,也不宜在应用其他叶酸拮抗药治疗的疗程之间应用本品,因为有产生骨髓再生不良或巨幼红细胞贫血的可能;⑤环孢素合用可增加肾毒性。

【制剂规格】　胶囊剂:每粒含头孢氨苄 0.125g,甲氧苄啶 25mg,12 粒×2 板/盒。颗粒剂:每克含头孢氨苄 50mg,甲氧苄啶 10mg,2.5g/袋×12 袋/盒。

头孢羟氨苄/甲氧苄啶(Cefadroxil and Trimethoprim)

【作用特点与用途】　头孢羟氨苄的抗菌谱和抗菌作用同头孢羟氨苄。对 Ⅱ型溶血性链球菌和草绿色链球菌的抗菌活性比头孢氨苄强 3～4 倍;对表皮葡萄球菌、肺炎球菌、大肠埃希菌和克雷伯肺炎杆菌的作用与头孢氨苄相同;对沙门菌属、志贺菌属的 MIC 为 2～8μg/ml。对流感杆菌和淋球菌的抗菌活性为头孢氨苄的一半。甲氧苄啶(TMP)属增效抑菌药,对大肠埃希菌、克雷伯菌属、沙门菌属、志贺菌属均具有抗菌活性,两者配合增加了抗菌谱和抗菌力。达峰时约 1.5h,血清除半衰期($t_{1/2\beta}$)1.27～1.5h。蛋白结合率 20%,体内分布广泛。脑膜无炎症时脑脊液浓度为血药浓度的 30%～50%,炎症时可达 50%～100%。可通过胎盘屏障。用于敏感菌所致尿路感染、皮肤软组织感染、急性腭扁桃体炎、急性咽炎、中耳炎和肺部感染等。不宜用于重度感染。

【用法用量】　口服:成年人每次 2 粒,3/d;重症每次 3 粒。小儿按头孢羟氨苄 0.025～0.0375g/(kg·d),甲氧苄啶 0.005～0.0075g/(kg·d),分 2 或 3 次服用。

【不良反应】　可见恶心、呕吐、腹泻、腹部不适;偶致皮疹、药物热。罕见过敏性休克;头晕、目晕、复视、耳鸣、抽搐等;肾损害;转氨酶升高;Coombs 试验阳性、溶血性贫血、中性粒细胞减少、假膜性结肠炎;白细胞或血小板减少、高铁血红蛋白性贫血。

【禁忌证】　对头孢菌素或青霉素过敏者,对 TMP 过敏者,新生儿、早产儿、肝肾疾病和血液病患者。

【注意事项】　同头孢菌素和 TMP 及青霉素类抗生素。

【制剂规格】　胶囊剂:每粒含 0.15g(头孢羟氨苄 0.125g,甲氧苄啶 0.025g)。

头孢替唑(特子社复、Ceftezole)[保乙]

【作用特点与用途】　本品为半合成头孢类抗生素,作用机制为抑制细胞壁的合成而发挥抗菌活性。在抗菌谱中,对革兰阳性菌、阴性菌均有广泛的杀菌力,对金黄色葡萄球菌、化脓性链球菌、肺炎球菌、大肠埃希菌、肺炎克雷伯杆菌、变形杆菌的抗菌作用尤为显著。注射本品后在体液、组织液内分布良好,以原型药排泄到尿液中。1 次量肌内注射 t_{max} 约 2h,$t_{1/2\beta}$ 为 0.64～1.5h,

严重肾功能不全者可延长至 10.7h。24h 内尿中排出量达 80%,但主要在头 3h 内排出占多数。用于败血症、肺炎、支气管炎、支气管扩张症(感染时)、慢性呼吸系统感染的继发感染、肺脓肿、腹膜炎、肾盂肾炎、膀胱炎、尿道炎。

【用法用量】 静脉给药或肌内注射:成年人每次 0.5～4g,每日 1 或 2 次;重症可用 4～8g/d,分 2 或 3 次;儿童 20～80mg/(kg・d),分 1 或 2 次。肌内注射时将本品溶于 5%盐酸利多卡因注射液中;静脉注射将本品溶于注射用水、生理盐水或 5%葡萄糖注射液中缓慢注射;静脉滴注将本品溶于生理盐水或 5%葡萄糖注射液中缓慢滴注。

【不良反应】 主要是腹痛、腹泻、恶心、呕吐等胃肠道反应,过敏反应包括皮疹、药热等,偶见中性粒细胞减少、血小板减少,一过性转氨酶升高、血胆红素升高,输注部位疼痛等。

【禁忌证】 对头孢菌素类抗生素过敏者禁用。

【注意事项】 注射液溶解时如因温度原因出现浑浊可加温使之澄清后使用。最好溶解后立即使用。如需保存,为防止发生沉淀,应在阴凉处(15℃以下)保存,但必须在 72h 内使用。尿糖结果可出现假阳性。

【制剂规格】 注射剂:每瓶中含头孢替唑钠 1g(效价),10 瓶/盒。

(二)第二代头孢菌素

头孢孟多(头孢羟唑、Cefamandole)[典]

【作用特点与用途】 杀菌力强,抗菌谱广。对革兰阳性菌的抗菌作用与头孢噻啶及头孢唑林相近,对革兰阴性菌的抗菌作用优于第一代头孢菌素而不及第三代头孢菌素。对大肠埃希菌、克雷伯菌属、变形菌属、肠杆菌属、沙门菌属及流感杆菌等革兰阴性菌;乙型链球菌、葡萄球菌属及肺炎双球菌等革兰阳性菌;肠厌气杆菌属及梭状杆菌属等厌气菌有效。但对其他厌氧菌作用差,对阴沟杆菌、沙雷杆菌及产气杆菌不敏感;对肠球菌和铜绿假单胞菌无效。主要用于上述敏感菌所致的尿路感染,其疗效显著。也用于呼吸系统(下呼吸道)、消化道、骨和关节、皮肤和软组织、胆道、腹腔等部位的感染及败血症等。

【用法用量】 静脉注射或滴注:成年人一般感染,0.5～1g,4/d;较重感染,1g,6/d;极严重感染可用到 12g/d。儿童一般为 50～100mg/(kg・d)。极重感染可用到 200～250mg/(kg・d),分次给予,但不能超过成年人剂量。

【不良反应】 本品毒性低于头孢唑林,可见药疹、荨麻疹及药物热等过敏反应;嗜酸性粒细胞增多、血小板和中性粒细胞减少;某些病人出现谷氨酸转氨酶、丙氨酸转氨酶和碱性磷酸酶升高及肾损害等。

【禁忌证】 对头孢菌素过敏者禁用。

【注意事项】 ①有过敏史的病人或对青霉素有过敏史者应慎用。②孕妇及 3 个月以下婴儿使用的安全性问题未确定,使用时应注意。③肾功能不全者应用本品时,适当减量,调整方式视病人肾功能损害程度、感染的严重性及菌株的敏感性而定。④与氨基糖苷类抗生素合用的相加或协同作用,同时肾毒性也增加,为防止增加肾毒性,避免与强效利尿药同时使用。与氨基糖苷类合用时,应分开注射于不同部位。⑤大剂量时可致出血倾向。

【制剂规格】 粉针剂:0.5g,1g。

头孢呋辛(头孢呋辛酯、Cefuroxime)[保甲][典]

【作用特点与用途】 头孢呋辛和头孢呋辛酯按理为两个不同的药,即头孢呋辛酯为前体药物,但两者抗菌谱及作用机制完全相同,故放在一起论述。头孢呋辛及其酯(口服后很快被非特异性酯酶水解释出头孢呋肟),对革兰阳性菌的抗菌作用低于第一代头孢菌素。革兰阴性菌引发流感嗜血杆菌、淋球菌、脑膜炎球菌、大肠埃希菌、克雷伯杆菌、奇异变形杆菌、肠杆菌属、枸橼酸杆菌、沙门菌属、志贺菌属及某些吲哚阳性变形杆菌对本品敏感。两药对革兰阴性菌的 β-内酰胺酶的稳定性为第二代中最好的。对上述菌中耐氨苄西林或耐第一代头孢菌素的菌株也能有效。铜绿假单胞菌、弯曲杆菌、不动杆菌、沙雷杆菌大部分菌株、普通变形杆菌、难辨梭状芽胞杆菌及李斯特菌等对本品不敏感。临床应用于敏感的革兰阴性菌所致的下呼吸道、泌尿道、皮肤和软组织、骨和关节及女性生殖器部位的感染,对败血症和脑膜炎也有效。

【用法用量】 头孢呋辛肌内注射或静脉注射:成年人每次 750～1500mg,3/d;对严重感染可按每次 1500mg,4/d。用于脑膜炎,剂量在 9g/d 以下。儿童平均为 60mg/(kg·d),严重感染可用到 100mg/(kg·d),分 3 或 4 次给药。肾功能不全者按肌酐清除率制定给药方案,肌酐清除率＞20ml/min 者,3/d,每次 0.75～1.5g;10～20ml/min 者,每次 0.75g,2/d;＜10ml/min 者,每次 0.75g,1/d。

肌内注射:每次 0.75g,加注射用水 3ml,振摇使成混悬液,用粗针头做深部肌内注射。静脉给药:每 0.75g 本品,用注射用水约 10ml,使溶解成澄明溶液,缓慢静脉注射或随输液滴入。

口服头孢呋辛酯片:成年人每次 250mg,2/d。下呼吸道感染,每次 500mg,2/d;单纯性尿道感染每次 125mg;单纯性淋病每次 1g,2/d。儿童 125mg,2/d;中耳炎可增至每次 250mg,2/d,药片整片吞服。本品一般疗程为 7d。最适合餐后服药。

【不良反应】 主要有恶心、呕吐、上腹部不适和腹泻等胃肠道反应,一般是轻度和短暂的;过敏反应罕见。也曾有嗜酸性粒细胞增多及短暂性的肝酶水平升高的报道。

【禁忌证】 对头孢类抗生素过敏者禁用。

【注意事项】 ①妊娠早期及哺乳期妇女慎用;②尽管一般认为本品对青霉素过敏的病人是安全的,但已有交叉反应的报道;③使用期间或后期如发生严重腹泻,要警惕假膜性肠炎;④片剂不可压碎后给药,所以5岁以下儿童不宜服用片剂;⑤针剂不可与氨基糖苷类置于同一容器中注射;⑥与高效利尿药(如速尿)联合应用,可致肾损害。

【制剂规格】 针剂:每瓶含头孢呋辛钠0.75g,1.5g。胶囊形薄膜衣片:每片含头孢呋辛酯125mg或250mg,分别以10片或50片分装。

头孢替安(Cefotiam)[保乙]

【作用特点与用途】 对革兰阳性菌与头孢唑林相近,而对革兰阴性菌如流感嗜血杆菌、大肠埃希菌、克雷伯杆菌及奇异变形杆菌等作用比较优良。对肠杆菌、枸橼酸杆菌及吲哚阳性变形杆菌等也有抗菌作用。本品口服不吸收。注射后内脏中药物浓度以肺中较高,在其他内脏中和肌肉组织中也有一定浓度。肌内注射 t_{max} 为0.5h。本品以原型自肾排泄,$t_{1/2}$ 约0.5h。本品肠道中不吸收,且不易进入脑脊液中。临床应用本品治疗敏感菌所致的感染如肺炎、支气管炎、胆道感染、腹膜炎、尿路感染及手术后或外伤引起的感染和败血症等。

【用法用量】 成年人常用量为1~2g/d,分2~4次给予。严重感染如败血症也可用至4g/d。肌内注射:用0.25%利多卡因注射液溶解后做深部肌内注射。静脉注射:用灭菌注射用水,等渗氯化钠注射液或5%葡萄糖注射液溶解,每0.5g药物稀释成约20ml,缓慢推注。静脉滴注:1次用量溶于适量的5%葡萄糖注射液、生理盐水或氨基酸输液中,于30min内滴入。儿童40~80mg/(kg·d),病重时可增至160mg/(kg·d),分3或4次。

【不良反应】 偶见过敏反应、胃肠道反应、血象改变及一时性转氨酶升高。可致肠道菌群改变,造成维生素B和维生素K缺乏,偶可致继发感染。

【禁忌证】 对本品有休克史者禁用。肌内注射禁用于早产儿、新生儿和小儿及对甲哌卡因或酰苯胺类局部麻醉药有过敏史的病人。对本品或青霉素有过敏史、过敏体质、严重肾盂肾炎及全身状况差者慎用。

【注意事项】 ①必要时可用本品300μg/ml浓度的药液进行皮试;②肾功能不全者应减量并慎用,用药期间应监测肾功能,必要时应停药;③用药期间转氨酶可能有一时性升高,停药后可恢复;④可引起血象改变,严重时应立即停药;⑤用药期间可补充适量的 B 族维生素和维生素 K;⑥与氨基糖苷类抗生素联用有协同作用,但可加重肾损害,同置一容器中可影响效价,应分开使用或改变给药部位;⑦使用本品期间,应用碱性酒石酸铜试液进行尿糖试验时,可得假阳性反应,直接抗人球蛋白试验也可得假阳性反应,多数头孢菌素也有此反应;⑧本品溶解后应立即应用,否则药液色泽会变深。

【制剂规格】　注射用二盐酸头孢替安:每瓶 0.5g,1g。

头孢西丁(Cefoxitin)[保乙][典]

【作用特点与用途】　作用与第二代头孢菌素相似。对革兰阳性菌抗菌性能弱,对革兰阴性菌作用强。对大肠埃希菌、克雷伯杆菌、流感嗜血杆菌、淋球菌、奇异变形杆菌、吲哚阳性变形杆菌等有抗菌作用。本品还对一些厌氧菌有良好作用。如消化球菌、消化链球菌、梭状芽胞杆菌及拟杆菌(包括脆弱拟杆菌)对本品敏感。铜绿假单胞菌、肠球菌和阴沟杆菌的多数菌株对本品不敏感。肌内注射 t_{max} 为 20~30min,$t_{1/2}$ 0.7~1h。约 85% 药物以原型于 6h 内由尿排泄。肌内注射 1g,尿药峰浓度可达 3000μg/ml。临床用于敏感的革兰阴性菌和厌氧菌所致的下呼吸道、泌尿生殖系、腹腔、骨和关节、皮肤和软组织等部位感染,也可用于败血症。

【用法用量】　肌内或静脉注射:成年人,每次 1~2g,3~4/d。肾功能不全者按其肌酐清除率制定给药方案。肌酐清除率为 30~50ml/min 者 8~12h 用 1~2g;10~20ml/min 者 12~24h 用 1~2g;5~9ml/min 者 12~24h 用 0.5~1g;<5ml/min 者 24~48h 用 0.5~1g。

【注意事项】　①参见第一、二代头孢菌素;②本品与多数头孢菌素均有拮抗作用,配伍应用可致抗菌疗效减弱;③对其过敏者禁用。

【制剂规格】　注射用头孢西丁钠:每瓶 1g。

头孢丙烯(施复捷、Cefprozil)[保乙]

【作用特点与用途】　本品为第二代头孢菌素,临床用于对革兰阳性或阴性敏感菌引起的轻、中度上呼吸道感染、下呼吸道感染、皮肤和软组织感染、金黄色葡萄球菌(包括产青霉素酶菌株)和化脓性链球菌引起的非复杂性皮肤和软组织感染,但脓肿通常需要外科引流排脓。

【用法用量】　口服。①成人,每次 0.5g,2/d,疗程 5~14d;若为 β-溶血性链球菌所致急性扁桃体炎、咽炎的疗程至少 10d。②2—12 岁上呼吸道感染,应按 7.5mg/kg,2/d。皮肤和软组织感染,按 20mg/kg,1/d。6 个月至 12 岁中耳炎 15mg/kg,2/d,急性鼻窦炎 7.5mg/kg,2/d;重症者按 15mg/kg,2/d。疗程一般 5～14d;若为 β-溶血性链球菌引起的急性扁桃体炎、咽炎的疗程至少 10d。肝肾功能不全者应调整用法用量。

【不良反应】【注意事项】 类似头孢呋辛、头孢克洛。可有皮肤反应、关节痛、胃肠道反应。有胃肠道疾病史者,特别是溃疡性结肠炎、局限性肠炎或抗生素相关性结肠炎者慎用。长期服用本品者可致菌群失调、继发性肠炎,停药即可。但对中、重度假膜性肠炎患者,须对症处理并给予对耐药菌有效的抗生素。

【制剂规格】 干混悬剂:31.5g,1.5g。片剂:0.25g。

头孢克洛(头孢氯氨苄、Cefaclor)[保乙]

【作用特点与用途】 抗菌性能与头孢唑林相似,抗菌谱基本与头孢羟氨苄相同,但抗菌作用比头孢羟氨苄强,体外抗菌活性为头孢氨苄的 2～8 倍,对革兰阳性菌和阴性菌均敏感。对甲、乙型溶血性链球菌及肺炎双球菌、大肠埃希菌、奇异变形杆菌、克雷伯杆菌、嗜血杆菌引起的感染有效。4mg/L 的本品可抑制所有流感杆菌,包括对氨苄西林耐药者。空腹服用 t_{max} 为 30～60min。主要分布于血液、内脏器官及皮肤组织中。中耳的药浓度能保证中耳炎的治疗。脑组织中浓度低。半衰期 0.6～1.3h,主要经肾排泄,极少数自胆汁排泄。口服每次 0.25g,尿药峰浓度可达 600μg/ml,肾功能不全者半衰期延长。临床用于对本品敏感菌引起的上呼吸道感染如肺炎、支气管炎、严重慢性支气管炎、咽喉炎、腭扁桃体炎及中耳炎;泌尿道感染如肾盂肾炎和膀胱炎等;五官科和皮肤、软组织感染等。

【用法用量】 口服:成年人 1～3g/d,儿童 20～100mg/(kg·d),分 3 或 4 次服用;成年人量不宜超过 4g/d,儿童量不宜超过 1g/d。

【注意事项】 ①对肾功能轻度不全者,可不减用量;对肾功能严重不全或完全丧失者,应进行血药浓度监测,降低用量;②与食物同时用药,血药峰浓度仅为空腹服用时的 50%～75%,故宜空腹给药;③长期应用可致菌群失调,还可引起继发性感染;④本品可透过胎盘,孕妇不宜应用;⑤与青霉素有部分交叉过敏性,对青霉素过敏者应慎用;⑥可有胃肠道及皮肤反应,参阅头孢氨苄。

【制剂规格】 胶囊剂:0.25g(山东鲁抗)。泡腾片:0.125g,0.25g。

头孢尼西(头孢尼西二钠、Cefonicid)[保乙][典]

【作用特点与用途】 本品对大多数革兰阳性球菌有抗菌作用,对革兰阴性杆菌的抗菌谱较第一代头孢菌素广,对大肠埃希菌、肺炎杆菌、奇异变形杆菌、枸橼酸杆菌属、普罗威登斯菌属及肠杆菌属具有良好的抗菌作用。对流感杆菌和淋球菌,包括产 β-内酰胺酶菌株也有良好的抗菌作用。对铜绿假单胞菌无效。本品注射后,吸收良好,且以高浓度广泛分布于各组织中,包括外科伤口渗出液、子宫、骨髓、胆囊壁、胆汁、前列腺、心耳间隙液和皮下脂肪。$t_{1/2}$ 4.5h,几乎完全随尿排泄。用于敏感菌引起的尿路感染、下呼吸道感染、淋病、皮肤和软组织感染、骨感染及手术后感染的预防。

【用法用量】 肌内注射或静脉注射:1g/d,重症可增至 2g/d,分 1 或 2 次使用。

【注意事项】 用前最好进行皮试,对本品有过敏史者禁用。新生儿、早产儿及孕妇忌用。对青霉素或头孢烯类过敏、过敏体质、严重肝肾功能不全及全身状况差的病人慎用。避免与呋塞米(速尿)等利尿药合用。

【制剂规格】 肌内注射粉针剂:0.5g,1.0g,附溶媒 2ml 或 2.5ml。静脉用粉针剂:0.5g,1.0g,附溶媒 2ml 或 2.5ml。

头孢雷特(头孢雷特赖氨酸、Ceforanide)

【作用特点与用途】 体外抗菌作用与头孢孟多极为相似。对革兰阳性菌如葡萄球菌包括耐青霉素金黄色葡萄球菌、肺炎链球菌、A 型和 B 型链球菌、草绿色链球菌;阴性菌如大肠埃希菌、奇异变形杆菌、流感杆菌及伤寒杆菌等;厌氧菌如梭状杆菌、梭状芽胞杆菌、消化球菌、消化链球菌等有较好的抗菌活性。本品注射后,血药浓度较高,维持时间持久,$t_{1/2}$ 2.5~3h。在体内分布广泛,且可在胆囊、心肌、骨骼、骨骼肌和阴道组织达到有效治疗浓度,在心包液、滑液和胆汁中亦能达到有效治疗浓度。本品主要以原型从尿中排泄。其他参数与头孢孟多相近。用于敏感菌引起的骨和关节感染、心内膜炎、败血症、皮肤和皮下组织感染、尿路感染,亦可用于外科手术预防感染。

【用法用量】 肌内注射或静脉注射:成年人 1~4g/d;儿童 20~40mg/(kg·d),分 2 次肌内注射。

用于预防手术后感染时须术前 1h 注射 0.5~1g。肾功不良者应遵医嘱。

【不良反应】【注意事项】 ①少数病人出现头痛、头晕、皮疹、荨麻疹、恶心、呕吐、腹泻、肝功能检查值改变、短暂性嗜酸性粒细胞增多及血小板减少;注射部位疼痛和静脉炎等。②对头孢类抗生素过敏者禁用。③对青霉素过敏、过敏体质、有胃肠道疾病史者及孕妇、哺乳期妇女、小儿慎用。用药期间应监测肾功能。

【制剂规格】 粉针剂:0.5g,1.0g。

头孢美唑(Cefmetazole)[保乙]

【作用特点与用途】 本品具有广泛的抗革兰阴性、阳性及厌氧菌的作用。其抗革兰阴性菌及厌氧菌的抗菌谱比第一代广,也不同于其他第三代头孢菌素,它对葡萄球菌和其他革兰阳性菌也有较强的抗菌作用。特别对金黄色葡萄球菌、大肠埃希菌、肺炎杆菌、消化球菌属及奇异变形杆菌效果很好,对吲哚阳性变形杆菌也有效。本品对β-内酰胺酶稳定(包括耐青霉素及头孢菌素的酶)。临床用于敏感菌所致的败血症、呼吸系统感染、胆道感染、腹膜炎、泌尿系统感染及子宫感染。同时也适用于对青霉素、头孢菌素及氨基糖苷类无效的感染。

【用法用量】 静脉注射、静脉滴注:成年人 1～2g/d,分 2 次给药;儿童,25～100mg/(kg·d),分 2～4 次。重症成年人可增至 4g/d。儿童增至 150mg/(kg·d)。静脉注射时,每 1g 用 10ml 注射用水或葡萄糖注射液或等渗生理盐水溶解后缓慢推入。静脉滴注时,用 5%葡萄糖注射液或生理盐水溶解、稀释后滴入。

【不良反应】 ①过敏反应:皮疹、荨麻疹、瘙痒及药物热,偶尔出现口内感觉异常、气喘、头晕、耳鸣、出汗等休克体征,出现这种情况应立即停药,并适当给予处理。②消化系统:已有报道应用其他头孢菌素出现严重结肠炎,伴发热、腹痛及黏液血便,内镜检查证明为假膜性结肠炎,所以应用本品后出现腹痛和腹泻应注意。偶尔还出恶心和呕吐。③血液:偶见嗜酸性粒细胞增多、白细胞和红细胞减少。④肝肾:偶见 ALT,AST,碱性磷酸酶及尿素氮升高。⑤其他有头痛、眩晕等。

【禁忌证】 对本品过敏者禁用。

【注意事项】 ①为防止发生过敏反应特别是过敏性休克,应详细询问病情及过敏史,并做皮试;②对其他头孢菌素过敏、本人或亲属中有过敏体质及严重肾损害者慎用;③勿与利尿药合用;④大剂量给药引起血管疼痛,所以注意注射部位和方法,速度宜慢;⑤药物溶解后室温保存不得超过 24h。

【制剂规格】 粉针剂:1g。

(三)第三代头孢菌素

头孢米诺(美士灵、Cefminox)[保乙]

【作用特点与用途】 为具有氨基酸结构的头霉素衍生物,由半合成法制取,制成品为七水合物钠盐。对革兰阴性和部分阳性菌均有广谱抗菌作用,能在短期内以两种作用机制,形成多数球状突起而促进溶菌,发挥独特杀菌作用。特别对大肠埃希菌、克雷伯菌属、流感杆菌、变形杆菌属及脆弱拟杆菌有很强的抗菌作用。对大肠埃希菌、变形杆菌及脆弱拟杆菌等各种细菌产生的β-内酰胺酶稳定。对链球菌(肠球菌除外)敏感。本品尚对细菌细胞壁中肽聚糖生成脂蛋白起阻碍作用,脂蛋白结构为革兰阴性菌所特有,故本品对革兰阴性菌的作用较其他同类药物为强。静脉注射 0.5g 或 1g,血药浓度分别为 $50\mu g/ml$,$100\mu g/ml$。体内分布以腹水、子宫内膜及胆汁中浓度为高,痰中浓度低。主要经肾排泄,在尿液亦有较高浓度。肾功能障碍者本品的排泄受阻,半衰期约 2.5h。临床用于上述敏感菌所致的腭扁桃体、呼吸道、泌尿道、胆道、腹腔及子宫等部位感染,也可用于败血症。

【用法用量】 静脉注射或静脉滴注,成年人每次 1g,2/d;儿童每次 20mg/kg,3 或 4/d。败血症时,成人可用到 6g/d,分 3 或 4 次给予。本品静脉注射,每 1g 药物用 20ml 注射用水、葡萄糖注射液或生理盐水溶解。静脉滴注时,每 1g 药物溶于 100~200ml 输液中,静脉滴注 1~2h。

【不良反应】 偶见皮疹、发红、瘙痒、发热、恶心、呕吐、食欲缺乏、腹泻、血象改变及肝肾功能异常。罕见休克、假膜性结肠炎、口炎、念珠菌二重感染、B 族维生素与维生素 K 缺乏症及全身倦怠感。

【注意事项】 用前最好进行皮试,对本品有过敏史者禁用。对青霉素类或头孢烯类过敏、过敏体质、严重肾功能不全及全身状况差者慎用。避免与呋塞米(速尿)等利尿药合用,以免增加肾毒性。不宜与氨茶碱及磷酸吡哆醛混合,以免效价降低并出现变色。本品仅供静脉给药,注射时应尽可能缓慢。

【禁忌证】 对本品过敏者禁用,新生儿、早产儿及孕妇忌用。

【制剂规格】 粉针剂:0.5g,1g。

头孢噻肟(头孢氨噻肟、Cefotaxime)[保甲][典]

【作用特点与用途】 广谱抗生素,对革兰阳性和阴性菌均有效,具有杀菌作用。尤其对革兰阴性菌作用较强,明显优于第一、二代头孢菌素,除对铜绿假单胞菌、阴沟杆菌、脆弱拟杆菌等较不敏感外,对流感杆菌、大肠埃希菌、肠杆菌、枸橼酸杆菌、沙雷菌属、克雷伯杆菌属及产 β-内酰胺酶的耐药大肠埃希菌都比头孢哌酮强。同时本品透入脑脊液治疗革兰阴性菌引起的脑膜炎也比头孢哌酮强。特别对产青霉素酶的嗜血杆菌作用最强。肌内注射本品 1.0g,血药浓度达 $25\mu g/ml$。$t_{1/2}$ 70min,血清蛋白结合率 $32\% \sim 50\%$,在体内部分被代谢为去乙基头孢噻肟,经肾排泄。适用于对本品敏感菌所致的全身性和局部感染：呼吸道感染、泌尿道感染、败血症、细菌性心内膜炎、骨和关节感染、腹腔感染、生殖系统感染，尤其适用于儿科感染症。

【用法用量】 肌内注射、静脉注射、静脉滴注：成年人一般感染每次1.0g，每 12 小时 1 次。药效不显时，可增至 4.0g/d，分 2 次给药；严重感染2.0～3.0g/d，每 6～8 小时 1 次，但剂量不能超过 12g/d，儿童按 50～100mg/（kg·d）给药。

【不良反应】 与其他头孢菌素类抗生素相似，有时可见皮疹、发热、瘙痒、恶心、腹泻、呕吐及其他消化道症状。还有头重感、静脉炎、肌内注射局部疼痛、嗜酸性粒细胞增多、白细胞减少及转氨酶升高，有些病例在继续用药过程中可自行消失，有的则停药后恢复正常。维生素 K 和维生素 B 缺乏症也有报道。

【禁忌证】 对头孢菌素过敏者禁用。

【注意事项】 ①对青霉素过敏者慎用；②孕妇（尤其初孕 3 个月内）慎用；③一旦发生过敏性休克，及时对症处理；④肾功能损害者不能合用强利尿药；⑤肾衰病人剂量应减少 1/4～1/2；⑥使用时现配现用，溶解后的溶液变深黄或棕色即不能用。不能与小苏打混合用。

【制剂规格】 粉针剂：1.0g，附 4ml 溶媒。

拉氧头孢(噻吗灵、Latamoxef)[保乙][典]

【作用特点与用途】 本品是半合成的氧头孢烯(oxacephem)类新型抗生素，基本结构与头霉素类接近。但母核 1 位上 S 原子为 O 原子所取代，抗菌性能与第三代头孢菌素相近，抗菌谱与头孢噻肟近似。对多种革兰阴性菌有良好抗菌作用。大肠埃希菌、流感杆菌、克雷伯杆菌、各型变形杆菌、肠杆菌属、枸橼酸杆菌及沙雷杆菌等对本品高度敏感。对厌氧菌(拟杆菌)亦有良好的抗菌作用。此外，由于本品的耐 β-内酰胺酶的性能强，因而微生物对本品耐药性低。肌内注射 1g，经 1h 血药浓度达峰值，为 $49\mu g/ml$，到第 8h 仍可维持 $4.5\mu g/ml$。静脉注射 1g，即时的血药浓度为 $170\mu g/ml$。本品的体内分布广，可进入痰液、腹水、羊水、妇女生殖器官及其附件和脑脊液中。通过肾和肝排泄，在尿液和胆汁中浓度高。$t_{1/2}$ 1.8～2h。本品对铜绿假单胞菌和不动杆菌作用较差。对革兰阳性菌如金黄色葡萄球菌和肺炎球菌等的作用比头孢噻吩、头孢唑林和青霉素弱。临床用于上述敏感菌所致的肺炎、气管炎、胸膜炎及皮肤和软组织感染、骨和关节、五官、创面等部位的感染，还可用于败血症和脑膜炎。对下呼吸道感染、腹部感染、胆道感染及泌尿生殖(妇女)系统感染效果良好。为革兰阴性菌脑膜炎首选药。

【用法用量】　肌内注射、静脉注射、静脉滴注:成年人 2～4g/d,儿童 40～80mg/(kg·d),分 2 或 3 次给药。

【不良反应】　①过敏反应:休克、皮疹、荨麻疹、瘙痒、药物热及抗人球蛋白试验阳性;②肠胃反应:呕吐、恶心、食欲缺乏、腹泻及腹痛等;③暂时性血液系统异常:嗜酸性粒细胞增多、血小板减少、凝血时间延长和出血、白细胞减少;④肝脏:有时出现天冬氨酸转氨酶、丙氨酸转氨酶、碱性磷酸酶及胆红素升高;⑤大剂量:会引起肾功能障碍;⑥其他:有时出现头痛、浑身倦怠感、菌群交替现象等。静脉注射可引起静脉炎,肌内注射局部疼痛。

【禁忌证】　对本品过敏者及曾对利多卡因等局麻药有过敏者忌用。

【注意事项】　①对青霉素、头孢菌素过敏及有皮疹、哮喘等过敏体质者、肾功能障碍者慎用;②本品与利尿药合用有增加肾毒性的危险,应慎重;③药物现用现配,室温保存不超过 12h,冷藏亦不超过 24h;④用药期间可适当补充维生素 B 和维生素 K;⑤注射速度宜慢。

【制剂规格】　粉针剂:0.5g,1g。

头孢替坦(头孢替坦二钠、Cefotetan)

【作用特点与用途】　广谱头孢菌素,主要对多种革兰阴性需氧及厌氧菌有强大的抗菌作用,如对大肠埃希菌、枸橼酸杆菌属、克雷伯菌属、肠杆菌属、沙雷菌属、变形杆菌属及流感杆菌的抗菌作用比头孢美唑和头孢西丁强。对革兰阳性菌如葡萄球菌属、链球菌属的抗菌作用比较弱。对各种细菌产生的 β-内酰胺酶均极稳定,对产 β-内酰胺酶的细菌也有很强的抗菌作用。但对肠球菌和铜绿假单胞菌几无抗菌作用。本品注射后,具有较高和持续较长时间的血药浓度,并向皮肤、腭扁桃体、痰液、子宫、卵巢、脑脊液、骨盆死腔液及羊水中移行,但向乳汁中移行较少。本品在体内不被代谢,主要自尿中排出。用于敏感菌引起的败血症、烧伤和手术伤口等浅表性继发感染、腭扁桃体炎、呼吸系统感染、脓胸、胆道感染、腹膜炎、尿路感染、妇科感染及前庭大腺炎等。

【用法用量】　肌内注射:1～2g/d,分 2 次(每 0.5g,以 0.5％利多卡因溶解)。静脉注射或静脉滴注:成年人 1～2g/d,病情严重者可增至 4g/d,分 2 次;儿童 40～60mg/(kg·d),病情严重者可增至 100mg/(kg·d),分 2 或 3 次。

【不良反应】　个别病人出现皮疹、瘙痒、药物热等过敏反应,偶见血象改变、肝功能异常、肾功能异常及腹泻。罕见休克症状、恶心、呕吐、全身倦怠、菌群交替症、念珠菌病及 B 族维生素和维生素 K 缺乏症等。

【注意事项】 与呋塞米等利尿药并用时应注意肾功能。

【禁忌证】 用前最好进行皮试,对本品有过敏史者禁用。乳儿、小儿及对利多卡因或酰苯胺类局麻药过敏者禁止肌内注射。对青霉素、头孢烯类过敏者、过敏体质和严重肾病的病人慎用。给药期间和给药后1周避免饮酒。

【制剂规格】 粉针剂:0.25g,0.5g,1.0g。

头孢拉宗(头孢布宗、Cefbuperazone)

【作用特点与用途】 为头霉素衍生物,作用与头孢美唑近似,对革兰阴性菌和厌氧菌有良好抗菌作用。对各种细菌产生的β-内酰胺酶极为稳定,对β-内酰胺酶产生菌也有强大的抗菌作用。本品静脉注射后向痰液、胆汁、腹腔内渗出液、口腔组织、前列腺组织、骨盆死腔液、子宫、脐带血、羊水等体液及组织中移行良好,但向乳汁移行很少。本品主要从尿中排泄,肾功能不良者血中浓度较高,半衰期延长。本品对铜绿假单胞菌无效。临床应用与头孢美唑近似,如敏感菌所致的败血症、心内膜炎、呼吸系统感染、尿路感染、肝胆感染、腹膜炎、妇产科感染及前庭大腺炎等。

【用法用量】 静脉注射或静脉滴注:成年人 $1\sim2g/d$,病情严重者可增至4g,分2次使用;儿童 $40\sim80mg/(kg \cdot d)$,病情严重者可增至 $120mg/(kg \cdot d)$,分 $2\sim4$ 次给药。

【不良反应】 可见皮疹、瘙痒、药热及肝功能异常。偶见肾功能异常及腹泻。罕见休克症状、头痛、头晕、血小板减少、假膜性结肠炎、胃肠道症状、菌群交替症(口炎、念珠菌病)、B族维生素及维生素 K 缺乏症。

【禁忌证】 对本品有休克史者,早产儿、新生儿及婴儿禁用。

【注意事项】 对青霉素类或头孢菌素过敏者、过敏体质、严重肾病及全身状况差者慎用。给药期间与给药后至少1周内避免饮酒。与呋塞米等利尿药并用应慎重。静脉内大剂量给药可发生血管痛、血栓性静脉炎及灼热感。

【制剂规格】 粉针剂:0.5,1.0g。

头孢磺啶(达克舒林、Cefsulodin)

【作用特点与用途】 本品的抗菌谱狭窄,主要对铜绿假单胞菌有很强的特异性杀菌作用(最小抑菌浓度为 $1.56\mu g/ml$)。其抗菌作用与庆大霉素、地贝卡星(双去氧卡那霉素)等氨基糖苷类抗生素几乎相同,且与它们无交叉耐药性;较羧苄西林强 $16\sim32$ 倍,较磺苄西林约强 10 倍。本品对铜绿假单胞菌产生的 β-内酰胺酶稳定性很高。耳、肾毒性和不良反应均小。静脉注射本品30min 血药浓度达峰值,肌内注射 1h 达峰值,且血浓度随给药量增加而增加。

体内分布肾＞血浆＞肺＞心＞消化道＞肝＞脾。并可转运到痰液、创口渗出液、前列腺、肾、耳脓及前房水等。也向脐带血、羊水及乳汁中移行。蛋白结合率 70%，$t_{1/2}$ 1.5h 左右。主要随尿排泄。用于对本品敏感的铜绿假单胞菌引起的败血症、肺炎、支气管炎、支气管扩张并发症、肾盂肾炎、膀胱炎、腹膜炎、前列腺周围组织炎、创伤和烧伤后继发性感染、中耳炎及角膜溃疡等。尤其对用青霉素和氨基糖苷类抗生素治疗无效的铜绿假单胞菌感染症，用本品可奏效。

【用法用量】 肌内注射、静脉注射或静脉滴注：通常成年人 0.5～1.0g/d，严重感染 2.0g/d，败血症可增至 4.0g/d，根据年龄或病情适当调整剂量。静脉注射用生理盐水或葡萄糖注射液溶解，分 2～4 次给药。肌内注射时用所附溶媒溶解。

【不良反应】 临床不良反应发生率 1.3% 左右，症状类似其他头孢菌素，偶见过敏性休克、皮疹、瘙痒、恶心、呕吐及腹痛，转氨酶、尿素氮、肌酐升高，血小板减少和白细胞增多等。

【禁忌证】 对本品有过敏休克者禁用。

【注意事项】 ①对头孢类或青霉素有过敏反应者、有支气管哮喘及皮疹等过敏体质者、严重肾功能不良者、孕妇慎用；②出现上述不良反应立即停药及对症处理；③与其他头孢菌素一样和利尿药合用可增加肾毒性，应慎用；④用药期间应定期做肝、肾功能及血象检查。

【制剂规格】 粉针剂：0.5g（肌内注射），1g（静脉注射）。

头孢克肟（世福素、Cefixime）[保甲][典]

【作用特点与用途】 第 3 代口服头孢菌素。主要用于敏感菌所致的肺炎、支气管炎、泌尿道炎、淋病、胆管炎、猩红热、中耳炎、副鼻窦炎等。

【用法用量】 成年人及体重为 30kg 以上的儿童，每次 50～100mg，2/d；重症每次 200mg。体重 30kg 以下儿童，每次按 1.5～3mg/kg，2/d，重症 1 次可增至 6mg/kg，温开水送服。

【不良反应】【注意事项】 参阅头孢特仑酯（美爱克）。

【制剂规格】 胶囊剂：50mg，100mg。颗粒剂：50mg。

头孢唑肟（益保世灵、Ceftizoxime）[保乙][典]

【作用特点与用途】 本品抗菌谱广，与头孢噻肟相似。对本品敏感菌有肺炎球菌、链球菌（肠球菌除外）、大肠埃希菌、阴沟肠杆菌、产气肠杆菌、克雷伯杆菌属、奇异变形杆菌、吲哚阳性变形杆菌及流感杆菌等。此外，对多种头孢菌素耐药的枸橼酸杆菌属、肠杆菌属、沙雷菌属及包括拟杆菌的厌氧有很强的抗菌活性。对铜绿假单胞菌作用差,其他假单胞菌和肠球菌对本品耐药。本品对 β-内酰胺酶稳定。静脉注射本品 1g,5min 后血清浓度达 114.8μg/ml。给药后迅速进入痰液、胸腔积液、胆汁和骨髓等体液及各组织中,$t_{1/2}$ 1.3h,体内不代谢,6h 后 80%～90% 经尿液排泄。用于敏感菌所致的下列疾病:败血症、心内膜炎、创伤和烧伤的继发性感染、肺炎、支气管炎、支气管扩张感染、肺化脓症、脓胸、胆道感染、肾盂肾炎、前列腺炎及骨髓炎等。尚用于流感嗜血杆菌所致的脑炎、淋球菌感染。

【用法用量】 肌内注射、静脉注射、静脉滴注:成年人一般 2～4g/d,分 2～4 次;对重症、难治症成人可增至 4g/d;儿童 25～150mg/(kg·d)。

【不良反应】 ①偶可发生休克;②可见皮疹、荨麻疹、瘙痒、发热及淋巴结肿大等过敏反应;③可发生血象变化;④肝肾:偶见转氨酶、碱性磷酸酶及胆红素升高,可见尿素氮上升、肌酐值升高、尿少及蛋白尿等肾功能异常;⑤偶见腹痛、腹泻及血便等胃肠反应;⑥可见念珠菌症、维生素 B 和维生素 K 缺乏症。

【禁忌证】 对本品有过敏性休克者禁用。

【注意事项】 ①对青霉素和头孢菌素类抗生素过敏,本人或家族中有过敏体质者慎用;②给药期间,一旦出现不适感、口内异常感、眩晕及出汗等症状时应立即停药,以防休克;③严重肾功能障碍者应相应减少药量或延长给药间隔时间;④与氨基糖苷类合用,须分开给药。与强效利尿药合用会增加肾毒性;⑤孕妇、新生儿、早产儿用药安全性尚未确定;⑥为防止血管疼痛和血栓性静脉炎,宜缓慢注入;⑦现用现配,药物配成溶物后室温不超过 7h,冰箱中不超过 48h;⑧用药期间偶见粒细胞减少、嗜酸性粒细胞增多、溶血性贫血及血小板减少等,应采取相应的措施。

【制剂规格】 粉针剂:0.5g,1.0g。

头孢甲肟(头孢氨噻肟唑、Cefmenoxime)

【作用特点与用途】 对革兰阴性和部分阳性的需氧菌和厌氧菌均有抗菌作用。在革兰阳性菌中,对化脓性链球菌及肺炎球菌的抗菌作用比 CTM 及 CEZ 强。对消化球菌属、消化链球菌属也有强大的抗菌作用。对 β-内酰胺酶稳定。但本品对葡萄球菌属的作用不如第一、二代头孢菌素,对铜绿假单胞菌、肠杆菌和肠球菌作用差。静脉注射 1g,血药峰值 99.4μg/ml,肌内注射 0.5g,血药峰值为 10.8μg/ml,血清 $t_{1/2}$ 为 1h 左右。在体内几乎不代谢,主要经肾排泄。血清蛋白结合率 85%。本品向胆汁转运良好,并向痰液、腭扁桃体、脑脊髓液、胸腔积液、腹腔渗出液、肾、膀胱壁、子宫、输卵管、卵巢、骨盆死腔渗出液、脐带血及羊水等体液及组织移行。但向乳汁中转运很少。适用于敏感菌引起的败血症、脑膜炎、呼吸道感染、脓胸、肝及胆感染、腹膜炎、尿道感染、前庭大腺炎、女性生殖器感染及烧伤和手术创口继发感染等。

【用法用量】 肌内注射、静脉注射、静脉滴注：通常成年人 1～2g/d,分 2 次静脉注射。难治性或重症感染可增至 4g/d,分 2～4 次给药。还可将 1 次用量 0.5～2g 加入葡萄糖注射液、电解质或氨基酸制剂等输液里,在 0.5～2h 进行静脉滴注。

【不良反应】 ①少数人偶尔会发生休克症状,如出现不适感、口内感觉异常、喘息、眩晕、耳鸣及发汗等,应停药;②过敏反应:皮疹、荨麻疹、红斑、瘙痒、发热、淋巴结肿胀及关节痛等症状;③胃肠道反应:偶有腹痛、腹泻、呕吐及黏液血便;④肝、肾功能:有时出现转氨酶、碱性磷酸酶及尿素氮升高、少尿、蛋白尿等现象;⑤血液:偶尔出现粒细胞减少、嗜酸性粒细胞增多、红细胞减少等现象。

【禁忌证】 有本品过敏性休克史者禁用。

【注意事项】 ①过敏体质、严重肾功能障碍及对头孢菌素或青霉素有过敏史者应慎用;②孕妇用药的安全性尚未确定;③由于饮酒后会出现面色潮红、恶心、脉搏加快、多汗及头痛等症状,因此用药期间或用药后至少 1 周内避免饮酒;④用药期间最好定期检查肝肾功能;⑤静脉注射速度宜缓慢,以免引起血管肿胀及血栓性静脉炎;⑥现用现配,药液放置不得>12h。

【制剂规格】 粉针剂:静脉用 0.5g×10 瓶,1g×10 瓶;肌注用 0.5g×10 瓶,附溶媒。

头孢曲松(罗氏芬、头孢三嗪、菌必治、Ceftriaxone)[保甲][典]

【作用特点与用途】 本品为第一个半合成广谱长效头孢菌素,作用类似头孢噻肟,对革兰阴性菌作用强,特别是对脑膜炎双球菌、淋病双球菌、副流感杆菌、大肠埃希菌、克雷伯杆菌敏感;对革兰阳性菌作用中等,如肺炎球菌及链球菌;对第一代头孢菌素耐药的革兰阴性菌仍有效。对本品耐药的菌有:解糖胨拟杆菌、支原体属、分枝杆菌属及真菌等。本品对多数 β-内酰胺酶稳定,但粪链球菌、耐甲氧西林金黄色葡萄球菌对本品耐药。主要用于上述敏感菌所致的感染,如呼吸系统感染,尤其是肺炎;耳鼻喉感染、泌尿系统感染、脓毒血症、脑膜炎、免疫功能减退等因素发生的感染、预防手术感染、骨和关节感染、皮肤和软组织感染及生殖系统感染(包括淋病),一般疗效均满意。还可用于创伤感染和腹部感染。

【用法用量】 肌内注射、静脉注射或静脉滴注:成年人和 12 岁以上儿童每次 0.5～2g,1/d,严重感染和细菌中度感染时可增至 4g/d,每次给药间隔 12h。婴幼儿按 20～80mg/(kg·d)计,给药间隔为 24h,疗程根据疾病而定。

【不良反应】 全身性不良反应①胃肠道系统:腹泻、恶心、呕吐、口炎及舌炎。②过敏反应:皮疹、皮炎、瘙痒、荨麻疹、水肿及多型性红斑。③血液系统:嗜酸性粒细胞增多、血肿或出血、血小板减少、白细胞减少、粒细胞减少和溶血性贫血。④其他:头痛、眩晕、肝酶升高、少尿、血清肌酐增高,生殖系统真菌感染、寒战和过敏反应等。上述不良反应停药后可自行消失。少数病人静脉注射后会发生静脉炎(缓慢注射可以避免)。

【禁忌证】 对头孢菌素过敏者及孕妇(尤其是初孕 3 个月)禁用。

【注意事项】 ①对青霉素过敏者可能对本品有交叉过敏反应;②严重肝功能不良者应查血药浓度,用药期间定期查血象;③本品与氨基糖苷类药有相加或协同作用,这对铜绿假单胞菌及粪链球菌引起的危及生命的感染很重要,但两药联用时,必须分开给药;④使用时应现用现配,新配液室温可保存 6h,5℃以下可保存 24h,溶液呈黄色不影响疗效。

【制剂规格】 头孢曲松粉针剂:1g。头孢曲松他唑巴坦粉针剂[保乙]、抗菌谱同头孢曲松,耐酶而相对稳定,用前详见说明书,从略。

头孢他啶(复达欣、Ceftazidime)[保乙][典]

【作用特点与用途】 主要作用于细胞壁上的蛋白质,抑制细胞壁的合成,从而起杀菌作用。抗菌谱类似头孢噻肟,对铜绿假单胞菌作用优于头孢磺啶和氨基糖苷类抗生素。绝大多数病原菌株,包括对氨基糖苷类、青霉素类及其他头孢菌素耐药细菌对本品敏感,如化脓性链球菌、肺炎球菌等革兰阳性菌;大肠埃希菌、其他假单胞菌、肺炎杆菌及克雷伯菌属、变形菌属、肠杆菌属、沙雷菌属、沙门菌属、志贺菌属、流感杆菌、副流感菌、脑膜炎球菌及淋球菌等革兰阴性菌等。对某些拟杆菌也有效。但新近研究发现,肠球菌、耐甲氧西林金黄色葡萄球菌(MRSA)、李斯特菌、螺旋杆菌、难辨梭状芽胞杆菌和大部分脆弱拟杆菌株已对本品耐药。临床主要用于上述敏感菌引起的严重感染症:败血症、腹膜炎及患血液病或恶性肿瘤的免疫抑制性病人合并的感染,也用于烧伤、呼吸系统、泌尿系统、耳鼻咽喉、皮肤和软组织及胃肠道感染。临床上对老年和肾衰竭病人,可安全地替代氨基糖苷类抗感染。

【用法用量】 肌内注射、静脉注射、静脉滴注:成年人 1～6g/d,分 2 或 3 次;儿童及新生儿 20～50μg/(kg·d),分 2 或 3 次;肾功能障碍者适当减量。

【不良反应】 可见斑丘疹、荨麻疹、瘙痒及哮喘等过敏反应。偶见胃肠道反应、泌尿系统念珠菌病、阴道炎、头痛、眩晕及暂时性嗜酸性粒细胞增多;转氨酶、碱性磷酸酶可逆性升高。

【禁忌证】　对头孢菌素过敏者禁用。

【注意事项】　①妊娠早期及婴幼儿慎用;②正在使用氨基糖苷类抗生素或强效利尿药,再合并大剂量头孢他啶时应注意。不要与碳酸氢钠配伍。

【制剂规格】　粉针剂:0.5g,1g。

头孢噻肟/舒巴坦(新治君、Cefotaxime and Sulbactam)

【作用特点与用途】　头孢噻肟是第三代头孢菌素,通过抑制细菌细胞壁合成而产生杀菌作用。舒巴坦对耐药菌产生的β-内酰胺酶可产生不可逆的抑制作用。两者合用可增强头孢噻肟的抗酶作用和杀菌能力。本品为肠杆菌科中大部分细菌如大肠埃希菌、克雷伯菌、肠杆菌、变形杆菌、摩根菌、枸橼酸杆菌、沙门菌、沙雷菌、志贺菌、脑膜炎球菌、淋球菌、卡他莫拉菌等疗效良好,对脆弱拟杆菌及革兰阳性菌中的化脓链球菌、链球菌、肺炎双球菌、产和不产青霉素酶的葡萄球菌等亦有良效。本品适用于治疗敏感菌所引起的上、下呼吸道感染及上、下泌尿道感染,败血症、脑膜炎、腹膜炎、胆囊炎、胆管炎和其他腹腔内感染,皮肤和软组织感染及耳鼻咽喉科感染,骨骼及关节感染,盆腔炎、子宫内膜炎、淋病和其他生殖道感染。

【用法用量】　可用于肌内注射和静脉注射。临用前加灭菌注射用水适量使溶解。成年人每日剂量一般为头孢噻肟2g,舒巴坦1g至头孢噻肟6g,舒巴坦3g,分2或3次注射;严重感染者,每6～8小时头孢噻肟/舒巴坦2:1～3:1.5g。舒巴坦钠最大推荐剂量为4g/d。治疗无并发症的肺炎链球菌肺炎或急性尿路感染,每12小时给药头孢噻肟1g,舒巴坦0.5g;在手术过程中作预防用药时,手术前0.5～1.5h肌内注射或静脉给药头孢噻肟1g,舒巴坦0.5g,手术过程中,头孢噻肟1g,舒巴坦0.5g,术后每6～8小时头孢噻肟1g,舒巴坦0.5g,直至24h为止。小儿剂量一般每日按体重,头孢噻肟50～100mg/kg,舒巴坦25～50mg/kg,必要时按体重200mg/kg头孢噻肟和80mg/kg舒巴坦,分2或3次给药。严重肾功能减退病人应用本品时须适当减量,血清肌酐超过4.8mg或肾小球滤过率低于20ml/min时,本品的维持量应减半,肌酐量超过8.5mg时,维持量为正常量的1/4。

【不良反应】　过敏反应包括瘙痒、荨麻疹、药物热、嗜酸性粒细胞增多等,偶见暂时性中性粒细胞减少、血小板减少;静脉给药常可发生静脉炎、局部疼痛较常见。

【禁忌证】　对头孢菌素类、青霉素类过敏者禁用。

【注意事项】 ①配伍禁忌:本品可用灭菌注射用水、5％葡萄糖注射液、注射用生理盐水、含 0.225％氯化钠的 5％葡萄糖注射液和含 0.9％氯化钠的 5％葡萄糖注射液配伍。配制后头孢噻肟和舒巴坦浓度分别为 10mg/ml 和 5mg/ml,且两者浓度可各增至 0.25g/ml 和 0.125g/ml。应避免开始就使用乳酸林格溶液或 2％盐酸利多卡因溶液配制注射液。因混合后可引起配伍禁忌。但可采用两步稀释法。本品注射液不可与氨基糖苷类联合治疗时,可采用序贯间歇静脉输注法。②对诊断的干扰:应用本品的病人血清碱性磷酸酶、血尿素氮、丙氨酸氨基转移酶、门冬氨酸氨基转移酶或血清乳酸脱氢酶值可增高。

【制剂规格】 注射剂:头孢噻肟 1g,舒巴坦 0.5g。

头孢哌酮/他唑巴坦(凯舒特、Cefoperazone and Tazobactam)[保乙]

【作用特点与用途】 本品为头孢哌酮钠与他唑巴坦钠(4:1)均匀混合的复方制剂。头孢哌酮(先锋必)为第三代头孢菌素之一,通过抑制细菌细胞壁合成而起杀菌作用。他唑巴坦为舒巴坦的衍生物,抗菌谱与舒巴坦和克拉维酸相似,对 β-内酰胺酶、硫化氢抑制酶的抑制性比舒巴坦和克拉维酸都强。对革兰阴性菌、变形杆菌、克雷伯菌产生的 TEM,SHV,OXA(氯唑西林水解酶)等质粒介导的 β-内酰胺酶有较强的抑制作用,特别是对染色体介导的 I 型酶、抗超广谱 β-内酰胺酶的作用比舒巴坦、克拉维酸都强。头孢哌酮和他唑巴坦联合后增强并扩展了头孢哌酮钠的抗菌谱,使许多原先对头孢哌酮及其他 β-内酰胺抗生素耐药的产 β-内酰胺酶细菌有效。本品具有广谱抗生素及 β-内酰胺酶抑制药的双重特征。适用于对本品敏感的产和不产内酰胺酶的病原菌所致的中、重度感染,上、下呼吸道感染,腹腔感染,泌尿生殖系统感染、盆腔感染以及败血症、脑膜炎,皮肤和软组织感染等。

【用法用量】 静脉滴注:用生理盐水或灭菌注射用水适量(5～10ml 溶解),然后加入 5％葡萄糖注射液或 0.9％氯化钠注射液 150～250ml 稀释供静脉滴注,滴注时间为 30～60min,疗程为 7～10d(重症感染可适当延长)。成年人及 12 岁以上儿童常用量 2～4g/d,严重或难治性感染可增至 8g/d。分等量每 8 小时或 12 小时静脉滴注 1 次。严重肾功能不全患者(肌酐清除率＜30ml/min)每 12 小时他唑巴坦用量应不超过 0.5g。

【不良反应】 长期大剂量使用应警惕凝血功能障碍,防止出血倾向。参见头孢菌素概述部分的"不良反应"相关内容并仔细阅读使用说明书。

【禁忌证】 同注射用头孢哌酮钠/舒巴坦钠。

【注意事项】 ①对青霉素、β-内酰胺抑制药类抗生素过敏者慎用。如发生过敏反应,应立即停药。严重过敏反应者,应立即给予肾上腺素急救,给氧,静脉注射皮质激素类药物。②本品为钠盐,对于同时接受细胞毒药物或用利尿药治疗的患者要警惕发生低血钾的可能。③肝肾功能减退及严重胆道梗阻患者使用本品应调整用药剂量。④部分病人用本品治疗可引起维生素 K 缺乏和低凝血酶原血症。⑤患者应用本品时应避免饮用含醇饮料,也应避免如鼻饲等胃肠外给予含酒精成分的高营养制剂。⑥与氨基糖苷类抗生素联合应用时,应注意监测肾功能变化。⑦对诊断的干扰,用硫酸铜法进行尿糖测定可出现假阳性反应,直接抗人球蛋白试验阳性反应。

【药物相互作用】　①与氨基糖苷类抗生素(庆大霉素和妥布霉素)联合应用对肠杆菌和铜绿假单胞菌的某些敏感菌株有协同作用。但本品与氨基糖苷类抗生素间存在物理配伍禁忌,如需联合使用,可按顺序分别静脉注射这两种药物。②与下列药物同时应用可能引起出血:抗凝药肝素、香豆素或茚满二酮衍生物、溶栓药、非甾体抗炎镇痛药(尤其是阿司匹林、二氟尼柳或其他水杨酸制剂)及磺吡酮等。③本品与复方乳酸钠注射液或盐酸利多卡因注射液混合后出现配伍禁忌,但可采用两步稀释法。④与下列注射剂有配伍禁忌:多西环素、甲氯芬酯、阿马林、盐酸羟嗪、普鲁卡因胺、氨茶碱、丙氯拉嗪、细胞色素 C、喷他佐辛的混合溶液。

【制剂规格】　注射剂:1g(含头孢哌酮 0.8g,他唑巴坦 0.2g)。

头孢他美酯(头孢他美、Cefetamet)

【作用特点与用途】　本品为第三代口服广谱头孢菌素类抗生素。口服后在体内迅速被水解为有抗菌活性的头孢他美发挥抗菌作用。本品对链球菌属(粪链球菌除外)、肺炎球菌等革兰阳性菌;大肠埃希菌、克雷伯菌属、流感嗜血杆菌、淋病奈瑟菌等革兰阴性菌有很强的抗菌活性,尤其对头孢菌素敏感性低的沙雷菌属、吲哚阳性变形杆菌、肠杆菌属及枸橼酸菌属的抗菌活性明显。对细菌产生的 β-内酰胺酶稳定。本品对假单胞杆菌、支原体、衣原体、肠球菌和耐药性葡萄球菌无效。适用于敏感菌所致的下列感染:耳鼻喉感染如中耳炎、鼻窦炎、咽炎、腭扁桃体炎、下呼吸道感染如慢性支气管炎急性发作、急性气管炎、急性支气管炎;泌尿系统感染如非复杂性尿路感染、复杂性尿路感染(包括肾盂肾炎)、男性急性淋球菌性尿道炎等。

【用法用量】　胶囊剂:饭前或饭后 1h 内口服,成年人和 12 岁以上儿童每次 0.5g,2/d;12 岁以下儿童,每次 10mg/kg,2/d;复杂性尿路感染的成年人,每日全部剂量在晚饭前后 1h 内 1 次服用,男性淋球菌性尿道炎和女性非复杂性膀胱炎的患者,在就餐前后 1h 内 1 次服用,单一剂量 1.5～2.0g(12～16

粒)(膀胱炎者在傍晚)可充分根除病原体。肾功能衰竭患者应酌情减量或遵医嘱。干混悬剂:成年人每次 250～500mg,2/d;12 岁以下儿童 10mg/kg,2/d;复杂尿路感染、男性淋球菌性尿道炎、女性非复杂性膀胱炎患者,晚餐后 1h 内服用 1 次,单一剂量 1.25～2g。

【不良反应】 消化道反应如腹泻、恶心、呕吐、偶有假膜性肠炎、腹胀、胃灼热、血中胆红素升高、转氨酶一过性升高等;过敏反应如皮肤瘙痒、紫癜、皮疹等;偶见头痛、眩晕、疲劳感、白细胞减少、血小板减少等;罕见牙龈炎、直肠炎、结膜炎、药物热等。

【禁忌证】 对青霉素类药物过敏者慎用,对头孢菌素类药物过敏者禁用。

【注意事项】 使用本品期间,由于肠道微生物的改变,可能导致假膜性肠炎,若发生假膜性肠炎,应积极治疗(推荐使用万古霉素)。

【制剂规格】 胶囊剂:0.25g,0.125g×8 粒/瓶(盒),0.125g×16 粒/盒。干混悬剂:250mg×6 袋/盒,125mg×6 袋/盒。

头孢卡品(Cefcapene、Flomox)

【作用特点与用途】 本品对需氧的革兰阳性菌、厌氧革兰阴性菌均呈广谱抗菌作用。由于抑制青霉素结合蛋白,对革兰阳性菌有杀菌作用,可抑制革兰阴性菌细胞壁合成。本品体内代谢物的抗菌作用弱。成年人口服 150mg 后 2h 达血药峰值 $1.56\mu g/ml$,尿中排出率约 40%,故吸收率>40%。血终末 $t_{1/2\beta}$ 为 1h。与丙磺舒合用可提高本品血浆峰值及半衰期约 30%,肾清除率减少约 50%。肾功能障碍者服用本品消除 $t_{1/2\beta}$ 延长,AUC 也增大。体内分布广,未见蓄积性。用于对本品敏感的葡萄球菌、链球菌、淋球菌、莫拉杆菌、丙酸杆菌、枸橼酸杆菌、克雷伯菌属、大肠埃希菌、沙雷菌属、变形杆菌、摩根杆菌、流感杆菌、拟杆菌属引起的各种感染,包括皮肤与软组织炎症和疱、疖;创伤继发感染、耳鼻喉科感染、呼吸道感染、胆道感染、妇产科感染、眼科和牙科炎症等。

【用法用量】 成年人饭后口服:每次 100mg,3/d;顽固性或疗效不佳者,可增至每次 150mg,3/d;小儿按 3mg/kg,3/d,饭后口服。

【不良反应】 不良反应率约 3.43%,其中临床检查值异常率 7.88%。主要有软便、腹泻、胃不适等症状;皮疹、荨麻疹等;头晕、头痛、嗜睡、口渴等,未见严重不良反应。主要临床检查值异常为 ALP 升高、嗜酸性粒细胞增多、肌酸激酶升高等。停药后适当处理可恢复。

【注意事项】 对青霉素有过敏史者或本人及其家族性过敏体质者慎用。肾功能不良、老人和小儿应酌情减量。孕妇、早产儿、新生儿尚无安全性用药经验。注意维生素 K 缺乏症。

【制剂规格】　片剂:75mg,100mg。小儿颗粒剂:100mg/g。

氟氧头孢(氟莫头孢、氟吗宁、Flomoxef)

【作用特点与用途】　系氧杂头孢菌素类注射用抗菌药物,对 β-内酰胺酶十分稳定,其抗菌谱和其他第三代头孢菌素相似,对革兰阳性菌的抗菌作用几乎与拉氧头孢相同。氟氧头孢对金黄色葡萄球菌的抗菌作用很强,特别是对耐药性金黄色葡萄球菌包括耐甲氧西林金黄色葡萄球菌(MRSA)抗菌作用很强;对革兰阳性菌及阴性菌的临床效果良好,并有一定量的氟氧头孢可透过血-脑脊液屏障而渗入脑脊液中。适用于敏感菌所致的各种感染症如耐药性金黄色葡萄球菌感染症包括 MRSA 感染、严重的血液病并发感染、老年病人感染、泌尿生殖系统感染等。

【用法用量】　静脉注射或静脉滴注:2g/d,分 2 次;儿童 60～80mg/(kg·d),分 2 次,严重病人 4g/d,分 2～4 次。

【注意事项】　本品主要从肾排泄,不宜与氨基糖苷类抗生素和呋塞米类强效利尿药同时应用,以免出现肾功能异常或增加肾毒性。应定期检查血象和肝肾功能,并注意观察它对中枢神经及周围神经可能造成的影响。

【制剂规格】　粉针剂:0.5g,1.0g。

头孢特仑酯(头孢妥仑匹酯、美爱克、Cefditoren Pivoxil)[保乙]

【作用特点与用途】　本品的活性代谢产物头孢地托(CDTR)对需氧菌、厌氧菌抗菌作用与同类药物头孢克肟、头孢克洛、头孢泊肟相近,对肠球菌和杆菌、MRSA、铜绿假单胞菌已无抗菌作用。对革兰阳性和阴性菌具有与对照药相等或更强的抗菌力。对流感嗜血杆菌、肺炎链球菌、百日咳杆菌及 B. Catarrhalis 等有强力抗菌作用,且几乎不受培养基的种类、pH、马血清及接种菌量的影响,添加人血清可见抗菌力增强,并增强中性粒细胞、巨噬细胞的杀菌作用,对各种 β-内酰胺酶稳定性良好。未见金黄色葡萄球菌、大肠埃希菌、肺炎链球菌、肺炎克雷伯杆菌及阴沟肠杆菌获得耐药性,然而却观察到黏质沙雷菌在试管中获得性耐药性。除对上述敏感菌作用强外,本品对化脓性葡萄球菌、奇异变形杆菌、普通变形杆菌等敏感且作用强。其作用机制为阻碍细菌细胞壁合成。健康成年人口服本品后,在肠吸收时被水解成头孢地托进入血中。饭后服比空腹服好,药时下曲线面积(AUC)及尿中排出率增大30%。本品吸收后可分布于胆汁、痰、女性生殖器官、皮肤组织、乳腺、腭扁桃体等器官,但乳汁中却未查见。本品活性代谢物主要分布在血中,其他组织中很少,主要由肾排泄,故尿中也大部分是活性代谢物 CDTR。因此,肾功能低下者,血中药浓度可能升高,肌酐清除率<30ml/min 者或血透者,其 AUC 可为健康人的 5~10 倍,$t_{1/2}$ 延长。用于对本品敏感菌,如葡萄球菌属、链球菌属、消化性链球菌属、痤疮丙酸杆菌、大肠埃希菌、枸橼酸杆菌属、克雷伯杆菌属、肠杆菌属、沙雷杆菌属、变形杆菌属、摩根菌属、普罗威登菌属、流感杆菌、类杆菌属及百日咳杆菌等引起的感染性疾病。

【用法用量】 饭后口服:每次 100~200mg,3/d。或遵医嘱酌情增减;小儿每次 3mg/kg,3/d。

【不良反应】 ①极少数人可见休克。遇有不适、口内异常感、哮喘、眩晕、便意、耳鸣等异常情况,应停药。出现皮疹、荨麻疹、红斑、瘙痒、淋巴结肿大、关节痛时应停药处置。②有时嗜酸性粒细胞增多,中性粒细胞减少,似其他头孢类抗生素引起的贫血等。③有时出现转氨酶、碱性磷酸酯酶升高,血 BUN 及肌酐升高,可能出现蛋白尿。其他头孢菌素已有引起重型肾功能障碍的报道。④可见有软便、腹泻、嗳气、胃不适、疼痛,偶见恶心、呕吐等。⑤可见头痛、眩晕。长期用药者可出现临床检查值异常,如嗜酸性粒细胞增多,凝血酶原时间延长,应定期检查。⑥少见菌群交替,出现口腔炎、念珠菌病等。⑦可见维生素缺乏症,如维生素 K 及 B 族维生素缺乏等。

【注意事项】 ①对青霉素有过敏史者,本人或家族有哮喘,易发生皮疹、荨麻疹等变态反应体质者,严重肾功能障碍者,不能自口进食或静脉营养患者,高龄人,全身状态不良者尤其维生素 K 缺乏患者应慎用;②孕妇、小儿对本品的安全性尚未确立;③高龄、肾功能不良者用本品后血中浓度升高,药物排泄延迟,应酌减剂量或延长经药间隔时间;④注意临床检验值有无异常变化,以便及时采用相应对策。

【制剂规格】 片剂:0.1g。小儿用颗粒剂:每 1g 中含本品 100mg。

头孢唑泮(Cefozopran)

【作用特点与用途】 抗菌谱广,包括对革兰阳性菌、铜绿假单胞菌等革兰阴性菌、临床分离菌如耐甲氧西林金黄色葡萄球菌(MRSA)、肺炎链球菌、流感杆菌、阴沟杆菌、葡萄球菌、链球菌、肠球菌、消化链球菌、大肠埃希菌、肠杆菌、沙雷菌、克雷伯菌、枸橼酸杆菌、变形杆菌、假单胞菌、不动杆菌、拟杆菌等均有强力抗菌作用。本品对 β-内酰胺酶稳定,亲和性也低。其作用机制是阻碍细菌细胞壁的合成。成年人静脉滴注本品 1h,即刻达血中峰浓度 $70\mu g$/ml,10h 后降至 $2\mu g$/ml,$t_{1/2}$ 约1.6h;24h 尿中排泄率为 77%~94%,几乎全是未变化的原型药物。用于由本品敏感菌引起的败血症、外伤感染、呼吸系统、泌尿系统、腹腔、盆腔内化脓性炎症,眼科和耳鼻喉科炎症等。

【用法用量】　静脉注射或静脉滴注:每次 1g,2/d,一般使用 3d 为限,若需继续用本品不宜超过 2 周。视年龄、病情可酌情增减剂量。重症可增至 4g/d,分 2~4 次静脉滴注。可遵医嘱停药或换其他药。

【不良反应】　2422 例中有 94 例出现不良反应(3.9%),主要表现为药疹、发热和腹泻。少见过敏性休克、关节痛、荨麻疹、淋巴结肿大等。罕见肾功能衰竭、临床检验值异常:如肌酐和尿素氮升高、贫血、粒细胞和血小板减少、转氨酶、碱性磷酸酯酶、胆红素升高。极罕见假膜性肠炎;肾功能不全者大量用药可能发生惊厥、DIC 及菌群交替症、维生素 B 缺乏症、高钾血症、血清淀粉酶升高。

【注意事项】　①本人及家族对青霉素类过敏者,肝、肾功能严重损害者、老年患者、恶病质、缺钾倾向者、糖尿病病人、心功能不全者均应慎用;②孕妇、小儿对本品的安全性尚未确立;③本品与其他药物配合使用时,若 pH>8,可使本品效价降低。

【制剂规格】　粉针剂:0.5g,1.0g。

头孢地嗪(莫敌、Cefodizime)[典]

【作用特点与用途】　本品为第三代头孢菌素,其结构与头孢噻肟和头孢曲松相似,抗菌谱和抗菌活性也与其相似,具有广谱抗菌和增强机体免疫功能双重作用。枸橼酸杆菌属、肠杆菌属、阴沟杆菌属、铜绿假单胞菌和其他假单胞菌对本品耐药;表皮葡萄球菌、甲氧西林、耐药的金黄色葡萄球菌、粪肠球菌和单核细胞增多性李斯特菌对本品亦耐药。头孢地嗪对肠杆菌科细菌等革兰阴性菌具有强大抗菌作用(MIC$_{90}$ 0.118~2.62mg/L);对淋球菌、脑膜炎球菌、对氨苄西林敏感和耐药的流感杆菌亦具强力抗菌作用。本品对 β-内酰胺酶较稳定;也是首次应用于临床兼有生物反应调节作用的抗生素,可刺激吞噬细胞杀菌功能,促进粒细胞及单核细胞趋化作用及 CD4$^+$ 细胞增多,CD4$^+$/CD8$^+$ 比例增高等。本品体内抗菌活性较体外抗菌活性强,对由大肠埃希菌、奇异变形杆菌和肺炎杆菌所致感染模型的疗效相当或优于头孢噻肟。单次静脉注射或静脉滴注本品 $t_{1/2}$ 约 0.5h;肌内注射后生物利用度90%~100%,小儿肌内注射的生物利用度为70%。平均 $t_{1/2\beta}$ 约 2.5h;小儿 $t_{1/2\beta}$ 为 1.4~2.3h;老年和肾功减退者 $t_{1/2\beta}$ 可延长。平均蛋白结合率 81%~88%,随浓度增高而降低;体内分布广泛而不被代谢,51%~94%于 48h 内以原型从尿中排出;多次给药后粪中排出给药量的 11%~30%,胆汁中浓度较高。用于敏感菌引起的下呼吸道感染、下尿路感染、妇产科感染、外科手术感染等。

【用法用量】 静脉注射、静脉滴注或肌内注射:成年人 2～4g/d,分 1 或 2 次。治疗单纯性尿路感染和淋病可 1～2g 单次给药。小儿按 60mg/(kg·d) 计,分 2 或 3 次。治疗细菌性脑膜炎按 200mg/(kg·d),分 4 次。肾功不全者酌情减量。

【不良反应】 单次和多次给药后不良反应发生率约 1.2% 和 3.1%。皮疹、药物热和胃肠道反应较为多见,因不良反应而停药者占 1.5%。罕见有眩晕、寒战、头痛、血小板减少、贫血等。0.85%～3.3% 患者可有血清肌酐、转氨酶、碱性磷酸酶和胆红素升高。老年患者不良反应发生率>8%。

【制剂规格】 粉针剂:0.5g,1.0g。

头孢地尼(世扶尼、Cefdinir)[保乙]

【作用特点与用途】 本品为第三代口服头孢菌素。主要对肠杆菌科细菌和流感杆菌、肺炎杆菌、卡他莫拉菌及奈瑟菌属的抗菌力强,对大多数 β-内酰胺酶较稳定。饭时服用可提高生物利用度。口服 0.2g 后,C_{max} 为 1.74mg/L, t_{max} 为 3.7h,$t_{1/2\beta}$ 为 1.7～1.8h,尿中排出率 26%～33%,生物利用度>36%。用于敏感菌引起的感染症。如呼吸道、皮肤软组织、尿路感染及胆道感染;耳、鼻、咽、喉、口腔感染和淋病等。

【用法用量】 口服:0.1～0.2g/次,3/d,或遵医嘱。

【不良反应】 不良反应总发生率 3.4%。主要为腹泻、恶心、呕吐等胃肠道反应。可有轻度一过性实验室检查值异常。

【制剂规格】 片剂、胶囊剂:0.1g;0.2g。

头孢泊肟酯(搏拿、Cefpodoxime Proxetil)[保乙][典]

【作用特点与用途】 本品系口服用第三代广谱头孢菌素,是头孢泊肟的前体药物。口服后被肠道吸收,经肠壁酯酶水解产生活性代谢物头孢泊肟而显示抗菌活性。本品对葡萄球菌属、链球菌属、肺炎球菌、大肠埃希菌、克雷伯杆菌、变形杆菌、流感嗜血杆菌、奈瑟菌、淋病双球菌等革兰阳性和阴性菌均有很强的抗菌活性,其活性优于其他 β-内酰胺抗生素;对革兰阳性厌氧菌敏感,而对革兰阴性厌氧菌如脆弱拟杆菌其最低抑菌浓度为 3.13～200μg/ml。本品对各种细菌产生的 β-内酰胺酶稳定。肠杆菌、假单胞菌属、沙雷菌属、肠球菌和 MRSA 等对本品有抗药性。但对本品有抗药性的肠杆菌对头孢克肟却较敏感。头孢泊肟为酯类化合物。因此酶可增加其在小肠的吸收,但因其经过肠壁时可水解,故血液中仅有游离型药物。本品口服后经胃肠道吸收,转变为活性代谢物头孢泊肟。进食情况下服用本品,吸收率达 50%,与食物同服可增加其吸收,抗酸药或受体拮抗药可减少其吸收并降低其血药峰浓度值。本品服后 2～3h 可达峰浓值,80％的药物以原型从尿中排泄。肾功能减退的病人其消除半衰期延长 1.5～2h。主要用于由链球菌引起的上呼吸道感染及由肺炎球菌、流感杆菌引起的急性中耳炎、下呼吸道感染、皮肤感染、尿路感染和性传播疾病。本品亦可用于治疗 6 个月至 12 岁儿童的中耳炎、咽炎和腭扁桃体炎。

【用法用量】　一般按 4～8mg/(kg・d),分 2 次服。上呼吸道感染:100mg/12h,共 10d;下呼吸道感染:200mg/12h,共 14d;皮肤感染:400mg/12h,共 7～14d;尿路感染:100mg/12h,共 7d,性传播疾病:单剂量 200mg。

【不良反应】　不良反应为胃肠道反应,其中腹泻占 7％,恶心 4％,腹痛 2％,呕吐 1％。其不良反应发生率比头孢克肟低。

其他不良反应包括阴道真菌感染、尿布斑、其他斑疹及头痛等。由于本品从人乳汁中分泌,为避免哺乳婴儿不良反应的发生,应停止哺乳或更换其他药物。

【制剂规格】　片剂:100mg,200mg。混悬剂:50mg/5ml,100mg/5ml。胶囊剂:50mg。6 个月至 12 岁儿童只能服用混悬剂。

头孢哌酮/舒巴坦(舒普深、Cefoperazone/Sulbactan)[保乙]

【作用特点与用途】　本品为头孢哌酮与舒巴坦钠按 1:1 组成的复方制剂。舒巴坦钠(青霉烷砜,Sulbaetam)为 β-内酰胺酶抑制药,对金黄色葡萄球菌和多数革兰阴性杆菌产生的 β-内酰胺酶具有很强的且不可逆的抑制作用,但对染色体介导的 I 型 β-内酰胺酶无作用。加入舒巴坦可保护头孢哌酮免受 β-内酰胺酶的破坏,使细菌对复合制剂比头孢哌酮更敏感,可增强头孢哌酮对葡萄球菌、假单胞菌属、脆弱拟杆菌等细菌的抗菌活性。与头孢哌酮相同,主要用于敏感菌引起的各种感染,如肾盂肾炎、尿路感染、呼吸系统感染、腹膜炎、胆囊炎、菌血症、骨和关节炎(感染症)、盆腔炎、子宫内膜炎、淋病、皮肤及软组织感染等。

【用法用量】　剂量按复方制剂总量计算,静脉注射或滴注:成年人 2～4g/d,分 2 次;儿童 40～80mg/(kg・d),分 2～4 次。严重病例可增至 160mg/(kg・d)。本品亦可肌内注射给药。

【药物相互作用】　①本品与氨基糖苷类抗生素联合应用对肠杆菌科细菌和铜绿假单胞菌有协同作用,但须注意和监护肾功能。本品与氨基糖苷类抗生素不能在同一注射器或输液瓶内配伍;②本品可干扰本尼迪特(Benedict)溶液、费林溶液及 Dinitest 试纸检测尿糖结果,出现假阳性;但不干扰酶法测试结果;③本品可与抗凝血药物如肝素、香豆素等及影响血小板聚集药物如阿司匹林、二氟尼柳等合用可增加出血倾向。肌内注射、静脉注射后迅速分布于体内各组织及体液,如痰、胸腔积液、腹水、胆汁等,体内几乎不代谢,主要从胆汁和尿中排泄药物,$t_{1/2}$约2h,蛋白结合率82%～93%。尤以胆汁、血清、尿液浓度最高。

【不良反应】【注意事项】 请参阅本章头孢哌酮/他唑巴坦。仔细阅读说明书。

【制剂规格】 粉针剂:1g,2g(含头孢哌酮钠及舒巴坦钠各0.5g或1g)。

头孢布烯(头孢布坦、先力腾、Cefibuten)

【作用特点与用途】 口服用第三代头孢菌素。主要用于敏感的肺炎链球菌(青霉素敏感株)、化脓性链球菌、流感嗜血杆菌、卡他莫拉菌(后两者包括产β-内酰胺酶株)所引起的呼吸道感染,如慢性气管炎急性发作、咽炎、扁桃体炎、泌尿道感染等。

【用法用量】 成年人和体重45kg以上儿童,每日1次0.4g;儿童体重10kg服90mg,20kg服180mg,40kg服360mg。其他剂型如混悬剂须遵医嘱。

【不良反应】 同头孢羟氨苄。

【注意事项】 ①对青霉素过敏者,孕妇、哺乳期妇女、6个月以内婴幼儿、肾病患者慎用;②混悬剂须饭前0.5h或饭后2h服用;③抗酸药或H_2受体拮抗药(如西咪替丁等)可增加本品肾毒性。

【制剂规格】 胶囊剂:200mg,400mg;混悬剂:90mg/5ml,180mg/5ml;每瓶30ml,60ml,120ml。

氯碳头孢(洛拉碳头孢、Loracarbef、Lorabid)

【作用特点与用途】 氯碳头孢通过与细菌细胞壁某些靶蛋白结合起杀菌作用,其结合部位为青霉素结合蛋白。本品也可与某些合成酶结合并使之失活,阻止细胞壁的合成与生长,最终使细菌溶解。本品的抗菌活性与头孢克洛、头孢普尔及头孢呋辛酯相似。口服胶囊t_{max}约1.2h,混悬液t_{max}约0.8h。本品在体内不被代谢,口服剂量约90%从尿中排出。由于其口服后吸收较好,故对肠道正常菌群影响较小。本品的血浆蛋白结合率为25%,$t_{1/2}$1h,肾功能不良病人的半衰期明显延长。用于由敏感菌所致成人和儿童呼吸系统、皮肤和尿路感染。

【用法用量】 口服:①咽炎及腭扁桃体炎,成年人200mg/12h,共10d;6个月至12岁儿童7.5mg/(kg·12h),共10d;②中耳炎,15mg/(kg·

12h),共 10d(6 个月至 12 岁儿童);③急性支气管炎继发性感染,200～400mg/12h,共 7d;④慢性支气管炎急性发作,400mg/12h,共 7d;⑤肺炎,300mg/12h,共 14d。

【不良反应】　常见的为腹泻。对青霉素过敏的病人可能也对本品过敏。

【制剂规格】　胶囊:200mg。儿童混悬剂:100mg/5ml,200mg/5ml。

头孢匹胺(Cefpiramide)[保乙]

【作用特点与用途】　对革兰阳性菌如葡萄球菌、链球菌、消化球菌、消化链球菌等作用强,对铜绿假单胞菌等不醇解葡萄糖的革兰阴性杆菌也显示强大的作用。但本品对 MRSA 无效。注射头孢匹胺钠后的血药浓度高于相同剂量的其他头孢菌素,而且较持久。本品向肝、胆道组织大量移行,向女性生殖器、腹腔渗出液、口腔组织、腭扁桃体及痰液移行也良好。本品能进入脑脊液中。主要通过肾、肝排泄。用于敏感菌引起的肺炎、呼吸道感染(包括慢性呼吸系统疾病的继发感染)、胆道感染、妇产科感染、腹膜炎、尿路感染、脑膜炎、败血症及口腔外科等感染。

【用法用量】　肌内注射、静脉注射或静脉滴注:成年人 1～2g/d,病重时可增至 4g,分 2 或 3 次。儿童 30～80mg/(kg·d),病重时可增至 150mg/(kg·d),分 2 或 3 次。

【不良反应】　可见皮疹、荨麻疹、瘙痒及发热等过敏反应。偶见胃肠道反应、血象改变、肝功能改变、少尿及蛋白尿等。罕见头痛、过敏性休克、肠道菌群改变引起的口炎、念珠菌病和假膜性肠炎等,造成 B 族维生素及维生素 K 缺乏症。此外,肌内注射引起局部疼痛、硬结,大量静注罕见血管痛及血栓性静脉炎。

【禁忌证】　皮试阳性者禁用。肌内注射禁用于早产儿、新生儿及小儿和对利多卡因或酰苯胺类局部麻醉药过敏的病人。

【注意事项】　对青霉素类过敏、过敏体质、严重肝肾疾病,以及全身状况差者慎用。用药期间及用药后 1 周内应避免饮酒。其余同一般头孢菌素类的注意事项。

【制剂规格】　注射用粉针剂:0.25g,0.5g,1g。

(四)第四代头孢菌素

头孢匹罗(Cefpirome)[保乙]

【作用特点与用途】　本品对青霉素敏感或耐药的葡萄球菌的 MIC 为

0.313～0.781μg/ml,显著优于头孢他啶(CAZ)的 12.5μg/ml,也优于头孢噻肟(CTX)的 1.563～3.125μg/ml;本品抗链球菌的活性相当于头孢他啶(CAZ)的 10 倍以上;抗铜绿假单胞菌则与 CAZ 相同,本品对大肠埃希菌、沙门菌的 MIC 均<0.1μg/ml;对枸橼酸杆菌、耐头孢噻肟(CTX)及 CAZ 的产凝固酶的菌株、克雷伯菌、高度耐药的肠杆菌泄殖腔菌株、沙雷菌等均呈强力抗菌作用。本品抗变形杆菌、专属性厌氧菌类(脆弱拟杆菌等)与 CTX 和 CAZ 相当。本品抗流感嗜血杆菌的 MIC<0.031μg/ml,抗破伤风梭状芽胞杆菌及厌氧消化链球菌活性优于 CAZ。本品抗临床分离的菌株如金黄色葡萄球菌、表葡菌、化脓性链球菌、粪肠球菌、肺炎链球菌、奇异变形杆菌、阴沟肠杆菌、弗氏枸橼酸菌、摩根菌和不动杆菌比头孢噻肟、头孢他啶(复达欣)、头孢替安(CTM)高 2～256 倍,抗菌活性很强。且对 β-内酰胺酶稳定。成年人静脉注射 $t_{1/2}$(1.67±0.26)h;儿童 20mg/kg,静脉注射 15min 后最大浓度为 70.5μg/ml,$t_{1/2}$ 1.39h,尿排泄 66.0%。化脓性脑膜炎患儿静脉注射 40～80mg/kg,45～60min 后脑脊液中可达 1.85～24.2μg/ml,透入率呈中等程度,有助于治疗。胃肠外科病人,术前静脉注射本品 1g,$t_{1/2}$ 为 2.1h,2h 后腹膜液中平均浓度为 44μg/ml,$t_{1/2}$ 为 2h,6h 后>10μg/ml,腹内渗透率为97.7%。用于对各种敏感细菌性感染包括耐药金黄色葡萄球菌、铜绿假单胞菌、肠杆菌及枸橼酸杆菌感染性疾病。

【用法用量】 静脉注射:成年人每次 1g;儿童 20mg/kg,可根据病情增加至 40～80mg/kg。

【不良反应】 492 例中出现腹泻 15 例次,稀便 3 例次,皮疹 3 例次,头痛 1 例次,发热 1 例次,总发生率 4.1%。尚有白细胞减少、嗜酸性粒细胞升高或血小板升高或血小板下降、转氨酶升高、总胆红素升高、肌酐升高。

【制剂规格】 粉针剂:1g。

头孢吡肟(马斯平、头孢泊姆、Cefepime)[保乙][典]

【作用特点与用途】 本品为第四代头孢菌素,呈电中性的两性离子,具有高度的水溶性,能快速穿透革兰阴性菌外膜带负电的微孔通道,对许多 β-内酰胺酶具有低亲和力,其作用部位为许多主要的青霉素结合蛋白(PBPs),包括阴沟杆菌和大肠埃希菌的 PBP_2 和 PBP_3,大肠埃希菌的 PBP_1 和 $PBP_{1A/1B}$,从而影响细菌细胞壁的合成和代谢。本品杀菌力强,抗菌谱广,对革兰阳性菌包括金黄色葡萄球菌(如产 β-内酰胺酶株)、化脓性链球菌、腐生葡萄球菌、肺炎链球菌(包括青霉素 MIC 为 0.1～1.0μg/ml 的耐青霉素株)及其他溶血性链球菌等有明显抗菌作用;对假单胞菌、大肠埃希菌、嗜水气单胞菌、嗜二氧化碳噬细胞菌、枸橼酸菌、空肠弯曲菌、阴道加德纳菌、嗜血杆菌、奈瑟球菌、沙门菌、沙雷菌、志贺菌、耶尔森菌等亦有很好的抗菌作用。对厌氧菌包括类杆菌、产气荚膜梭状菌也有很好的抗菌作用。仅对嗜麦芽假单胞菌、脆弱拟杆菌、耐甲氧西林金黄色葡萄球菌(MRSA)、肠球菌和难治性梭状菌无效。本品在尿液、胆汁、腹膜液、气管黏膜、痰液、前列腺液、阑尾、胆囊中均能达到治疗浓度。血浆 $t_{1/2\beta}$ 约 2h。健康受试者静脉注射本品 2g，每 8 小时 1 次，连续 9d，未见药物蓄积现象。总清除率为 120ml/min，几乎全部经肾排出，尿中原型药为给药量的 85%。血清蛋白结合率低于 19%，且与血药浓度无关。老年与年轻健康受试者静脉注射同一剂量，前者 AUC 较高，清除率较低。肾功不全者 $t_{1/2\beta}$ 延长，需接受透析的病人 $t_{1/2}$ 为 13h，连续腹膜透析者 $t_{1/2}$ 为 19h。肝功能不全者的血药学特征无明显改变。用于上述敏感菌引起的下呼吸道感染(肺炎、支气管炎)、泌尿道感染、皮肤及软组织感染、腹腔感染(包括腹膜炎、胆道感染)、妇产科感染、败血症等。

【用法用量】　静脉注射：每次 2.0g，2～3/d，可与氨基糖苷类联用。

【不良反应】　①胃肠道症状可有恶心、呕吐、腹泻、便秘、腹痛、消化不良等。②变态反应症状可见皮疹、瘙痒、发热。③心血管系统反应可有胸痛、心动过速等。④呼吸系统反应可咳嗽、咽喉痛、呼吸困难。⑤中枢神经系统反应如头痛、眩晕、失眠、焦虑、精神错乱。⑥实验室结果异常，如丙氨酸氨基转氨酶、门冬氨酸氨基转氨酶、碱性磷酸酶、总胆红素升高；嗜酸性粒细胞增多；贫血、血小板减少、凝血酶原时间或凝血时间延长，无溶血性 Coombs 试验阳性；一过性尿素氮和(或)血肌酐升高，一过性白细胞减少或中性粒细胞减少。⑦乏力、盗汗、阴道炎、外周水肿、疼痛、背痛等。总的不良反应发生率低。

【禁忌证】　对本品或 L-精氨酸、β-内酰胺类抗生素有高敏反应者禁用。

【注意事项】　孕妇、哺乳期妇女慎用。肾功能不全者减量使用。治疗期间出现腹泻时应考虑假膜性肠炎的可能性。13 岁以下儿童疗效未确立。

【药物相互作用】　本品不宜与甲硝唑、万古霉素、庆大霉素、硫酸妥布霉素、硫酸奈替米星合用。必要时，2h 以后重复给药。

【制剂规格】　粉针剂：500mg，1.0g，2.0g。

头孢克定(Cefcidin、Cefclidilm)

【作用特点与用途】　本品对细菌细胞壁的穿透性很强，革兰阴性菌对本品高度敏感，对铜绿假单胞菌的作用较头孢他啶强 4～16 倍，对其他假单胞菌也呈良好抗菌作用；对大多数肠杆菌科细菌的抗菌活性较第三代头孢菌素强；某些耐第三代头孢菌素的枸橼酸杆菌、肠球菌属及葡萄糖非发酵菌对本品也敏感;对各种 β-内酰胺酶高度稳定。本品静脉滴注后的体内过程与头孢他啶相仿。静脉滴注本品 $0.5\sim 2g$ 后血药峰浓度为 $29.2\sim 116.0mg/L$,血清 $t_{1/2}$ 为 1.92h,给药后 24h 内尿中排出给药量的 $82\%\sim 86\%$,血浆蛋白结合率为 4%。能广泛分布于体液和组织中。用于敏感菌引起的各种感染。

【用法用量】 静脉滴注:成年人每次 1g,2/d,或遵医嘱。

【不良反应】 总发生率 3.8%。以皮疹、药物热等过敏反应较多见。实验室异常发生率为 15.4%,以血清转氨酶轻度升高及嗜酸性粒细胞增多为主。

【禁忌证】 对本品过敏者禁用,参阅其他同类头孢菌素相关项下。

【临床评价】 本品治疗各种感染的临床总有效率达 $82.6\%\sim 91.1\%$,对革兰阳性菌和肠杆菌科等革兰阴性菌的清除率分别为 84.1% 和 84.7%。对铜绿假单胞菌的细菌清除率达 78.4%。

【制剂规格】 粉针剂:1.0g。

头孢噻利(头孢司利、Cefoselis)[保乙]

【作用特点与用途】 本品具有广谱抗菌活性,对葡萄球菌比第三代头孢菌素更有效。对假单胞菌属(与免疫受损病人的机会感染有关)也有效。对细菌的 β-内酰胺酶有非常高的稳定性,几乎完全未被代谢而排出。对耐甲氧西林的金黄色葡萄球菌(MRSA)有很强的活性,其作用强度与头孢匹罗相似。对临床分离菌中的需氧革兰阳性菌效果类似于头孢匹罗,显著强于头孢他啶、头孢哌酮、头孢唑肟;对临床分离的革兰阴性菌的作用优于头孢哌酮,类似于头孢他啶。对铜绿假单胞菌优于头孢哌酮,类似于或略强于头孢匹罗,稍弱于头孢他啶。本品对于耐同类药物的枸橼酸菌和肠杆菌属仍呈明显抗菌活性。对金黄色葡萄球菌、大肠埃希菌和铜绿假单胞菌的抑菌效果比头孢匹罗、头孢他啶强得多,对具有 β-内酰胺酶保护作用的菌株有更强的活性。人体耐受良好,不良反应少。本品似乎完全由肾小球滤过,容易渗入组织和炎症渗出液中。本品在组织中的浓度顺序为:肾>肺>心>肝>脾。主要通过肾排出,在 24h 内排出 74%,血浆蛋白结合率低。本品主要经肾排泄。用于敏感菌引起的呼吸、泌尿及消化系统等感染。

【用法用量】 静脉滴注:每次 $0.5\sim 2.0g$,2/d,加入生理盐水或 5% 葡萄糖注射液中静脉滴注;小儿按 20mg/kg 体重剂量滴注,2/d。

【不良反应】 病人对本品耐受性良好,仅见轻微皮疹、瘙痒和实验检查值异常。

【注意事项】 本品虽未见过敏反应,但仍须注意观察。

【制剂规格】 粉针剂:0.5g,1.0g。

头孢咪唑(Cefpimizole)

【作用特点与用途】 本品对革兰阳性菌、阴性菌及厌氧菌显示广谱抗菌作用,特别对铜绿假单胞菌的抗菌作用比其他头孢烯类强,且其体内抗菌作用更强于体外抗菌作用。对各种细菌产生的 β-内酰胺酶具有高度稳定性,对TEM 型青霉素酶稳定性也很好。与青霉素结合蛋白(I$_a$、I$_b$ 及 Ⅲ型)呈高度亲和性,通过抑制细菌细胞壁合成而发挥杀菌作用。本品尚有促进防御感染的作用:与血清补体显示协同杀菌作用,同时促进巨噬细胞及中性粒细胞的吞噬及杀菌能力,提高宿主防御感染的能力。健康成年人静脉注射本品 0.5g、0.2g 后 6h,其血药浓度分别为 1.6μg/ml、4.1μg/ml 及 9.7μg/ml,$t_{1/2}$ 为1.57～1.98h。可分布于痰液、肺组织、胆汁、胆囊、腹水、腹腔内渗出液、子宫及子宫附件等,也发现向脐带血及羊水移行,可向胎儿移行,未见向乳汁移行。主要经尿排出,健康成年人静脉注射及静脉滴注 1g 后 8h 尿中排出率约85%。尿中未见有抗菌活性的代谢物,肾功能不全者血中半衰期延长,尿中排泄率降低。用于敏感菌引起的呼吸系统、肝胆、泌尿道与生殖道感染、妇产科感染、败血症等。

【用法用量】 静脉注射或滴注:每次 0.5～1.0g,2/d,对难治性或重症感染可增至 4g/d。静脉注射时每克溶于注射用水、生理盐水或葡萄糖注射液10～20ml,缓慢注射;滴注时溶于糖、电解质、氨基酸等输液中,约 1h 滴注完。

【不良反应】 不良反应发生率 3.9%:①罕见休克;②可见过敏反应;③可有血液、肝功能、肾功能等实验检查值异常;④偶见消化系统反应如恶心、嗳气、呕吐、腹泻、食欲缺乏等,罕见其他头孢烯类抗生素引起的假膜性大肠炎;⑤偶见菌群交替症如口炎、念珠菌病等;⑥罕见维生素 K 及 B 族维生素缺乏症;⑦偶见头痛等。

【禁忌证】 对本品有过敏史者。

【注意事项】 ①对青霉素或头孢烯类药物有过敏史者,本人及亲属易发哮喘、皮疹、荨麻疹等变态反应性体质者,肾功能障碍、摄食困难或不经口营养的病人、老年人、全身状况差的病人慎用;②妊娠期与小儿给药的安全性尚未确立;③使用时应注意预防休克反应,最好先做皮试;大剂量时可出现输注性血管痛、血栓性静脉炎;注射宜慢;溶解后不宜久置;④可有尿糖假阳性,直接库姆斯试验有时呈阳性。

【制剂规格】 静脉注射用冻干粉针:0.5g,1.0g。

(五)碳青霉烯类、单环β-内酰胺类及其他类

卡芦莫南(阿莫苏林、Carumonam、Amasulin、Mobactam)

【作用特点与用途】　本品抗菌机制、抗菌谱及抗菌活性与氨曲南相似,对革兰阴性需氧菌、大肠埃希菌、克雷伯菌、肠杆菌、变形杆菌、摩根菌、枸橼酸菌、黏质沙雷菌等高效。对铜绿假单胞菌、流感杆菌亦相当有效,与氨曲南、头孢哌酮作用相似。本品对革兰阳性菌及厌氧菌作用较弱。肌内注射后本品在体内广泛分布;少量在体内代谢开环失活,大部分通过肾小球滤过和肾小管分泌,以原型经肾排出。$t_{1/2}$约2.2h,肾功能不全时,可延长至4.2h,须调节剂量。用于敏感性革兰阴性菌引起的下呼吸道感染、有并发症的尿路感染、胆管炎、胆囊炎、腹膜炎等腹腔感染和败血症等。

【用法用量】　深部肌内注射、静脉注射或静脉滴注:成年人1～2g/d,分2次;重症可增至4～6g/d。

【禁忌证】　对本品过敏者。

【不良反应】　①可见皮疹、药物热、荨麻疹等过敏反应,罕见休克发生,出现休克过敏反应立即停药。本品与青霉素交叉过敏反应发生率极低,但有青霉素过敏史者应用本品应采取充分防范措施。②偶见恶心、腹泻等胃肠道反应。③偶见嗜酸性粒细胞增多症、粒细胞减少、红细胞减少等。④少数患者出现可逆性血清转氨酶升高、BUN升高、蛋白尿、念珠菌症等。⑤偶见B族维生素缺乏症。

【注意事项】　老年患者、全身状态差者慎用。本品对孕妇、婴儿的安全性尚未明确,慎用。

【制剂规格】　粉针剂:0.5g,1.0g。

美罗培南(倍能、美平、Meropenem)[保乙][典]

【作用特点与用途】　本品性质稳定,抗菌谱与亚胺培南相似,对肠杆菌、铜绿假单胞菌、流感杆菌及淋球菌的作用强于亚胺培南及头孢噻肟和头孢他啶,对厌氧菌的作用相似,对革兰阳性菌的作用略逊于亚胺培南,但优于头孢他啶。本品浓度0.5μg/ml时可抑制90%的金黄色葡萄球菌、肺炎双球菌和溶血性链球菌等。本品对厌氧菌的作用强于甲硝唑和克林霉素。本品对脱氢肽酶较稳定,对肾毒性较小,可单独给药。为碳青霉烯类抗生素,吡咯烷基团为β-内酰胺环保护剂。单剂量静脉注射250mg、500mg、1.0g和多剂量0.5g/12h、1.0g/12h输注本品,其输注后即刻血浆浓度为250mg时15.8μg/ml,

500mg 时达 $26.9\mu g/ml$,$1.0g$ 时达 $53.1\mu g/ml$。$t_{1/2}$ 1h,尿中回收率 $54.3\%\sim$ 64.2%。未见药物蓄积。用于敏感菌所致的下呼吸道、尿路、腹腔、妇科、肝胆、骨科、外科、五官科和皮肤感染及细菌性脑膜炎等。

【用法用量】　静脉滴注:$0.5\sim2.0g/d$,分 2 或 3 次。使用时用生理盐水或 5% 葡萄糖注射液溶解,$0.5g$ 本品稀释到 $100ml$ 以上,连续用限于 $14d$。

【不良反应】　耐受良好。不良反应如恶心、腹泻等短暂、温和,发生率低。

【注意事项】　①肾功能损害者肌酐清除率下降,用量应相应减少;②新生儿、婴儿相应较成年人分布体积增加,清除率下降,$t_{1/2}$ 延长,其剂量应适当减少;③丙磺舒可使本品 $t_{1/2}$ 延长;④不可用注射用水溶解、稀释。

【制剂规格】　粉针剂:250mg,500mg,1.0g。

厄他培南(艾他培南、怡万之、Ertapenem)[保乙]

【作用特点与用途】　对革兰阳性菌和阴性菌的青霉素结合蛋白(PBP-1、PBP-2 和 PBP-3)亲和力强;对革兰阳性、阴性菌和厌氧菌均有抗菌作用。对肾脱氢酶Ⅰ(DHP-Ⅰ)稳定,不需要用 DHP-Ⅰ抑制药,对革兰阴性菌的外膜穿透力强并有抗生素后效应(PAE)。对染色体或质粒介导的 β-内酰胺酶稳定。静脉滴注本品的半衰期($t_{1/2}$)约 4.5h,血浆蛋白结合率达 95%,给药后 48h 内尿中回收率约 37%。约 76% 代谢物由尿中排出,约 24% 经胆汁排出。肾功能不良者的半衰期长。本品体内分布比头孢曲松广,相同剂量时血药峰浓度也比头孢曲松高。其抗革兰阳性菌的活性略低于亚胺培南,但对革兰阴性菌、流感嗜血杆菌和卡他莫拉菌的抗菌力却强于亚胺培南。临床用于敏感菌所致的呼吸系统、泌尿生殖、腹腔、胆道感染和败血症,盆腔、皮肤及软组织感染症。

【用法用量】　成年人每天单次静脉滴注 1g(用 100ml 生理盐水稀释)。

【不良反应】　参阅亚胺培南、氨曲南;可有恶心、呕吐、腹泻、皮疹等。

【注意事项】　①药物相互作用参阅氨曲南;②对 β-内酰胺类抗生素过敏者慎用;③不宜长期、大量应用,警惕二重感染发生;④肾功能不良者(肌酐清除率低于 30ml/min)每天静脉滴注 0.5g。

【制剂规格】　粉针剂:0.5g;1g。

多尼培南(Doripem、Finibax)

【作用特点与用途】　本品对多种细菌的青霉素结合蛋白(PBP)均有良好的亲和力,尤其对金黄色葡萄球菌的 PBP-1、铜绿假单胞菌的 PBP-2 和 PBP-3、大肠埃希菌的 PBP-2 及其他敏感菌的 PBP 均有极强的亲和力,并且对绝大多数

β-内酰胺酶稳定。其静脉滴注半衰期$(t_{1/2})$0.8~0.9h,蛋白结合率为6%~8%,多次静脉滴注的蛋白结合率为9%;体内分布广,体内代谢物主要为β-内酰胺环水解开环物,约90%经尿排出,微量随粪便排出。用于敏感的革兰阳性菌、阴性菌和厌氧菌所致的呼吸系统、尿道、皮肤软组织、脑组织感染、败血症、细菌性心内膜炎等全身性严重感染,各种外科手术后感染等。

【用法用量】 静脉滴注:成年人每次0.25~0.5g,2~3/d,最大剂量为1.5g/d。

【不良反应】【注意事项】 参阅亚胺培南、氨曲南。

【制剂规格】 注射剂:0.5g,0.25g。

比阿培南(安信、Biapenem)[保乙]

【作用特点与用途】 本品与美罗培南相似,性质稳定,抗菌谱也与美罗培南相似,对革兰阴性菌、铜绿假单胞菌的作用强于亚胺培南,对厌氧菌作用相似;对革兰阳性菌的活性略逊于亚胺培南。对不动杆菌和厌氧菌作用强于头孢他啶。本品对脱氧肽酶稳定,对肾毒性较小,可单独给药。$t_{1/2}$约1h。用于敏感菌引起的感染。参阅亚胺培南。

【用法用量】 肌内注射或静脉注射:成年人,每次300mg,2/d。不超过1.2g/d。

【不良反应】 请参阅本章美罗培南相关资料。

【注意事项】 仔细阅读药品说明书。参阅美罗培南。

【制剂规格】 粉针剂:300mg。

法罗培南(Faropenem)[保乙]

【作用特点与用途】 本品对需氧革兰阳性菌、厌氧菌均有抗菌作用,主要与青霉素结合蛋白质结合,抑制细胞壁的形成而产生抗菌效果。主要特点是具有青霉素和头孢菌素类强效、广谱抗菌作用,对各种β-内酰胺酶高度稳定,可口服,对青霉素耐药的肺炎球菌及对氧氟沙星耐药的葡萄球菌均有良好的抗菌效果。但对铜绿假单胞菌无效。口服本品150mg,300mg,600mg,血浆药物浓度峰值分别为2.36mg/L,6.24mg/L,7.37mg/L,吸收率约20%,饭后给药达峰值时间约延长1h,而峰值和药时曲线面积未见改变。老年人达峰时间延长,吸收延缓,但峰值无差别,而药时曲线面积增大。病人口服本品200mg或300mg后,其皮肤、腭扁桃体、子宫等组织浓度与血浆浓度的比值为10%~40%。可分布于肝、肾、胃、小肠等,未见蓄积性。向胎儿分布少。血浆蛋白结合率82.6%~92.1%。主要以无活性代谢物从尿中排出,未变化的原

型药消除相 $t_{1/2\beta}$ 约 1h。用于葡萄球菌属、链球菌属、肺炎球菌、肠球菌、摩拉克菌属、大肠埃希菌、枸橼酸杆菌属、变形杆菌属、流感杆菌、丙酸杆菌属等引起的各种感染症。

【用法用量】　本品用于治疗脓疱性痤疮、集簇性痤疮、毛囊炎、疖肿等传染性脓疱疹、丹毒、蜂窝织炎、淋巴管(结)炎、瘭疽、化脓性甲周炎、皮下脓肿、汗腺炎、感染性粉瘤、慢性脓皮症、乳腺炎、肛周脓肿及外伤、烧伤、手术切口等继发感染、咽峡炎、急性支气管炎、腭扁桃体炎、单纯性膀胱炎、子宫附件炎、宫内感染、巴氏腺炎、眼睑炎、泪囊炎、睑腺炎、角膜炎、角膜溃疡、外耳炎、牙周炎、上颌窦炎。口服:成年人每次 150～200mg,3/d。

治疗肺炎、肺化脓症、肾盂肾炎、膀胱炎(除单纯性外)、前列腺炎、附睾炎、中耳炎、副鼻窦炎。口服:成年人每次 200～300mg,3/d。可按年龄、症状酌情增减。

【不良反应】　在 2773 例应用本品者中,163 例(5.9%)出现不良反应,主要是腹泻、软便等消化系统症状,也有皮疹等。临床实验检查值可有转氨酶升高,但未发现本品特殊异常。

应警惕同类药物罕见过敏性休克;皮肤-黏膜-眼综合征;中毒性表皮坏死及急性肾衰竭、假膜性肠炎、间质性肺炎及实验室检查值特殊异常;胃肠道功能障碍,B 族维生素及维生素 K 缺乏、出血倾向、头晕、水肿、菌群交替等也有报道。

【禁忌证】　对青霉素类、头孢菌素类或培南类药物有过敏史者或其家族性过敏体质者,重症肾功能障碍者禁用本品。

【注意事项】　①注意上述不良反应和禁忌证;②引起腹泻、便秘、B 族维生素和维生素 K 缺乏者慎用;③老年人应酌情减量;④孕妇和小儿的安全性尚未确立;⑤尿糖试验可出现假阳性,直接抗人球蛋白试验也往往出现阳性。

【药物相互作用】　亚胺培南/西拉司丁含有西拉司丁,可抑制代谢酶,使本品血药浓度升高;与丙磺舒并用使本品肾毒性增强;可使抗癫痫药丙戊酸的血中浓度减低,易使癫痫复发。

【制剂规格】　片剂:150mg,200mg,300mg。

头孢唑喃(Cefuzonam、Cosmosin)

【作用特点与用途】　对葡萄球菌属、链球菌属及对甲氧西林和头孢烯类耐药的金黄色葡萄球菌等革兰阳性菌有良好的抗菌作用。对大肠埃希菌、克雷伯菌属、变形杆菌属及流感杆菌具有较强的抗菌作用,对肠杆菌属、沙雷菌属及拟杆菌属等革兰阴性菌也有良好的抗菌作用。本品对 β-内酰胺酶稳定。

本品静脉注射后,明显向胆汁及胆囊组织移行,亦向痰液、子宫、卵巢、骨盆死腔渗出液、骨髓及脑脊髓液等移行,稍向乳汁移行。本品主要经肾排泄。用于敏感菌引起的败血症、呼吸道感染、腭扁桃体炎、肝胆感染、腹膜炎、脑膜炎、骨髓炎、关节炎、骨盆死腔炎、子宫旁结缔组织炎、肛周脓肿及外伤、手术创口的继发感染。

【用法用量】 静脉注射或静脉滴注:成年人 $1\sim2g/d$,分 2 次,重症可增至 $4g/d$,分 $2\sim4$ 次。儿童 $40\sim80mg/(kg \cdot d)$,重症可增至 $200mg/(kg \cdot d)$,分 3 或 4 次。静脉滴注时,每次加入 100ml 输液中滴注 1h。

【不良反应】 可见皮疹、瘙痒及发热等过敏反应,偶见恶心、呕吐、食欲缺乏、腹痛及腹泻等胃肠道反应,粒细胞减少及嗜酸性粒细胞增多等血象改变,以及肝肾功能异常。罕见休克、血小板减少、红细胞减少、假膜性结肠炎、痉挛、全身倦怠感、面部潮红、心律失常、口炎、念珠菌菌群交替症,以及 B 族维生素及 K 族维生素缺乏症。

【禁忌证】 对本品过敏或皮试阳性者禁用。早产儿、新儿及孕妇忌用。

【注意事项】 对青霉素、头孢菌素有过敏史者、过敏体质、肾功能不全及全身状况差者慎用。用药期间应定期检查肝肾功能和血象。与其他头孢菌素及呋塞米等利尿药并用可增加肾毒性,应慎用。本品仅供静注,速度宜慢。

【制剂规格】 粉针剂:0.25g,0.5g,1g。

氨曲南(Aztreonam)[保乙]

【作用特点与用途】 本品抗菌谱主要包括革兰阴性菌如大肠埃希菌、克雷伯杆菌、沙雷杆菌、奇异变形杆菌、吲哚阳性变形杆菌、枸橼酸杆菌、流感嗜血杆菌、铜绿假单胞菌、其他假单胞菌、某些肠杆菌属及淋球菌等。对产气杆菌及阴沟肠杆菌的作用强于头孢他啶,但弱于庆大霉素;对铜绿假单胞菌的作用低于头孢他啶,与庆大霉素相近;对其他病原菌的作用都较两者为优(对某些菌则与头孢他啶接近)。对于质粒传导的 β-内酰胺酶,本品较第三代头孢菌素为稳定。本品口服不吸收,肌内注射 1g,1h 血药浓度达峰值,约为 $46\mu g/ml$,$t_{1/2}$ 约 1.8h;静脉注射 1g,5min 血药浓度约为 $125\mu g/ml$,1h 约为 $49\mu g/ml$,$t_{1/2}$ 约 1.6h。体内分布较广,在脓疱液、心包液、胸腔积液、滑膜液、胆汁、骨组织、肾、肺及皮肤等部位有较高浓度;在前列腺、子宫肌肉及支气管分泌物中也有一定浓度,在脑脊液中浓度低。主要由尿中排泄,在尿中原型药物浓度较高。在乳汁中浓度甚低,为血药浓度的 1%,平均 $0.3\mu g/ml$,1d 母乳内总量为 0.3mg。主要用于敏感的革兰阴性菌所致的感染,包括肺炎、胸膜炎、腹腔感染、胆道感染、骨和关节感染,皮肤和软组织感染,尤其适用于尿路感染,也用于败血症。由于本品有较好的耐酶性能,当微生物对青霉素、头孢菌素、氨基糖苷类等药物不敏感时,应用本品往往会有效。

【用法用量】　一般感染:2～4g/d,分 2 或 3 次给予。无并发症的尿路感染,只需用 1g,分 1～2 次给予。严重感染:每次 2g,3～4/d,最大剂量为 8g/d。肌内注射:每 1g 药物,加液体 3～4ml 溶解。静脉注射:每 1g 药物,加液体 10ml 溶解,缓慢推注。静脉滴注:药物 1g,加液体 50ml 以上溶解,20～60min 滴完。注射用溶媒可选择注射用水、生理盐水、林格液、乳酸钠林格液、5％～10％葡萄糖注射液、葡萄糖氯化钠注射液等。儿童按 30mg/kg,3/d;重症可 4/d,最大剂量 120mg/kg;或遵医嘱。

【不良反应】　可见皮疹、紫癜、瘙痒等皮肤症状(共约 2％);腹泻、恶心、呕吐、味觉改变、黄疸及药物性肝炎等消化道症状共约 2％;血栓性静脉炎、注射部位肿胀等局部刺激症状共约 2.4％;尚有其他神经系统症状、阴道炎、口腔损害、乏力、眩晕、出血等。

【禁忌证】　对本品过敏者禁用。

【注意事项】　①本品与青霉素之间无交叉过敏反应,但对青霉素过敏者及过敏体质者仍须慎用;②本品的肝毒性低,但对肝功能已受损的病人应观察其动态变化。

【药物相互作用】　①本品与氨基糖苷类抗生素联合,对铜绿假单胞菌、不动杆菌、沙雷杆菌、克雷伯杆菌、普鲁威登菌、肠杆菌属、大肠埃希菌、摩根杆菌等起协同抗菌作用。但应分开给药。②本品与头孢西丁在体外起拮抗作用,与萘夫西林、氯唑西林、红霉素及万古霉素,在药效方面不起相互干扰作用。

【制剂规格】　粉针剂:0.5g,1g;分别内含精氨酸 0.39g,0.78g,有稳定和助溶作用。

亚胺培南/西司他丁(泰能、亚胺培南/西拉司丁、Imipenem/ Cilastatin)[保乙]

【作用特点与用途】　为具有碳青霉烯(Carbopenem)环的硫霉素类(Thienamycins)抗生素,由链霉菌(S. cattleya)培养液中分离出甲砜霉素经半合成制取,西司他丁系由合成法制取。亚胺培南对革兰阳性及阴性菌(需氧和厌氧)均有抗菌作用。肺炎链球菌、化脓性链球菌、金黄色葡萄球菌、大肠埃希菌、克雷伯杆菌、不动杆菌部分菌株、脆弱拟杆菌及其他拟杆菌、消化球菌和消化链球菌的部分菌株对本品甚敏感。粪链球菌、表皮链球菌、流感嗜血杆菌、奇异变形杆菌、沙雷杆菌、产气肠杆菌、阴沟肠杆菌、铜绿假单胞菌、气性坏疽梭菌及难辨性梭状芽胞杆菌等对本品也相当敏感。特别对金黄色葡萄球菌、粪链球菌、铜绿假单胞菌及脆弱拟杆菌的抗菌作用比头孢唑肟(益保世灵)、头孢哌酮(先锋必)等头孢菌素强得多。对 β-内酰胺酶稳定,且对铜绿假单胞菌、大肠埃希菌等革兰阴性菌产生的 β-内酰胺酶具有抑制作用。口服不吸收,静脉注射本品 250mg、500mg、1000mg(均按亚胺培南计)后 20min,血药峰浓度分别为 $20\mu g/ml$、$35\mu g/ml$、$66\mu g/ml$,蛋白结合率约 20%。体内分布以细胞间液、肾、上颌窦、子宫颈、卵巢、盆腔及肺等部位最高,在胆汁、前列腺、腭扁桃体及痰中有较多量,并有一定量进入脑脊液中,半衰期约 1h。亚胺培南单独应用易分解,在尿中只能回收少量的原型药物。西司他丁本身没有抗菌作用,也不影响亚胺培南的抗菌作用,但西司他丁为肾肽酶抑制药,保护亚胺培南在肾中不受破坏,因此在尿中回收的原型药物可达 70%。西司他丁即抑亚胺培南的排泄并减轻药物的肾毒性。用于敏感菌引起的败血症、感染性心内膜炎、骨髓炎、关节炎、创伤继发感染、呼吸道感染、脓胸、肝胆感染、腹膜炎、前列腺炎、女性生殖器官感染、角膜溃疡、全眼球炎、皮肤和软组织感染等。

【用法用量】 静脉滴注或肌内注射:据病情以亚胺培南计,每次 0.25～1g,2～4/d。对中度感染可每次 1g,2/d。静滴溶媒可用生理盐水或 5%～10%葡萄糖注射液,每 0.5g 药物用溶媒 100ml,制成 5mg/ml 液体缓滴。肌内注射溶媒可用 1%利多卡因注射液,以减轻疼痛。

【不良反应】 可见恶心、呕吐、腹泻、皮疹、发热、瘙痒、低血压、头晕、嗜睡、肝肾功能异常、血象改变、静脉炎和血栓静脉炎及注射部位疼痛。罕见头痛、眩晕、肌阵挛、心悸、心动过速、胸部不适、换气困难、耳鸣、听觉暂时性丧失、假膜性结肠炎、胃灼热、面部水肿、潮红及多数关节痛、无力、虚弱、念珠菌病等。儿童用本药时常可发现红色尿,这是由于药物使尿着色,并非血尿。

【禁忌证】 对本品过敏者禁用。12 岁前忌用。

【注意事项】 ①对 β-内酰胺类药物过敏者及孕妇、哺乳期妇女慎用;②肾功能不良者适当减量;③可与氨基糖苷类等其他抗生素联合应用,但不应混合使用;④现用现配,用生理盐水溶解的药液室温存放不能超过 10h,用葡萄糖注射液溶解的药液只能存放 4h;⑤本品不可与含乳酸钠的输液配伍。

【制剂规格】 粉针剂:分别含等量的亚胺培南、西司他丁 0.25g,0.5g,1g 及适量的碳酸氢钠作稳定剂。

帕尼培南/倍他米隆(康彼灵、克倍宁、Panipenem/Betamipron)[保乙]

【作用特点与用途】 本品对以金黄色葡萄球菌、肠球菌为代表的革兰阳性菌,肠杆菌、铜绿假单胞菌为代表的革兰阴性菌及拟杆菌属等兼性菌有抗菌作用。本品对细菌的增殖期影响极小,但对以往的 β-内酰胺类药物杀菌力弱的稳定期早期具有杀菌作用。以本品每小时 0.5g 静脉滴注终了时,血浆中浓度帕尼培南为 27.5μg/ml,贝他米隆为 15.6μg/ml,血浆半衰期约分别为 70min 与 40min。24h 尿中排泄出帕尼培南为 28.5%,贝他米隆为 9.7%;包括代谢产物,给予帕尼培南量的 77.5% 被排泄。用于敏感菌引起的各种感染性疾病:败血症、感染性心内膜炎、丹毒、蜂窝织炎、淋巴管(结)炎、肛周炎、骨髓炎、关节炎、外伤烧伤手术创伤等浅表性继发感染、咽喉炎(脓肿)、腭扁桃体炎(脓肿)、急慢性支气管炎、支气管扩张症(感染时)、慢性呼吸系统疾病的继发感染、肺炎、肺脓肿、脓胸、肾盂肾炎、膀胱炎、前列腺炎、附睾炎、胆囊炎、胆管炎、肝脓肿、腹膜炎、盆腔炎、道格拉斯窝脓肿、子宫附件炎、宫内感染、宫旁结缔组织炎、前庭大腺炎、髓膜炎、角膜溃疡、眼窝感染、全眼球炎(含眼内炎)、中耳炎(含乳突炎)、鼻穿窦炎、化脓性涎腺炎(腮腺炎、颌下腺炎、舌下腺炎)、颌骨炎及颌骨周围蜂窝织炎。

【用法用量】 静脉滴注:成年人 1g/d,分 2 次,30min 滴完。可根据年龄及症状适当增减剂量,重症或顽固性感染疾病可增至 2g/d,分 2 次静脉滴注,但成年人每次 1g 静脉滴注时,须 1h 以上滴完。小儿一般以本品 30~60mg/(kg·d),分 3 次,每次 30min 滴完。可根据年龄及症状适当增减,重症或顽固性感染时可增至 0.1g/(kg·d),分 3 或 4 次静脉滴注。

【不良反应】 不良反应率 2.9%。主要为皮疹、嗳气、呕吐、腹泻、实验室检验值异常,主要为转氨酶升高及嗜酸性粒细胞增多等。偶见假膜性肠炎;罕见休克、急性肾功能不全、意识障碍、粒细胞缺乏症、溶血性贫血。

【注意事项】 本静滴前用 100ml 以上生理盐水或 5% 葡萄糖注射液等溶解后使用。注意有效期。参阅亚胺培南、美罗培南。

【制剂规格】 粉针剂:0.5g。

亚胺培南(亚胺硫霉素、伊米配能、Imipem)

【作用特点与用途】 本品对革兰阳性及阴性包括厌氧菌均有抗菌作用,抗菌谱广,包括对金葡菌、类链球菌、铜绿假单胞菌、脆弱拟杆菌的抗菌活力比头孢唑肟、头孢哌酮等强很多;对 β-内酰胺酶稳定,对铜绿假单胞菌、大肠埃希菌等革兰阴性菌产生的 β-内酰胺酶有抑制作用。临床用于敏感菌引起的腹膜炎、肝胆系感染、尿路感染、下呼吸道感染、消化道、皮肤和软组织感染，骨髓炎、脓毒性关节炎、全眼球炎或眼部感染、前列腺炎、败血症、妇科感染。

【用法用量】 静脉滴注：每次 50～100mg，2～3/d，滴注前先用 0.9%氯化钠注射溶解，静滴 0.5h 以上，一日可用 200mg(8 支)；儿童按体重计算可用 30～80mg/(kg·d)，分 3～4 次，静滴 30min 以上，一日可用 100mg。

【不良反应】【注意事项】 肾功能障碍者应减量，与乳酸盐为配伍禁忌；临床常用于复方制剂普利马星。

【制剂规格】 粉针剂：25mg。

五、大环内酯类

大环内酯类是由链霉菌产生的弱碱性抗生素，因分子中含有 1 个内酯结构的 14 或 16 圆环而得名。红霉素是本类药物最典型代表。大环内酯类作用于细菌 70S 系统中的核糖蛋白体 50S 亚单位，阻碍细菌蛋白质合成，属于生长期抑菌剂。本类药物的抗菌谱包括葡萄球菌、粪链球菌、白喉杆菌、炭疽杆菌、脑膜炎球菌、淋球菌、百日咳杆菌、产气梭状芽胞杆菌、布氏杆菌、军团菌、弯曲杆菌、钩端螺旋体、肺炎支原体、立克次体和衣原体等。

近年来，由于本类药物的过度应用，造成了耐药菌株的日益增多。大环内酯类药物之间有较密切的交叉耐药性存在，因而新开发出非诱导耐药性的大环内酯类药物受到重视。

本类药物的不良反应有：①肝毒性。在正常剂量下，肝毒性较小，但酯化红霉素则有一定的肝毒性，故只宜少量且短期应用。②耳鸣和听觉障碍，静脉给药时可发生肝酶升高，但停药或减量可恢复。③可致药物热、药疹及荨麻疹等过敏反应。④不宜肌内注射，因有局部刺激性。静脉滴注可引起静脉炎，故滴液宜稀(<0.1%)，滴速宜慢。⑤本类药可抑制茶碱的正常代谢，两者联合应用，可使茶碱血浓度升高而致中毒，甚至死亡，因此联合应用时进行茶碱血浓度监测，以防意外。

琥乙红霉素(利君沙、Ethylsuccinate)[保乙][典]

【作用特点与用途】 为酯化红霉素的一种。在体内水解，释放出红霉素而起抗菌作用。因无味，且在胃液中稳定，故可制成不同的口服剂型，供儿童和成人应用。用于链球菌引起的腭扁桃体炎、猩红热、白喉及带菌者、淋病、李斯特菌病、肺炎链球菌下呼吸道感染(以上适用于不耐青霉素的病人)。对于军团菌肺炎和支原体肺炎，本品可作为首选药。尚可用于流感杆菌引起的上呼吸道感染、金黄色葡萄球菌皮肤及软组织感染、梅毒、肠道阿米巴病等。

【用法用量】　口服:成年人,30mg/(kg·d),分 4 次给予,或每次 400mg,4/d;儿童:30～40mg/(kg·d),分 4 次,或体重＜5kg 者,40mg/(kg·d);5～7kg 者,每次 50mg,4/d;7～11kg 者,每次 100mg,4/d;11～23kg 者,每次 200mg,4/d;23～45kg 者,每次 300mg,4/d;＞45kg 者,按成人量。

【不良反应】　有时可发生食欲缺乏、恶心、呕吐、腹痛、腹泻、胃部不适、便秘、药物热及药疹等。

【禁忌证】　严重肝损害者禁用。

【注意事项】　①本品对肝脏毒性虽较依托红霉素低,因体内是经肝代谢和排泄的,故肝功能不全者应慎用;②孕妇、哺乳期妇女慎用;③因食物影响本品吸收,宜空腹服用。

【制剂规格】　片剂:0.1g。颗粒剂(干糖浆):每包 0.25g(1mg＝1000U)。

克拉霉素(甲红霉素、Clarithromycin)[保乙][典]

【作用特点与用途】　本品主要与细菌的 70S 系统中的核糖蛋白体 50S 亚单位按 1∶1 相结合,阻碍肽链增长,抑制细菌的蛋白质合成。对下述敏感的致病菌如金黄色葡萄球菌、表皮葡萄球菌、白色化脓性葡萄球菌、肺炎双球菌、粪球菌、脓链球菌、脆弱拟杆菌、沙眼病毒(尿素支原体)等的最低有效抑制浓度较开发初期有明显上升。在剂量相同时,本品抗菌作用是红霉素的 1～3 倍。本品对静止期金黄色葡萄球菌、白色化脓性葡萄球菌、肺炎双球菌、流感杆菌有杀菌作用,但对大环内酯耐药菌无效。对难辨梭菌的作用却比氨苄西林弱。提高本品的 pH 或非离子化,则会增大本品对细菌的内透过性,使抗菌作用显著增强。口服吸收好。本品对酸高度稳定,几乎不受食物影响,个体差异小。在相同剂量下,本品的峰值为红霉素的 3 倍,AUC 接近于红霉素的 5 倍。主要排泄物为原型及 14 位羧化物,均有抗菌活性,24h 内尿中排泄率约占给药量的 38%。主要用于上述敏感菌引起的感染症:毛囊炎、疖、痈、丹毒、蜂窝织炎、皮下脓肿、汗腺炎、簇集性痤疮、感染性粉瘤、慢性化脓性皮肤病(脓皮症)、肛周脓肿、外伤、烫伤、手术创伤、表浅性二次感染、咽炎喉炎、急性支气管炎、腭扁桃体炎、慢性支气管炎、支气管炎、肺炎、化脓性肺炎、非淋菌性尿道炎、梭形芽胞杆菌性肠炎、子宫颈炎、鼻窦炎、牙周炎及冠周炎等。

【用法用量】　口服:成年人 0.5～1.0g/d,分 2 次服用;小儿 10～15mg/(kg·d),分 2～3 次服用;可根据年龄和症状适当增减。

【不良反应】　3645 例中发生不良反应 108 例(2.96%),主要表现为腹泻、腹痛、胃不适、嗳气、发疹、呕吐、腹胀、软便、荨麻疹、倦怠感、头晕及味觉异常。临床检查值可见转氨酶、嗜酸粒细胞及乳酸脱氢酶、碱性磷酸酶、γ-谷氨酰转移酶(γ-GTP)、三酰甘油、总胆固醇、尿素氮及血钾等升高,血小板、白细胞、中性粒细胞减少。停药后可自行消失。

【禁忌证】 对本品及其他大环内酯类有过敏史者禁用。

【注意事项】 ①肝功能不良者慎用;②孕妇及小儿的安全性尚未确立,应慎用;③并用茶碱可使茶碱浓度升高甚至中毒,应适当减量;④对衣原体感染可连续用药14d,必要时可适当延长。

【制剂规格】 片剂:50mg,125mg,250mg或500mg。胶囊剂:125mg,250mg。

罗红霉素(严迪、Roxithromycin)[保乙][典]

【作用特点与用途】 本品在体外的抗菌谱与抗菌活性均与红霉素相似。金黄色葡萄球菌(耐甲氧西林金黄色葡萄球菌除外)对本品与红霉素、交沙霉素、螺旋霉素同样敏感,对链球菌(包括 A、B、C 型链球菌和肺炎链球菌,但 G 型和肠球菌除外)的抗菌活性与红霉素、克林霉素及羟氨苄西林相似,对大多数化脓性链球菌敏感。对蜡状菌和棒状杆菌属高度敏感。对李氏单核胞质菌的抗菌活性与红霉素、交沙霉素、克林霉素及阿莫西林相似。本品对卡他性布拉汉菌(包括产 β-内酰胺酶菌株)与红霉素、交沙霉素及多西环素一样有高度的抗菌活性,但对弯曲菌的作用比红霉素弱。对耐青霉素淋球菌很敏感或中等敏感。对脑膜炎双球菌有中等抗菌作用。对百日咳杆菌和副百日咳杆菌的作用比红霉素弱。对结核分枝杆菌的抗菌活性不如利福平和异烟肼。对口腔拟杆菌和产黑色素拟杆菌较敏感。对真菌、肽动菌、肽链球菌和丙酸痤疮杆菌等厌氧菌也有效。对弓形体脑炎和梅毒也有良好的疗效。本品抗菌机制与红霉素相同。由于在多形核白细胞和巨噬细胞中的药物浓度高,因而增强这些细胞的粘连和趋化功能,这些细胞在受感染时能对细菌起吞噬和溶解作用。本品耐酸,不受胃酸破坏,从肠道吸收好,血药浓度高。若在服药时伴用牛奶则血药峰浓度高,AUC 增大。本品平均半衰期为 8.4～15.5h,为红霉素的 5 倍,经尿和粪中分别以 50%,55%的原型药物排出;另 25%和 22%为红霉素支糖衍生物,只有血浆中全为原型药物。本品对儿童和婴儿的药动学性质和成年人相似,老年人也不必调整剂量。

本品离子化程度低,脂溶性高,广泛分布于体液和各组织中。血浆中药物浓度比细菌所需 MIC_{90} 要高。本品与白蛋白结合率为 15.6%～26.7%。能特异性地与糖蛋白 α_1 酸结合,这种结合具有饱和性。本品不受肝微粒体酶影响,因此不会像红霉素那样与其他药物发生相互作用。肾功能不全者口服本品单剂量后血药峰浓度升高,AUC 增大,消除半衰期延长,尿和肾的消除率下降;但肾功能受损者多剂量口服本品后未见蓄积现象,药动学参数也与肾功能受损程度无关。用于上述敏感菌引起的呼吸系统感染、耳鼻喉感染、泌尿生殖系统感染、儿科感染及其他感染。

【用法用量】　口服:餐前口服成年人为每次 150mg,2/d;老年人和肾功能受损者无须调整剂量。对严重肝硬化病人的剂量可减至每日只服 1 次 150mg,婴幼儿剂量为 2.5～5mg/kg,2/d。

【不良反应】　严重酒精性肝硬化病人消除相半衰期延长 2 倍,故对此病人应注意调整剂量。其余请参阅克拉红霉素有关项下的介绍。

【禁忌证】　同克拉红霉素。

【注意事项】　请参阅克拉红霉素。

【制剂规格】　颗粒剂、片剂或胶囊剂:25mg,50mg,75mg,150mg。

阿奇霉素(叠氮红霉素、Azithromycin)[保甲/乙][典]

【作用特点与用途】　与红霉素(EM)相比,抗菌谱扩大,除保留对革兰阳性菌的作用外,对革兰阴性球菌、杆菌及厌氧菌的活性有了明显的改善。如对大肠埃希菌、沙门菌、志贺菌和嗜血流感菌等的抗菌作用均强于红霉素,对其他病原微生物如肺炎支原体、沙眼衣原体及梅毒螺旋体等也有很好的活性,本品可有效地竞争性地与[^{14}C]红霉素核糖体结合部位相结合,其作用机制与红霉素相似。本品对耐氨苄西林的流感杆菌引起的全身感染的有效性较红霉素强 4 倍,对坏死梭杆菌引起的感染较红霉素强 10 倍。对阿莫西林耐药的流感嗜血杆菌或敏感的肺炎链球菌所致中耳炎动物模型,口服本品有效,红霉素无效。由肠炎沙门菌(肝、脾)和金黄色葡萄球菌(股肌)引起的组织感染模型,本品有效,红霉素无效。口服生物利用度约 24h 尿排泄率为 3%～5%,比红霉素高。静脉滴注 500mg 后由血中经多相消除,在 24～72h $t_{1/2}$ 为 41h,而红霉素仅约 2h。组织中浓度明显高于血药浓度,如间隔 12h 服用 250mg 2 次后,前列腺、腭扁桃体及许多组织内浓度高峰超过 3mg/ml,前列腺与腭扁桃体中药物浓度半衰期分别为 2.3d、3.2d。用于呼吸道、泌尿道、皮肤软组织感染及性病。本品用于 168 例性病,对衣原体及淋球菌感染的治愈率分别为 96%、92%,优于对照组多西环素,且不良反应少而轻,病人易耐受。本品与红霉素对照治疗淋球菌、衣原体所致的急性皮肤及软组织感染 68 例,临床治愈率分别为 86%,82%;治疗淋球菌、衣原体所致尿道炎和宫颈炎,本品用药 1 周,所有 94 例病人均获临床治愈。仅在第 2 周有 1 例接受 3d 本品治疗时,有混合感染症状重新出现。

【用法用量】 口服:每 12 小时 1 次,每次 250mg,或每日口服 1 次 500mg;静脉滴注:每日 1 次静脉滴注 500mg。剂量随临床病情变化可适当增减,应遵医嘱。

【不良反应】 本品的不良反应比红霉素少而轻,除治疗肺炎支原体或鹦鹉热衣原体引起的非典型肺炎外,其余可参阅红霉素。

【制剂规格】 片剂或胶囊剂:125mg,250mg,0.1g,0.5g。粉针剂:0.25g,0.5g。阿奇霉素氯化钠注射液:100ml 内含阿奇霉素 0.2g,氯化钠 0.85g。

地红霉素(Dirithromycin)[保乙]

【作用特点与用途】 本品具有类似于红霉素的抗菌谱。对大多数革兰阳性杆菌的最低有效抑菌浓度低于红霉素 2~4 倍。对百日咳杆菌,本品的活性比红霉素强 4 倍。在导管引起的大鼠粪链球菌性心内膜炎模型中,用 20mg/kg 经 10d 后本品的保护作用大于红霉素。地红霉素部分在肝脏中代谢。大环内酯类抗生素都通过细胞色素 P_{450} 微粒体酶系统产生去甲基化作用。地红霉素的代谢产物 Erythromycylamine 具有相同的活性。本品主要由粪便与胆汁排泄,只有少量经尿排泄。代谢物随着服用方法的不同而不同。本品在体内能维持较长时间的高浓度。对在肿瘤病人中得到的 334 种革兰阳性分离菌的体外研究中,地红霉素的药效的抗菌谱方面与红霉素相似。地红霉素能有效地对抗 β-溶血性链球菌和肺炎链球菌。对青霉素和甲氧西林敏感的金黄色葡萄球菌、芽胞杆菌、单核细胞增生李斯特菌和 Clostridium jeikeium 部分有效。对红霉素耐药的细菌对地红霉素也同样耐药。地红霉素与红霉素不仅有相似的体外抗微生物活性,而且还有更高的体内活性。地红霉素对 α-和 β-溶血性链球菌、肠球菌敏感,对凝固酶阳性和阴性的葡萄球菌及耐甲氧西林的菌株对本品敏感。地红霉素活性比红霉素大 2~4 倍。地红霉素对葡萄球菌和链球菌的活性不因人血清的加入而降低。本类大环内酯类药在 pH 8.0 比 pH 6.0 的活性大 1~4 倍。地红霉素对金黄色葡萄球菌-553 有抑菌性,且对流感嗜血杆菌-1435 有缓慢的杀菌作用。临床给 20 例健康受试者服用本品 7d,0.5g/d,可导致链球菌、嗜血杆菌和需氧口腔菌群中的奈瑟球菌数量增加,肠道细菌数明显减少。革兰阳性球菌、双歧杆菌属、真杆菌和类杆菌数量都有降低,而厌氧性小肠微生物中的梭状芽胞杆菌和乳酸杆菌数量有所增加。用于急性支气管炎、慢性气管炎急性发作,以及对本品敏感菌引起的感染症。

【用法用量】 口服:成年人每次 500mg,1/d。餐时服用,疗程 7~14d。

【不良反应】 类似于红霉素但少而轻,较安全。

【注意事项】 由于大环内酯抗生素能与糖蛋白广泛性结合,故能与糖蛋白结合的其他药物可导致本品游离浓度升高。本品可加快茶碱消除,降低茶碱血药浓度 18%,降低峰浓度 26%。应注意肠道有益微生物如双歧杆菌等数量的减少。

【制剂规格】　片剂:0.25g,0.5g。

环酯红霉素(达发新、澳抒欣、冠沙、Erythromycin Cydocarbonate)[保甲/乙]

【作用特点与用途】　本品是红霉素的半合成衍生物,环碳酸酯的引入极大地改善了红霉素的亲脂性及增加了吸收,并降低了血清蛋白结合率,提高了抗菌活性并使毒性降低。其抗菌谱和作用机制同红霉素。口服 T_{max} 为 6～10h,$t_{1/2}$ 为 9～10h,72h 尿累积排出率为 35.70%。临床用于下述敏感菌,如金葡菌、酿脓链球菌、肺炎球菌、白喉棒状杆菌等革兰阳性菌;淋球菌、流感嗜血杆菌、百日咳杆菌、志贺菌属等革兰阴性菌;除脆弱拟杆菌、梭杆菌外,对各种厌氧菌、支原体、衣原体、螺旋体、军团菌属、弯曲菌、阿米巴等引起的感染,包括肺炎支原体、嗜肺军团菌和肺炎衣原体引起的肺炎。在无有效的局部治疗方案或无其他抗生素使用的情况下(如非青霉素敏感的葡萄球菌引起的感染和青霉素过敏者)的皮肤软组织感染;由支原体和衣原体、奈瑟淋球菌所致性病、非淋病性尿道炎、淋病、弯曲杆菌引起的肠炎、幽门螺杆菌性胃炎、小儿百日咳等。

【用法用量】　口服:空腹或饭前及饭后 3h 服用。成人每次 0.25～0.5g,2/d,疗程 5～10d。小儿按 15mg/kg,每 12 小时给药 1 次。

【不良反应】【注意事项】　不良反应类似红霉素、阿奇霉素等大环内酯类抗生素,发生率及程度相对少而轻,长期用药应注意嗜酸粒细胞增多、发热、可逆性听力损害、假膜性结肠炎、肝功能损伤、非敏感细菌(艰难梭菌)和霉菌(白色念珠菌)的过度生长等。用药前应仔细阅读说明书。

【制剂规格】　片剂:0.25g。胶囊剂:0.25g。亦有干混悬剂。

硬脂酸红霉素(Erythromycin Stearate)[保甲]

【作用特点与用途】　硬脂酸红霉素为红霉素硬脂酸盐和过量硬脂酸的混合物,并含有一定量的硬脂酸钠,具有同红霉素一样的广谱抗菌性能。为控释制剂,对葡萄球菌属、各组链球菌和革兰阳性杆菌均具抗菌活性。奈瑟菌属、流感嗜血杆菌、百日咳鲍氏菌等也呈现敏感。本品对除脆弱拟杆菌和梭杆菌属以外的各种厌氧菌亦具有抗菌活性;对军团菌属、胎儿弯曲菌、某些螺旋体、肺炎支原体、立克次体属和衣原体属也有抑制作用。本品系抑菌药,但在高浓度时对某些菌团也具有杀菌作用。本品可透过细菌细胞膜,在接近供位("P")处与细菌核糖体的50S亚基成可逆性结合,阻断了转移核糖核酸(t-RNA)结合至"P"位的位移,因而细菌蛋白质合成受抑制。硬脂酸红霉素仅对分裂活跃的细菌有效。本品属碱性,对酸较稳定,故在胃中破坏少。口服硬脂酸红霉素0.2g,达峰时间2h,血药浓度可达1～1.3mg/L,组织浓度高于血浓度,不易透过血-脑脊液屏障,可进入胎血和排入母乳中,表观分布容积为0.9L/kg。蛋白结合率为70%～90%,游离红霉素在肝内代谢,$t_{1/2}$为1.4～2h,主要在肝中浓缩并从胆汁排出,进行肠肝循环。可用于:①作为青霉素过敏患者治疗下列感染的替代用药:溶血性链球菌、肺炎链球菌等所致的急性腭扁桃体炎、急性咽炎、鼻窦炎、溶血性链球菌所致的猩红热、蜂窝织炎;白喉及白喉带菌者;气性坏疽、炭疽、破伤风;放线菌属病、梅毒、李斯特菌病等。②军团菌病。③肺炎支原体感染。④肺炎衣原体肺炎。⑤其他衣原体属、支原体属所致泌尿生殖系统感染。⑥沙眼衣原体结膜炎。⑦淋病菌感染。⑧厌氧菌所致口腔感染。⑨空肠弯曲菌肠炎。⑩百日咳。⑪风湿热复发、感染性心内膜炎(风湿性心脏病、先天性心脏病、心脏瓣膜置换术后)、口腔及上呼吸道医疗操作时的预防用药(青霉素的替代用药)。

【用法用量】 口服:空腹或饭后3～4h服用。成年人0.75～2g/d,分3或4次;儿童按体重20～40mg/(kg·d),分3或4次。治疗军团菌病,成年人每次0.5～1.0g,4/d。用作风湿热复发的预防用药,每次0.25g,2/d。用作感染性心内膜炎的预防用药,术前1h口服1g,术后6h再服用0.5g。

【不良反应】 胃肠道反应多见,其发生率与剂量大小有关;肝毒性少见,患者可有乏力、恶心、呕吐、腹痛、发热及肝功能异常,偶见黄疸等;过敏反应表现为药物热、皮疹、嗜酸性粒细胞增多等;偶有心律失常,口腔或阴道念珠菌感染。大剂量(≥4g/d)应用时,可能引起听力减退,主要与血药浓度过高(>12mg/L)有关,停药后大多可恢复。

【禁忌证】 对红霉素类药物过敏者禁用。

【注意事项】 溶血性链球菌感染用本品治疗时,至少需持续10d,以防止急性风湿热的发生。

【制剂规格】 胶囊剂:100mg,12粒/板×2板/盒。片剂:0.125g,12片/板×2板/盒。

泰利霉素(特利霉素、Telithromycin)

【作用特点与用途】 本品为红霉素的6-0-甲基-3-酮衍生物,即酮环内酯类抗生素,其抗菌谱类似红霉素,但本品对野生型细菌核糖体的结合力较红霉素与克拉霉素强,分别为 10 倍和 6 倍;抗菌作用比阿奇霉素为强。对其他大环内酯耐药的细菌,本品对之尚可能有效。泰利霉素半衰期长,在炎性体液和肺组织中浓度高,不易诱导耐药性,故广泛用于呼吸道病原菌感染的治疗。药敏试验表明,本品对目前 99.8% 肺炎球菌分离菌,包括 99.5% 的耐青霉素类抗生素菌株、99.6% 的耐大环内酯类抗生素菌株和 100% 的耐氟喹诺酮类抗菌药菌株具有活性;对卡他莫拉菌、流感嗜血杆菌、副流感嗜血杆菌分离株具有高度活性;对 95% 的酿脓链球菌、92.9% 的金黄色葡萄球菌 mecA 分离株敏感。用于敏感菌所致的感染如呼吸道感染包括社区获得性肺炎、慢性支气管炎、急性上颌窦咽炎及腭扁桃体炎等。

【用法用量】 口服:每次 800mg,1/d,疗程 5～10d。

【不良反应】 常见的不良反应有腹泻、恶心、头痛、呕吐,多为可耐受性。

【禁忌证】 对红霉素类药物过敏者禁用。

【药物相互作用】 强 CYP3AA 抑制药,如酮康唑、伊曲康唑、利托那韦、西咪替丁、辛伐他汀等,可使本品血药浓度和 AUC 明显增加。

【制剂规格】 片剂:400mg,800mg;10 片/盒。

罗他霉素(Rokitamycin、Ricamycin)

【作用特点与用途】 本品为大环内酯类抗生素。对需氧的革兰阳性菌(葡萄球菌、链球菌属)、厌氧菌及支原体的抗菌作用较麦迪霉素和交沙霉素为强。对红霉素及竹桃霉素诱导体的诱导型大环内酯耐药性葡萄球菌及一部分构成型大环内酯耐药菌也有抗菌作用。本品口服后,向痰液、腭扁桃体、唾液、皮肤组织、牙龈及乳汁中移行,但几乎不向脐带血浆及羊水移行。用于敏感菌及支原体引起的毛囊炎(除脓疱性痤疮)、疖、痈、丹毒、蜂窝织炎、淋巴管炎、化脓性甲周炎、皮下脓肿、汗腺炎、感染性粉瘤、咽喉炎、急性支气管炎、腭扁桃体炎、细菌性肺炎、支原体肺炎、外耳炎、中耳炎、鼻旁窦炎、牙周炎及颌窦炎。

【用法用量】 口服:成年人 600mg/d,分 3 次服用。

【不良反应】 偶见皮疹、荨麻疹、食欲缺乏、恶心、呕吐、腹泻;罕见便秘及视物朦胧感。参阅克拉霉素等大环内酯类抗生素。

【禁忌证】 对本品有过敏史者禁用,孕妇、早产儿、新生儿、婴儿及小儿忌用。

【注意事项】 肝功能不全者慎用。

【制剂规格】 片剂:100mg。

氟红霉素(Flurithromycin)

【作用特点与用途】 为 14 元环半合成大环内酯类抗生素,内酯环的 8 位上含氟原子,其抗菌活性与红霉素相似。在酸性条件下稳定,口服生物利用度高,半衰期较长。体外抗菌活性略高于交沙霉素,而对肝细胞的毒性却低于红霉素。本品对肝酶活性的影响较少,对苯巴比妥的中枢抑制作用影响亦较少。成年人口服 500mg 后血药峰值 $1.2\sim2mg/L$,进食不影响其吸收。呼吸道组织中可达较高浓度,为同期血药浓度的 $2\sim4$ 倍,$t_{1/2}$ 约 8h。用于敏感菌引起的各种感染症。

【用法用量】 口服:成年人每次 $0.25\sim0.5g$,3/d。遵医嘱。

【不良反应】【注意事项】 与红霉素类似。

【制剂规格】 片剂或胶囊剂:0.125g,0.25g。

其他大环内酯类抗生素见表 3-3。

表 3-3 2005 年部分医疗保险及临床常用大环内酯类抗生素

药品名称与制剂	药理及临床应用	备　注
乙酰螺旋霉素[保乙] Acetyl Spiamycin 片剂:0.2g	抗菌谱、抗菌机制及用途与红霉素相似,主要用于革兰阳性菌感染。成年人口服 $0.8\sim1.6g/d$,重症可增至 $1.6\sim2.0g/d$,分 $4\sim6$ 次	①儿童剂量 $20\sim30mg/kg$,分 $2\sim4$ 次;②不良反应比红霉素轻
醋酸麦迪霉素(乙酰麦迪霉素) Midecamycin Acetate 肠溶片剂:200mg。 干糖浆剂:200mg	对革兰阳性菌及部分阴性菌有很强抗菌作用。主要用于敏感菌引起的呼吸道及皮肤软组织感染。成年人口服每次 $0.2\sim0.3g$,3/d	①儿童剂量 $20\sim40mg/(kg \cdot d)$,分 $3\sim4$ 次;②不良反应比红霉素少而轻
竹桃霉素 Oleandomycin 片剂或胶囊剂均 0.25g,注射剂:0.2g	抗菌谱与红霉素相同,抗菌力较低,有不完全相交叉耐药性。口服 0.25g,4/d;注射:每次 0.4g	口服剂为三乙酰竹桃霉素
依托红霉素[保乙] Erythromycin Esto-late 片剂:125mg;颗粒剂:75mg/袋	抗菌谱与作用同红霉素。口服:每次 $0.25\sim0.375g$,3/d;小儿 30mg/kg,分 $2\sim3$ 次服	少数患者可致胆汁淤积,肝炎患者禁用

药品名称与制剂	药理及临床应用	备 注
吉他霉素（白霉素）[保乙] Kitasamycin Tartrate 粉针剂：含酒石酸吉他霉素 0.2g/支，0.4g/支（40 万 U）	抗菌及作用与红霉素相似。主要用于耐药金黄色葡萄球菌、革兰阳性菌感染，也用于百日咳、淋病、支原体肺炎等。成年人静脉注射：0.4～0.8g/d，分 2 次	①滴速宜慢；②可致血栓性静脉炎，但发生率低于红霉素；③肝功能不全者禁用
交沙霉素（角沙霉素） Josamycin 片剂：0.1g,0.2g。丙酸交沙霉素散：0.1g（效价）	非诱导性抗生素，抗菌谱和麦迪霉素相同，但抗菌活性略低。用于敏感菌所致口咽部、呼吸道、肺、鼻窦、中耳、皮肤软组织、胆道感染	成年人口服 0.8～1.2g/d，分 3～4 次；儿童 30mg/(kg·d)，分 3～4 次；空腹服用吸收好
红霉素[保乙] Erythromycin 片、胶囊剂：0.1g,0.125g。注射剂：0.25g,0.3g	敏感菌所致感染症，抗菌谱与青霉素相似。口服：1～2g/d，分 3～4 次；静脉滴注：1～2g/d，分 3 次。小儿酌减	抑菌药，遇酸降效；与避孕药合用降效；可有消化系统反应等，长期大量用药可致聋
麦迪霉素[保乙] Midecamycin 片剂：0.1g	与红霉素相似。成年人口服 0.8～1.2g/d，分 3 次；小儿 30mg/(kg·d)，分 3～4 次	肠溶片易于吸收。与其他大环内酯类有交叉耐药性
麦白霉素 Meleumycin 片剂：0.1g	与吉他霉素和麦迪霉素相似。成年人口服：0.8～1.2g/d，分 3 或 4 次；小儿酌减	同麦迪霉素

六、氨基糖苷类

本类抗生素主要作用于细菌蛋白质合成过程，使合成异常的蛋白，阻碍已合成蛋白的释放，使细菌细胞膜通透性增加而导致一些重要生理物质的外漏，引起细菌死亡。本类药物对静止期细菌的杀灭作用较强,为静止期杀菌药。

氨基糖苷类的抗菌谱主要含革兰阴性杆菌,包括大肠埃希菌、克雷伯菌属、肠杆菌属、变形杆菌属、沙雷菌属、产碱杆菌属、不动杆菌、志贺菌属、沙门菌属、枸橼酸杆菌等。有的品种对铜绿假单胞菌或金黄色葡萄球菌,以及结核杆菌等也有抗菌作用。本类抗生素对奈瑟菌属、链球菌属和厌氧菌常无效。

细菌对本类药物的耐药性主要是通过质粒传导产生钝化酶而形成。已知的钝化酶有乙酰转移酶、核苷转移酶和磷酸转移酶,各分别作用于相关碳原子上的 —NH_2 或—OH 基团,使之生成无效物。一种药物能被一种或多种酶所钝化,而几种氨基糖苷类药物也能被一种酶所钝化。因此,在不同的氨基糖苷类药物间存在着不完全的交叉耐药性。产生钝化酶的质粒(或 DNA 片段)可通过接合方式在细菌细胞间转移,使原来不耐药的菌细胞产生耐药性。

氨基糖苷类的不良反应主要有:①耳毒性及前庭功能失调:多见于卡那霉素及庆大霉素。蜗神经损害,多见于卡那霉素和阿米卡星。孕妇注射本类药物可致新生儿听觉受损,应禁用。②肾毒性:主要损害近端肾曲管,可出现蛋白尿、管型尿,继而出现红细胞、尿量减少或增多,进而发生氮质血症、肾功能减退及排钾增多等。肾毒性大小次序为卡那霉素=西索米星>庆大霉素=阿米卡星>妥布霉素>链霉素。③神经肌肉阻滞:本类药物具有类似箭毒阻滞乙酰胆碱和络合钙离子的作用,能引起心肌抑制、呼吸衰竭等,可用新斯的明和钙剂(静注)对抗。本类不良反应以链霉素和卡那霉素较多发生,其他品种也不除外。病人原有肌无力症或已接受过肌肉松弛药者更易发生,一般应禁用。④其他:有血象变化、肝脏转氨酶升高、面部及四肢麻木、周围神经炎、视物模糊等。口服本类药物可引起脂肪性腹泻,菌群失调和二重感染也有发生。

本类药物也可引起过敏反应,包括过敏性休克、皮疹、荨麻疹、药物热、粒细胞减少及溶血性贫血等。

本类药物的不良反应与其血药浓度密切相关,因此在用药过程中宜进行血药浓度监测。

阿米卡星(丁胺卡那霉素、阿米卡霉素、Amikacin)[保甲][典]

【作用特点与用途】 本品为半合成的氨基糖苷类的抗生素。抗菌谱近似庆大霉素,对革兰阳性和阴性菌及若干分枝杆菌(包括结核菌)有抗菌活性,特别对铜绿假单胞菌作用比庆大霉素强,对铜绿假单胞菌的耐药菌株作用更强。本品的突出优点是对其他氨基糖苷类如链霉素、庆大霉素及卡那霉素的耐药菌株亦有显效。对大肠埃希菌、金黄色葡萄球菌及变形杆菌的作用比庆大霉素和西索米星有效。本品相同剂量注射给药,血药浓度高于卡那霉素,0.5g

剂量给药后,血浓度峰值为 $20\sim30\mu g/ml$,血清蛋白结合率为 20%,半衰期 2h,70% 以原型自尿排泄。与羧苄西林及磺苄西林等 β-内酰胺类药物联合分开应用于抗铜绿假单胞菌感染起协同作用。主要用于革兰阴性菌特别是耐药性铜绿假单胞菌引起的尿道和肺部等感染,以及铜绿假单胞菌、变形杆菌所致的败血症。

【用法用量】 肌内注射:成年人 $15\sim20mg/(kg\cdot d)$,分 3 次给药,重症每 8 小时 0.5g,剂量不超过 1.5g/d;儿童 $4\sim8mg/(kg\cdot d)$,分 2 或 3 次给药。洗剂,局部外用。

【不良反应】 ①本品的耳毒性和肾毒性比卡那霉素稍低;对前庭及耳蜗毒性小,除大剂量长疗程外,本品对前庭功能无损害;②腹腔或大剂量给药后,和卡那霉素一样,可引起神经肌肉接头的阻滞作用;③与头孢菌素、两性霉素B、多黏菌素和铂化合物合用增加肾毒性;与利尿药合用增加耳毒性,与青霉素类混合引起本品失活;④个别病人对本品过敏、有胃肠道反应、肝功能异常、麻木和贫血等。

【注意事项】 ①肾功能减退、脱水、应用强利尿药者及老年人应慎用;②与本品合用引起耳、肾毒性的药物尽量避免合用;③与青霉素类混合在体内、体外均引起本品失活;④同庆大霉素,对其过敏者禁用。

【制剂规格】 粉针剂:0.2g。喷雾洗剂:25mg/10ml,125mg/50ml,250mg/100ml。

核糖霉素(维生霉素、Ribostamycin)

【作用特点与用途】 抗菌谱与卡那霉素相似,对葡萄球菌、链球菌、肺炎球菌、肺炎杆菌、大肠埃希菌和部分的变形杆菌菌株有效,抗菌作用较卡那霉素略弱。本品对铜绿假单胞菌及结核杆菌无效。细菌对本品与卡那霉素有一定的交叉耐药性。肌内注射 0.5g,约 30min 血药浓度达峰值,平均为 $25\mu g/ml$,6h 时降为 $2\mu g/ml$。12h 时尿中排出量为 $85\%\sim90\%$。体内分布较广,可进入各周围组织、羊水和乳汁中。但在胆汁和脑脊液中浓度甚低。本品最主要的优点是对听觉和肾的毒性均较小,其他毒性较低。用于上述敏感菌所致的呼吸系统感染、化脓性感染、腹膜炎、骨髓炎及泌尿系统感染等。

【用法用量】 肌内注射:成年人 1g/d,分 2 次;小儿 $20\sim40mg/(kg\cdot d)$,分 1 或 2 次给药。

【不良反应】 偶见有皮疹、注射部位疼痛、头痛、麻木、耳鸣、尿素氮及转氨酶轻度升高等。

【禁忌证】 无绝对禁忌证,12岁以前儿童不宜用。但本品用于小儿的耳肾毒性均比其他氨基糖苷类少而轻。

【注意事项】 ①肾功能不全者慎用;②偶尔也可引起听神经损害,长期用药应进行听力检查;③本品与右旋糖酐、葡聚糖及海藻酸钠等血浆代用品合用增加肾毒性,不宜并用;④微生物对本品与卡那霉素及新霉素等常显示交叉耐药性。

【制剂规格】 粉针剂:0.5g,1g。

妥布霉素(Tobramycin)[保乙][典]

【作用特点与用途】 抗菌谱与庆大霉素相似,主要包括革兰阴性菌如铜绿假单胞菌、大肠埃希菌、克雷伯杆菌、肠杆菌属、吲哚阴性和阳性变形杆菌、枸橼酸杆菌和普鲁威登菌。对铜绿假单胞菌的作用较庆大霉素强 3～5 倍。对庆大霉素中度敏感的铜绿假单胞菌,对本品高度敏感,也比多黏菌素 B 强。对庆大霉素耐药的铜绿假单胞菌株本品也敏感。但对其他革兰阴性菌,本品的作用则低于庆大霉素。对金黄色葡萄球菌有抗菌作用,对链球菌无效。本品口服吸收不好,肌内注射 80mg 后血药浓度很快达峰值,平均为 $6～7\mu g/ml$,可维持 $6～8h$,$t_{1/2}$ 2～3h,血清蛋白结合率为 30%～40%,主要由肾排泄。主要用于革兰阴性菌引起的严重感染,特别是铜绿假单胞菌、大肠埃希菌及肺炎杆菌等引起的脑膜炎、烧伤、败血症及呼吸道、泌尿道和胆道感染,也可用于革兰阴性、阳性菌引起的混合感染,但不用于单纯金黄色葡萄球菌感染。

【用法用量】 肌内注射:一般 $1.5～5mg/(kg \cdot d)$,分 2 或 3 次,疗程 7～10d,剂量不超过 $5mg/(kg \cdot d)$。

【不良反应】 主要对听力及肾脏有毒性,但较庆大霉素为低,血浓度控制在 $10\mu g/ml$ 以下比较安全。此外可见恶心、呕吐、头痛、皮疹、转氨酶升高、粒细胞减少及血小板下降等不良反应。血药峰浓度$>12\mu g/ml$,谷浓度$>2\mu g/ml$ 易呈毒性反应。

【禁忌证】 对氨基糖苷类抗生素或本品过敏者禁用。

【注意事项】 ①肾功能减退者适当减少剂量或延长给药间隔时间;②长期大剂量使用本品时,应检查肝肾功能、血常规和听力;③本品与头孢菌素等合用,可增加肾毒性,应注意。也不宜与损害神经及有肾毒性的其他药物合用。

【制剂规格】 粉针剂和水针剂:80mg。

地贝卡星(双去氧卡那霉素 B、Dibekacin)

【作用特点与用途】 本品为卡那霉素衍生物,抗菌谱和庆大霉素相似。对革兰阳性菌及阴性菌有杀菌作用,尤其对铜绿假单胞菌、变形杆菌及对多种药物有耐药性的大肠埃希菌、肺炎杆菌、葡萄球菌显示很强的抗菌作用。其抗菌活性一般不及庆大霉素强,但抗铜绿假单胞菌作用强于庆大霉素。本品口服不吸收,肌内或静脉给药吸收好,30min 血药浓度达峰值,并很快分布到各组织,肾、血清、肺的浓度高,其次为脾、肝、肌肉、脑。用药后大部分以原型从尿排出,8h 后排出 70%～80%。主要用于上述敏感菌引起的败血症、脓肿、疖、蜂窝织炎、腭扁桃体炎、支气管炎、肺炎、腹膜炎、肾盂肾炎、膀胱炎、中耳炎及术后感染等。

【用法用量】　肌内注射:成年人一般 0.1～0.2g/d;小儿 2～4mg/(kg·d),分 1 或 2 次给药。静脉滴注:成年人 0.1g/d,分 2 次溶于 100～300ml 输液中,0.5～1h 滴完;肌内或静脉给药剂量均应随年龄和症状适当增减。肾功能损害者剂量每次 50mg,根据损害程度延长用药间隔时间,轻、中度损害间隔 12h,重度间隔 24～72h。

【不良反应】　本品毒性较卡那霉素稍强,有时引起休克、眩晕、耳鸣及听力减退等第Ⅷ对脑神经障碍,偶有肝和肾功能障碍、胃肠道反应、维生素缺乏症、皮疹、头痛或口唇麻木感等。

【禁忌证】　对氨基糖苷类抗生素或杆菌肽有过敏史者禁用,孕妇、本人及家属有因链霉素致听力减退者忌用。

【注意事项】　①肝、肾功能不全者及老年人慎用;②本品可加重葡聚糖及海藻酸钠等血液代用品引起的肾毒性,故应避免与血液代用品合用;③与麻醉药和肌松药合用时,应慎重,以免引起呼吸抑制;④避免与利尿药合用,以免加重耳、肾毒性;⑤与羧苄西林、磺苄西林、哌拉西林等混合使用可降低本药活性,故应分别单独给药。

【制剂规格】　粉针剂:100mg×10 支。

依替米星(悉能、Etimicin)[保乙][典]

【作用特点与用途】　本品为国产且类似于奈替米星,抗菌谱广,对多种病原菌有较好抗菌作用,其中对大肠埃希菌、克雷伯肺炎杆菌、肠杆菌属、沙雷菌属、奇异变形杆菌、沙门菌属、嗜血流感杆菌及葡萄球菌属等有较高的抗菌活性;对部分铜绿假单胞菌、不动杆菌等具有一定抗菌活性;对部分庆大霉素、小诺米星和头孢唑林耐药的金黄色葡萄球菌、大肠埃希菌和克雷伯肺炎杆菌,其体外 MIC 值仍在本品治疗剂量的血药浓度范围内。对产生青霉素酶的部分葡萄球菌和部分低水平甲氧西林耐药的葡萄球菌(MRSA)亦有一定抗菌活性。其耳毒性与奈替米星相似。健康成年人一次静脉滴注 100mg、150mg、200mg 硫酸依替米星后,其血药浓度分别为 11.30mg/ml、14.6mg/ml、

19.79mg/ml，$t_{1/2\beta}$为1.5h，24h内原型药物从尿中排泄约80％。健康成年人每日给药2次，间隔12h，连续给药7d，血中也无明显蓄积作用。血清蛋白结合率约25％。本品肌内注射后在大鼠体内各组织中的分布以肾最高，其次为肺组织，其他组织如脑、肠、生殖腺等药物浓度很低。本品适用于对其敏感的大肠埃希菌、克雷伯肺炎杆菌、沙雷杆菌属、枸橼酸杆菌、肠杆菌属、不动杆菌属、变形杆菌属、嗜血流感杆菌、铜绿假单胞菌和葡萄球菌等引起的各种感染：如呼吸道、肾和泌尿生殖系统、皮肤软组织和其他感染。

【用法用量】 静脉滴注：成年人推荐剂量：对于肾功能正常泌尿系感染或全身感染的患者，每12小时用本品0.1～0.15g，稀释于100ml的生理盐水或5％葡萄糖注射液中静脉滴注，1h内滴完，一般使用5～10d。

对于肾功能受损患者，原则上不用，必要时应调整使用剂量，并监测其血清中浓度，或以血清肌酐水平及肌酐清除率来调整给药方案，见说明书。

【不良反应】 耳、肾毒副作用发生率和严重程度与奈替米星相似。个别病例可见BUN、S-Cr、ALT、AST、ALP等肝肾功能指标轻度升高，但停药后即恢复正常。本品的耳毒性和前庭毒性主要发生于肾功能不全的患者。剂量过大或过量者主要表现为眩晕、耳鸣等，个别患者听力下降，程度均较轻。1819例中，临床不良反应发生率2.25％，化验异常0.56％，听力不良1.10％，平衡不良0.45％，总不良反应发生率4.36％。

其他罕见的反应有恶心、皮疹、静脉炎、心悸、胸闷及皮肤瘙痒等。

【禁忌证】 对本品及其他氨基糖苷类过敏者。

【注意事项】 ①在用本品治疗过程中仍应密切观察肾功能及第Ⅷ对脑神经功能的变化，尤其是已明确或怀疑有肾功能减退者、大面积烧伤患者、老年患者和脱水患者。②本品应避免与其他具有潜在耳、肾毒性药物合用。③本品属氨基糖苷类抗生素，可能发生神经肌肉阻滞现象。因此对接受麻醉药、琥珀胆碱、筒箭毒碱或大剂量输入枸橼酸抗凝药的血液病患者应特别注意，一旦出现神经肌肉阻滞现象应停用本品，静脉内给予钙盐治疗。

【药物相互作用】 可增加耳、肾毒性的药物如多黏菌素、其他氨基糖苷类抗生素、强利尿药（呋塞米）及前述的可发生神经肌肉阻断现象的药物的不良反应，均应避免合用或慎用。

【临床效果】 本品治疗临床分离菌591株，清除551株，总清除率93.23％。其中对大肠埃希菌的清除率94.07％（317/337）；淋病奈瑟菌达100％（66/66）；金黄色葡萄球菌75.38％（49/65）；肺炎链球菌92.59％（50/54）；流感嗜血杆菌100％（29/29）；对化脓性链球菌（11/11）、枸橼酸杆菌（14/14）、沙门菌属（6/6）、志贺菌属（9/9）等均100％清除。临床治疗1819例总有效率 89.06%。

【制剂规格】　注射剂:50mg(5 万 U),100mg(10 万 U),150mg,200mg,300mg。

异帕米星(卡那霉素 B、Isepamicin)[保乙]

【作用特点与用途】　本品为半合成氨基糖苷类抗生素,其抗菌谱与阿米卡星相似。对肠杆菌科细菌的作用比阿米卡星强 2 倍,对普通变形杆菌、摩根菌属和普罗菲登菌属的作用与阿米卡星相似,对奇异变形杆菌和铜绿假单胞菌作用与阿米卡星相似或稍差。对凝固酶阳性或阴性葡萄球菌,包括甲氧西林敏感及耐药金黄色葡萄球菌均有良好作用,对淋球菌或脑膜炎球菌作用差,对流感杆菌具中度活性,对肠球菌属无效。对沙雷菌属的活性优于阿米卡星。本品最大特点是对细菌所产生的多种氨基糖苷类钝化酶稳定,且对许多耐庆大霉素或妥布霉素的菌株仍敏感。本品与青霉素类和头孢噻肟等联用,对大肠埃希菌、克雷伯菌属、肠杆菌属、枸橼酸杆菌属、普罗菲登菌属、铜绿假单胞菌及不动杆菌属等部分菌株有协同作用。肌内注射后吸收快,血药峰值在 1h 内到达。成年人肌内注射 200mg,t_{max} 为 1h,C_{max} 为 10.2mg/L,血 $t_{1/2}$ 为 1.7h,蛋白结合率 3%~8%。主要经肾排泄,24h 内经肾以原型排出约 85%,尿中浓度可达 323~818mg/ml。成年人静脉滴注 200mg(0.5h 滴完)的 C_{max} 为 17.13mg/L,血 $t_{1/2}$ 为 1.8h,尿中排出量与肌内注射者相同。肾功减退者 $t_{1/2}$ 可达 5h,12h 后血药浓度仍可达 4.2mg/L(肾功能正常者仅为 0.19mg/L)。无明显蓄积性。可分布于胆汁中、痰液、伤口渗出液、烧伤创面渗液和腹水中;在乳汁中极少;脐带血、羊水和胎儿血清中浓度低。用于敏感菌引起的各种感染。

【用法用量】　肌内注射或静脉滴注:7.5~15mg/(kg·d),分 1~2 次用于尿路感染等。遵医嘱。

【不良反应】　发生率为 11%(每日 1 次)~16%(每日 2 次),多为轻中度反应,如眩晕、静脉炎、皮疹、胃不适等。可呈现耳、肾毒性等。

【制剂规格】　注射剂:100mg,200mg。

达地米星(Dactimicin)

【作用特点与用途】　本品属假二糖氨基糖苷类,与阿司米星不同处是其分子结构上带有亚胺基,因而对各种细菌有强大抗菌作用,且对多种钝化酶稳定。与其他同类药相比有以下特点:①抗菌谱更广,除对肠杆菌科细菌和铜绿假单胞菌外,本品对沙雷菌属、葡萄球菌属、肺炎球菌属等均具有良好作用;

②对许多氨基糖苷类钝化酶稳定;③与哌拉西林、美洛西林、头孢他啶等联合对革兰阴性菌和金黄色葡萄球菌等有协同作用,对许多革兰阴性杆菌有后效应;④耳、肾毒性低;⑤吸收快,血药浓度高,组织分布好。用于敏感菌引起的各种感染。

【用法用量】 肌内注射:成年人每次 200～400mg,2/d。或遵医嘱。

【不良反应】【注意事项】 本品的耳毒性(前庭)和肾毒性较其他同类品种低。参阅依替米星。

【制剂规格】 注射剂:200mg,400mg。

奈替米星(立克菌星、Netilmicin)[保乙][典]

【作用特点与用途】 本品为半合成水溶性氨基糖苷类抗生素,其耳、肾毒性为常用氨基糖苷类抗生素中最低者。其抗菌谱与庆大霉素相似,对大肠埃希菌、变形杆菌、铜绿假单胞菌、枸橼酸杆菌、荚膜杆菌属、肠杆菌属及肺炎杆菌等革兰阴性菌具有很强的抗菌活性,其抗铜绿假单胞菌的作用弱于妥布霉素。对革兰阳性菌,如金黄色葡萄球菌及表皮葡萄球菌也有效,但对链球菌、肠球菌及肺炎球菌作用弱。肾功能正常者肌内注射 $1mg/(kg \cdot d)$ 后 $30～60min$ 血药浓度达峰值($3.76\mu g/ml$),有效浓度维持 $8～12h$,血清蛋白结合率低。血浆半衰期 2.5h,24h 由尿中排出原型药物达 70% 以上。主要用于呼吸系统感染、泌尿生殖系统感染、皮肤软组织、骨及关节感染、手术后感染、妇科感染及败血症等。

【用法用量】 肌内注射、静脉滴注:$3～6.5mg/(kg \cdot d)$,分 2 或 3 次或 $8～12h$ 给药 1 次。静脉滴注用 $50～200ml$ 灭菌生理盐水或 5% 葡萄糖注射液稀释,$1.5～2h$ 滴完。肾功能不全者应调整剂量或延长给药间隔。

【不良反应】 偶尔引起过敏性休克,有时出现皮疹及瘙痒等过敏症状。对蜗神经毒性低,但偶见眩晕、耳鸣及听力减退,停药后可恢复。此外,也有尿素氮、转氨酶、肌酸酐及碱性磷酸酶升高的报道。参阅依替米星。

【禁忌证】 对氨基糖苷类及杆菌肽过敏者禁用。

【注意事项】 ①因链霉素引起听力下降者应慎用;②肝肾功能不良及老年人慎用;③重症肌无力或震颤麻痹者慎用;④孕妇应权衡其利弊,才能确定是否给药;⑤应避免同时用强利尿药、神经肌肉阻断药及有肾、神经毒性的药物;⑥用药时间不应超过 14d。用药期间多喝水。

【制剂规格】 注射剂:50mg,100mg,150mg,200mg,300mg。

小诺米星(小诺霉素、相模霉素、Micronomicin)[典]

【作用特点与用途】　本品由 *Micromonospora sagamiensis* 及其变异株产生的广谱抗生素,对铜绿假单胞菌、变形杆菌、沙雷菌属及对卡那霉素等耐药的大肠埃希菌、克雷伯菌属、肠杆菌属、葡萄球菌属有强大抗菌活性,杀菌性强。其抗菌机制为抑制细菌蛋白质合成,同时有破坏细胞膜的作用。本品肌内注射吸收迅速,血药浓度高,内脏分布好,0.5h 血药浓度达峰值,可向痰液、腭扁桃体、胸腔内脓液及羊水移行,胆汁和脑脊髓液也有少量分布,乳汁中移行较少。给药 8h 后,85% 随尿排泄,肾功能不全者排泄较慢。本品滴眼对眼黏膜无刺激性,也不损伤眼及全身。用于上述敏感菌引起的感染如败血症、腹膜炎、呼吸系统感染、尿路感染及敏感菌引起的眼睑炎、急性眼腺炎、泪囊炎、结膜炎及角膜炎等。

【用法用量】　肌内注射:尿路感染,每次 120mg,2/d;其他感染:每次 60mg,2～3/d;儿童按 3～4mg/(kg·d),分 2 或 3 次给药。滴眼:每次 2～3 滴,3～4/d。

【不良反应】　偶见休克、皮疹、瘙痒、红斑等过敏症状及肝肾损害、眩晕、耳鸣、重听等第Ⅷ对脑神经损害、白细胞减少、消化系统紊乱和注射部位疼痛或硬结、B 族维生素及维生素 K 缺乏等。用于滴眼,个别病人出现眼痛、瘙痒感、复视及分泌物增加等。

【禁忌证】　对本品、氨基糖苷类及杆菌肽过敏者禁用。

【注意事项】　①有因链霉素引起听力下降者最好不用本品;②肝肾功能障碍者和老人、孕妇及全身状况差者慎用;③用药一般不超过 14d;④避免与右旋糖酐、麻醉药、肌松药、依他尼酸和呋塞米等并用,以免增加耳肾毒性;⑤避免与羧苄西林和磺苄西林混合给药,以防降低本品抗菌活性。

【制剂规格】　注射剂:60mg,120mg。滴眼剂:3mg/ml。

阿司米星(福提霉素、武夷霉素、Astromicin)

【作用特点与用途】　我国由该菌的变种——武夷变种(FIM$_{0139}$)制取,已证明国产品与日本报道的硫酸阿司霉素 A 基本同质,药用品为硫酸盐,二糖结构体。对沙雷菌属、变形杆菌属、枸橼酸细菌属及肠埃希菌属等革兰阴性菌和金黄色葡萄球菌有强大抗菌作用,对多种氨基糖苷类钝化酶稳定,有较好的抗酶性能,因结构特殊与其他氨基糖苷类抗生素无交叉耐药性。健康人肌内注射 200mg,30～60min 达血药浓度峰值,约 14μg/ml,2h 降为 9μg/ml,4h 降为 5μg/ml,8h 降为约 1μg/ml。体内分布良好,痰中浓度约 1.7μg/ml,阑尾中

1.4～4.8μg/ml,腹水中 4.5～9.1μg/ml,并可透入生殖器官、羊水及腭扁桃体等。胆汁和乳汁中药浓度较低。主要由尿排泄;8h 内尿中原型药物为投药量的 64%～73%,半衰期为 1.8h。用于敏感菌所致的支气管炎、肺炎、肾盂肾炎、腹膜炎、膀胱炎及中耳炎等。

【用法用量】 肌内注射:成年人 400mg/d,分 2 次,以注射用水或生理盐水为溶媒。

【不良反应】 偶见皮疹、瘙痒、药物热、第Ⅷ对脑神经损害、肝肾损害、注射部位疼痛或硬结。罕见休克、胃肠道反应、白细胞减少及 B 族维生素及维生素 K 缺乏症。

【禁忌证】 对本品及氨基糖苷类、杆菌肽有过敏史者禁用。

【注意事项】 ①因链霉素而重听者及其亲属、肝肾功能障碍者及全身状况差者、孕妇及小儿慎用;②与强利尿药合用可增加耳肾毒性,与右旋糖酐等血浆代用品联用可加重肾损害,与肌松药合用,可加重神经-肌肉阻滞,甚至引起呼吸骤停;③避免与麻醉药并用。

【制剂规格】 粉针剂:200mg,内含碳酸氢钠。

西索米星(硫酸西索米星、Sisomicin Sulfate)[保乙]

【作用特点与用途】 本品为氨基糖苷类抗生素,抗菌谱与庆大霉素相似。其敏感菌包括金葡菌、大肠埃希菌、克雷伯杆菌、变形杆菌、肠杆菌属、铜绿假单胞菌、痢疾杆菌等。临床用于上述敏感菌所致的局部或系统感染,对尿路感染作用尤佳;但不建议用于胆系感染(氨基糖苷类抗生素在胆系组织中药物浓度较低,不易达到有效抗菌浓度,若加大剂量又易加重耳肾毒性)。对重症感染者,宜与青霉素或头孢菌素类抗生素等联合应用。本品 $t_{1/2\beta}$ 约 2h,不良反应类似庆大霉素。

【用法用量】 肌内或静脉注射(滴注)。肾功能正常者,成人轻度感染 0.1g/d,重度感染 0.15g/d;均分 2～3 次给药。儿童按体重计 2～3mg/(kg·d),分 2～3 次给药。疗程均不超过 7～10d。必要时监测血药浓度。肾功能减退者应用本品应相应调整,酌情减量。

【不良反应】【注意事项】 参见氨基糖苷类抗生素。

【制剂规格】 注射剂:50mg(5×10^4U)/1ml;100mg(1×10^5U)/2ml。

大观霉素(淋必治、奇放线菌素、Spectinomycin)[保乙][典]

【作用特点与用途】 本品是链霉菌产的氨基糖苷抗生素,对革兰阳性及阴性菌有抑制作用,主要对抑制产生青霉素酶的淋病奈瑟菌有良好的抗菌作用,为新型的专治淋病的特效药之一。口服不吸收。肌内注射 2g,1h 血药浓度达峰值,约为 $100\mu g/ml$,8h 为 $15\mu g/ml$。体内药物主要以原型从尿排泄,半衰期约 2.5h。$7.5\sim20\mu g/ml$ 浓度可抑制多数菌株。单剂量肌内注射,1 周内有效率达 $90\%\sim96\%$,疗效与青霉素相同,而本品不存在青霉素过敏问题,所以对青霉素过敏者可以应用。同时可对抗耐药菌。其作用机制是抑制细菌细胞壁蛋白质的合成。临床用于淋球菌引起的尿道炎、直肠炎、急性淋病、子宫颈炎。适用于对青霉素和四环素等耐药的病例。

【用法用量】　肌内注射:每次 2g。将特殊稀释液(0.9% 苯甲醇溶液) 3.2ml,注入药瓶内,猛力振摇,使成混悬液约 5ml,用粗针头注射入臀上部外侧深部肌肉内。一般只用 1 次即可。对于使用其他抗生素治疗而迁延未愈的病人,可按 4g 剂量给药,即 1 次用药 4g,分注于两侧臀上部外侧肌肉;或肌内注射,每次 2g,2/d。

【不良反应】　注射部位有轻至中度疼痛。偶有恶心、呕吐、头痛、头晕、寒战、发热、失眠、轻微瘙痒及荨麻疹。第二剂用药偶见肝肾功能病变、血红蛋白减少、血中红细胞减少。

【禁忌证】　对本品过敏者及肾衰竭病人禁用。

【注意事项】　①孕妇及新生儿慎用;②不能用于治疗梅毒;③淋球菌对本品可产生耐药性,一旦产生耐药性要增大剂量。本品为混悬液,只能肌注而不能静脉给药;④加入附带溶媒后室温放置不得超过 24h;⑤本品无明显耳毒性。

【制剂规格】　粉针剂:2g,附 5ml 稀释液溶媒(0.9% 苯甲醇注射液)。

七、四环素类

四环素类是由链霉菌产生或经半合成制取的一类碱性广谱抗生素。抗菌谱包括化脓性和草绿色链球菌、肺炎球菌、肠球菌、金黄色葡萄球菌、李斯特菌、梭状芽胞杆菌、炭疽杆菌、放线菌、大肠埃希菌、产气杆菌、痢疾杆菌、沙门杆菌、流感嗜血杆菌、克雷伯杆菌、鼠疫杆菌、布氏杆菌、霍乱弧菌、脑膜炎球菌、淋球菌、螺旋体、支原体、衣原体及立克次体。

抗菌作用强弱依次为米诺环素(二甲胺四环素)>多西环素>美他环素>金霉素>四环素>土霉素。本类药物间存在密切的交叉耐药性。本书只介绍前 3 种。

由于临床广泛应用,近年来细菌对本类耐药状况较严重,一些常见的病原菌的耐药率很高,因而目前主要用于立克次体、衣原体、支原体及回归热螺旋体等非细菌性感染和布氏杆菌病,以及敏感菌引起的呼吸道、胆道、尿路及皮肤软组织等部位的感染。

本类的不良反应主要有①消化道反应:除恶心、呕吐、腹痛、腹泻外,由于临床病人所服药片在食管中潴留或由于反流而可发生食管溃疡。②肝损害:超剂量可见恶心、呕吐、腹痛、腹泻、黄疸、转氨酶升高、呕血和便血等,重症可昏迷而死亡。③肾损害:正常应用无不良反应,肾功能不全者可加重肾损害,血尿素氮和肌酐值升高。④影响牙和骨发育:因可沉积于牙和骨中,造成牙黄染,影响婴幼儿骨骼正常发育。且还可透过胎盘和进入乳汁,因此孕妇、哺乳期妇女、8 岁以下儿童均禁用。⑤局部刺激性严重:已不用肌内注射,即使静脉滴注,宜应稀浓度(<0.1%),缓缓滴注。⑥过敏反应:主要是皮疹、药物热、光感性皮炎、哮喘及其他皮肤变化。⑦菌群失调,轻者为维生素不足,较重的表现为白色念珠菌和其他耐药菌引起的二重感染,难辨梭状芽胞杆菌性假膜性结肠炎也可发生。

注意事项:①许多金属离子如钙、镁、铁、铝、铋等包括含此类离子的中药,能与本类络合而生成不易吸收的物质,牛奶也有类似作用,所以要避免配合使用;②四环素类能抑制肠道菌群,使甾体避孕药的肝肠循环受阻,而妨碍避孕效果,应注意。

替加环素(海正力星、Tigecycling、Igecycling)

【作用特点与用途】 本品分子式 $C_{29}H_{39}N_5O_8$,分子量 585.65。在分子结构上与四环素类抗生素相似;因含 4 个氨基基团,似乎有氨基糖苷类抗生素的效应,但氨基糖苷类安全有效剂量分布于胆系组织中药物浓度低,故不利于抗胆系组织感染。而替加环素除骨骼外,给药后 4h,其在胆囊(38 倍)、肺(3.5倍)、结肠(2.3 倍)中药物浓度明显高于血清中药物浓度。在肝中代谢少,主要以原型从胆汁和尿中排出。

本品为新型广谱抗生素,其敏感菌包括费劳德枸橼酸杆菌、阴沟杆菌、大肠埃希菌、类肠球菌(仅限于万古霉素敏感菌株)、对甲氧西林敏感或耐药的金葡菌、咽峡炎链球菌(包括中间和星座链球菌)、脆弱拟杆菌、多形拟杆菌、单形拟杆菌、普通拟杆菌、产气荚膜梭菌、微小消化链球菌;肠球菌(万古霉素敏感株)、化脓性链球菌、肺炎杆菌、对青霉素敏感的肺炎链球菌、流感嗜血杆菌(β-内酰胺酶阴性株)、嗜肺性军团病杆菌等。临床用于上述敏感菌所致的复杂性腹腔内感染、复杂性皮肤和软组织感染、社区获得性肺炎等。仅在已知和怀疑不宜使用其他抗菌药物治疗时才使用本品。

【用法用量】 本品用前应先用注射用生理盐水或糖水或林格液 5.3ml溶解后,加入 100ml 静脉输液中(相当于 1mg/ml)静脉滴注 0.5~1h。输液配制后颜色应呈黄色至橙色(否则要丢弃不用)。18 岁以上成人首剂 100mg/次,以后每 12 小时一次滴注 50mg,疗程 5～14d。

【药动学】　单剂 100mg 的 C_{max} 为 1.45μg/ml(22%);$t_{1/2}$ 为 27.1h;血浆蛋白结合率约 80%。

【不良反应】【注意事项】　①参阅四环素类及氨基苷类抗生素不良反应与注意事项。②注射部位反应。③18 岁以下未成年人、孕妇、哺乳妇,尤其是 8 岁以下儿童禁用。④用药时在获知病原菌培养和药敏试验结果后,应及时选择适宜的抗菌药物和治疗方案。⑤用药前仔细看说明书。

【制剂规格】　注射剂:50mg,100mg。

多西环素(强力霉素、Doxycycline)[保甲][典]

【作用特点与用途】　抗菌谱与四环素、土霉素基本相同,但体内外抗菌作用均较四环素为强。微生物对本类及本品均有交叉耐药性。口服不受食物影响,吸收率约 93%,蛋白结合率高约 63%。$t_{1/2}$ 12～20h,肾损害病人亦无明显差异。正常口服 20mg 后,2h 达血药峰浓度,约 2.6μg/ml,24h 降至 1.45μg/ml。用于敏感菌引起的呼吸系统感染、老年慢性支气管炎、肺炎、麻疹肺炎、泌尿系统感染、生殖系统感染及胆道感染等。对败血症、皮肤软组织感染、痤疮、布氏杆菌病、沙眼及淋病也有效。也可以用于青霉素过敏的病人。

【用法用量】　口服:成年人常用剂量,第 1 天 200mg,分 2 次饭后服用,必要时首次可加倍。以后 100～200mg/d,但尿路感染应 200mg/d。疗程 3～7d。8 岁以上儿童体重不超过 50kg 者,剂量 4mg/(kg·d),以后 2mg/(kg·d);严重感染 4mg/(kg·d)。体重超过 50kg 按成年人剂量服用。男性急性淋球菌前尿道炎,第 1 天首次剂量 200mg,睡前再服 100mg,随后每次 100mg,2/d,连服 3～7d。女性急性淋球菌感染,每次 100mg,2/d,直至痊愈为止。由沙眼衣原体引起的成年人非并发性尿道炎、子宫颈内膜感染或直肠感染,每次 100mg,2/d,至少服 7d。

【不良反应】　光敏反应比四环素及金霉素多。可引起食欲缺乏、恶心、呕吐、腹泻、舌炎、吞咽困难、小肠结肠炎、荨麻疹、血管神经性水肿、过敏性紫癜、溶血性贫血、血小板减少、中性粒细胞减少及婴幼儿牙黄(但比四环素所引起的轻)。在用药中曾有报道成年人良性颅内压增高,停药后该现象消失。长期用药时,曾有报道使甲状腺产生微小的褐黑脱色现象,但未见有甲状腺功能异常。

【禁忌证】　对四环素类过敏者禁用,孕妇、哺乳期妇女及 8 岁以下婴幼儿、小儿忌用。

【注意事项】　①因排泄慢,肾功能障碍者慎用。但按常规剂量用药,则在肾脏的药物蓄积性低。②饭后服或与食物、牛奶同服不影响吸收,反而可减少对胃的刺激。与维生素 B_6 同服,可减少呕吐。③可干扰青霉素的杀菌作用,应避免与青霉素合用。④正常受抗凝药治疗的病人用本品时必须减少抗凝用量。⑤使用本品时不能联用含铝、钙、镁、铁等金属离子药物。

【制剂规格】 胶囊剂或片剂:50mg;100mg。

美他环素(甲烯土霉素、Metacycline)

【作用特点与用途】 本品为四环素类抗生素。某些四环素或土霉素耐药的菌株对本品仍可敏感。许多立克次体属、衣原体属、支原体属、某些非典型分枝杆菌属、螺旋体对本品敏感,但肠球菌属对其耐药。其他如放线菌属、炭疽杆菌、单核细胞增多性李斯特菌、梭状芽胞杆菌、奴卡菌属、弧菌、布鲁菌属、弯曲杆菌、耶尔森菌等对本品敏感。本品对淋病奈瑟菌具有一定抗菌活性,但耐青霉素的淋球菌对美他环素也耐药。由于四环素类的广泛应用,临床常见病原菌对美他环素耐药现象严重,包括葡萄球菌等革兰阳性菌及多数肠杆菌科细菌耐药。本品与四环素类不同品种之间存在交叉耐药。本品作用机制为药物能与细菌核糖体 30S 亚基的 A 位置结合,抑制肽链的增长和影响细菌蛋白质合成。美他环素口服可吸收,单剂口服 500mg 后血药峰浓度值约 2mg/L, $t_{1/2}$ 长达 16h,蛋白结合率为 80%,体内分布较广。以原型自尿排泄约占给药量的 50%,72h 内经粪排泄者仅 5%。用于立克次体病,包括流行性斑疹伤寒、地方性斑疹伤寒、落基山热、恙虫热和 Q 热;支原体属感染;衣原体属感染,包括鹦鹉热、性病性淋巴性肉芽肿、非淋菌性尿道炎、输卵管炎、宫颈炎及沙眼;回归热;布鲁菌病;霍乱;兔热病;鼠疫、软下疳。治疗布鲁菌属和鼠疫时需与氨基糖苷类联合应用。本品可用于对青霉素过敏患者的破伤风、气性坏疽、雅司、梅毒、淋病性尿道炎、宫颈炎和钩端螺旋体病及放线菌属和李斯特菌感染。也用于敏感菌所致的呼吸道、胆道、尿路和皮肤软组织感染。亦用于中重度痤疮的辅助治疗。本品不宜用于溶血性链球菌感染及葡萄球菌感染。

【用法用量】 口服:成年人每 12 小时 3 粒,8 岁以上小儿每 12 小时按体重 5mg/kg。

【不良反应】 轻微胃肠道反应、过敏反应,偶见中性粒细胞减少、溶血性贫血、血小板减少;颅内压升高,表现为头痛、呕吐、视盘水肿等;肝肾毒性;菌群失调、二重感染等。

【禁忌证】 有四环素药物过敏史者禁用,孕妇及哺乳期妇女、8 岁以下小儿禁用。

【注意事项】 ①本品宜空腹服用,即餐前 1h 或餐后 2h 服用,以避免食物对吸收的影响。应用本品时应饮用足量(约 240ml)水,避免食管溃疡和减少胃肠道刺激症状。②肝病患者、肾功能不全者不宜用此类药物。③对诊断的干扰:测定邻苯二酚胺(Hingerty 法)浓度时使测定结果偏高;本品可使碱性磷酸酶、血尿素氮、血清淀粉酶、血清胆红素、血清转氨酶的测定值升高。

【药物相互作用】　①制酸药如碳酸氢钠、降脂药如考来烯胺、含钙镁铁等金属离子的药物,可使本品口服吸收减少,活性减低;②与全麻药甲氧氟烷合用时,可增强肾毒性;③与强利尿药如呋塞米等药物合用时可加重肾功能损害;④与其他肝毒性药物(如抗肿瘤化疗药物)合用时可加重肝损害;⑤本品可降低避孕药效果,增加经期外出血的可能;⑥本品可抑制血浆凝血酶原活性,所以接受抗凝治疗的患者需要调整抗凝药的用量。

【制剂规格】　片剂、胶囊剂:0.1g。

米诺环素(美满霉素、二甲胺四环素、Minocycline)[保乙][典]

【作用特点与用途】　抗菌谱与四环素相近,具有高效和长效性质,在四环素类中以本品的抗菌作用最强。特别对耐药菌有效,包括对四环素及青霉素类耐药的金黄色葡萄球菌、链球菌和大肠埃希菌等,尤其是耐甲氧西林金黄色葡萄球菌(MRSA)及多西环素耐药菌,对本品仍然敏感。口服吸收迅速而较完全,且不易受食物影响。口服或静脉注射 200mg,1h 后血清药物浓度约为 $2.25\mu g/ml$;12h 后尚有 $1.25\mu g/ml$。肾功能正常者本品的半衰期约为 16h。脂溶性较高,因此容易渗透进入许多组织和体液中,在唾液和泪液中药物的浓度比其他四环素类高。在体内代谢较多,在尿中排泄的原型药物远低于其他同类药。主要用于立克次体和支原体肺炎、淋巴肉芽肿、下疳、鼠疫、霍乱及布氏杆菌病(与链霉素联用)等。对大肠埃希菌、产气杆菌、志贺杆菌、流感嗜血杆菌、克雷伯杆菌等敏感菌株所致的系统或局部感染也有效。此外,对淋球菌、梅毒和雅司螺旋体、李斯特菌、梭状芽胞杆菌、炭疽杆菌、放线菌及梭杆菌所致感染,当病人不耐青霉素时,可考虑用本品。对链球菌敏感株感染也可用本品。尚可用于阿米巴病的辅助治疗。

【用法用量】　口服:首次 200mg,以后每 12 小时 100mg。或首剂量后每 6 小时服 50mg。

【不良反应】　与其他四环素相似,常见眩晕,少数病人有恶心、食欲减退、舌炎、胃肠道菌群失调。偶尔出现过敏反应。儿童应用牙齿黄染及前囟隆起。也可发生二重感染。

【禁忌证】　孕妇、哺乳妇及 8 岁以下小儿禁用。

【注意事项】　①金黄色葡萄球菌大部分菌株对本类药物耐药;②较易引

起光感性皮炎,用药后避免日晒;③肝肾功能不全者慎用;④避免同钙及其他重金属离子的药物合用。

【制剂规格】 胶囊剂和片剂:100mg。

八、其他抗生素及抗菌药物

去甲万古霉素(Norvancomycin)[保乙]
万古霉素(Vancomycin)[保乙]

【作用特点与用途】 抑制细菌细胞壁糖肽聚合物的合成,因而妨碍细胞壁的形成。对化脓性链球菌、肺炎链球菌、金黄色葡萄球菌、表皮葡萄球菌等有强力的抗菌作用。厌氧菌、难辨梭状芽胞杆菌、炭疽杆菌、放线菌、白喉杆菌及淋球菌对本品甚敏感。绿色链球菌、牛链球菌、粪链球菌等也有一定的敏感性。目前由于许多致病菌对已有的抗生素有一定的耐药性,本品已成为难辨性梭状芽胞杆菌引起的假膜性结肠炎的特效药;耐甲氧西林金黄色葡萄球菌感染和表皮葡萄球菌感染的首选药。但革兰阴性杆菌、分枝杆菌、拟杆菌及真菌等对本品不敏感。本品抗菌谱窄,主要对革兰阳性球菌和杆菌有效。细菌对本品不容易产生耐药性,本品与其他抗生素也无交叉耐药性。口服不吸收,肌内注射极痛。静脉注射万古霉素每次 0.5g,1~2h 血药浓度达峰值,$t_{1/2}$ 6h,12h 后仍可测到有效浓度。其杀菌浓度可渗入胸膜、心包液、腹水及滑液内;脑膜发炎时可进入脑脊液,其浓度为血清浓度的 10%~20%。万古霉素大部分经肾排泄,反复给药时有蓄积作用,肾功能减退者可延长到150~240h。用于难辨梭状芽胞杆菌引起的假膜性结肠炎、耐青霉素 V 金黄色葡萄球菌、表皮葡萄球菌感染和对其他抗生素产生耐药性的严重葡萄球菌感染如败血症、心内膜炎、肺炎及脑膜炎等。

【用法用量】 国产盐酸去甲万古霉素静脉滴注:成年人 0.8~1.6g/d,分 2 次;小儿 15~30mg/(kg·d),分 2 或 3 次。国产盐酸去甲万古霉素口服:成年人每次 0.2~0.4g,4/d;小儿 15~30mg/(kg·d),分 4 次服。疗程7~10d,用于治疗假膜性结肠炎和抗生素相关性腹泻。每日剂量不超过 4g。

美国进口万古霉素粉针剂,先用 10ml 注射用水将 0.5g 溶液,再加入100~200ml 生理盐水或 5%葡萄糖注射液中进一步稀释后,20~30min 缓慢静脉注射:成年人 2g/d,1g/12h 或 0.5g/6h,儿童 45mg/(kg·d)。口服(治疗假膜性肠炎):成年人每次 0.5g,6h 1 次,不超过 4g/d。儿童酌减。

【不良反应】 主要不良反应是对听觉及肾有损害,肾毒性表现为蛋白尿、血尿、尿素氮升高；另外可引起血栓性静脉炎、皮疹及药物热，注射区疼痛也多见；有时可引起二重感染。

【禁忌证】　严重肝功能不全，对本品过敏者禁用。

【注意事项】　①肾功能不全者及新生儿慎用；②治疗期间应经常检查肝肾功能、听力和尿、血常规；③本品不宜推荐作为常规用药或用于轻度感染；④与许多药物如氯霉素、甾体激素及甲氧西林等可产生沉淀反应。含本品的输液中不得添加其他药物。

【制剂规格】　国产盐酸去甲万古霉素粉针剂：400mg；盐酸盐粉针剂：0.5g,1.0g；盐酸万古霉素片：0.125g,0.25g。

抗敌素(多黏菌素 E、Colistin)[保乙][典]

本品由多黏芽胞杆菌产生一组碱性多肽类抗生素。多黏菌素 E 主要成分是多黏菌素 E_1，含少量多黏菌素 E_2，为一单酰化的 10 肽化合物，环上接有 7 个氨基酸。

【作用特点与用途】　本品主要为抗革兰阴性菌的抗生素，具有杀菌作用。其作用机制主要是改变细菌细胞膜的通透性而杀菌。对铜绿假单胞菌、大肠埃希菌、痢疾杆菌、沙门菌属、百日咳杆菌属、志贺菌属、布鲁菌属、产气杆菌属及肺炎杆菌等有较强的活性；变形杆菌对本品不敏感。干糖浆剂用于儿童：由敏感致病菌引起的肠胃系统感染如细菌性腹泻、菌痢、食物中毒性腹泻、腹膜炎、结肠炎及溃疡性肠炎等。片剂用于治疗大肠埃希菌性肠炎和对其他药物耐药的菌痢。灭菌粉剂外用于烧伤及外伤引起的铜绿假单胞菌局部感染和耳、眼等部位敏感菌感染。注射剂已少用。

【用法用量】　口服：①干糖浆剂，将 4.5ml 水加到装 1g 多黏菌素干糖浆的瓶中或加水至瓶上标志线，充分摇匀，混合后置冷处贮存，10d 内用完，每次 2.5ml,3/d。②片剂，成年人每次 50 万～100 万 U,3 或 4/d；儿童剂量每次 25 万～50 万 U,3 或 4/d。重症时上述剂量可加倍。灭菌粉外用：用生理盐水配成 1 万～5 万 U/ml,搽患处。

【不良反应】　比多黏菌素 B 小，大剂量对肾有损害。也可引起神经系统反应如头晕、口唇及手足麻木等。少数引起耳聋、共济失调、白细胞和粒细胞减少、舌味觉异常、呼吸麻痹、视力障碍、语言障碍及头痛。也见有二重感染。

【注意事项】　①肾功能不全病人应减量；②与庆大霉素等氨基糖苷类抗生素合用时应特别注意。

【制剂规格】　干糖浆剂：1g。片剂：25 万 U,50 万 U。灭菌粉剂：每瓶 100 万 U,供制备溶液用(1mg＝6 500U)。有效期 2 年。

多黏菌素 B(Polymyxin B)[保乙][典]

本品为一种多肽抗生素,为多黏菌素 A、B、C、D、E5 种成分的混合物,其中以 B_1 和 B_2 的混合物毒性低,多黏菌素 B 和 E 供药用。

【作用特点与用途】 本品仅对革兰阴性菌如产气杆菌、流感杆菌、大肠埃希菌、痢疾杆菌及铜绿假单胞菌等有作用。抗菌作用比多黏菌素 E 强。作用机制是改变细菌胞浆膜的通透性。细菌对本品和多黏菌素 E 之间有完全交叉耐药性。本品肌内注射吸收良好,但血浓度较低,成年人肌内注射 50mg,血药峰值 $1\sim2\mu g/ml$,$t_{1/2}$ 为 6h。给药量的 60% 从尿中排出。但 12h 内仅排出少量,以后可达到 $20\sim100\mu g/ml$ 浓度,停药 $1\sim3d$ 仍继续有药物排出。主要用于铜绿假单胞菌及其他假单胞菌引起的创面、尿路及眼、耳、气管等部位感染,也可用于败血症及腹膜炎。

【用法用量】 ①静脉滴注:成年人及肾功能正常者 $1.5\sim2.5mg/(kg \cdot d)$,一般不超过 $2.5mg/(kg \cdot d)$,分 2 次,每 12 小时静脉滴注 1 次。本品每 50mg 用 5% 葡萄糖注射液 500ml 稀释后滴入,婴儿肾功能正常者可耐受 $4mg/(kg \cdot d)$的用量。②肌内注射:成年人及儿童 $2.5\sim3mg/kg$,分次给予,每 $4\sim6$ 小时用药 1 次。婴儿可用到 $4mg/(kg \cdot d)$,新生儿可用到 $4.5mg/(kg \cdot d)$。③鞘内注射(用于铜绿假单胞菌性脑膜炎):用生理盐水制备 5mg/ml 药液,成年人与 2 岁以上儿童,5mg/d,应用 $3\sim4d$ 后,改为隔日 1 次,至少 2 周,直至脑脊液培养阴性,检验糖量正常。2 岁以下儿童用 2mg,1/d,连续 $3\sim4d$(或者 2.5mg,隔日 1 次),以后用2.5mg,隔日 1 次,直到检验正常。④滴眼液:浓度 $1\sim2.5mg/ml$。

【不良反应】 同多黏菌素 E。

【注意事项】 ①肾损害较多见,肾功能不全者应减量;②静脉滴注可致呼吸抑制,一般不采用;③鞘内注射 1 次不宜超过 5mg,以防引起对脑膜或神经组织的刺激;④不应与其他有肾毒性的或神经肌肉阻滞作用的药物合用,以免发生意外。

【制剂规格】 粉针剂:每瓶含硫酸多黏菌素 B 50 万 U(1mg＝1 万 U)即 50mg。

夫西地酸(褐霉素、Fusidic Acid、Fusidate Sodium)[保乙]

【作用特点与用途】 本品通过抑制细菌的蛋白质合成而呈杀菌作用。其对一系列革兰阳性菌抗菌作用强,对葡萄球菌,包括对青霉素、甲氧西林和其他抗生素耐药的菌株高度敏感;且与临床应用的其他抗菌药物无交叉耐药性。夫西地酸在人体内分布广泛,在脓液、软组织、心脏、骨组织、滑液、死骨片、烧伤痂、脑脓肿、眼内等的最小抑菌浓度(MIC)仅 $0.03\sim0.16mg/ml$。主要经肝代谢,从胆汁排出,消除 $t_{1/2\beta}$ 为 5~6h。用于由敏感菌,尤其是葡萄球菌引起的各种感染:如骨髓炎、败血症、心内膜炎、反复感染的囊性纤维化、肺炎、皮肤及软组织感染、外科及创伤性感染。

【用法用量】　口服:0.5~1g,3/d。小儿 1 岁以下,按 50mg/(kg·d);1—5 岁,750mg,均分 3 次。5—12 岁可按成年人低剂量给予。静脉滴注:成年人 0.5g;儿童按 20mg/(kg·d),均分 3 次给予。将本品 0.5g 溶于所附溶媒中,然后用生理盐水或 5% 葡萄糖注射液稀释至 250~500ml,2~4h 滴完。若葡萄糖液过酸呈乳状,则不能使用。

【不良反应】　①可见皮疹、黄疸、肝功能异常,停用后可恢复。②针剂为二乙醇溶媒者,可见血管痉挛、静脉炎、溶血;溶媒为磷酸盐、枸橼酸盐缓冲液溶解者,可致低血钙。③局部过敏症状。

【注意事项】　不可与其他药物混合使用。仔细阅读说明书。

【制剂规格】　片剂:250mg。注射剂:0.5g。尚有外用软膏剂。

甲砜霉素(Thiamphenicol)[典]

【作用特点与用途】　抗菌谱与作用均与氯霉素相似。主要用于伤寒、副伤寒及其他沙门菌感染。也用于流感杆菌、大肠埃希菌、淋球菌、青霉素酶产生菌等敏感菌所致的呼吸道、胆道、尿路感染、肠道感染,包括淋菌性尿道炎、淋病等疾病。

【用法用量】　成人口服每次 0.25~0.5g,3~4/d。单剂口服 2.5g,治疗淋病的疗效与青霉素、大观霉素或头孢呋辛相同。

【不良反应】【注意事项】　可抑制红细胞、白细胞、血小板生成,但程度比氯霉素轻;可引起周围神经炎等。

【制剂规格】　片剂、胶囊剂:0.125g,0.25g。

替考拉宁(肽可霉素、壁霉素、Teicomycin)[保乙][典]

【作用特点与用途】　属糖肽类抗生素,其分子结构、抗菌谱、抗菌活性均类似万古霉素。对革兰阳性菌包括需氧菌与厌氧菌具强大作用,有良好的药动学特点,不良反应较万古霉素低,故对某些感染可作为万古霉素的替代用药。对耐甲氧西林金黄色葡萄球菌(MRSA)的 MIC_{90} 为 0.2~1.5mg/L,为其特点之一。正常人静脉注射 3mg/kg,6mg/kg 后的血药峰值分别为 53.5mg/L 和 111.8mg/L;后一剂量给药后 24h 血药浓度仍达 4mg/L。药物符合二室和三室模型。单剂 400mg 静脉注射后,在腹腔、水疱液、胆汁、肝、胰、黏膜及骨组织中可达有效浓度,但不易进入非炎性脑脊液中。蛋白结合率约 90%。药物主要经肾排泄，$t_{1/2}$ 约 47h。肾功能不全者 $t_{1/2}$ 延长，药物清除率与肌酐清除率呈线性关系。血透与腹膜透析均不易清除本品。适用于耐青霉素、耐头孢菌素的革兰阳性菌或对青霉素过敏者的感染，如 MRSA、凝固酶阴性葡萄球菌或 JK 类白喉杆菌所致感染。尚用于 β-内酰胺类抗生素过敏者的感染性心内膜炎和外科预防用药；为万古霉素和甲硝唑的替代药；用于治疗难辨梭菌性假膜性肠炎。

【用法用量】 静脉滴注：成年人每次 5~7mg/kg，开始 2~3/d；以后改为 1/d；或遵医嘱用。口服治疗难辨梭菌肠炎，每次 400mg，2/d，疗程 10d。

【不良反应】【注意事项】 ①参阅万古霉素；②不良反应比万古霉素相应少而轻，但与万古霉素有交叉过敏反应；③罕见有"红人综合征"；④可有注射部位疼痛及耳肾毒性。

【制剂规格】 粉针剂：0.2g，0.4g。

达托霉素(克必信、Daptomycin、Cubicin)

【作用特点与用途】 肽脂环类抗生素，仅对革兰阳性菌敏感，对单核细胞增多性李斯特杆菌效果较差，对革兰阴性杆菌、病原体基本无效。其抗菌机制是通过扰乱细胞膜对氨基酸的转运，从而阻碍细菌细胞壁肽聚糖和胞壁磷酸酯的生物合成，改变细胞膜电位；尚可通过破坏细菌的细胞膜而使内容物外泄而杀灭细菌。对甲氧西林耐药葡萄球菌和万古霉素耐药肠球菌的抗菌效果，达托霉素优于万古霉素和替考拉宁。本品静脉给药达血药峰值时间(t_{max})为 0.5~0.8h，血浆蛋白结合率 90%~95%，半衰期($t_{1/2}$)7~11h，给药总量的约 80% 由肾排泄，5% 从粪便排泄。肾功能受损时，半衰期延长，可通过血透和腹透清除。用于复杂性皮肤及皮肤软组织感染，以及伴发的右侧感染性心内膜炎。

【用法用量】 静脉注射：每次 4mg/kg，1/d。连续用药 7~14d。肌酐清除率低于 30ml/min 者，每次 4mg/kg，每 2 天 1 次。用生理盐水稀释，给药时间应持续 30min。

【不良反应】 常见胃肠道反应有恶心、呕吐、腹泻、便秘；神经系统反应有头昏、头痛、失眠、焦虑等；心血管系统可致心律失常；尚可引起低血钾、高血糖、低血镁、电解质紊乱；少见有呼吸困难、肌肉骨骼肌疼痛、皮疹、瘙痒、贫血、肾衰竭及肝功能异常。

【注意事项】 ①对本品过敏者禁用；②有肌肉骨骼病史者、肾损害者、妊娠及哺乳期妇女均慎用；③18 岁以下者的安全性和有效性尚未确立。

【制剂规格】 粉针剂：250mg，500mg。

林可霉素(洁霉素、Lincomycin)[保甲/乙][典]

【作用特点与用途】　抑制细菌的蛋白质合成,对大多数革兰阳性菌和某些厌氧性革兰阴性菌有抗菌作用。对革兰阳性菌的抗菌作用类似红霉素,敏感菌包括肺炎链球菌、化脓性链球菌、绿色链球菌、金黄色葡萄球菌、白喉杆菌等。厌氧菌对本品敏感者包括拟杆菌属、梭杆菌、丙酸杆菌、真杆菌、双歧杆菌、消化链球菌、产气荚膜杆菌、破伤风杆菌及某些放线菌等。对粪链球菌、某些梭状芽胞杆菌、奴卡菌、酵母菌、真菌和病毒均不敏感。葡萄球菌对本品可缓慢地产生耐药性。对红霉素耐药的葡萄球菌对本品常显示交叉耐药性。对肺炎支原体作用不如红霉素。所有革兰阴性菌、大多数肠球菌、结核杆菌及真菌对本品不敏感。与红霉素同时应用有拮抗作用。口服 500mg 后 2~8h 血药浓度达峰值 1~5μg/ml,胃内有食物时可影响吸收,使血清浓度减半。肌内注射或静脉滴注血药浓度较高,单次注射 0.6g 后,1h 内血药浓度达 6~20μg/ml。口服后对多数革兰阳性菌可维持最小抑菌浓度(MIC)达 6~8h;肌内注射后 24h 尚可检出。本品 600mg 溶于 5%葡萄糖注射液 500ml 中滴注 2h,有效血浓度可维持约 14h。口服少部分自尿排泄,大部分经胆汁排泄。注射后从尿排出 30%~60%。本品广泛分布到体液和组织内,其最大特点是易进入骨髓,浓度为血清的 1/3~1/2,不易进入脑脊液,但能进入乳汁和胎盘。血清蛋白结合率为 25%。$t_{1/2}$ 4~5.4h(亦有报道为 8h)。用于敏感菌所致的感染和呼吸系统感染、软组织感染、骨髓炎、关节感染、胆道感染及败血症。对一些厌氧菌感染也可应用。外用治疗革兰阳性菌化脓性感染。对慢性骨髓炎、凝固酶阳性葡萄球菌所致的慢性骨髓炎有独特疗效。

【用法用量】　口服:成年人每次 0.5~1g,3~4/d,饭后 2h 或饭前 1.5h 服用;儿童 30mg/(kg·d),分 3 或 4 次服。肌内注射、静脉注射:成年人 0.6~1.8g/d,分 2 或 3 次给药,儿童 15~30mg/(kg·d)。静脉滴注:成年人每次 0.6g,溶于 100~200ml 输液内,滴注 1~2h,每 8~12 小时 1 次。

【不良反应】　最常见的反应为胃肠道刺激,以口服多见,5%~20%病人出现腹泻、直肠炎,偶尔可发展为发热、腹绞痛、里急后重、大便带脓血及黏液、白细胞增多等。长期和大剂量使用后,易出现二重感染。偶见过敏反应、黄疸及肝功能不正常、假膜性结肠炎等。近年临床不良反应多且较重,属严格限用和(或)慎用。

【禁忌证】　新生儿、孕妇、肝功能不全及深部真菌感染者禁用。

【注意事项】　①对糖尿病、免疫功能低下、恶性肿瘤转移者容易发生二重感染者和真菌感染(阴道炎、鹅口疮),应慎用;②严重肾功能不全者剂量可减至

规定量的 $1/4\sim1/3$；③长期使用应定期查血象和肝功能，必要时应停药；④不与红霉素同时服用；⑤发生假膜性结肠炎是由于难辨梭状芽胞杆菌所致，可用万古霉素或去甲万古霉素治疗。全国药物不良反应报道多，已列入重点监控。

【制剂规格】 片剂(胶囊)：0.25g，0.5g。注射液：0.6g(2ml)。粉针剂：0.6g。滴眼液：3%(8ml)。

克林霉素(氯洁霉素、林大霉素、Clindamycin)[保甲/乙][典]

【作用特点与用途】 为林可霉素衍生物，对大多数敏感菌的抗菌作用比林可霉素强约4倍，对厌氧菌的作用尤为突出。对青霉素、头孢菌素类抗生素无交叉过敏反应，可用于对青霉素过敏者。本品口服后吸收快。食物对吸收的影响小，口服盐酸盐 150mg，$45\sim60$min 血药浓度达峰值 $2\sim3\mu g/ml$。肌内注射后血药达峰时间，成年人为3h，儿童为1h，峰浓度为 $7.4\mu g/ml$。肌内注射后8h内一直维持较高的血药浓度。静脉注射 300mg，10min 血药浓度为 $7\mu g/ml$，V_d(表观分布容积)约 94L，体内分布广泛，可进入唾液、痰、呼吸系统、胸腔积液、胆汁、前列腺、肝、膀胱、阑尾、精液、软组织、骨和关节等，也可透过胎膜，但不易进入脑脊液中。体内部分代谢物可保留抗菌活性。代谢物由胆汁和尿液排泄。在尿中收集到的原型药物占体内总药物的 $1/10$。$t_{1/2}$ 3h，肝、肾功能不良时可延长。血透和腹膜透析不能有效地使本品清除。克林霉素磷酸酯为前体药，无抗菌活性，进入血流后迅速被酯酶水解，显示出克林霉素效果。主要用于革兰阳性菌和厌氧菌引起的各种严重感染，尤其对骨髓效果显著。

【用法用量】 口服：成年人每次 150mg，6h 1 次。肌内注射、静脉注射：成年人 $0.6\sim1.8g/d$，分 3 或 4 次；儿童 $8\sim16mg/(kg\cdot d)$，分 3 或 4 次。根据 3 种不同制品其用量为：

(1)盐酸盐：成年人重症感染，每次 $150\sim300mg$，必要时可增至 450mg，6h 1 次；儿童重症感染 $8\sim16mg/kg$，必要时可增到 20mg/kg，分为 3 或 4 次给予。

(2)棕榈酸酯盐酸盐(供儿童应用)：重症感染 $8\sim12mg/(kg\cdot d)$，极严重时可增至 $20\sim25mg/(kg\cdot d)$，分 3 或 4 次给予。10kg 以下体重的婴儿可按 $8\sim12mg/(kg\cdot d)$ 用药，分 3 次给予。

(3)磷酸酯(注射剂)：成年人革兰阳性需氧菌感染，$600\sim1200mg/d$，分 $2\sim4$ 次肌内注射或静脉滴注；厌氧菌感染，一般用量 $1200\sim2700mg/d$，极严重感染用至 4800mg/d。儿童 1 月龄以上，重症感染 $15\sim25mg/(kg\cdot d)$，极重症感染可用 $25\sim40mg/(kg\cdot d)$，分 3 或 4 次。

肌内注射量不超过每次 600mg,超过此量则应静脉给予。静脉滴注前应先将药物用输液稀释,600mg 药物应加入不少于 100ml 的输液中,至少输注 20min。1h 内输注的药量不应超过 1200mg。

【不良反应】　胃肠道反应比林可霉素轻。对造血系统、肾、肝、神经系统毒性较小。少数病人有过敏反应,转氨酶和碱性磷酸酶短期轻度升高。偶有注射区疼痛。也可产生假膜性结肠炎。全国药物不良反应报道多见,已列入重点监控。

【禁忌证】　孕妇及新生儿禁用;对本品及林可霉素过敏者禁用。

【注意事项】　①与林可霉素间有交叉耐药性;②与红霉素有拮抗作用;③本品不能透过血-脑脊液屏障,不能用于脑膜炎;④不宜与氨茶碱、苯妥英、盐酸巴比妥、葡萄糖酸钙、硫酸镁合用。

【制剂规格】　片剂、胶囊剂:75mg,150mg。磷酸克林霉素注射液:150mg/1ml。粉针剂:0.3g,0.6g。注射用克林霉素磷酸酯:0.3g,0.6g(均按克林霉素计)。

磷霉素(Fosfomycin)[保甲/乙][典]

【作用特点与用途】　由多种链霉菌(Streptomyces fradiae 等)培养中分离得到的一种抗生素,现已由合成法制取。磷霉素为一种游离酸,药用品有钙盐和二钠盐两种。本品为广谱抗生素,其抗菌谱与庆大霉素、妥布霉素相似。对大部分葡萄球菌、大肠埃希菌、脑膜炎球菌、淋球菌、奇异变形杆菌、铜绿假单胞菌及肠球菌等均有抑制作用。动物实验表明,对革兰阴性菌作用比四环素和氯霉素强,对产生青霉素酶的金黄色葡萄球菌比苯唑西林强,但对肺炎球菌、溶血性链球菌不及四环素、氯霉素。本品抑制细菌细胞壁合成,为一种繁殖期的杀菌药。静脉注射本品 0.25g,10～15min 血药浓度达峰值,在体内分布广,24h 从尿中排泄 95%。口服磷霉素钙的吸收率 30%～40%。口服 1g,2h 血药峰值约为 6μg/ml;6h 尿药浓度达峰值约为 150μg/ml。肌内注射磷霉素钠 2g,2h 血药达峰值约为 33μg/ml,尿药峰值则达 1000μg/ml 以上。静脉滴注钠盐 2g,滴完即时血药浓度为 120μg/ml,后迅速下降,30min 可下降一半,以后缓慢下降,3h 内尿药峰值每毫升可达数千微克。用于敏感菌引起的严重感染,如尿路、呼吸道、肠道、皮肤软组织、脑膜及其他部位感染和败血症。也用于耐青霉素酶的金黄色葡萄球菌和耐氨苄西林的大肠埃希菌所致的感染,对尿路感染应用较多。

【用法用量】　口服:磷霉素钙,适用于尿路感染及轻症感染,成年人 2～4g/d,儿童 50～100mg/(kg·d),分 3 或 4 次服用。静脉注射或静脉滴注:磷霉素钠,用于中度或重度系统感染,成年人 4~12g/d,重症可用到 16g/d;儿童 100~300mg/(kg·d),均分 2~4 次给予。1g 药物至少用 10ml 溶剂,若 1 次用数克,则应按 1g 药物用 25ml 溶剂的比例进行溶解,予以静脉滴注或缓慢推注。适用的溶剂有:灭菌注射用水、5%~10% 葡萄糖注射液、氯化钠液、含乳酸钠的输液等。

【不良反应】 本品毒性较低,可见皮疹、转氨酶升高、血栓性静脉炎及心悸等。

【注意事项】 ①本品不宜肌内注射;②与其他抗菌药合用常有协同作用,无拮抗作用;③与一些金属盐可生成不溶性沉淀,勿与钙、镁盐等相配伍。

【制剂规格】 磷霉素钙胶囊:0.1g。注射用磷霉素钠:1g,4g。

磷霉素氨丁三醇散(Fosfomycin Trometamol Power)[保乙]

本品为磷霉素的氨丁三醇盐,在体内的抗菌谱与活性及抗菌机制同磷霉素。用于对本品敏感菌性呼吸道、下尿道感染(膀胱炎、尿道炎),肠道感染、皮炎、软组织感染等。成人口服散剂(空腹)量每次 6g(相当于磷霉素 3g),以适量水溶解后服用。或遵医嘱。

【制剂规格】 散剂:6g 或 5.631g(相当于磷霉素 3g)。

穿琥宁注射液(喜炎平、炎琥宁、莲必治、Potassium Dehydroan-drograpolide Succinate Injection)[保乙]

【作用特点与用途】 为穿心莲提取物制剂,有清热解毒、消炎之效。据医院 668 例急性感染性疾病临床研究的总有效率为 84.7%。其中对上呼吸道感染如急性支气管炎、急性化脓性扁桃体炎、病毒性肺炎和急性胃肠炎及泌尿道感染疗效最好;对慢性支气管炎、细菌性痢疾及胆道感染和疱疹有一定疗效。成年人最佳剂量每次 320~400mg,2/d。用于上呼吸道感染、流行性感冒、细菌性痢疾、胃肠道感染、胆道感染、泌尿道感染等。

【用法用量】 上呼吸道感染及流感病人以肌内注射为主,每次 40~80mg,2/d;肺炎、菌痢以静脉滴注为主,400~640mg/d,分 2 次用 5% 葡萄糖注射液或生理糖盐水(相当于药液 2~5 倍量)将穿琥宁的浓度稀释,滴速为 30~40 滴/min,或遵医嘱。

【注意事项】 ①本品对急性黄疸型肝炎、肺脓肿、流行性腮腺炎有治疗前景,但病例数较少,有待扩大样本进一步观察;②本品对败血症、伤寒无效;③忌与酸、碱性药物合用;④孕妇慎用;⑤重症感染宜联用敏感的抗菌药物。

【制剂规格】 水针剂,40mg/2ml,200mg/10ml,50mg/2ml,0.1g/2ml。

西地碘(华素片、Cydiodine Buccal Tablets)[保乙]

【作用特点与用途】 本品以碘分子形式起作用。故将本品在口腔内含化,其活性大,杀菌力强,具有广谱、高效及快速杀菌特点,且不产生耐药性。对口腔和咽喉部位致病菌(多为厌氧菌)如乙型溶血性链球菌、厌氧消化链球菌等,本品含有效碘仅 1/10 万(10ppm),在 8min 内便可将其完全杀灭;若有效碘浓度提高为 2.5/10 万时,仅作用 2min 即可全部杀灭;当有效碘浓度为 5/10 万时,只需 2min 和 6min 即可完全杀灭坏死梭杆菌和不解糖拟杆菌。而以碘离子形式作用于病原菌的含碘喉片,其有效碘浓度为 5/10 万并作用 10min,对前述 4 种致病菌的灭菌率分别仅为 23.4%、10%、13.7%和 0%。本品对细菌繁殖体、芽胞和真菌也同样具有良好的杀菌或抑菌作用。本品尚有明显的收敛作用。可促进口腔溃疡面的愈合,无不良反应,口感好,并可消除口臭。用于慢性咽喉炎、慢性牙周炎、牙龈炎及口腔黏膜疾病包括复发性口腔溃疡、创伤性口腔溃疡、白色念珠菌感染性口炎和糜烂型扁平苔藓等。

【用法用量】 口含:慢性牙龈炎、牙周炎每次 2 片,4/d;其他口腔病种均为每次 1 片,4/d。对复发性口腔溃疡 1 周为 1 个疗程;慢性牙周炎和牙龈炎 2 周为 1 个疗程;慢性咽炎、白色念珠菌感染性口炎和糜烂型扁平苔藓 2~4 周为 1 个疗程。

【不良反应】 极少数病人对碘过敏者在用药后立即或几小时后发生血管神经性水肿、上呼吸道黏膜刺激症状,甚至喉头水肿引起窒息。长期应用可出现口内铜腥味、喉部烧灼感、鼻炎及皮疹等,停药后即可消退。

【禁忌证】 对碘有过敏史者禁用。

【制剂规格】 片剂:每片含碘 1.5mg。

大蒜素(全威乐、Allitride、Garlicin)[保乙]

【作用特点与用途】 抗感染药。大蒜为百合科植物大蒜的鳞茎,其主要成分为大蒜素(三硫二丙烯),大蒜素对葡萄球菌、链球菌、脑膜炎双球菌、白喉杆菌、痢疾杆菌、大肠埃希菌、伤寒杆菌、副伤寒杆菌、结核杆菌、霍乱弧菌、深部真菌和病毒均具有明显抑制或杀灭作用。对青霉素、链霉素、氯霉素及金霉素有耐药作用的细菌及恙虫热立克次体具有杀灭作用。对骨髓移植并发人巨细胞病毒感染有明显预防和治疗作用;大蒜素对肺部、消化道及阴道真菌感染有抑制和杀灭作用,对阴道滴虫有杀灭作用;本品能降低胃内亚硝酸盐含量和抑制硝酸盐还原菌,对化学性肝损害具有抗氧化活性、抑制脂质过氧化物对膜结构的损伤,对肝有保护作用;大蒜素对高胆固醇血症、高三酰甘油血症、高血凝性和主动脉脂质沉积具有改善和保护作用；大蒜素尚能抑制瘤组织发育，有效清除超氧阳离子自由基及羟自由基。适用于深部真菌和细菌感染，用于防治急、慢性菌痢和肠炎、百日咳、肺部和消化道及阴道的真菌感染、白色念珠菌菌血症、隐球菌性脑膜炎、肺结核等。

【用法用量】 口服：胶囊剂，成年人每次 40mg，4/d，儿童酌减或遵医嘱。静脉滴注：每次 60～120mg，儿童酌减，稀释在 500～1000ml 的 5％～10％葡萄糖注射液或葡萄糖氯化钠注射液中，缓慢滴注，1/d。

【不良反应】 口服大蒜素可引起轻微嗳气，滴注大蒜素可有刺痛感、全身灼热感、出汗等现象。可减慢滴注速度。

【注意事项】 ①部分病人口服大蒜素后可能会有轻度大蒜气味，不影响疗效，停药气味即消失；②注射用大蒜素对皮肤、黏膜有刺激，不宜做皮下或肌内注射。

【制剂规格】 胶囊剂：20mg×12 粒/板×2 板/盒。注射剂：30mg/2ml，60mg/5ml。

溴莫普林（Brodimoprim）

【作用特点与用途】 为二氢叶酸还原酶抑制药类抗菌新药。对革兰阳性和阴性菌具有广谱、高效抗菌活性。口服吸收好，生物利用度 90％，亲脂性，体内分布广，组织穿透力强，药浓度高，$t_{1/2\beta}$ 约 34h，每天服用 1 次即可。抗感染优于磺胺甲氧异噁唑、红霉素等。用于呼吸、消化和泌尿系统等感染，与氨苄西林、阿莫西林、口服头孢菌素、四环素族、磺胺类、大环内酯类等比较，在治疗支气管炎、腭扁桃体炎、尿路感染、鼻窦炎、中耳炎等感染，其效果更为显著。

【用法用量】 口服：成年人前 3d 400mg/d，1/d；儿童按 10mg/(kg·d)，1/d；后 7d 剂量减半；10d 为 1 个疗程。

【不良反应】 偶有腹泻、轻微过敏反应等。

【制剂规格】 片剂：200mg。糖浆剂：150mg/100ml。

九、喹诺酮类

喹诺酮类，又称吡酮酸类或吡啶酮酸类，曾是一类较新的合成抗菌药。

本类与其他抗菌药的作用点不同，其作用靶位为细菌的脱氧核糖核酸（DNA）回旋酶。细菌的双股 DNA 扭曲成为襻状或螺旋状（称为超螺旋），使 DNA 形成超螺旋的酶称为 DNA 回旋酶，喹诺酮类抑制此种酶，进一步造成染色体的不可逆损害，而使细菌细胞不再分裂。它们对细菌显示选择性毒性。

当前,一些细菌对许多抗生素的耐药性可因质粒传导而广泛传播。本类药物则不受质粒传导耐药性的影响,因此,本类药物与许多抗菌药物间无交叉耐药性。但其耐药菌明显增多,细菌的耐药率和抗药性显著上升。

喹诺酮类是主要作用于革兰阴性菌的抗菌药物,对革兰阳性菌相对较弱,第三代含氟的喹诺酮类对金黄色葡萄球菌则有较好的抗菌作用。第四代对厌氧菌、衣原体亦有效。

喹诺酮类按发明先后对抗菌作用与性能不同,分为四代。第一代只对大肠埃希菌、痢疾杆菌、克雷伯杆菌及少部分变形杆菌有抗菌作用。具体品种有萘啶酸、吡咯酸等,因疗效不佳现已少用。第二代的抗菌谱有所扩大,对肠杆菌属、枸橼酸杆菌属、铜绿假单胞菌属、沙雷杆菌也有一定抗菌作用。其代表药物吡哌酸是国内主要应用品种。此外尚有新噁酸(Clnoxacin)和甲氧噁喹酸(Miloxacin),在国外有生产。第三代在母核中第 7 位 C 引入氟原子,抗菌谱进一步扩大,对葡萄球菌等革兰阳性菌也有抗菌作用,对一些革兰阴性菌(包括铜绿假单胞菌)的作用则进一步加强。由于对细菌与组织的穿透性增强,因此有些品种的生物利用度增高。第四代除具有第三代具有的抗菌活性外,尚对厌氧菌、衣原体亦有效。然而近年来临床应用广泛,耐药菌株日趋增多,临床应用呈下降趋势。

喹诺酮类的不良反应主要有:①胃肠道反应如恶心、呕吐、不适及疼痛等;②中枢反应有头痛、头晕、睡眠不良等,并可致精神症状,且以中效和长效制剂为甚;③由于本类药物可抑制 γ-氨基丁酸(GABA),可诱发癫痫,有癫痫病史者慎用;④本类药可影响软骨发育,不宜用于孕妇及未成年儿童;⑤可产生结晶尿,尤其在碱性尿中更易发生;⑥大剂量或长期应用本类药易致肝损害;⑦可能增加腱炎和腱断裂的风险,生产企业在药品说明书中应加入"黑框警示"。

喹诺酮类药物的相互作用:①碱性药物、抗胆碱药、H_2 受体阻滞药均可降低胃液酸度而使其吸收减少,应避免同服;②利福平(RNA 合成抑制药)和氯霉素(蛋白质合成抑制药)可使本类药物的作用降低,使萘啶酸和诺氟沙星的作用完全消失,使氧氟沙星与环丙沙星的作用部分抵消;③依诺沙星、培氟沙星和环丙沙星,可抑制茶碱的代谢,与茶碱联合应用时,使茶碱的血药浓度分别升高 11%、20% 和 23%,可出现茶碱的毒性反应,应重视,氧氟沙星和萘啶酸则几无此种作用。在用药期间,不可过度碱化尿液,以免出现结晶尿。

氟罗沙星(多氟沙星、多氟哌酸、Fleroxacin)[保乙][典]

【作用特点与用途】　对包括铜绿假单胞菌在内的革兰阴性菌及革兰阳性

菌中的金黄色葡萄球菌均有较强的抗菌作用,对军团菌、支原体和衣原体及耐氨苄西林致病菌、耐甲氧西林金黄色葡萄球菌(MRSA)和耐庆大霉素革兰阴性菌均有良好的抗菌作用,是该类药物中仍有前途的抗菌药之一。本品口服后,吸收迅速、完全,分布广泛,血药浓度高,且维持时间长,系该类药中第一个每日只需给药1次的药品。本品主要以原型自尿中排出。用于敏感菌及衣原体引起的尿道感染、胆道感染及各系统感染。

【用法用量】 口服:急性膀胱炎、下尿路感染和淋球菌性尿道炎,每次400mg,1/d。静脉注射:每次100mg,1/d。其他各种感染每日只服1次400mg。

【不良反应】 本品不良反应小,少数病人出现不宁和失眠等中枢神经反应及气胀、恶心、胃痛等胃肠道反应,光照后可有出疹、瘙痒及鳞屑等皮肤光照反应。参阅司帕沙星。应警惕发生腱炎和腱断裂的风险。

【制剂规格】 片剂:100mg,200mg。粉针剂:50mg,100mg。注射液:0.2g,0.4g。

妥氟沙星(妥舒沙星、托氟沙星、多氟哌酸、赐尔泰、Tosufloxacin)

【作用特点与用途】 抗菌谱甚广,抗菌作用强,对革兰阳性球菌和杆菌的最小抑菌浓度(MIC)为 $0.012\sim0.78\mu g/ml$,抗菌活性优于环丙沙星、诺氟沙星和氧氟沙星;对革兰阴性菌亦有很强的抗菌活性(MIC≤$0.006\sim0.79\mu g/ml$),抗菌活性与环丙沙星相似,而优于诺氟沙星和氧氟沙星;对大多数厌氧菌的 MIC 为 $0.05\sim6.25\mu g/ml$,抗菌活性优于环丙沙星,明显优于诺氟沙星和氧氟沙星。如对革兰阳性菌(葡萄球菌、链球菌及肠球菌)与葡萄糖非发酵性革兰阴性细菌(消化球菌及脆弱拟杆菌等)的活性比已上市的喹诺酮类作用都强。本品对肠杆菌类的 MIC_{90} 为 $0.06\sim0.25\mu g/ml$,为吡哌酸的2~4倍,与环丙沙星相近;对铜绿假单胞菌的 MIC_{90} 为 $0.5\mu g/ml$。对亚胺培南和庆大霉素耐药的洋葱假单胞菌及嗜麦芽假单胞菌,本品仍有良好的抗菌作用,比环丙沙星强4~8倍,比氧氟沙星强8~16倍。流感杆菌、淋球菌和卡他布拉汉杆菌对本品敏感;对金黄色葡萄球菌、凝固酶阴性葡萄球菌、表皮葡萄球菌、链球菌属、草绿色链球菌、粪链球菌、肺炎球菌敏感,尤其对耐甲氧西林金黄色葡萄球菌敏感比环丙沙星和氧氟沙星强16倍,对厌氧菌和脆弱拟杆菌及拟杆菌属敏感,为环丙沙星和氧氟沙星的4~32倍,也优于头孢噻肟,甚至优于氨曲南。本品为强效杀菌剂,血药浓度超过 MIC 时,细菌与药物接触,即能迅速被杀灭。本品对各种细菌自然耐药频率低,即使各种细菌在药液中反复传代14d,

耐药速度也很缓慢,但近年的细菌自然耐药率在明显上升。本品经口服 150mg 及 300mg 的达峰时间为 1~2.5h,峰值分别为 0.37 和 0.81μg/ml。与剂量呈线性关系,$t_{1/2\beta}$ 为 3.14~3.86h。本品饭后比空腹口服的 C_{max} 和 AUC 为高。提示食物不影响本品吸收。多次口服未见体内蓄积。健康老人空腹或饭后口服本品 150mg,空腹者达峰时间 1.63h,峰浓度为 0.66μg/ml,$t_{1/2\beta}$ 为 4.73h,AUC 6.14μg/(h·ml);饭后服者其 t_{max}(达峰时间)为 2.93h,C_{max} 为 0.45μg/ml,$t_{1/2\beta}$ 为 4.5h,提示饭后服 t_{max} 后延,肾功能损害者血药浓度升高,$t_{1/2\beta}$ 延长。本品体内分布广,其中肾、小肠和肝中浓度最高,其次为肺、肾上腺、脾、心和肌肉;皮肤、鼻黏膜、前列腺、男性与女性生殖器官等组织均有较高浓度。脑组织浓度极低。本品主要从尿中排泄,健康志愿者 24h 后尿中回收率25%~48%。本品在体内较稳定。在血清中主要以原药存在,部分为代谢物;在尿和粪便中除原药外,尚有代谢物 A 和 B。用于敏感菌引起的呼吸道、肠道、泌尿系统、外科、妇产科、耳鼻喉科、皮肤科、眼科及口腔科感染。

【用法用量】　口服:一般 300mg/d,分 2 次服或 450mg/d,分 3 次服。少数病例 600mg/d,分 3 次服。疗程为 1 周。少数 3~6d 或 10~14d,个别病例长达 26d。最大日剂量 600mg/d,分 2~3 次服用,疗程 14d。

【不良反应】【注意事项】　参见司氟沙星。本品无生殖毒性,未发现有特异抗体产生和过敏反应综合征,与对照组相比无明显致突变作用。参见氟罗沙星。

【制剂规格】　片剂:150mg,300mg。

洛美沙星(倍诺、爱帮、洛美星、Lomefloxacin)[保乙]

【作用特点与用途】　作用时间长为本药的特点,其血中 $t_{1/2}$ 为 7.95h。对革兰阳性与阴性菌的抗菌活性与氧氟沙星、依诺沙星、诺氟沙星相似。在体内的作用与氧氟沙星相同,优于诺氟沙星和依诺沙星。日本 150 所临床机构 2436例临床试验,对尿路、呼吸道及肠道感染的有效率分别为 79.7%、78.8% 和 91.0%。

【用法用量】　口服:成年人每次 100~200mg,2~3/d。但亦有人推荐剂量每次 400mg,1/d,疗程 14d。静脉滴注:0.2g 溶于生理糖盐水 250ml 中,2/d。外用滴眼,每次 1~2 滴,2~4/d。

【不良反应】【注意事项】　参见司氟沙星,可见中枢神经系统等方面的不良反应,总的不良反应发生率为 3.5%。有光敏反应,与喹诺酮环 C-6 的氟有关。

【制剂规格】　片剂(胶囊剂):100mg,200mg。冰干粉针剂:0.1g。滴眼液:24mg/8ml。

那氟沙星(纳荻沙星、纳地沙星、Nadifloxacin、Acuatim)

【作用特点与用途】 本品对需氧性革兰阳性菌如金黄色葡萄球菌有良好抗菌活性。即使对表皮葡萄球菌、金黄色葡萄球菌及耐药金黄色葡萄球菌(MRSA)等临床分离菌株也比四环素、红霉素及克林霉素显示更好的抗菌效能,但对 $P.acnes$ 比红霉素及克林霉素却弱。外用皮炎有良效,细菌耐药率较低。在背部皮肤单次涂以 0.5% 或 1% 软膏 10g 后,达峰时间约为 12.8h,$t_{1/2}$ 分别为 22.6h 和 19.4h。反复给药(1%软膏 5g,2/d,连用 7d),血中药物浓度在第 5 日以后稳定,半衰期也与单次涂药无显著差别。血浆蛋白结合率 75%~84%。尿中排泄率也极低,单次皮肤涂布 1% 软膏组为 0.13%,涂布 0.5%软膏组是 0.01%(48h)反复给药 7d 为 0.16%。临床用于伴有丙酸杆菌属及葡萄球菌属感染的多发性皮疹的寻常痤疮。

【用量用法】 外用:清洗患部后将本品适量局部涂布,2/d。

【注意事项】 ①使用本品无效时应迅速停止使用;②偶见瘙痒、刺激感、发红、丘疹、颜面发热、皮肤干燥、发热及接触性皮炎;③不可作为眼科用药。

【临床评价】 开放法给本品 1% 软膏 4 周,改善率(好转以上)为 60.3%。有效率(有效以上)为 60.9%,不良反应 5 例为 3.1%。

【不良反应】 在 535 例病人中有 18 例(3.4%)主要是瘙痒感及刺激感,其余参见氟罗沙星。

【制剂规格】 1%软膏剂:1g 中含本品 10mg。

培氟沙星(甲氟哌酸、Pefloxacin)[保乙][典]

【作用特点与用途】 氟代喹诺酮类抗菌药物,对革兰阴性及革兰阳性菌,包括肠细菌科、铜绿假单胞菌、不动杆菌属、嗜血杆菌属、奈瑟球菌属及葡萄球菌属(包括耐甲氧西林的菌株)具有广谱活性。对金黄色葡萄球菌与万古霉素相仿,但抗铜绿假单胞菌不及环丙沙星和头孢他啶(Cetazidine),对一些多价耐药菌株和甲氧西林(Methicillin)耐药菌也有效。培氟沙星口服或静脉注射 400mg 后,稳态血浆浓度为 8~10mg/L,在组织内浓度也较高,细菌对本品的 $MIC_{90} \leqslant 2mg/L$ 为敏感;>2~4mg/L 为中度敏感。对青霉素、苯唑西林等耐药的金黄色葡萄球菌,培氟沙星对之一般均敏感,对表皮葡萄球菌则为中度敏感,对链球菌(包括粪链球菌、肺炎链球菌)及结核杆菌也有效,对厌氧菌的抗菌活性较低。本品和其他氟喹诺酮类药物相似,均为杀菌药。其杀菌机制为抑制 DNA 旋转酶的活性,从而抑制细菌 DNA 的复制。细菌对培氟沙星的耐药性是由于细菌的染色体突变所致。突变使细菌 DNA 旋转酶发生改变。或影响细胞膜的通透性。后者也可影响其他抗生素的透入,故可与其他抗生素发生交叉耐药。本品可口服和静脉注射,蛋白结合率约 30%。在体内可代谢成活性产物脱甲基衍生物及无活性的 N-氧化物。半衰期都在 10~12h。胃肠道吸收良好,口服后药时曲线下面积与静注给药相似。在体内分布广泛,脑脊液、腭扁桃体、支气管、骨骼与肌肉、前列腺及腹腔液中都达到有效浓度。本品主要通过肾及肝脏消除,约 50%;另外从胆汁中排出。特点为既可口服又可注射,吸收良好,血和组织浓度高于诺氟沙星,可通过血-脑脊液屏障。用于成年人革兰阴性菌和葡萄球菌严重感染如败血症、心内膜炎、细菌性脑膜炎及呼吸道、尿道、肾、耳鼻咽喉科感染、妇科疾病,腹部、肝胆、骨关节炎及皮肤感染等。

【用法用量】　口服:每日 400~800mg,分 2 次,饭后服,重症者剂量可达 1200mg/d。静脉滴注:每次 400mg,2/d,溶于 5% 葡萄糖注射液 250ml 中,忌与含氯离子溶液配伍,以免沉淀。一次滴注时间不少于 1h。腹水和黄疸病人,每 2 天用药 1 次。外用:涂患处。

【不良反应】　恶心、呕吐、胃痛;皮肤变态反应、光过敏、肌肉及关节痛、头痛、失眠,大剂量(1600mg/d)会引起血小板减少和神经症状。总的说来,培氟沙星的不良反应较轻且短暂。3% 病人因不良反应停药,其中胃肠道反应最为常见,包括恶心及呕吐等。皮肤系统症状表现为皮疹和对日光过敏;神经系统不良反应包括失眠和眩晕,严重者可抽搐。鉴于动物实验结果显示氟喹诺酮类药物可在发育软骨内沉积并引起退行性病变,故儿童应禁用。个别病人可出现轻度白细胞总数下降和肝肾功能减退。应警惕腱炎或腱断裂的风险。

【注意事项】　本品和氨茶碱类药物合用,可引起后者血浓度轻度升高,但尚无引起不良反应的报道。本品与双香豆素合用,可延长凝血酶原时间,故应加强监测。在应用抗酸药后即口服培氟沙星,可能延长本品的吸收时间。

18 岁以下儿童、孕妇、哺乳期妇女及过敏者禁用,肝功能不良者慎用。防止光过敏,避免日光照射。

【制剂规格】　片剂:200mg。粉针剂:200mg,400mg。软膏剂。

芦氟沙星(卢氟沙星、赛孚、Rufloxacin)

【作用特点与用途】　广谱氟喹诺酮类抗菌药物。主要通过抑制细菌的 DNA 螺旋酶而抑制细菌 DNA 的合成,从而起到抗菌的作用。本品对革兰阴性菌与其他氟喹诺酮类药物一样具有广谱的抗菌效果。单剂量口服本品 400mg,平均血药浓度为 44μg/ml,达峰时间为 1.9h,消除 $t_{1/2}$ 28.2h,稳态分布容积为 109.5L/kg。30.7% 的药物在 96h 中由尿液排出,在炎性液体中平均峰值为 3.2mg/L,达峰时间 3.5h,有 90% 可渗入炎性液体。临床给单纯性膀胱炎病人 1 次口服本品 400mg 或诺氟沙星(氟哌酸)800mg,有效及安全性相似。下呼吸道感染的病人第 1 日 400mg,以后每次 300mg,1/d;或服用奥氟沙星 200mg/d,分 2 次服,其有效性与安全性相似。在复杂膀胱炎和上尿路感染,给予芦氟沙星,首剂量 400mg,以后 200mg/d,1/d,其有效性与安全性和氧氟沙星相类似。在另一试验中,下呼吸道感染的病人用本品进行治疗,每日 1 次饭后服用本品 200mg,持续 14d,临床治愈或改善率为 98%,细菌消除率为 90%。慢性细菌性前列腺炎的病人用本品进行治疗,第 1 日 400mg,以后 200mg/d,共 4 周,治愈率为 92%,细菌消除率为 79%。

【用法用量】 口服:首次剂量 400mg,以后每次 200mg,1/d。

【不良反应】 胃肠道反应如呕吐及头痛等。参阅培氟沙星或司氟沙星。

【制剂规格】 胶囊、片剂:200mg。针剂:0.2g,0.4g。

司氟沙星(司巴沙星、Sparfloxacin)[保乙][典]

【作用特点与用途】 本品对革兰阳性及革兰阴性菌、厌氧菌、支原体属、衣原体属及抗酸菌显示广谱抗菌性。对各种临床分离的菌株,除革兰阴性菌外,与同类(喹诺酮)药物相比敏感性高,但对革兰阴性菌,比氧氟沙星(OFLX)、依诺沙星(ENX)及诺氟沙星(NFLX)作用强,而与环丙沙星(CPFX)相同或稍弱。而且本品与其他抗生素无交叉耐药性。单次口服本品 100mg,200mg 及 400mg 后,本品的血浆浓度 4h 时后达峰值,AUC 摄食及丙磺舒未见对血浆中药物浓度的影响。本品与血浆蛋白的结合率约 42%,主要的结合蛋白是白蛋白。代谢产物也同样以葡醛内酯的化合物由尿及胆汁排出,粪便中只检出原型药物,每日口服本品 300mg(1/d,连服 7d),最后给药后的峰值为最初给药时的 1.5 倍,$t_{1/2}$ 为 16.8h。与抗酸药并用,峰值约降低 21%,AUC 约减少 35%,而半衰期无变化。与茶碱并用未见相互作用的影响。肾功能障碍病人,血浆中药物浓度可升高,老年人可见峰值增高,半衰期延长。向各种分泌液中转移的药物浓度对大多数细菌,超过最小抑菌浓度。

正常健康人,72h 后经尿排泄的药量为 40.4%~44.8%。支气管哮喘病人本品与茶碱并用,未见药物相互作用的影响。本品适用于对本品敏感的细菌如葡萄球菌、化脓链球菌、溶血性链球菌、肺炎球菌、肠球菌属、淋菌、大肠埃希菌、枸橼酸杆菌属、沙门菌属(除伤寒杆菌、副伤寒杆菌)、志贺杆菌属、克雷伯杆菌属、肠细菌属、沙雷菌属、变形杆菌属、摩根菌、铜绿假单胞菌、流感杆菌、不动杆菌属、消化链球菌属、痤疮丙酸杆菌、拟杆菌属及沙眼衣原体属等引起的呼吸、消化和泌尿生殖系统及皮肤软组织等感染性疾病。

【用法用量】　口服:通常成年人,100～300mg/d,分 1 或 2 次服。可按疾病种类及症状适当增减剂量。最多不超过 400mg/d,疗程 5～10d。

【不良反应】　主要为消化系症状及过敏性症状。临床实验检查异常,主要为嗜酸性粒细胞增加及转氨酶升高等。①休克:应用同类药物,曾有报道。②过敏:有时可出现皮疹、发红、光敏症、瘙痒、发热,若发生这些症状应停药。喹诺酮环碳 6 位上氟被认为是引起光敏反应的主要原因。③肾:可出现血尿素氮及肌酐升高。④肝:有时可见转氨酶、碱性磷酸酶、乳酸脱氢酶、γ-谷丙酶及总胆红素升高等。⑤消化系:有时出现嗳气、呕吐、胃烧灼感、不适、腹胀、食欲缺乏、腹泻及腹痛等。也有罕见的口腔炎及口渴。⑥血液:有时白细胞、红细胞、血红蛋白、血细胞比容及血小板减少,嗜酸性粒细胞增加,故应密切观察。发现异常应停止用药。⑦精神神经系:有时头痛、头重、眩晕及失眠等。⑧应警惕肌腱断裂或腱炎的风险。⑨其他:罕见的低血糖,尤其老年及肾功能不良病人,故对这些病人要慎重。有时可出现手麻木感、发热及不适等感觉异常。

【药物相互作用】　①同类药物(ENX,NFLX,CPEX)与芬布芬等苯乙酸或戊酮酸类非甾体性消炎镇痛药并用,偶可发生惊厥;②与含有铝与镁的抗酸药物并用,可能使本品的吸收减少,作用减低。

【注意事项】　①对喹诺酮类有过敏史者禁用。②为防止产生耐药菌,使用前必须进行药敏试验,限敏感菌使用,并尽量缩短疗程至最低限,尤其肾功能障碍者。③同类药物有引起惊厥的报道,使用中要密切观察。④老年病人血药浓度有升高及半衰期延长倾向,故给药应减量并注意给药间隔时间。⑤孕期用药的安全性尚未确定,尤其妊娠早期禁用。大鼠大剂量(300mg/kg)动物实验,观察到胎仔发生室间隔缺损。⑥药物可向母乳转移,故授乳期妇女用药应停止授乳。⑦对小儿的安全性尚未确定,禁止用药。动物实验观察到幼犬发生关节异常改变。

【制剂规格】　片剂:0.1g,0.15g,0.2g。分散片:0.1g。胶囊剂:0.1g,0.2g。

格帕沙星(Grepafloxacin)

【作用特点与用途】　本品的抗菌谱大致与司巴沙星相同,对革兰阳性及阴性菌及厌氧菌的抗菌力强。特别是对耐甲氧西林金黄色葡萄球菌(MRSA)、肺炎链球菌、酿脓链球菌、粪球菌等的抗菌力比现有同类药更强。对军团菌、衣原体也有强力抗菌作用。本品对表皮葡萄球菌的 MIC_{90} 为 0.1μg/

ml,对酿脓链球菌、肺炎链球菌、粪肠球菌的 MIC_{90} 为 $0.39\mu g/ml$。已有一株肺炎链球菌的 MIC 为 $12.5\mu g/ml$,提示耐药。本品对大肠埃希菌、克氏肺炎杆菌、阴沟肠杆菌、志贺菌属、沙门菌的抗菌比环丙沙星差 1~3 倍。而与司氟沙星、氧氟沙星大致相同,对革兰阳性菌的抗菌力却强于环丙沙星。对黏质沙雷菌和弗罗因德枸橼酸菌的抗菌力以环丙沙星为最强,格帕沙星、司氟沙星、氧氟沙星三者的抗菌力大致相同。对奇异变形杆菌、普通变形杆菌、普鲁登斯杆菌、摩根菌属,葛帕沙星、司氟沙星、环丙沙星、氧氟沙星的 MIC_{90} 分别为 $0.39\sim3.13\mu g/ml$、$0.39\sim6.25\mu g/ml$、$0.025\sim0.78\mu g/ml$、$0.2\sim3.13\mu g/ml$;对铜绿假单胞菌则分别为 $3.13\mu g/ml$、$6.25\mu g/ml$、$6.25\mu g/ml$、$0.78\mu g/ml$。本品对脆弱拟杆菌的 MIC_{90} 高达 $12.5\mu g/ml$,提示耐药。本品对厌氧菌的 MIC_{90} 均为 $3.13\mu g/ml$ 以下。健康成年人口服本品 $0.1g$、$0.2g$、$0.3g$、$0.4g$,其 C_{max} 分别为 $0.14\mu g/ml$、$0.66\mu g/ml$、$0.99\mu g/ml$、$1.62\mu g/ml$,$t_{1/2}$ 为 $11\sim12.5h$,故可每日给药 1 次。尿中排泄率为 $10\%\sim12\%$,主要经胆汁及粪便中排泄,故对肾功能损害者影响较小,且受食物影响较小,也未见蓄积性。临床用于呼吸道和尿路感染。

【用法用量】 口服:每次 $100\sim300mg$,$1\sim2/d$。

【不良反应】 ①参见司氟沙星;②本品不良反应发生率为 5%,主要为消化、精神、神经系统症状及过敏反应等。

【制剂规格】 胶囊、片剂:$0.1g$。

加替沙星(Gatifloxacin)[保乙]

【作用特点与用途】 本品光毒性及对人体细胞毒性较小,对幼儿生长发育的影响较小。作用机制是抑制各种细菌体内 II 型拓扑异构酶和 DNA 旋转酶,阻止 DNA 复制。体外抗菌活性是环丙沙星和氧氟沙星的 $2\sim16$ 倍,其对铜绿假单胞菌的作用为后者的 1/4。本品对革兰阳性菌如肺炎链球菌、金黄色葡萄球菌;革兰阴性菌如淋病奈瑟菌、卡他莫拉菌、大多数肠杆菌科细菌、流感嗜血杆菌、嗜麦芽假单胞菌、铜绿假单胞菌、空肠弯曲菌等呈强力抗菌作用,对厌氧菌属的抗菌活性与克林霉素、甲硝唑相当。对非典型病原体(衣原体)也有较好效果。对于慢性感染者,本品能抑制过度免疫反应。本品对 β-内酰胺酶稳定。静脉注射本品 $7.5mg/kg$、$15.0mg/kg$ 或 $30.0mg/kg$ 后 1h,血浆浓度分别为 $(0.046\pm0.08)\mu g/kg$、$(0.94\pm0.16)\mu g/kg$ 和 $(1.84\pm0.5)\mu g/kg$。血中 $t_{1/2}$ 为 $2.7\sim3.2h$,脑脊液中的 $t_{1/2}$ 为 $3.8\sim5.6h$。本品进入脑脊液中的比率较高,老年人由于肾清除率及身体表观清除率下降,$t_{1/2}$ 相对延长。用于由敏感菌引起的各种感染,特别是对于青霉素耐药或过敏的厌氧菌感染者,可进行替代治疗用药。

【用法用量】 注射剂静脉滴注：每次 200mg，2/d。本品用 5% 葡萄糖注射液或 0.9% 氯化钠注射液稀释成 2mg/ml 后方可使用。疗程中，由静脉给药改成口服片剂，无须调整剂量。口服：每次 400mg，1/d；或每次 200mg，2/d；或每次 100mg，3/d。老年人酌情减量。

【不良反应】 一般耐受良好，可有疲劳、头痛、头晕、腹痛等，偶见光毒性反应。

【注意事项】 肾功能减退者，应酌情减量；婴幼儿、小儿及哺乳期妇女、孕妇的安全性用药未确立。参阅司氟沙星。

【制剂规格】 片剂：100mg。粉针剂：0.2g。

吉米沙星(Gemifloxacin)[保乙]

【作用特点与用途】 为可口服的人工合成氟喹诺酮类抗生素。对吉米沙星敏感的致病菌包括肺炎链球菌(含多药耐药菌株)、流感嗜血杆菌、黏膜炎莫拉菌、肺炎支原体、衣原体及克雷伯菌等。临床用于对其敏感的致病菌株引起的社区获得性肺炎、慢性支气管急性发作等。口服吸收好，消除相半衰期为(7 ± 2)h，高脂饮食不会显著改变口服 320mg 的药动学参数。

【用法用量】 成人口服 320mg/d，连用 7d。或遵医嘱。

【不良反应】【注意事项】 ①该药可能导致某些患者出现 Q-T 间期延长，故有 Q-T 间期延长史者、低血钾或低血镁者，正在服用 I A 类(如奎尼丁、普鲁卡因胺)或Ⅲ类(如胺碘酮、索他洛尔)抗心律失常药者应忌用。②未满 18 岁的未成年人、青少年和儿童、婴幼儿均禁用。③其余请参见本章节喹诺酮药之前言。

【制剂规格】 甲磺酸吉米沙星片：320mg。

曲伐沙星(曲氟沙星、超威沙星、Trovafloxacin)

【作用特点与用途】 对肠杆菌科细菌和铜绿假单胞菌的作用与环丙沙星相似或略低，对肺炎球菌(青霉素敏感或耐药)、化脓性链球菌、葡萄球菌(包括 MRSA 但对环丙沙星敏感菌株)及部分粪肠球菌有良好活性。流感杆菌、莫拉卡他菌、肺炎支原体及其他支原体属、军团菌、肺炎衣原体、沙眼衣原体、幽门螺杆菌及厌氧菌等对本品亦较敏感。本品蛋白结合率 70%。主要在肝代谢。经肾由尿中排出约 23%，由粪便排出约 63%。$t_{1/2}$ 为 10h。用于敏感菌引起的院内、院外呼吸道感染，单纯尿路感染，外科及皮肤软组织感染，腹腔感染，性传播疾病等。

【用法用量】　静脉滴注或口服：每次 200～300mg，1/d。

【不良反应】【注意事项】　眩晕等发生率较高，可达 11%，其中 2% 需停药。其余请参阅司氟沙星有关项下。

【制剂规格】　片剂、胶囊剂：100mg，200mg。注射剂：200mg。

注：阿拉沙星（Alafloxacin）为曲伐沙星的前体药，静脉给药后在血中迅速水解成曲伐沙星。

帕珠沙星（Pazulicxacin）[保乙]

【作用特点与用途】　本品属喹诺酮类广谱抗菌药，其主要作用机制为抑制细菌 DNA 旋转酶和 DNA 拓扑异构酶Ⅳ活性，阻碍 DNA 合成而导致细菌死亡；同时本品对人体真核细胞的拓扑异构酶Ⅱ选择性低，故不良反应少。单剂量静脉滴注本品 300mg，C_{max} 为（10.799 ± 1.773）mg/ml，$t_{1/2}$ 为（17.01 ± 0.299）h，本品通过肾排泄，其中主要为原型药物，多剂量静注本品无蓄积作用。用于敏感菌引起的下列感染：慢性呼吸道疾病继发性感染，如慢性支气管炎、弥漫性细支气管炎、支气管扩张、肺气肿、肺间质纤维化、支气管哮喘、陈旧性肺结核、肺炎、肺脓肿；肾盂肾炎、复杂性膀胱炎、前列腺炎；烧伤创面感染和外科伤口感染；胆囊炎、胆管炎、肝脓肿；腹腔内脓肿、腹膜炎；生殖器官感染、子宫内膜炎、子宫附件炎、复杂性尿路感染、盆腔炎等。

【用法用量】　静脉滴注：每次 0.3g，2/d。静脉滴注时间为 30～60min，疗程为 7～14d。可根据患者年龄和病情酌情调整剂量。

【不良反应】　主要不良反应为腹泻、皮疹、恶心、呕吐，实验室检查可见 ALT、AST、ALP、γ-GTP 升高，嗜酸性粒细胞增多。参见司氟沙星。

【禁忌证】　对帕珠沙星及喹诺酮类药物过敏者禁用。孕妇及哺乳期妇女、儿童禁用。

【制剂规格】　注射剂：100ml，含甲磺酸帕珠沙星 0.3g（以帕珠沙星计）与氯化钠 0.9g。

莫西沙星（Moxifloxacin）[保乙]

【作用特点与用途】　对肠杆菌科细菌、铜绿假单胞菌的作用分别为环丙沙星的 1/2 和 1/8，但对革兰阳性菌具有强力作用，对 MSSA 和 MRSA 抑制作用强，其 MIC_{90} 分别为 0.06mg/L 和 4mg/L；对青霉素敏感或耐药的肺炎球菌，各种链球菌、粪肠球菌、幽门螺杆菌、结肠弯曲菌、肺炎支原体或衣原体、分枝杆菌属、厌氧菌及嗜麦芽窄食单胞菌等均呈良好抗菌作用。因对厌氧菌有效，故有人将其列入第四代喹诺酮类抗菌药物。本品口服后吸收约 82%，血

中 $t_{1/2}$ 约 2h。用于敏感菌引起的各种感染。

【用法用量】 口服:成年人每次 400mg,1/d。

【不良反应】【注意事项】 参阅司帕沙星。

【制剂规格】 片剂、胶囊剂:200mg,400mg。

克林沙星(Clinafloxacin)

【作用特点与用途】 对肠杆菌科细菌和铜绿假单胞菌的作用与环丙沙星相似或略强,对革兰阳性菌有强大抗菌作用,对非发酵菌、嗜麦芽窄食单胞菌、幽门螺杆菌和厌氧菌亦呈强力作用。血中 $t_{1/2}$ 约 6h,由肾排泄约占 50%。用于敏感菌引起的感染。

【用法用量】 口服或静脉给药:200mg/d,分 1 或 2 次。

【不良反应】【注意事项】 动物实验中本品光敏反应发生率较高。其余请参阅同类药物相关项下。

【制剂规格】 片剂、注射剂:100mg。

西他沙星(Sitafloxacin)

【作用特点与用途】 体外抗菌谱和抗菌作用与克林沙星相似,对肠杆菌科细菌及铜绿假单胞菌作用与美罗培南相似。某些耐氟喹诺酮类革兰阴性杆菌对本品仍敏感,为其特点之一。其余从略。

左氧氟沙星(利复星、Levofloxacin)[保甲][典]

【作用特点与用途】 本品为氧氟沙星左旋体的甲磺酸盐,主要作用靶位在细菌的脱氧核糖核酸旋转酶,该酶为部分异构酶,共有 4 个亚单位,本品作用于 A 亚单位,干扰 DNA 复制、转录和重组,从而影响 DNA 的合成,导致细菌死亡。本品对敏感菌引起的呼吸、消化、泌尿系统及皮肤等软组织和眼、耳鼻喉、口腔感染均有优良效果:①片剂的临床治愈率、细菌清除率及不良反应发生率与对照进口品无显著性差异。②本品注射液的痊愈率、有效率明显优于氧氟沙星和环丙沙星,且不良反应率较低。剂量减半的临床效果则与氧氟沙星和环丙沙星注射液基本一致。③本品片剂、针剂对我国目前发病率最高的传染病肠道感染(包括:伤寒、霍乱、菌痢等)有优良的治疗效果,与氯霉素相比无骨髓抑制的不良反应,可列为细菌性肠道感染的首选抗菌药之一。④本品针剂起效快,血药浓度高,适用于敏感菌所致中重度感染,病情稳定后改为口服片剂,可保证体内抗菌有效成分的一致性,以巩固疗效,降低治疗费用。

【用法用量】 口服:成年人每次 0.1~0.2g,2/d;最大用量0.6g/d,疗程一般 5~14d。静脉滴注:成年人每次 0.2~0.4g,1 或 2/d;或遵医嘱增减,最大用量 0.6g/d,分 2 次静脉滴注。

【不良反应】 与氧氟沙星相似,是氟喹诺酮类药物中不良反应发生率较低的品种。可见胃肠不适、恶心、呕吐;偶见焦虑、失眠、头痛等神经系统反应;湿疹、皮疹、红斑等过敏反应,转氨酶及总胆红素升高等。在动物实验中对幼年动物的关节有损害,可能影响骨骼发育。总发生率 2.7%~5.2%,一般停药后可自行消失。长期大剂量应用须警惕腱炎或腱断裂的风险。

【禁忌证】 孕妇、哺乳期妇女、16 岁以下患者及癫痫患者禁用;对本品及喹诺酮类过敏者禁用。

【注意事项】 ①严重肾功能不全者,中枢神经系统疾病患者慎用;②高龄患者慎用;③由于本品中 3-甲基噁嗪环左旋异构体的化学特性,其碱基水溶性比氧氟沙星明显提高,明显减少了对神经系统的不良反应;④本品无体内蓄积作用。

【制剂规格】 片剂:以左氧氟沙星计,0.1g。针剂:以左氧氟沙星计,0.2g/100ml。

注:同类品种有盐酸左氧氟沙星注射液、乳酸左氧氟沙星等。

安妥沙星(Antofloxacin)

【作用特点与用途】 本品系经左氧氟沙星结构改造的氟喹诺诺酮类抗菌药物。对安妥沙星敏感的致病菌有革兰阳性需氧菌:金葡菌(MSSA)、表皮葡萄球菌(MSSE)、中间型葡萄球菌、腐生葡萄球菌、化脓性链球菌 A、B 群、无乳链球菌、肺炎链球菌、粪肠球菌;敏感的革兰阴性需氧菌有流感嗜血杆菌、副流感嗜血杆菌、大肠埃希菌、阴沟肠杆菌、产气肠杆菌、聚团肠杆菌、肺炎克雷伯菌、臭鼻克雷伯菌、卡他莫拉菌、变形杆菌、变形杆菌属、伤寒沙门菌、痢疾杆菌、黏质沙雷菌、枸橼酸杆菌、不动杆菌、铜绿假单胞菌、普鲁威登斯菌、嗜麦芽窄食单胞菌及淋球菌等;对厌氧菌、抗酸杆菌,以及非典型致病菌如支原体、衣原体和军团菌均有抗菌活性。临床用于上述敏感的致病菌引起的各种感染症,如慢性支气管炎急性发作、急性肾盂肾炎、急性膀胱炎、伤口感染、多发性毛囊炎等。

【药动学】 本品连用 7d,每日 1 次 300mg,血药浓度在给药 4d 后达稳态 (4.49 ± 0.81)mg/L,平均峰浓度为 (20.75 ± 2.93)mg/L。单次和多次用药 $t_{1/2}$ 无差异,给药口服 0.3g、0.4g 和 0.5g 受试者估算分布半衰期(二室模型)为 (7.46 ± 3.44)h、(7.49 ± 1.9)h 和 (9.77 ± 4.60)h,消除半衰期分别为 (20.3 ± 4.35)h、(20.22 ± 3.32)h 和 (20.61 ± 4.58)h。血药达峰时间 (1.5 ± 0.7)h,

人血浆蛋白结合率为 17.52%。

【用法用量】 口服:成人首次 0.4g,以后每日服 1 次 0.2g,疗程 7~14d。使用本品时不得增加单次剂量和改变用法。用药前仔细阅读药品说明书。

【不良反应】【注意事项】 ①不良反应发生率低,可见胃部不适、谷丙转氨酶升高、头晕,少见有乏力、双下肢水肿、心慌、室性期前收缩、口干、食欲缺乏、呕吐、腹痛、大便干、谷草转氨酶升高、谷氨酰转肽酶升高、总胆红素升高、尿频、头痛、失眠、嗜睡、眩晕、皮疹,白细胞减少,中性粒细胞降低、血糖升高、乳酸脱氢酶(LDH)升高等,在治疗结束后可自行缓解至正常。②参见左氧氟沙星及本章节氟喹诺酮类前言。

【制剂规格】 片剂:0.1g。

氨氟沙星(Amifloxacin)

【作用特点与用途】 体外抗菌作用及其机制与用途均与诺氟沙星相似。体内吸收完全且广泛分布。$t_{1/2}$ 约 4.7h。37%~58%原型由尿中排出。

【用法用量】 口服:每次 0.1~0.3g,2 或 3/d。遵医嘱可酌情调节剂量。

【不良反应】【注意事项】 同诺氟沙星。孕妇、哺乳期妇女、未成年人禁用。

【制剂规格】 片(胶囊)剂:0.1g,0.2g。

其他常用喹诺酮类抗生素见表 3-4。

表 3-4　2010 年部分国家医保药品目录及常用喹诺酮类

药品名称与制剂	药理及临床应用	备　　注
诺氟沙星[保甲][典] Norfloxacin 胶囊剂、片剂:100mg。注射液:200mg/100ml。滴眼液:24mg/8ml	第三代喹诺酮类药物。对革兰阴性菌呈杀菌作用,抗金黄色葡萄球菌强于庆大霉素。临床用于敏感菌引起的各种感染症。成年人口服每次 200mg,3~4/d;或静脉滴注 200~400mg,12h 1 次。点眼,4/d	①孕妇、哺乳妇、未成年人禁用;②有人试用于性病:每次 800mg,当晚、次晨各服 1 次;③肾功能不全者慎用;④联用阿莫西林可增强抗菌力

药品名称与制剂	药理及临床应用	备　注
氧氟沙星（氟嗪酸）[保甲][典] Ofloxacin 片剂（胶囊剂）:0.1g 注射液:400mg 滴眼液:15mg/5ml	第三代喹诺酮类药物。抗菌活性优于诺氟沙星。除适应证外,尚可用于结核病。成年人一般口服每次200mg,2/d。抗结核病:0.3g/d,顿服。控制伤寒反复感染:50mg,连用3～6个月	①孕妇、哺乳妇、未成年人禁用;②肾功能不全者慎用;③用于淋病应遵医嘱;④联用β-内酰胺类可明显增强抗菌活性
环丙沙星（环丙氟哌酸、喹诺仙）[保甲][典] Ciprofloxacin 片剂:0.25g×6片 注射液:200mg	第三代喹诺酮类药物。与氧氟沙星的抗菌谱相似,抗菌活性相当或略强,对耐β-内酰胺类或庆大霉素的病菌也常有效。临床用于敏感菌引起的各种感染。口服:每次0.35～0.5g,2/d;静脉滴注:每次0.1～0.2g,2/d	①孕妇、哺乳妇、未成年人禁用;②严重抑制茶碱正常代谢;碱性药可抑制本品吸收;③抗结核病与氧氟沙星相似;④联用β-内酰胺类可增效;⑤一日最高剂量不超过1.5g
依诺沙星（氟啶酸）[保乙][典] Enoxacin 片剂:0.1g,0.2g	抗菌谱与氧氟沙星近似,但临床用药比前药逐步减少。成年人常用量每次200～300mg,2/d	临床应用参见氧氟沙星。长期大剂量应用须警惕腱炎或腱断裂的风险

十、其他合成抗菌消炎药

利福昔明(莱利青、Rifaximin)[保乙]

【作用特点与用途】 利福昔明是广谱肠道抗生素,为利福霉素SV的半合成衍生物。其作用机制是通过与细菌DNA-依赖RNA聚合酶的β亚单位不可逆的结合而抑制细菌RNA的合成,最终抑制细菌蛋白质的合成。由于其与酶结合是不可逆的,所以利福昔明活性为对敏感菌的杀菌活性。对本品抗菌活性研究表明,利福昔明与利福霉素具有同样广泛的抗菌谱,对多数革兰阳性菌和革兰阴性菌,包括需氧菌和厌氧菌的感染具有杀菌作用。由于利福昔明口服不被胃肠道吸收,所以它是通过杀灭肠道的病原体而在局部发挥抗菌作用。用于革兰阳性和阴性需氧及厌氧菌所致的急、慢性肠道感染、肠炎、腹泻综合征、肠道菌群失调性腹泻、肝性脑病辅助治疗及胃肠道外科术前术后抗菌预防。也可用于高氨血症的辅助治疗。

【用法用量】　口服:成年人及 12 岁以上儿童每次 0.2g,2～4/d;6—12 岁儿童每次 0.1～0.2g,2～4/d,或遵医嘱,一般疗程不超过 7d。

【不良反应】　偶有胃肠道反应,如恶心、腹痛、腹胀等。大剂量长期使用,少数患者可能出现荨麻疹样皮肤过敏反应。

【禁忌证】　对利福霉素类药物过敏者、肠道有严重溃疡性病变者、肠梗阻病人、6 岁以下儿童禁用。孕妇及哺乳期妇女慎用。

【注意事项】　长期大剂量服用或黏膜受损时,可有 1% 以下量被吸收,导致尿液呈粉红色。

【制剂规格】　片剂:0.1g×12 片/瓶,0.1g×24 片/瓶。

利奈唑胺(利奈唑烷、利尼唑利特、Linezolid)[保乙]

【作用特点与用途】　本品为含氟噁唑烷酮类的抗菌药,干扰细菌蛋白质的合成初期。对抗生素敏感或耐药的葡萄球菌、肠球菌、链球菌均有极强的抗菌活性。本品体外抑制 MRSA 或耐药的表皮葡萄球菌所需剂量,是万古霉素的 1/2。对具多重药物耐药性的肠球菌如对万古霉素敏感或耐药的粪肠球菌和肠球菌,本品仍有极强活性;对耐头孢曲松的肺炎链球菌的抗菌作用与万古霉素相同。对大多数结核杆菌菌株,包括对常用抗结核药具有耐药性的菌株有强效抑制作用,但对引起呼吸系统病的支原体的抑制作用却比四环素稍弱;本品一般不会使葡萄球菌和肠球菌很快产生耐药性,只是在极低浓度时会使 MRSA 产生耐药性。本品与其他抗菌药物尚未见有交叉耐药性,故联用可增效。本品每次 250mg,3/d,静脉滴注或口服,其最低平均血药浓度均在靶菌的 MIC_{90} 以上。达峰值时间 1.5h;吸收较完全。以原型从尿中排出 28%,$t_{1/2}$ 为 5h。AUC 与 C_{max} 与剂量呈比例性增加。血浆蛋白结合率均约 31%。肝肾疾病患者无须调整剂量。用于万古霉素治疗无效或不可耐受的重症感染患者的序贯治疗;敏感菌引起的皮肤和软组织感染,医院和社区获得性肺炎,对万古霉素耐药的肠球菌感染(败血症)。

【用法用量】　静脉滴注:每次 250～500mg,2/d,维持 3d 并控制急性期症状后,可改为口服,再用 1～2 周。或遵医嘱。

【不良反应】 成年人 600mg/d,儿童 10mg/(kg·d),总不良反应率为 32.9%,其中严重不良反应 5.7%,因不良反应而退出试验的占 9.3%。可见恶心(5.4%)、腹泻(5.2%)、舌苔变色(2.5%)、口腔念珠菌感染(2.3%)及血小板减少和皮肤反应。

【注意事项】 用药期间注意口腔卫生,定期进行血常规检查,尤其注意血小板减少。

【制剂规格】 利奈唑胺注射剂:0.5g,1.0g。利奈唑胺片:0.25g,0.5g。

左奥硝唑(优诺安、Levornidazole)[保乙]

【作用特点与用途】 本品为奥硝唑的左旋体,对病原微生物的作用机制和抗菌活性和消旋奥硝唑基本相同。临床用于治疗由脆弱拟杆菌、狄氏拟杆菌、卵圆拟杆菌、多形拟杆菌、普通拟杆菌、梭状芽胞杆菌、真杆菌、消化球菌和消化链球菌、幽门螺杆菌、黑色素拟杆菌、梭杆菌、二氧化碳噬纤维菌、牙龈类杆菌等敏感厌氧菌所引起的多种感染性疾病,包括腹膜炎、腹内脓肿、肝脓肿等腹腔(部)感染;子宫内腹炎、子宫肌炎、输卵管或卵巢脓肿、盆腔软组织感染、嗜血杆菌阴道炎等盆腔感染;牙周炎、尖周炎、冠周炎、急性溃疡性牙龈炎等口腔感染;外科感染,如伤口感染、表皮脓肿、褥疮溃疡感染、蜂窝织炎、气性坏疽等;胸部感染,如胸膜炎;脑部感染,如脑膜炎、脑脓肿;败血症、菌血症等严重厌氧菌感染等;也用于手术前预防感染和手术后厌氧菌感染的治疗。

【药动学】 本品单次静滴 1h 给药的达峰值时间(T_{max})为 1.5～2h,半衰期($t_{1/2}$)约为 12h,血中达峰浓度及药时曲线下面积与给药剂量呈线性特征。志愿者 0.5g,2/d,连用 5d 静滴给药,在第 3 天(第 5 次给药)后达稳态血药浓度。多次连续给药后在体内有一定的蓄积。

【用法用量】 静脉滴注时间 0.5～1h。①术前、术后预防感染:成人手术前 1～2h 静滴左奥硝唑 1g;术后 12h 静滴 0.5g,术后 24h 静滴 0.5g。②治疗厌氧菌感染:成人开始用 0.5～1g,以后每 12 小时静滴 0.5g,连用 5～10d;患者症状改善后可改为口服给药每次 0.5g,2/d。③小儿剂量为 20～30mg/kg,2/d(静滴)。④肝功能严重者,宜 1/d。

【不良反应】【注意事项】 参见第 4 章抗寄生虫及厌氧菌药"奥硝唑"说明书。

【制剂规格】 注射剂:100ml 内含左奥硝唑 0.5g,氯化钠 0.83g。
其他人工合成抗菌药物见表 3-5。

表 3-5　基本医疗保险药品目录(2010 年版)合成类抗菌药物部分品种

药品名称	剂型规格	主要适应证	一般用法用量	注意事项
复方磺胺甲噁唑[保甲] Compoud Sulfamethoxazole	注射剂、片剂、胶囊剂；0.12g；0.48g	感染性支气管炎，肺部、尿路感染，伤寒等	12 岁以上者 2/d，首次 2～4 片；儿童酌减	药物过敏反应。孕妇如在临近分娩时使用为 D 级
磺胺嘧啶[保甲] Sulfadiazine	片剂、胶囊剂；注射剂；0.25g，0.5g	治疗流脑的首选药，及敏感菌感染症	治疗脑膜炎：口服每次 1g，4/d；静脉滴注其钠盐每次 1～1.5g，3～4.5g/d，其他感染，口服每次 1g，2/d	结晶尿、药物过敏反应。孕妇如在临近分娩时使用为 D 级
磺胺嘧啶锌[保乙] Sulfadiazine Zine	粉剂、软膏剂(1%)	铜绿假单胞菌等引起的烧伤创面感染	遵医嘱于患部外用	遇光可变色，注意防过敏
磺胺嘧啶银[保乙] Sulfadiazine Silve	粉剂、软膏剂(1%)	铜绿假单胞菌等引起的烧伤创面感染	遵医嘱于患部外用	遇光渐变成深棕色，局部应用可有一过性疼痛
磺胺多辛(周效磺胺)[保乙] Sulfadimethoxazole	片剂；0.5g	与乙胺嘧啶联用于防治耐氯喹的恶性疟	首次服 1～1.5g，以后 0.5～1g，每 4～7 天服 1 次	不易引起结晶尿和血尿

纳米银消炎止痛系列贴(Nano Silver Anti-Inflammatory Analgesic Plasters)

【作用特点与用途】 纳米银具有热疗、磁疗和渗透三效合一的特点,可在数分钟内杀死650多种细菌,纳米银颗粒与病原菌的细胞壁、膜结合后,能直接进入菌体,迅速与氧化代谢酶的巯基(—SH)结合,使酶失活,阻断呼吸代谢使其窒息而死亡。具有快速杀菌、抗菌持久、渗透性强、促进愈合、安全性高、无耐药性的优点,且吸收率高,透气性强,使用方便。

【用法用量】 直接贴敷于患处皮肤,用于胃炎疼痛,妇科少腹部痛、关节痛、腰痛等相应的皮肤,不需加热。

【制剂规格】 外敷贴剂:3贴/盒。分纳米银胃炎贴、纳米银乳腺贴、纳米银妇痛贴、纳米银骨痛贴和纳米银前列舒贴等。

十一、抗 结 核 药

对结核杆菌呈杀灭作用的药物有链霉素、阿米卡星、异烟肼、利福平、吡嗪酰胺、环丙沙星、左氧氟沙星等。其中阿米卡星和后两者已在抗微生物药物的氨基糖苷和氟喹诺酮类中论述,故从略。对结核杆菌有抑制作用的为乙胺丁醇和对氨基水杨酸钠等。其复合制剂多为2～3种配方,有杀菌药加抑制药、杀菌药加增效药等多种形式,均须根据患者和临床具体情况,按结核病化学药物疗法"十字方针"即"早期、联合、适量、规范、全程"个体化用药。

利福霉素(利福霉素 SV、Rifamycin)[保乙]

【作用特点与用途】 本品是利福霉素类中第一个应用于临床的半合成药,其特点是杀菌性强(可进入细胞内)、血药浓度高,从胆道排泄,毒性低。口服胃肠道不吸收或吸收不良,仅供注射。在体内渗透好,临床有效率达80%～90%。体内分布以肝和胆汁最高,在肾、肺、心及脾中也可达治疗浓度。与其他类抗结核药之间未发现交叉耐药性。用于不能口服用药的结核病病人和耐药金黄色葡萄球菌引起的胆道、呼吸道、尿道及皮肤软组织感染。

【用法用量】 肌内注射:成年人每次250mg,每8～12小时1次。缓慢静脉推注:每次500mg,2～3/d。小儿剂量10～30mg/kg。此外亦可稀释至一定浓度局部应用或雾化吸入。重症病人宜先静脉滴注,待病情好转后改肌内注射。用于治疗慢性肾炎时,剂量在750mg/d以上。对于严重感染,开始剂量可酌增到1000mg/d。

【不良反应】　肌内注射可引起局部疼痛,有时可引起硬结或肿块。静脉注射后可出现巩膜或皮肤黄染。偶见耳鸣及听力下降。其余参见利福平。

【注意事项】　与利福平相似,可引起胃肠道反应及肝功能损害等,肝功能异常者慎用。

【制剂规格】　粉针剂:250mg,500mg。注射液:0.25g/5ml,供静脉滴注用;0.125g/2ml,供肌内注射用。

利福平(Rifampicin)[保甲/乙][典]

【作用特点与用途】　本品为高效的"超广谱"抗生素。对结核杆菌和其他分枝杆菌(包括麻风杆菌等),在宿主细胞内外均有明显的杀菌作用。对脑膜炎球菌、流感嗜血杆菌、金黄色葡萄球菌、表皮链球菌及肺炎军团菌等也有一定抗菌作用。对大型病毒及衣原体有抑制作用。细菌对本品和其他抗结核药之间无交叉耐药性,常与其他抗结核药合用,既可增强其抗结核作用,又可延缓耐药性的产生。但利福霉素类药物之间有交叉耐药性产生。本品抗菌机制是抑制细菌 RNA(核糖核酸)多聚酶的活性,阻碍 mRNA(信使核糖核酸)合成,达到杀菌作用。故对大型病毒有效。但细菌对本品易产生耐药性在逐年上升。此外,本品对肝药物代谢酶有很强的诱导作用。本品口服吸收可达90%～95%,优于利福霉素钠。口服常用剂量后 1～3h 血药浓度达峰值(15～23μg/ml),维持有效浓度 6～12h。$t_{1/2}$ 2～5.2h。血清蛋白结合率 75%～80%,大部分自胆汁排泄,少量由尿排泄。由于本品的酶促作用,反复用药后,药物代谢(包括首关效应)加强,约在 2 周后,半衰期可缩短。但本品近年来的耐药菌株日渐增多。主要用于肺结核和其他结核,也可用于麻风和对红霉素耐药的军团菌肺炎,还可与耐酶青霉素或万古霉素联合治疗表皮葡萄球菌或金黄色葡萄球菌引起的骨髓炎和心内膜炎,用于消除脑膜炎球菌或肺炎嗜血杆菌引起的咽部带菌症。也用于厌氧菌感染。外用治疗沙眼及敏感菌引起的眼部感染。

【用法用量】　①肺结核及其他结核病:成年人口服常用量为10～20mg/(kg·d)或 0.45g～0.6g/d,于早饭前 1 次顿服,疗程半年左右;1-2 岁儿童每次 10mg/kg,2/d;新生儿每次 5mg/kg,2/d。对利福平吸收不好,应用呼吸器及不清醒的病人,建议静脉注射 600mg/d。②其他感染:0.6～1g/d,分 2 或 3 次饭前 1h 服用。③沙眼及结膜炎:用 0.1% 滴眼剂,4～6/d。治疗沙眼的疗程为 6 周。④治疗菌痢:本品每次 0.6g 加甲氧苄啶(TMP)0.2g,2/d,服用 1～2d。

【不良反应】　可致恶心、呕吐、食欲缺乏、腹泻、胃痛及腹胀等胃肠道反应,还可致白细胞减少、血小板减少、嗜酸性粒细胞增多、肝功能受损、脱发、头痛、疲倦、蛋白尿、血尿、肌炎、心律失常及低血钙等反应。还可引起多种过敏反应,如药物热、皮疹、急性肾衰竭、胰腺炎、剥脱性皮炎和休克等。在某些情况下尚可发生溶血性贫血。

【注意事项】 ①与异烟肼联合使用,对结核杆菌有协同抗菌作用。但可使异烟肼加速代谢为乙酰胼而加重肝毒性。与对氨基水杨酸钠合用可加强肝毒性。②与乙胺丁醇合用有加强视力损害的可能。③因酶促作用,可使双香豆素类抗血凝药、口服降糖药、洋地黄类、皮质激素、氨苯砜等药物加速代谢而降效。长期服用本品,可降低口服避孕药的作用而导致避孕失败。④用药期应检查肝功能。⑤肝功能严重不全、胆道阻塞者和3个月以内的孕妇禁用。婴儿、一般肝病病人和3个月以上孕妇慎用。⑥服药后尿、唾液、汗液等排泄物均可显橘红色。

【制剂规格】 片剂、胶囊剂:0.15g。滴眼剂:每10ml生理盐水,配备10mg,临用前溶解,点眼。

乙胺丁醇(Ethambutol)[保甲][典]

【作用特点与用途】 抑制结核杆菌和其他分枝杆菌作用较强。口服吸收率约80%,t_{max} 2～4h,蛋白结合率约40%,与其他抗结核无交叉耐药性,但结核杆菌对本品的耐药株日渐增多。临床为二线抗结核药,用于经其他抗结核药治疗无效者。须与其他抗结核药物联用,以利增效且延缓耐药性。

【用法用量】 ①结核初治:15mg/(kg·d),顿服;或每周服3次,每次25～30mg/kg(不超过2.5g);或每周2次,每次50mg/kg(不超过2.5g)。②结核复治:每次25mg/kg,顿服,连服60d;继后按每次15mg/kg,每日1次顿服。③其他非典型分枝杆菌病按15～25mg/(kg·d)1次顿服。

【不良反应】【注意事项】 ①主要不良反应为视力损害、眼病;其他参见抗结核药。②对其过敏者、酒精中毒者、有眼底病变者和乳幼儿禁用;13岁以下儿童慎用;肝肾病患者遵医嘱。

【制剂规格】 片剂:0.25g。

异烟肼/利福平(异福、卫非宁、Isoniazid/Rifampicin)[保乙]

【作用特点与用途】 异烟肼能抑制细菌DNA的合成,从而使细菌的RNA和蛋白质合成受阻。异烟肼对处于活跃分裂的结核杆菌具有快速杀灭作用,但对处于半休眠状态的细菌则仅有抑菌作用,与利福平和吡嗪酰胺相比,其杀菌作用较低。利福平对广泛的微生物具有杀菌作用,通过抑制DNA

依赖的 RNA 多聚酶而干扰其核酸的合成。两者复合配方明显增强抗结核菌作用。适用于抗结核病的短程化疗的巩固期。

【用法用量】 口服:体重低于 50kg 者,空腹口服本品(异烟肼 75mg,利福平 150mg)每次 2 片,1/d;体重高于 50kg(含 50kg)者,口服本品(异烟肼 150mg,利福平 300mg)每次 3 片,1/d。

【不良反应】 胃肠道反应常有恶心、呕吐、厌食、腹泻与上腹不适。血液系统的不良反应有各种类型的贫血、粒细胞缺乏、血小板减少和紫癜、嗜酸性粒细胞增多。常见的过敏反应有皮疹、多形性红斑、剥脱性皮炎、发热和脉管炎。神经系统的不良反应有头晕、头痛、嗜睡、共济失调、肌肉无力、麻木、周围神经炎等。尚可引起转氨酶升高、黄疸,诱发药源性肝炎,也有肾功能(血尿、蛋白尿)减退和肾衰、男性乳腺发育、泌乳、阳萎、妇女月经不调、血糖升高、代谢性酸中毒、惊厥和休克的报道。

【禁忌证】 阻塞性黄疸、严重肝肾功能不全者、哺乳者、现患精神病者均禁用。糖尿病、痉挛性疾病、血液病及婴儿慎用。

【制剂规格】 片剂:异烟肼/利福平,75mg/150mg,150mg/300mg。

异烟肼/利福平/吡嗪酰胺(卫非特、异福酰胺、Isoniazid/Rifam-picin/Pyrazinamide)[保乙]

【作用特点与用途】 三者均为杀菌药,各有其作用特点:异烟肼特别作用于快速生长繁殖的细胞外菌群;利福平除有以上异烟肼的特点外,还对代谢缓慢的细胞内外菌群和快速生长的细胞内菌群起作用;吡嗪酰胺主要作用于细胞内特别是在巨噬细胞内酸性环境中缓慢生长的结核菌。适用于结核病短程化疗的强化期。

【用法用量】 口服:体重 30~39kg 者,空腹口服本品每次 3 片,1/d;体重 40~49kg 者,每次 4 片,1/d;体重高于 50kg 者,每次 5 片,1/d。连服 2 个月。

【不良反应】 常见的有恶心、呕吐、胃灼热感、腹痛、腹泻、发热;过敏反应;中枢不良症状;血液系统不良反应;神经系统不良反应;内分泌失调;尚可引起肝损害、肾功能减退及肾衰竭。本剂中吡嗪酰胺用于孕妇时属 C 级。

【禁忌证】 对本品任一成分过敏者、阻塞性黄疸、肝肾功能损害者、卟啉症患者、哺乳者、现患精神病者均禁用。糖尿病、痉挛性疾病、血液病及婴儿慎用。

【制剂规格】 片剂:异烟肼/利福平/吡嗪酰胺,80mg/120mg/250mg。

丙硫异烟胺（Protionamide）^{[保乙][典]}

【作用特点与用途】　抑制结核杆菌分枝菌酸的合成，低浓度时仅呈抑菌作用，高浓度则呈杀菌作用。口服吸收80％以上，体内分布广，可透过胎盘和血-脑脊液屏障。蛋白结合率10％，t_{max}约3h以内，可有效持续6h，$t_{1/2}$约3h，主要在肝代谢，由肾排出。用于仅对分枝杆菌有效，与其他抗结核药联于结核病经一线药物（如链霉素、异烟肼、利福平、乙胺丁醇）治疗无效者。

【用法用量】　常与其他抗结核药联用口服，成年人每次250mg，2～3/d；小儿按4～5mg/kg，3/d。

【不良反应】【注意事项】　①可见胃肠道反应；②个别有抑郁、视力障碍、头痛、周围神经炎、关节痛、皮疹、痤疮；③对肝、肾有一定损害，须定期查肝肾功能及时对症处理；④个别引起糖尿病、急性风湿病、月经失调、男性乳房增大、低血压、精神症状等；⑤12岁以下儿童对其过敏者、孕妇、哺乳妇、重症肝肾病者均禁用；⑥出现视力减退或炎症时应看眼科，及时处理。

【制剂规格】　片剂：0.1g。

注：乙硫异烟胺为同类抗结核药，有部分交叉耐药现象。从略。

利福喷汀（力福喷丁、Rifapentine）^[保甲]

【作用特点与用途】　抗菌谱与利福平相同，但比利福平强2～10倍。具有高效、长效、低毒特性。空腹服本品（细晶）每次400mg，血药浓度约为16.8μg/ml；在4～12h可保持15.35～16.89μg/ml；48h尚有5.4μg/ml。尿药浓度在12～24h为16.52～37.98μg/ml。体内分布以心、肝、肾中较多，且在骨和脑组织中也有较高浓度。本品主要以原型和代谢形式自粪便排泄，$t_{1/2}$ 18～30h。用于结核病、麻风病、沙眼。

【用法用量】　口服：每次600mg，每周只用1次（其作用相当于利福平600mg，1/d）。必要时可按以上剂量，每周2次。宜与其他结核药同服，一般6～9个月为1个疗程。

【不良反应】　可见皮疹及白细胞减少。如长期服用，应定期检查肝功能、白细胞与血小板，如有轻度异常不影响治疗，重症应停药。

【禁忌证】　对利福平或利福定有过敏者或中毒史者禁用。

【注意事项】　①孕妇特别是妊娠早期妇女，有肝病、肝硬化、黄疸病史者及嗜酒者应慎用；②食物可影响本品吸收，宜空腹服用；③对氨基水杨酸钠（PAS）可影响其吸收，苯巴比妥钠等可加速本品的代谢而降低其疗效，且可加重对肝脏毒性，故不宜同服。

【制剂规格】　片剂、胶囊剂:0.1g,0.15g,0.2g,0.3g。

利福布汀(利福布坦、Rifabutin)[保乙]

【作用特点与用途】　本品是半合成的利福霉素类药物,与利福平有相似的结构和活性,除具有抗革兰阴性和阳性菌的作用外,还有抗结核杆菌和鸟分枝杆菌的活性。曾有研究表明,在感染艾滋病病毒的淋巴细胞中,使用本品 $0.1\mu g/ml$,对 92% 的反转录酶有抑制作用。本品药动学可用二室开放模式描绘,本品吸收较快,口服 2~3h 后可达峰浓度。$t_{1/2}$ 36h,总清除率为 10~18L/h,口服生物利用度为 12%~20%。血浆蛋白结合率为 29%±2%。每次静注给药约有 10% 的药物以原型由尿排出,艾滋病患者口服吸收后,2~3h 内可达血药峰浓度,且峰浓度随剂量的增加成比例上升。峰谷浓度有很大差别。清除半衰期长,主要是由于本品机体消除率很高,导致在血浆外的广泛分布引起。长期服用本品可引起药时曲线下面积的缩小,其机制尚不明了,但有可能与利福平相似。在首剂量研究中,生物利用度仅约 20%,末剂量为 12%,非肾清除率为 8.8L/h,或 147ml/min。肝脏首关效应对生物利用度无太大影响。女性对本品具有较高的吸收率,按体重调节剂量后其表面分布容积的差别消失。用于鸟分枝杆菌感染综合征、肺炎、慢性及抗药性肺结核。

【用法用量】　口服:每次 150~300mg,1~2/d。

【不良反应】　约 10% 的病人可出现白细胞减少、血小板减少及皮疹等。

【制剂规格】　胶囊:150mg。

帕司烟肼(结核清、Pasiniazid)[保乙]

【作用特点与用途】　本品为异烟肼与对氨水杨酸的化学结合物。口服进入体内,释放出异烟肼和对氨水杨酸,但不会引起血中和组织中有效成分高浓度现象,并很容易透过血-脑脊液屏障。口服本品的耐受性比单纯用异烟肼或异烟肼与对氨水杨酸合用为佳。本品适合于非卧床病人和各种结核病,以及与一线、二线抗结核药并用作为综合治疗:能口服抗结核药的各种结核病,如肺结核、结核性脑膜炎、呼吸道和消化道结核、皮肤结核、骨结核、关节结核及生殖泌尿道结核等。亦可用于外科手术期间的保护,尤其是与链霉素并用更佳。

【用法用量】　口服。

(1)治疗:与其他抗结核菌药合用。①成人,每日按体重 10~20mg/kg,顿服。②儿童,视个体需要可增至每日按体重 20~40mg/kg,顿服。

(2)预防:每日按体重 10~15mg/kg,顿服。

【制剂规格】 片剂:0.1g,100 片/瓶。

卷曲霉素(卷须霉素、缠霉素、Capreomycin)[保乙]

【作用特点与用途】 本品是由链霉菌培养液中提取的一种多肽类抗生素,含卷曲霉素Ⅰ 90%以上。对结核杆菌和其他分枝杆菌有明显抑菌作用,与卡那霉素相比,毒性小,且抑菌作用强。口服几乎不吸收,肌内注射后迅速分布到主要脏器和体液中。肌内注射 20mg/kg,1～2h 血药峰浓度可达30μg/ml。少部分代谢,70%～80%自尿中以原型排泄。为二线抗结核病药。主要用于经链霉素及异烟肼等治疗无效病例。本品常与其他抗结核药联合应用;单用时,细菌易产生耐药性。

【用法用量】 肌内注射:用量为 20mg/(kg・d)(多数情况下用 1g),1 次或必要时可分 2 次深部肌内注射。用药 2～4 周后,根据情况可酌减给药次数,即每次 1g,每周 2 或 3 次,持续 6～12 个月。取灭菌注射用水或等渗盐水2ml 溶解药物,振摇 2～3min 至完全溶解后应用。

【不良反应】 ①不良反应类似氨基糖苷类,可有显著的肾毒性,表现为尿素氮升高、肌酐清除率降低、蛋白尿、管型尿等,必须仔细观察,必要时应停药,一般症状停药后可恢复;②对第Ⅷ对脑神经有损害,一般在用药至 2～4 个月时可出现前庭功能障碍,而听觉损害则较少见;③有一定的神经肌肉阻滞作用。

【禁忌证】 不供儿童应用,孕妇禁用,哺乳期妇女慎用。

【注意事项】 细菌对本品与氨基糖苷类和其他同类抗生素(如紫霉素)间可有不完全的交叉耐药性。

【制剂规格】 粉针剂:1g。

吡嗪酰胺(Pyrazinamide)[保甲][典]

【作用特点与用途】 在 pH 5～5.5 环境杀灭结核杆菌最强。口服 t_{max} 约2h,顿服可维持血中浓度治疗作用约 15h,体内分布广,血浆蛋白结合率 50%,$t_{1/2}$ 约 9h。服用时与其他前述抗结核病药联合,特别是异烟肼耐药菌株结核病。

【用法用量】 与其他抗结核药联合服用,成年人每 6 小时按 5～8.75mg/kg,或每 8 小时按 6.7～11.7mg/kg 给药,最高每日 3g。对异烟肼耐药菌株感染者可增至 60mg/(kg・d)。

【不良反应】【注意事项】 ①单用极易产生耐药性。②可致食欲减退、肝损害(皮肤黄染)、骨关节病、痛风、溃疡、血象异常、排尿困难等。③对其过敏者、孕妇、12 岁以下儿童禁用;糖尿病、痛风、严重肝病患者慎用。④本品可降低抗痛风药别嘌醇、秋水仙碱、丙磺舒及磺吡酮疗效。与异烟肼、利福平合用增强抗结核病疗效。

【制剂规格】　肠溶片:0.25g,0.5g。

十二、抗麻风病药及抗麻风病反应药

麻风杆菌与结核杆菌同属分枝杆菌属,在形态和药物的反应上有近似点。一些抗结核药也可用于麻风病的治疗。如利福平类是主要的麻风治疗药,氨硫脲、酒花素等也有一定作用。抗麻风病药主要是砜类药物。本书只介绍醋氨苯砜和苯丙砜。新增非砜类药氯法齐明。

醋氨苯砜(二乙酰氨苯砜、Acedapsone) [保甲][典]

【作用特点与用途】　在体内缓慢地分解成氨苯砜或醋氨苯砜而起抗麻风作用,注射 1 次可维持 60～75d,为抗麻风长效药。用于各型麻风病。

【用法用量】　肌内注射油剂:每次 1.5～2ml,每 60～75 天 1 次,疗程长达数年。为防止细菌对本品产生耐药性,可在用药期间加服氨苯砜每次0.1～0.15g,每周 2 次。

【不良反应】　①可见恶心及呕吐等,偶见头痛、头晕及心动过速等。②可有白细胞减少、粒细胞缺乏、贫血等。对于贫血,轻症可服用铁剂。严重反应及时停药。缺乏葡萄糖-6-磷酸脱氢酶(G-6-PD)的病人,用本品可致正铁血红蛋白血症,严重者可致溶血性贫血。③用药后 1～4 周,偶可引起"麻风反应",常表现为发热、不适、剥脱性皮炎、肝坏死并发黄疸、淋巴结肿大、贫血及正铁血红蛋白血症等,停药并给予皮质激素治疗可望好转。④偶见中毒性精神病及周围神经炎等。

【禁忌证】　严重肝、肾和造血系统疾病、胃和十二指肠溃疡者禁用。

【注意事项】　①初次注射有较强的疼痛感,连续应用可望减轻;②与磺胺类药物可有部分交叉过敏反应发生;③对氨苯甲酸可拮抗本品的抑菌活性。

【制剂规格】　油注射液:225mg(1.5ml),300mg(2ml),900mg(6ml),1.5g(10ml)。为 40%苯甲酸苄酯及 60%蓖麻油的混悬剂。用前振摇均匀,用粗针头吸出,注入臀肌。

苯丙砜(扫风壮、Solasulfone) [保甲]

【作用特点与用途】　在体内部分分解成氨苯砜而起治疗作用。本品

25mg 疗效与 165mg 氨苯砜疗效相当。口服吸收不完全,多采用注射给药。用于各型麻风。

【用法用量】 肌内注射:每周 2 次,第 1～2 周每次 100～200mg,以后每 2 周递增每次 100mg,至第 14～16 周每次 800mg,继续维持,每用药 10 周后停药 2 周。口服:300mg/d,逐渐增量至 3g/d。每服药 10 周后停药 2 周。

【注意事项】 ①口服期间应保持排便通畅,以免蓄积中毒;②其余参见醋氨苯砜。

【制剂规格】 注射液:2g/5ml,4g/10ml。片剂:0.5g。

注:氨苯砜(Dapsone)[保甲][典]抗麻风病亦较常用,本书从略。

沙利度胺(反应停、Thalidomide)[保乙][典]

【作用特点与用途】 为一种镇静药,对于各型麻风反应如发热、结节红斑、神经痛、关节痛及淋巴结肿大等,有一定疗效;对结核样型麻风反应疗效稍差。对麻风病本身无治疗作用,但与抗麻风药同用可以减轻其不良反应。用于抗麻风药的不良反应。

【注意事项】 ①本品有强致畸作用,孕妇禁忌,非麻风病者不用;②本品致口干、头昏、倦怠、恶心、腹痛及面部水肿;③近年发现有免疫抑制作用,可用于骨髓移植。

【制剂规格】 片剂:25mg。

氯法齐明(氯苯吩嗪、Clofazimine)[保乙][典]

【作用特点与用途】 本品为亚胺基吩嗪染料,对麻风杆菌、人结核杆菌和溃疡型分枝杆菌均有抗菌作用;尚有抗炎作用,可拮抗 II 型麻风反应。对麻风的疗效接近氨苯砜,对耐氨苯砜麻风菌株亦有效。抗菌机制为干扰麻风杆菌的核酸代谢,抑制 RNA 聚合酶,阻止 RNA 的合成而起抗菌作用。本品皮下或肌内注射给药吸收缓慢。药物吸收后血中浓度低于组织中浓度。以肝、脾、肺、肾上腺、脂肪及麻风皮损中浓度最高。脑脊髓及脑脊液中药浓度最低。本品自组织中释放缓慢,排泄极慢,$t_{1/2}$ 为 70d 左右;自大小便中排出,其中粪中原型药物排出率约 50%;少量药物自皮脂腺、乳腺和汗腺排出。主要用于治疗菌检阳性的各型麻风和第 II 型麻风反应。适用于对砜类药物过敏、耐药或反复发生麻风反应的瘤型病人。临床上与氨苯砜、利福平共同组成联合化疗方案。尚可治疗其他皮肤病,如非典型分枝杆菌引起的皮肤感染、慢性盘状红斑狼疮、坏疽性脓皮病和掌跖脓疱角化病等。

【用法用量】 口服:治疗麻风病时,100～150mg/d,每服药 6d 停药 1d。

治疗麻风反应时从较大剂量开始,200～400mg/d,当反应控制后缓慢减量至100mg/d维持。对严重麻风反应病人开始阶段,可并用肾上腺皮质激素。治疗其他皮肤病时可 100～200mg/d,或酌情增大剂量,应遵医嘱。

【不良反应】　①皮肤红染及色素沉着。一般在治疗 1 周后即可出现,6～12 个月更加明显,染色程度与用药时间和剂量成正比。停药后缓慢消退,少数可持续 2 年以上。尚可使结膜着色,尿、汗液、乳汁等呈色,并使胎儿着色,但未见致畸的报道。②消化道症状一般不必停药,进食时服药可减轻反应症状。但大剂量长期使用可发生严重腹痛,或引起肠梗阻。③皮肤干燥、脱屑及皮肤鱼鳞病样改变等较为常见。停药 2～3 个月后可好转。④嗜睡、眩晕、失眠、四肢水肿等不必停药。⑤药物可在虹膜、结膜、角膜、巩膜内结晶,影响视力,但停药后 6～12 个月可以恢复。

【制剂规格】　胶丸:50mg,100mg。

十三、抗 真 菌 药

真菌亦称霉菌,不含叶绿素,其构造比细菌复杂,有明显的细胞核。常形成菌丝和孢子,除少数为单细胞外,大多数真菌由多细胞组成。根据致病部位可分为浅部真菌和深部真菌。随着广谱抗菌药物、抗肿瘤药物、肾上腺皮质激素及免疫抑制药的广泛应用,或机体免疫功能严重低下,或环境严重污染等,平素不易致病的真菌便可引起二重感染、机会感染、条件感染。

浅表真菌感染常用外用药如水杨酸、苯甲酸、十一烯酸及其锌盐、水杨苯胺、托萘酯、硫化硒、克霉唑及联苯苄唑等,限于篇幅,本书未加收载。

深部真菌感染的用药选择,就目前而言,还没有任何药物的药效超过两性霉素 B(庐山霉素),但由于不良反应多且严重,现已不提倡单用。多与氟胞嘧啶合用。相互适当减少剂量,因而不良反应也随之减少减轻,细菌对氟胞嘧啶的耐药性发生率也随之下降。两性霉素 B 脂质体抗菌活性与两性霉素 B 基本相同,不良反应有所减轻。尽管新开发的咪唑类、三唑类和棘白菌素类抗真菌药作用比两性霉素 B 稍弱一些,但不良反应却相应少而轻,有很重要的临床意义。

两性霉素 B 脂质体(锋克松、Amphotericin B Liposome)[保乙]

【作用特点与用途】　为抗深部真菌感染药。本品与真菌细胞膜上的甾醇结合,损伤膜的通透性,导致菌细胞内钾离子、核苷酸、氨基酸等外漏,破坏正常代谢而起抑菌作用。本品具有天然靶向性优势,即较多分布在肝、脾、肺,而在其他脏器浓度较低,尤其在肾组织内浓度低。这是由于脂质体进入人体内即被巨噬细胞作为外界异物吞噬的天然倾向产生的,其中以肝、脾中的网状内皮细胞吞噬为主。此外,本品是内含两性霉素 B 的双层脂质体,其胆固醇成分可增强药物的稳定性,使两性霉素 B 尽可能在疏水层中保留最大含量,降低与人体细胞中胆固醇结合而增强对真菌细胞膜上的甾醇结合,从而发挥两性霉素 B 的最大杀菌能力。与氟胞嘧啶(Flucytosin)合用可增效。用于系统性真菌感染者;病情呈进行性发展或其他抗真菌药治疗无效者如败血症、心内膜炎、脑膜炎(隐球菌及其他真菌)、腹腔感染(包括与透析相关者)、肺部感染、尿路感染等;因肾损伤或药物毒性而不能使用有效剂量的两性霉素 B 的患者。

【用法用量】 静脉滴注:起始剂量,0.1mg/(kg·d),用注射用水稀释溶解并振荡摇匀后加至 5% 葡萄糖注射液 500ml 静脉滴注,滴速不得超过每分钟 30 滴;如无不良反应,第 2 日开始剂量增加 0.25~0.50mg/(kg·d),剂量逐日递增至 1~3mg/(kg·d)。输液浓度≤0.15mg/ml 为宜;总剂量为 1~5g。

【不良反应】 不良反应低于两性霉素 B,但仍可见发热、寒战、头痛、食欲缺乏、恶心、呕吐等反应,静脉给药可引起血栓性静脉炎;有肾损害作用,可致蛋白尿、管型尿;尚有白细胞下降、贫血、血压下降或升高、肝损害、复视、周围神经炎、皮疹等反应。用药过程中若出现低血钾应高度重视,及时补钾。

【禁忌者】 严重肝肾功能不全、对本品过敏者禁用。

【制剂规格】 注射剂:10mg,20mg。

卡泊芬净(科赛斯、Cancidas、Caspofungin)[保乙]

【作用特点与用途】 系目前最有效的新型棘白菌素类抗真菌感染药。用于对其他抗真菌药物治疗无效的或不能耐受的侵袭性曲霉菌病;念珠菌所致的食管炎、菌血症、腹腔内脓肿、腹膜炎、胸膜感染等;预防造血干细胞移植患者的念珠菌感染。

【用法用量】 缓慢静脉滴注:成年人首日 70mg;以后 50~70mg,1/d 维持;中度肝功能不全者减至 35mg/d。与具有代谢诱导作用的药物,如依非韦仑、奈韦拉平、利福平、地塞米松、苯妥英钠、卡马西平同时给药时,应给予 70mg/d。溶解本药瓶中的药物只用 10.5ml 的无菌注射用水。稀释用输液用生理盐水或乳酸化林格溶液。

【注意事项】 ①与环孢素同时使用应权衡利弊;不推荐 18 岁以下者用,哺乳妇、孕妇及对其过敏者均禁用。②禁用含糖液稀释,不与其他药混合输注。③可有不良反应,注意观察,及时处理。参见阿尼芬净。

【制剂规格】　注射用醋酸卡泊芬净:50mg,70mg(以卡泊芬净计)。

阿尼芬净(Anidulafungin)

【作用特点与用途】　第3代棘白菌素类半合成抗真菌药。为棘白菌素 B 衍生物,通过抑制 β-1,3-葡聚糖合成酶,从而导致真菌细胞壁破损而死亡。静脉输注 $t_{1/2\alpha}$ 为 1h,$t_{1/2\beta}$ 为 24h,体内全身分布。蛋白结合率 84%,约 10% 的原型由粪排出,少于 1% 的药物经尿排出。口服生物利用度仅 2%~7%。用于治疗食管念珠菌病、念珠菌性败血症、腹腔脓肿及腹膜炎等。

【用法用量】　缓慢静脉给药:食管念珠菌病,首日 100mg,以后 50mg/d,连用 14d 以上,直至症状消失后 7d。念珠菌性败血症等,首日 200mg,以后 100mg/d,直至最后 1 次阴性培养后至少 14d。

【不良反应】【注意事项】　①常见恶心、呕吐、γ-谷氨酰胺转移酶升高、低钾血症和头痛;可见皮疹、荨麻疹、面红、瘙痒、呼吸困难、低血压;②孕妇、哺乳妇用药应权衡利弊;③环孢素可使本品血药浓度升高;④中重度肝功能不全者慎用。

【制剂规格】　注射剂:50mg,100mg。

米卡芬净(Micafungin)[保乙]

【作用特点与用途】　同卡泊芬净。用于曲霉菌和念珠菌引起的真菌血症、呼吸道真菌病、胃肠道真菌病。

【用法用量】　缓慢静脉滴注:成年人 50~300mg/d,用 0.9% 氯化钠注射液溶解稀释,视病情调整用量。

【注意事项】　同卡泊芬净和阿尼芬净。

【制剂规格】　注射用米卡芬净钠:50mg。

酮康唑(Ketoconazole)[保乙]

【作用特点与用途】　本品主要抑制真菌细胞膜所必需的成分麦角甾醇的生物合成,影响细胞膜的通透性,而抑制其生长。对皮肤真菌、酵母菌、白色念珠菌、粗孢子菌属及其他病原性真菌有治疗和防止进一步感染的作用。主要用于浅表和深部真菌感染,因口服不良反应大,现主要为局部外用。

【用法用量】　局部外用:涂搽患处皮肤。

【不良反应】　可见胃不适如恶心、呕吐、腹痛及皮疹、荨麻疹、瘙痒及头痛。少数病人可能发生肝毒性反应。罕见血小板减少及男性乳腺增生等。

【禁忌证】 对咪唑类抗真菌药过敏的病人、孕妇、急性肝炎病人禁用。

【注意事项】 ①对有肝病史者必须用本品时,治疗期间应测肝酶水平,当病人出现恶心、疲乏,伴灰白色粪便、棕色尿或黄疸等肝反应症状时,应立即停药。②哺乳期妇女用药,应停止授乳。③本品在酸性条件下易于吸收,可与食物同服。但避免与抗胆碱药、抗酸药及 H_2 受体阻滞药合用,如临床上需要这类药,应在服用本品 2h 后再服用。对胃酸缺乏者,可将本品溶于 4ml,0.2mol/L的盐酸水溶液中,并用玻璃管或塑料管吸入,以免接触到牙齿。④本品可增强香豆素类药物的抗凝作用,与利福平合用会使彼此的血药浓度降低;与环孢素合用,可引起后者血药浓度升高。⑤有长期口服半年而中毒致死的个案报道。

【制剂规格】 乳膏剂:每支 10g。

咪康唑(达克宁、Miconazole)[保乙]

【作用特点与用途】 咪唑类广谱抗真菌药。对念珠菌、新生隐球菌、皮炎类芽生菌、粗球孢子菌及巴西芽生菌等有很强的抗菌活性。对皮肤癣菌也有效。但对曲霉菌和部分白色念珠菌作用较差。其作用机制主要是通过改变真菌细胞膜的通透性而起杀菌作用。在体外试验中,本品对革兰阳性菌(金黄色葡萄球菌、表皮葡萄球菌、粪链球菌、白喉杆菌、枯草杆菌、单核细胞增多性李斯特菌、卵形杆菌及脆弱拟杆菌等)也有抗菌作用。但对革兰阴性细菌无作用。高浓度时可杀灭滴虫。主要用于全身性白色念珠菌等敏感真菌引起的感染,如败血症、呼吸系统感染、肾和尿道感染、消化系统感染等。

【用法用量】 静脉滴注:全身性感染 600mg/d,若病人能耐受可增至 1800mg/d。将本品用生理盐水或其他输液稀释,1 次或分次于 24h 内滴完。也可用静脉导管给药。每份输液含本品不得超过 600mg,并于 30~60min 滴完,滴速不宜太快。

局部用药:对药物不容易达到的部位或器官感染,如脑膜炎、泌尿系感染和肺部肿块等症,可配合局部给药。对创伤感染,要将预先稀释好的药液静脉注入,1~2/d。膀胱滴注:每次用未经稀释的药液 20ml,2~4/d。窦道滴注:每次用未经稀释的药液 20ml,2/d。支气管滴注或气雾剂吸入:用本品 20ml 稀释成 60ml,每次 5ml,4~8/d;鞘内给药,用未稀释液 2ml/d。

【不良反应】 静脉给药可能出现短暂的寒战、头晕、瘙痒、皮疹或腹泻;过量能引起食欲减退、恶心和呕吐;大剂量长期给药,注射局部可引起血栓性静脉炎;滴速过快可致心律失常;偶见白细胞、血小板减少或血清转氨酶升高。

【禁忌证】 对本品过敏者及孕妇禁用。参阅酮康唑。

【注意事项】　①使用前必须稀释,滴速宜慢,有心脏病者尤须谨慎;②过量时应逐渐减少剂量至不良反应消失;③为防止复发,应连续用药至真菌培养阴性;④长期用药应定期查肝功能;⑤避免同时使用其他全身性抗真菌药。

【制剂规格】　水针剂:20ml×5 支,10mg/ml。

伊曲康唑(Itraconazole)[保乙][典]

【作用特点与用途】　本品是三唑类口服、广谱、安全的抗真菌药,抗菌谱与酮康唑相似,对深部真菌和浅表真菌都有抗菌作用。本品与酮康唑不同的是对孢子丝菌、曲霉菌、新型隐球菌、球孢子菌和暗色真菌有高效。用于浅表和深部真菌感染。

【用法用量】　口服:据病情确定剂量和疗程。

(1)浅表真菌感染:一般每次 100mg,1/d,吃饭时服药。疗程:体癣、股癣 15d,足癣、手癣 30d,头癣 4～8 周,甲癣至少 3～6 个月。对花斑癣、阴道念珠菌病及真菌性角膜炎,200mg/d,分别连用 5d,3d 及 3 周,治愈率可达 90% 以上并可控制复发,而且口服本药无常规硫化硒洗剂那种皮肤刺激性。对急慢性阴道念珠菌病,口服 200～400mg/d,治疗 3d 的治愈率可达 80%,90% 以上病例临床症状消失。

(2)深部感染:全身念珠菌病病人口服本品 200mg/d,治疗 1 个月,治愈率 69%。在治疗 14 例新型隐球菌脑膜炎的资料,其中 13 例是艾滋病并发感染,6 例单用本品治疗,8 例先用两性霉素 B 和氟胞嘧啶治疗有效后改用本品维持治疗,剂量为口服 200～400mg/d,经过 2～8.5 个月治疗,11 例痊愈或显效,2 例无效均为单用本品者,1 例未作评价。有报道曲霉菌角膜炎,服本品 200mg/d,治疗 3 周,治愈率达 80%。对于深部真菌感染推荐剂量为 200～400mg/d,疗程酌定。儿童剂量为 3～5mg/(kg·d)。

【不良反应】【注意事项】　最常见的不良反应是胃肠道反应及短暂的无症状性肝酶升高(1%～2%)。长期大剂量用药可致低钾血症、水肿及排尿困难等,停药后一般可恢复正常。其余参见酮康唑。

【禁忌证】　孕妇忌用。

【制剂规格】　片剂:50mg,100mg。胶囊:100mg,200mg。

泊沙康唑(诺科飞、Posaconazole、Noxafil)

【作用特点与用途】　泊沙康唑为三唑类抗真菌药,是羊毛甾醇 IA-脱甲基酶的强效抑制药,后者是麦角固醇生物合成关键步骤的催化剂。敏感真菌有曲霉菌(烟曲霉、黄曲霉、土曲霉、构巢曲霉、黑曲霉焦曲霉、赭曲霉)、念珠菌属(白色念珠菌、光滑含珠菌、克柔念珠菌、近平滑念珠菌),新生隐球菌,粗球孢子菌,裴氏着色霉菌,荚膜组织胞浆菌,波氏假阿利叶肿霉,链格孢霉属,外瓶属、镰刀菌属、枝氯菌属、根毛霉属、毛霉属、根霉属等。临床应用于上述敏感真菌引起的感染。患者接受泊沙康唑 200mg/d 和 400mg/d 的平均药浓度(CaV)为 583ng/ml、723ng/ml;AUC 分别为 15 900ng/(ml·h)、9093ng/(ml·h);CL/F 分别为 51.2L/h,76.1L/h;$t_{1/2}$ 分别为 37.2h、31.7h。

【用法用量】 口服混悬液使用前充分振摇,应在餐前或餐后 20min 服用。①预防侵袭性真菌感染:每次 200mg(5ml),3/d。口咽念珠菌病每次 100mg(25ml),2/d;之后每次 100mg(2.5ml),1/d。②伊曲康唑和或氟康唑难治性口咽念珠菌病:400mg(10ml),2/d。疗程视病情而定,肝肾功能不全者剂量酌情调整。③曲霉菌病和念珠菌感染的预防:泊沙康唑 200mg,3/d;联用氟康唑 200mg,1/d。或伊曲康唑 200mg,2/d。

【不良反应】【注意事项】 ①严重不良反应有过敏反应、心律失常、Q-T 间期延长、肝毒性等。②其他不良反应参见三唑类抗真菌药如酮康唑、伊曲康唑或氟康唑等。③泊沙康唑与多种药物有药效学方面的相互作用,不宜合用他汀类降血脂药、麦角生物碱、苯二氮䓬类催眠药、抗艾滋病药、利福平、利福布汀、苯安英钠、胃酸抑制药/中和药、长春生物碱、地高辛、胃肠动力药、格列吡嗪等。④用药前仔细阅读药品说明书。

【制剂规格】 口服混悬液:40mg/ml×105ml/瓶(内配 2.5ml、5ml 2 个刻度量匙)。

氟康唑(大扶康、Fluconazole)[保甲/乙][典]

【作用特点与用途】 三唑类广谱抗真菌药,抗菌谱与酮康唑近似,其体外抗真菌作用比酮康唑弱,但体内抗真菌活性比酮康唑强。主要是生物利用度高,血中及脑脊液药浓度高,因而对球菌引起的脑膜炎有特效。对阴道念珠菌和一些表皮真菌的抗菌作用比酮康唑强 10~20 倍。口服吸收良好,服药 1h 血药浓度达峰,蛋白结合率低,在体内分布广,可渗入脑脊液中(为血清浓度的60%~80%);体内代谢甚少,约有 63% 药物以原型由尿中排出,血浆半衰期20~30h。口服与静脉注射药动学性质相似。主要用于念珠菌病、隐球菌和球孢子菌病及芽生菌病、组织胞浆菌病。

【用法用量】 口服或静脉滴注:皮肤真菌病每次 50mg,1/d,必要时增至 100mg,顿服;系统真菌病试用 15mg/d,必要时可增至 300mg,顿服。治疗时依病情酌定,须遵医嘱。

【不良反应与注意事项】 ①常见恶心、腹痛、腹泻及胃肠胀气,其次为疱疹。参见酮康唑。②对本品或三唑类药物过敏者禁用。③孕妇、哺乳期妇女和肾功能不良者慎用。较少影响肝酶功能，一般不影响体液内睾酮水平。参见酮康唑。

【制剂规格】　片剂或胶囊剂：50mg，100mg，150mg，200mg。口服糖浆剂：5mg/ml。注射剂：2mg/ml，50ml，120ml。

美帕曲星（甲帕霉素、Mepartricin）

【作用特点与用途】　美帕曲星与十二烷基硫酸钠的复合制剂，属新的半合成聚烯抗生素。本品作用于念珠菌细胞外层甾醇部分，干扰微生物的正常代谢，抑制其繁殖。体外实验有明显的抑制真菌和原虫的作用，尤其对白色念珠菌有特效。本品中有十二烷基硫酸钠为助吸收剂，使美帕曲星口服后迅速被吸收，达到最高血药浓度。服药期可维持的血药浓度高于最小抑菌浓度的水平。本品主要从粪便排泄，停药后 30h 从体内消除，无蓄积现象。主要用于生殖道及生殖道以外的真菌病，如白色念珠菌阴道炎、外阴炎、滴虫阴道炎及小肠念珠菌病等。

【用法用量】　口服：每次 10 万 U（2 片），每 12 小时 1 次，饭后服用，3d 为 1 个疗程。对复杂性、顽固性或抗药性病例，可酌情延长或重复疗程。

【不良反应】【注意事项】　①本品耐受性良好，不良反应少，而且轻微。主要有恶心、胃部不适及肠胀气等胃肠道反应，一般可以通过饭后服药得到改善。②口服本品过敏者禁用。③孕妇，尤其是妊娠初 3 个月内不宜用。避免儿童误服。

【制剂规格】　肠衣片：5 万 U。

伏立康唑（Voriconazole）[保乙]

【作用特点与用途】　其作用机制是抑制真菌中由细胞色素 P_{450} 介导的 14α 甾醇去甲基化，从而抑制麦角甾醇的生物合成。具有广谱抗真菌作用：包括黄曲霉、烟曲霉、土曲霉、黑曲霉、构巢曲霉；念珠菌属，包括白色念珠菌、部分都柏林念珠菌、光滑念珠菌、克柔念珠菌、近平滑念珠菌、热带念珠菌和吉利蒙念珠菌；足放线菌属，包括尖端足分支霉和镰刀菌属有临床疗效。本品经口服后吸收迅速而完全，给药后 1~2h 达血药峰浓度，绝对生物利用度约 96%。在高脂饮食同时服用本品时 C_{max} 和 AUC 分别减少 34% 和 24%，但在胃液 pH 改变时对本品吸收无影响。本品在机体组织中广泛分布，可进入脑脊液，血浆蛋白结合率约 58%。本品主要经肝代谢，个体差异很大，口服终末 $t_{1/2\beta}$ 约为 6h，仅有少数少于 2% 的药物以原型随尿排出。主要用于侵袭性曲霉病，对氟康唑耐药的念珠菌引起的严重侵袭性感染(包括克柔珠菌),由足放线病菌属和镰刀菌属引起的严重感染,尤其是治疗免疫缺陷患者中进行的、可能威胁生命的感染。

【用法用量】 静脉滴注:先用 5ml 专用溶媒溶解,摇动直至药物粉末溶解,然后用 5%葡萄糖和(或)0.9%氯化钠注射液稀释,伏立康唑的最终浓度为 2~5mg/ml,建议静脉滴注速度最快不超过每小时 3mg/kg,稀释后每瓶滴注时间须 1~2h 或以上。先给予负荷剂量(第 1 个 24h),每 12 小时 1 次,每次 6mg/kg。然后给予维持剂量(开始用药 24h 以后)4mg/kg,2/d。疗程酌定,但应<6 个月。

口服:应遵医嘱。一般体重>40kg 者口服每次 200mg,2/d;体重<40kg 者口服每次 100mg,2/d。

【不良反应】 可有视觉障碍、发热、皮疹、恶心、呕吐、腹泻、头痛、败血症、周围性水肿、腹痛及呼吸功能紊乱。与治疗相关的,导致停药的最常见不良事件包括肝功能试验值增高,皮疹和视觉障碍。

【禁忌证】 对伏立康唑或任何一种赋形剂有过敏史者禁用,孕妇忌用;与本品有相互作用的药物不宜合用或同时应用。

【药物相互作用】 利福平、利托那韦、利福布汀、卡马西平、苯巴比妥可使伏立康唑的 C_{max} 和 AUC 显著降低;而伏立康唑与他克莫司、环孢素、华法林合用时,这些药物的剂量需减少。伏立康唑抑制磺脲类、他汀类、钙通道阻滞药、苯二氮䓬类、质子泵抑制药或长春碱的代谢,使其血药浓度增高;可使特非那定、西罗莫司、阿司咪唑、西沙必利、匹莫齐特或奎尼丁等药物的血药浓度增高,从而导致 Q-T 间期延长,并且偶见尖端扭转型室性心动过速;本品还可使麦角类药物血药浓度增高,导致麦角类药物中毒。

【注意事项】 ①若连续治疗超过 28d,需监测视觉功能;②有致畸、肝损害、心律失常及致癌致突变及生殖损害性,应警惕;③服药期间应避免驾驶、操作机器等。

【制剂规格】 粉针剂:0.1g(附 5ml 溶媒),0.2g;片剂:50mg,200mg。

益康唑(氯苯咪唑、Econazole)

【作用特点与用途】 咪唑类广谱抗真菌药,其作用机制与克霉唑同,即能干扰真菌细胞膜的生物合成而破坏其膜系统,且抑制核糖核酸合成,对阴道白色念珠菌有较高疗效。其抗菌效价与制霉菌素相近或略大。用于念珠菌性阴道炎、体癣、足癣、耳真菌病及脂溢性皮炎等。

【用法用量】 治疗念珠菌阴道炎,每次 50mg(栓剂或霜剂),2 周为 1 个疗程,或每次 150mg(栓剂),3d 为 1 个疗程。用于皮肤真菌感染时,可用 1%

霜剂、酊剂、溶液剂和气雾剂,2～3/d。

【不良反应】　最常见的不良反应是瘙痒和灼烧感。偶见红斑和水疱。本品的安全性远不及同类药酮康唑,因此不作内服用。

【制剂规格】　栓剂:50mg,150mg。1%霜剂、酊剂、溶液剂、气雾剂、粉雾剂等。栓剂最好放冰箱冷藏。

萘特康唑(Neticonazol)

【作用特点与用途】　本品有抑制真菌发育的作用。对须发癣菌,可引起菌体尖端部膨大、细胞壁肥厚,细胞内细胞器的断裂、变形等。对酵母类真菌、皮肤丝状菌、花斑糠疹菌、黑色真菌及其他丝状菌显示具有与克霉唑(CTZ)、联苯苄唑(BFZ)同样的或优于 CTZ 及 BFZ 的抗菌作用。而且,对临床新分离的菌株也同样有效。根据对本品最小抑菌浓度(MIC)和最低杀菌浓度(MBC)测定,显示对念珠菌属有抑菌作用和对皮肤丝状菌具有杀菌作用。抗真菌作用在 pH 中性区更强,随着接种菌数增多及培养天数增加抗真菌作用降低。适用于下列皮肤真菌病:①白癣、足癣、体癣及股白癣;②皮肤念珠菌病,指(趾)间糜烂及擦烂;③花斑糠疹。

【用法用量】　外用:以 1%的软膏或水剂,1/d 涂布于患部。以本品软膏,1/d 涂布与克霉唑软膏 2/d 涂布的密封包扎法比较试验。对足白癣的最终临床综合疗效分别为 81.0%(17/21)及 71.4%(15/21)。用于足白癣、股白癣、体白癣、间擦烂型皮肤念珠菌病、念珠菌性指(趾)间糜烂及花斑糠疹,与联苯苄唑(Bifonazol)相比较,1/d。单纯涂布,本品及对照组最后的细菌检出转阴率分别为,足白癣 78.6%,68.9%;体白癣为 78.5%,74.2%;股白癣 89.6%,80.4%;间擦烂型皮肤念珠菌病 95.2%,88.1%;念珠菌性指(趾)间糜烂 78.8%,64.5%;及花斑糠疹 84.4%,80.6%。

【不良反应】　有时局部可有刺激感、皮肤炎症、发红、红斑、皲裂、瘙痒、湿疹中脱屑增多。

【注意事项】　①对本品成分过敏者或有过敏史者禁用;②出现不良反应时应及时停药;③不可用于眼科疾病(角膜、结膜);④若有明显糜烂,不宜使用。

【制剂规格】　软膏剂:10mg/g。水剂:10mg/ml。

舍他康唑(Sertaconazole)

【作用特点与用途】　本品对白色念珠菌、其他念珠菌属、球拟酵母菌属和毛孢子菌属具有很高的抗菌活性,对皮肤真菌和条件性丝状真菌的 MIC 值比咪康唑低。本品对白色念珠菌的抑菌活性与咪康唑和克霉唑相似,比联苯苄唑、酮康唑及其他抗真菌药高,属广谱抗真菌药。抗真菌作用机制在于抑制真菌麦角甾醇的合成。本品口服后经胃肠道黏膜吸收,且很快被代谢。皮肤吸收试验表明,本品具有较高的穿透性,但吸收量小,人体经皮肤吸收血中的药物浓度难以测出。受试者用2%本品霜剂13d,在尿、血中未检出本品。24h内皮肤可吸收72%。未见到皮肤炎症和全身性不良反应。用于对其他抗真菌药耐药的真菌感染,如红色癣菌、大小孢子菌、絮状表皮癣菌、须癣、体癣、手癣、腹股沟癣等。

【用法用量】 涂搽于患部;栓剂为阴道内用药,均遵医嘱。

【制剂规格】 阴道栓:500mg/枚。2%乳剂;2%凝胶。2%溶液、散剂。

氟曲马唑(Flutrimazole)

【作用特点与用途】 本品为一种耐受良好、毒性较小的广谱抗真菌局部外用药。对皮肤真菌病、对人和动物致病的丝状真菌和酵母菌及腐生真菌均有强效抗菌活性,其最小抑菌浓度(MIC),明显低于克霉唑的MIC值。用于阴道念珠菌病及发癣病等真菌感染性疾病。

【用法用量】 局部外用:1%软膏,2/d涂布患处。在正常和有搔痕的皮肤处单剂量给予1%氟曲马唑软膏0.6g。尿中排泄率:正常皮肤给药者为给药量的0.21%~0.57%;有搔痕皮肤者为给药量的0.31%~0.65%。在粪便和血浆样本中没有发现本药。

【不良反应】 本品具有良好的局部耐受性。动物实验未见致突变倾向。

【制剂规格】 软膏剂:1%。

拉诺康唑(兰诺康唑、Lanoconazole)

【作用特点与用途】 本品是一种咪唑类强效局部抗真菌药,对许多致病真菌都有效,包括多种皮肤真菌病;对多种发癣尤为有效,最低抑菌浓度0.02~3.1μg/ml。其作用机制为抑制真菌麦角甾醇合成。作用强度比联苯苄唑强25倍以上;抗丝状真菌(包括皮肤真菌类和二形真菌)的作用较克霉唑强64倍。与克霉唑和联苯苄唑一样,本品在体外的活性因接种物的体积和加入血清而降低,如添加尿素则活性增强。pH对本品的活性无显著影响。用于足癣、体癣、股癣、念珠菌病如间擦烂、指(趾)间糜烂、甲周炎及花斑糠疹。

【用法用量】 局部外用:1/d,足癣连用4周;体癣、念珠菌病和花斑癣患者连用2周。

【不良反应】 主要为皮炎、皲裂、干燥、小水疱、肿胀、刺激感及瘙痒等。

【注意事项】 ①用药期间患部及鞋袜衣物应保持清洁卫生;②本品不可

用于严重的糜烂创面,慎用于皲裂创面,不可用于结膜和角膜感染。

【制剂规格】 乳膏剂:1%(每支 10g,20g)。溶液剂:1%(10ml)。

依巴康唑硝酸酯(Eberconazole Nitrate)

【作用特点与用途】 咪唑类衍生物,局部抗真菌药。本品能有效拮抗多数真菌感染,对酵母菌、念珠菌、皮肤真菌有强效,其 MIC 为 $0.078 \sim 1.2 mg/L$。其抗酵母的活性与联苯苄唑等效,而抗须发癣菌的疗效优于联苯苄唑;抗糠秕马拉色霉菌和酵母菌的作用与克霉唑相等。本品能抑制白色念珠菌细胞膜原生质中的不同成分,尤其是磷脂部分的合成;此外尚有直接抗炎作用。

【适应证】 皮肤真菌感染。

【用法用量】 局部外用:1%或 2%乳膏涂抹,1 或 2/d。

【不良反应】 一般仅为局部轻微刺激症状。

【制剂规格】 乳膏:含本品 1%或 2%。

附:**特比萘芬(Terbinafine)**[保乙] 见皮肤科用药。

十四、抗 病 毒 药

病毒是病原微生物中最小的一种,其核心是核糖核酸(RNA)或脱氧核糖核酸(DNA),外壳是蛋白质,不具有细胞结构。大多数病毒缺乏酶系统,不能独立自营生活,必须依靠宿主的酶系统才能使其繁殖(复制)。

由病毒引起的常见疾病有流行性感冒、普通感冒、麻疹、腮腺炎、小儿麻痹症、传染性肝炎及疱疹性角膜炎等。某些肿瘤、心脏病、小儿麻痹、性病疱疹、艾滋病(AIDS)及非典型肺炎、禽流感等也由病毒致病。

许多中草药如穿心莲、板蓝根、大青叶、金银花、紫花地丁、黄芩、紫草、贯众、大黄、茵陈及虎杖等也可用于某些病毒感染性疾病的防治。双嘧达莫(潘生丁)对于小儿病毒性上呼吸道感染和小儿疱疹性咽喉炎有治疗作用。本书根据抗病毒剂对抑制 DNA、RNA 和艾滋病病毒(HIV)的效能进行分类论述。

(一)抗感冒病毒药

金刚乙胺(Rimantadine)[保乙]

【作用特点与用途】 本品为抗病毒药,主要对 A 型流感病毒有活性。体外试验可抑制 A 型流感病毒增殖,包括自人体分离到的 H_1N_1、H_2N_2 及 H_3N_3 亚型。对 A 型流感黏病毒感染的动物,本品既有预防作用,又有治疗作用。其机制可能是通过抑制病毒颗粒在宿主细胞内脱壳而在病毒复制周期的早期起作用。同类药物金刚烷胺也有类似作用。本品并不抑制暴露于A型流感病毒后的免疫反应,对其他型流感病毒仅有微弱作用。而金刚烷胺对甲型流感病毒的各种毒株均有效。用于预防亚洲 A-Ⅱ型流感病毒感染。

【用法用量】 口服:成年人及 10 岁以上儿童,300mg/d,可 1 次或 2 次给药。连续 8～10d。季节性预防,应确诊为 A 型病毒后即可开始给药,预防性治疗应持续 4～6 周。1—10 岁儿童,5mg/(kg·d)(不超过 150mg/d),分 1 次或 2 次服用。

【不良反应】 可见胃肠道症状如恶心、呕吐、腹痛、食欲缺乏及腹泻。神经症状如过敏、失眠、集中力差、头晕、头痛、噩梦及焦虑等;老年人步态失调,或口干、无力等。这些不良反应在继续用药时均可消失。

【禁忌证】 对金刚烷类药物过敏者及严重肝功能不全者禁用。

【注意事项】 ①癫痫或肾衰病人、老年人慎用;②孕妇和 1 岁以下婴儿不推荐使用;③金刚烷胺等可改变病人注意力反应性(如驾驶或街上行走时);④本类药与中枢神经系统药物如抗组胺药、吩噻嗪类、抗抑郁药及安定药并用时,可使中枢不良反应增强;⑤本类药物过量时可出现激动与幻觉。毒扁豆碱已证明是有效的解毒药,成年人每次 1～2mg。儿童每次 0.5mg,必要时每隔 1h 重复 1 次。此外对症治疗。

【制剂规格】 片剂:100mg。糖浆剂:10mg/ml,每瓶 100ml。

附:金刚烷胺(Amantadine) 用于防治甲型流感病毒感染,成年人及 9 岁以上口服每次 100mg,2/d;65 岁以上剂量减半;1—9 岁小儿每 8 小时服1.5～3mg/kg,每日剂量＜150mg。

附:复方金刚烷胺片(Compound Amantadine Tablets) 每片含金刚烷胺 0.1g,氨基比林 0.15g,氯苯那敏 3mg。用于防治甲型流感。每日早晚各服 1 片,小儿酌减。可连用 3～5d,不超过 10d。

奥司他韦(达菲、特敏福、Oseltamivir)[保乙][典]

【作用特点与用途】 本品为奥司他韦羧酸盐的口服前体药,是 A 型和 B 型流感病毒的神经氨酸酶的一种选择性抑制药。奥司他韦抑制 N_2 神经氨酸酶活性的效力比扎那米韦高 3～6 倍。口服后 1～2h 在胃肠道完全吸收,转化成活性代谢产物奥司他韦羧酸盐,绝对生物利用度为 75%,并受饱食影响。V_d 25L,近似于体内水分的总容积。血浆蛋白结合率 64.2%,$t_{1/2}$ 为 2～4h。肾功能损害者奥司他韦羧酸盐的清除率降低,严重受损者血中奥司他韦羧酸盐水平升高,其剂量可改为每次 75mg,1/d。用于成年人由流感 A 型或 B 型病毒引起的不超过 5d,无并发症的急性病人的对症治疗。2009 年春防治"甲流"(H_1N_1)有良效。

【用法用量】　流感症状发生后 2d 内开始每次 75mg,2/d,连用 5d,剂量按奥司他韦计算。肾功损害者每次 75mg,1/d。或遵医嘱。尚可用于预防流感。

【不良反应】　可见恶心、呕吐、支气管炎、失眠、眩晕、恶心(或呕吐),通常在首次给药后发生,并在 1～2d 内逐渐消失,只有 1% 以内的病人需要停药。未见有中枢神经系统的不良反应。

【禁忌证】　对本品中任何成分过敏者。

【注意事项】　①本品不能作为流感病毒疫苗的替代品;②孕妇慎用;③未成年者的安全性和有效性未确立;④肌酐清除率<30ml/min 者慎用或剂量减半。

【制剂规格】　奥司他韦胶囊剂:按奥司他韦计为 75mg。

扎那米韦(Zanamivir)

【作用特点与用途】　本品为流感病毒神经氨酸酶抑制药。对流感病毒的抑制是以慢结合的方式进行的,有高度特异性。本品的功能基团是胍基,能将 A 型流感病毒涎酸活性部位呈结合状态的水分子逐出而产生紧密结合,具有特异性抑制作用,但对 B 型病毒较弱。也有人认为本品对 A 及 B 型多种病毒株均有极强活性。口服吸入本品 10mg 后,1～2h 内 4%～17% 的药物会被全身吸收,$t_{1/2}$ 2.9h;静脉滴注后本品 $t_{1/2}$ 为 1.6h,尿中原药排出量为 87%;经鼻给药后,尿中排泄原药量较静脉少得多,仅 4%～10%;血浆 $t_{1/2}$ 3.4h,生物利用度 10%～25%。正常人均 $t_{1/2}$ 为 3.1h,轻中度肾功不全者为 4.7h,重度肾功能不全者 18.5h。用于 12 岁以上 A、B 型流感病毒感染。

【用法用量】　鼻吸入给药:每次 5～10mg,2/d,连用 5d。

【不良反应】　可有过敏反应。轻中度支气管哮喘的病人可诱发支气管痉挛。尚可引起轻微头痛、腹泻、恶心、呕吐、眩晕等,发生率<2%。

【禁忌证】　对本品过敏者禁用,哮喘病人不宜用。

【制剂规格】　鼻吸入泡囊剂:5mg。

阿比朵尔(阿比多尔、Arbidol)

【作用特点与用途】　为预防和治疗流行性感冒药,通过抑制流感病毒脂膜与宿主细胞的融合而阻断病毒的复制。体外试验直接抑制甲、乙型流感病毒的复制,体内试验可降低流感病毒感染小鼠的死亡率。阿比朵尔尚有干扰素诱导作用。临床用于治疗由 A、B 型流感病毒引起的上呼吸道感染。

【药动学】 健康受试者口服本品 0.2g,约 1.63h 达血浆峰浓度值[(417.8±240.7)ng/ml],半衰期($t_{1/2}$)为(10.55±4.401)h。

【用法用量】 成人口服 0.2g,3/d,连服 5d。

【不良反应】【注意事项】 ①总不良反应发生率 6.2%。主要表现为恶心、腹泻、头昏和血清转氨酶增高。②对本品过敏者禁用。③本品用于妊娠期和哺乳期妇女的疗效与安全性尚不明确。④65 岁以上老年人用药的有效性尚不明确。⑤无小儿用药的文献资料。

【制剂规格】 片剂、胶囊剂、颗粒剂:0.1g。

(二)抗脱氧核糖核酸类

伐昔洛韦(万乃洛韦、明竹欣、Valaciclovir)[保乙]

【作用特点与用途】 本品为阿昔洛韦的前体药的盐酸盐,进入体内水解为阿昔洛韦而抑制病毒。对单纯疱疹病毒Ⅰ及Ⅱ型抑制作用强,对水痘-带状疱疹病毒、EB 病毒及 E 细胞病毒有明显抑制作用。临床评价的疗效优于阿昔洛韦。用于水痘-带状疱疹及单纯疱疹病毒Ⅰ及Ⅱ型感染(包括生殖疱疹),亦可在医生指导下用于乙型肝炎、尖锐湿疣、全身性疱疹。

【用法用量】 口服:每次 300mg,2/d,饭前空腹服用。成年带状疱疹患者推荐连服 7~10d,且在症状出现后 72h 内服用;生殖器疱疹连服 7d,病情严重者可服 15d;尖锐湿疣配合其他治疗,服药时间不少于 9d;乙型肝炎、疱疹性肝炎推荐用药 60d 以上,或遵医嘱。

【不良反应】 偶有轻度胃部不适、恶心、呕吐、头痛、腹泻、头晕等。

【禁忌证】 对本品及阿昔洛韦过敏者、孕妇。

【注意事项】 肾功能不全、儿童及哺乳期妇女慎用。用药期间宜多饮水。

【制剂规格】 片剂:200mg,300mg;双铝包装 6 片。

地昔洛韦(脱氧阿昔洛韦、Desciclovir)

本品亦为阿昔洛韦的前体药物,水溶性比阿昔洛韦大 18 倍,口服后在体内经黄嘌呤氧化酶作用转化为阿昔洛韦,血浆浓度较高。临床应用及不良反应同阿昔洛韦。口服:每次 150mg,3/d。片剂:0.15g。

喷昔洛韦(夫坦、可由、Penciclovir)[保乙]

【作用特点与用途】 本品为全合成无环鸟苷类抗病毒药,能抑制病毒

DNA 合成酶,其抗病毒机制与阿昔洛韦(ACV)相同,但在感染细胞内稳定性是 ACV 的约 10 倍。本品对单纯疱疹病毒(HSV)Ⅰ及Ⅱ型、带状疱疹病毒(VZV)和非洲淋巴细胞瘤病毒(EBV)有效。目前主要外用其乳膏剂,治疗口唇、面部单纯疱疹(感冒疮),遵医嘱可酌情用于带状疱疹及其他病毒敏感的感染症。有人用于治疗乙型肝炎。

【用法用量】 局部外用:成年人每间隔 2h 使用 1 次,连续 4d,患部适量涂布。

【不良反应】 动物实验表明,长期服用本品可发生肿瘤和睾丸肿大。在体外,高浓度的喷昔洛韦可致突变。用药局部可有暂时性灼烧、刺痛。

【注意事项】 16 岁以下儿童不宜使用。免疫功能受损者、妊娠妇女或哺乳期妇女慎用。避免将本品制剂与黏膜或眼接触。

【临床评价】 1%喷昔洛韦软膏与 5%阿昔洛韦软膏对照,前者治疗后疗效明显优于后者,且在控制糜烂、溃疡数目及丘疹(丘疱疹)数目方面明显优于后者。本品在感染细胞中磷酸化速率是阿昔洛韦的 80 倍,可缩短病程 1~2d。

【制剂规格】 铝管软膏剂:0.1g/10g。

左旋韦林(Levovrin)

【作用特点与用途】 本品为手性广谱抗病毒药物。左旋体外对多种 DNA 和 RNA 病毒(例如 A 及 B 型流感和Ⅰ与Ⅲ型副流感病毒、呼吸道合胞病毒、出血热病毒、鼻病毒、裂谷热病毒、拉沙病毒、鼠脑心肌炎病毒和Ⅰ与Ⅱ型单纯疱疹病毒、腺病毒、黏液病毒、牛痘病毒、带状疱疹病毒、人巨细胞病毒、披盖病毒、日本脑炎病毒、黄热病毒等)具有抑制生长的作用。其作用机制主要是药物在细胞内发生磷酸化,其单磷酸化物对次黄苷酸脱氢酶有竞争性抑制作用,阻碍了鸟苷酸(GMP)的合成,从而阻止了病毒的复制;本品的三磷酸化物还能选择性地抑制流感病毒依赖 RNA 的 RNA 多聚酶,阻断病毒的多肽合成。因此,它是对多种 DNA 和 RNA 病毒都有效的广谱抗病毒药物,且不会引起交叉耐药性。本品单剂量在呼吸道分泌物中浓度大多高于血药浓度,因此对呼吸道内病毒有较强抑制作用,血药峰浓度为$(1.26 \pm 0.22) \mu g/ml$,血药峰时间为$(1.3 \pm 0.3) h$,相对生物利用度为 $97.15\% \pm 11.40\%$ $(87.75\% \sim 108.55\%)$。在肝内代谢。 静脉给药消除 $t_{1/2}$ 0.5~2h,主要经肾排泄。用于呼吸道合胞病毒(RSV)等引起的病毒性肺炎与支气管炎、病毒性上呼吸道感染(病毒性感冒、咽喉炎、流行性腮腺炎等)、病毒性秋季腹泻、病毒性脑炎、麻疹、风疹、单纯疱疹病毒性角膜炎、牛痘性角膜炎、急性流行性结膜炎、流行性出血热、拉沙热、皮肤疱疹病毒的治疗及辅助治疗。与 IFN 联合应用治疗甲型、丙型肝炎及巨细胞病毒性肝炎。

【用法用量】 静脉滴注：用 0.9％氯化钠注射液或 5％葡萄糖注射液稀释成每毫升含 1mg 的溶液后静脉缓慢滴注，每次静脉滴注 20min 以上。一般抗病毒治疗：成年人每次 0.1～0.5g，1～2/d。呼吸道合胞病毒（RSV）感染：成年人每次 0.5g，2/d，疗程 3～7d。治疗拉沙热、流行性出血热等严重疾病：成年人首剂静脉滴注 2g，继以每 8 小时 0.5～1g，共 10d。儿童用药：10～15mg/（kg·d），2/d，疗程 3～7d。雾化吸入：每次 20mg，2～4/d。

【不良反应】 偶有乏力等不良反应，停药后即消失。

【禁忌证】 对本品或含有本品药物过敏者禁用。孕妇及哺乳期妇女慎用。

【药物相互作用】 本品与齐多夫定同用时有拮抗作用。

【制剂规格】 注射剂：0.1g，6 支/盒。

阿德福韦酯(阿德福韦、贺维力、代丁、Adefovir Dipivoxil)[保乙]

【作用特点与用途】 系单磷酸腺苷的无环磷酸化核苷类似物，能抑制 HBV-DNA 多聚酶，阻滞病毒复制，有较强的抗 HIV，HBV 及疱疹病毒的作用。每日服用阿德福韦酯 10mg，185 例 HBeAg 阴性的慢性乙型肝炎患者，按 2:1 分为治疗组和对照安慰剂组，经 48 周治疗后，原阿德福韦酯治疗组又随机分为继续治疗组和安慰剂组共 48 周。结果为：经过阿德福韦酯治疗 96 周者的血清 HBV DNA 浓度平均下降 3.471 拷贝（基线水平为 10），第 144 周时下降了 3.631 拷贝；而由阿德福韦酯转为安慰剂对照者中，多数患者经阿德福韦酯治疗的疗效消失。用于 HBeAg 阳性的慢性乙肝患者。

【用法用量】 口服：每次 10mg，1/d，连用 144 周。

【制剂规格】 片剂：10mg。

阿昔洛韦(无环鸟苷、Aciclovir)[保甲/乙][典]

【作用特点与用途】 为化学合成的广谱抗疱疹病毒药，在体内转化为三磷酸化合物，干扰单纯疱疹病毒 DNA 聚合酶的作用，抑制病毒 DNA 的复制，对细胞的 α-DNA 聚合酶也有抑制作用，但程度较轻。本品抗疱疹病毒的作用比阿糖腺苷强 160 倍，比三氟胸苷强 15 倍，比碘苷强 10 倍，既可局部应用，又可全身应用，且有起效快的特点。用于防治单纯疱疹病毒（HSV）的 Ⅰ 型及 Ⅱ 型的皮肤或黏膜感染，还可用于带状疱疹病毒感染及乙型肝炎。

【用法用量】 ①口服:每次 200mg,每 4 天 1 次或 1g/d,分次给予。疗程根据病情不同,短则几天,长者可达半年。肾功能不全者酌减量。②静脉滴注:每次用量 5mg/kg,加入输液中,滴注时间为 1h,每 8 小时 1 次。连续 7d。12 岁以下儿童每次按 $250mg/m^2$ 用量给予。对肾功能不全者应减量。肌酐清除率每分钟 $25\sim50ml/m^2$ 者按上量每 12 小时 1 次;清除率每分钟 $10\sim25ml/m^2$ 者减为每 24 小时 1 次;清除率每分钟 $0\sim10ml/m^2$ 者减为 2.5mg/kg,每 24 小时给药 1 次。国内治疗乙型肝炎的用法为 1 次滴注 7.5mg/kg,2/d,溶于适量输液,维持滴注时间约 2h,连续应用 $10\sim30d$。③治疗生殖器疱疹,每次 0.2g,4/d,连用 $5\sim10d$。④皮肤外用:3% 霜剂,用药量以全覆盖患处为限,$4\sim6/d$。滴眼:用 0.1% 滴眼剂,每隔 12 小时 1 次,每次 $1\sim2$ 滴;3% 眼膏,将眼膏涂入结膜囊中,$3\sim4/d$。

【不良反应】 一时性血清肌酐升高、皮疹、荨麻疹,尚有出汗、血尿、低血压、头痛、恶心及呕吐等,以及注射部位发炎、坏死或静脉炎等。

【禁忌证】 对本品过敏者忌用。

【注意事项】 ①注射给药,只能缓慢滴注(持续 $1\sim2h$),不可快速推注,不可用于肌内注射和皮下注射。②对疱疹病毒性脑炎及新生儿疱疹的疗效尚未能肯定。③不良反应有一时性血清肌酐升高,肾功能不良者,孕妇及哺乳期妇女慎用。④丙磺舒增加半衰期和全身性使用本品的血浆药时曲线下面积(AUC)。⑤输液时必须输入适量的水,以免阿昔洛韦的结晶在肾小管内积存而影响肾功能。稀释后药液应立即用,不得保存后再用。

【制剂规格】 霜剂:每管 10g 含本品 3%。滴眼剂:每支 8ml 含本品 0.1%。眼膏:3%。胶囊剂:200mg。注射用阿昔洛韦冻干制剂:每瓶 500mg(标示量),含钠盐 549mg(折合纯品 500mg);250mg×5 支(按纯品计算)。

更昔洛韦(Ganciclovir) [保乙][典]

【作用特点与用途】 阿昔洛韦的衍生物,但比阿昔洛韦有更强更广谱的抗病毒作用。本品在巨细胞病毒(CMV)感染的细胞线粒体中先被脱氧鸟苷激酶转化成单磷酸盐,然后经鸟苷酸激酶及磷酸甘油激酶代谢成三磷酸盐(GTP)。GTP 竞争性抑制脱氧鸟苷与 DNA 聚合酶结合,从而抑制 DNA 合成,阻止 DNA 链的延长。GTP 对细胞 DNA 聚合酶的作用极弱,因而对 CMV 有高度特异性抑制作用。此外,本品对单纯疱疹病毒Ⅰ型和Ⅱ型(HSV-1,HSV-2)、水痘-带状疱疹病毒(VZV)及 EB 病毒(EBV)等也有广泛的活性。本品作用于静止期病毒,具有可逆性。静脉注射本品后眼玻璃体内药物浓度升高,脑脊液药物浓度可达血药浓度的 31%~67%。静脉滴注(5mg/kg)本品几小时内,视网膜下液体内药物浓度接近或高于血药浓度。血浆蛋白结合率 $1\%\sim2\%$。肾功能正常者静脉注射本品后,90% 以上以原型从尿中排出。血透病人使用本品后血药浓度低下。用于严重的免疫功能低下并发的 CMV 感染症,如致盲性巨细胞病毒性视网膜炎、艾滋病、器官移植、恶性肿瘤等,以及肺炎、胃肠炎、肝和中枢神经系统 CMV 感染。

【用法用量】 静脉滴注:2.5mg/kg,每 8 小时 1 次或 5mg/kg,每 12 小时 1 次,滴注时间为 1h。连续用药 14~21d。预防复发或进行维持治疗时,5mg/(kg·d)或 6mg/(kg·d)。每周给药 5d。对有肾功能损害者,相应减少剂量;亦可不减剂量,而延长给药间隔。口服:用于维持治疗,5~10mg/kg,2/d。

玻璃体内给药目前多数只是实验性方法:先将本品配成 2mg/ml,取 0.1ml 或 0.2ml(约含本品 $200\mu g$,$400\mu g$)直接注入玻璃体腔内,每周 1 或 2 次,连续给药 3 周,维持治疗每周 1 次。

【不良反应】 ①动物实验中有精巢、前列腺及精囊萎缩、胸腺萎缩、骨髓形成低下、皮肤附属器官萎缩和消化道黏膜萎缩等变化;曾出现附睾萎缩及精子形成低下、缺损等,可致畸,如唇裂、无眼或小眼症等。②可致血液学变化,如白细胞及血小板减少、嗜酸性粒细胞增多。尚有头痛、恶心、腹泻、发热、尿素氮升高及肝功能异常等。但一般具有可逆性。

【禁忌证】 对本品过敏者及孕妇禁用。

【注意事项】 ①小儿、有药物性白细胞减少或阿昔洛韦过敏者、精神病或呈神经毒性者应慎用。②哺乳期妇女在用药期间应中止授乳。③当中性粒细胞数下降到 $5\times10^9/L$,血小板下降到 $25\times10^9/L$ 以下,应停止用本品。④本品与齐多夫定(AZT)有重叠的毒性作用。同时使用抑制细胞分裂、增殖或肾功能改变的药物,须特别谨慎。

【制剂规格】 针剂:2.5mg,5mg,6mg。 片剂:5mg,10mg。

利巴韦林(病毒唑、三氮唑核苷、Ribavirin)[保甲/乙][典]

【作用特点与用途】 人工合成的广谱抗病毒药,为一种强力单磷酸次黄嘌呤核苷(IMP)脱氢酶抑制药,抑制 IMP,从而阻碍病毒核酸的合成,干扰 DNA 合成而阻止病毒复制。体外能抑制呼吸道合胞病毒。对多种病毒(包括 DNA 和 RNA)均有抑制作用。对流感(A 型、B 型)、肺病毒肺炎、甲型肝炎、疱疹及麻疹有防治作用,但临床评价不一。对拉沙热和流行性出血热特别是早期疗效明显,有降低病死率、减轻肾损害、降低出血倾向及改善全身症状等作用。

【用法用量】 口服:0.8~1g/d,分 3 或 4 次。肌内注射或静脉滴注:10~

15mg/(kg·d),分 2 次缓滴。滴鼻:用于防治流感,用 0.5%(生理盐水配制)溶液,每小时 1 次。滴眼:治疗疱疹感染,浓度 0.1%,每日数次。小儿喷鼻、咽 1～2 喷,4～5/d。

【不良反应】 极少数病人口服或肌注本品后有口干、软便或稀便及白细胞减少等症,停药后可恢复正常。妊娠初 3 个月禁用。

【制剂规格】 滴眼液:0.1%。滴鼻剂:0.5%。注射液:100mg/1ml。泡腾颗粒:0.15g。喷雾剂:400mg/15ml。

泛昔洛韦(法昔洛韦、Famciclovir)[保乙][典]

【作用特点与用途】 本品为喷昔洛韦的前体药物。与阿昔洛韦一样,喷昔洛韦为鸟苷类似药物,通过干扰病毒 DNA 多聚酶的作用抑制疱疹病毒 DNA 的合成。它们对人体 DNA 几乎无影响,因为激活这两种药物的第一步都由胸腺核苷激酶的催化,使它们转化为单磷酸酯,而病毒胸腺核苷激酶的作用要比人体酶快得多。作用机制同喷昔洛韦。临床用于急性非复合型带状疱疹、复发性生殖器单纯疱疹。

【用法用量】 口服:治疗出疹后 72h 以内的急性带状疱疹,推荐剂量为每次 500mg,3/d,服用 7d。对于肾功能障碍者,服药间隔应延长或剂量酌减。

【不良反应】 动物实验中,服用人剂量的 1.5 倍,2 年,母鼠乳房腺癌的发生率增加。服用人剂量的 1.9 倍,仅 10 周,雄鼠出现睾丸变化及生殖力降低。男子口服泛昔洛韦每次 250mg,2/d,18 周,未见对精子产生影响。

【注意事项】 ①本品对怀孕和哺乳期的安全性尚不知道;②本品对水痘、初发性生殖器单纯性疱疹感染、免疫损害病人的单纯疱疹和带状水痘的疗效有待确定;③本品用于治疗乙型肝炎的对照试验正在进行中;④对本品过敏者禁用。

【制剂规格】 片剂:0.25g,0.5g。胶囊剂:125mg。

(三)抗核糖核酸类

聚肌苷酸/聚胞苷酸(聚肌胞苷酸、聚肌胞、Polyinosinic Acid/Polycytidylic Acid)

【作用特点与用途】 本品为一种合成的双链 RNA,具有诱导干扰素能力。有广谱抗病毒作用、抗肿瘤作用和免疫增强作用。此外,本品还可以特异性地与病毒聚合酶结合,从而抑制病毒复制。用于慢性乙型肝炎、流行性出血热、流行性乙型脑炎、病毒性角膜炎、带状疱疹、各种疣和呼吸道感染等。

【用法用量】 肌内注射:每次 2～4mg,隔日 1 次。静脉注射:每次 100mg,每周 2 次。疗程为数日至数月。尚可供点眼、滴鼻及喷雾用。

【不良反应】 静脉注射有发热反应,个别有轻微不适或注射局部疼痛及过敏等。对本品过敏者慎用。

【制剂规格】 针剂:2mg,5mg。

酞丁安(增光素、Phthiobuzone)

【作用特点与用途】 酞丁安是我国首创的抗病毒有效药物,对单纯疱疹及带状疱疹 100% 有效;对复发性单纯疱疹,治愈率 70%,有效率 93.3%;特别值得指出的是对人乳头瘤病毒引起的尖锐湿疣也有满意的疗效;对其他病毒性皮肤病也有一定疗效。$0.5～1\mu g/ml$ 浓度时本品抑制眼科病原体的作用比金霉素强 10 倍。用于治疗各型沙眼、病毒性角膜炎、带状疱疹、尖锐湿疣及扁平疣等。

【用法用量】 滴眼:3～6/d。外搽患部。

【制剂规格】 滴眼剂(混悬剂):0.1%(10ml)。眼膏 0.1%(2g)。搽剂:0.25%,0.5%,0.75%。

索立夫定(溴乙烯尿苷、Sorivudine)

【作用特点与用途】 本品为嘧啶核苷衍生物。抑制水痘及带状疱疹病毒(VZV)效力强(为阿昔洛韦的 1000 倍),对单纯疱疹病毒(HSV)Ⅰ型和非洲淋巴细胞瘤病毒(EBV)亦有效;但对 HSV-Ⅱ型及巨噬细胞病毒(CMV)无效。被 HSV 感染细胞吸收的浓度是正常细胞的 40 倍,其选择性较好。作用机制:经病毒的胸苷激酶转化为双磷酸衍生物,其三磷酸衍生物竞争性抑制病毒DNA 的复制,自身不像阿昔洛韦那样结合进入病毒的 DNA 中,而是转变为三磷酸脱氧胸苷。口服吸收好。每日单剂口服 40mg 后,高峰与低谷血药浓度分别为 $1.8\mu g/ml$ 和 $0.2\mu g/ml$。$t_{1/2}$ 为 5～7h。主要以药物原型从尿中排出,5% 以下为代谢物索立夫定(BVU)。用于带状疱疹、水痘。

【用法用量】 口服或静脉注射:每次 40mg,1/d;治疗艾滋病毒(HIV)感染的带状疱疹要比高剂量的阿昔洛韦好。

【不良反应】 短期口服者可有头痛、恶心、呕吐、腹泻,肝酶升高。长期大剂量服用在啮齿动物实验中发现肝和睾丸肿大。

【药物相互作用】 其代谢物溴乙烯尿嘧啶可抑制氟尿嘧啶(5-FU)代谢所需的二氢嘧啶脱氢酶,增强 5-FU 的作用。

【制剂规格】 片剂:40mg。针剂 40mg,100mg。

附:**溴夫定**(溴乙烯去氧尿苷、Bromovinyldeoxyurdine、Brivudine、BVDU)　对 HSV-Ⅰ型有效,高浓度时对 HSV-Ⅱ亦有效。其作用机制与阿昔洛韦相似,有产生交叉耐药的可能。可用于治疗单纯性疱疹病毒和带状疱疹病毒感染。

阿糖腺苷(Vidarabine)[保乙]

【作用特点与用途】　静脉滴注进入体内后迅速去氨成为阿拉伯糖次黄嘌呤,并很快分布到一些组织中。有抑制单纯疱疹病毒的作用,能抑制乙型肝炎病毒复制(为单磷脂作用)。可透过脑膜、脑脊液与血浆中浓度比为 1:3。每日用量的 $41\% \sim 53\%$ 以阿拉伯糖次黄嘌呤形式自尿中排出,母体化合物只占 $1\% \sim 3\%$。阿拉伯糖次黄嘌呤的平均 $t_{1/2}$ 为 3.3h;肾功能不全者有蓄积性,其血浆浓度为正常人的几倍。用于单纯疱疹病毒性脑炎、带状疱疹、乙型病毒性肝炎。

【用法用量】　静脉滴注:成年人 $10 \sim 15 \mathrm{mg}/(\mathrm{kg} \cdot \mathrm{d})$,10d 为 1 个疗程,剂量不超过 $20 \mathrm{mg}/(\mathrm{kg} \cdot \mathrm{d})$。

【不良反应】　可有消化、中枢神经及血液系统方面反应。剂量超过 $20 \mathrm{mg}/(\mathrm{kg} \cdot \mathrm{d})$,会引起骨髓抑制,引起白细胞和血小板减少等。有时可引起局部血栓性静脉炎。

【禁忌证】　孕妇(尤其初孕 3 个月内)及对本品过敏者。

【注意事项】　肝、肾功能不全、哺乳期妇女、脑水肿者均慎用或监护;避免与肾上腺皮质激素等免疫抑制药合用。

【制剂规格】　针剂:1g/5ml,0.1g/5ml,加入输液中静脉滴注用。注射用单磷酸阿糖腺苷:200mg。

(四)抗乙型肝炎病毒药

恩替卡韦(博路定、Etecavir、Baraclude)[保乙]

【作用特点与用途】　早期干扰乙型肝炎病毒(HBV)聚合酶启动,并取代第一个碱基(GPT+)与聚合酶结合,从而终止 HBV 副链和 DNA 正链合成。对拉米夫定耐药的患者改用本品仍有效,但用药剂量相当于未出现耐药突变者的 2 倍。适用于病毒活跃、血清转氨酶 ALT 持续升高或肝组织有活动性病变的慢性成年人乙型肝炎的治疗。

【用法用量】　成年人和 16 岁以上青少年口服每次 0.5mg(1 片),1/d;抗米夫定治疗时发生病毒血症或耐药突变者,每次 1mg,1/d。均空腹服用,肝功能不全者不必调整剂量。

【制剂规格】 片剂:0.5mg×7 片。

聚乙二醇干扰素 α-2a(派罗欣、Peginterferon α-2a)[保乙]

【作用特点与用途】 作用同干扰素 α-2a,但为长效注射剂。皮下注射达血药浓度峰值的 80%所需时间为 2~4d,血药浓度可维持 3~4d,绝对生物利用度 84%,$t_{1/2}$约 80h。而静脉注射达稳态分布容积为 6~14L,$t_{1/2}$约 60h。主要用于肝硬化代偿期或无肝硬化的慢性乙型或丙型肝炎的治疗。

【用法用量】 皮下注射,推荐剂量为 180μg,每周 1 次,共 48 周。发生中度和重度不良反应者,初始剂量可减至 135μg 或 90μg,或 45μg,待不良反应减轻后,再酌情增加或恢复常规剂量。

【不良反应】【注意事项】 同普通各型干扰素制剂。

【制剂规格】 注射剂:135μg,180μg。

丙帕锗(喜乐生、Propagermanium)

【作用特点与用途】 本品在体外无抗病毒作用,但在体内有抗病毒作用。健康成年人口服本品 60mg,血药浓度在服药后 2.6h 左右达峰值,然后以约 2.7h 的半衰期消除。24h 尿中排泄率 34%。连续 7d 给药,1/d,血中浓度第 7 天与第 1 天大体一致。用于需改善 HBe 抗原阳性的慢性乙型肝炎的标志,使 HBe 抗原转阴。

【用法用量】 饭后口服:成年人每次 10mg,3/d。

【不良反应】 有时可见皮疹、瘙痒、荨麻疹、湿疹等;食欲缺乏、腹痛、嗳气、呕吐、腹泻、腹胀、胃烧灼感、口腔炎等;头痛、眩晕、震颤、手足麻木感;转氨酶升高,嗜酸性粒细胞增多等;倦怠感、发热、血压升高、关节痛、胸痛、水肿等。

【注意事项】 ①服用本品期间应每 4 周检查 1 次病毒标记(HBe 抗原),若在第 16 周未见病毒标志改善。应改用其他疗法;若有改善,可继续用药,待 HBe 抗原转阴性后停用本品。②有药物过敏史者慎用本品。③老人特别是肾功能不良者慎用;如用本品,宜从小剂量如每日 20mg 开始,且密切观察反应。④孕妇、小儿使用本品的安全性尚未确立。⑤本品在母乳中分布,应用本品期间应停止哺乳。

【制剂规格】 胶囊剂:10mg。

替比夫定(素比伏、Telbivudine)[保乙]

【作用特点与用途】 本品是一种人工合成的胸腺嘧啶核苷类似物,可抑制乙型肝炎病毒脱氧核糖核酸(HBVDNA)聚合酶的活性。健康受试者($n=$

12)每日一次替比夫定 600mg,稳态血浆浓度在给药后 1～4h(平均 2h)达峰值 $[C_{max}$ 为 $(3.69\pm1.25)\mu g/ml]$,5～7d 后达稳态,蓄积量约为 1.5 倍,有效蓄积半衰期 $(t_{1/2})$ 约为 15h。食物几乎不影响本品的吸收,终末半衰期 $(t_{1/2})$ 为 40～49h,主要以原形从尿排出。临床用于病毒复制期及有血清转氨酶(ALT、AST)持续升高或肝组织活动性病变证据的慢性乙型肝炎成人患者。

【用法用量】　①成人和 16 岁以上青少年慢性乙型肝炎患者的推荐剂量为 600mg,1/d,餐前后服均可。②肌酐清除率为 30～49ml/min 患者服用替比夫定 600mg,每 2 天 1 次。肌酐清除率<30ml/min(无透析)患者,服替比夫定 600mg,每 3 天 1 次。③ESRD 患者,服替比夫定 600mg,每 4 天 1 次。

【不良反应】【注意事项】　①停止治疗后病情加重,如有必要,可重复抗乙肝病治疗。②建议患者治疗开始的几周到数月出现原因未明的肌肉酸痛、疼痛、触痛或肌无力时及时就诊,如果疑似或诊断为肌病,则应中断或终止替比夫定治疗。③可发生头晕、头痛;少见周围神经病变;可发生血淀粉酶升高、腹泻、脂肪酶升高、恶心、转氨酶升高;可发生皮肤及软组织症状,如血肌酸激酶(CK)升高,少见肌病、肌炎、关节痛、肌痛;全身不适。④尚有报道出现肌肉骨骼、结缔组织横纹肌溶解、感觉减退、代谢和营养失调;乳酸性中毒等。⑤孕妇及哺乳期妇女属于美国 FDA 药物妊娠安全性 B 类药物。

【制剂规格】　片剂:600mg。

十五、核苷类反转录酶抑制药及抗艾滋病药

基因表达调节药 G_1(Gene Expression Regulator G_1)

【作用特点与用途】　人类免疫缺陷病毒(HIV,艾滋病病毒)是获得性免疫缺陷综合征,即艾滋病的病原体。本品为 HIV-1 复制的反义硫代磷酸寡核苷酸抑制药。反义寡核苷酸治疗 HIV-1 感染,在于它对病毒基因组独特片段或其转录 RNA 互补,能抑制维持生命周期的关键结构或功能蛋白。反义寡核苷酸抑制 HIV-1 具有下列特性:①在细胞与体液内对核苷酸酶的稳定性;②可有效地被细胞摄取;③与互补核苷酸链特异性杂交;④与靶的顺序强烈亲和。临床用于艾滋病患者及无症状的 HIV 阳性者。

【用法用量】　静脉滴注:0.1～1.0mg/(kg·d),2h 内缓慢滴完。

【不良反应】　猴静脉内给药,可见某些心血管不良反应。这些不良反应取决于给药剂量与速率,并可因改用缓慢滴注给药而减轻。

【临床评价】　按 0.1mg/kg 给病人 2h 静脉滴注,其血浆半衰期呈双相

性,分别为 0.2 和 27h;峰浓度为 296ng/ml;清除率为 30ml/(kg·d);主要随尿中排出,给药 24h 约排出 49%。本品剂量 1mg/kg 时,病人耐受良好。

【制剂规格】 针剂:6mg,10mg。

拉米夫定(贺普丁、Lamivudine、Heptodine)[保乙]

【作用特点与用途】 本品对人类免疫缺陷病毒(艾滋病病毒,HIV-1 和 HIV-2)和肝炎病毒(乙型、丙型)均有较强抑制作用,为核苷类抗病毒药。本品可在艾滋病病毒或乙型肝炎病毒(HBV)感染的细胞和正常细胞内代谢生成拉米夫定三磷酸盐,它是拉米夫定的活性形式,既是 HBV 聚合酶的抑制药,亦是此聚合酶的底物。拉米夫定三磷酸盐掺入到病毒 DNA 链中,阻断 DNA 的合成。拉米夫定三磷酸盐不干扰正常细胞脱氧核苷的代谢,对哺乳动物 DNA 聚合酶 α 和 β 的抑制作用微弱,对哺乳动物细胞 DNA 含量几乎无影响。拉米夫定对细胞内线粒体的结构、DNA 含量及功能无明显毒性,但其肝功能异常者恢复缓慢。本品抑制艾滋病病毒复制 50% 的浓度为 4～670nmol/L,抑制乙型肝炎病毒复制 50% 的有效浓度为 $0.1\mu mol/L$。临床已发现 HIV 和 HBV 耐药性变异毒株。本品经口服吸收良好,成年人口服 0.1g 约 1h 后达血药峰浓度 $1.1\sim1.5\mu g/ml$,生物利用度 80%～85%。与食物同服可使血药峰浓度出现时间延后 0.25～2.5h,峰浓度下降 10%～40%,但生物利用度不变。静脉注射平均 $V_d1.3L/kg$,平均系统清除率 0.3L/(kg·h),70% 以上本品经有机阳离子转运系统从尿中排出,消除 $t_{1/2}$ 为 5～7h。在治疗剂量范围内,药动学呈线性关系,血清蛋白结合率低于 16%～36%;可透过血-脑脊液屏障而进入脑积液中。占给药剂量的 5%～10% 被代谢成反式硫氧化物的衍生物。对肌酐清除率<30ml/min 的患者,建议不用本品。临床用于①在艾滋病患者病情好转的情况下与齐多夫定联用治疗艾滋病;②乙型肝炎病毒复制的慢性乙型肝炎。

【用法用量】 ①治疗艾滋病:12 岁以上口服每次 150mg,2/d,与齐多夫定联用。对于体重低于 50kg 的成年人,可按 4mg/kg(直至最高剂量为 150mg),2/d。也要与齐多夫定联用。②治疗乙型肝炎:成年人口服每次 100mg,1/d。

【不良反应】 可见上呼吸道感染样症状,头痛、恶心、身体不适、腹痛和腹泻,症状一般较轻并可自行缓解。尚有报道呕吐、厌食、神经痛、麻木、失眠、困倦、发热或畏寒、鼻塞、咳嗽、骨骼肌痛及中性粒细胞减少症。

【注意事项】 ①当患者肌酐消除率<30ml/min 时,应用本品可能对胃和肝功能有影响,故建议不用本品;②应定期复查病毒学指标及相关临床检查

值;③少数患者停用本品后,肝炎病情可能加重,若停用,要对病人严密观察,若肝炎恶化,应考虑重新使用本品;④孕妇、哺乳期妇女及 16 岁以下患者的疗效尚未确立,故不宜用本品;⑤本品治疗期间不能防止病人感染他人,故应采取适当隔离措施;⑥目前尚未见药物过量的特殊体征和症状;若发生药物过量,要对患者进行监护,给予常规支持疗法,本品可通过血液透析排除。

【制剂规格】　片剂:100mg,150mg。溶液剂:10mg/ml。

司他夫定(司坦夫定、Stavudine)

【作用特点与用途】　本品为第 4 个抗艾滋病病毒(HIV)胸腺嘧啶脱氧核苷类抑制药。其结构与齐多夫定、二脱氧肌苷及二脱氧胞苷相似,均为 RNA 导向的 DNA 聚合酶抑制药,通过抑制病毒的复制,减慢 HIV 发展。口服 t_{max} 为 30～90min,生物利用度 80% 以上。食物可降低其最高血清浓度,但全身生物利用度保持不变,肾排泄占总剂量的 40%。本品在细胞内的 $t_{1/2}$ 为 3.0～3.5h,高于血浆 $t_{1/2}$ 1.0～1.6h,当血浆中司坦夫定的药物浓度较低时,细胞内药物浓度仍处于抑制 HIV 的有效浓度。V_d 0.5L/kg 时可在一定限度越过血-脑脊液屏障。口服给药,有 30%～60% 的司坦夫定以原型从尿中排泄。该药 $t_{1/2}$ 为 1.12～1.42h。t_{max} 为 0.8～1.05h,生物利用度 89.5%,ID_{50} 为 0.1～0.25μmol/L。用于治疗不能耐受齐多夫定或者二脱氧肌苷等核苷类药物的晚期艾滋病病毒感染患者,以及已接受齐多夫定治疗的艾滋病病人,已出现症状或免疫抑制明显的 3 个月至 12 岁的艾滋病病毒感染的儿童和婴幼儿。

【用法用量】　体重 60kg 以上者每次 40mg,2/d;60kg 以下者每次 30mg,2/d。如果出现周围神经症状,停用后可完全恢复,应降低剂量恢复治疗,体重 60kg 以上者为每次 20mg,2/d;60kg 以下者为每次 15mg,2/d。转氨酶明显上升者也同样处理。

【不良反应】　①周围神经症状发生率 15%～21%,表现为麻木、震颤或手足疼痛等;②胰腺炎发生率 1%,已导致 14 人死亡,其中 5 人为药物毒性所致;③胃肠道反应可见腹泻、恶心、呕吐、腹痛、厌食、体重减轻;④其他尚可见头痛、畏寒、发热、肌痛、潮红、虚弱、背痛、关节痛、出汗、不适、呼吸困难、瘙痒、失眠、抑郁及转氨酶升高等。

【注意事项】　①有周围神经炎病史者用本品会加重该病,宜慎用且必须严密监测,一旦出现周围神经炎症状,应立即停药。某些病人暂时中断用药后症状可能更严重。当不良反应症状完全消失后,应减量恢复治疗。②本品属于 C 类妊娠药。孕妇应权衡利弊。③哺乳期妇女应停止授乳。④肾消除功能低下者应减少剂量。

【制剂规格】 胶囊剂:15mg,20mg,30mg,40mg。

沙喹那韦(Saquinavir)^[保乙]

【作用特点与用途】 本品为沙喹那韦的甲磺酸盐,高效高选择性艾滋病病毒(HIV)蛋白酶抑制药。本品作用于 HIV 繁殖的后期,本品与 HIV 蛋白酶的激活点结合,使之失去结合,并水解断裂多肽的功能。本品抑制 HIV 蛋白酶与其他抗 HIV 病毒药如齐多夫定,抑制 HIV 反转录酶的作用酶靶点不同,无交叉耐药病毒产生。临床与其他药物合用治疗严重的 HIV 感染,如 CD4⁺ 细胞计数低于 $300/mm^3$ 者,能增加 CD4⁺ 细胞计数,降低血中 HIV 总量。

【用法用量】 口服:每次 600mg,3/d,饭后 2h 服用。合用药物剂量:齐多夫定每次 200mg,3/d;扎西胞苷每次 0.75mg,3/d。

【不良反应】 主要有腹泻(4%)、恶心(2%)、腹部不适(1%),但本品不增强其他药物如齐多夫定和扎西胞苷的不良反应。

【禁忌证】 ①利福平可降低本品血药浓度的 20%,利福喷汀可降本品血药浓度约 40%,应忌联用;②特非拉丁、阿司咪唑需细胞色素 P_{450} 同工酶代谢,而本品却抑制该酶活性,故在应用本品时须换用其他抗组胺药物;③其他可诱导同工酶的药物如苯巴比妥、苯妥英钠和卡马西平等均可降低本品和血药浓度,故应避免合用。

【注意事项】 ①目前不推荐本品单独应用。②16 岁以下 HIV 感染的青少年的安全性尚无资料。③肝功能不全者慎用。④可作为酶 CYP3A4 代谢底物的药物如钙通道阻滞药、奎尼丁、三唑仑等可升高本品血药浓度,合用时须密切观察。必要时应调整剂量,酌情处理。⑤酮康唑可升高本品药时曲线下面积,但不必调整剂量。

【制剂规格】 胶囊剂:200mg。

安扑那韦(安泼那韦、Amprenavir、Agenerase)

【作用特点与用途】 本品为磺酰胺衍生物,艾滋病病毒(HIV)天冬氨酸蛋白酶抑制药。本品与蛋白酶抑制药因地那韦或利托那韦合用产生相加作用。服用本品 4 周(2.4g/d 以上)未见耐药性分离毒株。本品血浆峰浓度(C_{max})和药时曲线下面积(AUC)与剂量(150~1200mg)成比例。单剂量给药 300mg 和 900mg,C_{max} 分别为 1.7mg/L,6.3mg/L,达峰时间(t_{max})1.1~2.1h。$t_{1/2\beta}$ 约9h。高脂肪食物可影响本品吸收。血浆蛋白结合率约 90%(主要为 α_1-酸糖蛋白)。本品肝代谢有限,主要由胆汁排泄。还具有抑制细胞色

P_{450} 活性。用于 HIV 感染的成年人和 4—16 岁儿童。

【用法用量】　胶囊剂:体重≥50kg 者每次 1.2g,2/d;或每次15mg/kg,3/d,总剂量不得超过 2.4g/d。溶液剂用于 4—12 岁儿童(体重<50kg):每次 22.5ml/kg(1.5ml/kg),2/d;或每次 17mg/kg (1.1ml/kg),3/d,总量不得超过 2.8g/d。遵医嘱可酌情调整。

【不良反应】　发生率 5% 以上,如恶心、腹泻、呕吐、感觉异常(口腔或口周)、皮疹、情绪异常、味觉异常。皮疹(约 28%)轻微者无系统性表现(可不停药);严重的可危及生命(占 4%)。

【注意事项】　①本品可导致自发性出血,具有甲、乙型血友病史的病人慎用,需加止血药治疗;②可致脂肪再分配或蓄积;③可出现本品耐药和多种蛋白酶抑制药交叉耐药现象;④与多种药物存在交叉相互作用,不得同时混合使用;⑤4 岁以下小儿安全性、有效性未确立;⑥65 岁以上老年人慎用;⑦孕妇、哺乳期妇女慎用,并停止授乳;⑧肝、肾功能障碍者慎用。

【制剂规格】　胶囊、软胶囊剂:500mg,150mg(含维生素 E)。溶液剂:15mg/ml(含维生素 E)。

阿巴卡韦(阿波卡韦、Abacavir、Ziagin)

【作用特点与用途】　本品为核苷反转录酶抑制药,抑制艾滋病病毒(HIV)的活性与齐多夫定相当或略强;而对周围淋巴细胞和 MT-4 细胞培养中本品的活性强度比齐多夫定大 100 倍,故对中枢神经系统艾滋病有强效。与齐多夫定、拉米夫定联用有强效,并可减弱交叉耐药性。用于艾滋病。

【用法用量】　口服:成年人每次 300mg,2/d,与其他抗反转录病毒药联用。3 个月至 16 岁儿童剂量按每次 8mg/kg,2/d(直到成年人剂量),也应与其他抗转录病毒药同服。若漏服 1 次,应尽快补服。

【不良反应】　①过敏反应;②头痛、恶心、呕吐、腹泻、腹痛、皮疹;③失眠或睡眠紊乱;④应用本品已经出现过敏症、肝衰竭、肾衰竭、低血压甚至死亡病例;⑤用本品治疗的儿童,比接受拉米夫定、齐多夫定的不良反应更常见,包括恶心和呕吐(38%)、发热(19%)、头痛(16%)、厌食(9%)。

【注意事项】　①肝病患者慎用;②病人服用前应知道可能出现的不良反应,以利治疗;③孕妇、哺乳期妇女慎用,并停止授乳;④伴随本品单一治疗后用含本品的联用疗法,对 HIV 感染病人有明显的抗病毒和免疫学益处;⑤本品可透过血-脑屏障。中枢神经系统中药物浓度相当于血浆药浓度的1/3。

【制剂规格】　片剂:300mg。口服溶液剂:200mg/1ml。

恩曲他滨(Emtricitabine)[保乙]

【作用特点与用途】 本品具有特异抗艾滋病病毒(HIV)1型、2型及乙肝病毒(HBV)作用,对 HIV-1 的 LAV 和Ⅲb 病毒株及 HIV-2 的 ROD$_2$ 和 ZY 病毒株呈强效抑制作用,其 IC$_{50}$ 值比齐多夫定(AZT)低 95 倍。本品对 AZT 耐药病毒株仍相对敏感,可与 AZT 联用并具协同作用。据称,本品耐药病毒株同时耐拉米夫定。用于抗艾滋病及乙型肝炎。

【用法用量】 口服首剂 25mg/d,可酌情增至 100~200mg/d。应遵医嘱。

【临床评价】 HIV 感染者口服 100~1200mg,吸收迅速,3h 内达血药峰值,$t_{1/2\beta}$ < 4h,主要从肾排泄。食物会略微降低其吸收率,但不影响生物利用度。个体差异小。耐受性好。不良反应轻微。

【注意事项】 对本品过敏者禁用。本品对孕妇、哺乳期妇女及小儿的安全性尚未确定。

【制剂规格】 片剂:25mg,50mg,100mg。

替诺法韦(Tenofovir)

【作用特点与用途】 本品为(R)-PMPA 的前体药。对 Molt$_4$/克隆 8 细胞、人淋巴细胞(MT-4)、人单核细胞、巨噬细胞和外周血单核细胞(PBMC)中的 HIV-1(Ⅲb 株、Ba-L 或 HE)或 HIV-2(ROD)的抗病毒活性比(S)-PMPA 强 10~100 倍。对感染了 HIV-1Ⅲb 的 T 淋巴细胞 MT-2 细胞系;bis(POC) PMPA 显示出强细胞毒性。IC$_{50}$ 为 0.5μmol/L,CC$_{56}$ 为 250μmol/L;bis(POC) PMPA 与(R)-PMPA 相比,除了选择性指数提高外,其化学稳定性和酶稳定性亦改善。成年人 HIV 感染者空腹口服单剂量本品 75mg/d,150mg/d 或 300mg/d,间隔 7d,再给药 28d,发现其生物利用度随食物摄取从约 27% 增加至 41%,其血清 $t_{1/2}$ ≥ 17h。且全身血药浓度呈剂量依赖性变化。在治疗 28d 后,病人 HIV RNA 水平从基线呈剂量依赖性降低。临床用于艾滋病感染。

【用法用量】 口服:每次 15~300mg,1/d。

【不良反应】 严重不良反应包括:肌酸激酶可逆性升高;原有的感觉神经病病情加重。

【注意事项】 原有感觉神经病患者慎用。

【制剂规格】 片剂:100mg,150mg。

阿德福韦酯(阿迪法韦酯、Adefovir Dipivoxil)[保乙]

【作用特点与用途】 本品为 Adefovir(PMEA)的前体药。对 HIV 与人巨噬细胞病毒(HCMV)及单纯疱疹病毒(HSV) Ⅰ 型、Ⅱ 型有抑制作用。HIV 感染者服用小混悬液,剂量分别为 200mg、350mg、500mg,其 PMEA 血药平均峰值分别为(0.26±0.01)$\mu g/ml$、(0.45±0.11)$\mu g/ml$ 和(0.64±0.08)$\mu g/ml$;相应平均口服生物利用度 27.3%±4.1%、25.0%±9.1% 和 30.4%±9.5%。食物可促进吸收。水混悬液和片剂均耐受良好。临床用于艾滋病感染。

【用法用量】　口服:每次 125mg,1/d,连服 6 周为 1 个疗程。

【不良反应】　可有转氨酶升高。

【注意事项】　服药期间应观察肝酶变化。本品可降低人体内肉毒碱水平,故可同时服用 500mg L-肉毒碱,或遵医嘱。

【制剂规格】　片剂:60mg。

依法韦仑(Efavirenz、Sustiva)

【作用特点与用途】　本品为非核苷类 HIV 反转录酶抑制药,呈强力抗病毒作用,包括对抗药株,而且比以往的同类产品有更好的药动学特点,体外对 HIV 反转录酶有广谱活性,用 1.5nmol/L 浓度,即抑制 HIV-1 在细胞内 95% 的复制,并对非核苷反转录酶抑制药发生突变的病毒也有效。过去迅速产生耐药性的病毒株,对本品耐药性产生比较缓慢。此外,本品容易透过血-脑脊液屏障,且在脑脊液浓度超过 HIV-1 的 IC_{90},故对 HIV 脑内感染者亦有效。本品口服:每次 200mg、400mg、600mg 后,稳态血浆浓度分别为 2.00$\mu mol/L$、4.34$\mu mol/L$、4.45$\mu mol/L$,均能广泛抑制 HIV-1 及其突变株的复制,包括 K103N 突变病毒株。一般病人耐受良好。用于艾滋病。

【用法用量】　口服:成年人每次 600mg,1/d,单用或与其他抗病毒药联用。

【临床评价】　HIV 感染的病人用本品合用齐多夫定＋拉米夫定 24 周。病人 HIV RNA 达到检测水平以下。常见不良反应是恶心、头痛和疲劳。另用本品＋因地那韦比三元治疗组的 $CD4^+$ 细胞数有较大的增加,两者均耐受良好。

【不良反应】　常见有头晕、失眠、嗜睡、思想不集中和噩梦。这些情况于治疗初期发生,数周后消失。临睡前服药更易耐受。偶见情绪低落或不能清醒地思考问题。

【注意事项】　使用本品期间应注意肝酶变化,合并有乙型肝炎或丙型肝炎患者,服用本品期间应避免高脂饮食。

【制剂规格】　胶囊剂:50mg,100mg,200mg。

茚地那韦(Indinavir、Crixivan)

【作用特点与用途】 本品对人类免疫缺陷病毒(艾滋病病毒,HIV)的 1型和 2 型蛋白酶有很强的竞争性抑制作用。因只有 HIV-1 被激活后病毒才有感染性,当其被抑制后则失去传染性。本品对 HIV-1 的选择性比 HIV-2 大10 倍。用自病人分离的病毒株,包括耐核苷或非核苷类反转录酶抑制药的病毒株感染成人淋巴细胞、单核细胞或外周血淋巴细胞,本品对病毒均呈抑制作用,其抑制 HIV 复制的 IC_{95} 为 25～100nmol/L。与齐多夫定和二脱氧肌苷等合用有协同作用。本品 $400\mu mol/L$ 对 MT_4 细胞无毒性。本品与其他 HIV蛋白酶抑制药有交叉耐药现象。体外证明本品抑制临床分离 HIV 的传播,包括那些对齐多夫定和非核苷反转录酶抑制药耐药的病毒株的传播。本品口服吸收迅速,在 1h 内达血浆药浓度峰值,$t_{1/2}$ 较短并在 1～2h 内被排出体外。用于艾滋病。

【用法用量】 口服:每次 800mg,3/d,饭前 1h 或 2h 用温开水送服。

【不良反应】 常见胃肠功能紊乱、头痛、虚弱或疲劳、皮肤反应、味觉异常、头晕、失眠、感觉过敏、口干、排尿困难、感觉异常、肌痛、肾结石、高胆红素血症和其他血液化学改变。

【注意事项】 肝功能损害和肾结石病人必须补充足够的水(必要时静脉补液 1～2L),血友病、孕妇慎用。儿童不推荐应用本品。

【禁忌证】 哺乳期妇女禁用或停止授乳。

【药物相互作用】 本品主要由细胞色素 P_{450} 同工酶 CYP3A4 代谢,凡是抑制或诱导酶的底物都会影响本品的代谢而升高或降低血清药物浓度。

【制剂规格】 胶囊剂:200mg,400mg。

地拉夫定(Delavirdine、Rescriptor)

【作用特点与用途】 本品为非核苷类反转录酶抑制药,作用与奈韦拉平相似,单独应用很快产生抗药性,且有交叉耐药性。但与 HIV 蛋白酶抑制药或核苷类反转录酶抑制药发生交叉抗药性的可能性很小。本品的甲磺酸盐,生物利用度明显大于游离碱。本品口服吸收快,受食物影响较小。本品的浓度时间曲线呈平行的一级消除而下降;抗酸药能降低其吸收率。用于艾滋病。

【用法用量】 口服:每次 400mg,3/d。

【临床评价】 ①本品与核苷类似物 3 种药合用优于单用或两种药合用的疗效;②与谷氨酸和齐多夫定及二脱氧肌苷合用的疗效优于两药合用和本品单用的疗效。

【不良反应】　常见有红斑(18％)，多在 3～14d 消失。

【注意事项】　①与非核苷类反转录酶抑制药相似;②儿童的安全性和有效性尚未确立;③服药期间禁止授乳;④孕妇忌用;⑤与利福平、利福喷汀、卡马西平、苯巴比妥、苯妥英钠、抗酸药(如雷尼替丁等)存在药物相互作用;⑥前述的核苷类似物虽在合用时能增效,但投药间隔应在 1h 以上为宜;⑦胃酸缺乏者应用本品时,建议饮用酸性饮料,如橙汁等。

【制剂规格】　片剂:100mg。

奈韦拉平(Nevirapine、Viramune)

【作用特点与用途】　本品为第 1 个非核苷类反转录酶抑制药。通过与酶在酶催化位点附近的结合,直接与反转录酶作用而抑制其活性,从而抑制 HIV 复制。在细胞培养基中本品很容易使 HIV-1 产生抗药性,临床亦有抗药病毒株出现。口服本品 200mg,1/d,可达稳态血浆浓度且比细胞培养基中抑制 HIV-1 复制所需浓度大许多倍;剂量超过 200mg,$t_{1/2}$ 缩短,这是诱导代谢酶之故。本品与齐多夫定无明显的药动学相互作用。临床用于艾滋病。

【用法用量】　口服:前 14d 为每次 200mg,1/d;以后改为 2/d。如果治疗中断 7d 以上,再用本品应如前述从头开始。

【不良反应】　常见红斑(37％),其中严重的和威胁生命的为 8％,包括渗出性多型红斑占 0.5％。尚有发热(10％)、恶心(10％)、头痛(10％)及肝功能异常,如 ALT 升高(3％),偶见肝炎。

【注意事项】　①参阅地拉夫定等同类药;②若红斑严重或伴发热、水疱、口腔损害、结膜炎、肿胀、肌痛、关节痛及全身不适等症状,必须停止用药。

【制剂规格】　片剂:200mg。

奈非那韦(Nelfinavir、Viracept)

【作用特点与用途】　本品为 HIV-1 型蛋白酶抑制药。可与核苷类似物齐多夫定、二脱氧肌苷、扎西他滨、拉米夫定、司坦夫定等联用而增效。本品与沙喹那韦合用时,后者 AUC 增高了 38％,但没有必要调整剂量;本品亦可增加因地那韦、利托那韦等的血浆浓度。用于 HIV 感染症。

【用法用量】　口服:成年人每次 750mg,2 或 3/d;2-13 岁儿童推荐剂量为每次 20～30mg/kg,2～3/d,均可在餐时服用。本品粉剂可以和少量的水、牛奶、婴儿食品,或者食物添加剂混匀后服用,以获得全剂量,本品在混匀后的保存时间是 6h。常与齐多夫定、拉米夫定合用于艾滋病。

【不良反应】　常见腹泻(20％),服用盐酸洛哌丁胺可得以控制。其他不良反应参阅同类药。

【注意事项】 ①其他肝药酶诱导药如卡马西平、苯巴比妥、苯妥英等可降低本品的血浆浓度和活性;②与齐多夫定、拉米夫定等合用应间隔1~2h;③食物或酸性果汁不能与本品混合;④特非拉丁、阿司咪唑、西沙必利、三唑仑等与本品有药理药效方面的相互作用,不能同时合用。

【制剂规格】 片剂:250mg。粉剂:每克含本品50mg。

利托那韦(Ritonavir、Norvir)

【作用特点与用途】 本品对艾滋病病毒(HIV)1型和2型有抑制作用,能阻断天冬氨酸蛋白酶,使其不能产生形成HIV颗粒所需的聚蛋白,使HIV颗粒保持在未成熟状态,从而减慢HIV在细胞中的蔓延,防止新一轮感染的发生和延迟疾病的发展。已发现产生突变的HIV-1对沙喹那韦、替利那韦等蛋白酶抑制剂和本品有耐药性和交叉耐药性。在联合用药治疗期间,本品的HIV耐药性产生较缓慢。临床用于艾滋病。

【用法用量】 口服:每次600mg,2/d,餐时服用。

【不良反应】 本品一般耐受良好。常见有恶心(23%~26%)、呕吐(13%~16%)、腹泻(13%~18%)、虚弱(9%~14%)、腹痛(3%~7%)、厌食(1%~6%)、味觉异常(1%~10%)、感觉异常(3%~6%)。偶见头痛、血管扩张、实验室化验值异常,如三酰甘油(甘油三酯)、胆固醇、丙氨酸转氨酶、天冬氨酸转氨酶、尿酸等升高。

【注意事项】 ①本品对细胞色素P_{450}系同工酶CYP3A具有强力抑制作用,也能抑制CYP2D6,因此本品对许多药物存在药理、药效方面的相互作用,故不可混用,包括抗精神病药、治疗心脑疾病药物、抗凝药、皮质激素、抗生素、抗真菌药、抗过敏药等;若必须联用,至少应分开间隔1~2h以上;②孕妇、小儿的安全性未确立;③轻、中度肝病患者慎用;④服用本品的哺乳期妇女应停止授乳;⑤定期检查临床化验值,以便及时对症处理;⑥为掩盖怪味,可与巧克力、牛奶或营养补品同服;⑦本品与二脱氧肌苷、氟康唑和齐多夫定的相互作用无临床意义。

【禁忌证】 严重肝病患者。

【制剂规格】 胶囊剂:100mg。口服液(醇溶液)600mg/7.5ml(80mg/ml)。

恩夫韦肽(Enfuviride)[保乙]

【作用特点与用途】 与其他抗反转录病毒药物联合,用于治疗HIV-1感染的患者。

【用法用量】 成年人皮下注射:每次 90mg,2/d。6－16 岁患者推荐剂量为每次 2mg/kg,2/d。

【制剂规格】 注射用恩夫韦肽:每瓶内含 108mg,使用时用无菌水溶解成 1ml 含 90mg 恩夫韦肽的注射液。

西道法韦(Cidofovir)

【作用特点与用途】 本药是最有效的抗巨细胞病毒(CMV)药物之一。作用机制是抑制其聚合酶。首先在细胞内被磷酸化成为活性的二磷酸形式,竞争性抑制脱氧胞嘧啶-5-三磷酸盐,抑制病毒的 DNA 聚合酶并掺入病毒的 DNA,使病毒的 DNA 失去稳定性,进一步减慢 DNA 的合成而最终清除病毒。CMV 是疱疹病毒成员之一,普遍存在于自然界,可引起免疫抑制和艾滋病病人严重发热、昏睡、白细胞减少、肝炎、肺炎、大脑炎、胃炎和视网膜炎(引起失明)。本品对人胚肺成纤维细胞中的 CMV 实验株(AD-169)和临床分离的 CMV 都有显著性抗病毒活性。本品对 AD-169 抑制 50% 的浓度(IC_{50})为 0.017mg/L;对 17 种临床分离株 IC_{50} 平均值为 0.89mg/L,而膦甲酸钠和更昔洛韦的 IC_{50} 分别为 20.4mg/L 和 0.58mg/L。本品呈剂量限制性毒性,与齐多夫定并用可减轻后者的骨髓毒性。艾滋病患者单次静脉注射 3～5mg/kg,血浆浓度值(C_{max})7.3～11.5ml/L,24h 后 80% 以上呈原型随尿排出。$t_{1/2\beta}$ 为 2.4～3.2h。本药的代谢动力学不受每周 3mg/kg 重复给药的影响。丙磺舒(2g)与生理盐水可导致本品血浆浓度增加 2 倍。用于艾滋病伴巨细胞病毒性感染,如视网膜炎等。

【用法用量】 静脉注射:每次 0.5～1.5mg/kg,每周 2 次。与丙磺舒联用可减轻肾毒性,本品最大剂量可增至 5mg/kg。方法是用 2g 丙磺舒在本品给药前 3h,用 2L 液体稀释后滴注,在本品给药结束后 2h、8h 再各输注 1g 丙磺舒。

【不良反应】 主要是对肾的毒性,可出现蛋白尿、血清肌酸酐升高、中性粒细胞减少及发热等。

【注意事项】 ①本品与多种药物有相互作用,不可混合使用;②必须联用的药物应分开间隔 2h 以上;③本品与丙磺舒均有一定肾毒性。

【制剂规格】 注射剂:375mg/5ml。

福米韦生(Fomivirsen、Vitravene)

【作用特点与用途】 本品为抗巨细胞病毒反义药。因其导致靶 RNA 和蛋白的丢失及对病毒吸收的抑制而呈两种作用机制。本品体外抑制 50％病毒抗原表达所需浓度为 $0.2～0.5\mu mol/L$，比更昔洛韦强 30 倍。本品 $0.3\mu mol/L$ 低浓度可抑制 90％以上在细胞内的病毒。本品对巨细胞病毒的抑制活性强于更昔洛韦、膦甲酸钠、二脱氧肌苷和齐多夫定。用于艾滋病患者巨细胞病毒性视网膜炎。

【用法用量】 在局部麻醉和抗微生物治疗之后，患眼玻璃体内注射。治疗包括引导期和维持期。引导期每 2 周注射 1 次，每次 3.3mg(0.05ml)，共注射 2 次。维持期每 4 周注射 1 次，剂量同前。

【不良反应】 眼部炎症(虹膜炎、玻璃体炎)发生率约 25％，有一过性眼压升高。5％～20％病人视力异常，如视物模糊、白内障、眼痛、畏光和对视网膜的影响。有 5％～10％病人出现胃肠道反应及哮喘、发热、头痛、皮疹和全身 CMV 感染。

【注意事项】 可有一过性影响眼压，须监护。如果病人近期用过西道法韦(Cidofovir)，不可在 4 周内使用本品，因为可能加重眼内炎症，孕妇不宜使用，授乳妇女须停止授乳，小儿用本品的安全性尚未确立。

萨斯迪瓦(舒什特、Sustiva)

【作用特点与用途】 本品为美国食品和药物管理局(FDA)批准的第三种非核苷反转录酶抑制药类药物，其作用机制可能是抑制或暂时终止艾滋病病毒非核苷反转录酶活性，从而可控制艾滋病症状继续恶化。用于艾滋病。

【用法用量】 口服：每日服 3 粒胶囊。以后可每日加服 1 片康拜维尔，AZT 和 3TC 联合，每日各服 1 片。

【制剂规格】 胶囊剂。

齐多夫定(叠氮胸苷、Zidovudine、Azidothymidine)[保甲]

【作用特点与用途】 与病毒的 DNA 聚合酶结合，中止 DNA 链的增长，从而阻抑病毒的复制。对人的 α-DNA 聚合酶的影响小而不抑制人体细胞增殖。本品口服吸收迅速。服用胶囊，经首关代谢，生物利用度为 52％～75％。口服 $t_{1/2}$ 1h；静脉滴注 $t_{1/2}$ 1.1h。约有 14％药物通过肾小球滤过和肾小管主动渗透排泄入尿；代谢物有 74％也由尿排出。用于治疗艾滋病。病人有并发症(卡氏肺囊虫病或其他感染)时需与对症的其他药物联合治疗。

【用法用量】 口服或静脉滴注：成年人常用量：每次 200mg，每 4 小时 1次，按时给药。有贫血的病人可每次 100mg。

【不良反应】 ①有骨髓抑制作用，可引起意外感染、疾病痊愈延缓和牙龈出血等。在用药期间要进行定期血液检查,嘱咐病人在使用牙刷、牙签时要防止出血。②可改变味觉,引起唇、舌肿胀和口腔溃疡。③叶酸和维生素 B_{12} 缺乏者更易引起血象变化。④在肝中代谢,肝功能不全者易引起毒性反应。⑤遇有喉痛、发热、寒战、皮肤灰白色、不正常出血、异常疲倦和衰弱等情况,应注意到骨髓抑制的发生。

【注意事项】 ①对乙酰氨基酚、阿司匹林、苯二氮䓬类、西咪替丁、保泰松、吗啡、磺胺药等都抑制本品的葡萄糖醛酸化;而降低清除率,应避免联用;②与阿昔洛韦(无环鸟苷)联合应用可引起神经系统毒性如昏睡、疲劳等;③丙磺舒抑制本品的葡萄糖醛酸化,并减少肾排泄,有引起中毒的危险。防冻结。

【制剂规格】 胶囊剂:100mg,250mg。静脉滴注剂:200mg/10ml。

去羟肌苷(Didanosine、Videx、Rovivir)

【作用特点与用途】 本品为艾滋病病毒(HIV)复制抑制药,为美国第二种被批准用来治疗 HIV 感染的药物,且为齐多夫定(叠氮胸苷,AZT)的替代药。本品通过细胞酶转化成有抗病毒活性的代谢物双去氧三磷腺苷(ddATP),干扰反转录酶而阻止病毒的复制,其作用机制与齐多夫定相似。本品临床使用能使病人 $CD4^+$ 细胞数增多,能延长其生存时间和减少机会致病菌感染发生率,所以被作为 HIV 感染的首选治疗药物,除非有禁忌证。本品对齐多夫定已产生抗药性的 HIV 变异种可能有效,常联合用药抗 HIV。本品经空腹吸收良好,成年人生物利用度 42%,儿童为 29%,t_{max} 0.25~1.5h,饭后服用其血药峰值和 AUC 下降 55%,血浆蛋白结合率低,$t_{1/2}$ 成年人约 1.5h,儿童为 0.8h。体内部分被代谢,自尿排出约 18%。用于成年或 6 个月以上儿童较严重 HIV 感染症,或对齐多夫定不能耐受者及治疗期间有明显的临床或免疫学上恶化的艾滋病病人。

【用法用量】 口服:体重在 50~74kg 者推荐剂量为:片剂,每 12 小时服 200mg;缓冲粉末剂,每 12 小时服 250mg。两者剂量差异的解释是:片剂的生物利用度比用缓冲粉末剂配的溶液高 20%~25%。对体重在 50kg 以下、74kg 以上的成年病人和儿童,其推荐剂量可按 200mg/(m^2·d),可酌情增减。

【不良反应】 约 9% 的病人在推荐剂量或低于推荐剂量时发生胰腺炎。约 34% 用药者在正常或低于推荐剂量情况下出现外周神经痛,其中有神经痛或神经毒性药物治疗史的病人发生率较高,表现为麻刺感、灼烧感、疼痛或手脚麻木等。已报道有 4 名儿童用高于推荐剂量出现视网膜失色素症。此外,约 1/3 病人有头痛和腹泻;20%~25% 病人出现恶心、呕吐、腹痛、失眠、药疹及瘙痒等;10%～20%病人可呈现忧郁、腹痛、便秘、口炎、味觉障碍、肌痛、关节炎及肝药酶升高。

【禁忌证】 有胰腺炎或酒精中毒病史者忌用。

【注意事项】 ①使用本品期间应避免与已知对胰有毒性的药物(如静脉滴注用喷他脒)合用。②本品应空腹时给药,除饮水外,服药前1h或服药后2h不要进食或饮用其他东西。③在服用本品2h内,不能联用四环素、氟喹诺酮类或能与本品添加剂铝、镁络合的其他药物。在服本品前2h内避免用酮康唑,以免产生相互作用。④本品不能与果汁或其他含酸的液体相混合,液体必须搅拌2～3min,直到缓冲粉末剂完全溶解并且应立即饮下全部药液;片剂必须充分咀嚼,手工碾碎或分散在水中服用。⑤苯丙酮酸尿病人慎用。

【制剂规格】 咀嚼及分散缓冲片有25mg、50mg、100mg、150mg 4种含量,本品中有氢氧化镁和枸橼酸钠等缓冲剂,每片含钠264.5mg缓冲粉末剂有100mg,167mg,250mg,375mg 4种规格,均含有磷酸氢二钠、枸橼酸钠和枸橼酸缓冲剂,每包含钠380mg。

膦甲酸钠(可耐、Foscarnet Sodium、Foscavir)[保乙]

【作用特点与用途】 本品为合成的抗病毒药,其同系物膦乙酸钠及膦丙酸钠,均有抗病毒活性,以本品最强。能抑制疱疹病毒DNA聚合酶,对人疱疹病毒Ⅰ型的抑制浓度为3μg/ml,对人体细胞的毒性甚小(>250μg/ml显示毒性),主要外用于疱疹病毒感染的皮肤及黏膜。本品尚可抑制艾滋病病毒转录酶,曾试用于并发鼻炎、肺炎、结肠炎或食管炎的艾滋病病人,有一定的疗效。用于艾滋病、疱疹病毒Ⅰ型感染症及乙型肝炎。

【用法用量】 艾滋病,230mg/d。疱疹病毒Ⅰ型感染症,3%乳膏或胶冻局部外用,一般成年人可经中心静脉给药,或以5%葡萄糖注射液稀释至12mg/ml或更低浓度经周围静脉给药。初始量按20mg/kg静脉滴注30min,尔后视肾功能调节滴速,推荐疗程为2～3周,尚无儿童用药经验,乙型、丙型肝炎:每次250mg,2h内静脉滴完,2/d,疗程28d。

【不良反应】 血钙减少、肾功能损伤、低血糖、癫痫发作及血清蛋白浓度降低。若未稀释周围静脉给药可致血栓性静脉炎。此外尚有头痛、恶心、呕吐、乏力、皮疹。

【制剂规格】 等渗输液剂:25mg/ml,每瓶500ml。

齐多拉米双夫定(Zidovudine/Lamivudine、Combivir)[保乙]

【作用特点与用途】 参见齐多夫定和拉米夫定。两者合用的特点是降低

HIV-1 的病毒量,增加 CD4$^+$ 细胞数,能显著降低疾病进展的危险率和死亡率。肾功能不全应分别调整两者的剂量(宜分别处方调整)。拉米夫定主要由尿液排泄,肝病患者除重症外,一般不必调整剂量,但对齐多夫定则应调节剂量,并分别处方给药。用于 HIV 感染的成年人及 12 岁以上儿童。12 岁以下儿童禁用。

【用法用量】 可与或不与食物同服,每次 1 片,2/d。

【注意事项】 参阅齐多夫定和拉米夫定。

【制剂规格】 片剂:每片含齐多夫定 300mg,拉米夫定 150mg。

阿巴卡韦/拉米夫定/齐多夫定(三协维、Abacavir/Lamivudine/Zidovudine、Trizivir)

【作用特点与用途】 阿巴卡韦是一个新型碳环 2′-脱氧鸟苷类药物,口服吸收完全,为前体药物,在体内代谢为活性三磷酸酯、竞争性抑制 dGTP 结合进行核酸链接;并阻断碱基的加入,终止 DNA 链延长,从而抑制 HIV DNA 的合成。阿巴卡韦、拉米夫定和齐多夫定合用抗 HIV 呈协同作用。建议在治疗初期采用单独阿巴卡韦、拉米夫定、齐多夫定治疗 6～8 周。选择本固定的复方制剂应主要依据其预计的益处与 3 种药相关危险,而不仅仅取决于简单的适用标准。本品的疗效可以用首次接受用药者和经过中度抗反转录病毒治疗的非进展期病人的疗效来考虑。高病毒载量(每毫升＞10 万拷贝)患者比较适宜选用本品。艾滋病及 HIV-1 感染者。体重不足 40kg 者不宜用,老人慎用。

【用法用量】 18 岁以上成年人口服:每次 1 片,2/d。本品不宜用于体重不足 40kg 的成年人和青少年,因本品为不能减量的固定片剂;也不宜与食物同服。单用阿巴卡韦成年人 300mg,2/d;3 月龄至 16 岁者 8mg/kg,2/d。

【注意事项】 ①参阅拉米夫定、齐多夫定。②中、重度肝损伤病人、肾功能减退者、已对本品任何成分过敏者、中性粒细胞减低者禁用。③同时感染乙型肝炎病毒的患者停用拉米夫定后,可能发生病情反跳,尤其是失代偿性肝病的病人,可导致严重后果;因此,感染 HBV 者一旦停用本品,必须定期同时监测肝功能和 HBV 复制的标志物。④孕妇用药应权衡利弊,停止授乳。

【制剂规格】 三协维片剂:每片含阿巴卡韦 300mg,拉米夫定 150mg,齐多夫定 300mg。阿巴卡韦片:30mg(以盐基计);口服液:20mg/ml。

扎西他滨(双去氧胞嘧啶核苷、Zalcitabine)

【作用特点与用途】 为核苷类反转录酶抑制药。化学成分为二硫卡钠,可抑制 HIV 复制,增强抗 HIV 感染的免疫力。但最新研究提示,该药并无免疫调节作用。其生物利用度＞80％,与食物同服可降低生物利用度 14％,主要经肾从尿中排出。用于抗 HIV 感染,常与其他抗 HIV 药联用。

【用法用量】　口服:每次 0.75mg,3/d。肾功能不全时调整剂量。

【不良反应】【注意事项】　①可出现口腔食管溃疡、胰腺炎、肝炎、恶心、呕吐、腹部不适、末梢神经炎、皮疹等。②服用本药期间禁止饮酒。

【制剂规格】　片剂:0.375mg,0.75mg。

依非韦伦(施多宁、Efavirenz)

【作用特点与用途】　本品为人免疫缺陷病毒-1(HIV-1)的选择性非核苷反转录酶非竞争性抑制药,作用于模板、引物或三磷腺苷竞争性抑制作用。用于与其他抗病毒药物联合治疗 HIV-1 感染的成人、青少年和儿童。

【用法用量】　成人口服:与蛋白酶抑制药和(或)核苷类逆转录酶抑制药(NRTIs)合用的推荐剂量为 600mg,1/d,可与食物同服或另服。为改善对神经系统不良反应的耐受性,在治疗 2～4 周及持续出现不良反应的患者,宜睡前服用。服药前须仔细阅读说明书。

【不良反应】【注意事项】　①中、重度不良反应有皮疹、头晕或头痛、恶心、乏力。②较少见的不良反应有过敏反应、协调异常、共济失调、神经紊乱、昏迷、眩晕、呕吐、腹泻、肝炎、注意力不集中、失眠、焦虑、多梦、困倦、抑郁、思维异常、兴奋、健忘、精神错乱、情绪不稳、欣快、幻觉等精神症状。③尚有个案报道为神经衰弱、妄想症、惊厥、瘙痒症、腹痛、视物模糊、男性乳房发育、肝功能衰竭等。④罕见重度抑郁、自杀倾向、非致命性自杀企图、攻击行为、偏执和躁狂等精神症状。

【制剂规格】　片剂:600mg。

拉替拉韦钾(艾生特、Raltegravit Potassium、Isentress)

【作用特点与用途】【用法用量】　　本品可抑制艾滋病病毒(HIV)整合酶的催化活性,这是一种抑制 HIV 复制所必需的 HIV-编码酶。抑制整合酶可防止感染早期 HIV 基因组共价插入或整合到宿主细胞基因组上。整合失败的 HIV 基因组无法引导生成新的感染病毒颗粒,因此抑制整合可预防病毒传播。拉替拉韦钾对包括 DNA 聚合酶 α、β 和 γ 在内的人体磷酸转移酶无明显抑制作用。临床用于与其他抗反转录病毒药物联合使用,用于治疗人免疫缺陷病毒(HIV-1)感染。

【用法用量】　用于 HIV-Ⅰ感染者时,口服每次 400mg,2/d,餐前、后服用均可;应与其他抗 HIV 药物联合应用。

【不良反应】【注意事项】　①严重不良事件:临床试验报道了与药物相关的严重事件有胃炎、肝炎、肾衰、生殖器疱疹、意外用药过量。②其他不良反应有腹泻、头痛;室性期前收缩、眩晕、恶心、腹胀或痛、消化不良、食管反流病、口干、嗳气、上腹不适;衰弱、疲乏;发热、寒战、面部水肿、外周性水肿;疱疹、糖代谢紊乱;关节痛、肌痛、背痛、骨质疏松症、多关节炎、感染异常、嗜睡、震颤、肾石病、夜尿症、尿频、肾衰、肾间质性肾炎(TIN);鼻出血;获得性脂肪营养不良、皮疹、多汗症、痤疮性皮炎等、红斑、皮肤干燥症、瘙痒等。③免疫重建综合征。④服用前仔细阅读药品说明书。

【制剂规格】　薄膜衣片:400mg。亦有复方阿达唑片[保甲]。

富马酸替诺福韦二吡呋酯(韦瑞德、Viread、Tenofovir Disoproxil Fumarate)

【作用特点与用途】　本品是一种单磷酸腺苷的开环核苷膦化二酯结构类似物。经口服后在人体内先水解成替诺法韦(替诺福韦,Tenofovir),即链末端终止剂,能抑制反转录酶和 HBV 反转录酶的活性。临床用于抗艾滋病病毒(HIV-1)感染和慢性乙肝病毒(HBV)感染引起的慢性乙型肝炎。

【用法用量】　成人和 12 岁及 12 岁以上儿童患者(35kg 或以上)推荐剂量:①对 HIV-1 或慢性乙肝的治疗;剂量为 1 片(300mg),每日 1 次,口服,空腹或与食物同时服用。②肌酐清除率 30～49ml/min 者,口服 300mg,每 48 小时 1 次。③肌酐清除率 10～29ml/min 者,口服 300mg,每 3～4 天服 1 次。④血液透析患者口服 300mg,每 7 天服 1 次。本品应当在完成透析后给药。

【不良反应】【注意事项】　①最常见不良反应(10%以上)有皮疹、腹泻、头痛、疼痛、抑郁、衰弱和恶心等。②不常见不良反应尚有头晕、乏力、鼻咽炎、背痛、临床检查值异常如肌酸激酶、尿糖、乳酸中毒、严重肝大伴脂肪变性、乙肝恶化(多在中断治疗后)、肾功能损害、骨矿物质密度下降等。③本品在美国妊娠分级 B 类。④治疗引发氨基酸突变。⑤用药前仔细阅读药品使用说明书。

【制剂规格】　片剂:300mg。

第4章 抗寄生虫及厌氧菌药

人体寄生虫一般指的是肠虫,如蛔虫、蛲虫、钩虫、鞭虫及绦虫等;尚有疟原虫、阿米巴原虫、血吸虫、肺吸虫、华支睾吸虫、姜片虫、丝虫,以及引起黑热病的杜氏利什曼原虫等,有的寄生虫在全国范围内已基本被消灭。为此,本章只将对常见寄生虫病有较好疗效且兼有抗厌氧菌的新特药进行论述。

一、驱肠(蛔)虫及广谱驱虫药

目前临床应用的驱虫药主要为咪唑类。已有报道四咪唑和左旋咪唑致迟发性脑病(俗称"脑炎")达4.85万人,而其他咪唑类驱虫药也值得高度怀疑[1]。下述药品项下虽未提及"脑炎"的情况,但应引起注意。

阿苯达唑(肠虫清、Albendazole、Zentel)[保乙][典]

【作用特点与用途】 本品是继甲苯咪唑之后研制成功的又一苯骈咪唑类驱虫药,具有广谱、跨纲、高效及低毒的特点,是当前最好的驱虫药之一。本品在体内迅速代谢为丙硫唑砜和亚砜,抑制虫体对葡萄糖的摄取,导致虫体糖原耗竭;抑制延胡索酸还原酶系统,阻碍ATP(三磷腺苷)的生成,致使虫体失去能量供应而不能生存和发育。本品对肠道寄生虫的驱杀作用基本同甲苯咪唑,但由于本品及其活性代谢物口服后吸收迅速,血药浓度比口服甲苯咪唑后高出约100倍,肝和肺等组织中均能达到相当高的浓度,并能进入棘球囊内,因此,对肠道外寄生虫病也有较好疗效,为甲苯咪唑所不及。本品口服后吸收迅速,血药浓度达峰时间 $2.5\sim3h$, $t_{1/2}$ $8.5h$。体内分布广泛,而以肝和肾中分布较多。24h几乎全部代谢后由尿排出。连续给药时,血药浓度平稳。适用于驱蛔虫、蛲虫、钩虫、鞭虫及粪类圆线虫等肠道寄生虫病,也可用于家畜的驱虫。临床观察556例,证明驱钩虫、蛔虫、蛲虫及鞭虫虫卵转阴率分别为

---

[1] 郑荣远,等.浙江省温州市的"脑炎"病因探索Ⅰ～Ⅲ.药物流行病学杂志,1993,2(4):157

100%、96.4%、98.9%、70%。本品尚可用于治疗各类型的囊虫病如脑型、皮肌型，显效率为 80% 以上，用于治疗旋毛虫病，总有效率达 100%，疗效优于甲苯咪唑。

【用法用量】　口服：成年人驱钩虫，第 1 次服 400mg，10d 后重复给药 1 次。驱蛔虫、蛲虫及鞭虫，400mg 顿服。其他寄生虫如粪类圆线虫等，400mg/d，连服 6d，必要时重复给药 1 次。12 岁以下儿童，用量减半，服法同成年人，或遵医嘱。

治疗囊虫病：15～20mg/(kg·d)，分 2 次服用。10d 为 1 个疗程。停药 15～20d 后，可进行第 2 个疗程治疗，一般为 2～3 个疗程。必要时可重复治疗。

【不良反应】　每日服 400mg 者，20%～30% 可见口干、乏力、头晕、思睡、头痛、食欲缺乏、恶心、腹痛、腹泻及腹胀等，但均较轻微，常在数小时内自行缓解，不必停药。每日服 800mg 者，初期有 30% 的病人白细胞减少，治疗后 5～6 个月大多数恢复正常。少数人转氨酶升高，但于 1～2 周恢复正常。

【禁忌证】　本品有胚胎毒和致畸作用，孕妇和 2 岁以下儿童忌用。急性病、蛋白尿、化脓性或弥漫性皮炎、癫痫等病人不宜用。

【注意事项】　①有严重肝、肾、心脏功能不全及活动性溃疡病者慎用；②少数病人服药后 3～10d 才出现驱虫效果；③在治疗囊虫病过程中，部分病人出现不同程度的头晕、头痛、发热及荨麻疹等反应，反应程序与囊虫数量、寄生虫部位及机体反应性有关。重度感染者必须住院治疗，进行脑脊液及眼底检查，并密切观察。必要时可酌情给予地塞米松及 20% 的甘露醇。对于皮肌型囊虫病无须处理。

【制剂规格】　片剂、胶囊剂：200mg。

复方甲苯咪唑(速效肠虫净、Compound Mebendazole)[保乙]

【作用特点与用途】　本品系由甲苯咪唑和盐酸左旋咪唑组成的复方口服片剂。甲苯咪唑为一新型广谱、高效驱虫药，能直接作用于蠕虫的肠细胞，阻碍寄生虫肠细胞中毛细管系统的活动，并破坏一般细胞内的功能，尤其是能妨碍寄生虫排泄分泌物和吸收营养，抑制对葡萄糖的摄取，结果导致糖原耗竭和三磷腺苷缺乏，使寄生虫的肠管发生不可逆的变质及营养缺乏性死亡，且能抑制虫卵发育。但因吸收少，作用慢，偶见引起驱虫骚动、游走而导致吐虫。

盐酸左旋咪唑能抑制蠕虫肌肉中琥珀酸脱氢酶的活性，阻断延胡索酸还原酶系统的作用，使虫体麻痹随肠蠕动而排出体外，故作用较甲苯咪唑迅速，但需服用较大剂量，并可能出现头痛、眩晕及胃肠功能障碍等不良反应。

将上述两药配伍用于驱虫,其效力大为增强,且可消除单用甲苯咪唑吐虫的不良反应,同时又减少了盐酸左旋咪唑的剂量和不良反应,使排虫时间集中和提前,确保驱虫效果。用于蛲虫、蛔虫、钩虫及鞭虫病等。

【用法用量】 口服:驱蛲虫,1 片顿服,未达到根除目的时,宜在用药后 2 周或 4 周重复用药 1 次。驱蛔虫,2 片顿服。驱钩虫和蛔虫、钩虫及鞭虫混合感染,每次 1 片,2/d,连服 3d。成年人及 4 岁以上儿童按上述剂量,4 岁以下遵医嘱。服药期间不服泻药,不忌饮食。孕妇忌用,2 岁以下儿童慎用。外用乳膏驱虫遵医嘱。

【不良反应】 除个别病人有轻度腹痛和腹泻外,未见明显的不良反应。

【制剂规格】 片剂:每片含甲苯咪唑 100mg,盐酸左旋咪唑 25mg。复方甲苯咪唑乳膏(海蜜克):每支含甲苯咪唑 0.15g,盐酸左旋咪唑 0.1g。涂腹部驱虫。

奥苯达唑(丙氧咪唑、Oxibendazole)

【作用特点与用途】 本品为广谱驱肠虫药。对蛔虫、钩虫和鞭虫均有明显作用。与其他驱钩虫药比较,本品不但对十二指肠钩虫疗效较好,而且对美洲钩虫也有较好疗效。二日和三日疗法的虫卵转阴率可达 56%～100%。一般驱虫药物对鞭虫疗效较差,奥克太尔驱鞭虫时虫卵转阴率虽可达 70%,但对钩虫和蛔虫无效,而本品不仅对钩虫和蛔虫有效,而且驱鞭虫的疗效也可达 70%左右。

【用法用量】 口服:驱蛔虫、钩虫及鞭虫,10mg/(kg·d),半空腹一次口服,连用 3d。

【注意事项】 不良反应多为乏力及头晕,程度轻微,持续时间短暂,一般无须处理。不影响肝、肾功能及血常规,对心率亦无明显影响。

【制剂规格】 片剂、胶囊剂:100mg。

芬苯达唑(硫苯达唑、Fenbendazole)

【作用特点与用途】 作用机制同阿苯达唑。强效广谱杀蠕虫药。治疗蛔虫、钩虫、蛲虫与鞭虫病有良效,但对粪类圆线虫无效。

【用法用量】 ①治疗蛔、钩虫病,成年人 1g,顿服;或 0.5g,早晚各服 1 次。②治疗蛲虫病,成年人每次 100mg,每 12 小时 1 次,共 2 次。③治疗鞭虫病和绦虫病,每次 0.5g,2/d,连服 3d。④治疗内脏蠕蚴移行症,每次 0.5g,2/d,连服 10d。⑤治疗棘球蚴病,每次 750mg,2/d,连服 42d,饭后服。

【不良反应】【注意事项】 ①人畜对本品耐受良好,但注意虫体被杀死后释放出大量异体蛋白,可引起过敏反应。②参阅阿苯达唑。

【制剂规格】　片剂:0.1g。

环苯达唑(环苯咪唑、Ciclobendazole)

【作用特点与用途】　广谱抗肠虫药,作用机制同阿苯达唑。用于治疗蛔虫、钩虫、鞭虫病(感染)。t_{max} 2~3h,$t_{1/2\beta}$ 为 7~8h。

【用法用量】　口服:100~200mg,1~2/d,连服 2~4d。

【不良反应】【注意事项】　①参阅阿苯达唑;②可有腹部不适、轻微头昏等不良反应。

【制剂规格】　片剂:100mg。

氟苯达唑(氟苯咪唑、Flubendazole)

【作用特点与用途】　系甲苯达唑含氟衍生物,作用机制同甲苯达唑。无致畸性,但对鞭虫病疗效不如甲苯达唑。主要用于治疗蛔虫、钩虫、鞭虫、蛲虫、绦虫、棘球蚴、囊尾蚴感染(病)。亦可用于粪类圆线虫、盘尾丝虫、华支睾吸虫、后睾吸虫等蠕虫感染。本品在肠道几无吸收,3d 内可有原药的 80% 从粪便排出。

【用法用量】　①驱蛔、钩、鞭、蛲虫:口服每次 100mg,2/d,连服 4d。②驱绦虫,口服每次 200mg,2/d,连服 3d。③治疗棘球蚴病和脑囊虫病:口服 40~50mg/kg,2/d,连服 10d。④治疗华支睾吸虫病:口服 6g/d,连服 7d;未愈者可 2g/d,再服 7d。⑤治疗异性吸虫病及后睾吸虫病:口服 1g/d,连服 7d 为 1 个疗程,可用 2~3 个疗程。

【不良反应】【注意事项】　①参阅甲苯达唑或阿苯达唑;②偶有胃肠反应,但因吸收极少,故患者耐受好,不良反应少。

【制剂规格】　片剂:100mg。

碘二噻宁(碘化噻唑青胺、Dithazanint Iodiode)

【作用特点与用途】　抑制肠虫需氧代谢和糖酵解。广谱驱虫,但对鞭虫杀灭力最强,故主要用于驱(治疗)鞭虫病。

【用法用量】　口服:每次 0.2g,3/d。小儿 45mg/(kg·d),分 3 次服。最大剂量不超过 0.6g/d,5~10d 为 1 个疗程。

【注意事项】　①可有胃肠道反应;②粪便可被染成蓝色;③碘过敏者忌用。

【制剂规格】　片剂:0.2g。

噻苯达唑(噻苯唑、Tiabendazole)[典]

【作用特点与用途】 广谱驱虫药。对粪类圆线虫、各种螨虫、蛲虫、钩虫、蛔虫、旋毛虫均有作用。低浓度时对幼虫有杀灭作用。能杀灭小肠旋毛虫成虫,使之不再排出蚴虫。对组织内蚴虫也有一定杀灭作用。t_{max} $1\sim2h$,可从粪、尿和乳汁中排出。用于粪类圆线虫、蛲虫、钩虫、鞭虫、蛔虫病及皮肤蚴虫移行症等。以及旋毛虫病肠内期。

【用法用量】 ①粪类圆线虫病:按体重 25mg/kg,2/d,3d 为 1 个疗程,对播散性粪类圆线虫病,可连服 5d。②旋毛虫病,按体重 25mg/kg,2/d,$5\sim7d$ 为 1 个疗程,必要时间隔数日再重复 1 个疗程。③钩虫、蛔虫、蛲虫病,按体重 25mg/kg,2/d,2d 为 1 个疗程。1 次量不超过 1.5g,每日总量不超过 3g;必要时间隔 1 周可重复 1 个疗程。

【不良反应】【注意事项】 不良反应发生率 5%～30%,多在服药后 3～4h 出现厌食、恶心、呕吐、眩晕、上腹不适;较常见腹泻、瘙痒、疲倦、嗜睡、手足发麻、头昏、头痛、耳鸣、高血糖、脉搏徐缓、低血压、虚脱、暂时性肝功能异常;少见发热、脸潮红、结膜充血、血管神经性水肿、淋巴结肿、皮疹;偶见幻视、嗅觉障碍、重症多发性红斑、尿结晶、暂时性白细胞减少及肝内胆汁淤积。

【制剂规格】 片剂:0.25g。

双硫氰苯(苯硫氰、Bitoscanate)

【作用特点与用途】 口服被肠道吸收一部分,t_{max} 为 16～24h,且在钩虫体内有较高浓度,是通过宿主血液或经过蠕虫表面弥散进入虫体,对成虫或移行的蚴虫均有作用,并可影响幼虫的发育。本品主要分布于血液和肝、肺等器官;从粪中排出约占 85%,从尿中排出约占 11%,从呼吸排出约 0.01%;$t_{1/2\beta}$ 为 26h。主要用于钩虫病(感染)。

【用法用量】 口服:每次 0.1g,每 12 小时 2 次,共 2 次;或每 12 小时 1 次,共 3 次。

【不良反应】【注意事项】 有可耐受的恶心、呕吐、头痛等反应。

【制剂规格】 片剂:100mg。

司替碘铵(驱蛲净、Stibazine Iodide)

【作用特点与用途】 季铵类驱蛲虫药,其疗效优于哌嗪。治蛲虫病。

【用法用量】 按体重 10mg/kg,顿服;或 5mg/(kg·d),连服 3d(3 日疗法)。

【不良反应】【注意事项】 可有眩晕、恶心、呕吐、腹部不适等反应;服药后大便呈红色。

【制剂规格】 肠溶片:50mg。

双羟萘酸噻嘧啶(噻嘧啶、Pyrantel Pamoate) [保乙][典]

【作用特点与用途】 本品为去极化神经肌肉阻滞药,有烟碱样活性,能使蛔虫痉挛,并抑制胆碱酯酶;可使虫体单个细胞去极化,锋电位发生频率增加,肌张力增高,使虫体失去自主活动。与哌嗪不同的是其作用快,虫体先显著收缩,其后麻痹不动(痉挛性收缩或收缩性麻痹)。口服后 1～3h,血药浓度达峰值,1 次口服 11mg/kg 时,血药峰值为 0.05～0.13μg/ml。粪中原型药排出率 50%～75%,胆汁及尿中排出仅 7%。用于蛔虫、蛲虫、十二指肠钩虫感染。

【用法用量】 口服:①蛔虫病:10mg/(kg·d),连服 2d;②钩虫病,同上,连服 3d;③蛲虫病,10mg/(kg·d),睡前顿服,共 7d。

【不良反应】 大剂量可有恶心、呕吐、食欲缺乏、腹痛、腹泻等,偶有头痛、头晕、嗜睡、胸闷、皮疹及门冬氨酸转氨酶升高。

【注意事项】 ①孕妇及 1 岁以下儿童禁用;②肝功能不全者禁用;③严重溃疡、肾病者慎用;④营养不良,贫血者应先给予支持疗法,然后再用本品。

【制剂规格】 片剂:0.3g(相当于噻嘧啶 1.04g)、0.36g(相当于噻嘧啶 0.125g);宝塔糖:0.2g;颗粒剂:每 1g 含双羟噻嘧啶 0.15g。

伊维菌素(Ivermectin、Stromectol)

【作用特点与用途】 本品是一个大环内酯,能使氯离子穿过系膜汇集起来,从而造成多种线虫及节肢动物麻痹,对人类蟠尾丝虫病几乎都有效,并能治疗大多数其他丝虫(班氏丝虫、Brugia malayi 及罗阿丝虫、奥氏曼森幼线虫)所致疾病,但对培氏曼森线虫无效。本品尚对人拟圆虫病皮肤移行性幼虫疹有很好的治疗效果。对蛔虫、鞭虫、蛲虫的作用与目前常用药物作用相当,对钩虫仅有部分作用。初步研究表明,本品对螨虫、虱感染有效。口服可被吸收,几乎完全从粪便排泄。口服后 4h 达血药峰浓度,$t_{1/2\alpha}$ 约 12h,$t_{1/2\beta}$ 约 3d。生物利用度约 50%。目前临床多用片剂,剂量为 150～200μg/kg,血浆浓度接近 50μg/L。另有资料报道,$t_{1/2\beta}$ 为 28h,V_d 46.9L,血浆蛋白结合率 93%,口服清除率 1.2g/h。用于驱除肠道寄生虫。

【用法用量】 口服:①驱蛔虫,50～200μg/kg,每周 1 次,连用 4 次,100% 有效;②粪类圆虫病:200μg/kg,间隔 2 周重复 1 次,有效率 90%～95%,少数病人(10% 以下)出现轻微不良反应;③蛲虫病:50～200μg/kg,每周 1 次,连用

4次,治愈率达 85%,且无不良反应;④鞭虫病:400μg/kg,连用 2d,100% 治愈,而用 50～200μg/kg,只有 55% 的病人治愈;⑤钩虫病:50～400μg/kg,1 个月仅治愈 20%,故不推荐用本品治疗。

【不良反应】 少数人有轻微发热、眩晕、全身无力,个别病人出现体位性低血压。

【制剂规格】 片剂:2.5mg,5mg。

二、驱肠(绦)虫及广谱驱虫药

鹤草酚(Agrimophol)

【作用特点与用途】 系蔷薇科仙鹤草根芽的提取物。①驱绦虫:由本品 10^{-5}～10^{-4} 浓度溶液对猪肉绦虫、牛肉绦虫、短膜壳绦虫及莫氏绦虫均有直接杀灭作用,对成虫作用比幼虫更为敏感。与同浓度的氯硝柳胺相比,本品作用较快、较强,且对头节、颈节及体链均有直接毒杀作用,能迅速穿透绦虫体壁,使虫体痉挛致死。生化试验表明,本品能持久而显著地抑制虫体细胞代谢,切断维持生命的能量供应,导致虫体死亡。②驱蛔虫:有明显兴奋作用,故与蛔虫混合感染时,应先驱蛔虫。③抗血吸虫:以小鼠及狗实验表明本品均有较强的抗血吸虫作用,与硝唑咪合用对宿主毒性无明显增加。用于绦虫、滴虫及血吸虫感染。

【用法用量】 口服:成年人 0.7～0.8g/d,小儿则 25mg/kg。对牛肉绦虫,成年人 1.2g/d,清晨空腹 1 次顿服,凉开水送下,当日早餐禁食,1.5h 后服泻药导泻。另外尚可用于短膜壳绦虫病、滴虫性肠炎及血吸虫病。

【不良反应】 偶见恶心、呕吐、头晕及冷汗,或服药半个月后有一过性腹泻症状,偶可导致虚脱反应。

【禁忌证】 油类、酒及蓖麻油可增加其毒性,服药期间忌食油腻及饮酒,避免用蓖麻油导泻。

【注意事项】 ①有蛔虫混合感染者应先驱蛔虫,以免服用本品时引起蛔虫兴奋游窜,导致肠痉挛或蛔虫钻胆等意外。②导泻药宜选用硫酸镁、硫酸钠、酚酞、多库酯钠或番泻叶。但对于年老体弱、小儿营养不良或心脏病病人应特别小心谨慎。

注:驱绦虫药尚有双氯酚(Dichlorophen)、己二酸哌嗪、莫仑太尔及噻乙吡啶等。

氯硝柳胺（Niclosamide）[保乙][典]

【作用特点与用途】 能抑制绦虫细胞内线粒体的氧化磷酸过程,使吸收葡萄糖受阻而蜕变。口服不易吸收,在人肠中保持高浓度,可杀死绦虫的头节和近段。临床上用以驱除牛、猪绦虫和短膜壳绦虫,效力比槟榔、南瓜子显著。尚可杀灭钉螺、血吸虫尾虫尾蚴、毛蚴。

【用法用量】 ①抗牛、猪绦虫:1 次嚼碎吞服 1g,隔 1h 1 次,共 2 次。②抗短膜壳绦虫,首日首次服 1g,隔 1h 再服 1g;第 2 日起每日 1 次 1g,连服 6～8d,均嚼碎服,少喝水,使药物在小肠上段呈高浓度杀虫效果。③第 2 次服药后 2h 需服硫酸镁导泻,以排出死去的成虫。

【不良反应】【注意事项】 ①服药前需加服镇吐药(甲氧氯普胺);②可有头晕、胸闷、腹部不适、疼痛、发热、瘙痒。

【制剂规格】 片剂:0.5g。

三、驱 鞭 虫 药

奥克太尔（酚嘧啶、Oxantel）

【作用特点与用途】 本品是一种较好的驱鞭虫新药。动物急性及亚急性毒性试验证明,无明显毒性反应。国内应用本品的不同剂量治疗鞭虫病病人423 例,虫卵转阴率可达 70%,疗效高于甲苯咪唑。

【用法用量】 口服:总量为 20mg/kg,分 3 次服,1/d,半空腹服下。

【注意事项】 服药后少数病人有轻度头晕、恶心、腹痛及腹部不适感,多在服药后 5～8h 出现,短时间(2～3h)后可自行消失。个别病人有较轻的心电图变化,亦可自行恢复。孕妇及心脏病病人忌用。

【制剂规格】 片剂:100mg,350mg。

四、驱 蛲 虫 药

吡维氯铵（扑蛲灵、Pyrvinium）

【作用特点与用途】 本品具有杀蛲虫作用。可干扰肠虫的呼吸酶系统,抑制需氧呼吸,并阻碍肠虫对葡萄糖的吸收,影响虫体的生长和繁殖。为治疗蛲虫的首选药。

【用法用量】 口服:儿童 5mg/kg(按本品盐基计),总量不超过 0.25g,成年人 0.25~0.3g,睡前一次服。为防止复发,可间隔 2~3 周再服 2 或 3 次。

【不良反应】 偶有恶心、呕吐、肌痉挛、腹痛、腹泻和荨麻疹等不良反应。

【注意事项】 本品可将粪便染成红色,应事先告诉病人。胃肠道有炎症时不宜用,以免增加吸收而引起严重反应。

【制剂规格】 片剂:50mg(盐基)。

恩波吡维铵(扑蛲灵、Pyrvinium Embonate)

【作用特点与用途】 杀蛲虫药。干扰蛲虫呼吸系统,抑制需氧呼吸,阻碍虫体吸收葡萄糖,影响虫体的生长和繁殖。

【用法用量】 儿童按 5mg/kg,总量不超过 0.25g;成年人按 0.25~0.3g,睡前 1 次服。为避免复发,可间隔 2~3 周再服 2~3 次。

【注意事项】 ①偶有胃肠反应和荨麻疹;②可将粪便染成红色。

【制剂规格】 片剂:50mg。

五、抗丝虫药

丝虫病为丝虫寄生于人体淋巴系统所引起,临床症状有淋巴管炎、乳糜尿及象皮肿等。病人是传染源。成虫产生的微丝蚴,通过蚊的吸血活动传播。常用抗丝虫药有乙胺嗪、呋喃嘧酮及卡巴肿等。

呋喃嘧酮(Furapyrimidone)

【作用特点与用途】 本品为一抗丝虫的化学合成新药。对棉鼠丝虫成虫和微丝蚴均有较强作用,且对成虫作用更优。小鼠口服的 LD_{50} 为 (243 ± 31) mg/kg。临床试用证明,对班氏丝虫的微丝蚴和成虫均有一定的作用。抗丝虫病优于乙胺嗪。用于班氏丝虫病及马来丝虫病。

【用法用量】 口服:总剂量 140mg/kg 或 20~50mg/(kg·d),疗程 6~7d。每日剂量分 2 或 3 次,饭后 30~60min 服用。

【不良反应】 本品可引起头痛、乏力、关节痛、恶心及呕吐等不良反应。主要由于药物消灭大量丝虫(尤其是马来丝虫)后释出异性蛋白,尚可引起畏寒、发热、皮疹、关节肌肉酸痛及哮喘等过敏反应,严重者可给予复方阿司匹林片及抗过敏药。停药或对症处理后症状可显著减轻或消失。不良反应以发热和消化道症状较多。发热一般出现在服药 3d 后,热程多为 2~3d,消化道症状为恶心、呕吐及食欲减退等。少数病例有四肢轻麻、皮疹、心悸及胸闷,也有转氨酶轻微上升者,个别病例心电图有 T 波变化。

【注意事项】 ①几天后由于成虫死亡,尚可出现局部淋巴腺炎及淋巴管炎;②若有蛔虫混合感染,在用本品前,应先驱蛔虫,以免引起胆道蛔虫病。

【制剂规格】 肠溶片:50mg,100mg。

乙胺嗪(海群生、Diethylcarbamazine)[保乙][典]

【作用特点与用途】 对丝虫成虫(除盘尾丝虫外)及微丝蚴均有杀灭作用,可使易感微丝蚴肌肉被抑制(麻痹),并改变微丝蚴体表膜;但对成虫的杀灭机制不详。口服易吸收,t_{max} 1~2h,体内分布均匀、蓄积少,$t_{1/2}$ 约 8h,主要由肾排泄。用于班氏丝虫、马来丝虫、罗阿丝虫感染及盘尾丝虫病。尚可用于热带嗜酸红细胞增多症、蛔虫病等。

【用法用量】 ①治疗班氏丝虫病及重症马来丝虫病总量 4.2g,7 日疗法,即每日服 0.6g,分 2~3 次服,7d 为 1 个疗程,间隔 1~2 个月后,可应用 2~3 个疗程。②治疗马来绦虫病:1~1.5g,夜间顿服,也可间歇服用 2~3 个疗程。③罗阿丝虫病,按 2mg/kg,3/d,连服 2~3 周;必要时间隔 3~4 周可复治。④盘丝尾蚴:按低于 0.5mg/kg,首日 1 次服,第 2 日 2 次,第 3 日增至 1mg/kg,口服 3 次。其他寄生虫已少用。

【不良反应】【注意事项】 可有较多的胃肠反应、神经系统反应;发热、皮疹、瘙痒;偶有过敏性喉头水肿、支气管痉挛、一过性蛋白尿、血尿、肝肾损害、淋巴系统炎症、精索炎、附睾炎,并出现结节。

【制剂规格】 片剂:50mg。

哌嗪(驱蛔灵、Piperazine)[保乙]

【作用特点与用途】 麻痹蛔虫肌肉,使蛔虫不能附着在宿主肠壁随粪便排出体外。用于肠蛔虫病、蛔虫所致的不全性肠梗阻和胆管蛔虫病绞痛的缓解期;尚可驱蛲虫。

【用法用量】 成年人驱蛔用枸橼酸哌嗪 25mg/kg;儿童 100~150mg/kg,最多不超过 3g,睡前顿服或分 1~2 次服,连服 2d。未驱净者可再服 1 次,或遵医嘱。成年人驱蛲虫每次 1~1.2g,2/d,连服 7~10d;儿童 60mg/(kg·d),每日总量不超过 2g,连服 7~10d。枸橼酸哌嗪遵医嘱。

【制剂规格】 枸橼酸哌嗪片:0.2g,0.5g。糖浆剂:100ml。磷酸哌嗪片:0.5g。

六、抗吸虫病药

吸虫病有血吸虫病、肺吸虫病、肝吸虫病等。本书在第 5 版"抗血吸虫病药"的基础上,特增加抗肺吸虫、抗肝吸虫病药等。

呋喃丙胺(Furapromide)

【作用特点与用途】 本品为硝基呋喃类非锑剂口服抗血吸虫病药。有干扰血吸虫糖代谢的作用,使其体肌及吸盘功能丧失,随血流进入肝脏而被包围消灭。对急性血吸虫病患者有特异性退热作用,但单用疗效较差。主要用于日本血吸虫病,也可用于姜片虫病和华支睾吸虫病。

【体内过程】 口服吸收快,经肠吸收后入肝脏,大部分迅速被代谢,代谢物和原药由尿排出,15min 即可从尿液中检出黄色呋喃丙胺及其代谢物,4～6h 排出量最多,12h 从尿中排泄殆尽。

【用法用量】 口服。①血吸虫病,60mg/(kg·d),最大剂量≤3g/d,分 3 次服,10d 为 1 个疗程。②姜片虫病:1～2g/d,分 2 次服,连服 3d。③华支睾吸虫病,首日服 1g,第 2 天服 2g,第 3 天后 3g/d,分次服,连服 14～20d。饭后服,多饮水可减轻胃肠道反应。

【不良反应】【注意事项】 ①治疗剂量内心肝肾损不明显。②可有食欲不振、恶心、呕吐等胃肠道症状;偶见便血、腓肠肌痉挛等。③少见精神经症状,如记忆力减退、情绪失常、行为异常。④有上消化道出血史、精神病史、癫痫病史、慢性肾炎、黄疸及肝功能减退者禁用。

【制剂规格】 片剂:0.125g。

酒石酸锑钾(Potassium Antimony Tartrate)

主要用于患者体质较好的慢性血吸虫病、晚期血吸虫病腹水消退且全身症状已好转、急性血吸虫病退热后的患者治疗。临床 20d 疗法:总剂量为 25mg/kg,分 20 次,每日静脉注射 1 次,注射 6d 后休息 1 次(日)。注射液用 5％葡萄糖糖注射液稀释。成人总剂量不超过 1.5g,女性不超过 1.3g。3 日疗法:总剂量为 12mg/kg,分成 6 次注射,每日注射 2 次(2 次间隔≥5h),注射液用葡萄糖注射液 20ml 稀释,至少用 10min 缓慢注射完毕。注射后卧床休息 2h,治疗完毕后需休息 3～5d。

【制剂规格】 注射液:0.1g/10ml。

次没食子酸锑钠(锑 273、Sodium Antimony Subgallate)

主要用于治疗慢性早期血吸虫病。治疗后大便虫卵转阴率在 70%以上。临床 10d 疗法:中速片的总量按 0.35g/kg;15d 疗效按 0.4g/kg(体重超过50kg 者仍按 50kg 计);小儿及老人应权衡利弊并调整剂量。由于中速片对胃肠刺激性大,故开始时先服适应片,适应片含少量锑 273,可轻微刺激胃肠道使其适应。在正式疗程开始前 1 天睡前及治疗当日早饭后,分别服适应片20mg(2 片)及 40mg(4 片)(其药量不计算在中速片的总量内)。中速片宜在饭后 3h 基本空腹时服,并只用少量温开水送服,以便保持药物较大有效浓度起效,宜早晚饭后 2~3h 服,且晚饭后服比早饭后服多 1~2 片,此时饮水量不限,缓释须遵医嘱。

【制剂规格】 适应片:0.12g(含锑 273 为 10mg)。中速片:0.3g(含锑273 为 0.2g)。缓释片:0.4g(含锑 273 为 0.2g)。

注:葡萄糖酸锑钠(斯锑钠)作用与用途与锑 273 相同,从略。

六氯对二甲苯(血防 846、血防乳干粉、Hexachloroparaxylene)

广谱抗寄生虫药。临床用于华支睾吸虫病、肺吸虫病、姜片虫病、阿米巴原虫、疟原虫、绦虫、钩虫、蛔虫、蛲虫感染,且均呈杀灭作用。目前临床主要用于吸虫病。①体质较好的血吸虫病慢性患者,有肝脾大但无明显压痛者,肝功能较好的晚期血吸虫病患者,口服滴丸 1/d,100mg/(kg·d)连服 7d。或服乳干粉 1/d,50mg/(kg·d)连服 7d。或服片剂按 80mg/(kg·d),每晚临睡前服,连服 10d 为 1 个疗程,总剂量 50g。体重超过 50kg 者均按 50kg 计算。1个疗程 6~12d。②姜片虫病:服片剂,50mg/kg,每晚 1 次顿服,服 1~2d。便秘病人给予轻泻药。

【制剂规格】 滴丸:为含油的 40%滴丸。片剂:0.25g。乳干粉:21g/100g。

奥沙尼奎(羟氯喹、羟氨喹、Oxamniquine)

为四氢喹啉衍生物,是用于治疗曼氏血吸虫病的主要药物,对曼氏血吸虫成虫及各期幼虫均有效。经奥沙尼奎作用后,雄虫最早出现实质组织疏松,并移行和滞留于肝内;雌虫则出现卵巢和卵黄腺退化,且残存的雌虫返回肠系膜静脉后不再排卵。口服治疗曼氏血吸虫病剂量为 250mg/d,分 3 次服;或每次80mg,3/d。

【制剂规格】 片剂:80mg。糖浆剂:0.5g/ml。

美曲磷酯(敌百虫、Metrifonate、Dipterex)

本品为胆碱酯酶有机磷抑制药。能抑制虫体内胆碱酯酶活性,使释放的乙酰胆碱不能及时分解破坏而大量蓄积,进而使虫体中毒,是有效的杀虫药。临床配合呋喃丙胺治疗日本血吸虫,可提高疗效,减轻不良反应。治疗日本血吸虫用肛栓剂量:0.2g 或 0.15g,连续肛塞 3d 同时服呋喃丙胺。或成人肌内注射 150mg(3mg/kg),以注射用水稀释,于服呋喃丙胺疗程第 2、4、6 天各注射 1 次,共 3 次。

【制剂规格】 栓剂:150mg,200mg。粉针剂:100mg。

硫氯酚(别丁、Bithionol)[保甲]

对肺吸虫囊蚴有明显杀灭作用。临床用于肺吸虫病、牛肉绦虫病、姜片虫病。口服:①治疗吸虫病,50~60mg/(kg·d),分 3 次服,隔日给药,疗程总量 30~45g。②治疗姜片虫病,睡前服 1 次 2~3g 即可。③治疗牛肉绦虫病,总剂量 50mg/kg,分 2 次服(间隔 30min),服完第 2 次后的 2~4h 服泻药(使绦虫头及节片排出体外)。

【制剂规格】 片剂、胶囊剂:0.25g,0.5g。

吡喹酮(Praziquantel、Pyquiton)[保甲][典][基]

【作用特点与用途】 本品为新型广谱抗寄生虫药。对日本血吸虫及绦虫、华支睾吸虫、肺吸虫、曼氏血吸虫及埃及血吸虫等均有杀灭作用。低浓度的吡喹酮(5ng/ml)可刺激血吸虫使其活动加强;较高浓度(1μg/ml)时虫体挛缩。本品对虫的糖代谢有明显的抑制作用。影响虫对葡萄糖的摄入,促进虫体内糖原的分解,使糖原明显减少或消失。口服后约 80% 自消化道迅速吸收,达峰浓度时间为 0.5~1h。体内分布以肝、肾及脂肪组织含量最高。在体内转化和排泄较快,主要经肝代谢,$t_{1/2}$ 为 1~1.5h。本品治疗血吸虫病的特点为剂量小(约为老药剂量的 1/10)、疗程短(由以往用药的 10~20d 缩短为 1~2d)、不良反应轻,并有较高的近期效果,在体内无蓄积作用。口服 1 次,4d 内排泄 80%,而 70% 在 24h 内随尿中排出。血吸虫病病人经本品治疗后半年粪检虫卵转阴率为 97.7%~99.4%。由于本品对尾蚴及毛蚴也有杀灭作用,故适应证较广。用于各种血吸虫病及预防尾蚴、毛蚴感染。尚可用于绦虫、华支睾吸虫、肺吸虫及其夹杂症、脑囊虫病等。

【用法用量】 口服:用于晚期和慢性血吸虫病,在轻感染区用 40mg/kg 顿服;中度感染区用总量 50mg/kg,1d 内 2 次分服;在重感染区用总量 70mg/

kg,1d 内 2 次分服。对急性血吸虫病用总量 120mg/kg,4～6 次分服。皮肤涂搽 1% 吡喹酮,12h 内对血吸虫有可靠的防护作用。

治疗脑囊虫病:20mg/(kg·d),体重>60kg 者以 60kg 计,分 3 次服,9d 为 1 个疗程,总量为 180mg/kg,疗程间隔 3～4 个月。用于治疗其他各种蠕虫病的剂量和用法,应遵医嘱。

【不良反应】　①在服首剂 1h 后可出现头晕、头痛、乏力、腹痛、关节酸痛、腰痛酸胀、腹胀、恶心、腹泻、失眠、多汗、肌束震颤及期前收缩等,一般不需处理。于停药数小时至 1～2d 内即消失。②成年病人服药后大多心率减慢,儿童则多数心率增快。③偶见心电图改变(房性或室性期前收缩、T 波压低等)、转氨酶升高及中毒性肝炎等。④可诱发精神失常及消化道出血;脑疝及过敏反应(皮疹、哮喘)等亦有所见。

【注意事项】　严重心、肝、肾病及有精神病史者慎用。

【制剂规格】　片剂:0.2g。

硝硫氰胺(硝硫氰酯、硝硫苯酯、Nithiocyanamine、Nitroscanate)

【作用特点与用途】　硝硫氰胺与硝硫氰酯,经各种动物实验与毒性试验,均证明有明显抗血吸虫作用,毒性较低。作用机制是干扰虫体三羧酸循环代谢,使虫体缺乏能量供应,最后导致虫体死亡。用于血吸虫病。

【用法用量】　口服:①硝硫氰胺治疗急性血吸虫病总剂量 10mg/kg,5 次分服,1/d;慢性剂量 7mg/kg,分 3 次服用,1/d;治疗钩虫病总剂量 0.2g,分 2 次服。②硝硫氰酯总剂量按 26mg/kg 计(以 60kg 体重为限),等量分为 3 剂,每日 1 剂,疗程 3d,装胶囊或用糯米纸包裹于晚饭后 0.5h 服用。

【不良反应】　主要不良反应有头晕、头痛、眩晕、步态不稳、腹胀、腹泻、恶心及呕吐等,一般服药第 2 天出现,1 周左右消失。少数病例有轻度黄疸,个别有心悸和期前收缩、皮疹和肌肉酸痛等。不良反应与硝硫氰胺大致相似但较轻。

【禁忌证】　精神病人禁用,有功能眩晕史者忌用。孕妇及哺乳期妇女禁用。

【注意事项】　肝炎病人、转氨酶升高者、大便多次孵化阴性者不宜用。

【制剂规格】　微粉胶囊剂:50mg。

七、抗滴虫、胆蛔虫、绦虫和原虫及厌氧菌感染药

甲硝唑(灭滴灵、Metronidazole)[保甲][典]

【作用特点与用途】　本品有强大的杀灭滴虫作用,为治疗阴道滴虫病的

首选药。对肠道及组织内阿米巴原虫也有杀灭作用,可用于治疗阿米巴痢疾和阿米巴肝脓肿,疗效与依米丁相仿。毒性小、疗效高、使用方便,适用范围广。近年来扩展用于抗厌氧菌感染。本品≤8μg/ml即能抑制厌氧菌,其最小抑制浓度和杀菌浓度几乎相同。对革兰阴性厌氧菌包括粪杆菌、梭杆菌属有显著抗菌活性;对某些革兰阳性菌包括梭状芽胞杆菌和敏感的真菌属有明显的抗菌作用;对一些革兰阳性厌氧球菌包括消化球菌、消化链球菌也有一定的敏感性。用于滴虫病、阿米巴病、贾第鞭毛虫病、厌氧菌感染、酒渣鼻、破伤风、疖疮、银屑病、口腔内感染和呼吸系统感染、消化系统感染及溃疡,尚可用于降血脂等。

【用法用量】　①治滴虫病:成年人每次200mg,3/d,另每晚以200mg栓剂放入阴道内,连用7～10d。为保证疗效,须男女同治。②治阿米巴病:成年人每次400～800mg,3/d,大剂量宜慎用,连用药5d。③治贾第鞭毛虫病:常用量每次400～800mg,3/d口服,连续用药5d。④治厌氧菌引起的产后盆腔感染、败血症及骨髓炎等:口服每次200～750mg,每8小时1次,也可静脉滴注。⑤治疗酒渣鼻:口服每次200mg,2～3/d。配合20%甲硝唑霜外搽,3/d,3周为1个疗程。⑥治疗疖疮:2.5%甲硝唑霜患部外搽。⑦治疗胃、十二指肠溃疡:每次250mg,每日3餐饭间及夜间睡前服用,持续用药1个月。经胃镜确诊愈合后,剂量可减半维持治疗,疗程应遵医嘱。⑧降血脂:第1周口服甲硝唑每次600mg,3/d,共服7d,第2周改为每次400mg,3/d,服3周。应遵医嘱。

静脉滴注成人和12岁以上儿童每次0.5g,1次8h,滴速5ml/min;单独使用或并用其他抗菌药(分开注射),到病情好转后改为口服,每次400mg,3/d,共7d;12岁以下儿童,用法同上,静脉滴注剂量为每次7.5mg/kg,口服每次3.7～7.5mg/kg,每8小时1次,疗程应超过10d,并加强临床和细菌学观察。

【不良反应】　①可见食欲缺乏、恶心及呕吐等反应,少数有腹泻,此外偶见头痛、失眠、皮疹及白细胞减少等。尚有少数病例有膀胱炎、排尿困难、肢体麻木及感觉异常,停药后可迅速恢复。②最近报道1例口服常规剂量出现阿-斯综合征,1例静脉滴注甲硝唑时突然死亡;对某些细菌有诱变性,动物实验有致癌及致突变反应,但一般认为对人致癌、致畸的危险性小,应保持警惕。

【禁忌证】　哺乳及妊娠3个月以内妇女、中枢神经疾病和血液病病人禁用。

【注意事项】　①出现运动失调及其他中枢神经症状时应停药。②服药期间应每日更换内裤,注意洗涤用具的消毒,防止重复感染。③连续治疗慢性感染应注意外周神经病变和肾损害,肾功能不全者剂量减半。④用药期间不应饮酒和含醇饮料,否则可引起双硫醒(醉酒硫)样反应。本品可抑制华法林的代谢,增加其抗凝血作用,合用时应注意。

【制剂规格】　注射液:0.5%100ml。片剂:200mg。霜剂:20%,2.5%,2%,10g。尚有医院各型制剂。

替硝唑(腹净、Tinidazole)[保乙]

【作用特点与用途】　本品系硝基咪唑类新药。与甲硝唑比较,具有疗效高、显效快、疗程短且不良反应少等特点,口服后血药浓度及生物利用度比甲硝唑高,半衰期长,连服 3d 即有显著疗效。口服制剂主要用于阿米巴病、贾第虫病、阴道滴虫病和厌氧菌感染的防治。注射剂则用于预防术后厌氧菌引起的感染,尤适合于胃肠道和女性生殖系统厌氧菌感染;对由类杆菌属、脆弱拟杆菌属、其他拟杆菌属、梭状芽胞菌属、消化球菌属、真杆菌、发酵链球菌、韦荣球菌属等厌氧菌引起的重度冠周炎、口腔间隙感染及败血症、鼻窦炎、肺炎、脓胸、肺脓肿、骨髓炎、腹膜炎及手术伤口感染、胃肠道和女性生殖系统感染等有良效。

【用法用量】　口服:片剂、胶囊剂治疗阿米巴病的常用剂量为成年人每次 0.5g,4/d 或每日 1 次服 2g,连服 3d;儿童 60mg/(kg·d),连服 3d;可获 85%～95%治愈率。治疗肝阿米巴病可每次 800mg,3/d,连服 5d,或 2g/d,连服 5d,治愈率可达 90%左右。治疗贾第虫病和阴道滴虫病均可一次顿服 2g,儿童按50～70mg/kg顿服,可获 90%左右治愈率。

注射剂用于预防术后厌氧菌感染,总量为 1.6g,分 2 次缓慢静脉滴注,第 1 次于术前 2～4h 静脉滴注,第 2 次为术中或术后 12～24h 静脉滴注;对于已发生的厌氧菌感染。每日 1 次缓慢静脉滴注 800mg,连用 5～6d,或遵医嘱。

【不良反应】　偶见不良反应,一般轻微,具有自限性。胃肠道反应有恶心、呕吐、厌食、腹泻和金属味或甜味感等。过敏反应少见,但有时较严重,包括皮疹、瘙痒、荨麻疹、血管神经性水肿和暂时性白细胞减少。罕见头痛、疲倦,有深色尿。静脉输注部位偶见血栓性静脉炎。偶见运动性共济失调、短暂性癫痫。

【禁忌证】　有血液病或有血液病史患者、器质性神经疾病患者、妊娠头 3 个月及授乳期妇女均禁用,对本品及硝基咪唑类药物过敏者忌用。12 岁以下患者不宜使用。

【注意事项】　①本类药物与乙醇饮料同服可引起腹部痉挛、面部潮红或呕吐;有时还会产生各种神经障碍,如头昏、眩晕及共济失调。出现异常神经症候时应停药。②本品与抗凝血药同时使用时能增强抗凝药的药效;应酌情调节其剂量。③本品与多西环素合用抗厌氧菌和脆弱拟杆菌呈小比例增强作用。④参阅甲硝唑。

【制剂规格】 片剂、胶囊剂:0.1g,0.25g,0.5g。注射液:100ml 中含替硝唑 0.4g,葡萄糖 5g。

替克洛占(二苯胺醚、Teclozan)

【作用特点与用途】 抗阿米巴药,能杀灭阿米巴原虫。用于组织阿米巴原虫病。

【用法用量】 口服:每次 100mg,3/d,5d 为 1 个疗程。

【不良反应】【注意事项】 可有头痛、恶心、呕吐、腹泻、便秘等可耐受的反应。

【制剂规格】 片剂:100mg。

克立法胺(克痢酰胺、氯硝发胺、Clefamide)

【作用特点与用途】 为二氯乙酰胺衍生物,口服吸收少,肠内药物浓度高。对阿米巴包囊虫病和肠内阿米巴病均有效。用于无症状阿米巴包囊虫病、肠内阿米巴病。

【用法用量】 口服:每次 0.5g,3/d,连用 10d。儿童酌减。
【制剂规格】 片剂:0.25g。

尼莫拉唑(尼莫唑、Nimorazole)

【作用特点与用途】 为 5-硝基咪唑衍生物。作用类似甲硝唑。从肠胃可被吸收,t_{max} 约 2h,且在阴道分泌物、唾液中呈较高药浓度。从尿液、乳汁中排出。用于细菌性阴道病、急性坏死性溃疡牙龈炎、阴道滴虫病、阿米巴病、梨形鞭毛虫病。

【用法用量】 ①阴道滴虫病:饭后顿服 2g;或每次 0.2g,2/d,连服 6d,夫妻同时治疗。②贾第虫病:每次 0.5g,2/d,连服 5d;儿童按 0.01g/kg,2/d,连服 2d。③阿米巴病:同②,可连服 5～10d。④急性坏死性溃疡性牙龈炎:每次 0.5g,2/d,连服 2d。

【不良反应】【注意事项】 参阅甲硝唑。
【制剂规格】 片剂:0.5g。

胆蛔宁(Danhuining)

【作用特点与用途】 抗蛔虫药,用于胆道蛔虫病。

【用法用量】 成年人口服每次 6 片,2/d,连服 2d。小儿 4 - 6 岁,每次 2 片;7 - 11 岁,每次 3 片;12 - 14 岁,每次 4 片;可连服 2d。

【不良反应】【注意事项】 ①适用于胆绞痛缓解期服用,忌与碱性药物合用;②溃疡病、严重肝肾疾病及对本品组成成分过敏者慎用;③不良反应可出现头晕、嗜睡、多汗、上腹不适,偶有恶心、呕吐、肌肉颤动等。

【制剂规格】 片剂:每片内含精制敌百虫 28mg,阿司匹林 200mg。

双氯酚(Dichlorophen)

主要用于各种绦虫感染的治疗。成年人口服每次 2～3g;儿童口服每次 1～2g,均 3/d,连服 2～3d,早晨空腹时服用。可有消化道反应、皮疹,大剂量可出现黄疸。

【制剂规格】 片剂:0.5g。

塞克硝唑(可尼、Secnidazole)

【作用特点与用途】 抗原虫/微生物与甲硝唑相似,属 5-硝基咪唑类。口服后 1.5～3h 血药浓度达峰值,生物利用度近 100%。血清药物浓度与龈缝液中药物浓度相近,极易透过牙龈组织,亦可透过胎盘屏障、进入乳汁。单次口服 72h 后尿中排量为口服量的 10%～25%;终末 $t_{1/2}$ 17～29h。适应证同甲硝唑。

【用法用量】 口服:①治疗阴道毛滴虫性尿道炎、阴道炎,成年人 2g(8 粒),单次口服,配偶应同时服用。②有症状急性阿米巴病,成年人 2g(8 粒),儿童 30mg/kg,顿服。无症状急性阿米巴病,成年人 2g(8 粒),儿童 30mg/kg;均 1/d,连服 3d。③肝脏阿米巴病,成年人 1.5g(6 粒),儿童 30mg/kg;均 1/d,连服 5d。④贾第鞭毛虫病,儿童 30mg/kg,单次服用(顿服)。

【不良反应】【注意事项】【禁忌证】 参阅甲硝唑。

【制剂规格】 片剂,胶囊剂:PVC 铝箔泡罩,0.25g×8 粒/盒。

奥硝唑(滴比露、Ornidazole)[保甲]

【作用特点与用途】 本品为 5-硝基咪唑类的第二代衍生物,药理作用与甲硝唑、替硝唑相似,并具有以下特点:1 次口服 1.5g 后 1～2h 达血药峰值 32.2μg/ml,塞入阴道栓剂 0.5g 后 12h 达血药峰值 5μg/ml。$t_{1/2}$ 为 12～14h。1 次口服治疗剂量后可维持有效浓度 48h。摄入量的 85% 在 5d 内排出体外,其中尿中排出占 63%,粪便排泄占 20%。未见致畸、致癌作用,与乙醇无配伍禁忌。本品治疗阿米巴病、贾第虫病、阴道滴虫病和厌氧菌感染的疗效优于甲硝唑。用于阿米巴病、肠贾第虫病、阴道滴虫病和厌氧菌感染。

【用法用量】 治疗肠阿米巴病和肠贾第虫病的成年人剂量为每次 0.5g，2/d，连服 5~10d；或 1.5g/d，连服 3d。1 岁以下、1~6 岁及 7~12 岁儿童剂量分别为成人剂量的 1/4、1/2、3/4。治疗重症阿米巴痢疾和阿米巴肝脓肿，可用 5mg/ml 的注射液静脉滴注，首剂 0.5~1g 在 0.5h 内滴完，然后每 12 小时静脉滴注 0.5g，共 3~6d。儿童静脉滴注剂量为 20~30mg/(kg·d)。治疗阴道滴虫为 1.5g 顿服或 1.0g 顿服同时给 0.5g 阴道栓剂，配偶也应同时服药治疗。

治疗厌氧菌感染通常每日 1g，连续口服 5d 至 2 个月，必要时首剂静脉滴注 0.5~1g，以后每 12 小时静脉滴注 0.5g，共 5~10d；儿童每 12 小时静脉滴注 10mg/kg。无论成年人或儿童，一旦病情许可，均应为口服治疗。

【不良反应】 参阅甲硝唑，可有头晕、头痛、嗜睡、无力、关节痛、恶心等可耐受反应。

【禁忌证】 脑、脊髓病变者、癫痫及各种器官硬化症者均禁用。

【制剂规格】 片剂：0.1g、0.25g、0.5g。栓剂：0.5g。注射剂：0.5g。

喷他脒(喷他脒丁、戊烷脒、Pentamidine)[保甲/乙]

【作用特点与用途】 本品为抗原虫药，能杀灭卡氏肺孢子虫；抑制锥虫的胸腺嘧啶合成酶；引起热带利什曼原虫运动核、线粒体、核糖蛋白体的形态学变化，墨西哥利什曼原虫接触本品后亦可出现线粒体分裂、膜和嵴断裂成碎片，并抑制无鞭毛体，使之不能转变成前鞭毛体。此外本品尚具有一定抗菌作用，可抑制金葡菌的蛋白合成，干扰氨基酸的转运。原虫较人体组织摄取、浓集更多的药物，有选择性抗原虫作用。用于黑热病和黏膜皮肤利什曼病、卡氏肺孢子虫肺炎、冈比亚锥虫病。

【用法用量】 ①对五价锑剂无效的黑热病和黏膜皮肤利什曼病：每次 4mg/kg，1/d，共 14d。②卡氏肺孢子虫肺炎：4mg/(kg·d)，连用 9~14d，若伴有艾滋病，可适当延长疗程。雾化吸入已广泛用于艾滋病患者卡氏肺孢子虫肺炎预防复发，支气管和肺泡中本品浓度为同剂量静注的 5~6 倍，不良反应甚微；预防卡氏肺孢子虫肺炎成年人剂量为 300mg，每月 1 次，雾化吸入。③冈比亚锥虫病：4mg/(kg·d)，疗程 10d。

【不良反应】【注意事项】 ①静注者即刻反应可见血压下降、心动过速、颜面潮红、瘙痒、口中异味、幻觉、昏厥等；②注射部位局部反应；③全身反应常见肾毒性(23%)，白细胞和粒细胞减少(14%)，贫血(4%)，低血糖(8%)，耐糖不良(5%)，可逆性心毒性(23%)，肝功能异常(11%)等。少见皮疹、药物热、低钙血症、血小板减少等。

【制剂规格】 注射剂:0.2g,0.3g。

乙酰胂胺(Acetarsol)

【作用特点与用途】 对阴道滴虫及阿米巴原虫均有抑制作用。先以稀消毒液冲洗净阴道,然后将含以乙酰胂胺为主药的滴维净片置于阴道穹部,次晨坐浴。局部可有轻微刺激,月经期间忌用,用药期间禁性交。

【制剂规格】 滴维净片:每片含乙酰胂胺 0.25g,硼酸 0.03g。

哌硝噻唑(Piperanitrozole)

【作用特点与用途】 本品为 5-硝基噻唑类抗原虫病。对阴道、肠道滴虫和阿米巴原虫均有抑制和杀灭作用。口服吸收良好,疗效确切,不良反应少。用于阴道、肠道滴虫病、急慢性阿米巴痢疾和阿米巴肝脓肿等。

【用法用量】 口服:每次 0.1g,3/d,7~10d 为 1 个疗程。原虫检查若尚未全部阴转,可连服 2 个疗程,直到治愈为止。为避免重复感染,须男女同治。

【注意事项】 ①一般无不良反应,但肝功能异常者,服用本品后可致转氨酶升高,并有肝区疼痛;②用药后个别人发生全身性紫癜及白细胞、血小板下降,停药并给予利血生、维生素 B_4 或鲨肝醇等,可迅速恢复正常。

【制剂规格】 片剂:0.1g。主要用于口服,也可用于阴道。

八、抗 疟 药

青蒿素(黄蒿素、Arteannuim、Artemisinin)[保乙][典][基]

本品为我国首次从黄花蒿(Artremisia annua)中提出的一种新的抗疟有效成分,以四川、广西及海南等省产的黄花蒿中含量较高。纯品为白色针状结晶,味苦,易溶于乙醇及丙酮等有机溶剂,几不溶于水,熔点 156~157℃。

【作用特点与用途】 抗疟效高而迅速。主要作用于疟原虫红细胞内期,对间日疟及恶性疟,特别是抢救脑型疟有良效。退热时间及疟原虫转阴时间都较氯喹短;对氯喹有抗药性的疟原虫,使用本品亦有效。但对间日疟原虫近期复发率比氯喹高 20%~30%。若联用伯氨喹,可使复发率降至 10%左右。本品对血吸虫亦有杀灭作用。用于间日疟、恶性疟(脑型疟)及耐氯喹疟原虫感染、红斑狼疮。

【用法用量】 ①深部肌内注射:第 1 次 200mg,6~8h 后给 100mg,第 2、3

日各肌内注射100mg,总剂量为500mg,个别重症第4日再给100mg。或连用3d,肌内注射300mg/d,总量900mg。小儿15mg/kg,按上述方法3d内注射完。②口服:先服1g,6~8h再服0.5g,第2及第3日各服0.5g,疗程3d,总量2.5g。小儿仍为15mg/kg,按上述方法3d内服完。或遵医嘱,如直肠给药。

【不良反应】 少数病例有轻度恶心、呕吐及腹泻等不良反应,但可自行恢复。

【注意事项】 ①注射部位较浅时,易引起局部疼痛和硬块。②偶见转氨酶升高、皮疹等。

【制剂规格】 油注射液:50mg/2ml,100mg/2ml,200mg/2ml,300mg/2ml。水混悬注射液:300mg/2ml。片剂:50mg,100mg。栓剂:400mg,600mg。

蒿甲醚(青蒿素甲醚、Artemtherin)[保甲]

本品为我国通过构效关系研究而找到的一种青蒿素衍生物,有 α,β 两型。α 型为黏性油,固化后的熔点 97~100℃,β 型为无色片状结晶,熔点 86~88℃。药理及临床研究所用的蒿甲醚系 α、β 型混合物,以 β 型为主。溶于油,溶解度比青蒿素大。

【作用特点与用途】 疟原虫红细胞内期裂殖体杀灭剂。作用强度为青蒿素的10~20倍。肝肾为其代谢和排泄的主要部位。体内转运迅速,排泄快,静脉注射后 24h 或 72h 大部药物被代谢,尿中几无原药。生物利用度36.8%~49.5%(家兔)。本品对恶性疟近期疗效可达 100%。用药后 2d 内多数病例血中原虫转阴并退热。复发率 8%,比青蒿素低,联用伯氨喹后复发率更低。临床还用于急性上呼吸道感染的高热病人,肌内注射后 0.5h 左右即逐渐降温,4~6h 再逐渐回升,无体温骤降现象。退热作用稳定。本品肌内注射后病人出汗少,不易使老年人、小儿及虚弱者虚脱。用于间日疟、恶性疟及上感高热症。主要用于抗氯喹恶性疟。

【用法用量】 抗疟、肌内注射:第 1 日 160~200mg,第 2~4 日各 80~100mg,或第 1 及第 2 日各 200mg,第 3 及第 4 日各 100mg。总剂量 600mg。小儿剂量酌减。退热:肌内注射200mg。亦可口服治疗,有良效。

【不良反应】 可致肝肾功能及心电图出现轻微改变。参见青蒿素下。

【注意事项】 参见青蒿素项下。

【制剂规格】 油注射液:100mg/1ml,200mg/2ml。片剂、胶囊剂:40mg。

咯萘啶(双喹哌、疟乃停、Pyronaridine)[保乙][典]

【作用特点与用途】 本品为我国创制的一种疟原虫红细胞内期裂殖体杀灭药,其作用优于咯啶,与氯喹无交叉抗药性,可供口服、肌内注射或静脉滴注。本品首先是破坏滋养体的复合膜结构功能和食物泡的代谢活力。同时可查见线粒体、内质网、核膜、核糖体及染色质等变化。药物作用 4h 已可查见结构瓦解的滋养体。随后裂殖体的线粒体膨胀,自噬泡形成,8h 已难寻获。用于恶性疟、间日疟。

【用法用量】 口服:小儿总剂量为 24mg/kg,分 3 次服。成年人第 1 日服 2 次,每次 0.3g,间隔 4～6h。第 2 及第 3 日各服 1 次。静脉滴注:每次 3～6mg/kg,加入 5%葡萄糖注射液 200～500ml 中,于 2～3h 左右滴毕。间隔6～8h 重复 1 次,12h 内总剂量相当于 12mg/kg。臀部肌内注射:每次 2～3mg/kg。共给 2 次,间隔 4～6h。以上剂量均以盐基计。

【不良反应】 少数病例出现轻度腹痛及胃部不适。肌内注射后局部有硬块,少数病人有头昏、恶心及心悸等反应。总发生率约 38%。

【注意事项】 严重心、肝、肾病病人慎用。

【制剂规格】 肠溶片:每片含盐基 100mg。注射液:80mg(盐基)/2ml。

复方硝喹片(Nitroquine Co.)

【作用特点与用途】 对鼠疟、鸡疟及猴疟的红细胞内期都有较好的抗疟作用,对鸡疟及猴疟在蚊体孢子增殖期有切断作用。本品口服后 70%～90% 从肠道吸收,10%～30%随粪便排出,1%～2%以原型随尿中排出。药物主要存在于血浆中,血细胞仅含微量;分布以肺含量最高,肝及肾上腺次之,心脏及子宫含量极微。达峰时间 4h,$t_{1/2}$ 27h。氨苯砜对本品有明显增效作用,并可延长本品在血液中有效浓度,半衰期延长至 75h。临床两药合用能阻断孢子增殖,可防止疟疾传播。用于恶性疟和间日疟的治疗与预防。

【用法用量】 口服:间日疟根治,成年人每次 4 片,1/d,连服 8d。恶性疟治疗:同上,连服 3d。预防:每次 4 片,10～15 天 1 次,连服 6 个月。

【不良反应】 主要损害肠黏膜上皮和肾上腺皮质,偶见轻度恶心、腹胀、腹痛及肠鸣等,不加处理可自行消失。

【注意事项】 ①肝肾功能不良者慎用;②肾上腺皮质功能不全者禁用。

【制剂规格】 片剂:每片含硝喹和氨苯砜各 12.5mg。

双氢青蒿素(Dihydroartemisinin)[保甲][典]

【作用特点与用途】 本品对疟原虫无性体有强力杀灭作用,能迅速控制症状和杀灭疟原虫。它通过增加对红细胞内期疟原虫的氧化应激作用杀灭疟原虫,产生抗疟效果。本品对抗氯喹、抗甲氟喹的恶性疟原虫同样有效。复发率仅1.95%。口服2mg/kg后1.33h血药浓度达峰,为0.71μg/ml。血浆$t_{1/2}$为1.57h。体内吸收快,分布广,代谢和排泄迅速。用于各型疟疾,同青蒿素。

【用法用量】 口服:成年人每次60mg,1/d,首次剂量加倍(儿童按年龄递减),连用5～7d。口服本品3～5d后加服1次甲氟喹25mg/kg,可提高治愈率,降低复发率。复方双氢青蒿片、双氢青蒿素、哌嗪片等遵医嘱用。

【不良反应】 少数人有轻度网织红细胞一过性减少、头晕、呕吐和其他胃肠反应,中性粒细胞减少、惊厥等。

【注意事项】 孕妇慎用。

【制剂规格】 双氢青蒿素片剂:20mg。复方双氢青蒿素片:每片含双氢青蒿素40mg,磷酸氯喹320mg。双氢青蒿素哌喹片:每片含双氢青蒿素40mg,磷酸哌喹320mg。

甲氟喹(Mefloquine)

【作用特点与用途】 人工合成抗疟药,活性与奎宁相近,对各类疟原虫及其他抗疟药敏感和耐药的虫体均有效。然而,东南亚已出现对本品有某种程度耐药性的虫株。本品主要消灭红细胞内期无性生殖的疟原虫。口服后吸收率为80%,4～6h血浆浓度达峰值,其中98.2%与血浆蛋白结合。药物在红细胞中的浓度比血浆高5倍。V_d 20L。主要经肝清除,$t_{1/2β}$约为20d。小部分以原型从尿中排出。用于疟疾。预防对氯喹耐药恶性疟。

【用法用量】 餐时口服:不宜嚼碎,温汤送服。恶性疟25mg/kg,间日疟可减少剂量,分1～3次服。体重15～45kg者按25mg/kg,1次或分2次服,即每10kg体重服250mg(1片);体重45～60kg者首次服750mg(3片),6～8h后再服500mg(2片),即总剂量为1250mg。60kg以上者首次服750mg(3片),6～8h后再服500mg(2片),6～8h后再服250mg(1片),总剂量为1500mg。预防用药:体重45～60kg者首次可服750mg;60kg以上者首次可服750mg,6～8h后加服250mg;恶性疟发作,消化系统紊乱者建议先用奎宁静脉滴注。

耐药性恶性疟的预防:成年人或45kg以上儿童服250mg。15kg以上儿童5～7.5mg/kg;15kg以下儿童预防用药尚无经验。每周的同1日服药1次。

启程至疫区前 1 周服第 1 次,疫区回来后第 3 周服最后 1 次药,有效预防期可达离疫区后 6 周至 2 个月。

【不良反应】 可见意识不清、眩晕、醉酒状、站立不稳、恶心呕吐、便溏或腹泻、上腹胀痛;食欲不佳。罕见头痛、窦性心动过缓、皮肤过敏反应、鼻出血、心律失常、期前收缩等;极罕见情绪波动、转氨酶升高。主要在治疗用药时发生,而预防用药时较少见。

【注意事项】 育龄妇女应在最后一次给药后 2 个月才考虑受孕。肝肾功能严重不全者禁作预防用药。不能与奎宁同服。监护或遵医嘱用药。

【制剂规格】 片剂:50mg,250mg。

卤泛群(Halofantrine、Halfan)

【作用特点与用途】 系杀血液中疟原虫裂殖体抗疟药,对感染的其他阶段如镰状体、肝内期无明显作用。治愈率>90%,但毒性大。用于治疗疟疾。

【用法用量】 饭前 1h 或饭后 2h 服用 500mg,每 6 小时 1 次,共 3 次,可重复 7d。监护或遵医嘱。

【不良反应】 可见心电图 Q-T 间期延长,已有罕见严重心律失常的报道,可能是突然的并且有时是致命的。常见不良反应包括腹痛、恶心、呕吐、腹泻、厌食、头晕、头痛。可疑光敏性。

【注意事项】 忌与甲氟喹同时并用或相继服用。不可与阿司咪唑、西沙必利并用。孕妇慎用或忌用。哺乳期妇女、小儿无安全性资料。

【禁忌证】 有先天 Q-T 间期延长家族史或已知患有 Q-T 间期延长的病人禁用。

【制剂规格】 片剂:250mg。

防治症(Fansidar)

【作用特点与用途】 本品为磺胺多辛与乙胺嘧啶的复合制剂。对疟原虫的叶酸合成酶和还原酶有双重阻断作用,对某些抗药性疟原虫株仍有效。用于抗氯喹的疟疾发病区的预防;恶性疟、间日疟及三日疟的治疗;弓形体病和卡氏肺囊虫病引起的肺炎等。

【用法用量】 口服:预防半免疫力病人,每次 2~3 片,每 4 周 1 次;无免疫力病人每次 2 片,每周 1 次。治疗用剂量:每次 2~3 片,每周 1 次。深部肌内注射用于治疗,每次 5~7.5ml,每周 1 次。

【不良反应】 偶见胃肠道不适及皮肤反应。可见磺胺类药物引起的不良反应。

【禁忌证】 孕妇及对磺胺类药物过敏者禁用。

【注意事项】 对间日疟和三日疟最好加服伯氨喹 2 周,重症病例应联用奎宁。

【制剂规格】 片剂:每片含磺胺多辛 0.5g,乙胺嘧啶 0.025g。针剂:每安瓿 2.5ml,含量同片剂。

本芴醇(Benflumetol)

【作用特点与用途】 对疟原虫红细胞内期有强力杀灭作用,治愈率 95%。口服血药浓度达峰时间 $4\sim6h$,$t_{1/2}$ 为 $25\sim72h$。但对红细胞前期和配子体无效。用于恶性疟及耐氯喹的恶性疟;可与青蒿素同用。

【用法用量】 口服:成年人首日 0.8g,第 2,3,4 日各服 0.4g;儿童 8mg/kg,连用 4d,首日加倍不超过 0.6g。

【注意事项】 在症状控制后,红细胞内期疟原虫被杀灭,可用伯氨喹杀灭配子体。心脏病、肾脏病患者慎用。

【制剂规格】 胶丸:0.1g;复方本芴醇片:每片含本芴醇 0.12g,蒿甲醚 0.02g。

青蒿琥酯(Artesunate) [保乙][典]

【作用特点与用途】 同青蒿素。本品静脉注射后血药浓度下降快,$t_{1/2}$ 约 0.5h。体内分布广,以肠、肝、肾中较高。主要在体内代谢转化,仅少量随尿、粪便排泄。用于各种疟疾,尤其是脑型疟等危重疟疾的急救。

【用法用量】 口服:首剂 100mg,第 2 日起为每次 50mg,2/d,连服 5d。静脉注射:用前加入所附的 5% $NaHCO_3$ 液 0.6ml,振摇 2min,待完全溶解后,加 5%葡萄糖注射液或葡萄糖氯化钠注射液 5.4ml 稀释,使成 10mg/ml,缓慢静脉注射。首次 60mg(或 1.2mg/kg),首次用药后 4,24,48h 各重复注射 1 次,重症首次剂量为 120mg,3d 为 1 个疗程,总剂量为 $240\sim300mg$。

【不良反应】 使用过量(>2.75mg/kg)可见外周网织细胞一过性降低。

【注意事项】 ①有胚胎毒性,孕妇慎用;②症状控制后,宜用其他抗疟药根治。

【制剂规格】 片剂:50mg×12 片。注射剂:60mg×5 支。

注:在疟疾疫区,抗疟效果较好的药物还有硝喹、羟氯喹、伯氨喹、哌喹、复方三喹等单方或复方制剂,限于篇幅,从略。

第5章 抗肿瘤药

当前,癌症(肿瘤)治疗的总趋势是综合治疗,即根据病人的机体状况、肿瘤病理类型、侵犯范围(病期)及发展趋向,合理地、有计划地应用现有手段。在各种治疗手段中,手术和放射治疗已经比较成熟,免疫、心理和中医药治疗(包括生物反应调节剂)也有相当进展,而药物治疗(化学治疗)在近60年已有了很大发展,单独应用已能治愈少数肿瘤。因而不少人已经不把化学治疗看成是单纯的姑息治疗手段,而认为化学治疗正从姑息性治疗向根治性治疗过渡,在综合治疗中的地位也逐渐提高。但是,也应看到现阶段肿瘤化学治疗还存在许多缺陷,疗效也有待进一步提高。

以前的药理学曾把抗肿瘤药分为烷化剂、抗代谢药物、抗生素、植物药、激素和杂类等6大种类,现倾向于分为细胞毒类、改变机体激素平衡而抑制肿瘤的药物(激素类)、生物反应调节药、单克隆抗体和作用于转导的抑制药5类;而最新版《国家基本医疗保险、工伤保险和生育保险药品目录》却分为细胞毒药物、激素类药物、辅助药物和其他共4类。

随着研究工作的深入,人们对肿瘤(癌症)是全身性疾病的认识已逐步深入。大量的事实证明,许多肿瘤病人就诊时已存在亚临床的微转移或早期转移,单纯靠手术或放疗难以使疾病根治和防止复发。抗肿瘤药的主要适应证是:①对某些全身性肿瘤如白血病、绒毛膜上皮癌及恶性淋巴瘤等作为首选的治疗方法,在确诊后应尽早开始应用;②对多数常见的肿瘤如骨及软组织肉瘤、睾丸肿瘤、消化道癌、肺癌及乳腺癌等可在术后作为辅助或巩固治疗,以减轻病人的痛苦,延长寿命;③对某些表浅肿瘤如皮肤癌等可试行局部治疗,部分可以治愈。此外,多种抗肿瘤药物还具有免疫抑制作用,可用于治疗某些自体免疫性疾病,有暂时缓解症状的效果,又可用于防止器官移植的排斥反应。

目前为了提高抗肿瘤药物的疗效,临床常联合用药,如同时或序贯应用几种不同类型、毒性不相重复和互不交叉耐药的抗肿瘤药。在给药途径方面也有不少进展,除一般常用的传统方法外,已有采用腔内给药、动脉(锁骨下动脉、肝动脉、股动脉)给药、门静脉给药、腹主动脉阻断给药或分离灌注;有些表浅肿瘤采用局部用药。在治疗策略上也有了一定进步,如重视肿瘤细胞的数量、序贯、交替两组以上互不交叉耐药的化疗方案及解救治疗等。

与普通其他药物相比,抗肿瘤药有比较明显的不良反应:①骨髓抑制并出现白细胞及血小板显著减少,有些病人还出现红细胞和血红蛋白下降;②消化系统反应,如食欲下降、恶心、呕吐及腹泻等;③口腔黏膜反应,如口炎、咽炎及溃疡等;④脱发;⑤神经系统毒性。各种抗肿瘤药的治疗作用和毒性反应均有差异,下面将在具体药物项下分别论述。

一、烷化剂(氮芥类)

卡波醌(爱斯醌、Carboquone、Cabazilquinone)

【作用特点与用途】 本品为烷化剂类抗癌药,具有与丝裂霉素相同的氨甲酸酯、环乙胺和醌型的有效功能基团,可视为丝裂霉素类似物。本品作用机制是抑制肿瘤细胞 DNA(脱氧核糖核酸)及 RNA(核糖核酸)的生物合成,尤以抑制 DNA 作用显著。本品与其他抗癌药如阿糖胞苷、多柔比星、氟尿嘧啶、丝裂霉素及色霉素 A_3 等合用有协同或相加作用。用于缓解肺癌、恶性淋巴瘤、慢性骨髓性白血病或粒细胞性白血病。

【用法用量】 口服:成年人 $1\sim1.5mg/d$,分 2 或 3 次使用。静脉注射:连续给药为 $1mg/d$;间歇给药每周为 $4\sim6mg$,分 2 或 3 次。动脉内给药,每次 $4\sim6mg$,每周 1 次。

【不良反应】 可引起骨髓抑制而出现白细胞减少、贫血及食欲缺乏,偶见血小板减少等;消化道反应如恶心、呕吐、过敏、腹泻等,以及肝功能不良、乏力、脱毛等。

【禁忌证】 对本品过敏者、水痘病人、严重骨髓抑制者、孕妇和哺乳期妇女禁用。

【注意事项】 ①肝、肾功能不全者及合并感染者慎用;②对有出血疾病和感染者也应慎用,用药期间应经常查血象和肝、肾功能,以便及时对症处理;③小儿和育龄妇女使用应注意对性腺的影响;④本品不可与其他抗肿瘤药混合注射,也不可用于皮下和肌内注射,静脉注射时药液勿漏于血管外,以免引起局部硬结或坏死;⑤本品一旦溶解后即速使用,不可放置留用。

【制剂规格】 片剂:0.25mg,0.5mg。冻干粉针剂:每瓶 1mg(附溶剂 10ml,含无水磷酸氢钠 40mg)。

米托蒽醌(米西宁、Mitoxantrone)[保乙][典]

【作用特点与用途】 本品为蒽环类抗肿瘤药,分子结构与多柔比星相近,具有平面芳香环而易于嵌入DNA(脱氧核糖核酸)双螺旋体的碱基对中,迫使两碱基对分开,增长了DNA,造成结构变形而使细胞死亡。本品为非特异性细胞周期药,作用于染色体复制过程,特别是使细胞阻断于 G_2 期,可杀灭任何细胞周期的癌细胞,增殖与非增殖细胞均受抑制。本品还存在电性结合,所以它和多柔比星的药理作用机制又有所不同且略强于多柔比星,其心毒性也比多柔比星少和轻;其抗肿瘤活性明显高于环磷酰胺、氟尿嘧啶、甲氨蝶呤、长春新碱和阿糖胞苷。本品静脉注射后血浆中的清除呈三室模型,吸收 $t_{1/2}$ 约0.1h,消除 $t_{1/2}$ 约1.1h,终端相 $t_{1/2}$ 约为42.6h。平均表观中央室容积为12.2L/m²,分布容积为1875L/m²。平均血浆廓清率为0.57L/(min·m²),而肾廓清率为0.045L/(min·m²),仅为前者的12%。主要经肠道排泄,用药后5d,粪中排出25%,而尿中排出仅6.5%;排出物以药物原形为主,但已测到4个代谢物,2个为其羧酸衍生物。静脉注射后120h,可在唾液中测出本品。肾损伤者的药动学参数与正常人相近;但肝功能不全的病人终端半衰期延长。对乳腺癌、白血病和恶性淋巴瘤有较好疗效,对消化道肿瘤如胃癌和肠癌及前列腺癌、头颈部癌、肺癌、肝癌也有效。

【用法用量】 静脉注射:成年人12～14mg/m²,每3～4周1次,用生理盐水或5%葡萄糖液50ml以上稀释溶解后,于30min内静脉滴注。儿童的耐受量略高,实体瘤为18～20mg/m²,白血病可增至24mg/m²,均为3～4周1次,一般视情况可给2～6次。对于用过多柔比星者,本品累计剂量不应超过100mg/m²(相当于多柔比星500mg/m²),而对于没有用过多柔比星者,限制累计剂量为160mg/m²(相当于多柔比星800mg/m²)。1次静脉缓慢推注不短于3～5min。

【不良反应】 ①可有暂时性骨髓抑制。用药后白细胞会降低很多,属本品的剂量限制性毒性;而对红细胞的急性毒性则较轻,多疗程后可能会有轻度贫血。白细胞和血小板下降到最低值均发生在用药后8～15d,一般可在第22日得到恢复。②可有非血象性毒性如恶心、呕吐、脱发、口腔炎和黏膜炎等,但比多柔比星少和轻,停药后可恢复。③本品对组织的刺激性虽小,但也偶见注射局部发生红斑和轻度肿胀。④罕见暂时性心脏ST-T波或T波失常,心力衰竭极罕见,心脏毒性的发生率仅3%。心力衰竭主要发生于原来用过多柔比星者。本品引起的心脏毒性是可逆的,未见多柔比星所致的病理学改变。

【禁忌证】 对本品过敏者禁用。

【注意事项】 ①本品虽心毒性少而轻,但有心脏病者应慎用,使用本品期间应定期检查心血管功能和血象。万一发生心力衰竭,可用利尿药或洋地黄等获得有效治疗。②避免与其他药物混合使用。③避免本品溶液与皮肤和眼接触。④国产品不含防腐剂,药液应于 24h 内用完。

【制剂规格】 冻干粉针剂:10mg。注射液:20mg/10ml,25mg/12.5ml,30mg/15ml。

卡莫司汀(卡氮芥、Carmustine、BCNU)[保乙][典]

【作用特点与用途】 本品抑制 DNA 聚合酶、抑制 DNA 修复和 RNA 合成。属周期非特异性药,与一般烷化剂无完全的交叉耐药。注射给药 $t_{1/2}$ 为 1.5h。用于脑瘤、恶性淋巴瘤、小细胞肺癌,以及多发性骨髓瘤、恶性黑色素瘤、头颈部癌、睾丸肿瘤等。

【用法用量】 静脉滴注:125mg(或 100mg/m^2),连用 2d。使用时用生理盐水或 5% 葡萄糖液 200ml 混合。

【不良反应与注意事项】 主要为消化道反应及迟发性骨髓抑制,在用药 4~6 周白细胞达最低值,对肝肾也有一定损害。参阅硝卡芥等氮芥类抗癌药。

【制剂规格】 注射液:125mg/2ml。

硝卡芥(消瘤芥、Nitrocaphane)[保乙]

【作用特点与用途】 氮芥类抗肿瘤药。本品为沙可来新脂肪族的异构体,其苯环上第 5 位碳原子上的氢原子被硝基取代,提高了抗癌活性及降低了毒性。本品为细胞周期非特异性药物,抑制 DNA 和 RNA 合成,尤对 DNA 合成抑制更为显著;对癌细胞分裂各期均有影响,对增殖和非增殖细胞均有杀伤作用。注射硝卡芥后在血中维持时间较长,24h 后减少 54%,以胆囊和肾分布最多,肿瘤、肝脏次之。脑中最少,能通过血-脑脊液屏障,静脉注射 1h 后药物分布至全身各组织,口服 24h 后药物分布至全身,主要经肾排泄。对原发性肝癌、鼻咽癌、肺癌、恶性淋巴瘤及癌性胸腔积液有较好疗效;对乳腺癌、宫颈癌、喉癌、脑瘤、食管癌、淋巴肉瘤等有一定疗效;与氟尿嘧啶或放射菌素 D 联合用药治疗绒毛膜上皮癌和恶性葡萄胎疗效较好。

【用法用量】 静脉注射:每次 20~40mg,每日或隔日 1 次,200~400mg 为 1 个疗程,治疗肝癌时剂量减半。动脉注射或静脉滴注:用量同静脉注射。肿瘤内注射:20~40mg,用生理盐水溶解,于肿瘤四周分点注入。腔内注射:每次 40~60mg,每周 1 或 2 次。局部外敷:用 70% 二甲亚砜将硝卡芥溶解成

20～30mg/ml 的溶液外用。

【不良反应】 有食欲缺乏、恶心、呕吐、白细胞及血小板下降等。

【禁忌证】 骨髓抑制、严重感染、恶病质及肝、肾功能不全者禁用。孕妇及哺乳期妇女、对本品过敏者禁用。

【制剂规格】 注射剂：20mg，40mg。

甘磷酰芥（磷酰氮芥、Glyciphosphoramide、Glyfosfinum）

【作用特点与用途】 本品系我国学者根据用天然代谢产物为载体的设想设计合成的甘氨酸磷酰氮芥化合物，为环磷酰胺的衍生物，但其作用与环磷酰不完全相同，在 10 种动物肿瘤中，有 5 种显示出不同程度的抑制作用。本品是以氨基酸为载体的磷酰胺氮芥型抗肿瘤药，对多种肿瘤有效，口服方便，不需经肝脏活化，在血中维持的时间较长，局部应用也有效。用于：①恶性淋巴瘤，特别是非霍奇金淋巴瘤有较好的疗效；②乳腺癌亦有相对疗效，可作为二线药物使用；③其他如小细胞肺癌、子宫肉瘤和急慢性白血病也有效；④局部应用对乳腺癌引起的溃疡有显著疗效，对子宫颈癌也有效。此外尚适用于睾丸胚胎癌及鼻咽癌。

【用法用量】 口服：成年人 1g/d，分 2 次服用，每周用药 4d，休息 3d，也可连续服用。总量 20g 为 1 个疗程；儿童按 20mg/(kg·d) 计算。局部用药：应用外用制剂（溶液或硅霜软膏）涂抹于肿瘤溃疡处，1～2/d。

【不良反应】 消化道反应：食欲减退、恶心，少数病人有呕吐等。骨髓抑制：可出现白细胞和血小板减少；骨髓抑制出现较晚，用时应警惕；当总量用到 10g 以上，可出现明显骨髓抑制。个别病人有单项转氨酶升高。

【制剂规格】 片剂：100mg，200mg，250mg。20% 甘磷酰芥二甲亚砜溶液：将甘磷酰芥溶于纯化的 90% 二甲亚砜水溶液内，充分搅拌使之完全溶解，甘磷酰芥的最终浓度为 20%，因本品在二甲亚砜内易破坏，须用前现配。25% 甘磷酰芥硅霜软膏：先取甘磷酰芥与部分硅霜研磨使研细，再递加其余部分硅霜，研磨直到均匀，无颗粒感觉为止，最终含量为 25% 甘磷酰芥，配制后可使用 3d。15%～20% 甘磷酰芥香油蜂蜡制剂，适用于癌症溃疡。

洛莫司汀（Lomustine）[保乙][典]

【作用特点与用途】 与卡莫司汀相近。主要用于脑瘤、小细胞和非小细胞肺瘤。

【用法用量】 口服：每次 120～140mg/m²，每 6～8 周口服 1 次。

【不良反应】【注意事项】 同卡莫司汀。

【制剂规格】 胶囊剂:40mg,100mg。

美法仑(苯丙氨酸氮芥、米尔法兰、Phenylalanine、Melphalan)

【作用特点与用途】 本品为一种细胞周期非特异性药物,其结构是在氮芥上接一能起重要生理作用的氨基酸——苯丙氨酸,可进入肿瘤细胞,其抗瘤谱与氮芥近似,能抑制肿瘤细胞和一切增生迅速的组织如骨髓及淋巴组织的细胞核分裂,为多发性骨髓瘤的首选药。本品口服吸收良好,均匀分布于体内各脏器,肝、肾中药浓度较高,48h后从尿中排出。主要用于多发性骨髓瘤,对精原细胞瘤、骨化网状细胞肉瘤、网状细胞肉瘤、甲状腺瘤、乳腺癌、卵巢癌及恶性淋巴瘤也有效。尚可用于恶性黑色素瘤、胸腺瘤及尤因肉瘤。

【用法用量】 口服:10mg/m²,1/d,共4d;每间隔6周重复。动脉灌注:剂量一般每次20~40mg,视情况而定。片剂口服,每次25~50mg或0.5~1.0mg/kg,每周服药1次,总量150~250mg为1个疗程。静脉注射:剂量同口服,以生理盐水10~20ml溶解,1个疗程总量亦为150~250mg。

【不良反应】 主要是骨髓抑制,可致严重贫血、血小板和白细胞数下降;也有胃肠道反应,如恶心、呕吐;大剂量时可出现皮疹及瘙痒等。

【禁忌证】 妊娠期、哺乳期妇女禁用。近期内用过化疗或放疗而有白细胞减少者不宜用本品。

【注意事项】 肾功能不良者慎用。因本品可使血中尿素氮升高,故用药期间应监测血象和血中尿素氮水平;当中性粒细胞低于2.0×10⁹/L时应停药。

【制剂规格】 片剂:2mg,10mg。注射剂:20mg,40mg。

福莫司汀(武活龙、Fotemustine)[保乙][典]

【作用特点与用途】 亚硝基脲类广谱抗癌药。主要用于原发性脑瘤和播散性恶性黑色素瘤(包括脑内部位)。

【用法用量】 临用前以4ml无菌的乙醇溶媒溶解,然后将计算好的本药溶液用5%葡萄糖注射液稀释混匀,避光静脉滴注1h。单一药剂化疗包括诱导治疗,1周1次,连续3次后停用4~5周。维持治疗,3周治疗1次。通常使用剂量100mg/m²。若联合化疗,则去掉诱导治疗中的第3次给药,剂量维持100mg/m²。

【不良反应】【注意事项】 同硝卡芥等、氮芥类抗癌药。

【制剂规格】 注射用冻干粉针剂:208mg,附200mg/4ml溶媒。

胸腺嘧啶氮芥（Thyminalkylamine）

【作用特点与用途】　兼有胸腺和氮芥类两者的效应。试用于骨肉瘤、卵巢癌、恶性淋巴瘤等。

【用法用量】　静脉注射：每日 1 次 1mg；静脉滴注：4mg，每 1～2 日 1 次。1 个疗程总量为 40～80mg。

【注意事项】　毒性反应与氮芥相似，主要为消化道反应、骨髓抑制，大剂量时可有肝功能损害。

【制剂规格】　注射剂：1mg，5mg。

多潘（甲尿嘧啶氮芥、Chlorethylaminouracil）

【作用特点与用途】　对慢性粒细胞白血病、霍奇金病有效，对部分慢性淋巴细胞白血病、非霍奇金淋巴癌也有一定疗效。

【用法用量】　口服：8～10mg，每 4～6 日 1 次，5～7 次为 1 个疗程。

【注意事项】　可有消化道反应和骨髓抑制。

【制剂规格】　片剂：1mg，2mg，5mg。

嘧啶苯芥（嘧啶氮芥、Uraphetin）

【作用特点与用途】　对慢性粒细胞白血病、霍奇金病、蕈样真菌病、乳腺癌疗效较好。

【用法用量】　口服：每次 2.5mg，2～3/d，至总量为 100～150mg 时改为间歇给药，2.5～5mg，2/d，连服 3d，休息 4d，总量同前。外用局部外搽，1～2/d。

【注意事项】　主要为消化道反应，并有白细胞及血小板下降。

【制剂规格】　片剂：2.5mg。软膏剂：0.5%。

甘露莫司汀（甘露醇氮芥、Mannomustine）

【作用特点与用途】　类似氮芥，为氮芥的糖类衍生物。用于慢性白血病、淋巴肉瘤、多发性骨髓瘤等。

【用法用量】　静脉、动脉或腔内注射，1mg/kg，每周 3 次，总量 500～1000mg 为 1 个疗程。

【注意事项】　毒性反应与氮芥相似但较轻；若血管外漏可致组织坏死，长期大量使用可致肝坏死。

【制剂规格】　注射剂：50mg。

邻脂苯芥(抗癌新芥、Ocaphan)

【作用特点与用途】 对癌性胸腔积液疗效较好,对头颈部癌、脑瘤、肺癌、乳腺癌、肝癌、淋巴肉瘤等亦有一定疗效。

【用法用量】 口服:20~30mg/d,分2~3次服,10~14d为1个疗程。静脉注射,每次5~10mg,每日或3d注射1次,10~14次为1个疗程。胸腔内注射:每次20~30mg,每周1~2次。

【注意事项】 主要有消化道反应,对骨髓也有抑制。

【制剂规格】 片剂:10mg;注射剂:10mg。

异芳芥(抗瘤氨酸、Betamerphalan)

【作用特点与用途】 对慢性粒细胞白血病、睾丸精原细胞瘤的疗效较好,对恶性淋巴瘤、乳腺癌亦有一定疗效。

【用法用量】 口服:25mg/d,以后视血象改变调整剂量至25~75mg。1个疗程的总量为500~2000mg。

【注意事项】 ①毒性反应与氮芥相似,但较轻。②遇还原剂分解,故不能与具有还原作用的药物同服或配伍应用。

【制剂规格】 片剂:25mg。

氧氮芥(氧化氮芥、癌得平、Mechlorethaminoxide)

【作用特点与用途】 在体内还原成氮芥而起作用。局部刺激较轻。可用于口服及肌内注射,但起效慢,对骨髓抑制时间较长。临床应用与异芳芥相同。

【用法用量】 静脉注射:每日或隔日50mg,总量500~1000mg为1个疗程。口服:每次15mg,3/d。或遵医嘱用。

【注意事项】 参阅异芳芥。

【制剂规格】 注射剂:50mg。片剂:15mg,20mg。

甲氧芳芥(甲氧基溶肉瘤素、Methoxymerphalan)

【作用特点与用途】 对慢性粒细胞白血病的疗效较好,对霍奇金病、淋巴肉瘤、乳腺癌等亦有一定疗效。

【用法用量】 可与碳酸氢钠同服,每日服用本品25~50mg,总量1000~1500mg为1个疗程。当用量累计达500mg以上时,宜减量至25mg/d。

【注意事项】 ①主要抑制骨髓,白细胞下降显著,亦有胃肠道反应;②因有蓄积性,故不宜长期大量服用。

【制剂规格】 片剂或胶囊剂:25mg。

白消安(马利兰、Busulfan)[保甲/乙][典]

【作用特点与用途】 本品为周期非特异性药,主要作用于 G_1 及 G_0 期细胞;可能粒细胞膜对药物的通透性较强。用于慢性粒细胞白血病的慢性期,以及原发性血小板增多症、真性红细胞增多症等慢性骨髓增殖性疾病。

【用法用量】 口服:2~8mg/d,分 3 次。维持量 0.5~2mg,1/d。小儿每日 0.05mg/kg。

【不良反应】【注意事项】 ①主要为消化道反应及骨髓抑制,白细胞、血小板减少,肺纤维化;可有头昏、面红、男性乳腺发育或睾丸萎缩、女性月经不调;罕见白内障、多形红斑皮疹、结节性多动脉炎。②孕妇、哺乳期妇女、急性白血病、再生障碍性贫血或其他出血性患者均禁用。

【制剂规格】 片剂:0.5mg,2mg。

苯丁酸氮芥(瘤可宁片、Chloraminophene)[保乙][典]

【作用特点与用途】 本品为芳香族氮芥类衍生物,能破坏 DNA(脱氧核糖核酸)的结构和功能,从而杀死细胞,在细胞增殖周期中的 G_1 期和 M 期,对细胞毒性最大,为细胞周期非特异性药物。本品口服吸收完全,毒性较低(对大鼠腹腔注射时 LD_{50} 即半数致死量为 18.5mg/kg)。主要用于霍奇金病、某些非霍奇金病淋巴瘤、慢性淋巴细胞性白血病、巨细胞蛋白血症,以及晚期卵巢腺癌,对部分乳腺癌病人也有明显疗效。

【用法用量】 口服:成年人 0.2mg/(kg·d),1 次或分次服,出现骨髓抑制时应减至 0.1mg/kg,治疗可持续 4~8 周。1 个疗程总量 300~500mg,维持量 0.03~0.1mg/kg。治疗 Waldenstrom 巨细胞蛋白血症,推荐剂量开始为6~12mg/d,直到白细胞下降,以后减为 2~8mg/d,疗程视病情而定。

【不良反应】 主要为骨髓抑制,如淋巴细胞减少,剂量大时可见全血象下降。胃肠反应比氮芥轻。长期治疗时,有发生严重肺纤维化的可能,但为可逆性。

【禁忌证】 严重骨髓淋巴细胞浸润病人及再生障碍性贫血病人、孕妇和哺乳期妇女、严重肝、肾功能损害者禁用。近期曾放疗和化疗的病人不宜用。

【注意事项】 肝、肾功能不良者应慎用或减量,以免加重毒性反应。用药期间定期查血象,以便医师对症下药。本品有致突变、致癌及致畸反应。本品过量服用能致可逆性全血象下降和神经毒性,产生焦急情绪、共济失调及癫痫大发作等。目前尚无解毒药物,故应根据密切监测的血象,及时对症处置。

【制剂规格】 片剂:2mg,2.5mg。

雷诺氮芥(雷尼司汀、Ranimustine)

【作用特点与用途】 本品为亚硝脲类抗恶性肿瘤药。能与癌细胞的DNA(脱氧核糖核酸)、蛋白质和RNA(核糖核酸)结合,特别是能显著抑制DNA合成,且能断裂DNA单链。此外,本品还能抑制核糖体RNA的加工,从而抑制癌细胞的增殖并杀死癌细胞。用于成年人胶质细胞瘤、骨髓瘤、恶性淋巴瘤、慢性骨髓性白血病及血小板增多症等。

【用法用量】 静脉滴注或静脉注射:1次剂量 $0.05\sim0.09g/m^2$,隔 $6\sim8$ 周后可第2次使用。剂量视血象、年龄及症状适当增减。用生理盐水或5%葡萄糖注射液 $100\sim250ml$ 溶解本品,于 $30\sim90min$ 内静脉滴注完毕;或以 $10\sim20ml$ 溶解本品,于 $30\sim60s$ 内缓慢静脉注射。或遵医嘱。

【不良反应】 骨髓抑制如血小板及白细胞减少、贫血;消化系统反应如食欲缺乏、恶心、呕吐、腹泻或便秘等;对肝、肾功能可有影响。

【注意事项】 骨髓抑制、肝、肾功能不良、并发感染症、小儿及育龄期病人及妊娠妇女慎用。哺乳期妇女在用药期间应停止授乳。本品引起严重性骨髓抑制出现症状较晚,故在用药6周内应每周检查血象及肝、肾功能,异常时应减量、停药或给予输血等对症处置。

【制剂规格】 粉针剂:50mg,100mg。

异环磷酰胺(和乐生、Ifosfamide、Holoxan)[保乙][典]

【作用特点与用途】 本品为环磷酰胺衍生物,由于尿路保护药美司钠(Mesna)应用后才进入临床。本品对多种实体瘤和某些白血病均有效,但其抗瘤谱和环磷酰胺(CTX)不完全相同。本品需要进入体内经肝 P_{450} 活化后才有作用,且能与DNA链发生不可逆的交叉联结,干扰DNA链的合成。本品在肝脏的水解过程较CTX慢,部分在活化前经过脱氯乙基而形成氯乙醛和去氯乙基异环磷酰胺。这些代谢物无抗肿瘤作用,但有潜在的细胞毒作用;而CTX只有很小部分去氯乙基化。本品的毒性较CTX低,化疗指数较CTX高,且对CTX有耐药性者,加大本品剂量仍有一定疗效,与CTX不同之处是本品不形成去甲氮芥。本品口服吸收良好,生物利用度接近100%。多数病人可耐受 $1\sim2g/m^2$ 剂量,但在较大剂量时病人呕吐严重,且有神经毒性。血浆蛋白结合率低于20%,终末期消除 $t_{1/2}$ 为 $4\sim7h$,总清除率3.6L/h。脑脊液浓度为血浆浓度的20%;主要以代谢物形式(只有15%~30%以原型)由尿中排出。用于骨及软组织肉瘤、非小细胞肺癌、乳腺癌、头颈部癌、子宫颈癌、食管癌、恶性淋巴瘤、睾丸肿瘤和白血病等。

【用法用量】　静脉滴注:单用一般 $1.2\sim2.4\text{g/m}^2$ 溶于生理盐水或林格液 $500\sim1000\text{ml}$ 中,静脉滴注 $3\sim4\text{h}$,$1/\text{d}$,连续 5d,每 $3\sim4$ 周重复 1 次。联合化疗 $1.5\sim2\text{g/m}^2$ 静脉滴注,$1/\text{d}$,每周连续 5d。给异环磷酰胺的同时及其后第 4 小时、第 8 小时、第 12 小时各静脉注射美司钠 1 次,1 次剂量为本品的 20%,并需补充液体。

本品单用或联用其他药物对小细胞肺癌有效率分别为 68.8%,75.0%。单用对晚期乳腺癌有效率 62.5%。

【不良反应】　主要毒性反应为骨髓抑制及胃肠道反应,脱发,偶见肝、肾功能不全。高剂量时尿路刺激较重,可致肾小管坏死,可引起出血性膀胱炎、血尿($18\%\sim40\%$);若合用美司钠(Mesna)则可明显减轻尿路症状。然而,本品与美司钠联用可发生中枢神经系统不良反应,表现为嗜睡或严重脑病,停药后很快缓解。肾毒性表现为血肌酐升高。骨髓抑制为剂量限制性毒性,白细胞和血小板减少常出现于给药后第 $8\sim12$ 日。个别报道在高剂量可有肺炎和心脏毒性。联用美司钠,可预防本品及环磷酰胺引起的泌尿道毒性。

【禁忌证】　对本品过敏、严重骨髓抑制、肾功能不良者禁用。不宜与红霉素、四环素、氨茶碱等配伍使用。

【制剂规格】　粉针剂:0.5g,1.0g,2.0g。

环磷酰胺(环磷氮芥、癌得星、Cyclophosphamide)[保甲][典]

【作用特点与用途】　为目前广泛应用的烷化剂。用于恶性淋巴瘤、白血病、多发性骨髓瘤、乳腺癌、睾丸肿瘤、卵巢癌、肺癌、鼻咽癌、头颈部鳞癌、神经母细胞癌、横纹肌肉瘤和骨肉瘤等。

【用法用量】　①成年人静脉注射:联合用药 1 次 500mg/m^2,每周静脉注射 1 次,$3\sim4$ 周为 1 个疗程。口服:每次 $50\sim100\text{mg}$,$2\sim3/\text{d}$,1 个疗程 $10\sim15\text{g}$。②儿童静脉给药:每次按 $10\sim15\text{mg/kg}$,加入 0.9% 氯化钠注射液 2ml 稀释溶解后缓慢注射,1 周 1 次,连用 2 次,间隔 $1\sim2$ 周后重复。也可肌内注射。

【不良反应】【注意事项】　参阅异环磷酰胺。

【制剂规格】　注射剂:0.1g,0.2g,0.5g。

美司钠(Mesna)[保乙]

【作用特点与用途】　(异)环磷酰胺在体内经系列转化后成(异)环磷酰胺

氮芥及丙烯醛,前者发挥对肿瘤细胞毒化作用,但若剂量超过 $1g/m^2$,50%以上病人会呈出血性膀胱炎等上皮毒性,主要为丙烯醛所致。本品为泌尿系统保护药,通过两种形式解除(异)环磷酰胺的毒性:①将丙烯醛化合成无毒化合物,由尿排出体外;②将其转化为4-羟基异环磷酸胺,形成相对稳定的缩合物,减低降解速度。本品注射后主要浓集于肾,经系列转化后在肾小管上皮又变成美司钠,从而发挥其作用。本品人血浆 $t_{1/2}$ 约 1.5h,24h 内有约 80%的药物从尿中排出。本品能有效地消除异环磷酰胺对泌尿系统的刺激,只有 7.5%出现尿路毒性。与抗肿瘤化疗药(异)环磷酰胺合用,作为泌尿系统保护药。或用于有骨盆放疗联合氧氮环磷类(前2药)引起尿路损伤史的患者。

【用法用量】 静脉注射:常用量为(异)环磷酰胺的 20%,分 3 次与(异)环磷酰胺同时、其后 4h,其后 8h 滴注。

【不良反应】 剂量超过 60～70mg/kg,连用几日可见恶心、呕吐、痉挛性腹痛、腹泻等;可有一过性 ALT 及 AST 升高、发热、肢体痛、血压降低、心动过速、皮肤反应、抑郁、疲倦、虚弱等不良反应。

【注意事项】 ①本品仅对尿路有保护作用;②本品有可能在很轻的程度加重异环磷酰胺的消化道和神经毒性。

【制剂规格】 针剂:0.2g/2ml,0.4g/4ml。

硒卡拉胶(K-Selenocarrageenan)

【作用特点与用途】 本品为新的半合成有机硒制剂。硒的人体生理需要量为每日 $50～250\mu g$,硒减低顺铂毒性的最佳摩尔比为 1:3.5(亚硒酸钠:顺铂)。硒减低顺铂毒性的剂量与人体生理需要量是两个完全不同的概念。而铂盐是一类周期非特异性抗癌药,其疗效和毒性与剂量密切相关,其中肾毒性是其剂量限制因素。尿酶是肾小管受损的灵敏指标,在临床证明了硒可以减轻顺铂的肾毒性。用于预防和治疗顺铂肾毒性患者。

【用法用量】 于顺铂化疗前 4d 开始服用硒卡拉胶 40mg(相当于纯硒 4mg/d),连续 8d,可使患者血硒含量显著升高,而未发现与硒相关的不良反应。

【注意事项】 ①硒减低顺铂毒性的最佳剂量仍值得进一步研究;②补硒治疗慢性乙型肝炎,有一定的改善临床症状、降酶、升高血清白蛋白的作用。

阿那曲唑(瑞宁得、Anastrozole)[保乙]

【作用特点与用途】 本品为强力选择性的三唑芳香酶抑制药类激素,能抑制细胞色素 P_{450} 所依赖的芳香酶,阻断雌激素的生物合成,起抗乳腺癌作

用。口服吸收好。口服单剂 0.1～0.6mg,血药浓度随剂量呈线性增高,尿中回收率很低。口服 60mg 的平均血药峰值 845ng/ml,平均达峰时间 2h,$t_{1/2}$ > 30min。口服 0.5～10mg/d,其蓄积性与其 $t_{1/2}$ 相符,稳态血药浓度比单剂量给药高 30%～40%。原型药从尿中排泄少。本品有明显滞后现象,可延长病人存活期。用于乳腺癌、他莫昔芬等激素辅助治疗后复发的绝经期晚期乳癌。

【用法用量】 口服:每次 1～5mg,1/d,或遵医嘱。

【不良反应】 无明显不良反应,对皮质醇和醛固酮的分泌也无明显影响。

【制剂规格】 片剂:5mg,10mg。

塞替派(Thiotepa)[保甲][典]

【作用特点与用途】 为乙烯亚胺类烷化剂的代表,对多种实体癌瘤有效。用于乳腺癌、卵巢癌、体性体腔积液的腔内注射、膀胱癌局部灌注、消化道肿瘤。

【用法用量】 ①静脉或肌内注射:每次 20～30mg,每 1～2 周 1 次,总剂量 200～300mg 为 1 个疗程,最多可给 400mg。②胸腔腹腔或心包腔内注射:每次 10～30mg,每周 1～2 次。注射前应尽量抽出积液。③膀胱内灌注:每次 60mg(先溶于 50～100ml 生理盐水中,1 周 1～2 次,在排空尿液后用导尿管注入,变换体位,保留 2h,每周 1 次,4 周后改每月 1 次,共 10 次)。④动脉、瘤体内注射剂量及小儿用法须遵医嘱。

【注意事项】 同烷化剂,主要为骨髓抑制、胃肠道反应等。有致畸性。

【制剂规格】 注射剂:10mg。

比卡鲁胺(卡索地司、Bicalutamide、Casodex)

【作用特点与用途】 非甾体类抗雄性激素药。能抑制雄激素与前列腺雄激素受体和垂体细胞溶质雄激素受体相结合。其置换曲线与羟基氟他酰胺和 5α-二氢睾酮的置换曲线平行。本品与前列腺雄性激素受体的亲和力比羟基氟他酰胺强 4 倍,与垂体雄性激素受体的亲和力比羟基氟他酰胺强 10 倍,故能抑制前列腺肿瘤生长。口服吸收良好,血浆蛋白结合率高,原型及其代谢物由粪便和尿中排出,$t_{1/2}$ 约 6d。用于晚期前列腺癌。

【用法用量】 口服:每次 50mg,1/d,并在相同时间服用。

【不良反应】 可有面部潮红、全身疼痛、便秘、背部疼痛、虚弱、骨盆痛、恶心、感染、腹泻、腹痛、外周水肿、夜尿症、眩晕、血尿、气喘。尚有胸痛、高血压、感觉异常、肝酶升高、尿道感染、皮疹、出汗、贫血、阳萎、高血糖、体重减少、骨痛等。

【注意事项】 ①应同时联用促黄体激素释放激素类似酶;②病人不得自行中断或停止本品治疗;③肝功能中、重度损害者慎用。

【制剂规格】 薄膜衣片:50mg。

雌莫司汀(雌二醇氮芥、Estramustine)[保乙]

【作用特点与用途】 本品以雌二醇-17-磷酸酯为载体的氮芥类化合物,具有烷化剂及雌激素的双重作用,能使甾体激素与烷化剂的结合物选择性进入激素依赖性癌组织中,从而减低烷化剂的全身反应。本品能迅速而完全地脱磷氧基形成具有细胞毒活性的代谢产物——雌二醇氮芥和雌酮氮芥,其血浆 $t_{1/2}$ 为10~20h,两者经进一步代谢后排泄。主要用于晚期前列腺癌,特别适用于雌二醇激素治疗无效的病例。

【用法用量】 口服:成年人每次 2~3 粒,2/d,饭后用开水送服,不可与牛奶制品或含钙剂同服。若连服 3~4 周后仍无效,则应停药。如病情好转,应按原剂量继续服用 3~4 个月,药物剂量应根据疗程、疗效和不良反应等进行适当调整。也可开始静脉注射 300mg/d,然后口服用药。或遵医嘱。

【不良反应】 可见暂时性恶心及呕吐等消化系统反应;可致轻微女性化;少见白细胞减少和血小板减少;少数病人有血清转氨酶和胆红素升高。

【禁忌证】 对本品、雌二醇及氮芥过敏,有严重肝、心疾病者,活动性栓塞性静脉炎或血栓性栓塞病人忌用。

【注意事项】 脑血管疾病、冠心病和溃疡病病人应慎用。

【制剂规格】 胶囊剂:140mg;粉针剂:150mg。

司莫司汀(甲环亚硝脲、Semustinum)[保甲][典]

【作用特点与用途】 为洛莫司汀的甲基衍生物,属细胞周期非特异性药物,抗癌作用与卡莫司汀(BCNU)、洛莫司汀(CCNU)相似,但对 Lewis 肺癌、小鼠自发乳腺癌、恶性黑色素瘤 B_{16} 疗效优于 BCNU 和 CCNU,且毒性相应较低(1/4~1/2),对 M 期和 G_1/S 期的细胞有较大杀伤力。主要用于恶性黑色素瘤、淋巴肉瘤、肺癌、脑瘤及汗腺癌等,对脑、肝和骨转移性肿瘤也有效。与氟尿嘧啶合用对肠癌、胃癌及肝癌更为有效。国内治疗各类晚期恶性肿瘤306 例,总有效率 31.5%。

【用法用量】 口服:单用 0.175~0.225g/m²,每 6~8 周给药 1 次;也可36mg/m²,每周 1 次,6 周为 1 个疗程;或每周 0.1g/m²,2 个月为 1 个疗程。合并其他药物时可给 75~150mg/m²,6 周给药 1 次,或 30mg/m²,每周 1 次,连给 6 周。

【不良反应】　主要有延迟性骨髓抑制毒性。血小板减少多发生于服药后3～6周内,白细胞减少多发生于5～6周内,一般持续6～10周;但停药后可逐渐恢复正常。尚有恶心、呕吐及食欲下降等胃肠道反应,空腹或先给镇静止吐药可减轻上述反应。

【注意事项】　3种亚硝脲类药物的中等毒性剂量为:本品 $225mg/m^2$ 相当于 BCNU $250mg/m^2$,相当于 CCNU $130mg/m^2$。有肝、肾功能损害者慎用或减低用量。应仔细阅读说明书,根据病情遵医嘱用。

【制剂规格】　胶囊剂:5mg,10mg。

尼莫司汀(嘧啶亚硝脲、Nimustine)[保乙]

【作用特点与用途】　本品为水溶性亚硝脲类抗癌药,能使细胞内 DNA(脱氧核糖核酸)烷基化,能抑制 DNA 和 RNA(核糖核酸)的合成。可通过血-脑脊液屏障。动物实验表明,静脉注射后有7%～16%进入脑脊液,最高可达30%。主要用于缓解脑肿瘤、消化道肿瘤(胃癌、肝癌、结肠直肠癌)、肺癌、恶性淋巴瘤及慢性白血病的主观或客观症状。

【用法用量】　静脉或动脉注射、静脉滴注:每次剂量为 2～3mg/kg,用时以注射用水溶解(5mg/ml);根据血常规检查结果间隔4～6周再次给药,总剂量 300～500mg;或每次 2mg/kg,每周1次,可给2或3次。本品还可用于胸腹腔注射或膀胱腔内给药。

【不良反应】　可引起迟缓性骨髓抑制如白细胞和血小板减少,偶见出血倾向、皮疹、尿素氮值上升及蛋白尿等;尚可出现食欲缺乏、恶心、嗳气及呕吐等消化系统反应。丙氨酸转氨酶可暂时性升高。

【禁忌证】　骨髓功能抑制或对本品有严重过敏史者禁用。

【注意事项】　治疗期间应观察血象变化以决定用药量;肾和肝功能障碍、合并感染或水痘者慎用。孕妇、哺乳期妇女和小儿亦应慎用。

【制剂规格】　粉针剂:25mg,50mg。

达卡巴嗪(氮烯咪胺、Dacarbazine)[保乙]

【作用特点与用途】　本品为新型抗肿瘤药物,系嘌呤类生物合成的前体,能干扰嘌呤的生物合成,同时兼有烷化剂的作用。口服吸收不完全,个体差异较大。1次静脉注射后30min血浆药物浓度达高峰,6h消失。在6h内由尿中排出给药量的30%。不能通过血-脑脊液屏障。主要用于恶性黑色素瘤、恶性淋巴瘤、软组织肉瘤、肺癌、食管癌、胃癌、胰腺癌及结肠癌等。

【用法用量】　静脉注射:2.5～3mg/(kg·d)或 200～400mg/m²,连用

5～10d。为减少对血管的刺激,亦可用 5％葡萄糖注射液 100～250ml 稀释后滴注,在 30min 内滴完。间隔 4～6 周后可进行第 2 个疗程。联合用药时,每次 200mg/m² ,静脉滴注,连用 5d,3 周重复 1 次。对于四肢的黑色素瘤,可用同样剂量做动脉内滴注。

【不良反应】 胃肠道反应:较明显,注射后 1～1.5h 可出现恶心、呕吐或腹泻,2～8h 后可减轻或消失。骨髓抑制:可致白细胞和血小板下降、贫血;以大剂量时更为明显。一般在用药 3～4 周出现血象下降,第 5～6 周可恢复正常。注射部位可有血管刺激性反应。尚可引起类似流感症状,个别病人可见肝功能损害。

【注意事项】 本品治疗黑色素瘤有效率为 20％～30％,与长春新碱和卡莫司汀合用可提高疗效,但对消化道癌的疗效不佳。在用注射用水溶解后只能在棕色瓶中保存 1～3d,最好临时配制。孕妇、水痘或带状疱疹、严重过敏史者禁用。

【制剂规格】 冻干粉针剂:每支含本品 100mg,枸橼酸 100mg。

替莫唑胺(替莫佐胺、Temozolomide)[保乙]

【作用特点与用途】 为达卡巴嗪(氮烯咪胺)的活性代谢物。口服吸收好。t_{max} 0.5～1h,$t_{1/2}$ 约 1.8h,主要由肾排泄;在治疗剂量范围内呈线性动力学。用于治疗恶性胶质细胞瘤,如多形性恶性胶质瘤、多形性成胶质细胞瘤和恶性黑色素瘤;开始先与放疗联合治疗,随后作为辅助治疗。

【用法用量】 同步放疗时(60Gy 分 30 次),本品口服按 75mg/(m²·d),共 42d。随后辅助治疗可长达 6 个周期。第 1 周期按 150mg/(m²·d),1/d,共 5d,然停 23d。以后几个周期用药应视患者耐受情况调整剂量,遵医嘱服用。

【不良反应】【注意事项】 参阅达卡巴嗪。

【制剂规格】 片剂:5mg,20mg,50mg。

链佐星(链硝脲、Streptozocin)

【作用特点与用途】 本品能抑制细菌细胞 DNA(脱氧核糖核酸)合成,专一性地作用于胞嘧啶部分,导致 DNA 溶解。本品在肝、肾中的药物浓度较高,约 20％以上的剂量被代谢,主要经肾从尿中排出。用于转移性胰岛细胞瘤,对功能性和非功能性肿瘤均有作用。

【用法用量】 静脉注射:0.5g/(m²·d),连续 5d,6 周为 1 个疗程。亦可在开始 2 周,每周 1g/m²,若病人没有明显的疗效和毒性,在后几周内剂量可逐步增加,但 1 次剂量不能超过 1.5g/m²。

【不良反应】　可引起氮质血症、低磷酸盐血症、无尿、糖尿、肾小管性酸中毒、恶心及呕吐等。

【注意事项】　在每个疗程前后须监测肾功能,应在给药前后 4 周内连续进行尿常规分析、血尿素氮、血浆肌酐、血清电解质和肌酐清除率测定。发现肾中毒时应减少剂量或停用本品。

【制剂规格】　粉针剂:1g。

去水卫矛醇(卫康醇、Dianhydrodulcitol)

【作用特点与用途】　本品为广西中医研究所从植物美登木提取的卫矛醇为原料合成的,对动物的移植性肿瘤有广谱抗肿瘤活性。本品为细胞周期性非特异性抗癌药,能抑制 DNA(脱氧核糖核酸)及 RNA(核糖核酸)合成,尤其对小鼠 L-1210 及 W-256 肉瘤更为敏感,电镜下观察到本品可直接杀伤慢性粒细胞白血病的幼稚粒细胞。本品对骨髓红细胞系无明显损伤作用。临床试用对慢性白血病有较好的近期疗效,缓解率 86%,与白消安相近而略高于靛玉红,但完全缓解率低于白消安,与靛玉红相仿;且显效快,降低白细胞、缩小脾脏及出现最好疗效的时间均比白消安及靛玉红早;且与白消安无交叉耐药性。对肺癌及其他恶性肿瘤有效率为 16.5%,其中对肺腺癌的有效率为 21%。用于慢性粒细胞白血病、肺癌、骨髓瘤、头颈部肿瘤、鼻咽癌、乳腺癌、卵巢癌及宫颈癌等。

【用法用量】　静脉注射或静脉滴注:对慢性白血病,成年人每次 40mg,小儿 0.6~1mg/kg,1/d,连用 5~7d 为 1 个疗程。停药 2 周后进行下一个疗程。病情缓解后,每月连用 5d 作为维持治疗。为巩固疗效,最好维持用药半年以上,剂量成年人 25mg/d,小儿 0.3~0.5mg/(kg·d)。对肺癌及骨髓瘤等实体瘤用法用量同上,疗程间隔 2 周或对症治疗,待血象恢复正常再进行下一个疗程。

使用时用生理盐水 10~20ml 溶解后缓慢静脉注射,或用生理盐水 5ml 溶解后,加入 5% 葡萄糖注射液或糖盐水 250~500ml 中静脉滴注。

【不良反应】　对慢性粒细胞白血病主要毒性反应为血小板减少,对其他实体瘤病人主要为白细胞和血小板减少。尚可引起食欲减退、呕吐、恶心、稀便、头昏及全身无力等反应,停药后可自行消失。

【注意事项】　静脉注射时注意勿漏出血管。

【制剂规格】　注射用无水卫矛醇:25mg,40mg。

二溴卫矛醇（Dibromoducitol）

【作用特点与用途】 类似去水卫矛醇。试用于慢性粒细胞白血病、乳腺癌、肾癌有效。

【用法用量】 口服：每次 250mg，1/d，以后减为每日服 1 次，每次 125mg；或按体重 18mg/kg，每周服 1 次。

【注意事项】 有消化道反应及骨髓抑制。少数有皮疹、肝功能损伤等。

【制剂规格】 片剂：125mg，250mg。

二、抗 代 谢 药

卡莫氟（喀福禄片、Carmofur）[保乙]

【作用特点与用途】 本品为氟尿嘧啶（5-FU）的衍生物，需在肝中代谢转化成 5-FU 后才能发挥抗癌活性。因而本品不仅依赖于肝功能，而且在肝内会加速水解，所以在肝药酶低下的肝硬化病例中，5-FU 有效血药浓度维持时间长，从而在治疗伴有肝功能障碍的多发性肝癌具有优势，且已有使肺癌转移病灶完全消失病例的临床经验，用本品每日 300mg，口服 3 个月后肿瘤影完全消失。口服吸收迅速，2h 后达血药浓度峰值；48h 后代谢物 80% 于尿中，4.9% 于胆汁中，1.2% 于粪便，5% 从呼吸排出体外。能长时间维持很高的氟尿嘧啶血浓度。本品从肠道吸收迅速，在组织内以胃、膀胱、肾、肺及小肠浓度分布较高，向脑内移行较少，48h 几乎全部代谢后由尿排出。用于肝癌、胃癌、结肠癌、直肠癌及乳腺癌等。

【用法用量】 口服：600～800mg/d，分 2～4 次服用，或遵医嘱并有 300mg/d 的报道，但给药不应超过 800mg/d。

【不良反应】 与氟尿嘧啶不良反应类似，偶见发热、尿频、食欲缺乏、恶心、呕吐及中枢神经症状等，减量或停药可恢复正常，有报道可出现脑白质病。

【注意事项】 若出现中枢神经症状，特别是在重度肝功能障碍的病人中血药浓度较高，视情况可将日常用量的 600mg 减半给药较为适宜。肝、肾功能障碍者及孕妇均应慎用。给药期间避免饮含乙醇饮料。

【制剂规格】 片剂：50mg。颗粒剂：每克含本品 200mg（20%）。

甲氨蝶呤（氨甲蝶呤、Methotrexate）[保甲][典]

【作用特点与用途】 甲氨蝶呤（MTX）的大含量制剂，是专门进行高剂量

MTX 治疗(HD-MTX-CFR)的特殊需要产品,属抗叶酸类代谢抗肿瘤药。对多种动物肿瘤有抑制作用。通过抑制二氢叶酸还原酶而影响四氢叶酸的生成,从而阻止嘌呤环和胸腺嘧啶脱氧核苷酸的合成,抑制 RNA(核糖核酸)与 DNA(脱氧核糖核酸)的生成,其作用可被亚叶酸钙(CF)所对抗。本品对增殖期细胞敏感,为细胞周期特异性药物,主要作用于 S 期及 G_1/S 边界,并对 G/S 边界有延缓作用。在大剂量时即本品对非增殖细胞特别是肝细胞也有直接毒性作用。大含量 1g 制剂主要用于骨肉瘤。普通小含量剂型可用于乳腺癌、绒癌白血病、淋巴瘤、肺癌、头颈部癌等。

【用法用量】　静脉滴注本品作为骨肉瘤的高剂量突击疗法,必须由经验丰富的专科医生决定。治疗前先定好治疗方案,备好解毒药亚叶酸钙(CF)、输液及尿液碱化和血清 MTX 浓度测定设备。通常每隔 1～4 周给药 1 次,剂量视个体需要由医师确定。参考治疗方案如下。

(1)高剂量 MTX($200mg/kg$ 或 $7500\sim10\,000mg/m^2$,6h 滴注)只能与醛氢叶酸合用,并要进行血中 MTX 水平测定,同时应在专科医院住院治疗。

(2)长春新碱 $1.5mg/m^2$,静脉注射,第 1 天;MTX $200mg/kg$,第 2 天静脉滴注 4h。2h 后开始醛氢叶酸治疗,每 6 小时口服 1 次,每次 9mg,共 12 次,如果呕吐则改为肌内注射。第 14 及第 42 天给予环磷酰胺 $40mg/kg$,静脉注射。第 28 及第 29 天给予多柔比星 $45mg/m^2$,静脉注射。

本方案的第 56 天是下一周期的第 1 天。总持续时间为 1 年。

(3)OSⅡ/77 方案:每隔 15d 序贯地给予多柔比星、MTX 及环磷酰胺。即多柔比星 $45mg/m^2$,静脉注射;于随后第 2 天 MTX $200mg/kg$,4h 静脉滴注,随后给予醛氢叶酸(以 $1mg/kg$ 口服开始,以后每 6 小时给予 $0.5mg/kg$ 至 11 次)。环磷酰胺 $1200mg/m^2$,10～12min 静脉滴注。

(4)长春新碱 $1mg/m^2$,静脉注射,第 3、4、5、36 天后重复,共 14 个疗程。多柔比星 $15mg/m^2$,静脉注射;第 3、4、5、36 天后重复,共 14 个疗程。MTX $10mg/m^2$,肌内注射,第 23、24 天各 1 次,每次持续 6～8h,36d 后重复,14 个疗程。CF 救援,9mg,肌内注射,第 25、26、36 天后重复,每次持续 6h,14 个疗程。

(5)长春新碱 $2mg/m^2$,静脉注射,42d 后重复,9 个疗程。MTX $200mg/m^2$,静脉注射,42d 后重复,9 个疗程。CF 救援,9mg,肌内注射,42d 重复,9 个疗程。多柔比星 $60mg/m^2$,42d 重复,9 个疗程。

(6)小剂量普通制剂用于其他各肿瘤联合化疗须遵医嘱,从略。

【不良反应】　高剂量突击疗法即使方案是恰当的,仍有发生严重不良反应的可能性,症状同普通甲氨蝶呤。

【禁忌证】 肾功能不全者及妊娠早期禁用。

【注意事项】 ①本品必须住院用药,由专科医师拟定治疗方案,并监护治疗中可能发生的危险;②一旦出现严重骨髓抑制、肝和肾功能损害,应立即停药,并进行急救处理;③本法必须而且只能与亚叶酸钙保护药合用,否则有致命的危险;④药液勿接触皮肤和黏膜。

【制剂规格】 粉针剂:1000mg,附 10ml 溶剂;5mg。片剂:2.5mg。

去氧氟尿苷(氟铁龙、Doxifluridine)[保乙]

【作用特点与用途】 本品作用与氟尿嘧啶相同。注射后在体内转化成为活性型氟苷单磷酸盐,阻断 DNA(脱氧核糖核酸)的合成,致使癌细胞不能生长。适用于肝癌、直肠癌、结肠癌、食管癌、胃癌、乳腺癌、卵巢癌和肺癌等。对无法手术切除的原发性肝癌疗效显著。

【用法用量】 一般可用静脉滴注,治疗肝癌以肝动脉插管给药疗效较好。每次 250～500mg,1/d,15～20g 为 1 个疗程或遵医嘱。其他肿瘤常口服:800～1200mg/d,分 3 或 4 次,可酌情调整剂量。静脉滴注:每瓶加入 8～10ml 注射用水溶解,加入 5%葡萄糖注射液中即可,24h 内滴完,可减轻全身不良反应。

【不良反应】【注意事项】 参见氟尿嘧啶。

用肝动脉插管给药法,对不能手术切除的原发性肝癌进行治疗,其症状缓解率为 56.6%;治疗后肿瘤缩小者为 23.3%;甲胎蛋白浓度下降者占 21.4%;客观有效率为 33.3%,不良反应占 6.6%;较氟尿嘧啶好,为国内较好的抗癌药之一。

【制剂规格】 冻干粉针剂:250mg,500mg。胶囊剂:100mg,200mg。

依诺他滨(散癌星、散瘤星、Enocitabine)

【作用特点与用途】 本品亲脂性高,在血中(特别是血细胞中)及组织内的浓度维持较长时间,对急慢性白血病癌细胞有较明显的抗代谢作用。本品在肝、脾、肾及白血病细胞中逐渐代谢转化成阿糖胞苷,后者抑制 DNA(脱氧核糖核酸)合成而显示抗肿瘤作用。急性白血病病人在 1.5h 内静脉滴注本品 200mg 后,血浆中本品浓度的变化显示两相性,第一相及第二相的 $t_{1/2}$ 分别为 (0.37 ± 0.25)h 及 (5.3 ± 4.8)h。血细胞中浓度在给药开始后 24h,约达血浆浓度的 10 倍。骨髓液中浓度在给药开始后 12h 显著高于血浆浓度。急性白血病病人静脉滴注本品 200mg 后,血液中可检出原型、阿糖胞苷及阿糖尿苷。原型药物不随尿排泄,给药开始后 24h,0.5%以阿糖胞苷排泄,72%以阿糖尿苷排泄。临床主要用于急性白血病及慢性白血病急性发作或呈急性病变。

【用法用量】 静脉滴注:3.5～6.0mg/(kg·d),与5%葡萄糖、果糖、木糖注射液及生理盐水、林格液混合,滴注2～4h。1 或 2/d,通常连续 10～14d 或连续用药后休息 6～10d 再重复给药。

【不良反应】 偶见血压下降、胸部压迫感、皮疹、发绀、白细胞及血小板减少、食欲缺乏、恶心、呕吐、腰痛及头痛等,出现上述症状应停药急救,对症处理。

【注意事项】 骨髓抑制、合并感染、肝病病人及孕妇慎用。

【制剂规格】 粉针剂:150mg,250mg,含有助溶剂。

替加氟(喃氟啶、Tegafur)[保甲/乙]

【作用特点与用途】 为氟尿嘧啶的衍生物,经肝活化后逐渐转变为氟尿嘧啶而发挥作用。作用机制同氟尿嘧啶,都是抑制胸腺嘧啶脱氧核苷酸合成酶,阻断尿嘧啶核苷酸转变为胸腺嘧啶核苷酸,影响了 DNA(脱氧核糖核酸)的合成,导致细胞的损伤和死亡,起抗癌作用。本品是嘧啶类拮抗药,主要作用于细胞增殖周期的 S 期,为周期特异性药物。对 G_1/S 转换期也有延缓作用。化疗指数是氟尿嘧啶的 2 倍。与氟尿嘧啶相比,本品作用持久(12～24h),吸收良好,给药后 2h,抑癌作用达高峰,血中 $t_{1/2}$ 约 5h,毒性较低。口服后在血中和组织内浓度与氟尿嘧啶一样较稳定。其急性毒性为氟尿嘧啶的 1/6～1/5,而化疗指数却要高 2 倍左右。本品主要由尿(23%)和呼吸道(55%)排出。用于胃癌、乳腺癌、直肠癌、结肠癌、肺癌、肝癌、膀胱癌、前列腺癌及肾癌等,联合化疗,防止肿瘤术后复发和维持治疗。

【用法用量】 静脉滴注:800～1000mg/d,或 15～20mg/(kg·d),1/d,滴速:每分钟 40～50 滴;20～40g 为 1 个疗程。成年人口服:0.6～1.2g/d,分3～4 次,总量 20～40g 为 1 个疗程;儿童按 16～24mg/(kg·d)分 4 次。

【不良反应】 少数病人可出现轻微恶心、呕吐、腹泻、疲倦、口腔炎、皮疹、脱发及瘙痒。注射局部可有疼痛、静脉炎或动脉内膜炎。如情况严重者,可暂停药待恢复正常再用。但其毒性仅为氟尿嘧啶的 1/7～1/4。

【注意事项】 ①尽管国产品的 LD_{50} 已提高到 1600～1700mg/kg(而国外资料报道为 1000mg/kg),但仍可能对造血系统功能产生影响,引起白细胞减少,故用药期间应定期检查血象;②肝肾功能障碍者及孕妇慎用;③本品注射液忌与含酸性的药物配比应用。

【制剂规格】 片剂或胶囊剂:50mg,100mg,200mg。栓剂:0.5g;粉针剂:100mg,200mg,500mg。注射液:100ml 中含替加氟 0.5g,氯化钠 0.9g。

替加氟/尿嘧啶(Ftorafur/Uracil)

【作用特点与用途】 本品为替加氟与尿嘧啶的复合制剂。临床主要用于胃癌(30.6%)、大肠癌(50%)、乳腺癌(34.6%)、食管癌(23.1%)。与丝裂霉素联用治疗胃癌,有效率可提高到54.3%~56.9%。与多柔比星、平阳霉素联合应用治疗食管癌,也可提高有效率。

【用法用量】 口服:片剂,每次2~3片,3~4/d。总量400~600片为1个疗程。或胶囊剂1~2粒,每日服3~4次。

【不良反应】【注意事项】 参阅替加氟、卡莫氟。

【制剂规格】 片剂:每片含替加氟50mg,尿嘧啶224mg。胶囊剂:100mg/224mg。

双呋啶(双喃氟啶、Tegadifur)

【作用特点与用途】 本品系氟尿嘧啶(5-FU)的又一个衍生物,是一种具有潜在活性的抗癌药。药物在肿瘤和淋巴结内分布的浓度较高,在体内能较长时间内维持5-FU的有效浓度;本品口服后在肿瘤内5-FU浓度是口服FT-207的8~12倍,化疗指数为FT-207的2倍,而毒性为其1/3~1/2。用肠溶型和缓释口服制剂能提高疗效和减轻不良反应。口服200mg后,1h达血药峰浓度,可维持8h,在脑、骨髓和睾丸中维持达12h,主要代谢产物为FT-207。主要用于消化道癌,对胃癌及肠癌疗效显著,对乳腺癌、肺癌及肝癌亦有一定疗效。对防止手术后复发和转移有肯定作用。

【用法用量】 口服:每次200mg,3/d,连服2周后可减为400mg/d,4~6周为1个疗程;停药1~2个月后再进行第2个疗程。1个疗程剂量为14~40g,临床医师应视病情而适当增减剂量。

【不良反应】 可见食欲缺乏、恶心、呕吐、头晕及心悸等。偶见白细胞和血小板减少,罕见运动失调。

【禁忌证】 肝功能障碍者不宜服用。

【注意事项】 本品如与食物一同服用则吸收更好。长期用药应经常验血,根据血中浓度及血细胞数量酌情增减剂量,必要时应停用本品一段时间后再用药。

【制剂规格】 片剂:50mg,100mg。

优福定(Uracil、UFT)

【作用特点与用途】 本品系以替加氟(FT-206)和尿嘧啶(U-racil)配伍的

复方口服片剂。将 FT-207 与尿嘧啶按 1∶4 配伍给药,病人肿瘤内的活性药物浓度则相当于其血浆和周围正常组织 5-FU 浓度的 10 倍、4 倍左右。本品的作用机制,有人认为加入尿嘧啶后,抑制了氟尿嘧啶在肿瘤组织中的分解,因而相对地提高了氟尿嘧啶的浓度;此外,氟尿嘧啶主要在肝及肿瘤组织中分解,加入尿嘧啶后,在肿瘤组织中只有微量分解,也可能与肿瘤中氟尿嘧啶的磷酸化产物较多有关。可单独用于胃癌(30.6%)、大肠癌(50.0%)、乳腺癌(34.6%)及食管癌(23.1%)。将本品与丝裂霉素联用治疗晚期胃癌,有效率可达 54.3%~56.9%,已成为日本和我国广泛应用的重点方案。也可配伍其他抗癌药或与放疗等联合。尤其对服用其他嘧啶类抗癌药无效者,服用本品会有较好疗效。也可用于胰腺癌、鼻癌、肺癌和肝癌。手术前后用药可防止癌的复发、扩散和转移。

【用法用量】 口服:每次 2~3 片,3~4/d,总量 400~600 片为 1 个疗程。也可用本品的胶囊,每次 1~2 粒,3 或 4/d,或遵医嘱。

【不良反应】【注意事项】 参见替加氟。

【制剂规格】 片剂:每片含替加氟 50mg,尿嘧啶 112mg。胶囊剂:每粒含替加氟 100mg,尿嘧啶 224mg。

替吉奥(爱斯万、Tegafur Gimeraciland Oteracil Potassium)[保乙]

【作用特点与用途】 本品为替加氟(FT)、吉美嘧啶(CDHP)及奥替拉西(Oxo)的复合胶囊剂,其摩尔比为 1∶0.4∶1。口服能维持较高的血药浓度而提高抗癌活性,明显减少药毒性。用于不能切除的局部晚期或转移胃癌。

【用法用量】 口服胶囊剂:体表面积<1.25m^2 者,每次 40mg;体表面积在 1.25~1.5m^2 者,每次 50mg;体表面积在≥1.5m^2 者,每次 60mg,均 2 次,于早、晚餐后各服 1 次,28d 为 1 个周期,间隔 14d 后再重复。如患者耐受良好,可将间隔缩短为 7d,剂量依次可调高至每次 50mg、60mg、75mg。不能与其他氟尿嘧啶类药物、抗真菌药联用。

【不良反应】【注意事项】 参阅替加氟类抗癌药。

【制剂规格】 胶囊剂:每粒 20mg(替加氟 20mg,吉美嘧啶 5.8mg,奥替拉西钾 19.6mg);或替加氟 25mg,吉美嘧啶 7.2mg,奥替拉西钾 24.5mg。

安西他滨(环胞啶、环胞苷、Ancitabine、Cyclocytidine)

【作用特点与用途】 为阿糖胞苷的衍生物,在体内转变为阿糖胞苷。作用与阿糖胞苷相似,主要作用于 S 期,并对 G_1/S 及 S/G_2 转换期也有作用,为一周期特异药物。此外,对单纯疱疹病毒也有抑制作用。在体内作用时间较长,$t_{1/2}$ 8h。与氟尿嘧啶、巯嘌呤、甲氨蝶呤、长春新碱、环磷酰胺及放线菌素D等无交叉耐药。①对各类急性白血病均有效,对急性粒细胞白血病疗效最优;对脑膜白血病也有良效;②对上皮、浅层、深层型单纯疱疹病毒角膜炎及虹膜炎均有效。

【用法用量】 白血病:5~10mg/(kg·d),溶于生理盐水或葡萄糖注射液静脉注射,也可肌内注射,1/d,一般5~10d为1个疗程,间歇7~14d,可根据幼稚细胞消失或白细胞下降等情况适当掌握剂量。脑膜白血病做鞘内注射,每次50~100mg,用生理盐水2ml稀释。亦可口服。

眼科:单纯疱疹性角膜炎应每1~2h滴眼1次,晚间加眼膏1次或单用眼膏4~6/d。溃疡愈后,实质层浸润消失后,再减量为4/d,维持用药2周以上,在用环胞苷期间必须合并应用抗生素,防止细菌及真菌混合感染。

【不良反应】 可见食欲减退、恶心及呕吐等胃肠道反应;白细胞和血小板减少,但一般骨髓抑制不严重;少数人有腮腺肿胀、体位性低血压及转氨酶上升等。应定期验血;孕妇慎用。

【制剂规格】 粉针剂:50mg,100mg,200mg。片剂:100mg。眼药水:0.05%。眼膏:0.05%,0.1%。

甲异靛(Meisoindigo、Meisoindigotin)[保乙][典]

【作用特点与用途】 可抑制肿瘤细胞DNA生物合成。用于治疗慢性粒细胞白血病。

【用法用量】 口服:成年人每次50mg,2~3/d。

【不良反应】【注意事项】 常见食欲缺乏、恶心、呕吐,偶见关节痛、肌痛、骨髓抑制等。孕妇、哺乳期妇女禁用。

【制剂规格】 片剂:25mg(除去糖衣片表层后显暗红色)。

羟基脲(Hydroxycarbamide)[保甲][典]

【作用特点与用途】 主要抑制核苷酸还原酶,选择性地阻止DNA合成,杀伤S期细胞,并可提高放射线的疗效。口服给药吸收好。口服或静脉注射血中药物浓度在给药后1h内达到高峰,然后迅速下降。1次给药在24h内排出50%~80%。临床上用于恶性黑色素瘤及胃癌、肠癌、乳腺癌、膀胱癌、头颈部癌、恶性淋巴瘤、原发性肝癌及急性和慢性粒细胞白血病等。

【用法用量】 口服:成年人40~60mg/(kg·d),每周2次,6周为1个疗程。亦有人采用大剂量间歇给药法,每8小时1次,剂量为60mg/kg;或每6小时1次,剂量100mg/kg,24h为1个疗程,间歇4~7d。或0.5~1.5g/d,4~

8 周为 1 个疗程。

【不良反应】　主要为骨髓抑制,白细胞和血小板减少,停药 1～2 周后可恢复。有时出现胃肠道反应。尚有致睾丸萎缩和致畸胎的报道。

【禁忌证】　孕妇禁用。

【制剂规格】　胶囊剂:250mg,400mg。片剂:400mg,500mg。

磺巯嘌呤钠(溶癌呤、Sulfomercaprine Sodium、Mercaptopurine)[保乙]

【作用特点与用途】　为巯嘌呤(6-MP)的水溶性衍生物,其作用机制与 6-MP 相似,是一种抗核酸代谢的药物,属细胞周期特异性抗癌药,在碱性和中性条件下较稳定,遇巯基化合物如半胱氨酸等立即分解,释出巯嘌呤。在酸性条件下易分解成巯嘌呤,对瘤组织有某种程度的选择性作用,且不良反应较小,显效较快,抗瘤谱较广。用于绒毛膜上皮癌、恶性葡萄胎、急性粒细胞白血病、急慢性淋巴细胞性白血病及上述肿瘤病的脑和脊髓转移及头颈部肿瘤。对氟尿嘧啶、甲氨蝶呤及放线菌素 D 耐药的肿瘤也有效。

【用法用量】　静脉注射或静脉滴注:①白血病,每次 4～5mg/kg,1/d,溶于生理盐水或 5% 葡萄糖注射液中静脉注射或静脉滴注,10～14d 为 1 个疗程;②绒毛膜上皮癌或恶性葡萄胎,每次 8～10mg/kg,1/d,10d 为 1 个疗程。

肌内注射或鞘内注射:取 200mg 先溶于 2ml 0.24mol/L 稀醋酸液中。鞘内给药常用 100～200mg,隔 1～2d 注射 1 次,5 次为 1 个疗程。或遵医嘱。

【不良反应】　主要为骨髓抑制,白细胞和血小板减少;部分病人有恶心、呕吐和口腔炎,但均较 6-MP 轻,停药后可恢复。

【注意事项】　与巯嘌呤类似,应定期查血象。白细胞下降者,有时在停药后 1 周达最低点,应警惕。本品现用现配,药物水溶液在室温下应即刻使用,不宜放置待用。

【制剂规格】　粉针剂:50mg;200mg。

硫鸟嘌呤(兰快舒、Thioguanine)[保乙][典]

【作用特点与用途】　系嘌呤类代谢抑制药。能以脱氧戊核糖核苷形式存在于细胞 DNA 中,以戊糖核苷形式存在于 RNA 中,它与 6-MP 有交叉耐药性,但与阿糖胞苷合用,毒性低而疗效佳。在对阿糖胞苷耐药的情况下,本品与阿糖胞苷合用也有效,因当阿糖胞苷抑制正常细胞后,在一定时间内,骨髓已无能力渗入 6-TG,耐药性肿瘤细胞 DNA 合成速度下降,仍可渗入 6-TG。结果正常骨髓不受 6-TG 影响,而肿瘤细胞大量死亡。本品与 6-MP 一样,对细胞有丝分裂的影响可被辅酶 A 所抵消。本品为细胞周期 S 相的特异性药物(CC-

SA)。本品在体内很快变成 2-氨基-6-甲基-巯基嘌呤,部分以 6-硫代尿酸形式从尿中排出。由于有效成分的代谢和黄嘌呤氧化酶无关,故别嘌醇并不明显影响本品的代谢。用于各类急性白血病,常与阿糖胞苷及长春新碱等联用。

【用法用量】 口服:每次 2～2.5mg/kg,1/d。联合用药一般以 5d 为 1 个疗程,间歇 7～14d,单用可适当延长用药时间,并参照血象使用。

【不良反应】 骨髓抑制可使白细胞和血小板减少。肝功能有损害者,剂量应减少,并小心应用。偶见原因不明的黄疸,应及时停药,由本品引起的肝损害在停药 2 周后,即可恢复;以后小心地重复给药并调整剂量。大剂量时可见恶心、呕吐和口腔炎等胃肠道反应;偶见皮炎。

【制剂规格】 片剂:25mg。

六甲蜜胺(Altretamine)[保乙]

【作用特点与用途】 结构与烷化剂三乙撑蜜胺(TEM)相似,对动物瓦克肉瘤-256 有抑制作用,抑制率 79%;但对肉瘤-180 抑制率仅 25%。经药理研究表明,其作用与 TEM 不同,可能是一种嘧啶类代谢物,抑制二氢叶酸还原酶。口服后 2～3h 血药浓度最高,24h 后以代谢物从尿中排出 19%,以后24～48h 有 12%的量以代谢物从尿中排出。尿中没有未代谢物存在。与烷化剂无交叉耐药性。用于:①肺癌,尤其对小细胞型未分化癌效果较好,与甲氨蝶呤并用可提高完全缓解率;②对恶性淋巴瘤、卵巢癌、乳腺癌、头颈部癌及消化系统癌也有效;③可用于治疗慢性粒细胞白血病,疗效与白消安相似,且比较安全。

【用法用量】 口服:10～16mg/(kg·d),分 4 次服,21d 为 1 个疗程;或 8mg/(kg·d),90d 为 1 个疗程。饭前 1～1.5h 服能减少胃肠道反应。

治疗慢性白血病,从 200mg/d 开始,3d 后逐步递增至 800mg/d,连服至缓解或无效为止。缓解后可减量维持。

【不良反应】 可见恶心和呕吐等一般性胃肠道反应及白细胞下降、血小板减少(少见)等骨髓抑制。长期服用对中枢及周围神经系统有一定影响。

【制剂规格】 片剂:50mg,100mg。

亚叶酸钙(甲叶钙、Calcium Folinate)[保乙][典]

【作用特点与用途】 本品为甲氨蝶呤的解毒药,其作用基本上与叶酸相同,一般认为叶酸在肝及骨髓中先变为有效形态的甲酰四氢叶酸,然后作为辅酶参与核酸的合成。本品作为甲氨蝶呤及氨基蝶呤的解毒药,作用优于叶酸。也具有刺激白细胞生长成熟的作用。能改善巨红细胞性贫血的血象。主要用于解除甲氨蝶呤过量引起的毒性反应;与 5-FU 联合而增强抗癌作用。

【用法用量】 ①肌内注射或口服:作为甲氨蝶呤解毒用,一般每次 3～25mg,4～12h 肌内注射 1 次;②用于白细胞减少:每次 3～6mg,1/d,肌内注射或口服均可;③作为高剂量甲氨蝶呤疗法的保护药:用量无统一规定,一般为甲氨蝶呤剂量的 1%～1.5%,在静脉滴注甲氨蝶呤后的 2～6h 开始给药,间隔 3～6h 再给同等量,一直到 72h。当不良反应增加,甲氨蝶呤血清浓度下降不足时,应增加本品剂量并延长给药时间。

CF/5-FU 联合化疗,主要用于直肠癌,亦用于乳癌、胃癌及头颈部癌。对于年老而有心脏疾病,不适宜使用多柔比星者,可考虑 ELF 方案。该方案包括依托泊苷(VP$_{16}$)120mg/(m^2·d)静脉滴注 50min,用 5d;本品 200～250mg/(m^2·d),静脉滴注用 3d;5-FU 500mg/(m^2·d),静脉滴注 10min,用 3d。每 3～4 周重复 1 个疗程,一般 6 个疗程。结果 51 例中 27 例有效(53%),其中 6 例(12%)完全缓解,21 例(41%)部分缓解,另 14 例为稍有效或不变。10 例局部晚期癌中 7 例(70%)有效,其中 2 例(20%)完全缓解。41 例有远处转移者,20 例(49%)有效,其中 4 例(10%)完全缓解。年龄、性别、组织学及功能状态对疗效无明显影响,但腹腔内播散者的有效率(18%)不及无腹腔播散者(62%),中位数缓解期 9.5 个月,中位数生存期全组为 11 个月。毒性不大,白细胞减少 3 级占 16%,4 级占 4%,恶心、呕吐及口腔黏膜炎均较轻。

【不良反应】 大剂量给药可见胃部不适感,尿呈黄色。偶见皮疹、支气管痉挛,诱发癫痫。

【禁忌证】 恶性贫血和因维生素 B$_{12}$ 缺乏引起的其他贫血症者及对本品过敏者禁用。

【注意事项】 叶酸拮抗药如超过 4h,再用本品则无效。

【制剂规格】 粉针剂:3mg/1ml,30mg/3ml,100mg/10ml。胶囊剂:15mg。

5-氮杂胞苷(阿斯替丁、5-Azacytidine、Ladakamycin)

【作用特点与用途】 本品为胞苷嘧啶环 5 位的 CH 被 N 取代,在体内先磷酸化,然后掺入 RNA 中,破坏核酸顺序,并引起错误的蛋白合成。还可抑制乳清酸脱羧酶,阻止嘧啶类重新合成与抑制 DNA 甲基化,是主要作用于 S 期周期特异性药。本品皮下注射后吸收良好,与血浆蛋白几无结合,在体内通过脱氨迅速被代谢。静脉注射后 30min,血中原药存留<2%,但其代谢物 t$_{1/2}$ 为 3.5h,24h 尿中回收代谢物为 70%～90%。用于各种癌症的联合化疗。

【用法用量】 静脉注射:150～400mg/(m^2·d),连用 5d。

【制剂规格】 针剂:50mg,100mg。

2-氯脱氧腺苷(2-Chlorodeoxyadenosine)

【作用特点与用途】 本品作用机制尚未阐明,但可磷酸化成 CldATP,并掺入 DNA 中,使胞内 ATP 水平下降、辅酶Ⅰ(NAD)耗竭。它不被腺苷脱氨酶所灭活。体外杀癌细胞浓度低达几个纳摩尔每升。临床对 18 例经治慢性淋巴白血病(CLL)静脉滴注 0.05～0.2mg/(kg·d),连用 7d,结果 4 例部分缓解(PR),6 例改善,维持生存 2～15 个月。对毛细胞白血病(HCL)用 0.1mg/(kg·d),连用 7d 后,12 例中 11 例达到完全缓解(CR),最长者维持缓解 3.8 年。临床用于白血病的治疗。

【不良反应】 18 例慢性淋巴白血病病人仅 5 例有血小板减少。12 例毛细胞白血病病人中 6 例中性白细胞减少。半数病例用药后体温略升。可能为癌细胞中释放致热原引起。此外,还可见胃肠症状、肝肾功能障碍及脱发。

【制剂规格】 针剂:0.1mg。

乌苯美司(百士欣、Ubenimex)[保乙][典]

【作用特点与用途】 本品对瘤细胞膜上的氨基肽酶 B 和亮氨酸氨基肽酶有竞争性抑制作用,干扰肿瘤细胞的代谢,直接抑制肿瘤细胞增殖,促使肿瘤细胞凋亡。能激活人体细胞免疫功能,刺激细胞因子的生成和分泌,促进抗肿瘤效应细胞的产生和增殖,这些因子或细胞包括骨髓细胞、辅助性 T 细胞、抑制性 T 细胞、杀伤性 T 细胞、巨噬细胞、B 细胞、杀伤细胞、自然杀伤细胞、淋巴因子活性的杀伤细胞、白细胞介素、克隆刺激因子、干扰素等。临床上与化疗或放疗联合应用,对肺癌、胃癌、鼻咽癌、白血病、恶性黑色素瘤等的疗效,尤其是远期疗效明显优于单纯化疗或放疗,并可明显减轻化疗或放疗的毒副作用。此外,对各种原因引起的免疫功能低下也有确切疗效;可试用于造血系统某些疾病的治疗。单次最高剂量 100mg。

【用法用量】 口服:成年人每次 30mg,1/d,晨间空腹口服。儿童酌减。症状较轻和长期服用也可每周服用 2 或 3 次。1 个月为 1 个疗程,可酌情增加疗程数,以获得长期稳定疗效。

【不良反应】 偶有皮疹、瘙痒和消化道反应,个别可出现一过性转氨酶升高,均属轻度。一般在服药过程中或停药后消失。不良反应发生率 2.34%。

【注意事项】 本品对孕妇和婴幼儿的安全性尚未确定,宜慎用。

【制剂规格】 片剂、胶囊剂:10mg,30mg。

依达曲沙(Edatrexate)

【作用特点与用途】 甲氨蝶呤(MTX)类似物,它是通过对 MTX 桥区域的结构修饰来提高在肿瘤和非肿瘤组织间摄取和保留选择性。动物实验显示分布于瘤组织较多,治疗指数较高,对非小细胞肺癌、乳腺癌和头颈部癌有效,且明显优于 MTX。若将本品与丝裂霉素和长春新碱联合应用,可使 58% 的晚期非小细胞肺癌患者产生显著性疗效。用于非小细胞肺癌、乳腺癌、头颈部癌等。

【用法用量】 静注每次 $80mg/m^2$,每周 1 次,连用 5 周。遵医嘱可酌情调整剂量或继续用药。

【不良反应】 可发生与剂量相关的口炎,停药后 2~5d 可恢复。尚有白细胞减少、血小板减少、倦怠、皮疹、脱发、泻下、暂时性转氨酶升高等。

【制剂规格】 注射剂:50mg,100mg。

三甲曲沙(Trimetrexate)

【作用特点与用途】 新合成抗叶酸代谢药。除有与甲氨蝶呤(MTX)相似的作用、应用、不良反应与注意事项外,尚能在体内过程中克服由于肿瘤细胞还原叶酸转运系统功能障碍和(或)叶酸多谷氨酸合成酶(FPGS)变异,或水平低下所致的抗药性,使一些对 MTX 有抗药性的细胞对本品仍敏感。本品抗癌谱比 MTX 广,如对 MTX 无效的 B_{16} 黑色素瘤、结肠癌-26、CD8F$_1$ 及乳腺癌均有效。口服生物利用度为 40%~60%,组织中浓度以口、肝、肾、肠为多,$t_{1/2}$ 为 1.5~4.0h。去甲基代谢物仍有一定作用,从粪中排出 5%~8%。用于白血病及各种实体瘤,如非小细胞癌、结直肠癌、前列腺癌、膀胱癌、胃癌、乳腺癌、胰腺癌、宫颈癌等。

【用法用量】 注射本品葡萄糖醛酸盐:8~12mg/(m^2·d),连用 5d,或每 14d 给予 125~150mg/m^2;通常合用叶酸救援疗法,对卡氏肺囊虫可联合应用叶酸救援情况下,30mg/(m^2·d),连续 21d。

【不良反应】【注意事项】 主要为骨髓抑制,其他参见 MTX 相关内容。

注:新型抗叶酸药尚有洛美曲索(Iometrexol)、吡曲克辛(Piritrexim)、Tomudex 等。

卡培他滨(希罗达、卡培西他滨、Capecitabine、Xeloda)[保乙]

【作用特点与用途】 本品是一种口服的氟尿嘧啶(5-FU)前体药,口服后在体内经 3 种酶、3 个步骤被激活,成为氟尿嘧啶而起抗癌作用。本品服用方便,在肿瘤组织中有较高药浓度和更有效的抗肿瘤活性,同时减低了在正常组织中的浓度,故减轻了一系列毒性。口服吸收快,约 2h 被代谢成 5-FU 并达峰浓度。尿中排泄率 70% 以上。当病人服用本品时出现轻中度肝衰竭,应当密切观察。适用于对紫杉醇和蒽环类(anthracycline)有抵抗的转移性乳腺癌、大肠癌。

【用法用量】 口服:每日 $1.25 \sim 2.50 \text{g/m}^2$,分 2 次伴饮食或餐后 0.5h 内口服。连服 2 周,停药 1 周为 1 个疗程。根据毒性反应和肝肾功能调整用量。

【不良反应】【注意事项】 与 5-FU 相似。常有消化、血液、神经系统等不良反应。如果病人体温 38℃ 以上应立即去医院就诊。如病人出现单纯腹泻可用洛哌丁胺控制;若严重腹泻伴有脱水,应补充水和电解质,对症处理。孕妇、哺乳期妇女慎用。同时服用亚叶酸钙会增加 5-FU 血药浓度和毒性,应监护用药,必要时应停药。

【制剂规格】 片剂:150mg,500mg。

吉西他滨(健择、双氟胞苷、Gemcitabine)[保乙]

【作用特点与用途】 本品对各种培养的人及鼠肿瘤细胞有明显的细胞毒活性。其作用具有细胞周期特异性,主要作用于 DNA 合成期,在一定条件下,可阻止 G_1 期向 S 期进展。体外试验显示:其细胞毒作用均依赖于剂量及时相。静脉血浆 t_{max} 为 0.5h 左右,$t_{1/2}$ 为 $0.42 \sim 94\text{min}$。可用于局限性晚期或已转移的非小细胞肺癌。

【用法用量】 成年人推荐剂量为 1g/m^2,静脉滴注 30min,每周 1 次,连续 3 周,随后休息 1 周。每 4 周重复 1 次。视病情遵医嘱可增减剂量,可参照表 5-1。

表 5-1 根据血液监测值掌握吉西他滨用量

中性粒细胞绝对数($\times 10^9$/L)	血小板数($\times 10^9$/L)	总剂量(%)
>1	>100	100
$0.5 \sim 1$	$50 \sim 100$	75
<0.5	<50	停用

【不良反应】 ①血液系统有骨髓抑制作用,可有贫血、白细胞和血小板减少等,多为中性粒细胞减少。②可有转氨酶异常,约 1/3 的病人出现恶心、呕吐反应。③近一半病人用药后可出现轻度蛋白尿、血尿,但少见临床症状和血清肌酐与尿素氮变化;部分病人出现不明原因肾衰竭。④皮疹发生率约 25%、瘙痒(10%)、支气管痉挛(1%)、呼吸困难(10%)。⑤类似流感表现约占

20%,但重症仅 1.5%;水肿/周围性水肿发生率约 30%;脱发(约 13%);嗜睡(约 10%);腹泻(约 8%);口腔溃疡及红斑(约 7%);便秘(约 6%)。⑥心肌梗死、充血性心力衰竭及心律失常,但尚未完全证实由本品所致。

【禁忌证】 对本药过敏者禁用。

【注意事项】 ①滴注药物时间延长和增加用药频率可增大药物毒性。②可抑制骨髓,故应注意血象变化,及时对症处理。③本品对胎儿和婴儿有潜在危险,故禁用于孕妇及哺乳期妇女。④驾驶及操作机器者用本品可致困倦,不宜使用。⑤目前尚无将吉西他滨与治疗剂量放疗配合的方案。治疗非小细胞肺癌的试验表明,应用 1000mg/m² 吉西他滨者连续 6 周胸部放疗,出现了严重的,甚至威胁生命的毒性反应,并发生食管炎和肺炎。尤其接受大剂量放疗时,毒性反应更明显。⑥溶解本品用注射用生理盐水。

【制剂规格】 本品赋形剂为甘露醇、醋酸钠。无菌冻干粉针剂:每支含吉西他滨 200mg,1000mg,供稀释后静脉注射用。

依硫磷酸(氨磷汀、Amifostine、Ethiofos)

【作用特点与用途】 新型细胞保护药。本品为亲核性含硫的前体药物,通过膜碱性磷酸酯酶作用,脱磷酸成有活性的代谢物 WR-1065(游离硫醇)而起作用。它在肿瘤与正常组织中蓄积量比为 1:100~1:50,有利于清除正常组织中的自由基,灭活细胞毒药物如烷化剂、铂类、紫杉醇、氟尿嘧啶等的活性,故对许多正常组织器官起保护作用。减轻抗癌药对肾、骨髓、心、肺、外周神经的毒性反应,可预防放疗引起的黏膜损伤、口干等症。其药动学呈二室模型特征,$t_{1/2\alpha}$ 为 0.88min;$t_{1/2\beta}$ 为 8.8min。大部分停留于组织中,先转化成活性 WR-1065 起作用后,再进一步氧化成双硫化合物 WR-33278。氨磷汀及其代谢物总尿排出量占给药量的 6%。用于预防抗癌化、放疗引起的口腔干燥症。

【用法用量】 静脉注射:时间不少于 15min。化疗前 30min 开始 910mg/m²;高剂量放疗前给予 500mg/m²。

【不良反应】 低血压(约 57%)需监控,发热(39%),打喷嚏(25%),头昏(11%),寒战(4%)。有时有恶心、呕吐;低钙血症(每日用药者),可能是因抑制甲状旁腺功能所致,故应注意补钙。不能耐受者可酌情下调剂量。

【注意事项】 低血压者禁用;勿与顺铂等混合注射,阻止形成复合物;高血压患者应在静注本品前 24h 停用降血压药。

【制剂规格】 粉针剂:50mg。

喷司他丁(Pentostatin)

【作用特点与用途】 本品为强力的腺苷脱氨酶(AddA)抑制药,可导致三磷酸脱氧腺苷(dATP)缺乏,从而抑制核糖核苷酸还原酶,防止 DNA 合成,抑制细胞繁殖,淋巴样细胞最为敏感。对急性及慢性淋巴白血病、非霍奇金淋巴瘤、皮肤 T 细胞淋巴瘤及毛细胞白血病有效,对于抗干扰素(IFN-α_2)病人仍非常有效。静脉注射本品 $0.25\sim1mg/kg$ 后 1h,平均血药浓度 $2\sim6\mu mol/L$。$t_{1/2\beta}$ 为 $3\sim9.6h$。用于治疗白血病及淋巴瘤。

【用法用量】 静脉注射:一般成年人剂量为 $5mg/(m^2 \cdot d)$,连用 3d,每 4 周重复,或每 2 周用 $4mg/m^2$。

【不良反应】 毒性主要为血液毒性,淋巴细胞减少尤为显著。还可见结膜炎及全浆膜炎。有中枢神经系统不良反应,可引起昏睡至昏迷。肾毒性可致高尿酸血症,亦可见肺毒性。因抑制免疫可致带状疱疹。

【制剂规格】 针剂:1mg。

噻唑呋林(核糖唑胺、Tiazofurine、Riboxamide)

【作用特点与用途】 本品在体内转变为辅酶Ⅱ(NADP)的同类物即噻咪-4-羧酰胺腺嘌呤双核苷酸(TAD),对磷酸肌苷脱氢酶(IMPDH)发生强力非竞争性抑制,从而阻止该酶促进鸟苷酸的产生,而在白血病细胞中此酶含量比正常细胞为高。本品对鼠类瘤细胞敏感性远高于正常细胞。对白血症疗效好,13 例中 5 例获完全缓解(CR),3 例获部分缓解(PR)。人体吸收相 $t_{1/2}$ 15min,消除相 $t_{1/2}$ $4\sim8h$。尿中回收率 90%。用于治疗白血病。

【用法用量】 静脉注射:一般成年人 $1.65mg/(m^2 \cdot d)$,连用 5d,每 3 周重复,或遵医嘱。

【不良反应】 可见神经毒性如头痛、昏睡,甚至上肢无力、半身不遂、皮质性失明与昏迷。尚有恶心、呕吐、肌肉痛、轻度及暂时性白细胞及血小板减少,但非限量性。可引起高尿酸血症及肾损伤,合用别嘌醇可防止之且可增效。

【制剂规格】 针剂:0.5mg。

洛撒蒽醌(宾曲唑尔、Losaxantrone、Biantrazole)

【作用特点与用途】 本品为蒽吡唑类(anthrapyrazoles)之一,即模拟蒽环类将吡唑环骈合到蒽二酮结构上合成的。其实验抗瘤谱及活性类似多柔比星而比米托蒽醌(MXT)及胺吖啶(mAMSA)强。对 DNA 有高亲和力的嵌入性结合,低浓度下抑制 DNA 合成(主要抑制 DNA 多聚酶)。细胞接触本药后可引起与蛋白质结合的 DNA 断链堆积,提示其抑制 DNA 拓扑酶 Ⅱ。其抗药性是因胞内药物蓄积减少所致,属多药抗药性(MDR)。其结构与多柔比星不同,较难被还原产生半醌自由基,故对心脏毒性较小。本品导致白细胞减少的剂量无蓄积性,胃肠症状轻中度。用药 5 个疗程以上病人的左心室射血分数(LVEF)下降中位数仅 6%。观察 6 个月无恶化,且部分病人略有恢复。30 例晚期乳腺癌有效率 63%(2 例完全缓解,17 例部分缓解),中位数有效期 28 周(4~70 周)。治疗乳癌疗效较肯定,现已试用于胃癌及前列腺癌。用于乳腺癌、胃癌及前列腺癌。

【用法用量】 静脉滴注:一般成年人每 3 周 1 次,每次剂量 $50mg/m^2$。遵医嘱。

【不良反应】 可致白细胞减少,为限量毒性。还可致恶心、呕吐、脱发及黏膜炎。静脉滴注局部有红斑、疼痛、烧灼感及静脉炎。

【注意事项】 与多柔比星、长春碱及安吖啶等有交叉抗药性,可受维拉帕米(VPM)扭转。

【制剂规格】 针剂:25mg。

培美曲唑二钠(培美曲塞、Pemetrexed Disodium、Alimta)

【作用特点与用途】 本品为吡咯嘧啶类抗叶酸药物。通过干扰细胞复制过程中必需的叶酸依赖性代谢过程而起抗肿瘤作用,血浆蛋白结合率约81%;给药 24h 内主要以原型随尿中排出。临床与顺铂合用治疗不适于切除手术的恶性胸膜间皮瘤;亦可单用治疗晚期局限性或转移性非小细胞肺癌(NSCLC)。

【用法用量】 静脉注射:与顺铂合用推荐剂量 $500mg/m^2$。静脉注射时间不少于 10min,每 21 天给药 1 次。可口服地塞米松 4mg,2/d,在给药的前日、当日和给药后 1 日服用;并少量补充叶酸和维生素 B_{12}。

【注意事项】 孕妇、哺乳期妇女忌用;避免用非甾体抗炎镇痛解热药及丙磺舒等。

【制剂规格】 粉针剂:500mg。

罗莫肽(如胞肽、Romurtide)

【作用特点与用途】 为胞壁酰二肽(MDP)的衍生物,本品作为一线免疫调节药,其活性比 MDP 更高,是几种细胞因子如 IL-1、IL-6、IL-12、CSF 和INF 的强诱导剂。亦可促使骨髓中造血干细胞的增殖与分化,使外周血中白细胞和血小板计数升高,增强抗生素的疗效。用于肿瘤患者放化疗引起的白细胞减少。

【用法用量】 皮下或静脉注射,$200\mu g/d$,连用 6d。

【不良反应】【注意事项】 有短暂发热、关节痛、荨麻疹、皮疹、恶心及前胸壁痛等。对其过敏者禁用。

【制剂规格】 注射液:$200\mu g/1ml$。

甘露聚糖肽(多抗甲素、Mannatide)[保乙]

【作用特点与用途】 本品为免疫增强药。广谱诱导瘤细胞凋亡。能提升外周白细胞,增强网状内皮系统吞噬功能,活化巨噬细胞及淋巴细胞,诱导胸腺淋巴细胞产生活性物质,改善和增强机体免疫功能和应激能力。本品能通过胎盘屏障和乳汁分泌,但目前尚未发现有不良反应。用于胃癌、肝癌、肺癌、乳腺癌、子宫癌、胰腺癌、头颈部肿瘤、黑色素瘤、横纹肌肉瘤、多发性骨髓瘤、白血病等各种恶性肿瘤治疗;用于胸腹腔积液单独药物治疗;与放、化疗联合应用,降低毒性反应,升高白细胞并保护血小板;对姑息治疗患者可改善生存质量,稳定病情,降低复发转移率,延长生存时间;用于免疫功能低下、反复呼吸道感染、白细胞减少症和再生障碍性贫血的辅助治疗。

【用法用量】 ①口服(片剂):每次 5～10mg,3/d,1 个月为 1 个疗程,儿童用量酌减或遵医嘱。②注射剂:视患者状况,可配合放、化疗联合使用,可酌情按下述方法给药:先皮下给药 3d,每次 5mg,1/d,然后静脉滴注:每日 1 次或隔日 1 次,开始静脉滴注 5d,5mg/d,之后最好每次 10mg,1/d,一般不超过 20mg/d(开始 1 周绝不可超过 10mg/d 剂量)。瘤体给药:每周 1～2 次,按直径 2cm 给药 5～10mg,先瘤周后瘤内。体腔灌注:胸腔每次 20～30mg,腹腔每次 20mg,每周 1 或 2 次。动脉给药:配合介入或动脉栓塞,每次 20～40mg,每周 1 或 2 次,尤其在肝癌、肺癌等治疗中使用。肌内注射:每次 5～10mg,1/d。用生理盐水或 5% 葡萄糖注射液溶解。静脉滴注:每次 10mg,稀释至 250ml 滴注。皮下及肌内注射:溶解至 1ml 左右;动脉及体腔灌注应掌握在 10～20mg 本品溶解于 10ml 生理盐水为宜;皮下或肌内注射给药可用 0.2% 利多卡因溶解,减轻注射部位疼痛;瘤体给药每 1ml 注射用水溶解 10mg 本品。每 4 周为 1 个疗程,多疗程效果更佳,无毒性蓄积,每周 1～2 次。

【不良反应】 少数患者有一过性发热、瘙痒、皮疹、红斑、风团、寒战、发热,严重时可引起过敏性休克;尚有胸闷、呼吸困难、呼吸骤停的报道;注射部位疼痛。

【禁忌证】 对本品过敏者、风湿性心脏病、支气管哮喘、气管炎患者、高敏体质者禁用。

【注意事项】 ①有青霉素过敏史者慎用,若青霉素皮试阳性,再用本品进行皮试。注射 30min 时红肿面积>3cm×3cm 者不宜使用。②本品有因过敏反应及因呼吸骤停而死亡的报道,一旦出现过敏反应相关症状应立即停药并对症治疗。

【制剂规格】 片剂:5mg×24 片/盒。注射剂:2.5mg×10 支/盒,5mg×6支/盒,5mg×10 支/盒,10mg×10 支/盒。

依丽萨(Gifitinib、Iressa)

【作用特点与用途】 本品系苯胺喹那唑啉化合物,强力表皮生长因子受体(EGFR)酪氨酸激酶抑制药。对癌细胞的增殖、生长、存活的信号转录起阻断作用;尚可增加顺铂、卡铂、紫杉醇、紫杉特尔(泰索帝)、多柔比星、高三尖杉酯碱及双氟胞苷(吉西他滨)等药物的抑瘤效果。单次口服生物利用度 59%,血浆蛋白结合率 90%,药浓度达峰值时间约 4h,$t_{1/2}$(30.1±4.6)h。饭后给药比空腹给药 C_{max} 和 AUC 提高 32%和 37%;单次口服后 10d 内有 90%主要从粪中排出,尿中不足 4%。用于非小细胞肺癌。

【用法用量】 饭后口服:250~500mg/d,分 1~3 次。

【不良反应】 可见皮疹、腹泻等,为可逆性。

【制剂规格】 胶囊剂:250mg×14 粒/盒。

克拉屈滨(Cladribine)

【作用特点与用途】 本品系氧化嘌呤核苷类似物,其结构类似氟达拉滨与喷妥司汀。对脱氨具强大的抵抗力,且有明显抗肿瘤作用;对增殖期与非增殖期细胞均有致死作用,对淋巴细胞及单核细胞有毒性,可诱导细胞凋亡。本品不被腺苷脱氨酶所灭活。临床主要用于贫血、白细胞与血小板减少的活动性毛细胞白血病或疾病相关症状。总有效率 84%~92%,最长者维持缓解3.8 年。

【用法用量】 静脉滴注:0.09mg/(kg·d),溶于 500ml 生理盐水中缓慢静脉滴注,连用 7d。或遵医嘱。

【不良反应】 有骨髓抑制,血小板和中性粒细胞减少,发热、胃肠道反应、肝肾功能障碍、脱发等,但较轻可耐受。

【制剂规格】 注射剂:0.1mg,1mg。

氟达拉滨(氟阿糖腺苷、Fludarabine)[保乙]

【作用特点与用途】 本品为阿糖腺苷氟化核苷类似物。抗瘤(癌)作用机制类似阿糖胞苷,但不被腺苷脱氨酶脱氨而失活。单次给药后体内过程转化成细胞内三磷酸氟达拉滨达峰浓度时间为 4h,终末 $t_{1/2}$ 为 10～30h,24h 内尿中排出给药量的 60%。个体差异显著。临床用于慢性淋巴细胞白血病。

【用法用量】 静脉注射或静脉滴注(0.5h 输完):25mg/m²,连用 5d,28d 后可重复用药。

【不良反应】 ①骨髓抑制,可见白细胞、血小板减少或贫血;白细胞最低值一般出现在 2～3 周后。②诱发机会感染。③可见咳嗽、呼吸困难、肺炎、胃肠功能紊乱,口炎、水肿、心绞痛、肿瘤崩解综合征、皮疹、溶血性贫血、出血性膀胱炎、周围神经病、激动、精神错乱、视力减退、昏迷等。剂量过高可致进展性脑病和视觉缺失。

【禁忌证】 对本品过敏者、哺乳妇女、妊娠期妇女、骨髓抑制明显者均禁用。

【注意事项】 ①肝、肾功能不全者及患有感染性疾病者慎用;②合用喷司他丁可加重肺毒性;合用阿糖胞苷可降低本品代谢活性,使阿糖胞苷在细胞内浓度上升;合用双嘧达莫(潘生丁)或其他腺苷摄取抑制药,可降低本品疗效。

【制剂规格】 冻干粉针剂:50mg。

硒酵母(西维尔、Selenious Yeast)[保乙]

【作用特点与用途】 拮抗环境致癌物对细胞 DNA 的侵袭和修复 DNA 的损伤;选择性地抑制肿瘤增殖蛋白的合成和 DNA 的复制;调节机体代谢及其免疫功能;提高谷胱甘肽过氧化酶活性;降低顺铂肾毒性和肠胃反应,肝毒性及骨髓毒性;降低多柔比星对心肌的毒性作用。用于防治肝癌、前列腺癌、肺癌、结肠、直肠癌等。

【用法用量】 ①预防肝癌,口服 200μg/d。②参照说明书或遵医嘱。一般抗癌用硒剂量每次 100～200μg, 2～3/d;其他病人 2/d。

【制剂规格】 胶囊剂:100μg/0.143g。

门冬酰胺酶(爱施巴、Asparaginase、Elspar)[保甲][典]

【作用特点与用途】 肿瘤细胞不能自己合成对生长必需的氨基酸门冬酰胺,必须依靠宿主供给。本品能使门冬酰胺水解,使肿瘤细胞缺乏门冬酰胺,使肿瘤细胞缺乏必需的营养。若联用其他抗肿瘤药,则能发挥更有力的抗癌作用。本品可能对 G_1 期细胞具有特异性。已在人白血病细胞中见到耐门冬酰胺酶的现象。本品肌内注射后血中浓度仅为静脉注射的 1/10。静脉注射

$t_{1/2\beta}$ 8~30h,肌内注射 $t_{1/2\beta}$ 约 49h,个体差异大。尿中排出极微,体内无蓄积。用于白血病、淋巴瘤及黑色素瘤等。

【用法用量】　①在开始使用长春新碱和泼尼松或泼尼松龙后第 22 日开始静脉注射本品 100U/(kg·d),连用 10d。或者在使用长春新碱和泼尼松或泼尼松龙期中肌内注射 6000U,每个第 3 日给药 1 次,连用 9d。②对本品过敏者,可肌内注射 2500U/m²,14 天 1 次。对体表面积不足 0.6m² 的病人,可肌内注射 82.5U/kg,14 天 1 次。在开始使用长春新碱和泼尼松的第 4、7、10、13、16、19、22、25、28 日开始肌内注射 6000U/m²。如果经稀释的药液 >2ml 时,应分为两个不同的部位肌内注射。③若为静脉输注,至少输 0.5h,可仿效柔红霉素的注射方法。

【不良反应】　①过敏反应,如发热、寒战、呕吐、血压下降甚至休克。②可致肝功能受损、脂肪肝、血氨升高、纤维蛋白原和凝血因子下降、血小板减少、贫血或出血;蛋白尿、氮质血症、水肿。③罕见严重急性胰腺炎、糖尿病、广泛性脑器质性障碍,甚至导致死亡。以上不良反应均已达到停药指征,应警惕。④还可发生厌食、恶心、呕吐和腹泻、乏力、头痛,偶致嗜睡、不安、意识和定向障碍等。

【禁忌证】　对本品或甘露醇过敏者、哺乳妇、儿童、骨髓抑制者及低蛋白血症、糖尿病和胰腺炎者等均禁用。

【注意事项】　①肝肾功能不全、合并感染(包括水痘)及凝血功能障碍者慎用;②联用巯唑嘌呤、甲氨蝶呤、长春新碱、阿糖胞苷等无交叉耐药现象,但禁止混合使用或同时合用,至少应间隔 3d;③皮试阴性后方可用药,且现用现配;④不同厂家的质量和规格有一定差异。

【制剂规格】　粉针剂:1000U,2000U,10 000U,含有甘露醇。

维 A 酸(维甲酸、Tretinoin)[保乙]

【作用特点与用途】　本品对多种化学物质的致癌过程,对肿瘤病毒 MSY 的诱癌作用均有抑制作用。可抑制白血病细胞增殖,诱导白血病细胞分化成熟,对急性早幼粒白血病 M₃ 型的完全缓解率可达约 90%。用于急性早幼粒白血病。

【用法用量】　口服:45mg/(m²·d)或每次 20mg,3~4/d,也可增至 100mg/d。6~8 周为 1 个疗程。达完全缓解所需剂量平均 4000mg。完全缓解后,应与其他化疗药交替继续治疗,至少维持 3 年。

【不良反应】　可致头痛、头晕、口干、脱屑等不良反应。控制剂量或同时服用谷维素、维生素 B₁ 及维生素 B₆ 等,可使头痛等反应减轻或消失。现制成酯类供内服,以减轻不良反应。可致肝损害,肝肾功能不良者慎用。

【制剂规格】 片剂:10mg,20mg。

三、抗生素类

(一)蒽环类

多柔比星(阿霉素、Doxorubicin、Adriamycin)[保甲][典]

【作用特点与用途】 作用于 DNA 的抗癌药。参阅柔红霉素。

【用法用量】 个体化用药。①静脉冲入、滴注或注射:50~60mg/m², 3~4 周 1 次;或 1 日 20mg/m²,连用 2~3d,停用 2~3 周后重复。②联合用药为 40mg/m²,3 周 1 次,或 25mg/m²,1 周 1 次,连续 2 周,3 周后重复。总剂量一般不宜超过 450mg/m²。分次用药的心毒性、骨髓抑制、胃肠道反应(口腔溃疡)较 3 周 1 次为轻。

【制剂规格】 注射剂:10mg,50mg。

柔红霉素(正定霉素、Daunorubicin)[保甲][典]

【作用特点与用途】 本品可抑制 RNA 和 DNA 的合成,对 RNA 的影响尤为明显。选择性地作用于嘌呤核苷。对病毒及多种移植性白血病,如 L_{1210} 生命延长率为 50%~60%,且对 6-MP(巯嘌呤)、MTX(甲氨蝶呤)及环磷酰胺抗药瘤株仍有效。本品抑制 DNA 依赖性 RNA 多聚酶作用不如放线菌素及普卡霉素强。本品可增加 DNA 黏度,降低沉降系数,升高熔点,结合物在高离子浓度下仍稳定。本品可能通过与 DNA 及 RNA 结合,起抑制有丝分裂及细胞毒作用。毒性浓度下可见细胞核与核仁损害。本品注射后血中浓度在 15min 达高峰,$t_{1/2}$ 30~50h,在骨髓及肠道分布较多,转化为醇的形式由尿中排出,也有一部分由胆汁排泄。主要用于急性粒细胞性白血病(尤以儿童用药为佳)、急性淋巴性白血病及儿童急性淋巴性白血病。因为缓解期短,故常与泼尼松、阿糖胞苷或长春新碱等合用,以增强疗效。

【用法用量】 个体化静脉滴注、静脉注射:给药前应先静脉滴注 0.9%生理盐水,以确保针头在静脉内,然后才在这一通畅的静脉内输注柔红霉素,完毕后应再冲洗静脉一次。成年人开始每次 0.2mg/kg,以后每次增加 0.4~1.0mg/kg,隔日给药 1 次,3~5d 为 1 个疗程,停药 1 周后,再给下一个疗程,总量为 8~20mg/kg。

【不良反应】 ①骨髓抑制较严重,故不宜用药过久。如出现口腔溃疡(此反应多在骨髓毒性之前出现),应即停药;②胃肠道反应有恶心、呕吐、腹痛及口腔溃疡;③心脏毒性可引起心电图异常及心律失常,严重者可有心力衰竭,故总量不应超过 25mg/kg,静脉滴注太快时也可出现心律失常;④可致脱发;⑤漏出血管外时可致局部坏死;⑥也有肝功能损害、蛋白尿及皮疹等。

【禁忌证】 有心肌损害和骨髓抑制者禁用。禁与肝素等其他任何药物混合滴注。

【注意事项】 与酸性或碱性药物配伍易失效。参阅博来霉素。

【制剂规格】 粉针剂:10mg,20mg。

吡柔比星(吡喃阿霉素、Pirarubicin)[保乙][典]

【作用特点与用途】 本品为半合成蒽环类抗癌药。其结构与作用均类似多柔比星(阿霉素),为细胞周期非特异性药物,明显作用于 G_2 期。静脉注射后迅速分布于全身,以脾、肺、肾内浓度较高,心脏较低。消除 $t_{1/2}$ 呈三相:分别为 0.89min、0.4h 和 24h。临床用于头颈部癌、各种急性白血病、淋巴瘤、乳腺癌、膀胱癌、输尿管癌、肾盂癌、卵巢癌、宫颈癌、胃癌、肝癌、泌尿道上皮癌。

【用法用量】 ①静脉冲入:以 5% 葡萄糖注射液或注射用蒸馏水 10ml 溶解,每次 25～40mg/m²;3～4 周重复。或每次 7～20mg/m²,1/d,连用 5d,3～4 周重复。②膀胱注入:每次 15～30mg,15～30ml 溶液,保留 1～2h,每周 3次,2～3 周为 1 个疗程。

【不良反应】 参见多柔比星,主要为骨髓抑制;少数有腹泻、肝、肾功能损伤、脱发,心脏毒性和胃肠道反应比多柔比星轻。静脉注射时药液漏至皮下,可引起局部炎症。

【制剂规格】 注射剂:10mg,20mg,分别内含乳糖 90mg,180mg。

伊达比星(脱甲氧柔红霉素、Idarubicin)

【作用特点与用途】 本品类似多柔比星(ADM),其抗癌作用较 ADM 和柔红霉素强。生物利用度 20%～50%。二室模型分布,终末 $t_{1/2}$ 分布为 15h,72h;血浆 $t_{1/2}$ 分别为 20～22h 和 45h。主要从胆汁排出。临床单用或合用其他抗肿瘤药诱导急性非淋巴细胞白血病缓解,试行治疗其他药物难治性急性淋巴细胞白血病、各种实体瘤如乳腺癌。

【用法用量】 参照柔红霉素静脉给药。①治疗成年人非淋巴细胞白血病12mg/(m²·d),连用 3d,可联用阿糖胞苷;或 8mg/(m²·d),连用 5d。②儿童急性淋巴细胞白血病 10mg/d,连用 3d。③当不能打开静脉通路时,成年人急性非淋巴细胞白血病可口服 30mg/(m² · d),连用 3d;或 15～30mg/(m² · d),配合其他抗癌药。④乳腺癌可口服 45mg/m²,1 次服或分 3 次,连服 3d。根据血象恢复情况,3～4 周后可重复。

【制剂规格】 粉针剂:5mg,10mg,20mg。

表柔比星(表阿霉素、Epirubicin)[保乙][典]

【作用特点与用途】 本品直接嵌入 DNA 核碱对之间,干扰转录过程,阻止 mRNA(信使核糖核酸)的形成而起抗肿瘤作用,它既抑制 DNA 的合成,又抑制 RNA 的合成,所以对细胞周期各阶段均有作用,为一细胞周期非特异性药物。多柔比星对细胞膜和运转系统都有作用,但最主要的作用部位还是细胞核。本品与多柔比星相比,疗效相等或略高。本品 $t_{1/2}$ 为 30h,血浆廓清率 1400ml/min;而多柔比星分别为 43h,880ml/min。本品亦主要经胆汁排泄,48h 尿中排出 10%,4d 内胆道排出 40%,其中多为原型及与葡萄糖醛酸的结合物排出。本品血浆廓清率高,而排泄相对缓慢,表明其与组织广泛结合。本品不能透过血-脑脊液屏障。肾功能正常与否对本品药代动力学影响较小。但由于主要由肝胆系统排出,对有肝转移的病人和肝功能受损的病人,本品血浆浓度维持时间较长,故应减低剂量。主要用于乳腺癌、恶性淋巴瘤、卵巢癌、消化道癌、肺癌、白血病、头颈部癌、软组织肉瘤、膀胱癌、肾癌及恶性黑色素瘤等。我国学者用本品代替多柔比星与环磷酰胺、长春新碱及泼尼松并用(CEOP 方案)治疗 127 例恶性淋巴瘤,有效率 84.7%。

【用法用量】 静脉注射:在欧美是 60～120mg/m²,在日本是 40～60mg/m²,都是每 3～4 周 1 次,用生理盐水或葡萄糖注射液稀释后,缓慢静脉注入,总量800～1000mg。临床尚有优化剂量静脉冲入法、膀胱内给药法等。

【不良反应】 主要为造血系统剂量限制性毒性,如白细胞、血小板减少,也有恶心、呕吐、胃炎及腹泻等消化道反应。可引起脱发和色素沉着,局部可产生静脉炎、组织坏死,对心脏毒性比多柔比星小,但也出现充血性心力衰竭等。

【禁忌证】 心肌损伤者禁用。

【注意事项】 参见多柔比星项下。本品口服无效,不能肌注或鞘内给药。静注时最好在输液后由侧管中冲入,避免药物外渗或漏至皮下引起严重的组织损伤及坏死。药液避光在室温下可保存 24h,冰箱 4～10℃可保存 48h。

【制剂规格】 粉针剂:10mg,50mg。

阿柔比星(阿克拉霉素、Aclarubicin)[保乙]

【作用特点与用途】 本品为新的第二代蒽环类抗癌药,其结构与多柔比星有所差异,含有 3 个脱氧己糖,有亲脂性,易进入细胞内并维持较高浓度,且能迅速转运进入细胞粒。作用机制是抑制 RNA(核糖核酸)合成,在 L-细胞同步化培养中,使细胞周期阻滞于 G_1 和 S 晚期。国产阿柔比星(ACM-B)静脉注射后,药物浓度很快下降到一定水平,并维持较久,药物很快分布于肾、肝、脾、肺等器官内,肝中浓度较高,可能主要在肝内代谢转化。不易通过血-脑脊液屏障。给药后 2h 尿中即有代谢物出现。给药 72h 后药物以原型从尿中排泄,仅为给药量的 0.54%,而相应代谢物排泄较多。药物主要在胃肠道排泄,72h 粪尿中排出放射性占总剂量的 27%,在体内消除缓慢。临床用于急性白血病、恶性淋巴瘤、胃癌、肺癌、乳腺癌及卵巢癌等。

【用法用量】 静脉注射或静脉滴注:ACM-A,先用 10ml 生理盐水或 5% 葡萄糖注射液溶解后,即可做静脉注射或备用再稀释做静脉滴注用;对急性白血病剂量按 0.4mg/kg 计,1/d,10～15d 为 1 个疗程;对恶性淋巴瘤及其他实体癌者,可用相同剂量给药,1/d,7d 为 1 个疗程,或用 0.8～1mg/kg,每周 2 次给药,以静脉滴注为妥。

ACM-B,剂量为 5～10mg/d,静脉滴注,7～10d 为 1 个疗程,休息 5～7d 后再给第 2 个疗程。此药也可做胸腹腔内注射。

【不良反应】 可见心电图变化、心动过速、心律失常及心力衰竭症状。对骨髓有抑制,可见白细胞和血小板减少、贫血、出血现象。消化道反应如厌食、恶心、呕吐、口腔炎及腹泻时常发生,有时发生肝、肾功能不全、倦怠及头痛等中枢神经系统反应。还可见皮疹、脱发、色素沉着及发热等反应。

【禁忌证】 心功能异常及有心脏病史、过敏史者禁用。

【注意事项】 ①此药宜静脉滴注,慎与碱性药物配伍;②肝、肾和骨髓功能受抑者、合并感染者、老年病人、水痘病人、孕妇及儿童应慎用;③用过柔红霉素、多柔比星者再用本品应特别小心;④用药期间应经常检查血象,肝、肾、心功能,发现异常应即时停药,注意出血和感染等现象;⑤药液宜现用现配,静脉滴注时要避免药液外漏,防止静脉炎。

【制剂规格】 ACM-A 粉针剂:20mg。ACM-B 粉针剂:6mg。

(二)多肽类

博来霉素(争光霉素、Bleomycin)[保乙]

【作用特点与用途】 本品主要抑制胸腺嘧啶核苷掺入 DNA,使 DNA 单链断裂,降低 DNA 的溶解温度(T_m)及抑制细胞的有丝分裂,可使大肠埃希菌菌体变长与 HeLa 细胞增大。也是细胞周期非特异性药物,作用于各期细胞,尤其是作用于 M 期、G_2 期,并对 S/G_2 边界与 G_2 期有延缓作用,可通过对 G_2 期的延缓而达到部分同步化。由于癌细胞对博来霉素降解加强,故可产生耐药性。本品对正常组织如骨髓组织抑制作用很小,但易被体内酰胺酶水解而失活,而皮肤和鳞状上皮细胞中的酰胺酶活力很低,不易被水解,所以可选择性地抑制鳞癌。对肉瘤作用弱。本品静脉注射后 30min 血药浓度达高峰,以后迅速下降。分布于各组织,以皮肤、肺、肾、前列腺、腹膜及淋巴系统中浓度最高,肝、脾中浓度最低。$t_{1/2}$ 1.5h。2h 后尿中排泄量达高峰,在 24h 内从尿排出约 50%,部分药物可进入脑内。本品分布在皮肤与肺中不易受肽酶分解而灭活,阴茎癌及宫颈癌病人用药后,肿瘤组织中药物含量比邻近正常组织为高。在皮肤癌中的分布比正常者为多。临床主要用于头颈部及皮肤的鳞状上皮癌、肺癌、子宫颈癌、阴道癌、阴茎癌及食管癌,也用于恶性淋巴瘤、脑瘤、神经胶质瘤及银屑病、黑色素瘤、纤维肉瘤、甲状腺癌等。

【用法用量】 静脉注射、肌内注射、动脉注入或皮下注射:剂量一般为每次 15～30mg,每周 2 次,总量在 300～450mg,有发热反应者,可每次减量为 5mg,动脉注入为每次 5～15mg。亦可用同量做瘤内注射。此外,可制成软膏,外涂肿瘤溃疡面。

因本品不抑制骨髓和免疫系统,故常与放射及其他抗肿瘤药合并应用,如治疗鼻咽癌,与环磷酰胺、长春新碱、氮芥及多柔比星合用;治疗淋巴瘤类多与长春新碱、丙卡巴肼及泼尼松合用,可取得很好疗效。

【不良反应】 可见恶心、呕吐、口炎、皮肤反应、食欲缺乏、药热、脱发、手指手背肥厚、足部肿大、色素沉着、指(趾)甲红斑、硬结、肿胀、脱皮等;疲劳感、胸膜痛感等;偶见骤然发生肺炎及肺纤维化症状,如呼吸困难、咳嗽、有啰音及间质性水肿等。

【禁忌证】 对本品过敏者禁用,过去有肺部疾病及水痘病人不宜用。

【注意事项】 ①本品个体差异大,老年及肝肾功能不良者慎用;②治疗期间特别注意间质性肺炎和肺纤维化症状,并应行多次胸部 X 线检查及动脉血气分析等,一旦有异常,马上停药,并给予右旋糖酐-40 注入等进行紧急处理;

③本品有致畸性,对妊娠、哺乳期妇女及小儿应慎用;④用药后避免日晒。

　　【制剂规格】　粉针剂:15mg。

培洛霉素(匹来霉素、Peplomycin)

　　【作用特点与用途】　本品比博来霉素显效快,抗瘤作用比博来霉素强 2 倍,给药时间短,且对淋巴结转移灶有效,故为第二代博来霉素。临床上治疗鳞癌的效果较好。头颈部鳞癌的有效率为 50%,其中以舌癌、口底癌及颊黏膜癌的疗效较好。皮肤鳞癌的有效率为 70%以上。恶性淋巴瘤 60%～90% 有效。此外,对肺癌、前列腺癌和恶性黑色素瘤也有一定疗效。

　　【用法用量】　静脉注射、肌内注射或动脉内注射:根据病情 1/d,连续数日渐减至每周 1 次。初次 5mg,以后每次 10～30mg,总量为 150～200mg。静脉注射用 5～10mg 溶于生理盐水或葡萄糖注射液 5～20ml 中缓慢注入。肌内注射的剂量、溶剂与静脉注射相同,溶在 5ml 中即可;做动脉注射或静脉滴注,剂量为 5～10mg,溶于加有肝素钠等抗凝药的生理盐水 3～25ml 中。胸腔注射每次 20mg。也可做肿瘤供血动脉和局部注射。

　　【不良反应】　可见间质性肺炎及肺纤维化,应立即停药,并给予肾上腺皮质激素及抗生素治疗。约 24%病人有发热、皮疹及皮肤硬化等症状,应停药。另外有恶心、呕吐、口腔炎等胃肠道反应,尚有头痛、头重、尿频、膀胱炎、皮肤肥厚、皮疹、色素沉着和指甲变形等;休克少见。约 1/3 病人无不良反应。

　　【禁忌证】　肺功能有严重障碍者和对本品及博来霉素过敏者禁用,孕妇和哺乳期妇女不宜用。

　　【注意事项】　①有肺部疾病史及肝肾病者、老年、水痘病人应慎用;②因本品对性腺有影响,所以小儿及育龄妇女也应慎用;③本品个体差异显著,有时小剂量也可出现不良反应,如血压下降、畏寒、发热、昏迷及呕吐等症状,应立即停药;④静注应缓慢;肌内注射应更换注射部位;⑤本品与其他抗癌药或放疗联用,可能增强肺部症状;头颈部癌合用放疗可加重口炎,应慎重;⑥用药 3 周后仍不见效,应停止治疗。

　　【制剂规格】　粉针剂:5mg,10mg。

平阳霉素(博来霉素 A_5、Bleomycin A_5)[保甲][典]

　　【作用特点与用途】　本品为博来霉素多组分中毒性较低,而抗菌作用强的一种组分。对头颈部鳞癌有较显著的疗效。对乳腺癌、宫颈癌、食管癌、鼻咽癌及恶性淋巴瘤等也有效。本品的特点是对造血系统和免疫功能基本上无损害。临床主要用于唇癌、舌癌、龈癌及鼻咽癌等头颈部鳞癌。亦可用于治疗皮肤癌、乳腺癌、宫颈癌、食管癌、阴茎癌、恶性淋巴癌和坏死性肉芽肿等,对肝癌也有一定疗效。对翼状胬肉有显著疗效。对肺癌有一定的缓解作用。

【用法用量】 本品可用于静脉注射、肌内注射、肿瘤内注射、腔内注射或动脉插管给药。用前以生理盐水溶解,静脉注射或动脉插管给药时可用 5%葡萄糖注射液溶解,亦可做局部用药。成年人剂量每次 8~10mg,每日或隔日 1 次,亦可每周 2 或 3 次,1 个疗程总量 200~300mg(平均 240mg),显示疗效剂量一般为 80~160mg(或 100~200mg)。对翼状胬肉做局部注射,每次 0.12mg,每 10 天 1 次。3 或 4 次为 1 个疗程。

【不良反应】 可见发热、胃肠道反应如恶心呕吐、食欲缺乏等,皮肤反应如色素沉着、角化增厚、皮炎及皮疹等,以及脱发、肢端麻痛、口腔炎和肺毒性(肺炎样病变或肺纤维化)等。

【注意事项】 用药期间要注意肺检查,如出现肺炎样病变,应立即停药。并给予泼尼松或地塞米松。对年老体弱或有肺部疾病者慎用。个别病人可能出现高热、虚脱等严重反应。对上述反应,一般对症处理或停药均可缓解或消失。对本品有过敏史者应慎用或遵医嘱,从小剂量开始逐渐加至常规量。

为防止高热反应,可从小剂量(如 2mg,4mg)开始,逐渐加至常规量。用药前后使用吲哚美辛或泼尼松可减轻发热反应。

【制剂规格】 粉针剂:10mg。

(三)其他

放线菌素 D(更生霉素、放线菌素、Dactinomycin)[保甲][典]

【作用特点与用途】 本品为含有 5 个组分的放线菌混合物,其中组分Ⅲ含量最多,组分Ⅳ其次,组分Ⅰ、Ⅱ较少,组分Ⅴ极微。各组分适当配比,有提高疗效、降低不良反应的协同作用。本书介绍的是精制纯品放线菌素 D(即更生霉素)。本品主要是影响 RNA 合成,进而抑制蛋白质合成。故本品属于周期非特异性的药物。主要用于恶性淋巴瘤、肾母细胞瘤、绒毛膜上皮癌及恶性葡萄胎等。

【用法用量】 临用前立即加灭菌生理盐水或 5%葡萄糖注射液适量溶解。供静脉注射或静脉滴注。静脉滴注:成年人一般 300~400μg/d 或 6~8μg/(kg·d)溶于 5%葡萄糖注射液 500ml 中,4~6h 滴完,10d 为 1 个疗程,疗程间隔 2 周。1 个疗程总量为 4~6mg。儿童按 0.45mg/(m² · d),连续 5d,3~6 周为 1 个疗程。

【不良反应】　能引起明显的血小板减少及粒细胞减少。可有厌食、头晕、疲乏、口腔黏膜红斑、溃疡,有时腹痛、腹泻,甚至血性腹泻。常见脱发。可引起畸胎。

【禁忌证】　孕妇禁用,可能受孕者也忌用。

【注意事项】　①用药前或用药期间的放疗照射野皮肤可见发红,甚至脱皮,但若先用本品化疗后再放疗则无此现象;②静脉注射可引起静脉炎,漏出血管时有疼痛及硬结;③本品有免疫抑制作用,并能使精子形成减少;④每周查血 2～3 次,如血象过于低下应即时停药;⑤肝功能已有损害者,需待恢复后再用药;⑥用药期间应加强口腔护理,以减轻口腔黏膜反应。

【制剂规格】　粉针剂:$100\mu g$,$200\mu g$。

灵杆菌素(Prodigiosin)

【作用特点与用途】　本品系从灵杆菌菌体经发酵培养,分离纯化后冷冻干燥而成,其有效成分为灵杆菌素。它能强烈地刺激机体产生多种内源性集落刺激因子,刺激骨髓造血细胞增殖与分化,增加外周白细胞数量和增强白细胞吞噬功能。能激活机体非特异性免疫防御系统,增强巨噬细胞吞噬活性,提高机体特异性免疫功能。还具有激活垂体-肾上腺皮质系统的作用,且无明显不良反应。临床用于①治疗和预防因肿瘤放疗、化疗引起的白细胞减少;②加速因放射损伤和骨髓移植后造血和免疫功能的恢复;③造血功能障碍和不明原因引起的白细胞减少;④与抗生素合用,治疗慢性和复发性感染,如慢性盆腔炎、慢性附件炎、慢性支气管炎等,特别适用于慢性感染伴免疫功能低下和白细胞减少者。

【用法用量】　以 1～2ml 注射用水溶解后皮下或肌内注射,5～7d 为 1 个疗程。50～$100\mu g$/d,儿童按 $1\mu g$/(kg·d)给药。治疗各种原因引起的白细胞减少时,每次 $50\mu g$,2/d,白细胞恢复至正常水平后 2d 停药。与抗生素合用于感染时,每次 $50\mu g$,1/d,1 个疗程后依病情可改为每 3 天注射 $50\mu g$。

【不良反应】　少数病人伴有一过性发热、全身酸痛等感冒样症状,停药后症状自行消失,必要时可用对乙酰氨基酚等对症处理。

【禁忌证】　过敏体质或中枢神经系统损害者忌用。

【制剂规格】　粉针剂:$50\mu g$。

普卡霉素(光辉霉素、Plicamycin)

【作用特点与用途】　与 DNA 嵌合,对 DNA 依赖性的 RNA 的合成有抑制作用。对有关的 RNA 多聚酶的抑制作用强度近似放线菌素。主要对睾丸胚胎癌或其他恶性睾丸肿瘤、脑瘤（神经胶质细胞癌等）、恶性淋巴瘤等较有效。对晚期的绒癌、乳腺癌、胃癌、直肠癌、甲状腺癌及骨肉瘤等有时有效。

【用法用量】 静脉注射：每次 $50\sim100\mu g/kg$（一般 $2\sim6mg$），每日或隔日 1 次。缓慢推注，开始 $1\sim2d$ 应小剂量，如能耐受可逐渐增加剂量，$5\sim10$ 次为 1 个疗程，间隔 $5\sim7d$ 后可重复下一个疗程。治疗高钙血症剂量为 $25\mu g/(kg \cdot d)$，连续 $1\sim4d$。胸腹腔内注射：每次 $2\sim3mg$。

【不良反应】 可致严重的血小板减少及出血性综合征。尚可见口炎、口腔溃疡、食欲减退、恶心及呕吐等胃肠道反应。肝、肾毒性较显著。此外尚可出现皮肤色素沉着和药疹等。

【禁忌证】 严重肝、肾功能或血小板功能障碍者不宜使用本品。

【注意事项】 ①应定期经常性检查肝肾功能和血小板计数，必要时应及时停药。②可引起低钙血症及尿中排钙减少，曾有利用该效应而纠正乳癌激素治疗病人的高钙血症。

【制剂规格】 粉针剂：$2mg，4mg，6mg$。

色霉素 A_3（东洋霉素、Toyomycin、Chromomycin A_3）

【作用特点与用途】 本品与 DNA 的鸟嘌呤结合，抑制依赖 DNA 和 RNA 的聚合酶，从而抑制 RNA 合成。用于缓解肺癌、胃癌、食管癌、皮肤癌、直肠癌、乳腺癌及卵巢癌等恶性肿瘤。

【用法用量】 静脉注射：每次 $0.5mg，1/d$。腹腔、动脉或肿瘤内注射，$0.5\sim1mg/d$。

【不良反应】 可致白细胞明显下降及肾功能损害；常见胃肠道反应；药物漏出可致局部坏死或硬结。参见普卡霉素有关项目。

【注意事项】 不可皮下或肌内注射。

【制剂规格】 粉针剂：$0.5mg$。

右雷佐生（右丙亚胺、右雷唑烷、Dexrazoxane）[保乙]

【作用特点与用途】 抗癌药蒽环类多柔比星的心毒性与自由基形成有关，自由基在 Fe^{3+} 存在下于心脏中充当氧化剂；本品具有强力铁螯合作用，可螯合 Fe^{3+}，从多柔比星类金属复合物中夺取金属离子并排出体外。由于能强力阻断多柔比星 Fe^{3+} 复合物形成三元复合物，利用较大的空间位阻效应，阻断多柔比星-Fe^{3+} 引发自由基生成，减低心毒性。$t_{1/2\alpha}$ 为 $0.41h$，$t_{1/2\beta}$ 为 $2.8h$，清除率为 $4.79ml/(kg \cdot min)$。主要用于与多柔比星并用治疗转移性乳腺癌，本品作为心脏保护药，减轻多柔比星的心毒性。但对刚开始应用多柔比星者不推荐用此药。

【用法用量】 本品与多柔比星的剂量比为 10∶1;本品用 0.167mol/L 乳酸钠配成 10mg/ml 溶液,缓慢静推或注入输液袋内(可用 0.9%的氯化钠或 5%葡萄糖注射液稀释成 1.3～5.0mg/ml 的溶液)快速静脉滴注,30min 再静脉滴注多柔比星。在每 3 周 1 次多柔比星的基础上用本品,但应注意多柔比星不得在本品使用前给予。

【不良反应】 参阅多柔比星。本品有注射部位疼痛或局部刺激等不良反应。

【注意事项】 ①须监测多柔比星等蒽环类产生心毒性的潜力。②只有在多柔比星贮积量达 300mg/m² 并要继续给予的情况下才可用本品;本品不得与其他药物混合用;配好的药液在室温可放置 6h;本品粉末或溶液接触到皮肤、黏膜,应立即用肥皂水彻底清洗。③哺乳期妇女治疗期间应停止授乳,孕妇无安全性用药经验。

【制剂规格】 粉针剂:250mg,500mg。附有 25ml 或 50ml 的 0.167mol/L-乳酸钠注射液溶媒。

四、抗肿瘤动、植物药

长春地辛(西艾克、长春酰胺、Vindesine、Eldisine)[保乙][典]

【作用特点与用途】 本品系细胞周期特异性抗肿瘤药,属作用于 M 期,干扰微管蛋白合成药物。已肯定与其可抑制微管蛋白质多聚作用,从而干扰了纺锤线微管蛋白质,引起细胞停止于有丝分裂中期(M 期)而不能增殖,最终起到抑制肿瘤细胞增殖的作用有关。本品与 VLB 和 VCR 无完全的交叉耐药性,毒性介于二者之间,骨髓抑制低于 VLB 但高于 VCR,神经毒性低于 VCR。国产品符合三室模型,吸收相 $t_{1/2}$ 为 0.037h,消除相 $t_{1/2}$ 为 0.912h,终端 $t_{1/2}$ 24.2h。国产品不与血浆蛋白结合,主要由胆汁分泌到肠道排出。约有 10%由尿中排出。本品较低剂量的作用强度为长春新碱的 3 倍,为长春碱的 10 倍;高剂量作用强度与长春新碱相等,为长春碱的 3 倍。国产品为 M 期特异性抗肿瘤药,对乳腺癌、小细胞肺癌、非小细胞肺癌及恶性淋巴瘤等有效,亦可联合化疗,试用于其他恶性肿瘤。

【用法用量】 每 7～10 天用药 1 次,生理盐水溶解后缓慢静脉注射,也可溶于 5%葡萄糖注射液 500～1000ml 中静脉缓慢滴注 6～12h。每次 3mg/m²,每周 1 次,联合化疗时剂量酌减,通常连续用药 4～6 次为 1 个疗程。

【不良反应】 与剂量有关。主要限制性不良反应是白细胞减少,其次为神经系统反应和脱发等。①骨髓抑制:白细胞和血小板减少,对血红蛋白也有一定影响;②胃肠道反应:轻度食欲缺乏、恶心及呕吐;③神经毒性:末梢神经炎,停药一般能恢复;④本品有生殖毒性和致畸作用,孕妇不宜使用;⑤有局部组织刺激作用,静脉注射不可漏出血管外,防止溅入眼内。

【禁忌证】 骨髓功能低下及严重感染者禁用。

【注意事项】 本品应在化疗经验丰富的医师指导下应用,当白细胞降到 $3 \times 10^9/L$ 及血小板降到 $50 \times 10^9/L$ 时应停药;近期用过长春碱类或鬼臼素类药物可增加神经系统的毒性;肝、肾功能不全者应慎用,孕妇一般不宜用;注射时防止血液外漏,否则可致疼痛、坏死及溃疡等,一旦出现应即刻冷敷,并用 0.5%普鲁卡因封闭;本品应现用现配,药物溶解后应在 6h 内使用。

【制剂规格】 粉针剂:1mg,4mg。冷冻干燥粉内装甘露醇 5mg,20mg。

长春新碱(Vincristine)[保甲][典]

【作用特点与用途】 本品为周期特异性抗癌药,小剂量为 M 期有缓解或阻碍作用,剂量增大时可杀伤 S 期细胞。其作用机制主要是干扰增殖细胞纺锤体的形成,使有丝分裂停止于中期。较高剂量时能直接破坏染色体,并可与微管蛋白质作用,而使多聚糖核蛋白体凝集。本品抗肿瘤作用超过长春碱,但不如长春地辛,三者之间无交叉耐药现象,其神经毒性在三者中最强。本品静脉注射后迅速进入肝,由胆汁排泄;如肝功能不全或胆汁淤滞则毒性增加;很少由尿中排出。本品能选择性集中在肿瘤组织,可使增殖细胞同步化,使其他抗肿瘤药的疗效提高,因此常用于联合化疗方案中。用于①急性白血病,特别是儿童急性白血病,对急性淋巴细胞白血病疗效显著,一般作为缓解诱导药使用;②恶性淋巴瘤;③绒毛膜上皮癌;④乳腺癌、肾母细胞癌、神经母细胞瘤、尤因肉瘤、脑瘤、平滑肌肉瘤及宫颈癌等。常联合化疗。

【用法用量】 静脉注射、静脉滴注:每周注射 1 次,每次 1~2mg,溶于生理盐水或 5%葡萄糖注射液中,总量 10~20mg 为 1 个疗程。胸腔内或腹腔内注射:每次 1~3mg,用生理盐水 20~30ml 稀释后注入。或遵医嘱。

【不良反应】 参见长春地辛。

【注意事项】 参见长春地辛。

【制剂规格】 粉针剂:0.5mg,1mg。

伊立替康(Irinotecan)[保乙]

【作用特点与用途】 本品为喜树碱水溶性衍生物,用于晚期大肠癌,可与

5-FU 及 CF 联合使用,单独用药 5-FU 化疗方案失败者。参阅喜树碱。

【用法用量】　仅用于成年人,本品推荐剂量 $300 \sim 350mg/m^2$,静脉滴注 $30 \sim 90min$,3 周 1 次。选择剂量须谨慎。平均每 2 周期为 1 个疗程。

【制剂规格】　粉针剂:40mg。水针剂:40mg/2ml;0.1g/5ml。

喜树碱(Camptothecine)

【作用特点与用途】　本品系从珙桐科落叶植物喜树的种子和根皮中提出的一种生物碱。能抑制 DNA(脱氧核糖核酸)合成,主要作用于 DNA 合成的 S 期,对 G_0 期细胞无作用,对 G_1、G_2 与 M 期细胞有轻微杀伤力。对多种动物肿瘤有抑制作用,与常用抗肿瘤药无交叉耐药性。静脉注射后大部分与血浆蛋白结合,在血浆内存留时间可长达 6d 以上。主要由尿中以原型排出,48h 排出量为 17%。主要对胃癌、肝癌及白血病等有一定疗效。

【用法用量】　①静脉注射:成年人每次 10mg,以生理盐水 20ml 溶解,1/d;或 20mg 以生理盐水 20ml 溶解,隔日 1 次,一般以 $140 \sim 200mg$ 为 1 个疗程;②肌内注射:成年人每次 5mg,$1 \sim 2/d$,$140 \sim 200mg$ 为 1 个疗程;③动脉注射:头颈部肿瘤或肝癌,可通过动脉插管每日或隔日注射 10mg,用前先用生理盐水 20ml 溶解;④肿瘤内注射:$5 \sim 10mg$ 直接注射于肿瘤结节内,每日或隔日 1 次;⑤胸腹腔注射:尽量抽出积液后注入本品 $20 \sim 30mg$(溶于生理盐水 20ml 内),每周 1 次;⑥膀胱灌注:$30 \sim 40mg$ 直接灌注于膀胱内(先用生理盐水 50ml 溶解),每周 2 次;⑦口服:每次 5mg,2/d。一般作维持治疗。

【不良反应】　可致血尿、尿频及尿急等泌尿系统反应;多在用到 $100 \sim 140mg$ 时出现;一般可持续数周,出现时应立即停药;多饮茶水以使排尿量增多,可使膀胱毒性反应减轻。可致骨髓抑制,但不太严重。可致较严重的腹泻,尚有食欲缺乏及恶心等,严重时可引起肠麻痹和电解质紊乱。少数人有脱发现象。

【注意事项】　服碳酸氢钠碱化尿液并多饮水可减轻泌尿系毒性,肾功能不全或泌尿系感染者缓用。可合用中西药如利血生、鸡血藤、虎杖及黄精等。腹泻时及时停药并对症处理。白细胞降至 $2 \times 10^9/L$ 者应停药。孕妇忌用。本品不可用葡萄糖注射液及酸性药物溶液稀释,应以生理盐水稀释。稀释后立即注射,不宜久置。

【制剂规格】　注射液:5mg/1ml。片剂:5mg。

羟喜树碱(Hydroxycamptothecine)[保甲]

【作用特点与用途】　本品为作用微管蛋白合成的药物,拓扑异构酶Ⅰ抑制药,细胞毒类抗肿瘤药,喜树碱的羟化物。作用机制与喜树碱相似。静脉注射后 $t_{1/2\alpha}$ 为 4.5min,$t_{1/2\beta}$ 为 29min。主要从粪便中排出。临床主要用于肝癌、大肠癌、肺癌和白血病。

【用法用量】 静脉注射:成年人每次 8mg,每周 2～3 次。总剂量 60～120mg 为 1 个疗程。

【不良反应】【注意事项】 参阅"喜树碱"。

【制剂规格】 注射剂:5mg,8mg,10mg。

注:羟喜树碱氯化钠注射液[保乙]的临床应用同"羟喜树碱",从略。

高三尖杉酯碱(哈林通碱、粗榧碱、Homoharringtonine)[保甲]

我国医药工作者从国产三尖杉、海南粗榧、粗榧和篦子三尖杉 4 种植物中分离出约 20 种生物碱。其中有抗癌作用的 4 种成分,经鉴定为三尖杉碱(Harringtonine)、高三尖杉碱(Homoharringtonine)、脱氧三尖杉碱(Isoharringtonine)、异三尖杉碱(Deoxyharringtonine)。并且于 1973 年和 1975 年在世界上首先完成了脱三尖杉碱和三尖杉碱的半合成。

【作用特点与用途】 国内以本品治疗白血病 165 例,完全缓解率 20%,有效率 72.7%。本品与巯嘌呤、环磷酰胺、阿糖胞苷、长春新碱、甲氨蝶呤、硫代鸟嘌呤等无交叉耐药性。主要用于各型白血病。

【用法用量】 静脉滴注:①成年人按 1～4mg/d,加于 10%葡萄糖注射液 250～500ml 中,缓慢滴注,4～6d 为 1 个疗程,1～2 周后再用。②儿童按 0.05～0.1mg/(kg·d),4～6d 为 1 个疗程。

【不良反应】 可有白细胞数下降,多数病人可以恢复,有时出现恶心、呕吐、厌食及口干等。曾引起心房扑动,应即停药。部分病人可见心肌损害。

【制剂规格】 水针剂:1mg/ml,2mg/2ml。

注:高三尖杉碱与三尖杉碱(Harringtonine)[保乙]的用途、用法、用量及注意事项均类似。从略。

依托泊苷(足叶乙苷、鬼臼乙叉苷、Etoposide)[保甲/乙]

【作用特点与用途】 本品为细胞周期特异性抗肿瘤药,作用于 DNA 拓扑异构酶Ⅱ,形成药物酶-DNA 稳定的 DNA 复合物,阻碍 DNA 修复。使细胞停止于有丝分裂中期(M 期)。抗瘤谱较广。与阿糖胞苷、环磷酰胺和卡莫司汀有协同作用。静脉注射后大部分与血浆蛋白结合,用药后 72h 有 43% 由尿中排出,其中 2/3 为原型药物。其余尚可由胆道排出。口服后约有 50%被吸收。本品抗肿瘤机制是抑制核苷转移,抑制 DNA 和 RNA、蛋白质的合成。与常用抗癌药无交叉耐药性。主要用于白血病、小细胞肺癌、恶性淋巴瘤、睾丸癌、卵巢癌、绒癌、膀胱癌及前列腺癌等。

【用法用量】　静脉滴注:①成年人按白血病 50～100mg/d,连续 5d,根据血象,间隔一定时间重复给药,实体瘤 60～100mg/d,连续 3～5d,每隔 3～4 周重复给药。临用时将本品溶于生理盐水 250～500ml 中,缓慢滴注,时间不少于 30min。②儿童按 100～150mg/(m² · d),连续 3～4d。③口服:一般按 70～100mg/(m² · d),连续 5d;或 30mg/(m² · d),连续 10～14d,3～4 周为 1 个疗程。

【不良反应】　主要为骨髓抑制、白细胞减少、脱发和胃肠道反应如恶心、呕吐等,多为暂时性,且无蓄积性。

【禁忌证】　骨髓抑制严重及心、肝、肾功能有严重障碍者禁用。

【注意事项】　本品稀释后立即使用,若有沉淀生成应弃去不用。本品应在经验丰富的专科医师指导下用药,用药期间应常查心、肝、肾功能,以便及时对症处理。

【制剂规格】　胶囊剂:100mg。粉针剂:100mg/5ml。软胶囊:50mg。

替尼泊苷(威猛、Teniposide)[保乙]

【作用特点与用途】　与依托泊苷相近,但应用不如依托泊苷广。本品血浆蛋白结合率 99%,血浆中消失呈三室模型,$t_{1/2\alpha}$ 为 (56 ± 23) min,$t_{1/2\beta}$ 为 (4.45 ± 1.47) h,$t_{1/2\gamma}$ 为 (20.3 ± 4.94) h。清除率为 (16 ± 5.38) ml/(min · m²)。仅以原型从尿中排出者低于 10%。临床主要用于小细胞肺癌、急性淋巴细胞白血病、神经母细胞瘤和淋巴瘤。

【用法用量】　注射:单药治疗每次 60mg/m²,加入生理盐水 500ml 静脉滴注 30min 以上,1/d,连用 5d,3～5 周重复。联合用药遵医嘱。

【不良反应】【注意事项】　参阅前述依托泊苷。

【制剂规格】　注射剂:30mg/5ml。

石蒜内铵(Lycobetaine)

【作用特点与用途】　本品系我国从石蒜等植物中获得的一种生物碱(Lycorine)经过氧化所得的半合成品。在动物实验中,本品对多种动物肿瘤和癌均有明显抑制作用,并使动物生命明显延长。本品不良反应小,大鼠口服 LD_{50}(半数致死量)为 90mg/kg。犬连续静脉注射 14d,其血象、肝、肾功能及心电图均无明显影响。对免疫功能无抑制现象,致突变作用轻微。主要用于胃癌、卵巢癌、鼻咽癌及恶性淋巴瘤等。

【用法用量】 口服:每次 100mg,3/d,14d 为 1 个疗程。两个疗程间隔 10d,用药 4～10 个疗程或遵医嘱。

【不良反应】【注意事项】 偶见心悸及胃部不适等现象,大多无明显不良反应,包括骨髓抑制现象。用药期间要注意血象和包括血小板在内的变化,以便及时对症处理。

【制剂规格】 片剂:50mg。

斑蝥素(Cantharidinum)

【作用特点与用途】 本品是从我国古代应用的昆虫抗癌药斑蝥中获得有效成分。对原发性肝癌有一定的近期治疗作用,能改善自觉症状,延长生存期。尚可与其他抗癌药配伍治疗某些癌症,常能提高疗效。主要用于原发性肝癌、食管癌及肺癌,常与其他抗肿瘤药配合使用。

【用法用量】 口服:每次 0.25～0.5mg,2～3/d,饭后服用。可采用小剂量递增法,从小剂量 0.25～0.5mg/d 开始,逐渐递增到常用量,使病人逐渐适应和耐受。剂量可酌情增减。服药期间应多饮绿茶水,促进排泄,减少剧毒性。

【不良反应】 有强烈刺激作用,可致肠胃及泌尿道刺激症状,如尿频、尿急、尿痛及血尿,少数有蛋白管型出现;恶心、呕吐、腹泻;个别病人可见阵发性心动过速,手指及面部麻木等。

【注意事项】 不良反应出现后,应及时对症处理,较严重时可暂停用药,不久即能消除。一般在恢复用药或同样情况下重复几次,不良反应多半不再出现。必要时可配合适量的利尿药及健脾和胃药,以减少或减轻不良反应。

【制剂规格】 复方片剂:每片含斑蝥素 0.25mg。斑蝥酸钠维生素 B_6 注射液[保乙]。

葫芦素(葫芦苦素 E、Cucurbitacinum)

【作用特点与用途】 本品系由甜瓜蒂提取的一种有效成分。可抑制肿瘤细胞的生长。对原发性肝癌可改善临床症状。对消除肝痛,缩小瘤体,延长生存期,恢复劳动力均有一定作用。并可消退黄疸,降低血清转氨酶、麝浊及锌浊,消腹水,改善蛋白代谢,增强机体免疫功能,防止肝细胞坏死,抑制肝纤维增生等。用于原发性肝癌、迁延性肝炎、慢性肝炎。

【用法用量】 口服:肝癌,开始时每次 0.2mg,3/d,饭后服。如无胃肠道反应,1 周后可增至每次 0.3～0.6mg(3～6 片),3/d,3 个月为 1 个疗程。或遵医嘱。肝炎,每次 0.1～0.2mg(1～2 片),3/d,饭后服。儿童酌减量,2 个月为 1 个疗程。

【不良反应】 少数病人可见轻度胃肠道反应,但一般不影响治疗。

【注意事项】 剂量不得随意增大,孕妇及严重消化道溃疡病人慎用。

【制剂规格】 片剂:每片含葫芦素 0.1mg。

乌头注射液(泰癌注射液、乌头碱注射液、Wutou Injection)

【作用特点与用途】 本品为中药川乌、草乌经加工精制的中药水针剂。对胃癌细胞、小鼠肝癌实体瘤及 S-180 有一定抑制作用,并有显著性镇痛作用而未见成瘾性。主要用于胃癌、肝癌、直肠癌及食管癌等。临床试用于 271 例晚期消化道肿瘤,对晚期胃癌、肝癌及直肠癌等病人能缓解癌疼痛,减轻恶心、呕吐、腹胀及吞咽困难等症状。用药期间未见对周围血象及肝、肾功能等有明显不良反应。

【用法用量】 肌内注射:每次 0.62mg(2ml),2/d,30d 为 1 个疗程,或遵医嘱。个别病人有食欲减退,停药后恢复。

【制剂规格】 注射液:每支 1ml,含乌头生物碱 0.62mg。

靛玉红(玉红、炮弹树碱 B、Indirubinum)[保乙]

【作用特点与用途】 本品是从中药青黛中获得的抗粒细胞白血病有效成分,经合成精制而成。能使幼稚细胞减少,甚至完全消失。本品能迅速而明显地缩小脾脏,能使血红蛋白上升而达到正常,还能使肿大的肝脏缩小。从电镜超微结构的形态看,在靛玉红作用下,变性坏死的细胞多呈肿胀、溶解性坏死。本品毒性较低,起效快,能增进食欲,增加体重,能减轻疲乏、头晕、腹胀及多汗等症状。本品在体内分布以肝、胆、胃、肠为最高。生物利用度为46.48%,表明本品只有近一半被吸收利用。本品静脉或灌胃给药均在肝胆代谢,主要从粪中排出。主要用于慢性粒细胞白血病、异常骨髓增生症及嗜酸粒细胞增多症等。

【用法用量】 口服:100~300mg/d,一般 300mg/d,分 3 或 4 次服用。3 个月为 1 个疗程,或遵医嘱。据临床 314 例慢性粒细胞白血病疗效观察,完全缓解 82 例(26.1%)、部分缓解 105 例(33.4%)、进步 87 例(27.7%)、无效 40 例(12.7%),总有效率 87.3%。

【不良反应】 可见轻度腹痛、腹胀、腹泻、恶心、呕吐及便血等,但停药后或经保肝治疗后可恢复正常。

【注意事项】 肝肾功能不全者慎用。

【制剂规格】 片剂:25mg,50mg,100mg。

香菇多糖(能治难、Lentinan)[保乙]

【作用特点与用途】 本品系从香菇(*Lentinus edodes*)的子实体中获得的一种以 β(1→3)结合为主链的高分子葡聚糖。单用或并用其他抗肿瘤药对多种动物肿瘤均有抑制增殖的作用,并可延长动物寿命。本品通过激活机体的细胞免疫和体液免疫系统,增强宿主抗病毒、抗肿瘤及细菌感染力的能力。本品能降低四氯化碳、硫代乙酰胺、泼尼松龙对肝损伤引起的转氨酶升高,亦能使降低的肝糖原得以恢复,但对正常肝糖原无影响,说明本品具有保肝作用。用于不能手术或复发性胃癌、肝癌、膀胱癌,使用本品能缓解症状,提高病人免疫力,纠正微量元素失调。对 423 例慢性病毒性肝炎,总有效率 82.3%。尚可用于肝中毒、肝硬化等疾病的治疗。

【用法用量】 静脉注射或静脉滴注:成年人每周 2 次,每次 1mg;或每周 1 次,每次 2mg。口服:600mg/d,分早、晚 2 次饭后服,儿童用量酌减。

【不良反应】 少部分病人服用后有轻度消化道反应。罕见休克,出现口内异常感、畏寒、心律异常、血压下降、呼吸困难及皮疹等,应停药并适当处理。偶见头晕、头痛、红白细胞及血红蛋白减少。

【注意事项】 本品多糖部分以甘露糖为主,含少量的葡萄糖、微量的岩藻糖、半乳糖、木糖及阿拉伯糖,而肽键由天门冬氨酸、组氨酸、丝氨酸、赖氨酸及谷氨酸等 18 种氨基酸组成。应慎用于早产儿、新生儿和婴幼儿。

【制剂规格】 冻干粉针剂:1mg。片剂:2.5mg。

去甲斑蝥素(依尔康、利佳、Norcantharidin)

【作用特点与用途】 本品为国内创制的合成抗肿瘤药。对肝癌、食管鳞癌等细胞株的形态、增殖有破坏或抑制作用,可提高癌细胞呼吸控制率及溶酶体活性,干扰癌细胞分裂并抑制 DNA 合成。其优点是不抑制骨髓细胞,尚可升高白细胞计数。给药后 15min 在肝、癌组织中达血药峰值,并主要分布于肝、肾、胃肠和癌组织中,6h 后血药浓度显著下降,24h 内大部分经肾排出。用于原发性肝癌、胃癌、贲门癌。亦可用于联合化疗而提高疗效、减少不良反应。对乙型肝炎也有效。

【用法用量】 空腹口服:每次 5~30mg,3/d;缓慢静脉注射或静脉滴注:10~30mg/d,溶于适量 5% 葡萄糖注射液中。肝动脉插管:通常 2/d,1 个月为 1 个疗程,可持续 2~3 个疗程。瘤内注射:每次 10~30mg,每周 1 次,4 次为 1 个疗程,可持续 4 个疗程。

【不良反应】 口服剂量过大时可见恶心、呕吐等症状,应减量或停药。

【制剂规格】　片剂：5mg。注射液：10mg/2ml。

马蔺子素胶囊（安卡、Irisguinone Capsules、Anka）

【作用特点与用途】　本品为放射增敏剂。本品是从天然植物马蔺种子皮中提取的马蔺子素为有效成分制成的胶囊制剂。能抑制恶性肿瘤细胞的耗氧量，选择性地降低恶性肿瘤细胞谷胱甘肽的含量，抑制恶性肿瘤细胞 DNA 合成及断裂后的修复，阻滞恶性肿瘤细胞生长周期于对射线敏感的 G_1 期。本品口服易吸收，15min 后在血液中即可测出，在血液中停留时间较长，在瘤细胞体内分布较高，其次是肺与胸腺。主要经肝代谢，以粪便排泄为主，部分从尿中排泄。适用于肺癌、食管癌、头颈癌及鼻咽癌（特别是晚期鼻咽癌）的放射治疗。

【用法用量】　口服：成年人剂量为 165～220mg/d，分 2 或 3 次服用。放疗前 3～5d 开始服用，每次 1 粒，1～2/d，放疗开始后，调整剂量为每日 3～4粒，分 3～4 次，饭后服用，连续用药至放疗结束。以往的经验整个放疗过程服用180～200 粒。小儿剂量酌减或遵医嘱。

【不良反应】　主要不良反应为恶心、呕吐及腹泻，其发生率较单纯放疗时略有增加，但病人耐受良好，一般只持续 2～3d，不影响继续用药。本品不增加急性放射反应。

【禁忌证】　对本品过敏者禁用。

【制剂规格】　胶囊剂：55mg。

榄香烯（Elemene）[保乙]

【作用特点与用途】　对癌性胸腔积液、腹水及某些恶性实体瘤有一定疗效，用于介入、腔内化疗及癌性腹水、胸腔积液的辅助治疗。静脉注射每次0.4～0.6g，1/d；2～3 周为 1 个疗程。

【注意事项】　①高热、胸腹水合并感染者慎用；②血小板减少症、有进行性出血倾向者慎用；③少数初始用药者有 38℃ 以下轻微发热，可在用药前30min 口服泼尼松或解热镇痛药能预防或减轻；④少数患者有腔内注射部位疼痛，局麻药能缓解疼痛，能使患者耐受；⑤对其过敏者禁用，妊娠及哺乳妇女慎用；⑥静脉给药后少数患者有静脉炎、发热、局部疼痛、过敏反应、轻度消化道反应。

【制剂规格】　注射乳剂：25mg/5ml。

安替可胶囊(Antike Capsules)

【作用特点与用途】 本品主要成分为蟾皮等,气清香,味甘苦,有麻感。具有软坚散结、解毒定痛、养血活血的功效,可单独应用于肿瘤治疗,与放疗合用可增强疗效。用于肿瘤治疗,对喉癌、胃癌、宫颈癌有显著杀伤作用,对肉瘤、肝癌、乳腺癌移植瘤有抑制瘤细胞生长作用。

【用法用量】 口服:每次 2 粒,3/d,饭后服用。6 周为 1 个疗程或遵医嘱。

【不良反应】 少数患者使用后可出现恶心、血象降低。药物过量或长期服用本品可致心慌。

【禁忌证】 对本品过敏者、孕妇禁用。心脏病患者慎用。

【制剂规格】 胶囊剂:0.22g。

拓扑替康(喜典、和美新、金喜素、Topotecan)[保乙]

【作用特点与用途】 拓扑替康是一种半合成的、水溶性的喜树碱类衍生物,是细胞核内拓扑异构酶Ⅰ的特异性抑制药,与拓扑异构酶Ⅰ和 DNA 形成的复合物结合,阻止断裂的 DNA 单链重新聚合,进而在 DNA 合成过程中导致 DNA 双链的破坏。拓扑替康具有广谱的抗肿瘤活性,临床研究显示,本品对卵巢癌、肺癌、食管癌、乳腺癌、直肠和结肠癌、胃癌、头颈部鳞状细胞癌、前列腺癌、神经母细胞瘤等实体瘤及血液系统恶性肿瘤等均有效,可延长患者平均生存时间,改善临床症状。此外,拓扑替康能通过血-脑脊液屏障,且具有放疗增敏作用。本品呈多指数药物动力学,$t_{1/2}$ 为 2～3h,血浆蛋白结合率 6.6%～21.3%,有良好的组织分布性,可迅速有效地渗透到肿瘤细胞内,静脉注射后在血中水解,主要经肾排泄,小部分经胆汁排泄。用于小细胞肺癌、卵巢癌、消化道及血液系统恶性肿瘤、其他系统恶性肿瘤。

【用法用量】 每日推荐剂量:小细胞肺癌 1.2mg/(m^2·d),卵巢癌 1.25mg/(m^2·d),静脉输注 30min,连续 5d,21d 为 1 个疗程,至少 4 个周期;治疗中出现严重的中性粒细胞减少症患者,在其后的疗程中剂量减少 0.2mg/(m^2·d)或与非格司亭(G-CSF,粒细胞集落刺激因子)同时使用(在治疗周期第 6 日,即在末次给药后 24h 后再用 G-CSF)。特殊人群的用药调整:①肝能不全,对于血浆胆红素 1.5～10mg/dl 的肝功能不全者无须调整剂量。肝能不全较重者应酌情减量。②肾功能不全,对于轻度肾功能不全者(肌酐清除率 40～60ml/min)无须调整剂量。中度肾功能不全者(肌酐清除率 20～39ml/min)推荐剂量调整为 0.6mg/m^2。对于重度肾功能不全者治疗剂量尚缺乏充足的数据。

【不良反应】 ①血液系统:白细胞及血小板减少、贫血。骨髓抑制(主要是中性粒细胞)是本品的剂量限制性毒性,故应在用药过程中监测外周血象;②消化系统:恶心、呕吐、腹泻、便秘、肠梗阻、腹痛、口腔炎、厌食;③皮肤科及附件:脱发,偶见严重的皮炎及瘙痒;④神经肌肉:头痛、关节痛、肌肉痛、全身痛、感觉异常;⑤呼吸系统:可致呼吸困难;⑥肝:偶见肝功能异常,转氨酶升高;⑦其他:乏力、不适、发热、疲倦。

【禁忌证】 对本品过敏者、孕妇及哺乳期妇女、严重骨髓抑制病人禁用。

【制剂规格】 注射剂:2mg,4mg。

消癌平(Xiaoaiping)[保乙]

【作用特点与用途】 本品为广谱抗癌药物,其主要成分为乌骨藤提取液,内含沙可土丁、皂苷、生物碱和多糖等多种成分。消癌平的有效成分"新 C_{21}-甾体苷",能与微管结合,形成无功能的微管束,打乱微管在癌细胞内的有序排列,从而阻断癌细胞的有丝分裂,消除癌症的原生动力。不能增殖分裂的癌细胞在细胞内产生细胞毒作用,并在毒素作用下自行溶解,这样从根源上阻止了癌症的发生。从分子学水平对消癌平的研究表明,本品能使肿癌细胞 DNA 形成可断裂的蛋白复合物,引起 DNA 损伤,抑制多种癌瘤;抑制 DNA 聚合酶 α;抑制 DNA 酶模板活性;影响癌细胞生长繁殖周期,具抗癌作用。消癌平具有杀伤和抑制肿瘤细胞、放射增敏、提高机体免疫力的三大特点,长期毒性实验未发现任何毒性反应。用于抗癌、消炎、平喘、清热解毒、化痰软坚。用于食管癌、胃癌、肺癌、肝癌。对大肠癌、恶性淋巴癌、宫颈癌、白血病等恶性肿瘤亦有一定疗效。并可配合放疗、化疗及手术后治疗。尚可用于治疗慢性支气管炎的支气管哮喘。

【用法用量】 口服:片剂,每次 8~10 片,3/d;糖浆,每次 10~20ml,3/d。肌内注射:注射剂,每次 2~4ml,1~2/d 或遵医嘱。

【制剂规格】 片剂:18 片×4 板/盒。糖浆:每支 10ml,12 支/盒。注射剂:每支 2ml,4 支/盒。

康莱特注射液(注射用薏苡仁油、康莱特软胶囊、Kanglaite Injection)[保乙]

【作用特点与用途】 注射液已在美国 FDA 获准三期临床试验,对胰腺癌、肺癌、肝癌等中晚期恶性肿瘤等有效。一、二期试验均优于常规抗癌西药对照组。本品对多种移植性肿瘤及移植于裸鼠的人肿瘤细胞株均有较明显的抑制作用,并具有一定的免疫增强和镇痛效应。用于不宜手术的气阴两虚、脾虚湿困型原发型非小细胞肺癌及原发性肝癌。

【用法用量】 缓慢静脉滴注:每次 200ml,1/d,21d 为 1 个疗程。间隔3～5d 后可进行下一个疗程。联合放、化疗时,可酌情减少剂量。初始 10min 滴速为每分钟 20 滴,20min 后可渐增至 30～60 滴。口服软胶囊,每天口服 1～2粒,或遵医嘱。

【禁忌证】 脂肪代谢严重失调,如急性休克、急性胰腺炎、病理性高脂血症、脂性肾病患者及孕妇禁用。制剂出现油水分层现象禁用。

【注意事项】 过敏者慎用;不宜与其他药物混合使用;冬季宜先预温至30℃后使用,可减轻刺激;防血管外漏;应用本品前后适量输注生理盐(糖)水50～100ml,可减轻静脉炎。

【制剂规格】 注射液:10g/100ml。亦有软胶囊剂。

紫杉特尔(多西紫杉醇、多西他赛、泰索帝、Docetaxel、Taxotere)[保乙]

【作用特点与用途】 本品可在缺少正常因子如鸟嘌呤核苷三磷酸(GTP)、甲氨嘌呤(MAP)的情况下,诱导微管蛋白聚合,并形成稳定的非功能性微管蛋白。还可防止微管蛋白的解聚合作用。其活性为紫杉醇的 2 倍。本品对于乳腺癌、肺癌、子宫癌和黑色素瘤的克隆细胞具有细胞毒性,其强度至少为紫杉醇的 5 倍。临床限于蒽环类治疗无效或复发的晚期乳癌、非小细胞肺癌。

【用法用量】 静脉滴注:每次 70～100mg/m^2,每 3 周 1 次。或遵医嘱。

【不良反应】 常见肝酶升高、粒细胞减少症、胃肠道紊乱、皮肤红疹、液体潴留、无力、过敏、脱发。可见合并感染,但严重感染少见。

【注意事项】 出现不能耐受的不良反应或肝酶高出正常人的 1.5 倍、碱性磷酸酶高出正常值的 2.5 倍应中止治疗,对症处理,或改用其他抗癌药。

【药物相互作用】 本品与依托泊苷、环磷酰胺、氟尿嘧啶有协同作用,但与多柔比星、顺铂没有协同作用。

【制剂规格】 针剂:100mg,150mg,200mg。

索布佐生(Sobuzoxane、Perazolin)

【作用特点与用途】 拓扑异构酶Ⅱ抑制药。本品及其代谢产物均具有抗瘤活性,作用于细胞周期 DNA 合成后间歇 G$_2$ 期。本品短时间接触,不作用于核酸合成系统,无 DNA 链修复作用。它对细胞形态影响表现为异常膨胀,矮小细胞、发育不全性有丝分裂等。本品阻滞拓扑异构酶Ⅱ的活性,但并不伴有 DNA 链的切断,提示其与一般拓扑异构酶的作用机制不同。口服后吸收入血存留时间较长,尿中排出的全是代谢物,占 30%,粪中排出 60%;体内肾、肝及消化道分布最多,可分布于乳汁中。用于缓解恶性淋巴瘤、成年人 T 细胞白血病、淋巴瘤的症状和体征。

【用法用量】 口服:成年人每次 800mg,2/d,连服 5d,停药 2～3 周。按年龄、病情遵医嘱可调整剂量,可增加至 2400mg/d。

【不良反应】 发生率随剂量增大而增多。主要为消化系统症状,可有出血倾向、脱发、味觉异常、疲倦、皮炎、热感等,以及粒细胞减少,临床生化检验值异常等。大鼠 52 周毒性试验出现肾癌前病变。

【注意事项】 可引起骨髓严重抑制。应密切观察血象及肝、肾功能,发现异常应减量、停药并对症处理。长期用本品,上述不良反应可迁延不愈,应慎重。联用放疗会加重骨髓抑制,应减量。孕妇、老年及肾功能降低者慎用;孕妇和小儿的安全性尚未确定。

【禁忌证】 严重骨髓抑制及对本品过敏者。

【制剂规格】 颗粒剂:每 1g 颗粒剂含本品 800mg。

长春瑞滨(长春烯碱、异长春花碱、Vinorelbine)[保乙]

【作用特点与用途】 本品为长春花属生物碱类抗肿瘤药。是通过阻滞微管蛋白聚合形成微管和诱导微管的解聚,使细胞分裂停止于有丝分裂中期,故为抗有丝分裂的细胞周期特异性药物。本品抑制微管蛋白的聚合作用逊于长春新碱(VCR)和长春碱(VLB)。本品抗瘤活性呈剂量依赖性,高浓度(40μmol/L)时,可诱导大量的微管蛋白聚集;在 25μmol/L 时阻滞细胞在前中期末,诱导着丝点微管完全解聚。需很高浓度才能抑制轴索微管,故神经毒性很低。本品药动学呈二室或三室模型,血浆消除率高,分布容积大,$t_{1/2}$ 约40h。脂溶性较高,在组织中分布广且保留时间长,以肺部浓度最高。脑和脂肪组织浓度较低。本品代谢主要发生在细胞外,多数由粪便排泄且持续 3～5周,仅 10%～15%随尿排出。用于非小细胞肺癌、转移性乳腺癌、晚期卵巢癌、恶性淋巴瘤等。

【用法用量】 静脉注射:每次 25～30mg/m²,每周 1 次。须溶于 125ml生理盐水中,15～20min 输完,其后沿此静脉输入大量生理盐水,以冲洗血管。

【不良反应】 主要表现为骨髓抑制,白细胞减少症多在每次给药后 7～8d 出现,在 15～17d 后恢复。可有贫血,血小板减少症罕见。神经性便秘、深部腱反射减弱在停药后可逆转。尚有轻、中度脱发,短暂性肝酶值升高。

【注意事项】 妊娠期、哺乳期妇女及严重肝损害者禁用。一般肝、肾疾病者慎用。定期检查血象并对症处理。防止输注时血管外漏。

【制剂规格】 注射剂:10mg/1ml,50mg/5ml。

紫杉醇脂质体(特素、泰素、力扑素、Paclitaxel Liposome)[保乙]

【作用特点与用途】 紫杉醇是从短叶紫杉(*Taxus brevis*)提取的二萜,我国的红豆杉(*Tchinesis*)亦含有之。它能与多聚合的微管蛋白结合,使微管稳定而抑制其解聚过程,使细胞停止于 G_2 晚期或 M 期。除抑制动物肿瘤及人癌异体移植外,亦可影响细胞中依赖微管蛋白的过程,如运动与分泌等功能。抗药性产生原理:①与 P 糖蛋白 170 有关,由膜中介使胞内药物排出增加,属MDR;②微管蛋白变异,与紫杉醇的亲和力降低。临床上对抗铂类的卵巢癌有效率仍达 30%～36%,对铂类敏感者则为 41%～50%。多数用药量仅110～135mg/m²(可到 175mg/m²),持续静脉滴注,每3～4周1次,如有沙格司亭合用支持,可用到 250mg/m²,以加强疗效,限量毒性则由血液转为神经毒性。单用对乳癌有效率达 56%～62%(完全缓约 10%)。可与多柔比星合用。对非小细胞肺癌有效率为21%～24%。亦可与顺铂合用。此外,对黑色素瘤有效率 12%～18%。宫颈鳞癌及前列腺癌个别有效。因其来源缺乏,从同类植物成分人工半合成的紫杉特尔亦有效。脂质体疗效不变,但机体耐受性提高、不良反应减少。药物在体内两相 $t_{1/2}$ 分别为 16～20min 及 6.5～8.5h。与血浆蛋白结合率高。绝大部分在体内被代谢,原型排泄仅 5%。临床主要用于卵巢癌、乳癌、肺癌、宫颈鳞癌及前列腺癌等。

【用法用量】 静脉滴注:用量 110～135(可到 175)mg/m²,持续静脉滴注,每 3～4 周 1 次,如有沙格司亭合用支持,可用到 250mg/m²。或遵医嘱。

【不良反应】 限量毒性为外周神经病,白细胞减少亦常见,但维持短暂。可见脱发、疲倦、轻度恶心、皮疹、瘙痒,也可发生过敏,可能是溶剂所致。

【制剂规格】 针剂:50mg。脂质体:30mg,40mg。

芦笋精(Aspargus Granule)[保乙]

【作用特点与用途】 本品系从鲜芦笋原汁中提取出的有效成分,为一种不含任何化学添加剂的纯天然药物。本品经 20 家科研和临床单位对万余例各期肿瘤病人临床研究证明,对中晚期肝癌、食管癌、肺癌、鼻咽癌、宫颈癌、乳腺癌、膀胱癌及皮肤癌等的癌细胞均有较好的抑制、杀伤及防止扩散作用,并能促进白细胞生长、生存,显著提高免疫功能,提高病人的生存质量及延长生存期。接受化疗和放疗病人服用芦笋精能降低这些治疗的不良反应,提高治疗效果。芦笋精的特点在于低浓度(剂量)能提高免疫功能;高浓度(剂量)能杀灭癌细胞。总有效率在 75% 以上。20 世纪 70 年代美国《癌新闻月刊》曾报道:"1 例晚期淋巴癌、1 例肺癌、1 例晚期膀胱癌及 1 例患 7 种皮肤癌的病人,服芦笋精 3～12 个月,癌症痊愈。""芦笋几乎对所有癌症都有效。"临床用于肝癌、食管癌、肺癌、鼻咽癌、宫颈癌、乳腺癌、膀胱癌、淋巴癌及皮肤癌等。

【用法用量】　温开水冲服:10g/d,分 3 或 4 次,或遵医嘱。冲服开水勿超过 70℃,以确保疗效。胶囊剂遵医嘱。

【制剂规格】　颗粒剂:10g。胶囊剂。

苦参碱(吗特灵、Matrin)

【作用特点与用途】　本品的主要成分为苦参碱和氧化苦参碱,具有抗癌及抗心律失常作用。本品对氯化钡、乌头碱、氯仿-肾上腺素、毒毛花苷引起的心律失常等 4 种动物模型有明显的预防和治疗作用。人口服氧化苦参碱后,尿排泄苦参碱比氧化苦参碱高。亦可用于慢性活动性肝炎及迁延型肝炎。用于肝癌等消化道及生殖系统恶性肿瘤的辅助治疗。

【用法用量】　静脉注射:用 5% 或 10% 葡萄糖注射液混匀溶解后静脉滴注,每次 500～1000mg,1/d,或遵医嘱。

【不良反应】　本品偶有轻度恶心、腹胀及头痛眩晕等不良反应,几天后即可消失,或停药后消失。

【制剂规格】　针剂:500mg/10ml,50mg/5ml,250ml(含苦参碱 0.15g、葡萄糖 25g)。

五、激　素　类

托瑞米芬(法乐通、氯三苯氧胺、Toremifene、Fareston)[保乙]

【作用特点与用途】　本品为非甾体类三苯乙烯衍生物。化学结构与治疗作用均与他莫昔芬相近;其抗雌激素作用与雌类激素作用之比值是他莫昔芬的 4 倍,提示有较强的抗肿瘤特异性;在高剂量时还有抗非雌激素受体依赖性抗瘤作用。口服吸收良好,血浆达峰时间 4h,分布 $t_{1/2}$ 4h,消除 $t_{1/2}$ 5d,主要经胆汁、粪便排出,尿中排出低于 10%。临床用于晚期对激素敏感的乳腺癌。

【用法用量】　口服:每次 60mg,1/d;二线治疗 200～240mg/d,连用 6 周。最大耐受剂量 460mg/d。

【不良反应】　主要为消化道反应(晚间服药可减轻)。次为抗雌激素反应,如面部潮红,阴道排出物或出血、眩晕、失眠等。其余请参阅他莫昔芬。

【制剂规格】 片剂:60mg×30 片/瓶。

比卡鲁胺(康士德、Bicalutamide)[保乙]

【作用特点与用途】 本品为非甾体类抗雄激素药物,可导致前列腺肿瘤萎缩。临床与黄体生成素释放激素(LHRH)类似物或外科睾丸切除术联合应用于晚期前列腺癌的治疗。

【用法用量】 口服:每次 50mg,1/d,应与 LHRH 类似物或外科睾丸切除术治疗同时开始。或先用本药 7～10d 后,才联用 LHRH 类似物。

【不良反应】【注意事项】 ①有双香豆素类抗凝药治疗史或合用时,应监测凝血酶原时间;②妇女、儿童及对其过敏者禁用。

【制剂规格】 片剂:50mg。

福美坦(福美司坦、兰特隆、Formestane、Lentaron)

【作用特点与用途】 本品为雄烯二酮的衍生物。在生理条件下,可竞争性地抑制合成酶使组织中的雌激素减少,继而发挥抗乳腺癌作用。病人耐受好。单剂注射 250mg,30～48h 后血药浓度为 10～18mg/ml,其后血药浓度下降,$t_{1/2}$ 5～6d。用于自然或人工绝经后的乳腺癌。

【用法用量】 深部肌内注射:每次 250mg,以生理盐水稀释,每 2 周注射 1 次。妊娠妇女不宜用。

【不良反应】 大多数病人可耐受,58.6% 病人无不良反应。需减量或停药者少见。不良反应为恶心、呕吐、腹泻、月经失调、停经、阴道出血、面部潮红、脱发、皮疹、头晕、眩晕、体重增加、水肿、骨痛、肿瘤处疼痛。长期大量使用可有视力障碍,偶见白细胞和血小板减少及肝损害。

【注意事项】 ①妊娠妇女忌用;②血象和肝功能异常者慎用;③用药期间避免驾车,开机器。

【制剂规格】 粉针剂:250mg/瓶,附 2ml 溶媒。

甲地孕酮(美可治、Megestrol、Megace)[保乙]

【作用特点与用途】 同甲羟孕酮。用于子宫内膜腺癌、乳腺癌姑息治疗。

【用法用量】 口服:①子宫内膜腺癌,4mg/d,以后增至 30mg/d,共 6 周;或每次 4mg,2/d,连服 20d;②乳腺癌,每次 160mg,1/d,连续 2 个月为 1 个疗程。参见第 17 章"一、激素"。

【不良反应】【禁忌证】【注意事项】 参见甲羟孕酮。

【制剂规格】 片剂(膜、纸):1mg,4mg,2mg,160mg(Megace)。

戈舍瑞林(诺雷德、Goserelin)[保乙]

【作用特点与用途】 本品为一类垂体释放激素和黄体生成素的激动药/拮抗药。系促性腺激素释放激素的类似物,有促进促性腺激素释放的作用。它通过副反馈作用抑制垂体功能而起治疗作用。主要用于前列腺癌、乳腺癌、子宫内膜异位症。

【用法用量】 皮下注射:每 4 周皮下注射 1 次,连续 3~6 次为 1 个疗程,有效病例可继续应用数月。

【不良反应】 治疗初期有的病人可有一过性症状加重;男性病人可有轻度兴奋但性欲低下;女性可有多汗、头痛、性欲低下。少数有恶心、呕吐、皮疹、瘙痒、体重增加、多毛或耳鸣等。

【制剂规格】 注射埋植剂:含 3.8mg,相当于本品 3.6mg/瓶(Zoladex)。注射液:3.75mg/瓶(Enantone)。植入剂的基质含聚乙醇酸/乳酸(1∶1)14.2mg,植入剂装入 1 次性注射器内,1 套供 4 周用,3 套装。

他莫昔芬(三苯氧胺、Tamofen)[保甲][典]

【作用特点与用途】 本品系化学合成的抗雌激素抗癌药。能与雌二醇竞争胞质内雌激素受体,与雌激素受体生成稳定的复合物并转运于核内;使胞质内雌激素受体被耗竭,从而起到对抗雌激素的作用。国外将本品列为经绝期后妇女晚期乳腺癌姑息疗法的一线药物,其疗效略优于同类激素,而不良反应则明显较低。本品对乳腺癌组织雌激素受体水平高者疗效较好,而对雌激素水平低下者无效。本品口服后很快被吸收。4~7h 血中浓度达高峰,$t_{1/2}$ 为 3~7d,主要经肝代谢为 4-羟基三苯氧胺和双羟基三苯氧胺,主要从粪中逐渐排出,少量从尿中排出。用于晚期播散性乳腺癌尤其绝经期后的晚期乳腺癌、卵巢癌。

【用法用量】 口服:每次 10~20mg,2/d,疗程 3~6 个月,曾有用 1~2 年者。

【不良反应】 偶见轻微恶心、呕吐、灼热感、面部潮红、外阴瘙痒、血小板减少、头痛及眩晕等反应,少见有心血管并发症、高钙血症(骨破坏)及液体潴留,大剂量长期应用,会使视网膜或角膜损害,导致视力障碍。

【注意事项】 服药期间应定期做眼科检查。本品与氟尿嘧啶、环磷酰胺、甲氨蝶呤、长春新碱及多柔比星等合用可提高疗效。

【制剂规格】 片剂、胶囊剂:10mg。

氟维司群（芙仕得、Fulvestrant、Faslodex）

【作用特点与用途】 本品为竞争性雌激素受体拮抗药，其亲和力与雌二醇相似。其作用机制与下调雌激素受体（ER）蛋白水平有关。对他莫昔芬耐药及雌激素敏感的人乳腺癌细胞系生长，使用氟维司群后呈可逆性抑制作用。临床用于在抗雌激素辅助治疗后或治疗过程中复发者，或在抗雌激素治疗中进展的绝经后（包括自然绝经和人工绝经）雌激素受体阳性的局部晚期或转移性乳腺癌。

【用法用量】 成年女性每月给药 1 次，每次 250mg。儿童和青少年、肾功能损害和肝功能受损者，应在专科经验丰富的医师指导下个体化用药。

【不良反应】 ①不良反应 10% 以上者出现注射部位反应，虚弱无力，肝酶升高、胃肠道反应、头痛。②潮热、呕吐、腹泻、厌食、皮疹、感染及侵袭（泌尿道感染），过敏。③偶见肝衰竭、肝炎、转氨酶升高等。④用药前仔细阅读药品说明书。

【制剂规格】 注射液：0.25g/5ml。

甲羟孕酮（安宫黄体酮、Medroxyprogesterone Acetate）[保甲/乙][典]

【作用特点与用途】 本品系黄体酮衍生物，其作用、用途与黄体酮相似，能促进子宫黏膜的增殖分泌完成受孕准备，有保护胎儿安全生长的作用。而大剂量的本品具有抗肿瘤作用，且能显著性地增进病人食欲，缓解疼痛和自觉症状。用于对激素敏感的肿瘤如乳腺癌、子宫内膜癌、前列腺癌和肾上腺癌等的姑息治疗。

【用法用量】 肌内注射：乳腺癌 0.5～1g/d，共 4 周，然后每 2 周肌内注射 500mg 维持治疗。或口服 1～1.5g/d，连用 10d，以后改为 0.25～0.5g/d。

子宫内膜癌和前列腺癌，每周 2 次，每次 500mg，肌内注射，然后改为维持剂量每周肌内注射 500mg，或口服 200～500mg/d。或遵医嘱。

肾上腺癌，每次 500mg，隔日肌内注射至 30d，然后每 2 周 1 次，每次 500mg，肌内注射至 60d，再改为每周 1 次，每次 250mg 肌内注射，或口服 200～500mg/d。注意肌内注射须用长的粗针头做深部注射。口服大剂量片剂（如 500mg）应坐着或站着服用，并需饮足量的水，必要时可将片剂分为两半服用。或遵医嘱。

【不良反应】【注意事项】 参阅第 17 章"一、激素"，从略。

【制剂规格】 注射用白色混悬剂：500mg，1000mg（含甲羟孕酮200mg/ml）。片剂：每片含甲羟孕酮 100mg，200mg，500mg。

溴乙酰己烷雌酚(溴醋己烷雌酚、Hexoestrol Dibromoacetate)

【作用特点与用途】　本品为我国自行设计的己烷雌酚衍生物,具有雌激素作用,作为雌激素的拮抗药,通过竞争性对抗抑制癌细胞。动物实验证明,对肉瘤-180 及肉瘤-37 的抑制率为 60% 左右。并有升高白细胞作用,使临床症状消失、转移病灶好转、肿瘤块缩小及延长病人生命等。本品口服后从胃肠道吸收,通过肝入胆,随胆汁迅速进入肠道,小部分进入肝肠循环。48h 后 70% 自尿和粪中排出。本品维持作用时间较长,显效快,不良反应较少而轻,对造血系统无损伤作用。用于前列腺癌和前列腺肥大症。

【用法用量】　口服:每次 10～20mg,3/d 或遵医嘱。

【不良反应】　部分病人有刺痛及乳房肿胀感,少数病人胃部不适、食欲下降,偶见恶心、呕吐及皮肤发痒,减低剂量或停药即可缓解或消失。

【制剂规格】　片剂:10mg。

尼鲁米特(安得乐、Nilutamide、Anadron)

【作用特点与用途】　本品系非甾体抗雄性激素,对其他甾体受体如雌激素、孕激素、盐或糖皮质激素受体均无作用,故无抗其他激素功能。本品体内过程化学结构变化较少,对受体作用较持久,也无雌性激素作用。如与手术或促黄体激素释放因子(LHRH)类似物去势合用,可使外周抗雄性激素作用更完全。用于已转移的前列腺癌,可与手术或化学去势合用。

【用法用量】　口服:应于手术或化学去势时开始给药,并维持治疗。诱导剂量 300mg/d,连服 4 周;维持量 150mg/d,1 次或分次服用。

【不良反应】　少数病人可出现黑暗中视力调节障碍及视觉障碍,停药后可逐渐消失。

【禁忌证】　肝功能障碍者禁用。

【注意事项】　呼吸功能不全者在呼吸困难加剧时,应立即停药并对症处理和严密观察。

【制剂规格】　薄膜衣片:50mg。

氟他胺(氟他米特、Flutamide、Drogenil)[保乙]

【作用特点与用途】　抗雄性激素药。在前列腺内,本品在细胞水平上阻断二氢睾酮与细胞核内受体的结合,而二氢睾酮是睾酮在细胞内的活性形式。本品尚能抑制睾酮转变为二氢睾酮。因此能使雄性激素对前列腺的生长刺激作用在相当大的程度上受到抑制,从而明显抑制 DNA 的合成。其代谢物羟基氟他胺可能是真正的活性形式。本品口服后迅速被吸收,1h后大部分被代谢成羟基氟他胺。$t_{1/2}$ 5～6h。用于晚期前列腺癌。

【用法用量】 口服:每次250mg,3/d,饭后服用。与促黄体生成释放激素(LHRH)联用,本品应先服3d,每次250mg,3/d。

【不良反应】 刺激男性乳房发育。偶见乳腺发生小结节状改变和出现初乳,尚有恶心、呕吐、食欲增加及失眠;疲劳和性欲减退罕见。

【制剂规格】 片剂:250mg。胶囊剂:125mg。

依西美坦(Exemestane、Aromasin)[保乙]

【作用特点与用途】 本品为选择性不可逆甾体芳构化酶抑制药。它不可逆地与芳构化酶结合,阻止芳构化酶产生雌激素,从而抑制某些乳腺癌细胞的生长。作用强度比氨鲁米特强40倍。本品口服后迅速经胃肠吸收,1.2h后达血药浓度峰值,高脂饮食可促进其吸收。血浆蛋白结合率90%。主要分布于组织中。代谢较完全,经尿液和粪便排出。用于经他莫昔芬治疗后病情仍进展的绝经后妇女乳腺癌,早期乳腺癌的术后辅助治疗。

【用法用量】 饭后口服:每次5～25mg,1/d。可酌增剂量,但每日不宜超过0.2g。治疗持续到肿瘤进展为止,或遵医嘱。

【不良反应】 可见中轻度恶心、面部潮红、眩晕、虚弱、盗汗、雄激素样症状和水肿等。

【制剂规格】 胶囊剂:5mg,10mg,25mg。

来曲唑(芙瑞、Letrozole、Femara)[保乙][典]

【作用特点与用途】 本品为强力选择性芳香化酶竞争性抑制药。能减少雄激素向雌激素转化,降低体内雌激素水平,故对治疗乳腺癌有效。本品抗乳腺癌活性是同类药氨鲁米特的170倍,瑞宁得的2倍,福美坦的6倍。本品对皮质激素和醛固酮的影响很小,是迄今选择性最强的芳香化酶抑制药。本品经胃肠道吸收快,生物利用度为99.9%。且不受食物影响。口服本品每日2.5mg,2～6周达稳态血药浓度。稳态浓度为单剂浓度的1.5～2倍,属极微的非线性药动学特征。$t_{1/2}$为2d,分布容积较大,不产生蓄积。用于抗雌激素治疗无效的绝经后晚期乳腺癌患者。

【用法用量】 口服:每次2.5mg,1/d,治疗持续到肿瘤出现进展为止。

【不良反应】 常见恶心、头痛、疲乏、外周水肿、面部潮红、皮疹、呕吐、便秘;少见骨骼肌痛、呼吸困难、胸痛、咳嗽、病毒感染等。不良反应率为37.4%。

【禁忌证】　对本品过敏者禁用。

【注意事项】　①绝经前妇女、严重肝肾功能损害者慎用;②应注意本品对胎儿的潜在危险;③少数肝生化指标异常;④老年及轻度肝、肾功能异常无须调整剂量。

【制剂规格】　片剂:2.5mg,铝塑包装。

法曲唑(法倔唑、Fadrozole、Afema)

【作用特点与用途】　抑制芳香化酶的活性,且抑制雌激素的合成,阻碍雌激素依赖性乳癌的增生。本品对二甲苯并蒽(DMBA)诱发的乳癌,与他莫昔芬并用呈相加效果。用于绝经期后乳腺癌。

【用法用量】　口服:每日早、晚餐后各服 1mg。

【不良反应】【注意事项】　参阅来倔唑。

【制剂规格】　片剂:1mg。

氨鲁米特(氨苯哌酮、Aminoglutethimide、Orimeten)[保甲][典]

【作用特点与用途】　本品为镇静抗惊厥药格鲁米特的同类药,在肾上腺皮质中阻抑胆固醇转化为妊烯醇的酶系统,胆固醇转化成妊烯醇酮可合成各种甾体激素,包括孕激素、雄激素、雌激素及皮质激素的起始阶段,故本品可抑制肾上腺皮质分泌各种激素,起到肾上腺化学性切除作用。本品尤其能抑制从睾酮 A 环芳香化转化为雌二醇的过程,因此可以阻止雌激素生成,因而可控制经绝期后妇女体内雌激素的主要来源。本品口服吸收后有诱导肝药酶作用,并能促进本品代谢。初始用药时 $t_{1/2}$ 13.3h,用药 6~32 周后,$t_{1/2}$ 缩短为 7.3h,同时清除加快。用于肾上腺皮质癌和晚期乳腺癌。尤其对雌激素受体阳性患者疗效更佳,可使癌瘤生长减慢,甚至退缩。对骨转移者疗效更佳,并优于他莫昔芬,可使骨质修复,骨痛减轻或消除,但对内脏转移者疗效较差。本品对他莫昔芬无效者仍有效,因本品能抑制肾上腺皮质激素合成,亦可用于库欣综合征。

【用法用量】　口服:每次 250mg,2~4/d,但每日剂量不超过 1g。因其抑制肾上腺皮质各种分泌,故需同时给予氢化可的松每次 20mg,2~3/d。

【不良反应】　可见瘙痒、皮疹、头昏、嗜睡及肾上腺皮质功能减退等。补充氢化可的松可减轻不良反应。

【注意事项】　参阅他莫昔芬。

【制剂规格】　片剂:125mg,250mg。

亮丙瑞林(抑那通、Leuprorelin) [保乙]

【作用特点与用途】 本品系黄体生成素释放激素(LHRH)类似物,即人工合成九肽。短时间使用能刺激促性腺激素分泌,提高血中睾酮和二氢睾酮的浓度。用药1周后,有活性的受体数目减少,促性腺的分泌也会减少,用药2~4周后,睾酮和二氢睾酮的浓度降至去势水平。当停药后,促性腺激素和雄激素即可回升到正常水平。用于:①子宫内膜异位症;②对伴有月经过多、下腹痛、腰痛及贫血的子宫肌瘤;③不能或不愿做睾丸切除术的前列腺癌;④中枢性性早熟症;⑤静脉注射可能会引起血栓形成,只作为皮下注射。

【用法用量】 皮下注射:①子宫内膜异位症:每次1.88~3.75mg,每4周1次,初次给药应从月经周期的第1~5天开始。②子宫肌瘤:同①。③前列腺癌、闭经前乳腺癌:每次3.75mg,每4周1次。④性早熟症:儿童按体重每次30μg/kg,根据症状可增至每次90μg/kg,每4周1次。

【不良反应】 可见眩晕、视觉障碍、抑郁及困倦等。用药1周后可出现神经并发症,脊柱转移或尿道梗阻。饮酒会加重本品不良反应。

【制剂规格】 注射剂:1.88mg,3.75mg。

六、铂 盐

威力顺铂 IA(动脉灌注用顺铂、Cisplatin-Ebewe IA) [保甲]

【作用特点与用途】 威力顺铂 IA 是一种专门为增加动脉内灌注化疗疗效和方便的细菌生长抑制药。与静脉用药途径相比,动脉内灌注威力顺铂 IA 可获得更好的疗效,尤以头颈部肿瘤疗效更明显,且毒性相应较低。顺铂血中 $t_{1/2}$ 50min,而在96h后仍可在血中检出。在投药后96h内,顺铂在尿中排出量为40%~60%。主要用于血管分布丰富的肿瘤如头颈部癌或其他可行动脉灌注的肿瘤如腮腺及其附近、上颌后区、软腭、腭扁桃体、翼下颌区的肿瘤及某些舌癌和舌下肿瘤;对放射不敏感肿瘤的广泛切除后(如腺癌、圆柱瘤、颊部肿瘤及广泛性上颌骨瘤等);放疗前姑息治疗具有良好供血的肉瘤。如治疗有效,只要存在1条可插管的动脉,姑息治疗则可继续进行。如果药物能以最大剂量到达靶区病灶,那么灌注治疗应放在放疗之前考虑,即治疗顺序应该是术前灌注化疗、手术治疗和如有必要再加上放疗。

【用法用量】 应遵医嘱。下述用法可供参考。①头颈部肿瘤,颈动脉注:50mg/d,共3d。②舌和舌下的口腔癌(T分期为3~4期):隔日1次,每次

30mg,11d 内总量为 180mg;或在 11d 内,表柔比星动脉灌注量为 100mg,威力顺铂 IA 总量为 120mg。③静脉滴注用顺铂:每次 20mg,遵医嘱用。

【不良反应】　①单纯使用威力顺铂 IA 时发生血栓形成和血管损害少见。溶液剂的威力顺铂 IA 与一般冻干粉针剂顺铂的不良反应不同。冻干粉针剂有可能溶解不完全,这种不完全溶解物质的毒性将会加强,这就是许多病例在灌注开始后立即出现面神经麻痹现象的原因,也可能是灌流区血管痉挛的诱因。②使用威力顺铂 IA 30mg/24h,没有任何病人出现恶心及呕吐。若用一般性冻干粉针剂顺铂时,1/3 病人有恶心呕吐现象,但仍比全身应用时少见,这是由于灌注治疗时所用的药量较少,以及灌注持续的时间较长,还可能与灌注治疗病人可以自由走动有关,便携式灌注泵的应用使病人不受制于床上,从而可分散其对灌注治疗的注意力。③在动脉灌注全身治疗过程中(50mg/24h),所有病人第 1 次用药时不发生呕吐,第 2 次用药时药物耐受性减弱。甲氧氯普胺可降低恶心及呕吐的发生率,但不能完全消除这些不良反应。由于甲氧氯普胺可增强肠道蠕动,故大多数病人可出现轻度腹泻,但与本品不良反应相比,甲氧氯普胺引起的轻微腹泻是微不足道的。其余参见顺铂的不良反应。

【制剂规格】　专供动脉灌注化疗用:20mg/20ml,100mg/100ml,内含高渗氯化钠溶液。静脉滴注用顺铂:10mg/1ml;10mg,20mg,30mg。

顺铂(顺氯氨铂、Cisplatin)[保甲][典]

【作用特点与用途】　本品能与 DNA 结合交联,从而破坏 DNA 的功能,阻止再复制,为一种细胞周期非特异性药物。本品静脉注射后,开始在肝、肾、大小肠及皮肤中分布最多,18～24h 后肾积蓄最多,脑组织中最少。开始血浆 $t_{1/2}$ 为 25～49min,分布后血浆 $t_{1/2}$ 为 55～73h,在后一相中血浆含量约 10%,90% 与血浆蛋白结合。主要从尿中排泄,但排泄较慢,1d 内尿中排出 19%～34%,4d 内尿中仅排出 25%～44%。主要用于小细胞与非小细胞肺癌、睾丸恶性肿瘤、卵巢癌、淋巴肉瘤、网状细胞肉瘤、膀胱癌、胰腺癌、宫颈癌、鼻咽癌、甲状腺癌、成骨肉瘤、黑色素瘤、间皮细胞瘤及支气管癌等。

【用法用量】　静脉滴注:①用于治疗睾丸癌及卵巢癌,合并其他化疗药时的剂量通常为 50～120mg/m²,一般开始 8d 按 50mg/m² 给药或者用 10～20mg/m²,连续 5d,3～4 周为 1 个疗程;②一般剂量为 15～30mg/m² 溶于生理盐水 200ml 中静脉滴注,连用 3～5d(总量 150mg),间隔 3～4 周,可重复用药 3～4 个疗程;③高剂量为 80～120mg/m²,同时进行水化和利尿,每 3 周用药 1 次,可重复 3～4 次;④胸腹腔注射,7～10d 1 次,每次 30～60mg。

【不良反应】 ①消化道反应:有食欲减退、恶心、呕吐及腹泻等。一般于注射后1~2h发生,持续4~6h或更长,停药2~3d后消失,少数病人持续1周以上。②骨髓抑制:白细胞减少,多发生于剂量超过100mg/(m²·d)时,血小板减少相对较轻。③听神经毒性:与总剂量有关,可见耳鸣、耳聋及头昏,严重者可能出现不可逆的高频听力丧失。④肾毒性:可见血尿、肾功能损伤、血清肌酐升高及消除率降低,与总剂量有关,常发生于治疗后7~14d。其他尚可致心电图ST-T改变、肝功能损害等。

【禁忌证】 肾损害、严重骨髓抑制或对本品过敏者以及孕妇禁用。

【注意事项】 ①用本品期间若白细胞低于$3.5×10^9$/L;或血小板低于$75×10^9$/L;或早期肾毒性(尿中白细胞10/高倍视野、红细胞5/高倍视野或管型5/高倍视野以上);或血清肌酐超过132.6μmol/L;或既往患过肾病、肾功能不好及患过中耳炎的病人应特别谨慎,必要时应停药。②为减轻不良反应,用药期间应多次饮水或输液强迫利尿;用药前先给甲氧氯普胺和氯丙嗪等以减轻消化道反应,必要可用沙利度胺(反应停)。③除血白细胞计数监测外,还应经常查尿、肝、肾功能和听力,以便及时对症处理。④给药前2~16h和给药后6h之内,必须进行充分的水化治疗。

【制剂规格】 粉针剂:10mg,20mg(国产)。针剂:10mg/20ml,50mg/100ml(奥)。

卡铂(碳铂、Carboplatin)[保甲][典]

【作用特点与用途】 为第二代铂类化合物。对多种肿瘤有作用。在结肠CX-1,表皮样癌及PC_bA浆细胞瘤,抗肿瘤活性高于顺铂,在白血病P388、黑色素瘤B16、结肠癌38、对烷化剂耐药的吉田肉瘤和肺LX1移植性肿瘤与顺铂相等;在白血病L1210、乳腺癌CD8F1、Lewis肺癌、骨肉瘤和乳腺X-1移植性肿瘤,逊于顺铂,但对L-1210耐药者也有作用。此外,可作为放射增敏剂,在乏氧条件下卡铂的增敏作用高于顺铂。作用机制与顺铂相同,抑制DNA的合成,在血浆中清除曲线呈双相型,游离铂吸收相$t_{1/2}$为3min,消除相$t_{1/2}$为26min;而顺铂分别为2min和10min。在人血浆中比顺铂稳定,主要通过滤过由肾小球排出。未与蛋白质结合的游卡铂在血内维持时间比顺铂长,半衰期长,而顺铂为1.5~3.7h。用于卵巢癌、小细胞肺癌、头颈部癌、生殖细胞肿瘤、甲状腺癌、宫颈癌及膀胱癌等。

【用法用量】 静脉滴注前用5%葡萄糖注射液或生理盐水制成溶液(10mg/ml),以后加于5%葡萄糖注射液500ml中静脉滴注。推荐剂量:300~400mg/m²,一次给药;或60~70mg/m²,1/d,连用5d,均4周重复1次。

需视病人的全身状况及肾功能而定。肌酐清除率是决定给药剂量的重要因素,如不正常,用量应降低。滴注时应避免直接光照,最好用纸遮光。

【不良反应】 本品可致消化道反应,如恶心及呕吐,但较顺铂轻微。主要毒性为骨髓抑制。白细胞和血小板最低值通常在注射后 14～21d,一般 35d 可恢复到正常。对血红蛋白亦有影响。本品对心电图及肝-肾功能无影响。

【禁忌证】 有明显骨髓抑制及肾功能不全、对其他铂制剂及甘露醇过敏、有严重并发症者及孕妇应慎用。

【注意事项】 ①应用本品前后应查血象及肝、肾功能,在治疗期间每周检查白细胞及血小板 1～2 次;②由于本品对骨髓有明显抑制作用,用药后 3～4 周内一般不应重复给药;③如漏于血管外有一定刺激性,但多不严重,最好溶于 5% 葡萄糖注射液中快速滴注;④与其他抗癌药联合应用时,应酌情减量;⑤本品可引起恶心呕吐,一般可配合应用甲氧氯普胺,必要可试用沙利度胺;⑥虽然本品对肾功能的影响低于顺铂,对原来用过顺铂或有肾功能不全的病人应当谨慎,并注意肾功能变化;⑦本品有致畸作用;⑧因本品不含抑菌剂,应现用现配,药品溶解后应在 8h 内用完。

【制剂规格】 冻干粉针剂:100mg,内含等量的甘露醇。

奥沙利铂(奥克赛铂、草酸铂、Oxaliplatin)[保乙]

【作用特点与用途】 本品抗癌活性超过顺铂,对耐顺铂的 L1210 显示一定的敏感性。本品与环磷酰胺、甲氨蝶呤、氟尿嘧啶、硫嘌呤、丝裂霉素和多柔比星合用对 L1210 显示很高的抗癌活性。用于治疗转移性直肠癌、结肠癌和乳腺癌、卵巢癌、黑色素瘤、中枢神经系统癌及睾丸癌等。

【用法用量】 静脉滴注:间歇增加药量,以 $45mg/m^2$ 的 1/100 起,继而 1/10、1/5、1/3、1/2、2/3、3/4,在 9～120d 内达到全量。或 $100～130mg/m^2$, 1～2h 内滴完;单剂≤$200mg/m^2$。常与氟尿嘧啶和亚叶酸联用。

【不良反应】 主要不良反应为胃肠道反应,常见恶心及呕吐等。其余参见顺铂和卡铂。

【制剂规格】 粉针剂 50mg,100mg,200mg。佳乐同泰:100ml 中含奥沙利铂 0.1g,甘露醇 5.1g。

环硫铂(Sulfatodiaminocyclohexane Platinum)

【作用特点与用途】 作用与顺铂相似。用于睾丸癌、卵巢癌、头颈部癌、肺癌、膀胱癌及前列腺癌等。

【用法用量】 静脉注射或静脉滴注:15～30mg/d,连用 5d,第 4 周重复。

或每次 50~60mg,每周 1 次,4~6 周为 1 个疗程。或遵医嘱。

【不良反应】 有消化道反应和骨髓抑制。

【注意事项】 不可用含氯化钠的液体溶解或稀释。其余参见顺铂或卡铂。

【制剂规格】 粉针剂:15mg,30mg。

奈达铂(萘达帕汀、泉铂、Nedaplatin)[保乙]

【作用特点与用途】 顺铂类似物,其肾毒性与呕吐等消化系毒性均比顺铂轻。抗肿瘤作用与顺铂相似或稍弱。头颈部癌有效率达 42%。静脉注射给药,血中浓度迅速降低,个体差异大,与血浆蛋白结合率很低,$t_{1/2\beta}$ 为 2~13h,24h 经肾排出量达 69%。用于头颈部癌、小细胞肺癌、食管癌、膀胱癌、睾丸肿瘤、卵巢癌、子宫颈癌。

【用法用量】 通常成人静脉滴注:80~100mg/($m^2 \cdot$ d),溶于 300ml 以上生理盐水,静脉滴注 1h 后再补液 1000ml 以上;至少停药 4 周作为 1 个疗程,反复进行。可按年龄、病情及病人耐受情况酌情调整剂量。

【不良反应】 有剧烈的骨髓抑制及肾功能抑制作用;严重血小板减少(28.5%)和白细胞减少(21.1%);致命性出血及感染。尚有消化、神经、心血管、呼吸系统反应及皮肤症状,应对症处理。

【注意事项】 ①在具有癌症化疗经验的医师指导下使用;②定期查血常规,肝、肾功能,骨髓造血功能及注意患者全身情况,若发现异常应停药并适当处理;③有听力损害,骨髓、肝、肾功能不良,合并感染,水痘患者及老年人慎用;④注意出血倾向及感染性并发症;⑤静脉滴注防血管外漏;⑥小儿忌用。

【禁忌证】 严重肾、肝损害,骨髓抑制和对铂严重过敏患者,孕妇均禁用。小儿及育龄患者应考虑本品对性腺的影响,哺乳期妇女停止授乳。

【药物相互作用】 氨基糖苷类抗生素可加重肾功能损害及耳毒性。合用其他抗恶性肿瘤药物如氮芥类、抗代谢类、生物碱、抗生素等及放疗可使骨髓抑制加重。本品为络合物,不可与其他抗癌药、铝盐含金属元素的盐类混合使用。氨基酸输液剂、pH 5 以下的酸性溶液可致本品分解,应避免同时输入。

【制剂规格】 注射剂:10mg,50mg,100mg。

山普拉(Sunpla)

【作用特点与用途】 新型铂络合物抗癌药,与顺铂作用机制相似,破坏 DNA 的结构和功能,为周期非特异性药物。与顺铂相比,山普拉有体内外抗肿瘤活性高、水溶性好、水溶液稳定等特点。但亦有骨髓抑制、肾毒性和胃肠毒性。主要用于肺癌、胃癌、头颈部癌、宫颈癌等。

【用法用量】 静脉注射:首次 $360mg/m^2$,1h 内注射完,每 3~4 周给药 1 次。可酌情增至 $400mg/m^2$ 或更大。

【不良反应】 有白细胞减少、贫血、血小板减少、恶心、呕吐、肝毒性、肾毒性和骨髓抑制。

【制剂规格】 注射剂:200mg,500mg。

洛铂(Lobaplatin)[保乙]

【作用特点与用途】 对多种肿瘤细胞有明显的细胞毒作用,与顺铂的抑瘤作用相似和较强,对耐顺铂的细胞株,仍有一定的细胞毒作用。主要用于治疗乳腺癌、小细胞肺癌、慢性粒细胞白血病。

【用法用量】 静脉注射:50mg(用前以 5ml 注射用水溶解),推荐使用间歇期为 3 周。至少使用 2 个疗程。如肿瘤开始缩小,可继续治疗,总数可达 6 个疗程。

【不良反应】【注意事项】 参阅顺铂、卡铂。

【制剂规格】 粉针剂:10mg,50mg。

七、核 素 类

氯化锶[^{89}Sr](Storntium[^{89}Sr]Chloride)

【作用特点与用途】 锶和钙是同族元素,经静脉注射后,很快从血液中清除而聚焦在成骨细胞组织中活性增加的区域,但不进入骨髓细胞。原发骨髓肿瘤和骨转移癌的部位有反应性骨生成,锶能大量进入这些部位,聚集量高于周围正常组织 2~25 倍。一旦沉积在反应性转移病灶的成骨部位,就不像在正常骨中代谢更新。锶在血液中清除速度快,能迅速定位于骨肿瘤和骨转移癌,并滞留在病灶,物理 $t_{1/2}$ 为 50.5d。骨转移癌患者通常在注射本品后 2~4 周,疼痛开始消除,6 周时药效达到高峰,一般可维持 4~15 个月(平均为 6 个月)。氯化锶静脉注射进入体内在骨病灶定位形式为磷酸锶,2/3 由肾小球滤过排出,1/3 由粪便排出。治疗后 2d 由尿中排出最多。正常中初期的生物 $t_{1/2}$ 为 14d,而在转移病灶内聚集时间较长。广泛转移患者可聚集注入量的 50%~100%,而排泄却较无骨转移者的时间长。用于治疗由前列腺癌、乳腺癌及其他癌肿的骨转移病灶引起的疼痛。

【用法用量】 静脉缓慢注射(1~2min)。成年人 1.5~2.2MBq(40~

$60\mu Ci$)/kg 或总量 148MBq(4mCi)。可重复给药,但一般间隔应不少于 3 个月。或遵医嘱。

【不良反应】 ①可有骨髓抑制,多为一过性;严重者宜对症处理;②少数病人注射后 2～3d 出现疼痛"恶化"或"反跳痛",用镇痛药可以控制,多数在 3d 左右会自行消失,无须特殊处理;③可能出现轻微恶心、便秘、多尿;④偶见给药后 12h,发冷或发热,应排除是否合并感染,对症治疗。

【禁忌证】 ①出现病理骨折,脊髓压迫症,孤立性转移灶,血小板计数少于 $80\times10^9/L$ 患者;②进行过细胞毒素治疗的患者;③肝、肾功能严重障碍的患者;④孕妇、哺乳期妇女、儿童均禁用。

【注意事项】 ①本品仅在具有《放射性药品》使用许可证的医疗单位使用;②患者无前述禁忌证;③患者在治疗 1 周前停止钙治疗,防止钙参与竞争;④有贫血症者,治疗前应先输血或治疗贫血。

【制剂规格】 注射剂:111MBq,148MBq,185MBq,296MBq。符合放射性药品包装规定。

来昔决南钐[153Sm](Sm-EDTMP 注射液、Samarium[153Sm]Lexidronam)

【作用特点与用途】 本品经静脉注射进入机体,能高浓度浓集于骨病变(损伤)部位,主要为骨芽性癌转移灶。病灶与正常骨的摄取比值为 17:1。经摄取后进入骨的羟基磷灰石晶体。在注射后 2～3h,50%～66% 的注射剂量定位并长期保留在骨中,2% 以下的剂量存在于非骨组织(主要在肝)。本品在血中清除快,$t_{1/2}$ 为(3.7±0.5)h;在 2h 和 4h 血中放射性降为 5.2% 和 2.1%;主要经肾由尿中排出体外,40%～60% 的剂量在 8h 内由尿液排出,注射给药 24h 后经肾排泄量为 56%±10.5%,以注射后 8h 的排泄量最大(53.4%±16.4%)。用于原发性或转移性骨肿瘤的显像和治疗,如缓解肿瘤骨转移疼痛。

【用法用量】 静脉缓慢注射:10～37MBq/kg(0.27～1.0mCi/kg),或每次 740MBq～2.22GBq。最大剂量不得超过 1850MBq(50mCi)。

【不良反应】 ①外周血中白细胞和血小板计数一般在 3～4 周时血象降至低点,并可持续 8 周,在 6～8 周后恢复至治疗前水平;②骨髓抑制多见于伴有广泛性多发性骨转移灶的前列腺癌病人;③偶有潮红,恶心,呕吐,蛋白尿,皮疹,发热等,酌情对症处理。

【禁忌证】 孕妇;进行过细胞毒素治疗的患者;化疗或放疗出现严重骨功能障碍的患者;肝、肾功能严重障碍的患者,骨显像诊断转移灶仅为溶骨性冷区且呈空泡的患者均禁用。

【注意事项】　①本品仅在具有《放射性药品使用许可证》的医疗单位使用。②治前,需确定以下事项:患者白细胞$>3.5\times10^{9}$/L,血小板$>9\times10^{9}$/L;患者没有病理性骨折或脊髓压迫症;患者有多处骨芽细胞的癌转移;若患者有贫血症,治疗前应先输血或治疗纠正贫血。③儿童、老年患者慎用,哺乳期妇女慎用或停止授乳,肝、肾功能不全者慎用。

【制剂规格】　注射剂:1.85GBq;3.70GBq;5.55GBq;7.40GBq。均符合放射性药品包装规定。

注:有关体内组织的辐射吸收剂量估计值[mGy/MBq(rad/mCi)]:骨表面6.757(25.000);红骨髓 1.540(5.700);膀胱壁 0.973(3.600);肾 0.018(0.065);卵巢 0.009(0.032);肺 0.008(0.031);睾丸 0.005(0.019)。

胶体磷[^{32}P]酸铬(Colloidal Chromium Phosphate[^{32}P])

【作用特点与用途】　胶体磷酸铬是一种不溶性的放射性胶体溶液,胶体颗粒的粒径在20～50nm范围占60%以上。注射在体内的播散主要依靠网状内皮系统吞噬细胞的机械传送,如注射于肿瘤组织内,大部分停留在瘤灶,小部分被吞噬细胞吞噬,沿淋巴管进入血循环;如注入癌性胸膜水患者的胸腔、腹腔、膀胱或心包腔内,则大部分较均匀地分布在相应的腔道内,小部分流入淋巴管和血流内。经注入体腔内后,本品即附着于体腔内脏层表面或停留在肿瘤转移灶旁。β射线不但对体腔内游离的癌细胞有直接杀伤作用,而且能直接破坏浆膜表面粟粒样转移灶,使其趋向纤维化;亦使内皮下层纤维化,引起局部血管和淋巴管闭塞,浆膜脏层和壁层黏合而使渗液减少。胶体本身则为巨噬细胞所吞噬。用于控制癌性胸腹水和某些恶性肿瘤的辅助治疗,如膀胱癌等。

【用法用量】　①腔内注射:每次296～444MBq(8～12mCi),用氯化钠注射液稀释后注入,注射后24h内必须经常变动体位,以使放射性胶体在体腔内均匀分布。②胸腔注射:每次148～222MBq(4～6mCi),用氯化钠注射液稀释后注入,一般4～6周后可重复注射。

【不良反应】　偶有乏力、食欲缺乏、头晕或恶心等肠胃反应;并发症可有白细胞减少,误入肠道和粘连包裹时,可引起放射性肠炎和局部放射性炎症。

【禁忌证】　癌肿晚期极度恶病质者;胸腹腔术后已有一定时间,形成局限性粘连或包裹性积液者;伤口渗液或因引流无法暂时关闭体腔者;白细胞、血小板明显下降,肝、肾功能极度不良者;儿童、孕妇(除特殊需要外)均禁用。

【注意事项】 ①治疗前应排除无前述禁忌证。②尽量减少腔内积液,以免注入的本品被稀释,治疗后短期内不要抽液。③如误入血管,可使肝、脾、骨髓受到有害的照射。④腹腔内注射最好在手术中于腹腔内放置并保留塑料导管,然后注入本品;如病人有腹水,则应抽液后才注入放射性胶体。⑤本法疗效出现缓慢。预防性治疗时,早期卵巢癌的 5 年存活率可达 82%;粟粒转移灶可全部消失;对晚期病人可提高存活率;但对胸腹水癌症仅为姑息治疗。⑥关节腔内注射可治疗骨关节炎和类风湿关节炎等引起的顽固性和复发性的滑膜渗出液。

碘[^{125}I]植入密封籽源(Iodide[^{125}I]Seeds)

【作用特点与用途】 碘[^{125}I]植入治疗籽源,系通过将其植入组织中发射电离辐射而抗癌,钛合金包装配合银条具有良好的组织兼容性,自身吸收可达到 35%。临床用于:①永久性植入治疗浅表腹腔和胸腔肿瘤,局部生长速度慢,对放疗敏感度低到中等的肿瘤如:早期前列腺癌、头颈部癌、肺癌、胰腺癌;②临时性植入治疗局部不可切除,对放疗敏感度为中等强度的肿瘤;③外照射放疗后,对残存肿瘤及复发性肿瘤的植入治疗。

【用法用量】 应按照有关专业学会或卫生主管部门制定的技术操作常规进行,严格、合理地掌握适应证和禁忌证。治疗所需总剂量根据肿瘤大小和放射治疗史而定。

【不良反应】 ①治疗前列腺癌时偶见刺激尿路疾病综合征,包括尿频、尿急、尿路不畅;并发症包括膀胱炎、尿道炎、血尿、尿失禁和阳萎;②约有 1% 的总数植入[^{125}I]密封籽源,因在植入时伤及肿瘤组织静脉,籽源随静脉回流进入体循环,形成肺的栓子,注意在治疗中进行观察(X线或CT)。

【注意事项】 严格技术操作规程及说明书要求施行。

【制剂规格】 碘[^{125}I]植入密封籽源(粒):18.5MBq(500μCi)。

碘[^{131}I]化钠(Sodium Iodide[^{131}I])[保乙]

【作用特点与用途】 碘是甲状腺合成甲状腺素的主要原料,因而本品能被甲状腺滤泡上皮摄取和浓聚,摄取量及合成甲状腺激素的速度与甲状腺功能有关。甲状腺肿瘤术后 4 周时,做扫描术在甲状腺及转移病灶中搜索放射活性。当血清甲状腺球蛋白浓度增高,且发现尚有吸碘的病变残留,即可使用本品,按病灶情况制定照射治疗方案。口服碘[^{131}I]化钠后 3~6min 即开始被胃肠道吸收,一般成年人每日自胃肠道吸收碘化钠 100~300μg。吸收入血液后的碘,正常人 10%~25% 能被甲状腺摄取,甲状腺内碘量约占全身总碘量的 1/5(约 8mg)。甲状腺内碘的 $t_{1/2}$ 约 7.6d。口服后未被甲状腺摄取的碘 [131I]由尿中排出体外。用于甲状腺功能测定,诊断甲状腺疾病,甲状腺肿瘤残余癌组织的辅助治疗。

【用法用量】　①甲状腺功能测定:空腹口服本品每次 1 粒[74~333kBq (2~9μCi)],服用时应用 50~150ml 温开水送下。②治疗残余癌组织,按病灶情况,一般 50~150mCi,次日继以甲状腺激素充分抑制治疗,使血血清 TSH 降至测不出水平,或对 TRH 试验阴性为宜。甲状腺素 300μg/d 以上,或甲状腺干燥片 120~240mg/d。

八、靶向制剂、单克隆抗体、生物(基因)抗癌药

伊马替尼(格列卫、Imatinib、Glivic、Gleevec)

【作用特点与用途】　本品为苯氨嘧啶类衍生物,属 Bcr-abl 酪蛋白氨酸激酶抑制药。特异选择性抑制 V-abl 的表达和 Bcr-abl 细胞的增殖,尚可抑制血小板衍化生长因子(PDGF)和干细胞因子(SCF)受体的酪氨酸激酶,并能抑制 PDGF 和 SCF 介导性生化反应。但本品并不影响表皮生长因子等其他刺激因子的信息传导。口服易吸收,血药浓度达峰值时间 2~4h,生物利用度 99%,蛋白结合率 95%,7d 内尿中排出服药量的 81%;原型药和代谢物 $t_{1/2\beta}$ 分别为 18h 和 40h。亦有报道平均 $t_{1/2}$ 为 18~22h。用于慢性粒(髓)细胞白血病(CML)。

【用法用量】　餐时服用:1/d,慢性 CML,每次 400mg;加速期的 CML,600mg/d;急变期 CML,600mg/d。慢性期、加重期或胚细胞危象的疗程分别为 254d,240d 和 91~99d。如果病情继续发展,治疗 1 个月以上仍未获满意疗效,或不能获得以往曾经有过的疗效,可酌情将慢性 CML 剂量 400mg 升至 600mg;加速期或急变期剂量可以 600mg 升至 800mg(400mg,2 次)。但应注意提高剂量后可能出现不良反应情况。服药时应同时进餐,并饮一大杯水以最大限度地降低消化道反应。

【不良反应】　可见恶心、液体潴留、肌肉、骨痛或痉挛、腹泻、呕吐、出血、皮肤潮红、头痛、乏力、关节疼痛、气短。较为严重的可致肝损害、血细胞降低而停药(发生率 1%~5%)。

【禁忌证】　对本品过敏者、孕妇、哺乳妇、儿童、骨髓抑制者、有出血倾向者均禁用。

【注意事项】　应定期查肝、肾功能和血象,及时调整用量。肝、肾功能不

全者,老年或体弱者均慎用,或权衡利弊后服用。

【制剂规格】 胶囊剂:100mg。

达沙替尼(施达赛、Dasatinib、Sprycel)

【作用特点与用途】 抗白血病药。临床用于治疗对甲磺酸伊马替尼耐药,或不耐受的费城染色体阳性(Ph+)慢性髓细胞白血病(CML)慢性期、加速期和急变期(急粒变和急淋变)成年患者。

【用法用量】 应当由有白血病治疗经验的医师指导用药。费城染色体阳性慢性髓细胞白血病患者推荐剂量用本品每日服用 1 次 100mg,口服用药时间应一致,早上或晚上服均可。在加速期、急变期(急粒变和急淋变)患者,推荐起始剂量为 70mg,分别为早晚各口服 1 次(2/d),且须整片用温开水送服,可与食物同服或另服。在成年费城染色体阳性性髓细胞白血病患者的临床试验中,若推荐剂量不缓解者,调整剂量可增至 140mg,1/d;对于进展期(加速期和急变期)患者,可将剂量增加至 90mg,2/d。

【不良反应】【注意事项】 ①常见不良反应有感染和传染性疾病(包括细菌、病毒、真菌性感染,非特异性感染)发病率上升,如肺炎等。②可致良性、恶性和未指明的肿瘤(包括囊肿和息肉),但少见肿瘤溶解综合征。③发热性中性粒细胞减少,全血细胞减少,但罕见纯红细胞再生障碍性贫血。④代谢和营养疾病,常见有厌食、食欲障碍等。⑤精神疾病常见有抑郁、失眠等。⑥神经性疾病很常见的有头痛、眩晕、味觉障碍、嗜睡等。少见有 CNS 出血倾向,晕厥、颤动、健忘;罕见脑血管意外、短暂性缺血性发作、惊厥、视神经炎等。⑦视力障碍、干眼;耳鸣等。⑧充血性心力衰竭/心功能不全,心包积液、心律失常、Q-T 间期延长。⑨胸腔积液、呼吸困难、咳嗽、肺动脉高压;肺水肿等。⑩可有胃反应及肝炎;胆汁淤积等。⑪其他:多见有体液潴留、疲劳、浅表性水肿、贫血、粒细胞和血小板减少。⑫药物相互作用等应仔细阅读药品说明书。

【制剂规格】 薄膜衣片:20mg,50mg,70mg,100mg。

舒尼替尼(索坦、Sunitinib Malante、Sutent)

【作用特点与用途】 本品是一种能抑制多个受体酪氨酸激酶(RTK)的小分子抗癌药。某些受体酪氨酸激酶参与肿瘤生长;病理性血管形成和肿瘤转移的过程。通过本品对 80 多种激酶的活性评价表明,它能抑制血小板衍生长因子受体、血管内皮生长因子受体、干细胞生长因子受体、Fms 样酪氨酸激酶-3、Ⅰ型集落刺激因子受体和神经胶质细胞系衍生物的神经营养因子受体等的活性。临床用于甲磺酸伊马替尼治疗失败或不能耐受的胃肠间质瘤

（GIST）；不能手术的晚期肾细胞癌（RCC）；不可切除的、转移性高分化进展期胰腺神经内分泌瘤（pNET）成年患者。

【用法用量】 ①治疗胃肠间质瘤和晚期肾细胞癌的推荐剂量是 50mg,1/d,口服，连服 4 周，停药 2 周。②治疗胰腺神经内分泌瘤：口服 37.5mg,1/d,可连续服药，无停药期。③剂量个体化调整：根据患者的安全性和耐受性，以12.5mg 为梯度单位逐步调整剂量，每日最高剂量不超过 75mg,最低剂量为25mg(25～75mg/d)。

【不良反应】【注意事项】 ①最常见的不良反应是疲劳、乏力、发热、腹泻、恶心、黏膜炎/口腔炎、呕吐、消化不良、腹痛、便秘、高血压、外周水肿、皮疹、手足综合征、皮肤退色、皮肤干燥、毛发颜色改变、味觉改变、头痛、背痛、关节痛、肢端疼痛、咳嗽、呼吸困难、厌食和出血（倾向）。②潜在的严重不良反应：肝毒性、左心室功能障碍、Q-T 间期延长、出血、高血压、甲状腺功能不全等。③用药前仔细阅读药品说明书。

【制剂规格】 苹果酸舒巴替尼胶囊：12.5mg。

克唑替尼（赛可瑞、Crizotinib、Xalkori）

【作用特点与用途】 本品系一种酪氨酸激酶受体抑制药，包括 ALK、肝细胞生长因子受体（HGFR、c-Met）和 RON。易位可促使 ALK 基因引起的致癌融合蛋白的表达。ALK 融合蛋白形成可引起基因表达和信号的激活和失调，进而促使表达这些蛋白的肿瘤细胞增殖和存活。克唑替尼在肿瘤细胞株对 ALK 和 c-Met 在细胞水平检测的磷酸化具有浓度依赖性抑制作用。对表达 c-Met 的异种移植荷瘤小鼠具有抗肿瘤活性。临床用于经 CFDA 标准的检测方法确定的间变性淋巴瘤激酶（ALK）阳性的局部晚期或转移性非小细胞肺癌（NSCLC）患者的治疗。

【用法用量】 推荐剂量：口服，每次 250mg,2/d,整粒吞服。对本品耐受性明显低下者，可调整为每次 200mg,2/d,最低可降至每日只服 1 次计250mg。

【不良反应】【注意事项】 ①最常见不良反应有视觉异常、恶心、腹泻、呕吐、水肿和便秘，ALT 和中性粒细胞减少。②少见但可获得性死亡和严重不良反应信息的 397 例中,45 例患者在末次给药后 28d 内出现死亡。死亡原因包括疾病进展 32 例，呼吸衰竭 9 例，其他 4 例；导致呼吸系统原因包括肺炎 2例，缺氧 2 例，急性呼吸窘迫综合征（ARDS）1 例、呼吸困难 1 例、非感染性肺炎 1 例、脓胸 1 例和肺出血 1 例。③用药前应仔细阅读药品说明书，肝、肾功能不全者应慎用或禁用。

【禁忌证】 对本品任何成分过敏者,严重肝损害患者。

【制剂规格】 胶囊剂:200mg,250mg。

索拉非尼(多吉美、Sorafenib)

【作用特点与用途】 抗癌药。临床用于不能手术的晚期肾细胞癌及原发性肝癌。

【用法用量】 口服:每次0.4g,2/d。空服或伴低脂、中脂饮食服用,治疗持续至患者不能临床受益或出现不可耐受的毒性反应。出现不良反应时,剂量可减少为0.4g,每日或隔日1次,必要时停药。

【不良反应】【注意事项】 ①不良反应有淋巴细胞减少,白细胞及中性粒细胞、血小板减少,贫血、低磷血症、低钠血症、脱水;腹泻、便秘、食欲减退、恶心、呕吐、吞咽困难、口腔炎、脂肪酶升高、淀粉酶升高、胰腺炎;发热、头痛、面部潮红、抑郁、疲乏、虚弱、耳鸣;阴茎勃起功能障碍、男性乳房发育;皮疹、皮肤脱屑、瘙痒、红斑、皮肤干燥、脱发、手足综合征;血压升高、肢体疼痛、关节炎、声嘶等。此外,尚有低磷血症、低钙血症、低钾血症、低钠血症、甲状腺功能异常、充血性心力衰竭、出血倾向、肾衰竭等个案报道。②用药前应仔细阅读药品说明书。

【制剂规格】 甲磺酸索拉非尼片:0.2g。

埃克替尼(凯美纳、Icotinib、Conmana)[保乙]

【作用特点与用途】 本品是贝达药业丁列明等研发,国产首个拥有自主知识产权的小分子肺癌晚期靶向一线治疗药。经国内27家肿瘤医院Ⅲ期临床试验研究,采用随机、双盲双模拟、阳性药物平行对照的研究方案,直接以进口药物吉非替尼作为对照药。结果表明,埃克替尼组的无疾病进展期中位数为137d,长于吉非替尼(102d);疾病进展时间中位数埃克替尼为154d,也长于吉非替尼的109d。

【用法用量】 口服:125mg,3/d。当患者出现不能耐受的不良反应,转氨酶明显升高时,可暂时停药直至不良反应缓解或消失,随后恢复原剂量治疗。

【不良反应】 可有皮疹、腹泻、氨基转移酶升高等。

在安全性方面,埃克替尼的不良反应发生率为60.5%,明显低于吉非替尼的70.4%;两组皮疹发生率分别为40.0%和49.2%,腹泻发生率为18.5%和27.6%。说明埃克替尼的安全性优于进口的吉非替尼,也优于厄罗替尼和阿法替尼。

【药物相互作用】 本品与氨鲁米特、奈夫西林、奈韦拉平、苯巴比妥和利福霉素类、华法林、苯二氮䓬类、钙通道阻滞药、那格列奈、麦角衍生物等可能发生相互作用。

【制剂规格】 片剂:125mg。

埃罗替尼(厄罗替尼、Erlotinib)

【作用特点与用途】 系一种 1 型人表皮生长因子受体/表皮生长因子受体酪氨酸酶抑制药。口服后约 60% 被吸收,$t_{1/2}$ 36h。主经肝代谢,约 83% 通过粪便,8% 由尿中排出。用于局部晚期或转移的非小细胞肺癌的二线治疗。和吉西他滨联用作为晚期胰腺癌一线治疗。

【用法用量】 口服:150mg/d,在饭前 1h 或饭后 2h 服用。直至病情进展或出现无法接受的不良反应才停药。

【不良反应】【注意事项】 ①常有皮疹和腹泻,胃肠道出血少见;②偶致间质性肺病(中位 47d);③当出现严重或持续的腹泻、恶心、呕吐、食欲缺乏;难以解释的气促或咳嗽,或前述症状进行性加重,眼部刺激症状时,患者应就医对症处理;④与苯妥英钠、利福平、巴比妥类肝药酶诱导药联用时会降效。

【制剂规格】 片剂:25mg,100mg,150mg。

吉非替尼(易瑞沙、Gefitinib)

【作用特点与用途】 为苯胺喹唑啉化合物,强力表皮生长因子(EGFR)酪氨酸激酶抑制药,对癌细胞的增殖、生长、存活的信号传导通路呈阻断效应。其机制可能是通过促凋亡、抗血管生成、抗分化增殖和抗细胞迁移等起抗癌之效的。口服生物利用度 59%,血浆蛋白结合率 99%;单次给药 $t_{1/2}$(30.1±4.6)h,达血药峰值时间约 4h。每日 225mg 和 525mg,7d 后血浆中药浓度呈稳态。饭后给药比空腹给药的血中浓度高近 1/3。本品由肝代谢成 5 种代谢物,主要由粪便中排出,少量由尿中排出。用于晚期非小细胞肺癌用铂类药治疗失败后的二三线治疗。

【用法用量】 口服:250mg/d。或遵医嘱。

【不良反应】【注意事项】 ①皮疹和腹泻是主要不良反应,但较轻微,可逆;②偶致间质性肺炎,可致死亡;③转氨酶升高;④如果患者出现气短、咳嗽、发热等呼吸道症状加重,应中断治疗,及时对症处理,查明病因;⑤不宜与其他抗癌药联用。

【制剂规格】 片剂:250mg。

西妥昔单抗(爱必妥、Cetuximab)

【作用特点与用途】 本品为重组人鼠嵌合单克隆抗体,由鼠的抗表皮生长因子(EGFR)抗体可变区和人的 IgG_1 重链和 κ 轻链的恒定区组成。能与人的正常细胞及肿瘤细胞的表皮生长因子受体(EGFR)的胞外激酶特异性结合,竞争性抑制 EGFR 和其他配体的结合,从而阻断受体相关性激酶磷酸化,抑制细胞生长,诱导凋亡,减少金属蛋白激酶和血管内皮生长因子的产生;可抑制 EGFR 过度表达的肿瘤细胞的生长和增殖。本品单用或与化疗放疗联合均无线性药动学表现,中位清除半衰期($t_{1/2}$)约 97h;连续多次给药,在第 3 周达到血清稳态药物浓度,平均清除 $t_{1/2}$ 为 114h。本品和依立替康、氟尿嘧啶有协同作用,可以使耐药患者恢复敏感。临床用于大肠癌二线治疗药。

【用法用量】 首次 $400mg/m^2$ 静脉滴注,滴速为每分钟 5ml,以后 $250mg/m^2$,每周 1 次,滴注 1h 以上。直至病变进展或不能耐受,建议用药前给予 H_1 受体拮抗药。须用≤0.2μm 滤膜(器)滴注。

【不良反应】【注意事项】 ①本品为生物制剂,常见不良反应为皮疹、疲倦及胃肠道反应;少数严重反应包括输液反应、肺毒性、皮肤毒性及发热、败血症、肾功衰竭、肺栓塞、脱水等。②对生物制剂有过敏史者慎用,对本品过敏者忌用。③高血压、冠心病,既往曾用过蒽环类药物、胸部照射和有肺部疾病的患者慎用。④孕妇和哺乳期妇女忌用。⑤肝肾功能不全、老年患者需调整剂量,慎用。

【制剂规格】 注射剂:100mg/50ml。

贝伐单抗(阿瓦斯汀、阿伐司汀、Bevacizumab、Avastin)

【作用特点与用途】 本品为重组人源化 IgG_1 单克隆抗体,可与血管内皮生长因子(VEGF)结合,阻碍 VEGF 与其受体在内皮细胞表面相互作用。体外试验显示 VEGF 与其受体作用可导致内皮细胞增殖和新血管形成。其 $t_{1/2}$ 为 11~50d(平均约 20d),男性廓清率高于女性。用于大肠癌、非小细胞肺癌和肾癌。但美国 FDA 于 2011 年 11 月 18 日吊销阿瓦斯汀治乳腺癌许可。

【用法用量】 大肠癌 5mg/kg,静脉滴注,每 2 周 1 次;其他癌遵医嘱用。生理盐水稀释为 1mg/1ml,50mg/h。

【注意事项】 ①参阅"西妥昔单抗";②术后至少 28d 才能开始用本品;③如可耐受,最高滴速可加速至 400mg/h;④高血压和心血管疾病重症者慎用。

【制剂规格】 注射剂:100mg/4ml,400mg/16ml。

地尼流津地非妥司(二白素、Denileukin Deftitox、Ontak)

【作用特点与用途】 本品系由白喉素与白细胞介素-2 通过基因技术制备的融合蛋白,是一种自然存在的免疫系统蛋白。它以恶性细胞及一些正常细胞表面上白细胞介素-2 受体为靶向,抑制细胞蛋白合成,致使细胞死亡。大约 60%的皮肤 T 细胞淋巴瘤(CTCL)患者有这种受体,故这类病人可获显著疗效。治疗 4 个月的病人中,约 30%的病人肿瘤减小一半或一半以上;治疗 9 个月病人中有 10%患者症状完全消失。主要分布于肝、肾,经水解蛋白降解,约 25%以低分子量降解产物排出体外,未见蓄积性。用于皮肤 T 细胞淋巴瘤(CTCL)。

【用法用量】 静脉注射:9~18μg/(kg·d),每次注射或滴注时间>15min,5d 为 1 个疗程。每 3 周重复 1 个疗程,持续 8 个治疗周期。剂量可遵医嘱调整。

【不良反应】 约 91%病人在用药后几小时至数天内出现流感样症状:发热或寒冷(81%)、乏力(66%)、恶心恶吐(64%)、肌无力(18%)、关节痛(8%)。约 69%病人在给药 24h 内出现急性过敏症状:低血压(50%)、背痛(30%)、呼吸困难(28%)、血管舒张(28%)、皮疹(5%)、胸痛或紧张(24%)、心动过速(12%)、吞咽困难(5%)、晕厥(3%)和过敏(1%)。有报道称 48%病人发生感染,其中 23%为严重感染。

【注意事项】 ①可致免疫功能低下,CTCL 病易感染,故应监护;②玻璃容器对本品有吸附作用;③本品用前应置室温 1~2h 自行融化。

【制剂规格】 注射用冰冻溶液:3mg/2ml。

群司珠单抗(赫赛汀、曲妥珠单抗、Trastuzumab)

【作用特点与用途】 本品系重组 DNA 人源化 IgG 型单克隆抗体。本品能与肿瘤细胞表面致癌基因(人上皮生长因子受体 2,HER2)编码的蛋白结合。过度表达的 HER2 基因在导管肿瘤是常见的,且预后不良。本品直接作用于肿瘤细胞表面,与 HER2 受体相结合,干扰肿瘤细胞的生化过程而使之死亡。临床效果显著。临床用于 HER2 过度表达阳性的乳腺癌。

【用法用量】 静脉滴注:起始剂量 4mg/kg,每周 1 次,缓慢滴注 90min 以上。维持剂量 2mg/kg。连续 4~8 周为 1 个疗程。用药前用生理盐水稀释。

【不良反应】 ①与蒽环类合用可致心毒性,未经化疗者未见本品引起的心毒性;②单用本品约 7%发生呼吸困难、咳嗽、周围水肿;③与柔红霉素合用,不良反应可增加 28%;④约 40%病人首次用药时出现寒战、发热、虚弱、疼痛、恶心、呕吐和头痛;⑤约 25% 病人腹泻;⑥联用化疗易发生呼吸道感染、贫血和白细胞减少。

【注意事项】 与蒽环类合用,应监测心脏毒性。

【制剂规格】 注射剂:100mg。

净司他丁(Zinostatin Smancs)

【作用特点与用途】 本品为链霉菌属 *Carzinostaticus* 产生的蛋白质抗肿瘤药。分子量约 15 000,为苯乙烯和马来酸与 Neocarzinostatin(NCS)的共聚物。本品阻抑 DNA 合成,具有细胞内切断 DNA 链的作用,在细胞中呈典型性 G_2/M 期蓄积作用,并发挥抗瘤效果。本品疗效受肿瘤大小的影响,肿瘤面积超过 350mm^2 时,效果减弱。对肝癌患者行肝动脉注射,肝肿瘤组织免疫反应性比正常组织高 17 倍(给药后第 15 日),给药后第 25 日高达 55 倍,可见明显向肝肿瘤组织聚积。临床用于肝细胞癌。

【用法用量】 本品每 1mg 加入其混悬用稀释剂 1ml,经超声波处理 3min,肝动脉内插入导管,将本品注入肝动脉内,每次 4~6mg,大约观察 4 周,再重复给药。重复给药时,可酌情在 6mg 范围内调整。

【不良反应】 ①有时发热、恶寒、寒战等,可用解热药处理;②可有消化、神经系统不良反应及临床检验值异常,包括血细胞减少和代谢紊乱,甚至胸腔积液、腹水、血压下降、全身无力、胸痛、腰痛、上腹压痛和注射部位痛。

【注意事项】 ①须用专用混悬液配制,注射时防血管外漏,防止注射到目标部位以外;②肝动脉内以每 15~30s 滴注 1ml 为宜,防止在大动脉内引起回流;③育龄患者须考虑对性腺的影响;④对本品过敏或有过敏家族史者、甲状腺疾病、消化性溃疡、严重肝功能障碍者慎用或忌用;⑤对小儿、哺乳期妇女的安全性未确立。

【禁忌证】 孕妇、严重过敏者。

【制剂规格】 注射剂:每小瓶含本品 4mg、6mg,0.05mg。1 安瓿中含碘化罂粟子油脂肪酸乙酯 4ml,6ml 的混悬用液体。

利妥昔单抗(美罗华、利妥希玛、Rituximab)

【作用特点与用途】 本品是由鼠或人基因工程嵌合的单克隆抗体,直接与建立在正常和恶性的 B 淋巴细胞表面的 CD20 抗原结合而起作用;然后补充免疫系统的成分(吞噬细胞)去破坏 B 细胞。在骨髓中的干细胞缺乏 CD20 抗原,故对本品用药无影响;也对前 B 细胞、树突细胞、NK 细胞和浆细胞无影响。用于复发性或顽固性低度的或滤泡性、CD20 阳性抗原 B 细胞性非霍奇金淋巴瘤,以及系统性红斑狼疮,经 TNFα 拮抗药治疗无效的类风湿关节炎。

【用法用量】　静脉滴注:365mg/m²,每周 1 次,连用 4～8 次。每次给药前 30～60min 必须先用对乙酰氨基酚或苯海拉明以减少本品引起的不良反应或减低其严重程度。开始滴速 50mg/h,然后酌情增至 100～400mg/h。如果出现不良反应,输注速度应暂缓或停用。

【不良反应】　一般病人耐受良好,不良反应轻微,主要有血液学方面(血小板、血细胞)的紊乱或感染,这可能与联合化疗降低了免疫力有关。用药初期可见发热、寒战、轻度恶心、瘙痒、无力、轻度低血压,与肿瘤有关的疼痛,支气管痉挛,或舌、喉肿胀感等,多在 2h 内消失;且在以后输注时会明显减轻。

【注意事项】　①可引起抗体的产生及变态反应;②本品输注时可能发生低血压,故输注本品前 12h 应停用降血压药;③孕妇、哺乳期妇女无用药的安全性经验;④注意输注后反应。

【制剂规格】　注射剂:100mg/10ml,500mg/50ml。

非格司亭(重组人粒细胞集落刺激因子、Filgrastim)[保乙]

【作用特点与用途】　本品是由 DNA 重组技术产生的人粒细胞集落刺激因子(G-CSF),即通过将人体粒细胞集落刺激因子基因插入大肠埃希菌的 DNA 后,由大肠埃希菌所表达的一种蛋白质,并含有 175 个氨基酸系列,重组人 G-CSF 与天然 G-CSF 的氨基酸是完全相同的,唯一不同的是重组人 G-CSF 蛋白质链的 N-端含有蛋氨酸。本品在人体中可促使外周血粒细胞明显增多,且可产生持久的影响。在正常情况下,新产生的成熟粒细胞约需 5d 进入循环池,而用本品治疗后 1d 即进入循环池。本品对骨髓移植、肿瘤化疗及骨髓异常增生综合征等疾病引起的中性粒细胞减少有促进中性粒细胞恢复的作用。本品血药峰浓度与剂量相关。癌症病人静脉注射本品 100～800μg/m²,30min 后峰值范围为 55～512μg/L,40min 左右血药浓度则随时间呈对数下降。皮下注射本品时峰值可维持 6h。给药后 48h 内本品几乎全部从血清中清除。健康人的 $t_{1/2}$ 0.75h,一些癌症病人静脉注射本品 1.0 和 3.0μg/kg 后的平均 $t_{1/2}$ 1.3h 左右。但用较大剂量时的 $t_{1/2}$ 5～7h。本品尚未见有蓄积作用。用于骨髓移植时促进中性粒细胞增加;恶性淋巴瘤、肺癌、卵巢癌、急性白血病、非霍奇金淋巴瘤引起的中性粒细胞减少症;骨髓异常增生综合征及再生障碍性贫血的中性粒细胞减少症等。

【用法用量】　皮下注射或静脉输注:起始剂量推荐为 2.5～5μg/(kg·d),用至中性粒细胞数达到最低点后,再回升至(5～50)×10⁹/L 停止用药。使用时用 5% 葡萄糖注射液稀释,当稀释至 5～15mg/L 时,为防止对塑料品的吸收,需加入白蛋白至最后浓度为 2mg/ml。骨髓抑制较轻者,可加 $1.25\mu g/$ (kg·d)预防中性粒细胞减少。

【不良反应】 常见有轻、中、重度骨痛,用非麻醉性镇痛药可控制。偶见有皮疹、低热、口腔溃疡、脱发、疲劳及失眠。治疗期间可发生白细胞、碱性磷酸酶、乳酸脱氢酶和尿酸水平增高,但未见有临床症状的报道。已见有脾大的报道。

【注意事项】 ①对本品或制剂中其他成分有过敏史者禁用;②用本品治疗前,须测全血细胞计数及血小板计数,在整个疗程中必须每周测 2 次;③在化疗前 2h 或化疗后 24h 内使用本品;④不能用生理盐水稀释本品,以免产生沉淀,稀释浓度不得低于 $5\mu g/ml$;⑤未用完部分不能重复使用。

【禁忌证】 对本品或同类药物有过敏史者禁用。

【制剂规格】 冻干粉针剂:$75\mu g,150\mu g,300\mu g,460\mu g$。

沙格司亭(重组人粒细胞巨噬细胞集落刺激因子、Sargramos-tim)[保乙]

【作用特点与用途】 粒细胞-巨噬细胞集落刺激因子(GM-CSF)像白介素-3(IL-3)一样,对于造血系统有广泛的作用:①抗肿瘤作用;②抗微生物作用;③抗炎作用;④抗再生障碍性贫血;⑤抗艾滋病(AIDS);⑥支持骨髓移植(BMT)。临床用于:①目前本品用于加速非霍奇金淋巴瘤、霍奇金病和急性成人淋巴细胞白血病病人进行自体骨髓移植后的骨髓恢复。植入自体骨髓后,要 3～4 周新骨髓才开始产生白细胞,这个过程叫"嫁接",由于产生白细胞很少,病人有严重感染的危险。本品通过促进白细胞的产生来加速"嫁接"过程。用药后白细胞计数的增加明显提前。抗生素用量减少,住院时间缩短。②适用于已施行异体或自体骨髓移植而"嫁接"迟滞或失败的病人。③癌症化疗和艾滋病引起的白细胞减少症。

【用法用量】 ①静脉滴注:推荐剂量为 $250\mu g/(m^2 \cdot d)$,连续 21d,在自体骨髓植入后 2～4h 即可进行,约 2h 滴完。本品不含防腐剂,以 1ml 灭菌注射用水(不含防腐剂)溶解配制,静脉滴注时以 0.9% 氯化钠注射液稀释。GM-CSF 溶液应冷藏,不可冷冻,应尽快使用,重组或稀释后 6h 内使用。②化疗停止后立即用 GM-CSF。通常剂量为 5～$10\mu g/(kg \cdot d)$。疗程应遵医嘱。③现在临床仍在继续探索本品与细胞毒化相关的治疗剂量。近来报道 GM-CSF 剂量范围很宽($3～20\mu g/kg$)。多数认为以较小剂量如:3～$5\mu g/kg$ 即可使化疗后白细胞计数恢复,较低剂量的不良反应也较少。当在极高剂量($>30\mu g/kg$)或推荐剂量的 10～15 倍时,则可能出现严重不良反应。

【不良反应】 可见发热、骨痛、肌痛、胸膜渗液、肾功能减退、皮疹、红斑、荨麻疹、呼吸困难、咳嗽、静脉炎、嗜睡、腹泻及无力等。发热是短暂的,可用对乙酰氨基酚预防和纠正(且可镇痛)。骨痛与剂量有关,在高于 $15\mu g/kg$ 时显著,静脉或皮下推注时更显著。皮肤的不良反应多在皮下注射后发生,但其他途径给药亦发生瘙痒。皮疹常呈 3 种类型:斑丘疹、注射局部红斑和免疫性皮疹。停药后常在数日内消退。

可致局部注射反应、暂时性室上性心律失常(特别是有心律失常病史者)和呼吸困难(特别先前有肺病者)。文献中 8 例心包炎,通常见于大剂量治疗7~8d时,需停药。大剂量时可致血栓形成。1 例胰腺癌病人接受 $60\mu g/(kg\cdot d)$,静脉推注,7d 后死于肺栓塞。2 例病人剂量为 $64\mu g/(kg\cdot d)$,在中央静脉导管端及周围有血栓形成,1 例有肺栓塞。1 例 9 岁患儿(再生障碍性贫血)静滴 $32\mu g/(kg\cdot d)$,发生下腔静脉血栓形成。

本品的安全性与剂量和给药途径有关。静脉推注或快速静脉滴注效果最差,需大剂量才会有效,然而不良反应率也最高且症状很严重。而皮下注射或持续缓慢静脉滴注能使用量和不良反应均明显减少。由于目前本品常规剂量为$5\mu g/(kg\cdot d)$,所以大剂量引起的不良反应在临床上并不多见。据 WHO 标准,临床I、II期试验 295 例病人,剂量$<10\mu g/(kg\cdot d)$[总量$<500\mu g/(m^2\cdot d)$],仅 16 例(5%)出现 III 或 IV 级不良反应,其中 3 例为首剂反应,4 例为可能性首剂反应,5 例严重骨痛,4 例为全身反应。27%病人有全身性反应,18%有发热。

【禁忌证】 骨髓及外周血液中存在过多白血病的未成熟细胞($\geqslant10\%$)者禁用 GM-CSF,不能排除 GM-CSF 可能充当骨髓恶性肿瘤的生长因子,它可能是肿瘤生长的增效剂。对本品过敏者忌用。

【注意事项】 ①任何具有骨髓特征的恶性肿瘤病人均应慎用。②首剂效应,即给予首次剂量的 GM-CSF 后发生低氧和低血压综合征。48 例中有 12 例血氧饱和度减少 8%±4%,9 例血压下降超过 2.67kPa,但肺 X 线片和肺灌流扫描无改变。③肺癌病人接受 GM-CSF 治疗时,应仔细观察,一旦发生意外立即急救处理。

【制剂规格】 冻干粉针剂:均不含防腐剂,每瓶含本品 $150\mu g$,$250\mu g$,$300\mu g$,$500\mu g$,$700\mu g$。

肿瘤坏死因子(Tasonermin)

【作用特点与用途】 本品是用 DNA 重组技术生产的一类细胞活素,属肿瘤坏死因子 α。它既具有免疫调节功能,又对肿瘤细胞具有细胞毒性作用。

主要作用于肿瘤组织小血管,引起肿瘤组织出血性坏死。联用美法仑,病人存活期可达 3 年以上。用于防止或延缓施行截肢而进行的肿瘤切除手术的辅助治疗,或无法进行肿瘤切除而采用的姑息疗法。

【用法用量】 本品和美法仑联合用于肢体隔离灌注。用于上肢总剂量 3mg;下肢为 4mg。灌注前先用生理盐水将本品稀释成 0.2mg/ml,加入灌注液中循环灌注 30min,再灌注美法仑(上肢 10mg/L,下肢 13mg/L)60min。灌注本品期间,温度保持 38℃。

【不良反应】 中、轻度发热反应(78%);恶心呕吐(35%);心律不齐(20%);尚可有疲劳、肝毒性等。局部反应有用药部位的皮肤反应、水肿、血栓、疼痛和神经损伤等。

【注意事项】 本品灌注时应防渗漏,渗漏量不能超过 10%。

【禁忌证】 严重腹水、淋巴结肿大、肾功能不良、近期溃疡活动的病人。

【制剂规格】 冻干粉针剂:含重组 TNF-α 1mg。

血管内皮抑素(重组人血管内皮抑素、恩度、rh-Endostatin)

【作用特点与用途】 本品为大肠埃希菌高效表达且经修饰的基因工程药。对毛细血管内皮细胞、主动脉内皮细胞有特异性抑制增殖作用,而对非血管内皮细胞系细胞、平滑肌细胞等则无增殖抑制作用。免疫组化表明,本品能阻断(新生)血管生成。其作用与时间有关,具浓度依赖性,肿瘤对本品无抗药性。然而本品抑制肿瘤血管的产生途径不能消除所有的肿瘤细胞,只能阻止肿瘤细胞生长,故称之为"休眠诱导"疗法。临床常配合化疗且不能手术的非小细胞肺癌。

【用法用量】 静脉滴注:7.5mg/m²,维持 3～4h,第 1～14 天,每 3 周重复 1 次。

【不良反应】【注意事项】 ①少数有一过性心律失常,或心前区闷痛,呼吸、血压、体重等在给药前后无改变;②与 NP 方案联用呈协同抗非小细胞肺癌作用。

【制剂规格】 注射剂:15mg/3ml。

短棒菌苗(可化舒、Coparvax Vial)

【作用特点与用途】 本品激活单核吞噬细胞,能使网状内皮系统明显而持久地增生,为 B-淋巴细胞的辅助剂,对细胞免疫也有作用。除有免疫预防作用外,对肿瘤可产生特异性免疫效用。瘤内注入可增强局部放疗效果。本品口服无效,皮内、皮下或瘤内注射有效。用于减轻胸腔肿瘤性渗出液及恶性腹水。

【用法用量】　胸腹腔给药:剂量一般 7～14mg,有的病人用低剂量亦有效。先用 1ml 生理盐水溶解本品,再加至 10～20ml 稀释,必要时可隔 1～4 周重复注射。抽干渗出液后,将该稀释液用穿刺针立即注入胸腔或腹腔内。

【不良反应】　腔内注入本品后,60％的病人可出现发热反应;注入腹腔后,有腹部不适感和腹痛。常用恶心、呕吐症状,少数病例胸腔注入后也有发生。个别病人腹腔注入 2 次后,可发生严重呼吸困难及低血压。

【禁忌证】　孕妇及哺乳期妇女禁用。

【注意事项】　①本品为冻干短小棒状杆菌体死菌苗(CN6134 种型),在冻干前加入 0.01％的硫柳汞及 2.3％甘氨酸,对其过敏者不宜用;②在胸腹腔手术后 10d 内不得用本品,以免增加全身性吸收而加重不良反应;③防止本药液渗入皮下组织内,否则引起局部触痛;④配成菌苗溶液应在 24h 内用完。

【制剂规格】　粉针剂:7mg。

重组干扰素 α-2b(干扰能、安达芬、Interferon Alfa-2b)

【作用特点与用途】　本品是经遗传工程处理过质体的大肠埃希菌与人体白细胞中的干扰素 α-2b 基因杂交后,经无性繁殖得到的。干扰素在细胞表面与特殊的膜受体结合而发挥抗 DNA 和 RNA 作用,包括对某些酶的诱导作用;阻止细胞中病毒的复制;抑制细胞繁殖。且本品具有免疫调节作用,亦可增强巨噬细胞的吞噬活性,同时增强淋巴细胞对靶细胞的特殊细胞毒性。与放疗或其他抗癌药合用有协同作用。本品对慢性乙型肝炎也有良效。用于多发性骨髓瘤、卡波西肉瘤、恶性黑色素瘤、毛细胞白血病及喉乳头状瘤。也用于慢性活动性乙型肝炎、非甲非乙型肝炎。

【用法用量】　用于治疗多发性骨髓瘤,开始剂量为 $2 \times 10^{6} U/m^{2}$,根据病人耐受剂量情况,每周可逐渐加至最大耐受量$(5～10) \times 10^{6} U/m^{2}$,隔日皮下注射 1 次。

卡波西肉瘤:建议剂量为 $5 \times 10^{5} U/(m^{2} \cdot d)$,静脉注射,1/d,连用 5d,停药至少 9d,才开始下一个 5d 疗程。

黑色素瘤:$1 \times 10^{5} U/m^{2}$,隔日皮下给药 1 次。

毛细胞白血病:$2 \times 10^{6} U/(m^{2} \cdot d)$,隔日皮下注射 1 次。喉乳头状瘤:$3 \times 10^{6} U/(m^{2} \cdot d)$,隔日皮下注射 1 次。

甲乙型肝炎:$(2～5) \times 10^{6} U/(m^{2} \cdot d)$,皮下注射 1/d。或 $1 \times 10^{7} U/(m^{2} \cdot d)$,隔日给药。

以上用药方案,除非病情急剧恶化或出现严重的不能耐受的反应。应持续用药。如发生不良反应,应酌情调整剂量或暂时停药。若调整剂量后仍不见效,应中止本品治疗。

【不良反应】 常见可逆性发热和疲劳,且与剂量相关。可见寒战、食欲缺乏、恶心、头痛及肌痛。偶尔引起呕吐、腹泻、视觉异常、流感样症状、嗜睡、精神紊乱、不适、低血压、关节疼痛及出汗等反应。罕见有抑郁、知觉减退、脱发、感觉异常、呼吸困难、心动过速、瘙痒、鼻出血及高血压等。尚有转氨酶升高、粒细胞及血小板减少、血清肌酐增加、乳酸脱氢酶及碱性磷酸酶增加等。

【禁忌证】 对本品过敏者禁用。

【注意事项】 有严重心脏病,18岁以下、孕妇和哺乳期妇女慎用;一旦发生过敏应立即停药,对症处理;用本品期间或结束后2d可能会出现低血压,可行支持疗法,包括适当补液;大剂量用药偶致癫痫样发作;与催眠药及镇静药合用须小心。

【制剂规格】 粉针剂:每瓶含水溶性蛋白质即高纯度重组干扰素 α-2b 300万U或500万U,还含有氨基乙酸、磷酸二氢钠及磷酸氢二钠作为缓冲剂,人体白蛋白作为稳定剂。

金黄色葡萄球菌滤液制剂(恩格菲、Staphylococcus aureus Culture Filtrate)

【作用特点与用途】 本品是从金黄色葡萄球菌代谢产物中提取的含有18种氨基酸、蛋白质、多肽、血浆蛋白凝固酶等多种生物活性成分的新型生物制剂,对因放、化疗而致的白细胞减少有一定保护作用,能提高机体免疫功能;通过促使损伤、退变、坏死组织周围的毛细血管大量增生增殖来改善微循环,使血流量增加,加快血肿吸收、机化和加速骨痂形成,能提供组织修复所需的营养物质;增加网状内皮细胞的吸附能力和白细胞的吞噬能力,使创面肉芽组织、纤维细胞迅速生长,加快机体组织的修复,从而使创面快速愈合。适用于恶性肿瘤患者放、化疗的辅助治疗及骨折延迟愈合和不愈合。

【用法用量】 ①恶性肿瘤放、化疗病人:肌内注射,每次2ml,1/d,1个月为1个疗程或遵医嘱。可与放、化疗同时使用。②骨折断端局部注射:每次1~2ml,5d1次,1个月为1个疗程,根据病情可适当延长或缩短。

【不良反应】 少数病人注射局部红肿、硬结,发热37.5~38.5℃,6~12h自行消退,严重者或持续不退热者予对症处理。

【禁忌证】 有高敏体质者禁用。

【注意事项】 ①本品使用过程中,特别是初次使用,谨防过敏反应的发生;②对陈旧性骨折应用粗针头刺入骨折断端或造成新创面后再注入药液;

③心、肾功能严重不全者慎用。

【制剂规格】 注射剂:2ml,含血浆蛋白凝固酶≥400μg。

血管紧张素胺(Angiotensin Ⅱ、Delibart)

【作用特点与用途】 本品可升高血压和选择性增加肿瘤组织的血流量,从而提高肿瘤组织中抗肿瘤药物浓度。本品静脉注射后的平均动脉压不超过20.0kPa。可与多柔比星、氟尿嘧啶、丝裂霉素并用。临床用于对胃癌与多柔比星、氟尿嘧啶、丝裂霉素C 3种药物并用,可直接增效。

【用法用量】 静脉注射:成年人以5~30ng/(kg·min)的速度开始静脉注射,一面观测血压,调节注射速度,维持平均动脉压<20.0kPa。当目标血压18.6~20.0kPa达到时,维持一段时间,并开始静脉滴注抗癌药物。本品及多柔比星、丝裂霉素均为粉针剂,临用前需用20~40ml生理盐水(糖水)溶解;氟尿嘧啶则为水针剂,通常从抗癌剂量开始用药,约需维持升压10min。

本品静脉注射时平均动脉压计算方法:舒张期血压+脉压/2。

【不良反应】 除抗癌药原有的不良反应外,本品不良反应主要有头痛、胸部压迫感、腹胀。可有心律失常、胸闷、胸痛或室性期前收缩、房性心律失常、心动过速、心悸、呼吸困难、眩晕、耳鸣;精神紧张、头重、瘙痒等;咳嗽、鼻炎;注意局部刺激症状;尿意、手指苍白、感觉异常、发冷、发热等。

【注意事项】 ①本品只限于胃癌;②个体差异大,控制平均动脉压在18.6~20.0kPa;③高血压患者须用适当的降压药使血压正常后,再用本法治疗,本法治疗后若伴有血压升高的症状,应对症降压处理;④避免过量给药;⑤有心、脑、肝、肾疾病及孕妇、哺乳期妇女均慎用;儿童无使用经验。

【禁忌证】 心肺功能不全、严重心律失常及急性脑出血者禁用。不可与全血和血浆混合,否则会使本品分解。

【制剂规格】 粉针剂:50μg,附有溶剂。

九、其　　他

安吖啶(胺苯吖啶、Amsacrine)[保乙]

【作用特点与用途】 本品作用机制类似蒽环类,它与腺嘌呤-胸腺嘧啶碱基对相互作用,从而阻止 DNA 作为其复制与合成的模板。尚能干扰细胞膜蛋白质的结构而产生抗肿瘤活性。本品静脉给药后在肝内与谷胱甘肽结合而代谢,主要代谢产物经胆汁排泄,肾功能不全者消除相半衰期延长不太显著,而严重肝功能障碍者,可大大延长其半衰期。用于成人急性非淋巴性白血病。

【用法用量】 静脉滴注:只能用附带的 L-乳酸稀释液混合后,再用 5％葡萄糖注射液稀释(不得用其他溶液稀释)。3～4 周 1 次,剂量为 90～120mg/m^2,1 个疗程为 500～750mg/m^2。

【不良反应】 为剂量依赖性毒性,主要为骨髓抑制和黏膜炎。约 10％病人有胃肠道反应,如恶心、呕吐、胃炎、腹泻及直肠周围脓肿等。也有肝毒性、中枢神经毒性和心毒性的报道。尚有脱发、皮疹及全身无力等症状。

【禁忌证】 已有骨髓抑制者禁用。

【注意事项】 ①本品骨髓抑制作用很强,须经常查血象,且应在经验丰富的肿瘤专科医师监护下用药;②用药期间定期检查肝、心、肾功能,及时调整剂量;③本品可引起因肿瘤细胞的急速溶解而继发的高尿酸血症,必须密切监测血中尿酸含量;④孕妇应慎用;⑤不能与含有氯离子的溶液如生理盐水、糖盐水等相配伍;⑥本品不会增加多柔比星引起的心毒性。

【制剂规格】 注射剂:7.5mg/1.5ml,附稀释剂。

佐柔比星(红比腙、Zorubicin)

【作用特点与用途】 本品具有抗革兰阴性菌及阳性菌、肿瘤及病毒的作用,并有免疫抑制作用。其作用机制与柔红霉素相似,主要通过与 DNA 相结合,而抑制 DNA 合成。不能与其他药物混合给药。用于急性淋巴细胞白血病、急性原始粒细胞白血病,特别是急性单核细胞白血病的缓解期。

【用法用量】 将计算量的本品注入供静脉滴注的 250～500ml 生理盐水中静脉滴注。

【不良反应】 可见恶心、呕吐、腹泻、造血功能抑制及免疫抑制。偶见脱发、皮炎、口炎、过敏反应和全身皮肤发红。参见柔红霉素。

【禁忌证】 严重骨髓抑制、急性感染、心肌损害病人、孕妇及哺乳期妇女禁用。

【注意事项】 参见柔红霉素。

【制剂规格】 注射剂:每小瓶含本品 52.8mg。附溶剂 1 安瓿 4ml,含甘氨酸 148.8mg 及甘氨酸钠 1.488mg。

丙卡巴肼(甲苄肼、Procarbazine)[保甲]

【作用特点与用途】 本品为单胺氧化酶抑制药,具有抑制有丝分裂、使染色体排列紊乱、致畸、致癌及抑制免疫等多种生物效应,还具有细胞毒作用,在体内释放出甲基正离子与 DNA 结合而使之解聚,并抑制 RNA(核糖核酸)及

【用法用量】　静脉滴注:推荐剂量为阿霉素剂量的 10 倍。本品需用 0.167mol/L 乳酸钠注射液 25ml 溶解,稀释至 10mg/ml,然后用注射用生理盐水(糖水)将本品再稀释成 1.3~5mg/ml 浓度,转入输液袋,快速静脉滴注,0.5h 后方可给予多柔比星。有亚硝基脲用药史者,本药最大耐受量为 750mg/m²,无亚硝基脲用药史者,本药最大耐受量为 1250mg/m²。使用多柔比星初期不宜用本品。

【不良反应】【注意事项】　参阅雷佐生(丙亚胺)。

【制剂规格】　片剂:25mg,50mg。粉针剂:250mg,500mg。

多相脂质体-139(Polyphase Liposome-139)

【作用特点与用途】　本品为多相脂体可相应减少药物剂量,减少药物不良反应而提高抗癌效果。曾用于治疗中、晚期胃癌和肺癌 500 余例,有的病人获得了完全缓解。临床用于各种消化道癌如胃癌、结肠癌、肝癌、胰腺癌、食管癌等及肺癌、淋巴肉瘤、乳腺癌等。

【用法用量】　初始量 20ml/d,如无不良反应,随后逐渐加大剂量,最后可增至 50ml/d,临用时加入 250~500ml 生理盐水中混匀,缓缓静脉滴注,滴速控制在每分钟 40~60 滴,1/d,1 个疗程总量为 1500ml,然后继续第 2 个疗程。如为手术病人,术后 2 周开始维持给药(巩固手术疗效),50ml/d,每周 2 次,用 1 个月。

本品亦可与化疗或放疗合用,一般先用 1 个疗程(用法同上)。休息 1 周后,再按常规使用化疗或放疗。可减轻化疗药物的不良反应,提高机体免疫功能,对骨髓造血功能也有一定保护作用。口服液遵医嘱。

【不良反应】　基本上无不良反应,偶见面部发热,只须减慢滴速,即可恢复正常。参见说明书。

【禁忌证】　禁用于直接静脉推注,以免发生危险。

【注意事项】　用前将安瓿振摇混匀后与生理盐水混匀。开始用药 2~3d 内白细胞可能略有下降,继续给药可回升至正常水平。本品应在肿瘤专科医师指导下用药。2 个疗程之间可休息 1 周。

【制剂规格】　注射用混悬剂:20ml,50ml,10ml。口服液:10ml,250ml。

硼替佐米(万珂、Bortezomib、Velcade)

【作用特点与用途】　本品为多发性骨髓瘤治疗药。可联合美法仑和泼尼松(MP方案),用于既往未经治疗的且不适合大剂量化疗和骨髓移植的多发性骨髓瘤患者,或单用于至少接受 1 种或 1 种以上治疗复发的多发性骨髓瘤患者的治疗。亦用于治疗套细胞淋巴瘤。

【用法用量】 ①未经治疗的多发性骨髓瘤患者:本品在联合口服美法仑($9mg/m^2$)和口服泼尼松($60mg/m^2$)进行治疗时,于 $3\sim5s$ 经静脉推注 $1.3mg/m^2$,每个疗程 6 周,共 9 个疗程。本品在第 $1\sim4$ 个疗程内,每周给予本品 2 次(第 1、4、8、11、22、25、29、32 天);在第 $5\sim9$ 个疗程内,每周给予本品 1 次(第 1、8、22、29 天)。2 次给药间隔至少 72h。②复发性多发性骨髓瘤:本品单次注射 $1.3mg/m^2$,2 次/周,连续注射 2 周(即在第 1、4、8、11 天注射)后停药 10d(即第 $12\sim21d$ 停用)。3 周为 1 个疗程,两次给药间隔至间隔 72h。超过 8 个疗程治疗后,可按标准方案给药。也可按每周 1 次,连给药 4 周维持治疗,间隔 13d 后进行下一个疗程用药。对依从性差或不能耐受毒性反应时应停用,缓解后应减少 25% 剂量($1mg/m^2$)或减至 $0.75mg/m^2$ 继续治疗。套细胞淋巴瘤:$1.3mg/m^2$,视患者依从性和耐受性进行个体化调整用药。

【不良反应】【注意事项】 ①可见带状疱疹复发,血小板、中性粒细胞、白细胞减少,贫血,可有消化系统、神经系统等反应;偶见疲乏、虚弱、发热、食欲减退、皮疹、失眠等。②用药前仔细阅读药品使用说明书。

【制剂规格】 粉针剂:1mg/瓶,3.5mg/瓶。

地西他滨(达珂、Decitabine、Dacogen、Pharmachemine)

【作用特点与用途】 有抗贫血、抗白血病作用。适用于 IPSS 评分系统中危-2 和高危的初治,复治骨髓增生异常综合征(MDS)患者,包括原发性和继发性的 MDS,按照 FAB 分型所有亚型:难治性贫血、难治性贫血伴原始细胞过多、难治性贫血伴单核细胞白血病。

【用法用量】 首次给药周期:推荐剂量为 $15mg/m^2$,连续静脉输注 3h,每 8 小时一次,连续 3d。患者可预先使用常规止吐药。后续给药周期:每 6 周重复 1 个周期。推荐至少重复 4 个周期。然而,获得完全缓解或部分缓解的患者宜治疗 4 个周期以上。如果患者能继续获益可继续用药。应依据血液学监测调整剂量或延迟给药。对本品过敏者禁用。

【不良反应】【注意事项】 ①常见不良反应有中性粒细胞减少,血小板减少,贫血、发热、恶心、咳嗽、瘀点、便秘、腹泻、高血糖。②妊娠、致畸作用:妊娠用药分级 D;男性用药 2 个月内不宜生育。③用药前仔细阅读药品说明书,参考用法用量和相关资料。

【制剂规格】 粉针剂:50mg。

亚砷酸(Arsenious Acid)[保乙]

【作用特点与用途】 孙燕等研究显示,急性早幼粒细胞性白血病的重要细胞遗传学特征,是染色体易位;三氧化二砷通过调节 NB4 细胞内 PML-RAa 的水平,使细胞重又纳入程序化死亡的正常轨道。与维 A 酸作用机制不同,二者之间也不存在交叉耐药。

亚砷酸静脉给药组织分布广,砷含量由高到低依次序列为皮肤、卵巢、肝、肾、脾、肌肉、睾丸、脂肪、脑组织等。停药 4 周后检测,皮肤中砷含量与停药时持平,脑组织中含量有所增加,其他组织中砷含量均有下降。t_{max} 约为 4h,每日尿砷排泄量为每日药物剂量的 1%～8%。停药后尿砷即开始下降,停药 1～2 个月尿砷排泄可下降 25%～75%。临床用于治疗急性早幼粒细胞白血病。

【用法用量】 亚砷酸 10mg 加入 250～500ml 生理盐水或 5%葡萄糖注射液中静脉滴注,3～4h 滴完。疗程遵医嘱。

【不良反应】【注意事项】 ①主要为皮肤干燥、丘疹、红斑、色素沉着;胃肠反应有胀满;指尖麻;血清转氨酶升高。②心电图异常。③对砷过敏者,肝肾功能不全者不宜用,孕妇禁用,哺乳期妇女的安全性未确立。

【制剂规格】 亚砷酸注射剂:10mg/10ml。亚砷酸氯化钠注射液:10mg/100ml,10mg/250ml。

培门冬酶(Pegaspargase、Oncaspar)

【作用特点与用途】 本品系 L-天冬酰胺酶的修饰型(来自大肠埃希菌),由单氧基聚乙烯乙二醇(PEG)的共价结合单位产生的酶,分子量约 5000。某些肿瘤细胞本身不能合成 L-天冬酰胺,本品可使进入肿瘤的 L-天冬酰胺水解,肿瘤细胞得不到 L-天冬酰胺,影响其蛋白质合成,最终使肿瘤细胞的增长受到抑制。正常组织细胞自身有合成 L-天冬酰胺的能力,不受本品的影响。本品抗原性比天然 L-天冬酰胺酶低,半衰期比天然型显著延长。用于急性淋巴细胞白血病(ALL)。尚试用于非霍奇金淋巴瘤和急性髓性白血病。

【用法用量】 静脉滴注:2500U/m²,每 14 天 1 次。儿童体表面积< 0.6m² 者,剂量按每 14 天 82.5U/kg。肌内注射单剂量<2ml,如果>2ml,应采用多处局部注射。静脉给药前,本品应以 100ml 生理盐水或糖水稀释后连续滴注 1～2h。

【不良反应】【注意事项】 ①一般本品与其他化疗药如长春新碱、甲氨蝶呤、阿糖胞苷、柔红霉素、多柔比星等联用,只有在确认多种化疗药不适用时才单用本品。②本品过敏反应为天然型的 1/3,约 3%,故仍须观察 1h 并做好应急准备。③1%病人暴发致命性胰腺炎。④轻到重度高血糖病人,约 3%需胰岛素控制,应监测血糖。⑤可有 ALT、AST 及胆红素等临床检验值异常,应对症处理。⑥本品可能是接触性刺激剂,溶液须小心处理,并戴手套,避免吸入蒸气和接触皮肤、黏膜,尤其眼。如果接触,用大量清水冲洗至少 15min。本品使用时不可振摇。

【制剂规格】 注射剂:3750U/5ml。

甘氨双唑钠(希美纳、Sodium Glycididazole)[保乙]

【作用特点与用途】 肿瘤放疗增敏剂。甘氨双唑钠(CMNa)的亲电子作用能够捕获肿瘤细胞受损分子上的电子,形成靶分子阳离子自由基,使损伤固定,加速了肿瘤细胞的死亡,明显增强放化疗的效果;此外,甘氨双唑钠能抑制 DNA 修复酶,特别是 β-聚合酶,进一步抑制受损 DNA 分子的修复及肿瘤细胞的修复,特别是通过抑制肿瘤缺氧细胞的潜在致死损伤修复(PLDR)和亚致死损伤修复(SLDR),从而提高了对射线及化疗药物的敏感性,增强了对缺氧细胞的杀灭作用,进而提高肿瘤病人的完全缓解率。本品给药剂量为 $800mg/m^2$ 的 C_{max} 为 $(36.54\pm9.62)\mu g/ml$, $t_{1/2\beta}$ 为 $(0.9956\pm0.5)h$。AUC 为 $(25.3780\pm7.1)\mu g/(h\cdot ml)$。给药后 4h 内可从尿中排出总药量的 $53.1\%\sim77.5\%$。适用于对头颈部肿瘤、食管癌、肺癌等实体肿瘤进行放(化)疗的病人。

【用法用量】 现用现配,静脉滴注:用量按体表面积计算,每次 800mg/m^2,于放(化)疗前加入到 100ml 生理盐水中充分摇匀后 30min 内滴完。给药后 60min 内进行放疗。建议于放疗期间按隔日 1 次,每周 3 次,6~8 周用药。

【不良反应】 使用期间有时会出现 GPT、GOT 轻度升高、心悸、窦性心动过速、轻度 ST 段改变。偶有皮肤瘙痒、皮疹、恶心、呕吐等。

【禁忌证】 肝功能、肾功能、心脏功能严重异常者禁用。孕妇及哺乳期妇女禁用。包装破损或稀释液不澄明品禁用。

【注意事项】 ①本品必须伴随放疗或化疗联合使用,单独使用本品无抗癌作用;②在使用本品时若发生过敏反应,应立即停药并对症处理。

【制剂规格】 注射剂(冻干粉针):0.25g,0.6g。

三甲曲沙葡萄糖醛酯(Neutrexin)

【作用特点与用途】 系抗叶酸类药,对卡氏肺囊虫肺炎的作用机制与肿瘤化疗中抗叶酸类药物的作用机制相同,即通过抑制二氢叶酸还原酶来杀死卡氏肺囊虫,二氢叶酸还原酶促使二氢叶酸还原成四氢叶酸。6 例 AIDS(4 例患卡氏肺囊虫性肺炎)给予 $30mg/m^2$,$t_{1/2}$ 为 $(11\pm4)h$,生物利用度 44%。用于中、重度卡氏肺囊虫肺炎。

【用法用量】 须与甲酰四氢叶酸同时使用。在本品最后剂量完成后,甲酰四氢叶酸须继续使用 72h。本品静脉滴注 45mg/(m² · d),每次 60~90min,共 21d。甲酰四氢叶酸静脉滴注 20mg/(m² · d),每 6 小时静脉滴注 5~10min,共 24d。

【不良反应】 可见发热、皮疹、瘙痒、恶心、呕吐、精神错乱、倦乏;粒细胞减少、贫血;AST、ALT、CPK、胆红素、肌酸酐值升高;血钠、钙降低等。

【制剂规格】 冻干粉针:25mg。

甲氧沙林(Methoxsalen、Uvadex)[保乙]

【作用特点与用途】 本品是一种光敏剂,可显著增强皮肤对 320~400nm 波长紫外线的敏感度。为实施紫外线照射时,本品与光照射部位的肿瘤细胞的 DNA 结合,抑制 DNA 的合成,阻止细胞分化,从而诱导肿瘤细胞死亡。本品剂量小,个体差异小。临床用于皮肤 T 细胞淋巴癌的皮肤症状经其他治疗无效时,本品与紫外线配合治疗。

【用法用量】 每次治疗包括收集白细胞,经光敏作用再将光活化细胞重新注入体内,白细胞共收集 6 次,在第 1 次收集时将本品 2mg 直接注入光活化袋内,在第 6 次结束时共有 740ml(白细胞 240ml,血浆 300ml 和盐溶液 200ml)与 2mg 本品混合。常规治疗为每 4 周有连续 2d 治疗,至少重复治疗 7 次,约需 6 个月。在经 4 次治疗无效则改为加速治疗计划,为每 2 周 1 次,取得疗效后,恢复常规治疗。按说明书和遵医嘱用药。

【不良反应】 ①可有继发性低血压;②病人可出现严重心血管不良反应,如心肌缺血、心律不齐等;③感染,但未影响治疗计划;④本品有致癌、诱发突变和致畸作用。

【注意事项】 用药后要避免阳光或紫外线照射,注意保护眼睛(如戴墨镜等)。

【禁忌证】 对补骨脂素药物过敏者,有光敏性疾病史者,有红斑狼疮、白化症等皮肤病者;孕妇、哺乳期妇女等均禁用。

【制剂规格】 无菌溶液:200μg/10ml。

卟吩姆钠(泡非美钠、Porfimer Sodium、Photofrin)

【作用特点与用途】 本品是以猪血中的卟啉二盐酸盐为原料合成的卟啉醚及酯结合的聚合物,是对肿瘤有亲和性和光敏物质,与特定波长的激光并用,作为抗肿瘤的新疗法。静脉给予本品后,肿瘤细胞比正常细胞摄取本品更多,而且滞留性也好。对本品滞留的肿瘤部位进行光照,本品吸收光能而被激活。光能可使组织中的氧转变成活性氧,活性氧抑制线粒体的酶系统而抑制细胞内呼吸,引起肿瘤细胞变性坏死。药物吸收呈双相性。人血中 $t_{1/2\beta}$ 长达 250h,提示有蓄积性。临床上对不能用手术及其他根治疗法的肺、子宫颈癌或需非手术治疗的患者,在内镜下能观察到病灶的全貌、可能进行激光照射的下列疾病:早期肺癌(0 期或 I 期)、浅表性食管癌、浅表性早期胃癌、宫颈癌初期及发育异常。

【用法用量】 静脉注射:2mg/kg,静脉注射后 48～72h 后以激光照射病灶。先用 5%葡萄糖注射液溶解。

【不良反应】【注意事项】 有抗癌用光敏剂的共同性不良反应,遵医嘱酌情应用。

【制剂规格】 冻干粉针剂:75mg。

5-氨基酮戊酸(Kerastick、Levulan)

【作用特点与用途】 本品是一种内源性生化物质,经 5-氨基酮戊酸脱水酶及一系列酶促作用,生成具有强光敏作用的原卟啉 IX。它利用细胞毒可能先损伤线粒体而使癌细胞死亡。本品可以分布到皮肤和皮肤肿瘤,而外用比其他给药方式具有更有效的荧光强度和选择性,说明外用治疗表面皮肤肿瘤最有效。当外用药时间由 3h 延长到 19～24h,其穿透深部损伤的能力增强。用于皮肤癌及鲍温病、牛皮癣,男性尿道尖锐湿疣等皮肤病。可治疗消化道肿瘤、口腔癌。膀胱灌注可诊断和治疗膀胱癌、尿路上皮肿瘤。能阻止血管成形术后再狭窄。

【用法用量】 ①荧光动力学诊断时,将 1.5g 本品溶解于 50ml 8.4%碳酸氢钠溶液中,并经 0.2μm 滤膜过滤以除去致热原,在膀胱镜检查前 2～3h 通过导尿管灌到膀胱内,保留至膀胱镜检查时。膀胱镜检查时先用常规光源,然后切换成 375～440nm 的紫蓝光激发产生荧光。②荧光动力学治疗时,用本品 5g 加入 30ml 碳酸氢钠(pH 6.5)并灌注入膀胱内,保留 4.7～8.3h(平均 5.1h),然后用红光(635nm)和绿光(514nm)行膀胱内照射至 15～60J/cm²。③外用治疗皮肤癌和皮肤病变时,用 20%的本品霜剂涂于患部用光照射。为了增效可加用 3%的去铁胺霜。④用于治疗消化道肿瘤或疾病,可口服本品 30～60mg/kg,1/d 或 2/d,再用 628nm 的红光照射。⑤为减少血管形成术后血管再狭窄,可手术前 5～7h 口服本品 60mg/kg,血管形成术后用 635nm 的红光照射。

【不良反应】 ①全身给药后 AST 有一过性升高,轻度恶心、呕吐;光照局部表皮黏膜细胞坏死或刺激性灼热感;②膀胱灌注者可有膀胱刺激症状;③可导致急性周期性卟啉症;④可能会损害微循环。

【注意事项】 ①急性膀胱炎病人,输尿管肾反流者不宜用本品;②血肌酐>221.0μmol/L,或血清胆红素>51.3μmol/L,转氨酶>正常值 2 倍的肝功能损害者;白细胞<3.5×10⁹/L,血小板<100×10⁹/L 者;孕妇及对本品过敏者均禁用。

【制剂规格】 乳剂:20%。粉剂:每袋 1.5mg。

戊芦比星(Valrubicin、Valstar)

【作用特点与用途】 本品为蒽环类影响核酸代谢的抗癌药。作用于 G_2 期,由其代谢物介导,干扰 DNA 拓扑酶Ⅱ的解旋作用。膀胱内灌注后,本品的全身吸收决定于膀胱壁的状况。在膀胱肿瘤切除术后 5~51min 给予 800mg 本品,AUC 分别为 409 和 788nmol/(L·h)。1 例在给药前 5min 发生术后膀胱穿孔的病人,膀胱内灌注 800mg 本品后 $AUC_{0\sim6h}$ 值达 18 382nmol/(L·h)。24h 内静脉注射本品(600mg/m²)后,$AUC_{0\sim6h}$ 值为 11 975nmol/(L·h)。临床一般于膀胱内灌注治疗膀胱癌。

【用法用量】 膀胱内灌注:每次 800mg,每周 1 次。共 6 周。本品应在经尿道切除膀胱肿瘤术或电灼疗法至少 2 周后给药。在膀胱中保留 2h 后排空。治疗后应保证充分的饮水量。

【注意事项】 膀胱刺激征,尿频(61%)、尿急(57%)、尿痛(56%)、膀胱痉挛(31%)、血尿(29%)、膀胱痛(28%)、小便失禁(22%)、膀胱炎(15%)。多在 1~7d 消失。仅有 5%病人不能耐受而停药。

【制剂规格】 无菌溶液:200mg/5ml。

阿屈替诺(视黄酸、Alitretinoin、Panretin)

【作用特点与用途】 本品为内源性视黄酸,能与所有细胞内维 A 酸受体亚型相结合,并激活这些受体,进而调控细胞分化、增殖和凋亡的基因表达,对正常细胞和肿瘤细胞均有效。尤其对艾滋病病人最常见的卡波西肉瘤有效。用于局部治疗艾滋病相关的卡波西肉瘤且未接受全身治疗的皮肤损伤。

【用法用量】 局部外用:取本品直接涂于卡波西肉瘤皮损处,开始 2/d,可渐增至 3~4/d;若有刺激反应,宜停药且待症状消失后再用。

【不良反应】 局部红斑或皮肤刺激、光敏反应、鱼鳞状皮疹、烧伤样疼痛、瘙痒、剥脱性皮炎、结痂、皮肤硬化、起疱、皮肤不适、水肿或感觉异常等。总发生率<10%。

【注意事项】 ①本品没有与全身抗卡波西肉瘤联用治疗的经验;②本品勿涂于健康皮肤上;③患处涂药后应晾干 3～5min,3h 不要淋浴或游泳,也不要在用药部位使用其他皮肤用品;④本品有致畸作用。

【禁忌证】 孕妇、哺乳期妇女。

【制剂规格】 凝胶剂:含本品 0.1%(W/W)。

白沙罗汀(Bexarotene、Targretin)

【作用特点与用途】 本品可选择性激活维生素 A 核受体亚型,并以此作为转录因子,调控某些控制细胞分化和增殖的基因表达,抑制肿瘤细胞的生长,如造血细胞和鳞状细胞,在一些动物体内能诱导肿瘤退化。本品经口服后 2h 达血药峰值,$t_{1/2}$ 为 7h;在治疗剂量范围内单剂量与血药浓度呈线性关系,多剂量时较少积蓄。血浆蛋白结合率 99%。在血浆中可检测到 4 种代谢物。主要由肝胆系统排泄,仅非胰岛素依赖型糖尿病人尿中可检测到。用于全身治疗无效的皮肤 T 细胞淋巴瘤(CTCL)。

【用法用量】 餐时口服:从 300mg/(m² · d)开始,根据耐受程度和疗效调整剂量。

【不良反应】 常见可逆性脂质代谢异常(79%)、甲状腺功能低下(29%)、白细胞减少症(17%);少见腹泻、疲倦、头痛、肝功能异常、皮疹、急性胰腺炎、瘙痒等。应对症治疗和处理。

【注意事项】 本品不适用于长期治疗早期 CTCL。治疗期间应监测三酰甘油和胆固醇浓度、甲状腺功能和血白细胞计数。

【制剂规格】 软胶囊剂:75mg。

胞必佳(胞壁酰二肽、莫拉二肽、Muramyl Dipeptide)

【作用特点与用途】 本品是结核分枝杆菌细胞壁中具有免疫佐剂活性的最小结构单位,与分枝杆菌相似。主要成分为诺卡霉菌酸、阿拉伯半乳聚糖和黏多肽。本品具有抑制肿瘤生长、防止术后复发和转移的作用,且诱导体内产生内源性干扰素、LAK 细胞和肿瘤坏死因子等。能显著延长患者生存期,是较强的生物反应调节剂。用于控制肿瘤引起的胸腔积液、腹水,也可用于肺、肝、食管、膀胱等癌症和恶性淋巴瘤、晚期胃癌和黑色素瘤的治疗。

【用法用量】 恶性胸腹水,预先抽空胸腹水后,胸腔内注射 600μg(以生理盐水 20ml 稀释后加适量利多卡因注入);腹腔内每次可注射 800μg(加 50ml 生理盐水和利多卡因适量),每周 1 次或 2 次,共 2～4 次。膀胱癌术后灌注每次 800μg,保留 2h,每周 1 次,连续 5～6 次后改为每月 1 次,第 2 年改为 2 个月 1 次。其他癌症每次 200～400μg，每周 2～3 次，1 个月为 1 个疗程，停药 2 周后重复，或改为每月 2 次或 3 次。遵医嘱酌情调整用法用量。

【不良反应】　可有注射局部症状，极少数有溃疡或轻、中度发热，多可自行消退。必要时对症处理。

【制剂规格】　粉针剂：200mg。

脾氨肽口服冻干粉（复可托、Spleen Aminopeptide Oral Lyophilized Powder）

【作用特点与用途】　系从健康动物新鲜脾中提取的肽及核苷酸类复合物，平均分子量约 3500，含有 10 多种人体必需微量元素和多种免疫调节因子。能特异性地将供体某一特定细胞免疫力转移给受者，非特异地增强受者细胞免疫体系，改善单核细胞与含有 IgG 复合体结合的能力，具有促进干扰素及淋巴因子释放的功能。用于治疗反复呼吸道感染、支气管炎、哮喘、肺炎、恶性肿瘤、重症带状疱疹、牛皮癣等。

【用法用量】　口服：每次 4mg，4/d；小儿用量减半，用凉开水溶解成 10～20ml 服用，临睡前服用疗效更好。治疗反复性呼吸道感染 1 个疗程 3～5d；肿瘤患者 1 个疗程 1 个月；其他疾病 15d 为 1 个疗程。

【制剂规格】　粉剂：每瓶 2mg。

六甲撑二乙酰胺（Hexamethylene bisacetamide、HMBA）

【作用特点与用途】　本品诱导小白鼠红白血病（MELC）细胞向红系细胞分化强，亦能诱导人的早幼粒细胞白血病分化。潜伏期内未见完全分化之前先有一系列代谢改变，如膜透过性改变（涉及 Na^+、K^+、Ca^{2+} 的流过），膜流动性改变，细胞体积改变，一过性 cAMP 浓度上升，蛋白激酶 C（PKC）活性增加，膜上出现不依赖 Ca^{2+} 及磷脂的 PKC。长期接触本品后，MELC 的分化即成不可逆性，发生形态学及分子生物学变化，类似正常红系终末分化细胞，如珠蛋白基因表达，合成血色质及红系特异性膜蛋白的基因表达，以及 DNA 复制及 rRNA 合成被抑制。本品静脉滴注后 12～24h 可达稳态浓度。药时曲线呈单指数性衰减，$t_{1/2}$ 为 2～4h。每日尿中排出量为每日用量的 20%～45%。总清除率与肌酐清除率密切相关。曲线下面积与血小板减少率密切相关。用 5% 溶液经胃鼻管给药，在胃肠道吸收迅速，生物利用度完全，与静脉注射相似。已知尿及血中代谢物有 5 种，以 1,6-二氨基己烷（DAH）及 6-乙酰胺己酸（ACHA）为主。其中 N-乙酰-1,6-二氨基乙酸（NADAH）在诱导分化上与本品等效或更强。临床试用于表浅性膀胱癌和口腔白斑症。

【用法用量】 静脉滴注:10～30g/(m² · d),连续静脉滴注 5～10d。应遵医嘱。

【不良反应】 当每日剂量≥33g/m²,连用 5d 时,限量毒性为神经毒性,常伴有全身性酸血症及肾功能不全。可见剂量依赖性血小板减少。尚有恶心、呕吐、黏膜炎、转氨酶升高。用 10d 疗法则血小板减少较多见。

【注意事项】 剂量应个体化,遵医嘱用药。

十、镇 吐 药

昂丹司琼(枢复宁、Ondansetron、Zofran)[保乙]

【作用特点与用途】 本品分子结构与 5-羟色胺(5-HT)的结构极其相似,因而可阻断中枢化学感受诱发区的 5-HT₃ 受体;且可阻断外周迷走神经末梢的 5-HT₃ 受体。这是由于昂丹司琼的化学结构与 5-HT 相似,可与 5-HT 受体结合,但其结合的选择性高,仅选择 5-HT₃ 受体,使得本品不良反应很小。本品与 5-HT₃ 的亲和力比甲氧氯普胺(胃复安)强 100 倍,而且没有多巴胺拮抗作用。人口服本品后,1h 血药浓度达高峰,$t_{1/2}$ 为 3.5h,血浆清除率为 600ml/min,主要经肝代谢后从尿排出。生物利用度 60%。连续和重复静脉滴注及口服本品,对放射治疗诱发、中度催吐化学治疗诱发和严重催吐化学治疗诱发的呕吐,如顺铂引起的呕吐,本品均有良好镇吐作用,其效果明显优于甲氧氯普胺(灭吐灵)。用于肿瘤病人由放疗及化疗等引起的呕吐。对其他原因不明的呕吐也有镇吐作用。

【用法用量】 ①顺铂或其他高度催吐化疗:化疗前缓慢静脉注射或 15min 输注 8mg,化疗后随即每小时连续输注 1mg(可至 24h),或每 4 小时静脉注射 8mg;维持剂量至第 5 日,口服每次 8mg,3/d;②中度催吐化疗:化疗前缓慢静脉注射 8mg 或化疗前 1～2h 口服 8mg;维持剂量至第 5 日,口服每次 8mg,3/d;③放射治疗:接受治疗前 1～2h,口服 8mg;维持剂量至第 5 日,口服每次 8mg,3/d;④儿童剂量:5mg/m² 输注;维持剂量至第 5 日,口服每次 4mg,3/d;⑤根据临床症状和病人情况,可酌情增减。

【不良反应】 可见头痛、头部或上腹部发热感或温暖感,偶有短暂性无症状的转氨酶增高。曾出现某些病人便秘。罕见过敏反应。

【禁忌证】 对制剂中任何成分过敏者及胃肠道梗阻者忌用。

【注意事项】 孕妇及哺乳期妇女慎用。

【制剂规格】 水针剂:4mg,8mg,分为 2ml,4ml 及 100ml(8mg)3 种规

格,供静脉注射用。片剂:4mg,8mg。

格雷司琼(格拉司琼、欧智宁、康泉、Granisetron、Kytril)^[保乙]

【作用特点与用途】　人工合成止吐新药,其作用机制与昂丹司琼相同。但与 5-HT$_3$ 受体结合更强。而且不与其他受体如 α 肾上腺受体或多巴胺受体结合。在化疗前 1 次给药,疗效可维持 24h。可使 65% 的病人免除由顺铂引起的呕吐;在接受其他抗肿瘤药物的病人则达 84%。在预防化疗引起的食欲缺乏、恶心及呕吐方面均优于甲氧氯普胺,且男性病人的效果优于女性病人。于放疗或化疗 5min 前注射 1 针(3mg),便可防止第 1 个 24h 发生的急性呕吐,且其效果可持续 7d 之久。无锥体外系反应、过度镇静等不良反应。静脉注射本品 20μg/kg,40μg/kg,平均血浆峰浓度分别为 13.7μg/L 和 42.8μg/L,$t_{1/2\beta}$3.1～5.9h。体内广泛分布,血清蛋白结合率约 65%。代谢物由粪、尿排出。用于肿瘤病人化疗引起的消化道反应。

【用法用量】　静脉滴注:3mg 溶于 5% 葡萄糖注射液 100ml 静脉滴注 30min,在给含顺铂或多柔比星的联合化疗前 30min 静脉滴注 1 次。必要时可增加给药 1 或 2 次,但日最大剂量<9mg。

【不良反应】　少数病人可出现头晕头痛、便秘等,但无锥体外系症状。

【注意事项】　孕妇不用;哺乳期妇女慎用,且应停止授乳。

【禁忌证】　对本品任何成分过敏者及胃肠道梗阻者禁用。

【制剂规格】　针剂:3mg。

阿扎司琼(拉扎西酮、阿扎西隆、Azasetron)

【作用特点与用途】　本品为五羟色胺 3 型(5-HT$_3$)受体拮抗药类止吐药,具有强力选择性拮抗 5-HT$_3$ 受体的作用,无多巴胺受体拮抗作用。其作用强度为甲氧氯普胺的 410 倍,为昂丹司琼的 2 倍,几乎与格雷司琼等同。对 5-HT$_3$ 拮抗作用本品比甲氧氯普胺强约 900 倍,比昂丹司琼强约 4 倍,与格雷司琼等同。用于癌症病人化疗(如顺铂)引起的恶心、呕吐等消化道症状。

【用法用量】　成人静脉注射:每次 10mg,1/d。

【不良反应】　可见头痛、头重、焦虑、烦躁、皮疹、口渴、脸部苍白、心慌等。偶有转氨酶升高;偶有发热、畏寒、疲倦感及双足痉挛。

【注意事项】　小儿禁用。孕妇、哺乳期妇女及肾功不良者慎用。

托烷司琼(赛格恩、Tropisetron)^[保乙]

【作用特点与用途】　阻断外周神经突触和中枢神经系统迷走神经的 5-

HT_3 受体,与 5-HT_3 受体特异性结合显著,亲和力强,且优于恩丹西酮和格雷司琼。$t_{1/2}$ 7.3h,t_{max} 2.3~3.5h,血浆蛋白结合率 71%。用于癌症放、化疗及术后恶心、呕吐。

【用法用量】 静脉给药:成年人 2~5mg/d,总疗程 6d。在化疗前将本品溶于 100ml 生理盐水,林格液或 5% 葡萄糖注射液中静脉滴注或缓慢静脉推注。第 2~6 日可口服给药,每次 5mg,1/d。于餐前至少 1h 服用或早上起床后立即温开水送服。轻症可缩短疗程。

【不良反应】 可见头痛头昏、便秘、晕眩、疲劳,胃肠功能紊乱,如腹痛、腹泻;罕见一过性高血压,过敏反应。

【注意事项】 高血压患者未控制者慎用;剂量不超过 10mg/d;驾车、操纵机械者慎用。孕妇、哺乳期妇女及对本品过敏者忌用。

【制剂规格】 注射液:5mg/5ml。胶囊剂:5mg。

阿瑞匹坦(意美、Aprepitant、Emend)

【作用特点与用途】 本品是人 P 物质神经激肽-1(NK_1)受体的选择性高亲和力拮抗药,对其他现有治疗化疗引起恶心呕吐(CINV)和术后恶心呕吐(PONV)的药物作用靶点 5-羟色胺受体-3(5-HT_3)、多巴胺受体和糖皮质激素受体的亲和力低或无亲和力。本品可透过血脑屏障,占领脑内 NK_1 受体,可抑制顺铂引起的急性期和延迟期呕吐,并增强 5-HT_3 受体拮抗药昂丹司琼和糖皮质激素地塞米松对顺铂引起的呕吐的止吐活性。适用于预防高度致吐性抗肿瘤化疗的初次和重复治疗过程中出现的急性和迟发性恶心和呕吐。

【用法用量】 口服阿瑞匹坦胶囊,与一种糖皮质激素和一种 5-HT_3 拮抗药联合治疗或预防高度致吐性抗肿瘤化疗的初次和重复治疗过程中出现的急性和迟发性恶心和呕吐。本品推荐剂量在化疗前 1h 口服 125mg(第 1 次),在第 2 天和第 3 天早晨每天 1 次口服 80mg;地塞米松在第 1 天化疗前 30 分钟口服 6mg,在第 2~4 天的早晨各口服 3.75mg;格雷司琼在第 1 天化疗前 30 分钟静脉输注 3mg。本品可与食物同时或分开服用。

【不良反应】 可致便秘(2.4%~7.8%),食欲减退(2.0%~2.9%);实验室检查中约有 0.5% 的血糖水平、血肌酸酐、血钾、血尿素升高,中性粒细胞减少和蛋白尿;呃逆(4.6%)、ALT 升高(2.8%)、消化不良(2.6%)、头痛(2.0%)。不常见的不良反应有念珠菌、葡萄球菌感染,贫血,嗜中性粒细胞减少性发炎、多饮、焦虑、定向障碍、欣快感、眩晕、嗜睡、认知障碍、昏睡、味觉异常、面红、口咽疼痛、喷嚏、咳嗽、鼻后滴漏、咽喉刺痛、胃肠不适等,皮疹、痤疮、肌痉挛、肌肉无力,排尿困难或尿频,疲乏无力、虚弱、水肿、胸部不适,步态失调。

【药物相互作用】 可使血药浓改变的药物有华法林、甲苯磺丁脲、口服避孕药、咪达唑仑、酮康唑、帕罗西汀。

【制剂规格】 胶囊剂:80mg,125mg。

第6章 主要作用于神经系统的药物

一、中枢神经兴奋药

多沙普仑（Doxapram）[保乙][典][基]

【作用特点与用途】 本品呼吸兴奋作用比尼可刹米强。大剂量直接兴奋呼吸中枢，小剂量通过颈动脉化学感受器兴奋呼吸中枢，并可增加心输出量。静脉注射后立即生效，持续5～12min。用于解救麻醉药、中枢抑制药引起的中枢抑制。代谢快并由肾排泄。

【用法用量】 ①术后催醒：成年人静脉注射0.5～1mg/kg，如需要，至少相隔5min后才能重复1次，总量不得超过2mg/kg。如需静脉滴注，用5%葡萄糖或0.9%氯化钠注射液稀释至1mg/ml，静脉滴注开始5mg/min，获效后减至1～3mg/min，总用量最多为4mg/kg，每小时用量不宜超过300mg。②中枢抑制催醒：成年人1～2mg/kg，隔5min后可重复1次。维持量每1～2小时1～2mg/kg，直至获得效应，总量以3g/d为限。

【注意事项】 ①癫痫、惊厥、严重肺部疾病患者禁用；颅内高压、重度高血压、冠心病、孕妇及12岁以下儿童慎用；在使用氟烷、异氟烷等全麻药后10～20min，才能使用本品。②逾量时征象：惊厥、震颤、反射亢进。③在有经验的医师指导下应用。

【制剂规格】 盐酸多沙普仑注射液：100mg/5ml，20mg/1ml。

莫达非尼（Modafinil）

【作用特点与用途】 可有效增进警觉性，可显著降低日间睡眠发作次数和睡眠周期，也不影响夜间正常睡眠和无明显依赖性。t_{max}为2～4h，$t_{1/2}$为11～15h，经肾排泄。一次剂量可保持清醒10～12h。用于治疗睡眠增多症和发作性睡眠。

【用法用量】　口服:100～200mg,2/d。老年人,严重肝肾功能损害者,初始剂量为 100mg,日剂量不超过 400mg。遵医嘱。

【禁忌证】　缺血性心脏病、右心肥大、二尖瓣脱垂、胸痛、有心电图异常史、心律不齐、孕妇、哺乳、儿童均禁用。

【制剂规格】　片剂:100mg,300mg。

醋谷胺(乙酰谷酰胺、Aceglutamide)[保甲]

【作用特点与用途】　本品有改善神经细胞代谢,维持神经应激能力及降低血氨的作用,并能通过血-脑脊液屏障。用于脑外伤昏迷、肝性脑病、偏瘫、小儿麻痹后遗症、神经头痛、腰痛。

【用法用量】　肌内或静脉注射,100～600mg/d,静脉注射用 5% 或 10% 葡萄糖注射液 250ml 稀释后缓慢滴注。小儿酌减。穴位注射治疗神经性头痛、腰痛,遵医嘱用。

【注意事项】　可能引起血压下降。

【制剂规格】　注射剂:100mg/2ml。

二甲弗林(回苏灵、Dimefline)[保乙][基]

【作用特点与用途】　本品对呼吸中枢兴奋作用较强,作用比尼可刹米强 100 倍,苏醒率可达 90%～95%。用于各种原因引起的中枢性呼吸衰竭、麻醉药、催眠药所致的呼吸抑制及损伤、手术等引起的虚脱和休克。

【用法用量】　口服:每次 8～16mg,2～3/d。肌内或静脉注射,每次 8mg。静脉滴注,用注射用葡萄糖或氯化钠注射液稀释后静脉滴注,每次 8～16mg。

【注意事项】　①有惊厥病史、吗啡中毒、肝肾功能不全者及孕妇禁用。②剂量过大可致惊厥或震颤。

【制剂规格】　片剂:8mg。注射剂:8mg/2ml。

洛贝林(山梗菜碱、Lobeline)[保甲][典][基]

【作用特点与用途】　兴奋颈动脉窦和主动脉体化学感受器而反应性兴奋呼吸中枢,尚可反射性兴奋迷走神经和血管运动中枢,对自主神经节先兴奋后抑制。用于新生儿窒息,CO 窒息,吸入麻醉药及其他中枢抑制药中毒及肺炎、白喉等传染病引起的呼吸抑制、衰竭。

【用法用量】　皮下或肌内注射,成年人每次 3～10mg;极量每次 20mg,每日 50mg。儿童每次 0.3～3mg。必要时每 30 分钟可重复 1 次。静脉注射宜慢。新生儿窒息可注入脐静脉,用量为 3mg。

【注意事项】 可有恶心、呕吐、呛咳、头痛、心悸等。大剂量可引起心动过速、传导阻滞、呼吸抑制甚至惊厥。

【制剂规格】 3mg/1ml,10mg/1ml。

氨乙异硫脲(克脑迷、乙胺硫脲、Aminoethylsothiourea)

【作用特点与用途】 释放活性巯基而促进脑细胞代谢,能使外伤性昏迷者较快恢复脑功能,对抗中枢抑制。用于外伤性昏迷、脑外伤后遗症,其他原因引起的昏迷、CO 中毒、脑缺氧及巴比妥类、地西泮等中毒和放射性损伤。

【用法用量】 静脉滴注:成年人每日 1g,用 5%或 10%葡萄糖液 250～500ml 稀释,每分钟 40 滴。若虚脱起开始按每分钟 100 滴,连续 5min;如当心跳过缓,呼吸过快,面红,上半身红或腹痛,滴速应减至每分钟 40 滴左右或立即停药。一般 1 个疗程 9～12d。治疗可持续 30d 左右。

【注意事项】 ①可见静脉炎、猩红热样皮炎等;②孕妇、产妇、严重冠心病者忌用。

【制剂规格】 注射剂:1g。

甲氯芬酯(氯酯醒、Meclofenoxa)[保乙][典][基]

【作用特点与用途】 本品能促进脑细胞的氧化还原代谢,增加对糖类的利用,并能调节细胞代谢;对中枢抑制者有兴奋作用。用于外伤性昏迷,新生儿缺氧症,儿童遗尿症,意识障碍,老年性精神病,酒精中毒及某些中枢和周围神经症状。

【用法用量】 口服:成年人每次 0.1～0.3g,3/d;小儿每次 0.1g,3/d。肌内或静脉滴注:0.25g 溶于 5%葡萄糖注射液 250～500ml 中,1～3/d;新生儿每次 60～100mg,2/d。或遵医嘱。

【制剂规格】 胶囊剂:0.1g。注射剂:0.1g,0.25g。

一叶萩碱(Securinine)

【作用特点与用途】 本品作用与士的宁相似,但毒性较低;能兴奋脊髓,增强反射及肌肉紧张度。小剂量能增强心肌收缩,并有抑制胆碱酯酶的作用。体内代谢较快,无蓄积性。用于治疗小儿麻痹症及其后遗症,面神经麻痹;对神经衰弱、低血压、自主神经功能紊乱所致头晕、耳鸣、耳聋等也有一定疗效。

【用法用量】 皮下或肌内注射,成年人每次 8～16mg,1/d,14d 为 1 个疗程。小儿用量按成年人 1/4 量给药。

【注意事项】 偶见荨麻疹,疼痛,局部刺痒、感染、肿胀等;偶见心悸、头痛,停药后可自愈。

【制剂规格】　注射剂:4mg/1ml。

香草二乙胺(益迷兴、Etamivan)

【作用特点与用途】　本品为呼吸兴奋药,能增加对 CO_2 的敏感性,作用时间短,仅 2~10min。应用同尼可刹米,如中枢性呼吸、循环衰竭、麻醉药及其他中枢抑制药中毒。不良反应同尼可刹米。

【用法用量】　静脉注射:5%溶液 5~10ml,或口服。

【注意事项】　癫痫患者禁用,禁与单胺氧化酶抑制药合用。

【制剂规格】　口服液:5%溶液(溶于 25%乙醇中)。注射剂:100mg/2ml。

氨酪酸(γ-Aminobutyric Acid)

【作用特点与用途】　本品有降低血氨及促进脑代谢作用,能增强葡萄糖磷酸酯酶活性,恢复脑细胞功能(亦为中枢介质)。用于脑卒中后遗症、尿毒症、煤气中毒等引起的昏迷;尚可用于偏瘫、记忆障碍、语言障碍、精神发育迟滞等。

【用法用量】　口服:每天 1g,3/d;静脉滴注,用 0.75~1.0g 溶于 300~500ml 0.9%氯化钠注射液中,2~3h 滴完。

【注意事项】　偶有灼热感、恶心、头晕、失眠、便秘、腹泻;大剂量可出现运动失调、肌无力、血压下降、呼吸抑制。静滴出现胸闷、气急、头晕、恶心等应停药,对症处理。

【制剂规格】　片剂:0.5g,0.25g。注射剂:1g/5ml。

氨苯噻唑(阿米苯唑、Amiphenazole)

【作用特点与用途】　本品为尼可刹米衍生物,兴奋呼吸中枢作用较尼可刹米强,可口服和静注给药。用于伴有高碳酸血症的呼吸衰竭及镇静、麻醉药中毒。

【用法用量】　成年人口服:每次 100mg,3/d;静脉注射:每次 100mg。

【注意事项】　可见失眠、恶心、手指抽搐,偶见皮疹;大剂量可致惊厥。

【制剂规格】　注射剂:50mg。片剂:50mg。

细胞色素 C(Cytochrome C)[保乙][典]

【作用特点与用途】　本品由猪心提取的细胞呼吸激活药。用于各种组织缺氧的急救,或辅助治疗,如一氧化碳中毒、催眠药中毒、新生儿窒息、严重休克期缺氧、麻醉及肺部疾病引起的呼吸困难、高山缺氧、脑缺氧及心脏病缺氧等。可同时配合吸氧治疗。

【用法用量】 静脉注射或静脉滴注:成年人每次 15～30mg,30～60mg/d;儿童用量酌减。溶媒可用生理盐水或葡萄糖注射液稀释溶解。皮试阳性禁用。

【制剂规格】 注射剂:15mg。

哌苯甲醇(Pipradrol)

【作用特点与用途】 能兴奋中枢的多种精神性活动,促使思路敏捷,解除疲劳,精神振作;制止小儿多动,延长注意力集中,为中枢神经较为温和的兴奋药。适用于催眠药引起的嗜睡、倦怠、呼吸抑制。

【用法用量】 口服:每次 1～2mg,2～3/d。

【不良反应】【注意事项】 超量或常用可致失眠、恶心、食欲缺乏、焦虑等。焦虑及烦躁不安者忌用。

【制剂规格】 片剂:1mg。

哌甲酯(利他林、Methylphenidate)[保乙][典][基]

【作用特点与用途】 本品为精神兴奋药和呼吸兴奋药。可对抗抑郁症。用于注意缺陷障碍(如儿童多动症、轻微脑功能失调),催眠药引起的嗜睡、倦怠、呼吸抑制。

【用法用量】 成年人餐前 45min 服 10mg,2～3/d;6 岁以上儿童可在早、午餐前各服 5mg。以后酌情每周增加 5～10mg,每日总量不宜超过 40mg。控释剂须整片服,早上服药 1 次即可。注射剂遵医嘱。

【注意事项】 ①癫痫、高血压患者慎用。6 岁以下儿童、严重焦虑、青光眼、激动、过度兴奋者禁用。②可致食欲减退,久服有依赖性。

【制剂规格】 片剂:5mg,10mg,20mg。缓释剂(片):20mg。控释片:18mg,36mg,54mg。注射剂:20mg/1ml。

他替瑞林(Taltirelin)

【作用特点与用途】 本品为新合成的 TRH 类似物,已在欧洲上市。本品经由脑 TRH 受体对 CNS 产生强力持久性多重作用。目前用于改善脊髓小脑变性病人的共济失调。

【用法用量】 口服:成年人每次 0.5g(1 片),2/d,早晚餐后服,可根据年龄、病情和依从性调整剂量。

【不良反应】【注意事项】　可见恶心、呕吐等胃肠道反应,减量可缓解,停药后可消失。肾功能受损者慎用。

【制剂规格】　片剂:0.5g。

托莫西汀(Tomoxetine)[保乙]

【作用特点与用途】　本品为中枢兴奋药。用于注意缺陷障碍(小儿多动症)。

【用法用量】　体重 70kg 以上者起始量 40mg/d,7d 后酌增,通常维持剂量 80mg/d,最大不超过 100mg/d。6 周岁以上儿童和体重在 70kg 以下者起始量 0.5mg/(kg·d),7d 后酌增,通常维持量 1.2mg/(kg·d)。治疗剂量可于早晨一次服,或早、晚分 2 次给药。

【不良反应】【注意事项】　①闭角型青光眼、正在服或前 14d 内服用单胺氧化酶抑制药(苯乙肼、苯环丙胺)等的患者及对本品过敏者禁用;②可致食欲减退、胃肠反应、尿失禁;③罕见严重不良反应如震颤、僵直、尿潴留、自杀倾向、肝肾损害、癫痫发作者等。

【制剂规格】　胶囊剂:5mg,10mg,18mg,25mg,40mg,60mg。

苯丙胺(非那明、Amfetamine)[典]

【作用特点与用途】　中枢兴奋作用与麻黄碱相似。口服肠道易吸收,经肝代谢,由肾排泄,$t_{1/2}$ 10~12h;小儿 $t_{1/2}$ 6~8h。主要用于发作性睡病、脑炎后遗症、麻醉药或其他中枢神经抑制药中毒;雾化吸入可解除鼻炎的阻塞症状。

【用法用量】　常用口服量:每次 2~10mg;极量:每次 20mg,3/d。皮下注射常用量:每次 2~10mg;极量:每次 10mg,20mg/d。

【注意事项】　严格控制使用,以防病态嗜好。高血压、动脉硬化、冠心病、甲状腺功能亢进、神经衰弱者,老年及小儿禁用。

【制剂规格】　片剂:5mg,10mg。注射剂:5mg/1ml,10mg/2ml。

胞磷胆碱(尼可林、Citicoline)[保甲][典][基]

【作用特点与用途】　本品为人体内正常成分,有改善脑组织代谢,促进大脑功能恢复的作用。通过降低脑血管阻力,增加脑血流而促进脑物质代谢,改善脑循环。可改善运动麻痹。主要用于急性颅脑外伤和脑手术后意识障碍、脑卒中后偏瘫、耳鸣及神经后耳聋。

【用法用量】 静脉滴注:0.25～0.5g/d,用 5％或 10％葡萄糖注射液稀释后缓慢滴注,5～10d 为 1 个疗程。单纯静脉注射:每次 100～200mg。肌内注射:0.1～0.3g/d,分 1～2 次注射(少用)。

【制剂规格】 注射剂:200mg,250mg。

贝美格(美解眠、Bemegride)[保甲]

【作用特点与用途】 中枢性兴奋作用类似戊四氮,对苯巴比妥类及其他催眠药有对抗作用。用于解救巴比妥类、格鲁米特、水合氯醛等药物中毒。亦用于加速硫喷妥钠麻醉后的恢复。

【用法用量】 静脉注射:每 3～5 分钟注射 50mg,至病情改善或出现中毒症状为止。静脉滴注:50mg,用 5％葡萄糖注射液稀释后静脉滴注。给药不宜太快,以免惊厥或恶心、呕吐、震颤等。

【制剂规格】 注射剂:50mg。

戊四氮(戊四唑、Pentetrazole)

【作用特点与用途】 能直接兴奋呼吸中枢和血管运动中枢,使呼吸增加,血压微升。用于急性传染病、麻醉药及巴比妥类药物中毒引起的呼吸抑制,急性循环衰竭。因安全范围小,现已少用。

【用法用量】 皮下、肌内、静脉注射:0.05～1g,每 2 小时 1 次,极量 0.3g/d。

【制剂规格】 注射剂:0.1g,0.3g。

尼可刹米(可拉明、Nikethamide)[保甲][典][基]

【作用特点与用途】 选择性兴奋延髓呼吸中枢,也可作用于颈动脉体和主动脉体化学感受器反射性兴奋呼吸中枢,使呼吸加深加快。对血管运动中枢有微弱兴奋作用。用于中枢性呼吸抑制及麻醉药中毒、循环衰竭及其他中枢抑制药中毒等引起的呼吸抑制。解救阿片类中毒效果比戊四氮好,对吸入麻醉药中毒次之,对巴比妥类中毒的解救不如印防己毒素及戊四氮。

【用法用量】 皮下、肌内或静脉注射:每次 0.25～0.5g;极量每次 1.25g。6 个月以下婴儿每次 75mg,1 岁每次 125mg,4－7 岁每次 175mg。

【注意事项】 常见面部刺激征、烦躁不安、抽搐、恶心、呕吐等。大剂量可见血压升高、心悸、出汗、呕吐、震颤及肌僵直,应及时停药以防惊厥(可用苯二氮䓬类或小剂量硫喷妥钠对抗)。

【制剂规格】 注射剂:0.25g/1ml,0.375g/1.5ml。

士的宁(番木鳖碱、Strychnine)[典]

【作用特点与用途】　本品由马钱子提取的硝酸盐生物碱。对脊髓有选择性兴奋作用,对大脑皮质也有一定兴奋作用。用于巴比妥类中毒,效果不及贝美格安全;用于偏瘫、瘫痪及因注射链霉素引起的骨骼肌松弛、弱视症等。

【用法用量】　皮下或肌内注射:每次 1~3mg,极量:每次 5mg。口服:1~3mg,3/d。

【不良反应】【注意事项】　①过量易致惊厥;排泄慢,有蓄积性。②癫痫患者、高血压、动脉硬化、肝肾功能不全、破伤风、突眼性甲状腺患者禁用或忌用。③吗啡类中毒者慎用。

【制剂规格】　注射剂:4mg/1ml。

匹莫林(苯异妥因、培脑灵、Pemoline)

【作用特点与用途】　中枢兴奋作用温和,强度介于苯丙胺和哌甲酯之间,相当于咖啡因的 5 倍。尚有拟弱交感作用。用于治疗轻微脑功能失调(多动症,MBD),可提高中枢去甲肾上腺素(NA)的含量。t_{max} 为 2~3h,$t_{1/2}$ 约 12h,多次给药后 2~3d 可达稳态血药浓度。主要由肾排泄,24h 内自尿中排出约 75%,其中约 45% 为原型。尚可治疗轻度抑郁症及发作性睡眠。

【用法用量】　①治疗轻微脑功能失调,每晨口服 20mg(1 片),一般不超过 60mg(3 片)。②遗传过敏性皮炎:从每日服 20mg(1 片)开始,每 2~3 天递增 1 片,至止痒或日剂量 4 片为止。每周用 6d,停用 1d,共 2 周。

【不良反应】【注意事项】　①对本品过敏者、肝病患者禁用;6 岁以下儿童及因可加剧抽动、秽语综合征和精神疾病症状者也不宜用。②可致失眠、厌食和体重减轻,少见为头晕、萎靡、易激惹、抑郁、恶心、胃痛、皮疹等。③孕妇、肾病患者慎用。

【制剂规格】　片剂:20mg。

苯甲酸钠咖啡因(安钠咖、Caffeine and Sodium Benzoate)[保乙]

【作用特点与用途】　解救中枢抑制用药。

【用法用量】　皮下或肌内注射:每次 1~2ml,2~4ml/d;极量:每次 3ml,12ml/d。

【注意事项】　①成年人用咖啡因致死量为 10g,有死于肝性脑病的报道。②禁用于胃溃疡的患者。

【制剂规格】　注射剂每毫升中含咖啡因 0.12g 与苯甲酸钠 0.13g。

附:咖溴合剂(巴氏合剂、Sodium Bromide and Caffeine Mixture) 每200ml中含安钠咖 0.05～2g,溴化钠(或钾)1.0～10g。该二药的分配比例与用量视病情而定,用于抑郁型者咖啡因含量较多,兴奋型者溴化物含量较大。临床调节大脑皮质活动者口服咖溴合剂,每次 10～15ml,3/d,饭后服。

二、手术麻醉及相关辅助用药

(一)全身麻醉药

1.吸入麻醉药

七氟烷(七氟醚、Sevoflurane)[保乙]

【作用特点与用途】 吸入最小肺泡内浓度(MAC)在氧及氧化亚氮的混合气体中为 0.66%,在纯氧中为 1.7%,与后述的恩氟烷相似,为氟烷的 1/2。其半数致死浓度(LC_{50})/MAC 比恩氟烷大;诱导时间比恩氟烷、氟烷者短,苏醒时间三者相近。麻醉期间的镇痛、肌松效应与恩氟烷、氟烷相同,其呼吸抑制作用比氟烷小;对心血管系统的影响比异氟烷小;对脑血流量、颅内压的影响与异氟烷者相似;本品与肾上腺素合用无妨;诱导和苏醒都比较快,且对眼黏膜刺激较轻微,不燃烧,不爆炸。各种手术用全身吸入麻醉。

【用法用量】 以 50%～70%氧化亚氮与本品 2.5%～4.5%浓度吸入进行诱导麻醉(持续 10～15min 血药浓度达稳态)。使用睡眠量的静脉麻醉时,本品的诱导剂量通常为 0.5%～5%。麻醉维持,应以最低有效浓度维持外科麻醉状态,常为 4%以下。诱导麻醉后静脉注射琥珀胆碱者,做气管插管。麻醉维持吸入氧气 2L/min,氧化亚氮 4L/min,本品 4.0%。

【不良反应】【注意事项】 ①参见恩氟烷、异氟烷。②可能产生恶性高热,它继发于体温调节中枢受损;须立即停药,采用肌内注射肌松药及吸氧等措施。

【制剂规格】 挥发性液体:120ml,250ml。

恩氟烷(易使宁、安氟醚、Efrane、Enflurane)[保甲]

【作用特点与用途】 本品是较新的含氟吸入麻醉药,其化学性质稳定,不燃烧,不爆炸。诱导和苏醒均较快,苏醒平稳;肌肉松弛作用较氟烷为佳;恶心及呕吐少见。本品与氟烷不同的是麻醉期间加用肾上腺素溶液,安全范围比较大。

使用恩氟烷可迅速达到麻醉,当血/气分配系数为 1.9 时可在麻醉 5min 内使肺泡气浓度达到吸入浓度的 50%。用本品诱导浓度为 2%～4.5%,一旦完成诱导,吸入浓度即逐渐减低,维持浓度为 0.5%～3%,维持浓度可根据手术需要和病人的情况迅速调整。其代谢产物主要为无机氟化物,80% 以上以原型从呼气排出,极少量以非挥发性尿代谢产物的形式排出体外。国内曾用于合并冠心病、陈旧性心肌梗死、心律失常或有心力衰竭史的病人,采用浅麻醉,术中均较平稳。高浓度可引起心肌抑制和中枢神经兴奋,故常与氧化亚氮同用。本品亦适用于儿科麻醉。用于全身麻醉的诱导和维持,并可与多种静脉全身麻醉药和全麻辅助药联用。

【用法用量】　单纯吸入诱导时,先给予 0.5% 吸入,每隔 0.5min 增加 0.5%,诱导浓度不超过 5%,维持麻醉浓度 1%～3%,可配合使用氧化亚氮。吸入浓度超过 3% 时,如呼吸抑制,应采取辅助呼吸,但换气不宜过度,以免引起中枢兴奋。遇麻醉过量,应立即停止给药,保持呼吸道通畅,并且用纯氧做辅助呼吸。

【不良反应】　单用本品可轻度刺激唾液腺和呼吸道的分泌,能抑制咽喉反应;麻醉深或伴有碳酸过低时,可出现面部、上肢肌肉阵挛性强直或抽搐;偶尔可引起高热、恶心及呕吐等。尚见有白细胞升高、低血压和呼吸抑制的报道。

【禁忌证】　癫痫和对含卤素的吸入麻醉药过敏者禁用。

【注意事项】　①孕妇用药安全性未确定;②用本品麻醉行剖宫产术失血较多,应注意;③原有肾功能障碍或肾移植者,用本品会加重肾损害,应慎用;④用本品增加麻醉深度可引起脑电图的改变,减浅麻醉可以使脑电图上所见症状改善或好转;⑤本品有强化非去极化松弛药的作用,因而合用时,这些药用量应当减少;⑥不能与麻黄碱或儿茶酚胺类药合用。

【制剂规格】　溶液:25ml,250ml。

异氟烷(异氟醚、Isoflurane)[保甲][典]

【作用特点与用途】　本品为恩氟烷异构体,诱导和苏醒作用比恩氟烷快或相当。麻醉时无交感神经兴奋、可增强肾上腺素作用,有一定肌松作用,肝毒性小,主要以原型从呼吸道排出。诱导吸入体内浓度 1.5%～3%,维持麻醉时气体浓度为 1%～1.5%。t_{max} 约 4h,一般 <5μmol/L,麻醉后 24h 内恢复正常。手术用全身吸入麻醉诱导和维持。

【用法用量】　麻醉诱导:建议起始量浓度 0.5%,7～10min 内逐渐增至

1.5%～3.0%,即进入麻醉期。麻醉维持浓度可用1.0%～2.5%的异氟烷和氧/氧化亚氮混合气体混合吸入,若单独与氧气混合吸入时,则本品浓度应增加0.5%～1.0%。剖宫产:与氧/氧化亚氮混合吸入时,本品浓度为0.5%～0.75%为最佳。

【不良反应】【注意事项】 ①不良反应可见心律失常:白细胞增加、咳嗽、刺激喉痉挛、呼吸抑制、低血压;复苏期寒战、恶心、呕吐等;②防止呼吸抑制,一般多选用抗胆碱类药物;③对本品过敏或对其他卤化麻醉药过敏、恶性高碳酸血症者,孕妇均禁用。

【制剂规格】 液体吸入剂:100ml。

氟烷(Halothane)[典]

【作用特点与用途】 卤代烷麻醉药,作用比乙醚强,其余参阅恩氟烷、异氟烷。

【用法用量】 视手术需要而定。可采用关闭式、半关闭式或滴入法,可单用或与乙醚等合并使用。常用浓度为0.5%～3%。

【不良反应】【注意事项】 参阅恩氟烷、异氟烷。

【制剂规格】 液体:20ml,100ml,250ml。

甲氧氟烷(Methoxyflurane)

【作用特点与用途】 对呼吸道的刺激作用较乙醚轻,其全麻效能最强,镇痛效果较好,但麻醉诱导期及恢复期均较缓慢,常伴有兴奋期。其最小肺泡浓度为0.16%。作全麻吸入其蒸气浓度不得＞2%。深麻时骨骼肌才松弛良好。手术时开放式、关闭式或半关闭式吸入麻醉。

【注意事项】 ①可产生急慢性肝损伤。肝硬化及其他肝病患者、肾病患者均禁用。②参阅恩氟烷、异氟烷。

【制剂规格】 吸入麻醉剂:20ml,150ml。

地氟烷(Desflurane)[保乙]

【作用特点与用途】 吸入麻醉诱导快、苏醒早、恢复质量高。头脑清醒,立即恢复定向力。体力代谢率极低(0.02%～0.11%),对机体功能、循环功能影响小。遇碱石灰稳定,肌松作用好。心血管手术麻醉、成年人全麻诱导和维持、小儿全麻维持。

【用法用量】 常用诱导起始量浓度为3%,每隔2～3次呼吸增加0.5%～1%的浓度,吸入4%～11%的地氟烷,2～4min可产生外科麻醉。维持同氧化亚氮混合,吸入 2%～6% 的浓度可维持在外科麻醉期水平,而同氧气或空气混合吸入,则需 2.8%～8.5% 的浓度,在小儿用或用氧化亚氮,浓度需要达 5.2%～10% 才能维持外科麻醉水平。慢性肝肾病(肾移植)患者用氧化亚氮/氧混合吸入,地氟烷的浓度为 1%～4%。

【不良反应】【注意事项】　参阅恩氟烷、异氟烷。

【制剂规格】　吸入麻醉剂:240ml。

氧化亚氮(笑气、Nitrous Oxide)[保乙][典][基]

【作用特点与用途】　对呼吸道及机体各重要器官均无明显刺激性。临床多与其他麻醉药合用。常与乙醚、普鲁卡因及前述麻醉药合用,视手术需要和患者情况而定。

【注意事项】　①吸入麻醉中氧气浓度不应低于 20%,麻醉终止后应吸纯氧 10min 防缺氧;②防治低血压;③肺栓塞症患者忌用。

【制剂规格】　耐压钢筒(瓶)装气体。

2. 静脉麻醉药

硫喷妥钠(Thiopental Sodium)[保甲]

【作用特点与用途】　超短时作用的巴比妥类静脉麻醉药。常用于静脉麻醉、诱导麻醉、基础麻醉、抗惊厥及复合麻醉等。临用前用灭菌注射用水溶解成 2.5% 溶液后注射给药。静脉一般成年人每次 4～8mg/kg,老年人应减量至 2～2.5mg/kg。肌内注射小儿 1 次按体重 5～10mg/kg。极量静脉注射每次全麻总用量 1g。

【不良反应】【注意事项】　①易致呼吸抑制,给药速度宜缓慢;可引起咳嗽,喉与支气管痉挛;麻醉后易致胃贲门括约肌松弛、误吸和反流。②低血压。③延迟性睡眠。④少见神志持久不清,兴奋乱动、幻觉、皮肤及面部红晕、口唇或眼部(睑)肿胀、瘙痒或皮疹、腹痛、全身抖动或肌肉震颤、呼吸不规则或困难,心律失常、寒战发抖、昏睡不够清醒、头痛、恶心、呕吐。⑤由于不良反应多,应加强监护,备用肾上腺素或麻黄碱。

【制剂规格】　粉针剂:0.5g,1.0g。

附:**美索比妥**(戊烷巴比妥、Methohexital)　麻醉作用强,为硫喷妥钠的 2～3 倍,安全范围比硫喷妥钠稍宽,局部刺激性小,痉挛性不良反应发生率低。临床效果比硫喷妥钠优。

氯胺酮(凯他敏、Ketamine)[保甲][典][基]

【作用特点与用途】 非巴比妥类静脉麻醉药,第一类精神药品之一。毒品市场称之为"K 粉"。麻醉作用快速但短暂,一般不抑制呼吸,但可致短暂性呼吸频率减缓或潮气量降低,尤以静脉注射较快时容易发生。注射后可引起一定程度的血压上升和脉率加快,并可能致喉痉挛。用于各种表浅、短小手术麻醉、不合作小儿的诊断性检查麻醉及全身复合麻醉。

【用法用量】 ①全麻诱导和维持:成年人静脉注射按体重 $1\sim2mg/kg$,维持可用静脉滴注每分钟不超过 $1\sim2mg$,即按体重 $10\sim30\mu g/kg$,加用苯二氮䓬类药,可减少其用量。②镇痛:成年人按 $0.2\sim0.75mg/kg$,$2\sim3min$ 注射完;随后静脉滴注按 $5\sim20\mu g/(kg\cdot min)$。③基础麻醉:个体差异大,遵医嘱。

【注意事项】 ①管制精神药品之一,严禁流入毒品市场。②孕妇慎用,颅内压增高、脑出血、青光眼患者不宜单用;重症高血压、心血管疾病及甲状腺功能亢进者禁用。③可致幻觉、躁动不安、噩梦及谵语等;术中常有泪液、唾液分泌增加,血压、颅内压及眼压升高;不能自控的肌肉收缩偶见。④偶有呼吸抑制、暂停及喉痉挛,多半是在用量较大、分泌物增多时出现。

【制剂规格】 注射剂:$100mg/2ml$,$100mg/10ml$,$200mg/20ml$。

羟丁酸钠(Sodium Hydroxybutyrate)[保乙]

【作用特点与用途】 静脉注射 $3\sim5min$ 出现嗜睡,$10\sim15min$ 进入深睡(麻醉),呼吸减慢,可持续 $1\sim3h$。无镇痛作用,有循环系统兴奋作用,使血压稍高,脉搏慢而有力,对心排血量无影响,不引起颅内压升高。用于复合全麻的诱导和维持,常与全麻药或麻醉辅助药合用。

【用法用量】 ①全麻诱导:每次 $60\sim80mg/kg$,静脉注射速度每分钟 $1g$;小儿最高按人体重 $10mg/kg$;成年人诱导量 $2\sim5g$;手术时间长者每隔 $1\sim2h$追加 $1\sim2g$。②全麻维持:每次 $12\sim80mg/kg$。③基础麻醉:成年人用量为 $50\sim60mg/kg$;小儿为 $60\sim80mg/kg$。④极量:成年人 1 次总量按体重 $300mg/kg$。

【不良反应】【注意事项】 ①严重低钾血症禁用,孕妇、哺乳妇女用药不明确;②大剂量时可致心率减慢,传导阻滞;③锥体外系症状;④可抑制呼吸,呼吸频率减慢等。

【制剂规格】 注射剂:$2.5g/10ml$。

依诺伐(氟芬合剂、Innovar)

【作用特点与用途】　可使患者精神恍惚、活动减少、表情淡漠、闭眼似睡眠。对术者的呼唤能发生反应,痛觉丧失(即神经安定镇痛术)。对循环系统的影响较小,有降低心肌对肾上腺素的敏感性。用于各种手术的麻醉及麻醉前给药。尤其用于颅脑及胸外科手术、老年人、中毒性休克患者,其安定镇痛效果较好。

【用法用量】　诱导麻醉时,成年人每次 2~3ml,稀释后以小剂量分次注射。

【不良反应】【注意事项】　①有氟哌利多引起的锥体外系症状、血压下降;②芬太尼引起的呼吸抑制、心动过缓等;③禁用于剖宫产手术、孕妇、婴幼儿、新生儿、嗜酒者、震颤麻痹综合征及癫痫患者。

【制剂规格】　注射剂:每 1ml 含氟哌利多 2.5mg,枸橼酸芬太尼 0.05mg(50:1)。

米那索龙(Minaxolone)

【作用特点与用途】　麻醉效能强,无镇痛作用。用药后 10~15s 神志消失,作用持续 6~84min。对呼吸、循环系统影响小。用于全身麻醉诱导或小手术。

【用法用量】　诱导麻醉:一般静脉注射剂量按体重 0.5mg/kg,最大剂量为 1mg/kg。

【不良反应】【注意事项】　麻醉过程中可出现兴奋现象,可能出现过敏反应。

【制剂规格】　注射剂:5mg/1ml。

丙泊酚(Propofol)[保甲][基]

【作用特点与用途】　烷基酚类短效静脉麻醉药。麻醉效价是硫喷妥钠的 1.8 倍。静脉给药 40s 内可产生睡眠状态,进入麻醉迅速、平稳。维持时间约 10min。$t_{1/2\alpha}$ 为 1.8~8.3min,$t_{1/2\beta}$ 为 34~60min,血浆蛋白结合率 97%~98%。如与芬太尼合用,则本品血药浓度升高。苏醒迅速,醒后无宿醉感。能抑制咽喉反射,有利于插管,很少发生咽喉痉挛。本品镇痛作用较弱,可使颅内压降低、脑耗氧量和脑血流量减少。用于全身麻醉的诱导和维持。适用于门诊患者。

【用法用量】　静脉注射诱导麻醉:每 10 秒注射 40mg,直至产生麻醉。一般成年人用量 1.5～2.5mg/kg。30～45s 内注完。维持麻醉常用量为每分钟 0.1～0.2mg/kg。每小时 4～12mg/kg。或遵医嘱。

【注意事项】 ①全麻诱导时可引起血压下降;在麻醉诱导时产生不自主的肌肉运动、抽搐,浅表麻醉时更为明显;②癫痫患者应用本品可能有惊厥的危险;③患有重症病患者需遵医嘱,患者或亲属应签署知情同意书。

【制剂规格】 注射剂:200mg/20ml,500mg/50ml。

咪达唑仑(Midazolam)[保乙]

【作用特点与用途】 通过与苯二氮䓬受体结合而发挥麻醉诱导和维持作用。脂溶性高,肌内注射 t_{max} 约 0.5h,生物利用度达 91%,消除相与静脉注射相似。主要在肝内经肝微粒体酶氧化。用于麻醉前给药,全麻诱导和维持;椎管内麻醉及局部麻醉时辅助用药;诊断或治疗性操作时患者镇静,ICU 患者镇静等。

【用法用量】 麻醉前给药:在麻醉诱导前 20～60min 使用,剂量为 0.05～0.075mg/kg 肌内注射,老年患者剂量酌减;全麻诱导常用 5～10mg(0.1～0.15mg/kg)。局部麻醉或椎管内麻醉辅助用药,分次静脉注射 0.03～0.04mg/kg。ICU 患者镇静等其他用药遵医嘱。

【不良反应】 ①参阅苯二氮䓬类药。②防治呼吸抑制,尤其与阿片类镇痛药合用时。

【制剂规格】 注射剂:5mg/3ml,15mg/5ml。

依托咪酯(乙咪酯、Etomidate)[保乙]

【作用特点与用途】 本品起效快,静脉注射后 30s 内意识消失,作用时间与剂量有关。在体内 V_{dss} 为 2.2～4.5L/kg,血浆蛋白结合率约 76%。$t_{1/2}$ 为 1.2～4.5h。本品神经生理作用和临床表现与巴比妥类相似,诱导期有时出现肌肉不协调动作、震颤、阵挛和强直等。本品不抑制心肌,亦不明显影响心排血量、平均动脉压、中心静脉压、周围血管阻力等。对呼吸的抑制与剂量、注速有关。且比硫喷妥钠轻,有时出现呼吸暂停,对肝肾无毒性,可降低眼内压。用于全麻诱导,尤其适用于心血管功能、肝肾功能减退者的大小手术全麻诱导,亦适用于小手术和镇静催眠。

【用法用量】 单次静脉注射:与其他全麻药、麻醉性镇痛药和肌松药复合,静脉诱导剂量 0.2～0.3mg/kg,15s 左右注完;用于短小手术如眼科、人工流产等手术,5～15min 后,根据需要可重复使用,剂量为 0.1～0.2mg/kg。静脉滴注:将本品 125mg 溶于 100～250ml 生理盐水或 5% 葡萄糖注射液中

(0.5～1.25mg/ml),每分钟 10～14μg/kg。

【不良反应】 诱导期有时出现不自主肌肉运动,静脉注射部位疼痛,发生静脉炎,术后可见恶心呕吐。因此,用药时宜选择较大的静脉进针。

【禁忌证】 原因不明的癫痫、子痫禁用。重症病人不宜用。

【注意事项】 术前需用地西泮、哌替啶和氟哌利多,以预防肌肉震颤、恶心呕吐等不良反应。

【制剂规格】 注射液:20mg/10ml。

丙泮尼地(普尔安、Propanidid)

【作用特点与用途】 本品具高度脂溶性,静脉注射后病人 30s 内即入睡,维持 20min 左右。本品在体内代谢很快,被血浆酯酶代谢转化为乙醇和苯乙酸。本品与琥珀胆碱合用,由于对血浆胆碱酯酶的相互竞争,致使呼吸抑制延长。本品吸收相 $t_{1/2}$ 为 3min,消除相 $t_{1/2}$ 为 10min,与血浆蛋白结合率 40%。静脉注射一般诱导量 7mg/kg,迅速通过血-脑脊液屏障,抑制中枢神经系统,进入良好的麻醉状态,但无镇痛作用。诱导期有时表现为不自主肌肉运动,肌强直,多与用量、注速及是否给术前用药有关。本品可抑制循环,抑制心肌并降低后负荷,有房室传导阻滞,类似奎尼丁样作用。诱导期可出现几次深呼吸,接着呼吸明显抑制或呼吸停止,有时出现咳嗽、呃逆和喉痉挛。本品诱导和苏醒均迅速,对肝、肾影响小,可用于小手术,需迅速苏醒者,门诊病人。注射前用注射用水或生理盐水稀释。

【用法用量】 静脉注射:成年人 5～7.5mg/kg,儿童为 7～8mg/kg,手术需要追加者按首次剂量的 1/2 或 2/3 给药。

【不良反应】 由于本品可抑制循环和呼吸,并可发生严重低血压、呼吸困难、支气管痉挛及心血管疾病、心搏骤停等过敏反应,故应用不广。对药物有过敏史及年老体弱者慎用。

【禁忌证】 对本品过敏及心、肺功能不全者均禁用。

【制剂规格】 注射液:0.5g/10ml。

(二)局部麻醉药

左旋布比卡因(Levobupivacaine、Chirocaine)[保乙]

【作用特点与用途】 本品为一种作用持续时间长、高效的局部麻醉药。本品对眶下神经传导阻滞(IONB)或坐骨神经传导阻滞(SNB)的药效不如丁哌卡因。动物实验表明,注射本品的动物虽出现心率减慢、血压降低,但均能继续呼吸,其不良反应和死亡率均低于丁哌卡因。本品的药动学数据较丁哌卡因更适用于临床。外科硬膜外隙阻滞麻醉、产科局部或区域麻醉、手术后疼痛控制。

【用法用量】 0.25%或0.5%溶液用于局部麻醉或神经阻滞。

【不良反应】 心肌抑制作用,误入静脉可引起严重心律失常。

【注意事项】 使用时应密切观察,严防误入静脉。

【制剂规格】 0.5%注射液:50mg,100mg,200mg。

丁哌卡因(布比卡因、麻卡因、Bupivacaine、Marcain)[保甲]

【作用特点与用途】 本品为酰胺类长效局麻药。局麻作用强于利多卡因近4倍。其0.25%~0.5%溶液引起局麻的时间一般为4~10min,0.75%溶液起效较之略快。用其0.5%溶液加肾上腺素做硬膜外阻滞麻醉,作用可维持5h。本品在血中浓度低,对循环、呼吸的影响小,对组织无刺激性,故安全性较高。仅在大剂量时可致血压下降,心率减慢;对β受体有明显阻断作用。本品无明显的快速耐受性,不产生高铁血红蛋白(症);母体血药浓度为胎儿的4倍。用于局部浸润麻醉、外周神经阻滞和椎管内阻滞。

【用法用量】 成年人神经阻滞或浸润麻醉,1次最大剂量150mg。外科硬膜外阻滞,注射液0.5%~0.75% 10~20ml(50~150mg);部分至完全运动阻滞。或按部分注射:臂丛神经阻滞,0.25%注射液20~30ml,或0.375%,20ml(50~75mg);骶管阻滞,0.25%注射液15~30ml(37.5~75.0mg),或0.5%注射液15~20ml(75~100mg);硬脊膜外间隙阻滞时,0.25%~0.375%可以镇痛。0.5%可用于一般的腹部手术等。局部浸润用0.25%注射液70~80ml(175~200mg)为限。24h内分次给予,极量400mg/d。儿童用0.1%注射液。交感神经节阻滞的总量为50~125mg(0.25%,20~50ml)。蛛网膜下隙阻滞,常用量为5~15mg,并加用10%葡萄糖成高渗液,或用脑脊液稀释成近似等渗液。

【不良反应】【注意事项】 ①偶见精神兴奋、低血压等;少数可出现头痛、恶心、呕吐、尿潴留及心率减慢等。②出现严重不良反应时可静脉注射麻黄碱或阿托品。③防止过量或误入血管,否则其毒性反应比利多卡因大。④12岁以下者慎用,对其过敏者禁用。

【制剂规格】 注射剂:12.5mg/5ml,25mg/5ml,37.5mg/5ml。

丁卡因(地卡因、Tetracaine)[保甲/乙]

【作用特点与用途】 本品为黏膜局麻药。作用迅速,1~3min即生效。

维持20～40min。眼用0.5%～1%溶液,鼻喉科用1%～2%溶液,总量不得超过20ml。

【用法用量】 每3ml中加入0.1%盐酸肾上腺素溶液1滴。浸润麻醉用0.025%～0.03%溶液。神经传导阻滞用0.01%～0.03%溶液。腰麻时用10～15mg与脑脊液混合后注射(入)。硬膜麻醉用0.15%～0.3%溶液,与利多卡因合用时最高浓度为0.3%。极量:浸润麻醉、神经传导阻滞麻醉,一次极量0.1g。

【注意事项】 大剂量可致心脏传导阻滞、呼吸抑制。

【制剂规格】 注射剂:50mg/5ml。

依替卡因(Etidocaine)

【作用特点与用途】 与丁卡因相似,作用开始于2～4min,持续作用比丁卡因稍长;作用强度为利多卡因的4倍,毒性与利多卡因相当。对运动神经的作用强,且先于对感觉神经的作用;与肾上腺素配合应用,其局部麻醉作用既可加强又可延长。用于硬膜外麻醉,神经阻滞麻醉,浸润麻醉。

【用法用量】 1%溶液用于硬膜麻醉。0.5%溶液用于神经阻滞麻醉;或浸润麻醉。一次最大剂量300mg。

【制剂规格】 注射液:300mg(30ml)。

利多卡因(赛罗卡因、Lidoeaine、Xylocaine)[保甲/乙]

【作用特点与用途】 局麻作用较普鲁卡因强,维持时间也长1倍,毒性也相应加大。有穿透性、扩散性。主要用于阻滞麻醉及硬膜外麻醉,尚有抗心律失常作用。

【用法用量】 局麻阻滞用1%～2%溶液,每次用量不超过0.4g。表面麻醉用2%～4%溶液,喷雾或蘸药贴敷,1次不超过100mg。也可用2%胶浆剂抹于食管、咽喉、气管或导尿管的外壁。阴道检查可用棉花签蘸5～7ml于局部。局部尿道扩张术、膀胱镜检查用量200～400mg。浸润麻醉用0.25%～0.5%溶液,每小时用量不超过0.4g。硬膜外麻醉用1%～2%溶液,每次用量不超过0.5g。

【禁忌证】 二度、三度房室传导阻滞、对本品过敏者、有癫痫大发作史者、严重肝病及休克患者禁用。

【制剂规格】 注射剂:0.1g/5ml,0.4g/20ml。胶浆:2%。

普鲁卡因（奴夫卡因、Procaine）^[保甲]

【作用特点与用途】 局麻作用好。主要用于浸润麻醉、神经传导阻滞麻醉、蛛网膜下隙阻滞麻醉、硬膜外麻醉及封闭疗法等。

【用法用量】 ①局部浸润麻醉：较少范围用 1%；较大范围用 0.25%～0.5%溶液；不加肾上腺素时 1 次不超过 0.5g，加肾上腺素时 1 次不超过 1g。②神经传导阻滞麻醉：用 1%～2%溶液，不加肾上腺素时每小时不得超过 0.5g。加肾上腺素时每小时不得超过 1g。③蛛网膜下隙阻滞麻醉：1 次不宜超过 150mg，可持续麻醉 1h，主要用于腹部以下手术。④硬膜外麻醉：1 次用量 2%溶液 20～25ml，1h 不超过 0.75g。⑤封闭疗法用量同浸润麻醉，注射于病变有关的神经周围或病变部位。给药前须做皮内敏感试验。

【制剂规格】 注射剂：40mg/2ml，100mg/10ml，50mg/20ml，100mg/20ml。

注：辛可卡因（Cinchocaine）作用较普鲁卡因持久而稳定，但毒性大 15 倍，故从略。

苯佐卡因（Benzocaine）^[典]

【作用特点与用途】 麻醉作用比普鲁卡因弱，不溶于水，故不能做浸润麻醉。多配成 5%～10%软膏或撒布剂用于创伤、烧伤、皮肤擦裂等止痛止痒；栓剂用于痔核止痛。片剂（0.5g，3/d）用于胃肠炎、溃疡止痛。

【制剂规格】 片剂：0.2g。栓剂：0.2g，0.3g。散剂：5g。软膏：5%，10%。

氯普鲁卡因（Chloroprocaine）

【作用特点与用途】 麻醉效能比普鲁卡因强，与利多卡因相似；穿透力强，起效快而持久，毒性小。用于各手术浸润麻醉：0.5%～1%溶液；硬膜外麻醉：2%溶液；臂丛神经阻滞麻醉：2%溶液；蛛网膜下隙神经阻滞麻醉：5%溶液。

【制剂规格】 溶液剂：20mg/2ml，100mg/10ml，200mg/10ml，400mg/20ml，600mg/20ml，300mg/10ml。

丙胺卡因（Prilocaine）

【作用特点与用途】 本品与利多卡因相似而作用较长，毒性较小，蓄积性也较小。用于硬膜外腔阻滞麻醉用 2.0%～3.0%溶液；局部浸润麻醉 0.5%～1.0%；神经阻滞麻醉亦用 2.0%～3.0%。

【注意事项】　①1 次最大剂量为 600mg；②贫血、先天性或自发性变性血红蛋白血症患者禁用，孕妇慎用。

【制剂规格】　注射剂：400mg/20ml。

三甲卡因(美索卡因、Trimecaine、Mesocain)

【作用特点与用途】　作用比利多卡因强、快、持久。毒性比利多卡因、丁卡因小。适用于浸润麻醉，用生理盐水配成 0.125%～1%溶液；阻滞麻醉：用 1%～2%溶液。

【制剂规格】　注射剂：100mg，200mg。

可卡因(Cocaine)

【作用特点与用途】　系被我国列为管制的麻醉药品("毒品")之一。因有较好的镇静止咳作用，且成瘾性比海洛因、吗啡小，国家允许在严格管制情况下，用于手术局部麻醉，如鼻、咽、耳、尿道、阴道等手术麻醉：5%～10%溶液；眼科手术用 2%～3%溶液点眼。

【注意事项】　①系最强的天然中枢兴奋药，毒性强，可产生兴奋及视、听、触等幻觉；服用后极短时间成瘾，并以失眠、食欲缺乏、恶心及消化系统紊乱；神经逐渐衰退，可导致偏执、呼吸衰竭而死亡。②一次服用 70mg 的纯可卡因，可以使体重为 70kg 者当场丧命；小剂量可卡因导致心率减慢，剂量增大后心率增快，呼吸急促，可出现呕吐、震颤、痉挛、惊厥等甚至死亡。③青光眼患者禁用。

【制剂规格】　溶液剂：2%、3%、5%、10%。

罗哌卡因(耐乐品、Ropivacaine、Naropin)[保乙]

【作用特点与用途】　新型长效酰胺类局麻药，有麻醉和镇痛双重作用。高浓度时可同时产生深感觉和运动神经阻滞；低浓度时只产生感觉神经阻滞，而对运动阻滞的影响极小且非进行性。本品血浆最高浓度与剂量成正比。呈完全性双相吸收，$t_{1/2}$ 分别为 14min 和 4h。静脉注射 $t_{1/2}$ 为 1.4h。血浆蛋白结合率 95%，血浆清除率(0.82±0.16)L/min。主要由肝代谢清除，随粪便和尿中排出。用于外科手术麻醉、急性疼痛控制。

【用法用量】　参阅说明书并遵医嘱用。

【不良反应】　可见低血压、恶心、呕吐、心动徐缓、感觉异常等，心毒性极少见。静脉注射不当会引起惊厥。联用其他局麻药会增加毒性。

【注意事项】　对本品过敏者慎用。严重肝病者慎用。低血压、心动过缓、肾功能不全、老年人均慎用。

【制剂规格】 注射剂:2mg/ml,7.5mg/ml,10mg/ml;每支10ml和20ml。

甲哌卡因(卡波卡因、Mepivacaine、Carbocaine)

【作用特点与用途】 本品为酰胺类局部麻醉药,局麻效能强,作用迅速、持久。效能和起效时间与利多卡因相似,且无血管扩张作用。使用时可不加肾上腺素,用于不宜应用肾上腺素的病例,如糖尿病、甲状腺功能亢进、高血压及老年病人等。适用于腹部、四肢及会阴部手术;亦可用于耳、鼻及咽喉的表面麻醉。

【用法用量】 成年人1次极量为7mg/kg或400mg,1d极量为1g,且在90min内不可重复此剂量。儿童剂量不超过5~6mg/kg。用于浸润麻醉:0.5%溶液80ml或1%溶液40ml;传导麻醉:1%溶液5~40ml或2%溶液5~20ml;硬膜外麻醉:1%溶液15~25ml或2%溶液10~20ml。

【不良反应】 吸入过量或误入静脉可引起中毒。少数可见头晕、倦怠和记忆力缺乏。

【禁忌证】 本品易透过胎盘进入胎儿,孕妇应忌用。

【制剂规格】 溶液:0.5%,1%,2%,4%。

达克罗宁(达可隆、Dyclonine)

【作用特点与用途】 其毒性较普鲁卡因低,但局麻作用较持久。皮下注射有局部刺激性,故不宜用作浸润麻醉;对黏膜穿透力强,作用快,可行表麻。对皮肤有止痛、止痒及杀菌作用。可用于火烫伤、擦伤、痒疹、虫咬伤、痔瘘、溃疡、压疮,以及喉镜、气管镜、膀胱镜检查前的准备。多制成软膏、乳膏或溶液剂局部使用。

【制剂规格】 软膏或乳膏剂:1%。溶液剂:0.5%。

(三)辅助麻醉药及骨骼肌松弛药

本类药按其作用方式不同,可分为去极化和非去极化两型,有些药物兼有两型的药理作用。

1. 非去极化型 神经和肌纤维在静止状态时,其膜内呈负电位,膜外呈正电位,膜内外有一定的电位差,称为"极化状态"。当正常神经冲动达神经肌肉接头使神经末梢释放乙酰胆碱时,后者与运动终板膜上的胆碱能受体结合,促使膜对某些离子的通透性改变,使膜内外的电位差呈一时性消失,引起"去极化",从而产生动作电位,导致肌肉收缩。如非去极化型的阿库溴铵及潘库溴铵等,能竞争占据膜上的胆碱受体,阻断乙酰胆碱的去极化作用,而其本身并不产生去极化作用,结果使骨骼肌松弛。本型肌松药的作用可为抗胆碱酯酶药新斯的明所对抗。

2. 去极化型　如氯琥珀胆碱(司可林)亦能与终板膜的胆碱受体结合,产生去极化状态,且去极化作用较乙酰胆碱持久,导致终板对乙酰胆碱的反应性降低,因而亦产生肌肉松弛。新斯的明不能对抗本型的肌松作用,反而会使肌松作用加强。

泮库溴铵(本可松、Pancuronium Bromide)[保乙]

【作用特点与用途】　本品具有非去极化型肌松药的各种特点,作用强度为筒箭毒碱的 5 倍,静脉注射后起效快,2～3min 出现肌肉松弛,维持时间 1.5～2h。其肌松作用经筒箭毒碱更容易被新斯的明所逆转。本品在体内有一部分被代谢,经尿和胆汁排泄。本品的作用消除平稳,残余的松弛作用可为新斯的明等所拮抗。本品有蓄积作用,约用原剂量的 1/3,其松弛作用能维持与首次剂量一样长的时间。本品对心血管系统影响轻微,不释放组胺,所以不会引起支气管痉挛,适用于哮喘病人。对胎儿几乎无影响,孕妇可用。主要用于外科手术或矫形手术麻醉的辅助用药。可用于手术中肌肉松弛和全身麻醉气管插管及机械通气治疗时的控制呼吸,亦可用于破伤风等惊厥性疾病制止肌肉痉挛等。

【用法用量】　静脉推注:手术中常用量为 0.02～0.08mg/kg。注射后 2～5min 发挥最大效应,持续 45min。追补剂量一般为首次剂量的 1/2～1/3,麻醉药如乙醚、氟烷及恩氟烷等均能增强其肌松作用。临用前取灭菌注射用水或生理盐水溶解成 1～2ml 静脉注射,均忌将本品与其他溶液混在同一注射器内,以免产生沉淀。

【不良反应】　可见血压升高及脉搏加快,敏感病人可出现烧灼感等。

【禁忌证】　重症肌无力者忌用。

【注意事项】　小儿、肝肾功能障碍者、孕妇分娩时慎用;过量中毒可静脉注射 2.5mg 新斯的明及 0.5～1.2mg 阿托品对症处理。

【制剂规格】　水针剂:4mg/2ml。

阿曲库铵(卡肌宁、Atracurium)[保甲]

【作用特点与用途】　本品为高选择性且具竞争性(非去极化型)的中短效肌松药,为筒箭毒碱类药物。作用机制是通过竞争胆碱能受体,阻断乙酰胆碱传递而起作用,且可被新斯的明等抗胆碱酯酶药逆转,其代谢不依赖酶。主要经非酶分解过程自然降解,在血浆 pH 和体温下分解产生失活物质。本品的神经肌肉阻断作用的终止并不依赖于肝和肾的代谢和排泄,因此作用时间不因肾、肝及循环系统功能损害而受影响。病人生理范围的血液 pH 和体温变化对本品作用时间的影响不明显。本品起效时间与剂量有关,与给予等效剂量的其他竞争性阻断药类似。常用剂量的起效时间为 1.4min,3～6.9min 可达最大阻断作用。其起效比琥珀胆碱慢,作用时间为筒箭毒碱的 1/3～1/2。本品持续重复给药无蓄积作用。适用于各种外科手术麻醉的骨骼肌松弛,便于控制呼吸,尤其适用于气管插管时所需的肌肉松弛及剖宫产术时的肌肉松弛的维持。尚用于持续输注以维持长时间的外科手术中的神经肌肉阻滞。

【用法用量】　成年人依完全阻断时间长短静脉注射 0.3～0.6mg/kg,可松弛 15～35min,需要时可增加 0.1～0.2mg/kg 延长完全阻断时间。一般静脉注射 0.5～0.6mg/kg,90s 内可完成气管插管。1 岁以上儿童的剂量与成年人相同。本品也用于持续滴注,速率 0.005～0.01mg/min[0.3～0.6mg/(kg·h)]。老人与呼吸、肾及肝衰竭病人可用标准剂量。

【不良反应】　剂量为 0.2～0.4mg/kg 时,除皮肤潮红外,几乎无心血管反应。0.5～0.6mg/kg 时,则可致动物血压降低、心率加快及心动过缓。偶尔引起荨麻疹及支气管痉挛。

【禁忌证】　对本品过敏者禁用,重症肌无力者忌用。

【注意事项】　①神经肌肉疾病、严重电解质紊乱及严重心血管疾病者慎用,孕妇慎用。②本品应在麻醉师严密监护下给药,且要备好急救药品器材,如气管插管、人工呼吸设备及新斯的明等;若用药过量或恢复迟缓时,应给阿托品或新斯的明对抗,并进行人工呼吸。③禁止联用去极化肌松药,也不能与硫喷妥钠或碱性药物混合注射。

【制剂规格】　水针剂:25mg/2.5ml,50mg/5ml。

顺阿曲库铵(顺苯磺阿曲库铵、Cisatracurium)[保乙]

【作用特点与用途】　作用同阿曲库铵。为全麻或在重症监护病房(ICU)治疗中辅助用药,可松弛骨骼肌,使气管插管和机械通气易于进行。

【用法用量】　①静脉单次给药:成年人气管插管按 0.15mg/kg,120s 后即可达到良好至极佳的插管条件。②维持用药:对成年人以阿片类或丙泊酚麻醉的患者,给予 0.03mg/kg 的本品可继续产生大约 20min 麻醉效果。③2—12 岁儿童给药剂量为 0.1mg/kg,给药后 2min 内即可插管;儿童维持用药:以氟烷麻醉时,给予 0.02mg/kg 的药量,可继续约 9min 麻醉效果。④静脉输注遵医嘱。

【制剂规格】 注射剂:5mg/2.5ml,10mg/5ml,20mg/10ml,40mg/20ml,150mg/30ml。

罗库溴铵(万可松、Rocuronium Bromide)[保乙]

【作用特点与用途】 作用同阿曲库铵,为维库溴铵的衍生物,作用强度仅为其 1/7。静脉注射后 60～90s 内即可插管,作用持续 30～40min,中效作用的肌松药。可降低眼压,无组胺释放作用。常用于气管插管及术中肌松维持。

【用法用量】 气管插管:0.6mg/kg 单次静脉注射;维持量:按 0.15mg/kg 单次静脉注射;每分钟 5～10μg/kg 连续静脉滴注。吸入麻醉下应适当减量。

【制剂规格】 注射剂:50mg/5ml,100mg/10ml,25mg/2.5ml。

阿库氯铵(爱肌松、Alcuronium Chloride)

【作用特点与用途】 作用与泮库溴铵相似。静脉注射 30s 起效,2～3min 达高峰,维持 20～30min,停药后恢复快。用于需肌松的各种手术或气管插管。

【用法用量】 静脉注射,首次剂量为 150μg/kg,随后为 300μg/kg,间隔 15～20min 注射 1 次,对心脏病患者尤适用。

【制剂规格】 注射液:10mg/2ml。

米库氯铵(美维松、Mivacurium Chloride)

【作用特点与用途】 本品为苄异喹啉类化合物。静脉注射后 2min 起肌松作用,持续约 15min。用于气管插管和维持肌松。

【用法用量】 气管插管时静脉注射 0.15～0.2mg/kg;短小手术时同前剂量后,每次注射 0.1mg/kg,1～3 次即可顺利完成手术。

【制剂规格】 注射剂:10mg/2ml。

多库氯铵(Doxacurium Chloride)

【作用特点与用途】 本品为长效非去极化型神经肌肉阻滞药,为非去极化肌松药作用最强的一种,比泮库溴铵强 2～3 倍。对人无心血管作用,肌肉松弛作用易被逆转。用于长时间手术或人工通气及心肌缺血性疾病患者。主要以原型从肾排出,极少量由胆汁排出。

【用法用量】 静脉注射推荐初始剂量为 0.05mg/kg。

【制剂规格】 注射剂:5mg/5ml。

琥珀胆碱(琥胆、司可林、Suxamethonium)[保甲][典][基]

【作用特点与用途】 本品为去极化肌松药。肌松快,持续时间短,易控制。适用于外科手术、气管插管等。

【用法用量】 成年人静脉注射每次 1~2mg/kg,多用 2%~5%溶液,持续约 2min。若需维持则用 0.1%~0.2%溶液,以每分钟 2.5mg 静脉注射给药,或 5%葡萄糖注射液稀释至 0.1%浓度静脉滴注。极量:静脉注射每次 250mg。

【注意事项】 大剂量时可致呼吸麻痹,故给药前备好人工呼吸设备及其抢救器材。禁用新斯的明对抗。

【制剂规格】 注射液:50mg/1ml,100mg/2ml。

肌安松(Paramyon)

【作用特点与用途】 本品为静脉注射肌松药,每次给药可肌松 30~60min。用于外科手术、静脉注射或快速静脉滴注,成年人每次 2~4mg。

【注意事项】 ①大剂量可致呼吸麻痹;②重症肌无力、肝肾功能障碍者及老年人禁用。

【制剂规格】 注射剂:2mg/2ml,4mg/2ml。

粉肌松(汉肌松、Tetrandrine Dimethiodide)

【作用特点与用途】 本品为骨骼肌松弛药,给药后 2~5min 起效,维持约 40min。用于外科手术,1 次量 0.6~0.8mg/kg,稀释至 5~10ml,2min 内静脉注射完毕,或静脉滴注。

【注意事项】 ①给药过快会使血压下降,经 10~20min 后能自行回升;②少数出现呼吸抑制;③与乙醚有协同肌松作用。

【制剂规格】 注射剂:10mg/2ml。

傣肌松(Cissampelosine Methiodide)

【作用特点与用途】 本品为非去极型骨骼肌松弛药。用于外科手术,1 次静脉注射 0.2~0.3mg/kg 后 2~3min 起效,持续 20~30min。

【制剂规格】 注射剂:10mg/2ml。

八角枫碱(消旋毒藜碱、dl-Anabasin)

【作用特点与用途】 本品为双相型肌松药,尚有一定镇痛作用。用于外科手术,1 次静脉注射 0.3～0.6mg/kg。

【注意事项】　①呼吸抑制作用较强、较长;②给药过多或过快时可致血压剧升和心律失常。

【制剂规格】　注射剂:2mg/2ml。

维库溴铵(维库罗宁、Vecuronium Bromide)[保甲/乙]

【作用特点与用途】　本品为中效非去极化型肌松药。其作用与泮库溴铵及筒箭毒碱相似。本品能竞争胆碱能受体,阻断乙酰胆碱的作用,其作用可被新斯的明等抗胆碱酯酶药所逆转。本品的肌松作用比泮库溴铵强 1/3,但在初期相同剂量所产生的肌松持续时间比泮库溴铵短,恢复得快。本品不诱发组胺释放,因而不会引起支气管痉挛和血压下降等不良反应。对心血管系统几乎无影响。常用剂量不会引起迷走神经阻断作用或拟交感作用。本品药动学符合二室开放模型。分布相 $t_{1/2}$ 约 4min,消除相 $t_{1/2}$ 约 31min。平均稳态血药浓度为 0.137μg/ml。本品在体内有一部分被代谢,经尿和胆汁排泄。用于气管插管时使肌肉松弛。

【用法用量】　静脉注射:剂量视病情而定。成年人初用 0.08～0.1mg/kg,2～3min 后即可获良效;可补充 0.03～0.05mg/kg。10—17 岁与成年人同样处理。一般不推荐用于儿童。必要时,1—10 岁儿童初始剂量可比成年人剂量略高,补充剂量也往往比成年人略高;7 周至 1 岁婴儿,按体重用药。

【不良反应】　本品对心血管的作用极小。肝硬化、胆汁淤积或严重肾功能障碍者使用本品时,肌松持续时间及恢复时间延长。

【注意事项】　本品对孕妇的安全性尚未确立;由于婴儿对本品较敏感,故恢复时间是成人的 1.5 倍;未满月婴儿不宜使用。

【制剂规格】　粉针剂:4mg(附溶剂)。

哌库溴铵(阿端、Pipecuronium Bromide)[保乙]

【作用特点与用途】　本品为非去极化型肌松药,作用机制同泮库溴铵。先给氯琥珀胆碱以后,再给以 0.02mg/kg 的本品,足能使 95％的肌肉神经被阻断,可产生持续 20min。不先给氯琥珀胆碱,而给以 0.03～0.04mg/kg 的本品,同样可产生肌松效果并持续约 25min。给予 0.05～0.06mg/kg 的本品,则可维持肌松效果达 50～60min。说明本品作用于横纹肌运动神经末梢,达到手术要求的最好肌松效果和持续时间,都决定于给药剂量。用于横纹肌松弛、气管插管和人工呼吸时的一般麻醉。

【用法用量】　静脉注射:一般剂量 0.04～0.05mg/kg,给药 2～3min 后,行插管术。需重复给药而持续肌松效果的剂量应为首次剂量的 1/4,不要超过 1/3～1/2,以免引起蓄积。肾功能不全者用量不能超过 0.04mg/kg。

【注意事项】 本品 80%～85%的阻断作用能被 1～3mg 新斯的明配合阿托品所拮抗。本品可与四环素、庆大霉素、头孢菌素、氨苄西林、克林霉素等同时给药,迄今未见其相互作用。

【制剂规格】 粉针剂:4mg。另附每支 2ml 溶剂。

筒箭毒碱(Tubocurarine)[典]

【作用特点与用途】 本品为非去极化型肌松药,因有麻醉呼吸肌的危险,现多用于腹部外科手术,以获得肌肉的弛缓。

【用法用量】 成年人每次静脉注射 6～9mg,必要时可增加 3～4.5mg(在用乙醚麻醉时,其用量须酌减至 1/3)。作用维持时间 20～40min。根据手术时间和肌松需要,可再给第 1 次剂量的 1/2。用于电休克,每次 0.165mg/kg,30～90s 给药。诊断重症肌无力,每次 0.004～0.033mg/kg。

【不良反应】【注意事项】 有麻醉呼吸肌的危险,用前须备好急救药材。重症肌无力者忌用。

【制剂规格】 注射液:10mg/ml。

氯二甲箭毒(海轮碱Ⅱ、银不换Ⅱ、Lerocurium Methochloride)

【作用特点与用途】 本品为防己科植物海南轮环藤中的生物碱,提取后经甲基化处理制成。为一非去极化型肌肉松弛药,具有肌松效果确切、不良反应小、使用较安全的特点。本品能可逆性地阻止神经肌肉接头间的传递,其作用可被新斯的明所对抗。主要作用于接头处,封闭了终板区的乙酰胆碱受体,导致神经肌肉阻滞,从而产生肌肉松弛。其作用比氯化筒箭毒碱强 1.5～4倍。松弛顺序与后者相似,首先是颈肌松弛,其次是腹直肌,最后为膈肌。恢复则以相反顺序进行。本品给药后起效时间为 2～4min。肌松维持时间 30～40min,符合手术要求。视手术需要,追加量一般为首次剂量的 1/4～1/3。临床观察中累计量达 60mg,亦未见明显蓄积中毒现象。本品配合乙醚、中药麻醉用于心肺、胸腹部及四肢等各种类型的手术均能获得满意的肌松效果,且可减少麻醉药物的用量,从而增加麻醉的安全性。用于静脉复合麻醉、中药麻醉及乙醚麻醉,也用于气管插管、胸部手术及腹部手术,效果良好。生效快,持续时间 30～60min。

【用法用量】 静脉注射:0.1～0.5mg/kg。静脉滴注:0.2～0.3mg/kg。也可根据需要追加剂量。气管插管 0.3～0.5mg/kg,胸部腹部手术 0.2～

0.3mg/kg,辅助维持麻醉一般为 0.1～0.3mg/kg。

【不良反应】　个别病人累计量达 100mg 时未见毒性反应。部分病人血压轻度上升或下降。心率稍增快(每分钟增 10 次左右),呼吸减慢,对心电图及肝、肾功能未见明显影响。少数病例出现皮肤潮红,个别有支气管痉挛现象,通常可自行消退。

【注意事项】　营养差、危重和休克病人应注意控制本品的剂量和注射速度。

【制剂规格】　针剂:10mg/2ml。

戈拉碘铵(弛肌碘、Gallamine Triethiodide)

【作用特点与用途】　肌肉松弛作用仅相当于相同筒箭毒碱剂量的 1/5,能为新斯的明所对抗。用于全身麻醉时使肌肉松弛。

【用法用量】　静脉注射:1mg/kg,隔 30～50min 根据手术时间和肌肉松弛需要,可再补给 0.5～1mg/kg。重症肌无力、高血压、心肾功能不全者忌用。

【制剂规格】　注射剂:40mg/2ml。

右美托咪定(Dexmedetomidine)

【作用特点与用途】　本品是一种高效、高稳定性的 α_2 肾上腺素能受体激动药,能抑制交感神经的传递,因此在镇痛、抗焦虑维持心血管功能及促进血流动力学稳定和降低手术后疼痛反应中具有显著作用,进而减少麻醉性镇痛的剂量。中、高安全有效剂量右美托咪定可有效改善全麻苏醒期躁动及疼痛状况,并可预防患者术后恶心、呕吐等。亦用于施行全麻手术患者气管插管和机械通气时的镇痛。

【用法用量】　患者均禁食、禁水、吸氧及肌内注射苯巴比妥钠 0.1g,阿托品 0.5mg,入手术室建立静脉通道、检测生命体征,于全麻手术结束前 30min 静脉注射右美托咪定 0.5μg/kg,时间为 15min,并于手术停止后停止给予麻醉药。请仔细阅读说明书。

【不良反应】【注意事项】　①右美托咪定对患者进行镇痛的过程中容易出现心动过缓的现象,且发生率 35%;②有可能导致伴有低血容量、糖尿病及心脏传导阻滞等疾病的患者出现低血压、心动过缓甚至窦性停搏等;③暂时性高血压。

【制剂规格】　注射剂:200μg/2ml。

依酚氯铵(艾宙酚、间羟氯胺、Edrophonium Chloride)[保乙]

【作用特点与用途】 抗胆碱酯酶药,对骨骼肌 N 胆碱受体有直接作用。给予本品后 30~60s 就出现肌肉张力作用,药效平均维持 10min。用于非去极化型骨骼肌松弛药的拮抗和重症肌无力诊断用药。现已广泛用于治疗室上性心律失常。

【用法用量】 肌内注射、静脉注射:重症肌无力诊断用药时,先静脉注射 2mg,如 30s 内无反应,再注入 8mg。若确为重症肌无力者,约 1min 内出现肌力改善,并可维持 5min 左右。

对抗肌松药时每次肌内注射或静脉注射 10mg,根据临床症状可重复给药。

怀疑"双重阻断"时用药:在麻醉过程中,使用去极化药物如氯琥珀酰胆碱时,病人出现较长时间呼吸暂停,可静脉注射 10mg 本品。如阻断是由于去极化引起,则阻断可有短暂的增强;如由于双重阻断,则可完全被逆转。

【不良反应】 可有唾液增加、支气管痉挛、心动徐缓及心律失常等反应。

【禁忌证】 对抗胆碱酯酶药高度敏感、机械型肠梗阻和尿道梗阻者禁用。

【注意事项】 应用本品对抗因箭毒过量引起的呼吸抑制之时,应加用人工呼吸装置。支气管哮喘和心脏病者应慎用。

【制剂规格】 水针剂:10mg/1ml。

(四)其他

巴氯芬(贝康芬、Baclofen)[保乙]

【作用特点与用途】 本品系 γ-氨基丁酸(GABA)衍生物,为作用于脊髓的骨骼肌松弛药和镇静药。作用机制是通过降低传入终端兴奋性和神经元间的抑制作用,可抑制单突触和多突触的反射传递,还可通过降低 γ 传出活动而使反应减弱,并因此而减少纺锤偏性,但对神经肌肉冲动传递不起作用。对骨骼肌痉挛的神经性疾病有明显缓解作用。用于多发性硬化症所致的骨骼肌痉挛、脊髓感染、变性肌肉痉挛、脊髓外伤、赘生物所致肌痉挛症及大脑性瘫痪、卒中、脑血管意外引起的肌痉挛症。

【用法用量】 口服:成年人开始每次 5mg,3/d,以后每隔 3d 增服剂量,直至达到适宜剂量 30~75mg/d。1—2 岁儿童 10~20mg/d,3—10 岁者 30~60mg/d。除特殊情况外,成年人剂量不超过 100mg/d,10 岁以下儿童不超过 80mg/d。进餐时服用或牛奶送服。

【不良反应】 可见白天嗜睡、眩晕。偶见恶心、呕吐、腹泻、头痛;特别是老年人可产生欣快感或抑郁症、神志障碍、幻觉等。

【禁忌证】 帕金森症、指痉挛症、精神病及妊娠的头 3 个月者禁用。

【注意事项】 ①用药过量时,可发生肌张力过低,严重时可影响呼吸肌,中毒更深时,有意识障碍或昏迷;在病人意识恢复后,肌张力过低可持续达72h;轻症可减少白天剂量,增加夜间用量来缓解。②消化性溃疡病或肾功能不全者慎用。③本品有降压作用,服降压药的病人应注意。④服用本品期间不宜进行驾驶或机械操作。⑤本品无特效解毒药。

【制剂规格】 片剂:10mg。

己氨胆碱(印巴梯、氨酰胆碱、Hexcarbacholine、Imbretil)

【作用特点与用途】 本品系双相型肌松药,首先是引起去极化,持续几分钟,接着产生非去极化的筒箭毒碱样的持久性麻痹。作用开始比琥珀胆碱缓慢,但较持久,可维持 40～60min,适用于长时间手术时的骨骼肌松弛。

【用法用量】 静脉注射:每次 2～4mg,极量 8mg。重复给药的剂量,每千克体重不宜超过 40μg。

【禁忌证】 肾功能不全者及孕妇分娩前禁用。

【注意事项】 ①可见眼压暂时性增高,不宜用于眼内手术和青光眼病人;②与氯丙嗪类、六甲溴铵等合用时要减量;③手术结束前 1h 不宜再用,因麻醉结束后,常发生通气不足;④中毒时可先静脉注射阿托品 0.5～1mg,再静脉注射新斯的明 1～2.5mg。

【制剂规格】 针剂:4mg/2ml,8mg/2ml。

替扎尼定(咪噻二唑、Tizanidine)

【作用特点与用途】 本品系中枢性骨骼肌松弛药。能选择性抑制与骨骼肌过度紧张有关的多突触机制,主要是减少从中间神经元释放兴奋性氨基酸。本品能减少对被动运动的阻力,减轻痉挛和阵挛,增进随意运动强度。本品在体内几乎迅速且完全被吸收。1～2h 内达到血药浓度峰值。主要在肝中代谢。代谢物并无活性。原药和代谢物主要经肾排出。消除相 $t_{1/2}$ 3～5h。用于急性痛性肌痉挛和源于脊髓、大脑的慢性强直状态的颈、腰椎综合征,如多发性硬化症、慢性脊髓病、脊髓退化性疾病、脑血管意外和大脑性麻痹、术后疼痛、椎间盘突出或髋部骨关节炎。

【用法用量】 ①痛性肌痉挛:每次 2～4mg,3/d;严重疼痛者晚间可加服2～4mg。②对神经障碍性强直状态用量因人而异。首日剂量不超过 6mg,分

3 次给药。可每隔半周至 1 周增加 2～4mg。一般最佳有效剂量为 12～24mg/d,分 3 或 4 次使用。推荐最高剂量为 36mg/d。

【不良反应】 ①低剂量时,仅见轻微的一过性嗜睡、疲劳、头晕、口干、恶心和血压轻微下降等。②用于神经障碍性强直状态时,上述不良反应较常见且较明显,但不必停药。尚可引起肌肉疲软和失眠,有时见低血压和心动过速。偶见一过性血清转氨酶升高。

【注意事项】 肝、肾功能异常者应适量调节剂量。治疗初期最好不从事驾驶车辆或操纵机械等工作。

【制剂规格】 片剂:4mg。

氟喹酮(氨氟喹酮、Afloqualone)

【作用特点与用途】 本品作用于脊髓上位中枢较广的部位,而使肌肉紧张性亢进状态缓解。本品还有消炎及镇痛作用,但有剂量依赖性。口服本品 20mg 约 1h 达血浆浓度峰值,消除 $t_{1/2}$(在服药后 6h 内)为 3.5h,以后约为 7h。用于脑血管障碍、脑性麻痹、痉挛性脊髓麻痹、脊髓血管障碍、颈部脊椎症、后纵韧带骨化症、多发性硬化症、肌萎缩性侧索硬化症、脊髓小脑变性症、外伤或手术后遗症和其他脑脊髓疾病引起的痉挛性麻痹。

【用法用量】 口服:成年人 60mg/d,分 3 次,可视年龄及症状适当调节剂量。

【不良反应】 偶见步态不稳、头晕、嗜睡、头痛、头重、恶心、呕吐、食欲缺乏、腹痛、皮疹、乏力、耳鸣及尿频等。

【禁忌证】 对本品过敏者忌用,有皮疹时应停药。哺乳期妇女不宜用本品。

【注意事项】 孕妇、婴儿及小儿的安全性尚未确立,应特别谨慎。服用本品期间不得进行驾驶或机械操作。

【制剂规格】 糖衣片:20mg。

乙哌立松(贝力斯、Eperisone)[保乙]

【作用特点与用途】 本品作用于中枢神经系统及血管平滑肌,可产生骨骼肌松弛作用及血管扩张作用。能从多方面打破肌张力亢进这一恶性循环,改善各种肌肉紧张的症状。此外尚有抗眩晕、镇痛及抑制疼痛反射的作用,且能使脑血管意外病人顺利进行随意运动,但无镇静催眠作用,亦无躯体依赖性、心理依赖性、抗原性及诱发性。用于颈肩腕综合征、肩周炎、腰痛症;脑血管障碍、痉挛性脊髓麻痹、颈椎病变、手术后遗症包括脑、脊髓肿瘤,外伤后遗症、脊髓损伤头部受伤、肌萎缩性侧索硬化症、脑性小儿麻痹、婴儿大脑性轻瘫、脊髓小脑变性症、脊髓血管障碍、亚急性脊髓视神经病、其他脑脊髓疾病的痉挛性麻痹。

【用法用量】　口服：成年人 150mg/d，分 3 次饭后服；随年龄、症状应适当调整剂量。

【不良反应】　发生率较低，且多为一过性。少数病人出现失眠、嗜睡、四肢麻木、恶心、呕吐、口渴、腹泻、尿闭、夜尿、站立不稳、全身倦怠感、颜面潮红及出汗等。罕见口炎和肌紧张性降低等，罕见休克现象。

【注意事项】　服药期间偶见肝、肾功能、红细胞计数和血红蛋白值异常、皮疹、瘙痒等，此时应停药；因此，已有肝、肾疾病者应慎用；哺乳期妇女应避免授乳；应避免驾驶车辆或机械操作。本品对孕妇及儿童的安全性尚未确立。

【制剂规格】　片剂：50mg。颗粒剂：50mg/g，1g×15 袋。

三、镇痛及吗啡受体拮抗药和激动药

阿芬太尼(奥芬太尼、Alfentanil)

【作用特点与用途】　本品麻醉止痛起效比芬太尼快 4 倍。1min 内达到高峰止痛和呼吸抑制作用，但本品持续作用时间短，为同等止痛剂量芬太尼的 1/3，而且明显地与剂量相关。临床用于全身或局部麻醉止痛，尤其适合短手术和门诊外科手术麻醉止痛，也可作为中、长手术的止痛补充剂。另可用作麻醉诱导剂。

【用法用量】　本品剂量应因人而异：①短手术和门诊病人：7～15μg/kg（1～2ml/kg）；②中等时间的手术所需剂量可参考表 6-1；③长时间手术：通过因人而异的开始静脉注射量和根据手术刺激和病人临床反应来改变输注频度

表 6-1　中等时间手术阿芬太尼用量

手术时间	阿芬太尼静脉注射量	
（min）	（μg/kg）	ml/70kg
10～30	20～40	3～6
30～60	40～80	6～12
＞60	80～150	12～120

的方法来维持。如手术时间预期为 10～30min、30～60min 及 60min 以上,则推注剂量分别为 20～40μg/kg,40～80μg/kg,80～150μg/kg,如推注剂量≥120μg/kg,可引起睡眠和痛觉消失。

【不良反应】 本品最常见的不良反应为呼吸抑制、窒息、肌肉强直和心搏徐缓。还有短暂轻微的低血压、头晕和术后的恶心、呕吐等。

【禁忌证】 禁用于不耐受本药的病人及所有吗啡成瘾者。

【注意事项】 ①孕妇和婴儿慎用;②使用本品的病人应得到合理监护,准备复苏设备和麻醉对抗药以应付窒息现象;③本品在诱导期间可引起肌肉强直,可预先使用安定药。

【制剂规格】 注射剂:2ml,10ml(0.5mg/ml)。

奈福泮(镇痛醚、Nefopam)[典]

【作用特点与用途】 本品系新型镇痛和肌松药,化学结构属于环化邻甲基苯海拉明,故不具有非甾体抗炎药的特性,亦非阿片受体激动药。本品 20mg 镇痛强度相当于 12mg 盐酸吗啡,50mg 哌替啶或 30mg 喷他佐辛,对呼吸及循环系统无作用,与吗啡之间不产生交叉耐药性,也不拮抗吗啡的镇痛作用。本品口服 15～30min 后迅速吸收,$t_{1/2}$ 为 4～8h,由肝代谢而失去药理活性。本品无耐受性和依赖性。主要用于术后止痛、癌症痛、急性外伤痛,亦用于急性胃炎、胆道蛔虫症及输尿管结石等内脏平滑肌绞痛;可作为局部麻醉及针麻等麻醉辅助用药。

【用法用量】 口服:每次 20～60mg,3/d。肌内注射或静脉注射:每次 20～40mg,3/d,必要时可每 2～4 小时 1 次。

【不良反应】 常有瞌睡、恶心、出汗、口干、头晕及头痛等不良反应,一般持续时间不长,病人可耐受。

【禁忌证】 心血管疾病、心肌梗死或惊厥者禁用。

【注意事项】 ①严重肝、肾功能不全者慎用;②服用本品如过量引起兴奋,宜用地西泮解救。

【制剂规格】 片剂:20mg。胶囊剂:20mg。针剂:20mg/ml。

3-乙酰乌头碱(新乌宁痛、3-Acetylaconitine)

【作用特点与用途】 本品类似于解热镇痛药,其镇痛作用强于吗啡和阿司匹林,但其起效较慢而持续时间长。对炎性渗出、水肿及炎症增殖期的肉芽组织增生均有明显抑制作用。本品经尿排泄,大部分以代谢产物形式排出,部分以原型药物排泄。本品为非成瘾性镇痛药,无明显不良反应。主要适用于肩周炎、颈椎病、肩臂疼痛、风湿性关节炎、类风湿关节炎、关节扭伤、腰扭伤、挫伤、良性关节痛、坐骨神经痛及小手术后止痛等。

【用法用量】　口服:成年人每次 1 片,2~3/d,饭后服用。小儿、年老体弱者应减量。2 次用药时间应间隔 6h 以上。肌内注射:每次 1 支,1~2/d,以 2%苯甲醇或注射用水稀释成 2ml 后肌内注射。本品口服和肌内注射均 10d 为 1 个疗程,2 个疗程之间应间隔 3~5d。

【不良反应】　会出现轻度头晕、恶心、呕吐、心悸、胸闷及寒战等不良反应,但均可自行消失。

【注意事项】　①心脏病病人及孕妇慎用;②若不良反应较严重时应停药,并注射阿托品或静注高渗葡萄糖加维生素 C。

【制剂规格】　片剂:0.3mg。针剂:0.3mg。

美普他酚(消痛定、Meptazinol)

【作用特点与用途】　本品系镇痛药,其作用于阿片受体,为混合型激动-拮抗药,它选择性作用于阿片结合部位,故呼吸抑制发生率较低。本品注射 100mg 的镇痛强度相当于 15mg 吗啡或 100mg 哌替啶。本品直肠给药 50mg 或 75mg 后迅速吸收,30min 后血药峰浓度达 39~190ng/ml。消除半衰期约 2h。口服给药有广泛的首关效应,其主要代谢物为葡萄糖醛酸结合物。另本品动物生殖试验表明无致畸危险性。片剂主要用于风湿性骨关节炎、外伤、肌肉骨骼痛、术后疼痛及痛经等中度疼痛的短期治疗。针剂用于术后及产科疼痛、肾绞痛等中度或重度疼痛。

【用法用量】　肌内注射:成年及老年人每次 75~100mg,如有需要可每 2~4 小时重复 1 次。亦可缓慢静脉注射:每次 50~100mg,需要时 2~4h 重复 1 次。口服:成年人一般 4h 200mg,但可酌情增至 3~6h 200mg。

【不良反应】　会有头晕、恶心及呕吐等不良反应,罕见便秘。

【禁忌证】　孕妇或哺乳期妇女禁用。

【注意事项】　①肾、肝功能不全及呼吸严重抑制者慎用;②若本品过量引起呼吸抑制,可选用治疗剂量的纳洛酮使其逆转;③本品呈酸性,与强碱性注射液配合可产生沉淀;④本品不得在同一输注溶液或同一注射器中与其他药物混合;⑤本品与乙醇无相互作用。

【制剂规格】　片剂:200mg。注射剂:50mg/ml,100mg/ml。

布桂嗪(强痛定、Bucinnazine)[保乙][典]

【作用特点与用途】　本品为阿片Ⅱ(AP-Ⅱ)类型的镇痛药,其镇痛作用为吗啡的 1/3,是氨基比林的 4～20 倍。本品吸收快,口服本品后 10～30min,注射后 10min 内即生效,对皮肤、黏膜和运动器官的疼痛有明显的抑制作用;对内脏器官的疼痛效果稍差。本品无成瘾性,常服可产生不同程度的耐药性。主要用于偏头痛、三叉神经痛、炎症性及外伤性疼痛、关节痛、痛经及癌症引起的疼痛等。

【用法用量】 口服:成年人每次 30～60mg,3～4/d,小儿每次 1mg/kg,并可酌情加大剂量,皮下注射:每次 50～100mg。可酌情减剂量。

【不良反应】 偶有恶心等胃肠道反应或头晕、困倦等神经系统反应,停药后即可消失。

【注意事项】 本品可致耐受性,不可滥用。

【制剂规格】 片剂:30mg,60mg。注射液:50mg/ml。

二氢埃托啡(二氢片、Dihydroetorphine)[典]

【作用特点与用途】 阿片受体纯激动药,其镇痛作用的剂量效应线与吗啡一样呈直线形。当病人久用吗啡、哌替啶已耐受无效时,改用二氢埃托啡仍有镇痛作用。但部分病人因个体差异对二氢埃托啡也有耐受现象,它的主要不足之处是镇痛有效时间较短,2～4h。但同时应用司可巴比妥或地西泮等中枢抑制药,可使镇痛有效时间延长到 6h 以上。临床用于创伤引起的疼痛、手术后疼痛、急腹痛、痛经和各种晚期癌症疼痛等。此外,二氢埃托啡与异可利定同用,有助于进行内镜逆行胰胆管造影术。

【用法用量】 含服:最大剂量一般为每次 60ng,180ng/d,连续用量通常不得超过 1 周,晚期癌症病人长期应用本品产生耐受时,增加剂量最大可至每次 100ng,400ng/d,在超大剂量使用时应遵医嘱。

【不良反应】 少数病例可出现头晕、恶心和呕吐,其次是出汗和无力,这些不良反应可不经任何处理而自愈。少数病例出现呼吸抑制时,可给予尼可刹米、洛贝林或吸氧后得到纠正和改善。

【禁忌证】 脑外伤神志不清者或肺功能不全者禁用本品;肝、肾功能不全者慎用本品,或酌减用量;非剧烈疼痛病例,如牙痛、头痛、风湿痛、痔痛或局部组织小创伤痛等不宜使用本高效镇痛药。

【注意事项】 在非医嘱或用法不当的超量用药时,可发生呼吸近乎停止、昏迷等急性中毒症状,此时人工呼吸、加压给氧,并肌内注射或静脉注射盐酸纳洛酮 0.4mg 或氢溴酸烯丙吗啡 10mg,即可解救。现已发现有成瘾性产生,应按麻醉品管理。

【制剂规格】 舌下含片:20ng,40ng。

丁丙诺啡(沙菲、布诺啡、Buprenorphine)[典]

【作用特点与用途】　临床用其盐酸盐,其镇痛强度是吗啡的 25～40 倍,是哌替啶的 300 倍。系混合型阿片受体激动-拮抗药,镇痛作用持续 6～8h,优于吗啡。用于脱毒 2～4mg 相当于 20～40mg 美沙酮。脱毒效能明显,可逐日减轻阿片类依赖者的戒毒症状和体征,适用于各种阿片类依赖者的脱毒治疗,如二醋吗啡(海洛因)、吗啡、阿片、哌替啶、盐酸二氢埃托啡和美沙酮的依赖。临床应用表明本品依赖潜力低,呼吸抑制弱且持续时间短。用于脱毒,本品 36h 内可明显改善阿片依赖者的戒毒症状。主要用于各类手术后疼痛、癌症疼痛及各种阿片类依赖者的脱毒治疗,如二醋吗啡、吗啡、阿片、哌替啶、盐酸二氢埃托啡和美沙酮等的依赖。WHO 推荐为癌症镇痛第二、三阶梯用药。

【用法用量】　含服:不宜咀嚼或吞服,每次 0.2～0.4mg,每 6～8 小时 1 次或遵医嘱。肌内注射:每次 0.15～0.3mg,每 6～8 小时 1 次或遵医嘱用药。用于脱毒应在医师指导下进行。

【不良反应】　头晕、嗜睡、恶心、呕吐等。

【禁忌证】　对本品过敏者禁用。参阅哌替啶。

【注意事项】　①本品有一定滥用潜力,暂按Ⅰ类精神药品管理,使用应遵医嘱;②颅内压增高和已接受其他中枢神经抑制药者慎用;③6 岁以下小儿、孕妇、哺乳期妇女及轻微疼痛或疼痛原因不明者不宜应用;④饮酒、抗精神病药、镇痛药、催眠药能增强其嗜睡作用;⑤本品有时可抑制呼吸,患者呼吸功能减弱或尚在使用某种能抑制呼吸的药物时,慎用本品;⑥患者尚在服用单胺氧化酶抑制药时,应慎用本品;⑦高龄人使用本品时,有时可发生低血压、昏厥、皮疹、头痛、尿潴留和视物模糊。

【制剂规格】　舌下含片:0.2mg,0.4mg,铝塑包装。注射液:0.15mg/1ml,0.3mg/1ml。

哌替啶(度冷丁、杜冷丁、Dolantin、Pethidine)[保甲][基]

【作用特点与用途】　本品系阿片受体激动药,是目前最常用的人工合成强效镇痛药,其作用类似吗啡,效力为吗啡的 1/10～1/8,与吗啡在等效剂量下可产生同样的镇痛、镇静及呼吸抑制作用。与吗啡相似,本品为中枢神经系统的 μ 及 κ 受体激动药而产生镇痛、镇静作用。肌内注射后 10min 出现镇痛作用,持续 2～4h。本品口服或注射给药均易吸收,分布容积为 2.8～4.2L/kg,经肝代谢,$t_{1/2}$ 为 3.2～4.1h。用于①各种剧痛,如创伤、烧伤、烫伤、术后疼痛等,用于分娩止痛时须监护本品对新生儿的呼吸抑制作用;②内脏剧烈疼痛(胆绞痛、肾绞痛应与阿托品合用);③麻醉前给药,或局麻与静吸复合麻醉辅助用药等;④与氯丙嗪、异丙嗪等合用进行人工冬眠;⑤心源性哮喘。

【用法用量】 ①口服:每次 50～100mg,200～400mg/d;极量,每次 150mg,600mg/d。②皮下注射或肌内注射:每次 25～100mg,100～400mg/d;极量,每次 150mg,600mg/d,两次间隔用药时间不宜少于 4h。③静脉注射:成年人以每次 0.3mg/kg 为限。④麻醉前肌内注射成年人以 1.0mg/kg 术前 30～60min 给予。麻醉过程中静脉滴注,成年人以 1.2～2.0mg/kg 计算总量,配成稀释液,以 1mg/min 静脉滴注,小儿滴速减慢。⑤术后镇痛及癌性止痛:2.1～2.5mg/(kg·d)为限,经硬膜外腔缓慢注入或泵入。

【不良反应】 ①本品耐受性和成瘾性程度介于吗啡与可待因之间,一般不连续使用;②治疗剂量可出现眩晕、头晕、头痛、口干、恶心、呕吐、心动过速及直立性低血压等;过量可致瞳孔散大、惊厥、心动过速、幻觉、血压下降、呼吸抑制、昏迷等;③皮下注射局部有刺激性,静脉注射后可出现外周血管扩张,血压下降;④有轻微阿托品样作用,给药后可致心率加快;⑤成瘾性。

【禁忌证】 室上性心动过速、颅脑损伤、颅内占位性病变、慢性阻塞性肺疾病、严重肺功能不全、支气管哮喘、排尿困难、严重肝功能减退者禁用。严禁与单胺氧化酶抑制药合用。

【注意事项】 ①药物过量中毒解救,口服者应尽早洗胃以排出胃中毒物,人工呼吸、吸氧、给予升压药提高血压、β肾上腺素受体阻滞药减慢心率、补充液体维持循环功能。静脉注射纳洛酮 0.005～0.01mg/kg,成年人 0.4mg,亦可用烯丙吗啡作为拮抗药。但本品中毒出现的兴奋惊厥等症状,拮抗药可使其症状加重,此时只能用地西泮或巴比妥类药物解除。当血中本品及其代谢产物浓度过高时,血液透析能促进排泄毒物。②肝功能损伤、甲状腺功能不全者、孕妇和哺乳期妇女、婴幼儿、老年患者慎用。③不宜用于 PDA,特别不能做皮下 PDA。

【药物相互作用】 ①应用单胺氧化酶抑制药(MAOI)的病人须停药 14d 以上方可给药,而且应先试用小剂量(1/4 常用量),否则易引起高热、多汗、肌肉僵直、血压先升高后剧降、呼吸抑制、惊厥,终致循环虚脱而死亡。②不宜与异丙嗪多次合用,否则可导致呼吸抑制,引起休克等不良反应。③禁与以下药物混合注射:氨茶碱、巴比妥类、苯妥英钠、碳酸氢钠、肝素钠、碘化钠、磺胺嘧啶。④本品与芬太尼因化学结构有相似之处,两药可有交叉敏感。本品可促进双香豆素、茚满二酮的抗凝作用;纳洛酮、尼可刹米、烯丙吗啡可降低本品的镇痛作用;巴比妥类、吩噻嗪类、三环类抗抑郁药、硝酸酯类抗心绞痛药等可增强本品的作用。

【制剂规格】　片剂:25mg,50mg。注射剂:50mg/ml,100mg/ml。

吗啡缓释片(美菲康、美司康定、Morphine Sustained-release Tablets)[保乙]

【作用特点与用途】　本品为阿片受体激动药。与受体结合,模拟内源性抗痛物质阿片肽的作用,激活体内抗痛系统。为中枢性镇痛药,有强大镇痛作用,可制止各种疼痛并有明显镇静、镇咳作用。吗啡选择性减轻疼痛,同时不影响其他感受(如视、听、触觉等),在解除疼痛的同时也作用于边缘系统和蓝斑的阿片受体,产生镇静作用,使疼痛易于耐受。吗啡具有首关效应,主要经肾排泄。临床主要用于有严重或中等程度疼痛、在较长时间内需反复服用阿片类镇痛药的剧烈疼痛病人尤其是晚期癌症疼痛;心肌梗死;心源性哮喘。

【用法用量】　本品应整片吞服,不可嚼碎或截开。按 12h 为给药间期,2/d,用量取决于病人疼痛的严重程度和过去使用止痛药的情况,一般初次使用按每 12 小时 30mg,2/d。个体差异大,需增加剂量应遵医嘱。

【不良反应】　常见的不良反应有便秘、恶心、呕吐、急性过量表现为呼吸抑制、睡眠加深至昏迷、骨骼肌松弛、发冷、皮肤湿冷、缩瞳、有时心动过缓和低血压。中毒解救可用纳洛酮 0.4～0.8mg 静脉注射或肌内注射,必要时 2～3min 可重复 1 次;或将纳洛酮 2mg 溶于生理盐水或 5%葡萄糖液 500ml 内静脉滴注。

【禁忌证】　严重肝功能不全、肺源性心脏病、支气管哮喘及颅脑损伤者禁用。婴儿、孕妇、哺乳妇女不宜使用。

【注意事项】　①连续使用本品 3～5d 即产生耐药性,1 周以上可致依赖(成瘾)性,需慎重;②忌用于不明原因的疼痛,以防掩盖症状,贻误诊治。

【药物相互作用】　①禁与以下药物混合使用:氯丙嗪、异丙嗪、氨茶碱、巴比妥类、苯妥英钠、碳酸氢钠、肝素钠、哌替啶、磺胺嘧啶等;②胆绞痛、肾绞痛需与阿托品合用,单用本药反而加剧疼痛。

【制剂规格】　片剂:10mg,30mg,60mg,每盒 10 片。

氟吡汀(Flupirtine)

【作用特点与用途】　本品镇痛作用较美沙酮稍弱。口服 0.5h 内起效,维持3～5h,生物利用度 70%,$t_{1/2}$ 8～11h,主要经肾排泄。用于手术后、外伤、烧伤后所致疼痛。

【用法用量】　口服片剂:每次 100mg,3/d;重症可每次 200mg;每日最大剂量为 600mg。栓剂:每次 1 粒(150mg),3～6/d;每日最大剂量 900mg。用药不宜超过 8d。

【注意事项】 可有神经系统反应、胃肠反应；禁用于孕妇、哺乳妇女及低蛋白血症、肝性脑病、胆汁淤积者。

【制剂规格】 胶囊剂：100mg。栓剂：150mg。

瑞芬太尼(瑞捷、Remifentanil)[保乙]

【作用特点与用途】 本品系超短效麻醉性镇痛药，是 μ 阿片受体激动药。本品药效强，镇痛作用相似或略强于芬太尼；起效快，作用时间短，体内非特异性酯酶代谢，持续给药无阿片蓄积；静脉给药可控性强，给药剂量和速度可根据麻醉深度和手术需要快速而精确地调整；术后恢复快；对肝、肾功能影响小，肝、肾损伤病人不需调整剂量；无迟发性呼吸抑制。用于麻醉诱导和维持，以及监控严密的术后镇痛，也用于局麻或监护麻醉辅助镇静镇痛。

【用法用量】 本品只能用于静脉给药，特别适用于静脉滴注，也可使用静脉推注或使用微量泵、输液泵给药，靶控输注也是理想的给药方式。本品使用前应用灭菌注射用水或 5% 葡萄糖注射液或 0.9% NaCl 注射液或 5% 葡萄糖注射液加 0.9% NaCl 注射液或 0.45% NaCl 注射液溶解并稀释成 20~250μg/ml 浓度的溶液，用法用量推荐见表 6-2。

表 6-2 瑞芬太尼的推荐用量参考

用　法	稀释后浓度 ($\mu g/ml$)	推荐输注率 $[\mu g/(kg \cdot min)]$	输注剂量范围 $[\mu g/(kg \cdot min)]$	单剂量给药 ($\mu g/kg$)
全麻诱导（插管过程）	50~100	0.5	0.5~1	0.5~2
全麻维持	50~250	0.2	0.05~1	0.5~1
体外循环手术	100~250	1	1.0~2	0.5~2
术后镇痛	25	0.05	0.01~0.2	不推荐
局部麻醉或监护麻醉	25	0.05~0.1	0.01~0.2	0.25~0.5

【不良反应】【禁忌证】【注意事项】 参阅后述的芬太尼、舒(苏)芬太尼。

【制剂规格】 注射剂：1mg/2ml，2mg/2ml，5mg/2ml。

布托啡诺(Butorphanol)[保乙]

【作用特点与用途】　作用与喷他佐辛(镇痛新)相似。其镇痛效力为吗啡的 3.5～7 倍,可缓解中重度疼痛。口服可吸收,但首关效应明显。肌内注射后吸收快而完全,t_{max} 为 30～60min,血浆蛋白结合率约 80%,$t_{1/2}$ 为 2.5～4h,稳态分布容积为 50L/kg。主要在肝内代谢,80% 以上代谢物经尿排泄,11% 由胆汁排出,5% 以原型从尿中排出。可透入胎盘和乳汁。用于中重度疼痛(如术后、外伤、癌症、肾或胆绞痛)及麻醉前给药。

【用法用量】　肌内注射:每次 1～4mg,必要时 4～6h 重复用药。麻醉前用药则于手术前 40～60min 肌内注射 2mg。儿童用量:静脉注射每次 0.5～2mg。

【注意事项】　①可有一般胃肠道和神经系统反应。②纳洛酮可拮抗其呼吸抑制作用;对阿片类药物依赖者,本品可诱导戒断症状。

【制剂规格】　注射剂:1mg/1ml,2mg/1ml。

舒马普坦(英明格、Sumatriptan、Imigan)[保乙]

【作用特点与用途】　本品为选择性 5-羟色胺(5-HT$_1$)受体激动药,可引起颈动脉收缩。口服吸收快,t_{max} 为 0.5～4.5h(平均 1.5h),有首关效应,生物利用度低为 14%,血浆蛋白结合率 14%～21%,消除 $t_{1/2}$ 约 2h。主要由肝代谢,并由尿排出,少数由粪便排出。治疗急性偏头痛、丛集性头痛。但不用于预防。

【用法用量】　口服初始量 100mg,2～3/d。肝损害宜每次 50mg。

【不良反应】【注意事项】　①可引起神经系统反应,罕见有过敏症、癫痫发作、低血压、心动过速及胸痛;②有成瘾性,防滥用;③心、肝、肾病者慎用,须遵医嘱,儿童和老年人不宜使用,开车或操纵机器也不宜使用。

【制剂规格】　片剂:100mg。

普瑞巴林(乐瑞卡、Pregabalin)

【作用特点与用途】　本品为新型 γ-氨基丁酸(GABA)受体激动药。可用于治疗外周神经痛及辅助治疗局限性部分癫痫发作、带状疱疹后神经痛。

【用法用量】　口服:150～600mg/d,分 2～3 次。初始量 75mg,2/d。可酌情增减。

【不良反应】【注意事项】　较常见头晕、嗜睡、口干、水肿、视物模糊、体重增加,注意力下降;腹痛过敏、发热、胃肠炎、食欲增加、瘀斑、关节痛、肌痛、焦虑等。17岁以下者不推荐使用,孕妇、水肿者不宜用。服药期应戒酒,不联用劳拉西泮。

【制剂规格】 胶囊剂:75mg,150mg。

佐米曲普坦(佐米格、Zolmitriptan、Zomie)[保乙]

【作用特点与用途】 本品为选择性5-羟色胺(5-HT$_{1A}$和5-HT$_{1D}$)受体激动药,通过收缩血管和抑制神经肽的释放而缓解偏头痛发作。口服吸收快,且达64%,平均生物利用率40%,t_{max}约1h(达75%),可有效维持4～6h,几不受食物影响,无蓄积,消除$t_{1/2}$为2.5～3h,代谢物约60%从尿中排出,约30%从粪便中排出。用于治疗急性偏头痛。不用于预防。

【用法用量】 口服:首次服2.5mg;需二次服药者,至少应间隔2h。建议24h内服用总量不超过15mg。

【注意事项】 ①可有消化道、神经系统、心血管系统反应、感觉异常等。②缺血性心脏病、冠心病和帕金森综合征者均禁用;孕妇、哺乳妇女慎用。③参阅舒马普坦。

【制剂规格】 片剂:2.5mg。

洛美利嗪(希静、Lomerizine)

【作用特点与用途】 二苯哌嗪类钙通道阻断药,具有选择性脑血管舒张和增加脑血流作用。用于偏头痛的预防性治疗。

【用法用量】 早、晚餐后或睡前服,每次5mg,每日剂量不超过20mg。

【不良反应】【注意事项】 可有困倦、眩晕、蹒跚步态、恶心、发热、肝功能异常等。颅内出血及过敏者禁用。

【制剂规格】 片剂、胶囊剂:5mg。

苯噻啶(新度美安、Pizotifen)

【作用特点与用途】 本品为5-羟色胺对抗药,并有很强的抗组胺和较弱的抗乙酰胆碱作用。主要用于典型和非典型性偏头痛,能减轻症状及发作次数;也可用于红斑性肢体痛、血管神经性水肿、慢性荨麻疹、皮肤划痕症及房性、室性前期收缩(早搏)等。

【用法用量】 口服:每次0.5～1mg,1～3/d。为减轻嗜睡不良反应,可在第1～3天每晚服0.5mg(1片),第4～6天的中午、晚上各服1片,自第7天起早、午、晚各服1片。如病情基本控制,可酌情每周递减1片至合适剂量维持;如出现反跳,发病次数日趋增加,再酌情增量。

【不良反应】【注意事项】　①可有神经系统反应;②驾驶及高空作业者慎用;青光眼、前列腺增生者禁用;③长期用药应注意血象变化。

【制剂规格】　片剂:0.5mg。

四氢帕马丁(延胡索乙素、Tetrahydropal Matine)[保乙]

【作用特点与用途】　本品为罂粟科植物延胡索有效成分之一,有镇痛、镇静、催眠及安定作用。镇痛不及哌替啶(度冷丁),但强于一般解热镇痛药。服药后 0.5h 内起效,维持 2～5h,对胃肠、肝胆系钝痛止痛效果好,对外伤性剧痛效果差;亦用于分娩止痛及痛经。治疗剂量几无成瘾性,催眠、镇静效果较好。

【用法用量】　镇痛,口服:每次 100～150mg,2～4/d;或皮下注射:每次 60～100mg。治痛经每次服 50mg。需催眠者睡前服 100～200mg。

【注意事项】　①偶有眩晕、恶心;大剂量致中枢性呼吸抑制。②可有锥体外系症状。③孕妇慎用。

【制剂规格】　片剂:50mg。注射剂:60mg/2ml,100mg/2ml。

麦角胺生物碱类

【作用特点与用途】　通过对平滑肌的直接收缩或激活血管壁的 5-羟色胺受体,能使脑动脉血管的过度扩张与搏动而恢复正常,从而缓解头痛,主要用于偏头痛,可使症状缓解。但不能预防和根治。与咖啡因合用有协同作用,亦可用于其他神经性头痛。为节约篇幅,简介 4 种药如下。

麦角胺(Ergotamine)[典]　口服:每次 1～2mg,每日不超过 6mg,1 周不超过 10mg;效果不及皮下注射(每次 0.25～0.5mg,24h 内不超过 1mg)。早期给药效果好,头痛发作时用效果差。片剂:0.5mg,1mg;注射剂:0.25mg/1ml,0.5mg/1ml。

麦角胺咖啡因(Ergotamine Caffeine)[保甲][典]　又名**麦咖片**,偏头痛开始发作时,立即服用 2 片,如 0.5h 仍不缓解,可再服 1～2 片,但 24h 内不得超过 6 片,1 周内不得超过 10 片。片剂:1 片内含酒石酸麦角胺 1mg,咖啡因 100mg。

马来酸美西麦角(Methysergide Maleate)　用于预防偏头痛发作疗效好(1～2d 起效),停药后 1～2d 作用消失,不用于治疗偏头痛发作。首次服 1～2mg,2/d。每 3～4 周加服 1～2mg。疗程不超过半年。半年停药 3 周以上。

双氢麦角胺(Dihydroergotamine)[保乙]　口服:每次 1～3mg,2～3/d;或肌内注射:每次 1～2mg,1～2/d;口服缓释胶囊:每日 1 粒。片剂:1mg;甲磺酸双氢麦角胺缓释胶囊:每粒 5mg;注射剂:1mg/1ml。

【不良反应】【注意事项】 ①两次重复使用间隔不得少于 4d,为避免依赖性,麦角胺类在 1 个月内不超过 2 次;②不能作为预防用药;③常见不良反应为恶心、呕吐、腹痛和肌痉挛;④禁用于对其过敏者、孕妇、哺乳妇女、周围血管疾病、冠心病、心绞痛、未控制的高血压、肝肾功能不全者。

利扎曲普坦(利扎曲坦、Rizatriptan)[保乙]

【作用特点与用途】 对成年人有或无先兆的偏头痛急性发作有效。不用于预防偏头痛。禁用缺血性心脏病(心绞痛、心肌梗死、冠状动脉痉挛)等。

【用法用量】 口服:每次 5~10mg,每次用药间隔至少为 2h,最高剂量不得超过 30mg/d。禁止同时服用单胺氧化酶(MAO)抑制药。

【制剂规格】 片剂:5mg。

夫罗曲坦(Frovatriptam、Frovan)

【作用特点与用途】 本品为选择性 5-HT$_1$ 受体激动药。口服 t_{max} 2~4h,绝对生物利用度 20%~30%,食物可延迟达峰时间。血浆蛋白结合率约 15%,$t_{1/2\beta}$ 约 26h。主要作用于脑外动脉和颅内动脉,并抑制这些血管的过度扩张。用于偏头痛。

【用法用量】 口服:2.5mg/d。头痛缓解后再次复发可再服 2.5mg,但须间隔 2h 以上。每日用量不应超过 7.5mg。

【不良反应】【注意事项】 ①可见头晕、感觉异常、头痛等神经系统反应;恶心、口干、呕吐、消化不良等消化系统反应、身体不适、嗜睡、疲劳、胸痛、骨痛、冠状动脉痉挛及短暂性心肌缺血、心室颤动等。②禁用于心绞痛、心肌梗死患者及心血管疾病未得到控制的患者。③不作为偏头痛的预防用药。④由经验丰富的专科医师指导用药。

【制剂规格】 片剂:2.5mg。

匹米诺定(去痛定、Piminodine)

【作用特点与用途】 镇痛作用比哌替啶(度冷丁)强 5 倍,有麻醉成瘾性。用于手术前给药、胆囊炎合并胆石、胰腺炎、癌症等引起的剧痛。

【用法用量】 皮下或肌内注射:每次 10~20mg,必要时每 4 小时 1 次。或口服:每次 25~50mg。

【制剂规格】 注射剂:10mg/1ml。片剂:25mg。

西马嗪(镇痛安、Simazin)

【作用特点与用途】　镇痛作用比对乙酰氨基酚、安乃近强。服药后30min 内生效,可有效维持 2～4h。用于术后及外伤疼痛。

【用法用量】　口服:0.4～0.8g;小儿酌减。

【不良反应】　偶有恶心、呕吐、胃部不适及出汗等,停药后可自行消失。

【制剂规格】　片剂:0.4g。

米格来宁(Antipyrine and Caffeine Citrate Tablets)[保乙]

【作用特点与用途】　对偏头痛、神经衰弱有效。口服:每次 1 片,必要时用 2 片,不得超过 2 片。根据需要 1～3/d。

【注意事项】　①可引起皮疹、发绀、虚脱、粒细胞减少;②对其过敏者禁用。

【制剂规格】　片剂,每片含安替比林 0.27g,咖啡因 27mg,枸橼酸 3mg。

氨酚氢可酮(Hydrocodone Bitartrate and Acetaminophen Tablets)

【作用特点与用途】　有可待因、对乙酰氨基酚两者的镇痛、镇咳、解热等作用。临床常用于缓解中重度疼痛。通常每 4～6 小时服用 1～2 片,24h 总量不超过 5 片。

【注意事项】　同可待因和对乙酰氨基酚(扑热息痛)。

【制剂规格】　片剂:每片含重酒石酸二氢可待因 5mg,对乙酰氨基酚500mg。

齐考诺肽(Ziconotide)

【作用特点与用途】　本品系由 25 个氨基酸组成的多肽,可对抗伤害性感受。用于需要鞘内治疗且对其他疼痛治疗如吗啡不耐受或疗效差的严重慢性疼痛患者。

【用法用量】　鞘内注射给药,开始不超过 2.4mg/d(或 0.1mg/h)。宜缓慢微增,每周增加剂量不超过 2～3 次,直至 21d 时达最大推荐剂量 19.2mg/d(或 0.8mg/h)。

【不良反应】【注意事项】　可有心血管系统反应,中枢神经系统反应,胃肠道反应,以及皮疹、结膜充血、鼻充血、肝功能异常和尿潴留等。有前述重症患者应禁用。

【制剂规格】 注射剂:0.5mg(100μg/ml、25μg/ml)。

纳布啡(Nalbuphine)

【作用特点与用途】 本品为混合型阿片受体激动/拮抗药。镇痛强度与吗啡相当,但镇痛持续时间稍长;呼吸抑制和镇痛作用有升限效应,对有纯激动药生理依赖性患者给药可出现催促戒断症状,尚有拟精神性效应。用于急性疼痛和各种疼痛均有效,但口服生物利用度低。

【用法用量】 成年人镇痛,皮下、肌内或静脉注射:每次 10～20mg,最大剂量为 160mg/d。

【注意事项】 注射剂:100mg/1ml,20mg/1ml,200mg/10ml。

苯丙氨酯(Phenprobamate)

【作用特点与用途】 作用于中枢神经系统下脑干部,能抑制多突触反射,阻断来自异常兴奋肌肉的神经传导,产生肌松作用。尚有弱安定作用。口服吸收快,经肝代谢,主要从尿中排出。用于一般焦虑及肌肉痉挛强直等肌肉异常紧张引起的疾病。

【用法用量】 成年人口服:每次 0.2～0.4g,3/d。抗焦虑:每次 0.4～0.8g,3/d,饭后口服。

【不良反应】【注意事项】 偶见嗜睡、头晕、无力、步态不稳、恶心、胃胀、腹痛、胃不适或钝痛等。

【制剂规格】 片剂:0.2g。

谷维素(Oryzanol)[保乙]

【作用特点与用途】 本品主要来源于米糠油,系以三萜(烯)醇为主体的阿魏酸酯的混合物,几无毒性。主要能调节自主神经功能,减少减轻内分泌平衡障碍反应,改善精神神经失调症状。临床用于自主神经功能失调、神经官能症、周期性精神病、脑震荡后遗症、精神分裂症周期型、绝经期综合征、月经前期紧张等。

【用法用量】 口服:每次 10mg,3/d。可酌增至 60mg/d,疗程可长达 3 个月。或遵医嘱。

【注意事项】 偶有胃不适、恶心、呕吐、口干、皮疹、瘙痒、乳房肿胀、皮脂分泌过多、脱发、体重增加等。停药后可逐渐自行消失。

【制剂规格】 片剂:10mg。

高乌甲素(达尔舒、Lappaconitine)

【作用特点与用途】　非成瘾性镇痛药,具有较强镇痛作用,还具有局麻、降温、解热和抗炎消肿作用,本品与哌替啶相比,镇痛效果相当,起效时间稍慢而维持时间较长;镇痛作用为解热镇痛药氨基比林的 7 倍。用于中度以上疼痛。

【用法用量】　肌内注射:每次 4mg,1～2/d,或遵医嘱;静脉滴注:4～8mg/d,溶于葡萄糖氯化钠注射液 500ml 中静脉滴注。

【不良反应】　个别患者出现荨麻疹、心悸、胸闷、头晕等,停药后很快消失。

【禁忌证】　对本品过敏者禁用。

【注意事项】　①本品中毒的早期表现是心电图的变化(可逆性);②孕妇及哺乳期妇女慎用,儿童不推荐应用本品。

【制剂规格】　注射剂:4mg/2ml,每盒 4 支。

异丙吡仑(异哌丙吡胺、Isopropiram)

【作用特点与用途】　阿片受体部分激动药,属强效镇痛药,无耐受性和成瘾性。主要作用于中枢神经系统阿片受体,抑制 5-羟色胺和去甲肾上腺素释放而发挥镇痛效应。用于对其他镇痛药有耐受性或需长期使用镇痛、镇静的病人。适用于三叉神经、坐骨神经及头部、牙等部位的神经性疼痛,也可用于烧伤、创伤、骨折及手术后等引起的疼痛。对胆绞痛、胃肠痛及晚期癌症剧痛等均有效。

【用法用量】　口服:每次 50～100mg,1～2/d。晚期癌症、烧伤等剧痛时可服每次 150～200mg,但剂量不得超过 450mg/d。

【不良反应】　少数病人可出现胃部不适、恶心和嗜睡,停药后会自动消失。

【禁忌证】　哺乳期妇女、孕妇及儿童禁用。

【制剂规格】　片剂:50mg,每盒 12 片。

阿司待因片(Aspirin and Codeine Phosphate Tablets)

【作用特点与用途】　本品系阿司匹林和磷酸可待因组成的复方制剂。用于肿瘤疼痛、手术后及骨科慢性疾病的中至重度疼痛。

【用法用量】　口服:每次 1～2 片,3～4/d,偶可酌情增加剂量,但应遵医嘱。

【不良反应】 可有轻微头痛、头晕、嗜睡、恶心、呕吐、便秘,甚至呼吸抑制,较少有欣快感及呼吸困难、皮肤瘙痒和皮疹。

【制剂规格】 片剂:每片含阿司匹林 $3\sim5$mg,磷酸可待因 15mg,6 片×2 板/盒。

氨酚待因片(安度酚、博那痛、Tabcet)

【作用特点与用途】 本品是由对乙酰氨基酚和磷酸可待因组方制成的镇痛药物。对乙酰氨基酚的镇痛效果主要在外周发挥作用;磷酸可待因是吗啡的甲醚衍生物,属阿片类药物,主要作用于中枢神经系统,其镇痛作用是吗啡的 $1/6\sim1/12$,但成瘾性小,并有一定的镇咳作用。适用于各种手术后疼痛、骨折及中度癌症疼痛、骨关节疼痛、牙痛、头痛、神经痛、全身痛、软组织损伤疼痛及痛经等,还可用于感冒咳嗽。

【用法用量】 口服:成年人每次 $1\sim2$ 片,3/d,用于中度癌症疼痛,每次 2 片,3/d。7－12 岁儿童每次 $1/2\sim1$ 片,3/d,不超过 $2\sim4$ 片/d,7 岁以下儿童不宜使用。

【不良反应】 偶有嗜睡、胃肠道不适、头晕、恶心。但反应都轻微,停药后可自行消失。

【注意事项】 对不明原因的疼痛患者、肝肾功能不全患者及小儿慎用;长期连续使用应注意发生药物依赖性的可能,如有必要较长时间连续使用应遵医嘱。

【制剂规格】 片剂:每片含磷酸可待因 8.4mg,对乙酰氨基酚 500mg。每盒 10 片,每盒 12 片×2,每盒 10 片×2,每瓶 100 片。

复方薄荷脑注射液(Compound Mentholatum Injection)

【作用特点与用途】 本品为薄荷脑、盐酸利多卡因、甘油、乙醇等组成的复方制剂。薄荷脑为饱和的环状醇,可能与神经细胞膜脂质相互作用,引起膜脂质结构形态改变,阻止 Na^+ 内流,抑制去极化,使神经细胞无法产生扩布性动作电位,从而产生局部神经阻滞作用。本品属长效局麻制剂。本注射液中含适量甘油,其黏滞性可使薄荷脑在局部较长时间停滞,从而维持有效药物浓度;乙醇可促进薄荷脑在局部组织中均匀分布,并增强其与神经膜的结合力;本品含适量利多卡因,可减轻本品注射时局部刺痛感。临床用于①局部浸润麻醉:手术麻醉、术后镇痛等;②神经阻滞:肋间神经阻滞、三叉神经阻滞、枕神经阻滞等;③顽固性瘙痒性皮肤病:神经性皮炎等。

【用法用量】 ①手术麻醉:用于肛肠科疾病,做肛门周围浸润麻醉,一般用量 15～20ml;用于普外科局部浸润麻醉,根据切口大小,一般用量 5～20ml。②术后镇痛:用于肛肠科疾病,于术后在切口边缘皮下浸润注射,一般用量10～20ml;用于普外科,于缝合切口前将药物均匀注入切口缘皮下,一般用量 5～20ml。③神经阻滞:肋间神经阻滞每次 2～3ml,可同时阻滞 3～4 支神经,总量≤10ml;三叉神经、枕神经阻滞每次 2～5ml;穴位注射每次 1～2ml。④顽固性瘙痒性皮肤病:根据病损大小局部封闭注射,常用量每次 2～10ml,最大用量每次 20ml,可连续封闭 1～3 次。本品可试用于其他外科手术作为局麻及术后止痛用药,用法及用量可参照上述方法。

【不良反应】　极个别患者用药后出现心慌、恶心、注射局部水肿等,可自行消退,不必特殊处理。

【注意事项】　①严禁注入血管、椎管内;②乙醇过敏及局部严重感染者慎用;③如注射过浅,可形成局部硬结,对症处理如热敷即可消散。

【制剂规格】　注射剂:5ml/支,10ml/支。

豆腐果苷(彼迪宁、神衰果素、Helicid)

【作用特点与用途】　本品系从山龙眼科植物萝卜树的果实中提取有效成分制成的口服片剂。本品化学结构与天麻素有相似的单体糖苷。本品对中枢神经系统作用与天麻素相似,但其镇静、安眠、止痛的作用较天麻素强;起效明显比谷维素等快;改善神经衰弱症状效果显著,与艾司唑仑等相比作用更广泛。对许多躯体症状疗效好,且安全性好,稳定性强。本品对神经官能症引起的头痛、头晕、睡眠障碍的治疗一般用药 3～7d 显效,对原发性头痛有一定疗效。用于缓解神经官能症的头痛、头晕及睡眠障碍,辅助治疗原发性头痛。

【用法用量】　口服:每次 25～75mg(1～3 片),3/d。重症者可在睡前加服 25～50mg(1～2 片),或遵医嘱。1 个月为 1 个疗程。

【不良反应】　偶有口干、嗜睡等轻微反应,一般可自行消失,不影响继续用药。

【药物相互作用】　本品与阈下催眠剂量的戊巴比妥钠、巴比妥、水合氯醛、硫喷妥钠合用有明显协同作用。

【制剂规格】　片剂:25mg,每盒 36 片,60 片。

氨酚羟考酮(泰勒宁、Oxycodone Acetaminophen)[保乙]

【作用特点与用途】　羟考酮是一种与吗啡作用类似的半合成的麻醉类镇痛药成分,为作用于中枢神经系统和器官的平滑肌止痛镇痛药,与可待因、美沙酮类似,口服时止痛效果减少一半。对乙酰氨基酚是苯胺类解热镇痛药成分。羟考酮口服吸收快,t_{max}约 2h;对乙酰氨基酚约 65min。6h 后两者血药浓度分别保留 19% 和 16%,主要由肝代谢,肾排泄。用于各种中、重度急慢性疼痛。

【用法用量】 口服:成年人每 6 小时 1 片。可酌情或遵医嘱增加剂量。

【不良反应】 可见轻微头痛、头晕、嗜睡、恶心、呕吐,运动时加重,休息时减轻。偶见精神亢奋、烦躁不安、便秘、皮疹和瘙痒。大剂量应用时同吗啡,包括呼吸抑制。

【注意事项】 ①参见吗啡和对乙酰氨基酚;②不推荐用于孕妇、哺乳期妇女、儿童;③年老体弱、肝、肾功能不全、甲状腺功能减退、前列腺肥大、尿道狭窄者慎用;④戒酒;与其他各类麻醉止痛药、普通麻醉药、吩噻嗪药、镇静催眠药、抗抑郁药等不宜合用。

【制剂规格】 片剂:每片含盐酸羟考酮 5mg,对乙酰氨基酚 325mg。

阿法罗定(安那度尔、安侬痛、Alphaprodine)

【作用特点与用途】 本品系阿片受体激动药,镇痛比吗啡快,但持续时间短。皮下注射后 5min 见效,可维持 2h。镇痛作用不及哌替啶,呼吸抑制作用轻微,易透过胎盘。用于小手术后及术后止痛。与阿托品合用于胃肠道、泌尿道等平滑肌痉挛性疼痛的止痛。

【用法用量】 皮下注射:每次 10～20mg,1～2/d。静脉注射:每次 20mg。极量:每次 30mg,2/d。

【不良反应】【注意事项】 ①亦有成瘾性,不宜久用;②可见眩晕、无力、多汗等;③分娩时慎用,可引起胎儿窒息。

【制剂规格】 注射液:10mg,20mg,40mg。

喷他佐辛(镇痛新、戊唑星、Pentazocine)

【作用特点与用途】 本品系阿片受体部分激动药。皮下注射 30mg 的镇痛作用与吗啡 10mg 相当,呼吸抑制强度约为吗啡的 1/2。对胃肠道平滑肌作用与吗啡相似,但对胆道括约肌作用较弱。大剂量可致血压升高,心率加快。用于胃肠痉挛性疼痛。

【用法用量】 静脉注射、肌内注射、皮下注射:每次 30mg;口服:每次 25～50mg;痛时用或每 3～4 小时给药 1 次。

【不良反应】【注意事项】 ①不作为麻醉药管理,但连用 1 年以上有成瘾现象;②可见眩晕、恶心、呕吐、出汗等;③大剂量可致呼吸抑制,血压上升,心率加速;④对吗啡有耐受者,使用本品能减弱吗啡的镇痛作用,并可促使成瘾者出现戒断症状。妊娠早、中期用药为 C 级；在临近分娩时用药为 D 级。

【制剂规格】　片剂：25mg，50mg。注射液：15mg，30mg。

地佐辛（Dezocine）

【作用特点与用途】　镇痛作用比喷他佐辛强，成瘾性相对较小。皮下、肌内注射吸收迅速，肌内注射 30min 生效，静脉注射 15min 内生效。其 5～10mg 的镇痛效力相当于哌替啶 50～100mg。$t_{1/2}$ 2.2～2.8h。在肝内代谢，用药 8h 内 80% 以上经尿排泄。用于术后疼痛、内脏及癌性疼痛。

【用法用量】　肌内注射：开始时每次 10mg，以后每隔 3～6h 注射 2.5～10mg。若静脉注射：首次 5mg，以后每隔 2～4h 注射 2.5～10mg。

【不良反应】【注意事项】　参阅喷他佐辛。

盖路克（Galake）

【作用特点与用途】　本品为双氢可待因和对乙酰氨基酚的复合片剂。双氢可待因口服后可转换为双氢吗啡，镇痛作用类同吗啡，但作用缓和不易成瘾；对乙酰氨基酚选择性抑制中枢神经系统前列腺素的合成，两种药物的作用机制不同，疗效叠加。本品对放疗性黏膜损伤、白膜形成的病例疗效较好，对肿瘤浸润压迫性疼痛的疗效稍差。用于各种原因引起的中、重度疼痛，梯级中度癌症止痛，对肺癌患者还有镇咳作用。

【用法用量】　口服：每次 1～3 片，3/d。

【不良反应】　有轻微胃肠反应，如恶心、呕吐等。可出现晚间多汗，上腹不适。服药超过 2 周者有便秘。本品镇痛效果个体差异大，多数服药后 20～30min 起效，40min 左右达最大镇痛效果，持续 3～4h，但个别病例每日服 1 次而不须重复用药。

【制剂规格】　片剂：每片含双氢可待因 10mg，对乙酰氨基酚 500mg。

曲马多（Tramadol）[保乙]

【作用特点与用途】　人工合成非吗啡类镇痛药。作用于中枢神经系统与疼痛相关的特异性受体，具有吗啡样作用，如镇痛和镇咳，但无呼吸抑制作用，无便秘，对心血管及肝、肾功能无影响，也不起欣快、幻觉和组胺释放作用。耐受性和依赖性很低。本品起效快，口服胶囊剂和注射液的血浆浓度仅有极小的差异。人体内 $t_{1/2}$ 为 6h。主要由肾排泄。用于中、重度和严重急、慢性疼痛，手术后止痛及其他疼痛。

【用法用量】　静脉注射、肌内注射、皮下注射、口服及肛门给药：每次 50～

100mg,2～3/d。剂量不超过 400mg/d;严重疼痛初次可给 100mg。

【不良反应】 用药后可能有多汗、恶心、呕吐、眩晕、口干及疲劳等现象。

【禁忌证】 与乙醇、镇静药、镇痛药或其他中枢神经系统作用药物合用会引起急性中毒。对阿片类药物过敏者慎用。不得和 MAO(单胺氧化酶)抑制药同用。孕妇和哺乳期妇女应权衡利弊而决定是否使用。

【注意事项】 ①可随意调整剂量,以满足不同病情的需要及发挥最佳疗效;②可影响机敏动作如驾驶车辆,特别是与乙醇同时使用时;③与其他作用于中枢神经系统的药物有协同作用,如与巴比妥类同用则延长麻醉持续时间,与镇静催眠药同用可增强镇痛效果;④有成瘾性。

【制剂规格】 胶囊剂:50mg。针剂:50mg,100mg。栓剂:100mg。滴剂:100mg/ml(40 滴)。控释片:0.1g。

芬太尼(Fentanyl)[保甲/乙]

【作用特点与用途】 本品为阿片受体激动药,属强效麻醉性镇痛药。其镇痛效力约为吗啡的 80 倍。镇痛作用起效快,持续时间较短,不良反应比吗啡小。适用于各种疼痛及外科、妇科等手术后及手术过程中的镇痛,也可用于防止或减轻手术后出现的谵妄;还可与麻醉药合用,作为麻醉辅助用药等。

【用法用量】 麻醉前给药:用量为 0.05～0.1mg,于手术前 30～60min 肌内注射。诱导麻醉:静脉注射 0.05～0.1mg,间隔 2～3min 重复注射,直到达到要求;危重病人、年幼及年老病人的用量减小至 0.025～0.05mg。维持麻醉:当病人出现苏醒状时,静脉注射或肌内注射 0.025～0.05mg。一般镇痛及术后镇痛,肌内注射0.05～0.1mg,必要时可于 1～2h 后重复给药。贴剂外用。

【不良反应】 个别病例可能出现恶心和呕吐,约 1h 后自行缓解;此外还可引起视物模糊、发痒和欣快感。一般孕妇用药为 C 级。

【禁忌证】 支气管哮喘、呼吸抑制及对本品特别敏感的病人、重症肌无力病人禁用。孕妇及心律失常病人慎用。

【注意事项】 ①本品有弱成瘾性,应警惕;②静脉注射本品时可能引起胸壁肌肉强直,如一旦出现,需用肌松药对抗,静脉注射太快时,还可能抑制呼吸,应注意;③本品不宜与单胺氧化酶抑制药合用;若与巴比妥类、安定药及麻醉药合用,有加强作用,剂量应减少 1/4～1/3。

【制剂规格】 针剂:0.1mg。贴剂:贴于疼痛的无损皮肤患处。

舒芬太尼(Sufentanil)[保乙]

【作用特点与用途】 本品镇痛作用比芬太尼强 5～7 倍,安全范围大;对心血管的作用与芬太尼相似。全身麻醉辅助镇痛药。用于心血管手术麻醉。气管插管等。

【用法用量】　①麻醉时间长约 2h,总剂量 $2\mu g/kg$;维持量 $10\sim25\mu g$。②麻醉时间长 $2\sim8h$,总剂量 $2\sim8\mu g/kg$,维持量 $10\sim50\mu g$。心血管手术麻醉 $5\mu g/kg$。③$2-12$ 岁全麻诱导和维持总量建议为 $10\sim20\mu g/kg$,或遵医嘱。

【不良反应】【注意事项】　参阅芬太尼。

【制剂规格】　注射剂:$50\mu g/2ml$,$100\mu g/2ml$,$250\mu g/2ml$。

依他佐辛(酚甲唑辛、Eptazocine)

【作用特点与用途】　本品为镇痛药,其作用机制是对阿片受体具有 κ 受体激动药作用,其镇痛效力为喷他佐辛的 $1\sim2$ 倍,耐受性与依赖性较喷他佐辛及吗啡轻。本品皮下给药 30min 即达到血药浓度的最高峰,$t_{1/2}$ 100min。主要经肾排泄,给药后 24h 有 82.5% 随尿排出。主要代谢物是葡萄糖酸结合体。主要用于各种癌症及术后镇痛。

【用法用量】　肌内注射或皮下注射:每次 15mg,可酌情增减剂量。

【不良反应】　有轻度呼吸抑制或胸部压迫感,偶见眩晕、朦胧感、兴奋、失眠、心悸、血压上升、呕吐及口渴等症。

【禁忌证】　呼吸严重抑制、头部损伤、颅内压上升及脑病变有神志不清危险的病人禁用。

【注意事项】　①本品大量连续使用会产生药物依赖性;②哺乳期妇女应用本品应停止授乳;③应用本品期间不应从事有危险的机械操作。

【制剂规格】　针剂:15mg/ml。

其他阿片受体激动药型镇痛药见表 6-3。

表 6-3　部分阿片受体激动药型镇痛药

药物名称、制剂	药理与临床应用	备　注
丁酰布桂嗪(盐酸强痛定) Bucinperazine 片剂:30mg,60mg。 注射液:50mg,100mg	镇痛效力为吗啡的 1/3。口服、皮下注射 $10\sim30min$ 起效,持续 $3\sim6h$。用于中度创伤、癌痛和神经性疼痛。成人口服 $30\sim60mg$,3/d。皮下注射:每次 $50\sim100mg$	可偶见恶心、眩晕、困倦、黄视、发麻、成瘾

药物名称、制剂	药理与临床应用	备　注
羟吗啡酮 Oxymorphone 注射剂:1mg。栓剂: 　5mg	镇痛效力为吗啡的 10 倍。无镇咳作用。用于中、重度止痛。皮下、肌内注射 1～1.5mg,间隔4～6h	同吗啡。栓剂:每次 　5mg
氢吗啡酮 Hydromorphone 片剂:1mg,2mg。栓剂:2mg,3mg。注射液:2mg	吗啡的衍生物,作用于 μ 受体。镇痛效力为吗啡的 8 倍。口服后吸收不完全,肌注后 15min 内起效,持续 3～5h。用于中、重度镇痛:肌内注射或皮下注射:每次1～2mg	同吗啡。口服:每次2mg。栓剂:每次2～3mg。4～6 h后可重复用药
阿尼利定(氨苄哌替啶) Anilendine 片剂:25mg。注射剂为磷酸盐:32mg,相当于本品 30mg,5mg/1ml	作用与哌替啶相似。用于止痛:每次口服 2mg,或肌内注射或皮下注射每次 25～50mg;4～6h 可重复用药,严重者肌内注射每次 75～100mg, 1 日极量为 200mg。可辅助麻醉	同盐酸哌替啶(度冷丁)
左啡诺(左吗喃) Levorphanol 片剂:1.5mg,2.0mg。注射液:2mg	与吗啡相似,作用于 μ 和 κ_3 受体。口服效力为肌内注射的 50%。口服 $t_{1/2}$ 为 12～16h,镇痛维持 8h。肌内注射 $t_{1/2}$ 为 11.4h。重度止痛:口服每次 1.5～4.5 mg;肌内注射或皮下注射,每次 2～3mg	重复用药短时间可致蓄积中毒。其余同吗啡

续表

药物名称、制剂	药理与临床应用	备　　注
右吗拉胺(吗散痛) Dextromoramide 酒石酸盐片剂:5mg, 　10mg。酒石酸盐栓 　剂:10mg。酒石酸盐 　注射液:5mg,10mg	与美沙酮类似,用于重度疼痛 　和镇咳。口服与注射效力 　相同。口服或注射每次5~ 　7mg;栓剂:10mg。成年人 　每次最大量口服20mg,注 　射15mg	同美沙酮,有依赖 　性,可致滥用
非那佐辛(苯唑辛) Phenazocine 氢溴酸盐片剂:5mg。 　氢溴酸盐针剂: 　1mg/1ml	镇痛效力为吗啡的10倍。口 　服首关效应明显而效差,多 　用于肌注止痛或麻醉前给 　药:每次1~2mg	同吗啡
哌腈米特 Piritramide 酒石酸盐针剂:20mg/ 　2ml	与吗啡相似。注射给药每次 　15mg,每日最大剂量为 　45mg	有致血卟啉症作用
埃托啡(制动灵) Immobilon 复方针剂每支含本品 　2.45mg+马来酸乙 　酰丙嗪10mg	野生动物保护药。主要用于 　狩猎或制动野生大动物	可引起吗啡样主观 　感受和抑制吗啡 　成瘾者的戒断症 　状

眼镜蛇毒(克痛宁、Cobratoxin)

　　【作用特点与用途】　本品具有箭毒样神经-肌肉阻断作用,为非麻醉性镇痛药,镇痛效力强于吗啡但作用出现较慢,用药3~5d后才充分发挥疗效。无成瘾性及耐受性,不良反应不明显,较完全。用于各种慢性疼痛、血管性头痛、三叉神经痛、坐骨神经痛、晚期癌性痛、关节痛、麻风反应神经痛。

　　【用法用量】　首次肌内注射0.25ml,0.5h后如无不良反应再注射剩余的1.75ml,2ml/d,10d为1个疗程。隔3d后可进行第2个疗程。第2个疗程后,酌情改为每周2次,每次2ml维持治疗。一般1~2个疗程。最大剂量为

6ml/d。

【不良反应】【注意事项】 可有口干、头晕、一过性血压下降。大剂量可引起膈肌麻痹而抑制呼吸。过敏体质、孕妇、青光眼、高热者禁用。严重心肾病者慎用。个别患者初用无效。

【制剂规格】 注射液：$70\mu g/2ml$。

复方曲马多片（痛宁、Compound Tramadol Hydrochloride Tablet）

【作用特点与用途】 本品以长白山天然稀有真菌安络小皮伞菌为主要原料，经发酵培养法提取精制而成。其止痛消炎作用持久，无成瘾性，愈后不易复发。尚有改善局部的血液循环和组织营养状况，恢复神经功能等作用。本品主要成分为总萜内酯及盐酸曲马朵（多），治疗多种类型神经病、神经炎、风湿性关节炎总有效率 89.7％。用于坐骨神经痛、三叉神经痛、麻风性神经痛、眶上神经痛、肋间神经痛、神经性头痛、偏头痛、血管性头痛、面肌痉挛、风湿性关节炎、腰肌劳损、术后及骨伤恢复期中度疼痛，包括癌症、术后、创伤或产科疼痛的止痛。

【用法用量】 口服：每次 2 片，3/d，30d 为 1 个疗程。

【制剂规格】 片剂：每片含安络小皮伞菌提取物总萜内酯 0.1g，盐酸曲马多 50mg。

神经妥乐平（Neurotropin）

【作用特点与用途】 本品是从牛痘疫苗接种致家兔的真皮中分离抽提出的一种非蛋白性生理活性物质，内含多种多糖。其药物作用广泛，具有镇痛、调整自主神经功能，改善末梢循环障碍，抗变态反应，调整免疫及修复细胞损伤等作用。适用于腰痛症、颈肩腕综合征、症状性神经痛、过敏性皮肤瘙痒、变态性鼻炎、亚急性视神经脊髓病后遗症所引起的冷感、疼痛、感觉异常，还可用于带状疱疹后遗神经痛。

【用法用量】 亚急性视神经脊髓后遗症引起症状一般静脉注射 6ml（7.2U）。腰痛等其他症状一般肌内注射、静脉或皮下注射 3ml（3.6U）。

【不良反应】 总发生率 1.4％。有肝、呼吸、循环、肾、消化道不良反应及过敏。神经系统不良反应很低，安全性好。

【制剂规格】 3.6U/3ml。

他喷他多（Tapentadol）

【作用特点与用途】 美国上市新药，它是具有双重作用机制的单分子镇痛药。用于治疗各种急慢性疼痛。一般每 4～6 小时口服 1 次,每次 50mg,75mg 或 100mg。

【不良反应】【注意事项】　可有恶心、呕吐、头晕、失眠,甚至呼吸抑制。当联用其他阿片类药、违禁药物或酒精时,对 CNS 有抑制成瘾作用。

【制剂规格】　片剂:50mg,75mg,100mg。

四、抗 癫 痫 药

乙琥胺(Ethosuximide)[保乙][典]

【作用特点与用途】　本品有明显抗惊厥、缓解癫痫小发作之效。为治疗癫痫失神小发作的首选药。

【用法用量】　口服:6 岁以上儿童至成年人首次服 0.25g,2/d,以后每4～7 日增加 0.25g,直至控制癫痫发作;最大剂量不超过 1.5g/d。儿童常用量:6 岁以下首次服 0.25g,1/d,以后每 4～7 日增加 0.25g,直至控制癫痫发作,最大剂量不超过 1.0g/d,分次服用。

【不良反应】【注意事项】　①常见有胃肠反应及眩晕、头痛、嗜睡、幻觉及呃逆等,偶见粒细胞、白细胞减少,再生障碍性贫血;有时可引起肝、肾损害,故应定期查血象及肝功能。②少数可出现荨麻疹、红斑狼疮等过敏反应,应立即停药,故对其过敏者禁用;孕妇、哺乳妇女慎用。③联合巴比妥、苯妥英钠控制大、小发作混合型癫痫应权衡利弊。

【制剂规格】　胶囊剂:0.25g。糖浆剂:5g/100ml。

扑米酮(密苏林、扑痫酮、Primidone)[保乙][典]

【作用特点与用途】　口服后经体内代谢成苯乙基丙二酰胺和苯巴比妥共同发挥抗癫痫之效。其作用与毒性均比苯巴比妥低。用于癫痫强直阵挛性大发作,单纯部分性发作、复杂部分性发作的单药或联合用药治疗;也用于特发性震颤和老年性震颤的治疗。

【用法用量】　口服:8 岁以上至成年人首次睡前服 50mg,3d 后改为 2/d,1 周后改为 3/d;第 10 日开始改为每次 250mg,3/d。总量每日不超过 1.5g。维持量一般每次 250mg,3/d。8 岁以下儿童每日睡前服 50mg;3d 后增加为每次 50mg,2/d;1 周后改为 100mg,2/d;10d 后酌情增至 125～250mg,3/d;或每日按体重 10～25mg/kg 分次服用。

【不良反应】【注意事项】　①常见呕吐,宜从小剂量开始服用,然后再逐渐增加剂量；②尚可引起嗜睡、共济失调、巨细胞贫血等；③严重肝、肾功能不全者禁用，不宜与苯巴比妥合用；④不宜突然停药。

【制剂规格】 片剂：50mg，100mg，250mg。

苯妥英钠(大仑丁、Phenytoin Sodium)[保甲][典][基]

【作用特点与用途】 本品具有抗癫痫，治疗三叉神经痛和坐骨神经痛，抗心律失常和降血压(轻症)，及老年人哮喘、精神分裂症幻听等的辅助治疗之效。不良反应也相对较多，可在长期或大量应用时致肝肾功能损害。

【用法用量】 治疗癫痫，50～100mg/d，分2～3次服用；极量：每次300mg，500mg/d，分2～3次服用。宜从小剂量开始，酌情增量，但不宜过量。体重在30kg以下小儿按体重5mg/(kg·d)，分2～3次服用，每日不宜超过250mg。用于癫痫持续状态时，可用150～250mg，加5%葡萄糖注射液20～40ml，在6～10min缓慢静脉注射，每分钟不超过50mg。必要时在0.5h后再注射100～150mg。其他应用遵医嘱。

【制剂规格】 片剂：50mg，100mg。注射剂：100mg，250mg。

左乙拉西坦(Levetiracetam)[保乙]

【作用特点与用途】 本品有抗癫痫小发作之效。用于成年人及4岁以上儿童癫痫患者部分性发作的加用治疗。

【用法用量】 ①成年人及12－17岁(体重在50kg以上)者，首次服0.5g，2/d；以后每2～4周调整剂量1次，2/d，增加或减少0.5g。剂量可增加至每次1.5g，2/d。②65岁以上年长者和体重低于50kg的青少年(12－17岁)首次按体重10mg/kg，2/d；以后再酌情调整给药剂量。③体重15kg者，起始剂量按每次150mg，2/d；以后再酌情调整剂量给药；体重为20kg者，起始量为每次200mg，2/d；25kg者为每次250mg，2/d。其他情况的服药者均需遵医嘱个体化用药。

【不良反应】【注意事项】 ①治疗剂量的最常见不良反应是嗜睡、乏力、头晕等神经系统反应；②患者对加用本品有效后，可停用原合用的抗癫痫药；③肝肾病患者应调整剂量。

【制剂规格】 片剂：0.25g，0.5g，1.0g。

舒噻美(硫噻嗪、Sultiame、Sulthiame)

【作用特点与用途】 本品系强效碳酸酐酶抑制药。用于除小发作外的其他各型癫痫均有效，其中对精神运动性发作、局限性发作和运动过度行为的控制比大发作更为有效,对癫痫性精神障碍也有良好疗效。t_{max}为 1~5h,24h 内以原型排出占 60%,以代谢物从尿中排出近 40%。

【用法用量】 口服:成年人每次 200mg,3/d;如与其他抗癫痫药合用,则开始每次 100mg,2/d。如准备改为单用本品,则应在 6 周内逐渐增至治疗剂量,同时逐渐撤去原用抗癫痫药。儿童每次剂量:1 岁为 25mg,2—5 岁为 100mg,6—12 岁为 200mg,均 3/d。如已使用其他抗癫痫药,加用本品开始时宜用 1/3 剂量。

【不良反应】【注意事项】 ①常见共济失调、厌食、感觉异常;②因酸中毒而致呼吸过度、呼吸困难,且以儿童多见;③可出现头痛、头晕、呕吐、体重减轻、腹痛、皮疹、失眠、白细胞减少、视物模糊、流涎、精神异常及癫痫持续状态;④肾病患者慎用。

【制剂规格】 片剂:50mg。

氨己烯酸(Vigabatrin)

【作用特点与用途】 本药通过与 γ-氨基丁酸(GABA)转移酶不可逆结合,提高中枢神经抑制性递质 GABA 在脑中浓度而抗癫痫。其 t_{max}为 1~2h,生物利用度 60%~80%,消除 $t_{1/2}$为 5~7h,主要以原型在 24h 内由肾排出约79%。主治癫痫部分发作,也可与其他抗癫痫药治疗难治性癫痫病。可降低苯妥英钠、苯巴比妥、扑米酮的血药浓度。

【用法用量】 口服:成年人开始 1.0g/d,分 1~2 次服。以后可渐增剂量,每周递增 0.5~1.0g,一般 1.0~3.0g/d,不超过 4.0g/d。

【制剂规格】 片剂:0.5g。

噻加宾(Tiagaine)

【作用特点与用途】 作用机制同氨己烯酸,为 γ-GABA 再摄取阻滞药。口服吸收快,t_{max} 0.5~2h,生物利用度达 90%~95%,血浆蛋白结合率 96%,消除 $t_{1/2}$ 6~8h。通过肝细胞色素 P_{450}酶系统代谢。约 63%由粪便排出,约25%经尿中排出。一般用于成年人及 12 岁以上儿童难治性部分性癫痫发作。

【用法用量】 口服:初始量 12mg/d,分 2 次服。每周可增加 12~24mg;常用 24~60mg/d,分 2~4 次服用。

【注意事项】 ①可有常见抗癫痫药的不良反应;②肝病患者及 12 岁以下儿童禁用,孕妇、哺乳妇慎用;③不宜突然停药。

非尔氨酯(非巴马特、Felbamate)

【作用特点与用途】 可能与 N-甲基-D-门冬氨酸(NMDA)受体才发挥抗

惊厥作用。口服吸收好,t_{max}为 1～4h,吸收率约 90%,血浆蛋白结合率20%～25%,单用消除 $t_{1/2}$ 13～23h;剂量的 90% 以上经尿排出,其中 40%～49% 为原型药物。单用或辅助治疗用于伴或不伴全身性的部分发作癫痫药。

【用法用量】 成年人及 14 岁以上儿童初始量为 1.2g/d,分 3～4 次服用。每隔 1～2 周调整(增加)0.6～1.2g,常用量为每天服用 2.4～3.6g。

【不良反应】【注意事项】 同常用抗癫痫药。

【制剂规格】 片剂:400mg,600mg。口服液:0.6g/5ml。

唑尼沙胺(唑利磺胺、Zonisamide)

【作用特点与用途】 本品系碳酸酐酶抑制药。其作用与苯妥英钠、卡马西平相似。口服 t_{max} 为 5～6h,$t_{1/2}$ 为 60h,有效浓度为 10～70μg/ml,无蓄积性,主要经肝代谢,由肾排泄。用于治疗癫痫大发作、小发作、局限性发作、精神运动性发作及癫痫持续状态。

【用法用量】 成年人初始量 100～200mg/d,分 1～3 次服;在 1～2 周内增至 200～400mg/d,分 1～3 次服。最大量为 600mg/d。小儿按体重的初始量为 2～4mg/(kg·d),1～2 周内增至 4～8mg/(kg·d),均分 1～3 次服。最大剂量为 12mg/(kg·d)。

【注意事项】 ①可有困倦、食欲缺乏、乏力、运动失调、复视、视力异常、白细胞减少,AST 及 ALT 等值升高;②定期查肝肾功能及血象;③不能突然停药或急剧减量;④开车驾驶、操纵机器者,哺乳期妇女慎用;孕妇禁用。

【制剂规格】 片剂:100mg,400mg。散剂:200mg/1g。

卤加比(普乐加比、普洛加胺、哈罗加比、Halogabide、Progabide)

【作用特点与用途】 本品系拟氨基丁酸药,可直接激动 GABA 受体而生效。口服吸收快,t_{max} 为 2～3h,几乎全在肝内代谢,服药几分钟后脑内即出现相应的酸、氨基丁酸、氨基丁酰胺。$t_{1/2}$ 10～12h。用于癫痫、痉挛状态、运动失调均有良好治疗效果。

【用法用量】 按体重口服。癫痫:10～30mg/(kg·d),分 3 次服用;痉挛:24mg/(kg·d);帕金森病:900～2 100mg/d。或遵医嘱。

【制剂规格】 片剂:150mg,300mg,600mg。散剂:50mg。

氯巴占(氧异安定、甲酮氮平、Clobazam、Frisium)

【作用特点与用途】 本品有抗焦虑、抗惊厥作用。治疗安全范围比地西泮、苯巴比妥、丙戊酸钠宽。口服吸收快而完全,t_{max} 为 1～3h,血浆蛋白结合率 90%,经肝代谢,$t_{1/2}$ 为 60h。如每天服药 1 次,6～10d 达稳态血药浓度。可单独应用或辅助治疗癫痫病。

【用法用量】　口服:从小剂量开始,20～30mg/d[0.5～1mg/(kg·d)],逐渐增加剂量。如与其他抗癫痫药合用,则应减少剂量,每日应用 5～15mg(0.1～0.3mg/kg)。

【注意事项】　①不良反应类似苯二氮䓬类;②如连续应用,其抗惊厥作用逐渐减弱。可采用"放假疗法",如女性在月经期发作时,可在经前 2～3d 开始用药,10d 后停用。

【制剂规格】　片剂:10mg,20mg。胶囊剂:10mg。

青阳参总苷(健脑克癫片、Qingyang shen Total Glycosides)

【作用特点与用途】　本品对听源性惊厥发作有对抗作用,且能持续 24h 有效;对各类型癫痫也有一定疗效。癫痫患者兼有肝功能不良时,加服本药能恢复正常,且可缓解头昏症状。临床主要与苯妥英钠或苯巴比妥等抗癫痫药合用治疗顽固性癫痫或难治性癫痫,亦可单用治疗一般性癫痫。

【用法用量】　口服:15～20mg/(kg·d),1/d。一般连服 2d 停 1d。儿童减半。每日剂量不宜超过 20mg/kg。

【注意事项】　大剂量治疗精神分裂症(试用)时,曾出现恶心、呕吐、眩晕,继而出现抽搐、昏迷。

【制剂规格】　片剂(含青阳参总苷):70mg,80mg,100mg。

抗癫灵(伊来西胺、Ilepcimide、Antiepilepsirin)

【作用特点与用途】　本品为广谱抗癫痫药,对大发作疗效好,对混合发作也有效。

【用法用量】　口服:每次 50～150mg,2/d。儿童酌减。

【注意事项】　可致困倦、共济失调、胃肠反应。如用本药代替原用的其他抗癫痫药,应逐步取代,不可突然换药,以防癫痫发作。

【制剂规格】　片剂:50mg。

贝克拉胺(苄氯丙胺、Beclamide)

【作用特点与用途】　本品为抗惊厥药,用于治疗癫痫大发作和精神运动发作。

【用法用量】　口服:1.5～4g/d,分次服。5 岁以下儿童 0.75～1g/d,分次服。5－10 岁,1.5g/d,分次服。

【不良反应】【注意事项】 可见眩晕、神经过敏、胃肠道不适等。偶见皮疹和暂时性白细胞减少。

【制剂规格】 片剂:500mg。

三甲双酮(解痉酮、Trimethadione)

【作用特点与用途】 本品有解痉作用,对癫痫小发作疗效较好。用于治疗癫痫小发作,见效较慢,服药 2~4d 开始显效。

【用法用量】 口服:每次 0.15~0.3g,3/d。酌情每周可增加 300mg,最多至 1.8g/d,分次服。

【不良反应】【注意事项】 本品毒性较大,可引起粒细胞减少,再生障碍性贫血,癫痫大发作,肝、肾功能损害。出现严重不良反应者应停本药,或换用其他抗癫痫药时须渐减剂量。

【制剂规格】 片剂:0.15g。胶囊剂:0.3g。

苯琥胺(Phensuximide)

【作用特点与用途】 本品具有解痉作用,适用于癫痫小发作,虽效果不及三甲双酮,但毒性低。对精神运动性发作亦有效。

【用法用量】 口服:每次 0.5g,2~3/d。儿童按体重 20~50mg/(kg·d),分 2~3 次服,从小剂量开始,经 3~4 周加至足量。

【不良反应】【注意事项】 可有呕吐、恶心、肌无力、嗜睡、皮疹;偶见血象异常,肝肾功能损害。长期应用需定期查血象、尿常规和肝功能。

【制剂规格】 片剂:0.25g,0.5g。

细辛脑(Asarone)

【作用特点与用途】 本品为中药石菖蒲的主要有效成分,有平喘、止咳、祛痰、镇静、解痉、抗惊厥等作用,对癫痫大发作疗效显著,可显著降低自发活动而无抑制作用。

【用法用量】 静脉注射:每次 16~24mg,稀释于 25%葡萄糖注射液 40ml中,缓慢静脉注射,2~3/d;或静脉滴注:成年人用 16~24mg,儿童按 0.5mg/kg,用 5%或 10%葡萄糖注射液稀释成 0.01%~0.02%溶液,2/d。

【不良反应】【注意事项】 肝肾功能严重障碍者慎用。青霉素、庆大霉素、红霉素可使疗效增加;利血平、氯丙嗪可协同对中枢的作用;巴比妥类可增强催眠。

【制剂规格】 注射剂:8mg/2ml。

拉莫三嗪(利必通、Lamotrigine、Lamictal)[保乙]

【作用特点与用途】　本品系封闭电压应用依从性的钠通道阻滞药,苯基三嗪类化合物。可抑制戊四氮和电刺激所致的惊厥、缩短病灶、皮质和海马区兴奋后的放电时间,对抗部分和全身性癫痫发作。其作用机制可能是通过抑制脑内兴奋性氨基酸-谷氨酸、天门冬氨酸的释放,产生抗癫痫作用。口服吸收完全,生物利用度100%,口服 t_{max} 约 2.5h;主要经肝代谢,肾排泄;$t_{1/2}$ 约 29h。主要用于其他抗癫痫药不能控制的部分性和全身性癫痫发作的辅助治疗。

【用法用量】　口服:宜从小剂量开始,25～50mg/d;治疗 2 周后,增加剂量每次 50～100mg,2/d,维持治疗。服用其他抗癫痫药的病人,开始剂量为每次 50mg,2/d。2 周岁以上儿童,开始剂量为 2mg/(kg·d),维持量为 5～15mg(kg·d)。若与丙戊酸钠合用,开始剂量 0.5mg/(kg·d),维持量 1～5mg/(kg·d),如剂量控制症状良好,应尽量用小剂。有效血药浓度范围暂定 1～4mg/L。

【不良反应】　可有恶心、头痛、视物模糊、眩晕、共济失调等,偶见皮疹,罕见血管神经性水肿,Stevens-Johnson 综合征。

【注意事项】　①妊娠早期妇女不宜用;②本品可抑制卡马西平代谢,增加后者的中枢神经系统不良反应;③丙戊酸钠可减慢本品代谢,延长其 $t_{1/2}$;④卡马西平、苯妥英钠、扑米酮可加速其消除,联合应用时应酌情调整剂量;⑤对乙酰氨基酚可加速本品排泄。

托吡酯(妥泰、Topiramate、Topamax)[保乙]

【作用特点与用途】　本品是一个由氨基酸酯取代单糖的新型抗癫痫药物,可以阻断钠通道;增加 γ-氨基丁酸(GABA)激活 $GABA_A$ 受体的频率,加强氯离子内流,增强抑制性中枢神经系统递质的作用;可降低谷氨酸 AMPA受体的活性,有降低兴奋性中枢神经递质的作用。尚可抑制一些碳酸酐酶同工酶;有抗惊厥作用。口服吸收迅速而完全,t_{max} 2～3h,吸收率约 81%,血浆蛋白结合率 13%～17%,$t_{1/2}$ 25～35h。连续口服 4～8d,可达血药浓度稳态。用于初诊为癫痫的患者单药治疗或曾经合并用药现转为单药治疗癫痫患者;亦用于成人及 2—16 岁儿童部分癫痫发作的加强治疗。

【用法用量】　口服,400mg/d,分 2 次。推荐治疗从 50mg/d 开始,逐渐调整到有效剂量;剂量＞400mg/d(每日 600mg、800mg、1000mg)并不增加疗效。

【不良反应】　可引起肝功能损害,皮肤及黏膜反应及头晕、嗜睡等;罕见少汗、代谢性酸中毒。儿童用药 10% 以上的不良反应有头痛、疲乏、厌食、嗜睡。

【注意事项】 对本品过敏者禁用;肝、肾功能不良者、老年人及孕妇、哺乳期妇女慎用或权衡利弊使用;驾驶汽车或操纵机器者服用本品时容易发生危险。仔细看说明书,注意药物相互作用。

【制剂规格】 片剂:25mg,50mg,100mg;每瓶 60 片。

加巴喷丁(迭力、Gabapentin、Neurontin)[保乙]

【作用特点与用途】 本品为人工合成的氨基酸,其结构与 γ-氨基丁酸(GABA)相近。作用机制尚未完全阐明,一般认为可随钠通道经过肠黏膜和血-脑脊液屏障,结合于大脑皮质、海马和小脑,影响神经细胞膜的氨基酸转运而起抑制作用。对癫痫及部分性癫痫发作和继发全身性强直阵挛性癫痫发作有效。小剂量时有镇静作用,并可改善精神运动性功能。口服易吸收,t_{max} 2~3h,脑脊液中药浓度为稳态血药浓度的 20%,生物利用度约 60%,全身分布广。以原型经肾排泄。血浆蛋白结合率<5%。用于癫痫成人和 12 岁以上儿童伴或不伴继发性全身发作或部分发作的辅助治疗。

【用法用量】 可与其他抗癫痫药联合应用。12 岁以上及成人首日睡前口服 300mg 1 次,第 2 日口服 2 次,第 3 日口服 3 次;之后维持此剂量服用。国外有增至 1800mg/d 及 2400mg/d 仍能耐受者;国内癫痫患者耐受范围 900~1800mg/d;肾功能不良者剂量酌减;须停药时宜递减进行。

【不良反应】 ①可有嗜睡、头晕、共济失调、疲劳、恶心呕吐、体重增加、紧张或失眠、眼球震颤、感觉异常及厌食;②偶见衰弱、弱视或复视、关节脱白、异常思维、健忘、口干、抑郁及情绪化倾向;③尚偶有消化不良、便秘、腹痛、尿失禁、食欲增加、鼻炎、咽炎、咳嗽、肌痛、背痛、面部和肢端或全身水肿、勃起功能下降、牙齿异常改变、牙龈炎、瘙痒症、白细胞减少症、骨折、血管扩张及高血压,以上多在高剂量或过量时出现。

【注意事项】 ①失神性发作、过敏体质、肾功能减退者、孕妇及哺乳期妇女权衡利弊慎用;②如换药或停药应逐渐减量,至少在 1 周内逐步进行;③本品服药后可出现假性蛋白尿和白细胞减少;④本品与其他抗癫痫药(丙戊酸、苯巴比妥、卡马西平、苯妥英钠)和避孕药无相互干扰。

【制剂规格】 胶囊剂:0.1g。

奥卡西平(确乐多、Oxcarbazepine、Trileptal)[保乙]

【作用特点与用途】 卡马西平的 10-酮基结构类似物,属前体药。药理作用与临床应用与卡马西平相似,但易耐受,无自身诱导,可代替卡马西平。口服易吸收,口服 0.6g 的 t_{max} 约 5h,C_{max} 平均 31.5μmol/L。每日 2 或 3 次服,可在 2～3d 达稳态血药浓度。血浆蛋白结合率约 40%,95% 以代谢物形式从肾排出,4% 从粪中排出,吸收 $t_{1/2}$ 约 2h。消除终末 $t_{1/2}$ 约 9h。老年人血浆药浓度和 AUC 值较年轻人高 30%～60%,儿童消除终末 $t_{1/2}$ 缩短至 5～9h。用于复杂性部分发作,全身强直、阵挛性发作的单药治疗及难治性癫痫的辅助治疗。

【用法用量】　口服:开始 300mg/d,以后逐渐增加至 0.6～2.4g/d,以达到满意疗效。2.4g/d 以上者的神经系统不良反应增加。小儿宜 8～10mg/(kg·d)开始,渐增至 600mg/d。以上剂量均每日分 2 次服用。

【不良反应】【注意事项】　参阅卡马西平。

【制剂规格】　片剂:0.3g,0.6g。

卡马西平(痛惊宁、Carbamazepine)[保乙][典]

【作用特点与用途】　本品有抗癫痫作用,对精神运动性发作最有效,对大发作、局限性发作和混合型癫痫也有效。能减轻精神异常,对伴有精神症状的癫痫尤为适宜;有抗外周神经痛作用,对三叉神经痛及吞咽神经痛疗效比苯妥英钠好,用药后 24h 即可奏效;还具有抗利尿作用和抗躁狂抑郁作用,对躁狂症及抑郁症均有明显治疗作用,也能减轻或消除精神分裂症病人的躁狂、妄想症状。本品口服易吸收,作用迅速,血浆有效浓度为 2～12μg/ml。其 $t_{1/2}$ 平均为 16～24h,如同时使用有酶诱导作用的其他抗癫痫药,本品的 $t_{1/2}$ 平均为 9～10h。本品经肝代谢,肾泄泄,仅有 2%～3% 的药物以原型从尿排出。主要用于精神运动性发作和癫痫性精神病、癫痫后性格障碍,对大发作和局限性发作和混合型癫痫有效;治疗三叉神经痛及舌咽神经痛;治疗神经源性尿崩症,预防和治疗躁狂抑郁症。抗心律失常。

【用法用量】　口服:癫痫及三叉神经痛,每次 100mg,开始 2/d,以后可加至 3/d。个别三叉神经痛剂量可达 1～1.2g/d,极量为 1.2g/d,疗程最短 1 周,最长 2～3 个月。尿崩症最短 1 周,最长 2～3 个月。尿崩症,600～1200mg/d,分次服用。抗躁狂症 300～600mg/d,分次服用,最大剂量为 1.2g/d。心律失常,300～600mg/d,分次服用。

【不良反应】　偶可见食欲缺乏、恶心、呕吐、腹泻、头晕、嗜睡及运动失调等不良反应,但常在 7～14d 后自行消失。少数病例有低钠血症、头痛及精神错乱,还偶见皮肤过敏、剥脱性皮炎、血小板减少、粒细胞缺乏、黄疸、肝功能不全、蛋白尿及心力衰竭等。

【禁忌证】 对本品过敏者及房室传导阻滞者禁用。

【注意事项】 ①本品应在医师监护下服用;②如有皮肤过敏或白细胞及血小板减少发生,必须立即停药;③如在治疗期间突然停药,而改用其他抗癫痫药物时,必须加服地西泮;④如长期用药,用药期间应定期检查血象、肝功能及尿常规;⑤心、肝、肾功能不全及初孕妇、授乳妇女忌用,青光眼、心血管严重疾病及老年病人慎用;⑥本品与苯巴比妥、苯妥英钠合用时,后两者都能加速前者代谢,使其血浓度降低;烟酰胺、抗抑郁药、大环内酯类抗生素、异烟肼、西咪替丁等药物均可使本品血浓度升高,使之易出现不良反应;本品也可减弱抗凝血药华法林的抗凝作用。

【制剂规格】 片剂:100mg,200mg。

香草醛(抗癫香素、香荚兰醛、Vanillin)

【作用特点与用途】 本品为抗癫痫药,能对抗戊四氮引起的惊厥,抑制由戊四氮诱发的癫痫样脑电,尚能抑制动物自发活动及延长环己烯巴比妥钠的睡眠时间,具有镇静及抗癫痫作用,但无抗电休克及镇痛作用。实验表明本品较苯妥英钠起效慢,但停药后的有效持续时间长。可用于治疗各型癫痫;特别适用于小发作,亦可用于治疗多动症及眩晕等。

【用法用量】 口服:成年人每次 0.4~0.6g,3/d,或遵医嘱。

【不良反应】 个别病人服药后出现头晕等现象。

【注意事项】 严重肝、肾功能不全者慎用。

【制剂规格】 片剂:0.1g,0.2g。

丙戊酰胺(癫健安、Valpromide)

【作用特点与用途】 本品为抗癫痫谱广,作用强,见效快而毒性较低的新型抗癫痫药物,对戊四氮诱发的惊厥及电惊厥有对抗作用,其作用比丙戊酸钠强,抗戊四氮惊厥作用为丙戊酸钠的 2 倍。临床试用于多种类型的癫痫均有较好的疗效。适用于各类癫痫。

【用法用量】 口服:成年人每次 0.2~0.4g,3/d;儿童 10~30mg/(kg·d),分次服用或遵医嘱。

【不良反应】 少数病人服药后有食欲缺乏、恶心、头晕、头痛、乏力及皮疹等反应,大都于 1 周后自行消失。

【制剂规格】 片剂:100mg,200mg。

丙戊酸钠(抗癫灵、德巴金、Sodium Valproate、Apilepsin)[保甲/乙]

【作用特点与用途】　本品为广谱抗癫痫药。抗惊厥作用可能是药物竞争性抑制 γ-氨基丁酸转氨酶,从而提高脑内 γ-氨基丁酸的浓度。口服吸收快而完全,主要分布在细胞外液,在血中大部分与血浆蛋白结合,其结合率为80%～94%,脑脊液中为血浆浓度的 10%,有效血浓度为 $67～82\mu g/ml$。主要经肝代谢、肾排出,$t_{1/2}$ 为 6～10h。适用于治疗全身性的、病灶性的及其他类型的癫痫。

【用法用量】　口服:成年人初始剂量 600mg/d,每 3 日增加 200mg 直至控制发作。儿童(体重＞20kg)初始剂量为 400mg/d,若此剂量无效,可增至35mg/(kg・d)。体重＜20kg 的儿童初始剂量 20mg/(kg・d)。老年病人用药剂量需视癫痫控制情况而定。注意个体化用药。

服法为缓释片每日 1 片;肠衣片每日 2 片,进餐时或餐后服用。静脉注射前先将溶剂(4ml)注入 400mg 丙戊酸钠粉剂中令其溶解,此时该溶液的丙戊酸钠含量为 95mg/ml。静脉注射:一次性使用,缓慢注射。静脉滴注:24h 内使用,可加入生理盐水、5%葡萄糖注射液或葡萄糖盐水,使用剩余部分丢弃。

【不良反应】　常见的不良反应有轻微恶心、呕吐、共济失调和意识模糊等,可有肝功能异常、可逆性出血时间延长和血小板减少症,罕见红细胞发育不全和白细胞减少症;单纯纤维蛋白原减少也见报道。对免疫系统有影响,有红斑狼疮的病人使用该药时要注意。

【禁忌证】　有丙戊酸钠过敏史、活动性肝病、严重的肝功能障碍(特别是与药物有关的)家族史者。

【注意事项】　①若同时服用苯妥英钠、苯巴比妥及卡马西平等肝药酶诱导药,可能需将剂量增加 5～10mg/kg,这类药停用后,减少本品用量,症状也可控制;②与巴比妥类药物同时服用时,如有镇静现象(尤其在儿童),应将巴比妥减量;③本品会增强单胺氧化酶抑制药和其他抗忧郁药的作用;与抗凝药或有抗凝作用的药物同服,可减弱其抗凝作用;④肾衰竭病人必须通过监测血浆丙戊酸钠浓度来控制用药剂量,本品可致尿糖假阳性,糖尿病人要倍加注意;⑤有意外及自杀过量服用的报道,通过催吐、灌洗胃肠、人工呼吸和其他支持疗法可以完全恢复。

【制剂规格】　片剂:200mg。溶液剂:200ml 瓶装。缓释片:每片含丙戊酸钠 333mg,丙戊酸 145mg,相当于丙戊酸钠 500mg。注射液:200mg,500mg。糖浆剂:300ml(0.2g/5ml)。

丙戊酸镁(Magnesium Valproate)[保乙]

【作用特点与用途】 本品与丙戊酸钠相似。以镁替钠,有利于心脏。

【用法用量】 成年人口服:每次250mg,2/d,个体化调整用药。最高剂量不超过1.6g/d。儿童按20～30mg/(kg·d)分3～4次服。

【制剂规格】 片剂:250mg。

五、抗精神病药

氯哌噻吨(氯噻吨、Clopenthixol)[保乙][典]

【作用特点与用途】 本品为抗焦虑、抗幻觉症状的精神病用药,特别适用于老年及有心功能不全的病人。适用于妄想狂、幻觉型精神分裂症、青年期痴呆、躁狂及焦虑周期性精神病,因体质原因的不安、兴奋和精神错乱状态;外伤后精神病、脑萎缩过程及兴奋增强的愚钝。

【用法用量】 口服:糖衣片,10～150mg/d;滴剂,20～75mg/d或更多,可用水稀释或与食品饮料混合服用。以上2种剂型的日剂量可于晚上一次服用,也可分3次服用。注意个体化用药,宜从小剂量开始。

【不良反应】 本品会有颤抖、面部、四肢和肌肉的古怪动作,静坐不能,胃肠道不适,尿潴留,停经及泌乳等反应。

【禁忌证】 ①急性酒精中毒、催眠药和抗精神病药中毒、循环性休克及昏迷病人禁用;②对本品过敏者禁用。

【注意事项】 ①妊娠初期妇女慎用;②用药期间应定期检查心电图、血象和肝功能;③本品过量时及敏感者会出现肌肉僵硬,此时可用抗帕金森病药物消除;④同时服用驱虫药(哌嗪等)可增加锥体外系反应;⑤本品可减弱左旋多巴作用,增强降压药作用,并能加强戊四氮引起痉挛倾向;⑥服用本品同时饮酒或服用催眠药、镇静药、镇痛药相互作用可增强。

【制剂规格】 片剂:10mg,25mg。滴剂:20mg/20ml。注射剂:25mg。

附:珠氯噻醇(纯氯噻吨、Zuclopenthixol) 为氯哌噻吨的顺式异构体,具有抗哌甲酯引起的刻板症作用,并有抗阿扑吗啡之效。较适用老年患者焦虑症和幻觉症等。个体化口服用药10～150mg/d。

氟哌啶醇(Haloperidol)[保甲]

【作用特点与用途】 本品为抗精神病药。其作用与吩噻嗪类抗精神病药相仿,对中枢神经系统有选择性抑制作用。能消除精神病患者对精神运动性兴奋、激动不宁、敌视情绪和行为,对于幻觉妄想也有一定作用,并对慢性退缩病人有一定激活作用,但镇静作用和对自主神经系统的作用极少,对体温和血压的影响也很小,且基本上无抗胆碱能及抗 α 肾上腺素能作用,仅有轻度的抗组胺作用。临床用于精神分裂症,特别适用于急性青春型,伴敌对情绪和攻击行为的偏执型精神分裂症;还用于急性躁狂症,不自主运动(特别对治疗左旋多巴所致的不自主运动疗效较好),各类精神病的兴奋躁动状态,风湿性脑病所致的舞蹈症,多发抽动秽语综合征等。

【用法用量】　口服治疗精神分裂症,开始时每次 2～4mg,2～3/d,可酌情渐增至 10～40mg/d,维持量为 4～20mg/d。病情严重需急速控制时可肌内注射,每次 1～2ml(5～10mg),每 4～6 小时 1 次,待病情控制后改为口服。老幼患者改为每次 0.05～1ml,2～3/d。

【不良反应】　最常见的不良反应为锥体外系症状(如静坐不能、震颤、肌张力增高等),老幼及脑病患者更易发生,少数病人有头晕、目眩、乏力、皮疹等反应,偶见高热反应和心电图异常,长期用药可致迟发性运动障碍,过量可致伴有角弓反张、扭转痉挛和抽搐、昏迷等急性脑瘤症状。

【禁忌证】　心功能不全者忌用。正在接受抗凝药的患者、孕妇及基底神经节病变患者慎用。

【注意事项】　①出现锥体外系症状,对症治疗可口服或肌注抗胆碱能药,过量中毒应立即停药,并采取积极的支持疗法;②本品有导致药源性忧郁反应的可能,一旦出现应立即停药或减量;③本品有加强其他抗精神病药、麻醉药和镇静药的作用,还可使血锂浓度升高,故与碳酸锂等药物合用时应谨慎。

【制剂规格】　注射剂:5mg。片剂:2mg,4mg,5mg。

替沃噻吨(氨砜噻吨、Tiotixene)

【作用特点与用途】　本品抗精神病作用较强,有镇吐及轻微降压和镇痛作用。用于急慢性精神病的淡漠、孤独、主动性减退症状及焦虑。

【用法用量】　口服,从小剂量开始,个体化用药,每次 2.5～5mg,2/d,可渐增至 20～30mg/d,重症可达 60mg/d;肌内注射每次 2～4mg,必要时可达 80mg/d。焦虑症宜口服:2～12mg/d。

【不良反应】【注意事项】　锥体外系反应较少见,偶见皮疹、便秘、失眠、头晕等。

【制剂规格】　片剂:5mg,10mg。注射剂:4mg/2ml。

癸氟哌啶醇(氟哌啶醇癸酸酯、哈力多、Halopericol Decanoate、长安静)[基]

【作用特点与用途】 本品为氟哌啶醇长效药,其作用延长 9～20 倍。注射后 24～72h 发生作用,6d 内作用明显,在体内可维持 3～4 周。用于急慢性精神分裂症维持治疗。

【用法用量】 个体化用药:每 4 周肌内注射 1 次,每次 50～300mg。

【注意事项】 不良反应同氟哌啶醇。老年人慎用。

【制剂规格】 注射剂:50mg,100mg。

替米哌隆(硫咪哌隆、Timiperone)

【作用特点与用途】 本品为强效丁酰苯类抗精神病药。有抗氧麻黄碱、抗阿扑吗啡及条件回避反应抑制作用,而锥体外系反应相应较弱,能促进脑内多巴胺代谢周转,具有多巴胺受体阻断作用。t_{max} 约 4h,$t_{1/2}$ 约 4.4h,在脑分布浓度较高,在肝、甲状腺、肾中分布较多,可透过胎盘屏障,可进入乳汁;主要在肝代谢,由肾排泄。用于治疗神经分裂症。

【用法用量】 口服:自每日 0.5～3mg 开始渐增,通常成年人 3～12mg/d,分次服用。根据年龄和病情酌情调整。

【不良反应】【注意事项】 ①不良反应较多,可有心血管系统反应,马林综合征,过敏反应,对肝、肾、血液、内分泌、神经系统均可产生影响。②昏迷、帕金森病及对本药过敏者禁用;孕妇、哺乳妇女、驾车或操作机器者忌用;用类药如吩噻嗪类、丁酰苯类治疗,曾引起不明原因的突然死亡有个案报道,需注意。③有止吐作用,可使某些药物中毒;脑瘤、肠梗阻等引起的呕吐被掩盖,应注意。

【制剂规格】 片剂:0.5mg,1mg,3mg。颗粒剂:10%(10mg/d)。

五氟利多(Penfluridol)[保乙][典]

【作用特点与用途】 本品抗精神病疗效较好。用于急、慢性各型精神分裂症,尤其是长期服药维持治疗,防止复发。

【用法用量】 口服:每次 5～40mg,7d 服药 1 次,以后酌情递增至每周 1 次服 60～120mg。遵医嘱个体化用药。

【注意事项】 ①基底神经节病变,帕金森病及综合征、骨髓抑制、对本药过敏者禁用。②参阅三氟利多等抗精神病药。

【制剂规格】 片剂:5mg,20mg。

氯普噻吨(泰尔登、Chlorprothixene)[保甲/乙][典]

【作用特点与用途】 作用与氯丙嗪相似,但镇静作用较强,并有抗抑郁和抗焦虑作用。口服 t_{max} 为 1~3h,$t_{1/2}$ 为 30h;肌内注射持续作用达 12h 以上,在肝内代谢,由肾排泄。用于急慢性精神分裂症,伴有精神运动性激越、焦虑、抑郁状态的精神障碍,更年期抑郁症、情感性精神病、焦虑性神经官能症。

【用法用量】 口服:治疗精神分裂症,个体化用药,从小剂量开始,每次 12.5~50mg,2~3/d,可酌情增至 0.4~0.6g/d;缓解后调整至可耐受的最低有效剂量。6-12 岁儿童常用每次 10~25mg,3~4/d;年老体弱者酌情调整。

【不良反应】【注意事项】 参阅氯丙嗪、氯哌噻吨。

【制剂规格】 片剂:12.5mg,15mg,25mg,50mg。注射剂:10mg,30mg。

氟哌噻吨(Flupentixol)[保乙][基]

【作用特点与用途】 用于急慢性精神分裂症,尤对情感淡漠、退缩症状效果较好。长效药用于预防复发维持治疗。小剂量用药有稳定情绪、抗焦虑和抗轻度抑郁之效。

【用法用量】 个体化用量,从小剂量开始,根据病情和疗效调整。片剂初始剂量每日 1 次服 10mg;治疗剂量,首次后 2~3d 增加 5~10mg,可酌情增至 80mg/d,分 2~3 次服;维持剂量,10~40mg/d,1 次口服。速效针剂:50~150mg 深部肌内注射,一般 72h 注射 1 次,但累计总量不超过 400mg,老年人不宜超过 100mg,儿童不宜用速效针剂。长效针剂肌内注射 200mg,每 2~4 周深部肌内注射 1 次。

【注意事项】 ①可与其他硫杂蒽类药物及吩噻嗪类药物有交叉过敏反应,肝肾功能不全者、兴奋躁动患者慎用;②严重心、肝、肾功能不全者,有惊厥病史、妊娠及哺乳期妇女禁用;③参阅氯丙嗪、氯哌噻吨。

【制剂规格】 片剂:10mg,15mg。速效针剂:50mg。长效针剂:200mg。

氟司必林(Fluspirilene)

【作用特点与用途】 丁酰苯类注射用长效抗精神病药,作用与氟哌啶醇相似。肌内注射后 24h 作用最强。用于治疗急慢性精神分裂症的幻觉、妄想、孤独淡漠、兴奋冲动等,特别适用于这些病症的维持治疗和预防复发。

【用法用量】 肌内注射,开始每周 1 次 1~2mg;以后酌情增加每周 2~8mg。最高不超过每周 20mg。

【注意事项】 多见锥体外系反应及消化系统、心电图等方面的影响,有锥体外系疾病、癫痫、内因性抑郁症患者,老年人、孕妇初 3 个月均慎用。

【制剂规格】 注射剂:2mg/1ml,6.5mg/1ml。

氨磺必利(赛诺菲、Sanof、Amisulpride)[保乙]

【作用特点与用途】 本品有抗精神病作用。用于治疗精神疾病,尤其是伴有阳性症状(如谵妄、幻觉、认知障碍等)和(或)阴性症状(如反应迟缓、情感淡漠及社会能力退缩)的急性或慢性精神分裂症,也包括以阴性症状为主的精神疾病。

【用法用量】 口服:阳性和阴性混合阶段症状者 400～800mg/d,分 1～2 次服,应根据病人反应调整至最小有效剂量。阴性症状占优势者,推荐剂量为 50～300mg/d,可酌情调整。一般宜从小剂量开始,个体化用量服药,低于 400mg 者,可每日 1 次服完,400mg 以上者宜分 2 次服。以 100mg/d 为佳。

【不良反应】【禁忌证】 ①可引起溢乳、闭经、男子乳腺发育、乳房肿胀、阳萎、女性性冷淡,停药可恢复。②可有锥体外系反应、嗜睡、胃肠功能紊乱;少见肌张力障碍;罕见心血管系统变化等。③对本品过敏者、嗜铬细胞瘤患者、15 岁以下儿童、哺乳期妇女、有催乳依赖的癌症病人、重症肾病、先天性半乳糖血症、葡萄糖或半乳糖吸收不良综合征或乳糖缺乏症患者禁用。

【制剂规格】 片剂:0.2g。

舒必利(止呕灵、清呕灵、舒定、Sulpride)[保甲][典][基]

【作用特点与用途】 本品为苯甲酰胺抗精神病药,其抗木僵、退缩、幻觉、妄想及精神错觉(乱)作用较强,并有一定抗抑郁作用;镇吐性强。口服 t_{max} 为 2h,$t_{1/2}$ 为 8～9h,经肝代谢后,从尿和粪中排出。可进入乳汁。用于治疗呕吐、精神分裂症、慢性退缩和幻觉妄想病、智力发育不全及伴有人格障碍、胃及十二指肠溃疡、眩晕、偏头痛等。

【用法用量】 ①镇吐:口服 100～200mg,2～3/d。②治疗精神病:开始口服:300～600mg/d,可缓慢增至 600～1200mg/d;肌内注射 200～600mg/d,分 2 次;静脉滴注:300～600mg/d;滴注时间 4h 以上。一般以口服为主,或注射给药控制症状后改为口服,个体化用药。

【注意事项】 幼儿禁用。参阅氨磺必利。

【制剂规格】 片剂:10mg,50mg,100mg,200mg。注射剂:50mg/2ml,100mg/2ml。

舒托必利(舒多普利、Sultopride)

【作用特点与用途】　本品为多巴胺受体拮抗药,镇静作用较舒必利强,能控制部分兴奋躁动和行为紊乱的症状。对躁狂、幻觉、妄想及精神运动性兴奋有抑制作用,对抑郁、焦虑及动作迟滞效果不明显。

【用法用量】　口服:每次 100～200mg,2～3/d。可酌情渐增剂量,最大剂量为 1400mg/d,平均 600～800mg/d。剂量与效果不呈相关。

【注意事项】　有锥体外系反应,可用苯海索(安坦)缓解。参阅硫必利、舒必利。

【制剂规格】　片剂:100mg。

瑞莫必利(Remoxipride)

【作用特点与用途】　对脑内 D_2-多巴胺受体有较高的选择性阻滞作用。不良反应较少。口服 t_{max} 为 2h,血浆 $t_{1/2}$ 为 4～7h。71－89 岁老年人 $t_{1/2}$ 是常人的 2 倍(8～15h)。用于治疗急性和慢性精神分裂症、妄想、幻觉和思维紊乱为主要症状的其他精神症。

【用法用量】　口服首日为 300mg,分 2 次,根据反应调整剂量。一般为 150～400mg/d,最大剂量为 600mg/d。急性期肌内注射,一般不超过 1 周,最高剂量为 400mg/d。控释胶囊,每日服用 1 次 300mg(1 粒),个体化用药为 150～450mg/d,个别可用至 600mg/d,1/d,高剂量者分 2 次服用。

【注意事项】　不良反应相对少而轻。参阅舒必利、硫必利等。

【制剂规格】　胶囊剂:75mg,150mg,300mg。控释胶囊剂:150mg,300mg。肌内注射剂:100mg/1ml。口服混悬液:25mg/1ml。

奈莫必利(Nemonapride)

【作用特点与用途】　本品抗精神病作用强。能改善幻觉幻想等症状,能抑制刻板行为及运动过度行为的作用相似于氟哌啶醇,强于氯丙嗪。其作用机制为选择性抑制脑内 D_2-多巴胺受体极强,不良反应小。口服 t_{max} 2～3h,血浆 $t_{1/2}$ 为 2.5～4.5h。在肝代谢,由肾排出。用于治疗神经分裂症。

【用法用量】　口服:成年人 9～36mg/d,于三餐饭后服。最大剂量:60mg/d。遵医嘱。

【不良反应】　参阅氟哌啶醇、氟丙嗪、氨磺必利、硫必利等。

【制剂规格】　片剂:3mg,10mg。

硫必利(泰必利、Tiapride)[保乙]

【作用特点与用途】 本品是一种精神安定药,能作用于中脑边缘区,具有抗多巴胺能的活性,对感觉运动方面神经系统疾病及精神运动行为障碍具有良效。本品尚可阻滞疼痛冲动经脊髓丘脑束向网状结构的传导,因而具有镇痛作用。此外还具有镇吐、兴奋胃肠平滑肌等作用。本品口服吸收迅速,用药1h后血药浓度即达高峰。口服 $t_{1/2}$ 为 4h(肌内注射为 3h),72h 后排尽。主要以原型随尿排出,约有给药量的 31%(男性)或 18%(女性)以代谢物排出。适用于舞蹈病、抽动秽语综合征、老年性精神病、迟发性运动障碍及酒精中毒所致的障碍。

【用法用量】 口服:常用量为每次 100mg,3/d,1 周为 1 个疗程。用于抽动秽语综合征,7 岁以上每次 100mg,3~4/d;4~7 岁,100~200mg/d,分次服用。老年精神障碍及迟发性运动障碍,初始量每次 50~100mg,2~3/d,以后可渐增至每次 100mg,3/d,必要时 600mg/d。

【不良反应】 常见的不良反应为嗜睡、溢乳、闭经、头晕、乏力及消化道反应等。一般停药后可恢复正常。大剂量时对心脏有抑制作用,并可引起不同程度的肝局灶性细胞坏死。

【注意事项】 ①大剂量应用时要注意肝和心脏的毒性反应;②本品能增强中枢抑制药的作用,与镇痛药、催眠药、安定药、抗忧郁药、抗震颤麻痹药及抗癫痫药合用时,在治疗初期应减少合用的中枢抑制药的剂量。

【制剂规格】 片剂:50mg,100mg。注射液:50mg,100mg。

溴哌利多(溴哌醇、Bromperidol)

【作用特点与用途】 作品具有显效迅速及作用持久的特点。适用于精神分裂症的幻觉及妄想状态。本品口服吸收迅速,给药 3mg 后在 4~6h 达血药峰值。$t_{1/2}$ 20.2~31.0h,若每日服用 9mg,于第 7 日后达到稳定状态。其大部分于给药后 24h 随尿排出。用于精神分裂症。

【用法用量】 口服:每次 1~6mg,3/d,并可根据年龄及症状适当增减,但最多为 36mg/d。

【不良反应】 偶见血压下降、心悸、胸闷、肝功能障碍、皮疹、贫血、白细胞减少、月经异常、体重增加或减少等不良反应。另少见焦虑、眩晕、口渴、乏力、水肿、排尿困难、性欲异常及手足麻木等。

【禁忌证】 ①对本品过敏者禁用;②昏迷、严重心力衰竭及帕金森病病人禁用。

【注意事项】　①肝功能障碍、心血管疾病、癫痫及甲状腺功能亢进等病人慎用;②服用本品应避免危险的机械操作;③本品可掩盖其他药物中毒、肠梗阻及脑瘤所致的呕吐,应注意观察;④本品与巴比妥类等中枢神经抑制药并用或饮酒,相互可增强作用,此时应减量。

【制剂规格】　片剂:1mg,3mg,6mg。颗粒剂:10mg。

氟奋乃静癸酸酯(氟奋癸酯、滴咖、Fluphenazin Decanoate)[保甲/乙]

【作用特点与用途】　本品为氟奋乃静的长效酯类化合物。注射后在体内缓慢释放出有效成分氟奋乃静,而使作用得以延长,较盐酸氟奋乃静的类似作用长9~20倍。一般在注射后24~72h发生作用,48~96h内作用最明显,在体内可维持治疗2~4周。用于治疗精神分裂症,对淡漠退缩的单纯型和慢性精神分裂症的疗效较佳。特别适用于治疗慢性的、迁延不愈的精神分裂症及缓解精神分裂症的维持治疗。

【用法用量】　肌内注射:用量为每次12.5~100mg。但一般为每次25mg,每2~4周为1次。剂量应从小剂量开始,根据病情增加或减少。维持治疗,单次皮下或肌内注射后的抗精神分裂作用可延长至4周。

【不良反应】　主要为锥体外系反应。偶有低血压及粒细胞下降。

【禁忌证】　严重抑郁症、对氟奋乃静过敏者禁用。

【注意事项】　既往有抽搐史或皮质下有器质性病变者、6岁以下儿童、老年病人、肝、肾功能严重减退者及青光眼病人均应慎用。

【制剂规格】　针剂:25mg/1ml。

附:**氟奋乃静庚酸酯注射液**(Fluphenazine Decanoate Dihydrochloride Injection)　25mg/1ml,同氟奋乃静癸酸酯。个体化用药,每2周肌内深部注射12.5~25mg。

利培酮(瑞司哌酮、Risperidone、Risperda)[保乙]

【作用特点与用途】　本品对5-羟色胺Ⅱ型受体有亲和力,对多巴胺乙型受体也有亲和力,能与α肾上腺素受体及组胺 H_1 受体结合,因而具有精神安定作用。本品经胃肠道吸收良好,食物对吸收无影响。在肝被细胞色素 P_{450} ,ⅡD_6 酶广泛代谢,多数病人(除代谢较差者外)血浆中主要药物形式为活性代谢物9-羟基利培酮(9-Hydroxyrisperidone)。本品及其代谢物主要由尿排出,部分随粪便排出,消除半衰期约20h。临床对135例慢性精神分裂症病人进行8周双盲试验表明,本品6mg/d对"阳性"和"阴性"症状者均优于安慰剂,而氟哌啶酸20mg(高剂量),仅对"阴性"症状者疗效优于安慰剂。对具有严重迟滞性运动困难者,本品有抗运动困难作用,而安慰剂和氟哌啶醇无此作用。对 1 362 例慢性精神分裂症病人进行 8 周双盲试验表明,本品每日 4mg 或 8mg 较本品每日 1mg 或氟哌啶醇每日 10mg 疗效更好。对 36 例慢性精神分裂症急性恶化病人 6 周双盲试验,则本品及氟哌啶醇均优于安慰剂;但本品起效较快,1 周后临床即有改善。

【用法用量】 口服:一般推荐剂量首次每次 1mg,2/d;老年人则每次 0.5mg,2/d。第 2 日增至每次 1mg,至第 3 日为每次 3mg,2/d。或遵医嘱服用。

【不良反应】 常见有无力、镇静和精神集中困难。开始可发生直立性低血压和反射性心动过缓,特别是老年病人。血清催乳激素水平升高、体重增加及性功能障碍也有报道。锥体外系症状的发生率与剂量有关,但使用推荐剂量的发生率仍略高于安慰剂。

【制剂规格】 片剂:0.5mg,1mg。

佐替平(Zotepine、Zodopin、Zotepinum)

【作用特点与用途】 本品能阻断中枢神经系统的多巴胺受体,并有较强的中枢性抗 5-羟色胺作用,可使痉挛阈值下降,加重戊四氮的作用。其作用与氯丙嗪相似,但起效速度较氯丙嗪及氟哌啶醇快。对兴奋吵闹、激动躁狂、冲动及焦虑紧张有特别好的效果,对多动徘徊、自语、痴笑、幻觉妄想及刻板行为等也有较好疗效。本品口服吸收良好,给药 1~4h 后达到血药浓度峰值,$t_{1/2}$ 8h,连续给药时血浓度有个体差异。给药 1 周之内血清浓度可达稳定状态,大部分以代谢物随尿排出。24h 内尿中原药的排泄率是剂量的 0.03%~0.07%,本品与人血清蛋白结合率为 97%。用于精神分裂症。

【用法用量】 口服:通常成年人 75~150mg/d,分 3 次服用;可根据年龄及症状适当调整剂量。剂量最高可增至 450mg/d。

【不良反应】 ①消化系统:偶见呕吐、食欲缺乏及腹胀,罕见肠麻痹;②自主神经系统:无力、倦怠感,偶见口渴、头痛、头重、冒汗及尿频等;③精神神经系统:锥体外系反应、失眠及嗜睡,偶见焦虑、痉挛发作、易激动、兴奋及性欲亢进等;④循环系统:血压下降、心动过速、呼吸困难及心律不齐等,偶见心电图异常;⑤内分泌系统:曾引起抗利尿激素异常分泌综合征,偶见肝损害、视物模糊、水肿及体重减轻等。

【禁忌证】 ①对吩噻嗪类化合物过敏者禁用;②昏迷、循环衰竭及使用麻醉药和巴比妥类药等中枢神经抑制药的病人禁用;③怀疑有脑炎、脑瘤和头外伤后遗症等皮质下脑损伤者禁用。

【注意事项】　①孕妇、哺乳期妇女及小儿最好不用;②肝病、血液病、嗜铬细胞瘤、动脉硬化、心脏病、严重哮喘、肺气肿、呼吸道感染、癫痫等痉挛性疾病或有既往史者,接受过脑叶切除术或电击疗法、高龄、发热的病人慎用;③服药期间不能驾驶车辆或从事机械操作;④合并使用巴比妥类药、麻醉药、降压药或阿托品类似物,接触有机磷杀虫药或饮酒,相互可增强作用。

【制剂规格】　片剂:50mg。

黛安神(氯哌噻吨美利曲辛片、黛力新、Deanxit)[保乙]

【作用特点与用途】　本品为复方片剂,其中氯哌噻吨属硫杂蒽类,有调节中枢神经的功能;美利曲辛可以对抗大剂量的氯哌噻吨可能产生的锥体外系作用;两者合用增加协同作用,减轻不良反应;尚有镇静、抗惊厥作用。临床用于①神经症及神经官能症;②自主神经功能紊乱;③多种焦虑抑郁状态;④神经性头痛、偏头痛、紧张性疼痛(肌源性头痛)、幻肢痛、某些顽固性疼痛及慢性痛症。

【用法用量】　口服:成年人每次 1~3 片,2~3/d;老年患者及维持剂量为每日 1 片,早晨口服。

【不良反应】　轻微口干,夜间可能影响睡眠。较大剂量时极少数患者有不安或轻微震颤。

【注意事项】　每日最后 1 次服药不应晚于 16:00,以免影响夜间睡眠。以往服用镇静药者应逐步减量停用(避免在下午服镇静药,应在中午以前服)。

【制剂规格】　片剂:每片含氯哌噻吨、二盐酸三氟噻吨 0.5mg;四甲蒽盐酸美利曲辛 10mg。

氟托西泮(Flutoprazepan)

【作用特点与用途】　本品为苯二氮䓬类药,对中枢作用较地西泮强、持续时间长、安全范围广。具有驯化、解痉、抗冲突、抑制翻正反射、松弛肌肉、改善脑电图且稳定情绪的作用。本品有一定的药物依赖性,但未见抗原性及诱变性。口服后吸收,代谢较完全,t_{max} 为 4~8h,$t_{1/2}$ 为 190h;在肝、肾、心等分布较多,可透过血-脑及脊液胎盘屏障。用于神经官能症。

【用法用量】　口服:每次 2~4mg,1/d。遵医嘱酌情调节剂量,老年人最多 4mg/d。

【不良反应】　①参阅苯二氮䓬类有关资料;②罕见药物依赖性,不可超量,不可突然停药;③可有消化道反应;④注意肝肾等临床检查值异常升高;⑤偶见皮疹、瘙痒感;⑥疲劳、乏力;⑦出汗、尿失禁、尿频、眼睑水肿等偶见或罕见;⑧罕见直立性头晕、心动过速;⑨嗜睡。

【注意事项】 ①肝肾功能不良者慎用;②儿童的安全性未确立;③服药期间不宜驾驶或高空作业。

【禁忌证】 急性闭角型青光眼及重症肌无力。

【制剂规格】 片剂:2mg。

氯氮平(Clozapine) [保甲][典]

【作用特点与用途】 本品具有抗抑郁剂苯二氮䓬类的化学结构,两侧链上有哌嗪基因,因而对精神病病人既可控制兴奋躁狂而引起镇静作用,又缓解退缩被动,起到改善精神活动的效果。本品无拮抗阿扑吗啡的作用,但可松弛肌肉,抑制震颤,并可对抗乙酰胆碱及组胺,抑制肾上腺素与去甲肾上腺素(释放)。本品对纹状体和边缘系统的多巴胺受体具有抑制作用,使脑部去甲肾上腺素含量减少,部分病人应用后可见脑电活动的电波有变慢倾向。本品有阻断多巴胺受体与抑制多巴胺能的活性的作用,使精神症状得到改善。用于急、慢性精神分裂症和兴奋躁动为主要症状的各类精神病,亦可用于情感分裂和两极紊乱病人的治疗。

【用法用量】 口服:初始剂量50~100mg/d,分2或3次服用,以后酌情逐步递增剂量,一般有效剂量0.4~0.6g/d,分2或3次服用。待病情缓解后逐渐减量至0.1g/d左右作为维持剂量。

【不良反应】 氯氮平只引起病人轻微的血浆催乳激素升高和少数锥体外系不良反应。不像典型的抗精神病药引起迟发性运动不能症。

本品最突出的不良反应是粒细胞缺乏症。本品最常见的不良反应是困倦或抑制(49%)、流涎(30%)、心动过速(25%)、顽固性(10%)和眩晕(20%)。本品大约已发生60例嗜酸性粒细胞增多症,不伴有明显的后遗症。也有10例在治疗开始的前3d内发生非致命的心搏骤停。其中7例正在应用或最近应用过苯二氮䓬,这提出了合并用药的安全性问题。癫痫发作约占病人的30%,应用本品>60mg/d的病人发生率最高(Devinsky等,1991)。暂时性体温升高占病人的5%~10%,体重增加可能以较大的比例发生。

【注意事项】 ①极个别病人可能发生粒细胞减少,宜定期复查血象;②少数病人可能发生癫痫,在适当减量或加用抗癫痫药物后可控制发作;③为防止发生直立性低血压,治疗应从小剂量开始,逐渐增加剂量,每次增量不超过100mg;④本品血浆浓度可由于并用西咪替丁而增高,并用苯妥英钠而降低。本品血浆浓度与临床疗效的关系还需要进一步观察。

【制剂规格】 片剂:25mg,50mg,100mg。

洛沙平（克噻平、Loxapine）

【作用特点与用途】　洛沙平具有与氯氮平相似的化学结构，而药理机制、临床疗效和不良反应均与传统抗精神病药氯丙嗪相近。在治疗精神分裂症的阴性症状、偏执症状及强迫性神经症方面，该药具有一定的优越性。口服吸收良好，约 2h 内达到血药浓度高峰，体内分布广泛，与血浆蛋白结合后迅速通过血-脑脊液屏障，且间脑和中脑的药物浓度是大脑皮质的 2 倍。洛沙平在人体内代谢迅速而完全，代谢产物大多经尿排出，约 50% 代谢物为羟基洛沙平，还有羟基去甲洛沙平等。由于本品代谢极快，提示某些代谢产物可能具生物活性。口服和肌内注射对精神分裂症的疗效无显著差异，不过，肌内注射可获得较高的血药浓度，从而提高了生物利用度，而口服则因首关效应而使生物利用度有所降低。用于精神分裂症、偏执症状、损伤行为和焦虑症。

【用法用量】　口服：开始 20～50mg/d，分 2～4 次服用，超过 7～10d 后，剂量可增至 50～100mg/d，最大允许剂量为 250mg/d。急性情况下每 4～6 小时肌内注射 12.5～50mg。老年病人药量酌减。控制急性症状可肌内注射口服并用，被认为是治疗急性精神分裂症的最佳给药方法，一般在 3～6d 内症状得到控制后改为完全口服，老年病人的口服剂量为 12.5～50mg/d。

【不良反应】　尽管化学结构与氯氮平相似，但洛沙平的锥体外系反应与传统抗精神病药一样常见，有人甚至认为超过了氯丙嗪。但严重锥体外系反应和另一常见不良反应"镇静作用"都多见于剂量超过 150mg/d 时。镇静通常于首次给药时发生，大多数病人可很快耐受。洛沙平所致的少见不良反应包括恶心、呕吐、体重增加或减轻、呼吸困难、上睑下垂、高热、头痛、感觉异常、烦渴、激动不安及射精困难等。本品合并应用碳酸锂，导致类似锂中毒的谵妄状态。

Peterson 等报道，使用本品（450～2750mg/d）的病例中，曾有 10 例出现过中枢抑制症状，包括 1 例昏迷，但均在 24h 内恢复；其中 6 例在用药后 2h 内出现过 1～5 次运动性大发作。该药过量的常见反应还有窦性心动过速、血压过高和体重下降等。处理主要是支持和对症疗法。早期洗胃是急救措施，但抽搐时不能进行洗胃，可用地西泮或短效巴比妥拮抗；锥体外系综合征可用抗震颤麻痹药；轻度血压下降可通过静脉补液纠正，严重者可用去甲肾上腺素或去氧肾上腺素纠正，肾上腺素禁用。

【制剂规格】　片剂：10mg，25mg，50mg。针剂：12.5mg，50mg。

氯硝西泮(氯硝安定、Clonazepam)[保乙]

【作用特点与用途】 本品治疗癫痫有效,其抗惊厥作用比硝西泮强5倍。对精神病性精神障碍如幻觉和妄想,或非精神性精神障碍的失眠和焦虑等,本品有良好的控制作用。本品对躁狂症有效,作用比标准安定药快,尤以神经症疗效为著,且无毒性。本品口服吸收快,30～60min即出现作用,1～2h达血药峰值,作用可持续6～8h,$t_{1/2}$ 22～38h,几乎全部经体内转化,原型经肾排出不足0.5%。临床主要用于儿童小发作、婴儿痉挛性、肌阵挛性及运动不能发作,疗效较好。静脉注射治疗癫痫的持续状态的疗效比地西泮或苯妥英钠为好。儿童发作频繁者常于第1次剂量后即可见效。2周内达最大效应。亦可用于神经症和躁狂症。

【用法用量】 ①口服:宜从小剂量开始,酌情逐渐增加剂量,至有效剂量为止。成年人开始一般1mg/d,每2～3天增加0.5～1.0mg,维持量4～8mg/d,最大剂量20mg/d,分3或4次服用。小儿开始剂量0.01～0.05mg/(kg·d),以后每3日增加0.25～0.5mg,维持剂量为0.1～0.2mg/(kg·d)。②控制癫痫症状:成人静脉滴注1～4mg,于30s内缓慢注射完。1次给药可控制数小时到1d不等。需要时可继续静脉滴注,将4mg溶于500ml 0.9%氯化钠注射液中,以能控制发作的最小速度滴注。③治疗神经症和躁狂症:每日1.5～20mg,分3次口服。

【不良反应】 最常见的不良反应为困倦无力、嗜睡、共济失调及行为紊乱,如兴奋、激动、不安及出现攻击行为等。有时可见焦虑和抑郁等精神症状及头晕、乏力、眩晕及言语不清等。有少数病人多涎及支气管分泌物过多。偶见皮疹、复视及消化道反应。长期用药体重增加。嗜睡在用药过程中可逐渐消失,但也有因此而被迫停药者。尚有报道头晕、口渴、食欲减退、眩晕、震颤或短暂的意识模糊等。

【注意事项】 ①本品与巴比妥类或扑米酮合用时,嗜睡反应增加,行为紊乱者常需减量或停药;②本品剂量宜逐渐增加至有效量。停药前应逐渐减量停药,否则突停可引起癫痫持续状态;③在治疗小发作时可能加重大发作,故用于合并大发作的病人时,应配合使用控制大发作的药物;④动物实验证明有致畸性,孕妇安全性未确定;⑤与巴比妥、苯妥英钠及硝西泮合用时,宜从小剂量开始;⑥长期(1～3个月)服用可产生耐受性;⑦静注时对心脏及呼吸抑制作用较地西泮为强。

【制剂规格】 片剂:0.5mg,2mg。注射液1mg/1ml。

碳酸锂(Lithium Carbonate)[保甲]

【作用特点与用途】　①抗躁狂作用:可促进 5-羟色胺合成,使其含量增加,亦有助于情绪稳定。还可改善精神分裂症的情感障碍,治疗剂量对正常人精神活动无影响。②升高外周白细胞作用:本品对造血系统包括再生障碍性贫血、放疗和化疗性粒细胞减少症、其他病理性及医源性白细胞减少均有一定疗效。③治疗月经过多症:本品小剂量用于子宫肌瘤合并月经过多,功能性子宫出血及其他月经过多症具有一定疗效。多数病例于用药次日,少数于用药后 6~8h 即生效,以治疗功能性子宫出血的疗效最好。④治疗急性细菌性痢疾:本品小剂量用于急性细菌性痢疾,大部分病例在服药后数小时症状可减轻,粪便培养转阴,远期疗效亦好。本品口服易吸收,t_{max} 为 0.5~2h,用药 6~7d 达稳态血药浓度,分布于全身各组织。主要经肾排泄,其速度因人而异,特别是与血钠离子有关,钠多则锂盐浓度低,反之则升高。$t_{1/2}$ 24h。主要用于躁狂症,亦可用于粒细胞减少、再生障碍性贫血、月经过多症和菌痢。

【用法用量】　①躁狂症:先口服每次 0.125~0.5g,3/d。以后逐渐加到 1.5~2g/d,甚至 3g,症状控制后维持量为 0.75~1.5g/d。②粒细胞减少及再生障碍性贫血:口服每次 0.3g,3/d。③月经过多症:月经第 1 天服 0.6g,以后服 0.3g/d,均分 3 次服,共服 3d,总量 1.2g 为 1 个疗程,每一月经周期服 1 个疗程。④急性菌痢:口服每次 0.1g,3/d,首剂加倍。少数症状较重者,头 1~3日每次剂量均可加倍。当症状及粪便明显好转后,以原剂量维持 2~3d,再递减剂量。3~4d 停药。除体温过高需用解热药外,均不加用任何药物,总疗程 7~10d。

【不良反应】　有头昏、恶心、呕吐、腹痛及腹泻等不良反应。蓄积中毒时,可出现脑病综合征(如意识模糊、震颤、反射亢进及癫痫发作等)乃至昏迷、休克及损害肾功能。故宜行血药浓度监测或须随时严密观察,及时减量。脑病综合征一旦出现,应立即停药,适当补充生理盐水,静脉注射氨茶碱,以促进锂排泄。

【注意事项】　①本品主要用于治疗躁狂症,一般在用药后 6~7d 症状开始好转。因锂盐无镇静作用,一般主张对严重急性躁狂病人先与氯丙嗪或氟哌啶醇合用,急性症状控制后再单用本品维持;②钠盐能促锂盐经肾排泄,故用药期间应保持食盐摄入量,每周应停药 1d,以保安全;③血锂浓度与疗效及不良反应关系密切,治疗躁狂症时,锂浓度应为 0.9~1.2mmol/L,此时不良反应较轻,超过 1.5mmol/L 则不良反应增多,故有条件时应测定血锂浓度;④老年人宜用最低有效剂量;⑤不宜与吡罗昔康合用;⑥肾功能不良者及电解质紊乱者忌用。

【制剂规格】 片剂:0.125g,0.25g,0.5g。

奥氮平(再普乐、Olanzapine)^{[保乙][基]}

【作用特点与用途】 该药能与多巴胺受体、5-羟色胺受体和胆碱能受体结合而起拮抗作用,是一种新型非典型神经安定药,在减少精神分裂症阳性症状方面更有效。口服不受食物影响、血浆 t_{max} 为 5～8h,蛋白结合率为 93%、口服首关代谢率 43%,平均 $t_{1/2}$ 为 33h(21～54h),个体差异大。65 岁以上老年人的 $t_{1/2}$ 为普通成年人的 1.5 倍。女性或非吸烟者的平均消除相 $t_{1/2}$ 亦延长,消除率降低。约 75% 以代谢物形式从尿中排出。用于有严重阳性或阴性症状的精神分裂症和其他精神病的急性期和维持期。亦可用于缓解精神分裂症及相关疾病常见的继发性情感症状。

【用法用量】 口服:5～20mg/d,个体化遵医嘱用药。老年人、女性、非吸烟者,有低血压倾向者,肝肾功能不良者的起始量宜从 5mg/d 开始,如需要加量,剂量酌情递增为 5mg/d,间隔至少 1 周。

【不良反应】【注意事项】 ①不良反应同前述抗精神病,但相对少而轻;②对其过敏者、闭角型青光眼、孕妇、哺乳期妇女、18 岁以下者禁用或不宜应用。

【制剂规格】 片剂:5mg,10mg。

帕利哌酮(Pailperdone)^[保乙]

【作用特点与用途】 抗精神病作用与利培酮相似。用于精神分裂症急性期。

【用法用量】 每日早晨口服:每次 6mg。根据反应和耐受情况,可每 5 日增加 3mg,但最大剂量为 12mg/d。

【不良反应】【注意事项】 ①对本品过敏者禁用;痴呆者忌用;孕妇、哺乳妇女须权衡利弊;②可有常见抗精神病药的不良反应,如脑血管不良反应、抗精神病药恶性综合征、Q-T 间期延长、迟发性运动障碍、高血糖和糖尿病、高催乳素血症、胃肠梗阻、直立性低血压和晕厥、认知和运动功能障碍、癫痫、吞咽困难、自杀、阴茎异常勃起、血栓性血小板减少性紫癜、体温调节功能破坏等。

【制剂规格】 缓释片:6mg。

喹硫平(思瑞康、舒思、启维、Quetiapine)^[保乙]

【作用特点与用途】 新型抗精神病药,为脑内多种神经递质受体拮抗药。

口服 t_{max} 为 2h，$t_{1/2}$ 为 4～12h，达稳态血药浓度时间为 48h，血浆蛋白结合率为 83%。用于精神分裂症阳性状态、阴性状态、情感状态如抑郁、焦虑及认知缺陷症状。

【用法用量】　口服：成年人起始剂量每次 25mg，2/d。可每隔 1～3d 每次增加 25mg，逐渐增至治疗剂量 300～600mg/d，分 2～3 次服用。

【注意事项】　不宜驾车、操作机器、高空作业。

【不良反应】　常见头晕、嗜睡、直立性低血压、心悸、口干、食欲缺乏和便秘；体重增加，腹痛，无症状 ALT 和血总胆固醇、三酰甘油升高。偶有兴奋、失眠。锥体外系反应少见。应定期查血象、肝肾功能对症处理。

【禁忌证】　重症心血管疾病、缺血性心脏病、脑血管疾病、昏迷、白细胞减少、甲状腺病、癫痫、肝肾功能不全者、孕妇和哺乳妇女、可诱发低血压状态患者均禁用。

【制剂规格】　片剂：25mg。

阿立哌唑（博思清、Aripirazole）[保乙]

【作用特点与用途】　新型治疗精神分裂症药，多巴胺的平衡稳定药。临床治疗各型精神分裂症有良效。

【用法用量】　口服：首剂每日 1 次服 5mg，第 2 周为 10mg/d，第 3 周为 15mg/d。遵医嘱个体化用药，有效剂量范围 10～30mg/d，最大剂量不应超过 30mg/d。

【不良反应】【注意事项】　①不良反应相对少而轻，主要表现为头痛、焦虑、失眠、嗜睡、小便失禁、静坐不能；②心血管病患者、脑血管疾病患者、诱发低血压的状况（脱水、血容量过低和降压药治疗）患者、有癫痫病史或癫痫阈值较低的情况、有吸入性肺炎风险性的患者均慎用。

【制剂规格】　片剂：5mg，10mg。

曲美托嗪（三甲氧哌、Trimetozine）

【作用特点与用途】　本品为镇静催眠药，可减轻紧张及焦虑状态；且对患者的活动无明显抑制性，对运动神经、血压及呼吸均无明显影响。用于伴有恐惧、紧张和情绪激动的精神症状、儿童行为障碍、神经质综合征及精神病的维持治疗等。

【用法用量】　口服：每次 300mg，3～6/d，遵医嘱。

【不良反应】【注意事项】　大剂量时可见乏力、倦怠、恶心、嗜睡等，少见过敏反应。常见有效低剂量耐受良好。

【制剂规格】 片剂:300mg。

舍吲哚(塞丁道尔、Sertindole)

【作用特点与用途】 本品为苯吲哚衍生物,对脑内多种受体有较强亲和力,控制精神分裂症阳性症状与氟哌啶醇相似,同时有较强改善阴性症状的作用。口服 t_{max} 约 10h,多次给药消除 $t_{1/2}$ 为 1～4d。锥体外系反应极少见。用于治疗精神分裂症的阳性及阴性症状。

【用法用量】 口服:首剂 10～12mg/d,然后隔 3d 增至 16mg/d,直到疗效满意,但一般日剂量不超过 24mg。

【不良反应】【注意事项】 ①可见 Q-Tc 间期延长、体重增加;②心脏病、低血钾患者禁用;③剂量增加过快可致直立性低血压或心动过速。

【制剂规格】 片剂:4mg,12mg,20mg。

莫沙帕明(Mosapramine)

【作用特点与用途】 本品为二苯并氮杂䓬类抗精神分裂症用药。抗刻板行为或运动过度作用比氯卡帕明强 2 倍。口服 t_{max} 为 6～7h,血浆 $t_{1/2}$ 为 15h。经肝代谢,由肾排泄。用于治疗精神分裂症。

【用法用量】 口服:成年人 30～150mg/d,分 3 次服。最大剂量为 300mg/d,个体化遵医嘱用药。

【不良反应】【注意事项】 参阅氯氮平。引起帕金森综合征发生率 18%。引起麻痹性肠梗阻,过敏者应停药。

【制剂规格】 片剂:10mg,15mg。颗粒剂:含本品 10%。

高抗素/长效高抗素(珠氯噻醇、Zuclopenthixol)

【作用特点与用途】 本品抗精神病作用较强。主要用于成人急慢性精神分裂症和其他急性精神病,严重激越状态和躁狂等疾病。

【用法用量】 包衣片:成人急性精神分裂症和其他急性精神病、严重急性激越状态和躁狂者口服:10～50mg/d;如必要,可按每 2～3 天增加 10～20mg,达到每日 75mg/d 或更高,最大剂量为 150mg/d。慢性精神分裂症及其他慢性精神病维持剂量为 20～40mg/d。有激越症状的精神发育迟滞者6～20mg/d。老年患者起始剂量 2～6mg/d,可增加至 10～20mg/d。注射剂:急、慢性精神分裂症每次 200～400mg,每 2～4 周肌注 1 次。

【禁忌证】 急性酒精中毒、巴比妥类中毒、阿片中毒、昏迷、孕妇、哺乳妇均禁用。

【不良反应】　①早期有困倦、口干、视力调节紊乱、排尿异常、便秘、心动过速、直立性低血压和头晕。②锥体外系症状、肝功能异常。③长期用药者罕见迟发性运动障碍。

【药物相互作用】　大剂量本品可增加酒精、巴比妥及其他中枢抑制药的作用;不得与胍乙啶或类似药物合用;本品能减弱左旋多巴和肾上腺素类药物的作用;与甲氧氯普胺和枸橼酸哌嗪合用可增加锥体外系症状的发生。

【注意事项】　患者有惊厥性障碍、严重肝病或心血管病者慎用。罕见抗精神病药物综合征。FDA 妊娠分级♀:C。

【制剂规格】　包衣片:10mg。长效注射液:200mg/ml。

哌罗匹隆(Perospirone)

【作用特点与用途】　本品为非典型抗精神病(精神分裂症)备用药。须由有经验的专科医师对症个体化用药。

【用法用量】　口服,每次 4mg,3/d。根据临床反应和患者依从性,逐渐增加剂量。维持剂量:12～48mg/d,分 3 次。最大剂量 48mg/d。

【不良反应】　可能出现锥体外系反应症状;困倦、失眠等精神神经系统症状;恶性综合征、迟发性运动障碍、麻痹性肠梗阻、抗利尿激素分泌失调综合征,惊厥、横纹肌溶解症;催乳素、肝酶升高等。

【禁忌证】　昏迷状态、受巴比妥酸衍生物等中枢神经抑制强烈、影响者。

【注意事项】　肝肾损害、心血管疾病、低血压、帕金森病、癫痫等痉挛性疾病或有上述疾病既往史者,有药物过敏史者,伴有脱水、营养不良、有既往自杀企图和自杀意念、有糖尿病或糖尿病危险因素的患者均填用。儿童不宜用。

【制剂规格】　片剂、胶囊剂:4mg。

齐拉西酮(卓乐定、Ziprasidone)[保乙]

【作用特点与用途】　本品抗精神病有较好疗效。主要用精神分裂伴抑郁症及情感性障碍的躁狂期治疗。

【用法用量】　口服:首次和维持治疗量 20mg,2/d,餐时服;调整剂量时间＞2d,每次最高剂量可达 80mg。肌内注射:每次 10～20mg,最大剂量 40mg/d。长期使用应改为口服。

【不良反应】【注意事项】　①可见心动过速、高血压、直立性低血压、心律失常、Q-T 波延长,嗜睡、锥体外系反应、神经阻滞恶性综合征;②对其过敏明显心血管功能障碍者禁用;老年痴呆者忌用;其他疾病者应咨询精神病专科医生。

【制剂规格】 片、胶囊剂:20mg,40mg,60mg,80mg。注射剂:10mg,20mg。

氯丙嗪(冬眠灵、Chlorpromazine)[保甲][典][基]

【作用特点与用途】 系吩噻嗪类代表药,具有抗精神病、抗首发精神分裂症、镇吐、降温、增强催眠、麻醉、镇静作用;可直接扩张血管、引起血压下降,大剂量时可引起直立性低血压;可解除小血管痉挛,改善微循环而起抗休克作用;同时由于扩张大静脉的作用大于动脉系统,可降低心脏前负荷,从而改善心功能(尤其是左心功能);尚对内分泌有一定影响。口服吸收不规则,个体差异大。胃内容物或与抗胆碱药(如苯海索)同服时,可影响其吸收。口服有首关效应,t_{max} 为 2~4h,有效持续约 6h。脑组织药浓度比血中浓度高 10 倍,可通过胎盘屏障,主要在肝代谢,从肾排泄,$t_{1/2}$ 6~9h。用于:①精神病;②镇吐;③低温麻醉及人工冬眠;④联用镇痛药,治疗癌性剧痛;⑤治疗心力衰竭;⑥试用于巨人症。

【用法用量】 ①口服:镇吐,每次 12.5~20mg,2~3/d;用于精神病,50~600mg/d,开始 25~50mg/d,分 2~3 次服,然后渐增至 300~450mg/d,分 2~3 次服;当症状减轻后再减至 100~150mg/d;极量为每次 150mg,600mg/d。②肌内或静脉注射:镇吐,每次 25~50mg;用于精神病,每次 25~100mg,目前多用静脉滴注;极量每次 100mg,400mg/d。③治疗心力衰竭:肌内注射小剂量,每次 5~10mg,1~2/d;也可静脉滴注:0.5mg/min。由有经验医师指导用药。

【不良反应】【注意事项】 ①主要不良反应有口干、视物模糊、上腹部不适、乏力、嗜睡、便秘、心悸、偶见溢乳、乳房肿大、肥胖、闭经等。②警惕直立性低血压和对症处理。③长期大量使用可损害肝肾,可致锥体外系反应。④可有过敏反应、眼部并发症,静脉注射引起血栓静脉炎、疼痛等。⑤对其过敏、肝功能不良、尿毒症、高血压患者慎用;肝功能严重减退,有癫痫病史及昏迷患者(中枢抑制药后)禁用。

【制剂规格】 片剂:5mg,12.5mg,25mg,50mg。注射剂:10mg/1ml,25mg/1ml,50mg/2ml。

附:复方氯丙嗪注射液 每支 2ml 中含氯丙嗪和异丙嗪各 25mg;5ml 中含氯丙嗪和异丙嗪各 50mg。一般每次深部肌内注射 2ml。

冬眠合剂 由氯丙嗪、异丙嗪各 50mg,盐酸哌替啶 100mg 及 5% 葡萄糖注射液 250ml 配成。静脉滴注用于冬眠疗法。

奋乃静(Perphenazine)[保甲][典][基]

【作用特点与用途】　本品与氯丙嗪相似,但抗精神病、镇吐作用较强,而镇静作用较弱,毒性低。对幻觉、妄想、焦虑、紧张、激动等症状有效。用于精神分裂症或其他精神病性障碍、器质性精神病、老年性精神障碍、儿童攻击行为障碍、各种原因所致呕吐或顽固性呃逆。

【用法用量】　①口服:治疗神经分裂症,从小剂量开始,每次 2～4mg,2～3/d。以后每隔 1～2d 增加 6mg。维持量 10～20mg/d。止呕,每次 2～4mg,2～4/d。②肌内注射:精神分裂症,每次 5～10mg,每 6 小时 1 次或酌情调整。③静脉注射:精神分裂症(病),每次 5mg,氯化钠生理注射液稀释至 0.5mg/ml,滴速不超过 1mg/min。

【不良反应】【注意事项】　常见锥体外系反应、迟发性运动障碍;可有心悸、心动过速及消化系统、泌尿系统及皮肤不良反应,由有经验医师指导用药。肝功能不良者禁用。

【制剂规格】　片剂:2mg,4mg。注射剂:5mg。

三氟拉嗪(甲哌氟嗪、Trifluoperazine)[保甲][典][基]

【作用特点与用途】　本品抗精神病与镇吐作用均比氯丙嗪强,作用出现快而持久。催眠及镇静作用较弱。体内过程与氯丙嗪相似,$t_{1/2}$ 为 13h。主要用于治疗精神病,对急、慢性精神分裂症,尤其对妄想型与紧张型较好。尚可镇吐。

【用法用量】　口服:用于精神病,每次 5～10mg,15～30mg/d。必要时可渐增至 45mg/d。镇吐,每次 1～2mg,2～4mg/d。

【不良反应】【注意事项】　①锥体外系反应发生率为 60%;②参阅氯丙嗪。

【制剂规格】　片剂:5mg,1mg。

三氟丙嗪(Triflupromazine)

【作用特点与用途】　本品抗精神病作用较氯丙嗪强。用于治疗精神分裂症,抑郁症的躁狂状态,以及退缩、老年和中毒性精神病,亦可镇吐。

【用法用量】　抗精神病,口服:每日 50～200mg,分 2～3 次服;注射:每日 60～150mg。镇吐,每次 5～10mg。

【不良反应】【注意事项】　①参阅氯丙嗪,主要有锥体外系反应、困倦、直立性低血压、口干、视物模糊等;②由有经验医生指导用药。

【制剂规格】 片剂:10mg,25mg,50mg。注射剂:10mg,20mg。

硫利达嗪(甲硫达嗪、甲硫哌啶、Thioridazine)[保乙][典][基]

【作用特点与用途】 本品为哌啶族吩噻嗪类代谢物的代表药,作用与氯丙嗪相似。有中强度降血压作用,中度抗胆碱与镇静作用,抗呕吐作用轻,锥体外系作用弱,是吩噻嗪类药物中锥体外系反应最少者。主要用于治疗精神分裂症伴有激动、焦虑、紧张者,及躁狂症、更年期精神病,儿童多动症和行为障碍。

【用法用量】 口服:开始 $25\sim100$mg,3/d;可增至疗效满意时的每次 $100\sim200$mg,3/d。最大剂量为 600mg/d。年老体弱者酌减剂量。调整剂量时间隔 $2\sim3$d。

【不良反应】【注意事项】 ①参阅氯丙嗪,但锥体外系反应明显少而轻;②严重中枢神经系统功能障碍,对吩噻嗪类过敏者禁用。

【制剂规格】 片剂:10mg,25mg,50mg,100mg。

丙氯拉嗪(康帕嗪、普氯拉嗪、Prochlorperazine)

【作用特点与用途】 作用与氯丙嗪相似,抗精神病和镇吐、镇静均较好。药动学个体差异显著。平均 $t_{1/2}$ 6.8h,t_{max} 1.5h。主要用于精神障碍、较重的恶心、呕吐。

【用法用量】 ①精神障碍,口服每次 $5\sim10$mg,$3\sim4$/d。在 $2\sim3$d 酌情增至最佳疗效,可用至 $50\sim150$mg/d。需肌内注射者,中重度患者每次 $10\sim20$mg,必要时可 $2\sim4$h 重复注射 1 次,通常不超过 2 次剂量。控制症状后可改为口服。②治疗重症恶心、呕吐,口服 $5\sim10$mg,$3\sim4$/d。肌内或静脉注射或滴注:每次 $2.5\sim10$mg,日剂量不超过 40mg,遵医嘱。

【不良反应】【注意事项】 ①参阅氯丙嗪;②对本品和其他同类药物过敏者、2 岁以下儿童、孕妇和哺乳妇女禁用或不宜使用;③禁与中枢神经系统抑制药合用。

【制剂规格】 片剂:5mg,10mg。注射剂:5mg。糖浆剂:1mg/1ml。

乙酰丙嗪(乙酰普马嗪、Acepromazine)

【作用特点与用途】 本品抗精神病与氯丙嗪相似,但作用较弱,疗效亦较差。多与前述异丙嗪 50mg,哌替啶 100mg 及本品 20mg 用 5% 葡萄糖注射液250ml 混合配成冬眠合剂应用。

【用法用量】 冬眠合剂,口服:每次 $5\sim15$ml。遵医嘱。

【注意事项】　不良反应较氯丙嗪少,局部刺激性较轻。口服单用或注射须遵医嘱。

【制剂规格】　片剂:10mg。注射剂:20mg。

美索达嗪(甲砜达嗪、Mesoridazine)

【作用特点与用途】　本品为硫利达嗪的代谢产物,抗精神病作用与氯丙嗪相似,但锥体外系反应少。主要用于精神分裂症及神经官能症。

【用法用量】　抗精神病,口服:50mg,3/d。最大剂量为 400mg/d,分次遵医嘱。肌内注射:开始 25mg,30~60min 可重复 1 次。最大剂量为 200mg/d,遵医嘱用。

【注意事项】　同硫利达嗪。

【制剂规格】　片剂:10mg,25mg,50mg,100mg。注射剂 25mg。

氟哌利多(氟哌啶、Droperidol)[保乙][典]

【作用特点与用途】　本品与氟哌啶醇基本相同。用于精神分裂症和躁狂症兴奋状态,或与芬太尼合用于神经安定镇痛术。

【用法用量】　①用于控制急性精神病的兴奋躁动,肌内注射:5~10mg/d。②用于神经安定镇痛,5mg 与枸橼酸芬太尼 0.1mg,在 2~3min 缓慢静脉注射。个体化遵医嘱用药。

【不良反应】【注意事项】　参阅氟哌啶醇。

【制剂规格】　注射剂:5mg/1ml。

三氟哌多(三氟哌啶醇、Trifluperidol)

【作用特点与用途】　本品作用同氟哌啶酮。大剂量时能控制兴奋躁动、行为紊乱,对精神运动性兴奋疗效好,作用快而强,较安全。尚能抑制条件性反射,抗呕吐和抗肾上腺作用等。用于急、慢性神经分裂症,对改善孤独、淡漠、缄默、迟钝、退缩等症状的缓解较好。

【用法用量】　①口服:2~4mg/d,饭后服。②肌内注射、静脉注射或滴注:2.5~10mg/d,分 1~3 次给药。

【不良反应】【注意事项】　①对本品过敏者,Q-T 波延长,急性心肌梗死、非代偿性心力衰竭者,有心律失常史者均禁用;②参阅氯丙嗪。

【制剂规格】　片剂:0.5mg。注射剂:2.5mg。

氯噻平(Clotiapine)

【作用特点与用途】 本品有较好的抗幻觉、妄想和抗兴奋躁动作用。用于精神分裂症。

【用法用量】 口服:60～120mg/d,分 1～2 次,剂量可酌情渐增。最高剂量达 240mg/d。肌内注射:每次 50mg。或遵医嘱。

【注意事项】 用量勿过大或增量勿过快,以防出现直立性低血压。偶致倦怠、嗜睡。

【制剂规格】 片剂:25mg,40mg,50mg。针剂:50mg。

奥昔哌汀(奥泼定、Oxypertine)

【作用特点与用途】 本品其作用与氯丙嗪相似。用于治疗精神分裂症与焦虑症。

【用法用量】 口服:精神分裂症,40mg,2～3/d;最大剂量为 300mg/d。治疗焦虑症:30～40mg/d。

【注意事项】 小剂量时出现多动、激动;大剂量时可出现嗜睡;偶有恶心、呕吐、头晕、低血压、运动失调。锥体外系反应较少。

【制剂规格】 片剂:40mg。

吗茚酮(吗啉酮、Molindone)

【作用特点与用途】 本品抗精神分裂作用强于氯丙嗪。因可产生某些兴奋作用,不宜用于兴奋、躁动的精神病,主要用于治疗急、慢性精神分裂症。

【用法用量】 口服:开始 50～75mg/d,分次服;3～4d 内渐增至 100mg/d,分 2～4 次服。维持剂量:15～20mg/d。肌内注射:控制急性症状:每次 20mg。

【注意事项】 ①锥体外系症状比氯丙嗪多,尚有恶心、呕吐、激动、欣快、抑郁、皮疹等;②可致肝功能异常、体重增加或减轻,偶有白细胞减少或增多。

【制剂规格】 片剂:5mg,10mg,15mg,25mg,50mg,100mg。注射剂:20mg/2ml。

哌泊噻嗪棕榈酸酯(Pipotiazine Palmitate)[保乙][基]

【作用特点与用途】 本品为强效长效抗精神病药,有效维持作用时间长。可进入中枢阻断多巴胺受体,并有抗阻胺作用。对慢性精神病之退缩有显著激活作用。其锥体外系反应强,而镇静、镇吐、抗胆碱和降压相对较弱。肌内

注射 t_{max} 为 2～3d, $t_{1/2}$ 为 14d。用于慢性或急性非激越型精神分裂症,对有妄想和幻觉症状的精神分裂症疗效较好,对病程较长且精神退缩的患者疗效较差。

【用法用量】　深部肌内注射:开始剂量为 50mg,1 周后可酌情再注射 50～100mg。以后一般每 3～4 周 1 次,每次 50～200mg,8～16 周为 1 个疗程。巩固期患者可酌情减量,并适当延长注射间隔时间。个体化用药。

【注意事项】　主要为锥体外系反应。其余参阅氯丙嗪、氟哌啶醇等。

【制剂规格】　注射剂:25mg,50mg,100mg。

六、抗震颤麻痹(帕金森病)和相关疾病用药

震颤麻痹即帕金森病,为锥体外系的疾病。常见症状有震颤、肌僵直及运动障碍等。现认为震颤麻痹是由于纹状体内缺乏多巴胺所致,主要病变在黑质-纹状体多巴胺能神经通路上。黑质中多巴胺能神经元,其上行纤维到达纹状体,末梢释放多巴胺为抑制性神经递质。同时黑质-纹状体通路中还有胆碱能神经元,其释放的递质为乙酰胆碱,为兴奋性递质,两种递质正常时处于平衡状态。

本节仅将多巴丝肼(主要用于帕金森病)、卡比多巴、盐酸美金刚及司来吉兰加以介绍,它们除对帕金森病有效外,尚对脑动脉硬化和一氧化碳中毒引起的震颤麻痹综合征亦有效,但对吩噻嗪类引起的锥体外系反应则无效。

苯海索(安坦、Trihexyphenidyl、Benzhexol)[保甲][典]

【作用特点与用途】　选择性阻断纹状体的胆碱能神经通道,但对外周作用较小,从而有利于恢复帕金森病患者大脑多巴胺和乙酰胆碱的平衡,改善患者的帕金森病症状。临床用于帕金森病、帕金森综合征及药物性锥体外系疾病。

【用法用量】　治疗帕金森病及帕金森综合征。开始每日 1～2mg,以后每 3～5 日增加 2mg,至疗程疗效最好而又不出现不良反应为止,一般每日不超过 10mg,分 3～4 次服。对药物性锥体外系反应,开始 1mg/d,并渐增剂量直接 5～15mg/d。极量为 20mg/d。老年人应酌情减量。

【注意事项】　①患有青光眼者禁用;前列腺肥大者、老年人应慎用;②常见不良反应有心动过速、口干、便秘、尿潴留、瞳孔散大、视物模糊等抗胆碱反应;③可抑制乳汁分泌。

【制剂规格】　片剂:2mg。胶囊剂:5mg。

金刚烷胺(三环癸胺、**Amantadine**)[保甲][典]

【作用特点与用途】 ①有促进释放多巴胺,或延缓多巴胺的代谢而发挥抗震颤麻痹作用;②有抗甲型流感病毒作用。临床用于不能耐受左旋多巴治疗的震颤麻痹患者(帕金森病及其综合征、锥体外系反应),亚洲甲型流感病毒引起的上呼吸道感染。

【用法用量】 口服:帕金森病、帕金森综合征,每次 100mg,1～2/d,最大剂量为 400mg/d。抗甲型流感病毒:成年人口服每次 200mg,1/d,或每次 100mg,每 12 小时服 1 次。1～9 岁小儿按体重每次 1.5～3mg/kg,8h 服 1 次,或每次 2.2～4.4mg/kg,12h 服 1 次;9～12 岁小儿每 12 小时服 100mg;12 岁以上用量同成年人。

【禁忌证】 精神病、动脉硬化、癫痫、哺乳妇女慎用;孕妇禁用。

【制剂规格】 片剂:100mg。胶囊剂:100mg。糖浆剂:100mg/ml。

左旋多巴(**Levodopa**)[保甲][典]

【作用特点与用途】 本品为体内合成多巴胺的前体物质,本身并无药物活性,通过血-脑脊液屏障进入中枢,经多巴脱羧酶作用转化成多巴胺,从而改善帕金森症状,改善肝性脑病、缓解神经痛,抑制乳汁分泌等。临床用于治疗帕金森病、肝性脑病、神经痛、高泌乳素血症、脱毛症及促小儿生长发育。

【用法用量】 ①治疗震颤麻痹(帕金森病),口服:开始时 0.25～0.5g/d,每服 2～4d 增加 0.125～0.5g,维持量 3～6g/d,分 4～6 次服;或维持量每次 250mg,3/d。连用 2～3 周后见效。在剂量递增过程中,如出现恶心等,应停止增量,待症状消失后再增量。②治疗肝性脑病:0.3～0.4g/d,加入 5%葡萄糖注射液 500ml 中静脉滴注,待完全清醒后减量至 0.2g/d,继续 1～2d 后停药。或用本品 5g 加入生理盐水 100ml 中鼻饲或灌肠。③其他适应证,遵医嘱。

【注意事项】 不良反应多,须遵医嘱。

【制剂规格】 片剂:50mg,100mg。胶囊剂:100mg,125mg,250mg。注射剂:0.2g,0.3g。

复方左旋多巴(达灵复、**Staleve**)

【作用特点与用途】 因本品薄膜衣片每片内含左旋多巴 50mg 或 100mg 或 150mg,卡比多巴 12.5mg 或 25mg 或 37.5mg,恩他卡鹏 200mg,故有明显的抗震颤麻痹作用。临床用于经左旋多巴/多巴脱羧酶(DDC)抑制药疗法未能控制而出现或伴有"剂末"运动功能波动的成人帕金森病。

【用法用量】　仔细确定患者的左旋多巴剂量,以达到最佳日剂量,每次 1 片,日最大剂量为 8 片。详见说明书。

【禁忌证】　闭角型青光眼、可疑及诊断不明的皮肤病灶或有黑色素瘤史者。

【不良反应】　主要为异动症,胃肠道症状,肌肉、骨骼肌和结缔组织疼痛和无害性尿液变红棕色。

【注意事项】　①出现运动障碍时可能需要减量。②既往有重要脏器基础性疾病中重度以上者慎用。③不可突然减量或停药。④孕妇忌用,不推荐 18 岁以下患者服用,哺乳妇慎用。

【药物相互作用】　禁止与非选择性单胺氧化酶抑制药合用。慎与被儿茶酚-o-甲基转移酶代谢的药物(如肾上腺素、多巴胺等)、抗高血压药、单胺氧化酶抑制药、三环类抗抑郁药、铁盐、甲氧氯普胺、维生素 B_6 和已知干扰胆管排泄、葡萄苷酸化和小肠 β-葡萄糖苷酸酶的药物合用。

【制剂规格】　薄膜衣片:50mg/12.5mg/200mg,100mg/25mg/200mg,150mg/37.5mg/200mg。

息宁控释片(Sinemet CR)

【作用特点与用途】　本品为卡比多巴和左旋多巴的复方控释片。前者能抑制芳香氨基酸类脱羧酶,后者为多巴胺的代谢前体并以聚合物为基质,供临床治疗帕金森病或帕金森综合征。本品尤其有助于以前使用过传统的左旋多巴/脱羧酶抑制药复方制剂,且有预知的峰剂量运动障碍及无法预知的运动失调的患者缩短"关"的时间。本能缓解或控制运动失调的进一步表现以无法预知的从运动到静止的摇摆为特点(开关现象)。临床还用于治疗脑炎后帕金森综合征,一氧化碳或锰中毒性症状性帕金森综合征,服用含吡多辛(维生素 B_6)的维生素制剂的帕金森病或帕金森综合征的病人,也适宜曾单用左旋多巴治疗有效未恶化("渐弱"现象)、峰剂量运动障碍、运动不能等特征的运动失调等。

【用法用量】　本品须个体化严密监护下使用,尤其要注意恶心或异常的不自主运动包括运动障碍、舞蹈病和肌张力失调(常)的出现或加重。①未接受过左旋多巴治疗者的起始剂量:本品 25mg/100mg 规格,宜 2/d,每次 1 片。对于需要较多左旋多巴者,用 25mg/100mg 规格时,每天 1～4 片,分 2 次服用,一般耐受良好。②若选用 50mg/200mg 规格,起始剂量每天 2～3 次,每次 1 片;左旋多巴的起始剂量每天不可高于 600mg,或服药时间间隔不短于 6h。

③已经或正在使用左旋多巴/脱羧酶抑制药,个体化剂量或服用次数酌情增加。如左旋多巴日剂量为 300～400mg 者,换为本品 50mg/200mg 宜 2/d,每次 1 片。若左旋多巴 500～600mg/d,换为本品 50mg/200mg 宜 2/d,每次 1.5 片或晚上 1 片。

【不良以应】【注意事项】 ①常见不良反应有恶心、幻觉、精神错乱、头晕、舞蹈病和口干;少见梦异常、肌张力障碍、嗜睡、失眠、抑郁、虚弱、呕吐和厌食等。②正在服左旋多巴者改用本品前,必须停用左旋多巴至少 8h;如果服用的为缓释左旋多巴,则至少应停用 12h 以上才宜服用本品。③用本品前应仔细阅读药品说明书。

【制剂规格】 复方控释片:25mg/100mg,50mg/200mg。

奥芬那君(Orphenadrine)

【作用特点与用途】 抗胆碱能帕金森病治疗备选药。

【用法用量】 初始口服量:150mg/d,分 2～3 次服;根据临床反应,每 2～3 次可逐渐增加 50mg,直至维持量 150～300mg/d。最大剂量 400mg/d。

【禁忌证】 前列腺肥大、麻痹性肠梗阻、幽门梗阻、闭角型青光眼患者禁用。对无震颤的患者一般不用。

【不良反应】【注意事项】 ①可能出现剂量依赖性抗毒蕈碱样作用:口干、便秘、尿潴留、瞳孔散大、畏光、心悸及心律失常、兴奋和精神异常。②心力衰竭或甲亢引起心动过速、老年患者慎用。③应逐渐减量停药。

【制剂规格】 片剂、胶囊剂:50mg,100mg。

甲磺酸二氢麦角隐亭(Dihydroergotamine mesylate、DHE)

【作用特点与用途】 麦角类多巴胺受体激动药抗帕金森病备选药。

【用法用量】 口服初始剂量:每次 5mg,2/d;维持剂量为 60mg/d。最大剂量:120mg/d。

【禁忌证】 孕妇、哺乳期妇女、儿童禁用。

【不良反应】【注意事项】 ①可能出现恶心、呕吐;罕见眩晕、低血压、精神症状、便秘、嗜睡、心动过速、乏力、焦虑、头痛等。②肢端肥大症并伴有消化道溃疡史、有精神病史、严重的心血管病、消化道溃疡或出血的患者慎用。

【制剂规格】 片剂、胶囊剂:5mg,10mg。

多巴丝肼（美多巴、复方苄丝肼、Levodopa and Benserazide Hydrochloride）[保乙][典]

【作用特点与用途】　本品为左旋多巴和盐酸苄丝肼（4:1）的复方片剂。左旋多巴可透过血-脑脊液屏障进入中枢，经代谢转化成多巴胺而发挥作用，这对治疗帕金森病的多巴胺替代疗法是有效的。而片中的盐酸苄丝肼抑制左旋多巴在脑外的脱羧作用，既可获得良效，又减少了多巴胺的用量和不良反应，还提高了患者用药耐受性。用于帕金森病及脑炎后、动脉硬化性或中毒性症状性帕金森综合征，但不包括药物引起的帕金森综合征。

【用法用量】　个体化用药。①首次推荐美多巴 1/2 片，3/d，以后每周的日剂量增加 1/2 片；直至达到满意疗效为止；一般有效剂量每日 2～4 片，分 3 或 4 次服用，剂量很少超过每日 5 片；可酌情调整用量及增加用量的间隔时间。②维持量每次 1/4 片至 1 片，2～3/d，个体化用药。

【注意事项】　①少数病人用药后出现严重不良反应，如胃肠道反应，心血管方面反应（心律失常、直立性低血压）时不要再增加剂量；宜餐时服用，或至少加一些食物或饮料，并尽量避免高蛋白饮食后服药。②可有失眠、不安，罕见抑郁症和精神病。③增加本品用量宜缓慢，也不能骤然停用原先应用的治疗药物（宜逐渐减量停用）。④严重的肾、内分泌、肝和心脏病患者，精神病和严重的精神神经病患者禁用；妊娠、哺乳期妇女及 25 岁以下者不宜用。⑤患有胃、十二指肠溃疡或骨软化症病人服用美多巴期间应严密观察。⑥青光眼患者慎用。⑦手术病人应在手术前 2～3d 停用。

【药物相互作用】　精神抑制药、阿片类药物、抗高血压药、单胺氧化酶抑制药等与本品有相互作用，不宜联合应用。也不宜合用利血平、拟交感神经药物（肾上腺素、去甲肾上腺素、异丙肾上腺素、苯丙胺）等合用。

【制剂规格】　片剂：每片含 0.2g 左旋多巴，57mg 盐酸苄丝肼（相当于苄丝肼 50mg）。胶囊剂：125mg（含苄丝肼 25mg，左旋多巴 100mg），250mg（含苄丝肼 50mg，左旋多巴 200mg）。

司来吉兰（咪多吡、Eldepryl、Selegiline）[保乙]

【作用特点与用途】　本品是一种对人体纹状体神经细胞中含有的 B 型单胺氧化酶有选择作用的抑制药。在多巴胺缺乏的神经细胞中，本品能增加多巴胺的储存。与左旋多巴合用可提高在纹状体神经细胞中多巴胺的浓度，增加左旋多巴的作用。对于多年患病而每天症状频繁波动的病例有效。用于任何阶段的帕金森病的治疗，亦可作为左旋多巴治疗帕金森病的辅助用药。

【用法用量】 口服:每次 5～10mg,于早晨服用,亦可分早、晚 2 次给药。服用几周后,用量可减半。

【不良反应】 有兴奋、失眠、幻觉、妄想和胃肠不适等不良反应。

【禁忌证】 患有锥体外系及与多巴胺缺乏无关的病症如特发综合征、家族遗传性震颤、Huntington 舞蹈病者禁用。避免与哌替啶、氟西汀、文拉法辛、舍曲林等合用。

【注意事项】 如使用本品同时合用左旋多巴与脱羧酶抑制药,可减少外周的严重不良反应。应仔细阅读说明书中"药物相互作用"。

【制剂规格】 片剂:5mg。

雷沙吉兰(Rasagiline)

【作用特点与用途】 新型第 2 代炔丙胺,其结构和作用与司来吉兰相似。用于治疗帕金森病,可单用或作为左旋多巴的辅助用药。

【用法用量】 单用本品每次(日)服 1mg。与左旋多巴联用起始剂量每次 0.5mg,1/d。维持剂量为每次 0.5～1mg,1/d。与多种药物存在相互作用,须遵医嘱。

【不良反应】【注意事项】 参见司来吉兰和本药说明书。MAO 抑制药与三环类抑郁药合用时,可出现高血压危象、严重抽搐发作甚至死亡。

【制剂规格】 片剂:0.5mg,1mg。

卡比多巴(心宁美、Carbidopa)[保乙][典]

【作用特点与用途】 本品为外周脱羧酶抑制药,可抑制外周左旋多巴脱羧成为多巴胺,并且不进入血-脑脊液屏障,从而使左旋多巴更多地进入脑内,增加脑内多巴胺浓度,降低外周多巴胺的不良反应。本品口服后血浆蛋白结合率为 30%,有 50%～80% 以原型或代谢产物由尿中排出。主要用于帕金森病。一般与左旋多巴合用。

【用法用量】 口服:一般为 75～100mg/d,左旋多巴 750～1000mg/d,分 3 或 4 次服用。

【不良反应】 常见不良反应有厌食、恶心、呕吐、头晕、不自主运动、运动困难及精神异常等。

【禁忌证】 患有心血管、内分泌、血液、肝及肾等疾病者禁用。青光眼及精神病病人禁用。

【注意事项】 ①哺乳期妇女慎用;②本品不宜与金刚烷胺、苯托品、环丙定及苯海索合用;③本品不可与单胺氧化酶抑制药合用。

【制剂规格】　片剂:25mg。

卡比多巴/左旋多巴(Carbidopa and Levodopa)

【作用特点与用途】　本品具有卡比多巴和左旋多巴两者之效。用于原发性帕金森病、脑炎后帕金森综合征、症状性帕金森综合征。

【用法用量】　口服:起始量每次 250mg,3/d。每日增加 50～100mg,极量800mg/d。服药间隔不短于 6h。

【不良反应】【注意事项】　①常见不良反应有运动障碍、恶心、幻觉、精神错乱、头晕、舞蹈病、口干;可有肌张力障碍、嗜睡、失眠、抑郁、虚弱、呕吐、厌食。②孕妇、哺乳妇女及严重心血管疾病、心律失常、近期心肌梗死、肺部疾病、消化系统溃疡、惊厥、开角型青光眼患者均慎用。③禁与非选择性单胺氧化酶抑制药合用;闭角型青光眼、皮肤损伤或黑色素瘤患者均禁用。

【制剂规格】　复方卡比多巴片:110mg(内含卡比多巴 10mg,左旋多巴100mg);125mg(前者 25mg,后者 100mg);275mg(前者 25mg,后者 250mg);250mg(前者 50mg,后者 200mg)。卡左双多巴控释片:125mg(内含卡比多巴25mg,左旋多巴 100mg);250mg(内含卡比多巴 50mg,左旋多巴 200mg)。

吡贝地尔(泰舒达、Piribedil)[保乙][基]

【作用特点与用途】　本品能有效提供多巴胺效应而起抗震颤麻痹作用。用于治疗帕金森病,对外周循环障碍亦有效。一次治疗作用可持续 24h 以上。

【用法用量】　帕金森病,口服:单用每日服 150～250mg,治疗剂量应逐渐增加。分 2～3 次饭后服。用于外周循环障碍:每日 50～100mg,分 2 次饭后服。

【不良反应】【注意事项】　①孕妇、哺乳妇女、驾驶员、机械操作者,果糖不耐受者,葡萄糖或半乳糖吸收不良者、蔗糖酶、异麦芽糖不足者均慎用;②对本品过敏者、心血管性休克、心肌梗死急性期均禁用;③可见胃肠道反应、昏睡、意识紊乱、焦虑、妄想、幻觉、直立性低血压、血压不稳,或过敏反应。

【制剂规格】　缓释片:50mg。

普拉克索(Pramipexole)[保乙]

【作用特点与用途】　选择性多巴胺 D_3 受体激动药,对神经元有抗氧化保护作用;可明显减少帕金森病静息时的震颤;晚期帕金森病用本品联合左旋多巴,可减少后者 27%～30%用量,并可延长症状最佳控制时间平均每天 2h。当本品日剂量高于 1.5mg 时,嗜睡发生率增加。

【用法用量】 口服：一般按病情(程)从小剂量开始，每次 1.5～4.5mg，3/d。而初始剂量为 0.375mg/d，然后 5～7d 增加 1 次剂量；可耐受者每周加量 1 次，每次日剂量增加 0.75mg，至疗效较满意为止。

【不良反应】【注意事项】 ①常见失眠、幻觉、精神紊乱、眩晕、运动障碍、嗜睡、突然睡眠发作、恶心、便秘、外周水肿；少见低血压、性欲异常。②肾功能不全者慎用；对本品过敏者，驾驶车辆和机械操纵者忌用或不宜用。③因不良反应而不能耐受者 1 年内停药率 20%。

【制剂规格】 片剂：0.125mg，0.25mg，0.5mg，1mg，1.5mg。

恩他卡朋(恩托卡朋、Entacapon)[保乙]

【作用特点与用途】 本品能延长和增加左旋多巴生物利用度和更多的持续的左旋多巴进入脑内，增强左旋多巴的疗效，减少外周左旋多巴的降解。起始 $t_{1/2}$ 为 0.3h，终末 $t_{1/2}$ 为 1.6～3.4h。本品 200mg 与左旋多巴/卡比多巴联用时，可使左旋多巴的 $t_{1/2}$ 增加 1.3～1.4h，提高每日"开"的时间 1～1.7h，并减少"关"的时间 1.1～1.5h。本品可作为标准药物多巴丝肼或左旋多巴/卡比多巴的辅助用药。用于治疗上述药物所不能控制的帕金森病及剂末现象(症状波动)。

【用法用量】 口服：每次 200mg，3～4/d。或遵医嘱。

【注意事项】 ①可见异动症、眩晕、恶心、呕吐、腹泻、尿液变色；②肝功能不良者、嗜铬细胞瘤患者、严性神经阻滞药综合征或非创伤性骨骼肌溶解症病史者均禁用。

【制剂规格】 片剂：200mg。

A 型肉毒素(Botulinum Toxin Type A)

【作用特点与用途】 可改善变形肌张力不全，缓解扭转痉挛，对锥体外系疾病中局限型肌张力障碍效果较好。临床用于眼睑痉挛，面部神经肌痉挛等成人患者及某些斜视，特别是急性麻痹性斜视、共同性斜视、内分泌肌病引起的斜视及无法手术矫正或手术效果不佳的 12 岁以上斜视患者。

【用法用量】 ①注射部位：眼睑痉挛上下睑的内外侧或外眦部颞侧皮下眼轮匝肌共 4 或 5 点。单侧面肌痉挛除注射眼睑痉挛所列部位外，还需于面部中、下及颈部肌内注射 3 点。依病情需要，也可对眉部内、外或上唇、或下颌部肌肉进行注射。斜视根据下视的种类、部位，注射 0.5%丁卡因注射液表面麻醉下，借肌电放大器或肌电仪引导，用同轴电极针注射不同的眼外肌。②用量：眼睑及面肌痉挛每点起始量为 2.5U/0.1ml。注射 1 周后有残存痉挛者可追加注射;病情复发者可原量或加倍量(5.0U/0.1ml)注射。但 1 次注射总量不超过 55U,1 个月内总剂量不超过 200U。对垂直肌和<20 棱片镜度的水平斜视,每条肌肉内起始剂量为 1.25～2.5U;对 20～40 棱片镜度的水平斜视,每条肌肉内起始剂量为 2.5U;对 40～50 棱片镜度的水平斜视,每条肌肉内起始剂量为 2.5U。以后根据药物反应,酌情增至每次 5.0U。对 1 个月或以上的持久性展神经(Ⅵ)麻痹,可向内直肌注射 1.25～2.5U。每条肌注射容积应不超过 0.4ml。对低矫者可做重复注射。对病情出现反复者,可做不定期的增量或维持量注射,但每条肌肉最大用量不超过 5.0U。

【不良反应】【注意事项】　①过敏体质或对本品过敏者禁用;②可致短暂性睑睑下垂、下睑后退、瞬目减少、睑裂闭合不全、面肌肌力减弱等,3～8 周自然恢复;③极个别瞳孔散大,数周后(内)自然恢复。

【制剂规格】　注射剂:50U,100U。

苄丝肼(丝氯酰肼、色拉肼、Benserzide)[典]

【作用特点与用途】　本品为外周多巴脱羧酶抑制药,作用类似卡比多巴。口服吸收快,吸收率约 58%,12h 尿中排泄约 90%。它与左旋多巴按 1∶4 配伍治疗帕金森病和帕金森综合征,可减少后者用量而增效,并减少其外周不良反应。但对药物性帕金森病(症)无效。多与左旋多巴合用。

【用法用量】　口服:苄丝肼 25mg 及左旋多巴 100mg,2/d;然后每隔 1 周将苄丝肼增加 25mg/d 及左旋多巴 100mg/d,至每日剂量苄丝肼 250mg 及左旋多巴达 1000mg/d 为止,分 3～4 次服。临床常用其复方制剂多巴丝肼胶囊。

【注意事项】　①可加服维生素 B_6 常用剂量;②25 岁以上患者,妊娠妇女、骨质疏松患者慎用。

【制剂规格】　多巴丝肼胶囊 125mg(苄丝肼 25mg,左旋多巴 100mg);250mg(苄丝肼 50mg,左旋多巴 200mg)。控释片:125mg;分散片:125mg。

溴隐亭(Bromocriptine)[保乙]

【作用特点与用途】　本品系多肽类麦角生物碱,选择性地激动多巴胺受体。有多种药理效应,个体化用药可用于抗震颤麻痹,慢性精神分裂和躁狂症,闭经或溢乳、抑制生理性泌乳、催乳激素过高引起的经前期综合征、肢端肥大症、女性不孕症、男性性功能减退、可卡因戒断综合征、Huntington 舞蹈病等。

【用法用量】　口服:震颤麻痹,开始每次 1.25mg,2/d。2 周内逐渐增加剂量,必要时每 2~4 周每日增加 2.5mg,以找到最佳疗效的最小剂量,一般 20mg/d 为宜。其他用途遵医嘱。

【制剂规格】 片剂:2.5mg。

附:卡麦角林(Cabergoline) 作用与溴隐亭相似。用于帕金森病的辅助治疗,每日服 0.5~6mg。

罗替高汀(罗替戈汀、Rotigotine)

【作用特点与用途】 本品为非麦角四氢萘胺多巴胺受体激动药。生物利用度 37%,进食对本品无影响,可分布于脑眼,由肝代谢,肾排泄 71%,粪排泄 23%。$t_{1/2\beta}$ 3~7h,血液透析不能清除本药。用于帕金森病、中重度不宁腿综合征。

【用法用量】 轻中度帕金森病(早期):使用 10cm² 贴片,每日 1 次贴 1 处,在上下腹部轮流至少贴 14 处,24h 后去掉。中重度(晚期)每日 1 次 4~16mg,由小剂量 4mg 开始,可每天增 2mg。需停用时则每日减 2mg,宜隔日 1 次。

【不良反应】【注意事项】 可有多巴胺受体激动药的不良反应,但相对少而轻,包括皮疹、强迫行为、视觉异常,神经和消化系统反应等。孕妇、哺乳妇慎用。

【制剂规格】 缓释透皮贴片:每片 10cm² 在 24h 释放本品 2mg。

麦角脲(利舒脲、Lisuride)[基]

【作用特点与用途】 本品系多巴胺受体激动药。口服吸收快。血浆消除 $t_{1/2}$ 2.2h,24h 内仅有 0.05% 的本品从尿中排出。皮下或肌内注射 t_{max} 分别为 12min,15min。临床单独使用或与左旋多巴合用,治疗从未治疗的震颤麻痹症患者或经过长期左旋多巴治疗产生"开关"现象(运动障碍)的患者,可减少此种现象的发生;尚可抑制乳汁分泌,可用于断乳、月经不调、肢端肥大、不育症和垂体功能减退性肿瘤、偏头痛。

【用法用量】 与食物同服,起初每晚睡前服 200μg,间隔 1 周后,每日中午增加 200μg(即午、晚各服 200μg),再间隔 1 周改为每日早、中、晚各服 200μg,直接取得最佳疗效,但最终每日不得超过 5mg,且要分次服用。周期性偏头痛用量为每次 25μg,3/d。

【不良反应】【注意事项】 ①伴有"开关"效应的帕金森病患者,使用本品可出现严重精神症状。②不良反应可有恶心、呕吐、头晕、低血压,以及头痛、鼻塞或充血、瞌睡、口干、便秘、腹泻、肝功能异常或运动障碍等。若剂量增加过快,还可出现噩梦、幻觉、类偏执狂反应、模糊状态、睡眠紊乱、皮肤感觉异常、水肿等。③严重动脉循环异常、即往或现有精神病史者禁用。

【制剂规格】　片剂:200μg。

培高利特(协良行、Pergolide)[基]

【作用特点与用途】　本品为麦角碱衍生物,为多巴胺受体激动药。口服吸收好,血浆蛋白结合率约90%,主要由肾排泄。临床用于原发性帕金森病、脑炎后帕金森综合征,通常作为左旋多巴、美多巴或信尼麦的辅助用药。

【用法用量】　口服:初始 0.05mg/d,2d 后每隔 2d 增加 0.1～0.15mg,第12 天以后可每 2 天增加 0.25mg,直到获得理想疗效为止。通常每日剂量分 3 次服,个体化用药。合用左旋多巴、美多巴或信尼麦的剂量依据患者耐受情况调整剂量;本品成年人最大剂量可用至 5mg。

【不良反应】【注意事项】　①参阅麦角脲;②偶见高血压、房性期前收缩、窦性心律失常;③哺乳期妇女忌用,心律失常、精神病患者慎用。

【制剂规格】　片剂:0.05mg,0.25mg,1mg。

α-二氢麦角隐亭(克瑞帕、Cripar)

【作用特点与用途】　本品系新合成的多巴胺 D_1 及 D_2 受体激动药,并有抗自由基和阻断脂质过氧化形成作用,可减轻因大脑过度耗氧或缺氧所致的神经老化及中毒性损伤,对神经系统有保护作用。口服吸收快,$t_{1/2}$ 为 12h,临床耐受性良好,并能延迟发生左旋多巴长期综合征,是目前具有最新理论基础的治疗帕金森病的首选药,治疗偏头痛也有效。与溴隐亭、麦角乙脲相比均有效,但本品耐受性好,不良反应少。

【用法用量】　口服:每次 10～20mg,3/d。

【注意事项】　①定期查胸片,若见胸片异常,应换药治疗。②不可与地高辛同服。

【制剂规格】　片剂:5mg,20mg(可分成 4 份)。

喹尔利特(喹高利特、Quinagolide)

【作用特点与用途】　本品系选择性多巴胺 D_2 受体激动药,与溴隐亭的作用相似。用于治疗伴有高泌乳素血症的帕金森病、血催乳素过多症、肢端肥大。

【用法用量】　每日睡前与食物同服。初起 25μg/d,连服 3d,此后每隔 3d 增加 25μg,直至获得良效(多为 75～150μg/d)的个体化用药。如果每日剂量

超过 $300\mu g$,则每日增加 $75\sim150\mu g$ 的间隔时间不能少于 4 周。

【注意事项】 ①参阅溴隐亭;②孕妇忌用;③有精神病史者慎用。

【制剂规格】 片剂:$25\mu g$,$75\mu g$,$150\mu g$。

罗匹尼罗(Ropinirole)

【作用特点与用途】 本品系选择性多巴胺 D_2 受体激动药。在临床用左旋多巴治疗帕金森病疗效减弱时,加用本品常可奏效。尚可用于下丘脑和垂体束抑制泌乳素的分泌。

【用法用量】 口服:初始剂量 0.25mg/d,分 3 次服。每周酌情增加剂量;维持量为 $3\sim9$mg/d。如与左旋多巴合用,应将左旋多巴减量 20%。停用本品须逐渐减量,约需 1 周。

【不良反应】【注意事项】 ①可见恶心、嗜睡、下肢水肿、腹痛、呕吐、惊厥;偶见低血压、心动过缓;②孕妇、可能怀孕者和哺乳妇女及对本品过敏者均禁用。

【制剂规格】 片剂:0.25mg,1mg,2.5mg,2mg,5mg。

托卡朋(答是美、Tolcapone)

【作用特点与用途】 本品系一种选择性儿茶酚胺氧位甲基转移酶(COMT)抑制药,也是一种新结构类型的抗帕金森病药,为左旋多巴辅助用药,对左旋多巴治疗帕金森病时出现的“剂末药效减退”和“开关现象”有效。

【用法用量】 口服:每次 $50\sim150$mg,3/d;每次一般不超过 200mg。若与左旋多巴合用,应注意减少约 9%左旋多巴的用量。

【不良反应】【注意事项】 ①常见有运动障碍、失眠、恶心、呕吐及肝损害,偶见直立性低血压;②个别患者出现严重肝损伤,甚至死亡,一般不常规应用,尤其是对肝功能不良慎用;③参阅溴隐亭。

【制剂规格】 片剂:100mg,200mg。

普罗吩胺(爱普把嗪、巴息多、Profenanmine)

【作用特点与用途】 本品有中枢性抗胆碱、轻度抗组胺及局麻作用。口服作用可持续 4h。用于治疗帕金森病药物引起的锥体外系反应、肝豆状核变性、先天性手足徐动症的对症治疗;震颤麻痹及脑炎后、动脉硬化及自发性震颤麻痹综合征。对僵直效果较好,对震颤流涎亦有效。

【用法用量】 口服:每次 50mg,$1\sim2$/d。宜酌情逐渐增加剂量到 600mg/d,分 $3\sim4$ 次应用。个体化用药,老年人酌减,遵医嘱。

【不良反应】【注意事项】 ①常见有困倦、无力、口干、恶心、呕吐、复视等；②青光眼、前列腺肥大者禁用。

【制剂规格】 片剂：10mg，50mg。

苯扎托品(苄托品、Benzatropine)

【作用特点与用途】 本品有抗胆碱、抗组胺和轻度局麻作用。用于震颤麻痹及药物性锥体外系反应综合征，可改善肌强直和震颤。

【用法用量】 开始每日睡前 0.5～1mg，以后每日可增至 2～6mg，分 3 次服。震颤麻痹患者在必要时可肌内或静脉注射 1～2mg/d。药物性锥体外系反应患者可肌内或静脉注射 1～4mg/d，分 1～2 次给药。

【注意事项】 ①老年患者可能更敏感；②3 岁以下儿童忌用，3 岁以上儿童由医生酌定。

【制剂规格】 片剂：0.5mg，1mg。注射剂：2mg/2ml。

丙环定(开马君、卡马特灵、Procycline、Kamadrin)

【作用特点与用途】 本品有中枢抗胆碱作用。其药理及应用与苯海索相似，尚有松弛平滑肌作用。口服作用持续 1～4h。用于震颤麻痹及药物性锥体外系反应。

【用法用量】 口服：震颤麻痹，开始每次 2～2.5mg，3/d，饭后服。然后酌情逐渐增至每次 5mg，3/d，需要时睡前加服 5mg。个体化用药可达 20～30mg/d。药物性锥体外系反应综合征：开始每次 2.5mg，3/d；如需要可增至 10mg/d，分 3～4 次服。

【注意事项】 ①不良反应与苯海索相似；②老年人较敏感，可酌减；③青光眼、心动过速、尿潴留患者禁用。

【制剂规格】 片剂：2mg，5mg。

比哌立登(安克痉、Biperiden、Akneton)

【作用特点与用途】 本品作用类似苯海索。用于震颤麻痹和药物性锥体外系反应。

【用法用量】 口服：震颤麻痹，每次 2mg，每日服 1～3 次。药物性锥体外系反应，每次 2mg，1～3/d。若肌内或静脉注射：成年人每次 2～5mg；小儿按每次 0.04mg/kg，30min 内可重复静脉注射 1 次，但在 24h 内不得超过 4 次。注意事项同苯海索。或遵医嘱。

【制剂规格】 盐酸比哌立登片：2mg。注射剂 5mg/1ml。

二乙嗪(地乃嗪、二乙氨苯嗪、Diethazine、Eazamid)

【作用特点与用途】 本品有中枢抗胆碱、镇静、镇痛作用,可改善肌强直、震颤及活动困难。用于治疗震颤麻痹。

【用法用量】 口服:0.1～0.5g/d,分 4～5 次服。在有经验医师指导下由小剂量开始,逐渐增至疗效满意为止,个体化用药.。

【注意事项】 ①不良反应类似阿托品,如口干、复视、眩晕、上腹烧灼感;②偶致粒细胞减少。

【制剂规格】 片剂:20mg,25mg。

美金刚(二甲金刚胺、易倍申、Memantine)[保乙]

【作用特点与用途】 本品通过释放多巴胺,直接或间接地兴奋多巴胺受体而起到抗震颤麻痹的作用,而与突触前儿茶酚胺无关。因本品对去甲肾上腺素受体无影响,因而使用本品时无血压上升现象。主要用于震颤麻痹综合征。临床已用于治疗中重度至重度阿尔茨海默型痴呆。

【用法用量】 ①治疗震颤麻痹综合征:口服或胃肠道外给药:成年人和 14 岁以上青年第 1 周,10mg/d,分 2～3 次;以后每周增加 10mg/d。维持剂量:成年人每次 10mg,2/d 或 3/d,14 岁以下儿童维持剂量为 0.5～1.0mg/(kg·d)。以上剂量可酌情增加。②治疗中重度至重度阿尔茨海默型痴呆:10～20mg/d,分 2 次。

【不良反应】 有轻微眩晕、不安、兴奋、头重、口干及疲劳等不良反应,其中部分病人的反应能力可能会受到影响。

【禁忌证】 严重肝功能不全、严重意识紊乱状态、孕妇和哺乳期妇女禁用。

【注意事项】 ①肾功能不全者用药时必须减量;②本品与肌肉松弛药或解痉药同时使用,可能有影响,应注意调整剂量;③本品能增强抗胆碱药的作用。

【制剂规格】 片剂:10mg。针剂:10mg。滴剂:10mg。

七、镇静催眠、抗焦虑药

(一)镇静催眠药

扎来普隆(安己辛、安维得、Zaleplon、Sonata)[保乙]

【作用特点与用途】 催眠药。其化学结构不同于苯二氮䓬类、巴比妥类及其他已知的催眠药,选择性激动 γ-氨基丁酸-受体复合体(GABA$_A$-受体复合体)上的 BZ$_1$ 受体(ω_1),对 BZ$_2$ 受体 ω_2 的亲和力很低,与 GABA$_A$ 受体复合物的亲和力高,明显增加 GABA$_A$ 的传递。可显著减少睡眠潜伏期,缩短慢波睡眠,不影响快波睡眠,改善睡眠结构,提高睡眠质量。本品有明显首关效应,消除 $t_{1/2}$ 约 1h,绝对生物利用度约 30%。适用于入睡困难的失眠症的短期治疗。

【用法用量】　口服:每次 5～10mg(1～2 粒),睡前服用或入睡困难时服用。体重较轻病人、老年病人、糖尿病病人和轻、中度肝功能不全的病人,推荐剂量为每次 5mg(1 粒)。每晚只服用 1 次。持续用药时间限制在 7～10d 剂量,或遵医嘱。

【不良反应】　可能会出现较轻的头痛、嗜睡、眩晕、口干、出汗、厌食、腹痛、恶心呕吐、乏力、记忆困难、多梦、情绪低落、震颤、站立不稳、复视、其他视力问题、精神错乱等不良反应。当清醒时服用本品 1h 左右会出现记忆损害、幻觉、协调障碍、头晕,但 2h 后没有损害作用发生。

【禁忌证】　对本品过敏者、严重肝、肾功能不全者、睡眠呼吸暂停综合征患者、重症肌无力患者、严重呼吸困难或胸部疾病患者禁用;孕妇及哺乳期妇女、儿童禁用。

【注意事项】　①服用本品忌高脂饮食;②长期服用本品可能会产生依赖性;③本品不良反应是剂量相关性的,因此尽可能用最低剂量;④用药过量有中枢神经系统抑制作用。

【药物相互作用】　①与作用于脑部的药物合用时,可能因协同作用而加重后遗作用导致清晨仍思睡。这些药物包括:治疗精神性疾病药物(如精神抑制、催眠、抗焦虑药、镇静、抗抑郁药)。止痛药(如麻醉止痛药),用于癫痫发作、抗惊厥药,麻醉和用于治疗变态反应的药物(如镇静抗组胺药)。②本品可增强乙醇对中枢神经系统的损伤作用。③本品与硫利达嗪、丙米嗪合用后清醒程度降低、运动精神行为能力损伤。④与酶诱导/抑制药物如利福平合用,会使本品 C_{max} 和 AUC 降低 4 倍。

【制剂规格】　胶囊剂:5mg,每盒 14 粒。

三唑仑(海乐神、醋乐欣、Triazolam)

【作用特点与用途】　本品为苯二氮䓬类催眠药,具有较强的安定、镇静、催眠及肌肉松弛作用。具有起效快及不良反应小等特点,可迅速诱导睡眠且不易在体内蓄积。本品口服吸收迅速,口服峰值时间为(1.5±0.7)h。$t_{1/2}$(2.7±0.5)h。其体内主要代谢物有 6 种,其中只有 7α-羟基三唑仑具有活性,其催眠作用为三唑仑的 50%～100%。本品主要以代谢产物形式从尿中排泄,少量以原型从尿中排泄。适用于治疗各型失眠症,尤其是入睡困难、夜间觉醒频繁或早晨觉醒过早的失眠症。亦可用于再发性失眠症,以及需要睡眠休息的急慢性病情及手术病人。还可用于伴有焦虑及情绪苦闷的失眠症。

【用法用量】 口服:成年人每次 0.25～0.5mg,临睡前服用。老年或衰弱病人,每次 0.125～0.25mg,必要时剂量可增加至每次 0.5mg。

【不良反应】 可出现失眠、无力、晕眩、头晕眼花、共济失调等不良反应,其出现时间及严重程度与剂量有关。有些病人还可出现头痛、味觉改变、抑郁症、瘙痒、皮疹、视觉模糊、呃逆、心悸、上腹部不适、下痢及眼烧灼感等。与其他苯二氮䓬类药物一样,偶尔出现兴奋、精神激越、精神不集中、迷乱及欣快感等异常反应,尤其对原有情绪障碍和精神病者更易产生。偶尔会出现顺行性健忘症。

【禁忌证】 对苯二氮䓬类过敏的病人、孕妇、哺乳期妇女及 18 岁以下青少年禁用。

【注意事项】 ①肝肾功能受损病人使用本药应遵守一般的注意事项;②对有成瘾倾向的病人投予本药时应注意;对不在医疗监督下的病人必须限制重复处方次数;③长期服用本品的病人应定期检查血象和肝功能;④对患抑郁症病人用药时应小心;⑤本品与中枢神经系统抑制药有协同作用,合用时应谨慎,以免相互作用和引起不良反应。

【制剂规格】 片剂:0.25mg。

卤沙唑仑(溴氟唑仑、Haloxazolam)

【作用特点与用途】 本品为催眠药。作用点在大脑边缘系统及下丘脑的一部分,通过消除各种情绪障碍来阻断剩余刺激传递至觉醒激活系统,从而诱发催眠作用。用于各种情绪障碍引起的失眠,对呼吸、循环、消化、泌尿系统及自主神经系统及平滑肌无明显作用。主要用于失眠。

【用法用量】 口服:成年人每次 5～10mg,睡前服用。

【不良反应】 偶见头痛、眩晕、麻木、口渴、恶心、呕吐、皮疹、便秘及转氨酶升高等,并有幻觉和妄想等戒断症状。罕见痉挛发作,大量连续使用本品,罕见产生药物依赖性。

【禁忌证】 ①急性闭角型青光眼及重症肌无力病人禁用;②肺源性心脏病、肺气肿、支气管哮喘及脑血管障碍急性期的病人忌用。

【注意事项】 ①年老体弱、妊娠 3 个月之内及妊娠后期妇女慎用;②用药期间不宜驾驶车辆或操纵机器。

【制剂规格】　片剂:5mg,100mg。颗粒剂:10mg。

溴替唑仑(溴噻二氮唑、Brotizolam)

【作用特点与用途】　本品作用范围广,具有抗激动、抗惊厥、肌肉松弛及催眠作用。本品口服后迅速被胃肠道吸收,给药 $0.5 \sim 2h$ 后其血药浓度即达到峰值。其片剂生物利用度为 70%。本品在正常人的消除 $t_{1/2}$ $3.6 \sim 7.9h$,而老年病人则为 $6 \sim 9.3h$。本品约 $2/3$ 经肾排泄,其余部分则随粪便排出。口服剂量有 60% 在 24h 内排出,但 4d 后才完全排出。主要用于入睡困难、易醒及早醒等。

【用法用量】　口服:成年人 $0.25mg/d$;老年人每次 $0.125mg$;睡前服。术前催眠:0.5mg。

【不良反应】　用量较大时,醒后可出现乏力及思维不集中。另可产生耐受性和进展性健忘症,少见胃肠道症状。

【禁忌证】　对本品过敏、重症肌无力、急性呼吸功能不全、肝功能不全者及 18 岁以下青少年、孕妇和哺乳期妇女禁用。

【注意事项】　本品与抗精神药、抗组胺药、巴比妥类药物及西咪替丁合用有增强作用。

【制剂规格】　片剂:0.25mg。

咪达唑仑(速眠安、咪唑安定、多美康、Midazolam)[保乙][典]

【作用特点与用途】　本品催眠作用迅速,体内停留时间短,疗效恒定及服用方便。一般从服药到入睡所需时间少于 20min,醒后病人感到清醒舒畅。此外本品还具有抗焦虑、抗惊厥和肌松作用。本品口服吸收完全且迅速,吸收 $t_{1/2}$ 约 8min,分布 $t_{1/2}$ 10min,消除 $t_{1/2}$ 2h。大约 40% 活性物质在肝第一次循环就被代谢,主要代谢物为 α-羟基-咪达唑仑,与葡萄糖醛酸后迅速经肾排出。本品与血浆蛋白的结合率为 95%,长期使用无蓄积性,肝功能不全及老年人的药动学与一般人差异甚小。用于各种失眠症和睡眠节律障碍,特别适用于入睡困难者。亦可用于手术前、麻醉诱导和维持麻醉的短期睡眠诱导剂。

【用法用量】　口服:标准剂量为 15mg(1 片),于就寝前即刻服用。治疗显效后改用 1/2 片即可。注射:手术前静脉注射,初始剂量为 2.5mg,需要时可再给予 1mg。有严重疾病,尤其健康状况欠佳或年纪大的病人,初始剂量必须减至 $1 \sim 1.5mg$。肌内注射:成年人 $0.07 \sim 0.1mg/kg$,儿童平均剂量稍高于成年人,为 $0.15 \sim 0.2mg/kg$。应于麻醉诱导前 $20 \sim 30min$ 投药。麻醉诱导:静脉注射剂量为 $10 \sim 15mg$,儿童肌内注射。建议本品与氯胺酮合并使用,咪达唑仑肌内注射 0.15～0.20mg/kg，氯胺酮肌内注射 4～8mg/kg。

【不良反应】 本品具有较好的耐受性，服用后未发现血象及肝肾功能有任何改变。偶尔出现的不良反应是由于药物的镇静作用引起的，且与剂量有关，通常在减少剂量后即消失。极个别的病人在服药后的最初 2～3h 内对在清醒期中所发生的事情有遗忘现象。

【禁忌证】 精神病和严重抑郁症中的失眠症禁用，孕妇禁用。

【注意事项】 ①器质性脑损伤、严重呼吸功能不全或一般状况差的病人慎用；②服药后 12h 内不得开车或操作机器；③长期大剂量服用，也易成瘾，应注意；④本品与中枢镇静药或乙醇合并用药，有相加作用，应多加注意；⑤药物过量时，需给病人一般性支持治疗；⑥药品应放在小孩不易取得之处。

【制剂规格】 片剂：7.5mg，15mg。注射剂：5mg，15mg。

氯普唑仑(氯硝唑仑、Loprazolam)

【作用特点与用途】 本品为中效作用药物，因没有长时间镇静作用的代谢产物而不易引起白天困倦感；也不会引起机敏动作受损。本品一般不易产生反跳现象而易于耐受。主要用于失眠的短期治疗，包括不易入睡和夜间苏醒或两者兼而有之。

【用法用量】 口服：成年人入睡前服用 1mg，并可酌情增至 1.5～2mg。老人不得超过 1mg，可口服 0.5mg。

【不良反应】 服药数日后可有头痛、恶心、疲倦、头晕、视物模糊和共济失调现象。另罕见异常攻击行为、激动、精神错乱、自杀倾向和忧郁。更为罕见者有低血压、胃肠道不适、视力障碍、皮疹、尿潴留、血象改变、黄疸及性欲改变等。

【禁忌证】 ①对本品过敏者、急性肺功能不全和重症肌无力病人禁用；②孕妇和哺乳期妇女禁用；③儿童禁用。

【注意事项】 ①慢性肺功能不全、脑血管疾病、慢性肝肾功能受损者慎用；②有药物依赖性的病人，用药期间应定期进行监测，撤药时应缓慢进行；③用药期间不宜驾驶车辆或操纵机器。

【制剂规格】 片剂：1mg。

佐匹克隆(忆梦返片、唑吡酮、Zopiclone)[保乙]

【作用特点与用途】 本品为速效催眠药，它能延长睡眠时间，提高睡眠质量，减少夜间觉醒和早醒次数。服用本品 7.5mg，对慢性失眠者的作用强度相当于硝西泮 5mg，氟西泮 15～30mg。如在临睡前服用本品，对精神运动障碍及机敏动作的影响甚小。主要用于失眠症,特别是不能耐受次晨残余作用的病人。

【用法用量】 口服:成年人每次 7.5mg,老年人初始剂量为 3.75mg,但可酌情增至 7.5mg,肝功能不全者为 3.75mg,均睡前服用。

【不良反应】 偶见日间瞌睡、口干、口苦、肌无力及遗忘等;少数病例出现易怒及好斗;罕见较重的痉挛、肌肉颤抖和神志模糊等。本品长期服用后突然停药会出现戒断症状。

【禁忌证】【注意事项】 ①对其过敏者、失代偿性呼吸功能不全者及 15 岁以下儿童禁用;②肝功能严重损害者应减量;③戒酒;④用药期间不宜驾驶及操纵机器、高空作业。

【制剂规格】 片剂:3.75mg,7.5mg。

附:右佐匹克隆(艾司佐匹克隆、厄唑匹隆、Eszopiclone, Dexzopiclone)[保乙] 用于失眠。应个体化给药。成年人推荐起始剂量为入睡前 2mg。由于 3mg 可更有效地延长睡眠时间,可根据临床需要起始剂量增至 3mg。主诉入睡困难的老年患者推荐起始剂量为睡前 1mg,必要时可增至 2mg。睡眠维持障碍的老年患者推荐剂量为入睡前 2mg。特殊人群:严重肝损害者应慎用,初始剂量为 1mg。与 CYP_3A 强抑制药合用,本品初始剂量应 > 1mg,必要时可增加 2mg。其他注意事项请参阅佐匹克隆。

【制剂规格】 片剂:1mg,2mg,3mg。

夸西泮(四氟硫安定、Prosedar、Quazepam)

【作用特点与用途】 选择性苯二氮䓬类药物,有镇静、催眠、抗焦虑、抗惊厥、抗癫痫及中枢肌松等作用。单用本品可减少睡眠潜伏期,促进睡眠状态,减少醒状次数,延长总睡眠时间。停药后不发生反跳。口服吸收并分布全身包括胎盘和乳汁。血浆蛋白结合率 95% 以上。主要经肝代谢(代谢物 α-氧夸西泮 $t_{1/2}$ 延长且仍有催眠性),从尿和粪便中排出。用于各型失眠症及术前给药,尤适用于习惯性失眠、入睡困难、睡眠时间短、夜间易醒早醒者。

【用法用量】 口服:睡前服 15~30mg,病情重或术前服 30mg。老年人推荐剂量为 7.5mg。

【不良反应】【注意事项】 ①本品服用 15mg 时耐受良好;若用 30mg 者可致白天困倦、头昏等增加,但很少有兴奋过度、健忘等反应。②少见精神错乱、抑制、头痛、恶心、呕吐、排尿困难。③老年人、肝肾功能不全者、精神病患者及多动症患者、肺功能不全者慎用。④急性闭角型青光眼、重症肌无力、睡眠呼吸暂停综合征、孕妇、哺乳期妇女均禁用;要戒酒及不饮用含酒饮料。

【制剂规格】 片剂:15mg。

唑吡坦(思诺思、Zolpidem)[保乙]

【作用特点与用途】 本品为咪唑吡啶类催眠药,作用类似苯二氮䓬(如安定、舒乐安定),但可选择性与苯二氮䓬 I 型受体[β_2 和(或)ω_1 受体]结合,调节氯离子通道,具有较强镇静、催眠作用;而抗惊厥、抗焦虑和肌肉松弛作用较弱,可缩短入睡时间,减少夜间觉醒次数,延长总睡眠时间,改善睡眠质量,无明显精神运动障碍。口服吸收好,食物可使药物吸收率降低,t_{max} 0.5~3h,生物利用率 70%,血浆蛋白结合率 92%,$t_{1/2}$ 2~4h;主要在肝代谢,约 56% 经肾排泄,约 37% 由粪中排出。肝功能不全及老年人清除率低,$t_{1/2}$ 延长。临床用于偶发性失眠和暂时失眠患者。

【用法用量】 口服:开始宜用最低有效剂量,睡前 1 次服 5~10mg,偶发性失眠一般用药 2~5d,长期用药不超过 4 周。老年人及肝功能不全者剂量减半,必要时可增至 10mg。

【不良反应】【注意事项】 ①参阅苯二氮䓬类(安定)。②半夜起床可能出现反应迟钝、摔倒;有些患者用药后 1h 内未能及时入睡,可出现记忆减退、眩晕、步履不稳、幻觉、意识障碍等。滥用本品可导致药物依赖。③老年人可致共济失调、手足笨拙、精神紊乱。

【禁忌证】 有强烈自杀倾向者、过度酗酒者、15 岁以下儿童、孕妇、哺乳妇女均禁用。服药期间禁止饮酒。

【制剂规格】 片剂:5mg,10mg。

甲喹酮(安眠酮、海米那、Methagualone)

【作用特点与用途】 催眠作用出现快而持续时间长,一般用药 10~30min 内起效,可持续 6~8h。用于神经衰弱、失眠、麻醉前给药。

【用法用量】 镇静:口服每次 0.1g,3/d。催眠:睡前服 0.1~0.2g,小儿酌减。

【不良反应】【注意事项】 ①参见前述催眠药。②不可滥用,有服用 8~20g 致死者。③肝功不良者慎用;有精神病史者、躯体有剧痛者不宜用。④用药一般不宜超过 3 个月。⑤有致畸性,孕妇禁用。

【制剂规格】 片剂:0.1g,0.2g。

西诺西泮(Cinolazepam)

【作用特点与用途】 类似地西泮(安定),$t_{1/2}$ 约 9h,有较好的镇静、催眠和抗焦虑作用。临床主要用于失眠。

【用法用量】　口服:睡前 30min 服 20～40mg。或遵医嘱。

【注意事项】　同苯二氮䓬类(如艾司唑仑、舒乐安定)。

【制剂规格】　片剂:40mg。

替马西泮(Temazepan)

【作用特点与用途】　本品为地西泮(安定)的代谢产物,其作用与硝西泮相似,体内代谢快;有催眠和抗焦虑作用。用于失眠、焦虑症及术前给药。

【用法用量】　口服:睡前或一次 10～30mg。

【不良反应】【注意事项】　①同苯二氮䓬类;②长期用药有依赖性;③孕妇头 3 个月禁用。

【制剂规格】　片剂:10mg,20mg。

度氟西泮(Doxefazepam)

【作用特点与用途】　苯二氮䓬类,其镇静、催眠作用优于氟西泮,口服易吸收。用于治疗失眠症。

【用法用量】　口服:睡前顿服 10mg 或 20mg。

【注意事项】　①同苯二氮䓬类。②开始或用量过高可出现头晕、困倦、嗜睡,偶见共济失调、口干、恶心、腹泻、视物模糊。③对本品过敏、重症肌无力者禁用;15 岁以下者、孕妇、哺乳妇女慎用;服药期间戒酒。④长期大量用药后可出现依赖性。

【制剂规格】　胶囊剂:10mg,20mg。

硝西泮(Nitrazepam)[保乙][基]

【作用特点与用途】　苯二氮䓬类治疗失眠及抗惊厥、抗癫痫药,见地西泮。

【用法用量】　口服:治疗失眠,5～10mg,睡前服。治疗癫痫,5～10mg,3/d。年老体弱者酌减。

【制剂规格】　片剂:5mg。

氟托西泮(Flutoprazepam)

【作用特点与用途】　有抗焦虑、抗惊厥、镇静催眠及肌肉松弛作用。作用机制同地西泮,但作用强而持久,安全范围大,用于神经官能症和心身疾病,如十二指肠溃疡、慢性胃炎、高血压等的焦虑状态和焦虑症。

【用法用量】 口服:成年人每次 2～4mg,1/d,老年人酌减且不宜超过 4mg。

【注意事项】 主要不良反应有困倦、头晕、步履蹒跚、易疲劳、ALT 及 AST 升高,长期用药有依赖性及苯二氮䓬类的不良反应。

【制剂规格】 片剂:2mg。

溴西泮(宁神定、Bromazepam)

【作用特点与用途】 强效苯二氮䓬类抗焦虑药。口服吸收快且比地西泮强,全部以结合形态自肾排出。用于焦虑、紧张状态及失眠。

【用法用量】 口服:1.5～3mg,失眠者睡前服 1 次;治疗焦虑、消除紧张者 2～3/d,重症可增量,遵医嘱。

【注意事项】 ①在服用较大剂量时有嗜睡、乏力等,长期应用可致依赖性;②哺乳期妇女、重症肌无力者禁用。

【制剂规格】 片剂:1.5mg,3mg。

奥沙西泮(舒宁、Oxazepam)[典]

【作用特点与用途】 本品为地西泮、氯氮䓬的主要代谢产物,t_{max} 4h,$t_{1/2}$ 5h 属短、中效药。适用于老年人或肾功能不良者神经官能症、失眠、癫痫的辅助治疗,以及焦虑、紧张、激动及伴精神抑郁的辅助治疗,并能缓解急性酒精戒断症状。

【用法用量】 口服:每次 15～30mg,3～4/d(催眠仅睡前服 1 次);老年及体弱者开始宜用 7.5mg,以后再酌情增量。

【注意事项】 参见地西泮。偶见恶心、头昏等反应,减量或停药后可自行消失,肝肾功能不全者慎用,孕妇、新生儿禁用。

【制剂规格】 片剂:15mg,30mg。

氟西泮(氟安定、氟苯安定、Flurazepam)[典][基]

【作用特点与用途】 平均诱导入睡时间 17min,持续睡眠状态 7～8h。对快波睡眠(REM)仅有极小缩短;可缩短慢波睡眠第 4 级。用于治疗因焦虑所致的失眠效果优于其他同类药物。口服吸收快,经肝代谢,$t_{1/2}$ 为 30～100h。口服后 15～40min 起效,t_{max} 为 30～60min,7～10d 达血药稳态浓度。可进入胎盘和乳汁,代谢产物在血中可滞留数天,主要由肾排出。临床用于难以入睡,夜间屡醒及早醒的各型失眠。

【用法用量】 口服:每次 15～30mg,睡前服。老年人开始宜用 15mg,以后酌情增量;15 岁以下者不宜服,孕妇忌用。

【注意事项】 同苯二氮䓬类,阅读说明书。

【制剂规格】 15mg,30mg。

去甲西泮(Nordazepam)

【作用特点与用途】 本品有抗焦虑、镇静、肌肉松弛及抗惊厥等作用。口服吸收快而完全,经肝代谢成奥沙西泮仍有抗焦虑作用。血浆蛋白结合率97%,$t_{1/2}$ 65h。用于焦虑症患者。不良反应与注意事项同苯二氮䓬类。

【用法用量】 口服:每晚服 7.5～15mg,以后维持每天 1 次 3.75mg,直接达到治疗目的为止。可酌增剂量。如无效则换其他疗法。

【制剂规格】 片剂:7.5mg。

氯美噻唑(Clomthiazole)

【作用特点与用途】 本品有镇静、催眠、抗惊厥作用。口服吸收快而完全,有首关效应。肝代谢,肾排出。血浆 $t_{1/2}$ 7～8h。用于精神焦虑性失眠或老年性失眠,酒精或药物戒断综合征;静脉注射用于癫痫状态和子痫前期毒血症的催眠药和抗惊厥药。

【用法用量】 口服:①催眠,睡前服 500mg。②镇静,每次 250mg,3/d。③酒精或药物成瘾戒断症状,250mg,6h 1 次,共 2 次;然后服 500mg,6h 1次,共 3d;再后每次服 250mg,每 6 小时 1 次,共 4d。④静脉注射:子痫前期毒血症,开始滴注 0.8%溶液 30～50ml,滴速为每分钟 60 滴,直到患者嗜睡,然后滴速渐至每分钟 10～15 滴。癫痫持续状态:滴注 0.8%溶液 40～100ml(5～10min)直至惊厥控制。

【注意事项】 ①常见不良反应有鼻内刺激(麻)感,喷嚏和结膜刺激;大剂量可引起呼吸抑制,血压下降。②长期用药有依赖性。③与吩噻嗪类(如氯丙嗪、奋乃静等)、丁酰苯类(如氟哌啶醇、氟哌利多)、巴比妥类、乙醇有相互作用,不宜合用。

【制剂规格】 片剂:500mg。糖浆剂:250mg/5ml。注射剂:8mg/1ml。

三氯福司(Triclofos)

【作用特点与用途】 本品为水合氯醛衍生物,有镇静、催眠作用。作用类似水合氯醛,但并无不愉快气味,且对胃刺激小。用于镇静、催眠。

【用法用量】 口服:镇静,10%溶液每次 500mg(5ml),1～2/d;小儿 1 岁25～30mg/kg;1－5 岁 250～500mg(2.5～5ml);6－12 岁 0.5～1g(5～

10ml)。

【注意事项】 同水合氯醛。

【制剂规格】 溶液剂:100mg/1ml。片剂:750mg。

格鲁米特(导眠能、Glutethimide)

【作用特点与用途】 服后 0.5h 即能入睡,能持续睡眠 4～8h,用于神经性失眠、夜间易醒及麻醉前给药。

【用法用量】 口服:催眠,0.25～0.5g,睡前服。镇静每次服 0.25g,3/d;麻醉前给药,手术前 1 晚及麻醉前 1h 各服 0.5mg。

【注意事项】 有时可出现恶心、头痛、皮疹等;久用可能成瘾。

【制剂规格】 片剂:0.25g。

替吡度尔(L-色氨酸、Tempidorm)

【作用特点与用途】 本品为 L-色氨酸,有催眠作用,可促进睡眠,缩短入睡时间。用于失眠症。

【用法用量】 口服:睡前 20～30min 服 1～2 片(0.5～1g)。或遵医嘱。用药 3～4 周后,应检查是否还需继续用药。

【注意事项】 ①超量可出现头痛,偶见血压升高或波动;②驾车或操纵机器者禁忌服用;③本品与三环类抗抑郁药、锂盐、单胺氧化酶抑制药、洋地黄类有相互作用;不宜饮酒。

【制剂规格】 薄膜片:0.5g。

氯草酸钾(氯氮草钾、Potassium Clorazepate、Clorezepic)

【作用特点与用途】 本品为皮下应用吸收最快的苯二氮草类药。t_{max} 0.5～2h。其代谢产物去甲地西泮 $t_{1/2}$ 30～100h,5～14d 达稳态血药浓度,主要由肾排泄,消除缓慢。主要用于抗焦虑、镇静催眠、抗惊厥、缓解急性酒精戒断综合征。

【用法用量】 口服:12 岁以上者常用口服剂量。①抗焦虑,每次 3.75～15mg,2～4/d,或每晚睡前顿服 15mg;②酒精戒断综合征,首次服 30mg,然后 15mg,2～4/d,以后逐渐减量;③抗惊厥:初量 7.5mg,3/d,需要时每周增加 7.5mg,每日最大剂量不超过 90mg,年老体弱者减量;④小儿常用量口服:9～12 岁抗惊厥者,首次 7.5mg,2/d,以后每周增加 7.5mg,每日总量不超过 60mg。

【不良反应】【注意事项】 ①参阅苯二氮草类,可致精神紊乱、情绪抑郁、头痛、恶心、呕吐、排尿障碍等。②可致肝肾损害不可超量服用和突然停药,以免发生意外和撤药症状。

【制剂规格】　胶囊剂或片剂:3.75mg,7.5mg,11.25mg,15mg。

苯巴比妥(鲁米那、Phenobarbital)[保甲][典]

【作用特点与用途】　其中枢性抑制作用随剂量而异。有镇静、催眠、抗惊厥、抗癫痫;对癫痫大发作与局部小发作及癫痫持续状态有良效,尚有增强解热镇痛作用;能诱导肝微粒体酶活性,促进某些药物代谢,个体差异显著。口服需 $0.5\sim1h$,静脉注射需 15min 起效,t_{max} 为 $2\sim18h$,作用持续时间为 $10\sim12h$,血浆蛋白结合率 40%;成年人 $t_{1/2}$ $50\sim144h$,小儿 $t_{1/2}$ $40\sim70h$。65% 在肝代谢,代谢物及约 30% 原型经肾排出。在肾小管有再吸收,使作用时间延长。临床应用见后述。

【用法用量】　①口服:常用量每次 $10\sim150mg$,$30\sim200mg/d$;极量每次 250mg,500mg/d。小儿常用量:镇静用 2mg/kg;抗惊厥 $3\sim5mg/kg$;抗胆红素高血症 $5\sim8mg/d$,分次口服。皮下、肌内或缓慢静脉注射:常用量,每次 $0.1\sim0.2g$,$1\sim2/d$;极量:每次 0.25g,0.5g/d。②镇静、抗癫痫,每次 0.015~0.03g,3/d。③催眠,每次 $0.03\sim0.09g$,睡前服 1 次。④抗惊厥,肌内注射其钠盐:每次 $0.1\sim0.2g$,必要时 $4\sim6h$ 重复 1 次。⑤麻醉前给药:术前$0.5\sim1h$肌内注射 $0.1\sim0.2g$。⑥癫痫持续状态:肌内注射,每次 $0.1\sim0.2g$。

【不良反应】【注意事项】　①久用可产生耐受性、依赖性,多次连用应警惕产生蓄积重、肝肾损害,滴速超过 60mg/min,可致呼吸抑制;②对其过敏者、严重肝肾功能不全、支气管哮喘、呼吸抑制及卟啉病患者均禁用;③由有经验的医师指导用药。

【制剂规格】　片剂:10mg,15mg,30mg,100mg。注射剂:50mg,100mg,200mg。

异戊巴比妥(阿米妥、Amobarbital)[保乙][典]

【作用特点与用途】　本品为中效速效催眠药,持续时间 $3\sim6h$,$t_{1/2}$ $14\sim40h$,蛋白结合率 61%。用于镇静、催眠、抗惊厥。

【用法用量】　①口服:常用量每次 $0.1\sim0.2g$,极量每次 0.2g,0.6g/d。肌内或缓慢静脉注射:每次 $0.1\sim0.25g$,极量每次 0.25g,0.5g/d。②镇静用,每次 $0.02\sim0.04g$,2/d。③催眠,每次 $0.1\sim0.2g$,于睡前服用。④抗惊厥,静脉或肌内注射其钠盐 $0.3\sim0.5g$。

【注意事项】　用量过大或静脉注射速度过快易出现呼吸抑制及血压下

降;成年人静脉注射速度每分钟应不超过 100mg/m^2,小儿应不超过 60mg/m^2。须有经验医师指导用药。

【制剂规格】 片剂:0.1g。注射剂:0.1g,0.25g。

司可巴比妥(速可眠、Secobarbital)[保乙][典]

【作用特点与用途】 本品为短效巴比妥类催眠药。服药后 15～20min 即入眠,持续约 3h。血浆蛋白结合率 46%～70%,$t_{1/2}$ 20～28h;主要在肝代谢,仅约 5% 从肾排出。用于难入睡者和抗惊厥。

【用法用量】 口服:常用量每次 0.1g;极量每次 0.3g,睡前服。若皮下注射,每次 0.1g。

【注意事项】 ①可致依赖性,严重肝功能不全者禁用。②中毒者可先用 1:2000 高锰酸钾洗胃,再用硫酸钠导泻,并给予碳酸氢钠或乳酸钠碱化尿液促排,减少重吸收;亦可用甘露醇降颅内压排尿,防止呼吸抑制。③由有经验的医师指导用药。

【制剂规格】 胶囊剂:0.1g。注射剂:50mg。

艾司唑仑(舒乐安定、Estazolam、Eurodin)[保甲]

【作用特点与用途】 高效苯二氮䓬类镇静、催眠和抗焦虑药,其镇静、催眠作用比硝西泮强 2.4～4 倍。有广谱抗惊厥和不同程度抗癫痫作用。口服其 t_{max} 约 3h,$t_{1/2}$ 为 10～24h,2～3d 血药浓度达稳态;血浆蛋白结合率约 93%。经肝代谢,由肾排泄,排泄较慢,可通过胎盘,分泌进入乳汁。临床用于抗焦虑,失眠,紧张,恐惧及癫痫大、小发作,亦用于术前镇静。

【用法用量】 口服:①镇静、抗焦虑,每次 1～2mg,3/d。②催眠,睡前服 1～2mg。③抗癫痫,每次 2～4mg,3/d。④麻醉前给药:手术前 1h 服 2～4mg。或遵医嘱。

【不良反应】【注意事项】 ①同苯二氮䓬类;②老、幼、体质虚弱者、急性酒精中毒处于中枢抑制状态者、肝肾功能损害、重症肌无力、闭角型青光眼及慢性严重阻塞性肺部病变患者慎用或遵医嘱。

【制剂规格】 片剂:1mg,2mg。

阿普唑仑(佳静安定、Alprazolam、Xanax)[保甲][典][基]

【作用特点与用途】 本品系苯二氮䓬类抗焦虑、抗惊厥、抗抑郁,有镇静、催眠及肌肉松弛等作用的药物。其抗焦虑作用比地西泮(安定)强 10 倍。口服吸收快而全,t_{max} 1～2h,血浆蛋白结合率 80%;2～3d 血药浓度达稳态;体内分布广,可进入胎盘和乳汁,$t_{1/2}$ 12～18h。经肝代谢,体内蓄积少,停药后清除快。用于治疗焦虑症、抑郁症、失眠;可作为抗惊恐症药,并能缓解急性酒精戒断症状;对药源性顽固性呃逆有较好治疗作用。

【用法用量】　口服:①抗焦虑,每次 0.4mg,3/d,以后酌情增减,最大剂量 4mg/d;②抗抑郁,每次 0.8mg,3/d,个别患者可增至 10mg/d,分次服;③镇静、催眠:每次 0.4～0.8mg,睡前服;④抗惊恐,每次 0.4mg,3/d,必要时可酌情增用量。

【注意事项】　①同艾司唑仑;②驾驶员或机器作业者,青光眼、孕妇和哺乳妇女均禁用;③不可突然停药或减量停药过快,以免疾病反跳或出现戒断症状。

【制剂规格】　片剂:0.25mg,0.4mg,0.5mg,1mg。

地西泮(安定、Diazepam)[保甲][典][基]

【作用特点与用途】　本品为苯二氮䓬类抗焦虑药,有镇静、催眠、抗惊厥、抗癫痫及中枢性肌肉松弛作用。临床用于:①焦虑症及各种神经官能症;②失眠症;③抗惊厥;④癫痫病;⑤脑血管意外或脊髓损伤性中枢性肌肉强直或腰肌劳损、内镜检查等所致肌肉痉挛;⑥惊恐症、肌紧张性头痛,家族性、老年性和特发性震颤,或麻醉前给药。

【用法用量】　①口服:抗焦虑,每次 2.5～10mg,2～4/d。重症可增至 15～30mg/d,分次服。②催眠,每次 5～10mg,睡前服。③抗惊厥,成年人每次 2.5～10mg,2～4/d。6 个月以上儿童每次 0.1mg/kg,3/d。④肌内或缓慢静脉注射:每次 10～20mg,必要时可 4h 重复 1 次。控制癫痫持续状态,先静脉注射 10mg,每隔 10～15min 可按需增加剂量。个体化用药。

【注意事项】　①有苯二氮䓬类药的不良反应;②肝肾功能不良者慎用;③长期应用可致耐受与依赖性,突然停药有戒断症状出现,宜从小剂量用起,个体化用药;④新生儿、哺乳期妇女、孕妇前 3 个月和分娩前 3 个月孕妇忌用。

【制剂规格】　片剂:2.5mg,5mg。注射剂:10mg/2ml。

甲丙氨酯(眠尔通、安宁、Meprobamate)

【作用特点与用途】　本品为丙二醇衍生物,其中枢性肌肉松弛作用和安定作用与氯氮䓬相似但较弱。口服吸收好,t_{max} 2～3h,体内分布较均匀,主要在肝代谢,$t_{1/2}$ 10h,晚期肾衰竭患者 $t_{1/2}$ 不变。临床主要用于神经官能症的紧张、焦虑状态、轻度失眠及破伤风所致的肌肉紧张状态及癫痫小发作。

【用法用量】　口服:镇静,每次 0.2g,3/d。催眠,睡前 30min 服 0.2～

0.4g。抗癫痫小发作,每次 0.2～0.4g。抗惊厥,每隔 4～6h 肌内或静脉注射 0.4g。用药期间不宜饮酒、驾驶车辆、操纵机器、高空作业和精细工作。

【制剂规格】 片剂:0.2g,0.4g。注射剂:0.1g。

卡立普多(卡来梯、Carisoprodol)

【作用特点与用途】 本品为甲丙氨酯衍生物,作用与用途同甲丙氨酯。

【用法用量】 口服:成年人每次 0.35g,3～4/d。可酌情增减。

【注意事项】 ①同甲丙氨酯;②孕妇、卟啉症患者慎用。

【制剂规格】 片剂:0.125g,0.35g。

羟嗪(安泰乐、Hydroxyzine)[保乙]

【作用特点与用途】 本品为哌嗪类药,有镇静、弱安定、肌肉松弛及抗组胺作用。用于轻度焦虑和不安等精神和神经症状;亦用于失眠、麻醉前镇静、急慢性荨麻疹及其他过敏性疾病神经性皮炎等。

【用法用量】 口服:成年人每次 25～50mg,3/d。6 岁以上儿童 50～100mg/d,分 4 次服。若需肌内注射,每次 0.1～0.2g。

【注意事项】 ①偶有头昏、嗜睡,有诱发癫痫的可能。②长期服用可产生耐受性。③白细胞减少者、癫痫、过敏者、孕妇、哺乳期妇女、婴儿均禁用。④6 岁以下儿童每日剂量不宜超过 50mg,肝、肾、肺功能不全者慎用;应定期查肝功能和白细胞计数。⑤用药期间不宜驾车、开机器和高空作业。

【制剂规格】 片剂:25mg。注射剂:200mg/2ml。

氯美扎酮(芬那露、氯甲噻酮、Chlormezanone)[保乙][基]

【作用特点与用途】 本品有弱安定及肌松作用,服药后 15～20min 起效,血浆 $t_{1/2}$ 为 24h。可缓解焦虑情绪持续时间 6h 以上。用于①精神紧张、恐惧、精神性神经病、慢性疲劳及由焦虑、激动和某些疾病引起的烦躁、失眠等;②配合镇痛药治疗背酸、颈硬、骨痛、四肢酸痛、风湿性关节痛;③震颤麻痹、瘫痪、血管硬化、脑震荡等。

【用法用量】 口服:成年人每次 0.2g,3/d。儿童酌减。连续用药不宜超过 1 周。

【注意事项】 ①可有疲倦、眩晕、头痛、嗜睡、潮红、抑郁、药疹、厌食、恶心、水肿、排尿困难等可逆性不良反应;罕见多形红斑症、黄疸。②孕妇、哺乳期妇女慎用。③对其过敏者、驾车、操纵机器、高空作业者忌用。

【制剂规格】 片剂:0.2g。

坦度螺酮(希德、Tanduspirone、Sediel)[保乙]

【作用特点与用途】　本品为可选择性激动脑内 5-HT$_{1A}$ 受体药。口服 t_{max} 0.8～1.4h, $t_{1/2}$ 为 1.2～1.4h。几不受食物影响。主要用于各种焦虑状态。

【用法用量】　口服:成年人每次 10mg,3/d。酌情增减。

【注意事项】　①肝肾功能异常、障碍者慎用;②不良反应同常用抗焦虑药。

【制剂规格】　片剂:10mg。

氯氮䓬(Chlordiazepoxide)[保乙]

【作用特点与用途】　苯二氮䓬类抗焦虑药。有中枢性肌松作用和抗惊厥作用,随剂量增加显示镇静、催眠、记忆障碍,很大剂量时也可致昏迷,但很少有呼吸和心脏血管严重抑制。用于治疗焦虑性神经症、缓解焦虑、紧张、担心、不安与失眠等症状;治疗肌张力过高或肌肉僵直等,与抗癫痫药合用控制癫痫发作。其生物利用度 86%,口服 t_{max} 0.5～2h, $t_{1/2}$ 为 5～30h。可进入胎盘和乳汁,由肾排泄。长期应用有蓄积性。肝肾功能损害者 $t_{1/2}$ 会延长。

【用法用量】　口服:抗焦虑,每次 5～10mg,2～3/d。治疗失眠,睡前服 5～20mg。治疗癫痫,10～20mg,3/d。

【不良反应】【注意事项】　①常见嗜睡,可见无力、头痛、眩晕、便秘等;偶见皮疹、中毒性肝损害、骨髓抑制、男性阳萎。长期应用可产生耐受性和依赖性。②肝肾功能不全者慎用。服药间期不宜驾驶车辆、操纵机械或高空精细作业。③长期用药后突然停药可引起惊厥等撤药反应。④禁酒。⑤白细胞减少者,对本品过敏者、孕妇禁用。老年人慎用,小儿须遵医嘱。

【制剂规格】　片剂:5mg,10mg。

二钾氯氮䓬(Clorazepate Dipotassium)

【作用特点与用途】　作用类似地西泮,同前述氯氮䓬。

【用法用量】　口服:11.25～30mg/d,分次服。亦可晚间一次服 15mg。老年人减半用药。

【制剂规格】　片剂:11.25mg,22.5mg。胶囊剂:3.75mg,7.5mg,15mg。

氯噁唑仑(氯唑安定、Cloxazolam)

【作用特点与用途】　作用与地西泮(安定)相似,但相对起效快而强。主要用于治疗焦虑症和焦虑状态。注意事项与不良反应同地西泮。

　　【用法用量】　口服:3～12mg/d,分次服。

　　【制剂规格】　片剂:1mg。

苯佐他明(太息定、Benzoctamine)

　　【作用特点与用途】　本品为四环类较强抗焦虑、抗抑郁药。口服吸收好。t_{max}为2h。由肝代谢,经肾排泄。主要用于治疗焦虑和紧张状态。可有嗜睡、口干、头痛等反应。

　　【用法用量】　口服:每次10～20mg,3/d。或遵医嘱。

　　【制剂规格】　片剂:10mg。

(二)抗焦虑药

　　抗焦虑药为弱安定药,其安定作用较弱,对精神病人无效,但可稳定情绪,减轻焦虑及紧张状态,并能改善睡眠;尚有肌肉松弛作用。本类药不引起锥体外系症状。但长期应用可产生习惯性,亦可成瘾,突然停药可产生戒断症状。临床主要用于抗焦虑、镇静、催眠及对抗惊厥,为目前常用的镇静催眠药及抗惊厥药。本书仅论述安全有效且较新的一些抗焦虑药美沙唑仑、氟他唑仑、半琥珀酸布酰胺、劳拉西泮、依替唑仑、盐酸依替福辛、盐酸丁螺环酮、氟地西泮、哈拉西泮、氯氟䓬乙酯及噁唑仑等。

美沙唑仑(美唑仑、Mexazolam)

　　【作用特点与用途】　本品为抗焦虑药,其抗焦虑作用、镇定作用及抗痉挛作用均比地西泮强,且具有肌肉松弛作用。本品毒性较低,对紧张不安、恐怖症、强迫症及睡眠障碍等精神症状有明显的改善作用。对神经官能症也有效。对慢性胃炎的有效率为85.7%,高血压为75.0%,心脏神经官能症为72.7%,抑郁症为75.9%。主要用于不安、紧张、抑郁、强迫症、恐怖及睡眠障碍等神经官能症,亦可用于自主神经失调及身心疾病等。

　　【用法用量】　口服:成年人每次0.5～1mg,3/d,可随年龄、症状适当增减剂量。老年人不宜超过1.5mg/d。

　　【不良反应】　偶见口渴、食欲缺乏、消化不良、血压下降,转氨酶上升等不良反应。长期大量用药,可能产生药物依赖性,且勿在连续用药中急剧减量或停药,否则将出现痉挛、失眠、幻觉及妄想等戒断症状。

　　【禁忌证】　急性闭角型青光眼、重症肌无力病人及婴幼儿禁用。

　　【注意事项】　①心、肝、肾疾病、脑器质性疾病、老年及衰弱者慎用;②妊娠前 3 个月孕妇慎用;③用药期间应避免驾驶车辆和机械操作。

【制剂规格】 片剂:0.5mg,1mg。颗粒剂:1mg/g。

氟他唑仑(氟太唑仑、Flutazolam)

【作用特点与用途】 本品可抑制中脑网状结构-下丘脑-大脑边缘系统。其驯化作用及对条件行动的抑制作用与地西泮几乎相同,但肌肉松弛作用则弱于地西泮。主要用于过敏性大肠综合征、慢性胃炎、胃十二指肠溃疡引起的焦虑、紧张及抑郁等。

【用法用量】 口服:成年人剂量每次 4mg,3/d,可根据年龄及症状适当增减。

【不良反应】 偶见转氨酶上升、血压下降、心悸、食欲缺乏及消化不良等不良反应。长期大量使用可产生药物依赖性,若中途急剧减量或突然停药,可见痉挛发作、焦虑、幻觉及妄想等戒断症状。精神分裂症病人用药后可出现刺激、错乱、困倦、头重感及焦躁感等。

【禁忌证】 急性闭角型青光眼、重症肌无力及婴儿禁用。

【注意事项】 ①心、肝、肾等疾病和脑器质性疾病病人、老年及衰弱者慎用;②妊娠 3 个月以内慎用;③用药期间不得驾驶车辆或进行机械操作。

【制剂规格】 胶囊剂:40mg。

半琥珀酸布酰胺(羟丁酰辛胺、Butoctamidum)

【作用特点与用途】 本品为抗焦虑药,可诱导近似生理性的睡眠。服用本品后可缩短入睡时间及快动眼睡眠前的时间,使轻度睡眠和中途觉醒减少,增加快动眼睡眠的次数和睡眠深度。本品停药后无反跳现象,对呼吸、循环及骨骼肌均无明显作用。用于失眠、焦虑症。

【用法用量】 口服:于每晚临睡前服 1 次 200～600mg。遵医嘱。

【不良反应】 会出现头痛、头晕及日间瞌睡,少有恶心、食欲减退、口渴及胃部不适等不良反应。

【注意事项】 ①肝功能受损害者及孕妇慎用;②用药期间最好不要驾驶车辆或进行机器操作;③用药期间若出现皮疹或瘙痒感等应停止用药;④本品与其他镇静药合用及饮酒时业增强作用,故此时应酌情减量。

【制剂规格】 胶囊剂:200mg。

劳拉西泮(氯羟安定、Lorazepam)[保乙]

【作用特点与用途】 本品有显著的催眠作用和较强的中枢镇静、抗惊厥和肌松作用。本品注射给药时可引起记忆缺失,在术前给药,可消除病人对术中的不愉快记忆。本品在体内与葡萄糖醛酸结合,产生水溶性的无活性代谢产物,经肾排泄。主要用于治疗焦虑症及由焦虑或暂时心理紧张所引起的失眠症。

【用法用量】 口服:失眠症,睡前口服 1~4mg。焦虑症,口服每次 1mg,3/d。中等慢性焦虑症为 2~4mg/d;重度慢性焦虑症 3~7.5mg/d。手术前口服给药 5mg,或肌内注射或静脉注射 0.05mg/kg。

【不良反应】 主要为疲劳、嗜睡、共济失调、肌力减弱及精神不佳等中枢神经系统症状。偶见激动、不安、精神错乱、视物模糊及静脉炎等。儿童过量可能导致幻视和幻听。

【注意事项】 本品可能会产生依赖性。

【制剂规格】 片剂:1mg,2mg。针剂:2mg,3mg。

依替唑仑(噻吩唑仑、乙替唑仑、Etizolam)

【作用特点与用途】 本品能明显延长健康人的总睡眠时间,具有较强的镇静、催眠及抗焦虑作用。对胃及十二指肠溃疡和高血压的有效率为 61.2%;对肌收缩性头痛及腰痛有效率为 73.3%;对神经官能症有效率为 61.2%;抑郁症为 58.0%。用于神经官能症和抑郁症的焦虑、紧张、抑郁、神经衰弱症状、身心疾病、颈椎病、腰痛、肌收缩性头痛的焦虑、紧张、抑郁及上述疾病引起的睡眠障碍。

【用法用量】 口服:身心疾病、颈椎病、肌收缩性头痛,1.5mg/d,分 3 次服用;神经官能症、抑郁症,3mg/d,分 3 次使用;睡眠障碍,临睡前一次给药 1~3mg。老年病人日剂量最多为 1.5mg。

【不良反应】【注意事项】 请参阅氟他唑仑。

【制剂规格】 片剂:0.5mg,1mg。颗粒剂:10mg/g。

依替福辛(乙氨伏克辛、Etifoxine)

【作用特点与用途】 本品具有抗焦虑作用,它不仅对焦虑引起的反常行为有拮抗作用,对生理及生化方面的异常现象也有效。给药后不影响机体的主要功能,但对自主神经系统有调节作用。不良反应相对较少。临床用于因焦虑症引起的各种身心症状,尤其是心血管系统方面的表现。

【用法用量】 口服:0.15g/d,分 3 次服用,应连用 7~30d。

【不良反应】 有轻度嗜睡,继续用药会自行消失。

【禁忌证】 休克状态下、肝肾功能严重不全及呼吸功能严重不全的病人禁用。

【注意事项】 ①孕妇及哺乳期妇女不宜服用;②用药期间,驾驶车辆及机械操作人员应特别小心;③服用本品不宜饮用含乙醇的饮料;④用药期间应对肌无力病人进行监护;⑤本品与中枢抑制药合用时可相互增强作用,应谨慎。

【制剂规格】 胶囊剂:0.05g。

丁螺环酮(布斯哌隆、布斯帕、Buspirone)[保乙][基]

【作用特点与用途】 本品为 5-HT$_{1A}$ 受体激动药。有抗焦虑、抗抑郁作用。口服吸收快而全,t_{max} 为 0.5~1h,血浆蛋白结合率 95%,有首关效应,主要在肝代谢,从肾排泄。$t_{1/2}$ 为 2~3h。用于治疗各型焦虑症。

【用法用量】 口服:开始剂量为每次 5mg,3/d。以后每 2~3 日增加 5mg,一般有效剂量为 20~30mg/d。如果 60mg/d 仍无效时不应再用。显效时间在 2 周左右,少数患者可更长。遵医嘱。

【不良反应】【注意事项】 ①有不良反应但比苯二氮䓬类低;②对其过敏、严重肝肾功能不全(良)、重症肌无力、青光眼患者、儿童、孕妇及分娩期禁用;③驾车、操作机械、高空作业者忌用。

【制剂规格】 片剂:5mg,10mg。

坦度螺酮(希德、Tandospirone)[保乙]

【作用特点与用途】 本品为选择性脑内 5-HT$_{1A}$ 受体激动药。有抗焦虑作用和改善身心疾病的症状。口服吸收快而全,t_{max} 为 0.8~1.4h,$t_{1/2}$ 为 1.2~1.4h,基本不受食物影响,在肝肾中有较高浓度,在脑组织中亦有分布。用于各种神经所致的焦虑状态,如广泛性焦虑症、原发性高血压、消化性溃疡等躯体性疾病伴发的焦虑状态。

【用法用量】 口服:每次 5~10mg,3/d。可酌情增减剂量,最大剂量为不超过 60mg/d。老年人宜从每次 5mg 开始。遵医嘱。

【不良反应】【注意事项】 ①参阅丁螺环酮;②由有经验医师指导用药。

【制剂规格】 片剂:5mg,10mg。

氟地西泮(依尔斯泮、Fludiazepam、Erispan)

【作用特点与用途】 本品为短效苯二氮䓬类药物,具有较好的催眠作用,可缩短入睡时间,延长总睡眠时间及减少觉醒次数。其抗焦虑作用约为地西泮的 8 倍,镇静及催眠作用为地西泮的 1/4。本品对消化系统疾病、高血压及心脏神经官能症等身心疾病有效率为 63.5%,对自主神经失调有效率为 57.1%,对脑性麻痹及偏瘫的有效率为 68.4%。口服吸收好,主要由肾排出。用于消化系统疾病、心脏神经官能症时的焦虑、紧张、抑郁及睡眠障碍等;也用于身心疾病及自主神经失调、脑性麻痹、偏瘫时的焦虑、紧张、急躁、易疲劳及睡眠障碍等。

【用法用量】　口服:成年人 0.75mg/d,分 3 次服用,并可酌情增减。

【不良反应】　偶有口渴、食欲缺乏、皮疹、疲劳及倦怠等不良反应。罕见黄疸、肌肉松弛、性欲减退、排尿困难及毛发脱落等。大量连续使用,可能产生药物依赖性。若急剧减量或停药,会出现痉挛发作、谵妄、幻觉、妄想及焦虑等戒断症状。

【禁忌证】　急性闭角型青光眼及重症肌无力病人禁用。

【注意事项】　①心、肝、肾疾病及脑器质性疾病病人慎用;②高龄、衰弱者及婴幼儿慎用;③妊娠前 3 个月及妊娠后期妇女应慎用;④用药期间不得驾驶车辆或机械操作。

【制剂规格】　片剂:0.25mg。颗粒剂:1mg/g。

哈拉西泮(帕克西泮、三氨安定、Halazepam)

【作用特点与用途】　其作用强度与剂量相关。本品吸收迅速,主要由肝代谢,对尿毒症病人,本品及其代谢产物可发生肝肠循环,血浆结合率很高。但对慢性酒精中毒、肝硬化病人及新生儿结合率则可降低,而肾功能不全病人更低。另本品可促进肝脏微粒体药物代谢酶的合成,增加其他药物在肝中的代谢。本品主要由尿液排泄。用于焦虑症或焦虑症状的短期治疗,也可用于失眠。

【用法用量】　口服:每次 20～40mg,3～4/d。年老或虚弱者首剂可用 20mg,1～2/d。以上剂量可随个体差异而加以调整。老年和衰弱病人用量应控制在最低有效剂量范围。

【不良反应】　常见嗜睡。少见头痛、精神运动迟钝、精神紊乱、定向障碍、欣快感、忧郁及构音障碍等。罕见共济失调、视力障碍、听觉障碍及性欲改变等。

【禁忌证】　妊娠前 3 个月禁用。

【注意事项】　①肾、肝功能不全者慎用;②用药期间不能参加需要机敏性的危险工作;③用药期间不能使用其他中枢抑制药,也不得饮用含乙醇的饮料;④长期大剂量使用可导致习惯性、情绪和生理依赖性,故不得任意加量或突然停药,以免产生抗药性。

　　【制剂规格】　片剂:20mg,40mg。

氯氟䓬乙酯(Ethyl Loflazepate、Victan)

　　【作用特点与用途】　本品为具有镇静、肌松和抗痉挛三方面作用的抗焦虑药。本品口服给药 2mg 后约 1.5h,即达到 $45\sim65$ng/ml 的血药峰值;血中消除 $t_{1/2}$ 平均为 77h。在肠胃道内稳定,通过消化道后即开始代谢,且能通过胎盘和母乳。用于各类焦虑症及由焦虑引起的睡眠障碍及其他表现。

　　【用法用量】　口服:通常剂量为 2mg,一次或分次服用。如病情需要可酌情增加剂量。焦虑性睡眠障碍病人,于临睡前服用 2mg。

　　【不良反应】　本品不良反应轻微,有激动、抑郁、恶心及呕吐等,较重的可有惊厥、精神错乱及肌痉挛等。少见好斗、轻度兴奋、梦呓、丘疹状皮疹、瘙痒性皮疹及肌无力、健忘、嗜睡等。突然中断用药,会产生戒断症状。

　　【禁忌证】　对本品过敏及严重呼吸衰竭者禁用。

　　【注意事项】　①妊娠最初及末 3 个月的孕妇慎用;②驾驶员及机械操作人员慎用;③轻微呼吸功能不全者应注意调整剂量;④本品单用对抑郁治疗无效,且常掩盖抑郁症状;⑤本品与神经肌肉抑制药合用可加强肌松作用。与其他中枢神经抑制药并用可加强镇静作用。与其他抗焦虑药或催眠药合用停药后会加剧戒断症状。

　　【制剂规格】　片剂:2mg。

奥沙唑仑(施宁本、Oxazolam)

　　【作用特点与用途】　本品属苯二氮䓬类衍生物,与氯氮䓬、地西泮具有相似的化学结构和药理作用。但对催眠、肌松及步履失调等自发性行动抑制作用小。临床上具有抗不安及抗抑郁效果,但对正常的意识行动并无影响,可改善神经官能症、自主神经功能失调症及焦虑、紧张、抑郁、易疲劳等情感障碍;对调节自主神经失调所引起的各种症状也有效。本品白天服用嗜睡及倦怠感等不良反应小,对呼吸、循环系统几乎无影响。本品口服吸收良好,给予后30min 即广泛分布于脑及全身组织。用于精神病、神经官能症、抑郁症、癫痫及各种疾病引起的紧张、抑郁、疲劳等情绪障碍和失眠等,亦可用于小儿神经官能症及麻醉前给药。

　　【用法用量】　口服:成年人通常每次 $5\sim20$mg,3/d;用于麻醉前给药时,通常为 $1\sim2$mg/kg。或遵医嘱。

　　【不良反应】　偶见嗜睡、头痛、恶心、便秘、口渴及皮疹等不良反应。长期大量用药,可能会出现药物依赖性,中止给药时须逐渐减量。

【禁忌证】 急性闭角型青光眼及重症肌无力病人禁用;哺乳期妇女禁用。

【注意事项】 ①肝肾功能障碍、脑器质性病变、衰弱病人及小儿慎用;②用药期间若发现过敏症状者应立即停药;③服用本品期间不得驾驶车辆或操作机械;④与其他镇静催眠药合用或饮酒会增强本品作用,此时应停服本药或减量。

【制剂规格】 片剂:5mg,100mg。胶囊剂:10mg。散剂:10%×500g。

天麻素(天眩清、Gastrodin)

【作用特点与用途】 本品为兰科植物天麻(*Gastrodia elata BI.*)的干燥块茎经提取加工制成,有镇痉祛风功能,用于神经衰弱及耳源性眩晕;对癫痫和高血压亦有一定疗效。用于神经衰弱、神经衰弱综合征、头痛、偏头痛、血管痉挛性神经痛、耳源性眩晕及癫痫、高血压等症。

【用法用量】 肌内注射:每次2~4ml,1~2/d。穴位注射:每次1ml,1/d。或遵医嘱。口服:每次50~100mg(1~2粒),3/d。

【制剂规格】 针剂:每2ml含原生药0.5g(天麻素50mg)。胶囊剂:50mg。

八、抗抑郁症药

抗抑郁症药亦称抗忧郁药,根据其化学结构不同,可分为三环类、四环类和单胺氧化酶抑制药共3类。

马普替林(路滴美、Maprotiline)[保乙]

【作用特点与用途】 本品为四环类抗抑郁药,它能选择性地阻断中枢神经突触部位去甲肾上腺素的回收,而不阻断5-羟色胺的回收,因此有显著地提高情绪、缓解焦虑、激动和精神运动障碍的作用。临床主要用于内源性抑郁症、精神源性抑郁症、反应性和神经性抑郁症、体源性抑郁症(器质性或症状性)、隐匿性抑郁症、绝经期抑郁症及以焦虑、烦躁或激动为特征的其他抑郁性情绪紊乱、青少年抑郁症和有关的情绪紊乱。

【用法用量】 口服:剂量应因人而异,并根据病情,可在夜间加大剂量并同时减少日间剂量。大部分症状消失后,可试行减少剂量,但如症状又恶化,应立即把剂量加至原来水平。

门诊用药:每次25mg,3/d,或每次75mg,1/d(宜于黄昏服药),连续数周。

住院病人:每次 50mg,3/d,或每次 150mg,1/d(宜于黄昏服药),连续数周。如病情需要,剂量可超过 150mg,但应逐渐增加,并分 2~3 次服。对急性严重抑郁症或口服抗抑郁药疗效不佳者,可静脉注射本品。静脉滴注 25~150mg/d,用生理盐水或葡萄糖水稀释。如在输注时加入氯米帕明,效果更佳。一旦静脉滴注取得确实疗效,即通常在前 2 周内,应改为口服药继续治疗。

情绪抑郁性紊乱:老年人和儿童,开始剂量每次 10mg,3/d。如病情需要,可增至每次 250mg,青少年的剂量可增至接近成年人水平。

【不良反应】 治疗初期有暂时性疲乏及抗胆碱能神经作用,如口干、便秘、视物模糊或眩晕,少数病例有暂时性血压下降和心动过速。少数病例心电图检查可见 T 波倒置改变和心脏传导障碍,通常在应用大剂量时发生。也有皮肤过敏反应,并可能需要改变治疗。

【禁忌证】 儿童、妊娠及哺乳期妇女禁用。心力衰竭及心肌梗死急性发作的病人禁用。本品可诱发躁狂症及癫痫大发作。用于双相抑郁症时,应注意可能诱发躁狂症。癫痫病人慎用。

【注意事项】 ①青光眼、严重肝、肾损害或因尿路障碍引起排尿困难时,应密切注意;②需长期大剂量治疗的老年病人和心脏病病人,应监测心功能和心电图,有直立性低血压者应定期测量血压;③本品因可能降低对乙醇的耐受性,影响病人反应性,告诫病人在治疗期间不要驾驶车辆和操作机器;④本品不宜与单胺氧化酶抑制药合用,只能在停用单胺氧化酶抑制药 14d 后才能应用;⑤本品可加强去甲肾上腺素、肾上腺素、中枢神经抑制药和抗胆碱能神经药物的心血管效应,可降低或抵消肾上腺素能神经元抑制药(如胍乙啶)的降压作用。

【制剂规格】 糖衣片:25mg,50mg,75mg。注射液:25mg。滴剂:2%50ml。

吲达品(哌乙吲哚、Indalpine)

【作用特点与用途】 本品为特异性的 5-羟色胺再摄取抑制药,主要抑制突触前膜对 5-羟色胺的再摄取,而不影响 5-羟色胺的释放和突触后膜受体,并且不作用于其他神经递质。本品口服吸收良好,给药 50mg,约 2h 后即达血药浓度峰值,且浓度与用药剂量成正比。主要通过肾排泄,$t_{1/2}$ 平均为 10h。连续用药后在体内不发生蓄积。与其他抗精神系统药物合用时,药动学变化很小。用于各类抑郁症,尤其适用于其他药物治疗无效的严重抑郁症病人。

【用法用量】 口服:100～150mg/d,分 2～3 次,于进餐时服用。

【不良反应】 常见的不良反应有白细胞减少、粒细胞缺乏症、少数病人有转氨酶增高或出现肝病变,但停药后即可恢复正常。嗜睡及颤抖,继续用药时可减退。

【禁忌证】 有白细胞减少及粒细胞缺乏症病史者禁用。

【注意事项】 ①癫痫病病人、孕妇及授乳期妇女慎用,妊娠后 3 个月应停用本品;②驾驶及机械操作人员慎用;③治疗初期要特别注意有自杀倾向的病人;服药过程中,如发现粒细胞缺乏症,应停药并检查血象;④对 5-羟色胺敏感者可出现胃肠功能不良,用药时应劝其加大剂量;⑤本品不能与影响白细胞的药物及单胺氧化酶抑制药合用。

【制剂规格】 膜包衣片:50mg。

氯米帕明(海地芬、氯丙米嗪、Clomipramine)[保甲/乙]

【作用特点与用途】 本品为三环类抗抑郁药物,它能抑制大脑神经元间 5-羟色胺和去甲肾上腺素的再摄取,使神经键断裂的传递质增加浓度。临床上本药与丙米嗪相似,但起效快,镇静作用强,耐受性好。本品口服或注射均能完全吸收,血浆 $t_{1/2}$ 为 21h,蛋白结合率为97.6%,其中大约 2/3 由尿中排出,1/3 在粪便中排出。用于治疗各类精神抑郁症,特别是伴有躁狂症、更年期精神病和强迫抑郁症的治疗;此外,也用于恐怖症和强迫症等;针剂用于严重抑郁症。

【用法用量】 用药剂量和给药途径视个体差异确定。

沮丧情绪性疾病及轻度抑郁症:口服,每次 10～25mg,3/d。对较严重病人,开始剂量为每次 50mg,3/d,一旦病情有明显改善,即调整剂量为 50～75mg/d,分次服用。

对恐怖症及情绪困扰性疾病:建议按病情的严重程度将剂量加至 100～150mg/d。此剂量应由 25mg/d 开始,经历 2 周渐次增加药量。

对于敏感和年老的病人:建议由 10mg/d 的剂量开始,当症状消除后,即应调整剂量作维持性治疗。

肌内注射开始剂量为每日 1～2 支(每支 25mg),后增至每日 4～6 支,症状改善后,应逐渐减少注射次数,同时改为口服维持治疗。

静脉滴注初始剂量以 2～3 支加入 250～500ml 等渗生理盐水或 5%葡萄糖注射液稀释,充分摇匀后,在 1.5～3h 内输完,1/d。通常在第 1 周内显效,显效后再继续输注治疗 3～5d,然后改为口服治疗。

【不良反应】 本品不良反应较其他三环类抗抑郁药少见,通常有口干、便秘、排尿困难、视物模糊及心动过速等,一般可以用降低剂量或在继续治疗过程中能够耐受。也曾见有皮肤过敏反应、心传导障碍、心律不齐、失眠、短暂的精神错乱及焦虑症状增强等反应的报道。

【禁忌证】　无绝对禁忌证。相对禁忌证有低阈痉挛(癫痫、脑损伤)、明显的心血管功能不全、心脏传导紊乱、由于尿流出阻碍而致的各种排尿性疾病(各种前列腺病)、青光眼及怀孕初期孕妇慎用。机动车驾驶员慎用。

【注意事项】　①某些抑郁症有躁狂期,应停止使用本品;②治疗期应劝病人戒酒;③对于有器质性心脏病、年老或年轻病人,应从小剂量开始治疗,逐渐增加剂量并将病人置于严密监护之下;④若发生皮肤过敏反应,应停用本品;⑤因三环类抗抑郁药治疗的病人偶会发生粒细胞减少症,因此,在用本品治疗期间,应行血细胞计数,尤其病人有发热、喉痛或其他感染征象时,更应注意;⑥在输注治疗前,应测量血压,如引起血压下降,可通过减慢输注、减少药量或给予循环系统兴奋药来控制;⑦年老病人开始输注治疗前,应作心电图检查,如有较严重的心电图异常变化,应禁忌输注本品;⑧本品应小心存放,避免儿童误取而引起中毒;⑨本品不应与单胺氧化酶抑制药同时应用,如要服用本品,必须在单胺氧化酶抑制药停药 14d 以后才可服用;⑩本品若与去甲肾上腺素或肾上腺素合用,可增强其心血管效应;⑪本品可与镇静药和安眠药合用,但应注意在这种联合用药情况下,可使药物的某些特殊效应更为明显;⑫由于本品可减弱或取消肾上腺素能神经元抑制药的抗高血压作用,需要同时治疗高血压的病人,应使用其他不同类型的降压药。

【制剂规格】　片剂:25mg,100mg。缓释片:75mg。针剂:2mg。

文拉法辛(博乐欣、Venlafaxine)[保乙]

【作用特点与用途】　本品可抑制去甲肾上腺素和 5-羟色胺的再摄取,对多巴胺的再摄取略有抑制。在体外,本品对胆碱能受体、组胺受体或 α_2-肾上腺素能受体均无亲和力。本品胃肠道吸收良好,在肝脏被细胞色素 $P_{450}11D_6$ 代谢,由尿排泄。本品及其主要活性代谢物的消除 $t_{1/2}$ 分别约 5h 或 11h。稳态血浆浓度分别于 3d 内达到。用于治疗抑郁症。

【用法用量】　口服:推荐初始剂量 75mg/d,分 2~3 次服用。可酌情每间隔 4d 增加 75mg/d,至通常最大剂量为 225mg/d。某些住院病人可能只对更大剂量有反应,最大剂量为 375mg/d。或遵医嘱服用。

【不良反应】　常见恶心、头痛、焦虑、厌食、神经过敏、出汗、头晕、失眠和瞌睡。性功能障碍及体重减轻也有发生。口干和便秘亦较多见。某些病人可出现持续性舒张压升高,特别是剂量超过 300mg/d 时,应监测血压。少数病人还出现癫痫发作。

【注意事项】 抑制细胞色素 $P_{450}11D_6$ 的药物,如奎尼丁,可升高本品血清浓度,并增加其毒性。由于本品对肾上腺素能和5-羟色胺能作用的影响,须在停用单胺氧化酶抑制药至少14d后方可使用本品,并且须在开始使用单胺氧化酶抑制药至少7d前停药。

【制剂规格】 片剂:25mg,37.5mg,50mg,75mg,100mg。

氟西汀(百忧解、Fluoxertine)[保乙]

【作用特点与用途】 本品为新型抗抑郁药,使抑郁症病人生活质量提高,标本兼治。其作用机制主要是抑制中枢神经对5-羟色胺的再吸收(到血小板)。抑郁症者用药剂量简单,每日1粒,第1周病情开始缓解,随后疗效更明显。经过6周治疗后,71.5%的病人生活质量获得改善。其疗效可与丙米嗪相比,在缓解抑郁伴随性焦虑方面与丙米嗪、阿米替林和多塞平效果相似;在治疗抑郁伴随焦虑不安者,其疗效与三环类抗抑郁药相同。本品使抑郁症者的失眠减少,但不增加体重,对心脏影响甚少,安全性高,不良反应轻微,停药率低。口服本品40mg,最高血浓度在6~8h内达到15~55μg/L。虽然食物可延迟其吸收,但并不影响其生物利用度,因而可空腹服用或与食物并服。血清蛋白结合率94.5%。用于治疗抑郁症、暴食症及强迫症。

【用法用量】 口服:20~80mg/d,视病情酌情增减剂量,疗程应遵医嘱。

【不良反应】 可见头痛、失眠、恶心、腹泻、嗜睡、厌食、肌无力、焦虑、目眩、口干、性欲减退和咽喉炎。大约15%的病人由于不良反应而停药。造成停药最常见的表现为精神性(5.3%),如神经质、忧虑及失眠;消化道(30%)如恶心;神经系统(1.6%)如目眩;全身性(1.5%)如软弱无力及头痛;皮肤(1.4%)如皮疹及荨麻疹。

【禁忌证】 ①禁用于对本品过敏者;②使用本品期间或前后14d以内禁止用单胺氧化酶抑制药,否则有可能出现高热、僵硬、肌阵挛并有生命指标值剧变的可能,以及精神状态改变如极度急躁以致谵妄或昏迷,甚至神经病恶化症状;③停用本品至少5周以后,才能开始用单胺氧化酶抑制药,若本品用于慢性病或是较高剂量,可能还需停用更久。

【注意事项】 ①肝、肾功能不良者应酌情减少剂量或慎用、停用本品。②本品有个体差异现象,有的病人用药后可能出现焦虑或失眠、改变食欲及体重、激动躁狂和轻躁狂、自杀及药物半衰期延长等。③孕妇、哺乳期妇女及小儿对本品的安全性尚未确立,应慎用或避免使用。④并用地西泮可使本品半衰期延长。与洋地黄毒苷合用可增加毒性。与其他抗抑郁药联用时,其他抗抑郁药原先的稳态血浆浓度升高 2 倍以上。与锂剂合用时,必须对血中锂浓度进行监测。联用色氨酸,可见激动、坐立不安、胃肠不适和其他不良反应。本品可使华法林作用增强。联用降血糖药,并用时会造成低血糖,停药后血糖又会过高。

【制剂规格】　胶囊剂:20mg,铝箔盒装。

米纳普林(康多尔片、Minaprine)

【作用特点与用途】　本品增加脑组织内乙酰胆碱的含量,间接作用于多巴胺能受体,并增加下丘脑内 5-羟色胺的含量,因而具有抗抑郁作用。本品口服吸收迅速,于给药 1h 后即达血药浓度峰值,其 $t_{1/2}$ 为 2.5h,6h 内有 50% 随尿排出;也有部分代谢产物经胆道排出。本品对妊娠、分娩无不良影响。用于各种原因的抑郁综合征。

【用法用量】　口服:每次 50mg,3~4/d。或遵医嘱。

【不良反应】　偶见神经紧张感、易激动及入睡困难等不良反应,另罕见恶心、胃痛及头痛,但可自行消退。

【制剂规格】　片剂:50mg。

奥沙氟生(氟苯吗啉、Oxaflozane)

【作用特点与用途】　本品为新型抗抑郁药,作用机制主要是 5-羟色胺能作用。本品没有增进食欲的作用,也无抗胆碱能或交感神经阻滞作用,对心肌无毒性。本品在胃肠道内被迅速吸收,并很快代谢,在尿中的主要代谢物为N-去烷基衍生物。用于抑郁症,对反应性和神经性的抑郁症更为有效。

【用法用量】　口服:成年人通常为 15~30mg/d,最初的 3~4d,早晨服 10滴,晚上服 20 滴,以后每日早上服 20 滴,晚上服 40 滴。8 岁以上儿童剂量为成年人的一半,可逐渐增加至达到治疗目的。老年病人早晨服 5 滴,晚上 10滴。静脉滴注:成年人为 50~150mg/d,以 250ml 等渗液稀释后于 2~3h 内缓慢滴注。

【不良反应】　常见的不良反应有嗜睡及下肢乏力等,治疗几天后即可自行消失。偶有口干、头痛及直立性低血压等。

【禁忌证】　肾衰竭病人、孕妇与哺乳期妇女禁用。

【注意事项】　①如施行全麻手术,应在手术前 48h 停用本品;②接受针剂治疗的病人,在注射后应静卧 1~2h;③服用本品应忌饮含乙醇饮料;④驾驶员或机械操作者慎用;⑤本品不宜与单胺氧化酶抑制药合用,如用本品,必须在停用单胺氧化酶抑制药 15d 以后;⑥本品能增强乙醇、巴比妥及其他中枢神经系统抑制药的作用;⑦本品不宜与三环类抗郁药及苯丙胺类食欲抑制药合用。

【制剂规格】 口服液:5mg/10 滴。针剂:50mg。

阿米替林(依拉维、Amitriptyline)[保甲][典][基]

【作用特点与用途】 本品为三环类抗抑郁药,作用与丙米嗪极为相似。一般用药 7~10d 可产生明显疗效。t_{max} 7~12h,血浆蛋白结合率 96%,$t_{1/2}$ 32~40h。在肝代谢,排泄慢,停药 3 周后仍在尿中能检出。临床用于各种抑郁症、焦虑症、神经性厌食症及各种疼痛综合征,遗尿症和儿童多动症。

【用法用量】 饭后口服:①抑郁症,每次 10~25mg,2~4/d;递增至 150~300mg/d,分次服;维持量为 50~150mg/d。老年人和青少年 50mg/d,分次或夜间一次服。②遗尿症,睡前服 1 次,6 岁以下每次 6mg;6 岁以上每次 25mg。③儿童多动症,7 岁以上儿童每次 10~25mg,2~3/d。

【不良反应】【注意事项】 ①可见口干、嗜睡、便秘、视物模糊、排尿困难、心悸;偶见心律失常、眩晕、运动失调、癫痫样发作、直立性低血压、肝损伤及迟发性运动障碍;偶致糖尿病症状加重。②严重心脏病、青光眼及排尿困难者禁用。③参阅丙米嗪。

【制剂规格】 片剂:10mg,25mg。

丙米嗪(米帕明、Imipramine)[保甲][典]

【作用特点与用途】 本品为三环类抗抑郁药。具有较强抗抑制作用,但兴奋作用不明,镇静和抗胆碱作用均属中等。口服吸收快而全,在肝代谢,由肾排泄。$t_{1/2}$ 6~20h,蛋白结合率为 96%。用于各种抑郁症治疗,多在 1 周后见效。尚可用于小儿遗尿症。对精神分裂症伴抑郁症几乎无效。

【用法用量】 口服:①抑郁症,成年人每次 12.5~25mg,3/d。老年人和体弱者首次从 12.5mg 开始,渐增剂量。极量 0.2~0.3g/d。②小儿遗尿者 6 岁以上 12.5~25mg,晚上睡前服 1 次;12 岁以下者可酌增至每次 50mg。12 岁以上者可增至每次 75mg。治愈后逐渐减量。

【不良反应】【注意事项】 ①有弱阿托品样作用;②高血压、心脏病、肝肾功能不全、青光眼及孕妇、甲状腺功能亢进、尿潴留者均禁用;③有癫痫发作倾向、前列腺炎、膀胱炎、严重抑郁症及 5 岁以下者慎用;④长期、大量应用者应定期查血象。

【制剂规格】 片剂:12.5mg,25mg,50mg。

多塞平(多虑平、Doxepin)[保甲][典][基]

【作用特点与用途】　本品为三环类抗抑郁药,有显著抗抑郁、抗焦虑和镇静作用;尚有肌松和抗胆碱作用。起抗焦虑作用多在几天内出现,抗抑郁作用一般在 2 周后产生。此外,尚有抗过敏作用。t_{max} 为 2~4h,$t_{1/2}$ 为 8~25h。用于焦虑性抑郁症或恶劣心境;强迫症、神经性厌食症、疼痛综合征;过敏性瘙痒性皮肤综合征。

【用法用量】　口服:开始每次 25mg,3/d;然后渐增至每日 150~300mg。严重的焦虑性抑郁症可肌内注射 25~50mg。

【注意事项】　①青光眼、心肌梗死恢复期及对本品过敏者禁用;②不良反应同常用抗抑郁药。

【制剂规格】　片剂:25mg,50mg,100mg。注射剂:25mg/1ml。

舍曲林(Sertraline)[保乙]

【作用特点与用途】　本品为 5-HT 再摄取抑制药,增强中枢 5-HT 能神经功能,发挥抗抑郁作用,增强蓝斑区的活动。本品无兴奋、镇静、抗胆碱作用和心脏毒性。t_{max} 为 4.5~8.5h,有首关代谢,蛋白结合率 98%,在肝代谢,从尿和粪中排出。$t_{1/2}$ 为 22~36h。可进入乳汁。用于抑郁症、强迫症、惊恐发作、心境恶劣、性欲倒错及预防抑郁复发。

【用法用量】　口服:开始每日 1 次 50mg,与食物同服。数周后增加50mg。常用剂量为 50~100mg/d,最大剂量为 200mg/d(此量不得连续应用超 8 周以上)。需长期应用,宜用最低有效剂量。

【注意事项】　①严重肝功能不良者、驾驶及操纵机器者禁忌使用;②可有胃肠反应、失眠、震颤、头晕、疲劳及激动等,但较三环类抗抑郁药相对少而轻。

【制剂规格】　片剂:50mg,100mg。胶囊剂:50mg,100mg。

西酞普兰(Citalopram)[保乙]

【作用特点与用途】　本品为选择性 5-HT 再摄取抑制药,作用类似氟西汀但更强。t_{max} 为 2~4h,血浆蛋白结合率 80%,可进入乳汁。在肝代谢,$t_{1/2}$ 为 36h。从粪和尿中排泄。用于各种抑郁性精神障碍。

【用法用量】　口服:起始量为 20mg/d;常用有效量为 20~40mg/d,最大量为 60mg/d。长期应用应选择最低有效治疗量。老年人、肝肾功能不全者应适量减量。

【注意事项】　①不能饮酒,在单胺氧化酶抑制药停用 14d 后才能使用本品;②与其他可增强 5-HT 能神经功能的药物如氯米帕明、阿米替林、丙米嗪、苯丙胺、芬氟拉明、5-羟色胺酸等合用时,可能导致 5-HT 综合征;③可有一般抗抑郁药的反应。

【制剂规格】 片剂:20mg。

米氮平(米塔扎平、Mirtazapine)[保乙][基]

【作用特点与用途】 本品为去甲肾上腺素能及 5-HT 受体拮抗药,有抗抑郁、抗焦虑作用。口服 t_{max} 为 2h,血浆蛋白结合率 85%,经肝代谢,从尿液(75%)和粪便(15%)排泄。$t_{1/2}$ 为 20~40h。用于各种抑郁症、焦虑症。

【用法用量】 口服:15~45mg/d,1/d 或睡前顿服。肝肾功能不全者应减量。剂量调整间隔宜 1~2 周。

【注意事项】 ①对本品过敏者,正在服用单胺氧化酶抑制药者、孕妇、哺乳期妇女和儿童禁用或忌用;②有抗抑郁药的不良反应。

【制剂规格】 片剂:15mg,30mg,45mg。

吗氯贝胺(莫罗酰胺、Moclobemide)[保乙][典][基]

【作用特点与用途】 本品为选择性好、强效的单胺氧化酶抑制药,在抗抑郁的同时能改善睡眠质量,对老年人识别能力障碍有疗效。口服后吸收快而全,分布广,几乎全在肝代谢,由肾排泄。$t_{1/2}$ 为 1~3h。对双相、单相、激动型、阻滞型及各种亚型抑郁症均有效。用本品治疗严重抑郁症 4~6 周,有效率60%~70%。对精神运动性阻滞和情绪抑郁症状的改善有明显疗效。尚对失眠及阿尔茨海默病也有效。

【用法用量】 口服:起始量 100~300mg/d,分 2~3 次服用。常用量300~400mg/d。疗效不佳者可酌增剂量,最大剂量不超过 600mg/d。老年人、肝肾功能不全者酌减剂量。孕妇、哺乳期妇女慎用。

【注意事项】 ①对本品过敏、有意识障碍者,嗜铬细胞瘤患者,儿童及正在服用单胺氧化酶抑制药者禁用;②可有抗抑郁药的不良反应。

【制剂规格】 片剂:150mg。

阿戈美拉汀(维度新、Agomelatine、Valdoxan)

【作用特点与用途】 本品有抗抑郁作用。主要用于成人抑郁症。主要在肝代谢。

【用法用量】 睡前口服:25mg,1/d。若服药 2 周后仍无改善,可增至睡前服 50mg,1/d。治疗周期至少 6 个月。停药时不需逐步递减剂量。

　　【禁忌证】　乙肝或丙肝病毒携带者和患者,肝功能损害者如肝硬化或活动性肝病患者均禁用。

　　【不良反应】　主要有头痛、头晕、嗜睡、失眠、偏头痛、焦虑、胃肠道反应、多汗、背痛、疲劳、转氨酶升高等。

　　【注意事项】　①如果出现任何提示肝损害、躁狂症状时应立即停药。②18岁以下患者,伴有痴呆的老年患者,有遗传性乳糖不耐受者,Lapp 乳糖酶缺乏或葡萄糖半乳糖吸收不良者忌用。③治疗前肝功能不良者,转氨酶高于正常值 3 倍以上者。孕妇、老年人均慎用,哺乳期妇女应停止哺乳。

　　【药物相互作用】　①禁与强效 CYP_1A_2 抑制药如氟伏沙明、环丙沙星等合用。②慎与中度 CYP_1A_2 抑制药如普萘洛尔、格帕沙明、依诺沙星和可能引起肝损害的药物包括苯巴比妥类等合用。③本品不可与酒精同时使用,最后在服药期间戒酒。

　　【制剂规格】　薄膜衣片:25mg。

噻奈普汀钠(Tianeptine Sodium)[保乙]

　　【作用特点与用途】　作用于 5-HT 系统而发挥抗抑郁作用;尚能调节海马、杏仁核和前额叶神经细胞的可塑性,从而调整兴奋性氨基酸的功能,改善抑郁症状和记忆功能。口服吸收快而完全,t_{max} 0.79～1.8h,$t_{1/2}$ 2.5h。老年和肾功能不全者 $t_{1/2}$ 延长。用于各种抑郁症、焦虑症。

　　【用法用量】　口服:每次 12.5mg,3/d。老年人及肾功能不全者,最高剂量为 25mg/d。

　　【不良反应】【注意事项】　①对本品过敏、正在服用单胺氧化酶抑制药者、孕妇、哺乳期妇女及 15 岁以下者禁用;②可有常用抗抑郁药的不良反应;③遵医嘱用。

　　【制剂规格】　片剂:12.5mg。

艾司西酞普兰(Escitalopram)[保乙]

　　【作用特点与用途】　选择性 5-HT 再摄取抑制药(SSRIs),作用同前述氟西汀、帕罗西汀、舍曲林、氟伏沙明、西酞普兰等。用于抑郁症、广泛性焦虑障碍。

　　【用法用量】　口服:起始量每日 1 次 10mg,1 周后可增至每日 1 次 20mg,早或晚服用。遵医嘱连用几个月或更长时间。老年人或肝功能不全者宜每日用 10mg,轻中度肾功不全者无须调整剂量。

　　【不良反应】【注意事项】【禁忌证】　参阅氟西汀。

【制剂规格】 片剂:10mg。

度洛西汀(Duloxetine)[保乙]

【作用特点与用途】 本品治疗抑郁症有良效。主要在肝代谢,由肾排泄。不推荐用于肝肾功能不全者、孕妇、哺乳妇女、有癫痫发作史者、闭角型青光眼患者和儿童。

【用法用量】 口服:推荐起始剂量每次 20～30mg,2/d。临床研究尚未证实剂量超过 60mg/d 能增效。老年人酌减,儿童慎用。

【不良反应】【注意事项】 ①常见恶心、食欲减退、嗜睡、眩晕、便秘、口干、出汗、疲劳等;②对本品过敏者,正在服用单胺氧化酶抑制药(如氯贝胺)者禁用,青光眼闭角型者忌用。

【制剂规格】 片剂:30mg,60mg。

瑞波西汀(Reboxetine)[保乙]

【作用特点与用途】 本品治疗成年人抑郁症有良效。服用本品后不会立即减轻症状,通常症状的改善会在服药后几周内出现。因此,即使服药后没有立即出现病情好转也不应停药,直到服药几个月后医师建议停药为止。

【用法用量】 口服:每次 4mg,2/d。用药后 2～3 周逐渐起效,用药 3～4 周后可视需要酌增至 12mg/d,分 3 次服。最大剂量不得超过 12mg/d。如漏服 1 次药,可在下一个用药时间继续服用下一个剂量即可。

【不良反应】【注意事项】 ①孕妇、哺乳期妇女、对本品过敏者、肝肾功能不全者、有惊厥史者、青光眼、前列腺增生者、血压过低者、严重心脏病患者禁用;②个体差异大,老年人和儿童不宜用;③不良反应有口干、便秘、多汗、失眠、阴茎勃起困难、排尿困难、尿潴留、心率加快、静坐不能、眩晕、直立性低血压等。

【制剂规格】 甲磺酸瑞波西汀片:4mg。

度硫平(二苯噻庚英、Dosulepin)

【作用特点与用途】 本品为三环类抗抑郁药。有抗抑郁、镇静作用。用于治疗抑郁症,并试用于多种疼痛,如纤维肌痛或纤维织炎、非典型性面部疼痛与癌性疼痛。

【用法用量】 口服:治疗抑郁症,75～150mg/d,分 2～3 次口服。重症可增至 225mg/d。老年人 50～75mg/d,维持量减半。

【不良反应】【注意事项】 参阅阿米替林。

【制剂规格】 片剂:75mg。胶囊剂:25mg。

曲米帕明(Trimipramine)

【作用特点与用途】 抗抑郁作用与丙米嗪相同,但不良反应少,无明显中枢抑制作用,有抗多巴胺(DA)作用,且不影响 NA 与 5-HT 的再摄取和释放,也不激动 β-肾上腺素受体。口服吸收快,血浆蛋白结合率 95%,口服 t_{max} 为 2～4h,连用 5～7d 达稳态血药浓度,血浆 $t_{1/2}$ 为 8h,血药浓度与剂量呈线性关系。经肝代谢,由粪排泄。用于治疗抑郁症、焦虑症、失眠及精神分裂症。

【用法用量】 口服:成年人初次剂量 75mg/d,维持量 75～150mg/d。老年人或少年患者初次剂量 30mg/d,以调整至 25mg/d,分次服。12 岁以下患儿用量未定。每日最大剂量,院外患者为 200mg 以内,住院患者 300mg 以内;老年人 100mg 以内。

【不良反应】【注意事项】【禁忌证】 参阅丙米嗪。

【制剂规格】 片剂:10mg,25mg。

阿莫沙平(氯氮平、Amoxapin)

【作用特点与用途】 本品为苯二氮䓬三环类抗抑郁药,起效比丙米嗪快,对心脏毒性小(低)抗胆碱与镇静作用弱,口服吸收快而全,t_{max} 为 1～2h,在肺、心、肾、脑、脾组织浓度较高,组织中药浓度比血中浓度高 10 倍。在肝中代谢物亦具有抗抑郁活性,其 $t_{1/2}$ 分别为 6.5h 和 30h,主要从肾(尿)排泄,小量自粪便排出。用于治疗各型抑郁症,对其他抗抑郁药无效者的内源性抑郁症亦有效,但对精神病性抑郁症疗效差。

【用法用量】 口服:开始每次 50mg,3/d,以后渐加至每次 100mg,重症可增至 600mg/d。通常晚上睡前服<300mg;300mg/d 以上者宜分次服。

【不良反应】【注意事项】 可有消化道反应,如口干、便秘。偶见眩晕、嗜睡、肌震颤。长期大量应用可见锥体外系症状。罕见心率轻度升高,直立性低血压。严重心、肝、肾功能不良者禁用。

【制剂规格】 片剂:25mg,50mg,100mg,150mg。

匹莫林(苯异妥英、培脑灵、Pemoline)

【作用特点与用途】 中枢兴奋作用温和,强度介于苯丙胺与哌甲酯之间,约相当于咖啡因的 5 倍,尚有弱拟交感作用。口服 20～30min 起效,t_{max} 为 2～3h,$t_{1/2}$ 为 12h。连用 2～3d 达稳态血药浓度。24h 内从尿中排出 75%,约 43% 以原型排出。用于治疗轻微脑功能失调(多动综合征、MBD)、轻度抑郁症、发作性睡眠。

【用法用量】 口服：①轻度脑功能失调，每日晨服 1 次 20mg，一般剂量不超过 60mg。②遗传性过敏性皮炎，开始每日 1 次服 1 片（20mg），每 2～3 日递增 1 片，至止痒或日剂量至 4 片为止。每周用 6d，停用 1d，共 2 周。

【不良反应】【注意事项】 ①可致失眠、厌食、体重减轻，少见头晕、萎靡、易激惹、抑郁、恶心、胃痛、皮疹等；②6 岁以下儿童避免应用，肝肾有明显损害者慎用。

【制剂规格】 片剂：20mg。

萘法唑酮（Nefazodone）

【作用特点与用途】 本品为苯基哌嗪衍生物，有双重抗抑郁作用，同时作用于 5-HT 和去甲肾上腺素（NA）递质。口服吸收快而全，生物利用度为 20%，个体差异大，食物可使吸收延迟，并使生物利用度再降低。t_{max} 为 1h，体外血浆蛋白结合率 99%，$t_{1/2}$ 为 2～4h。用于抑郁症的治疗。

【用法用量】 口服：开始 200mg/d，分 2 次服。以后酌情增加剂量每日 100～200mg，间隔至少 1 周。常用量为 300～600mg/d。老年人、女性患者开始剂量减半。

【不良反应】【注意事项】 ①可见恶心、嗜睡、出汗、震颤、便秘、阳萎、直立性低血压、眩晕、视物模糊、眼痛、精神错乱、咽炎、呼吸困难，罕见痛风、贫血、白细胞减少；②长期用可产生依赖性；③要达到满意疗效需用药数周，应警惕自杀倾向者用药；④对本品及其他抗抑郁药过敏者禁用；⑤孕妇、哺乳妇女避免使用；⑥心血管病、脑血管病、脱水、癫痫、躁狂及心肌梗死者慎用。

【制剂规格】 片剂：50mg，100mg，150mg，200mg，250mg，300mg。

反苯环丙胺（Tranylcypromine）

【作用特点与用途】 本品抗抑郁作用较苯乙肼强，用于抑郁症。

【用法用量】 口服：每次 10mg，2～3/d。

【注意事项】 可升高血压，而引起颅内出血。其余参阅苯乙肼。

【制剂规格】 片剂：10mg。

哌苯甲醇（米拉脱灵、Pipradrol）

【作用特点与用途】 本品同哌甲酯。

【用法用量】 口服：每次 1～2mg，2～3/d。

【注意事项】 超量可引起失眠、恶心、食欲缺乏、焦虑，可在停药后消失。焦虑及烦躁不安等患者忌用。

【制剂规格】 片剂:1mg。

地昔帕明(Desipramine)

【作用特点与用途】 本品为丙米嗪的代谢物。抗抑郁作用强,镇静作用弱。用于治疗内源性更年期、反应性及神经性抑郁症。

【用法用量】 口服:开始每次 25mg,3/d,渐增至每次 50mg,3/d。维持量为 100mg/d。青少年及老年患者 25～50mg/d,可酌增至每日 100mg。

【不良反应】【注意事项】 参阅丙米嗪。

【制剂规格】 片剂:25mg。

卡匹帕明(卡比米嗪、Carpipramine)

【作用特点与用途】 具有抗抑郁、抗精神分裂症作用。用于治疗抑郁症、意识减退及慢性精神分裂症。其他抗精神病药疗效不显著者可使用本品。

【用法用量】 口服:每次 25～75mg,3/d。

【注意事项】 主要为帕金森综合征,参见丙米嗪。

【制剂规格】 糖衣片:50mg。片剂:25mg。

普罗替林(Protriptyline)

【作用特点与用途】 本品与阿米替林相似,但精神兴奋作用强而镇静作用弱。用于退缩、少动为主的内源性抑郁症患者和抑郁状态。

【用法用量】 口服:每次 5～10mg,3～4/d。高剂量可 60mg/d;青少年及老年患者可每次 5mg,3/d,也可每晚服 1 次。

【注意事项】 可出现焦虑、激动、心动过速、低血压。

【制剂规格】 片剂:5mg,10mg。

去甲替林(Nortriptyline)

【作用特点与用途】 为阿米替林的代谢产物,具有抗抑郁作用。起效快。用于伴有紧张、焦虑的抑郁症及焦虑状态。

【用法用量】 口服:每次 10mg,3～4/d;可渐增至每次 25mg,3/d。青少年、老年人每次 10mg,3/d。注意事项同阿米替林。

【制剂规格】 片剂:10mg,25mg。

诺米芬辛(Nomifensine)

【作用特点与用途】 本品为四氢异喹啉衍生物,有抗抑郁作用。用于治疗内源性抑郁症、躁狂抑郁症、焦虑抑郁症。

【用法用量】 口服:开始每次 50mg,2～3/d,7～10d 后可酌情调整至 200mg/d。老年人剂量减半。

【不良反应】【注意事项】 ①可见焦虑不安、恶心、呕吐、口干;罕见有溶血性贫血;②可加重精神分裂症,故精神分裂症患者禁用;③缺血性心脏病患者慎用;④应用单胺氧化酶抑制药患者在 14d 内不得用本品。

【制剂规格】 胶囊剂:25mg,50mg。

奥匹哌醇(阿丙哌醇、Opipamol)

【作用特点与用途】 本品与三环类抗抑郁药丙米嗪相似,并有中度安定作用。用于治疗伴有焦虑和紧张的抑郁症及抑郁状态。

【用法用量】 口服:150～300mg/d,分 2～3 次服。维持量,每次 50mg,2/d。或遵医嘱用。

【注意事项】 参阅丙米嗪,主要有口干、疲劳、头晕等。

【制剂规格】 片剂:50mg。

安非他酮(丁氨苯丙酮、Amfebutamone)

【作用特点与用途】 本品为 5-HT 与 NA 再吸收阻滞药,有抗抑郁作用。用于其他抗抑郁药疗效不佳或不能耐受的患者。

【用法用量】 口服:开始每次服 75mg,3/d;然后酌情调整,剂量不超过 450mg/d。

【不良反应】【注意事项】 常见有激动、口干、失眠、恶心、便秘等。有引起癫痫发作的危险。有惊厥史者及过敏史者、孕妇、哺乳期妇女均禁用。不得与单胺氧化酶抑制药合用。18 岁以下青少年不宜用。

【制剂规格】 片剂:75mg。

贯叶连翘提取物(St. John's Wort Extract)

【作用特点与用途】 本品对脑细胞的 5-羟色胺(5-HT)、去甲肾上腺素(NA)、多巴胺(DA)的再摄取均有明显抑制作用,并且对此 3 个系统的再摄取抑制作用维持平衡,对单胺氧化酶 A 和 B 的抑制作用只有在较高的药物浓度下才呈现。本品能调整昼夜节律改善睡眠,对中枢神经系统亦有激活、松弛作用,可改善抑郁症患者的情绪。临床用于抑郁症、焦虑或烦躁不安。

【用法用量】 口服:成年人和 12 岁以上儿童,每次 300mg,2～3/d。日剂量不超过 1800mg。维持量 300～600mg/d;疗程 3～6 个月。

【不良反应】【注意事项】　①限制乳酪制品摄入;②可有胃肠道反应,头晕、疲劳、镇静、过敏反应;③严重肝肾功能不全,有光敏性皮炎者慎用,或减量;④12 岁以下儿童禁用;⑤孕妇、哺乳妇女的安全性不明确。

【制剂规格】　片剂:300mg。

米安色林(Mianserin)^[保乙]

【作用特点与用途】　本品为四环类抗抑郁药。它很少影响脑内神经突触对去甲肾上腺素或 5-羟色胺的再摄取,亦无中枢抗胆碱作用,与丙米嗪及阿米替林相比,本品抗胆碱作用小,过量也不容易引起严重心脏毒性,适用于老年人、心脏病及新近心肌梗死的恢复期病人。另本品还具有抗焦虑作用,可用于焦虑兼原发性抑郁的治疗。主要用于伴有心脏病的抑郁症及老年抑郁症,亦可用于原发性焦虑症或伴有抑郁症的焦虑症。

【用法用量】　口服:最初每次 10mg,2～3/d,可酌情调整,通常剂量为40～80mg/d。住院病人可增至 120mg/d,可以分次服用,也可以临睡前服用。

【不良反应】【注意事项】　常见的不良反应为嗜睡,剂量过大时可能会出现口干和视物模糊等。有癫痫病史者慎用。

【制剂规格】　片剂:10mg。

托洛沙酮(甲苯噁酮、Toloxatone)^[保乙]

【作用特点与用途】　本品为抗抑郁药。主要是抑制人体中 A 型单胺氧化酶的活性,从而阻止 5-羟色胺和去甲肾上腺素的分解代谢。本品可与各种治疗配合进行,因它与其他药物中的胺无相互作用。本品口服吸收快,给药200mg 后 30～60min 血药浓度即达峰值。服用最初 8h,有约 80%随尿排出,4d 内有总剂量的 91%随尿排出;尿液中有约 10%的原型药物。主要用于神经官能性抑郁症、躁狂、抑郁、精神病人的抑郁发作及精神病的抑郁痴呆期等。

【用法用量】　口服:600mg/d,分 3 次于进餐时服用。

【不良反应】　罕见有消化不良、头痛及头晕等不良反应。

【禁忌证】　有躁狂与谵妄者禁用。

【注意事项】　①本品禁止与单胺氧化酶抑制药合用,若须服用本品,应在停用单胺氧化酶抑制药 15d 以后进行;②对精神分裂症病人用药时应特别注意监护;③本品应在全麻术前 6h 停药;④孕妇慎用;⑤用药期间,不能饮用乙醇饮料。

【制剂规格】　胶囊剂:0.2g。

异卡波肼(闷可乐、Isocarboxazid)

【作用特点与用途】 本品为单胺氧化酶抑制类的抗抑郁药。本品作用类似苯乙肼。本品口服后易从胃肠吸收,在肝中氧化代谢和生物转化。口服后3～5h血药浓度达峰值,作用时间持续10d。主要代谢物从尿中排出。本品尚有缓解心绞痛的作用。适用于对三环类抗抑郁药或电休克治疗无效的抑郁症患者或对三环类抗抑郁药治疗有禁忌者。尚可用于心绞痛。

【用法用量】 口服:开始时成年人30mg/d,一次或分次服用。达到充分疗效或症状改善后,可逐步减至10～20mg/d维持治疗。亦有报道本品每次10mg,3/d治疗帕金森病,其机制可能与抗抑郁和对多巴胺的作用有关。

【不良反应】 ①直立性低血压或晕厥;②水肿(脚部或下肢);③肝炎(有时伴黄疸);④白细胞减少;⑤过量或耐受差者可出现萎靡、焦虑、烦躁、幻觉、头痛、意识障碍等;⑥有的患者可见乏力、失眠、食欲下降、口干、视物模糊、震颤、皮疹、尿潴留等,亦可发生反常的高血压危象。

【禁忌证】 因动物实验提示有可能抑制生长发育,故不适用于15岁以下儿童。

【注意事项】 ①长期服用本品易蓄积中毒;②与三环类抗抑郁药使用可致高热与高血压危象,严重者可致死;③用药期间不应食用酪胺含量高的食物,如啤酒、干酪、酵母、奶酪、熏鱼、泡菜和一些发酵过的熟肉制品,否则易产生突发性高血压;④孕妇、哺乳期妇女慎用,60岁以上高龄患者慎用;⑤本品可加强乙醇及中枢神经抑制药的作用,产生过度镇静,也可强化全身与局部麻醉药效果;可增加某些抗凝药的作用;可增强抗胆碱药的效能;与咖啡因药物并用,可产生严重心律失常或高血压危象;不能与抗抑郁药氟西汀并用,否则也可产生中毒症状,如果已用氟西汀,需停药5周再用本品。

【制剂规格】 片剂:10mg。

苯乙肼(拿地尔、Phenelzine)

【作用特点与用途】 本品为肼的衍生物,口服胃肠道易吸收,由肝乙酰转移酶代谢,以代谢物形式从尿中排泄。服用单胺氧化酶抑制药效应数日内便显示出来,且停药后14d左右仍显示出效果。通过抑制单胺氧化酶活性,脑内单胺类如5-羟色胺,去甲肾上腺素等减少降解,使脑组织内单胺类含量增多,从而改善中枢神经系统症状。临床治疗内源性抑郁症的效果较外源性或反应性抑郁症为佳;也有抗焦虑作用,用于抗焦虑治疗与抗焦虑药物联用时效果较好;对伴有焦虑症状的抑郁症的疗效较肯定。对抑郁性神经症、恐怖及癔症症状亦有效。治疗重症抑郁症与电休克治疗合用效果更佳。用于抑郁症,尤适用于伴有焦虑症状的抑郁症。

【用法用量】 口服:每次 15mg,3/d,可逐渐增至每次 30mg,3/d;起效后数周内逐渐减至每次 15mg,3/d,维持数月。若服 3~4 周仍不见效应改为其他方法治疗。

【不良反应】 与异卡波肼相似。可见直立性低血压、头晕、头痛、失眠、便秘、口干、恶心、眼花、胸部发热、焦躁不安、肝功能损害、心动过速,严重可致高血压危象。

【禁忌证】 癫痫、心力衰竭、脑血管病、肝病患者禁用。儿童及老年慎用。

【注意事项】 本品不能与去甲肾上腺素、麻黄碱、苯丙胺、镇静药、阿片、哌替啶、可卡因、降压药、麻醉药、阿托品、抗组胺药、利尿药、多巴胺与抗震颤麻痹药等合用。服药者应避免食用富含酪胺的食物如干酪、酵母、动物肝、腌熏鱼、坚果类、豆荚类及豆制品、啤酒类等,以免引起高血压危象。

若要用三环类药物,须先停用本品 2 周,再用三环类,但本品可在停用三环类之后应用。

【制剂规格】 片剂:15mg。

曲唑酮(美舒郁、Trazodone)[保乙]

【作用特点与用途】 本品为三唑吡啶衍生物之一,5-羟色胺受体阻断药。有较强的镇静作用,能显著延长睡眠时间,减少睡眠中的觉醒时间和次数而延长深度睡眠,提高整体睡眠效率。尚可延长阴茎勃起时间。口服吸收良好,但受食物影响。空腹时 t_{max} 为 1h,与食物同服者 t_{max} 为 2h,$t_{1/2}$ 为 5~9h。肝代谢后主要从尿中排出,少部分由胆汁经粪排出,可进入乳汁。用于抑郁症,抑郁、焦虑伴失眠症。

【用法用量】 口服:150~400mg/d,分 3 次服。应遵医嘱调整剂量。

【不良反应】 可见疲劳、激动、口干、头晕、低血压,偶见粒细胞减少、黄疸及肝损伤。

【注意事项】 孕妇、哺乳期妇女和 18 岁以下忌用。

【药物相互作用】 与酒、单胺氧化酶抑制药不能合用。

【制剂规格】 片剂:50mg。

帕罗西汀(赛乐特、帕罗克赛、Paroxetine、Seroxat)[保乙][典]

【作用特点与用途】 本品为选择性 5-羟色胺再摄取强抑制药,加强 5-HT 能神经传导而发挥抗抑郁作用。对去甲肾上腺素和多巴胺再摄取影响甚微;与毒蕈碱受体、α肾上腺素受体、β肾上腺素受体、多巴胺 D_2 受体、组胺 H_1 受体、5-HT$_2$ 受体几乎无亲和性,故其中枢和自主神经系统的不良反应较少。成年人口服 30mg/d,一般约 10d 可达稳态,约 5.2h 血药达峰浓度值 30.7ng/ml。血浆蛋白结合率约 95%,$t_{1/2}$ 为 24h。本品经肝代谢,代谢物无活性,主要经肾排泄,少量由粪便排泄。临床用于治疗抑郁症。

【用法用量】 口服:20mg/d,早餐时顿服。服用 2～3 周后根据病人反应以 10mg 量递增,最大可达 50mg/d,但老年人不可超过 40mg/d,肝、肾功能损害者应减量或限制在有效低剂量内服用。

【不良反应】 可见口干、恶心、厌食、便秘、头痛、头晕、震颤、乏力、失眠、性功能障碍及视物模糊、体重增加、出汗、鼻塞。偶有血管神经性水肿、荨麻疹和直立性低血压。罕见锥体外系反应。肝功能异常和低钠血症少见。突然停药可引起睡眠障碍、激惹或焦虑、意识模糊、恶心、出汗等症状。

【禁忌证】 对本品过敏者。

【注意事项】 ①癫痫、躁狂症、孕妇、哺乳期妇女慎用。儿童的安全性尚未确立;②停药需逐渐减量,不宜骤停;③出现抽搐者应停药;④服用本品前后 2 周内不使用单胺氧化酶抑制药;停用单胺氧化酶抑制药 2 周后开始服用本品时,剂量应逐渐增加;⑤服用本品期间应戒酒⑥本品不能配伍色氨酸、苯妥英钠、华法林、去甲肾上腺素、去甲替林、阿米替林、丙米嗪、吩噻嗪类及Ⅰc 型抗心律失常药。

【制剂规格】 片剂:20g,铝塑板盒装。

氟伏沙明(氟甲沙明、兰释、Fluvoxamine)[保乙]

【作用特点与用途】 本品是治疗精神感情紊乱的药物。其作用机制是抑制神经元对神经递质 5-羟色胺的再摄取,是已知特异性最高的 5-羟色胺再摄取抑制药,且无镇静或兴奋作用,无抗胆碱和抗组胺作用,也无心血管作用,不影响单胺氧化酶,无苯丙胺样作用,可用于青光眼和前列腺肥大病人,心脏病病人也可安全使用。本品能降低惊厥阈,也不会引起生育障碍及胎儿畸形。本品口服吸收完全,在 10d 之内达稳定浓度,并被肝转化为无生物活性的代谢物。该代谢物经肾排泄,排泄 $t_{1/2}$ 15～20h。本品及其代谢物在体内无蓄积作用。用于有持久性抑郁症的精神感情紊乱、精神运动活动减少和身心性疾病等。

【用法用量】 口服:常用量为 100～200mg/d,分 3 次,不超过 300mg/d。

【不良反应】 本品耐受性良好,治疗初期有过敏、嗜睡、恶心、呕吐、口干及失眠等,于治疗后 2～3 周即趋于消失。

【注意事项】　①癫痫病人慎用;②肝、肾功能不全者开始应减量,以免药物蓄积;③服用本品过量时应尽快使胃排空,密切监护生命体征,必要时应积极处理症状;④本品不能与单胺氧化酶抑制药合用,若要服用本品须待单胺氧化酶抑制药停药 2 周以上。

【制剂规格】　片剂:50mg。

九、专一性苯二氮䓬类拮抗药

氟马西尼(脑易醒、Flumazenil)[保甲]

【作用特点与用途】　本品为特异性苯二氮䓬类(BZs)拮抗药,通过竞争性置换中枢神经系统的 BZs 受体而拮抗 BZs 的镇静、抗焦虑、肌肉松弛及抗惊厥作用。BZs 与 γ-氨基丁酸(GABA)受体结合形成含有氯离子通道的蛋白复合物,被称为 GABA-BZ 受体—氯通道复合物。本品可竞争性地置换受体上的 BZs 随着受体占有率的升高,BZs 的作用依次为抗焦虑、抗惊厥(受体占有率为 20%～25%)、轻度镇静、注意力下降、记忆缺失、镇静(受体占有率为 50%)、肌肉松弛、催眠、麻醉(受体占有率为 60%～90%)。本品以相反顺序逐步逆转 BZs 的上述作用,另外尚能逆转 BZs 可能产生的不良反应如呼吸及心血管抑制。口服本品 200mg 后,20～90min 血药浓度峰值为 0.143～0.439 mg/L,与单剂量静脉注射 40mg 相当。由于肝首关效应,以静脉注射 20mg 和 40mg 作参考,其口服平均生物利用度为 15% 和 17%。本品静脉注射后迅速分布到全身,主要分布相 5min 内完成,其中在脑皮质和小脑浓度高于血浆浓度。静注 1～10mg 时主要药动学参数不依赖于剂量,口服吸收＞95%,系统前代谢为 70%～80%,血浆 $t_{1/2}$ 0.7～1.3h,平均 0.85h,分布容积和血浆消除率都很高,蛋白结合率只有 50% 左右。本品几乎完全在肝代谢,尿中原型排泄量＜0.2%。目前发现的 3 种代谢物分别为 N-去甲基氟马西尼、N-去甲基氟马西尼"酸"和氟马西尼"酸"。临床用于苯二氮䓬类药物(BZs)中毒,逆转苯二氮䓬类用于快速诊断和治疗时的镇静作用,终止由苯二氮䓬类诱导和维持的全身麻醉。

【用法用量】　①过量药物中毒而昏迷的病人,本品首剂量静脉注射为 0.2～0.3mg,而后每分钟增加 0.1mg 至病人清醒。一般单纯的 BZs 中毒,所有病人在静脉注射本品 1.5～10mg 后 1～2min 内即完全清醒,而对混合药物过量中毒,效果则不明显。若静脉注射本品 5mg 后病人仍未清醒,呼吸功能亦无显著改善,则应考虑非 BZs 中毒。本品滴速根据病人清醒程度调整,一般0.1~0.4mg/h,以防止病人再度昏迷。②快速逆转 BZs 的镇静作用,使BZs 诱导和维持的全身麻醉有一个明显的终止点,剂量一般为 0.3~1mg。但在周围肌肉松弛作用未消失之前不应唤醒病人。③内镜检查使用 BZs 过量或个体差异等原因,病人失去交谈能力,静脉注射本品可立即减轻镇静程度,用量酌定。

【不良反应】 约 1%病人有恶心呕吐在逆转 BZs 的镇静和全身麻醉作用时出现。用于 BZs 中毒时,伴有昏迷者使用本品不良反应为 20%,同时服用 1种或多种其他药物的 BZs 中毒者为 39%,长期使用 BZs 镇静的中毒者不良反应为 27%。最常见的不良反应为激动(6.5%)、不安(4.6%)、流泪(4.2%)、焦虑(4.2%)及发冷(3.3%)。

【禁忌证】 ①对本品过敏、正使用 BZs 治疗的癫痫病人、神经肌肉阻滞作用未消失之前的病人禁用;②长期使用 BZs 者,本品有可能产生急性停药症状,应慎用。

【注意事项】 对长服用 BZs 的病人或混有可能致癫痫药物如三环类抗抑郁药混合药物中毒者,应慎重使用本品,若出现意外过度兴奋,可静脉注射5mg 地西泮。

【制剂规格】 片剂:200mg。针剂:0.5mg/5ml。

十、脑神经损伤治疗药

脑苷肌肽(全威凯洛欣、Cattle Encephalon Glycoside and Ignotin)[保乙]

【作用特点与用途】 神经节苷脂具有感知、传递细胞内外信息的功能,参与细胞识别、黏着、生长、分化及细胞信息传递等过程。它作为某些神经递质、激素、病毒和干扰素的受体,具有参与神经组织的分化、再生、修复,与神经冲动的传导、细胞间的识别作用。能加速损伤的神经组织的再生修复,促进神经支配功能恢复,减低兴奋性氨基酸的释放,从而减轻细胞毒性和血管水肿,改善脑血液循环和脑代谢功能,是脑血管意外治疗的良药。小分子多肽氨基酸广泛参与生物体内各种生化过程,同时为所有生命活动提供能量。用于脑出血、脑外伤、脑肿瘤等神经外科术后神经功能恢复性治疗;骨外伤、脊神经术后及周围神经术后神经功能恢复性治疗;脑出血、脑血栓及其后遗症;急性脑、脊髓损伤及后遗症;冠心病、冠心病心力衰竭和预防冠心病猝死;心肌缺血、心绞痛、心律失常、心肌梗死急性期辅助治疗及恢复期治疗;帕金森病、脑痴呆;视神经损伤;新生儿缺血、缺氧性脑损伤;其他原因导致的中枢神经及周围神经系统的结构和功能性损害。

【用法用量】 肌内注射:每次 2～4ml,2/d 或遵医嘱;静脉滴注:每次 4～20ml,加入 300ml 氯化钠注射液中或 5％葡萄糖注射液中缓慢滴注(2ml/min)。1/d,2 周为 1 个疗程。

【不良反应】 个别患者静脉滴注 3～4h 出现发冷、体温略有升高、头晕、烦躁,调慢滴速或停药后症状消失。

【禁忌证】 对本品过敏者、有遗传性糖代谢异常者禁用。肾功能不全者、孕妇慎用。

【注意事项】 本品不宜与氨基酸输液同用;安瓿如有裂缝或颜色明显变浊变黄勿用。

【制剂规格】 注射剂:2ml,含 6.4mg(多肽),100μg(唾液酸)。

复方天麻蜜环片(脑珍片、Compound Armillaria Mellea Tablet)

【作用特点与用途】 本品为复方制剂,每片含天麻蜜环菌粉 0.15g,黄芪、当归浸膏 0.1g。本品具有止眩晕、补气血、通血脉、舒筋活血等作用。蜜环菌粉与中枢抑制药戊巴比妥钠有协同作用,可拮抗中枢兴奋药五烯四氮唑的作用,增加脑血流量和冠状动脉血流量,对中枢神经系统有镇静、抗惊厥作用。黄芪多糖是黄芪的主要活性成分,具有耐低温、抗缺氧、抗辐射、抗疲劳等应激作用。可促进蛋白质更新、补气益血、提高机体免疫力、改善机体微循环,且有一定抗肿瘤作用。用于脑血栓、高血压、脑动脉硬化引起的头晕、头胀、头痛、目眩、肢体麻木及心脑血管疾病引起的偏瘫等病症;也用于眩晕综合征、脑外伤性眩晕、颈性眩晕、梅尼埃症、前庭功能障碍、神经衰弱、失眠健忘、自主神经功能紊乱、促进颅脑损伤的恢复。

【用法用量】 口服:每次 4 片,3/d,4～6 周为 1 个疗程。

【不良反应】 少数病人服用后,有口干、舌燥等反应,故临床热象明显者不宜使用。

【制剂规格】 片剂:0.25g。

吡硫醇(脑复新、Pyritinol)[保甲]

【作用特点与用途】 本品为脑代谢改善药。是维生素 B$_6$ 的衍生物。能促进脑内葡萄糖及氨基酸代谢,改善全身同化作用,增加颈动脉血流量,增强脑功能。同时对边缘系统和网状结构亦有刺激作用。本品能明显阻抑自由基的损害作用,从而减缓血管内皮细胞的损害,有利于促进和保护前列环素合成酶的正常活性及前列环素的生成,能防止脑缺血损害、促进脑组织代谢、增加脑血流供应,特别是脑细胞集中区(灰质)更明显。此外本品对大脑皮质的脑电图有直接影响,能改善注意力、记忆力,也是有效的神经强壮药物。适用于脑外伤后遗症、脑炎和脑膜炎后遗症等的头晕胀痛、失眠、记忆力减退、注意力不集中、情绪变化的改善;亦用于脑动脉硬化、老年痴呆性精神症状。同时用于治疗脑炎、脑中毒和脑血管意外等后遗症、锥体外系病、小儿智能发育障碍及退行性脑器质性精神障碍、儿童轻微脑功能障碍、运动能力低下、麻醉后昏迷等多种脑功能障碍性疾病。

【用法用量】 ①脑外伤后遗症:0.1～0.4g 加入 5%葡萄糖或 0.9%氯化钠注射液中静脉滴注,1/d,25d 为 1 个疗程;②脑炎和脑膜炎后遗症:0.1～0.4g 加入 5%葡萄糖或 0.9%氯化钠注射液中静脉滴注,1/d,30d 为 1 个疗程;③脑动脉硬化、老年性痴呆:本品 0.1～0.4g 加入上述溶液中静脉滴注,1/d,30d 为 1 个疗程;④失眠、记忆力减退、注意力不集中:0.1～0.4g 加入上述溶液中静脉滴注,1/d,视症状改善情况确定疗程,并调整剂量。尚可遵医嘱口服。

【不良反应】 偶可引起皮疹、恶心等,停药即可恢复。

【禁忌证】 对本品过敏者、孕妇及哺乳期妇女禁用。

【制剂规格】 注射剂:0.1g/2ml;100ml,含盐酸吡硫醇 0.2g,氯化钠 0.9g。片剂、胶囊剂:100mg,200mg。

醋谷胺(忆复新、乙酰谷酰胺、脑素、Aceglutamide) [保甲]

【作用特点与用途】 本品为谷氨酰胺的乙酰化合物,能通过血-脑脊液屏障后分解为谷氨酸 γ-氨基丁酸(GABA)。谷氨酸参与中枢神经系统的信息传递。GABA 能拮抗谷氨酸兴奋性毒理作用,可改善神经细胞代谢,维持神经应激能力及降低血氨作用,改善脑功能。在体内分布广泛,脑、肝、肾浓度较高。本品无精神药物的不良反应,无依赖性。用于促进神经外科手术后昏迷病人苏醒(如脑肿瘤、颅脑外伤、脑血管疾病等);脑外伤、肝性脑病、偏瘫、高位截瘫、脑神经瘤、神经性头痛、腰痛的治疗;智力减退、记忆力障碍、小儿麻痹后遗症、血防 846 等药物引起的精神障碍后遗症;各种原因(一氧化碳中毒、急性酒精及药物中毒、急性化脓性脑膜炎、病毒性脑炎、肝性脑病、肺性脑病、电击伤后等)所致的昏迷、记忆与思维障碍;老年记忆力减退及脑血管病后的记忆力减退;老年脑功能衰退的辅助治疗;慢性精神病、老年性精神障碍综合征、精神忧郁症等。在精神科临床常以本品与其他药物配伍静滴,以改善细胞代谢及营养状况。

【用法用量】 ①肌内注射：成年人，每次 0.1～0.2g，2/d。静脉滴注：0.25～0.75g 以 5%～10% 葡萄糖注射液 250～500ml 稀释，1/d，7～14d 为 1 个疗程。穴位注射：每次 0.1g，1/d，按病情选择穴位。②肌内注射：小儿，每次 0.1～0.3g，1/d。静脉滴注：0.25～0.5g 以 5%～10% 葡萄糖注射液 250ml 稀释，1/d。穴位注射：同成年人，用于神经性头痛、腰痛等。

【不良反应】 不良反应少，静脉注射偶见血压下降。

【注意事项】 若用于治疗瘫痪、小儿麻痹后遗症、腰痛，采用穴位注射。

【制剂规格】 注射剂：0.1g/2ml，0.25g/5ml。

甲氯芬酯(氯酯醒、Meclofenaxate、Cetrexin)[保乙]

【作用特点与用途】 本品为脑神经细胞赋活药、脑功能代谢促进药、中枢神经细胞兴奋药。有清除自由基和细胞内脂褐素的作用；能调节脑细胞能量代谢、保护细胞膜，调控中枢神经系统内神经元多环节，抗脑缺氧缺血及有提高学习、记忆功能。用于改善脑出血、脑手术、脑外伤、脑动脉硬化等引起的意识障碍。亦可用于老年性痴呆、慢性记忆力障碍、抑郁症、小儿智力发育迟钝及小儿遗尿症等。

【用法用量】 口服：成年人每次 0.1～0.2g，5/d，至少服 1 周。儿童每次 0.1g，3/d，至少服 1 周。

【注意事项】 精神过度兴奋、锥体外系症状及对本品过敏者禁用。高血压患者慎用。

【制剂规格】 胶囊剂：0.1g，0.2g。

十一、周围神经损伤治疗药

甲钴胺(新 B_{12}、Mecobalamin)[保乙]

【作用特点与用途】 本品为内源性的辅酶 B_{12}，参与一碳单位循环，在由同型半胱氨酸合成蛋氨酸的转甲基反应过程中起重要作用。本品比氰钴胺易于进入神经元细胞器，参与脑细胞和脊髓神经元胸腺嘧啶核苷合成，促进叶酸的利用和核酸代谢，且促进核酸和蛋白质合成作用较氰钴胺强；能促进轴突运输功能和轴突再生，有利于坐骨神经轴突骨架蛋白的运输正常化；对药物引起的神经退变有抑制作用(如多柔比星、丙烯酰胺、长春新碱引起的轴突退变及自发高血压神经疾病)；可促进卵磷脂合成和神经元髓鞘形成；使延迟的神经突触传递和神经递质减少恢复正常；能促进脑内乙酰胆碱偏低的大鼠恢复到正常水平;能促进正红干细胞的成熟、分裂、改善贫血血象。用于周围神经病变;治疗因缺乏维生素 B_{12} 引起的巨幼红细胞性贫血。

【用法用量】 口服:①周围神经病变,每次 0.5mg,3/d。肌内注射或静脉注射:每次 0.5mg,1/d,每周 3 次。可根据年龄、症状酌情增减。②巨幼红细胞性贫血,肌内或静脉注射:每次 0.5mg,1/d,每周 3 次,给药约 2 个月后,作为维持治疗每隔 1~3 个月可给予 1 次 0.5mg。

【不良反应】 偶有胃肠道反应,如食欲缺乏、恶心、呕吐、腹泻;过敏反应,如皮疹;会引起血压下降、呼吸困难等及头痛、发热、出汗、肌内注射部位疼痛、硬结等。如出现上述不良反应,应立即停药。

【禁忌证】 禁用于对甲钴胺有过敏史的患者。

【注意事项】 ①如果使用 1 个月仍不见效者无须继续使用;②从事汞及其化合物的工作人员不宜长期使用本品;③老年人功能减退,建议在医师指导下酌情减少用量。

【制剂规格】 片剂:0.5mg。注射剂:0.5mg/1ml。

腺苷钴胺(腺苷辅酶维 B_{12}、Cobamamide)[保乙]

【作用特点与用途】 本品是氰钴型维生素 B_{12} 的同类物。为细胞合成核苷酸的重要辅酶,参与体内甲基转换及叶酸代谢,促进 5-甲基叶酸还原为四氢叶酸;也参与三羧酸循环,抑制细胞脂质过氧化。本品对神经髓鞘中脂蛋白的形成非常重要,可使巯基处于活性状态,从而参与广泛的蛋白质及脂肪代谢。本品能促进红细胞的发育与成熟,为完整形成脊髓纤维和保持消化系统上皮细胞功能所必需的因素。本品可直接被吸收利用,活性强,与组织细胞亲和力大,排泄慢。用于各种原因导致的周围神经病变,对各种神经痛如三叉神经痛、坐骨神经痛、多发性神经炎、神经根炎、神经麻痹均有效;各种原因导致的肝炎、肝硬化;风湿性心脏病、关节炎、肌肉和关节劳损;甲基丙二酸血症、萎缩性胃炎、胃大部切除术患者;营养不良性贫血、巨幼红细胞性贫血、妊娠期贫血、恶性贫血;放射性和药物性导致的白细胞减少症、口腔溃疡。

【用法用量】 口服:成年人每次 0.5~1.5mg,3/d。肌内注射:每次 0.5~1mg,1/d。或遵医嘱。

【不良反应】 未见报道,可参阅维生素 B_{12} 相关内容。

【药物相互作用】 ①不宜与氯丙嗪、维生素 C 及维生素 K 等混合于同一容器中;②氯霉素减少其吸收;③考来烯胺可结合维生素 B_{12} 减少其吸收;④与葡萄糖注射液有配伍禁忌;⑤与对氨基水杨酸钠不能并用。

【制剂规格】 片剂:0.25mg。注射液:0.5mg/2ml。

三维 B 片(维乐生片、Trivitamins B Tablet)

【作用特点与用途】　维生素 B_1 在体内形成焦磷酸硫胺,是糖类代谢时所必需的辅酶,可维持心脏、神经及消化系统的正常功能。维生素 B_1 参与糖代谢过程,抑制胆碱酯酶活性,缺乏维生素 B_1 时可能会出现多发性周围神经炎症状;维生素 B_6 参与体内氨基酸和神经递质的代谢,在红细胞内转化为磷酸吡哆醛,维生素 B_6 还参与色氨酸转化为烟酸或 5-羟色胺;维生素 B_{12} 参与体内甲基转换及叶酸代谢,促进 5-甲基四氢叶酸转变为四氢叶酸,促进血细胞发育和成熟,防止和纠正肝脏中积存过多的脂肪,参与三羧酸循环,并能维持中枢及周围有髓鞘神经纤维功能的完整和消化道上皮细胞的功能。用于维生素 B_1 和维生素 B_6 及维生素 B_{12} 缺乏症。也用于不同病因所致单神经病变或多发性周围神经炎。

【用法用量】　口服:每次 1～2 片,3/d,饭后服用。

【注意事项】　①应用维生素 B_1 时,测定血清茶碱浓度可受干扰,测定尿酸浓度可呈假性增高,尿胆原可呈假阳性。②维生素 B_6 可使尿胆原呈假阳性。③恶性贫血病人,内因子缺乏,口服本品后维生素 B_{12} 吸收障碍。④孕妇接受大量维生素 B_6 可致新生儿产生维生素 B_6 依赖综合征。乳母摄入正常需要量对婴儿无不良影响。

【药物相互作用】　①氯霉素、环丝氨酸、乙硫异烟胺、盐酸肼屈嗪、免疫抑制药,包括肾上腺皮质激素、环磷酰胺、环孢素、异烟肼、青霉胺等药物可拮抗维生素 B_6 或增加维生素 B_6 经肾排泄,可引起贫血或周围神经炎;②左旋多巴与小剂量维生素 B_6(5mg/d)合用,可拮抗左旋多巴的抗震颤作用,但对卡比多巴无影响。

【制剂规格】　片剂:每片含维生素 B_1 100mg,维生素 B_6 100mg,维生素 B_{12} 0.2mg。

十二、促神经生长药

康络素(神经节苷脂复合物、Cronassial、Gangliosides)

【作用特点与用途】　神经节苷脂参与神经元的生长、分化和再生过程。本品则是从牛脑中提取和纯化的一种复合神经节苷脂。神经节苷脂具有较强的修复神经组织损害的潜力,能加速神经支配功能的恢复,其主要作用机制是促进神经元的轴突再生,刺激突触形成、激发细胞膜上 Na^+-K^+-ATP 酶的活性,增强细胞内蛋白磷酸化过程并改善神经传导速度。神经节苷脂能明显促进外周神经损伤、脊髓损伤和糖尿病神经病变中受损神经的再生和功能恢复;在脑缺血中神经节苷脂在早期有护脑作用,在后期则有促进神经功能恢复作用,且具有周围神经镇痛作用。本品经肌内注射后吸收迅速,6~8h后达最高血药浓度,V_d4~7L,血浆清除率很慢。大约80%经肝代谢,未代谢部分与神经膜结合。主要经肾排泄,小部分经胆汁分泌。经犬静脉注射标记的神经节苷脂,7d尿排泄率16%,经粪排泄12%;肌内注射的尿排泄率为14%,经粪排泄率为7.5%。临床多用于周围神经(脑神经和脊神经及其分支)病变和中枢神经病变:①压迫性神经病变,椎间盘突出压迫坐骨神经,颈椎病变压迫臂丛神经,颅内肿瘤压迫脑神经(如蝶鞍区肿瘤压迫视神经),其他原因导致神经受压(如瘢痕压迫等);②周围神经损伤,神经牵拉伤、挫伤、切割伤及断裂伤等;③代谢性神经病变,糖尿病神经病变及尿毒症性神经病变;④中毒性神经病变,重金属中毒、化学药物神经性(如抗肿瘤药长春新碱)的神经毒性;⑤其他周围神经病变,面神经麻痹、三叉神经痛、带状疱疹神经痛、视神经萎缩、神经性听力障碍、吉兰-巴雷综合征等;⑥中枢神经病变(大剂量),脑血管意外及脑脊髓创伤等。

【用法用量】 肌内注射:①慢性、代谢性周围神经病变,20~40mg/d,30~60d为1个疗程;②急性周围神经病变、损伤,每次20~40mg,1/d,20~30d为1个疗程;③病情严重者可增至100mg/d;④中枢神经病变,60~100mg/d,20~40d为1个疗程。

【不良反应】 注射部位短暂性轻度疼痛,个别有皮肤过敏反应。

【禁忌证】 遗传性糖脂代谢异常(神经节苷脂贮积症),孕妇和哺乳期妇女忌用。

【注意事项】 在接受治疗的病例中有几例吉兰-巴雷综合征(GBS,急性感染性多神经炎)发生,是否与本品相关尚待证明。

【制剂规格】 针剂:20mg/2ml。其中单涎液酸四己糖神经节苷脂(GM_1)21%,二涎液酸四己糖神经节苷脂(GD_{1a})40%,二涎液酸四己糖神经节苷脂(GD_{1b})16%,三涎液酸四己糖神经节苷脂(GT_{1b})19%。

每支10mg/2ml:含神经节苷脂钠盐10.0mg,磷酸氢二钠盐6.0mg,磷酸二氢钠0.5mg,氯化钠16.0mg,注射用水加至2.0ml。尚有每支100mg/4ml。

注射用鼠神经生长因子(Mouse Nerve Growth Factor for Injection)

【作用特点与用途】 本品促进中枢及外周神经系统的发育和分化,维持神经系统的正常功能,加快神经系统损伤后的修复。对多种伤害,如缺血、缺氧、机械、低温、药物、甚至某些病毒感染时,外源性神经生长因子可以保护感觉神经元、交感神经元和与学习记忆功能密切相关的中枢胆碱能神经元,减轻伤害的程度,促进神经纤维的再生和生长,有利于功能的恢复。临床用于周围神经损伤、颅脑损伤、中枢神经系统缺血、缺氧的辅助治疗,早老性痴呆、糖尿病性周围神经病变、化疗药(紫杉醇、长春新碱、顺铂)等引起的末梢神经病变,也可试用于感觉神经、交感神经及中枢胆碱能神经营养不良及发育不良等病症。建议使用前仔细阅读说明书,并在专家或专科医师指导下使用。

【用法用量】　皮下或肌内注射:本品经注射用生理盐水溶解后的参考用量如下。①涉及全身的慢性病症每次 500~1000U,1 或 2/d,20d 为 1 个疗程。建议最大剂量为 2000U/d,连续可使用 3 个疗程。②单一神经病变或损伤 100~500U,局部或穴位注射。不宜连续多次给药,病情需要可以间隔适量注射。③紫杉醇等诱发末梢神经感觉异常,建议化疗给药后立即开始注射 1000U,隔日 1 次,共注射 5 次。④复杂病症治疗或脑室、椎管给药应在医师指导下进行。

【不良反应】　大剂量较长时间连续注射可出现局部痛觉及过敏现象。停药后逐渐恢复正常。建议皮下或肌内注射时不宜在同一部位连续注射。

【注意事项】　孕妇、癫痫患者应慎用;高度过敏体质者宜皮试阴性后注射。

【制剂规格】　针剂:100U,500U,1000U。

十三、戒　毒　药

左醋美沙朵(阿法美沙醇、Levomethadyl Acetate)

【作用特点与用途】　本品是合成的阿片受体激动药,其结构与美沙酮相似。虽然本品有镇痛和其他阿片受体激动药的特征性作用,但本品特殊的适应证是治疗阿片的依赖性。本品是国家卫生行政机关强制管理的药物,在美国只有食品与药品管理局批准的治疗方案才可配制。本品治疗阿片成瘾的作用机制为:首先它封闭或代替吗啡型阿片受体,并抑制阿片成瘾者的戒断症状。第二,长期口服本品,能产生足够的阻断通常剂量非肠道的阿片类用药的耐受能力。本品口服经首关效应,代谢成为去甲基的代谢产物去甲-LAAM。接着 N-去甲基成为二去甲基 LAAM。这些代谢产物也是阿片受体激动药,而且比原型药物作用强。LAAM 对阿片受体的作用比美沙酮缓慢(美沙酮通常作用时间可持续 24h,服本品后 24h 出现作用,可持续 48~72h)。由于其长效,可每周服 3 次药。研究证明,本品治疗比用美沙酮对阿片影响的改变较小,而且成瘾性较少。本品的作用出现缓慢,使其不易成瘾,因为成瘾者追求即刻强烈的作用。由于本品需要肝生物转化才能充分发挥其临床效果,口服作用会比注射作用更快,因此不能满足对静脉成瘾者的需要。本品和美沙酮均可结束病人对麻醉药的依赖,但许多人为此须长期应用本品。当病人已经戒除了成瘾的药物,则应慎重考虑停用本品的时机。否则过早停用本品将导致吸毒者不能控制,旧病复发。因此,本品须长期继续使用。适用于阿片类毒瘾者的戒毒。

【用法用量】 口服:成年人一般每周 3 次,每周一、三、五或二、四、六,两种剂量表均有 1 个 72h 的剂量间隔。在本星期二和星期六之间,在 72h 间隔之前,可增加给药的剂量或小量增补美沙酮。有些病人,每隔 1d 的程序表可能更好(隔日疗法)。本品不能每天给药,否则可能过量。

对不明耐受性的毒瘾者,本品开始剂量可用 20～40mg,每周 3 次或隔日 1 次。以后可调整增加 5～10mg。一般剂量调整后需 2 周才能达到临床血浆稳态浓度。不宜经常调整剂量。对剂量表的调整取决于个体对增加本品剂量的耐受能力及对本品代谢产物累积到稳定的水平所需要的时间。

美沙酮依赖者可能需要本品首剂量更高,这种病人以本品开始,每周 3 次代替美沙酮的维持剂量应是一般剂量的 1.2～1.3 倍,但首剂量不应超过 120mg,而且以后剂量以 48 或 72h 间隔给药量应按病人的临床反应调节。为了尽早定好有效剂量,对某些耐受程度不明者先用美沙酮,经几周美沙酮治疗之后再改用本品。

多数病人用本品 60～90mg,每周 3 次。临床最低剂量为每次 10mg,最高每次 140mg,对某些病人用药间隔超过 72h 则需增加剂量。如某病人采用星期一、三、五给药时间表,要求星期日停药,推荐其星期五剂量增加 5～10mg,直到超过星期一、三剂量的 40%,或最高达 140mg,如果星期五剂量调整之后停药,宁可小量增补美沙酮,而不要连续 2d 给服本品。美沙酮取回家去服用危险性较大。

推荐本品最大总量每周 3 次剂量表是 140/140/140mg,或 130/130/180mg,或每隔 1d 给 140mg。临床以系统方式或逐渐减量两种方式均已成功地被应用。

【注意事项】 ①在本品治疗期间暂不从事驾驶工作;②乙醇与本品有危险的相互协同作用;③重复用药会发生耐药性和身体的依赖性,戒断综合征一般出现在长期用药停药时,但本品发作缓慢,病程较长,症状较轻;④本品用药后至少几天内病人感觉不到充分的药效;⑤每天服用本品可引起蓄积或过量中毒;⑥本品过量事故,可用纳洛酮解除,一般需要重复给药或缓缓静脉连续点滴给药;⑦肝、肾功能障碍者及妊娠和育龄妇女慎用,哺乳期妇女及 18 岁以下毒瘾者也不宜使用本品。

【不良反应】　本品不良反应发生率 11％以上。可见胃肠道反应如腹痛、便秘、腹泻、口干、恶心和呕吐；呼吸道反应如咳嗽、鼻炎、呵欠；皮肤反应如皮疹、出汗；泌尿生殖系统反应如射精困难、阳萎；以及心动过缓、关节痛、视物模糊、衰弱无力、背痛、寒战、水肿、流感综合征和不适等。

本品可使一些病人心电图 QTC 波间期延长。

【药物相互作用】　①酶促药物如利福平、苯巴比妥、苯妥英钠及卡马西平等减低血浆美沙酮的浓度，因此可引起戒断症状；②酶抑制药西咪替丁、红霉素、酮康唑及本品拮抗药纳洛酮或激动药与拮抗药混合制剂如喷他佐辛，可使病人出现戒断症状；③本品治疗时期，忌用哌替啶或右丙氧芬。因为它们的代谢产物毒性更大。

【制剂规格】　每毫升水溶液含本品 10mg；每瓶 474ml 口服液。

注：本品口服前应当先稀释并应在配制前与稀释剂混合，其颜色应与美沙酮有区别。本品只能由有执照的熟练药师配制，不准病人带回家去使用。

美沙酮(美散痛、Methadone)[保乙]

【作用特点与用途】　本品为阿片受体激动药，镇痛效力与吗啡相等或略强，止痛效果好。戒毒瘾者如阿片成瘾者与左醋美沙朵相似，它可封闭或代替吗啡型阿片受体，并抑制阿片成瘾者的戒断症状。长期用本品，能产生足够的阻断通常剂量非肠道的阿片用药的耐受能力。但戒毒瘾效果比左醋美沙朵快捷，尤其对静脉血管吸毒成瘾者显效较快。服药后 30min 产生镇痛作用。本品 $t_{1/2}$ 7.6h，血浆蛋白结合率 87.3％。适用于创伤性、癌症剧痛及外科手术后镇痛，以及阿片类吸毒者对阿片类依赖性戒毒。

【用法用量】　口服：成年人每次 5～10mg，3/d；儿童 0.7mg/(kg·d)，分 3～6 次服，用于镇痛。肌内注射或皮下注射：每次 2.5～5mg，三角肌注射血浆峰值高，作用出现快，因此可采用三角肌注射。极量：每次 10mg，20mg/d。戒毒用量视病情和使用说明书酌定。

【注意事项】　①对胎儿呼吸有抑制作用，故在产前不宜用；②不良反应有头痛、眩晕及恶心；③不宜做静脉注射；④成瘾性较小，但久用也能成瘾，应予警惕；⑤少数病例用量过大时引起失明及下肢瘫痪；⑥本品属管制的合成麻醉药品之一，应按麻醉药品管理办法执行。

【禁忌证】　呼吸中枢功能不全者及幼儿禁用。

【制剂规格】　片剂：2.5mg。针剂：5mg。

纳美芬(Nalmefene)[保乙]

【作用特点与用途】 本品是一种长效阿片受体拮抗药,含亚甲基的纳曲酮类似物。它与阿片受体激动药竞争中枢神经系统的 μ、δ 和 κ 受体的作用点,作用时间较纳曲酮长。纳曲酮作用时间虽也较长,但只有口服药。本品本身无受体激动作用,在不存在阿片受体激动药的情况下,无药理活性。在动物实验中,本品可改善脑和脊髓局部缺血所致的神经障碍。静脉注射纳美芬 2min 即可产生阿片受体拮抗作用,5min 之内达到高峰;广泛分布于组织中,在肝与葡萄糖苷酸共轭,缓慢代谢为非活性物质,然后经尿排泄约 65%,尿中以原型药物排出量不足 5%。$t_{1/2}$ 约 11h,比纳洛酮的 $t_{1/2}$(1~2h)明显延长,也比美沙酮、右丙氧芬作用时间长。用于手术后逆转阿片药物的作用,包括呼吸抑制、镇静和低血压。在急诊时还可用于阿片药物过量或疑有过量的救治。

【用法用量】 皮下、肌内或静脉注射:①纠正术后阿片抑制,用低浓度(100μg/ml)制剂,初始量 0.25μg/kg,2~5min 的间隔按 0.25μg/kg 逐渐增加剂量,至效果满意即停药,累计总量不宜超过 1μg/kg。②治疗阿片类药物过量,用高浓度 1mg/ml 制剂。对非阿片依赖者,初始剂量为 0.5mg/70kg,需要时在 2~5min 后再次给予 1mg/70kg,如总剂量达到 1.5mg/70kg 仍未见效,再增大剂量也不会有效。对疑有阿片依赖者,可先给予 0.1mg/70kg,并观察 2min,如无戒断症状发生,则可按上述剂量用药。如经初次治疗见效后又复发呼吸抑制,应调整剂量。

【不良反应】 本品耐受良好,即使给予最大剂量的 15 倍,也未见严重不良反应。可能出现急性戒断症状,如恶心、寒战、肌痛、发音困难,腹肌紧张,关节疼痛等,需特别注意。有时可见高血压、心动过速等。

【注意事项】 ①在手术中,对于给予大剂量吗啡的病人,间断给予本品可使病人的呼吸频率维持在至少每分钟 16 次,而只部分减弱吗啡的镇痛效应。本品可在 2~5min 内有效地纠正使用阿片药物过量者的呼吸抑制,由于其作用时间长,可不必像纳洛酮那样多次用药,以免出现“再麻醉”。若因过量使用长效镇痛药如美沙酮、左醋美沙朵,仍有可能再次出现呼吸抑制,须密切观察。②对阿片依赖者,或术后用大剂量阿片类镇痛药者,用本品对抗治疗有可能出现急性戒断症状,如恶心、寒战、肌痛、发音困难、腹肌紧张、关节疼痛等,需警惕。③肝、肾功能不良者可显著降低本品清除率,若单剂量给药,无须调整剂量。对肾功能障碍者应慎重增量治疗。④孕妇慎用,小儿用药尚无有效性和安全性资料。

【制剂规格】 注射液:1mg,2mg。

纳曲酮（纳屈酮、纳酮、Naltrexone）

【作用特点与用途】　本品为纯阿片类药物拮抗药,比纳洛酮作用时间持久。能显著减弱或完全阻断静脉注射的阿片类药物的作用。长期使用吗啡者,本品配合应用可阻止生理上对吗啡的依赖性,与其他阿片类麻醉药同用很可能产生同样的效应。本品不产生任何依赖性或耐受性。对阿片类麻醉药成瘾者,本品可消除戒断症状。临床研究表明,本品 50mg 可阻断静脉注射 25mg 二醋吗啡（海洛因）的药理作用 24h;如本品剂量加倍,则可阻断 48h,若 3 倍剂量则可阻断约 72h。其作用机制在于竞争阿片受体,从而阻断阿片类药物作用并消除其戒断症状。口服本品,肝首关效应显著,95% 吸收后的药物代谢为数个代谢物,其中主要代谢物 6β-纳曲酮与原药一样为纯拮抗药。原药及其代谢产物主要由肾排泄,少量由粪中排出。尿中原药排泄率低于 1%,但若将原药加上结合的 6β-纳曲酮则达口服剂量的 38%。用于阻断阿片类药物的药理作用,阿片成瘾者戒断后用以保持正常生活。

【用法用量】　口服:初剂 50mg 可对抗 25mg 二醋吗啡（海洛因）。1 周内 50mg/d,周末口服 100mg,或隔日 100mg,或每 3 日 150mg。当选用较高剂量和间隔较长时间后,阿片戒断症状减轻者,可改为 48～72h 给药 1 次。若改为长效纳曲酮,可持续有效约 15d。

【不良反应】　对有阿片类成瘾者,本品可导致严重反应。其他可见入睡困难、焦虑、神经质、腹痛、痉挛、恶心、呕吐、无力、关节和肌肉痛及头痛（以上发生率约 10% 以上）。约有 10% 以内的人发生食欲缺乏、腹泻、便秘、口渴、精力分散、情绪低落、易激惹、眩晕、皮疹、射精延迟、性交能力下降和寒战等。其他如呼吸系统、心血管系统、胃肠道、骨骼肌、泌尿系统、皮肤、精神等不良反应少于 1%。

【禁忌证】　对本品过敏者,急性肝炎或肝功能衰竭病人禁用本品。

【注意事项】　正在使用阿片类镇痛药的病人,对阿片类药物成瘾者,正在迅速停用阿片类药物的病人慎用,或遵医嘱。应用本品者应定期测定肝功能。

【制剂规格】　片剂:50mg。针剂:50mg。

纳洛酮（金尔伦、Naloxone）[保甲]

【作用特点与用途】　本品为吗啡受体拮抗药,口服无效,注射给药起效很快。肌内注射或皮下注射 5～10min 产生效果,静脉注射 1～2min 后就达到作用高峰。能很快通过血-脑脊液屏障,代谢很快,作用持续 45～90min,血浆 $t_{1/2}$ 为 90min。临床用于①阿片类药品过量中毒;②阿片类药物成瘾的诊断;

③阿片类复合麻醉术后,解除呼吸抑制及催醒;④酒精中毒。

【用法用量】 ①用于促使吗啡或芬太尼全麻后自发呼吸恢复,皮下、肌内或静脉注射,按 1.3～3μg/kg 给药;②用于阿片类中毒,成年人皮下、肌内或静脉注射每次 400μg,或 10μg/kg,需要时 2～3min 可重复 1 次;③重度酒精中毒,首次 0.8～1.2mg,1h 后重复给药 0.4～0.8mg。或遵医嘱。

以上均应根据病情酌情增减剂量或重复用药,儿童剂量亦酌减。

【不良反应】 ①本品几乎无不良反应,但用于复合麻醉时,除非有激动药存在或有内源性阿片类刺激,一般很少有临床症状。当用量超过 0.3mg 时,可引起收缩压上升,记忆力下降。临床常用于逆转阿片类激动药引起的某些不良反应,如呼吸抑制,淡漠等表现,但同时逆转阿片激动药所有作用,包括镇痛。患者会突然出现疼痛,引起明显的交感兴奋、心血管功能亢进。因此,纳洛酮用量可从 20～40μg 静脉注射开始,逐步加量,直至患者呼吸恢复而无明显的疼痛感。②由于纳洛酮半衰期短,当用于逆转长效 μ 受体激动药引起的呼吸抑制时,可重复出现呼吸抑制。如麻醉期间用吗啡 1.25～1.5mg/kg,术后若用 5～10μg/kg 纳洛酮逆转吗啡引起的呼吸抑制,所有病人呼吸抑制均再度出现。若先静脉注射纳洛酮 5μg/kg,待 15min 后再肌内注射 10μg/kg 则不发生呼吸抑制。③心功能障碍和高血压患者慎用。

【制剂规格】 注射液:0.04mg/1ml,0.4mg/1ml。

烯丙吗啡(纳洛芬、Nalorphine)[保甲]

【作用特点与用途】 阿片受体拮抗药,具有拮抗阿片类药物的作用,也有一定的镇痛和呼吸抑制作用。由于小剂量即可有困倦欲睡、轻微激动、急躁、缩瞳改变等不良反应,临床不作镇痛药应用。口服吸收很差,皮下和静脉注射很快进入脑组织,并通过胎盘屏障进入胎儿。一般 1～3min 内起效。$t_{1/2}$ 2～3h,随着用量加大而延长。经肝内代谢,经肾排泄,用量的 2%～6% 在尿中以原型排出。用于吗啡、哌替啶等镇痛药逾量中毒,也用于对吗啡类药是否成瘾的诊断。成年人皮下注射 3mg 或静脉注射 0.4mg,可使缩小的瞳孔散大些,戒断症状出现提早。并可在尿中检出吗啡而确诊。

【用法用量】 皮下或静脉注射:成年人常用量:每次 5～10mg;极量:40mg/d,应严格遵医嘱。

【不良反应】 有呼吸抑制作用。一般可见嗜睡感、激动、躁动、缩瞳等症状。

【禁忌证】 孕妇、哺乳期妇女忌用。

【注意事项】 严格管制或控制应用。

【制剂规格】 注射液:10mg/1ml。

第7章 解热、镇痛、抗炎、抗风湿、抗痛风及抗感冒药

根据构效关系,镇痛、解热、抗风湿药可分为以下10类。

1. **水杨酸类** 如阿司匹林、赖氨匹林、精氨酸阿司匹林、水杨酸镁(酯)、三柳胆镁、双水杨酯、二氟尼柳、贝诺酯(扑炎痛)等。

2. **乙酰苯胺类** 如对乙酰氨基酚、非那西丁、丙帕他莫等。

3. **吡唑酮类** 如安乃近、氨基比林、保泰松、羟布宗等。

4. **邻氨基苯甲酸(灭酸)类** 如甲芬那酸、氟芬那酸、甲氯芬那酸等。

5. **芳基乙酸类** 如双氯芬酸、吲哚美辛、阿西美辛、舒林酸、托美丁、苄达明、丁苯羟酸、酮咯酸(痛力克)等。

6. **芳基丙胺(酸)类** 如布洛芬(芬必得)、萘普生、酮洛芬、非诺洛芬、阿米洛芬、普拉洛芬、舒洛芬、噻咯芬酸、右酮洛芬、芬布芬、奥沙普秦,以及氟诺洛芬、吡洛芬、扎托洛芬等。

7. **COX-2 抑制药类** 如罗非昔布、赛来昔布、伐地昔布等。

8. **昔康类** 如吡罗昔康、伊索昔康、替诺昔康等,对胃肠道的不良反应相应较少。

9. **金制剂** 如金诺芬、金硫苹果酸钠、金硫葡糖等。

10. **其他** 如来氟米特、青藤碱、卫矛醇及豆腐果苷等天然药物有效成分。

以上分类适用于药学工作者,但对于临床医务人员,更注重的是临床效果,故本手册略为调整后,主要仍沿用临床药效进行编著。

一、解热镇痛及抗风湿药

解热镇痛药是一类有解热止痛作用的药物,且其多数还有消炎、抗风湿及抗血小板聚集作用;但化学结构却与肾上腺皮质激素不同,故又称为非甾体抗炎药(NSAIDs)。

解热药具有较好的解热作用,可使发热病人体温下降至正常,但不影响正

常人体温。其解热的作用机制是由于抑制前列腺素合成酶（环氧酶），使前列腺素（PG）合成减少。

发热是一种防御性反应，若体温过高则会引起并发症，需及时解热。本类药是较理想的退热药。但解热药用量不宜过大，以免引起出汗过多而导致虚脱。

镇痛药有中等程度的镇痛作用。其效力不及吗啡及哌替啶类镇痛药，对创伤性剧痛及内脏平滑肌绞痛均无效，但对牙痛、头痛、神经痛、肌肉痛、关节痛及月经痛等临床常见的慢性钝痛，则均有良效，且久用无耐受性和成瘾性，不作用于阿片受体。其毒性亦低，因此广泛应用于外周性疼痛。

抗炎抗风湿类药除苯胺类（如非那西丁、对乙酰氨基酚等）外，均有较强的抗炎抗风湿作用。作用机制是抑制 PG 合成，减弱 PG 对缓激肽等致炎物质（介质）的增敏作用。

抗血小板聚集作用是阿司匹林等抑制环氧化酶，从而使环氧化酶催化的血栓素 A_2（TXA_2）生成减少。TXA_2 在体内能加速血小板聚集。所以阿司匹林有抑制血小板聚集作用，阻止血栓形成。可用于防治冠状动脉及脑血管栓塞性疾病。体内前列腺素环氧化物的另一主要代谢产物前列环素（PGI_2），与 TXA_2 生物效应相反，为一种抗凝因子。阿司匹林也能抑制 PGI_2 的合成。临床应用的小剂量阿司匹林以抑制 TXA_2 作用为主，因而可用于心血管疾病。

近年来，解热镇痛药发展迅速，本书从安全有效、实用新意出发，特精选一些药物进行论述。

卡巴匹林钙（速克痛、Carbaspirin Calcium）

【作用特点与用途】 本品为阿司匹林钙盐与尿素的络合物。与阿司匹林相比，最大优点是不良反应小，对胃肠道几乎无刺激性；生物利用度提高，在人体内被迅速吸收，起效快。本品有极好的溶解性，在水中溶解迅速。本品溶于水中无色无味，口感好，稳定性高。本品仍保持了阿司匹林的解热、镇痛、抗炎和预防治疗心脏病及脑血管意外（抑制前列腺素合成和血小板聚集）的作用。临床用于急性外周性疼痛、急性和慢性风湿性关节炎及轻度发热症的治疗。可防止继发性心肌梗死、短暂的局部缺血反应、卒中及反复无常的心绞痛等。

【用法用量】 冲服：溶于水中服用治疗感冒发热、头痛、牙痛、神经痛、腰痛、肌肉痛、月经痛和风湿性关节炎、手术后疼痛等，成年人每次 1～2 袋（600～1200mg），3/d，必要时每 2～4 小时服 1 次，但 24h 不得超过 6 袋。儿童用量应遵医嘱。预防心脏病发作并减少心脑血管意外事故，一般 1 次用量为 60mg

或 100mg,也应遵医嘱。

【不良反应】　对胃肠道几无刺激性。长期高剂量情况下可能出现大便隐血。

【注意事项】　有胃肠道疾病者慎用。

【制剂规格】　颗粒剂:成年人解热镇痛抗风湿用,每袋 600mg;儿童用制剂为每袋内含卡巴匹林钙 150mg,200mg,300mg。长期服用预防心脏病发作并减少心脑血管意外事故,制剂为每袋内含卡巴匹林钙 60mg,100mg。

赖氨匹林(赖氨酸阿司匹林、Lysine Acetylsalicylate)[保甲]

【作用特点与用途】　本品是阿司匹林与赖氨酸的复盐,具有以下特点:①水溶性好,酸度适宜,可注射用,避免了对胃肠道的刺激,因而具有更为强力的镇痛解热作用;②起效快(5~15min),维持时间长(5~12h),血药浓度高,作用强度为阿司匹林的 4~5 倍;③无不良反应,无成瘾性,可替代或部分替代麻醉性的镇痛药物;④使用本品可避免使用安乃近、非那西丁等一类药物对人体所造成的白细胞减少、粒细胞缺乏症及肾损害等。主要用于上呼吸道感染的发热、手术后疼痛、癌症疼痛、风湿痛、关节痛及神经痛等,可作为退热止痛的常用药。

【用法用量】　肌内注射或静脉注射:成年人每次 0.9~1.8g,1~2/d;儿童按10~25mg/kg计算,每瓶用 4ml 注射用水或生理盐水溶解后使用。

【不良反应】　偶有轻微胃肠道不适及出汗。

【禁忌证】　对阿司匹林过敏者忌用。

【制剂规格】　粉针剂:0.5g,0.9g。

精氨酸阿司匹林(精氨匹林、Ibuprofen Arginine)[保甲/乙]

【作用特点与用途】　本品的作用与阿司匹林、阿司匹林赖氨酸基本相同,有解热、镇痛、抗炎和抑制前列腺素合成酶的作用。本品可供肌内注射,作用迅速,无胃肠道刺激性;特别适用于儿童。适用于发热、头痛、神经痛、牙痛、月经痛、肌肉痛、活动风湿痛、类风湿关节炎、外伤疼痛及手术后疼痛等。

【用法用量】　肌内注射:成年人每次 1g,1~2/d。儿童按阿司匹林 10~25mg/kg 计算使用,1/d。临用时每支针剂加生理盐水或无菌注射用水 2~4ml,溶解后立即使用。

【不良反应】　可有肌内注射局部轻微疼痛。少数发热病人用药后出汗较多。

【注意事项】　年老体弱或体温在 40℃ 以上者,剂量酌减,以免出汗过多而引起虚脱。有特异体质或有过敏史者慎用。3 个月以内婴儿不宜使用本品。

【制剂规格】 粉针剂:0.5g,1g;分别相当于阿司匹林 0.25g,0.5g。

水杨酸镁(Magnesium Salicylate)

【作用特点与用途】 本品为水杨酸的镁盐,其治疗作用与阿司匹林及水杨酸钠相似。通过对中枢神经系统的抑制及抑制前列腺素的合成,发挥抗炎、解热及镇痛等作用。与阿司匹林相比,本品不良反应少,特别是对胃肠道刺激比阿司匹林小得多。长期服用不影响消化功能,易为病人接受。近来发现镁离子对心血管疾病有良好的预防和治疗作用;本品不含钠离子,适用于伴有高血压及心力衰竭等心血管疾病的风湿性疾病病人。此外,本品对血小板凝集无显著影响,不延长出血时间,有临床实际意义。临床用于风湿性和类风湿关节炎、结缔组织病、关节痛和风湿病,亦用于滑囊炎。

【用法用量】 口服:每次 0.25～1g,3/d。或遵医嘱。

【不良反应】 偶见上腹不适、恶心、眩晕及耳鸣等。

【禁忌证】 肝肾功能不良者及消化性溃疡病病人忌用。

【制剂规格】 片剂、胶囊剂:250mg。

三柳胆镁(痛炎宁、Choline Magnesium Trisalycylate)

【作用特点与用途】 本品系水杨酸胆碱盐与水杨酸镁盐的复方制剂,其镇痛及解热作用类似阿司匹林,且不良反应少,作用持久,无抑制血小板聚集作用。因本品无乙酰基,故很少有阿司匹林引起的粪便隐血、明显的黏膜损伤、胃出血、肝功能异常和抑制血小板凝集等不良反应。本品口服后迅速吸收,2h 达到血药峰浓度,$t_{1/2}$ 9～12h,故每日服用 2 次即可。口服后主要通过肾脏从尿中排出。排泄产物主要是甘氨酸及葡萄糖醛酸苷结合物。用于类风湿关节炎、骨关节炎及其他关节炎。对阿司匹林不耐受者可用本品,疗效比阿司匹林和布洛芬好。

【用法用量】 均按水杨酸计算口服剂量。类风湿关节炎及严重关节炎:3g/d,分 2 次服。骨关节炎及轻、中度关节炎:2g/d,分 2 次服。或遵医嘱。

【不良反应】 少数病人出现皮肤烧灼感、目眩、耳鸣、皮疹及恶心。偶见胃肠出血。如出现耳鸣应减药量。

【禁忌证】 活动性溃疡、血友病及对水杨酸过敏者忌用。孕妇及 12 岁以下儿童禁用。

【注意事项】 慢性肾功能不全、急性糜烂性胃炎及消化性溃疡病病人应慎用。本品不宜与抗凝药如香豆素、茚满二酮及肝素等同时服用,以免发生出血倾向。

【制剂规格】 片剂:每片相当于水杨酸 0.25g,0.335g。

双水杨酯(水杨酰水杨酸、乙酰水杨酸酯、Salsalate)[典]

【作用特点与用途】 本品作用类似阿司匹林,但不良反应少。口服后不溶于胃液而溶于小肠液中。并在肠道内逐渐分解出 2 个分子水杨酸而起作用。服用抗炎作用的剂量时,体内的生物转化达饱和程度。一般 2/d 即可维持有效血药浓度。用于流行性感冒、急慢性风湿性关节炎、风湿热及头痛、牙痛、腰痛、神经痛等及痛风。

【用法用量】 口服:每次 0.3～0.6g,2～3/d。或遵医嘱。

【不良反应】 对胃几无刺激性。

【禁忌证】 对本品及阿司匹林过敏者禁用。

【注意事项】 消化性溃疡及慢性肾功能不全者慎用。不宜与抗凝药合用,否则会有出血倾向发生。

【制剂规格】 片剂:0.3g,0.5g。胶囊剂:0.5g。

二氟尼柳(巨力新、双氟尼酸、Diflunisal、Dolobid)[典]

【作用特点与用途】 通过抑制前列腺素(PG)而发挥镇痛、抗炎和解热作用。本品口服吸收好,服后 2～3h 出现峰血浓度。血浆 $t_{1/2}$ 8～12h。血浆蛋白结合率 90％。在体内并不转化为水杨酸,主要以结合型药物从尿中排泄,乳汁中有少量泌出。用于半月板手术、矫形外科等手术后、骨骼肌扭伤痛及癌性疼痛。服药后 1h 产生明显镇痛作用,作用可持续 8～12h。本品 500mg 相当于 650mg 阿司匹林的镇痛效果。也可用于骨关节炎及类风湿关节炎。用于类风湿关节炎,服本品 1g 的疗效,与服用阿司匹林 4g 的疗效相当。尚可增加肾脏尿酸清除率及降低血清尿酸。

【用法用量】 口服:镇痛,开始服 1000mg,以后每 8～10 小时服 500mg。骨关节炎,500～1000mg/d,分 3 次服,维持剂量不超过 1.5g/d。或遵医嘱。

【不良反应】 可见恶心、呕吐、腹痛、腹泻、头痛、头晕及皮疹等,总发生率 3％～9％。

【禁忌证】 消化道溃疡、对阿司匹林过敏、哺乳期妇女、心功能不全、高血压或有体液潴留倾向的病人禁用。本品禁与口服抗凝药同服。

【注意事项】 本品可损害肾功能,并可引起药物蓄积。本品与抗酸药同服可降低后者的生物利用度;可增加氢氯噻嗪的血浆浓度;与吲哚美辛合用,可使吲哚美辛血浆中药浓度增加。

【制剂规格】 片剂：250mg，500mg。

阿克他利(Actarit、Orcl、Moba)

【作用特点与用途】 本品有抗风湿性关节炎作用。用于慢性风湿性关节炎。

【用法用量】 口服：成年人每次 100mg，3/d。

【不良反应】 ①蛋白尿、BUN 及肌酐、尿中 NAG 升高；②ALT、AST、ALP 升高，白细胞及粒细胞减少；③可有嗳气、呕吐、食欲缺乏、腹痛、消化不良、腹泻、胃溃疡、口腔炎、口干、口唇肿胀等；④瘙痒、皮疹、湿疹等；⑤可有头痛、眩晕、嗜睡、倦怠、麻木、视力异常、复视、耳鸣，也可出现水肿、发热等。

【禁忌证】 孕妇、哺乳期妇女、小儿及肝肾功能障碍者、消化性溃疡或有溃疡病史者禁用或忌用。

【注意事项】 仔细阅读说明书，遵医嘱用。

【制剂规格】 片剂：100mg。

布西拉明(Bucillamine)

【作用特点与用途】 本品对大鼠关节炎和动物风湿性反应及关节病变，均有显著抑制作用，其作用效果与 D-青霉胺相同。人体口服后 1h 达血药浓度高峰，经 1h 后从血液中消除，24h 内尿中排出约 40％。在动脉、气管、皮肤、剑突、膝关节等的结缔组织中和软骨组织中消除较缓慢。血浆蛋白结合率为 39％～80％，个体差异显著。慢性类风湿关节炎经消炎镇痛药等未获满意疗效者。

【用法用量】 饭后口服：每次 100mg，3/d。

【禁忌证】 血液病、肾病及小儿生长期有结缔组织代谢障碍的患者。

【不良反应】【注意事项】 贫血、粒细胞减少、转氨酶上升者应停药。可有皮肤、消化系统、黏膜等不良反应。孕妇、哺乳期妇女、小儿无安全性用药资料。

【制剂规格】 片剂：100mg。

莫苯唑酸(莫非佐洛克、Mofezolac、Disopain)

【作用特点与用途】 酸性非类固醇消炎镇痛，其作用机制是抑制前列腺素合成。治拔牙后疼痛与甲芬那酸相似。治疗剂量对腰痛、颈肩腕综合征、肩周炎的效果明显优于吲哚美辛。用于腰痛、颈肩腕综合征、肩周炎、术后、外伤及拔牙后的消炎镇痛。

【用法用量】　饭后口服：每次 75mg，3/d。可以 75～150mg 顿服。亦可根据年龄、病情适当增减。

【不良反应】　可有少数病人出现消化性溃疡，应停药。常见消化系统症状如恶心、呕吐、胃痛、胃不适等；神经系统症状如嗜睡、头痛等；皮肤症状如皮疹、瘙痒及临床检查值异常。

【禁忌证】　消化性溃疡，严重血液病，重症肝、肾、心疾病和高血压，对本品过敏及阿司匹林哮喘或有既往史的患者。

【注意事项】　仔细阅读说明书，遵医嘱用药。

【制剂规格】　片剂：75mg。

盐酸丙帕他莫(Propacetamol Hydrochloride)

【作用特点与用途】　本品为对乙酰氨基酚的前体药物，临床应用其盐酸盐。静脉注射或肌内注射后可迅速被血浆酯酶水解并释出对乙酰氨基酚，起镇痛、解热作用，克服了对乙酰氨基酚的不稳定性。用于外科术后疼痛、癌性疼痛等的对症治疗，以及各种发热的对症治疗。

【用法用量】　肌内注射、静脉注射或静脉滴注：每次 1～2g，每 24 小时内给药 2～4 次，间隔时间＞4h，日剂量＜8g，严重肾功能不良者两次用药间隔应＞8h。可用 5% 葡萄糖液或生理盐水溶解稀释，输液量＞125ml，不宜滴注太慢。若静脉注射则可在溶解后 2min 内缓慢推注。

【不良反应】　①注射局部有疼痛感；②请参阅有关对乙酰氨基酚的不良反应；③请仔细阅读药品说明书。

【禁忌证】　对乙酰氨基酚过敏者、肝功能不全者和儿童禁用。

【制剂规格】　注射液：1g/1ml。

阿西美辛(吲哚美辛醋酯、Acemetacin)

【作用特点与用途】　本品为吲哚美辛的前体药，在体内变成吲哚美辛起作用，作用机制与吲哚美辛相同，对胃肠的刺激性比吲哚美辛小。用于类风湿关节炎、骨关节炎。

【用法用量】　口服：每次 30～60mg，3/d。遵医嘱。

【不良反应】　可有消化系统、神经系统及过敏反应，可参阅吲哚美辛的有关资料及本品的使用说明书。

【禁忌证】　消化性溃疡、严重肝肾功能损害、重症血液病患者、孕妇、哺乳期妇女禁用。

【注意事项】 中枢神经系统疾病、支气管哮喘及对水杨酸类药过敏者慎用。合用抗凝血药可增加出血倾向。也不宜与肾上腺皮质激素、水杨酸、青霉素等合用。

【制剂规格】 胶囊剂:30mg。

氯苯扎利二钠(Lobenzarit Disodium)

【作用特点与用途】 本品抑制、预防或缓解慢性类风湿关节炎症状;抑制抗体所产生的系统性作用;有消炎镇痛作用。未见明显的急慢性毒性、抗原性和诱变性。口服 80mg 后,1.9h 达血药浓度峰值 20.5mg/L;在血液、肝、肾内分布浓度较高。$t_{1/2}$ 为 9.4h。服药后 24h 有 30.8% 以原型药物、26.5% 以酯的葡萄醛酸化物随尿排出。人血浆蛋白结合率(体外)为 99% 以上。可进入乳汁。临床用于慢性类风湿关节炎。

【用法用量】 口服:成年人每次 80mg,3/d。或遵医嘱。

【不良反应】 ①偶见尿素氮、血清肌酐上升;血尿、蛋白尿等,应停药;②有皮疹;③可有食欲缺乏,偶见胃部不适、胃痛、恶心、呕气、呕吐、口渴、口炎等;④偶见对肝脏有影响如转氨酶升高等。

【禁忌证】 严重肾病患者及哺乳期妇女禁用。

【注意事项】 有肝、肾疾病及消化性溃疡史者慎用。孕妇对本品的安全性尚未确立。本品起效较慢,开始用本品时可与速效消炎镇痛药并用。本品只适用于有活动性的比较早期的慢性类风湿关节炎。

【制剂规格】 片剂:40mg,80mg。

氯诺昔康(Lornoxicam、Chlortenoxicam)[保甲/乙]

【作用特点与用途】 本品为非类固醇抗炎镇痛药(NSAIDs)替诺昔康的氯化物。可阻断环氧化酶、抑制前列腺素合成,有强力镇痛和抗炎活性,能抑制关节炎性骨质破坏。作用机制是可选择性抑制 COX-2。本品口服后吸收迅速且较完全,$t_{1/2}$ 约 4h。在青年及老年,$t_{1/2\beta}$ 无显著差别,连续给药也未见明显蓄积。代谢较完全,个体耐受良好。生物利用度 90%。用于轻、中度手术后止痛、下背痛、类风湿关节炎和骨关节炎疼痛。

【用法用量】 口服或肌内注射:每次 4~8mg,2/d,或遵医嘱。

【不良反应】 与双氯芬酸相似,有病人因消化道反应而退出治疗;可见胃部不适,偶有头晕、头痛及皮疹。

【注意事项】 有胃及十二指肠溃疡史者慎用。

【禁忌证】 妊娠初 3 个月内避免使用。心肌梗死和脑卒中患者忌用。

【制剂规格】 片剂:4mg,8mg。

美洛昔康(赛可斯、莫比可、Meloxicam)[保乙]

【作用特点与用途】 本品为新型非类固醇抗炎药。特异性抑制环氧化酶-2(COX-2)的作用较环氧化酶-1强,即对环氧化酶-2有较强的选择性抑制作用。可抑制前列腺素(PGE_2),本品抗渗出性炎症的作用优于吡罗昔康、吲哚美辛、双氯芬酸、替诺昔康、替尼达康、萘普生和阿司匹林。其抑制炎症性疼痛作用与吡罗昔康、替尼达普相似,但维持时间较久。病人胃肠道对本品的耐受性优于吡罗昔康。健康受试者单次或多次口服本品 7.5～30mg,吸收较完全且作用时间维持较长,生物利用度 89%,血浆蛋白结合率 99.5%以上,3～5d 达稳态血药浓度,终末 $t_{1/2\beta}$ 为 20h,血浆总清除率为 0.42～0.48L/h。18 例多次口服每日 7.5mg 或 15mg,于 5～6h 达最大血浆浓度峰值(C_{max})为 0.88～1.92mg/L,代谢物主要从尿、粪中排出。食物对其药动学影响不大。临床用于短期治疗急性骨关节炎、长期治疗风湿性关节炎。

【用法用量】 口服:每次 7.5～15mg,1/d。或遵医嘱。

【不良反应】 胃肠道紊乱、皮肤黏膜反应、中枢神经系统或心血管系统反应、肝功能检测值暂时性异常。妊娠早、中期用药为 C 级;晚期为 D 级。

【禁忌证】 有阿司匹林或抗炎药过敏史,胃溃疡、严重肝功能衰竭、出血性疾病、心肌梗死和脑卒中患者、直肠炎病人及孕妇、哺乳期妇女均禁用。儿童不宜用。

【注意事项】 有充血性心力衰竭、肝硬化、肾病综合征、肾衰竭、血容量减少者及有胃肠道炎症史者慎用。

【药物相互作用】 本品与抗凝药、锂剂、甲氨蝶呤、考来烯胺、利尿药、环孢素、抗高血压药、溶血栓剂及其他非类固醇抗炎药有相互作用。

【制剂规格】 片剂:7.5mg,15mg。栓剂:15mg。

吡罗昔康(炎痛喜康、Piroxicam)[保乙]

【作用特点与用途】 本品为长效抗炎镇痛药(β-环糊精包合物)。NSAIDs 通过抑制 COX-2 比抑制 COX-1 强而起到解热、镇痛及消炎作用。疗效优于吲哚美辛、布洛芬及萘普生。口服剂量小、吸收好,蛋白结合率 90%以上,$t_{1/2}$ 45h。主要经肝代谢;尿中排出代谢物 66%,粪中排出 33%,原型药物排出量仅占 5%。用于风湿性关节炎、骨关节炎、强直性脊柱炎、急性肌肉骨骼损伤及急性痛风。

【用法用量】 口服:抗风湿,20mg/d;抗痛风,40mg/d,连用 4～6d。肌内注射:每次 10～20mg,1/d。外用:适量搽患处。

【不良反应】 恶心、食欲缺乏、消化不良等发生率 20%。口服 20mg/d 时,胃溃疡发生率明显上升。严重者合并出血甚至穿孔。偶见头晕、水肿、胃部不适、腹泻或便秘、粒细胞减少、再生障碍性贫血等,停药后缓解、自行消失。

【禁忌证】 有 NSAIDs 性哮喘、鼻炎、荨麻疹史及对本品过敏者、心肌梗死和脑卒中者、胃及十二指肠溃疡患者、儿童、孕妇、哺乳妇女均禁用。

【注意事项】 ①消化道病人慎用并严密观察,饮酒或合用其他 NSAIDs 可增加胃肠道溃疡或出血的危险性。②凝血机制或血小板功能障碍、哮喘、心功能不全、高血压、肝功能不全和老年体弱者慎用。③仔细看说明书或咨询医师。一般孕妇用药为 C 级;如在妊娠中、晚期用药则属 D 级。

【制剂规格】 β-环糊精吡罗昔康片:含 β-环糊精吡罗昔康 191.2mg,赋形剂加至 400mg。片剂、胶囊剂:10mg,20mg。注射液:10mg,20mg。凝胶剂:50mg(10g),60mg(12g)。搽剂:0.5g/50ml。软膏:0.1g。

伊索昔康(伊索替康、Isoxicam)

【作用特点与用途】 与吡罗昔康相似。本品 200mg/d 治疗类风湿关节炎的疗效与萘普生 250mg/d、布洛芬 900mg/d 相近。不良反应比吲哚美辛少。口服后 4～8h 达血药浓度峰值,其吸收速率和程度随进食而增加,在体内广泛分布和代谢,血浆蛋白结合率 95% 以上,$t_{1/2}$ 21～70h;每日服药 1 次,达稳态血药浓度时间需 5～12d。主要以代谢物,小部分以原型药随尿排出。用于类风湿和风湿性关节炎、变形性关节炎、多关节炎、强直性脊柱炎、肩臂综合征、坐骨神经痛、腱鞘炎、黏液囊炎、痛风发作、术后或创伤后疼痛。

【用法用量】 口服:成年人,200mg/d,1/d,可酌增至 300mg/d,但不得超过 400mg/d。

【不良反应】 偶有胃肠道功能紊乱、头晕、皮疹、下肢水肿等。参见吡罗昔康。

【禁忌证】 胃肠道疾病和对本品过敏者、心肌梗死和脑卒中患者。

【注意事项】 胃肠道出血及有胃肠道溃疡史病人应慎用。肝肾功能不全者、孕妇、哺乳期妇女、儿童、驾驶员、机械操作者不宜用。不宜和阿司匹林、丙磺舒、螺内酯、锂盐同时合用。

【制剂规格】 胶囊剂:100mg。

替诺昔康(Tenoxicam)

【作用特点与用途】　作用机制同吡罗昔康。抑制前列腺素合成和血小板聚集,清除活性氧游离基或抑制活性氧自由基产生,抑制白细胞趋化及吞噬作用,具有较好抗炎镇痛解热作用。口服后约 0.5h 可缓解疼痛,2～4h 达血药峰值,$t_{1/2\beta}$ 约 57h,蛋白结合率约 98.5%,10～15d 始达稳态血药浓度。在体内全部代谢失活,随胆汁、尿中排泄出体外。用于类风湿关节炎、退行性关节病、关节强直性脊柱炎;关节外病变如肌腱炎、黏液囊炎、肩或髋关节周围炎、劳损及扭伤、急性痛风等。

【用法用量】　口服:成年人每日同一时间口服每次 20mg。一般连用 7d,重症可连用 14d。痛风性关节炎急性发作,用 40mg/d(1 次),共 2d,然后改为每日 1 次 20mg,连用 5d。尚可肌内注射或静脉注射,用量与口服相同,注射开始时使用注射给药 1～2d。可肛用。

【不良反应】【禁忌证】【注意事项】　见吡罗昔康。

【制剂规格】　片剂、针剂、肛栓:20mg,10mg。

来氟米特(爱若华、Leflunomide)[保乙]

【作用特点与用途】　本品为异噁唑类衍生物,在体内迅速转化成活性代谢物 A-771726,在人体内 $t_{1/2}$ 15～18h。抑制酪氨酸蛋白激酶和二氢乳酸脱氢酶(DHODH)的活性,具有抗炎和免疫抑制双重作用,临床效果好。本品口服后,A771726 于 6～12h 达血药浓度峰值,V_d 小(0.13L/kg),其进一步代谢物经肾或胆汁排泄,经肾排泄约占 43%,经胆汁从粪排泄约占 48%。片剂生物利用度相当于口服溶液剂的 80%左右。用于活动性类风湿关节炎。

【用法用量】　口服:开始 3d,20～50mg/d,以后 10～20mg/d。

【不良反应】　主要为消化系统反应。尚有转氨酶升高(10%)。偶见高血压、头昏、瘙痒、皮疹、过敏反应、体重减轻、可逆性脱发、血小板减少。未见肾毒性和骨髓毒性。但用于器官移植病人时剂量调整困难。

【禁忌证】　孕妇及对本品过敏者禁用。

【注意事项】　哺乳期妇女及肝功能障碍者慎用。

【药物相互作用】　本品活性代谢物可使双氯芬酸、布洛芬、甲苯磺丁脲血药浓度升高 13%～50%。利福平可使本品活性代谢物血药浓度升高约 40%。本品可增加甲氨蝶呤的肝毒性。

【制剂规格】　片剂:10mg,20mg,100mg。

卫矛醇(Dulcitol)

【作用特点与用途】 为昆明山海棠根有效成分之一。临床试用于类风湿关节炎有一定疗效,但不如昆明山海棠。

【用法用量】 口服:每次 50～100mg,3/d,3 个月为 1 个疗程。肌内注射:25mg/d,30d 为 1 个疗程。也可直接注射到关节腔(每次 50mg,加 2% 普鲁卡因 6ml),其效有待观察。

【注意事项】 用药后可出现口干、皮肤瘙痒、严重胸闷感等,可在用药后 3～5d 出现,5～7d 自行消退。

【制剂规格】 片剂:50mg。注射剂:25mg/2ml。

尼美舒利(Nimesulide)[保乙]

【作用特点与用途】 本品为抗炎镇痛退热药。选择性抑制 COX-2,抑制前列腺素合成酶,但对胃肠黏膜有保护作用的前列腺素抑制较少,可避免或减轻因长期用药而引起的胃肠道黏膜损害;抑制白细胞产生氧自由基,且以减轻呼吸道结缔组织及软骨组织炎症尤为明显;抑制组胺释放和白三烯合成,哮喘病人耐受良好;抑制内外源性刺激诱导产生的蛋白酶、金属蛋白酶,防止软骨基质被破坏。本品口服吸收良好,且几乎不受食物影响,血浆蛋白结合率为 96%～99.3%,本品主要在肝代谢,在尿中和粪中排泄分别占 80% 及 20%,平均 $t_{1/2}$ 为 1.96～4.73h。成年人和老年人对本品的体内过程相似。成年人用于①呼吸道感染及伴有严重的炎症疼痛者;②骨关节炎及软组织损伤疼痛;③气道及耳鼻喉炎症;④术后及其他疾病引起的疼痛。

【用法用量】 口服:成年人餐后服每次 100mg,2/d;12 岁以上未成年人常用量 5mg/(kg·d),分 2 次服用。直肠栓剂:每次 1 粒,1～2/d。

【不良反应】 偶见胃灼热、恶心、胃痛,但短暂而轻微,很少影响治疗,罕见过敏性皮疹、头痛、眩晕。已有报道婴幼儿服用其颗粒剂 30mg 仅 2 次就发生多脏器损伤;服用 25mg 仅 20min 后就引起猩红热样药疹。肝脏不良反应,即在治疗剂量下可能导致 10% 的患者出现肝轻度受损的生化异常。

【禁忌证】 消化性溃疡活跃期、中度肝功能不全,严重肾功能障碍(肌酐消除率<30ml/min),对本品过敏者均禁用。12 岁以下儿童禁用。

【注意事项】 ①本品对孕妇、哺乳期妇女的安全性尚未确立;②本品可能与阿司匹林和其他非甾体抗炎药有交叉反应;③本品可能会置换其他蛋白结合药物;④心肌梗死和脑卒中患者不宜用。

【制剂规格】 片剂:100mg,分散片:0.1g。直肠栓剂:200mg。

奥湿克(双氯芬酸钠/米索前列醇、Arthrotec)

【作用特点与用途】 双氯芬酸钠有镇痛、抗炎和解热作用,但由于抑制前列腺素释放,可引起胃、十二指肠损害,甚至出现穿孔。米索前列醇可降低胃酸分泌,增加胃黏液分泌量,并刺激十二指肠分泌重碳酸盐,增加胃黏膜血流量,从而发挥对胃、十二指肠黏膜的保护作用。两者合用,克服了双氯芬酸钠对胃黏膜损害的不良反应,保持了双氯芬酸钠的消炎止痛效果。双氯芬酸钠 $t_{1/2\beta}$ 为 1～2h,血浆蛋白结合率 99.7%,主要以代谢物从肾排泄,原型物排出较少。米索前列醇 $t_{1/2\beta}$ 约 0.5h,血浆蛋白结合率近 90%,70% 以非活性代谢物从尿中排出。用于急慢性风湿性关节炎、骨关节炎、强直性脊柱炎、急性骨骼肌疾病。

【用法用量】 口服:进餐时整片服用。类风湿关节炎、骨关节炎、骨骼肌病每次 1 片,2～3/d;强直性脊柱炎,每次 1 片,4/d。

【不良反应】 胃肠反应发生率约 10%。可见腹痛、腹泻、恶心、消化不良、胃肠气胀、呕吐、胃炎、便秘、嗳气及头痛、头晕、上感症状和皮疹等。月经过多的发生率约 1%。腹痛、腹泻一般为暂时性的。单项不良反应发生多在 3～4d 出现,持续 2～4d 后自行消失。

【禁忌证】 活动性胃肠出血患者、孕妇及对本品过敏者禁用。

【制剂规格】 片剂:每片含双氯芬酸钠 50mg,米索前列醇 200μg。

呱氨托美丁(安妥米汀、Amtolmetin)

【作用特点与用途】 本品为非类固醇抗炎药环氧化酶(COX)抑制药。COX-1 有保护胃肠道黏膜的作用,本品主要抑制 COX-2。COX 是一种与膜结合的糖蛋白,能促进花生四烯酸(AA)氧化成前列腺素(PG)。抑制 COX-2 就阻止了可致炎症的 PGE_2 等的合成。由于本品对 COX-1 的影响不大,一般不影响胃黏膜的血流量,不增加胃酸分泌,并可促进胃黏膜生成。用于风湿性关节炎、类风湿关节炎等。但有心肌梗死和脑卒中者不推荐使用。

【用法用量】 口服:每次 0.2g,3/d,饭后服。

【不良反应】 与其他非类固醇抗炎药一样,可有消化道不良反应,应对症处理。

【注意事项】 应密切观察有无不适症状,以便对症治疗。

【制剂规格】 片剂:0.1g,0.2g。

帕瑞昔布(帕瑞考昔、特耐、Parecoxib、Dynastat)[保乙]

【作用特点与用途】 本品为第一种注射用选择性COX-2抑制药,前体药物。注射给药后经肝酶水解成伐地昔布,可缓解术后疼痛、减少吗啡用量、减少阿片类不良反应的发生。临床主要用于手术后疼痛的短期治疗。

【用法用量】 静脉或深部肌内注射:成年人每次40mg,间隔6～12h后可酌情给予20或40mg,总剂量不超过80mg/d;疗程应限于3d之内。体重＜50kg老年人或中重度肝损害者剂量减半。

【不良反应】注意事项】 ①可见术后贫血、低钾血症、焦虑、失眠、感觉减退、高血压或低血压、呼吸功能不全、咽炎、干槽症、消化不良、胃肠气胀、瘙痒、背痛、少尿、外周水肿、肌酐升高等。②参阅罗非昔布及说明书。

【制剂规格】 粉针剂:20mg,40mg。

罗非昔布(罗非可希、万络、Rofecoxib)

【作用特点与用途】 本品为选择性Ⅱ型环氧化酶(COX-2)抑制药。一般非类固醇抗炎药(NSAIDs)可同时抑制COX-1和COX-2。COX-1对胃肠黏膜有保护作用,若被抑制则可引起胃肠道穿孔、溃疡和出血等不良反应,而本品上述不良反应的发生率低。本品每日服用1次即可保持有效作用,疗效与剂量有关。本品口服后平均达峰时间为2～3h,生物利用度为93%,血浆蛋白结合率87%。主要在肝代谢,尿中排泄。肝酶诱导药如利福平、司可巴比妥、苯巴比妥等可降低本药的血中浓度及药时曲线下面积,影响疗效。主要用于缓解骨关节炎症状,亦可用于痛经。

【用法用量】 口服:治疗骨关节炎开始每日1次12.5mg;酌情增至25mg/d。急性疼痛或痛经可用50mg/d,顿服。

【不良反应】 虽然可避免胃肠出血等不良反应,但有可能出现心脏病、卒中和其他严重不良反应的风险成倍提高。上述可见上呼吸道感染(9%)、眩晕(7%)、呕吐(5%)、头痛(5%)。当每日服用1次50mg时,可常见胃肠道不良反应,如腹痛、胃痛、恶心、呕吐。少见腹胀、虚弱无力、胸痛、胃酸反流、便秘、口腔溃疡、耳鸣、体重增加、肌肉痉挛、失眠、抑郁、神经敏感性降低、呼吸困难、特发性皮炎、皮疹、过敏等。偶见转氨酶升高,血细胞比容降低。妊娠早期用药为C级。

【禁忌证】 活动性溃疡病或出血,中重度肝肾功能障碍者,有哮喘、急性鼻炎、鼻息肉、血管神经性水肿、非代偿性心力衰竭或用非类固醇抗炎药出现哮喘(过敏)等病人,以及孕妇、哺乳期妇女,均禁用。心肌梗死和脑卒中患者不宜用。

【注意事项】　肾功能不良者肌酐清除率为 30～80ml/min 者慎用,肝功能不全者慎用。当肝酶活性高于正常值 3 倍时应停药。对心、肾、肝功能障碍的病人应进行血药浓度监测。美国默沙东于 2004 年 9 月在全球范围内停售该药。

【药物相互作用】　本品与含铝、镁等的抗酸药及碳酸钙同服可降低血浆药浓度 20%;使用华法林治疗者合用本品会延长凝血时间。

【制剂规格】　片剂:12.5mg,25mg。混悬液:12.5mg/5ml,25mg/5ml。

塞来昔布(西乐葆、Celecoxib)[保乙]

【作用特点与用途】　本品为非类固醇抗炎药,选择性环氧化酶-2(COX-2)抑制药,可阻断炎性组织中前列腺素(PG)的合成。其抑制 COX-1 强 375 倍,故抗炎作用强,不良反应小。本品 100～200mg 的疗效与萘普生 500mg 相当。t_{max} 为 2h,$t_{1/2\beta}$ 为 10～20h。用于骨关节炎、类风湿关节炎及软组织损伤等。不推荐有心肌梗死、脑卒中者使用。

【用法用量】　口服:每次 100～200mg,2/d。

【不良反应】　本品不良反应小。动物实验 600mg/(kg·d),连续 10d,未见胃肠道损伤。治疗剂量不影响肾功能。偶见转氨酶增高。

【注意事项】　饭后服用可促进吸收。孕妇慎用。

【制剂规格】　片剂:100mg。

依托昔布(依托考昔、Etoricoxib)

【作用特点与用途】　本品为选择性环氧化酶-2(COX-2)抑制药。其口服 t_{max} 约 1h,$t_{1/2}$ 约 22h,血浆蛋白结合率 92%。本品可透过胎盘和血-脑脊液屏障,尿和粪中排出分别约 80% 和 20%。通过抑制 COX-2 减少 PG 合成和血栓生成而起解热、镇痛、抗炎之效。用于急性痛风性关节炎、类风湿关节炎、骨关节炎、慢性腰背痛、强直性脊柱炎、原发性痛经和术后牙痛等。

【用法用量】　口服:60～120mg/d,1/d;遵医嘱酌情调整,痛风用药≤8d。

【不良反应】【注意事项】　参阅罗非昔布等同类药。

【制剂规格】　片剂:60mg,120mg。

双醋瑞因(达赛瑞英、Diacerein)

【作用特点与用途】　本品的活性与其二乙酯衍生物 Rhein 有关,系存在于山扁豆属植物中具有蒽醌结构的化合物,能抑制白介素-1(IL-1)的活性,从而降低关节软骨中胶原酶的产生。Rhein 的剂量依赖性地抑制过氧化阴离子的形成,抑制白细胞趋化性及其吞噬作用,抑制巨噬细胞的迁移和吞噬作用。骨关节炎患者的软骨细胞中发现有大量的 IL-1 受体和尿激酶受体。本品能降低或缓解关节软骨的损伤。本品不改变肾脏和血小板的环氧化酶活性,因此,前列腺素依赖性肾功能障碍患者可以耐受。因起效较慢,第 1 个月需合用速效止痛药。口服 50mg, t_{max} 为 2.2h, C_{max} 为 3.2mg/L, AUC 为 21.3mg/(L·h), $t_{1/2\beta}$ 为 4.3h,蛋白结合率为 99%。与食物同服可增加本品的 t_{max} 和 AUC 值。用于骨关节炎。

【用法用量】 口服:每次 50mg,2/d。

【不良反应】 可有腹泻、腹痛、软便,发生率达 50%。

【制剂规格】 片剂:50mg。

联苯乙酸(Felbinac)

【作用特点与用途】 本品为透皮吸收的软膏或乳膏剂,避免了口服剂的消化道严重不良反应,直接作用于患部,镇痛抗炎效果好且安全。变形性膝关节病人等涂搽本品 2～3g 后 1～6h 向肌肉、滑膜及滑液移行,其浓度比抑制前列腺素合成所需浓度高,向血中移行很少。主要以代谢物或络合物随尿排出,血中未检出代谢物。适用于变形性膝关节病、肩周炎、腱鞘炎、腱周炎、肌痛、外伤后肿胀、疼痛等症。

【用法用量】 涂搽于未破损的患部(或患周)皮肤上,每日数次。

【不良反应】 偶见用药局部皮肤瘙痒感、发红及刺激感。偶见或罕见皮炎、水疱等。

【禁忌证】 对本品过敏者禁用。出现严重水疱者应停药。禁用于眼及黏膜或未愈合伤口上。

【注意事项】 ①感染性炎症应适当应用抗微生物药;②孕妇的安全性未确立,应避免长期大范围或大量用药;③小儿的安全性尚未确立;④避免用于表皮破损处。

【制剂规格】 软膏:3%(100g 含联苯乙酸 3g),内含丙烯酸聚合物、二异丙醇胺、乙醇、精制水等。

氟诺洛芬(Flunoxaprofen)

【作用特点与用途】 本品为非甾体抗炎镇痛药(NSAIDs)。其抗炎作用比双氯芬酸钠强,与酮洛芬(优布芬)相似;镇痛效果与吲哚美辛等同。尚能抑制花生四烯酸引起的血管通透性增高。片剂及栓剂用于类风湿关节炎、肌炎、滑膜炎、腱鞘炎、滑囊炎、骨关节病、妇科疾病、静脉炎。阴道冲洗粉剂用于非特异性外阴阴道炎、产后预防炎症、非特异性子宫颈炎。凝胶剂用于外伤及运动性损伤如:挫伤、韧带扭伤、创伤性炎症、肌腱炎、骨髓炎、滑囊炎;落枕、腰痛、关节痛、脊柱痛;风湿性关节炎、关节痛(病);脉管疾病、踝关节周围水肿和下肢肿胀。

【用法用量】　口服:片剂每次 50～200mg(1～2 片),1～2/d。直肠给药:每次 1 粒(200mg),1～2/d。阴道内灌洗或外阴冲洗:将粉剂 1～2 包溶于 1000ml 水中,每日冲洗 1 或 2 次。局部外用凝胶剂:2～3/d,范围一般为 3～5cm,或按患部扩大范围;为使吸收好,可局部轻轻按摩。

【不良反应】　口服可有胃部不适;外用偶有局部刺激症状。

【注意事项】　本品不宜长期口服或直肠给药。凝胶剂应避免用于有创面的部位,眼和黏膜处。

【制剂规格】　片剂:50mg,100mg。栓剂:200mg。粉剂:5g。凝胶剂:5%管装。

达布非龙(Darbufelone)

【作用特点与用途】　本品是新型非类固醇抗炎药,为脂质氧化酶(5-LOX)和环氧化酶-2(COX-2)双重抑制药,属噻唑酮双特丁基酚类化合物。可抑制白三烯和前列腺素的生物合成,无致溃疡性。本品的双重抑制作用强于尼美舒利、美洛昔康、罗非可西和塞利可西等同类药物。临床效果优于萘普生。健康志愿者口服后,与剂量成比例的(C_{max})和 $AUC_{0\to\infty}$ 值为 0.02～1.0mg/L 和 1.8～131mg/(h·L)线性关系良好;t_{max} 为 2.8～8.0h,平均 $t_{1/2\beta}$ 为 95.6～139h;清除率为 10.8～13.1ml/min;V_d 为 104～115L。给药 5mg 和 10mg 治疗 3 周,药物积聚量比预期的要少,可能是代谢的自动诱导所致。多剂量给药后减少了被吸收的部分,同时改变了与蛋白质的竞争性结合率。用于风湿性关节炎和骨关节炎。

【用法用量】　口服:每次 2～10mg,1/d;可根据病情适当增减剂量。

【不良反应】　消化系统症状发生率与剂量有关:用 10mg 的发生率 9%,2mg 则降至 6%;恶心分别为 1% 和 0。

【注意事项】　本品不良反应轻微。

【制剂规格】　片剂:2mg,5mg,10mg。

贝诺酯(百乐来、苯乐来、扑炎痛、Benorilarte)[保乙]

【作用特点与用途】　本品为对乙酰氨基酚与阿司匹林的酯化物,具有抗炎、解热及镇痛作用。口服后于肠内吸收，$t_{1/2}$ 1h。肝内代谢。本品被吸收入血后分解为阿司匹林及对乙酰氨基酚，保留了两者原有的解热镇痛功能，作用强度更大，很少引起胃肠出血，不良反应小。本品口服后吸收较阿司匹林或对乙酰氨基酚缓慢。但从口腔黏膜吸收则较快。本品的药效特点是开始退热时间较阿司匹林稍慢，一般多在服药后 1.5～3h 开始，但体温下降缓慢，作用温和，持续降温时间较阿司匹林长，体温复升率也较后者为低。用于类风湿和急慢性风湿性关节炎、风湿痛、感冒发热、头痛、神经痛及术后疼痛。

【用法用量】 口服：类风湿、风湿性关节炎每次 4g，每日早、晚各 1 次；或每次 2g，3～4/d。一般解热镇痛，每次 0.5～1.5g，3～4/d。儿童，3 个月至 1 岁，25mg/kg，4/d；1～2 岁，每次 250mg，4/d；3～5 岁，每次 500mg，3/d；6～12 岁，每次 500mg，4/d。幼年类风湿关节炎，每次 1g，3～4/d。百乐来片为速溶片，有效剂量为贝诺酯的 4/5。或遵医嘱。

【不良反应】 偶可引起一过性呕吐、胃灼热、便秘、嗜睡及头晕等。用量过大可致耳鸣及耳聋。

【禁忌证】 肝肾功能不全及阿司匹林过敏者禁用。

【制剂规格】 片剂：0.5g(扑炎痛)，0.4g(百乐来，速溶片)。

泰必治注射液(Ambene、Trabit)

本品为复方制剂，双针剂。其中 A 针剂含有保泰松 400mg，地塞米松 4mg，盐酸利多卡因 2mg；B 针剂含维生素 B_{12} 2.5mg，盐酸利多卡因 2mg。

【作用特点与用途】 保泰松有较强的消炎、镇痛及抗风湿作用；地塞米松有强力抗炎、抑制抗原抗体反应、抑制胶原性纤维增生和改善血管通透性等作用；维生素 B_{12} 参与三羧酸循环，合成神经髓质中的脂蛋白，故常用于各种神经系统疾病的治疗；利多卡因则具有扩张血管、加快吸收及减少局部疼痛反应的作用。因而本复方制剂有消除局部水肿及炎症，解除神经一过性压迫，止痛及缓解肌肉痉挛等作用，从而使症状好转。用于骨关节和神经痛，尤其是对急性非细菌性关节炎、类风湿和强直性脊柱炎、颈椎病及急性腰扭伤、坐骨神经痛等近期疗效较佳。

【用法用量】 肌内注射：取 A 及 B 针剂各 1 支，用同一注射器抽吸混合均匀后，臀深部肌内注射，1/d。急性病，1～3 次为 1 个疗程，症状减轻或消失则停药；慢性病，需进行第 2 个疗程的治疗，停药 10～14d 后以同样方式给第 2 个疗程。

【不良反应】 过量或长期应用可引起上腹部不适、胀痛、恶心、呕吐、胃十二指肠溃疡出血或穿孔、颜面肿胀、半身麻木、全身乏力及局部发热等，停药后缓解或逐步消失。

【禁忌证】　胃及十二指肠溃疡病、高血压及肝肾功能不全者忌用。

【注意事项】　用药期间出现眼睑或下肢水肿,应中止用药,并化验血钾、钠、氯。如血钾低应补钾。定期验血,如白细胞或中性粒细胞减少应停药。本药较长期的使用必须进行严密监护。用药期间忌食酸辣食物,以免对抗药物作用或加重不良反应。

【制剂规格】　针剂:A 及 B 针剂各 1 支。

二、抗炎镇痛与抗风湿药

桂美辛(吲哚拉新、吲哚新、Cinmetacin、Indolacin)

【作用特点与用途】　本品系吲哚芳香基乙酸衍生物。其抗炎作用比羟基保泰松强得多,相当于羟基保泰松的 5～10 倍。本品抗水肿作用优于吲哚美辛和羟基保泰松;抗炎镇痛作用略低于吲哚美辛,但毒性却明显低于吲哚美辛。在用于治疗急、慢性风湿性关节炎和强直性脊柱炎及其他炎症性疼痛时,其疗效超过吲哚美辛及吡罗昔康等。用于风湿和类风湿症及其他炎性疼痛。

【用法用量】　口服:每次 150～300mg,3/d,饭后服用,3～4 周为 1 个疗程。

【不良反应】　主要的症状为轻度胃不适刺激症状,在饭后服药可减少刺激性。可见胃痛、恶心、呕吐、食欲缺乏、嗜睡、头晕或眩晕,但病人可耐受,不影响治疗。若有胃痛、大便隐血、心悸、皮疹、排尿烧灼样痛及水肿等情况发生,停药后会逐渐恢复正常。

【禁忌证】　结核及消化性溃疡病人禁用。

【制剂规格】　胶囊剂:150mg。

咪唑酯(水杨酸咪唑、Imidazate、Selezen、Imidazole Salicylate)

【作用特点与用途】　本品对胃刺激性小,用于消炎、镇痛和退热时,不易引起胃溃疡;对妊娠和胎儿也无影响。口服和直肠给药能迅速吸收并达到治疗浓度,口服生物利用度达 80% 左右,直肠给药为 50% 左右。主要由肾排泄。用于关节炎、风湿痛及炎性疼痛、发热等症,包括肌肉、骨骼和韧带的急慢性炎性疼痛。

【用法用量】　口服:片剂,成年人每次 500～1500mg,6－12 岁儿童每次 250～500mg,1～2/d;口服滴剂:成年人每次 20～40 滴,6－12 岁儿童每次

10～20 滴,1～3/d。栓剂:成年人 500mg 栓剂每日 1～3 个或 750mg 栓剂每日 1～2 个;儿童 100mg 栓剂每日 1～3 个。肌内注射:500～1000mg/d。凝胶剂:局部少量涂敷,轻轻按摩。

【不良反应】 少数病人用药后出现胃肠功能紊乱、眩晕和凝血时间延长等。偶有出血现象。过敏病人可出现皮疹、鼻塞、哮喘及血管神经性水肿,偶见过敏性休克。

【禁忌证】 胃及十二指肠溃疡、活动性胃肠道出血及对阿司匹林、水杨酸和咪唑衍生物过敏的病人禁用。

【注意事项】 胃炎和哮喘病人应慎用。

【制剂规格】 片剂:0.5g,0.75g。滴剂:40%(40g/100ml)。栓剂:0.1g,0.5g,0.75g。针剂:0.5g。凝胶剂:5g/100g。

环氯茚酸(氯环茚酸、克力丹酸、Clidanac、Britai、Indanal)

【作用特点与用途】 与吲哚美辛相比,本品有相等或更好的消炎及镇痛作用,并且其解热作用更优,抑制前列腺素生物合成的作用比吲哚美辛更强。本品 45mg 治疗变形性关节病的效果与吲哚美辛 75mg 的效果相当;本品 30mg 对恶性肿瘤病人的退热作用与吲哚美辛 50mg 的作用基本一致。用于变形性关节病、肩周炎、颈肩腕综合征及腰痛等的消炎镇痛和恶性肿瘤病人的退热。

【用法用量】 口服:成年人 30～45mg/d,分 2～3 次,饭后服用。

【不良反应】 偶见水肿、血尿素氮增加、蛋白尿、红细胞和白细胞计数减少、皮疹、胃肠道出血及呕吐等,应及时停药。

【禁忌证】 消化性溃疡病、严重肝或肾病、血液病病人应禁用。本品应避免与其他消炎镇痛药联用。对本品和使用阿司匹林引起哮喘者应忌用。

【注意事项】 孕妇、哺乳期妇女不宜用。老年人及小儿应限用必需的最小剂量。

【制剂规格】 普通片和肠溶片:15mg。

舒洛芬(噻丙芬、Suprofen)

【作用特点与用途】 本品为麻醉性镇痛药,能抑制前列腺素合成,并直接干扰或拮抗前列腺素的效应,是新型前列腺素合成抑制药。其镇痛活性大于消炎活性,镇痛作用比其他镇痛药如吲哚美辛、优布芬、阿司匹林和保泰松强。临床上消退炎性红疹、发热及水肿等的作用显著。舒洛芬口服后从胃肠道迅速吸收,达血浆峰浓度时间为 1h,服药后 2h 显示最高镇痛活性,并可维持 4h

左右。$t_{1/2}$ 2h。主要体内代谢物为葡萄糖醛酸酯结合物并从尿中排出。用于各种外周性轻度至中度疼痛,如肌肉、骨骼疼痛、外阴切开术产后疼痛、普通外科术后疼痛、口腔科术后疼痛、骨关节炎、类风湿病、痛经等。

【用法用量】 口服:每次 200mg,3~4/d。

【不良反应】 目前尚未见致畸、胚胎毒、致癌性及任何重要器官的形态学和病理学变化。仅见少数病人有轻微的胃肠道反应。

【禁忌证】 活动性消化道溃疡,对本品不能耐受或过敏者及对一般解热镇痛药诱发支气管痉挛、鼻炎及荨麻疹等病人应禁用。

【制剂规格】 胶囊剂:200mg。

普拉洛芬(尼呋喃、吡喃洛芬、Pranoprofenum)[保乙]

【作用特点与用途】 本品的镇痛、消炎和解热作用比吲哚美辛、布洛芬、阿司匹林强。对腰痛症有效率为 59.0%,关节变形症为 60.1%,颈肩腕综合征为51.3%,慢性风湿性关节为 33.3%,急性上呼吸道炎 64.1%,牙周炎为66.7%;对各种一般外伤、小手术、拔牙后的炎症及疼痛的有效率为 63.0%。其滴眼液为医院乙类品种。用于上述各种外周性炎症疼痛,一般外伤和小手术后及拔牙后的消炎镇痛。滴眼液用于眼部无菌性炎症。

【用法用量】 口服:成年人每次 75mg,3/d,饭后服。可根据年龄、症状适当增减剂量。滴眼液滴眼,每眼 1 滴,4~6/d。

【不良反应】 服药后罕见消化性溃疡、胃肠出血等,此时应停药。偶见食欲缺乏、恶心、呕吐、便秘、口炎及皮疹等。少数病人还有头痛、耳鸣、头晕及水肿。极少数人有转氨酶及碱性磷酸酶和血尿素氮上升。

【禁忌证】 消化性溃疡、严重血液异常、严重肝肾疾病及对本品过敏者禁用。

【注意事项】 本品可增强香豆素类抗凝药的作用。有消化性溃疡史及有支气管哮喘者应慎用。长期服用本品者应该定期查尿、血及肝肾功能,异常时应减量或停药。老年人和小儿限用于必需的最小剂量。应避免与其他消炎镇痛药合用。为防止掩盖感染,可适当并用敏感的抗菌药物,但应仔细观察。

【制剂规格】 胶囊剂:75mg。滴眼液:25mg/5ml。

阿明洛芬(阿米洛芬、米兰芬、Alminoprofen)

【作用特点与用途】 本品为消炎镇痛退热药,无成瘾麻醉性。能预防急性积液,对全身多发性关节炎有效。服用本品 300mg 后,从消化道迅速吸收,

于 $0.5\sim1.5h$ 内达血浆有效浓度, $t_{1/2}$ 约 3h。本品主要以原型或与葡萄糖醛酸结合的代谢物从尿中排出。用于慢性腰椎风湿性关节炎、神经根炎、肌腱炎;牙科手术、骨折、挫伤、扭伤;产后子宫绞痛等症的短期对症治疗。

【用法用量】 饭前口服:首次 300mg,以后根据效果减少剂量,2/d。治疗子宫绞痛时,400~600mg/d,分 2 次服用。可酌情增减。

【不良反应】 可引起嗜睡、头痛、恶心、呕吐、胃痛等。偶见胃及十二指肠溃疡及消化道出血、皮疹、转氨酶暂时升高等。

【禁忌证】 消化性溃疡及严重肝肾功能障碍者禁用。

【注意事项】 使用本品前应控制感染。使用本品期间,特别是有严重疾病者应定期查尿、血及肝肾功能。避免与其他解热镇痛药合用。

【制剂规格】 片剂:150mg。

吡洛芬(吡氯布洛芬、灵加消、Pirprofen、Rengasil)

【作用特点与用途】 本品有抗炎抗风湿作用。用于类风湿关节炎、骨关节炎、强直性关节炎、非关节性风湿病、急性疼痛、术后疼痛及癌性疼痛。口服 t_{max} 为 $1\sim2h$,血浆蛋白结合率 99.8%, $t_{1/2}$ 为 6h,主要在肝代谢,由肾排泄,粪中排出仅约 8%。

【用法用量】 口服:开始 800mg/d,分 2 次服,维持量 600mg/d。类风湿关节炎、强直性关节炎开始 1.0g/d,分 3 次服,持续 1~2 周。镇痛:每次200~400mg,2~3/d。肌内注射:每次 400mg,数小时后可重复用。急性痛风发作 400mg,深部臀肌注射。可酌情增减。

【不良反应】【注意事项】 可有胃肠反应、耳鸣等,但比阿司匹林少;有服后致药物性肝炎的报道,肝功能不良者慎用。

【制剂规格】 胶囊剂:200mg,400mg。注射剂:400mg。

氯芬那酸(抗风湿灵、氯灭酸、Clofenamic)

【作用特点与用途】 本品有消炎、镇痛、解热等作用。用于类风湿关节炎、风湿关节炎等。

【用法用量】 口服:每次 0.2~0.4g,3/d。

【不良反应】 可有头昏、头晕等。长期应检查肝肾功能。

【制剂规格】 片剂:0.1g,0.2g。

氟芬那酸(氟灭酸、Flufenamic Acid)[保乙]

【作用特点与用途】 本品抗炎作用强于氯芬那酸。用途同氯芬那酸。

【用法用量】　口服：每次 0.2g,3/d。遵医嘱。

【不良反应】【注意事项】　偶见胃部不适、腹泻、皮疹、蛋白尿、血尿、水肿等。

【制剂规格】　片剂:0.1g,0.2g。

非诺洛芬(苯氧苯丙酸、苯氧布洛芬、Fenoprofen)

【作用特点与用途】　本品为非甾体消炎镇痛药。本品抗炎作用相当于阿司匹林的 50 倍、保泰松和吲哚美辛的 10 倍;解热作用也比阿司匹林、保泰松、甲芬那酸等强。成人口服本品 0.6g,2h 内血药浓度达 $50\mu g/1ml$,$t_{1/2}$ 为 2.5h,24h 可由尿中排出 90%。血浆蛋白结合率为 99%。用于急、慢性风湿性和类风湿关节炎、强直性脊柱炎及术后疼痛、牙痛等。

【用法用量】　口服:风湿和类风湿关节炎及骨关节炎病人,每次 0.3～0.6g,3～4/d。剂量可根据病人年龄、身体状况和病情等进行调整。一般1.2～2.4g/d,最大剂量不超过 3.2g/d。饭后服用或与食物共服。1 个月为 1个疗程。可酌情增减。

【不良反应】　主要是消化道反应,如消化不良、厌食、恶心、呕吐及腹痛等,但症状较轻,一般不影响继续治疗。

【注意事项】　有上消化道病史、肝肾功能不全、孕妇及哺乳期妇女应慎用,本品不宜与其他消炎镇痛药合用。

【制剂规格】　片剂:300mg。

布洛芬缓释胶囊(芬必得、炎痛停、Fenbid、Ibuprofen)[保甲/乙]

【作用特点与用途】　布洛芬是有效的前列腺素合成酶抑制药,具有解热、镇痛及抗炎作用。本品将布洛芬制成缓释剂,使药物在体内逐渐释放,2～3h血药浓度达到峰值,血浆 $t_{1/2}$ 4～5h,血药浓度波动较小,无药物蓄积的趋向。用于减轻或消除以下疾病的疼痛和炎症:扭伤、劳损、下腰疼痛、肩周炎、滑囊炎、肌腱及腱鞘炎;其他症状如痛经、牙痛和术后疼痛;类风湿关节炎、骨关节炎及其他血清阴性(非类风湿)的关节疾病。

【用法用量】　缓释胶囊剂口服:成人及 12 岁以上儿童通常剂量为每次1～2 粒,2/d,早、晚各 1 次,或遵医嘱。根据病情,可增减。晚间服药可使疗效保持 1 夜,亦有助于防止晨僵。其他剂型遵医嘱。

【不良反应】　一般为肠胃不适、皮疹、头痛、耳鸣。

【禁忌证】　活动期消化道溃疡。孕妇若在晚期或产前用药则为 D 级。

【注意事项】　①肠胃病病人慎服;②有支气管哮喘病史者,可能会引起支气管痉挛;③并用抗凝血药者,服药的最初几日应随时监测其凝血酶原时间;④应注意与阿司匹林和其他非甾体抗炎药可能产生的交叉过敏性;⑤孕妇及哺乳期妇女慎用;⑥过量服药可能引起头痛、呕吐、倦睡、低血压等,一般症状在停药后即可自行消失。孕妇在妊娠早、中期用药属 B 级。

【制剂规格】 缓释胶囊剂:300mg。胶囊:0.1g;0.2g。口服液:0.1g/10ml。混悬液:2g/100ml。滴剂:0.6g/15ml。软膏剂:20g。

附:**卡洛芬(Carprofen)** 又名**卡布洛芬、炎易妥**,用于抗炎、镇痛。成年人通常 1 次口服 150mg,2/d。参阅布洛芬缓释胶囊。

酮洛芬(优布芬、优洛芬、Ketoprofen)

【作用特点与用途】 本品为非甾体消炎、解热、镇痛及抗风湿药,疗效优于布洛芬,但不良反应却比布洛芬及吲哚美辛少而轻。其作用机制是抑制前列腺素合成。本品消炎镇痛作用与吲哚美辛相当,比阿司匹林强 150 倍;解热作用较吲哚美辛大 4 倍,比阿司匹林强 100 倍,因而用量小。口服本品 50mg后 0.5h,血中药浓度即可达 2.86μg/ml,1h 即可达高峰浓度 3.25μg/ml,在骨髓中有明显的蓄积作用。$t_{1/2}$ 1.6~1.9h,24h 后主要以葡萄糖醛酸结合物的形式和原型从尿中排泄殆尽。代谢物中以水溶性代谢物为主,酯溶性代谢物少(60%~90%酮洛芬与血浆蛋白,主要是白蛋白结合),主要经肾排出,24h内排泄口服量的 30%~90%,粪便中排泄量仅为 1%左右。用于风湿性和类风湿关节炎、骨关节炎、强直性脊柱炎及痛风、肌腱炎、黏液滑囊炎、肩周炎、腰痛及坐骨神经痛等。

【用法用量】 口服:每次 50mg,2~3/d,进餐时服用。凝胶剂外用。

【不良反应】 可有胃部不适、恶心、呕吐、腹泻、心悸及出汗,少数有嗜睡及皮肤瘙痒。在妊娠早、中期用药为 B 级;若在晚期用药则为 D 级。

【禁忌证】 消化性溃疡病忌用。

【注意事项】 有消化道疾病者慎用。

【制剂规格】 片剂、胶囊剂:25mg,50mg。2.5%凝胶剂:50g。

氟比洛芬(氟布洛芬、平风片、Flurbiprofen)[保乙]

【作用特点与用途】 本品为非甾体抗炎镇痛解热药。其消炎作用为阿司匹林的 250 倍,镇痛作用为阿司匹林的 50 倍。口服本品 0.1g,1.5h 达血药峰浓度值 7~9μg/ml。用于风湿性关节炎、类风湿关节炎、僵直型脊柱炎及变形性关节炎等。

【用法用量】 口服:150~200mg/d,分 3 或 4 次服;重症可增至 300mg/

d,分 3 次服。

【不良反应】　常见胃肠道反应如消化不良、胃灼热及胃痛等,偶见皮疹。

【禁忌证】　有消化性溃疡病者忌用。

【注意事项】　气喘或服用其他抗炎止痛药曾诱发气管痉挛者慎用。妊娠或哺乳期妇女的用药安全性尚未确定。本品如服药过量应进行洗胃或输液等对症处理,无特效解毒药。

【制剂规格】　片剂:50mg。滴眼剂见眼科药。

噻洛芬酸(安得返、枭刚片、Tiaprofenic Acid)

【作用特点与用途】　本品为芳基丙胺(酸)类衍生物。非甾体解热镇痛抗炎作用强于双氯芬酸、吲哚美辛和布洛芬;镇痛强度与哌替啶相似。作用机制是抑制环氧化酶而减少前列腺素合成。无药物依赖性,恢复风湿病病人活动能力效果好。口服吸收好,血药达峰时间约 1.5h,$t_{1/2}$ 约 2h。肌内注射约 0.5h 生效,有效镇痛持续时间约 12h。血浆蛋白结合率约 98%。24h 内尿中排出给药量的 50% 左右,少量见于胆汁,乳汁中极少量。用于术后疼痛、急性风湿痛、创伤及急性关节病痛症。

【用法用量】　口服:片剂、胶囊剂,每次 200mg,3/d。长期治疗时,由第 4 日降至 100mg。缓释片 600mg,1/d。肾功能不全的老年患者每次 200mg,2/d。肌内注射:200～400mg/d,1～2/d;最大剂量 600mg/d,分 3 次注射。肛栓剂每次 300mg,2/d。儿童遵医嘱。

【不良反应】　有消化不良、胃痛、胃灼痛、恶心、呕吐、腹泻、便秘;另有嗜睡、疲劳、头痛、眩晕、过敏性休克、水肿、口腔溃疡、皮肤干燥、皮肤发痒、白细胞增多、嗜酸性粒细胞增多症、短暂的血清 ALT 升高及对血小板凝聚的抑制,参见吲哚美辛。

【禁忌证】　对本品过敏者,孕妇、哺乳期妇女及 3 岁以下小儿,胃、十二指肠溃疡患者,严重肝肾功能不全者,对阿司匹林或其他非甾体抗炎药有加重哮喘发作、荨麻疹、过敏性鼻炎者。

【注意事项】　①驾车及操纵机械者慎用;②与血浆蛋白广泛结合的药物,如磺胺类、抗凝血药、降血糖药、苯妥英钠及强效利尿药合用,会使血药浓度升高,应调整用药剂量和时间间隔。

【制剂规格】　片剂:100mg,200mg,300mg。缓释胶囊剂:300mg。缓释片:300mg。粉针剂:200mg。

舒林酸(天隆达、奇诺力、Sulindac)[保乙]

【作用特点与用途】 本品为活性极小的前体药物,经口服吸收后在体内代谢成活性硫化物,抑制环氧化酶,减少 PG 合成,其作用较舒林酸本身强 500 倍。发挥镇痛、消炎、解热作用。但对肾生理性前列腺素(PG)的抑制不明显,故对肾影响小。其口服吸收率为 88%~90%,t_{max} 1~2h(食物可延长其达峰时间),血浆蛋白结合率约 95%;活性硫化代谢物 $t_{1/2}$ 约 14h(故呈长效抗炎之效)。主要从粪、尿中排出。适用于各种慢性关节炎,如风湿性关节炎、变形性关节炎、强直性关节炎、肩周炎的消炎、镇痛。尤其适用于对老年人、肾血流量有潜在不足的患者;各种原因引起的疼痛,如痛经、牙痛、外伤和手术后疼痛等,轻中度癌性疼痛。

【用法用量】 口服:成年人抗风湿,每次 0.2g,2/d。成年人镇痛,每次 0.2g,8h 后重复;2 岁以上儿童,按体重 4.5mg/kg,分 2 次口服,每日剂量不得超过 6mg/kg。

【不良反应】【注意事项】 ①可有胃肠反应,但较阿司匹林低;罕见骨髓抑制、急性肾衰竭、肝损害、心力衰竭、无菌性脑膜炎等。②禁用于 2 岁以下儿童、孕妇、哺乳妇女,消化性溃疡、出血者及对其过敏者。③定期监测大便隐血、血象、肾功和肝功,以便及时对症处置。

【制剂规格】 片剂:0.1g,0.2g。

丁苯羟酸(皮炎灵、丁苯乙肟、Bufexamac)

【作用特点与用途】 本品为非甾体消炎镇痛药,其效果与保泰松相似。适用于类风湿关节炎及髋关节炎。外用可治皮肤病、瘙痒等。

【用法用量】 口服:治疗类风湿关节炎,0.75~1.5g/d,分次服。治疗急慢性湿疹、神经性皮炎(牛皮癣)、瘙痒等,用 5% 软膏或霜剂局部外用;必要时可采用电离透入疗法,超声波或按摩 10min 以增加吸收。外用剂亦可用于风湿病的局部治疗。

【注意事项】 参阅"保泰松"。肝病患者避免使用。

【制剂规格】 片剂:0.25g。5% 霜、软膏剂:0.25g(5g),0.5g(10g)。

呋洛非宁(夫洛非宁、伊达拉克、Floctafenine)

【作用特点与用途】 本品系芬酸类衍生物,非甾体外周性镇痛药。止痛效果优于阿司匹林、对乙酰氨基酚和喷他佐辛。t_{max} 为 0.5~1h,一般首次用药 0.5g 后即有止痛效果,能防止痛区蔓延至中枢神经系统而缓解疼痛。本品主要在肝代谢,由胆汁和尿中排出。可与抗凝血药、避孕药、激素、安眠药、吗啡类及非甾体类药配伍使用,并可相应减少剂量而降低不良反应。临床用于各种急慢性疼痛,尤其是退化性风湿病,关节外的风湿痛、神经痛、头痛、耳鼻咽喉或牙痛、妇科、创伤和手术后疼痛及癌症疼痛等。

【用法用量】 口服:成年人急性疼痛,当即服 400mg(2 片),如需要再加服 200mg;平均 800mg/d(4 片)。慢性疼痛,400~600mg/d。30 个月以上儿童口腔科止痛可按体重 10~20mg/(kg·d)用药。

【不良反应】【注意事项】 参阅芬酸类同类药;可导致少尿或无尿急性肾功能不全;不可与 β 受体阻滞药及对其过敏的同类药合用。

【制剂规格】 片剂:200mg。

铝镁司片(Lovastatin Tablets)

【作用特点与用途】 本品为复方片剂,内含阿司匹林有抑制前列腺素合成而解热镇痛,重质碳酸镁及甘羟铝抗酸,能减少阿司匹林对胃的刺激而引发的胃部不适、恶心、呕吐、食欲缺乏等。用于头痛、牙痛、月经痛、关节痛、精神痛及感冒发热等。

【用法用量】 口服:成年人每次 1~2 片,早、中、晚饭后各服 1~2 片。

【不良反应】【注意事项】 ①参阅阿司匹林、碳酸镁和甘羟铝;②用于止痛和退热不得超过 3d;③发热伴脱水患儿、年老体弱或体温至 40℃ 以上患者、痛风、肝功能不全、心功能不全、鼻出血、月经过多等及有出血倾向患者或溶血性贫血史者慎用;④服本品期间戒酒;⑤儿童遵医嘱用;⑥孕妇、哺乳妇、哮喘、鼻息肉综合征、对阿司匹林过敏者、血友病、血小板减少者、溃疡病活动期患者均禁用。

【制剂规格】 每片内含阿司匹林 0.33g,重质碳酸镁 0.1g,甘羟铝 50mg。

百乃定(Bainaiding)

【作用特点与用途】 本品有退高热作用。用于治疗流感及原因不明的高热。

【用法用量】 皮下、肌内注射:每次 1~2ml,1/d,5 岁以上患者用。

【不良反应】【注意事项】 本品为非致病性菌蛋白及胆汁浸出制剂,应保存于阴凉处,忌与链霉素混合注射。应警惕过敏或变态反应。注意有效期。

【制剂规格】 注射剂:2ml。

单氯芬酸(单氯芬那酸、Monoclofenanic Acid)

【作用特点与用途】 本品为邻氨苯甲酸衍生物,能抑制环氧化酶,减少前列腺素合成,具有抗炎、镇痛及解热作用。用于类风湿关节炎、骨关节炎及其他原因关节炎的关节肿痛,并可缓解其他疾病所致的轻中度疼痛。口服 t_{max} 为 6h, $t_{1/2}$ 为 9h。

【用法用量】 口服:每次 0.2~0.4g,3/d。急性镇痛时,空腹吸收快。长期用药宜与食物同服。

【不良反应】【注意事项】 ①可有头昏、头痛、嗜睡、恶心、呕吐、腹泻等,偶有皮疹、尿道刺痛(同服碳酸氢钠 1 倍量可缓解)。②可能引起胃肠溃疡、出血、溶血性贫血、骨髓抑制、一过性肝肾功能异常。③本品不宜与其他非甾体抗炎药合用,以免交叉过敏反应。④有支气管痉挛、过敏性鼻炎、荨麻疹患者不宜使用。孕妇、哺乳妇女、对阿司匹林及其他非甾体抗炎药过敏者、炎症性肠道疾病、消化性溃疡患者禁用。

【制剂规格】 片剂:0.2g。

舒多昔康(湿痛喜康、Sudoxicam)

【作用特点与用途】 本品为苄噻嗪类长效非甾体消炎镇痛药。口服吸收快, $t_{1/2}$ 为 24~96h。用于治疗风湿性、类风湿关节炎及痛风等。

【用法用量】 口服:20mg,1/d。3 周至 2 个月为 1 个疗程。

【不良反应】【注意事项】 参阅吡罗昔康。胃肠反应相对较少而轻。

【制剂规格】 片剂:20mg;10mg。胶囊剂:10mg。

抗炎松(孕烯诺龙、Antiflamison)

【作用特点与用途】 有消炎、镇痛、抗风湿及抗过敏等作用。用于风湿关节炎、风湿性心脏病、过敏性皮炎、接触性皮炎、虹膜炎、角膜炎等。

【用法用量】 口服:每次 25mg,3~4/d。外用霜剂:0.5mg,搽皮炎患部。

【注意事项】 同甾体类皮质激素。

【制剂规格】 片剂:25mg。霜剂:10mg/10g,5mg/10g。

依托芬那酯(优迈、Etofenamate)[基]

【作用特点与用途】 本品为非甾体抗炎镇痛药。其作用机制是抑制缓激肽、环氧化酶、脂氧化酶、组胺、5-羟色胺、透明质酸和总补体的释放和作用,稳定溶酶体膜,减少对外来物质的反应。t_{max} 为 12～14h,蛋白结合率 98%～99%。个体差异大。用于骨骼肌系统软组织风湿病,如肌肉风湿病、肩周炎、腰痛、坐骨神经痛、腱鞘炎、滑囊炎、各种慢性关节炎、脊柱和关节的各种软组织劳损、挫伤、扭伤、拉伤。

【用法用量】　外用:根据疼痛部位大小,每次涂 5～10cm 长的本品霜剂,并用手轻揉疼痛部位,3～4/d。

【注意事项】　皮肤破损处及对本品过敏者禁用。

【制剂规格】　霜剂:10% 每支 40g。

羟布宗(羟保泰松、Oxyphenbutazone)

【作用特点与用途】　同保泰松,解热作用较弱,抗炎作用较强,能促尿酸排泄。用于类风湿、风湿性关节炎、强直性脊柱炎、急性痛风等。

【用法用量】　饭后口服:每次 0.1～0.2g,3/d。1 周后逐渐减量。维持量:0.1～0.2g/d。

【注意事项】　同保泰松,但对胃肠道刺激较小。

【制剂规格】　片剂:0.1g。

溴芬酸钠(Bromfenac Sodium、Duiact)

【作用特点与用途】　本品为非麻醉性外周作用镇痛药(NSAIDs)。属非类固醇抗炎药。其镇痛作用比佐美酸强 5.8 倍;抑制急、慢性炎症作用分别比吲哚美辛强7.5～20 倍、3.8 倍。但胃不良反应仅与吲哚美辛相当。空腹口服后 1h 达血药浓度峰值,生物利用度 67%,高脂饮食可影响本品吸收,血浆蛋白结合率>99%,$t_{1/2}$ 1～2h,主要在肝代谢,代谢物从尿中排出。用于腹腔、妇科、口腔和矫形外科等各种急性疼痛。

【用法用量】　口服:每 6～8 小时服 25mg,1 个疗程应<10d。高脂饮食可增加剂量至 50mg,但不应超过 150mg/d。建议治疗期间素食,以保护肝脏。

【不良反应】　与一般 NSAIDs 相似。可见胃肠道刺激如消化不良、恶心、腹痛;偶见眩晕、嗜睡、头痛、液体潴留和水肿;ALT 升高;肝炎、肝衰竭罕有报道,但与本品的相关性尚待证实。

【禁忌证】　严重肝病、慢性肝炎、有过敏史者。

【注意事项】　孕妇,有消化系统疾病、心血管疾病及肝肾疾病患者慎用。其余参阅 NSAIDs 类。

【制剂规格】　胶囊剂:25mg。

其他抗炎镇痛药见表 7-1。

表 7-1　其他芳基丙胺(酸)类

药物名称、制剂	作用特点及临床应用	注意事项
吡酮洛芬(吡优布芬、Piketoprofen) 霜剂:盐酸盐1.8%。 气雾剂:2%	非甾体外用速效长效消炎镇痛并具有退热之药效。外用后能迅速透过皮肤蓄积于附近的皮下组织而迅速起效,并能持续地起作用。局部涂敷或喷雾于皮肤或黏膜未破损的骨关节炎、肌炎或腰、腿痛患部	不能用于伤口及黏膜
洛索洛芬[保乙](环氧洛芬、Loxoprofen、Loxonin) 胶囊、片剂:60mg。颗粒剂:0.1g。均按无水物计	NSAIDs,口服吸收后以较高浓度分布于肝、肾及血浆中,$t_{1/2}$ 1~1.5h。用于慢性风湿性关节炎、变形性关节病、腰痛、肩周炎及术后疼痛、牙痛等。口服:每次60mg,3/d	不良反应类似酮洛芬。消化性溃疡,严重血液异常及肝、肾疾病患者,对本品过敏及妊娠末期、哺乳期妇女禁用
芬布芬[保乙](联苯丁酮酸、Fenbufen、Napnol) 胶囊剂:200mg	NSAIDs,属前体药。消炎镇痛弱于吲哚美辛但强于阿司匹林。达峰时间约2h,$t_{1/2}$ 12~17h。用于风湿、类风湿骨关节炎、术后痛、牙痛等。口服600~900mg/d,分次服或每晚600mg	不良反应与注意事项同布洛芬。14岁以下儿童忌用。消化道病人、孕妇、哺乳期妇女应遵医嘱
扎托布洛芬(Zalto-profen、Soleton) 片剂:80mg	NSAIDs,戊酮酸类。类似吲哚美辛、酮布洛芬。达峰时间1~1.5h,吸收好。用于慢性风湿性关节炎、变形性关节病、腰痛、肩周炎、术后痛、牙痛等。口服80mg,3/d,或80~160mg顿服	同芬布芬

药物名称、制剂	作用特点及临床应用	注意事项
右酮洛芬（Dexke-toprofen、Enan-tyum） 胶囊剂:12.5mg, 　25mg	本品去掉了消旋酮洛芬的无效成分,剂量减少 1/2,但疗效不变。临床应用同酮洛芬。饭后口服 12.5～50mg,3/d;最大剂量 150mg/d	同酮洛芬(优布芬)

右旋酮洛芬氨丁三醇(葵拉兰、Dexketoprofen Trometamol)[保乙]

【作用特点与用途】　本品是从抗炎镇痛作用极强的酮洛芬中提取的右旋体,与同样具有很强镇痛抗炎作用的氨丁三醇结合而成的一种盐,极易溶于水,生物利用度高,镇痛消炎作用更强,起效迅速。本品仅针对性地抑制 COX-2,而对维护正常生理作用的 COX-1 没有作用,所以具有优于酮洛芬的安全性。健康受试者单次服用 12.5mg 或 25mg 的本品,0.25～0.75h 血药浓度达峰值,峰值浓度为 1.4mg/L 和 3.1mg/L。适用于类风湿关节炎、骨性关节炎、强直性脊柱炎、痛风性关节炎;痛经、牙痛、手术后痛、癌性疼痛;急性扭伤或软组织挫伤;感冒发热及其引起的全身疼痛。

【用法用量】　口服:根据疼痛的类型、程度和时间长短而不同,通常每次 1～2 片,3～4/d 或遵医嘱。一般宜饭后服或与食物同服,剂量不超过 100mg/d(8 片)。

【不良反应】　少数病例有嗜睡、头痛、心悸等,一般不需处理。

【禁忌证】　胃与十二指肠溃疡患者禁用,对本药任何成分过敏者禁用。

【药物相互作用】　阿司匹林、丙磺舒可降低本品的蛋白结合率,导致本品游离血药浓度增高,有引起中毒的危险。

【制剂规格】　片剂:12.5mg。

甲芬那酸(扑湿痛、甲灭酸、佳太芬、Mefenamic Acid)

【作用特点与用途】　本品为非甾体抗炎镇痛药,具有镇痛、解热、抗炎作用。抗炎作用较氯芬那酸、氟灭那酸强,用于轻度及中等度疼痛。用于牙科、产科或矫形科手术后疼痛;软组织损伤性疼痛;骨骼、关节疼痛;痛经、神经痛、血管性头痛;癌性疼痛;还用于风湿及类风湿关节炎引起的慢性疼痛。

【用法用量】　口服:成年人首次服 0.5g,以后每 6 小时服 0.25g,用药不超过 1 周,宜饭后或与食物同服。

【不良反应】 偶见胃部不适,一旦出现腹泻及皮疹应立即停药。可加重哮喘,引起支气管痉挛。一般孕妇用药为 C 级。

【禁忌证】 对本品及其他非甾体抗炎药过敏者、炎性肠病、活动性消化性溃疡者禁用。孕妇在妊娠晚期用药为 D 级。

【注意事项】 ①应用化疗的肿瘤患者应慎用,因可增加胃肠及肾脏毒性。②本品可致血清尿素氮和钾浓度升高,凝血酶原时间延长,血清转氨酶升高。③对阿司匹林或其他非甾体抗炎药过敏者对本品可有交叉过敏反应。对阿司匹林过敏的哮喘患者,本品也可引起支气管痉挛。

【制剂规格】 片剂、胶囊剂:0.25g。

乙水杨胺(美可得、止痛灵、Ethenzamide)[保乙]

【作用特点与用途】 本品作用于下丘脑下部,通过抑制前列腺素的体内合成而发挥镇痛作用,并作用于中枢神经系统,增大末梢血流量,从而使热量散发,体温下降。本品可使血管通透性减弱,其机制为抑制体内前列腺素合成,游离释放出与血浆蛋白质结合的内源性抗炎物质肽类,抑制 ATP 产生,使炎症反应所必需的能量不足而显示抗炎作用,同时还有抗透明质酸酶、抗渗出作用。用于缓解神经痛、头痛、牙痛、腰痛、风湿痛、关节痛、类风湿关节炎、痛经等的疼痛症状。

【用法用量】 口服:每次 0.5g,1～3/d。

【不良反应】【注意事项】 ①较常见有恶心、呕吐、上腹不适或疼痛等胃肠道反应。本品可导致胃肠溃疡和出血时间延长并增加出血倾向。长期服用可致肾损害。②孕妇与哺乳妇女慎用。

【禁忌证】 对本品过敏者、肾功能不全者禁用。

【药物相互作用】 ①与锂制剂共用可使血药浓度上升,出现锂中毒症状;②本品可减弱噻嗪类利尿药的作用。

【制剂规格】 片剂:0.25g,0.5g。

菠萝蛋白酶(菠萝酶、博迪美、Bromelains)

【作用特点与用途】 本品是从菠萝液汁中提取的一种蛋白水解酶,临床上可用作抗水肿和抗炎药。口服后能加强体内纤维蛋白的水解作用,将阻塞于组织的纤维蛋白及血凝块溶解,从而改善局部循环,使炎症和水肿消除。与抗生素、化疗药物并用,能促进药物对病灶的渗透和扩散。本品具有分解纤维蛋白的大分子而不破坏凝血所必需的纤维蛋白原的优点。菠萝蛋白酶尚能抑制血小板聚集、增强免疫功能、具有抗癌作用。用于各种原因所致的炎症、水肿、血肿、血栓症如支气管炎、支气管哮喘、急性肺炎、产后乳房充血、乳腺炎、产后血栓静脉炎、视网膜炎等;与抗生素合用治疗关节炎、关节周围炎、蜂窝织炎、小腿溃疡等;也用于手术后感染、肾盂肾炎的辅助治疗;亦用于外伤、骨骼肌损伤、清创术等。

【用法用量】　口服:片剂每次 10 万 U,3~4/d。肠溶片每次 3 万~9 万 U,3/d。外用:用 0.1%~0.2%氯化钠溶液溶解片剂后外敷,1~2/d。

【禁忌证】　胃肠道溃疡、严重肝肾功能不全、血液凝固功能障碍者禁用,对本品过敏者禁用。

【注意事项】　菠萝蛋白酶遇胃蛋白酶会被破坏,故片剂宜吞服,不要嚼碎。

【制剂规格】　片剂:5 万 U。肠溶片:3 万 U。

七叶皂苷钠(麦通纳、Sodium Aescinate)[保乙]

【作用特点与用途】　本品是七叶树科植物天师栗的干燥成熟种子提取制成的三萜皂苷的钠盐,其主要组分为七叶皂苷(A、B、C、D)。本品可增加静脉张力,改善周围血液循环,加强周围血供,使各种损伤组织得以恢复正常功能;促进 ACTH 及皮质醇分泌,增加前列腺素($PGF_{2\alpha}$)分泌,拮抗 PGE_1 及缓激肽、5-羟色胺等炎性物质,达到抗炎、抗渗出、消肿的目的;清除氧自由基,保护神经细胞。本品可通过血-脑脊液屏障,血浆结合率高达 90%,1/3 经肾代谢随尿排出,2/3 经胆汁代谢。用于各种周围血管疾病;也用于各种原因引起的脑水肿及伴发的脑功能失调、各种原因引起的炎症与肿胀、静脉回流障碍性疾病、脊椎综合征的辅助治疗。

【用法用量】　本品仅供静脉注射给药:临用前加灭菌注射用水适量使其溶解。成年人用量:20~30mg,溶于 5%或 10%葡萄糖注射液 500ml 中,静脉滴注,1/d;或用本品 10~15mg 溶于 0.9%氯化钠注射液 40ml 中,静脉推注,2/d。建议 7~10d 为 1 个疗程。

【不良反应】　可见静脉炎,严重者出现静脉红肿,若发生应立即停药。可采用热敷及外用抗炎软膏(如复方七叶皂苷凝胶)治疗。偶见过敏性皮疹,应停药并行抗过敏治疗。

【禁忌证】　肾损伤及急慢性肾功能不全者、Rh 血型不合的孕妇、妊娠头 3 个月禁用。

【注意事项】　①孕妇及哺乳期妇女慎用。②禁用于动脉、肌内注射和皮下注射。③宜选用较粗静脉注射。若药液渗出引起疼痛,可立即热敷,并用

5％普鲁卡因或玻璃酸酶局部封闭。④对于有血栓倾向和排卵期患者,建议使用双倍溶媒。⑤用药后一旦发现肾功能异常应立即停药。⑥药物过量可引起急性肾衰竭,可按急性肾衰竭治疗原则进行治疗。

【药物相互作用】 使用本品时,其他也能与血浆蛋白结合的药物少用或慎用;对肾毒性较大的药物不宜与七叶皂苷钠配伍使用。

【制剂规格】 注射剂:5mg,10mg,15mg,25mg。

复方七叶皂苷凝胶(利百素、欧莱、Compound Aescin Gel)

【作用特点与用途】 本品主要成分为七叶皂苷、水杨酸二乙胺、聚丙烯酸、聚乙二醇-6-辛(癸)酸甘油酯、依地酸二钠、氨基丁三醇、芳香剂。七叶皂苷的作用部位为血管壁,通过改变毛细血管的渗透性、增强毛细血管的阻力来抑制炎症过程、抗渗出和改善微循环。水杨酸二乙胺(DEAS)有明显抗炎、镇痛效果,可加强七叶皂苷功效,由此起到对抗病因的作用。用于治疗挫伤、扭伤、挤压伤及血肿;治疗痛性脊柱疾病(椎间盘损伤、颈僵直、腰痛、坐骨神经痛)及腱鞘炎等;治疗浅表的血栓性静脉炎,可用于静脉注射或静脉滴注的局部护理。

【用法用量】 除非有特别需要,通常涂一薄层凝胶于患处,每日1次或多次,虽可加以轻轻地按摩,但不按摩亦能渗入皮肤。本品可长期应用,至症状消失为止。

【不良反应】 皮肤过敏反应偶见。

【禁忌证】 不能用于皮肤破裂伤处,黏膜表面或放射治疗的放射野,哺乳期妇女不应在乳房部位涂用本品。

【制剂规格】 凝胶剂:100g凝胶含七叶皂苷1.0g,水杨酸二乙胺5.0g;20g/支。

马栗种子提取物片(威利坦缓释片、Extract of Horse Chestnut Seeds Tablets)

【作用特点与用途】 本品每片重400mg,含马栗种子干燥提取物263.2mg,其中含有七叶素50mg,还含有黄酮等成分。本品刺激前列腺素(PG_{2a})的合成,收缩小血管,降低毛细血管通透性,抑制炎性渗出;抑制溶酶体酶、透明质酸酶的活性,降低毛细血管通透性和脆性,保护血管壁弹力纤维,保护血管壁;抑制各种原因引起的脂质过氧化,具有良好的抗氧化和清除自由基的作用;改善静脉循环,减轻局部水肿。本品$t_{1/2}$约17.8h。用于治疗静脉功能障碍所致的各种疾病(慢性静脉功能不全、血栓性静脉炎、静脉曲张、深静脉血栓形成后综合征、妊娠所致的下肢静脉曲张与水肿、各种原因所致静脉水肿及软组织肿胀);骨及关节创伤引起的肿胀、手术后肿胀及预防;因经期障碍出现的下腹疼痛及腰痛;口腔疾病所致的肿胀与疼痛。

【用法用量】　口服:每次 1~3 片,2~3/d,可酌情增减。

【不良反应】　极个别病例可能会出现胃肠不适、恶心、皮肤发痒等症状。

【制剂规格】　片剂:0.4g,每盒 10 片,20 片。

复方氨林巴比妥注射液 (安痛定、Compound Aminophenazone and Barbital Injection)

【作用特点与用途】　本品为复方制剂,其组分为每支含氨基比林 0.1g,安替比林 0.04g,巴比妥 0.018g。本品为无色或微黄色的澄明液体,具有解热、镇痛的作用。用于发热、头痛、关节痛、神经痛、风湿痛与月经痛。

【用法用量】　皮下或肌内注射;每次 2ml,3/d。

【不良反应】　少数过敏性病人可引起严重的粒细胞减少症,如有出现立即停药。

【禁忌证】　对本品任何成分过敏者禁用。

【注意事项】　本品与酸性药物不得配伍使用;本品遇冷有结晶析出时应先温热使之融化,澄明后使用。

【制剂规格】　注射剂:2ml。

金诺芬 (瑞得、醋硫葡金、Auranofin) [保乙]

【作用特点与用途】　本品系首创性治疗类风湿关节炎口服金制剂,每片含金诺芬 3mg(内含 29%金元素)。为目前应用较广的病情改善药。本品不仅改善类风湿关节炎的症状,而且可使与病程相关的诸如红细胞沉降率和类风湿因子滴定度等指标得到改善,且对组织有保护作用,可防止关节骨骼新侵蚀的出现。临床效果与金注射剂和青霉胺相同,但比两者更具安全性。本品口服后,所含金的 25%被吸收,其中约 40%与红细胞结合,60%与血清蛋白结合。主要清除途径是通过粪便(84%~92%),而经过尿液的只占服用量的9%~17%,长期服用恒量的金诺芬,血金浓度约在 12 周达到峰值,并保持稳定状态。成年类风湿关节炎病人,服用一种或多种非甾体类抗炎药效果不显著或无法耐受者,均可接受金诺芬治疗。

【用法用量】　口服:成年人一般剂量为 6mg/d,可在早饭后服 2 片,或早饭及晚饭后各服 1 片。初始剂量也可 3mg/d,2 周内增至 6mg/d。如服用 6个月后疗效不显著,剂量可增至 9mg/d,分 3 次服用。9mg/d 连服 3 个月效果仍不显著应停止用药。另由于本品起效慢,平均为 3 个月,有迟至 5~6 个月者,所以在服用本品的同时宜加服非甾体抗炎药(NSAIDs),以便在本品发挥作用前减轻病人因类风湿关节炎引起的疼痛。

【不良反应】 常见的不良反应有腹泻、稀便,偶伴有腹痛、恶心或其他胃肠道不适,通常较轻微短暂,无须停药。必要时可对症治疗。其他较常见的不良反应有皮疹及瘙痒,一般不需停药,但严重的皮疹需停药。口腔炎及结膜炎亦偶见。国外少数病人服药期间出现白细胞和血小板数下降及紫癜、单纯红细胞发育不全、暂时性蛋白尿或血尿、肾小球肾炎和肾病综合征、间质性肺炎和角膜及晶状体金盐沉积,肝功能偶有轻微及暂时的异常。

【禁忌证】 下列情况不宜服用金诺芬:对金有过敏反应、坏死性小肠结肠炎、肺纤维化、剥脱性皮炎、骨髓再生障碍、进行性肾病、严重肝病和其他血液系统疾病。孕妇及哺乳期妇女亦不宜使用。

【注意事项】 本品应在医生指导下应用。因为本品是含重金属药品,在治疗开始前应做下列项目的检验:血红蛋白、红细胞、白细胞、血小板、转氨酶、碱性磷酸酶、尿素、肌酐、蛋白尿、肾和肝功能。红白细胞和蛋白尿检验在服药的第 1 年应每月检验 1 次。服药第 2 年可间隔 2~3 个月检验 1 次。其他参数也要定期检测。

【制剂规格】 片剂:3mg。

金硫苹果酸钠(Sodium Aurothiomalate)

【作用特点与用途】 有抗炎作用。见金诺芬。本品肌内注射后吸收快,蛋白结合率 85%~95%。每周给予 50mg,5~8 周可达稳态血药浓度 3~5μg/ml,体内分布广(包括滑膜液),有蓄积性。$t_{1/2}$ 5~6d。停药后直到 1 年仍可从尿中检出金的存在。金可透过胎盘进入胎儿体中,也可进入乳汁。主要由尿中排出,粪便中排出量少。临床用于活动进展性类风湿关节炎、进展性青少年慢性关节炎及银屑病性关节炎。

【用法用量】 供深部肌内注射;第 1 周 10mg,试验病人的耐受性,如果病人满意,每周可继续给予 25~50mg,直至显效时,可将用药期间延至第 4~6 周,在症状减轻后,治疗可以持续 5 年。在总剂量未达到 300~500mg 之前,病情不可能获得改善。若总剂量达 1g 仍无效,应停用金制剂,替换其他无毒抗炎药。

【注意事项】 非首选抗风湿药。不良反应多而严重,应仔细阅读说明书;参阅金诺芬。

【制剂规格】 注射液:1mg,3mg,5mg,10mg,20mg。

金硫葡糖(Aurothioglucose)

【作用特点与用途】 本品与金硫苹果酸钠相似。体内过程吸收较缓慢且更不规则。参见金诺芬。用于进展性类风湿关节炎。

【用法用量】 肌内注射:开始第 1 周 10mg,以后逐渐增加至每周 50mg。治疗持续直至总用量达到 0.8~1.0g。如病情有所改善,又未出现毒性,可改为每 3~4 周给予 50mg。6—12 岁儿童可给予成年人用量的 1/4,每周给予最大剂量为 25.0mg。

【注意事项】 参见金硫苹果酸钠和金诺芬。

【制剂规格】 注射用油混悬液:50mg。

吲哚美辛缓释胶囊(久保新、Indometacin Sustained Release Capsules)[保乙]

【作用特点与用途】 本品为非甾体镇痛抗炎药,缓释剂不良反应小。临床用于类风湿关节炎、风湿性关节炎、强直性脊柱炎、骨关节炎及痛风急性发作期缓释症状。

【用法用量】 口服:饭后或餐时或与制酸药同服。一般 75mg(1 粒),1~2/d。或遵医嘱。孕妇用药持续时间不应超过 48h。

【不良反应】 胃肠道不适、头晕、过敏、皮疹等。

【禁忌证】 肾功能不全、活动期胃十二指肠溃疡患者;妊娠 34 周以后者。

【制剂规格】 缓释胶囊:75mg,每盒 10 粒。

青藤碱(风痛宁、Sinomenine)

【作用特点与用途】 本品具有抗炎镇痛解热和免疫调节作用。用于各类急慢性关节炎、风湿及类风湿关节炎、骨关节炎、滑膜炎、肩周炎、老年性腰腿痛、软组织损伤及各类神经性疼痛、肿胀等。

【用法用量】 饭后 30min 口服:成年人每次 20~40mg,3/d;若无不良反应,可酌增至每次 60~80mg。

【注意事项】 本品具有组胺释放作用,部分患者在用药初期会出现瘙痒、潮红、出汗、肿痛加重现象,适当减量可缓解或遵医嘱。偶见白细胞减少,停药后可恢复。过敏性哮喘患者、孕妇、哺乳期妇女慎用。

【制剂规格】 片剂:20mg。

苄达明(炎痛静、消炎灵、Benzydamine)

【作用特点与用途】 本品有抗炎、解热、镇痛及罂粟碱样解痉作用。用于关节炎及术后疼痛。

【用法用量】 饭后口服:每次 25～50mg,3/d。

【不良反应】 有消化系统不良反应及头晕、失眠等。可引起白细胞减少,不可长期服用。

【制剂规格】 片、胶囊剂:25mg。

依匹唑(嘧吡唑、Epirizole、Mepirizol)

【作用特点与用途】 本品有抗炎镇痛及解热作用,抗炎作用比阿司匹林、保泰松强。用于各种炎症性疼痛。

【用法用量】 饭后口服:150～450mg/d,分 2～4 次。

【不良反应】【注意事项】 参阅非甾体抗炎镇痛解热药(NSAIDs)。

【制剂规格】 片、胶囊剂:75mg,150mg。

美索巴莫(舒筋灵、Methocarbamol、Robaxin)

【作用特点与用途】 本品为中枢性肌肉松弛药,并有镇痛抗炎解热作用。主要在肝代谢,经肾排泄。用于腰及关节韧带急性扭伤、坐骨神经痛、增生性脊柱炎、风湿性关节炎、类风湿关节炎、肌肉劳损等。

【用法用量】 肌内注射:每次 300～500mg,1/d,5～10d 为 1 个疗程。

【不良反应】【注意事项】 ①嗜睡、头晕、感觉无力。②肝肾功能障碍者。③不宜与全身麻醉药、催眠药、安定药等合用。仔细阅读说明书。

【制剂规格】 注射剂:100mg,150mg,200mg。

萘普生(消痛灵、适洛特、Naproxen)[保乙]

【作用特点与用途】 本品为非甾体消炎镇痛药。本品主要具有明显抑制前列腺素合成酶的作用,减少前列腺素释放。本品还能稳定溶酶体膜,保护溶酶体,避免细胞损伤后溶酶体内酸性水解酶释放,从而减少致炎物质的生成。本品被认为是目前国内较好的消炎、解热及镇痛药之一。用于类风湿关节炎、骨关节炎、强直性脊柱炎、痛风、运动系统的慢性病及手术后疼痛。

【用法用量】 口服:片剂,开始 0.15～0.75g/d,维持量 0.375～0.75g,分早、晚 2 次服用;剂量不超过 1.25g/d,或遵医嘱。缓释胶囊,每次 0.5g(2 粒),1/d。

【不良反应】　偶见轻度头痛、胃痛、恶心、胀气及胃纳减少,但一般不影响继续治疗。少数病人有水肿、耳鸣、眩晕及瘙痒等。大剂量长期服用后能引起消化道出血,应停药。妊娠早、中期用药为 B 级;妊娠晚期用药为 D 级。

【禁忌证】　对本品过敏者、怀孕后期及哺乳期妇女忌用。

【注意事项】　有胃及十二指肠溃疡史、肾功能不全、高血压、冠心病和怀孕前期应慎用。

【制剂规格】　片剂:100mg,125mg,250mg。缓释胶囊剂:250mg。

尼氟酸(阿克通、Niflumic Acid、Niflam、Actol)

【作用特点与用途】　系非甾体消炎镇痛药,并有消肿作用。本品不引起水钠潴留,毒性小,耐受性良好,可用于老年病人的消炎镇痛。本品经直肠给药后,受特异性酯酶作用后释放,药物浓度较口服为高,且可持续较长时间。用于各种急、慢性外周性炎症,如各种关节炎、五官科炎症、创伤、骨折、扭伤、挫伤;术后炎症;急性和亚急性浸润性炎性病症;支气管及肺病变、支气管肺炎、胸膜炎;急性浅表性血栓性静脉炎;儿童常见的腮腺炎、淋巴结炎、支气管肺炎及疫苗反应的防治。

【用法用量】　口服:成年人每次 250mg,3/d;对严重炎症可 4/d。直肠给药:成年人每次 500mg,2/d。可酌情增减。

【不良反应】　可见恶心、呕吐、胃灼热、腹泻、上腹痛,但多为可耐受的一过性反应。罕见有头痛、目眩、白细胞减少、血尿和皮肤反应。

【禁忌证】　胃及十二指肠溃疡及有溃疡史及对本品过敏者均禁用。孕妇及哺乳期妇女慎用。

【注意事项】　若长期用本品,应定期查血象、肝功能、肾功能和尿常规。本品与抗凝药合用时应谨慎,可适当调节抗凝药剂量并监护用药。

【制剂规格】　胶囊剂:250mg。栓剂:500mg,285mg。

依莫法宗(Emorfazone、Pentoil)

【作用特点与用途】　本品为镇痛消炎药,对血管壁有稳定作用,可抑制血管通透性亢进,抑制白细胞游走,尤其是能抑制激肽的游离,拮抗致痛物质缓激肽的致痛作用,但无抑制前列腺素合成的作用。用于腰痛症、颈肩腕综合征、肩周炎、术后疼痛、风湿性疼痛、变形性关节病及急性上呼吸道炎等。

【用法用量】　口服:成年人每次 200mg,3/d。可酌情增减。

【不良反应】　罕见过敏性皮疹,此时应停药。偶见有胃部不适、食欲缺乏、恶心、呕吐及口渴等。极少数病人尚有嗜睡、头痛及心悸等。

【禁忌证】　消化性溃疡、严重血液异常、严重肝病和肾病及对本品过敏者均禁用。

【注意事项】　有消化性溃疡史者、老年人、儿童、孕妇和哺乳期妇女均应慎用。为了防止掩盖感染,应并用适当的抗生素,并仔细观察。避免与其他消炎镇痛药合用。

【制剂规格】　片剂:100mg,200mg。

奥古蛋白(肝蛋白、Orgotein、Ometein)

【作用特点与用途】　本品是由牛肝制得的水溶性蛋白酶,有强大的抗炎活性,并具有过氧化物歧化酶活性,尚可抑制单纯疱疹病毒。因为炎症过程中多形核吞噬细胞产生花生四烯酸的分解产物过氧化物游离基,该游离基本身稍有毒性,且会导致毒性更大的羟基游离基生成。过氧化物歧化酶能将氧化物转化成过氧化氢和氧而加以清除。这类酶又是所有发生氧代谢的器官的生成所必需。用于类风湿关节炎及放射性膀胱炎。

【用法用量】　肌内注射:慢性类风湿关节炎,每次8mg,每周3～4次;骨关节炎,关节腔内注射2mg,每2周1次;放射性膀胱炎,深部皮下注射4mg,在放疗后15～30min注射。可酌情增减。

【不良反应】　本品并不影响病程,毒性也很低。肌内注射偶见局部疼痛、蛋白尿、荨麻疹;关节内注射有时局部疼痛。

【禁忌证】　对本品或异性蛋白过敏者忌用。

【注意事项】　本品无镇痛作用和免疫调节作用,也不抑制前列腺素等炎性介质。

【制剂规格】　针剂:4mg,8mg。

托美丁(痛灭定、Tolmetinum Natricum)

【作用特点与用途】　本品为吡咯乙酸的衍生物,有抗炎、镇痛及解热作用。其消炎镇痛作用分别为保泰松的3～13倍和8～15倍;其解热作用也较强。本品经口服后20～60min血药浓度达高峰,$t_{1/2}$ 1～4.5h。服药后24h尿中排出量为口服总量的99%,其中50%～70%为无抗炎作用的脱羧代谢物。本品安全、低毒、速效,不良反应较少。用于类风湿关节炎、强直性脊柱炎、髋关节或膝关节退行性病变以非关节性疼痛。

【用法用量】　口服:每次0.2～0.4g,3/d;儿童15～30mg/(kg·d),奏效后根据病情调整剂量。可酌情增减。

本品用于类风湿关节炎减少晨僵,1.2g/d,比阿司匹林4.5g/d效果好;用于类风湿关节炎的镇痛,本品 1.6g/d,与马耳芬(丙烯氯丙乙酸)4g/d 有同样疗效。本品与激素类药物合用能提高其疗效,并能代替或部分代替激素类药物。

【不良反应】　主要有消化道反应如上腹不适、食欲缺乏、恶心呕吐;神经性头痛、头晕、耳鸣、耳聋等;偶见面部潮红、皮疹、水肿、白细胞下降及胃肠道出血等现象,但均较其他消炎镇痛药轻,并且能在继续用药过程中自行缓解或消失。

【禁忌证】　有出血倾向者忌用。

【注意事项】　有消化性溃疡病史、肾功能障碍或白细胞减少者慎用。

【制剂规格】　胶囊剂:0.2g。

非普拉宗(戊烯保泰松、戊烯松、Feprazone、Pnenazone、Methra-zone)

【作用特点与用途】　本品为吡唑酮类消炎镇痛药,具有较好的镇痛、消炎和解热作用。本品用于关节疼痛、肌肉痛及腰痛等治疗,一般 1~2 周开始缓解,对发热、晨僵、关节功能障碍等也有效。本品疗效较佳,尤以镇痛效果较好。本品口服后主要从肠道迅速吸收。进入血液后大部与血浆蛋白相结合。在人体 $t_{1/2}$ 20h 以上,较保泰松为短,在体内转化后,以代谢形式排泄。适用于活动性风湿病、类风湿关节炎、牙周炎及血栓性静脉炎,也可用于上呼吸道感染的配合治疗。

【用法用量】　口服:每次 200mg,2/d。可酌情增减。

【不良反应】　不良反应较保泰松少而轻。少数病人可有食欲缺乏、恶心、呕吐、头痛、皮疹、全身瘙痒及面部浮肿等,一般不影响继续治疗,停药后即自行消失。

【注意事项】　肝功能不良者慎用。

【制剂规格】　片剂:50mg。

地夫美多(Difmedol)

【作用特点与用途】　本品系具有羟布宗和哌嗪结构的新药,抗炎、退热和镇痛作用很强,病人局部用药或全身用药一般均能耐受,不影响继续用药治疗。用于炎性风湿性疾病、退行性关节疾病、代谢性和内分泌性关节疾病及关节疼痛等。

【用法用量】　口服:成年人每次 120mg,4~6/d,维持剂量每日 2~3 次。直肠给药:成年人每次 300mg,1~2/d。可酌情增减。

【不良反应】 可见胃肠道刺激症状如呕吐及腹泻等。罕见消化性溃疡复发、黑粪和黄疸等。偶见肾不良反应,如蛋白尿、血尿、无尿、肾功能衰竭伴氮质血症、肾病综合征及粒细胞减少、血小板减少伴紫癜、再生障碍性贫血。极少数病人引起视神经炎、视物模糊、视网膜出血和听力损害等。

【禁忌证】 禁用于水肿、高血压、严重肝炎和肾病、消化性溃疡、皮疹、甲状腺疾病和 70 岁以上老年病人。

【注意事项】 如果出现咽喉疼痛、颊黏膜出血、呼吸困难、胃部不适、消化道出血及水肿时应停药。本品应慎用于孕妇。

【制剂规格】 片剂:120mg。栓剂:300mg。

草乌甲素(Bulleyaconitine A)[保乙]

【作用特点与用途】 本品为植物 *Aconitum bulleyanum* Diels 中提取精制而得到的一种镇痛药。其镇痛起效时间比吗啡慢,但作用持续时间比吗啡长。纳洛酮对本品无拮抗作用。本品尚有抗炎和解热作用,对血沉或抗"O"升高、发热及类风湿因子阳性均有一定疗效。本品对红细胞、白细胞及血小板计数及肝肾功能均无明显影响。适用于风湿性关节炎、类风湿关节炎、腰肌劳损、肩周炎、四肢扭伤及挫伤等。尚用于牙痛、带状疱疹及术后镇痛等。

【用法用量】 肌内注射:每次 0.3mg,1~2/d。

【不良反应】 少数病人出现轻度头晕、恶心、心悸及唇舌发麻等,个别有口干、荨麻疹及注射局部红肿等。

【制剂规格】 针剂:0.3mg/ml。

依托度酸(Etodolac)

【作用特点与用途】 本品为非甾体消炎镇痛解热药。作用机制是在炎症部位选择性地抑制前列腺素合成。口服本品 200mg 后 1h 达血药浓度峰值,为 18.6μg/ml。每次给药剂量为 25~160mg,其血药浓度峰值及药物的生物利用度与服用剂量成比例,血清 $t_{1/2}$ 7.4h,无药物蓄积迹象。用于类风湿关节炎、骨关节炎、变形性关节疾病及轻至中度的疼痛。

【用法用量】 口服:每次 200mg,2/d,病情需较高剂量时,600mg/d。急性疼痛推荐剂量为每次 200mg,按需要每 6~12 小时 1 次。

【不良反应】 偶见可耐受的轻度的一过性恶心、腹泻、消化不良、呕吐、头痛、头晕、皮疹、瘙痒、全身不适、尿频及耳鸣等。

【禁忌证】 本品禁用于活动性消化性溃疡病,以及对本品过敏的病人。妊娠未满 3 个月建议不用。

【注意事项】　肝肾功能受损可干扰药物代谢,应酌情调整剂量。本品抑制前列腺素生物合成,会在某种程度上干扰血小板功能。孕妇及哺乳期妇女慎用。在妊娠早、中期用药为 C 级;妊娠晚期用药则为 D 级。

【制剂规格】　胶囊剂:200mg。

萘丁美酮(纳布美通、萘美酮、Nabumeton)[保乙]

【作用特点与用途】　本品为前体长效非甾体消炎镇痛解热药。经口服吸收后迅速代谢为活性代谢物 6-甲氧基 2-萘乙酸,后者为前列腺素合成的强抑制药。其消炎作用明显强于阿司匹林和芬布芬,且对胃肠道的毒性也比二药小。口服本品 1g 后 3～6h,其主要活性代谢物 6-甲氧基-2-萘乙酸的平均血药峰浓度值为 37mg/L。本品主要代谢物广泛地与人血浆蛋白结合,迅速扩散至滑液中。4～12h 后达血药浓度峰值。其主要及次要代谢物约有 80% 的剂量从尿中排泄,有 10% 随粪便排出。用于类风湿关节炎、骨关节炎及软组织损伤等。

【用法用量】　口服:每晚服 1g,症状严重时清晨可增加 0.5～1g。但老年人剂量不超过 1g/d。

【不良反应】　常见为消化不良、上腹疼痛、头晕及头痛,罕见皮疹,但症状较轻且为一过性。妊娠早、中期用药为 C 级;晚期或产前用药为 D 级。

【禁忌证】　活动性消化性溃疡、严重肝损伤者均禁用。孕妇、哺乳期妇女及小儿忌用。

【注意事项】　阿司匹林过敏者慎用。肾功能损伤者酌情减量。本品在合用口服抗凝药、抗癫痫药、磺酰脲类降血糖药时应减少剂量。

【制剂规格】　薄膜包衣片:0.5g。

舍雷肽酶(沙雷肽酶、释炎达、Serrapeptass、Serrapeptase、Seradase)

【作用特点与用途】　本品有抗炎、消肿和祛黏痰等作用。对多种外周性炎性肿痛有效。例如对足关节挫伤病人,服本品每次 10mg,3/d,2 周后踝间距离及踝的外径明显减小。对甲状腺次全摘除术前 2d 至术后 6d(手术当天除外),服用本品每次 10mg,3/d,能使颈部肿胀减轻。用于分娩时会阴切开术时,缝合第 5 日、第 7 日,缝间距离显著缩短,肿胀减轻。用于乳汁潴留性乳腺炎有明显的祛痛消肿软坚作用,尚能使慢性支气管炎病人症状明显改善。

【适应证】　术后及外伤的消炎镇痛,鼻、牙科、乳腺、膀胱、附睾及肺和支气管的炎性肿痛诸症均可用本品治疗。

【用法用量】 口服:成年人 15～30mg/d,分 3 次饭后服用。

【不良反应】 偶见皮疹、发红、食欲缺乏、胃部不适、恶心及呕吐。罕见鼻出血及痰中带血等出血倾向。

【注意事项】 凝血异常及严重肝肾疾病者慎用。本品有增强抗凝药的作用,联合用药时要仔细观察,慎重给药。

【制剂规格】 肠溶片:5mg。

醋氯芬酸(贝速清、Aceclofenac、Airtal、Biofenac)[保乙]

【作用特点与用途】 本品为新合成的口服有效的非类固醇类苯乙酸类抗炎、解热、镇痛药物。在结构上,与双氯芬酸、阿氯芬酸和芬氯芬酸相似。本品的药理作用与其他非甾体消炎药物(NSAIDs)相比,以具有明显、广泛的抗炎作用、强力的镇痛和解热及低的胃毒性作用为特征。适用于治疗风湿性关节炎、类风湿关节炎、骨关节炎及脊柱炎等,也适用于各种疾病引起的疼痛和发热。

【用法用量】 口服:每次 100mg,2/d。

【不良反应】 偶有消化不良、腹部不适及胃烧灼感,罕见消化道溃疡和出血。本品的毒性反应比双氯芬酸低 2 倍。

比较本品和其他相关的 NSAIDs 的毒性(LD_{50}/ED_{50})或致溃疡作用(LD_{50}/ED_{50})动物实验的安全系数,可以认为本品是常用的 NSAIDs 中最安全的药物,显示良好的胃耐受性。

【注意事项】 孕妇及对本品或 NSAIDs 解热镇痛药过敏的病人禁用,对消化性溃疡病人慎用。本品可能抑制血小板聚集,延长出血时间,故接受抗凝治疗或有出血倾向的病人应慎用本品。

【制剂规格】 片剂:0.1g。

氟比洛芬酯(力扑能、Flurbiprofen Axetil、Liplen)

【作用特点与用途】 本品是一种非甾体消炎镇痛药,静脉注射后在体内形成氟比洛芬起作用。其作用机制与其他非甾体消炎镇痛药相似,通过阻断前列腺素生物合成而发挥作用。本品的镇痛作用与肌内注射喷他佐辛相等或略强,比肌内注射酮洛芬或静脉注射阿司匹林、赖氨酸强,作用持续时间也长。本品对形成胃溃疡的安全指数较高。适用于缓解术后及各种癌症疼痛。

【用法用量】 静脉注射:每次 50mg,速度缓慢,至少 1min 以上。根据需要可用镇痛泵给药,可酌情增减剂量。口服:150～200mg,分 3 次服。

【不良反应】 ①出现过休克反应,在给药过程中,要密切观察,出现胸内苦闷、恶寒、冷汗、呼吸困难、四肢麻木感及血压降低等时,应停止给药,并进行适当处理;②罕见瘙痒和发疹;③肾脏偶尔有急性肾功能不全等严重情况,故应定期检查,仔细观察,发现异常,即中止给药,并进行适当处理;④有时出现呕气、呕吐及腹泻等症状;⑤肝脏有时出现转氨酶上升;⑥有时热感、睡意及恶寒,罕见头痛及倦怠感等;⑦心血管系统有时出现血压上升及心跳加快等;⑧其他罕见注射部位疼痛及皮下出血。

【禁忌证】 ①消化性溃疡症;②严重血象异常;③严重肝、肾功能障碍;④严重心功能不全;⑤对本品成分过敏;⑥阿司匹林哮喘(由非甾体消炎镇痛药诱发的哮喘)及有此病史者。

【注意事项】

(1)一般注意:①为了预防过敏症的发生,应详细问诊;②要事先做好准备,发现休克时,紧急处理;③对伴有发热的病人,不得以解热为目的服用;④慎用注射剂,一旦可以口服即改换口服用药;⑤癌症病人镇痛无效时,应改换其他药物;⑥避免长期给药,不得已而长期给予时,须定期检查尿、血液和肝功能等,发现异常时,应减量或停药;⑦给药过程中,留意不良反应的发生,如体温下降、虚脱及四肢发冷等症状;⑧特别要注意老年人及儿童不良反应的发生;⑨对伴有感染症的病人,须合用适当的抗菌药。此外,由于类似化合物(芬布芬等)与依诺沙星等喹诺酮类药物合用,罕见惊厥发生,故应避免与这类抗菌药合用;⑩最好避免与其他非甾体消炎镇痛药合用。

(2)下列病人慎用:①有消化性溃疡病史者;②血象异常者;③肝、肾功能障碍者;④心功能障碍者;⑤有过敏症病史者;⑥支气管哮喘病人;⑦老年人。

(3)老年人剂量:应从小量开始慎重给药。

(4)妊娠期和哺乳期的用药:安全性尚未确立。

(5)小儿用药:安全性尚未确立(无使用经验)。

(6)药物相互作用:①与类似化合物(芬布芬等)和喹诺酮类合用,罕见惊厥;②可能增强双香豆素类抗凝血药(华法林)作用,故与此类药物合用时要慎重。

(7)使用上应注意:①尽可能缓慢注射(1min 以上);②本品用于静脉注射,不可用于肌内注射。

【制剂规格】 静脉注射脂肪乳剂:每支 50mg。片剂:50mg,100mg。

吲哚美辛法呢酯(Indomethacin Farnesil、Infree)

【作用特点与用途】 本品是一种新型非甾体抗炎止痛药,由脂溶性法呢醇与吲哚美辛经酯化形成,它能良好地分布于炎性组织,并显示高度的亲和力。口服本品后一部分可在炎症部位转化成为活性形式,即吲哚美辛。5 名健康志愿者于餐后 1 次口服 200mg,大部分于血中呈原型药物被测出。血药达峰时间为 5～6h,药物在 24h 后从血中消失。以每次 200mg,2/d 连续应用后,未见有组织内蓄积,也未见到药动学参数改变。本品于禁食 12h 后应用,其吸收显著下降,于标准餐后应用则吸收可达饱和。其尿中未测出原型药物,可测出去苯甲酰基吲哚美辛和去甲吲哚美辛。72h 内的尿排出量约占给药量的 10%。临床用于类风湿关节炎、骨关节炎、腰痛、肩关节周围炎及颈肩臂综合征。

【用法用量】 口服:成年人每次 100～200mg,2/d,一般在早晨和晚餐后服用,剂量可根据年龄及症状的严重程度适当调整。

临床评价:试用于 1445 例病人,包括类风湿关节炎、骨性关节炎、腰痛、肩关节周围炎及颈肩臂综合征,其中度至显著的缓解率分别为 24.7%、69.3%、63.0%、53.2% 及 47.6%,轻度至显著的缓解率分别为 57.8%、87.3%、86.0%、82.6% 及 72.8%。

【不良反应】 未见严重的并发症或实验室检查异常。主要的不良反应为胃肠道功能紊乱(9.9%),尚见皮疹、面部水肿、瘙痒、眩晕和头晕等。实验室检查异常有转氨酶和 BUN(血尿素氮)升高。

胃肠道功能紊乱,如胃部不适或沉重感、胃痛等。偶有耳鸣、眩晕、头痛、心悸、水肿及疲倦等。

【禁忌证】 孕妇或可能怀孕者禁用。

【注意事项】 有溃疡病或溃疡病病史;血供障碍;肝肾功能损害;对本品、吲哚美辛或水杨酸类化合物如阿司匹林等具高敏感性者;心功能不全、高血压、胰腺炎;中枢神经系统疾病,如癫痫及帕金森病;支气管哮喘;全身性红斑狼疮;溃疡性结肠炎;克罗恩病及老年病人不宜使用。儿童的安全性尚未建立。用于慢性病人的进展期时(如类风湿关节炎、骨关节炎)应考虑行联合治疗,并定期行实验室检查。本品不应与其他消炎镇痛药合用。因本品可导致嗜睡和眩晕,应告诫病人避免做需注意力集中和有潜在危险性的工作。

【制剂规格】 胶囊剂:0.1g。

奥沙普秦(诺松、奥沙新、Oxaprozin)

【作用特点与用途】 本品具有消炎、镇痛及解热作用,主要作用机制是能抑制前列腺素合成。其对消化道损害极弱,而疗效持久。健康成年人 1 次口服本品 0.4g 时,2h 后血中浓度约达峰值,半衰期为 50h,连续给药,无论其给药方法如何,3～5d 内血中浓度达稳态约 100μg/ml。健康成年人 1 次口服本品 400mg,约 60% 在尿中得到回收。本品主要代谢物为酯型葡萄糖醛酸化合物,尚有苯基的羟基化合物及其他的葡萄糖醛酸化合物。用于慢性风湿性关节炎、变形性关节炎、腰痛症、变形性脊柱炎、颈肩腕综合征、肩关节周围炎、痛风发作、外伤后及手术后的消炎镇痛。

【用法用量】　口服:200~400mg/d,分 1~2 次,或根据年龄及症状适当增减,最高剂量不超过 600mg/d。消化道损害的病人、严重肝功能损害病人,或有肾功能损害史、过敏史者及支气管哮喘病人禁用。

【不良反应】　①消化道:有时出现胃和腹部不适感、胃痛和腹痛、恶心、呕吐、食欲缺乏、便秘及腹泻;②有时出现皮疹及瘙痒症;③精神神经系统:有时出现嗜睡、头痛及头晕;④肝:有时出现 ALT 升高;⑤有时有水肿、口内炎、舌裂、口渴、疲倦感、出汗、胸闷、耳鸣及眼蒙眬。极少数出现尿沉淀的异常现象。一般孕妇用药属 C 级;妊娠晚期或临近分娩时用则为 D 级。

【制剂规格】　片剂:0.1g,0.2g。

酮咯酸氨丁三醇(痛力克、痛立消、Torolac、Ketanow)[保乙]

【作用特点与用途】　本品为非甾体消炎镇痛解热药。其结构与吲哚美辛等药物类似。其作用机制是抑制前列腺素环氧化酶(不与脑中的阿片受体起作用)。其止痛作用强于消炎作用。一项多剂量研究表明,连续使用 5d,30mg 本品与 12mg 吗啡作用相当,但不抑制呼吸中枢,不影响心肌功能和神经功能。食物可降低其吸收速度,但不影响吸收程度。年轻人血浆 $t_{1/2}$ 5.3h,老年人为 7h 左右(平均 72 岁)。本品血浆蛋白结合率达 99%。主要排泄途径是尿路排泄,少量从粪中排出。非经胃肠道给药的病人血流动力学不变。肾功能不全者,总的血浆清除率下降,$t_{1/2}$ 延长至 9.62~9.91h,因而此类病人应减低剂量。用于中度至重度手术(腹部、妇产科、口腔、矫形及泌尿科手术)后疼痛,还可用于减轻急性肾绞痛、牙痛、创伤痛及与癌症有关的内脏疼痛。

【用法用量】　口服:成年人每次 10mg,1~4/d,严重疼痛者剂量可增至每次 20mg,3~4/d。肌内注射:每次 30~90mg;严重疼痛者肌内注射 30mg 为宜,十分严重疼痛时可注射 60mg。

疼痛的短期疗法,肌内注射推荐起始剂量为 30mg 或 60mg 为负荷剂量,以后每隔 6h 肌内注射 15 或 30mg,第 1 天最大剂量为 150mg,之后为 120mg/d。

60 岁以上老年人及肾功能不全者推荐用低剂量。

【不良反应】　偶见胃肠道溃疡或出血症状、嗜睡、注射部位疼痛、出汗增加、恶心及头痛、眩晕、呕吐、瘙痒、血管扩张、消化不良、肌痛或心悸等。

【禁忌证】　对本品或其他消炎镇痛药过敏者、活动性消化性溃疡病人、孕妇、18 岁以下者均禁用。

【注意事项】 肾功能不全或肝病病人慎用,老年人、心功能代偿失调、高血压或类似病人应慎用。合用利尿药可使本品不良反应增强。应避免与其他同类消炎镇痛药联合使用。

本品与吗啡或哌替啶并用治疗术后疼痛,无明显不良的相互作用;与一些抗感染药如 β-内酰胺类的青霉素、头孢菌素及氨基糖苷类抗生素、抗呕吐药、泻药、支气管扩张药等并用,无药物间的相互作用。

【制剂规格】 注射液:30mg/ml。片剂:10mg。滴眼液见眼科用药。

酮咯酸(Ketorolac)

【作用特点与用途】 本品系吡咯酸衍生物,属非甾体抗炎药,抑制前列腺素(PG)合成,有镇痛、抗炎、解热及抑制血小板聚集作用。镇痛作用近似阿司匹林,肌内注射后镇痛作用近似中等量吗啡。口服生物利用度约 80%,血浆蛋白结合率达 99%,$t_{1/2}$ 5.3~9.6h。口服或肌内注射镇痛作用持续 6~8h。关节腔内药物浓度为血浓度的 50% 以上。主要经肝代谢,由肾排泄。用于中、重度疼痛,如术后、骨折、扭伤、牙痛及癌疼痛等。若与吗啡或哌替啶合用,可减少后两者用量。

【用法用量】 口服:每次 10~30mg,1~3/d;肌内注射:每次 30~90mg;静脉注射:10~30mg。遵医嘱。

【制剂规格】 片剂:10mg。注射剂:30mg/1ml。

双氯芬酸(双氯灭痛、Tabellae Natrii Diclofenatis)[保乙]

【作用特点与用途】 本品系邻氨基苯甲酸类的非甾体镇痛、消炎及解热药。抗风湿作用非常显著。解热作用优于同剂量的吲哚美辛。用于炎性和变形性风湿、类风湿关节炎、粘连性脊柱炎、非炎性关节痛、椎关节炎、非关节性风湿痛及非关节性发炎引起的疼痛。亦可用于感冒引起的疼痛。

【用法用量】 口服:每次 25~50mg,3/d,或遵医嘱。整片吞服,饭后服用。

【不良反应】 长期或大剂量服用本品有可能出现肝肾功能异常和消化道反应;罕见诱发胃及十二指肠溃疡。参阅单氯芬酸。

【注意事项】 有肝肾功能损害、胃及十二指肠溃疡、胃肠炎病史者慎用。孕妇慎用。

【制剂规格】 肠溶片:25mg,50mg。

附:毓罗纾(双氯芬酸钠盐酸利多卡因注射液) 每毫升含双氯芬酸钠75mg,盐酸利多卡因 20mg。成年人每日 1 次肌内注射 1 支(2ml)。主要用于治疗肌肉、关节、关节囊、滑液囊、腱、腱鞘、腰脊椎炎症及关节变性和风湿病等引起的疼痛;急性痛风发作;非风湿性炎症性疼痛。

三、抗痛风药

痛风是体内嘌呤代谢紊乱引起的一种疾病。表现为血中尿酸过多,因易使尿酸盐在关节、结缔组织和肾等处释放出尿酸钠结晶,尿酸钠结晶引起粒细胞浸润,粒细胞对尿酸钠进行吞噬而产生炎症反应。炎症过程中乳酸产生增多,使局部 pH 降低,又促使尿酸进一步沉积。

抗痛风药通过促进尿酸排泄,抑制粒细胞游走或抑制嘌呤代谢而发挥作用。本章前述的一些解热镇痛消炎药也有上述作用,亦可用于缓解急性痛风症状。

苯溴马隆(痛风利仙、立加利仙、Benzbromarone)[保乙]

【作用特点与用途】　本品为苯骈呋喃衍生物,于肾近曲小管发挥作用,能可靠而迅速地降低血清尿酸的过高含量及抑制重吸收,从而制衡肾脏的过少尿酸排泄,令血清与尿的尿酸浓度于数天内恢复正常并在持续服药期间稳定地保持尿酸正常排泄。接受本药治疗期间可避免突发性的促尿酸排泄及早期尿酸性肾病。由于其极佳的耐药性,此药特别适用于高尿酸血症的维持治疗。用于原发性高尿酸血症,各种原因引起的痛风及继发性高尿酸血症。

【用法用量】　口服:初步治疗各种高尿酸血症及痛风,每日早餐后服 1 片(50mg),当病情被控制后,须先检查血尿酸值,1~3 周内再服用50~100mg的维持剂量。

【不良反应】　本品耐药性良好,但极个别病例出现抗药性及持续性腹泻,应停止服药。

【禁忌证】　本品禁用于患中等或严重性肾功能不全者。孕妇禁用。

【注意事项】　①偶发性痛风,宜将服药量减至每日半片(25mg)或服用秋水仙碱来减轻疼痛;②在开始服用时每日应最少饮用 1.5~2L 流食;③患高尿酸血症及尿酸结石的尿应调至 pH 6.2~6.8;④少数病人可出现粒细胞减少,故应定期查血象;⑤与阿司匹林及其他水杨酸制剂、吡嗪酰胺同服可减弱本品的作用。

【制剂规格】　片剂:50mg。

秋水仙碱(秋水仙素、Colchicine)[保甲]

【作用特点与用途】　本品系从百合科植物秋水仙的鳞茎中提取的生物

碱。以往作为有丝分裂毒素,其复方注射剂(争光 81)主要用于乳腺癌。后来发现其抑制粒细胞浸润和乳酸的生成,具有消炎止痛作用,对急性痛风性关节炎有特异性作用,用药后数小时内关节的红、肿、痛、热症状即行消失。对一般疼痛、炎症及慢性痛风均无效,也不影响尿酸排泄和其在血中的浓度。本品口服后很快由胃肠道吸收,1~2h 血药浓度达峰值,在细胞内的分布比细胞外多,其血清药物浓度仅相当于白细胞内药浓度的 1/10,并以此水平维持 24h,以后再慢慢下降。本品第一次经过肝时,大部被代谢为去乙酰衍生物。主要由胆汁随粪排出,20%~30%以原型由尿排出。主要用于急性痛风。尚可用于白血病及肿瘤的治疗。

【用法用量】 治疗急性痛风,口服:每次 1mg,以后每 2 小时服 0.5mg 至剧痛缓解,总量不超过 6mg/d。预防痛风发作,0.5mg/d。

治疗乳腺癌,静脉滴注:每次 2~4ml(1~2mg),1/d,1 个疗程 40~80ml。也可稀释后缓慢静脉注射 2ml(1mg)。

【不良反应】 本品毒性大。可见骨髓抑制、胃肠道反应及尿路刺激症状;可有麻痹性肠梗阻;静脉滴注漏于血管外可引起局部坏死,严重者可致死。

【禁忌证】 严重肾功能不全者及孕妇禁用。

【注意事项】 病人疼痛一旦消失应立即停药。胃肠道反应是严重中毒的前驱症状,也应立即停药,否则会引起剧毒反应。

【制剂规格】 片剂:1mg。针剂:1mg/1ml。

别嘌醇(别嘌呤、痛风宁、Allopurinol)[保甲]

【作用特点与用途】 本品的化学结构类似体内次黄嘌呤,作用机制为抑制次黄嘌呤氧化酶,使尿酸合成减少,降低血中尿酸浓度。并减少尿酸盐在骨、关节和肾的合成,有助于结石的溶解,促使痛风结节的消散,从而防止其发展成慢性痛风性关节炎或肾脏病变。本品口服易吸收,在体内大部分于 2~3h 被氧化成别黄嘌呤,经肾排出,小部分以原型随粪便排出。用于治疗引起高尿酸血症的痛风,尤其适用于痛风性肾病及减少肾脏尿酸结石的形成。对排尿酸药治疗无效,有药物过敏及不宜用排尿酸药的病人也适用。对肿瘤和骨髓异常增生性疾病、某些酶系统紊乱引起的高尿酸血症也有效。

【用法用量】 口服:成年人 100~200mg/d,分 2 或 3 次服用;病情严重者可增至 700~900mg/d。15 岁以下儿童 8mg/(kg·d),1 次饭后服用或分次服用。肾功能不全者剂量酌减。

【不良反应】 偶有腹泻、间歇性腹痛、皮疹、瘙痒、恶心、呕吐、发热、寒战、关节痛和嗜酸性粒细胞增多等。对肝和造血系统偶有损害,出现转氨酶升高、白细胞减少及尿酸结石阻塞肾脏等。

【禁忌证】　对别嘌醇有明显过敏者禁用。孕妇、哺乳期妇女和儿童禁用。

【注意事项】　①肾功能和肝功能损坏者慎用。②用药期间可发生尿酸转移性痛风发作，须辅以秋水仙碱治疗。③如在用药期间有皮肤反应及全身过敏反应应立即停药。④与硫唑嘌呤及 6-巯基嘌呤合用时，可使后两药分解代谢减慢从而增加毒性，故同时服用时应将后两药减至常用量的 1/4；与氯磺丙脲合用时应注意有发生长时间低血糖的危险；与阿糖腺苷合用时毒性增加；与抗凝药合用时应对病人进行监测。⑤在服药期间应多饮水，以利尿酸排出。

【制剂规格】　片剂：0.1g。

通益风宁片（Allopurinol and Benzbromarone）

【作用特点与用途】　本品中别嘌醇和苯溴马隆两者特性基本不变，通过别嘌醇抑制黄嘌呤氧化酶减少尿酸生成，苯溴马隆抑制肾脏近曲小管对尿酸的重吸收，两者起协同作用使血中尿酸浓度大幅度下降，并使尿酸石溶解。临床用于血尿酸值≥442.5μmol/L(7.5mg/dl)饮食疗法不能纠正的各类高尿酸血症；各种原因所致血尿酸升高的疾病（继发性高尿酸血症）。可以治疗痛风、痛风性关节炎、减少痛风石沉积等疾病。

【用法用量】　口服：原则上从低剂量开始，成年人每次 1 片，1/d，饭后服用，不得嚼碎药片。当血浆尿酸有明显升高时可暂时增大剂量，每次 1 片，2～3/d，服药期间每日饮水量不少于 2L。

【不良反应】　治疗初期由于尿酸石溶解，可能会出现痛风发作（反应性痛风）。由于排尿酸作用增强，也可能会发生尿酸结晶沉积或尿酸结石形成。偶有消化道不适，如恶心、呕吐、胃胀等；皮肤反应如红斑、荨麻疹、瘙痒等。

【禁忌证】　对别嘌醇、苯溴马隆及溴化物过敏者、肾功能不全（肌酐清除率<40ml/min，血清肌酐>1.5mg/dl）、有肾结石形成倾向者、严重肝损害、痛风急性发作期、妊娠及哺乳期妇女、14 岁以下儿童禁用。

【药物相互作用】　①同时服用嘌呤类药物如硫唑嘌呤、6-巯基嘌呤，因为黄嘌呤氧化酶受到抑制，使嘌呤类药物代谢延长，故应减少嘌呤类药物50%～70%的剂量；②与双香豆素、降糖药合用会增强其抗凝血及降血糖作用，两者剂量应减少；③丙磺舒、磺吡酮及水杨酸盐可使通益风宁片作用减弱；④本品与乙醇有协同作用，能使神经系统反应迟钝。

【制剂规格】　片剂：每片含别嘌醇 100mg，苯溴马隆 20mg。

四、抗感冒药

酚麻美敏片（泰诺、日理达、Tylenol Cold）^[保乙]

【作用特点与用途】 本品含对乙酰氨基酚、盐酸伪麻黄碱、氢溴酸右美沙酚、马来酸氯苯那敏 4 种成分，30min 内发挥作用，能解热镇痛、镇咳、消除鼻黏膜充血，减轻过敏症状。包膜片剂易于吞服。不良反应轻微罕见，能全面消除感冒症状。常用于普通感冒。

【用法用量】 口服：成年人每 6 小时 1～2 片，24h 不超过 8 片；6－12 岁儿童口服：每 6 小时 1 片，24h 不超过 4 片。

【不良反应】 偶见头晕、皮疹等可自行恢复。

【制剂规格】 片剂：每片含对乙酰氨基酚 325mg，盐酸伪麻黄碱 30mg，氢溴酸右美沙芬 15mg，马来酸氯苯那敏 2mg。

附：儿童尚可选用泰诺酚麻美敏口服溶液，按说明书或遵医嘱用。

美扑伪麻片（新康泰克、Compound Dextromethorphan Hydrobromide Tablets）^[保乙]

【作用特点与用途】 本品含盐酸伪麻黄碱和马来酸氯苯那敏，特别适用于缓解感冒早期临床症状如打喷嚏、流鼻涕、鼻塞等。本品内含速释和缓释两种小丸，即可速效，又能在一定时间内（12h）维持有效浓度。主要用于早中期感冒。

【用法用量】 口服：成年人每 12 小时服 1 粒，24h 内不应超过 2 粒。疗程不超过 3～7d。

【不良反应】 困倦、口干、胃部不适、乏力、头晕、大便干燥等。

【禁忌证】 对本品中任一成分过敏者。禁酒。驾驶机动车、操作机器及高空作业者禁用。

【注意事项】 不能同时服用与本品成分相似的其他抗感冒药。肝、肾功能不全者慎用。应将本品放在儿童不能接触的地方。孕妇、哺乳期妇女慎用。老年人用药应慎重。本品不宜与氯霉素、巴比妥类、解痉药、酚妥拉明、洋地黄类并用。

【制剂规格】 胶囊剂：盐酸伪麻黄碱 90mg，马来酸氯苯那敏 4mg。

复方氨酚烷胺片（感康、盖克、快克、Compound Paracetamol and Amantadine Hydrochloride Tablets）^[保乙]

【作用特点与用途】 本品主药乙酰氨基酚具有解热镇痛作用；抗病毒药

金刚烷胺能特异性抑制甲型流感病毒;人工牛黄清热解毒、祛痰定惊;咖啡因兴奋中枢神经,能提神驱疲劳;氯苯那敏具有抗过敏等作用。故本品可减轻和消除发热、周身疼痛、头痛、流鼻涕、打喷嚏、咽喉痛、咳嗽、流泪等感冒症状及改善相关并发症。常用于流行性感冒和普通感冒的治疗和预防。

【用法用量】 口服片剂或胶囊剂,成年人每 12 小时 1 片(1 粒)。颗粒剂,冲服每次 1 袋。

【不良反应】 可见口干、鼻干、轻度嗜睡。

【禁忌证】 哺乳期妇女禁用。儿童和孕妇应在医师指导下服用。

【注意事项】 ①避免儿童误服;②本品可致轻度嗜睡;③服用本品期间忌烟酒。

【制剂规格】 片剂(胶囊):每片 1 粒含对乙酰氨基酚 250mg,金刚烷胺 100mg,人工牛黄 10mg,咖啡因 15mg,马来酸氯苯那敏 2mg。颗粒剂:5g,10g。

复方酚咖伪麻胶囊(力克舒、Compound Paracetamol Caffeine and Pseudoephedrine Hydrochloride Capsules)[保乙]

【作用特点与用途】 本品每粒含对乙酰氨基酚 150mg 和菠萝蛋白酶(消炎酶)1.6 万 U,咖啡因 12.5mg,盐酸伪麻黄碱 15mg,氯苯那敏 1.25mg,盐酸氯哌斯汀 6mg 和咖啡因。具有解热、镇痛、抗炎、平喘、祛痰等作用,对感冒有综合性疗效。主要用于发热、头痛、喉痛及鼻咽部卡他症状(如鼻塞、流涕、咳嗽、痰涎等)。

【用法用量】 饭后口服:每次 1~2 粒,3/d;7~14 岁儿童减半。

【不良反应】 部分病人有口渴感,少见嗜睡。

【制剂规格】 恩威力克舒胶囊:每板 12 粒。

感冒清片(Ganmaoqing Tablets)[保乙]

【作用特点与用途】 本品内含板蓝根、大青叶、金盏银盘、岗梅、山芝麻、穿心莲叶、对乙酰氨基酚、氯苯那敏等,故能疏风解表,清热解毒。用于风热感冒,发热、头痛、鼻塞、咽喉肿痛、全身酸痛等症。

【用法用量】 口服:每次 3~4 片(粒),3/d。

【注意事项】 用药期间不宜驾驶车辆,操作机器及高空作业等。

【制剂规格】 薄膜衣片(胶囊):0.22g(含对乙酰氨基酚 12mg)。

赛洛唑啉(恶涕完、Xylometazoline)[保乙]

【作用特点与用途】 本品是一种长效鼻血管收缩药,属拟肾上腺素药。对 α 肾上腺能受体,有特异性兴奋作用,直接作用于拟交感神经胺和鼻黏膜小

血管上的 α 受体,产生血管收缩作用,从而减少血流量,使鼻黏膜充血肿胀得以缓解消除。治疗单纯性鼻炎有效率 94.4%,变态性鼻炎有效率 89.5%,肥厚性鼻炎有效率 77.2%。用于缓解或消除感冒及其引发的鼻塞、急性或慢性鼻炎、鼻窦炎、过敏性鼻炎、肥厚性鼻炎等鼻腔疾病的鼻塞症状及鼻道结痂等。

【用法用量】 滴鼻:每次 2~3 滴,2/d。

【不良反应】 偶见鼻腔一过性的轻微烧灼感、干燥感、头痛、头晕、心率加快等反应。

【禁忌证】 接受单胺氧化酶抑制药或三环类抗抑郁药治疗者,对本品过敏者及幼儿均禁用。

【制剂规格】 滴鼻剂:0.05% 为儿童剂型,每支 10ml 中含盐酸赛洛唑啉 5mg;0.1% 为成年人剂型,每支 10ml 中含盐酸赛洛唑啉 10mg。

特酚伪麻片(丽珠感乐、Terfenadine Paracetamol and Pseudo-ephedrine Hydrochloride Tablets)

【作用特点与用途】 本品每片含特非那丁 15mg,盐酸伪麻黄碱 15mg 及对乙酰氨基酚 162.5mg。特非那丁具有特异的外周 H_1 受体拮抗作用,不易透过血-脑脊液屏障,不产生中枢神经抑制作用,也不增强其他中枢神经抑制药如乙醇及苯二氮䓬类药的抑制作用,能迅速减轻或消除流泪、打喷嚏和流涕等感冒症状,不产生嗜睡作用。盐酸伪麻黄碱为拟肾上腺素药,具有明显的收缩上呼吸道血管作用,可减轻上呼吸道黏膜充血,能消除感冒所致的眼鼻瘙痒、流泪及打喷嚏等症状。对乙酰氨基酚为解热镇痛药,能抑制机体的前列腺素合成,使前列腺素合成减少而起解热镇痛作用,可治头痛、发热、四肢疼痛、肌肉痛及全身不适等感冒症状。3 种药配伍疗效加强,而不良反应则相互拮抗,是一种不打瞌睡的抗感冒良药。用于感冒引起的头痛、发热、四肢酸痛、鼻塞、流涕、流泪及打喷嚏等症状。

【用法用量】 口服:成年人每次 1~2 片,3/d;6-12 岁儿童用量减半;6 岁以下儿童遵医嘱。

【不良反应】 不良反应少而轻。偶见恶心、呕吐(1.7%)、口干(1.7%)、头晕(1.3%)、头痛(0.7%)、耳鸣(0.3%)及皮疹(0.7%),均可自行恢复。

【注意事项】 ①孕妇、老年及对麻黄碱较敏感者慎用;②高血压、糖尿病、心脏病、甲状腺功能亢进、前列腺肥大、肝功能损害及眼压升高者不宜服用;③不宜与单胺氧化酶抑制药(如三环抑郁药、苯乙肼、呋喃唑酮等)或降压药合用。若合用酮康唑或三乙酰竹桃霉素治疗时,应减本品的剂量。

【制剂规格】 片剂:双铝压膜包装,每盒 8 片或 16 片。

美息伪麻片（白加黑感冒片、Composite Pseudoephedrin Hydrochlorid Tablets）^[保乙]

【作用特点与用途】　本品分白天服用的白色片和夜晚服用的黑色片两种。白色片剂中含对乙酰氨基酚 325mg，盐酸伪麻黄碱 30mg，氢溴酸右美沙芬 15mg。黑色片剂中除含有白色片剂中相同成分和剂量外，尚多一种盐酸苯海拉明 25mg。对乙酰氨基酚是一种安全有效的解热镇痛药。伪麻黄碱有缓解鼻咽部黏膜充血、肿胀的作用，可使鼻塞症状减轻，其收缩血管具有选择性，主要收缩上呼吸道血管，对全身血管影响较小，对心率血压影响很小。氢溴酸美沙芬是世界卫生组织 1988 年推荐可取代可待因的高效安全止咳药，属于非麻醉性药物，不良反应小。盐酸苯海拉明镇静抗过敏，为组胺 H_1 受体拮抗药，能对抗组胺引起的毛细血管扩张和通透性增加。因而病人白天服用白色片（日片），有可靠的解热、镇痛、镇咳和收缩毛细血管作用，能迅速缓解或消除感冒的一切症状，且无嗜睡不良反应；夜晚睡前服用黑色片（夜片）除有日片作用外，同时还有抗过敏和镇静作用，能使病人更好地休息。用于普通感冒。

【用法用量】　口服：白天服用白色片，每次 1～2 片，2/d；晚上（睡前）服用黑色片，每次 1～2 片，1/d。

【不良反应】　偶见轻度乏力、恶心、上腹不适、食欲缺乏及口干等。

【注意事项】　白天只服白色片，晚上只服黑色片，切勿颠倒。

【制剂规格】　片剂：每盒白色片 8 片，黑色片 4 片。

双扑伪麻片（银得菲、Endephy）^[保乙]

【作用特点与用途】　本品为感冒用药。每片含对乙酰氨基酚 325mg，盐酸伪麻黄碱 30mg，马来酸氯苯那敏 2mg，辅料为羟丙基纤维素、淀粉、硬脂酸镁。本品中对乙酰氨基酚能抑制前列腺素合成，具有解热镇痛的作用；盐酸伪麻黄碱具有收缩上呼吸道毛细血管作用，消除鼻咽部黏膜充血，减轻鼻塞症状；马来酸氯苯那敏为抗组胺药，具有较强抗组胺及镇静作用，能进一步减轻由感冒引起的鼻塞、流涕等症状。用于普通感冒及流行性感冒引起的发热、头痛、关节痛、打喷嚏、流鼻涕、鼻塞等症状。

【用法用量】　口服：成年人每次 1～2 片，3/d。

【不良反应】　常见有头晕、困倦、口干、恶心、多汗、皮疹等。

【禁忌证】　对本品任何成分过敏者禁用。驾驶机动车、操作机器及高空作业者工作时间禁用。

【注意事项】 ①本品剂量不得超过每次 2 片,疗程不超过 3～7d;②肝肾功能不全者、孕妇及哺乳期妇女慎用;③服用本品期间禁止饮酒,本品性状发生改变时禁用。

【药物相互作用】 ①与其他解热镇痛药同用可增加肾毒性的危险;②本品不宜与氯霉素、巴比妥类、解痉药、酚妥拉明、洋地黄苷类合用;③不宜与含有本品成分相似的其他抗感冒药同时服用。

【制剂规格】 片剂:每盒 10 粒。

其他抗感冒药见表 7-2。

表 7-2 其他抗感冒药

药物名称、制剂	作用特点及临床应用	注意事项
必利康胶囊 每粒含金刚烷胺 0.1g,对乙酰氨基酚 0.25g,马来酸氯苯那敏 1mg。咖啡因 15mg,人工牛黄 10mg。每盒 10 粒	5 种成分,中西药配方,预防和治疗感冒呈协同作用。能消除感冒引起的打喷嚏、鼻塞、流泪、流涕、头痛、发热、周身四肢酸痛及对流感的预防。口服:每日早、晚各 1 粒,重症时可服 2 粒。儿童剂量酌减	用药时每次最多不超过 2 粒
氨咖黄敏胶囊[保乙](速效伤风胶囊) 每粒含对乙酰氨基酚 250mg,咖啡因 15mg,马来酸氯苯那敏 3mg,人工牛黄 10mg	缓解普通感冒及流行性感冒引起的发热、头痛、鼻塞、咽痛等症状。口服:每次 1～2 粒,3/d。可用药 3～7d。若症状未缓解,应咨询医师或药师	偶见粒细胞、血小板减少,厌食、恶心、呕吐、皮疹等,对本品过敏者、孕妇、哺乳期妇女、活动性消化道溃疡患者禁用
祺尔百服宁溶液 每 5ml 含对乙酰氨基酚 160mg,盐酸伪麻黄碱 15mg,氢溴酸右美沙芬 5mg,马来酸氯苯那敏 1mg	同非甾体解热镇痛抗炎药(NSAIDs)2 - 5 岁,每次 5ml;6－12 岁,每次 10ml;每 4～6 小时口服 1 次,24h 内不超过 4 次	遵医嘱用

续表

药物名称、制剂	作用特点及临床应用	注意事项
百服宁日夜型感冒片 日用片每片含对乙酰氨基酚 500mg，盐酸伪麻黄碱 30mg，氢溴酸右美沙芬 15mg；夜用片尚含马来酸氯苯那敏 2mg	与白加黑感冒片相似。白天服日用片 1～2 片；晚上服夜用片 1～2 片。必要时温开水送服	参阅白加黑感冒片
瑞可糖浆 每毫升含对乙酰氨基酚 15mg，盐酸甲基麻黄碱 0.45mg，氢溴酸右美沙芬 0.75mg，马来酸氯苯那敏 0.12mg，愈创木酚甘油醚 4mg	抑制感冒头痛、发热、咳嗽、流涕、流泪、咽喉肿痛等症状。成年人每次 10ml，3/d 或遵医嘱。儿童酌减或遵医嘱。愈创甘油醚有镇咳、消毒防腐和减轻痰液腐臭的作用	与快安感冒液的有效成分相似，但后者的 4 种成分和剂量略有差异
快安感冒液 每毫升含对乙酰氨基酚 15mg，盐酸甲基麻黄碱 0.495mg，咖啡因 1.5mg，马来酸氯苯那敏 0.12mg，愈创木酚甘油醚 2.49mg	与瑞可糖浆相似。口服：每次 10ml，3/d。或遵医嘱	一般用药不宜超过 5～7d。症状无明显改善时，应咨询医师或药师

续表

药物名称、制剂	作用特点及临床应用	注意事项
可立克胶囊 　　每粒含对乙酰氨基酚250mg,金刚烷胺100mg,人工牛黄10mg,咖啡因15mg,马来酸氯苯那敏3mg	解热镇痛、抗过敏、抗病毒,临床应用与必利康相似。口服:每日早、晚各1粒,重症时可服2粒,儿童剂量酌减,或咨询医师、药师	成分与必利康相同,本品含马来酸氯苯那敏3mg,比必利康多2mg,其余均相同
感冒通片 　　每片含双氯芬酸15mg、人工牛黄15mg、氯苯那敏2.5mg	解热镇痛、抗过敏。成年人口服每次1～2片,3/d。或遵医嘱	一般用药不超3～5d
感冒灵(片、胶囊) 　　每片、粒含对乙酰氨基酚150mg,水杨酰胺150mg,盐酸去氧肾上腺素5mg,马来酸溴苯吡胺2.5mg,咖啡因20mg	控制感冒头痛、发热、流鼻涕、打喷嚏、咽喉肿痛等症状。口服:成年人每次1～2片,3或4/d。或遵医嘱用药	咨询医师或药师
圣济感冒片(感冒灵糖衣片胶囊) 　　每片(粒)含对乙酰氨基酚50mg,咖啡因1mg,马来酸氯苯那敏1mg,三桠苦、岗梅、野菊花、金盏银盘等中药干浸膏150mg	控制感冒发热、头痛、咳嗽、流涕、流泪、咽喉肿痛等症状,中西药配伍疗效确切。口服:每次3～4片,3/d;或遵医嘱	咨询医师或药师

续表

药物名称、制剂	作用特点及临床应用	注意事项
菲迪乐(联邦伤风素) 胶囊 　每粒含对乙酰氨基 酚 200mg,水杨酰胺 100mg,盐酸伪麻黄 碱 30mg,盐酸曲普 利啶 1.2mg,咖啡因 15mg	控制感冒发热、头痛、咳嗽、打喷 嚏、流涕流泪、咽喉肿痛等症 状。口服:每次 1～2 粒,2～ 3/d;或遵医嘱	咨询医师或药师,仔 细阅读说明书
幸福伤风素片 　每片含对乙酰氨基 酚 250mg,咖啡因 30mg,马来酸氯苯 那敏 2mg,盐酸维生 素 B$_1$ 3mg,盐酸去 氧肾上腺素 5mg	控制感冒发热、头痛、流涕流泪、 咽喉肿痛、食欲缺乏等症状。 口服:成年人每次 2 片,3～4/ d 或遵医嘱。小儿用药剂量 酌减	仔细阅读说明书,或 咨询医师、药师。 有小儿用片剂
异丙安替比林片 　每片 0.15g	解热镇痛。用于发热、头痛、神 经痛、风湿痛、牙痛等。每次 服 0.15～0.3g	长期应用应检查肝 肾功能
速效伤风胶囊 　每粒含对乙酰氨基酚 250mg,人工牛黄 10mg,咖啡因 15mg, 氯苯那敏 3mg	感冒初起用药。每服 1～2 粒, 3/d,遵医嘱	胶囊剂与颗粒剂功 效相同
小儿速效伤风干糖浆 每包 6g,内含对乙酰 氨基酚 125mg,人 工牛黄 4.98mg,咖 啡因 7.5mg,氯苯 那敏 1.5mg	治疗小儿伤风感冒。1－5 岁 3g,6－9 岁 9g,3/d。或遵医 嘱	白细胞低下者慎用

续表

药物名称、制剂	作用特点及临床应用	注意事项
复方对乙酰氨基酚片 每片含对乙酰氨基酚 126mg,阿司匹林 0.23g, 咖啡因 30mg, 枸橼酸 2.3mg,硫脲 1.5mg	解热镇痛,治疗头痛、感冒发热 及外周神经性疼痛、关节痛 等。口服 1～2 片,3～4/d	长期或大剂量服用 可引起粒细胞减 少,胃肠反应(如 消化性出血、溃疡 等)
复方氨酚甲麻口服液 溶液剂每 1ml 含对 乙 酰 氨 基 酚 11.25mg,氢溴酸右 美沙芬 0.6mg,氯苯 那敏 93.75µg,盐酸 甲 基 麻 黄 碱 0.9375mg, 愈 创 木 酚磺酸钾 2.5mg,核 黄素磷酸钠 3.3µg, 咖啡因 1.0mg	解热镇痛抗炎,主要用于感冒发 热及外周性疼痛,每日可服 4 次:小儿 1－2 岁服 4.5ml;3 －6 岁服 6.0ml;7－10 岁服 9.0ml;11－14 岁服 12.0ml; 成年人每次 18ml。或遵医嘱	治疗感冒发热用药 3d 仍未缓解者须去 医院诊治;有过敏史 者、粒细胞低下者、 胃出血胃溃疡病者 不宜应用
复方对乙酰氨基酚散 (头痛粉) 每袋含对乙酰氨基酚 162mg,阿 司 匹 林 226.8mg,咖 啡 因 35mg, 枸 橼 酸 2.3mg,硫脲 0.16mg	用于治疗感冒发热;头痛及外周 神经痛、风湿关节痛等。成年 人每次服 1 袋,6－12 岁服半 袋。遵医嘱	同复方对乙酰氨基 酚片。长期服用 应查肝肾功能、血 象并防止胃肠疾 病
服克颗粒 每袋含对乙酰氨基 酚 325mg,盐酸伪麻 黄碱 30mg,氯苯那 敏 2mg	常用于感冒发热、头痛及外周性 疼痛。每次服 1 袋,一日服 3 次或遵医嘱	胃肠反应相应较少 而轻。白细胞血 小板减少者慎用

续表

药物名称、制剂	作用特点及临床应用	注意事项
泰康新(泰咛康利诺片) 每片含对乙酰氨基酚 0.5g,盐酸伪麻黄碱 30mg,氯苯那敏 2mg	治疗感冒发热、头痛。成年人每次服 1 片,2~3/d。或遵医嘱	遵医嘱
氨酚伪麻那敏泡腾颗粒 每袋含对乙酰氨基酚 500mg,盐酸伪麻黄碱 30mg,氯苯那敏 2mg	治疗感冒发热、头痛、流鼻涕等。用 200ml 开水冲服,成年人每次 1 袋,3/d	遵医嘱
代尔卡(片剂) 每片含对乙酰氨基酚 325mg,盐酸伪麻黄碱 30mg	治疗感冒发热、头痛、流涕等。成年人每次服 1~2 片,2~3/d。或遵医嘱	严重粒细胞减少、高血压、心脏病患者慎用
雷蒙特(片剂) 每片含对乙酰氨基酚 500mg,盐酸伪麻黄碱 30mg	治疗感冒发热、头痛、流涕等。成年人每次 1 片,2~3/d。或遵医嘱	同代尔卡
小儿氨酚伪麻分散片 每片含对乙酰氨基酚 80mg,盐酸伪麻黄碱 7.5mg	用于小儿感冒发热、头痛、流涕等。水中分散后服用,每次 1 片,4~6h 1 次,每日不超过 4 片,饭后服	同代尔卡
洛芬伪麻片 每片含对乙酰氨基酚 80mg,盐酸伪麻黄碱 7.5mg	用于感冒发热、头痛、流涕等。成年人和小儿均可服用。每次 1~2 片,每日不超过 8 片(小儿不超过 4 片)	同代尔卡

药物名称、制剂	作用特点及临床应用	注意事项
儿童退热片 　每片含对乙酰氨基酚 120mg,氯苯那敏 0.5mg	用于小儿感冒、发热、头痛。1—3 岁服 1/2～1 片,3/d。4—6 岁服 1 片,3/d。7—12 岁服 1.5～2 片,3/d	同代尔卡
菲迪乐胶囊 　每粒含对乙酰氨基酚 200mg,水杨酰胺 100mg,盐酸伪麻黄碱 30mg,盐酸曲普利啶 1.2mg,咖啡因 15mg	用于上感发热、头痛、流涕等。口服每次 1～2 粒,2～3/d。或遵医嘱	与联邦伤风素的组成与含量均相同
复方感冒颗粒 　每袋含对乙酰氨基酚 168mg,咖啡因 12mg,氯苯那敏 2mg	用于病毒性感冒,有解热镇痛、抗炎抗病毒作用。开水冲服每次 1 袋,3/d	遵医嘱用。尚含金银花、野菊花、三桠苦、五指柑、板蓝根、岗梅根等
感冒灵糖衣片 　每片含对乙酰氨基酚 50mg,咖啡因 1mg,氯苯那敏 1mg,三桠苦、岗梅根、野菊花、金盏银盘等中药干浸膏 150mg	作用同前。口服:每次 4 片,3/d。或遵医嘱	与圣济感冒片组成、含量均相同
索美宁片 　每片含对乙酰氨基酚 75mg,氯苯那敏 1mg,人工牛黄 4.5mg	用于感冒发热。口服,每次 1～4 片,2～3/d。或遵医嘱	粒细胞明显低下者慎用或忌用

续表

药物名称、制剂	作用特点及临床应用	注意事项
复方对乙酰氨基酚注射液 每支 2ml 内含对乙酰氨基酚 200mg,氨替比林 250mg	解热镇痛。肌内注射:每次 2ml。遵医嘱用	同索美宁片
息热痛注射液 每 1ml 内含对乙酰氨基酚 75mg,盐酸异丙嗪 5mg	解热镇痛、抗过敏。肌内注射:每次 1～2ml。遵医嘱用	同索美宁片
解热止痛片(APC 片) 每片含阿司匹林 0.22g,非那西丁 0.15g,咖啡因 35mg	解热镇痛抗炎治感冒。必要时口服 1～2 片。遵医嘱	严重胃出血、溃疡病慎用或忌用
阿苯片 每片含阿司匹林 0.1～0.15g,苯巴比妥 10～15mg。有 3 种规格	解热镇痛、镇静。必要时服 1～2 片。遵医嘱	严重胃出血、溃疡病及粒细胞减少者慎用
扑尔感冒片 每片含阿司匹林 0.22g,非那西丁 0.16g,咖啡因 32.4mg,氯苯那敏 2mg	用于感冒发热、头痛。遵医嘱每次服 1～2 片	同阿苯片
寿堂效灵感冒胶囊 每粒含有阿司匹林、氨基乙磺酸、盐酸吗啉胍等	治疗感冒。口服:每次 2 粒,2～3/d。或遵医嘱	严重胃肠溃疡、出血患者不宜用

药物名称、制剂	作用特点及临床应用	注意事项
阿司可咖胶囊(柯克) 每粒含阿司匹林375mg,磷酸可待因15mg,咖啡因 15mg	治疗感冒头痛、咳嗽等。口服:每次 1～2 粒。或遵医嘱	严重胃肠溃疡、出血患者不宜用
阿司匹林维生素 C 分散片 每片含阿司匹林400mg,维生素 C240mg	治疗感冒头痛伴牙龈出血等。成年人每次 1～2 片,每日不超过 8 片;3 岁以上小儿每次0.5～1.5 片,每日不超过 4片	严重胃肠溃疡、出血患者不宜用。放入水中分散后服用
索米痛(索密痛、去痛片) 每片含氨基比林0.15g,非那西丁0.15g,咖啡因 50mg,苯巴比妥 15mg	解热镇痛,对各种外周神经性疼痛有效。遵医嘱一次服用 1～2 片	粒细胞减少者慎用
氨非咖片(PPC 片) 每片含氨基比林0.1g,非那西丁0.15g,咖啡因 30mg	治疗感冒头痛,遵医嘱每次服 1～2 片	同索米痛
瑞培林片 每片含保泰松125mg,氨基比林125mg	用于外周性风湿及类风湿疼痛、关节痛及痛风等。遵医嘱每次服 1～2 片	长服用应查肝肾功能和血象,及时对症处理
复方氨咖片 每片含氨基比林0.15g,咖啡因15mg,氯苯那敏2mg	治疗感冒发热、头痛等,遵医嘱每次服 1 片	粒细胞减少者慎用

药物名称、制剂	作用特点及临床应用	注意事项
撒烈痛片 　每片含氨基比林 0.15g，非那西丁 0.3g，咖啡因 30mg， 苯巴比妥 30mg	作用与用途同索米痛（去痛片） 　遵医嘱每次服 1～2 片	同索米痛（去痛片）
克感敏片 　每片含氨基比林 0.1g，非那西丁 0.15g，咖啡因 30mg， 氯苯那敏 2mg	用于感冒及外周神经性疼痛。 　遵医嘱每次服 1 片	长期应用须查血象， 　对症处理
脑宁片（脑清片） 　每片含氨基比林 0.15g，咖啡因 40mg， 甘油酸钙 35mg	用于头痛及外周性疼痛。遵医 　嘱每次服 1～2 片	同克感敏片
使痛宁片 　每片含氨基比林 0.1g，非那西丁 0.15g，咖啡因 45mg	同氨非咖（PPC）片。遵医嘱每 　次服 1～2 片	同克感敏片
复方氨基比林片 　每片含氨基比林 214.5mg，巴比妥 85.5mg	用于外周性疼痛。遵医嘱每次 　服 1 片，2～4/d	同克感敏片
散痛片（优散痛片） 　每片含氨基比林 0.1g，非那西丁 0.125g，安替比林 0.1g，咖啡因 50mg	用于外周性疼痛。遵医嘱一次 　服 1～2 片	同克感敏片

药物名称、制剂	作用特点及临床应用	注意事项
米格来宁(安比咖)片 　　每片含安替比林 　　0.27g，咖啡因 　　27mg,枸橼酸 3mg	用于外周性神经痛、骨关节痛。 　遵医嘱每次 1 片,3/d	同克感敏片
康必得片 　　每片含对乙酰氨基 　　酚 100mg,葡萄糖酸 　　锌 70mg,盐酸二氧 　　丙嗪 1mg,板蓝根浸 　　膏粉 250mg	用于普通感冒或流感,口服:成 　年人每次 2 片,3/d	咨询医师或药师
感咳双清胶囊 　　每粒含黄芩苷 　　150mg,穿心莲内酯 　　37.5mg	对金黄色葡萄球菌、流感杆菌、 　肺炎球菌、变形杆菌及流感病 　毒、腺病毒、合胞病毒等均有 　抑制作用;并有解热镇痛、降 　低毛细血管通透性、增强巨噬 　细胞吞噬功能、增加气管排痰 　量及止咳作用。用于急性上 　呼吸道感染、急性支气管炎。 　口服:每次 2 粒,3/d	
羧甲淀粉钠溶液 　　每瓶 100ml	用于小儿反复呼吸道感染和由 　此诱发的支气管哮喘,可改善 　免疫功能。口服:1－3 岁,每 　次 7ml;4－6 岁,每次 10ml;7 　－14 岁,每次 15ml;均 3/d。 　成年人酌增剂量	
诺合片 　　每片含布洛芬 　　200mg,盐酸伪麻 　　黄碱 30mg	用于感冒头痛、鼻塞、流涕等。 　遵医嘱每次服 1 片,3/d	长期应用定期查血 　象和肝、肾功能, 　对症处理

药物名称、制剂	作用特点及临床应用	注意事项
复方布洛芬片 　　每片含对乙酰氨基酚 325mg，布洛芬 400mg	用于感冒和外周性疼痛。成年人每次 1 片，4～6h 1 次；每日不超过 8 片。30kg 以上儿童每 8 小时服半片	同保施泰。长期服用应定期查血象和肝、肾功能，及时对症处理
洛芬待因片（可普芬） 　　每片含布洛芬 200mg，磷酸可待因 12.5mg	用于解热镇痛、止咳。首剂服 2 片，每 4～6 小时服 1 次，每日不超过 6 片	久服可能产生依赖性

第8章 主要作用于循环系统的药物

一、抗心律失常药

心律失常是指心脏跳动节律和(或)频率的异常,其发生机制是由于冲动形成异常和冲动异常。临床分为快速性心律失常和缓慢性心律失常两类。快速性心律失常包括期前收缩、心动过速、扑动、颤动;缓慢性心律失常包括停搏、心动过缓、传导阻滞。

抗心律失常药物可以粗分为两大类:①治疗缓慢性心律失常药物:临时可以使用抑制副交感或兴奋交感神经的药物,由于缓慢心律失常往往发生于老年人和冠心病病人,常用此类药物容易发生多种不良反应,如有显著症状时应安装永久性心脏起搏器。②治疗快速心律失常药物,根据药物对心肌细胞电生理作用的不同,再将治疗快速心律失常的药物进一步分类,但具体应分几类目前尚无统一意见。Vaughan Williams 将抗快速心律失常药物分为如下 4类。

Ⅰ类——钠通道阻滞药:有膜稳定作用(局部麻醉作用),能阻滞钠通道,抑制 0 相去极化速率,并延迟复极过程。近年有人进一步把Ⅰ类分为 3 组:Ⅰa组对 0 相去极化与复极过程抑制均强,除过去常用的老药奎尼丁、普鲁卡因胺外,新药有丙吡胺及莫雷西嗪。Ⅰb组对 0 相去极化与复极抑制均弱,以利多卡因为代表,尚有妥卡尼及美西律。Ⅰc组抑制室性期前收缩及非持续性室性心动过速,可比奎尼丁、普鲁卡因胺或美西律更为有效。该类的代表药物为盐酸普罗帕酮(心律平),可加重充血性心力衰竭,亦可能增加血清地高辛浓度。

Ⅱ类——β肾上腺素能受体阻滞药:能在房性心动过速时控制心室率,可能比其他抑制室性期前收缩的药物更为安全,但通常易于耐药,并加重充血性心力衰竭。在心绞痛病人中,如突然中断使用 β 受体阻滞药,可致心绞痛频发或发生心律失常及心肌梗死。因减慢心律、抑制心肌,故严重心动过缓(心律、心率＜55/min)或二度、三度房室传导阻滞者禁用。醋丁洛尔是选择性 β₁ 肾上腺素能受体阻滞药,有部分内源性拟交感活性,但有一定免疫学异常的不良反应。参见 β 受体阻滞药,本节从略。

Ⅲ类——包括胺碘酮及溴苄铵,后者已较少使用。胺碘酮能抑制室性期前收缩及非持续性室性心动过速,并能预防持续性室性心动过速或室颤的复发。该药在欧洲广泛用于室上性心动过速,用药后可能发生严重不良反应,且在停药后仍可延续数月之久。溴苄铵静脉注射对室性纤颤或反复室性心动过速,可起稳定心律的作用。其主要不良反应是持续性直立性低血压(交感神经阻滞所致),亦可能在开始服药时因儿茶酚胺的释放而加重某些心律失常。

Ⅳ类——钙通道阻滞药:维拉帕米对防治室上性心动过速极为有效,但能引起低血压及在持续性室性心动过速病人中引起室颤。该药亦能在心房扑动或纤颤中减低心室反应,但对大多数室性心律失常的作用较小。

抗心律失常药物实际上绝大多数用于抗快速心律失常,快速心律失常是心脏病临床上相当常见的病理现象,有些可能危及病人的生命,虽然治疗快速心律失常的措施已多样化,但药物治疗仍然是常用的措施。近年来,新的抗心律失常药不断涌现,选用药物时,既要考虑到药物对快速心律失常的疗效,更应考虑药物所产生的不良反应,此外,尚应注意药物的相互作用,以免影响抗心律失常药物的治疗效果。

现在,人们注意到联合应用不同类别的抗心律失常药可能较单一用药为好。联合用药后,药物各自的剂量减少,不良反应减少而疗效提高,例如Ⅰa与Ⅰb类合用,可使两者对钠通道阻滞作用相加,而抑制复极作用抵消。自1986 年开始,虽有不少联合药物作用下细胞电生理的研究,但是,由于其电生理变化比较复杂,尚不能用于指导临床治疗。因此,目前联合用药的方法也仍属于经验性的,常用的配伍方法有:Ⅰa+Ⅰb(例如奎尼丁与美西律);Ⅰb+Ⅰc(如美西律与普罗帕酮);Ⅰc+Ⅰa(如普罗帕酮与奎尼丁);Ⅰb+Ⅲ(美西律与胺碘酮);Ⅲ+Ⅰa(胺碘酮与奎尼丁);以及 β 受体阻滞药与Ⅰ类药物合用。

不同药物作用于不同通道,或两种药物作用于同一通道的不同结合点,可能使离子通道阻断,疗效可提高;相反,药物如结合在同一作用点,则该作用点为作用较弱药物所结合,影响了另一药物的作用,使联合用药后疗效降低。

常用于快速性心律失常的药物治疗如下。

(1)阵发性室上性心动过速(PAT):经一般手法及镇静药等治疗无效时,可静脉注射下列药物使之终止:维拉帕米(异搏定)每次 5～10mg;ATP(三磷腺苷)每次 10～20mg,与维拉帕米的效果相似;普罗帕酮(心律平)每次 70～140mg;毛花苷 C 每次 0.4～0.8mg;β 受体阻滞药 5～10mg。

旁路下传的逆向折返心动过速和不能确定性质的宽 QRS 心动过速宜按室性心动过速处理,给Ⅰ类或Ⅲ类药。

(2)室性心动过速:如为原发性室性心动过速发自右心室流出道(RVOT-VT),选用Ⅰ、Ⅱ、Ⅳ类药;原发性室性心动过速发自左心室右壁(LVP-VT)选用Ⅰ、Ⅱ、Ⅳ类药;右室发育不良所致心律失常(ARVD)则选用Ⅰa、Ⅱ、Ⅲ类药,束支阻滞伴折返性室性心动过速(BBB-VT)则选用Ⅰa、Ⅰb类药;缺血性心脏病所致室性心动过速,选用Ⅰ、Ⅲ类药。

(3)顽固性心律失常:常联合用药可增加疗效及减少不良反应。一般可以Ⅰa或Ⅰc与Ⅰb联合,Ⅰ类与Ⅱ类或Ⅳ类联合。应避免不良反应相同或完全无效的药物联合使用。联合用药后,各药的剂量还可适当减少。

丙吡胺(异脉定、Disopyramide)[保乙][典]

【作用特点与用途】 本药电生理效应与奎尼丁及普鲁卡因胺相似。一般推荐使用的口服剂量,对并无充血性心力衰竭的病人,不至于引起显著的血压改变。静脉注射时可产生心脏抑制,使心排血量减少10%,对原已有心功能不全者尤为明显。本品口服后80%～100%被吸收,0.5～3h达血浆浓度峰值,其血浆蛋白的结合率与血浆浓度有关,在 $3\mu g/ml$ 时约 50% 结合,V_d1L/kg。$t_{1/2}5\sim6h$,可达8～9h,有效血浆浓度为 $2\sim4\mu g/ml$。主要由肾排泄,40%～60%为原型,35%为肝降解后的代谢产物。本药的应用指征与禁忌证基本与奎尼丁及普鲁卡因胺相同,对心房颤动有一定疗效,亦可用以治疗室上性与室性期前收缩及各型心动过速,并能预防心肌梗死并发的心律失常。本药可延长旁道束的传导时间和有效不应期,故对预激综合征所致的室上性快速心律失常也有效。与β受体阻滞药或强心苷合用,可以加强室上性心律失常的治疗效果。并能作为电击复律的维持治疗。本药无奎宁样作用,故不致引起流产。除非病人有严重心力衰竭或用量过大,很少会发生血压明显下降,故较安全。但对房性心律失常的疗效不及奎尼丁。

【用法用量】 紧急复律时静脉注射每次 2mg/kg,在 5～15min 内注入,每次量不超过 150mg。静脉滴注维持量为 20～30mg/h,总量一般不超过800mg/d。口服片剂每次 100～200mg,3～4/d,根据病情可增加至 600～800mg/d,儿童可用 200～300mg/d,分 3～4 次服用,也可以先用负荷量 200～300mg,然后每 6 小时服 150mg。

【不良反应】 不良反应较奎尼丁少,但也可使病态窦房结综合征、心力衰竭、心源性休克、房室传导阻滞或室内传导阻滞等的病情加重,Q-T 间期延长,也可致室性心动过速、心室扑动或颤动等心律失常,故目前国外对此药持很谨慎态度。其抗胆碱作用可引起恶心、便秘、视物模糊、眼口鼻咽喉干燥及尿潴留等。个别病人可发生皮疹、精神症状、低血糖、胆汁淤积性黄疸或粒细胞减少等。

【禁忌证】 病态窦房结综合征、重度房室传导阻滞、重度充血性心力衰竭、青光眼及前列腺肥大等。

【注意事项】 ①本药具负性肌力作用,可能诱发或加重充血性心力衰竭,故原发性心肌病或心脏代偿功能不全者,均应慎用。如过去有心力衰竭史者,在应用本药过程中,必须严密监护观察。有心力衰竭的病人,宜用强心苷和利尿药控制后,再用本药。②本药可使 QRS 增宽,虽并不常见,但若显著增宽超过 25% 时,应及时停药。与其他Ⅰa组抗心律失常药物相同,本药可以引起Q-T 间期延长及使心律失常恶化,包括诱发室性心动过速及心室颤动。本药亦可能引起尖端扭转型心动过速。若 Q-T 间期延长超过 25%,亦应及时停药。③服用丙吡胺过程中,个别病人可能发生严重低血糖,尤其是充血性心力衰竭、慢性营养不良、有肝肾疾病者,或并用β受体阻滞药者,本药可能进一步干扰葡萄糖调控机制,在摄入糖减少的情况下,促使发生低血糖,临床医师亦应予以警惕。④与其他抗心律失常药物的并用问题。本药与其他Ⅰa组抗心律失常药(如奎尼丁、普鲁卡因胺)、Ⅰc型药(如莫卡胺、氟卡尼、普罗帕酮)或普萘洛尔等联合应用,必须非常谨慎,一般仅保留应用于对一般单一抗心律失常药物无效的威胁生命的心律失常病人。因此,此种联用可能产生严重的负性肌力作用,加重心功能不全,或延长传导时间。⑤如在应用本药过程中发生一度房室传导阻滞,则应尽早减少剂量。⑥心房扑动或颤动病人在使用本药之前,应先予以洋地黄化。心肌炎或其他心肌病在使用普通剂量的本药时,可能因心脏抑制而产生低血压,因此不应给予负荷剂量,首次剂量应限于100mg,随后的剂量应视情况而适当调整。

【制剂规格】 胶囊剂:100mg,150mg。

莫雷西嗪(噻吗嗪、乙吗噻嗪、Moricizine)[保乙][典]

【作用特点与用途】 本品其电生理作用类似利多卡因,能抑制快速钠离子内流,为Ⅰ类抗心律失常药。本药能直接作用于心肌传导系统,其体外延长心房不应期的作用约为奎尼丁的 33 倍。对心肌无抑制作用,但有扩张冠状血管和抗胆碱能活性作用。口服后经胃肠道吸收,1.5～2h 起作用。正常人 $t_{1/2}$ (4±1)h,心脏病病人为 6～13h,肾功能不全者可达 47.5h。临床用于房性和室性心律失常,疗效优于奎尼丁和普鲁卡因胺,且本品毒性小,不良反应轻微,耐受性好,是一种颇有前途的抗心律失常药。对房性、室性期前收缩及房性、室性心动过速均有效。国内应用对室性心律失常的效果较佳,有效率约75％。本药不良反应很少,对心肌抑制不明显,不影响心功能。亦不延长 Q-T 间期,因此可以与Ⅰ类抗心律失常药同时应用。

【用法用量】 莫雷西嗪的剂量必须根据其抗心律失常的反应及耐受性而个体化,最好住院开始治疗。一般推荐成年人剂量为 $600\sim800\mathrm{mg/d}$,分 3 次服用。在该范围内,剂量可以适当调整,每隔 3d 可以增加日剂量 $150\mathrm{mg}$,直至取得满意疗效。用于房性期前收缩剂量为 $200\sim225\mathrm{mg/d}$。老年人应用剂量可自每次 $100\mathrm{mg}$,$3/d$ 开始,逐步增加至有效剂量。

静脉用 2.5％注射液 2ml 加 20ml 葡萄糖注射液缓注($3\sim5\mathrm{min}$),肌内注射用 2.5％注射液 2ml 加 0.5％普鲁卡因注射液稀释后注射。

若病人在应用其他抗心律失常药,准备换用莫雷西嗪,最好住院观察,以免发生意外。如在服用奎尼丁、丙吡胺,则应在最后 1 次服用至少 $6\sim12\mathrm{h}$ 后,才可开始服用本药;服用普鲁卡因胺,应在最后 1 次服药 $3\sim6\mathrm{h}$ 后,可换用本药;服用恩卡尼、普罗帕酮、妥卡尼或美西律者,应在距末次剂量 $8\sim12\mathrm{h}$ 才能用本药;服氟卡尼者,更应在最后 1 次服药 $12\sim24\mathrm{h}$ 后,换服本药。

【不良反应】 本品不良反应轻微,主要有轻度恶心、头晕及食欲缺乏等。服药早期可出现口周麻木及欣快感,但一般不影响继续治疗。较为严重的不良反应是其致心律失常作用,其发生率为 3.7％。美国报道有 7％因发生不良反应而被迫停药,其中 3.2％由于恶心,1.6％由于心电图异常(主要是传导异常),1％由于诱发充血性心力衰竭,$0.3％\sim0.4％$ 则由于头晕、焦虑、药物热、尿潴留、视物模糊、胃肠道不适及皮疹等。

服用过量莫雷西嗪可能发生疲乏、低血压、昏迷、传导障碍、充血性心力衰竭恶化、心肌梗死、窦性停搏、心律失常(室性心动过速、心室颤动、心搏骤停)及呼吸衰竭等。动物口服致死剂量:犬为 $200\mathrm{mg/kg}$,猴为 $250\mathrm{mg/kg}$,大鼠为 $905\mathrm{mg/kg}$。文献报道 2 例因故意服用 2.25g 及 10g 而致死的病例。

【禁忌证】 原有二度、三度传导阻滞及有右束支传导阻滞伴左前半分支阻滞者,应属禁忌。有心源性休克及对本药过敏者,亦不宜使用。本药对原有心动过缓者,可能引起窦房阻滞及 QRS 增宽等,但停药后即可恢复。

【注意事项】 必须注意到本药可能诱发新的心律失常或加重原有的心律失常。电解质紊乱如低钾血症、高钾血症或低镁血症均可能改变Ⅰ类抗心律失常药物的作用,故在使用本药之前,应纠正上述电解质紊乱。

肝脏功能障碍时可能降低本药的血浆清除率及增加其半衰期,故应适当减少剂量。肾功能减退者亦应先给较小剂量,严密观察。原有充血性心力衰竭病人服用一般推荐剂量的莫雷西嗪时,一般不致发生不良反应。同时服用地高辛,亦不影响后者的血液水平及改变地高辛的药动学。若同时服用西咪替丁,可能使后者的清除率降低 49％,致使血浆中浓度增加 1.4 倍。与茶碱同时应用时,本药可显著影响茶碱的清除率及血浆半衰期,即清除率增加 44％～66％;血浆半衰期降低 19％～33％,因此必须随时监测茶碱的血浆水平。

【制剂规格】　片剂:50mg,200mg,250mg,300mg。注射液:50mg/2ml。

妥卡尼(妥卡胺、Tocainide)

【作用特点与用途】　本药系对利多卡因的结构加以改变而得,提高了生物利用度,故可口服,作为利多卡因的维持用药,其电生理作用与利多卡因相似,均属于抑制 Na^+ 内流或促进 K^+ 外流的抗心律失常药,能降低心肌细胞的兴奋性。本药电生理作用与奎尼丁、普鲁卡因胺及丙吡胺不尽相同。本药经口服吸收快,生物利用度为 90％以上。口服后 0.5～1.5h 达血药浓度高峰,血浆 $t_{1/2}$ 8～18h,有效血药浓度为 4～10μg/ml。本品的蛋白结合率约 50％,部分在肝与葡萄糖醛酸结合,主要经肾排泄,其中原型药物占 40％。本药可通过血-脑脊液屏障,但其脂溶性较利多卡因小。适用于各种室性心律失常、折返性室上性心动过速,包括预激综合征所引起者,尤宜用于洋地黄中毒和心肌梗死所致的室性心律失常。由于本药可能产生一些严重的不良反应如出血(占临床应用的 0.18％),故国外学者推荐本药仅应用于严重的、危及生命的室性心律失常,妥卡尼对功能性室性心律失常也有一定疗效,且对其他抗心律失常药无效的病人亦可奏效。

【用法用量】　口服:成年人每次 400～600mg,每 8～12 小时服用 1 次,最大剂量一般不超过 2.4g/d。儿童用量每次 7.5mg/kg,每 8～12 小时 1 次。静脉注射:0.5～0.75mg/(kg·min)共 15min,一般总量为 500～750mg,急救时于 15～30min 内缓慢静脉注射,或以 50～100ml 生理盐水或葡萄糖注射液稀释后滴注,然后改为口服维持。

【不良反应】　以胃肠道症状为常见,有食欲减退、恶心、呕吐、腹痛及便秘等;神经系统症状有头昏、眩晕、视物模糊、复视、听觉改变、冷热感觉异常、颤抖、震颤、共济失调及盗汗等;一般不良反应均较轻。偶见过敏性皮疹、药物热及嗜酸性粒细胞增多等过敏反应,个别病人可能发生粒细胞缺乏、骨髓抑制、再生障碍性贫血或血小板减少等血液学异常。0.11％的病人在服药 3～18 周后发生肺纤维化。

【禁忌证】　对本药过敏者禁忌。对酰胺类局部麻醉药过敏者亦应慎用。未安置心脏起搏器的二度或三度房室传导阻滞者及哺乳期妇女亦禁用。

【注意事项】 心功能不全或心脏储备力极小者,使用妥卡尼必须谨慎,因可能加重心力衰竭;肝、肾功能不全者亦应慎用,必须注意本药亦可能诱发其他各种心律失常。本药与利多卡因的药理及药动学相似,因此同用时可能发生较为严重的不良反应。妥卡尼与西咪替丁、地高辛、美托洛尔及华法林等的药物相互作用曾有一些研究,仅显示妥卡尼与美托洛尔对肺动脉楔压及心脏指数有协同作用。若与地高辛同时联用,其血清地高辛水平[(1.1 ± 0.4)mg/ml]仍在正常范围之内。

【制剂规格】 片剂:200mg,400mg,600mg。针剂:100mg/5ml,200mg/10ml,750mg/15ml。

美西律(慢心律、Mexiletine)[保甲][典]

【作用特点与用途】 本药的药理作用与利多卡因相仿,但其对中枢神经的作用,则与苯妥英钠相似。属Ⅰb类抗心律失常药,是一种具有抗惊厥特性的局部麻醉药,其结构亦与利多卡因类似,能对抗毒毛花苷引起的室性心律失常,而对心肌的抑制作用较弱。其主要作用能显著延长房室束和浦氏纤维系统的相对不应期,降低除极最大上升速率,提高心室致颤阈和耐缺氧能力,故适用于急性或慢性缺血性心脏病引起的室性心律失常。本药口服吸收良好,生物利用度80%～90%。血药浓度于2～4h内达到高峰。可广泛分布,尤以心肌、脑、肝、肺和肾分布较多。蛋白结合率约70%。有效血药浓度为0.75～2.0μg/ml。主要在肝代谢,由肾排出。消除$t_{1/2}$ 10～13h,急性心肌梗死时为17h,因在心肌梗死时常应用吗啡类止痛药,胃的排空缓慢,致使本药吸收缓慢且不完全。肝功能不全时半衰期亦延长。口服本药后经大约3h,即发挥作用,与其血药浓度的峰值相当,维持作用时间达8h以上。静脉注射1～2min见效。适用于各种室性心律失常,尤其是洋地黄中毒、急性心肌梗死或心脏手术所引起者。对应用利多卡因治疗无效的病人往往也有效。重度左心衰竭、心源性休克、低血压,心率缓慢的心律失常及心室内传导阻滞者忌用。

【用法用量】 口服:每次100～200mg,每6～8小时1次。维持量为每次100mg,3/d。静脉注射:以100～200mg加于25%葡萄糖注射液20ml内缓慢推注(10min内),或在30min内静脉滴注250mg,然后以1～2mg/min维持,紧急复律时常用静脉注射。

【不良反应】 本药的有效血浆浓度与中毒血浆浓度(>3μg/ml)很接近,故用较大剂量易引起不良反应。主要为神经系统的症状,有头晕、视物模糊、复视、眼球震颤、口吃、幻觉、记忆障碍及嗜睡等;严重者可能引起手足颤抖及癫痫样发作等;其次为胃肠道症状,有恶心及呕吐等,减量后一般可以减轻或消失。静脉用药可致低血压、心动过缓及传导阻滞等。少数病人长期服用美西律可能出现血中抗核抗体阳性。

【禁忌证】　窦房结功能低下有传导阻滞者及严重心功不全者均属禁忌。

【注意事项】　①原已存在一度房室传导阻滞者,使用美西律后,均未发展为二度阻滞或三度阻滞,但若原有窦房结功能障碍或室内传导异常,使用美西律仍应十分谨慎。②美西律有致心律失常作用,尤其对于致命性心律失常病人,更应慎重。③低血压或严重心力衰竭病人,应严密监测或慎用。④$1\%\sim 2\%$的服用美西律患者可能发生转氨酶升高及肝损伤,但血清胆红素水平并不增高,多为暂时性的,故不需停药。⑤$0.06\%$的病人发生严重的粒细胞减少(低于$1\times 10^9/L$);0.16%发生血小板减少。⑥美西律与一般常用的抗心绞痛药、降压药及抗凝药等同时应用,并无药物相互作用。若与奎尼丁或普萘洛尔联用,有时可以增加控制室性异位心律的疗效。但若与苯妥英钠或其他肝药酶诱导药如利福平及巴比妥盐类同用,常可使美西律血浆水平降低。美西律一般不至于改变血清地高辛浓度,但当因该药的胃肠道反应而用镁、铝盐治疗时,地高辛水平可以降低。美西律与茶碱同用,后者的血浆水平可以增加,停用美西律48h后,茶碱血浆水平才恢复至正常。因此若茶碱与美西律必须同用时,应定时监测血浆茶碱水平。

【制剂规格】　胶囊剂:100mg,50mg。针剂:250mg。

托西溴苄铵(溴苄铵、特兰新、Bretylium Tosilate)[保乙]

【作用特点与用途】　本药常用其甲苯磺酸酯,属Ⅲ类抗心律失常药,为抗肾上腺素药,能提高心室致颤阈,并能直接加强心肌收缩力,改善房室传导。临床用于室性心律失常,如频发室性期前收缩、阵发性室性心动过速、心室扑动和颤动,尤其是锑剂所致的阿-斯综合征效果较好。尚对器质性心脏病、电解质紊乱、酸碱失衡或由洋地黄、奎尼丁等药物所引起的心律失常,也有一定疗效。

【用法用量】　静脉注射或肌内注射:$3\sim 5$mg/kg体重。静脉注射时以5%葡萄糖注射液稀释后$10\sim 20$min内注射完。必要时隔$4\sim 6$h后再用。也可在静脉注射疗效出现后,改为肌内注射维持。治疗锑剂引起的阿-斯综合征:口服每次0.1g,3/d,最高剂量<1.5g/d。

【不良反应】　可见胸闷、心慌、恶心、呕吐、腹部不适等反应,注射后血压可有暂时升高现象,均较轻微,可自行消失。

【注意事项】　①钙离子可能与本品有拮抗作用,不宜合用;②本品用药后多在$2\sim 3$h才显效,故宜尽早用药;③须遵医嘱用药,并仔细阅读说明书。

【制剂规格】 水针剂:0.25g/2ml。片剂:0.1g。

阿普林定(安普林定、茚丙胺、Aprindine)

【作用特点与用途】 本品为 Ib 类抗心律失常药,且有较利多卡因更强的局部麻醉作用。可用于室性及房性期前收缩,阵发性室性心动过速,心房颤动等,对各种快速型心律失常有良效。

【用法用量】 口服:每次 100～200mg,其后每 6 小时服 50～100mg,但 24h 总剂量≤300mg;第 2～3 日各 100～150mg,分 2～3 次服。维持量 50～100mg/d,分 2 次服。静脉滴注:首次 100～200mg,用 5%～10%葡萄糖注射液 100～200ml 稀释后按每分钟 2.5mg 滴速给药,0.5h 滴完。急性病例在心电图监护下按 10～15mg/min 给药,或遵医嘱。

【不良反应】【注意事项】 参阅利多卡因、溴苄铵及说明书。

【制剂规格】 片剂:25mg,50mg。注射剂:100mg。

布库洛尔(香豆心安、Bucumolol)

【作用特点与用途】 本品为普萘洛尔同类药物。具有 β_1 及 β_2 受体阻滞作用;并有奎尼丁样作用,却无内因性交感神经作用。其 β 受体阻滞作用为普萘洛尔的 2 倍;而奎尼丁样作用、局麻作用较普萘洛尔为低;抗乌头碱诱发的心律失常作用较普萘洛尔差,但抗肾上腺素诱发的心律失常作用则为普萘洛尔的 2 倍。本品不易通过血-脑脊液屏障。本品经口服 2h 后血中浓度达高峰,$t_{1/2}$ 为 2.4～4.6h;口服后 32h 有 55%～58%以代谢物 5-羧酸物被排泄。用于心绞痛、心律失常。

【用法用量】 饭后口服:每次 5～10mg,3/d。可酌情增减。

【不良反应】 ①可见皮疹性过敏,应停药;②偶见充血性心力衰竭;③偶见眩晕、嗜睡、头痛;④偶见咳嗽、气喘;⑤偶见食欲缺乏、恶心、腹胀、口渴、便秘、腹泻等;⑥泪液分泌减少,应停药;⑦倦怠;⑧血清肌酸激酶上升等。

【禁忌证】 支气管哮喘及痉挛,糖尿病性酮症酸中毒及代谢性酸中毒,重度窦房传导阻滞,心源性休克,肺动脉高压引起的右心功能不全,充血性心力衰竭者禁用。

【注意事项】 遵医嘱用药。

【制剂规格】 片剂:10mg,50mg。

伊布利特(依布立特、Ibutilide Fumarete、Corvert)

【作用特点与用途】 主要阻断钠的慢通道,延长动作电位间期、不应期及

Q-T 间期。其代谢物占药物活性的 10%。本品是能代替电复律的新药,能快速地将心房颤动与心房扑动转为窦性心律。本品吸收后在 2～3h 内迅速由血浆中清除。用于心房颤动及心房扑动的转律。

【用法用量】　本品 1mg,1 次静脉滴注 10min,如果不成功再用第 2 次,剂量 0.5mg 或 1mg。或按体重计算,0.005～0.025mg/kg。

【不良反应】　室性心律失常大多发生在输注本品的 1h,约有 1.7% 发生在持续性多型性室性心动过速,应行电复律。偶有室性期前收缩、头痛、低血压、心动过速、恶心、束支传导阻滞、房室传导阻滞、高血压、Q-T 间期延长、心动过缓、心悸。慢性心房纤颤病人在转为窦性后逆转的倾向很强,而继续治疗具有危险性。

【注意事项】　低钾、心动过缓及已应用延长 Q-T 间期药物的患者禁用。

【制剂规格】　注射剂:1mg。

劳卡尼(氯卡胺、洛卡胺、劳克律、Lorcamide)

【作用特点与用途】　是一种与莫卡胺相类似的制剂,其结构与利多卡因相仿,故有局麻及抗心律失常作用。本药既无 β 受体阻滞作用,亦无钙离子通道阻滞药的特性,与其他抗心律失常药物相比,其抗胆碱能作用极微弱。多次口服给药后吸收完全,生物利用度为 95% 以上。本品有显著的肝首关效应,故单剂量的生物利用度低。蛋白结合率为 85%。静脉注射后消除相 $t_{1/2}$ 5～12h,平均 5.1h。口服给药的 $t_{1/2}$ 9.4h,但口服后活性代谢产物的 $t_{1/2}$ 长达 26.5h。本品有效血药浓度为 150～400ng/ml。药物的 97% 在 4d 内消除,其中 62% 随尿排泄,35% 随粪便排泄。比较研究结果表明,口服和静脉给药,其生物利用度均接近 100%。用于室性心律失常,特别是室性期前收缩和复发性室性心动过速,疗效显著。对房性期前收缩和室上性心动过速也有效,但对心房颤动或扑动则无效。本品长期用于某些顽固性心律失常确实有效,但因有较严重的不良反应,使用受到一定限制。

【用法用量】　口服:每次 100mg,2/d,1～2d 后为每次 150～200mg,2/d。最大剂量不超过 600mg/d。静脉注射:每次 1～2mg/kg 在 15～30min 内滴完,2～3/d。口服最高剂量不超过 400mg/d,静脉给药亦不应超过 400mg/d。由于本药有缓慢蓄积作用,故增加剂量时,宜每周增加 1 次。

【不良反应】　快速大剂量静脉注射时,可引起头晕、视物模糊和肌肉震颤等。有失眠及噩梦等睡眠紊乱现象及胃肠不适和出汗等,在大多数情况下,经 8～10d 的适应阶段或适当减少剂量,睡眠障碍常可消失。对心脏的毒性作用为可能加重窦房结病变,加重或诱发心脏传导障碍,亦可能有致心律失常的作用。

【禁忌证】 高度的心传导阻滞(窦房结和房室阻滞)病人及儿童禁用。严重的心动过缓、低钾血症者及孕妇亦应慎用。

【注意事项】 有心功能不全者,在应用本药治疗前,应先行纠正。如使用本品出现 QRS 复合波增宽 25% 以上,应适当减少剂量或停药,在治疗的第1日应在心电监护下指导服药。本药与 β 受体阻滞药及强心苷可能有相互作用。

【制剂规格】 片剂:100mg。注射剂:10mg/ml。

氟卡尼(氟卡胺、Tambocor、Flecainide Acetate)

【作用特点与用途】 本品为局麻类型的抗心律失常药,其抗心律失常作用较利多卡因、普鲁卡因胺及奎尼丁强 7~12 倍。本品属 Ic 类抗心律失常药,主要作用在于抑制希-浦系统和室内传导,延长心室的不应期,其临床疗效亦优于妥卡尼、美西律、恩卡尼及劳卡尼。本药能抑制心脏异位起搏点,并有中度的负性心率作用。本药口服吸收良好,吸收率约 95%,食物不影响其吸收,亦无肝首关效应。口服后 3h 达血药浓度峰值。多剂量给药后消除半衰期为 20h 左右。血浆蛋白结合率为 40%,30% 以原型由尿排出。临床用于室性与室上性期前收缩,室性与室上性心动过速及预激综合征,亦可用于预防发作。

【用法用量】 口服:每次 200mg,2/d,约 1 周后减量至每次 100~150mg,2/d。静脉注射:300~400mg/d。治疗初期 1mg/kg,缓慢注射,至少应在 5min 以上。需要时,可在 15~20min 后再注射 0.5mg/kg,15~20min 后,酌情可再加注 0.5mg/kg。静脉滴注的最大剂量不应超过 400mg/d。

【不良反应】 常见的有眩晕、视物模糊、头痛、恶心、呼吸困难和乏力等。快速静脉注射时可能出现血压降低。使用氟卡尼亦可能诱发或加重心律失常。

可能诱发或加重充血性心力衰竭,特别是心肌病与原先有严重心力衰竭者。氟卡尼对大多数病人可以减慢心脏传导,产生与剂量相关的 PR、QRS 及 Q-T 延长。

【禁忌证】 禁用于窦房阻滞、二度及三度房室传导阻滞、心源性休克(并非由心律失常所致者)、代偿不全的心力衰竭及严重电解质平衡失调等。病态窦房结综合征、严重心动过缓、严重肝肾功能不全、孕妇与哺乳期妇女均属相对禁忌。

【注意事项】 ①健康人同时使用氟卡尼与普萘洛尔,两者的血浆水平分别增加 20% 及 30%,鉴于两药均有负性肌力作用,因此联合使用时必须谨慎,虽然临床上并未因联合使用氟卡尼与β受体阻滞药而产生明显的不良反应。氟卡尼与血浆蛋白结合较少,因此与其他与血浆蛋白高度结合的药物(如抗凝药)同用时,亦应考虑到这方面因素。与利尿药同用,一般并不产生相互作用。与肝酶诱导药(苯妥英钠、苯巴比妥酸盐)同用,可增加氟卡尼排泄30%。健康人给予西咪替丁(1g/d),1周后,血浆氟卡尼水平可增加30%,半衰期约增加10%。氟卡尼与丙吡胺、维拉帕米、硝苯地平及地尔硫䓬等同时应用后有无相互作用的研究尚少。②本药并无致癌作用,但动物实验发现可能有致畸作用,怀孕及分娩期应用,对母体及胎儿均无明显影响。

【制剂规格】 片剂:100mg。针剂:50mg/5ml。

西苯唑啉(环丙唑啉、Cibenzolin)

【作用特点与用途】 本品属Ⅰa类抗心律失常药,但丙吡胺的不良反应如抗胆碱作用和抑制心脏作用等有所减弱,是一种新型的抗心律失常药。其化学结构不同于一般抗心律失常药,本品为咪唑类衍生物,临床上用其琥珀酸(丁二酸)盐。本品主要通过抑制心肌细胞 Na^+ 内流而起抗心律失常作用,且能延长动作电位持续时间(APD),因而亦有Ⅲ类抗心律失常药性质。本品还可减少 Ca^{2+} 内流,因而呈现Ⅳ类抗心律失常药的作用。本品对预激综合征也有效。用于减轻和预防室性和室上性期外收缩,在心房颤动和扑动恢复后维持窦性节律,预防阵发性室上性心动过速发作。

【用法用量】 口服:一般在开始时,30mg/d,效果不满意时可增加到450mg/d,分3次服用。请仔细看说明书,并遵医嘱用,尤其是静脉注射时。静脉注射:1~2mg/kg。

【不良反应】 主要有口渴、恶心、步态不稳、睡意、头痛、胃部不适感、食欲缺乏、乏力感、倦怠感、头晕、震颤、呕吐、便秘、腹胀、皮疹及排尿困难等。大剂量时可见心电图、肝功能及血象变化。

【禁忌证】 重度房室传导阻滞、窦房阻滞、充血性心功能不全、青光眼及有尿潴留倾向者。

【注意事项】 ①要定期检查脉搏、血压及心电图。如出现异常,应立即停止用药;②应定期监测血象及肝功能,若出现异常应减量,直至停药;③本品有抗胆碱作用,一旦引起排尿困难、口渴、视物模糊及调节障碍等,应减量直至停止用药;④肾功能障碍者半衰期延长,应以血清肌酐值为指标调整用药间隔及剂量。轻度至中度(1149.2~2563.6μmol/L)肾功能障碍病人的消除相半衰期则延长1.5倍。高度障碍者(<265.2μmol/L)消除相半衰期比肾功能正常者延长约3倍。

【制剂规格】 片剂:50mg,100mg。胶囊剂:94mg(含盐基65mg)。

普罗帕酮(心律平、Propafenone)[保甲][典]

【作用特点与用途】 本药是具有局部麻醉作用的抗快速心律失常药,属Ic类抗心律失常药,对细胞膜有直接稳定作用。尚有微弱的钙拮抗作用(比维拉帕米弱100倍),并能干扰钠快通道。此外尚有轻度抑制心肌作用,增加舒张期终末压,降低心搏出量,其作用均与用药的剂量成正比。亦有轻度降低血压与减慢心率的作用。口服吸收迅速,2h达血药浓度峰值。蛋白结合率为85%~95%,生物利用度为80%~90%。本品主要在肝代谢,其某些代谢产物亦仍有一定药理活性。消除 $t_{1/2}$ 30h。65%由尿排出体外,30%则经粪便排泄。肝功能障碍时,本药生物利用度增高,清除减慢,排除半衰期亦延长。适用于预防和治疗室性或室上性异位搏动、室性或室上性心动过速、预激综合征、电转复律后心室颤动发作等。

【用法用量】 口服:治疗量,每次150mg,2~4/d。维持量,每次150mg,2/d;儿童,15~20mg/(kg·d),分3或4次服用。静脉给药:1~2mg/kg,稀释于葡萄糖注射液20ml中,于5~10min内静脉注射,若病情需要,可在严密监护下,每8天静脉注射70mg,或在1次静脉注射后继以静脉滴注(20~40mg/h)。国外经验介绍,首次用150mg,以后每8小时1次(总量为450mg/d),至少应隔3~4d后增加至225mg,每8小时1次(总量达675mg/d),必要时可用至300mg,每8小时1次(900mg/d),若用至总量900mg/d,且有QRS波增宽或二度、三度房室传导阻滞时,应及时减量。老年或过去有心肌损伤史的病人,普罗帕酮的剂量增加必须缓慢递增。

【不良反应】 主要有头痛、头晕、恶心、口干及胃肠道不适等轻微反应。用量较大时,个别病人可能出现窦房结功能障碍、房室或束支传导阻滞及血压下降;偶可引起心力衰竭。一般不良反应很轻微,多发生在开始服药后2~3d,但继续服药或适当减量,前述胃肠道症状大多可以自行消失,亦不影响药物的治疗。

【禁忌证】 心力衰竭、心源性休克、严重心动过缓及窦房、房室与心室内传导阻滞、病态窦房结综合征者忌用。肝肾功能损害、孕妇及哺乳期妇女均应慎用;有明显电解质失调、严重慢性阻塞性肺疾病、低血压等亦属禁忌。本品可能抑制希-浦系统的传导与心肌收缩力,故心肌有损害者亦应谨慎使用。

【注意事项】 ①严重肝功能不全时,普罗帕酮的生物利用度可达70%(肝功能正常者仅30%~40%)。中等度肝病者,该药的 $t_{1/2}$ 平均达9h,因此有肝病者的剂量为通用剂量的20%~30%;肾功能不良时,剂量亦应适当减少。

②接受普罗帕酮的病人可出现阳性的抗核抗体(ANA),停药后即可消失,亦无显著临床症状,偶可引起药物性红斑狼疮。③置入心脏起搏器、外科或牙科手术时应用局部麻醉药,可能会增加本药的中枢神经系统的不良反应。本药可能增加地高辛的血清水平,因此若同时使用两者时,应定时监测地高辛血清水平及适当减少地高辛剂量。与普萘洛尔、美托洛尔联用,亦可增加该两种β受体阻滞药的血浆浓度与消除半衰期,而普罗帕酮的浓度并无明显改变。若与华法林联用,后者的血浆浓度可增加 39%,伴有凝血酶原时间平均延长 25%;与西咪替丁联用,则可使普罗帕酮血浆浓度增加 20%,但并无心电生理参数的改变。

【制剂规格】　片剂:50mg,150mg。注射剂:35mg/10ml,70mg/20ml。

吡美诺(Pirmenol)

【作用特点与用途】　本品为 Ia 类抗心律失常药,其作用与奎尼丁相似。用于各种原因引起的室性期前收缩、室性心动过速,对室上性心律失常,尤其是低钾性心律失常有良效。

【用法用量】　口服:每次 0.1～0.2g,2～3/d。静脉注射:按 2.5mg/kg,于 2min 注入。静脉滴注:每分钟 2.5mg。

【不良反应】【注意事项】　参阅双氢奎尼丁等及说明书。

【制剂规格】　片剂:50mg,100mg。注射剂:50mg/2ml。

胺碘酮(乙胺碘呋酮、Amiodarone)[保甲]

【作用特点与用途】　本药为广谱抗心律失常药。作用较慢,疗效较好。为苯丙呋喃的衍生物,具有选择性冠状动脉扩张作用,尚可降低周围血管阻力,降低心肌做功及减少心肌耗氧量,因此认为本药亦可能缩小心肌梗死范围。本品吸收不规则且不完全,仅吸收给药量的 20%～60%。起效较慢,7～10d后才起效,3 周后达高峰。本品有较高的脂溶性,分布体积大,以脂肪组织中含量最高,其次为肺、肝、骨髓和心脏。其排泄缓慢,多剂量给药后消除 $t_{1/2}$ 13～60d,停药后抗心律失常作用仍可维持 45d 之久。静脉注射 10min 左右即起作用,可维持 1～2h。临床用于室性和室上性心动过速和期前收缩、阵发性心房扑动和颤动、预激综合征。亦可用于有充血性心力衰竭和急性心肌梗死的心律失常病人。对其他抗心律失常药如丙吡胺、维拉帕米、奎尼丁、β受体阻滞药无效的顽固性阵发性心动过速,亦常能奏效。尚可用于慢性冠状动脉功能不全与心绞痛。

【用法用量】　口服:每次 200mg,3～4/d,饭后服。有效后改变维持量,每次 200mg,1～2/d。一般总剂量开始时可达 1～1.5g/d。对快速心律失常需要立即复律者,可静脉给药,剂量 5～10mg/kg,分 2 或 3 次给药,以葡萄糖或生理盐水稀释,缓慢静脉注射(3min 以上),亦可置于 250ml 葡萄糖注射液中滴注,30min 内滴毕,比较安全,剂量过大对心肌收缩有抑制作用。

老年有严重室性心律失常、对多种抗心律失常药物无效的器质性心脏病者,应用本药的具体实施方案为:开始以 5mg/kg 缓慢静脉滴注(＞30min);以后口服负荷剂量 600～800mg/d,连续 7～10d,然后口服维持量 200～400mg/d,以胺碘酮血药浓度不超过 1.5μg/L 为度。

【不良反应】 主要有:①心脏方面的严重不良反应为窦房结功能抑制或房室传导阻滞,亦可能引起尖端扭转性室性心动过速;②静脉注射过快可致血压降低;③皮肤改变,表现为色素沉着、表皮萎缩及增殖性乳头瘤病;④甲状腺功能低下或亢进,血清 T_4/T_3 比值可增高 2 倍;⑤严重的多发性神经病变伴有脱髓鞘的末梢神经疾病,但完全可以恢复;⑥碘可以沉积于角膜,引起轻度视力减退,停药后亦可恢复;⑦严重的肺部毒性反应为致纤维化性肺泡炎,甚至引起呼吸衰竭;⑧转氨酶升高及肝毒性、恶心、呕吐、震颤及头晕目眩等;⑨心电图可显示 Q-T 间期延长、T 波低平或倒置及 U 波显著等。

【禁忌证】 房室传导阻滞与心动过缓者禁用。

【注意事项】 胺碘酮的半衰期较长,且常不恒定,因此尤应注意到其他药物与本药的相互作用,即使已经停用胺碘酮之后,仍有可能发生相互作用。接受地高辛的病人,使用本药后,可使地高辛的血清水平增加,甚至发生洋地黄中毒,故地高辛用量应酌减 50%。本药可使华法林类抗凝药的作用增强,甚至导致严重出血倾向,因此必须监测凝血酶原时间,抗凝药的剂量亦应减少1/3～1/2。

一般情况下,胺碘酮与其他抗心律失常药物联用,仅用于严重的致命性心律失常病人。若与 β 受体阻滞药或拮抗药联用,亦应十分谨慎,因可能加重心动过缓、窦性停搏及房室传导阻滞。严重心动过缓者在置入心脏起搏器后,可使用胺碘酮。使用胺碘酮时,应及时纠正低钾血症。

服药期间应定期复查心电图,以便随时调整剂量。本品停药后复发率较高,临床取得疗效后,仍应继续使用一阶段维持量,以巩固疗效,防止复发。

【制剂规格】 片剂:100mg,200mg。针剂:150mg/3ml。

双氢奎尼丁(赛利可、Dihydroguinidine)[基]

【作用特点与用途】 本品抗心律失常作用与奎尼丁相同,但效力更强。口服缓释剂在消化道缓慢释放,60～84h 达到血药稳态浓度,与血浆蛋白结合率 80%,在肝内分解代谢,$t_{1/2}$ 7~9h,在碱化尿和肾小球滤过率低下时,$t_{1/2}$ 可延长,排泄速率减慢。用于阵发性心动过速、心房颤动和期前收缩等。

【用法用量】　口服:早、晚各服 300mg。如心律失常未完全稳定,可早、晚各服 600mg。或遵医嘱。

【不良反应】【注意事项】　①少数服用后可见腹泻。其他不良反应及注意事项均同奎尼丁。②与麻醉药、心肌抑制药、箭毒类药及抗凝血药合用时,它们的作用可被加强。β 受体阻断药可增强其心脏抑制作用。

【制剂规格】　胶囊剂:300mg。

普鲁卡因胺(普鲁卡因酰胺、Procainamide)[保甲][典][基]

【作用特点与用途】　本品属 Ia 类抗心律失常药。能延长心房的不应期,降低房室的传导性及心脏的自律性;但对心脏心肌收缩力的抑制较奎尼丁弱。用于阵发性心动过速、频发期前收缩(对室性期前收缩疗效较好)、心房颤动、心房扑动。常与奎尼丁交替使用。

【用法用量】　①口服:每次 0.5~0.75g,3~4/d。心律正常后逐渐减至 2~3/d,每次 0.25g。②静脉滴注:每次 0.5~1g,溶于 5%~10%葡萄糖注射液 100ml 内,开始 10~30min 点滴速度可适当加速,于 1h 内滴完。无效 1h 后再给 1 次,24h 内总量不得超过 2g。静脉滴注仅限于急症,如室性阵发性心动过速、急性心肌梗死等情况,应经常注意血压、心率改变,当心律恢复后,即停止滴注。③静脉注射:每次 0.1~0.2g。④肌内注射:每次 0.25~0.5g。

【注意事项】　①可有厌食、恶心、腹泻;发冷发热、关节痛、肌痛、皮疹、粒细胞减少等反应。②偶有幻视、幻听、精神抑郁等症状出现。③静脉滴注可使血压下降、发生虚脱、心率及心律变化。④心房颤动、心房扑动可先用强心药洋地黄控制心率在 70~80/min 以后再用本品或奎尼丁。⑤血压偏低者宜先用间羟胺升压。⑥严重心力衰竭、传导阻滞和肝肾损害重症者忌用。

【制剂规格】　片剂:0.125g,0.25g。注射剂:0.1g,0.2g,0.5g,1g。

乙酰卡尼(Acecainide)

【作用特点与用途】　本品为普鲁卡因胺的主要代谢产物,对心肌的电生理作用与普鲁卡因胺极相似;与母核的药理学差异为:安全范围较窄,有正性肌力作用;$t_{1/2}$ 较长,为 6~22h。用于房性及室性期前收缩、心动过速。

【用法用量】　口服:每次 0.5~1.0g,3~4/d。

【不良反应】【注意事项】　偶有引起类红斑狼疮综合征;长期用药可产生耐药性,增加剂量亦无效。不良反应可有恶心、头晕、神经过敏、视物模糊等。

【制剂规格】 片剂、胶囊剂:0.5g。

多非利特(Dofetilide、Tikosyn)

【作用特点与用途】 本品与依布利特相似,但其作用在心房比心室明显。口服吸收好,生物利用度 90%,部分经肝代谢而失活,有 50%～60% 以原型经肾排泄。$t_{1/2}$ 7～13h。用于心房扑动、心房颤动、室上性心动过速。

【用法用量】 急性发作时,以静脉注射给药;预防发作时可口服给药,每次 0.1～0.5mg,2/d。

【不良反应】【禁忌证】 同依布利特。

【制剂规格】 片剂及注射剂:0.1mg,0.5mg。

附:**阿齐利特**(Azimilide) 其作用和注意事项均与多非利特相同,口服:每次 100～200mg,1/d。

门冬氨酸钾镁(脉安定、潘南金、Potassium Aspartate and Magnesium Aspartate)[保乙]

【作用特点与用途】 本品能改善心肌收缩功能,并能减低氧消耗,改善心肌细胞的能量代谢,对洋地黄类中毒引起的心律失常有效。故可用于期前收缩、阵发性心动过速、心绞痛、心力衰竭等。尚可用于肝病、低血钾症等。

【用法用量】 静脉滴注:10～20ml/d。

【不良反应】【注意事项】 ①可致恶心、呕吐、面红、血管痛、血压下降。②高钾血症、重症肾病、严重房室传导阻滞者禁用。

【制剂规格】 注射液:每支 10ml,内含钾盐及镁盐各 500mg。

依地酸二钠(依地钠、Disodium Edetate)

【作用特点与用途】 可与钙离子结合成可溶性络合物,以减少血钙浓度。用于洋地黄苷中毒所致的心律失常。

【用法用量】 静脉注射:每次 1～3g,以 50% 葡萄糖注射液 20～40ml 稀释后注入。或静脉滴注:每次 4～6g,用 5%～10% 葡萄糖注射液 500ml 稀释后,在 1～3h 内滴完。

【注意事项】 当心律失常被纠正后,须口服钾盐以维持疗效。

【制剂规格】 1g/5ml。

蝙蝠葛碱(北豆根碱、利心、Dauricine)

【作用特点与用途】 本品系从防己科植物蝙蝠葛的根茎中获得的生物

碱。有广谱抗心律失常效应。对钾、钠、钙离子跨膜离子流均有抑制作用。其电生理效应类似奎尼丁,但无抗迷走神经作用。尚有一定降压、局麻、镇痛、利尿等作用。用于房性、室性期前收缩,室性心动过速。

【用法用量】　口服:每次 0.3g,3/d。维持量 0.15～0.6g/d。

【不良反应】【禁忌证】　可有消化道不适等。肝病患者禁用。

【制剂规格】　片剂、胶囊剂:0.15g,0.3g。

阿义马林(西萝芙木碱、Ajmalin)

【作用特点与用途】　本品属 Ⅰa 类药物,与奎尼丁基本相同,但不良反应较少。

【用法用量】　口服:每次 50～100mg,3～4/d;维持量 50～100mg/d。静脉滴注:每次 150～300mg;静脉注射:每次 50mg。

【注意事项】　①可有乏力、恶心、呕吐、食欲缺乏、腹泻等胃肠反应;静脉注射可有发热感。②房室传导阻滞、心肌炎、循环衰竭、严重低血压者禁用。

【制剂规格】　片剂:50mg。注射液:50mg/2ml。

劳拉义明(Lorajmine)

【作用特点与用途】　本品同阿义马林,但作用持久,毒性较低,对室性心律失常较佳。禁忌证与注意事项也与阿义马林相似。

【用法用量】　口服:0.2～0.4g/d;肌内或静脉注射:50～100mg/d。

【制剂规格】　片剂:100mg。注射剂:50mg,100mg。

普拉马林(丙脉林、Prajmaline)

【作用特点与用途】　本品系阿义马林的活性代谢物,作用比阿义马林强5～10 倍。临床应用同阿义马林。

【用法用量】　口服:开始量 60～80mg/d,维持量 20～40mg/d,分次服。静脉注射:每次 7.5mg,慢推每日不超过 10mg。

【注意事项】　与劳拉义明相同,尚可能有肝功能损害。

【制剂规格】　片剂:20mg。注射剂:7.5mg。

英地卡尼(Indecainide、Ricainide)

【作用特点与用途】　本品属 Ⅰc 类药物。作用同氟卡尼(氟卡胺)。临床用于室性心律失常、期前收缩。

【用法用量】　口服:每次 50～100mg,2/d。

【注意事项】 长期服用可发生头昏,唇舌麻木,视物模糊。

【制剂规格】 片剂、胶囊剂:50mg。

吡西卡尼(Pilsicainede)

【作用特点与用途】 本品属Ⅰc类药物,作用类似氟卡尼(氟卡胺)。用于室性心律失常。

【用法用量】 口服:100mg/d。

【注意事项】 参阅氟卡尼。

【制剂规格】 片剂:50mg。

地丙苯酮(Diprafenone)

【作用特点与用途】 本品属Ⅰc类药物,但具有一定β受体阻滞作用。口服后肝首关效应程度较大,生物利用率仅10%,血浆蛋白结合率高达98%。肝代谢,$t_{1/2}$为1.2～1.5h。试用于心律失常。

【用法用量】 口服:50～150mg/d。

【制剂规格】 片剂:50mg。

瑞卡南(Recainam)

【作用特点与用途】 具有Ⅰa、Ⅰb、Ⅰc的抗心律失常药物的特性。用于室性心律失常有良效。

【用法用量】 口服:每次0.3～0.8g,每8小时1次。静脉注射:0.9mg/kg。或遵医嘱。

【注意事项】 可能有短暂头晕、面红等不良反应。

【制剂规格】 片剂:0.1g。注射剂:5mg,10mg。

丁萘夫汀(丁萘酰胺、Bunaftine)

【作用特点与用途】 属Ⅲ类药物。能显著延长动作电位时程,控制异位节律点。用于阵发性心动过速、期前收缩等。

【用法用量】 口服:0.4～0.8g/d。肌内注射:0.2～0.4g/d。

【制剂规格】 片剂:0.4g。注射剂:0.2g。

烯丙尼定(Alinidine)

【作用特点与用途】 口服吸收迅速,生物利用度100%。用于心动过速、心绞痛。

【用法用量】 口服:每次 20～40mg,3/d。

【注意事项】 可有嗜睡、口干等不良反应。

【制剂规格】 片剂:20mg。

卡泊酸(克冠酸、Capobenie Acid)

【作用特点与用途】 本品有抗心律失常、扩张冠状动脉和增强心肌收缩力作用。用于急性心肌梗死所致的心律失常;对期前收缩、室性及室上性心动过速,心房颤动等也有一定疗效,作用较迅速。

【用法用量】 口服:每次 1g,每 4～6 小时 1 次。可静脉滴注:首次 1g,以 5%～10%葡萄糖注射液稀释后滴注;以后每 6 小时 0.5g。肌内注射:每次 0.25g,每 6 小时 1 次。

【注意事项】 偶有白细胞增多,氨基转移酶增高。个别病例可出现房室传导阻滞。

【制剂规格】 片剂:0.5g,1g。注射剂:0.5g。

腺苷(Adenosine)

【作用特点与用途】 本品可减慢房室结传导。用于阵发性室上性心动过速、预激综合征。

【用法用量】 开始时快速静脉注射 3mg,如无效时于 1～2min 内静脉注射 6mg,如需要时于 1～2min 后再静脉注射 12mg。

【注意事项】 严重房室传导阻滞者禁用。可应用三磷腺苷,但三磷腺苷不作抗心律失常用。

【制剂规格】 注射剂:3mg。

巴芦卡尼(Barucainide)

【作用特点与用途】 本品属Ⅰb组抗心律失常药。作用类似妥卡尼(妥卡胺)。$t_{1/2}$ 为 13h。用于室性心律失常、期前收缩。

【用法用量】 口服:开始剂量为 80mg,每小时 1 次,直至室性期前收缩减少,每日最大量不超过 560mg。

【注意事项】 同妥卡尼。

【制剂规格】 片剂:80mg。

恩卡尼(恩卡胺、英卡胺、Encainide)

【作用特点与用途】 本品属Ⅰc组抗心律失常药,为苯甲酰苯胺衍生物,结构与普鲁卡因胺相似,抗心律失常作用较强。能降低浦氏纤维动作电位 0 相去极速度及幅度;延缓希-浦系统及心肌的传导;延长心房肌、希氏束、心室肌及部分病例房室旁道的不应期;抑制浦氏纤维 0 相去极化速率。该药口服吸收完全,C_{max} 均为 $30\sim60min$,肝首关效应较大。生物利用度 $30\%\sim85\%$,$t_{1/2}$ 为 $3\sim10h$。用于室性期前收缩、室性心动过速、心室颤动。也可用于室上性心动过速、折返性心动过速、预激性心动过速。

【用法用量】 口服:每次 $25\sim75mg$,$3\sim4/d$。静脉注射 $0.5\sim1mg/kg$,于 $15\sim20min$ 注完。小儿每日剂量 $60\sim120mg/m^2$ 或 $2\sim7.5mg/kg$,分 $3\sim4$ 次服。一般从小剂量开始,在严密观察下逐渐增量。

【不良反应】【注意事项】 ①因可抑制室内传导,不宜与奎尼丁、丙吡胺合用;②不良反应有室内传导阻滞、窦性心动过缓、暂时性低血压、胃肠道不适、口舌金属味、头昏、头痛、视物模糊、复视、小腿痉挛、震颤、共济失调等。

【制剂规格】 胶囊剂:$25mg$,$35mg$,$50mg$。注射剂:$25mg/1ml$,$50mg/2ml$。

二、钙通道阻滞药

维拉帕米(异搏定、Verapamil) [保甲/乙][典][基]

【作用特点与用途】 本品通过抑制 Ca^{2+} 内流能降低舒张期自动去极化速率,而使窦房结的发放频率减慢,也能抑制慢反应动作电位的上升速率,引起传导减慢。过高浓度甚至可使窦房结和房室结的电活动消失。维拉帕米对外周血管亦有扩张作用,然而较硝苯地平为弱,降压所引起的交感反射亦较弱,一般引起心率减慢,但有时也可以反射性加快。冠心病病人用维拉帕米,可见平均动脉压及全身血管阻力明显下降,心脏指数及射血分数上升,所有左室功能指数均明显改善,而心率无明显变化。维拉帕米的外周血管扩张作用所引起的反射性心率加快,可以部分对抗直接抑制窦房结所致的心动过缓,有助于保持心输出量。无论口服或注射,药物均呈双向指数曲线下降,$t_{1/2}$ $3\sim7h$ 不等。口服或静脉注射的药物 70% 以代谢产物的形式由肾排泄,15% 经胃肠道排泄,仅 $3\%\sim4\%$ 以原型在尿中出现。因服药后首先要经肝代谢,口服与静脉注射剂量必须有明显差别,即口服剂量要比静脉注射剂量至少大 $8\sim10$ 倍,才能达到相应的血药浓度。血液中 90% 的维拉帕米与蛋白结合。其有效血药浓度为 $100\sim300\mu g/ml$。药物经肝通过 N-烷基断裂及 0 位去甲基作用,产生多种代谢产物,其中去甲维拉帕米与其母体的浓度成正比,其血流动力学效应及冠状动脉扩张作用强度,约为母体的 20%。主要用于抗心律失常,对室上性心律失常的效果最好,包括应激综合征的阵发性室上性心动过速,其治疗成功率约 80%。对室上性期前收缩效果较差,对心房颤动或心房扑动仅能减慢心室率。对室性期前收缩及室性心动过速,一般效果均差。亦可用于急慢性冠状动脉功能不全、心绞痛、高血压及心肌梗死。

【用法用量】　口服:每次 40~80mg,3/d,维持剂量为每次 40mg,3/d。必要时静脉注射或静脉滴注,常用剂量为每次 5~10mg,2~3/d。

【不良反应】　维拉帕米阻断钙离子内流,可抑制心肌收缩力,在心脏功能不全时,可能引起心力衰竭加重及低血压。静脉注射过量可致心率减慢及房室传导阻滞,甚至心脏停搏。此外尚可引起眩晕、心慌、恶心及便秘等。

【禁忌证】　禁用于低血压、心动过缓、心力衰竭、传导阻滞及心源性休克。支气管哮喘病人亦应慎用。强心苷中毒时亦禁用本药。使用 β 受体阻滞药的病人禁止静脉注射维拉帕米,因 β 受体阻滞药虽能消除维拉帕米引起的反射性心动过速,但其对心脏的抑制作用则是与维拉帕米相加的。肝功能不全者使用维拉帕米亦应谨慎,因它可能有肝毒性反应。

【注意事项】　①药物相互作用:有充血性心力衰竭、心肌病及近期心肌梗死者,静脉注射维拉帕米与 β 受体阻滞药或丙吡胺等同用时,可能发生严重不良反应。本品与血浆蛋白高度结合,故与其他的高度血浆蛋白结合的药物同时使用时,应十分谨慎。若与利福平联用,可显著降低维拉帕米的生物利用度。同时使用苯巴比妥盐,可增加维拉帕米的清除。②维拉帕米不良反应的处理:在大多数情况下,可以静脉注射硫酸阿托品(1mg),以改善房室传导。静脉注射葡萄糖酸钙 1~2g(以等量 25% 葡萄糖注射液稀释至 10~20ml,以 <2ml/min 的速度注射),然后缓慢静脉滴注维持,有助于改善心力衰竭。严重心动过缓及低血压可使用去甲肾上腺素,若药物治疗无效,应及时采用胸外按压或人工心脏起搏器暂时维持,直至本药的短时间作用消失为止。透析一般并不能有效地使其排出。

【制剂规格】　片剂:40mg。针剂:5mg/2ml。

普尼拉明(心可定、双苯丙胺、Prehylamine、SEGONTIN)

【作用特点与用途】　本品系钙通道阻滞药。除有阻滞钙离子内流外,尚具有抑制磷酸二酯酶和抗交感神经作用。降低心肌收缩力和松弛血管平滑肌,可增加冠状动脉流量,同时能降低心肌氧耗量。尚有促进侧支循环的作用,抑制心室传导和减低心肌收缩力。用于心绞痛、期前收缩及室性心动过速。

【用法用量】 口服：每次 15～30mg,3/d;当症状减轻后改为每次 15mg,2～3/d。

【注意事项】 ①可有食欲缺乏、皮疹、疲劳感等不良反应,减量后可逐渐消失;②肝功能异常、心力衰竭、高度房室传导阻滞者忌用。

【制剂规格】 片剂:15mg。

附:芬地林(苯乙二苯丙胺、Fendiline)为普尼拉明类钙通道阻滞药,化学结构、作用特点与普尼拉明相似,用于**劳力型心绞痛**。口服:每次 0.1g,2/d。

利多氟嗪(利多福、立得安、Lidoflazine)

【作用特点与用途】 本品为哌嗪类钙通道阻滞药。选择性扩张冠状动脉,增强腺苷扩张冠状动脉,明显增加冠状动脉血流量,促进侧支循环;降低心脏前后负荷、减慢心率。口服后 24h 达血药浓度高峰,作用持续 12～24h。用于心绞痛。

【用法用量】 口服:每次 60mg,2～3/d。

【注意事项】 偶有头痛、耳鸣、胃肠道反应等。急性心肌梗死、传导阻滞者及孕妇均禁用。

【制剂规格】 片剂:60mg。

吗多明(脉导敏、吗导敏、Molsidomine)

【作用特点与用途】 本品为钙通道阻滞药。可扩张血管平滑肌且以静脉、小静脉平滑肌更明显,使血压轻度下降,回心血量减少,心排血量降低,心脏工作负荷减轻,心肌氧耗量减少。尚可扩张冠状动脉,促进侧支循环,改善缺血心肌部位的血液分布,作用迅速而持久。用于防治心绞痛的发作。

【用法用量】 口服:每次 1～2mg,2～3/d。舌下含服:每次 2mg。喷雾吸入,每次揿 1～2 次(相当于 0.2～0.4mg),每日次数酌定。

【注意事项】 ①可有头痛、面部潮红、眩晕等,停药后可自行消失;②低血压、青光眼者忌用。

【制剂规格】 片剂:1mg,2mg。气雾剂:200 喷(42mg)。

法利帕米(Falipamil)

【作用特点与用途】 本品为维拉帕米类钙通道阻滞药。对心脏有选择性作用,特别是对窦房结的抑制作用可产生明显的抗心动过速、降低心肌氧耗量,对心肌局部缺血有保护作用。试用于窦性心动过速和心绞痛。

【用法用量】 口服:每次 100～200mg,1/d。

【不良反应】【注意事项】　同维拉帕米。

【制剂规格】　片剂:100mg。

阿尼帕米(安尼帕米、Aripamil)

【作用特点与用途】　本品为维拉帕米类钙通道阻滞药,作用类似维拉帕米,但首关效应低,$t_{1/2}$较长,具有保护心肌缺血性损伤作用,也有降压作用。用于心律失常、心绞痛。

【用法用量】　口服:每次 40~120mg,1/d。

【不良反应】【注意事项】　同维拉帕米,不良反应相对较少。

【制剂规格】　片剂:40mg。

噻帕米(Tiapamil)

【作用特点与用途】　本品为维拉帕米类钙通道阻滞药,对心肌缺血有保护作用,能减少室性期前收缩的发生率,可缩小心肌梗死面积。可用于阵发性室上性心动过速、室上性或室性期前收缩,也可用于心绞痛和高血压。

【用法用量】　用于心律失常时可静脉注射:1~1.5mg/kg;用于急性心肌梗死时可静脉滴注,每分钟滴注 25~50μg。口服:200~600mg/d,分次服;或遵医嘱。

【不良反应】　可有头痛、头晕、疲劳、恶心、上腹部不适、颜面潮红、心悸等。

【制剂规格】　注射剂:200mg。片剂、胶囊剂:50mg,100mg。

尼伐地平(Nivaldipine)

【作用特点与用途】　本品为二氢吡啶类钙通道阻滞药,作用比硝苯地平强 10 倍,持续有效时间亦长 2~3 倍,血管扩张选择性强,对心脏的作用较小,故降压作用较明显。尚有抗心绞痛及抗动脉粥样硬化作用。口服吸收,C_{max}为 2h,$t_{1/2}$约 10h。用于心绞痛、高血压、脑血管痉挛及缺血性心脏病。

【用法用量】　口服:每次 2~4mg,2/d。

【不良反应】【注意事项】　可有面部潮红及发热、心悸;偶见氨基转移酶升高,头痛、眩晕、腹部不适及过敏反应。

【制剂规格】　片剂:2mg,4mg。

马尼地平(Manidipine、Calslot)

【作用特点与用途】　本品为二氢吡啶类钙通道阻滞药,对血管的选择性高,降压作用强而持久,能增加肾血流量,对心肌的作用较弱。口服吸收,C_{max} 1~2h,血浆蛋白结合率高达 97%,$t_{1/2}$ 约 5h。用于高血压。

【用法用量】 口服:开始时每次 5mg,1/d,然后酌情递增至每次 10~20mg,1/d。

【不良反应】 类似硝苯地平,偶见肝功能或肾功能异常、白细胞减少等。

【制剂规格】 片剂:5mg。

派克昔林(沛心达、心舒宁、Pexid、Perhexilline)

【作用特点与用途】 本药阻止钙离子内流及扩张冠状动脉的作用均较弱,无负性肌力作用。用于防治劳力型心绞痛,具有良好的效果,能使慢性心绞痛病人的运动耐量提高 30%,运动时的心率减慢。由于本药不抑制心脏,故可用于心功能明显受损的持续性心绞痛。作用缓慢而持久,用药后需 2~4 周后始能达到最大效果。人体对其代谢是可饱和的,不宜在短期内经常增加剂量。适用于室性心律失常,对其他抗心律失常药无效的病人,本药往往能奏效。对室上性心律失常的效果较差。也可用于治疗心绞痛。具有扩张冠状动脉及降低心肌耗氧量等作用。

【用法用量】 口服:每次开始 50~100mg,2/d,以后可渐增至 300~400mg/d,最大剂量可以用至 600mg/d。一般不超过 3 个月,用药期间应经常复查肝功能。

【不良反应】 本品不良反应较多,如精神错乱、肝功能障碍、周围神经炎、视力障碍、锥体外系症状及颅内压升高等。尚有致死性肝毒性及体重减轻、高三酰甘油血症和低血钙的报道。

【制剂规格】 胶囊剂、片剂:50mg。

尼群地平(Nitrendipine)[保甲]

【作用特点与用途】 尼群地平是血管平滑肌中钙离子通道的高效抑制药,具有显著而持久的降压与血管扩张作用。其降压机制除阻断血管平滑肌细胞钙离子内流,从而使血管平滑肌松弛、血管扩张外,尚与其抑制血管平滑肌突触后 α_2 受体的兴奋与减少对去甲肾上腺素的升压反应有关。本品与硝苯地平对血压及心率的影响相似,但作用开始较慢而维持时间较长。本品的降压作用比肼屈嗪强,心率增快作用则较后者为弱,且持续时间较短。正常人口服本品 30mg 后,血药浓度达峰时间为 30min,峰浓度为 70ng/ml,消除 $t_{1/2}$ 约 2h。生物利用度为 14%~55%,血浆蛋白结合率>98%。本品主要在肝代谢,代谢产物与葡萄糖醛酸结合后,约 45% 从尿中排泄,其余由胆汁排出。本品的代谢物并无降压活性。适用于原发性及继发性高血压。

【用法用量】 口服:通常每次 10～20mg,1/d,可以增至 40mg/d。小剂量 10mg/d,可连服 2～4 个月。

【不良反应】 与硝苯地平相似,但一般较轻。主要有短暂性头痛、面红、心悸、眩晕、多尿与皮疹及足踝部水肿、心绞痛发作等。暂不用于孕妇与哺乳期妇女。

【制剂规格】 片剂:10mg,20mg。

硝苯地平控释片(长效心痛定片、Nifedipine Controued Release Tablets)[保乙][典]

【作用特点与用途】 本品为钙通道阻滞药,具有与进口同类产品同样的定时、定量释药性能,具有长时效的扩冠、改善心肌缺氧、控制冠心病症状,以及扩张周围血管、改善脑循环、平稳降低血压,克服了应用通常口服片剂血压波动较大现象。本品口服后可在体内持续释药 6～8h,可维持体内有效血药浓度 12～14h。由于本品药效长,血压升降平稳,因而有疗效好、不良反应少、服用方便、可预防高峰期发病及控制症状等独特优点,具有缓解心绞痛和降血压的双重疗效。其一般药理作用机制与普通硝苯地平片相同,但本品剂量只相当于原普通片剂的 1/3～1/2。用于缓解心绞痛及抗高血压症。

【用法用量】 口服:每次 1 片(20mg)或遵医嘱。服药应间隔 12h 以上。

【注意事项】 本品为控释片,必须整片吞服,切勿嚼碎。低血压或有严重牙周炎者慎用。孕妇忌用。不良反应比硝苯地平片少而轻。较少见呼吸困难。

【制剂规格】 控释片:20mg。

尼卡地平(Nicardipine)[保乙][典]

【作用特点与用途】 本品是一种强效力、水溶性的扩血管药,属于第二代新型二氢吡啶类钙通道阻滞药。具有抑制钙离子内流的作用,并能抑制环磷腺苷(cAMP)磷酸二酯酶,使细胞内 cAMP 水平上升,不经过神经而直接作用于血管平滑肌,使血管扩张,产生稳定的降压作用。本品可以扩张脑血管,增加脑血流量,作用比罂粟碱及桂利嗪强 100～300 倍,且持续时间长。本品尚具有强力扩张冠状血管的作用,但不抑制心肌收缩力,并有降低心肌耗氧量、减轻左心室后负荷及增加心输出量等作用。口服后 30min 血药浓度达到峰值,但饭后服用可以使血浆浓度达峰时间延长,血药浓度降低。多剂给药后的 $t_{1/2}$4h。本品大部分在肝代谢,70% 经粪便排泄,25% 经尿排出。本药在人血浆中为高度的蛋白结合(>95%)。当肾功能轻度不全时,本药血浆水平可以升高,严重肝功能损害时,血浆水平亦升高。可用于慢性稳定型(劳力型)心绞痛,亦可与β受体阻滞药同时使用;亦可单独或与其他降压药联合使用于高血压。

【用法用量】 口服:根据病人情况,使用于心绞痛时开始可每次20mg,3/d,一般可用每次20~40mg,3/d。在增加使用剂量之前,至少应先观察3d,以期达到有效的、稳定的血浆浓度。亦可以同时应用舌下硝酸甘油含片、预防性硝酸盐治疗或β受体阻滞药。治疗高血压时必须根据血压反应调整用量,起始为每次20mg,3/d,有效剂量范围为每次20~40mg,3/d,大致在服药1~2h后,血压即有大幅度降低。

【不良反应】 个别病人偶见恶心、便秘、头晕及面部发热等,但多属短暂性。有4种主要不良反应为:血管扩张(5.5%)、下肢水肿(4.4%)、乏力(4.4%)及眩晕(3.3%)。曾过量服尼卡地平(1例服0.6g,1例服2.16g),可出现明显低血压、心动过缓、心悸、面部潮红、嗜睡及口齿不清等,但均可恢复。

【禁忌证】 对本药过敏者禁用。禁用于急性脑出血、低血压、严重肝肾功能障碍及青光眼病人。严重主动脉狭窄亦属禁忌。妊娠期及哺乳期妇女忌用。

【注意事项】 ①约7%的心绞痛病人服用本药后有心绞痛发作的频度、持续时间及严重程度等方面的加重。②个别病人有一定的负性肌力作用,因此必须慎用于充血性心力衰竭病人,尤其是与β受体阻滞药联合使用时。③撤药应逐渐减少用量,最快不要短于8~10d。④偶可引起有症状的低血压,对于急性脑梗死或出血者,应注意监测血压。⑤西咪替丁可增加尼卡地平的血浆水平;一些钙通道阻滞药可以增加血中洋地黄制剂的浓度,虽然尼卡地平一般并不改变地高辛的血浆水平,但若同时应用时,仍应注意监测地高辛血药浓度;本药与环孢素同时使用,后者的血浆水平升高,亦应予以注意。

【制剂规格】 片剂:10mg,20mg。胶囊:20mg,30mg,60mg。

拉西地平(司乐平、Lacidipine、Sileping)[保乙]

【作用特点与用途】 本品的药理作用与氨氯地平相似,为新型的二氢吡啶类钙通道阻滞药,可有选择性地作用于血管平滑肌的钙通道,主要作用是扩张周围动脉,减少外周阻力,从而降低血压。其逐渐产生的降压作用维持时间长,可达24h以上。一般昼夜服用1片(4mg),即可获平稳降压效果。本品的缓慢、持久而平稳的降压机制,可能是由于脂溶性高,服用后分布在DHP钙通道受体蛋白和受体周围组织中的脂质内,在药物与受体结合和解离过程中,脂质中的药物不断进入受体蛋白,故拉西地平的药效半衰期比其血浆半衰期长。口服给药后本品迅速被吸收,有肝的首关效应。绝对生物利用度2%~

9%,血浆 $t_{1/2}$ 约 8h。蛋白结合率 95% 以上,且主要与白蛋白结合。用于各型高血压。

【用法用量】　每天早晨口服:每次 4mg(1 片)。1～2 周后酌情增量至 6mg(1 片半)。老人及肝病患者剂量应酌减。肾病患者一般无须修改剂量。

【不良反应】　可见或偶见头痛、面部潮红、头晕、踝肿和心悸等。

【禁忌证】　对本品及同类药物过敏者,急性或慢性肝功能损害者禁用或忌用。

【注意事项】　本品与其他降压药如 β 受体阻滞药、利尿药合用可加强降压作用;若与西咪替丁合用,血浆拉西地平浓度可升高;与地高辛无相互影响。肝病患者慎用;妊娠妇女及儿童无临床应用资料。

【制剂规格】　片剂:4mg。

阿雷地平(阿拉尼地平、Aranidipine、Sapresta)

【作用特点与用途】　本品是在硝苯地平的结构中引入碳基的二氢吡啶类钙通道阻滞药。它对正常血压的每天规律性变化无明显影响,每日口服 1 次便可稳定地控制血压。本品具有硝苯吡啶类的药理作用。给原发性高血压病人服用本品颗粒剂 10mg 后,原型药物与其代谢 M-1 的血药峰浓度及药时曲线下面积,比健康人的测出值大 3～4 倍。高血压合并慢性肾功能不全者每日服用本品颗粒剂 10mg,连用 8d 未见有蓄积性。用于高血压。

【用法用量】　口服:首次 5mg,1/d。以后每次 5～10mg,1/d。可酌情增减剂量。若效果不充分时可增量至 20mg/d,或遵医嘱。

【不良反应】　①少数病人偶有转氨酶、乳酸脱氢酶等升高;皮疹;尿酸、尿素氮、肌酸酐升高;白细胞、红细胞减少等,出现异常应停药。②有时出现颜面潮红、热感、头昏眼花、倦怠、水肿、心慌、心率加快。有时头痛、头重、步态蹒跚、麻木感等。尚偶有眼痛、结膜充血、异味感、多汗、尿频及尿激酶、肌酐激酶、总胆固醇和血糖值升高等。

【禁忌证】　①对本品或二氢吡啶类过敏者禁用;②重症肝损害者忌用或停用;③本品有致畸性和致死胎作用,孕妇禁用;④哺乳期妇女忌用或及时停止授乳。

【注意事项】　①突然停药可使病情加重,故须停用本品前,应逐渐减量,仔细观察;②极少数人出现血压过度下降,应酌情减量或停药,并对症处理;③服本品者不得高空作业、驾车等机械操作,以免因降压而发生意外;④老年人防止过度降压,以免引起脑梗死,应从小剂量 5mg/d 开始,慎重用药;⑤小儿不宜用。

【药物相互作用】 ①与其他降压药如中枢性降压药利血平、甲基多巴、哌唑嗪等或β受体阻滞药如普萘洛尔等并用可使降压作用增强;②同类药硫氮䓬酮可使本品血中浓度升高;③西咪替丁可使本品血中浓度升高;④与地高辛合用,本品可使地高辛血中浓度升高;⑤利福平、苯巴比妥、苯妥英钠等可使本品血中浓度降低;⑥与红霉素伍用,可使其他钙通道阻滞药作用增强。

【制剂规格】 颗粒剂:每包250mg中含本品5mg,每包500mg中含本品10mg。

乐卡地平(Lercanidipine、Zandip、Lerdip)[保乙]

【作用特点与用途】 本品为亲脂性二氢吡啶类钙拮抗药,口服具有降低全身动脉血压作用,作用发生缓慢而持久。本品可引起直接的冠状动脉血管和外周血管扩张,作用强度与药物浓度关系密切。本品可以透过血管内壁的脂肪层,即使胆固醇较高也能进入细胞膜,因而适用于动脉粥样硬化病人的降压治疗。本品长期使用能保护血管不受胆固醇的侵害,延缓动脉粥样硬化,最终降低卒中发生率。尚有心肌保护作用。且对血管的选择性明显高于心肌,在扩张外周血管和冠状动脉时对心室功能无影响,提示本品可治疗充血性心力衰竭,特别适于伴有左心室功能不全或充血性心力衰竭的高血压病人。增加冠状动脉血流的作用依赖于给药的剂量。用于动脉性高血压,收缩期高血压。

【用法用量】 口服:每次10mg,1/d,以后可酌情增量至每次20mg,1/d。

【不良反应】 可见有头痛、视盘水肿。

【制剂规格】 片剂:铝塑包装,每片含本品盐酸盐10mg。

西尼地平(Cilnidipine)[保乙]

【作用特点与用途】 本品为二氢吡啶类降压药,降压作用缓慢而持久。本品及其活性代谢产物在高剂量时,对泌尿及生殖系统产生作用。但在出现降压或血管扩张作用的剂量下,未观察到这类影响,故认为在临床上不会造成特殊问题。其降血压机制同硝苯地平。本品主要在肝代谢。主要代谢产物为氧化生成物和加水分解产物。给健康志愿者单次口服,4d达稳态。给高血压病人单次口服10mg,药物原型的血浆浓度与肾功能无关,连续用药无蓄积。用于高血压。

【用法用量】 口服:每次5~10mg,1/d,早饭后服用。必要时可酌情增减剂量,可达20mg/d。

【不良反应】 不良反应发生率0.1%~5%。可有:①转氨酶升高,肌酐、乳酸脱氢酶、尿素氮、血清胆固醇升高;皮疹等,发现异常应停药;②有时尿蛋白、尿糖,或有时有尿激酶、尿酸、血磷、血钾、血钙、红细胞数、血红蛋白、血细胞比容、白细胞计数、粒细胞计数(分类)、总蛋白含量异常;③可有头痛、头重、起立头昏、眩晕、肩痛、手颤、不适、遗忘等;④有时心电图异常、颜面潮红、心慌、热感、冷感、心胸比值增大;⑤有时胃不适、便秘、嗳气、呕吐、腹胀;⑥有时全身无力;⑦有时小腿痉挛、水肿、尿频、眼干、结膜充血、味觉异常(苦味)等。

【禁忌证】　①孕妇、哺乳期妇女禁用,必须应用时应停止授乳;②对本品或本类药过敏者忌用。

【注意事项】　①必须停用本品前应逐渐减量,密切观察,对症处理;由5mg停药时应改用其他药物降压,病人不可自行停药;②由于降压作用可引起眩晕,应避免高空作业、开车或做精细工作;③重症肝功能损害者、既往有钙拮抗药严重不良反应者、老年病人均应慎用。

【制剂规格】　片剂:10mg,5mg,铝塑包装。

贝尼地平(元治、Benidipine)[保乙]

【作用特点与用途】　本品为二氢吡啶类钙通道阻滞药。与细胞膜电位依赖性钙通道的 DHP 结合部位相结合,抑制钙离子内流,从而扩张冠状动脉和外周血管。本品具有降压作用、抗心绞痛和保护肾功能的作用。本品口服后迅速吸收,但生物利用度低,仅 10% 左右在肝代谢,$t_{1/2}$ 为 $1\sim2h$,t_{max} 约 1h。用于原发性高血压及心绞痛。

【用法用量】　早饭后口服:成年人每次 $2\sim4mg$(1～2 片),1/d。可酌情调整用量,如果效果不满意,可增至每次 8mg(4 片),1/d。重症高血压患者每次 $4\sim8mg$(2～4 片),1/d。

【不良反应】　偶见出现 GOT、GPT、γ-GTP、ALP 及胆红素、LDH 升高等肝功能损害的表现,如有异常者应停药;少数患者出现尿素氮、肌酐升高,或白细胞减少、嗜酸性粒细胞增加;偶见心悸、颜面潮红、潮热、血压降低,罕见胸部重压感、心动过缓或过速、期外收缩者;偶见头痛、头重、眩晕、步态不稳、直立性低血压、嗜睡、麻木感;便秘、腹部不适感、恶心、胃灼热、口渴、腹泻、呕吐、皮疹。极少数患者可出现瘙痒感、光过敏症(皮疹、瘙痒等),光过敏反应应停药,以及水肿、CPK 上升、耳鸣、手指发红或热感、咳嗽、尿频、乏力等。

【禁忌证】　严重肝功能不全、心源性休克患者、孕妇及哺乳期妇女禁用。

【注意事项】　①仔细看说明书及其他钙通道阻滞药的不良反应及注意事项。②本品与其他降压药合用可增强降压效果。③与地高辛、西咪替丁、利福平、柚子汁等均有相互作用,不可合用。

【制剂规格】　片剂:2mg。

桂哌齐特(克林澳、Cinepazide)[保乙]

【作用特点与用途】 本品为钙通道阻滞药,通过阻止 Ca^{2+} 跨膜进入血管平滑肌细胞内,使血管平滑肌松弛,脑血管、冠状血管和外周血管扩张,从而缓解血管痉挛,降低血管阻力,增加血流量;本品能增强腺苷和环磷腺苷(cAMP)的作用,降低氧耗;能抑制环磷腺苷磷酸二酯酶,使 cAMP 数量增加;尚能提高红细胞的柔韧性和变形性,提高其通过细小血管的能力,降低血液黏性,改善微循环;通过提高脑血流量,改善脑代谢。正常人口服本品 200mg 后 $30\sim45min$ 最大血药浓度 $3.6\sim8.3mg/ml$;人静脉、肌内注射和口服给药的血浆 $t_{1/2}$ 分别为 30min、60min 和 75min;尿药 $t_{1/2}$ 在 $100\sim120min$ 之间。体内分布广泛,乳汁中药浓度较血药浓度高,少量药物可透过胎盘。24h 尿药排泄率为口服剂量的 $50\%\sim70\%$。用于脑血管疾病,如脑动脉硬化、一过性脑缺血发作、脑血栓形成、脑栓塞、脑出血后遗症和脑外伤后遗症;心血管疾病,冠心病、心绞痛,如用于治疗心肌梗死,应配合有关药物综合治疗;外周血管疾病,下肢动脉血管粥样硬化病,血栓闭塞性脉管炎、动脉炎、雷诺现象等。

【用法用量】 静脉滴注:$160\sim320mg(2\sim4$ 支)溶于 $250\sim500ml$ 5% 葡萄糖或生理盐水注射液中,滴速 100ml/h,1/d,连续 $14\sim28d$ 为 1 个疗程。静脉推注:160mg/d(2 支),用 5% 葡萄糖注射液或生理盐水稀释后缓慢静脉推注,$10\sim45d$ 为 1 个疗程。肌内注射:每次 80mg(1 支),$1\sim2/d$,或遵医嘱。

【不良反应】 ①偶见白细胞减少,如有发热、头痛、无力等症状出现时应立即停药;②有时有腹泻、腹痛、便秘、胃痛、胃胀等;③有时会头痛、头晕、失眠、神经衰弱或瞌睡;④偶见皮疹、发痒、发疹等;⑤偶见酶值升高,如 AST、ALT、BUN,偶有 ALP 升高。

【禁忌证】 脑内出血后止血不完全者(止血困难者);白细胞减少者及对本品过敏者禁用。

【注意事项】 ①定期做血液学检查;②有炎症、发热、溃疡或由于治疗而引发症状者停用;③孕妇、哺乳妇慎用;亦不推荐儿童用。

【制剂规格】 注射剂:80mg/2ml。

米贝地尔(Mibefradil)

【作用特点与用途】 本品主要阻滞 T 型钙通道,而不是 L 型钙通道。其作用途径与常用钙通道阻滞药既相同又相异。在治疗剂量时,或治疗浓度时,本品主要阻滞 T 型钙通道;当 T 型钙通道被完全抑制后,亦可抑制 L 型钙通道。本品的受体结合点与维拉帕米、地尔硫䓬虽有交叉,但不影响二氢吡啶类

(如硝苯地平等)药物的结合。其血管系统选择性与二氢吡啶类药物相似。二氢吡啶类易引起反射性心动过速,本品可减慢心率,这一点与维拉帕米和地尔硫草相似,但本品仅在过量时才产生,后两者易引起负性肌力作用,因此较为安全。本品口服吸收良好,不受食物影响。血药浓度达峰时间为 1h。消除 $t_{1/2}$ 12~14h,生物利用度约 90%,且随剂量增加而升高。静脉注射给药时,吸收 $t_{1/2}$ 6h,消除 $t_{1/2}$ 13h,消除率随剂量增加而减少。本品主要在肝代谢,分泌进入胆汁,乳汁分泌不详,小部分以原型进入尿液中;轻度肾功能不全者不必调整剂量,肝功能受损则须减量。用于高血压和慢性稳定性心绞痛。

【用法用量】　口服:首次每次 50mg,1/d,以后可酌情增至每次 100mg,1/d,治疗高血压一般需 1~2 周达最高疗效。

【不良反应】　常见有头痛、头昏、下肢水肿、鼻炎、腹痛及消化不良等。过量易引起心动过缓、心电图改变。本品下肢水肿发生率 5.1%,低于氨氯地平(25.7%)、硝苯地平(17.7%)及地尔硫草(9.4%)等。本品未见临床首剂效应和反跳现象。

【禁忌证】　①妊娠、哺乳期妇女和小儿忌用;②病窦综合征、房室传导阻滞病人及心率低于 55/min 老年病人禁用;③禁与 β 受体阻滞药合用。

【药物相互作用】　本品不宜与抗组胺药特非那定、阿司咪唑等,镇吐药西沙必利,抗脂蛋白紊乱药洛伐他汀、辛伐他汀、阿伐他汀等合用,以免使其他药生物利用度升高,并有引起骨骼肌溶解的危险。也不能配用环孢素、他克莫司、苯二氮草类、三环类抗抑郁药丙米嗪等。

【制剂规格】　片剂:50mg,100mg,铝塑包装。

戈洛帕米(心脉安、心钙灵、甲氧异搏定、Callopamil、Procorum)

【作用特点与用途】　本品为维拉帕米(苯烷基胺衍生物)类钙通道阻滞药、冠状动脉扩张药和子宫收缩药。能降低心肌需氧量,其机制为直接干预耗能代谢过程,降低血管平滑肌张力,防止冠状动脉痉挛,间接使心肌需氧量减少。可减少周围血管阻力而使后负荷降低并降低血压。能抗心律失常,尤其有缓解室上性心律失常的作用。能减弱窦房结的应激性,延长房室结的传导冲动,因而达到恢复正常心律的效果。能预防由于儿茶酚胺增加 Ca^{2+} 内流所导致的心肌损害。口服本品后 90% 被人体所吸收,重复给药后绝对生物利用度 25%。口服每次 50mg,3/d,血浆最大稳态浓度 70ng/ml。血浆蛋白结合率约 90%,且非浓度依赖。房颤病人体内代谢较慢。主要代谢物因 N-去羟作用产生次级胺,少量以原型排出,大约相等量的代谢物由尿、粪中排出。口服一般达峰时间 1.0~2.0h,$t_{1/2}$ 为 2.8~4.8h。用于冠状动脉疾病、慢性冠状动脉功能不全或心绞痛、血管痉挛性心绞痛的治疗;静息性心绞痛预防;心肌梗死后心绞痛的治疗。

【用法用量】 口服:每次 50mg,2～3/d,服药间隔至少 6h。药物效应可用钙剂相对抗,如静脉注射 10% 葡萄糖酸钙注射液 10～20ml(2.25～4.5mmol),必要时可重复静脉注射,或以 5mmol/h 之速度缓慢静脉点滴。

【不良反应】 本品消化道反应发生率为 8.35%,循环系统反应 2.36%(心脏为 1.7%),过敏反应 0.17%,其他不良反应 2.67%。常见的为恶心(2.26%)、便秘(2.09%)、直立性低血压(2.0%)及头痛(1.59%)。一般为轻度或可忍受的不良反应。停药性不良反应占不良反应者的 3%。

【禁忌证】 对本品过敏者、传导异常性心动过缓、病态窦房结综合征、未安装心脏起搏器的二度、三度窦房阻滞和房室阻滞、心源性休克、近期心动过缓、左心衰伴心肌梗死、严重肾肝疾病。

【注意事项】 ①一般房室传导阻滞、心动过缓、低血压伴应激综合征的房颤或心房扑动的病人,在应用本品之前,应进行适当的抗心衰治疗;②孕妇、哺乳期妇女尚无临床应用经验;③本品与降压药合用可增强其降压作用;④心衰病人应首先治疗心衰;⑤肝肾功能障碍者酌情减少剂量;⑥长期用本品者应定期查血象、肝、肾功能、血糖、血脂;⑦从事驾驶、机械操作、精细工作和嗜酒者慎用;⑧本品最大剂量 200mg/d;过量时可出现血压下降、休克、一至二度房室传导阻滞、失去知觉、伴有或不伴有逸搏的文氏现象、完全性房室传导阻滞、完全性房室分离、逸搏、窦性心动过缓和窦性静止,过量反应可用钙剂对抗(前述);⑨心动过缓时可用阿托品等对症处理;⑩纠正低血压,可用多巴胺、多巴酚丁胺、肾上腺素;对持续性心力衰竭,应采用多巴胺、多巴酚丁胺,必要时可重复应用钙剂。

【制剂规格】 片剂:50mg。

依福地平(Efonidipine、Landel)

【作用特点与用途】 本品是将氯化磷导入二氢吡啶类的钙通道阻滞药。能选择性提高二氢吡啶受体敏感性,从而持续降低血压。疗效优于尼卡地平。口服后 2h 达血浆峰值,有个体差异。用于高血压。

【用法用量】 口服:10～20mg/kg,1～2/d。可酌情增加到 60mg/(kg·d)。

【不良反应】 可有转氨酶、LDH、ALP、BUN 及血清肌酐值升高;血清胆固醇、三酰甘油、血清肌酸磷酸激酶、尿酸升高。对嗜酸性粒白细胞增多、血红蛋白减少、血清钠降低等应予监护,发现异常可停药,对症处理。有时出现面红、心慌、发热、心动过速、胸痛、头重、头痛、眩晕、全身倦怠、恶心、呕吐、胃不适、腹痛、便秘、尿频、肿胀、步态不稳、皮疹等。

【注意事项】　同钙拮抗药,仔细阅读说明书。

【制剂规格】　片剂:20mg。

尼鲁地平(Niludipine)

【作用特点与用途】　本品为1,4-双氢吡啶类。其药理作用与硝苯地平相似,但扩张冠状动脉的作用比硝苯地平强3～10倍,持续时间亦长1倍,且当心率减慢、血压下降时,冠状动脉的血流量仍增加,可能与静脉回流增加有关。本药对心肌耗氧量无影响,可能是由于交感神经兴奋,抵消了其降低后负荷所引起的耗氧量降低的缘故。对肾动脉及股动脉亦有较强的扩张作用。实验证明本药具有明显的降压作用,且维持血压下降的时间较之增加冠状动脉血流量的时间更长。本药的负性肌力及负性心率作用均弱,但对房室传导的抑制作用仍较硝苯地平为强。在急性心肌梗死的犬模型中,本品具有抗心律失常作用。临床试用已肯定了其抗心绞痛作用,并易为病人所耐受。应用于心绞痛及高血压。

【用法用量】　口服:15min即发生效力,作用维持4h。每次30～60mg,2/d。

【制剂规格】　片剂:30mg。

尼索地平(Nisoldipine)[典]

【作用特点与用途】　本品被认为是目前最强的钙通道阻滞药,对心率及心脏收缩力的影响极小,而对扩张冠状动脉则具有一定选择性,且较硝苯地平强4～10倍。本药能降低心肌耗氧量与外周血管阻力,并通过增加冠状动脉的侧支循环的灌注,使缺血心肌和正常心肌的冠状动脉血流量均增加。在心肌缺血的犬实验中,尼索地平有抗心律失常的作用。临床研究表明,静脉注射本药后,总的外周血管阻力下降,并轻度增加心脏每搏指数,故推荐使用于高血压及轻度心力衰竭病人。本药口服经3h生效;静脉注射1min生效,15min达最大效应。用于高血压及心绞痛。

【用法用量】　口服:每次10mg,3/d。静脉注射:$2\mu g/(kg \cdot min)$,2min内注毕。

【制剂规格】　片剂:5mg,10mg。注射液:10mg。

非洛地平(波依定、Felodipine)[保乙][典]

【作用特点与用途】　本品作用强度与硝苯地平相似,对冠状动脉、脑血管及外周血管均有扩张作用,高浓度时兼有抑制钙调素的作用。冠心病病人 1 次口服 10mg,显著增加冠状窦血流,降低全身及冠状血管阻力。对高血压伴脑血管供血不足亦有良好效果。口服经 4h 达最大效应,$t_{1/2}$ 10h。用于心力衰竭、轻中度原发性高血压及心绞痛。

【用法用量】 口服:起始剂量为 2.5~5mg/d,以后则根据病人的治疗反应而调整剂量,一般在 2 周后,可增至 10mg/d,最大剂量可用至 20mg/d。本药应吞服,不可嚼碎。剂量应个体化。

【不良反应】 主要不良反应为周围水肿及头痛,水肿一般为轻度,与年老及使用的剂量有关。其他不良反应偶见脸面潮红、头昏、四肢乏力、咳嗽及消化不良等,很少因严重不良反应而停药。

【禁忌证】 对本药过敏者属禁忌。

【注意事项】 ①非洛地平与其他钙拮抗药相似,偶可有显著低血压及诱发昏厥,个别病人可能发生反射性心动过速及心绞痛。②本药虽可以安全地用于心力衰竭病人,但已有显著心室功能障碍或与 β 受体阻滞药合并使用时,必须十分谨慎。③老年或肝功能不全者,可使非洛地平的血浆浓度升高,尤应随时监测血压。④若嚼碎服用本药时,有可能引起牙龈肿胀(轻度的牙龈增生性反应),如果口腔卫生比较好的人,此种不良反应的发生率则较低。⑤药物的相互作用,与美托洛尔同时应用,本药的血浆水平并不受影响;若与西咪替丁同时服用,可使本药血浆水平升高,故非洛地平剂量宜酌减;与地高辛同用,血浆地高辛峰浓度明显增高。⑥缓释片 t_{max} 为 3~5h,血浆蛋白结合率 99%,$t_{1/2}$ 为 25h,生物利用度 15%。

【制剂规格】 片剂:5mg,10mg。缓释片:2.5mg,5mg。

地尔硫䓬(硫氮䓬酮、合心爽、恬尔心、Diltiazem)[保乙][典]

【作用特点与用途】 地尔硫䓬系 1,5-苄噻嗪衍生物,是一种强效钙通道阻滞药。其心电生理效应与维拉帕米类似,能阻断去极化的浦氏纤维的自发放电,并消除电去极的心室肌的自动节律性,并与维拉帕米一样能抑制房室结传导及延长其不应期。但在心肌缺血的动物模型中,则可使缺血引起的传导延迟减轻。本品直接减慢心率的作用较强,对病态窦房结综合征更有明显的抑制作用。因本品具有房室传导的抑制作用,故对房室结折返性心律失常有治疗意义。口服地尔硫䓬后 3~5h,达血药浓度高峰,生物利用度约 40%,蛋白结合率为 80%,肝首关效应为 70%~80%,主要分布在心、肝、肾等器官,$t_{1/2}$ 为 4~6h。24h 中有 60%原药或代谢物经粪便排泄,40%由肾排出。临床上,口服制剂用于冠状动脉痉挛引起的心绞痛、劳力心绞痛,包括变异型心绞痛、老年性高血压、肥厚型心肌病。注射剂用于室上性心动过速、手术时异常高血压的急救处置、高血压急症、不稳定型心绞痛。

【用法与用量】　口服:成年人一般每次 30mg,3/d;若用于高血压,剂量可适当增加至每次 30～60mg,3/d,待症状控制后,视病情增减用量。老年人超过65 岁及肝肾功能不全者,剂量酌减。控释剂应仔细看说明书并遵医嘱用。注射剂:通常每次 10mg,3min 缓慢静脉注射治疗室上性心动过速。其他急症处理按每分钟 5～10μg/kg 或 1～5μg/kg 酌情增减,须遵医嘱。

【不良反应】　主要有头痛、头晕、胃肠道不适及皮疹,可能有心率减慢、房室传导阻滞及一过性血清转氨酶升高等,停药后即可恢复。本药的不良反应发生率比硝苯地平及维拉帕米为低。

【禁忌证】　①二度以上房室传导阻滞或窦房阻滞;②严重心动过缓,心率低于 50/min;③严重低血压及充血性心力衰竭;④孕妇或可能已怀孕的妇女。

【注意事项】　①本药可能致畸及使胎儿死亡,故禁用于怀孕妇女;②服药时不宜将药片嚼碎,应吞服;③若与下列药品同时使用时应十分谨慎:降压药(会增加降压作用)、β 受体阻滞药及利血平类(可能加剧心动过缓)。

【制剂规格】　片剂:30mg,60mg。胶囊剂:120mg,160mg,240mg。控释片、恒释剂:30mg,60mg,90mg,120mg,150mg,180mg,240mg 等。注射剂:10mg,50mg。

氨氯地平(洛活喜、压氏达、Amlodipine)[保乙][典]

【作用特点与用途】　氨氯地平是作用持续时间很长的二氢吡啶类钙离子拮抗药,每日给药 1 次,即可在整个 24h 给药间隔期间维持有效血药浓度,因此对严重冠状动脉疾病病人特别有利。其药理性质与同类药物的代表品种硝苯地平相似,但氨氯地平具有高得多的口服生物利用度和介于 30～50h 的较长消除半衰期,故临床只需每日 1 次给药,体外研究尚显示,本品作用的发生较缓慢,从而可避免与其他钙离子拮抗药快速扩张血管相关的不良反应发生。口服吸收良好。且不受摄入食物的影响,口服每次 5mg,血药峰值为 3.0mg/ml,口服每次 10mg,血药峰值为 5.9ng/ml。给药后 6～12h 血药浓度达高峰。绝对生物利用度为 64%～80%。1/d,连续给药7～8d 后血药浓度达到稳态。本品经肝脏代谢为无活性的代谢物,以 10% 的原药物和 60% 的代谢物由尿液排出。血浆蛋白结合率约为97.5%。本品作为高血压、稳定型心绞痛及变异型心绞痛治疗的一线药物。作为高血压治疗的一线药物,对大多数病人,本品单独使用即可控制血压。在其他抗高血压药物单独使用不能完全控制血压时,亦可加入本品合并用药。本品能与噻嗪类利尿药、β 受体阻滞药或血管紧张素转换酶抑制药等合用。作为稳定型心绞痛及变异型心绞痛治疗的一线药物,在临床表现提示可能存在冠状血管痉挛,但尚未确诊时亦可使用本品。既可单独使用,亦可与其他抗心绞痛药物如硝酸酯类药物及β受体阻滞药合并使用。

【用法用量】 口服:治疗高血压与心绞痛的初始剂量为每次5mg,1/d,根据病人的临床反应,可适当增加剂量,最大可增至每次10mg,1/d。

本品与噻嗪类利尿药、β受体阻滞药和血管紧张素转换酶抑制药合用时,不必调整剂量。苯磺酸左旋氨氯地平(施慧达)的剂量应减半应用。

【不良反应】 病人对本品耐受性很好。常见不良反应为头痛、水肿、疲劳、失眠、恶心、腹痛、面红、心悸与头晕。较少见的不良反应为瘙痒、皮疹、呼吸困难、无力、肌肉痉挛及消化不良。左旋氨氯地平的不良反应显著少于消旋体。

【禁忌证】 对二氢吡啶类钙拮抗药过敏的病人禁用。

【注意事项】 与其他所有钙拮抗药相同,本品的半衰期在肝功能受损时延长,但尚未确定相应的推荐剂量,因此在此情况下使用本品应谨慎。本品大部分代谢为无活性代谢物,仅10%的药物以原型由尿液排出。且本品血药浓度的改变与肾功能损害程度无相关性。因此对此类病人仍可以采用正常剂量。本品不被透析排出。有个案怀疑本品有诱发胆石症的可能性,但发生率极低。

老年病人具有与年轻病人相同的良好耐受性,故老年病人仍可用正常剂量。

体外研究显示,本品对地高辛、苯妥英钠、华法林或吲哚美辛的血浆蛋白结合率无影响。

【制剂规格】 片剂:5mg。

附:左氨氯地平[保乙] 为苯磺酸氨氯地平的左旋体,药效强1倍,剂量须减一半。

巴尼地平(Barnidipine、Hypoca)

【作用特点与用途】 本品为新型二氢吡啶类钙通道阻滞药,具有强力的血管舒张作用和抗高血压作用。在给药1.5h后,血浆峰浓度为3.0~4.4ng/ml,并伴有最大的药效作用,持续到6h。健康志愿者口服[14]C标记的本品15mg,放射活性和药物原形的血浆峰值分别为330ng/ml和3ng/ml,平均$t_{1/2}$分别为24h和2h。经口单次服5,10或20mg后,血浆达峰时间为1.0~1.6h,口服20mg的消除$t_{1/2}$为7.5h。在反复给予持续释放的制剂后观察到吸收同样迅速且无蓄积。单独给予本品或与β受体阻滞药联合应用,都可见血压有效降低,分别为病人原来血压的70.4%和91.7%。未见夜间血压过分降低并观察到降血压作用持续到 24h,提示本品适合于每日给药 1 次。用于治疗高血压。

【用法用量】 口服:成年人每次 5～15mg,1/d,早饭后服。开始剂量应以 5～10mg,根据病情适当增减。

【不良反应】 转氨酶、尿酸、尿素氮和肌酐可能升高,发生这类情况应停止用药。若出现高敏反应(红斑、皮疹或黄疸)应停药。其他可能发生的不良反应,包括恶心、呕吐、便秘、发热、颜面潮红、心悸、水肿、无力、不适、头痛、胸部压迫感、眩晕、耳鸣和血清肌酸磷酸激酶(CPK)升高。

【注意事项】 突然停用钙拮抗药可加重症状。因此,如果必须停药时,应当在小心监护下逐渐减量,并应劝告病人不要自行停药。患有严重肝功能障碍者用药应慎重。老年病人不宜过分降低血压,给药应从低剂量开始,并应在小心监护下服用。

孕妇或可能怀孕的妇女不宜服用,因本品可抑制胎儿生长发育,并可进入动物的乳汁中,因此,哺乳期妇女不宜服用本品。必须服用时,应劝告病人停止授乳。本品对儿童的安全性尚未确定。本品与其他抗高血压药物并用可使药效增强。其他钙拮抗药例如硝苯地平可使地高辛的血浆浓度升高。这类药物与西咪替丁伍用可导致药效增强。

【制剂规格】 胶囊剂:5mg,10mg,15mg。

伊拉地平(依拉地平、导脉顺、Isradipine)

【作用特点与用途】 本品为双氢吡啶类钙通道阻滞药。对动脉血管平滑肌上钙通道亲和力大于对心肌上钙通道亲和力,对外周血管、冠状动脉及脑动脉都有扩张作用,不抑制心脏功能。本品口服吸收完全,首关效应较大,生物利用度 15%～24%,血浆蛋白结合率 95%。用于原发性高血压。

【用法用量】 口服:早、晚各 2.5mg,3～4 周后血压仍不能控制者,剂量可加倍。也可同时低剂量服用其他降压药,如 β 受体阻滞药或噻嗪类利尿药。特殊情况,病人最大剂量可服用 10mg/d。老年病人及肝肾损伤病人,开始剂量宜用 1.25mg/d,分 2 次服。一般高血压病人,每日 1 次 2.5mg 或 5mg 足以控制血压。

【不良反应】 本品不良反应呈剂量依赖性,停止用药,不良反应减少或消失。常见有头痛、潮红、头晕、心动过速及非心脏性水肿。偶见有体重增加、腹部不适、皮疹及可逆性转氨酶升高。

【注意事项】 ①如病人出现过敏反应,应中止用药;②对心绞痛病人因突然中止使用 β 受体阻滞药引起的危险性没有保护作用,因此 β 受体阻滞药停药时应逐渐减少剂量,最好持续 8～10d;③主动脉瓣狭窄病人、疑有病窦综合征及低收缩压的病人慎用;④没有进行孕期妇女的胎儿毒性临床试验,儿童的安全性尚未确定;⑤本品有少量经乳汁排泄。

【制剂规格】 片剂:2mg,2.5mg,4mg。

三、强心及抗心力衰竭药

心功能不全是心脏泵血功能不全的一种病理状态,本章将讨论的抗心力衰竭药,主要是指用于治疗慢性心功能不全的药物。在慢性心功能不全时,心脏功能异常,不能泵出足够的血量以满足应激或躯体运动时全身组织代谢的需要,久之乃使动脉系统供血不足,静脉系统明显淤血,形成充血性心力衰竭。

通常应用的抗心力衰竭药主要有强心苷、其他正性肌力作用药、扩血管药及利尿药等。强心苷主要能选择性加强心肌收缩性,改善心脏泵血功能。其他正性肌力作用药均能加强心肌收缩性,发挥治疗作用。血管扩张药则主要能降低心脏前后负荷而改善心脏泵血功能。利尿药除消除水肿外,亦能降低心脏前后负荷。

甲地高辛(Methyldigoxin)[典]

【作用特点与用途】 甲地高辛的强心作用与地高辛基本相似但较强,其 $300\mu g$ 的效应与 $500\mu g$ 地高辛相同,并具有口服吸收良好、起效迅速和安全性高等优点。本药口服吸收率高达 $91\%\sim95\%$,且吸收规则,排泄率为 22%。口服后 $10\sim20min$ 即生效,$30\sim40min$ 达最高血药浓度,约 1h 达最大效应,静脉注射经 $1\sim2min$ 见效。一般作用持续时间约 6d。用于急慢性心力衰竭。

【用法用量】 口服:每次 0.2mg,2/d,$2\sim3d$ 后改为维持量,每次0.1mg,$2\sim3/d$。静脉注射:$0.2\sim0.3mg/d$。

【不良反应】 少数病人有头痛及头晕等,一般不影响继续用药。

【注意事项】 若发生严重恶心及呕吐等胃肠道反应或其他洋地黄类药物的心脏毒性,应立即停药,并采取相应措施。

【制剂规格】 片剂:0.1mg,0.05mg。滴剂:0.6mg/ml。针剂:每支0.2mg (2ml)。

多巴酚丁胺(杜丁胺、Dobutamine)[保甲]

【作用特点与用途】 本品是一种人工合成的 β_1 受体激动药,对 α 及 β_2 受体作用轻微,用药后可以增强心肌收缩性,因其不作用于 D_1 多巴胺受体,故对肾及肠系膜等外周血管无直接扩张作用。大剂量时有 β_2 受体的血管扩张作用。对心肌有正性肌力和较弱的正性频率作用,能激活腺苷酸环化酶,使 ATP (三磷腺苷)转化为 cAMP(环腺苷酸),促使钙离子进入心肌细胞膜,从而增强心肌收缩力,增强心排出量,改善心力衰竭。严重充血性心力衰竭病人用药后,心肾功能改善,心输出量增加,肺动脉楔压及周围血管阻力下降。缺血性心脏病病人用药后,缺血区冠状动脉的血流量增加,这是心肌收缩性增加及室内压降低所致。该药不影响心率及梗死范围。静脉滴注后 1~2min 即可起效,10min 达最大作用,其半衰期极短,仅 2.4min。在体内代谢成无活性的 3-氧-甲基多巴酚丁胺,随尿和胆汁排出。适用于各种器质性心脏病、心脏手术后所致心肌收缩力减退及心功能不全的成年病人,尤其在必须应用静脉给药时,如冠心病引起的心力衰竭、心脏手术后低排血量综合征及难治性心力衰竭等。

【用法用量】　静脉滴注:一般给药剂量为 5~20μg/(kg·min),可根据具体情况调整剂量。以 250mg 多巴酚丁胺加于 5% 葡萄糖注射液 250ml 或 500ml 中静脉滴注,通常滴速为 2.5~10μg/min。用药过程中,应根据病人情况调整滴速和持续时间,并应监测病人的心率、血压及尿量,有可能时应测定中心静脉压及心输出量。

【不良反应】　本药可能引起心律失常,大剂量时更易发生,但较异丙肾上腺素及多巴胺要少。约 10% 病人用药后,心率可以增加 30/min,7.5% 的收缩压升高 >6.7kPa,此时应适当减量。1%~3% 病人可能出现恶心、头痛、心悸、胸闷和气短等不适。药物过量时可能出现血压过高或心动过速等反应,此时应减慢滴速或停药。若静脉滴注速度 ≥15μg/(kg·min)时可加快心率并产生心律失常。

【禁忌证】　突发性肥厚性主动脉瓣狭窄属禁忌。

【注意事项】　①用药过程中应随时监测各项血流动力学参数,以保证静脉滴注多巴酚丁胺的安全与有效;②使用本药之前,应纠正低血容量;③若病人最近在使用 β 受体阻滞药,使用多巴酚丁胺可能失败,因为此类病人的周围血管阻力是增加的;④若有显著的血管机械性梗阻,如严重的主动脉瓣狭窄,使用多巴酚丁胺时多无疗效,故属不用之列;⑤与其他 $β_2$ 受体激动药相似,多巴酚丁胺可产生血清钾浓度轻度降低,偶可达低血钾症水平,故用药时应监测血清钾;⑥滴注时应用葡萄糖注射液或生理盐水稀释,不能用碱性溶液配伍,输注液配妥后应在 24h 内使用完毕,也不能与碳酸氢钠等碱性药物混合使用;⑦由于多巴酚丁胺能促进房室传导,故房颤时应慎用或不用。

【制剂规格】　注射剂:20mg/2ml,0.125g/2ml,0.25g/20ml。

高血糖素(果开康、Glucagon)

【作用特点与用途】 本品是一种胰岛 A 细胞所分泌的激素,由牛及猪的胰腺中提取。化学结构与胰岛素不同,胰高血糖素是一种单链的多肽,含有 29 种氨基酸,分子量 3483。能提高细胞内 cAMP(环腺苷酸)量而增加心肌收缩性,增加心输出量及每搏做功,但作用短暂,必须静脉给药。注射给药后可引起胃及十二指肠、小肠及结肠的平滑肌松弛。本品在血浆中的 $t_{1/2}$ 为 3~6min,与胰岛素类似。其正性肌力作用在给足量的强心苷后仍能发挥,且不致引起心律失常。可用于急性心力衰竭,而对慢性心力衰竭的疗效较差,可增强心肌收缩力,增加心率。用于洋地黄治疗无效的心力衰竭及心力衰竭伴心源性休克。

【用法用量】 静脉注射:每次 3~5mg,用 5% 葡萄糖注射液稀释。静脉滴注:3~5mg/h;如病情需要,可以持续 24h。

【不良反应】 恶心、呕吐、高血糖及血钾降低。偶见全身性过敏反应。

【禁忌证】 对本品过敏者禁用。糖尿病患者应在医师指导下应用。

【制剂规格】 注射剂:1mg(1U),10mg(10U)。

异波帕胺(异波帕明、Ibopamine)

【作用特点与用途】 本品对多巴胺能和 β 肾上腺素能受体有激活作用。通过激活 β 肾上腺素受体而增加心脏的收缩力,减少外周血管的阻力。并通过特异性激活肾小管组织的多巴胺能受体,增加肾脏血流量,使肾小球滤过率增高,引起利尿和排钠,与抗利尿激素有拮抗作用。异波帕胺兼有正性肌力和扩张血管的作用,对心率并无明显影响。与其他药物如洋地黄、利尿药和血管扩张药合用,可以增加疗效。口服吸收良好,迅速与葡萄糖醛酸结合,然后广泛分布于各组织,药物的 80%~90% 以游离或结合形式从尿中排泄,其余则从粪中排泄,粪中约 3% 来自胆道排泄,药物在组织中的分布无特异性,口服经 4h 达最大效应,作用维持 24h。主要适用于充血性心力衰竭伴有因肾滤过率减少所致水钠潴留的治疗。

【用法用量】 口服:每次 100mg,3/d。肾衰竭及肝硬化时减少为每次 50mg,2~3/d。

【不良反应】 胃烧灼感。

【禁忌证】 禁用于过敏及嗜铬细胞瘤病人。妊娠及哺乳期妇女亦应慎用。

【注意事项】 心肌梗死和心绞痛病人应酌情减量。此药与其他药物无明显的不良相互作用,可以与洋地黄、血管扩张药或利尿药等同时使用。

【制剂规格】 片剂:100mg。

果糖二磷酸钠(依福那、Fructose Diphosphate Sodium)[保乙]

【作用特点与用途】　本品是一切活细胞内糖代谢的中间产物,为高能营养性药物。在机体细胞缺氧情况下,本品能加强细胞内高能基团的重建作用。促使葡萄糖的代谢,产生 ATP(三磷腺苷),提供细胞能量;提高细胞内外钾离子浓度,减轻缺血肌肉的酸中毒,从而增加细胞活力;它能保护红细胞韧性及变形能力,延长红细胞寿命及增加其在毛细血管中的通透性,从而改善外周血管的微循环,保证心脏及全身的供氧。本药还具有正性肌力作用,能改善心排出量,防止细胞膜损伤,保护受损心肌;尚能保护血小板膜的聚集功能和改善血黏度,同时对肝肾功能损害亦有一定效果。健康志愿者静脉输注本品 250mg/kg 后,5min 内其血浆浓度达 770μg/ml,$t_{1/2}$ 10~15min,能通过血管向组织分布。经水解形成无机磷及果糖而从血浆中消除。本品可用于紧急抢救时的辅助用药,特别是急性心肌梗死、严重心肌缺血、外周血管疾病、各种类型的休克和外伤急症、体外循环及胃肠外营养疗法等。对心力衰竭及肝肾功能不全等重危病症,作为联合用药亦有一定疗效。

【用法用量】　静脉滴注:用灭菌注射用水(附带的稀释液)配成 10% 溶液 50ml 后,于 5~10min 滴完(每 5g)。用于休克、急性心肌梗死及心肌缺血。20~30g/d,分 2 或 3 次用,连用 2~7d。若用于外周血管疾病,可 10g/d,连用 5~7d。用作胃肠外营养疗法,则 10~20g/d,连用 3~7d。口服:每次 2~4 片,3/d。

【不良反应】　无明显不良反应,仅偶见有暂时性注射部位疼痛,极少数病人有恶心等反应。

【禁忌证】　对本药过敏及高磷酸血症、肾衰竭者禁用。

【注意事项】　肾功能不全及肌酐清除率低于 50ml/min 者,必须监测血磷水平。本药应单独使用,溶液中不宜加入其他药物,尤忌溶于碱性溶液及钙盐等。静脉注射时注意避免药液漏出血管,因可以引起局部刺激及疼痛。

【制剂规格】　粉针剂:5g,含 3.75g 的 1,6-二磷酸果糖,并附稀释液 50ml;0.5g,附稀释液 10ml。片剂:155mg。

酚苄明(酚苄胺、Phenoxybenzamine、Dibenzyline)[保乙]

【作用特点与用途】　本品为长效 α 受体阻滞药,其药量作用与酚妥拉明基本相似,但作用慢而持久。在交感神经活性高的情况下,扩张血管的作用更为明显。用药过程中,常有心率加快、心肌收缩力增强及心输出量增加,与酚苄明阻断突触前膜 $α_2$ 受体,使去甲肾上腺素增加有关。此外,本品亦能抑制去甲肾上腺素的摄取,从而减少去甲肾上腺素失活,有利于纠正休克。本药作用维持较久,可达24h以上,口服后吸收不甚完全,静脉注射后约1h达峰值,12h后50%从尿和胆汁中排出。静脉注射后至少3～4d仍可显示其效应,可有一定的蓄积。主要用于心力衰竭伴休克,以改善微循环和组织血液灌注及肺水肿等。常与酚妥拉明合用,或先用酚妥拉明,再用本药,对急救治疗有显著效果,常用于控制嗜铬细胞瘤所引起的高血压及多汗症状。尚可使男性性交时间延长,可用于治疗早泄及前列腺增生性尿潴留。

【用法用量】 使用剂量必须根据病人的具体情况而定,开始剂量宜小,逐渐增加,视其主观症状及客观检查改善状况而决定增减。口服:开始可用10～20mg/d,分1或2次,视病情可以增至100mg/d。静脉滴注:0.5～1mg/(kg·d),溶于250～500ml 5%葡萄糖或生理盐水注射液中,在1h内滴完。亦有人主张将酚苄明与小剂量去甲肾上腺素合用,以增加心输出量,或与糖皮质激素合用,可增加疗效。治疗早泄,每次服10mg,3/d。前列腺增生性尿潴留须遵医嘱。

【不良反应】 可能发生直立性低血压,偶有心动过速、瞳孔缩小、鼻黏膜充血及口干等。在开始用药时有疲乏及虚弱感等轻度不良反应。

【禁忌证】 低血压及血容量不足的休克病人应禁用。

【注意事项】 ①有显著脑或冠状动脉硬化、肾功能不全者,应慎用本药。肾上腺素能阻断药,有加重呼吸道感染症状的可能,亦应予以重视。本品可与α及β受体激动药(如肾上腺素)起相互作用,因而可能加重其低血压及心动过速;若发生低血压可用甲氧明或血管紧张素处理。②用于抗休克时,如血容量不足,应先予补充,以防止在用药过程中血压骤降。③本药的局部刺激作用大,静脉滴注时必须稀释,并防止药液漏出血管。

【制剂规格】 片剂:10mg。注射液:100mg/2ml。

肼屈嗪(肼苯达嗪、肼肽嗪、Hydralazine)[保乙][典]

【作用特点与用途】 本药降低血压主要是由于动脉舒张,从而减少总的外周血管阻力的结果。其$t_{1/2}$可达30h。本药与血浆蛋白结合率可达85%以上。在肝、肾中蓄积量亦高,而脑中较少。代谢物75%由尿中排出,1%～5%由粪便排出。原型物可在尿中出现。肼屈嗪常用于中度高血压病。单独应用时,因能使心率加快,心输出量增加,因而增加心脏耗氧量,容易诱发心绞痛及心力衰竭等,并因肾素活性增加及醛固酮增高致水钠潴留,血容量增加而减低其效能。但若与β受体阻滞药及利尿药合用时,往往可以克服上述缺点,并有协同降压作用。通常与其他降压药联合治疗中度至严重高血压病人,尤适用于肾功能不全及舒张压高者;亦可用于慢性充血性心力衰竭者。

【用法用量】　口服:最初每次 10mg,4/d,2~4d 可以增加至每次 25mg,4/d,视病情及不良反应用,在以后数周内可以增至每次 50mg,4/d。个别耐药病人,用至 30mg/d,才发挥其降压作用。紧急情况时,可在住院监测下,予以肌内注射或静脉快速滴入,一般用 20~40mg,亦可多次给予,待病情缓解后,改为口服。治疗心力衰竭时初始剂量每次 25mg,3~4/d,然后递增,平均维持剂量为每次 50~75mg,4/d。

【不良反应】　用于治疗高血压,可能出现心动过速、心悸或心绞痛,若继续用药或适当减少剂量,此种不良反应可自行消失。可能有头痛、胃肠道反应、鼻黏膜充血或眩晕,极少数出现精神障碍、肝功能损害、皮肤过敏反应、发热、贫血、白细胞减少及血小板减少等,一旦出现,应及时停药。大剂量长时期用药,可能发生系统性红斑狼疮综合征,一般剂量若<200mg/d,则很少发生。

【禁忌证】　对本药过敏、孕妇及心动过速者禁用。严重冠心病病人亦应慎用。

【注意事项】　①高肾素活性的高血压病人应慎用;②有心绞痛、心肌梗死病史和二尖瓣狭窄者,不宜单独使用肼屈嗪,宜与 β 受体阻滞药合用;③有冠状动脉或脑动脉硬化者,用药期间应注意避免血压骤然降低,驾车者尤应注意;④严重肾功能不全者,应适当减少剂量,以防药物在体内蓄积;⑤服用本药的妇女不宜哺乳;⑥长期服药者应定期检查血中抗核抗体(ANA),监测红斑狼疮发生的可能性。

【制剂规格】　片剂:10mg,25mg,50mg,100mg。针剂:20mg。

硝普钠(Sodium Nitroprusside)[保甲]

【作用特点与用途】　硝普钠在消化道不吸收,是一种速效、强效静脉注射用降压药,其药理活性来自其亚硝基(NO),因其直接松弛小动脉和小静脉血管平滑肌,使小动脉扩张,外周血管阻力下降而降低血压;因静脉扩张,静脉回心血量减少,从而减少右心室充盈压,减轻心脏前负荷。用于伴有心力衰竭的高血压危象与其他降压措施无效的高血压危象;急性心肌梗死、充血性心力衰竭;外科手术时用本品控制低血压,以减轻出血。因能减低心脏前负荷与后负荷,使心肌耗氧量下降,从而使心肌缺血减轻和缓解心绞痛。因能降低左心前后负荷,故对高血压伴有心力衰竭病人亦甚适宜。

【用法用量】　静脉滴注:粉针剂 50mg,临用前用 5% 葡萄糖注射液 3~5ml 溶解。再用 500ml 葡萄糖注射液稀释,在避光输液瓶中静脉滴注。按 1μg/(kg·min)速度输入,一般不超过 3μg/(kg·min),总量不超过 500μg/

kg。静脉滴注时应严密监测血压变化。用于心力衰竭或心源性休克时,开始的静脉滴注速度宜慢每分钟 10 滴,以后再酌情加快滴速。一般用药不宜超过72h。

【不良反应】 常见不良反应有呕吐、出汗、不安、头痛及心慌等,多与滴注速度过快有关,停止给药或减量时可以消失。当使用本药时间过长、用量过大,或肾功能减退时,可以造成体内硫氰酸盐浓度过高,产生乏力、厌食、恶心、耳鸣、肌疼挛、定向障碍、精神障碍、癫痫发作,甚至昏迷等中毒症状。长期使用可能导致甲状腺功能减退、维生素 B_{12} 缺乏、变性血红蛋白症和乳酸中毒等。

【禁忌证】 代偿性高血压病人禁用。维生素 B_{12} 缺乏者及儿童忌用。肝肾功能不良、甲状腺功能减退、孕妇及老年人均应慎用。

【注意事项】 本品不宜长期使用,治疗超过 48h 以上者,应监测血液中硫氰酸盐浓度。本品见光易分解,故静脉滴注瓶应用黑纸包裹,停药时应逐渐减量,并加用口服血管扩张药,以免出现反跳现象。

【制剂规格】 粉针剂:50mg,附 5% 葡萄糖 2ml 注射液。

卡培立肽(基因重组心房肽、卡哌利丁、Carperitide、Hamp)

【作用特点与用途】 本品是通过刺激心肌伸展,由心室内颗粒合成的,然后通过冠状动脉分布全身,作用于血管平滑肌和肾等组织,调节血压和体内电解质平衡。本品为 28 个氨基酸组成的一种循环调节激素,起血管扩张和利尿作用。本品引起的血管舒张是由于与血管平滑肌的 ANP(心房利钠多肽)受体结合,通过提高鸟苷酸环化酶的活性而实现的,提示可减轻心脏前、后负荷。用于急性心功能衰竭(包括慢性心力衰竭加重)。

【用法用量】 静脉滴注:本品先用 10ml 生理盐水溶解,再用生理盐水或5% 葡萄糖注射液稀释,按 0.1μg/kg 的速度持续静脉滴注。

【不良反应】 不良反应发生率为 5.1%。主要是血压下降、低血压休克及心动徐缓的临床症状。可有眩晕、胸部不适、呼吸困难等。可有血小板减少、白细胞和血细胞比容变化,LDH、总胆红素、尿素氮、肌酸、尿酸升高,血浆蛋白减少,血浆电解质变化,尿蛋白增加等。也可有消化系统症状如嗳气、呕吐等。上述症状一般较轻。

【禁忌证】 严重低血压或心源性休克、右心梗死及脱水患者。

【注意事项】 ①引起心动徐缓、低血压时应停药,并用阿托品等对症处理;②应监测心率、血压、尿量、电解质,尽可能监护动脉楔压、右心房压和心搏量等;③本品给药后 60min,如未见血流动力学和临床症状改善,应改用其他治疗方法;④本品无长期应用经验,原则上应避免超过 24h 用药;⑤低血压、脱水、肾病综合征、血细胞比容显著升高及严重肝肾功能障碍者、老年患者慎用；⑥孕妇及小儿尚无用药经验，其安全性尚未确立；哺乳期妇女用药期间应停止授乳。

【药物相互作用】　①除生理盐水、乳酸林格液及 5％葡萄糖注射液外，不得与其他药物混合输注；②本品与呋塞米可引起配伍方面的变化。

【制剂规格】　基因重组水针剂：1mg。

多卡巴胺（他纳多巴、Docarpamine）

【作用特点与用途】　本品为多巴胺衍生物，即将多巴胺的氨基及儿茶酚胺的羟基进行修饰，改善经口服吸收的前体药物。吸收后通过代谢，本品转化为游离的多巴胺而发挥药效，可增加肾血流量，具有利尿和强心作用。如使用大于本品强心作用数倍剂量，有催吐作用。本品可经口服给药，即不需要静脉滴注，可能使早期直接向恢复期过渡，在临床上与多巴胺同样有效。适用于不能脱离小剂量多巴胺、多巴酚丁胺持续静脉滴注［5mg/(kg·min)以下］的心功能衰竭病人的需要，可及早脱离静脉滴注改为口服。

【用法用量】　口服：成年人每次 750mg，3/d。可按年龄、症状酌情增减。

【不良反应】　①可见室性期外收缩、心房纤颤及室性心动过速等心律失常；②可见嗳气、食欲缺乏、胃不适等消化系统症状。

【禁忌证】　嗜铬细胞瘤患者。

【注意事项】　①应用本品期间应注意血压、尿量、呼吸、心率等变化及对症处理；②肥大型阻塞性心肌病(特发性肥厚性主动脉瓣狭窄)者慎用；③本品对孕妇、胎儿和小儿的安全性未确立。

【药物相互作用】　吩噻嗪类衍生物和丁酰苯类衍生物可降低本品增加肾血流量等作用。

【制剂规格】　颗粒剂：1g 中含本品 750mg。

匹莫苯（匹莫苯丹、Pimobendan）

【作用特点与用途】　本品为新型强心药，其活性代谢产物（UD-CG212）比本品作用更强。能增强心肌收缩力，但对心率、血压和心肌耗氧量几乎无影响。本品连续应用，可使心搏量及心排血量增加，改善心功能，也改善左室舒张能力。本品有血管扩张作用，由于可降低全身血压和左室舒张末期压，故可减轻心脏前、后负荷。本品主要通过提高收缩蛋白肌原蛋白 C 的钙离子敏感性而引起阳性变力作用，并改善心功能衰竭。而且由于抑制心肌磷酸二酯酶（PDE），使心肌及血管平滑肌中环磷腺苷（cAMP）增加，引起阳性变力作用和血管舒张作用,可能也对心功能改善起一定作用。健康人口服本品后 0.8h,血药浓度达峰值,$t_{1/2}$ 约 1h。连用 1 周,血中浓度未见蓄积性。食物对本药无影响,但可使血药峰浓度降低约 40%,且使达峰时间延长 2h。本品血浆蛋白结合率高,目前未见对合用药物的影响。用于急性心力衰竭,经利尿药不能改善者;慢性心力衰竭(轻、中度)经用洋地黄类、利尿药等基础治疗而疗效不理想者。

【用法用量】 急性心力衰竭,成年人口服:每次 2.5mg,1~2/d,必要时可并用洋地黄治疗。慢性轻、中度心力衰竭,成年人通常每次 2.5mg,2/d 饭后服。可按病情适当增减剂量,可与洋地黄类、利尿药并用。

【不良反应】 可有心悸、低血压、恶心、呕吐、胃烧灼感、心痛、头重、眩晕、咳嗽、咳痰、呼吸困难等,有时出现贫血、水肿、皮疹或尿酸升高、嗜酸性粒细胞增多等。

【注意事项】 ①使用本品期间,应定期测血压、心率、心电图、尿量等。发现室性心动过速、期前收缩等心律失常应酌情减量或停药,并对症处理。②肥大性阻塞性心肌病、阻塞性心瓣膜病、急性心肌梗死、严重心律失常及高度房室传导阻滞者慎用。③哺乳期妇女应用本品应停止授乳。④孕妇不宜服用。⑤本品血药峰浓度值及药时曲线下面积个体差异可达 10 倍。

【制剂规格】 胶囊剂:1.25mg,2.5mg。

扎莫特罗(Xamoterol)

【作用特点与用途】 本品为心脏 β_1 受体部分激动药。其增加心率作用较异丙肾上腺素弱,对血管平滑肌无直接作用。本品有双向作用,在交感神经功能低下,如轻度慢性心力衰竭时,可产生正性肌力和正性频率作用;在交感神经功能亢奋,如重症或劳累激动时,又可产生负性肌力作用。在服用本品后,运动并不改变心输出量,在轻至中度运动时则能减少心肌氧耗量。故适用于治疗伴有交感神经功能低下的心力衰竭病人。口服吸收率低。在体内大部分与葡萄糖醛酸结合随便排出。肾清除率与肌酐清除率相关,肾功能受损时,给药剂量应相应减少。老年人消除半衰期比青年人长 65%。用于轻、中度充血性心力衰竭,尤其用于因气喘及疲劳症状使其活动受限者。

【用法用量】 口服:每次 200mg,2/d,疗效在几周内逐渐出现。可与华法林、抗血凝药及非甾体抗炎药等并用。

【不良反应】 偶见胃肠不适,头痛、头晕、胸部绞痛、心悸、肌痛性痉挛及皮疹等;偶见心律失常。

【注意事项】 ①尚无过量用药经验,必要时应对症处理;②患者病情恶化而使静息时疾病症状变得明显时,可改用其他治疗措施;③肾功能不全时应调整用量,如肾小球滤过率过低者,本品剂量可减至 200mg/d;④阻塞性气道疾病患者,因某些哮喘病可出现气道阻力增加,可用沙丁胺醇气雾剂逆转;⑤孕妇的安全性尚未确立,哺乳期妇女应避免使用。

【临床评价】　伴心肌缺血的轻中度心力衰竭患者(其中 1/3 有心脏肥大),给予本品每次 200mg,2/d,可安全有效地给予心室功能差的患者,但本品对功能极差的患者或许价值较小。因为这些病人可能严重依赖于相当高水平的交感神经系统活性(药物)。本品 200mg/d 治疗 10 例心室功能较好的心绞痛患者,可减少运动诱发的心率加快,表明本药可减少心肌需氧量和耗氧量。

【制剂规格】　片剂:200mg。

劳普力农(Loprinone)

【作用特点与用途】　本品为磷酸二酯酶(PDE)抑制药,由于选择性抑制 PDE 同工酶Ⅲ型(PDEⅢ),而抑制对环磷腺苷(cAMP)的酶解,提高 cAMP 的浓度,从而提高心肌收缩力并使血管扩张。由于本品对心肌有直接的阳性变力作用与对动脉及静脉的血管扩张作用,故通过左心收缩力的增大,前后负荷的降低而改善心脏功能。本品治疗后肺动脉楔压降低 50%,心排血量、心指数升高大约 30%,血流动力学明显改善,自觉症状,体征明显改善。不良反应为心律失常和一过性发冷。临床中等以上改善率 78%。用于其他药物疗效不显著的急性心力衰竭。

【用法用量】　静脉滴注:将本品用生理盐水或葡萄糖液稀释后,按 $10\mu g/$(kg·5min)缓慢静脉滴注,然后以 $0.1\sim0.3\mu g/(kg\cdot min)$ 静脉滴注,可酌情增至 $0.4\mu g/(kg\cdot min)$。

【不良反应】　总发生率 0.1%～5%。可有心动过速、室上性或室性期前收缩等心律失常及血压下降,有时见呕吐、头痛、头重、热感、白细胞增多等。

【注意事项】　①应用本品期间,应监测血压、心率、心电图、尿量、体液及电解质,尽可能监测肺动脉楔压、心排血量及血气等。出现异常时应减量或停药;②应用本品 2h 后仍不见效者,应改用其他处理方法;③本品连续应用 3h 以上,不良反应发生率有升高倾向;④重症主动脉瓣狭窄、二尖瓣狭窄病人,本品可能无效;⑤肾功能低下者,不可过量用药;⑥慎用利尿药、洋地黄、儿茶酚胺类、氨力农、二丙胺、尿激酶等,必须使用者应间隔 2h 以上分开应用,且要密切观察,以免发生意外;⑦急性心力衰竭病人,可能出现心律失常,若应用本品则可能加重病情,要充分注意;⑧本品无小儿用药的经验,肾功能不良及老年人等应在监护下应用。

【禁忌证】 肥大型闭塞性心肌病禁用;妊娠和哺乳期妇女忌用。

【制剂规格】 注射剂:5mg。

考福辛达罗帕特(Colforsin Daropate)

【作用特点与用途】 本品为腺苷酸环化酶(AC)增强药,临床应用其盐酸盐。该药与 5 型 AC 亲和力最高,而 5 型 AC 是心肌细胞中最主要的 AC 亚型,能增加细胞内环磷腺苷(cAMP)浓度,具有正性肌力作用和血管舒张作用,对于 β 受体减少的心力衰竭也有效。本品除了能激活心室壁细胞 AC 增加 cAMP 浓度,减弱由 K^+ 和乙酰胆碱诱导的冠状动脉收缩并呈剂量依赖性外,尚可降低猪冠状动脉平滑肌细胞对 Ca^{2+} 的敏感性。本品正性肌力作用与 Ca^{2+} 浓度短暂增加(和异丙肾上腺素机制相似)及 Ca^{2+} 代谢转运相关。静脉注射分布 $t_{1/2} < 9s$,但药理作用下降程度慢于血药浓度下降速度。本品代谢物具有本品相似的生物活性。本品不易透过血-脑脊液屏障,对神经系统作用弱。用于急性心力衰竭。

【用法用量】 静脉滴注:用生理盐水或注射用水溶解稀释后静脉滴注,$0.2 \sim 0.5 \mu g/(kg \cdot min)$,静脉滴注 30min。

【不良反应】 可有心悸、皮肤潮红、头痛和心律失常。

【注意事项】 应严格控制静脉滴注速度和密切观察,做好应急处理的相关准备。

【临床评价】 本品能显著改善血流动力学特征和临床症状。本品低剂量 $0.025 \sim 0.1 \mu g/(kg \cdot min)$ 与儿茶酚胺类和利尿药合用治疗顽固性充血性心力衰竭(CHF),获得满意疗效,提示在 CHF 治疗方案中可使用本品。

【制剂规格】 冻干粉针剂:5mg,10mg。

维司力农(Vesnarinone)

【作用特点与用途】 本品为冠状血管舒张药。可激活细胞膜钠离子通道,是一种新型强心药,治疗充血性心力衰竭有较好效果。本品能增强心肌收缩力,延长动作电位时程。本品通过抑制磷酸二酯酶(PDE),升高细胞内环磷腺苷(cAMP)水平,引起气管平滑肌松弛;而普萘洛尔和利血平却无此效应。本品尚具有独特的免疫抑制作用,该作用与抑制细胞因子生成有关,是提高慢性充血性心力衰竭病人存活率的可能机制之一;对充血性心力衰竭的有益效应是通过免疫抑制调节作用实现的。本品对感染 HIV 的病人也具有治疗意义。在治疗剂量下,本品对体外骨髓干细胞和周围淋巴细胞等造血系统有一定抑制效应。本品抑制细胞因子产生,可能与降低病人恶化率和病死率有关。

用于慢性充血性心力衰竭。

【用法用量】 口服：每次 60mg，1/d。

【不良反应】 可逆性白细胞减少(2.5%)，发生于给药后 4～16 周。

【注意事项】 密切监护心律失常的发生和潜在的心肌损伤。

【制剂规格】 胶囊剂：60mg。

醋洋地黄毒苷(醋地高辛、乙酰地高辛、Acetyldigoxin)

【作用特点与用途】 静脉注射本品的作用及作用机制同地高辛。口服吸收率65%～80%，作用较强。$t_{1/2}$ 为 24h，肾功能不全者延长至 66h。临床疗效快，第 1 天即可使心率恢复正常，作用持续时间为 6～8h。用于慢性心功能不全症。

【用法用量】 口服：全效量 2.9mg/d。速给法：每次 0.4mg，3/d；缓给法：每次 0.2mg，3/d；连用 2～3d 以上显效。维持量：每次 0.3mg，2/d。静脉注射：全效量 1.5～2mg/d；维持量 0.2～0.5mg/d。

【不良反应】【注意事项】 同地高辛。

【制剂规格】 片剂：0.4mg，0.2mg。针剂：1.5mg，1mg，2mg。

基因重组人脑利钠肽(奈西利肽、新活素、心钠素、心钠肽、脑利钠肽、Nesiritide)

【作用特点与用途】 脑利钠肽是人体分泌的一种内源性利钠肽，它是各中病理因素导致心力衰竭后，人体产生的一种代偿性心脏保护因子。具有：①均衡扩张动脉和静脉，降低心脏前后负荷，迅速缓解呼吸困难和全身症状，无耐药性；②中度利尿排钠，降低循环容量负荷，增加肾滤过率，不增加肾负担；③全面拮抗神经内分泌系统过度激活产生的心脏毒性；④延缓心脏重塑，阻止心肌增生肥厚和间质纤维化，降低远期病死率；⑤无正性肌力和正性心律作用，不增加心肌氧耗，无致心律失常的作用。注射给药起效时间 15min，作用达峰值时间约 0.5h；$t_{1/2\beta}$ 约 18min，$t_{1/2\alpha}$ 约 2min。用于患有休息或轻微活动时呼吸困难的急性代偿性心力衰竭，心肌梗死，慢性失代偿性心力衰竭，心脏导管手术，慢性肺源性心脏病、胸外科手术、心脏外科手术后的左心衰竭合并轻至中度肾功能不全。

【用法用量】 ①急性期静脉推注负荷剂量：1.5～2μg/kg，然后静脉滴注维持剂量：0.0075～0.01μg/(kg·min)。一般连续静脉滴注 24～48h，缓解后改为标准口服药物。②慢性期治疗每周 1 或 2 次，门诊静脉给药，0.0075～0.01μg/(kg·min)，疗程 12 周。

【禁忌证】 对本品过敏者,心源性休克或收缩压＜90mmHg(12kPa),心脏低充盈压患者。

【制剂规格】 冻干粉针剂:0.5mg。

三磷酸腺苷氯化镁(ATP-MgCl₂ 注射液、Adenosine Triphosphate and Magnesium Chloride)

【作用特点与用途】 本品能激活细胞线粒体三磷腺苷(ATP)合成,选择性舒张肺动脉高压的肺血管,缓解重型颅脑损伤、缺血后急性肾衰、烧伤休克、骨骼肌缺血再灌注损伤、晚期癌、病毒性肝炎等的临床症状,并有一定疗效。用于心脑血管疾病、急慢性肾疾病、烧伤及外伤、急慢性肝炎及肿瘤的辅助治疗。

【用法用量】 先将 A 液 2ml 注入 5％葡萄糖注射液 250～500ml 中,混匀,再加入等体积本品 M 液 2ml,混匀。初静脉滴注滴速每分钟＜20 滴,如无异常,5min 后控制在每分钟 50 滴以内。每次用量 5mg/kg,即 A,M 液各 1～2 支,1/d。

【制剂规格】 注射剂:含 A 液 2ml,三磷腺苷 100mg,M 液 2ml,氯化镁 32mg。

桔丙酯(可遇昕、Propylgallate)

【作用特点与用途】 系中药赤芍的活性成分没食子酸经酯化反应合成的前体药没食子酯丙酯。有抗血小板聚集、抗炎、抗氧化作用,亦可松弛血管平滑肌,增加冠状动脉血流量,保护心肌缺血。可改善梗死区的血供,增加脑血流量,降低脑血管阻力,降低血液黏度,并能显著改善半影区脑血流供应,缩小病灶,逆转恢复半影区受损神经细胞。静脉注射后以肝、肺浓度最高,心、肾次之,可通过血-脑脊液屏障,主要从尿排泄,$t_{1/2\beta}$约 1.5h。用于脑血栓、冠心病及外科手术的并发症血栓性深静脉炎、肝硬化等辅助治疗。

【用法用量】 静脉滴注:120～180mg/d,10～15d 为 1 个疗程。

【制剂规格】 注射液:60mg/2ml。

依诺昔酮(腈甲咪酮、甲硫咪唑酮、Enoximone)

【作用特点与用途】 本品为化学合成药,咪唑类心脏磷酸二酯酶Ⅲ抑制药,属非儿茶酚胺、非苷类强心药。本品的正性肌力作用与哇巴因有相加作用,但其作用机制不同于强心苷。尚能直接兴奋窦房结而增加心率,此效应可被维拉帕米所拮抗,提示可能使心肌细胞内 cAMP 增多,后者有刺激心肌细

胞肌浆网上的 Ca^{2+}-ATP 酶,促进 Ca^{2+} 内流的作用。也有人认为可能增加心肌氧耗量。治疗期间未发现室性心动过速及室颤等。静脉注射后 $10\sim30$min 达最大效应,作用维持 $3\sim6$h。本品药动学与氨力农及米力农相似。口服及静脉注射均能明显增加心肌收缩性和扩张血管。对严重充血性心力衰竭病人静注本品[累计量(5.8 ± 2.9)mg/kg]10min 后,平均心排血量增加 76%,动-静脉氧分压差降低 41%,平均动脉压降低 19%,右房压降低 50%,肺楔压降低 45%,平均肺动脉压下降 21%,心率稍增快,左室心搏做功指数增加 47%,心排血量的改善是持续的,在 6h 后较基础值仍高 49%。口服本品的血浆白蛋白结合率为 65%。平均消除 $t_{1/2}$ 为 2.9h。肝功能不良者静注本品的消除 $t_{1/2}$ 为 2.16h;肾功能障碍者静脉注射本品的消除 $t_{1/2}$ 为 1.33h,肝肾功能均正常者的消除 $t_{1/2}$ 为 1.26h。用于严重充血性心力衰竭。

【用法用量】　静脉注射:开始用 $0.5\sim1$mg/kg,且控制在 12.5mg/min 以内,随后每 30min 给予 0.5mg/kg,直至获满意疗效或总量达 3mg/kg。亦可每 $10\sim30$min 给予 90μg/kg 静脉注射直至获满意疗效。维持量:$0.5\sim1$mg/kg,12.5mg/min,每 $3\sim6$ 小时重复 1 次,也可连续或间接静脉注射,$5\sim20\mu$g/(kg·min)。24h 内总量≤24mg/kg。应用塑料容器与注射器稀释本品,溶媒宜用生理盐水或注射用水,避免用玻璃容器或葡萄糖液稀释,以免析出结晶。

【不良反应】　可有心律失常、室性与室上性心动过速、异位起搏、低血压、血小板减少性紫癜、肝酶值异常、腹泻、恶心、呕吐;头痛、寒战、少尿、发热、尿潴留、肢痛。

【注意事项】　肥厚型心肌病,严重阻塞性主动脉瓣或肺动脉疾病者慎用。治疗期间应监测血压、心率、心电图、体液及电解质情况;定期检测肝功能与血小板计数。

【制剂规格】　片剂:0.05g,0.1g。注射剂:0.05g,0.1g。

硫马唑(磺甲唑、Sulmazole)

【作用特点与用途】　本品为苯咪唑类衍生物磷酸二酯酶抑制药,有明显的正性肌力作用及血管扩张作用,使总外周阻力降低。其作用原理与茶碱相似。硫马唑扩张血管作用的持续时间比正性肌力作用短 $10\sim15$min,扩张容量血管见效较慢,但维持时间较长,兼有增强心肌收缩且提高对 Ca^{2+} 的敏感性的作用。充血性心衰者应用本品后可明显改善其血流动力学指标。口服吸收快,$15\sim30$min 达血药峰值。静脉注射 0.7mg/kg 后,$t_{1/2}$ 为 50min,作用短暂,排泄快。无快速耐受性。有肝首关效应,代谢迅速。试用于充血性心脏(肌)病及冠心病。

【用法用量】 口服:每次 200mg,3/d。静脉注射:2mg/kg,或加入 5% 葡萄糖注射液中静脉滴注 8h,剂量可酌情调整,或遵医嘱且密切观察。

【不良反应】 可有消化道不适,视力障碍。静脉滴注超过 3d 后见轻度血小板减少。临床见有肝脏新生物而停药者。

【制剂规格】 片剂:50mg。注射剂:50mg。

万年青总苷(Rodealin)

【作用特点与用途】 本品系由百合科 Rohdea japonica 的根茎叶中提取的总苷有效成分。可增强心肌收缩力,扩张冠状动脉,减慢心率,并有利尿利用。用于心力衰竭、心房颤动等。

【用法用量】 口服:0.3～0.4g/d,分 3 次服。肌内注射:每次 1～2ml。静脉注射:每次 1～4ml,用葡萄糖注射液 5～10ml 稀释后缓慢注射。

【不良反应】【注意事项】 ①大剂量可出现胃肠道反应,偶见室性期前收缩;②室性心动过速、风湿性心肌炎等患者忌用。

【制剂规格】 片剂:0.1g。注射剂:0.1g/1ml。

残余蟾蜍配基(蟾力苏、Resibufogenin)

【作用特点与用途】 本品由蟾酥中分离出的有效成分,具有强心、升压和呼吸兴奋作用,强心作用与毒毛旋花苷 K 相似,但起效较迅速。用于心力衰竭、呼吸抑制、外伤性休克等。

【用法用量】 静脉注射:每次 2～4mg;需重复给药应隔 10～20min。

【注意事项】 静注速度过快时,可引起短暂发热、恶心、眩晕、抽搐甚至窒息,须注意和对症处置。

【制剂规格】 注射剂:2mg,4mg。

黄夹苷(强心灵、Thevetosid)

【作用特点与用途】 本品由黄花夹竹桃的果实中提取的有效成分,其作用同洋地黄,但起效迅速,而蓄积性和不良反应却较小;注射液与毒毛旋花苷 K 的疗效相似;而片剂与地高辛疗效相似。用于急慢性心功能不全,室性心动过速,心房颤动和扑动,心力衰竭等。

【用法用量】 口服:全效量 1.5～2mg,每次 0.25mg,3/d;维持量每次 0.25g,1～2/d。静脉注射,每次 0.25mg,根据病情,可重复 1 次。

【不良反应】【注意事项】 参阅洋地黄、地高辛。

【制剂规格】 片剂:0.25mg。注射剂:0.25mg/1ml。

羊角拗苷（Divasid）

【作用特点与用途】　本品亦为夹竹桃科的一种子中提出的有效成分,作用与毒毛花苷 K 相似。用于充血性心力衰竭,尤适用于急性患者。

【用法用量】　静脉注射:首剂 0.25mg,3h 后再静脉注射 0.125～0.25mg。

【注意事项】　参见毒毛花苷 K。

【制剂规格】　注射剂:0.25mg/1ml。

铃兰毒苷（Convallatoxin）

【作用特点与用途】　本品由铃兰(君影草)全草中提取的有效成分。作用类似洋地黄,但较强,而蓄积性却相对较小。口服不易吸收,故注射给药。用于急性充血性心力衰竭。

【用法用量】　静脉注射:全效量 0.2～0.3mg,在 24h 内分 2～3 次注入。维持量每次 0.05～0.1mg,1/d。

【不良反应】【注意事项】　参阅洋地黄。

【制剂规格】　注射剂:0.1mg/1ml。

灯盏细辛注射液[保乙]（Erigeron Breviscapus Injection）

【作用特点与用途】　活血祛瘀,通络止痛。用于瘀血阻滞、中风偏瘫、肢体麻木、口眼㖞斜、语言謇涩及胸痹心痛、缺血性脑卒中、冠心病、心绞痛见上述证候者。

【用法用量】　静脉注射:每次 20～40ml,用 0.9％氯化钠注射液 250～500ml 稀释后缓慢滴注,1/d。穴位注射:每穴 0.5～1ml,多穴总量 6～10ml。肌内注射:每次 4ml,2～3/d。或遵医嘱。

【制剂规格】　注射液:5mg/5ml,10mg/10ml。

附:灯盏花素　为灯盏细辛提取的甲素、乙素混合物,主要含灯盏乙素。主要用于缺血性脑血管疾病,如脑血栓形成、脑栓塞、脑溢血等所致后遗症瘫痪病人。一般肌内注射 5～10mg(1～2ml),早、晚各 1 次。若静脉滴注,亦是 5～10mg/d,加入 5％～10％葡萄糖注射液 250～500ml 中滴注。10d 为 1 个疗程,共 2 个疗程。不良反应可有皮疹、乏力、口干等,但不影响治疗。针剂每支 5mg/1ml。

卡维地洛(络德、Carvedilol)[保乙]

【作用特点与用途】 在治疗剂量范围内,本品兼有 α_1 和非选择性 β 受体阻滞作用,无内在拟交感活性。本品阻滞突触后膜 α_1 受体,扩张血管,降低外周血管阻力从而降低心脏前后负荷;阻滞 β 受体,抑制肾脏分泌肾素,阻滞肾素-血管紧张素-醛固酮系统,产生降压作用,且降压迅速,可长时间维持降压作用。与年轻人相比,老年人存在卡维地洛的血浆峰浓度增加而峰浓度时间减少倾向,但其药动学性质随年龄变化并不显著。肝硬化(肝功不全)者卡维地洛生物利用度提高,而代谢的主体选择性降低,这会对 α 和 β 肾上腺素能的作用产生一定的影响。肾功能不全的高血压病人,12.5～50mg/d 安全有效,不必调整剂量。用于原发性高血压、有症状的心力衰竭。

【用法用量】 口服:每次 10mg,2/d,可酌情增至每次 20mg,2/d,或遵医嘱。

【禁忌证】 对其任何成分过敏者,需使用静脉正性肌力药患者、哮喘患者,伴有支气管痉挛的慢性阻塞性肺疾病(COPD)患者,严重肝功能异常、二至三度房室传导阻滞、心率<每分钟 50 次的心动过缓、心源性休克、严重低血压、手术前 48h 内者均禁用。

【不良反应】 治疗轻中度高血压,有 7.6％的病人因不良反应而停药。最常见的不良反应为眩晕(4.6％)、疲乏(3.8％)、头痛(3.2％)。治疗心力衰竭时头晕的发生率为 16％,尚有支气管痉挛(0.5％)、皮肤反应(0.5％)等。

【药物相互作用】 ①合用其他降压药可能会增强卡维地洛的降压效果。如同时应用利血平、胍乙啶、甲基多巴、可乐定等可以增强降低血压和减慢心率的作用。本品撤药数天后可乐定才可逐渐停药。②本品与巴比妥类、吩噻嗪类、三环类抗抑郁药、血管扩张药和乙醇同时应用也可增强降压作用。③本品与尼非地平等合用,血压可能会突然下降。故与钙离子拮抗药合用宜谨慎。④本品与降血糖药或胰岛素合用应警惕患者发生低血糖反应。⑤本品与麻醉性药物合用会引起负性肌力作用。

【注意事项】 治疗心衰用法用量应遵医嘱。

【制剂规格】 片剂:100mg。

四、抗心绞痛药(抗心肌缺血药)

心绞痛(angina)是由于冠状动脉粥样硬化,使血管管腔狭窄、痉挛或一过性阻塞,导致心肌急剧、短暂的缺血所致临床表现;分慢性稳定型和不稳定型两类。

近年来用冠状血管造影及放射性核素微球等技术研究表明,冠状动脉痉挛是变异性心绞痛发病的主要原因。在稳定型心绞痛发病时,在动脉粥样硬化的基础上可能也伴有痉挛,故舒张冠状动脉的药物增加供血仍为有效措施之一。现在一般认为形成心肌缺血的原因是多方面的,因而药物抗心肌缺血的作用原理也是多方面的。

目前常用的抗心肌缺血药物,根据其作用方式,大致有以下几大类:①增加心肌血液供应,通过扩张大的冠状动脉输送血管、扩张容量血管、降低心肌耗氧量、增加心脏侧支循环及减慢心率等方式,达到改善心肌缺血的目的。②节约心肌耗氧量,扩张动脉阻力血管,降低心脏后负荷,减少射血阻抗,缩短射血时间,有利于降低心肌耗氧量;扩张容量血管,减少回心血量,使心脏容积缩小,壁张力降低,亦能减少心肌对氧的需求,减慢心率,减弱心收缩力,节约心肌耗氧量。③改善心肌代谢,药物如能改变心肌代谢途径,以糖为主要能源,可以降低心肌需氧量。④抑制血小板聚集,抗血栓形成。⑤增加血氧释放。⑥稳定缺血细胞的溶酶体膜,改变缺血组织的自溶过程等。

丹参酮ⅡA磺酸钠(Sodium Tanshinon ⅡA Silate)[保乙]

【作用特点与用途】　本品能增加冠状动脉血流量,改善缺氧后引起的心肌代谢紊乱,从而提高心肌耐缺氧的能力;尚有显著性保护红细胞膜之效。在动物实验中有缩小梗死面积的效应,可增强心肌收缩力,毒性很小。用于冠心病、心绞痛、心肌梗死的辅助治疗,有期前收缩者也可使用。对冠心病患者的疗效与复方丹参注射液相似。

【用法用量】　肌内注射、静脉注射或滴注:每次 40～80mg,1/d。推注用 25％葡萄糖注射液 20ml 稀释;静脉滴注时用 5％葡萄糖注射液 250～500ml 稀释。胶囊剂供口服用,遵医嘱用。

【不良反应】　个别用药者有注射部位疼痛、皮疹反应,停药后可自行消失。

【制剂规格】　注射液:10mg/2ml。胶囊剂见说明书。

毛冬青甲素(Ilexonin A)

【作用特点与用途】　本品有显著性对抗血栓形成的作用,可使血栓结构疏松、血小板数目减少及变形程度减轻。其作用机制是通过磷酸二酯酶的抑制,使血小板内 cAMP 含量升高,并抑制血小板生成素 A_2 而使之对抗血小板聚集,有一定抗炎作用,保护由缺血引起的心肌损伤,使心肌梗死范围明显缩小。用于治疗脑血管病、冠心病、心绞痛、心肌梗死、中心视网膜炎、周围血管病等,疗效较好。对缺血性脑血管病患者,可促进瘫痪肢体活动功能恢复和改善。用于冠心病患者,有改善头痛、头晕、心悸、气促、肢麻等之效。用于中心性视网膜脉络膜炎,在消除视网膜水肿和提高视力有良效,如加用血管扩张药或激素等综合治疗,其效果可能更好。用于周围血管病患者,能缓解疼痛,对患肢消肿,溃疡愈合也有良效。

【用法用量】 口服:每次 40mg,3/d。静脉注射或肌内注射:每次 10～20mg,1/d。忌用生理盐水溶解,以防盐析浑浊。

【制剂规格】 片剂:40mg。注射液:10mg/2ml。

青心酮(秃毛冬青Ⅱ号、Ilex Pubescens Ⅱ)

【作用特点与用途】 本品有扩张冠状动脉、降低心肌氧耗、改善心肌微循环、增加心肌营养性血流及扩张脑血管等作用;尚有抗血小板聚集和抗心律失常之效。本品经肌内注射后吸收迅速,3～5min 达峰值,30min 基本消除,主要经肾排泄。用于冠心病、心绞痛,劳力型Ⅱ型、Ⅲ型病程较短的心绞痛病人,能改善气促、胸闷、心悸等症状。

【用法用量】 肌内注射:每次 40～120mg,1～2/d,4 周为 1 个疗程。静脉滴注:每次 80～120mg,稀释于 5%～10%葡萄糖注射液 250～500ml 中缓慢滴注。

【不良反应】 偶有口干、头晕等。肌内注射可有局部疼痛。尚可引起氨基转移酶升高、短期可恢复至正常。

【制剂规格】 注射液:40mg/2ml。

麝香酮(Muscone)

【作用特点与用途】 本品有扩张冠状动脉及增加冠状动脉血流量的作用,对心绞痛有一定疗效。经舌下含服或气雾吸入后 5min 见效,缓解心绞痛的功效与硝酸甘油略相近似。

【用法用量】 舌下含化。每次 0.5～1 片;或气雾剂吸入,每次 1～3 喷。

【制剂规格】 舌下含片:30mg。气雾剂:每瓶 180mg。

大豆总黄酮片(心乐片、Soybean Total Flavonoids)

【作用特点与用途】 本品系从豆科植物大豆中提取的有效成分大豆苷、

大豆苷元(大豆素)、丁香酸等制成的片剂。可明显增加冠状动脉血流量和脑血流量,并有减慢心率,使心肌收缩力减弱和降低血压的作用,有利于改善心肌耗氧和供氧的平衡。起效虽慢,但作用持久而安全。用于轻度冠心病、早期高血压、动脉硬化症、高脂血症。可改善、缓解头晕、头痛、失眠、肢体麻木等症状。

【用法用量】　口服:每次 2～3 片(100～150mg),3/d。

【不良反应】　少数患者可致心率减慢,血压下降。

【制剂规格】　片剂:50mg。

冠心舒(Arklemin)

【作用特点与用途】　本品系从健康猪十二指肠提取的有效成分制成的片剂。有降低心肌耗氧、抗血凝、减少动脉粥样硬化斑块等作用。适用于冠心病,可改善心绞痛、胸闷、心悸、气急等症状,并使心电图改善,但对血脂、血压无明显影响。

【用法用量】　口服:每次 1～3 片(10～30mg),3/d,连服 1～3 个月。

【制剂规格】　片剂:10mg。

环常绿黄杨碱 D(黄杨宁、Cyclovirobuxin D)[保乙]

【作用特点与用途】　本品系从中国黄杨及同属植物中提取的有效成分。能降低心肌耗氧量,轻度增加冠状动脉血流量,增强心肌收缩力,尚有抗血小板聚集作用。用于冠心病、心绞痛。

【用法用量】　口服:每次 3～4 片(1.5～2.0mg),3/d。

【不良反应】　少见四肢麻木、头晕、恶心、腹痛、皮疹等。

【制剂规格】　片剂:0.5mg。

苯碘达隆(Benziodanon)

【作用特点与用途】　本品扩张冠状动脉作用比硝酸甘油强,且作用持久。用于心肌梗死后急慢性冠状动脉功能不全。

【用法用量】　口服:开始时每次 0.3g,2/d;维持量 0.3～0.4g/d。

【注意事项】　可能有消化功能障碍、甲状腺功能减退等。碘过敏者慎用。

【制剂规格】　片剂:0.1g。

尼可地尔(烟浪丁、硝酸酯、Nicoradil)[基]

【作用特点与用途】　本品为作用于平滑肌的钾通道开放药。可解除冠状动脉痉挛,增加冠状动脉血流量;不影响血压、心率及传导。口服后 30min 达血液浓度高峰。用于心绞痛。

【用法用量】 口服:每次 2.5～10mg,3/d。

【注意事项】 可有头痛、失眠、面潮红、心悸、恶心等。偶见过敏。肝功能障碍、青光眼、严重肝病及孕妇均慎用。

【制剂规格】 片剂:2.5mg,5mg。

伊莫拉明(Imolamine)

【作用特点与用途】 本品可扩张冠状动脉,增加冠状动脉血流量,促进侧支循环。用于心绞痛。

【用法用量】 口服:每次 10mg,3/d。

【注意事项】 可有恶心、皮疹、面部潮红。孕妇禁用。

【制剂规格】 片剂:10mg。

海索苯定(优心平、克冠二胺、Hexobendine)

【作用特点与用途】 本品扩张冠状动脉作用强,增加冠状动脉血流量,降低心肌氧耗量。可改善心肌代谢,降低脑血管阻力,改善脑循环。用于心绞痛、冠状动脉功能不全及脑循环障碍。

【用法用量】 口服:每次 60～120mg,3/d。肌内注射:每次 10～20mg。静脉注射:每次 10mg。

【不良反应】【注意事项】 有头痛、失眠、面部潮红、心悸、恶心等;偶见过敏。肝功能障碍、青光眼、严重肝病及孕妇慎用。

【制剂规格】 片剂:60mg。注射剂:10mg。

双丁酰环磷腺苷(Dibutyryl Cyclic AMP)

【作用特点与用途】 本品同环磷腺苷,可改善心肌缺血缺氧,扩张冠状动脉、增强心肌收缩力,增加心排血量。因脂溶性较强,更容易透过细胞膜,而且不易被磷酸二酯酶水解。作用快、强而持久。为环磷腺苷衍生物。用于心绞痛、急性心肌梗死的辅助治疗。亦用于心肌炎、心源性休克,手术后蛛网膜下隙出血。

【用法用量】 肌内或静脉注射:每次 20mg,2/d,15d 为 1 个疗程。静脉滴注:40mg/d。

【注意事项】 用量大时可有嗜睡、恶心、呕吐、皮疹等。

【制剂规格】 注射剂:20mg。

丁四硝酯(四硝赤醇、Erythrol Nitrate)

【作用特点与用途】　本品为长效硝酸酯类,作用同硝酸甘油。用于预防心绞痛发作。

【用法用量】　口服:开始时每次 10mg,3/d;以后可酌情增至 30mg,3/d。舌下含化:每次 5～15mg,发作时含服。

【注意事项】　①可有头痛、恶心、眩晕;②青光眼、急性心肌梗死患者禁用;③遇热及撞击易爆炸。

【制剂规格】　片剂:10mg,15mg。

亚硝酸异戊酯(Amyl Nitrite)[保甲]

【作用特点与用途】　本品其作用与硝酸甘油相似,但起效更快。用于防治心绞痛急性发作,治疗氰化物中毒。

【用法用量】　将盛药小安瓿裹在手帕内拍破吸入。

【不良反应】【注意事项】　见长效硝酸甘油和硝酸甘油贴膏。

【制剂规格】　吸入剂小安瓿:0.2ml。

亚硝酸辛酯(Octyl Nitrite)

【作用特点与用途】　本品类似亚硝酸异戊酯,但毒性较小。用于防治心绞痛急性发作。

【用法用量】　吸入:每次 0.2～0.4ml(参见说明书)。

【制剂规格】　吸入剂小安瓿每支 1%(0.2ml)。

硝乙醇胺(Itramine)

【作用特点与用途】　本品为速效、中效抗心绞痛药,较硝酸甘油弱。舌下含服 2min 奏效,口服持续时间为 4h。主要用于心绞痛发作时缓解症状。

【用法用量】　口服:每次 2～4mg,3～4/d。也可舌下含服。

【不良反应】【禁忌】　不良反应与硝酸甘油类似。急性心肌梗死期禁用。

【制剂规格】　片剂:2mg。

凯林(基林、凯刺素、Khellin)

【作用特点与用途】　本品能解除冠状动脉痉挛,改善心肌氧供,作用弱于硝酸甘油,但持续药效时间比硝酸甘油久。用于防止心绞痛发作。

【用法用量】　口服:每次 25～50mg,3～4/d。肌内注射:50～100mg。

【注意事项】 可有消化系统不适反应。

【制剂规格】 片剂:20mg。注射剂:50mg。

薯蓣皂苷(维奥欣、Diosponin)[保乙]

【作用特点与用途】 本品由穿龙薯蓣提取。有增加冠状动脉血流量,抗心肌缺血作用。用于缺血性心脏病(心绞痛)。

【用法用量】 口服:每次 1~2 片(80~160mg),3/d。

【制剂规格】 片剂:80mg。

注:钙阻滞药普尼拉明、芬地林、利多氟嗪、吗多明、法利帕米、阿尼帕米、噻帕米、尼群地平、马尼地平等也有较好抗心绞痛之效,从略。

地拉草(克冠草、双酯嗪、Dilazep)

【作用特点与用途】 本品为抗缺血性心脏病药物,有显著性、持久性、选择性扩张冠状动脉作用,能降低冠状动脉阻力,增加冠状动脉血流量。尚能促进冠状动脉侧支循环、抑制血小板聚集。其作用机制是抑制体内腺苷分解酶,阻滞腺苷分解代谢,从而发挥腺苷的扩张冠状动脉作用。口服吸收好,C_{max} 2~6h,$t_{1/2}$ 24h。其在心肌中浓度比脑及其他组织高 2~6 倍。临床用于冠状动脉功能不全、心绞痛。亦用于心肌梗死的预防和恢复期。与强心苷并用可增强对慢性心衰的控制效果。

【用法用量】 口服:每次 60mg,3/d,2 个月为 1 个疗程。静脉注射:每次10mg,加于 25% 葡萄糖注射液中,1~2/d。

【注意事项】 偶有头昏、胃肠不适;新近心肌梗死患者忌用。

【制剂规格】 片剂:30mg。注射剂:10mg/1ml。

乙氧黄酮(心脉舒通、立可定、Efloxate)

【作用特点与用途】 本品为冠状动脉扩张药。能选择性扩张冠状动脉,增加冠状动脉血流量,但不增加心肌耗氧量。可促进冠状动脉侧支循环形成对周围血管、呼吸、血压、心率、心输出量、心功能无影响。此外,本品尚有一定降低血中胆固醇的作用。用于冠心病、心绞痛。因吸收缓慢,2~3d 才见效,缓慢者 2 周内起效。

【用法用量】 口服:每次 20~60mg,2~3/d。最大剂量可增至 360mg/d,须遵医嘱用。

【不良反应】 可有口干、恶心、呕吐、头痛、面部潮红、失眠等不良反应。

【制剂规格】　片剂:30mg。

卡波罗孟(延痛心、乙胺香豆素、Carbocromen)

【作用特点与用途】　本品为选择性扩张冠状动脉血管;作用开始慢,但较持久,长期服用能促进侧支循环形成;尚能抑制血小板聚集,防止血栓形成。本品口服易吸收,静脉注射后分布迅速,在血液和肝中酯链水解快,代谢亦具活性;血浆 $t_{1/2}$ 为 1h;从尿和胆汁排泄。用于治疗慢性冠状动脉功能不全;预防心绞痛发作,预防手术麻醉时引起的冠状动脉循环障碍及心律失常。

【用法用量】　口服:一般每次 75～150mg,3/d;重症可每次 150mg,4/d;待症状缓解后减至每次 75mg,3～4/d。肌内注射或静脉注射:每次 20～40mg,1～2/d。必要时静脉滴注:每次 40～80mg。喷雾吸入:每次 2～3 喷(相当于本品 3～5mg),3/d。

【不良反应】　可有食欲缺乏、恶心、呕吐、失眠、头痛等;静脉注射过快可引起一过性面部潮红、胸部热感、心悸等。

【制剂规格】　片剂:75mg。注射剂:40mg。喷雾剂:每瓶 14g。内含本品 350mg(约 200 喷)。

唑嘧胺(乐可安、Rocomal)

【作用特点与用途】　选择性扩张冠状血管,增加冠状动脉血流量。作用比双嘧达莫(潘生丁)强;尚抑制血小板聚集,并能拮抗血小板衍生性生长因子。C_{max} 约 2h,$t_{1/2}$ 约 2h。用于心肌梗死、心绞痛。

【用法用量】　口服:每次 100mg,2/d。静脉注射:每次 50～100mg,2～3/d。

【不良反应】　偶有胃肠反应、血压下降。

【制剂规格】　片剂:50mg。注射剂:50mg/5ml,100mg/5ml。

奥昔非君(安蒙痛、心酮胺、奥昔麻黄碱、Oxyfedrine)

【作用特点与用途】　本品为 β 受体激动药,能选择性地扩张冠状动脉,降低冠状动脉阻力,增加冠状动脉血流量,改善心肌血液循环及心肌能量代谢,减少心室容积,降低心室壁张力,并能增强心肌收缩,增快心率,改善心肌供氧耗氧平衡。能增加缺血心肌的血流,而不产生冠状动脉扩张药所引起的缺血区"盗流"综合征。能改善实验性冠状动脉闭塞后的微循环,恢复心肌中能量供应和利用,改善心肌功能而提高心肌对缺氧的敏感性。奥昔非君尚有明显的抗血小板聚集的作用。本品口服后吸收良好,4～8min 即可使心绞痛缓解,维持作用时间 4～6h。吸收后能迅速分布至各种组织,且以肺、肝、肾的浓度较高。在 8h 中约有 50%的本品在肝代谢为去甲麻黄碱,从尿中排泄。适用于冠心病心绞痛、心肌缺血、窦性心动过缓、轻度心力衰竭等。

【用法用量】 口服:每次 4～8mg,3/d,饭后服。

【不良反应】 服药后少数病人有口干、头晕、个别病人有腹胀、恶心及味觉异常等。长期服药后可能引起色觉减退,但停药后即可恢复。

【禁忌证】 支气管哮喘病人慎用。

【注意事项】 不宜与 β 受体阻滞药合并应用,药片应吞服。

【制剂规格】 片剂:4mg。

依他苯醇(乙胺苯乙酮、Etafenone)

【作用特点与用途】 本品其构效均与奥昔非君相似。用于治疗心绞痛及冠状动脉功能不全。

【用法用量】 口服:每次 10～30mg,3/d;肌内或静脉注射:每次 10～20mg,2～3/d。

【不良反应】 可有胃肠反应,下肢水肿、面部潮红等。

【制剂规格】 片剂、胶囊剂:10mg。注射剂:10mg。

苄普地尔(苄丙洛、Bepridil、Vascor)

【作用特点与用途】 本药在体外能抑制钙-钠通道的动作电位。高浓度时亦可抑制快钠通道的电位,直接作用于窦房结,降低自主节律及传导。本品具有明显的抗室上性心律失常和抗心室颤动的作用。对 β_1 肾上腺素能受体无特异干扰,不会增强豚鼠由组胺引起的支气管痉挛,亦不引起因异丙肾上腺素刺激后游离脂肪酸的血浓度。本品能降低心肌做功量,并减少心肌耗氧量,减少静息或运动时的心率,不引起心输出量减少。其中度的减弱心肌收缩力作用,能被其血管扩张作用而引起的心脏后负荷降低所补偿。口服后吸收完全及迅速,2～3h 即达血浆峰浓度,服药 10d,约 70%的单剂量从尿中排出,22%由粪便排出。消除 $t_{1/2}$ 2d,多次给药治疗 5～6d 后,达到稳态血浓度。用于心绞痛发作的治疗及预防,尤其适用于慢性劳力型心绞痛。由于苄普地尔可能引起各种心律失常,故一般将其应用于其他抗心绞痛药物失败时。

【用法用量】 口服:应根据个体治疗反应而决定使用剂量,国外推荐起始剂量为每日 200mg,10d 后根据治疗反应再适当调整剂量。治疗反应观察包括日常活动耐力、Q-T 间期、心率、心绞痛发作频度及严重程度。因口服该药后,可能迟至 8d 后才达稳态血药浓度,因此,调整药物剂量须在 8~10d 之后。临床经验表明,大多数病人可以维持在 300mg/d 剂量。最大剂量不超过 400mg/d。老年人应用的剂量不必减少,但在已达到疗效后,应更加严密观察其反应。亦有介绍每次 100mg,3/d。

【不良反应】　服药 4~12 月后,常见的不良反应主要为恶心、消化不良及腹泻。本药不良反应的发生率约 2%。

【禁忌证】　①有严重心律失常病史;②病窦综合征及二度、三度房室传导阻滞;③低血压(收缩压低于 12kPa);④失代偿的心力衰竭;⑤先天性 Q-T 间期延长。

【注意事项】　①在左束支传导阻滞或窦性心动过缓病人,应予慎重;肝肾功能不全者亦应谨慎使用;②近期(3 个月前)有急性心肌梗死者亦应谨慎;③由于 Q-T 间期延长常无明显症状,应注意并存的低钾血症,在确定治疗方案时,首先要纠正任何原因可能引起的低钾血症,并在治疗期间严密注意血钾水平。

【制剂规格】　肠溶片:100mg,200mg,300mg,400mg。

曲美他嗪(心康宁、万爽力、Trimetazidine、Vastarel)[保乙]

【作用特点与用途】　本品是一种作用较强的抗心绞痛药,起效较硝酸甘油慢,但持续时间较长。本品具有对抗肾上腺素、去甲肾上腺素及加压素的作用,能降低血管阻力,增加冠状动脉血流量及周围循环血流量,促进心肌代谢及心肌能量的产生。同时亦能减轻心脏的工作负荷,降低心肌耗氧量及心肌能量的消耗,从而改善心肌氧的供需平衡,并能增加对强心苷的耐受性。本药口服后吸收良好。广泛分布于体内,尤以在心脏的浓度最高,其次为脾、肺、脑、肾和肝。约 7h 后,肺和肾中已不能测出。24h 后其他脏器亦不能测得。这表明本药无蓄积性,在体内经代谢后,大部分从尿排出,少量经胆汁排泄。本药适用于冠状动脉功能不全、心绞痛、陈旧性心肌梗死、充血性心力衰竭及心律失常等。伴有严重心功能不全者可与洋地黄并用。

【用法用量】　口服:每次 20mg,3/d,饭前服。

【不良反应】　毒性小,偶有头晕、食欲缺乏,胃部不适及皮疹等。

【禁忌证】　近期心肌梗死者禁用。

【制剂规格】　片剂:20mg。

单硝酸异山梨酯(异乐定、诺可达、Isosorbide-5-Mononitrate)[保乙]

【作用特点与用途】　本品属于新一代的长效硝酸盐制剂,为冠状动脉扩张药,作用机制与硝酸甘油相同,但维持时间比异山梨酯更长。在肠胃中吸收完全,几乎没有肝首关代谢,生物利用度近 100%。消除 $t_{1/2}$ 4～5h,能维持有效血液浓度近 8h。本品与一般口服硝酸甘油及异山梨酯不同,经肝后完全不变,其中只有一种有效的抗心绞痛成分(IS-5MN 单硝酸异山梨酯)。口服与静脉滴注本品,单硝酸异山梨酯的血中水平十分相近。已有较多的临床研究证实,本品的疗效优于异山梨酯。本药 $t_{1/2}$ 长达 4～5h,即比异山梨酯长 8 倍,其有效的血流动力学效应亦长达 8h。本药与长效硝酸甘油(GTN Retard)相比较,在控制心绞痛方面,临床效果更为优异。在治疗缺血性心脏病伴稳定型心绞痛方面,本药的疗效超过钙通道阻滞药硝苯地平。本品特别适用于冠心病的长期治疗和预防心绞痛的发作。亦适用于心肌梗死后的治疗及肺循环高压的治疗。与洋地黄或利尿药合用,治疗慢性心力衰竭。

【用法用量】 口服:每次 20mg,2～3/d,饭后服用。如发生头痛,开始剂量可以减半。本药不宜嚼碎,用大量水送服。必要时亦可以在临睡前服药。注射给药有效剂量为 2～7mg/h,静脉滴注开始剂量为 60～120μg/min,1/d,10d 为 1 个疗程,或遵医嘱。

【不良反应】 治疗初期,可能发生头痛,但在继续服药后,可减轻或自行消失。亦可能有低血压、眩晕及心跳加快。其他不良反应有恶心、呕吐及面色潮红等。

【禁忌证】 严重低血压、休克及急性心肌梗死者忌用,孕妇慎用。若同时服用降压药,本品可能增强其降压作用。

【注意事项】 与其他血管扩张药、钙通道阻滞药、降压药、三环类抗抑郁药及乙醇类药物合用时,可以增加本品的降压作用。

【制剂规格】 片剂:异乐定-20,20mg;异乐定-40,40mg。注射剂:250ml内含本品 0.05g,氯化钠 2.25g;100ml 内含本品 0.02g,氯化钠 0.9g。

二硝酸异山梨酯(异舒吉、Isosorbide Dinitrate)[保甲/乙]

【作用特点与用途】 本品的主要药理作用是松弛血管平滑肌,产生周围动脉及静脉的血管扩张作用,尤以后者为突出。静脉的扩张,促使血液在周围末梢淤滞,减少静脉回心血量,从而减轻左心室终末舒张压(前负荷);小动脉的扩张可以减轻全身血管阻力及动脉压力(后负荷)。用于治疗或预防生理或心理过度紧张前后出现的心绞痛发作;亦用于长效硝酸盐制剂的基础治疗过程中;亦适用于心肌梗死合并左心衰竭、慢性右心衰竭及慢性肺心病、肺动脉高压等。

【用法用量】 由于其显效较慢,因此口服本品一般不推荐用于治疗或预防急性心绞痛发作。对慢性稳定型心绞痛,一般起始剂量为 400mg,若作为维持治疗,可予 80mg,每 8～12 小时 1 次。口服片剂不宜嚼服。

本品气雾剂的剂量因人而异,一般建议在心绞痛发作时立即深深吸入 1～3 个喷雾剂量。在预计会发生过度紧张之前,吸入 1～3 个喷雾剂量,能防止心绞痛发作。个别情况下需要更大剂量时,则应征求医师意见。当用于急性心肌梗死时,需进行临床监护。

静脉滴注的剂量须根据病人的反应而调节,一般剂量为 2～7mg/h,亦可用至 10mg/h。建议的浓度为:将 5×10ml 安瓿或 1×50ml 瓶装(50mg)本品静滴液与适当输液如氯化钠注射液或右旋糖酐注射液混合和至总量 500ml,其浓度为 100μg/ml。如因减少液体摄入而需用较高浓度,可用 10×10ml 安瓿或 2×50ml 瓶装本品与输注液混合至总量 500ml,其浓度为 200μg/ml。输注速度以病人耐受良好为宜。

一般建议静脉输注剂量为 2～10mg/h。

【不良反应】　本品的主要不良反应为出现硝酸盐头痛,故开始时应用较小剂量,以后逐渐增加,坚持用药后头痛会自行消失,不必骤然停药。静脉输注可能出现脑缺血及血压明显降低等症状。此外尚可因皮肤血管扩张而出现潮红、眩晕、软弱、直立性低血压及出汗等。个别病例可能发生皮疹、剥脱性皮炎等。

【禁忌证】　急性循环衰竭、急性心肌梗死伴心源性休克及对硝酸盐类药物过敏者。

【注意事项】　对血液循环状态不稳定的病人,吸入本品气雾剂剂量较大时,可能会出现血管性虚脱。饮酒会加重硝酸盐作用,有时也会引起高血压,从而造成反应迟钝。怀孕妇女使用时应谨慎。本品气雾剂的贮藏温度不得超过 25℃,必须避免 40℃ 以上的温度。

对原已处于低血压或低充盈压状态的病人必须滴注本品时,应同时使用增强心肌收缩力的药物,并监测血流动力学指标。

【制剂规格】　舌下含片:2.5mg,5mg,10mg。口服片:40mg。气雾剂为 2ml 混悬液和 9.84ml 喷射药,可喷射 200 次,每次 1.25mg 二硝酸异山梨酯。静脉用注射剂:10mg/10ml,50mg/50ml。

长效硝酸甘油(礼顿片、长效疗通脉、Nitro Mack Retarad、Nitro-glycerin)[保乙]

【作用特点与用途】　本品为硝酸甘油的长效制剂,其血中浓度均匀,无高峰值浓度,硝酸甘油释放速度极为均匀,释放率几乎达到 100%。本药在 10～

12h 内,降低心脏的血流动力学负荷,改善并维持血液循环不足的心肌供氧,从而提高工作能力。长效硝酸甘油的有效成分由可以扩散的颗粒中持续释放,能发挥最大作用,既可用于预防心绞痛,亦可用于长期治疗。临床使用证明本药具有顺应性较好、治疗安全、改善心绞痛病人的生活质量等优点。用于冠心病的长期治疗及预防,心绞痛、心肌梗死后的康复等。

【用法用量】 早、晚各吞服 1 粒胶囊(2.5mg)。

【不良反应】 与硝酸甘油同,但一般较轻。

【禁忌证】 休克、低血压虚脱。

【制剂规格】 胶囊剂:2.5mg,2.6mg,6.5mg。

长效消心痛(长效易顺脉缓释胶囊、Iso Mack Retard)[保乙]

【作用特点与用途】 本品主要成分为硝酸异山梨酯,其作用迅速,可降低心脏前、后负荷,从而长时间减低心脏的血流动力负荷,降低心肌氧耗,防止心绞痛发作。由于其成分中有一种专门的长效配方,故可使其有效成分持续释放。一般耐受性良好,且疗效可靠。其适应证、不良反应、禁忌证等,均与硝酸异山梨酯相同。须注意的是在同时服用降压药、其他血管扩张药、钙通道阻滞药、三环类抗抑郁药时,可使血压升高并降低本药的作用。用于治疗心绞痛。

【用法用量】 口服:一般应用每次 20mg(1 粒胶囊),2/d,完整吞服。个别病人可每次 40mg,2/d,或每次 40mg,1/d。为达到最佳服药效果,每次 40mg,2/d 应于首次用药后不迟于 8h 服用第二剂。剂量应按具体需要加减。为立即缓解心绞痛发作。可以打开胶囊,咀嚼药粉并含于口内。

【制剂规格】 胶囊剂:20mg,40mg。

易顺脉喷雾剂(Iso Mack Spray)

【作用特点与用途】 本品是一种气雾吸入的硝酸异山梨酯,每喷 1 次为 0.09ml,内含硫酸异山梨酯 1.25mg。因不含抛射剂,故不致污染环境。首次使用或长期停用后再次使用,应先按压顶部活门数次,至喷出均匀的气雾,才可喷入口腔。喷雾内含乙醇,故有轻微灼热感觉。其有效成分可在数秒内即被口腔黏膜吸收,迅速消除心绞痛发作。作用可持续 1.5h。用于治疗及预防心绞痛发作,亦可作为急性心肌梗死合并左心衰竭及肺水肿入院的紧急治疗措施。

【用法用量】 喷鼻吸入:使用时应垂直药瓶,用后应盖好瓶盖。一般在心绞痛发作时或运动前(预料运动会促使心绞痛发作),喷用本药于口腔 1～3 次(揿)即可,每次相隔 30s。喷用时屏住呼吸,喷剂不宜经鼻吸入。

【不良反应】 敏感的病人会感到头痛,但通常使用几天后,头痛即会消失。偶有恶心、眩晕、心慌及血压下降等。

【制剂规格】　喷雾剂:每瓶 17g(20ml)。

硝酸甘油贴膏(贴保宁、Nitroglycerol)

【作用特点与用途】　透皮治疗系统(TTS)是一种新的剂型,通过局部皮肤用药达到全身性治疗的目的。本品含有一层控制膜,能使硝酸甘油经皮肤以一定的速度吸收入血液中,从而维持 24h 稳定的硝酸甘油有效浓度。硝酸甘油主要通过舒张容量血管及减少心脏前负荷,使心室容积缩小,心室壁张力降低。亦通过舒张小动脉,减轻后负荷,从而使心肌耗氧量降低,缓解心绞痛。使用本品后 2h 内,硝酸甘油的血浓度可以达稳定值,此值与本品与皮肤接触面积的大小成正比,贴膜控制容器内的硝酸甘油约以 $50\mu g/(cm^2 \cdot h)$ 的速率渗透入血液。虽然硝酸甘油的生物半衰期很短,但该药血浓度可在 24h 中保持稳定,直至撕去贴膏为止。除去贴膏的第 1 个小时中,血中浓度迅速下降,重复使用本品不致产生蓄积中毒。适用于预防和治疗心绞痛及慢性心力衰竭。

【用法用量】　外贴:一般在胸部附近贴敷,每日 1 片,如果耐受良好,需要时可以增加至每次 2 片,1/d。如无贴膏,改用口服时须咨询医师。

【不良反应】　由于血管扩张作用,可引起头痛及心跳加快。少数病人可能发生直立性低血压、恶心、眩晕等反应。贴膏与皮肤接触面偶有微痒或灼热感,如皮肤轻度发红,在撕去贴膏数小时后即可自然消失。若剂量过大,可能导致全身性不良反应,如血压降低或虚脱,此时应立即除去贴膏。

【注意事项】　对本品过敏、休克及因低血压引起虚脱者禁用本品。本品不适用于治疗急性心绞痛发作,此时应先使用速效硝酸甘油制剂。

【制剂规格】　贴膏(外用)每片:5mg,16mg,25mg。

波吲洛尔(Bopindolol)

【作用特点与用途】　本品为强力 β 肾上腺素能受体阻滞药,作用于 $β_1$ 及 $β_2$ 受体,具有轻度的内在拟交感活性,在高于阻滞 β 受体所需浓度的 100 倍时具有膜稳定作用。本品能使静息或运动时的心脏免受过度的 β 肾上腺素能刺激。本品降低过高的血压和心率,并通过减少心脏对 β 肾上腺素能刺激的反应而提高心绞痛病人的运动耐量,这导致心绞痛性症状的减轻。由于作用可维持 24h,故高血压和心绞痛病人每日只需服药 1 次。本品吸收后完全转化成具有药理活性的代谢物,该代谢物的 $t_{1/2}$ 约 50min,口服后 2h 达到血浆浓度峰值。生物利用度60%~70%,该代谢物的60%~65%与蛋白质结合。本品的 40%~60%随尿排泄。消除 $t_{1/2\alpha}$ 约为 4h,$t_{1/2\beta}$ 约为 14h。长期口服无蓄积性。用于各种程度的动脉压过高和运动引起的心绞痛。

【用法用量】 口服:动脉压过高,开始 1mg/d,如治疗 3 周疗效仍不理想,可酌情增至 2mg/d,或者合用其他降压药。在血压降至正常后可减少到每日 0.5mg(轻中度高血压)。对心绞痛,起始剂量为 1mg/d,如治疗 3 周后疗效仍不理想,可酌情增至 2mg/d,或加服其他类型的药物。

【不良反应】 可有头晕、疲倦及睡眠障碍。如出现心动过缓可静脉注射硫酸阿托品 0.5~1.0mg,或者缓慢静脉输注异丙肾上腺素以刺激 β 肾上腺素能受体,从 5μg/min 开始直到获得满意的效果。对无效的病例或初发心力衰竭者,可静脉给予高血糖素 8~10mg,在 1h 内可重复注射,并连续监护心电图。罕见须停止给药的皮肤反应。

【禁忌证】 对洋地黄耐药的心力衰竭、肺源性心脏病、明显心动过缓、二及三度房室阻滞、支气管哮喘患者均禁用。

【注意事项】 ①初发或明显心力衰竭病人在用 β 受体阻滞药治疗前应给予充分的洋地黄;②服用 β 受体阻滞药的病人在全身麻醉时应仔细监控心血管功能;③如需停用,应逐渐减少剂量;④嗜铬细胞瘤病人应同时给予 β 受体阻滞药与 α 受体阻滞药;⑤严重肾衰时使用其他 β 受体阻滞药偶见肾功能进一步损坏;⑥糖尿病人用 β 受体阻滞药,可能加重低血糖,心动过速可能被掩盖,而出汗并不受抑制;⑦动物实验无致畸性,但尚无妊娠期及授乳期用药经验;⑧驾驶员、机械操作员应慎用本品;⑨避免与钙通道阻滞药同时应用。

【制剂规格】 片剂:1mg。

阿罗洛尔(阿尔马尔、Arotinolol、Almarl)[保乙]

【作用特点与用途】 本品具有 β 受体阻滞作用及适度的 α 受体阻滞作用,两者作用强度之比为 8:1;可抑制亢进的心功能而降低心肌的氧耗,且抑制外周阻力升高,故有降低血压作用。对劳力型及混合型心绞痛效佳,可降低心肌梗死者死亡率,抑制脑卒中等。健康成人一次口服 10mg,约 2h 后达血中最高浓度 117ng/ml,$t_{1/2}$ 约 10h,连续口服无蓄积性。血中及尿中主要代谢物为氨基甲酰基水解后的活性代谢物。用于原发性轻中度高血压、心绞痛、心动过速、原发性震颤等。

【用法用量】 口服:成年人每次 5~10mg,2/d;如果效果不明显,可酌情增至 30mg/d,或遵医嘱。

【不良反应】 ①偶见心动过速、胸部不适、头晕、步态不稳、起立时眩晕、心悸、气喘,罕见心房颤动、房室阻滞恶化、外周循环障碍;②偶见软便、腹泻、腹部不适、腹痛、食欲缺乏、恶心、呕吐、罕见便秘;③偶见转氨酶上升,罕见碱性磷酸酯酶上升和 LDH 值升高;④偶见水肿、麻木、中性脂肪值、尿酸值上升和尿素氮值升高,心胸比值增大;⑤罕见咳嗽、皮疹、灼热感,此时应停药;⑥偶见雾视,罕见视神经疲劳;⑦罕见肌肉痛,空腹时血糖值上升;⑧不良反应率8.9%,其中 2.3%发生临床检验值异常。

【注意事项】　①充血性心力衰竭,特发性低血糖,血糖控制不良,长期绝食者,严重肝肾功能障碍,高龄及小儿均应慎用;哺乳期妇女用药应避免授乳。②长期服药者应定期检查心功能及肝肾功能,术前 8h 不宜服药。

【禁忌证】　严重心动过缓、房室阻滞和窦房阻滞的患者,糖尿病酮症酸中毒,代谢性酸中毒,支气管哮喘或痉挛,心源性休克,肺动脉高压引起的右心衰,充血性心力衰竭患者,妊娠或可能怀孕的妇女均禁用。

【药物相互作用】　①合用利血平可引起过度抑制,需减量;②合用降血糖药时可增强降血糖作用;③与钙通道阻滞药合用时可相互增强作用;④与丙吡胺、普鲁卡因胺、阿义马林合用时,可过度抑制心功能,需减量;⑤本品增强可乐定停药后的反跳现象。

【制剂规格】　片剂:5mg,10mg。

五、抗高血压药

应用降压药来降低血压虽不能解决高血压病的病因问题,但及时而恰当地进行降压,确能减轻因高血压引起的头痛、头晕、心悸、失眠等症状,并可减少由于持续性高血压所引起的心、脑、肾等重要生命器官的功能障碍和器质性病变。因此,合理应用降压药仍是目前治高血压或控制高血压的主要手段。配合饮食疗法和规律性医疗体育锻炼,控制血压效果会更好。

理想的抗高血压药物应具有能口服、长效、价廉、不良反应少,能减少并发症的发生率与病死率。目前抗高血压药已有十几类百余种,作用于不同的环节产生降压作用。临床应用和验证的抗高血压药分类如下。

1. 利尿降压药

(1)噻嗪类:如氢氯噻嗪、苄氟噻嗪、环戊噻嗪、氢氟噻嗪、甲氯噻嗪、泊利噻嗪、三氯噻嗪等。

(2)噻嗪类似物:如氯噻酮、吲达帕胺、美托拉宗、喹乙宗等。

(3)髓襻利尿降压药:如布美地尼、呋塞米(速尿)、依他尼酸、托拉塞米等。

(4)保钾利尿药:如螺内酯(安体舒通)、阿米洛利、氨苯蝶啶和依普利酮等。

(5)酸性盐:如氯化铵,临床几乎不用。

(6)黄嘌呤类化合物:如咖啡因、茶碱、可可碱等,其中茶碱的利尿作用较明显,民间常作为饮料解渴和提神。

上述利尿药中,一般将噻嗪类如氢氯噻嗪等作为中效利尿药,利尿酸类即襻利尿降压药为高效利尿药,而保钾利尿降压药如螺内酯等按低效利尿药进行对症治疗。依普利酮优于螺内酯,利尿作用较强,不良反应小,已成为螺内酯的替代药物。

利尿降压药的每日参考服用剂量请见表8-1。

表 8-1　利尿降压药的常用剂量

药物名称	外　文　名	每日服用剂量(mg)
1. 噻嗪类		
氢氯噻嗪(双氢克尿塞)	Hydrochlorothiazide	12.5～75
苄氟噻嗪	Bendrofluazide	1.25～2.5
环戊噻嗪	Cyclopenthiazide	1～2
氢氟噻嗪	Hydroflumethiazide	12.5～25
甲氯噻嗪	Methyclothiazide	2.5～5
泊利噻嗪	Polythiazide	2～4
三氯噻嗪	Trichormethiazide	1～2
2. 噻嗪类似物		
氯噻酮	Chlortalidone	12.5～25～50
吲达帕胺(寿比山)	Indapamide, Lozol	2.5～5
美托拉宗	Metolazone	2.5～5
喹乙宗	Quinethazone	25～100
3. 髓襻利尿降压药		
呋塞米(速尿)	Furosemide, Lasix	20～40,以后可渐增至120
布美地尼(丁尿胺)	Bumetanide, Bumex	0.5～2
吡咯他尼(苯氧吡酸)	Piretanide	3～9
依他尼酸(利尿酸)	Etacrynic Acid	25～100
托拉塞米	Torasemide	2.5
莫唑胺	Muzolimine	30
4. 保钾利尿降压药		
依普利酮	Eplerenone	100～200

续表

药物名称	外 文 名	每日服用剂量(mg)
螺内酯(安体舒通)	Spironolactone,Aldacton	2.5~100
阿米洛利(氨氯吡咪)	Amiloride HCl,Midamor	5
氨苯蝶啶(三氨蝶啶)	Triamterene	50~150
坎利酸钾(索体舒通)	Canrenoate	200~400
坎利酮	Canrenone	50~200

2. β受体阻滞药　应用β受体阻滞药治疗高血压已有40年历史,1978年WHO就将其列为治疗高血压的第一线药物。由于β受体阻滞药具有减慢心率和降低心肌耗氧的作用,不但可应用于心绞痛、心肌梗死、高血压和心律失常等疾病,还可用于偏头痛、青光眼等。

依照对激动药和拮抗药的亲和力和应用放射性配基结合技术,将肾上腺素β受体进一步分为 β_1、β_2 和 β_3 亚型。心脏、肾的近肾小球的细胞和脑细胞多以 β_1 受体占优势;肺、骨骼肌的血管、胰腺等组织以 β_2 受体占优势;脂肪细胞以 β_3 受体占优势。而犬和人的心脏也存在 β_1 和 β_2 两种受体;β_1 受体在人左心房占 $74\%\pm6\%$,左心室占 $86\%\pm1\%$;β_2 受体分别为 $26\%\pm6\%$ 和 $14\%\pm1\%$。人血管上交感神经的突触前β受体为 β_2 受体。不同组织的受体亚型分布比例有种族性差异,3种亚型以不同比例共存于各种组织和器官,因而肾上腺素类药物的效应还取决于靶组织(器官)肾上腺素受体的类型和数目。

常用β受体阻滞药的分类和药理学特点如表8-2。

表 8-2　β受体阻滞药的分类与药理学特点

药 物 名 称	心脏选择性	内在拟交感活性	膜稳定性	β受体阻滞强度
非选择性 β_1、β_2 受体阻滞药				
阿普洛尔(Alprenolol)	—	++	+	0.3~1
氧烯洛尔(Oxprenolol)	—	++	+	0.5~1
普萘洛尔(Propranolol)	—	—	++	0.5~1
喷布洛尔(Penbutolol)	—	—	+	5~10

续表

药 物 名 称	心脏选择性	内在拟交感活性	膜稳定性	β受体阻滞强度
吲哚洛尔（Pindolol）	－	＋＋＋	－（±）	6
波吲洛尔（Bopindolol）	－	＋	？	20～40
纳多洛尔（Nadolol）	－	－	－	2～9
索他洛尔（Sotalol）	－	－	－	0.3
噻吗洛尔（Timolol）	－	－（±）	－	6
选择性 β₁ 受体阻滞药				
醋丁洛尔（Acebutolol）	＋	＋	＋	0.3
比索洛尔（Bisoprolol）	＋＋	－	－（±）	40
普拉洛尔（Practolol）	＋	＋＋	－	0.5
阿替洛尔（Atenolol）	＋	－	－	1
美托洛尔（Metoprolol）	＋	－	－（±）	1
同时阻滞 α₁ 和 β 受体				
拉贝洛尔（Labetalol）	－	－	－	0.5
卡维地洛（Carvedilol）	－	－	－	4
阻滞 β₁ 受体的同时激动 β₂ 受体并扩张血管				
塞利洛尔（Celiprolol）	＋	＋＋	－	1

临床常用 β 受体阻滞药的药动学特点见表 8-3。

临床上用于循环系统疾病并降高血压的常用或较新的 β 受体阻滞药有普萘洛尔、波吲洛尔、纳多洛尔、醋丁洛尔、阿替洛尔、美托洛尔、比索洛尔、拉贝洛尔、塞利洛尔、卡维地洛等。

3. 钙通道阻滞药（CaA） 自 20 世纪 60 年代初期，临床上应用维拉帕米（异搏定）降低血压成功以来，相继验证了硝苯地平（心痛定）、地尔硫草（硫氮草酮、合心爽、帖尔心）的降压疗效；迄今为止，已批准上市或临床试验的降压药达 50 种左右，并成为抗高血压的常用一线药物之一。现将其分类简介如下。

（1）选择性钙拮抗药：如表 8-4。

表 8-3　β 受体阻滞药的药动学特点

药物名称	口服吸收率(%)	生物利用度(%)	血浆蛋白结合率(%)	血浆 $t_{1/2}$(h)	有效血药浓度(μg/ml)	主要清除器官	经尿中排泄率(%)	有活性代谢物
醋丁洛尔	70	20~60	11~25	1~4	0.2~2.0	肝	40	有
阿普洛尔	>90	10	85	2~3	0.05~0.1	肝	>1	有
阿替洛尔	50	50~60	<5	6~10	0.2~0.5	肾	>95	无
波吲洛尔	—	70	—	4~7	—	肝	—	有
塞利洛尔	30	30	30	4~5	—	肝,肾	30	有
拉贝洛尔	>90	30~40	50	3~6	0.04~0.19	肝	<90	无
美托洛尔	>95	50~75	12	3~4	0.05~0.1	肝	>5	有
纳多洛尔	30	20~35	30	14~24	0.02~0.17	肾	>70	无
氧烯洛尔	90	20~75	80	1~2	0.08~0.1	肝	2~5	无
吲哚洛尔	>90	85	40	2~5	0.02~0.04	肝,肾	40	无
普萘洛尔	>90	30	93	3~4	0.05~0.1	肝	>90	有
索他洛尔	>90	<90	<0	5~13	0.5~4.0	肾	>90	无
噻吗洛尔	>90	55	10	2~5	0.005~0.01	肝,肾	65	无
阿罗洛尔				10	?~0.117	肾		有
甲吲洛尔	>95	>95	>50	4.2	—	肾,肝	65~75	有

表 8-4 选择性钙拮抗药

药物(与作用特点)	第一代	第二代		第三代
		新制剂与新型	新化学结构	
二氢吡啶类(对动脉作用＞对心脏作用);L通道阻滞药	硝苯地平	硝苯地平缓释剂 硝苯地平控释剂 硝苯地平胃肠治疗系统 非洛地平缓释剂 尼卡地平持续释放剂	贝尼地平 伊拉地平 马尼地平 依福地平 尼伐地平 尼莫地平 尼索地平 尼群地平	氨氯地平 拉西地平 阿拉尼地平 乐卡地平 西尼地平 左氨氯地平
苯烷胺类(对动脉作用≤对心脏作用);L通道阻滞药	维拉帕米	维拉帕米持续释放剂	戈洛帕米	
地尔硫䓬类(对动脉作用及对心脏作用);L通道阻滞药	地尔硫䓬	地尔硫䓬持续释放剂	克仑硫䓬 二氮呋利	

(2)非选择性钙通道阻滞药:①双苯哌嗪类,如桂利嗪、利多氟嗪、氟桂利嗪(西比灵)等;②普尼拉明类,如普尼拉明、芬地林、特洛迪林等;③其他,如苄普地尔、哌克昔林、依他苯酮等。

(3)T通道阻滞药:脉搏地尔。

(4)临床应用的主要钙通道阻滞药:硝苯地平(心痛定)、氨氯地平和左氨氯地平、拉西地平(司乐平)、尼群地平、尼莫地平、尼卡地平、非洛地平、尼索地平、伊拉地平、尼伐地平、维拉帕米(异搏定)、戈洛帕米、噻帕米、地尔硫䓬。

脉搏地尔抗高血压和心绞痛作用虽疗效高,不良反应少,但发现至少有25种药物(包括常用抗生素、抗组胺制剂、抗癌药和阿司咪唑、西沙必利、特非那定、β受体阻滞药、洋地黄、维拉帕米和地尔硫䓬等)与之合用可发生具有危险性的相互作用,故于 1997 年 FDA 批准上市后 1 年,宣布停止市售。

4. 血管紧张素转换酶抑制药　肾素-血管紧张素系统(RAS)在心血管活动和水电解质平衡调节中起着十分重要的作用。RAS 平衡的细微改变都导致活性多肽浓度增加而引起血压升高,药物作用于这个系统的不同环节而发挥降压效力。血管紧张素转换酶抑制药(ACEI)是目前临床上广泛应用的抗高血压药物,常用的有 10 多种,正在研制的有近百种。根据 ACEI 与 ACE 活性中心结合的活性基团,可分为以下 3 类。

(1)含有与锌离子(Zn^{2+})结合的巯基:如卡托普利、阿拉普利和左芬普利等。因易引起较明显的咳嗽,逐渐少用。

(2)含有与 Zn^{2+} 结合的羧基:大部分 ACEI 属于此类,如西拉普利、地拉普利等。

(3)含有与 Zn^{2+} 结合的次磷酸基:大部分属较新的药物,如福辛普利等。

含羧基和次磷酸基的 ACEI 与 ACE 活性中心的结合比含巯基的 ACEI 牢固,故其作用较强和较持久。有些为前体药物,如依那普利等,其 $COOC_2H_5$ 须在体内转化成 COOH 生成依那普利酸才发挥药理作用;左芬普利的 SR 也需在体内转化成巯基左芬普利酸;福辛普利转化为福辛普利酸后才能与 Zn^{2+} 结合,成为有活性的结构。只有少部分如卡托普利不需转化即对 ACE 有抑制作用,发挥降压效应。临床上应用的 15 种 ACEI 特点如表 8-5 所示。

5. 血管紧张素Ⅱ受体阻滞药　血管紧张素Ⅱ(AngⅡ)受体阻滞药是一类对 AngⅡ受体亚型 AT_1 受体有高度亲和力的药物,能特异性拮抗 AngⅡ的所有生物活性,不抑制血管紧张素转换酶(ACE),不产生由缓激肽诱发的干咳。其治疗剂量无拮抗 AngⅡ激活 AT_2 受体的作用。AT_2 受体激活后导致血管扩张,有抗细胞增生和凋亡效应。当 AT_1 受体被本类阻滞药作用后,血浆和组织中 AngⅡ增加,对 AT_2 受体产生激活效果,并产生良好的血流动力学作用,降血压作用,对心、脑、肾组织有保护作用,能预防和逆转心肌肥厚。本类药品在临床上用于治疗高血压和心力衰竭时不良反应少,病人能耐受,是一类安全有效的药物。世界卫生组织(WHO)在 1999 年以来一直推荐本类药物为第一线抗高血压药物。

临床上应用本类药物降血压的代表性品种有氯沙坦(氯沙坦钾盐)、伊贝沙坦、依普沙坦、缬沙坦、他索沙坦、康得沙坦、替米沙坦等。

表 8-5　15 种血管紧张素转换酶抑制药的临床特点

序号	药物名称	化学类别	前体药物	IC$_{50}$ (nmol/L)	作用时间 (h)	参考剂量 (mg/d)	排泄
1	卡托普利(Captopril)	—SH	不是	23~35	6~12	25~100	肾
2	依那普利(Enalapril)	—COOR	是	1~4.5	18~24	10~40	肾
3	西拉普利(Cilazapril)	—COOR	是	1.93	24$^+$	2.5~10	肾
4	地拉普利(Delapril)	—COOR	是	40	16~24	7.5~30	肾
5	贝那普利(Benazepril)	—COOR	是	2	24	5~20	肾,肝
6	莫西普利(Moexipril)	—COOR	是	1.1~2.6	12~18	7.5~9.0	肾
7	培哚普利(Perindopril)	—COOR	是	2.4	18~24	1~8	肾
8	喹那普利(Quinapril)	—COOR	是	3	24	5~10	肾,肝
9	雷米普利(Ramipril)	—COOR	是	1.5~4.2	24	2.5~20	肾,肝
10	群多普利(Trandolapril)	—COOR	是		24	1~4	肾,肝
11	阿拉普利(Alacepril)	—SR	是		24	25~75	肾
12	佐芬普利(Zofenopril)	—SR	是		18~24	10~30	肾,肝
13	福辛普利(Fosinopril)	—COOR	是	8		10~40	肾,肝
14	赖诺普利(Lisinopril)	—COOR	不是	11~16	24	2.5~40	肾
15	伊米普利(Imidapril)	—COOR	是		24	2.5~10	肾,肝

6. 中枢性降压药　主要作用于咪唑啉受体,如可乐定类及甲基多巴。前者为脑干 α_2 肾上腺素受体激动药,现认为可乐定尚可作用于侧网状核的咪唑啉受体,使交感神经传出活性减低。血浆去甲肾上腺素浓度的降低与降压作用直接相关,提示交感神经张力下降,可降低心排出量及外周血管阻力。可乐定类一般与利尿药合用治疗高血压,虽然单用亦有效,但非首选,因其中枢性神经系统的不良反应较明显。现临床应用的代表药物为雷美尼定、莫索尼定等。

甲基多巴与利尿药合用时亦有很好的降压作用,可用于缺血性心脏病、心室舒张功能下降者及心肌肥厚症。甲基多巴可引起免疫异常及肾损害,一般不宜作为单用的首选药。

7. 去甲肾上腺素能神经末梢阻滞药　代表性药物如利血平和胍乙啶等。可通过影响儿茶酚胺的贮存及释放产生降压作用。它们可以阻止囊泡对儿茶酚胺的摄取,妨碍神经末梢对递质的贮存,使囊泡内递质耗竭。利血平作用温和、缓慢、持久,但不良反应多,可引起副交感神经功能紊乱、中枢神经功能及性功能障碍,故不提倡首选或单独应用。胍乙啶可引起肾、脑血流量减少及水钠潴留,主要用于重症高血压。

帕吉林(优降宁)等单胺氧化酶抑制药可阻止酪氨酸脱氨基,形成假性递质对羟苯-β-羟乙胺而用于重症高血压的治疗。然而,食用含酪胺的食物或促进单胺类释放的药物可产生相反的作用,使血压升高。

8. α 受体阻断药　与前述的 β 受体阻滞药均为"肾上腺受体阻断药"。用于抗高血压的 α 受体阻断药主要为具有 α_1 受体阻断作用而不影响 α_2 受体的药物,可降低动脉阻力,增加静脉容量,不易引起反射性心率增加,增加血浆肾素活性,长期使用后扩血管作用仍存在,而肾素可恢复正常。其主要优点是对代谢没有明显的不良影响,且可降低血糖、三酰甘油(甘油三酯)、总胆固醇及低密度脂蛋白胆固醇含量而使高密度脂蛋白胆固醇含量增高。主要用于轻、中度高血压的治疗。可与其合用而增强降压作用的是利尿药及 β 受体阻滞药。其主要不良反应为首剂低血压现象及水钠潴留等。代表性品种如哌唑嗪(降压新、脉宁平)、特拉唑嗪、乌拉地尔等,其临床应用不及 β 受体阻滞药。

9. 神经节阻断药　本类药能选择性地与神经细胞的 N_1 胆碱受体结合,阻碍乙酰胆碱与受体结合,使节前纤维释放的乙酰胆碱不能引起神经节细胞的去极化反应,从而阻断了神经冲动在神经节中的传递。本类药物曾广泛用于高血压的治疗,但因不良反应较多,降压作用过强过快,目前仅限于一些特殊情况下应用,如高血压危象、主动脉夹层、外科手术中的控制性低血压等。其代表性品种有樟磺米芬(米噻芬)、美卡拉明、潘必啶(五甲哌啶)、喷托铵(安血定)、六甲溴铵等。

10. 血管平滑肌扩张药 肼屈嗪(肼苯达嗪)等主要扩张小动脉,对容量血管无明显作用。因降压同时出现心率加快,心肌收缩力加强,心排出量增加,从而部分对抗其降压效力,且有心悸、诱发心绞痛等不良反应,还反射性增加肾素和醛固酮分泌,导致水钠潴留。而硝普钠等对小动脉和小静脉均有扩张作用,由于也扩张静脉,使回心血量减少,因此不增加心排出量。本类药物,尤其是主要扩张小动脉的药物不良反应较多,一般不单独降压,仅在利尿药、β受体阻滞药或其他降压药无效时联用或加用。利尿药可克服水钠潴留,且对交感神经有抑制的药物可对抗其反射性交感功能亢进,从而加强降压作用、减少不良反应。硝普钠降压迅速、作用强,主要用于高血压急症。本类药可兴奋交感神经,故不易引起直立性低血压及阳萎等。

11. 钾离子通道开放药 如二氮嗪(降压嗪)、吡那地尔等。

12. 5-羟色胺受体拮抗药 如酮色林(凯他色林)。

13. 咪唑啉受体激动药 如雷美尼定、莫索尼定、雷米尼定等是近年来开发的新型抗高血压药,并有可能成为未来抗高血压的主要药物。

14. 其他 中医药降压等。

萘哌地尔(博帝、Naftopidil)[保乙]

【作用特点与用途】 本品为选择性 α_1 受体拮抗药。本品降压持续时间长,降压时不引起反射性心动过速。多次口服给药未见明显的首剂效应和耐药现象。本品可降低外周阻力,扩张外周血管,对心输出量无明显影响。本品还具有抗前列腺增生的作用,能缓解前列腺及尿道交感神经的紧张程度,降低尿道内压,改善前列腺肥大症引起的排尿困难。健康受试者单次口服本品 50mg 后,血药浓度达峰时间(1.10 ± 0.51)h,峰浓度为(23.17 ± 5.26)ng/ml,$t_{1/2\beta}$ 为(12.30 ± 3.20)h。50mg/d,分 2 次服用,经多剂量口服给药,于第 4 天达稳态血药浓度,服药 2 周后未发现体内药物蓄积现象。本品在体内有多种代谢产物,其中主要是去甲基萘哌地尔和苯羟基萘哌地尔,均有相似的活性。主要代谢产物转变为葡萄糖醛酸结合物从尿中排泄,而原药从中排泄率低于 0.01%。本品血浆蛋白结合率为 98.5%。用于治疗高血压。尚可用于前列腺肥大症。

【用法用量】 口服:降血压起始剂量每次 25mg,2/d。视病情并遵医嘱可调整为每次 25～50mg,2/d。治疗前列腺肥大症应遵医嘱。

【不良反应】 可见轻度头晕、头痛、心悸、上腹不适等,一般在治疗过程中自行消失,偶见 ALT 轻度升高,停药后可恢复正常。

【禁忌证】　对本品成分过敏者。

【注意事项】　①开始服用本品或增加剂量时(尤其是老年人),应注意有无直立性眩晕等直立性低血压症状。血压过低时,须采取减量或停药,必要时对症处理。②与其他降压药合用时,应注意血压变化。血压过低时,须采取减量或停药等措施。③肝功能损害者,本品药物浓度可高于肝功能正常者,应慎用。④有严重心脑血管疾病、妊娠和哺乳期妇女应慎用,也不推荐儿童使用。

【制剂规格】　片剂:25mg,铝塑板盒装。

氨磺地尔(Amosulalol)

【作用特点与用途】　能拮抗 α 及 β 受体,其降压效价强度为普萘洛尔的 $1/6\sim1/12$;用药后血压下降迅速而持久。口服 t_{max} 为 $2\sim4h$,$t_{1/2}$ 约 5h,在肝内代谢,约 1/4 以原型由尿排出。可用于原发性高血压及嗜铬细胞瘤性高血压。

【用法用量】　口服:每次 10mg,2/d;每日最大剂量可达 60mg,遵医嘱调整剂量。

【不良反应】【注意事项】　①不良反应率约 14%,主要有直立性头晕、头痛及胃肠道症状。初始应用过量易发生低血压及心动过缓。②禁忌证同阿罗洛尔。

【制剂规格】　片剂、胶囊剂:10mg。

附:莫普洛尔(Moprolol)　作用类似普萘洛尔而略强。用于控制高血压,成年人每日口服 150mg,可按病情调节剂量。片剂 50mg。

哌唑嗪(脉宁平、降压新、Prazosin)[保甲]

【作用特点与用途】　本品为血管扩张药,能选择性阻断突触后膜 α_1 受体。主要通过扩张周围小动脉血管而达到降压效果。它不影响 α_2 受体,其降压作用通常不伴有反射性心动过速,亦不增加肾素的分泌。本品口服后吸收良好,$1\sim2h$ 达血药峰浓度,消除 $t_{1/2}$ $2\sim3h$,药效维持在 8h 左右。本品对肾血流并无不良影响,因此在肾功能不全时仍可安全使用。适用于各种程度的高血压、中重度慢性充血性心力衰竭及心肌梗死后的心力衰竭。亦适用于前列腺轻度肥大者,可以改善尿潴留症状,增加尿排量。

【用法用量】　口服:开始剂量为每次 0.5mg,3~4/d。首次于晚间服用,逐渐增至每次 1~2mg,3~4/d。治疗前列腺肥大时,一般每次0.5mg,2/d,持续用药 3~7d。治疗剂量的个体差异性很大,大多数病人用 3~9mg/d,个别可用至 12~15mg/d,最大剂量不应超过 20mg/d。为增加疗效,可先适当应用利尿药。

【不良反应】 头晕、头痛、嗜睡、疲倦、乏力、恶心及心悸等,但在继续用药后,大部分症状自行减轻或消失。

【禁忌证】 对本药有过敏者禁用。

【注意事项】 ①心力衰竭病人在用强心苷、利尿药时可酌情联用本药;②有直立性低血压者、血压波动明显者和精神病患者均慎用。

【制剂规格】 片剂:0.5mg,1mg。

多沙唑嗪(Doxazosin)[保乙]

【作用特点与用途】 与特拉唑嗪相似,有降压和调节血脂作用。口服吸收完全(95%),吸收相 $t_{1/2}$ 为 2~3h,生物利用度 65%,血浆蛋白结合率 95%;经肝代谢约 50%,清除相半衰期约 11h。用于高血压伴前列腺良性增生。

【用法用量】 口服普通片:开始时每次 0.5mg,1/d;根据情况可每 1~2 周酌情逐渐增加剂量至 2mg/d,然后再增至 4~8mg/d。控释片宜整片服用。

【不良反应】【注意事项】 同特拉唑嗪。

【制剂规格】 控释片:4mg。普通片剂:1mg。

阿夫唑嗪(桑塔前列泰、Alfuzosin)

【作用特点与用途】 具有类似哌唑嗪和罂粟碱两者的作用,既阻断 α_1 受体,又直接舒张血管平滑肌;既可降压,又可缓解前列腺增生。口服吸收良好,生物利用度约 60%,血浆蛋白结合率约 90%,大部在肝代谢,$t_{1/2}$ 约 5h。用于高血压及良性前列腺增生。

【用法用量】 口服:降血压,7.5~10mg/d,分 3 次服。用于良性前列腺增生,普通片每次 2.5mg,3/d;缓释片 10mg/d,1/d。或遵医嘱。老年人治疗高血压时,起始量 2.5mg,2/d。

【不良反应】【注意事项】 ①对本品过敏者、严重肝肾疾病患者、低血压、肠梗阻者、孕妇、哺乳妇女均禁用;②不能与钙拮抗药、α 受体阻断药合用;③可有胃肠道功能紊乱、恶心、胃痛、腹泻、眩晕、头晕、心动过速、心悸、脑痛、乏力、瞌睡、水肿、皮肤潮红、口干、皮疹等。

【制剂规格】 盐酸阿夫唑嗪糖衣片:2.5 片。缓释片:5mg,10mg。

布那唑嗪(Bunazosin)

【作用特点与用途】 同哌唑嗪,属 α_1 受体阻断药,降压效应好。口服吸收完全,血药浓度达峰值时间(t_{max})为 1h,大部在肝代谢,半衰期($t_{1/2}$)约 2h。

用于高血压(伴良性前列腺增生)。

【用法用量】　口服:初始剂量每次 0.5mg,2～3/d。以后渐增至每次 1～2mg,2～3/d,饭后服。或遵医嘱。

【不良反应】【注意事项】　参阅哌唑嗪。

【制剂规格】　片剂:0.5mg,1mg。颗粒剂:含量 0.5％。

复哌嗪(Prazosin Compositae)

【作用特点与用途】　本品系盐酸哌唑嗪与氢氯噻嗪的复方制剂,具有服用剂量小、不良反应轻、降压效果较为理想的特点。其主要成分哌唑嗪为血管扩张药,通过阻断突触 α 肾上腺素能受体而使血管扩张,外周阻力降低而起降压作用。氢氯噻嗪能引起盐和水的负平衡,产生降压作用,并通过血浆容量的改变及细胞外液容量和交换性钠的减少,促使血压下降。用于治疗原发性高血压、高血压所致的左心衰竭及缺血性心脏病等,亦可用于有肾功能障碍的高血压病人。

【用法用量】　口服:首次给药半片,睡前服用。如无不良反应,可增至每次 1 片,3/d,必要时可递增至每次 2～3 片,3/d,总量不宜超过每日 9 片。

【不良反应】　与哌唑嗪的不良反应相同,但首剂反应发生率更低。偶见口干、乏力、头晕及胃肠道反应等。

【制剂规格】　片剂:每片含盐酸哌唑嗪 1mg 及氢氯噻嗪 5mg。

特拉唑嗪(降压宁、高特灵、马沙尼、Terazosin)[保甲]

【作用特点与用途】　为喹唑啉类抗高血压药,其结构与药量作用与哌唑嗪相似,但水溶性比哌唑嗪强 28 倍,可用作静脉注射。且本品的半衰期比哌唑嗪长 3～4 倍,故为长效的降压药。其作用机制为高度选择性地抑制 α_1 肾上腺素受体,而使周围小动脉血管舒张达到降压效果。本品能在不改变心率的情况下,通过降低后负荷而增加心输出量,亦有降低血清总胆固醇和增加高密度脂蛋白胆固醇水平的作用,故可降低冠心病的易患性与危险性。口服吸收迅速而完全,生物利用度为 82％。给药后 1～2h 达血药浓度峰值。血浆蛋白结合率为 90％～94％,消除 $t_{1/2}$ 12h。本品在肝脏代谢后主要经胆道排泄消除(约 60％),其余经肾排出(40％)。适合于高血压,可以单独应用或与其他降压药同时应用。亦可单独用于治疗良性前列腺增生症患者的排尿异常症状,如尿频、尿急、尿线变细、排尿困难、夜尿增多、排尿不尽等。下述情况从病理学及症状学两方面考虑,均为适应证:①无前列腺切除手术指征者;②不能接受外科手术治疗者;③择期手术在等待期间;④病人不愿手术者。

【用法用量】 口服:首次剂量不超过 1mg/d,临睡前服。以后第 1 周每晨服 1mg,每周递增 1mg/d,直至血压达到正常水平,即可改服维持量 8～10mg/d,5 周为 1 个疗程。

【不良反应】 一般不良反应轻微,主要有头痛、眩晕、嗜睡、乏力,偶有周围组织水肿、心慌及视物模糊等。服药后 2 周左右,上述不良反应常会自行消失。

【禁忌证】 并无很明显的禁忌证,12 岁以下儿童及对本品过敏者应禁用。

【注意事项】 应注意避免发生直立性低血压,告诫病人,特别是在开始服药期间,有直立性低血压及晕厥的可能性。服首剂后及增加剂量后 12h 内,或停止服本药时,避免驾车或从事有危险的工作。在增加药量期间,病人应避免去那些一旦发生晕厥会导致伤害的环境。告诉病人如发现低血压的症状必须立即坐下或躺下,尤其在坐位或卧位起立必须仔细和缓慢进行。为避免发生"首剂现象",第一次剂量不超过 1mg,且最好临睡前服用。与噻嗪类或其他降压药合用,会产生低血压。

【制剂规格】 片剂、胶囊剂:1mg,2mg,5mg。

曲帕胺(Normonal、Tripamide)

【作用特点与用途】 本品的降压机制与其缓和的利尿作用及周围血管反应性减弱(血管平滑肌松弛作用)有关。本品不影响正常血压。与呋塞米及氢氯噻嗪相比,其剂量-反应曲线的斜率较小,钾离子排泄明显减少,故本品利尿作用缓和而持久,且肾动脉血流量及肾小球滤过率均不减少,因此对肾功能无影响。健康人 1 次口服,3～4h 后即达到最高血液浓度,$t_{1/2}$ 9.5h。给药量在 15～45mg 范围内时,AUC 与给药量成正比。用于原发性高血压。

【用法用量】 口服:每次 15mg,1～2/d;视年龄及病情等增减。

【不良反应】 可能发生低钠血症、低钾血症、低氯性碱中毒及血钙升高等电解质失调和尿素氮、总胆固醇升高等。偶可引起高尿酸血症及高血糖等。其他不良反应有皮疹、瘙痒、颜面潮红、食欲缺乏、恶心、呕吐、胃部发胀、便秘、头昏、头痛、乏力及胸闷等。

【禁忌证】 禁用于无尿、急性肾功能衰竭及血钠、血钾过低者。

慎用于进行性肝硬化、患心脏病的高龄、严重冠状动脉或脑动脉硬化、严重肾病、肝功能不全、痛风、糖尿病、腹泻、呕吐、正在使用洋地黄及糖皮质激素等病人。

【注意事项】 本品的利尿效果有时很剧烈,故应注意电解质紊乱及脱水等,剂量从小量开始,缓缓递增,连续用药时要定期检查电解质。

本品与巴比妥类及阿片生物碱类麻醉药合用或饮酒,可以引起直立性低血压,应予注意。本品亦可增强其他降压药的降压作用,增强洋地黄对心脏的作用,并可减弱降血糖药的作用,故均应予以考虑。

【制剂规格】　片剂:15mg。

卡拉洛尔(卡唑心安、Carazolol)

【作用特点与用途】　可拮抗 β_1 及 β_2 受体,无内在拟交感活性,其作用比普萘洛尔强。

【用法用量】　用于治疗高血压。成年人口服:5~30mg/d,分 2 次服。

【不良反应】【注意事项】　类似普萘洛尔。

【制剂规格】　片剂:5mg。

布屈嗪(Buterazine、Budralazine)

【作用特点与用途】　直接作用于血管平滑肌,使血管扩张,降低血管阻力。口服给药后,血压缓慢而持续下降,其血压下降与剂量呈依赖性,在给药后 4~6h 效果最为显著。原发性高血压病人口服 30mg 或 60mg,1~2h 后血压开始下降,3~4h 效果最高。且在血管阻力降低的同时,可使脑、肾血流量增加。本品能刺激心脏交感神经突触前 α 受体,故血压下降伴反射性心率增加的作用较轻。本品口服吸收良好,给药后 2h 达最高血浆浓度,$t_{1/2}$ 6.4h,24h 内的尿中排出率为 45%,粪中为 37%。组织内浓度以肾和肝较高。本药无蓄积作用。用于原发性高血压。

【用法用量】　口服:一般为 90~180mg/d,分 2 次或 3 次饭后服。随年龄、原发及伴发疾病适当增减。

【不良反应】　心慌、胸痛、胸部不适、期前收缩、头痛、眩晕、倦怠、恶心及食欲缺乏等,偶见皮疹、血中尿素氮和肌酐上升。长期服药,可能出现系统性红斑狼疮的症状,应予重视。

【禁忌证】　缺血性心脏病、心力衰竭或风湿性二尖瓣疾病、颅内出血活动期及对本品过敏者,均属禁用之列。

【注意事项】　肾功能障碍、孕妇、小儿及有缺血性心脏病史者均应慎用。本品在强酸性条件下不稳定,故应饭后服药。本药的代谢产物在尿中可产生特殊的臭气。

【制剂规格】　片剂:30mg,60mg。细粒剂:100mg/g。

乌拉地尔(压宁定、优匹定、优匹敌、Urapidil)[保乙]

【作用特点与用途】 本品为一苯哌嗪取代的脲嘧啶衍生物。具有外周和中枢双重的作用机制。在外周的舒血管作用主要为阻断突触后 α_1 受体,使外周阻力显著下降,扩张血管。同时也有中等程度的 α_2 阻断儿茶酚胺的收缩血管的作用(这不同于哌唑嗪的外周作用)。中枢作用主要通过激活 5-羟色胺受体,降低延髓心血管控制中枢的交感反馈调节而起降压作用(这不同于可乐定的中枢作用)。本品经口服本药 30mg 的缓释胶囊后,4~6h 血药浓度达峰值(166μg/L)。50%~70%原药及其代谢物通过肾排泄,余下的通过粪便排出。$t_{1/2}$ 4.7h,绝对生物利用度 72%,蛋白结合率为 80%。临床上,口服缓释胶囊主要用于各种类型的高血压。其静脉注射针剂用于高血压危象和手术前、中、后对血压升高的控制性降压;用于口服无效或严重的恶性高血压病人。

【用法用量】 口服:缓释胶囊,开始每次 30~60mg,早、晚各 1 次,如血压逐渐下降时,即可减量为每次 30mg,剂量可视个体需要而定,维持量 30~180mg/d,适合长期服用。

静脉注射:一般剂量 25~50mg/d(5~10ml),如用 50mg 时,应分 2 次给药,中间间隔 5min。

静脉输液:一次 10~50mg 溶于生理盐水、5%~10%葡萄糖注射液、5%果糖或含 0.9%氯化钠右旋糖酐液 500ml 中,开始滴速为 6mg/min,维持剂量速度平均 120mg/h。滴注过程中应监测血压变化。

用于高血压危象,开始用 10ml 的注射液,先取 5ml,用 20s 的时间注射,以后再注射 5ml。用于手术期高血压:先用 25mg(5ml),间隔 2min 再注射 1 次。

【不良反应】 偶见有头痛、头晕、恶心、疲劳、心悸、心律失常、瘙痒及失眠等。有的病人用针剂后,在胸骨后有受压感及呼吸困难。有的引起直立性低血压。

若超量用药,在循环系统和中枢神经系统会引起头晕、直立性低血压、虚脱及疲劳等,应给予一般处理并静脉缓慢注射血管收缩药肾上腺素。

【禁忌证】 孕妇及哺乳期妇女禁用。患有主动脉狭窄或动静脉分流的病人禁用针剂。

【注意事项】 ①对本品过敏,如出现皮肤瘙痒、潮红及皮疹等应停药;②开车或操纵机械者及与酒精类饮料合用时应谨慎;③本药与降压药或用以补充血容量不足的某些辅助性药物合用,可增强其降压效应。与促尿盐排泄药、β 受体阻滞药、肌源性血管舒张药、钙离子拮抗药合用时,也可增强其降血压作用。同时服用西咪替丁,会提高血药峰值15%。另外,暂不提倡与血管紧张素转化酶抑制药合用。

【制剂规格】 缓释胶囊(片)剂:30mg,60mg。静脉注射剂:25mg/5ml,50mg/10ml。

三氯噻嗪(舒压嗪、Trichlormethiazide)

【作用特点与用途】 是一种苯骈噻嗪类利尿降压药。实验证明,对肾性高血压大鼠给药 100mg/(kg·d),连续 8d,结果第 6~8 天血压下降为 2.67~4kPa。对肾性高血压大鼠连续给药 30d,结果第 10 天尿量不减少,第 30 天尿量似有增加,钠总量在第 10 天轻微减少,但第 30 天即有恢复的趋势,钾总量无明显改变。本品口服吸收迅速,但不完全,0.5h 血药浓度达高峰,随后下降。本药在体内可分布至心、肺、肝、胃及脑等主要器官,消除 $t_{1/2}$ 6.57h。72h 内尿中原药回收率占药量的 53.6%。用于利尿降压。

【用法用量】 口服:每次 2~4mg,2/d。

【制剂规格】 片剂:2mg,4mg。

缓释阿普利素灵 50 片(Apresoline Tablet)

【作用特点与用途】 为阿普利素灵的缓释片,其活性物质(肼屈嗪)随着逐渐释放而被完全吸收,口服后 2~3h 可达血浆峰值,血浆 $t_{1/2}$ 2~3h,本制剂可避免在血浆中突然形成高峰。用于各种类型高血压、晚期妊娠合并高血压及恶性高血压等。

【用法用量】 口服:常与其他降压药合用,由小剂量开始,然后逐渐增加剂量。一般用量为 50~100mg/d,分 1 次或 2 次服。若剂量超过 100mg/d,宜分 2 次服。药片不可切开或嚼服。

【不良反应】 若与 β 受体阻滞药同时服用,很少有严重不良反应,治疗起始时剂量增加过快,可能引起类似阿普利素灵的不良反应。

【禁忌证】 同阿普利素灵。

【制剂规格】 糖衣片:50mg。

氧烯洛尔缓释片(心得平缓释片、Oxprenolol)

【作用特点与用途】 本品是 β 受体阻滞药氧烯洛尔的缓释制剂,有人对 155 例高血压病人作了对比研究,每日以 1 片缓释氧烯洛尔与每日 2~3 次的其他 β 受体阻滞药的降压效应相比较,当改用前者治疗后,血压常平稳降低,且不良反应的发生频率及严重程度均明显降低。用于各型高血压。

【用法用量】 口服:开始时每日 1 片,晨服。必要时,剂量可以增至 2 片或以上,通常 1/d,直至血压满意控制为止,若与利尿药同用,大多数病人服 1~2 片即见效,仅偶有需要较大剂量者。本品与利尿药合并用药的降压作用大多在 2~3d 即可达到,但其最佳的疗效却需 4~8 周后始能完全发挥。对于小部分治疗不见效的病人,加用一种血管扩张药如阿普利索灵,通常可使高血压得到控制。

【不良反应】【禁忌证】【注意事项】与其他 β 受体阻滞药相同。

【制剂规格】 片剂:80mg。

阿米洛利(蒙达清、氨氯吡咪、Amiloride)[保乙]

【作用特点与用途】 阿米洛利用于抗高血压具有强效、速效、安全、用量小及不良反应小等特点,而噻嗪类或髓襻类利尿药有许多不良反应,保钾排钠的氨苯蝶啶及螺内酯亦然,所以本品已成为利尿类抗高血压的第一线药物。其通过影响肾远曲小管 Na^+-K^+ 交换,Na^+ 的重吸收,产生保钾排钠的利尿作用;同时还能阻断血管平滑肌的钙通道;抑制 Na^+ 的慢通道;阻断 α 受体;促进前列腺素 E_2 的合成。使血管扩张,血压下降;尚可增加心肌 K^+ 浓度,增强心肌收缩力。对老年病人、Ⅲ期重型高血压及顽固性高血压效果更显著,总有效率达 95.5%。用于原发性高血压、高血压心脏病、充血性心力衰竭及心源性、肾性和肝性水肿等。

【用法用量】 口服:成年人每次 1~2 片,一般每日只需服 1 次。

【不良反应】 本品的不良反应小且多能忍受和适应。必要时应参阅利尿类降压药有关资料。妊娠高血压患者用药属 D 级;一般孕妇用药为 B 级。

【禁忌证】 目前尚无记载和报道。

【制剂规格】 片剂:每片含阿米洛利 2.5mg、5mg;复方阿米洛利片:每片含阿米洛利 2.5mg,氢氯噻嗪 25mg;口服,每次 1~2 片,每日 1~2 次。

吲哚拉明(Baratol、Indoramin)

【作用特点与用途】 本品系苯酰胺基哌啶衍生物,为 α 受体阻滞药,选择性竞争周围血管突触后膜的 α 受体,使周围平滑肌松弛,血管阻力下降,致使血压降低。此外,本品有局部麻醉作用,使心肌膜稳定,因此不产生其他 α 受体阻滞药的代偿反射性心率加快现象。本品吸收良好,蛋白结合率>83%。口服消除 $t_{1/2}$ 5h,静脉注射后消除 $t_{1/2}$ 4h,老年病人可延长至 14.7h。本品在体内广泛代谢,11% 以原型从尿中排泄,未结合的代谢产物主要是 6-羟吲哚拉明,其降压作用与吲哚拉明相似。用于各类原发性高血压,亦可试用于哮喘和偏头痛。

【用法用量】　口服:初期剂量 25mg/d,分 2 次服用,如需要时,可以加大剂量,最大剂量 200mg/d,分 2 次或 3 次服用。如每天每次使用不等剂量时,最大剂量应放在晚间服用,可以避免白天嗜睡,如与其他降压药合用时,剂量应酌情改变。

【不良反应】　最常见的有嗜睡、口干及头晕等,减少服用剂量后上述不良反应常可自行消失。罕见直立性低血压。

【禁忌证】　心力衰竭、肝肾功能不全、帕金森病、抑郁症及癫痫等均属禁忌。

【注意事项】　老年人服用,药物可能排泄较慢,应适当减少剂量或减少服用次数。

【制剂规格】　片剂:25mg,50mg。

吲达帕胺(寿比山、Indapamide)[保乙]

【作用特点与用途】　本品属于磺胺类降压利尿药,并有钙通道拮抗作用,主要作用于小动脉血管壁,降低血管张力和血管对升压物质的反应性,发挥长效降压作用,并能降低周围血管及小动脉阻力。本品在低剂量时显示降压作用,在高剂量时显示利尿作用,在治疗剂量范围内,除具有降压和利尿作用外,对中枢神经和自主神经系统无明显作用,不改变心率和心输出量。口服吸收迅速、完全,给药后 30min 达血药峰浓度,生物利用度为 93% 以上。血浆蛋白结合率为 79%。口服吸收后,其分布以肝、肾及血中浓度最高,其次为心、肺、肌肉及脂肪,脑中浓度最低。与其他利尿药不同,本品脂溶度特别高,易与血管平滑肌亲和。消除 $t_{1/2}$ 长达 17.8h。主要经肝代谢后由尿中排泄,尿中原型药物仅为 5%。适用于 I 期、II 期高血压,亦可用于因充血性心力衰竭引起的水钠潴留。一般服药后 2 周内渐次见效,每日 1 片即能长期平稳地控制血压,有效率达 80%～90%,70%～75% 病人的血压降至正常。本药亦可与其他降压药配合使用(利尿药除外)。不宜用于妊娠高血压患者。

【用法用量】　口服:每次 2.5mg,1/d,于早餐后服用。6～8 周为 1 个疗程;效果不佳者,于服药第 3 周时,用药剂量可增至 5mg,分 2 次服用,再服 4～6 周。

【不良反应】　偶见便秘、恶心、上腹部不适等轻度消化道症状及头晕、复视等。大剂量可能使血钾降低。本药对血糖、脂肪代谢、血镁及肾功能均无显著影响,故对老年人合并糖尿病及肾功能减退者均有效及安全。

【禁忌证】　少尿或无尿、脑血管疾病及严重肝肾功能不全者禁用。长期服用,须定期检查血钾,注意电解质平衡。妊娠高血压患者应用本品为 D 级。

【制剂规格】 片剂:2.5mg。

粉防己碱(汉防己甲素、金艾康、Tetrandrine)[保乙]

【作用特点与用途】 为防己科植物中提取的有效成分,为钙通道阻滞药。对心脏有负性肌力作用、负性频率作用及负性传导作用,并降低心肌耗氧量。可延长心肌的不应期和房室传导,可增加心肌血流量,降低总外周血管阻力,使血压下降,降压时无反射性心率增快;由于后负荷降低,故心输出量增加。用于早期轻度高血压、重度高血压和高血压危象。

【用法用量】 早期高血压:口服每次 100mg,3/d。重症高血压及高血压危象,静脉注射每次 120~180mg,2/d。

【不良反应】【注意事项】 ①可出现轻度嗜睡、乏力、恶心、腹部不适,少见大便次数增加,停药后症状可缓解;②静脉注射部位可发生疼痛或静脉炎。

【制剂规格】 片剂:20mg,50mg。注射剂:30mg/2ml。

雷美尼定(利美尼定、Rilmenidine)

【作用特点与用途】 类似中枢性降压药可乐定。而最新研究显示,本品主要作用于咪唑啉受体,对 α 受体影响却很小。咪唑啉受体是一种对儿茶酚胺不敏感而对咪唑啉敏感的特殊受体,许多脑区均有含量不等的该受体,尤其是在控制心血管功能的区域,肾和输尿管也有咪唑啉受体,故应用本品有降压和轻度利尿作用。几无首关效应,生物利用度近 100%,口服 C_{max} 约 2h,分布广泛,蛋白结合率<10%,$t_{1/2}$ 约为 8h。约 65% 以原型经肾排出,不仅经肾小球滤过,还可经肾小管主动分泌。老年高血压患者对本品吸收缓慢,表观分布容积可降低总清除率可下降 50%,$t_{1/2}$ 亦延长,故须遵医嘱用药。用于高血压。

【用法用量】 口服:每次 1~2mg,1~2/d。或遵医嘱。

【不良反应】【注意事项】 ①类似可乐定,但口干、嗜睡等不良反应少,偶见直立性低血压,便秘及胃肠道反应。②合用利尿药、镇静药、其他降压药可增强降压效应;与妥拉唑啉合用可减弱降压作用。

【制剂规格】 片剂:1mg。

莫索尼定(Moxonidine)

【作用特点与用途】 具有高度选择性,亲和力强的中枢性咪唑啉 I_1 受体激动药,降压作用确切,不良反应小,耐受性好。与雷美尼定作用机制相同

（见前述）。低于降压剂量的小剂量可抗心律失常，尤其对冠状动脉缺血性心律失常疗效好。本品口服吸收良好，单次口服 0.4mg，肾功能正常者 1h 内达血药浓度峰值 23μg/L，肾功能不良者可延长 3～6h 才出现降压峰值。单次给药后降压作用可维持 12h 以上。口服吸收率 90%，生物利用度 88%，无首关效应，大部分由肾排泄，$t_{1/2}$ 约 2h。多次或长期给药后降压作用可维持 21～24h。长期用药耐受良好，停药后不易引起反跳性高血压，尚有改善血脂、血糖之效，尚可联合其他降压药协同降压。用于治疗高血压。

【用法用量】　口服：每次 0.2～0.4mg，1/d。每日最大剂量 0.6mg 者须遵医嘱。

【不良反应】【注意事项】　①不良反应同可乐定，但相对较少而轻，如口干、疲劳、多动、头痛、头晕、自发性肌张力障碍等；②对本品过敏、病态窦房结综合征、窦房结和房室结二至三度传导阻滞、安静时心动过缓（50/min 以下）、非稳定型心绞痛、严重肝病、进行性肾功能障碍、血管神经性水肿患者均禁用。

【制剂规格】　片剂：0.2mg，0.4mg。

噻美尼定（Tiamenidine）

【作用特点与用途】　其化学结构、作用机制、降压效果、不良反应等均与可乐定相似。口服后吸收迅速、完全。由肾排泄，$t_{1/2}$ 约 4h。用于治疗高血压。

【用法用量】　口服：每次 1mg，2/d。

【注意事项】　常见不良反应为口干。突然停药可产生血压反跳。

【制剂规格】　片剂：0.5mg，1mg。

托洛尼定（Tolonidine）

其【作用特点】【适应证】【注意事项】【不良反应】等均与可乐定相似。用于治疗高血压，一般每日口服 0.75～1.5mg，分 2 次服用。故介绍从略。

可乐定（氯压定、可乐宁、110 降压片、Clonidine）[保乙]

【作用特点与用途】　作用于延髓腹外侧核吻侧端的 I_1 咪唑啉受体，通过抑制血管运动中枢，使外周交感神经的功能降低而降压。降压多在服药后 0.5～1h 后出现，2～3h 达最高峰，可持续 4～6h。用于中、重度高血压，预防偏头痛、开角型青光眼。

【用法用量】　①高血压，口服：每次 0.075～0.15mg，3/d。可酌情增加剂量，一般维持为 0.2～0.8mg/d。每次极量为 0.6mg。缓慢静脉注射：每次

0.15～0.3mg,加入 50% 葡萄糖注射液 20～40ml 中慢推注入。②预防偏头痛,口服:0.1mg/d,分 2 次,8 周为 1 个疗程;后 4 周可增至 0.15mg/d。③治疗青光眼,用 0.25% 液滴眼,低血压者慎用。

【不良反应】【注意事项】 ①主要有口干、便秘、乏力、嗜睡、心动过缓。少数患者可有头昏、头痛、恶心、食欲缺乏、阳痿等,通常在 2 周内逐渐消失。②可致钠潴留,与氯噻嗪类利尿药合用可减少耐药性和用药剂量。③不宜与普萘洛尔(心得安)或胍乙啶合用,因其均降低心排出量。④与三环抗抑郁药合用会影响降压效果。

【制剂规格】 片剂:0.075mg,0.15mg。粉针剂:0.15mg。

附:复方可乐定片 每片含可乐定 0.075mg,降压灵 4mg,氢氯噻嗪(双氢克尿塞)25mg,芦丁 20mg,溴吡斯的明 30mg。口服:每次 1 片,3/d。

珍菊降压片(菊乐宁降压片) 每片含可乐定 30μg,尚由氢氯噻嗪、珍珠层粉、野菊花、槐米等中西药配制而成。口服降压:每次 1～2 片,3/d。当血压被控制后,每次 1 片,1～2/d 维持。痛风者慎用。

降压气雾剂 含可乐定 3mg,环戊噻嗪、维生素 E 等,每瓶 14g。对原发性高血压疗效较好,降压效果较好。一般喷雾 2 喷,吸入,3/d;维持量 1/d。不良反应比单用可乐定少,偶尔有头晕、嗜睡等。

依普利酮(Eplerenone)

【作用特点与用途】 选择性醛固酮受体拮抗药、保钾利尿降压药。至2002 年批准投入临床应用以来,对高血压、心力衰竭、心肌梗死有确切良效,不良反应较螺内酯少(小)。对联用多种降压药未能控制的严重高血压,加用本品后可使血压明显降低,尤其是收缩压下降更为显著。对严重心力衰竭、心肌梗死患者,本药与血管紧张素转化酶抑制药(ACEI)和 β 受体阻滞药联用可提高生活质量,降低死亡率。本品口服吸收好,食物不影响其吸收,C_{max} 约1.5h,血浆蛋白结合率约 50%,$t_{1/2}$ 4～6h,在体内主要经肝细胞 CYP3A4 酶代谢。用于高血压、心力衰竭、心肌梗死。

【用法用量】 抗高血压,口服:每次 25～50mg,1/d;可酌情增加剂量。用于心力衰竭和心肌梗死须与其他药物联用时,应遵医嘱用。

【注意事项】 ①与 ACEI 及 ARIIR 拮抗药、β 受体阻滞药联用,可增强降压作用,且对治疗心力衰竭有协同作用,与 ACEI 联用可致血钾升高,应注意血钾监测或加用排钾利尿药;②与酮康唑、维拉帕米、红霉素、环孢素等肝细胞色素 CYP3A4 酶抑制药联用,可致本品血药浓度升高;③注意血钾浓度变化,对症处理;④重度肾病者慎用。

【制剂规格】　片剂：25mg，50mg，100mg。

咪芬(咪噻芬、Trimetaphan)

【作用特点与用途】　短效神经节阻断药，静脉滴注经 3～5min 起效，停药后 5～10min 血压恢复原来水平。外科手术时控制适当血压，高血压危象需迅速降压者。

【用法用量】　静脉滴注：加入 5% 葡萄糖注射液内(1mg/ml)，每分钟静脉滴注 1～4mg，根据血压变化随时调整滴注速度。

【不良反应】【注意事项】　①可有口干、便秘、尿潴留、直立性低血压、恶心、性功能障碍、眩晕、肌震颤、运动失调等；②严重动脉硬化、贫血、休克及有肝、肾疾病者忌用。

【制剂规格】　注射剂：250mg。

胍那苄(氯苄氨胍、Guanabenz)

【作用特点与用途】　中枢性 α_2 受体激动药，兼有抑制去甲肾上肾素释放的外周作用。其降压作用使总外周阻力下降，对心功能无显著影响，不改变心搏出量、心输出量及肾小球滤过率。口服吸收好，达峰浓度时间约 3h，血浆蛋白结合率约 90%，肝首关效应明显，$t_{1/2}$ 12～14h。临床用于轻、中度高血压。

【用法用量】　口服初始量 4mg，2/d。以后每 2 天增加 4～8mg，最大剂量可达 64mg/d。由临床经验丰富的医师调整，可与利尿药合用。

【制剂规格】　片剂：4mg。

非诺多泮(Fenoldopam、Corlopam)

【作用特点与用途】　本品有混合旋光性，其生物活性主要是右旋体。它通过刺激多巴胺 D_1 受体引起动脉血管扩张，减低周围血管阻力，包括肾、肠系膜、冠状动脉和骨骼肌血管的强力扩张。尽管动脉压下降，但仍然使肾血流量增加，且有促尿排钠和利尿作用。本品降压作用呈线性、剂量依赖性，且对肾功能有良好影响。静脉注射后约 5min 起效，约 20min 达稳态血药浓度。消除相 $t_{1/2}$ 12min。主要在肝通过结合成无活性的代谢物，由尿排出，少量由粪便排出，原型排泄物仅约 4%，未见有毒性降解物的蓄积性。用于极严重高血压或住院不能口服药物的高血压病人初 1～2d 的对症处理。

【用法用量】　用生理盐水或葡萄糖注射液稀释后持续静脉滴注，本品稀释液在室温、光照下可稳定 24h。一般静脉滴注不超过 2d。剂量 0.1～1.6μg/(kg·min)。用 0.03～1μg/(kg·min) 比开始即用高剂量引起的反射性心动过速少;0.8μg/(kg·min)并不比 0.4μg/(kg·min)有更好的疗效。

【不良反应】 可见与血管扩张有关的低血压、颜面潮红、头晕、头痛、心率加快,也可见恶心、呕吐、低钾血症和眼压升高。

【注意事项】 ①避免与 β 受体阻滞药同时应用;②青光眼病人慎用;③本品中含有亚硫酸氢钠;④血容量不足病人因降压利尿可能使病情恶化;⑤每 15 分钟监测心率和血压 1 次。

【临床评价】 ①153 例严重病人用药 24h 未见耐药性,停药无反跳及明显的心率变化;用药逾 2d 可出现部分耐药性;②本品降压维持大约 48h,对有肾功能损伤的严重高血压病人,显示有改善肾功能的效果;③本品能降低心脏和非心脏手术病人术后高血压;④本品能使尿量增加;硝普钠却不能;⑤本品并不始终一致地伴有肺毛细血管楔压和右心房压的降低;患有充血性心力衰竭的病人利尿作用并不常见。

【制剂规格】 注射剂:10mg/1ml,20mg/2ml,40mg/4ml。

屈平(曲平、Trinpin)

【作用特点与用途】 钙通道阻滞药非洛地平和血管紧张素转换酶抑制药雷米普利两者药理作用的相加或协同。24 例严重心衰病人口服单剂量雷米普利 5mg,代谢迅速,第 1 小时内血浆中可测出雷米普利拉特。非洛地平为抗心肌缺血药,可抑制血管平滑肌活性。含两药的本品在治疗范围内,除了具有动脉血管舒张作用外,还有利尿、排尿钠作用。适用于对非洛地平和雷米普利有效的高血压病人。

【用法用量】 口服:成年人 1 片/d,整片吞服。不推荐儿童服用。

【不良反应】【禁忌证】【注意事项】【药物相互作用】 参见两主药的有关资料。

【制剂规格】 双层口服片剂:分别含非洛地平及雷米普利为 2.5mg:2.5mg,5mg:5mg。

洛非西定(氯氧压定、氯非西定、Lofexidine、Lofetensin)

【作用特点与用途】 中枢性交感神经抑制药降压药。能选择性激活 α_2 受体,降低中枢神经系统去甲肾上腺素的释放和周转,抑制中枢神经系统,从而产生降压作用。降压机制同可乐定,但不良反应较小。口服后 2~5h 达血药浓度峰值。$t_{1/2\alpha}$ 为 1.3~3.7h;$t_{1/2\beta}$ 为 9.0~18.3h。口服后 12h 尿中排泄 48%,48h 内排出 80%,5d 后排出 94%;约 4% 由粪便排泄。用于高血压病,尤适用于轻、中度原发性高血压。

【用法用量】　口服:每次 0.2～0.8mg,2/d。

【不良反应】　有口渴、疲劳、直立性低血压,可在继续用药过程中自行消失。

【制剂规格】　片剂:0.1mg,0.2mg。

酮色林(酮舍林、凯他色林、Ketaserin、Sufrexal)

【作用特点与用途】　本品为 5-羟色胺(5-HT)受体阻断药,对 5-HT$_2$ 受体有选择性阻滞作用,尚有较弱的 α_1 和 H$_1$ 受体拮抗效应。能抑制 5-HT 诱发的血管收缩,降低外周血管阻力,抑制 5-HT 使血小板聚集效应,抑制胺类物质使血管收缩的效应。对正常人的心率和血压影响很小。可降低外周阻力,对降低肾血管阻力的效应更明显。对血脂可有良好影响,如降低血清总胆固醇、三酰甘油、低密度脂蛋白;升高高密度脂蛋白,不影响糖代谢。本品对正常人无降压效果。对有阻塞性血管病变者,可改善下肢血流供应。对雷诺病者可改善组织的血流灌注,使皮肤血流增加,静脉注射后可降低右房压、肺动脉压及肺毛细血管楔压。本品口服吸收迅速而完全,但生物利用度约为50%,约 1/2 在首过肝脏时被摄取和清除。一般口服后 0.5～2h 血药浓度达峰值,血浆蛋白结合率 95%。$t_{1/2}$约 15h。大部分从肾排出,且几乎为代谢物。用于各型高血压,老年患者药效较青年者为长,长期应用不产生耐受性;可与 β 受体阻断药、转换酶抑制药和保钾利尿药合用以增加疗效。也用于充血性心力衰竭、雷诺现象及间歇性跛行。

【用法用量】　口服:开始剂量每次 20mg,2/d,视疗效情况在 1 个月后可增至每次 40mg,2/d。若肝功能不全,宜低于每次 20mg,低于 40mg/d。

静脉注射开始剂量为 10mg,最大剂量为 30mg,以 3mg/min 速度注射,也可静脉滴注,以 2～6mg/h 速度滴注。

【不良反应】　可有头晕、疲乏、水肿、口干、胃肠不适、室性心律失常(易发生于低血钾时),尤其是 Q-T 间期超过 500ms 时。剂量在 120mg/d 时可见排钾利尿药的不良反应。可有体重增加及 Q-T 间期延长。

【禁忌证】　忌与排钾利尿药合用。有明显心动过缓、Q-T 间期≥500ms 及低血钾或低血镁的患者禁用本品。

【注意事项及药物相互作用】　本品可减少普萘洛尔(心得安)的清除,升高其血浆药物浓度峰值。

【制剂规格】　片剂:20mg,40mg。注射液:5mg/1ml,10mg/2ml,25mg/5ml。

注:其他 5-HT$_2$ 受体拮抗药如**培兰色林**(Pelanserin)的作用机制与**酮色**

林类似,尚有可能通过中枢神经系统起作用。其口服 $t_{1/2}$ 较长,约为 18h,不伴有反射性心动过速。

帕吉林(优降宁、巴吉林、Pargyline、Eutonyl)

【作用特点与用途】 本品既是去甲肾上腺素能神经末梢阻滞药,又属单胺氧化酶抑制药。其明显的降压作用机制可能是抑制单胺氧化酶,使肾上腺素能神经末梢酪胺的正常代谢发生变化,产生 β-羟酪胺,后者是一种假递质,与去甲肾上腺素一样能被贮存、释放并与受体结合,但因作用弱,不能起到节后交感神经冲动的传导作用,出现血管舒张、血压下降。本品降压作用较强,作用出现时间较慢,一般在用药 1～2 周后出现作用,作用维持时间较长,每日服药 1～2 次即可。本品口服后 7～14d 出现血压缓慢下降,作用持续 12～24h。主要用于重度高血压,尤其是用其他降压药疗效不满意者,特别是精神及情绪较差者。轻度高血压不宜用本品,中度高血压者可单用本品或与口服利尿药合用。

【用法用量】 口服:开始剂量每次 10mg,1～2/d;可酌情增至 30～40mg/d;维持量每次 10～20mg,1/d。

【不良反应】 ①反应的个体差异较显著,宜从小剂量开始,并酌情增减剂量;②服用剂量过大时,可见直立性低血压,有时有口干、胃口不适、失眠、多梦等症状。

【禁忌证】 甲状腺功能亢进、肝肾功能障碍及嗜铬细胞瘤患者忌用。

【药物相互作用】 本品为单胺氧化酶抑制药,可抑制儿茶酚胺的氧化,不宜与麻黄碱、苯丙胺、丙米嗪、乙醇、甲基多巴、利血平、特拉唑嗪、胍乙啶等合用,也不宜饮酒或含乙醇的饮料,否则可致血压升高。

【注意事项】 服本药期间,忌食富含酪胺的食物,如扁豆、红葡萄酒、干酪等。因食物中的酪胺在正常情况下被肝和肠内的单胺氧化酶破坏;而此酶被本品抑制时,酪胺即在体内大量蓄积,引起血压升高甚至高血压危象,可危及生命。

【制剂规格】 片剂:10mg,20mg。

六、钾通道开放药

米诺地尔(长压定、敏尔定、Minoxidil)[保乙][典]

【作用特点与用途】 本品可激活三磷腺苷(ATP)敏感的 K^+ 通道,使平滑肌细胞钾离子(K^+)外流,形成细胞膜超极化,平滑肌细胞松弛,血管扩张,降压作用很强。本品主要扩张小动脉,因反射性心肌收缩和心率增快,使心脏血流排出量增加。本品为很强的肾血管扩张药,可使肾血流量增加,但偶尔因血压显著下降而引起肾血流量减少,亦具有很强的刺激肾素分泌的作用。本品长期使用尚可加重高血压动物的心肌肥厚程度,缩短生存期。此外,本品2%外用溶液用于 40 岁以下、秃发时间少于 10 年,秃发范围小于直径 10cm 的男子有效。在妇女中使用效果亦较好。本品不产生抗雄性激素的影响,因诱导毛囊根部附近上皮细胞增生,可导致头皮血管的舒张,从而可改善头发毛囊的营养状态。口服吸收良好,1h 达血药浓度峰值,不与血浆蛋白结合,主要代谢产物经肾小球滤过并从尿中排出。血浆 $t_{1/2}$ 4h,但降压作用时间可维持24h,是本品在作用部位积聚所致。主要用于重度或顽固性高血压。由于不良反应较多,目前只应用于重度或顽固性高血压的治疗,且多与其他抗高血压药合用,以减少不良反应。

【用法用量】　口服:初始量为每次 2.5～5mg,1～2/d。视病情可酌情增加剂量,最大剂量为 50mg/d。

【不良反应】　①由于可促进肾小管重吸收,可致水钠潴留而致水肿;②心血管方面不良反应有心悸、心肌收缩力加强、心肌耗氧增加,可诱发心绞痛,主要是交感神经反射性兴奋所致;③偶可致不同程度的心包积液、心电图 T 波变平或倒置、降低室颤阈、心肌缺血时可诱发室颤;④长期使用本品可引起多毛症;⑤少数患者服用本品后可有恶心、皮疹、结膜充血、红斑狼疮、血小板减少、男子乳房增大、女子月经过多等。外用本品(治疗脱发可能需 4 个月至 1 年时间)可能发生过敏性接触性皮炎和刺激反应。

【禁忌证】　嗜铬细胞瘤患者禁用。肺源性心脏病、心绞痛、慢性充血性心力衰竭、严重肝功能不全者忌用或慎用。

【药物相互作用】　与 β 受体阻断药合用,可减少心脏不良反应,加强降压作用。

【制剂规格】　片剂:2.5mg,5mg,10mg,铝塑包装。

二氮嗪(降压嗪、Diazoxide)[保乙]

【作用特点与用途】　本品能直接扩张血管,能激活三磷腺苷(ATP)敏感的钾(K^+)通道,从而使细胞膜超极化,松弛血管平滑肌,降低周围血管阻力,使血压迅速下降,降压的同时心率增快,心排出量不降低。一次快速注射本品300mg,可在 5min 内使血压降至正常水平,降压作用可维持 6～8h,或更长一些。本品经口服吸收良好,约一半经肝代谢消除;约一半经肾以原型由尿中排出。口服后 $3\sim5h$ 血药浓度达峰值,血浆 $t_{1/2}$ $20\sim30h$。与血浆蛋白结合率达 90%左右。用于高血压危象的急救。

【用法用量】 快速注射:每次 $50\sim75mg$,时间控制在 $15\sim20s$ 注完。急救高血压危象时,可在 $0.5\sim3h$ 内再注射 1 次。临用时将本品溶于专用溶剂内快速静脉注射,症状缓解后再改以口服维持。

【不良反应】 ①本品化学结构和噻嗪类利尿药相似,但无利尿作用,反而可引起水钠潴留,多次重复使用可能引起水肿或充血性心力衰竭,过量使用可引起严重低血压,均应及时处理。②本品可致血糖升高,抑制胰岛素分泌。对糖尿病患者或多次注射本品者,为防止血糖上升,可同时使用胰岛素或同时使用降血糖药以控制血糖。③可出现一过性脑或心肌缺血、头痛、恶心、失眠、便秘、腹痛、听觉异常、静脉炎、皮疹、白细胞及血小板减少、白内障、神志丧失或抽搐等。

【禁忌证】 充血性心力衰竭、糖尿病、肾功能不全、心肌梗死、颅内出血、主动脉夹层引起的高血压患者及哺乳期妇女忌用。妊娠、子痫高血压时使用本品可松弛子宫平滑肌而流产,或导致产程中止。

【药物相互作用】 本品不宜与其他药物及输液配伍应用。

【制剂规格】 注射剂:300mg,附有专用溶媒 20ml。

吡那地尔(Pinacidil、Pindac)

【作用特点与用途】 本品促进 K^+ 通道开放,作用同米诺地尔(长压定)。口服后生物利用度约为 57%,迅速在肝内代谢转化。其代谢物有降压作用,降压强度约为原药的 1/4。长期用药无蓄积性。原药代谢 $t_{1/2}$ $1\sim3h$,其代谢物 $t_{1/2}$ 为 4h。最大降压作用发生在服药后 $1\sim3h$。本品尚有使血清总胆固醇、三酰甘油和低密度脂蛋白下降、高密度脂蛋白升高的作用。用于高血压。

【用法用量】 口服:成年人每次 $12.5\sim37.5mg$,2/d。

【不良反应】 可有头痛、心悸、心动过速、眩晕、水肿、体重增加、毛发增加、疲乏、直立性低血压、面部潮红、鼻塞、抑郁和无症状性 T 波改变、抗核抗体阳性等。可引起反射性心率加快。

【注意事项】 本品应遵医嘱服用。

【制剂规格】 缓释胶囊剂:12.5mg,25mg,37.5mg。

色满卡林(克罗卡林、Cromakalin)

【作用特点与用途】 本品为苯并吡喃类降压药,与尼可地尔、吡那地尔等均系经典的钾通道激活药,或称 K^+ 通道开放药。平滑肌、心肌、神经组织、胰岛及肾上腺皮质等可兴奋细胞膜上存在着的 ATP 敏感性 K^+ 通道,其活性可被细胞质表面的 ATP 所抑制。本品激活 ATP 敏感性 K^+ 通道,导致 K^+ 电导增强,细胞膜超极化,从而引起电压依赖性 Ca^{2+} 通道关闭,细胞膜 Na^+/Ca^{2+} 交换加强,细胞内 Ca^{2+} 减低,造成平滑肌张力降低及心肌抑制等生物效应。用于治疗高血压、心绞痛、哮喘、膀胱激惹综合征、阳萎、惊厥。此外,本品因扩张外周血管,降低心脏负荷,对充血性心力衰竭有利,但对心肌有抑制作用,应注意。本品能增加低氧骨骼肌的血流,可用于治疗间歇性跛行等外周血管病。尚可试用于治疗脑血管痉挛性疾病及慢性阻塞性动脉疾病。

【用法用量】　口服:成年人一般 $1\sim2mg/d$。详见使用说明书。或遵医嘱。

【不良反应】　偶见头痛及心动过速等。

【禁忌证】　禁与降血糖药磺酰脲类如格列吡嗪等合用,以免引起药物拮抗作用。

【注意事项】　本品有抑制心肌作用。

【制剂规格】　片剂:1mg。

七、血管紧张素转化酶抑制药(ACEI)

群多普利(Trandolapril)

【作用特点与用途】　本品是一种新型的长效血管紧张素转化酶抑制药(ACEI),其作用比依那普利更强,抑制作用为依那普利的 $2.3\sim10$ 倍。两者的不同点在于:依那普利本身作用很弱,必须水解为依那普利拉特(Enalaprilat)才能发挥作用;而群多普利本身即有较强的血管紧张素转化酶(ACE)抑制作用。群多普利水解为群多普利拉特(Trandolaprilat)后作用增强 7 倍。群多普利虽然是长效 ACEI,但起效快,口服后 30min 即起效,$2\sim4h$ 后其 ACE 抑制作用达峰值。同其他 ACEI 一样,群多普利可使血管紧张素 I 和肾素浓度增高,血管紧张素 II 浓度降低;且对各种组织包括心肌组织中的 ACE 均有抑制作用,能起到降低冠状动脉阻力及增加冠状动脉血供等作用,对增加心肌氧供具有重要意义。用于高血压、心力衰竭及延迟和逆转高血压所引起的心脏病理变化。

【用法用量】　口服:①降血压成年人一般每次 $0.5\sim1mg$,1/d,酌情增加剂量能较多达到理想降压效果。如与其他降压药物如硝苯地平及氢氢噻嗪等合用,其降压作用更明显。本品对老年高血压病人的降压作用较中青年高血压更为显著。②心力衰竭和心脏扩大、肥厚及动脉弹性降低等症可口服,每次0.5～2mg,1/d,或遵医嘱。

【不良反应】 1935 例使用本品,出现咳嗽 3.9%,头痛 2.3%,虚弱2.1%,眩晕 1.7%,低血压 0.5%,恶心 0.5%,瘙痒 0.5%,但均较轻微,无 1 例病人因不良反应而停药。参阅贝拉普利。

【制剂规格】 片剂:0.5mg,1mg。

赖诺普利(利斯普利、利生普利、Lisinopril)[保乙]

【作用特点与用途】 赖诺普利是依那普利的活性代谢物依那普利拉特(Enalaprilat)的赖氨酸衍生物,不含巯基。它不是前体药物,因而不需要经肝脏水解而活化。赖诺普利溶于水,口服生物利用度约 25%,但个体差异大,其吸收不受食物影响。健康人口服 10mg 后 6～8h 血浆药物浓度达峰值。赖诺普利在体内不与血浆蛋白结合。口服后药物大多以原型经尿和粪便排出。静脉注射后尿液药物回收基本完全,平均为 88%。其药动学呈两相清除模式。多数药物在较快的初期相被清除,其 $t_{1/2}$ 12.6h,末期相 $t_{1/2}$ 30h。如每日给药 1 次,3d 后可达稳态血药浓度。用于高血压、充血性心力衰竭、蛋白尿症、急性心肌梗死。

【用法用量】 口服:对无并发症的原发性高血压,本品初始剂量为 5～10mg/d,维持剂量为 2.5～40mg/d。虽然剂量可高达 80mg/d,但通常无更多益处。可隔 2～3 周调整 1 次剂量,但不要过于频繁。对单独使用无效的高血压病人可合用噻嗪类,但后者剂量应比单用时减少,如 12.5mg 氢氯噻嗪即可。肾功能损害者用本品剂量应减少。肾滤过率(GFR)在每小时 10～30ml时初始剂量为 5mg/d,当 GFR 小于每小时 10ml 时,初始剂量是 2.5mg/d。对已服用了利尿药、低盐摄取或充血性心力衰竭病人由于肾素-血管紧张素活性增加,使血压保持一定水平,这些病人对本类药物引起的低压效应很敏感,因此在服用本品前 2～3d 要停用利尿药,以减少症状性低血压的发生。如不能停用,则本品剂量应减少。

【不良反应】 可见干咳及血管神经性水肿。尽管血管神经性水肿发生率仅 0.4%(包括轻度肿胀者),一旦出现可能是致命的,因此应充分注意。治疗开始 2～3 个月可能发生与剂量相关的轻微自限性皮疹,如瘙痒性斑状丘疹,以肾功能不全者和血药浓度水平较高者发生率较高。孕妇慎用。

服用本品尚未出现味觉紊乱、黏膜和皮肤损伤,如天疱疮及免疫复合物性肾小球病引起的蛋白尿。

【制剂规格】 片剂:2.5mg,5mg,10mg。

卡托普利(巯甲丙脯酸、开搏通、Captopril)[保甲]

【作用特点与用途】 本品为口服血管紧张素转化酶抑制药。主要作用于肾素-血管紧张素-醛固酮系统。能抑制血管紧张素 I 转化成血管紧张素 II，故抑制血管收缩与醛固酮的分泌，减少水钠潴留；并延长缓激肽的扩血管作用，促使释放前列腺素，从而明显降低血压。对心力衰竭者，本品能明显降低外周血管阻力、肺毛细血管楔压及肺血管阻力，增加心输出量及运动耐受时间。本药口服吸收迅速，15min 起效，1～1.5h 产生最大降压效应，作用维持约 6h。不能透过血-脑脊液屏障与胎盘屏障，但可从乳汁中少量分泌。24h内，95%以上的药物随尿排出，$t_{1/2}$ 短于 3h，肾功能障碍者该药物可能在体内蓄积。用于各型高血压，尤适用于经常规治疗无效的严重高血压。由于本药能逐渐降低血浆血管紧张素 II 和醛固酮水平而使心脏前后负荷均减轻，故可用于顽固性慢性心力衰竭。但部分病人因不能耐受较明显的咳嗽而停药者也不少见。

【用法用量】 口服：初始剂量为每次 12.5～25mg，3/d，可渐增至每次50mg，3/d。最大剂量可达 450mg/d。

【不良反应】 少数病人服药后有恶心、呕吐、腹泻、头晕、瘙痒、皮疹、白细胞减少、水肿及蛋白尿等。极少数病人可能出现心动过速、胸痛、心绞痛及严重咳嗽等。血清转氨酶升高及阻塞性黄疸很少见。引发咳嗽较常见。

【禁忌证】 有过敏体质及白细胞减少症者均属禁忌。孕妇慎用。

【注意事项】 肾功能严重障碍者应适当减少用量及增加给药间隔。本品可增高血钾，故与螺内酯及氨苯蝶啶等保钾利尿药合用时，尤应谨慎。妊娠期及哺乳期妇女不宜使用。治疗期间应定时检查血尿、尿蛋白及血清电解质等。

【制剂规格】 片剂：25mg。

依那普利(悦宁定、Enalapril)[保乙]

【作用特点与用途】 本品是一种特异性高、作用时间长、不含巯基的血管紧张素转化酶抑制药。口服迅速吸收，然后水解为依那普利拉特(Enalaprilat)，有高度特异性、长效、无巯基的血管紧张素转化酶抑制药，能抑制血管紧张素 II 的生成而产生降压作用，亦能抑制外源性血管紧张素 I 产生的升压反应。对肾性高血压的降压作用为卡托普利的 3～5 倍。血药浓度约在 4h 达峰值。静脉给药后数分钟内即出现降压作用，一般 4h 内可达到对血压和血流动力学参数的最大作用。主要经肾排泄，给药后 24h 约有给药量的 67% 的原药与二酰胺化合物经尿排出体外。可单独用或与其他降压药,特别是利尿药联合使用,治疗各期原发性高血压、肾血管性高血压及充血性心力衰竭。对于有症状的心力衰竭病人,应用本药后,可提高生存率,延缓心力衰竭进展,减少住院频率,减少心肌梗死发生率与减少不稳定型心绞痛病人的住院率。

【用法用量】 口服:每次5～10mg,1～2/d,开始时宜用2.5mg。由于其吸收不受食物影响,故餐前、餐中或餐后均可服用。

(1)用于原发性高血压:根据高血压的严重程度,开始剂量为每次10～20mg,1/d。轻型高血压则建议开始剂量为10mg/d。治疗其他程度的高血压,开始可用20mg/d。常用维持量为1片/d(20mg)。根据病情,可以调整至最大40mg/d。

(2)肾血管性高血压:因此类病人的血压和肾功能对血管紧张素转化酶抑制药特别敏感,故应从较小剂量(如5mg以下)开始治疗,然后再调整剂量,20mg/d,对多数病人可以获效,若近期应用利尿药治疗的病人,应用时须注意剂量。

(3)同时应用利尿药治疗的高血压:开始服用本药时,可能发生症状性低血压,同时并用利尿药者,尤易发生,因此类病人可能存在血容量不足或失盐,故在开始使用依那普利之前,应停用利尿药2～3d。如不能停用利尿药,则依那普利宜从小剂量(5mg或以下)开始,以确定其对血压的起始效应,然后根据病人情况再调整剂量。

(4)肾功能不全时的用量:一般应适当延长本药的服药间隔或减少剂量。开始时一般酌情调剂量为2.5mg/d。

(5)心力衰竭:心力衰竭病人的开始剂量为2.5mg,应在密切监护下服用,以确定其对血压的起始效应。可以适当增加至维持量20mg/d,1次服或分2次服。

静脉注射:数分钟内即开始发挥作用,4h内即可见到对血压及血流动力学参数的最大效应。静脉注射不应少于5min,开始剂量推荐为0.5～1mg,可依患者耐受性酌情调整至有效剂量。

【不良反应】 偶有眩晕、头痛、低血压、直立性低血压、恶心、腹泻、皮疹、肌肉痉挛及支气管痉挛等。

【禁忌证】 对本产品的任何成分过敏的病人,或以前用某种血管紧张素转化酶抑制药治疗有血管神经性水肿史的病人,均禁用。

【注意事项】 用血管紧张素转化酶抑制药治疗后发生的低血压,可使一些病人肾功能进一步损害,故肾功能不全时应减少剂量。有些原无明显肾疾病的病人,在用利尿药及依那普利的同时,可能出现血中尿素氮及肌酐增高,通常是轻度而短暂的,应适当减少利尿药或依那普利的剂量。用药期间亦应经常监测血钾水平。在妊娠早期用药为 C 级;如在中、晚期用药则为 D 级。

【制剂规格】　片剂:2.5mg,5mg,10mg。针剂:1.25mg/1ml,2.5mg/2ml。

贝那普利(洛汀新、Benazepril、Cibacen)[保乙]

【作用特点与用途】　本品及其活性代谢物贝那普利拉特(Benazeprilat)都能抑制血管紧张素引起的离体兔主动脉的收缩,且贝那普利拉特的作用强度是其母体化合物的 1000 倍。老年人使用本品血药浓度达到峰值的时间和消除半减期与青年人相同,贝那普利拉特的药动学则稍有不同:测得的老年人的血浆峰浓度(C_{max})和血浆浓度-时间曲线下面积要大 20%～40%。给药后 24h 内消除 $t_{1/2}$ 约增加 20%,肾血浆清除率降低 20% 左右。轻中度肾功能不全、肾损伤和肝硬化病人与健康志愿受试者接受贝那普利和贝那普利拉特后的药代动力学变化,仅在严重肾损伤者有明显变化,贝那普利拉特的消除缓慢,重复给药后造成蓄积,因此这些病人必须相应减少剂量。临床用于各型高血压症,充血性心力衰竭。

【用法用量】　口服:初始剂量为 10mg/d,若不能获得满意效果,可增加至 20mg/d。宜将每日总剂量等分为 2 次服用,或与利尿药并用。推荐的最高剂量为 40mg/d,2 次分服。

若单用本品不能获得满意效果,可并用噻嗪类利尿药、钙通道阻滞药或 β 受体阻滞药,初始时给予低剂量。以上推荐剂量是指对肌酐清除率≥30ml/min 的病人,如病人肌酐清除率<30ml/min,初始剂量为 5mg/d,必要时可酌情增加至 10mg/d。心力衰竭或已服用利尿药的病人,推荐剂量为 5mg/d,儿童的安全有效剂量尚未确立。

【不良反应】　本品不良反应轻微短暂。最常见的不良反应按其发生率的递减顺序如下:头痛、呼吸窘迫、疲劳、头晕、肌肉痛、频繁咳嗽、鼻炎、恶心、咽炎、背痛及腹痛等。本品与 β 受体阻滞药、钙拮抗药、西咪替丁、利尿药、地高辛、肼屈嗪、华法林或萘普生并用无明显的临床不良反应。

【注意事项】

(1)肾衰竭病人(肌酐清除率<30ml/min)应使用低剂量,肾动脉狭窄病人更应慎用。少数病人给予本品后血中尿素氮和血清肌酐升高,停用本品后即可自行恢复。肾疾病及肾功能障碍者在给予本品治疗的初始阶段(几周内)应予以监护。

(2)术前应了解病人是否正在接受血管紧张素转化酶抑制药治疗。若在麻醉过程中由于此类药物作用导致低血压,可采用扩张容量的措施予以纠正。

（3）服用本品罕见血钾升高。但肾功能不全、糖尿病及同时使用治疗低血钾的药物可能是导致出现高血钾的因素。

（4）用本品后如脸部出现水肿,应立即停药,并密切观察,直到水肿消失。血管神经性水肿并伴有喉部水肿或休克可能会致命。舌、喉或声门出现水肿会造成气道阻塞,应立即皮下注射 1∶1000 肾上腺素溶液 0.3～0.5ml。

（5）单纯性高血压病人偶见(0.4%)血压过度下降,且通常无症状,但接受大剂量利尿药或透析的病人,若同时服用血管紧张素转化酶抑制药可出现血压过低症状,必要时可静脉输注生理盐水,血容量补充后,血压即可回升,不影响继续治疗。

（6）本品可引起中性粒细胞减少症(低于 1.5×10^9/L),但无临床症状,也不需要停药。本品不影响粒细胞数,无骨髓抑制作用。

（7）老年病人使用本品的效果与青年人相同。但心力衰竭、冠状动脉和脑动脉硬化病人慎用。

（8）应用利尿药或体液不足者,使用本类药初始阶段可能呈血压过低现象,宜在用本品前停用利尿药几天。增强血浆肾素活性和改变钠离子平衡的药物(如利尿药)能增强本品降压效果。接受血管紧张素转化酶抑制药治疗过程中,不宜应用保钾利尿药、补钾药或含钾的食盐代用品,因为可导致血钾过高。必须使用这类药品时,应经常监测血钾浓度。

【制剂规格】　片剂:5mg,10mg,20mg。

地拉普利(压得克、Delapril、Adecut)

【作用特点与用途】　主要是通过抑制血管紧张素转化酶的活性,从而抑制血管紧张素Ⅱ的生成,扩张血管,并抑制去甲肾上腺素和醛固酮生成,起降压作用。另外,本品亦具有活化缓激肽的作用,有助于降压作用,其作用与剂量相关。本品 t_{max} 为 1～6h,C_{max} 为 731μg/ml。用于治疗原发性高血压、肾高血压及肾血管性高血压症。

【用法用量】　口服:成年人,通常本品 30～60mg/d,分早、晚 2 次口服。但应从 15mg/d(分 2 次)开始服药,最大投药量为 120mg/d(分 2 次)。获得稳定的降压效果后,可仅早晨 1 次服用 1d 量或其半量(按制剂不同)。

【不良反应】　有时出现发疹及瘙痒等症状,应停药。可有眩晕、蹒跚、头痛、头重、失眠、困倦及肩膀酸痛等症状;恶心、呕吐及食欲缺乏等症状;发热及悸动等症状;白细胞减少、红细胞减少、血红蛋白减少及血细胞比容下降;转氨酶、转肽酶、乳酸脱氢酶、碱性磷酸酶及总胆红素上升;血尿素氮和血清肌酐上升及蛋白尿;咳嗽、咽痛、倦怠感、乏力感、发汗及血清钾、总胆固醇、尿酸上升。有时出现尿糖及抗核抗体阳性等。

【注意事项】 ①极少数出现急剧血压低下。下述病人用药时,要减量开始,增量时,要充分观察病人的状态,缓慢进行,即重度高血压症病人、进行血液透析的病人及严重的电解质紊乱的病人。②因伴随降压作用有时产生眩晕及蹒跚,故在从事高空作业、开车等危险的机械操作时,要加以注意。③手术前24h应停药。④下述病人禁用:对本制剂有过敏史及有血管紧张素转化酶抑制药引起的血管神经性水肿史的病人。⑤下述病人应慎重用药:有严重肾功能障碍的病人(血清肌酐值>265μmol/L 时,须采取减量或延长用药间隔等措施);有两侧性肾动脉狭窄的病人。⑥有妊娠中投用其他血管紧张素转化酶抑制药(卡托普利、依那普利)的严重高血压症病人,发生羊水过少症,以及新生儿出现低血压,肾功能不全等报道;授乳期妇女要慎重用药;因尚无小儿用药经验,小儿不宜使用。⑦合并使用保钾利尿药(螺内酯、三氨蝶呤等)时,可出现血清钾上升现象,特别是对有肾功能障碍的病人慎用。接受利尿降压药治疗的病人,初次服用本制剂时,有可能出现血压过低,应从小剂量开始服用。

【制剂规格】 片剂:7.5mg,15mg,30mg。

咪达普利(依米达尼、伊米普利、Imidapril)[保乙]

【作用特点与用途】 本品属血管紧张素转化酶抑制药的酯类前体药物,本身活性不高,但在血中可被水解为二羧酸类活性化合物 6366A。本品及其活性代谢物 6366A 能抑制血管紧张素转化酶的活性(半抑制浓度分别为9.9μmol/L 和 2.6nmol/L)。本品口服后迅速分布于所有组织,但中枢神经系统除外,给药 30~60min 后大部分组织内达最大浓度,在肝、肾和肺中的浓度比血浆高。用于原发性高血压肾实质性病变所致继发性高血压病。

【用法用量】 口服:每次 5~10mg,1/d,8 周为 1 个疗程。

使用本品连续 7d,未发现心电图异常。个别病人用药后转氨酶稍有升高,无主观症状。从首剂起即有显著而且连续的血管紧张素转化酶抑制作用,在第一、二剂之间本品的血浆浓度保持恒定,而 6366A 的浓度却增加了 2.5倍。

Ⅰ度和Ⅱ度原发性高血压,口服本品每次 5~10mg,1/d,可获中度降压效果,而心率没有变化,有效率为 84%,未发现严重的不良反应。

肾实质性高血压和肾血管性高血压病人口服每次 2.5~20mg,1/d,连续8 周,有效率分别为 78% 和 40%,无严重不良反应。

本品对肾功能无不良影响。

【制剂规格】 片剂:5mg,10mg。

培哚普利(雅施达、Perindopril)[保甲]

【作用特点与用途】 本品为非巯基类长效血管紧张素转化酶抑制药。为前体药,口服后在肝等部位水解,代谢为具有体内活性的物质培哚普利拉特(Perindoprilat)。口服培哚普利后,对血管紧张素转化酶的抑制作用至少可以维持24h。其活性代谢物培哚普利拉特对血管紧张素转化酶的抑制作用比母体化合物强1000倍。与其他血管紧张素转化酶抑制药相比,培哚普利产生血管紧张素转化酶抑制作用比较慢,口服4h后才能达到90%抑制。与雷米普利、依那普利相比,培哚普利对脑中血管紧张素转化酶的抑制作用最强。对充血性心衰患者,可缓解症状,增加运动能力,明显降低长期病死率。对高血压患者,与β受体阻滞药、利尿药一起可作为一线药物治疗高血压。口服达血药浓度峰值时间约1h,连服4d后可达稳态血药浓度,生物利用度65%~95%,$t_{1/2}$ 1.5~3h,肺、肾中分布广;75%从尿中排出,25%从粪中排出体外。临床用于抗高血压、充血性心力衰竭。

【用法用量】 口服:每次4~8mg,1/d,可以有效地治疗轻度及中度高血压;单剂量服用4mg/d可治疗充血性心力衰竭;肾功能不全及老年病人应减少剂量。

【不良反应】

(1)血液及心血管系统:大多数病人没有出现血液学异常现象。有0.16%出现了血小板减少性紫癜,有0.2%出现低血压症状。

没有反射性心动过速现象。但在接受培哚普利达1年的一组病人中,有1例因心动过速而停止治疗。

(2)中枢神经系统:5%以下的病人有眩晕、头痛、情绪和睡眠紊乱、疲劳,一般出现在治疗早期,当血压稳定后这些症状可缓解。其他一些不良反应类似于赖诺普利和依那普利。

(3)内分泌和代谢:肾功能正常的高血压病人服用本品有轻度的血钾升高现象。血钾升高的同时,血中血管紧张素Ⅰ和醛固酮的水平下降。其他血管紧张素转化酶抑制药也有类似作用。

本品用于肾功能不全病人时,血钾浓度可升高。

(4)胃肠道作用:恶心、呕吐、腹痛及腹泻等不良反应时有发生。1%病人因胃肠道反应而停药。

(5)肾毒性:肾功能正常的高血压及心力衰竭病人服用本品肾功能没有明显的变化。糖尿病及高血压病人接受治疗后肾功能也没有明显改变。但与其他血管紧张素转化酶抑制药相似,老年病人及慢性肾衰竭病人服用后,肌酐清除率下降。肾动脉狭窄的病人接受治疗后,肾功能会恶化。

接受治疗的病人偶尔会出现蛋白尿。

(6)呼吸道:有 1%～2.5%病人服用培哚普利后会出现干性、持久性咳嗽,1.3%病人因咳嗽而停药。

(7)皮肤反应:有 2%～4%的病人会产生皮肤反应,因皮肤反应而停药的占 0.5%。

(8)致畸:血管紧张素转化酶抑制药在怀孕的 4～9 个月中服用,可能引起胎儿或新生儿低血压、肾衰竭、头盖骨发育不全、无尿及死亡。如在怀孕的头 3 个月服用血管紧张素转化酶抑制药,一般不会造成胎儿及新生儿伤害。有时可造成羊水过少。妊娠早期用药为 C 级;如在妊娠中、晚期用药则为 D 级。

(9)与噻嗪类药物合用,本品的血药浓度下降,并在尿中培哚普利拉特排出的比例下降。

【制剂规格】　片剂:2mg,4mg。

斯匹普利(螺普利、Spirapril、Renpress)

【作用特点与用途】　新型强效血管紧张素转化酶抑制药。本品 1mg/kg 及 5mg/kg,与卡托普利 60mg/kg 进行对照,本品 1mg/kg 有效,但降压幅度小,而本品 5mg/kg 与卡托普利 60mg/kg 降压作用均明显,且降压幅度相同。本品起效快,维持时间>6h,未见有耐受性。停药后收缩压在 1 周内逐渐恢复至治疗前水平,未见有反跳现象。动物实验中,均见胆汁分泌增加,尿和粪中主要代谢产物为本品的二酸。本品口服给药可有效抑制由血管紧张素 I 引起的增压反应。其抑制作用长达 72h,每日 25～50mg 即可控制高血压。轻、中度高血压患者分别服用本品 12.5mg,25mg,50mg,1/d;卡托普利对照组 25mg 或 50mg,2/d 或 3/d,为期 3 个月。结果本品 1/d 的降压效果与卡托普利 2/d 相同。两组均有 50%的患者血压得到控制,仰卧舒张压及收缩压降低约 1.3kPa,心率无明显改变。首次单剂量 12.5～50mg 的降压作用可维持 24h。高血压病人分别口服本品 12.5mg,25mg,50mg,1/d,24h 内舒张压均明显降低,且耐受性好。用于高血压。

【用法用量】　口服:每次 12.5～50mg,1/d。

【不良反应】　与药物有关的不良反应发生率为 5%。可参阅本章卡托普利相关资料。参阅培哚普利。

【制剂规格】　片剂:25mg,50mg。

替莫普利(Temocapril、Acecol)

【作用特点与用途】 本品为肾和胆汁排泄型血管紧张素转化酶(ACE)抑制药。其代谢物替莫普利拉特(Temocaprilat)对 ACE 具有特别强的抑制作用。本品为替莫普利的酯形体。其作用机制是活性代谢产物二酸化合物对ACE 竞争性抑制,其有效半数抑制浓度(ID$_{50}$)为 3.6～4.8nmol/L。本品的ACE 抑制活性仅相当于该活性代谢物的二酸化合物的 1/23。本品及其活性代谢物的二酸化合物可抑制血管紧张素 I 引起的升压反应和主动脉收缩反应。其二酸化合物还增强对缓激肽的降压作用。因此,本品通过抑制 ACE 而抑制升压系统,同时也增强降压系统的作用,故产生降压效应。本品可抑制ACE 及 P 物质和缓激肽等炎性介质的分解。由于这些作用增强,间接对气管局部刺激,咳嗽反射增强。口服本品后 1.0～1.6h 血中药物浓度达峰值。以2.5mg 连服 7d,未见蓄积性。高血压患者与健康人大体一致。用于高血压症,如肾实质性高血压、肾血管性高血压。

【用法用量】 口服:成年人每次 2～4mg,1/d,但应从 1mg/d 开始用药,然后酌情增量,最大增至 4mg/d。

【不良反应】 主要为轻度咳嗽。有时出现白细胞减少和皮疹、头痛等。

【临床评价】 本品有效率 61.8%(76 例/223 例),依那普利组 68.9%(82例/119 例)。不良反应发生率本品组 8.1%(10 例/123 例),对照组 10.1%(12例/119),均无显著性差异。

【注意事项】 ①重症高血压、血液透析患者、应用利尿降压药者和电解质急剧减少者,初始用药应严密观察,可有低血压现象,增加剂量时应酌情渐增;②本品降压同时可引起眩晕、蹒跚,应避免高空作业、驾车、操作机械或精细工作;③少数有颜面、喉头、声门、舌头水肿及呼吸困难,应立即停药及对症处理;④严重肝功能障碍者、老年人、双侧肾动脉狭窄者慎用本品;肌酐清除率<30ml/min 或血浆肌酐>30mg/L 时应减量或延长给药时间隔;⑤老年人降压不宜过低(可引起脑梗死),宜从小剂量开始;⑥妊娠中、末期应用可发生羊水过少、胎儿、新生儿死亡、新生儿低血压、肾功能不全、高钾血症、颅骨形成不全及羊水过少引起的四肢挛缩、质骨变形等。对小儿的安全性无使用经验。

【禁忌证】 对本品及同类药物有过敏史者及应用 ACE 抑制药而发生血管神经性水肿者禁用;妊娠妇女、哺乳期妇女忌用。

【药物相互作用】 并用保钾利尿药(螺内酯、氨苯蝶啶)常见血清钾升高;国外有本品与锂并用,引起锂中毒的报道。

【制剂规格】 片剂:1mg,2mg,4mg。

西拉普利(抑平舒、Cilazapril、Inhibace)[保乙]

【作用特点与用途】　本品是电脑模拟设计的血管紧张素转化酶抑制药，口服后被迅速转化成西拉普利拉特(Cilazaprilat)，对血浆和血管组织转化酶具有较强的选择性特异性抑制作用，从而降低卧位和立位收缩压和舒张压。本品在体内有效地吸收转化成活性的西拉普利拉特。若饭后服用会使吸收稍延迟且降低 15%，但不影响疗效。有效生物利用度约 60%。给药后 2h 内可达到最高血浆浓度，且与剂量直接相关。本品多以原形经肾排出，$t_{1/2}$ 9h。肾功能损害的病人血浆药物浓度增高，肾衰竭者无药物排泄，但血液透析后西拉普利和西拉普利拉特的血浆浓度均有所降低。肾功能正常的老年人血浆西拉普利拉特浓度比年轻人高 40%，清除率亦随着较低的肌酐清除率而降低；中度至重度肝硬化者的药动学特征变化亦相似。用于原发性和肾性高血压及慢性心力衰竭。

【用法用量】　口服：每次 2.5mg(1 片)，1/d，或遵医嘱。

【不良反应】　可见头痛及头晕。少数病人有疲倦、低血压、消化不良、恶心、丘疹、咳嗽等。血管神经性水肿罕见，参阅培哚普利。

【禁忌证】　对西拉普利与其他血管紧张素转化酶抑制药过敏者及腹水患者禁用。孕妇忌用。

【注意事项】　①偶见症状性低血压，特别是因呕吐、腹泻，治疗前用利尿药、低钠饮食和血液透析后发生低钠、血容量不足的病人，充血性心力衰竭病人，大剂量服用髓襻利尿药者，本类药均有可能诱发明显的低血压反应。通过卧床休息和对症处置后若症状仍存在，应酌情减量或停药。②肝硬化者的初始剂量为 0.5mg 或更小，以免发生明显的低血压。③肾功能损害者应依据其肌酐清除率酌情减量服用，并做好对症治疗的必要准备。④本品对儿童的安全性尚待确立。⑤本类药物与麻醉药联合使用可产生低血压。

【制剂规格】　片剂：2.5mg。

雷米普利(瑞泰、Ramipril、Tritace)[保乙]

【作用特点与用途】　本品为新一代血管紧张素转化酶抑制药，经口服后在胃肠黏膜和肝水解成活性代谢产物雷米普利拉特，后者是一种强效且作用时间长的血管紧张素转化酶(ACE)的抑制药，其作用相当于激肽酶Ⅱ。本品水解完全而迅速，由于水解过程并不完全依赖于肝脏，故肝功能稍减退时，并不影响水解。本品抑制 ACE，从而抑制血管紧张素Ⅰ向血管紧张素Ⅱ转化，也导致缓激肽水平升高。血管紧张素Ⅱ能收缩血管，并刺激醛固酮生成，使水钠潴留;而缓激肽能降低外周血管阻力。因此,本品从上述两个方面减少了心脏前后负荷,使血管扩张,从而使血压下降。雷米普利经口服后,吸收率55%以上。其生物利用度不受食物的影响。分布容积约90L,单剂量服用本品1~2h后出现降压作用,3~6h内达最大效应,药效可持续24h。其血浆中的游离雷米普利和雷米普利拉特分别为27%和44%。本品清除为三室(相)模式:快速清除相 $t_{1/2}$ 1.1~4.5h,表观清除相 $t_{1/2}$ 9~18h,终末清除相 $t_{1/2}$ 长达110h。单剂量口服雷米普利10mg,60%经尿排泄,其余40%经粪便排出,在治疗浓度范围内,雷米普利的 $t_{1/2}$ 为13~17h。用于高血压、充血性心力衰竭。急性心梗发作后的前几天出现充血性心力衰竭症状者。

【用法用量】 口服:高血压起始剂量每次2.5mg,1/d。根据病人反应,如有必要,间隔2~3周后将药量加倍,一般维持剂量为2.5~5mg/d,最大剂量为10mg/d。

充血性心力衰竭最初剂量为每次1.25mg,1/d,根据病人反应,可间隔1~2周后将剂量加倍,如果需服2.5mg/d或更大剂量,可分2次服用。最大剂量为10mg/d。

心肌梗死后最初用量为每次2.5mg,2/d。如果病人反应明显,可减半服用。最大用量为10mg/d。

【不良反应】 可有头晕、注意力不集中、疲乏、虚弱和肝肾功能损害。皮肤发红伴有灼热感、瘙痒、荨麻疹、结膜炎,有时大量脱发,雷诺现象可能突发或加重,很少出现血管神经性水肿。病人可发生刺激性干咳,消化不良如口渴、口腔炎、便秘、腹泻、恶心及呕吐、胃痛、上腹不适、血象可能出现变化等。有人报道5%病人有咳嗽,这与其抑制缓激肽降解酶有关,因缓激肽增加,所以诱发刺激性干咳。妊娠早、中期用药为C级;晚期用药则为D级。

【禁忌证】 血管神经性水肿、双侧肾动脉狭窄、低血压或循环状况不稳定、妊娠期及哺乳期妇女均禁用。

【注意事项】 严重恶性高血压、伴有严重心力衰竭、已有或可能发展为液体或盐缺乏(丢失)、已使用利尿药的患者慎用。

【药物相互作用】 ①与降血糖药合用,应防止低血糖反应;②当与钾盐、保钾利尿药或肝素同时使用,血钾浓度可上升;③可减少锂盐排泄,使血清锂浓度升高;④与其他消炎镇痛药合用会减弱降压效果,并导致急性肾衰竭发生;⑤本药可加强乙醇效应。

【制剂规格】 片剂:2.5mg。

福辛普利(蒙诺、Fosinopril)^[保甲]

【作用特点与用途】　本品系血管紧张素转化酶抑制药类抗高血压药。在体内转变成具有药理活性的福辛普利拉特,后者能抑制血管紧张素转化酶;降低血管紧张素Ⅱ和醛固酮的浓度,使外周血管扩张,血管阻力降低而产生降压效应。本品口服后平均吸收率为 36%,吸收量不受食物的影响,在胃肠黏膜和肝内迅速并完全水解成具有活性的福辛普利拉特。血浆达峰浓度时间约 3h(与剂量无关),给药后 3～6h 抑制作用达高峰。健康受试者平均 $t_{1/2}$ 11.5h。心力衰竭者服用本品的 $t_{1/2}$ 14h。福辛普利拉特的血浆蛋白结合率高达 95% 以上,分布容积相对较小。本品可通过肝胆消除,肾或肝功能不全的病人可通过替代途径排泄。用于高血压和心力衰竭。治疗高血压时,可单独使用,或与其他抗高血压药联合应用。治疗心力衰竭时,可与利尿药合用。

【用法用量】　口服:①不用利尿药治疗高血压的病人,可每日单次服用本品 10～40mg,应酌情增减剂量。约 4 周后若剂量超过 40mg/d,仍无降压作用,应加服利尿药,或遵医嘱。②同时服利尿药治疗高血压,在开始用本品治疗前,利尿药最好停服几天以减少血压过分下降的危险。若用药 4 周血压仍控制不满意,可恢复利尿药治疗。亦可不停利尿药,加用本品 10mg,严密观察几个小时,直至血压稳定为止。用利尿药治疗高血压的病人,尽管服用本品后血压显著降低,但可在 4～24h 内维持平均脑血流量。③心力衰竭推荐初始剂量为每次 10mg,1/d;耐受良好者可逐渐增至 40mg/d。应酌情增减剂量;必要时慎用利尿药,并有效地处理低血压状态,或遵医嘱。④心力衰竭高危病人应住院用药。⑤老年人及肝或肾功能不全者不需减少剂量。

【不良反应】　常见有头晕、咳嗽、上呼吸道症状、恶心或呕吐、腹泻和腹痛、心悸或胸痛、皮疹或瘙痒、骨骼肌疼痛或感觉异常、疲劳或味觉障碍,可引起低血压,偶致胰腺炎。可有轻度暂时性血红细胞减少,偶有血尿素氮轻度升高。

【禁忌证】　对本品及同类药物过敏者、妊娠期及哺乳期妇女均禁用。

【注意事项】　本品与其他血管紧张素转化酶抑制药一样,可引起低血压、肾功能损伤、类过敏样反应、特异性反应、高钾血症、肝功能异常、中性粒细胞减少等,应仔细阅读说明书,遵医嘱用药,及时对症处理。

【药物相互作用】　①本品与补钾和保钾利尿药合用须监测血清钾水平;②与抗酸药联用应间隔至少 2h;③非甾体抗炎药可影响本品降血压效果;④本品可增加血清锂盐浓度;⑤与其他降压药联用有协同作用,应酌情减量。

【制剂规格】　片剂:5mg,10mg,铝塑包装。

莫昔普利(莫西普利、Moexipril、Perdix)

　　【作用特点与用途】　本品为非巯基酯类血管紧张素转化酶抑制药(ACEI)莫昔普利拉特(Moexiprilat)的前体药物。本品的盐酸盐与其他ACEI合用,可提高血浆肾素活性,减少血浆醛固酮含量,并可减弱血管收缩,从整体上起到降血压作用。本品经吸收后迅速脱脂,形成莫昔普利拉特而起抗高血压作用,并在服药后3~4h达最高血浆浓度。首次服用本品后1h内出现降压作用,6~8h舒张压和收缩压降低值最大。本品 $t_{1/2}$ 1.3h。而莫昔普利拉特 $t_{1/2}$ 9.8h,每日服用1次即可,肾是主要清除器官。主要用于高血压。

　　【用法用量】　口服:成年人最初7.5mg/d,可酌情增加至15~30mg/d。如与利尿药合用,须停止服用利尿药2~3d后,才服用本品3.75mg/d,可酌情增加剂量和重新恢复服用利尿药。如并用硝苯地平,开始服用3.75mg/d,以后逐渐增加。老年人最初服用3.75mg/d。

　　【不良反应】　总发生率与氢氯噻嗪或卡托普利相同。偶有肝、肾损害等。

　　【禁忌证】　肝、肾损伤,胶原血管性疾病,肾动脉狭窄的病人应停止服用。对本品过敏者禁用。有血管水肿者、孕妇、哺乳期妇女禁用。

　　【临床评价】　本品降压效果与卡托普利、氢氯噻嗪或缓释维拉帕米具有相同功效。本品对中度至重度高血压病人联合使用小剂量的氢氯噻嗪能有效地控制血压。若加用硝苯地平,本品还能降低血管的舒张压。也适用于绝经妇女高血压症,各类老年高血压症,但服用时应酌情减少剂量,通常为青壮年用量的一半。

　　【制剂规格】　片剂:7.5mg,15mg,铝塑包装。

奥马屈拉(Omapatrilat、Vanlev)

　　【作用特点与用途】　本品具有血管紧张素转化酶抑制药(ACEI)和中性肽链内切酶抑制药(NEPI)的双重作用,能双重舒张血管,属硫氮杂䓬衍生物,既能降血压,又能治疗心力衰竭。中性肽链内切酶是一种能分解若干促尿钠排泄肽(如ANP、BNP和CNP),具有促尿钠排泄、舒张血管及抑制生长等特性的酶。本品对血管紧张素转化酶和中性肽链内切酶的双重抑制对血管舒张产生协同作用。在动物实验中,本品可使患有进行性心力衰竭的仓鼠尿ANP增加、左心室负荷改善、提高存活率,均明显优于ACEI。因此,本品可能增加心力衰竭病人存活率。本品有明显的首关代谢;其代谢物包括混合二硫化合物、S-甲基化代谢物的磺化氧化、母体羧基的葡糖苷化及酰胺键的断裂等。本品是一种对人体NEP和ACE活性的强力长效抑制药。每日接受本品10mg,

25mg,50mg 或 75mg,持续 10d,并控制食盐每日 6g 以内,均出现平均动脉血压（MAP）高压分值呈剂量依赖性下降；对血浆 NEP 呈抑制作用,并在用药后 24h 内显著抑制血清 ACE,血浆高血压蛋白原酶的活性则呈剂量依赖性抑制。用于高血压和心力衰竭。

【用法用量】　口服:每次 5～10mg,1/d,或遵医嘱。

【不良反应】　咳嗽发生率与 ACEI 相同。因其血管扩张作用会出现轻微的面色潮红。

【注意事项】　对本品或其他 ACEI 过敏,有血管性水肿病史者禁用本品。应用本品应定期监测肝肾功能。

【制剂规格】　片剂:2.5mg,5.0mg,10mg。

喹那普利(阿克扑隆、Quinapril、Accupro)

【作用特点与用途】　本品系不含巯基的非肽血管紧张素转化酶抑制药（ACEI）。口服吸收并迅速水解成具有药理活性的物质。其作用机制是特异性阻断血管紧张素 I 转化成 II,通过降低外周阻力来降血压,并减少水钠潴留。本品与卡托普利及依那普利相比,具有更强的血管紧张素转化酶抑制作用。喹那普利对缓激肽的作用,使其具有额外的血管扩张作用。喹那普利尚有降脂作用。本品能使血管紧张素 II 和醛固酮生成减少,从而发挥扩血管和排钠利尿作用,对血流动力学产生有利作用。此外,喹那普利作用与自主神经无关,喹那普利无肾上腺素 α 和 β 受体、多巴胺受体、胆碱能受体、5-羟色胺受体的激动与阻滞作用,无神经节阻滞作用,无单胺氧化酶抑制作用。严重肾功能不全病人应用卡托普利和依那普利后易中毒,而喹那普利不会引起蓄积中毒。故临床用于肾性和原发性高血压及充血性心力衰竭。

【用法用量】　口服:开始 5mg/d,以后每次 20～40mg,2/d。肝、肾功能损害者酌情减量。

【不良反应】　喹那普利不良反应少而轻微。由于喹那普利不含巯基,故无味觉障碍、皮疹、肾病、中性粒细胞减少等不良反应。喹那普利不易通过血脑屏障,故不易引起兴奋、嗜睡、痉挛及震颤等中枢不良反应。喹那普利无致畸、致癌及致突变作用。喹那普利无明显肾毒性作用,即使用药剂量为降压作用的 400 倍,仍不引起肾小管病变。偶有头痛、咳嗽、鼻炎、支气管炎、眩晕和嗜睡,但发生率均很低,且不影响服药。长期服药后不良反应并不增加。喹那普利的不良反应低于卡托普利和依那普利。与其他血管紧张素转化酶抑制药相似,可引起干咳,罕见引起血管性水肿。对于肾动脉狭窄病人,会引起肾衰竭。肾功能不全、轻度肾功能不全的糖尿病、补钾或用保钾利尿药(如螺内酯、氨苯蝶啶或阿米洛利)的病人服用本品后,会发生高钾血症。所有血管紧张素转化酶抑制药也会减少锂经肾排出。

【制剂规格】 片剂:5mg,10mg,20mg。

阿拉普利(Alacepril、Cetapril)

【作用特点与用途】 为含巯基血管紧张素转化酶抑制药,在体内转换成卡托普利而起降血压作用,持续作用相当于卡托普利的 2 倍。临床用于高血压。

【用法用量】 口服:每次 25～75mg,1/d。

【注意事项】 同卡托普利,可致咳嗽。

【制剂规格】 片剂:25mg。

莫维普利(Moveltipril、Altiopril)

【作用特点及用途】 同阿那普利。

【用法用量】 口服,每次 40～60mg,1/d。

【注意事项】 同阿那普利。

【制剂规格】 片剂:20mg,40mg。

佐芬普利(Zofenopril)

【作用特点与用途】 为含巯基血管紧张素转化酶抑制药,在体内代谢为有活性的代谢物而起作用,最大降压作用于口服后 2h(C_{max} 为 2h)出现,持续24h。用于治疗高血压。

【用法用量】 口服:30～60 mg/d,分 1～2 次服用。

【注意事项】 同卡托普利。

【制剂规格】 片剂:30mg。

八、血管紧张素Ⅱ受体(AngⅡ-AT₁)拮抗药

氯沙坦(洛沙坦、Losartan)[保乙]

【作用特点与用途】 本品为新型非肽类血管紧张素Ⅱ(AngⅡ)受体(AT₁)拮抗药。本品高选择性地阻断 AT₁ 受体,高专一性影响 AngⅡ受体,无激动活性。已知血管紧张素Ⅱ的作用是由 AngⅡ受体介导的,AngⅡ受体有 AT₁ 和 AT₂ 两种亚型,而 AngⅡ的作用是由 AT₁ 介导的。AT₁ 受体主要

分布于心脏、血管、肾上腺皮质、肾及心血管运动中枢、口渴中枢、垂体等。因而 Ang Ⅱ 在维持心脏、血管、肾功能方面有生理效应和临床意义。本品在体内经代谢后生成代谢物 EXP3174 而起作用。能降血压,改善心力衰竭;防治高血压并发性血管壁增厚和心肌肥厚;有保护肾的作用,能增加肾血流量、肾小球滤过率,增加尿液和尿钠、尿酸的排出;可减少肾上腺醛固酮和肾上腺素的分泌,但也可引起血浆肾素活性增强。用于高血压及充血性心力衰竭。

【用法用量】　口服:每次 $25 \sim 100$mg,1/d;维持量每次 50mg,1/d。剂量增加,抗高血压效果却不增加。

【不良反应】　参见康得沙坦。

【药物相互作用】　与地高辛同时应用,不影响地高辛的药动学特征。

【制剂规格】　片剂:25mg,50mg。

缬沙坦(缬沙藤、代文、Valsartan、Diovan)[保甲]

【作用特点与用途】　本品亦属于非肽类血管紧张素 Ⅱ 受体拮抗药。它对 AT$_1$ 受体有高度选择性,可选择性地竞争拮抗而无激动作用。本品尚抑制 AT 所致的肾上腺球细胞释放醛固酮,但对钾所致的释放却没有抑制作用。本品降压作用良好,对心肌收缩功能及心率无明显影响,对正常血压无降压作用。本品经口服后吸收迅速,生物利用度为 23%。血浆蛋白结合率为 $94\% \sim 97\%$。原型药物约 70% 自粪便排出,30% 自尿中排出。血浆消除相 $t_{1/2}$ 9h。与食物同时服用一般不影响疗效。服药后 2h 出现降血压作用,$4 \sim 6$h 后达最大降压效应,降压作用持续 24h。连续用药 $2 \sim 4$ 周血压下降达最大效应。用于轻、中度原发性高血压。

【用法用量】　口服:每次 80mg,1/d,可酌情增加至 160mg/d,可与利尿药或其他降压药合用。

【不良反应】　可见头痛、头晕、咳嗽、腹泻、恶心、腹痛、乏力等。也可发生中性粒细胞减少症。偶有肝功能异常。

【注意事项】　钠和血容量不足、肾动脉狭窄、肾功能不全、肝功能不全者慎用。妊娠早期用药为 C 级;在晚期用药则为 D 级。

【药物相互作用】　本品可与氢氯噻嗪等利尿药合用,降压作用可增强;也可与其他降压药合用,但其剂量应相应调整。

【制剂规格】　胶囊剂:80mg。

坎地沙坦(康得沙坦、Candesartan)[保乙]

【作用特点与用途】　本品为非肽类血管紧张素 Ⅱ (AⅡ)拮抗药。本品与

AT$_1$ 受体有高度亲和性,实际上为 AT$_1$ 受体拮抗药,不与 AT$_2$ 受体结合。不抑制缓激肽的降解,减少咳嗽等不良反应。本品阻断 A Ⅱ 与 AT$_1$ 受体的结合完全,且通过选择性阻断 AT$_1$ 受体介导的有害反应,同时也增加了 A Ⅱ 与 AT$_2$ 受体的结合,加强了 A Ⅱ 的有益效应,从理论上似乎有超过一般血管紧张素转化酶抑制药的优势。本品抗高血压不良反应少,顺应性好,临床效果较满意。本品对血管平滑肌和肾小球 A Ⅱ 受体具有强烈的和特异的拮抗作用。为长效、高效抗高血压药。除降低血压和保护心脏外,本品还具有保护肾作用。本品安全性高,未见致癌性和致突变性。本品吸收不受食物影响,生物利用度约 42%,蛋白结合率 99.5%,原药 $t_{1/2}$ 3.5~4h,活性代谢物为 3~11h。用于治疗高血压。

【用法用量】 口服:首剂 4mg,1/d。维持量一般每次 8mg,1/d,最大剂量每次 16mg,1/d。

【不良反应】 偶见上呼吸道感染、背痛、头痛等。

【禁忌证】 严重肝损害、胆汁淤滞病人、孕妇和哺乳期妇女禁用。

【注意事项】 ①服用本品前应纠正体液和排出盐分;②严重或终末期肾损害、肾动脉狭窄、主动脉或二尖瓣狭窄和阻塞性肥大型心肌病患者慎用;③参照同类药物相关项下;④坎地沙坦酯为坎地沙坦的前体药物。

【药物相互作用】 本品与保钾利尿药、补钾药和锂有相互作用。

【临床评价】 本品为长效高效降压药,一次单剂量可持续降血压 24h,耐受性良好。本品 8mg/d 的降压效果与氢氯噻嗪 25mg,氨氯地平 5mg,依那普利 10~20mg,氯沙坦 50mg 相当,而本品 16mg/d 的效果明显大于氯沙坦 50mg/d。本品抗高血压效应与剂量相关,不良反应与剂量无关,发生率与安慰剂相似。本品与氢氯噻嗪合用的疗效胜于本品单独疗效。两者合用最常见的不良反应为感冒样症状,发生率约 25%。当本品增至 16mg 并合用氢氯噻嗪 25mg 时,感冒样症状发生率达 40%。

此外,本品尚可用于非胰岛素依赖型糖尿病、轻度高血压及眼压升高者。

【制剂规格】 片剂:2mg,4mg,8mg,16mg。

厄贝沙坦(伊贝沙坦、苏适、安博维、Irbesartan、Aprovel)[保乙]

【作用特点与用途】 本品为血管紧张素Ⅱ(A Ⅱ)拮抗药,对 AT$_1$ 受体具有高度选择性。本品在许多高血压模型中显示对肾损害有保护作用,能减轻单个肾切除的自发性高血压大鼠的肾小球和肾间质损害,虽然依那普利的临床效果比本品更佳,但两者防止组织学变化的程度相同。低盐饮食能加强本品对肾的有利作用。本品口服吸收迅速,生物利用度 60%~80%,其代谢物皆无活性;亦不受食物影响,可于进食时服用,血药浓度达峰时间 1～1.5h,服药后 2～4h 达最大降压效果,连续用药可在 3d 后达稳态。$t_{1/2}$ 11～15h,单剂降压作用可保持 24h 以上,一般每日口服 1 次,在血浆中本品 80% 以上的为原型药物;主要在粪中排泄,仅 0.7%～1.2% 从尿中排出。肾损害和轻中度肝损害病人对本品药动学参数无明显影响。老年人血中峰浓度和药时曲线下面积较年轻病人大,但半衰期不受影响。用于高血压。

【用法用量】　口服:一般成年人开始剂量为每次 150mg,1/d,2 周内可酌情增至每次 300mg,1/d;75 岁以上老年人每次 75mg,1/d,以后酌情增加剂量。可与其他抗高血压药合用,与利尿药合用的有效率可达 91%,但应酌情调节剂量。对大多数患者,起始剂量和维持剂量都是每日 150mg。

【不良反应】　可见腹泻(2%)、消化不良(2%)、疲倦(4%)、肌痛、骨骼痛(2%)、上呼吸道感染(9%)。因不良反应而停用本品治疗者占约 3%。尚有咳嗽(约 3%),远低于其他血管紧张素转化酶抑制药。本品无首关效应和直立性低血压效应,停药后无反跳现象。

【禁忌证】　血管紧张素Ⅱ(AⅡ)受体拮抗药对胎儿有毒,孕妇、哺乳期妇女禁用。

【注意事项】　①严重肝损害者慎用;②肾血管性高血压、肾损害、主动脉或二尖瓣狭窄、阻塞性肥大性心肌病和血液透析病人慎用;③血容量和钠减少者在开始治疗前应予纠正;④注意血钾和肌酸酐水平监测。

【临床评价】　本品是有效的口服降血压药。每日服用 1 次能有效降低收缩压和舒张压,且可维持 24h 药效,74% 病人经治疗 1 年后,血压可恢复正常。服用本品每次 50～300mg,1/d,8 周后血压呈剂量依赖性明显降低。本品尚有治疗心力衰竭的潜力,剂量为 100～200mg 时血流动力学效果最大。

【药物相互作用】　①本品与华法林、地高辛维持剂量合用 7d 未见相互影响;②与硝苯地平和(或)氢氯噻嗪合用,不影响本品药动学参数;③本品与保钾利尿药(螺内酯)、钾补充剂和锂有相互作用。

【制剂规格】　片剂:75mg,150mg,300mg。

依普沙坦(Eprosartan、Teveten)

【作用特点与用途】　本品为非肽类血管紧张素Ⅱ(AⅡ)拮抗药、特异性 AT_1 受体拮抗药,用于治疗高血压。本品 50～200mg 的降血压效果呈剂量依赖性,一般 2 周内降压效应最大。单次口服本品 10～400mg,可见肾血流增加,尿钠排泄增加和 MAP 降低。单次口服 350mg,对尿酸排泄无明显影响。口服后 1～3h 血药浓度达峰值,长期用药后无明显蓄积。清除相 $t_{1/2}$ 6～8h。

绝对生物利用度 13％～15％。本品在老年中的生物利用度增高,其中药时曲线下面积比青年人增加 2.3 倍,血药峰浓度增加 2.0 倍,达峰浓度时间推迟 2.5h,消除相 $t_{1/2}$ 延长 3.4h。本品血浆蛋白结合率 98％。经胆和肾排泄,主要在尿中排出,在粪中未发现有本药的代谢物。本品在肾功能不全病人中的肾清除率降低。总药时曲线下面积(AUC)因此增加,肝功能不全者本品的 AUC 也增加。食物对本品吸收的影响有个体差异性。用于高血压。

【用法用量】 口服:每次 400～800mg,1/d。或分 2 次服用。可酌情调节剂量。

【不良反应】 可有头痛(3.8％)、眩晕(2.4％)、肌痛(1.9％)、咳嗽(1.8％)、疲劳(1.4％)等,多为轻到中度。因不良反应而中止用药者占3.9％,偶见面部水肿。

【禁忌证】 同其他血管紧张素Ⅱ拮抗药。

【临床评价】 本品每次 50mg、100mg、150mg、200mg,2/d,血压呈剂量依赖性降低。口服本药 400～800mg/d,8～13 周后血压降低明显,一般 2 周内达最大降压效果。服用本品 200～400mg/d 的疗效明显优于口服 10～40mg/d 依那普利的疗效。疗效不满意时,可与氢氯噻嗪合用。

本品对交感神经传导呈抑制作用,因而治疗单纯收缩压升高可能更有效。

本品还可用于治疗心肌梗死、左心室肥大、动脉粥样硬化、心绞痛、脑出血、糖尿病性肾病和视网膜病、改善认知功能及防止血管成形术或分流术后的再狭窄等均有效。

【制剂规格】 片剂:200mg,300mg,400mg,铝塑包装。

替米沙坦(美卡素、Telmisartan、Micardis)[保甲]

【作用特点与用途】 本品为非肽类血管紧张素Ⅱ受体转化酶拮抗药。它与 AT_1 受体的亲和力是 AT_2 的 3000 倍,故可选择性地阻滞血管紧张素Ⅱ与许多组织中的 AT_1 受体结合,从而阻断血管紧张素Ⅱ的收缩血管和分泌醛固酮的作用,但不影响心血管系统调节中的其他受体。口服本品后降压作用呈剂量依赖性,可减轻心肌肥厚和小动脉性肾硬化。本品对高血压病人舒张压的降压作用比氯沙坦 50mg 或氨氯地平 5～10mg 更好。本品主要通过肝结合成无活性的葡萄糖醛酸化合物。在 20～160mg 剂量范围,呈非线性消除,$t_{1/2\beta}$ 为 24h。持续作用时间至少 24h。每日 1 次口服的血浆蓄积指数为 1.5～2.0。血浆总体清除率 80ml/min。

本品主要同白蛋白和 α_1 酸糖蛋白结合,蛋白结合率 99.5％以上;A_d500L;主要由胆汁排入粪便,受肾功能影响极小,轻中度肾功能损害不必调整剂量;但肝功能损害时血药浓度增高,绝对生物利用度达 100%,应减量或改用其他药物。血透不能将本品从血液中除去。女性病人的血浆药物浓度一般比男性病人高 2~3 倍,但临床上未见降压效果方面的差异,因此不必调整剂量。用于高血压Ⅰ期和Ⅱ期。

【用法用量】　口服:每次 20~40mg,1/d,在 20~40mg 剂量范围内,降压作用与剂量相关。若剂量达 80mg,降压效果仍不理想,可合用利尿药或其他降压药。

【不良反应】　呼吸道感染(7%)、背痛(3%)、鼻窦炎(3%)、腹泻(3%)及嗜睡、头晕和过敏反应,症状轻微且呈一过性,一般不需停药。

本品毒性的早期症状呈低血压和心动过速。

【禁忌证】　对本品或同类药物过敏者禁用。孕妇慎用。

【注意事项】　妇女一旦妊娠立即停药;应用本品期间若发现有喉头喘鸣和面部血管神经性水肿,应立即停药;治疗期间可能出现肾损害,服用本品的病人应每月检查肾功能,肾功能恶化者应停药;肝功能障碍病人应减少剂量。本品可提高地高辛血浆浓度 49%。本品不通过细胞色素 P_{450} 酶代谢,但对 CYP2C19 有部分抑制作用,因此对 CYP2C19 代谢的药物,本品可能抑制其代谢。

【制剂规格】　胶囊、片剂:40mg,80mg。

奥美沙坦酯(傲坦、Olmesartan Medoxomil、Benicarl)

【作用特点与用途】　作用机制同氯沙坦。本品与 AT_1 受体的亲和力是 AT_2 受体的 12 500 倍。本品经口服后,在小肠壁去酯完全水解成活性奥美沙坦,由尿及粪中排出。口服后 C_{max} 为 1~2h,吸收不受食物影响,3~5d 达稳态血药浓度。生物利用度约 26%,血浆蛋白结合率 99%,消除 $t_{1/2}$ 为 10~15h。临床降血压,尤其降低舒张压有明显优势。用于高血压。

【用法用量】　口服:开始 20mg/d,顿服;2 周后可酌情增至 40mg/d,可与利尿药联用。

【不良反应】【注意事项】　参阅氯沙坦、替米沙坦。

【制剂规格】　薄膜包衣片:20mg,40mg。

他索沙坦(Tasosartan)

【作用特点与用途】　血管紧张素Ⅱ(Ang Ⅱ)受体强效拮抗药。对 AT_1 受体的亲和力强,拮抗 Ang Ⅱ升压反应的作用强。降压效力为氯沙坦的 30 倍左右,但起效较慢,维持时间长。尚有轻度阻滞 α_1 受体作用。在改善心力衰竭、心肌梗死、心肌肥厚和胶原沉着方面优于卡托普利;与卡托普利合用对心血管系统的作用比单独应用强,呈相加作用。本品及其代谢产物的血浆蛋白结合率高。健康志愿者口服他索沙坦的 $t_{1/2}$ 为 3~7h,烯醇他索沙坦的 $t_{1/2}$ 长达 34~42h。

其临床应用遵医嘱,仔细阅读说明书。

九、β受体阻滞药

拉贝洛尔(柳胺苄心定、Labetalol)[保乙]

【作用特点与用途】 本品为双阻滞药,即兼有 α 受体及 β 受体阻滞的作用。能降低周围血管阻力,增加冠状动脉血流量,减慢心率,降低血压。但其β受体阻滞作用较弱,为普萘洛尔的 1/6~1/4。与单纯 α 受体阻滞药不同,因兼有 β 受体阻滞作用,故在扩张外周阻力血管的同时,没有引起反射性心动过速、心收缩力增强及心输出量增加等缺点。本品对高血压的疗效比单纯 β 受体阻滞药为优。口服后吸收迅速,1~2h 即达血药浓度高峰,主要分布于肺、肝、肾等脏器,在肝迅速代谢灭活。口服平均 $t_{1/2}$ 为 5.5h,静脉给药为 3.5~4.5h。24h 从尿中排出给药量的 55%~60%,12%~27% 从粪便中排泄。作用可维持 8h 左右,生物利用度 25%~40%。适用于治疗原发性、继发性高血压病,对高血压急症,如高血压危象、嗜铬细胞瘤危象及先兆子痫高血压等的疗效更显著。本品对胎儿没有影响,故可作为高血压孕妇的首选药物。亦可用于后负荷过重的心力衰竭、心绞痛及某些心律失常。在麻醉过程中可作为控制性降血压药使用。

【用法用量】 口服:每次 100~200mg,2~3/d,饭后服。如疗效不佳,可增加至每次 200mg,3~4/d。一般对轻、中、重度高血压的剂量相应为 300~800mg/d,600~1200mg/d 及 1.2~2.4g/d,若加用利尿药,可以适当减量。静脉注射:每次 25~50mg,加入 10% 葡萄糖注射液 20ml,于 5~10min 内缓慢静脉注射。或以 1~4mg/min 的速度静脉滴注。静脉注射后为预防发生直立性低血压,应静卧 10~30min。

【不良反应】 常见的不良反应有直立性低血压、胃肠不适、头痛、精神抑郁、梦幻、肌痉挛及阳萎等。大剂量时可有心动过缓和期前收缩等。

【禁忌证】 脑出血、心动过缓及传导阻滞等病人不宜使用。患支气管哮喘及肝病者慎用。妊娠早期用药为 C 级;妊娠中、晚期用药为 D 级。

【制剂规格】 片剂:50mg,100mg,200mg。注射剂:25mg(2ml),50mg

(5ml),100mg(20ml),200mg(40ml)。

注:地来洛尔(Dilevalol)为拉贝洛尔的同分异构体之一,作用和用法相似,从略。

阿替洛尔(氨酰心安、Atenolol)[保甲]

【作用特点与用途】　本品为β受体阻滞药,能选择性抑制$β_1$受体,而对作用于血管及支气管平滑肌的β受体影响较小。无膜稳定性、无内源性拟交感活性,亦无心肌抑制作用,其半衰期较长,作用较持久。本品口服吸收快,但不完全,生物利用度为50%~60%,个体差异较小。吸收后的药物主要以原型从尿中排出。体内分布广泛,极少量进入脑中,能透过胎盘,脐带血与母体血中浓度大致相等。口服后2~4h达血药浓度峰值,消除$t_{1/2}$ 6~9h。适用于治疗高血压、心绞痛及心律失常。对青光眼亦有一定疗效。

【用法用量】　口服:每次50~100mg,1/d。用于心绞痛每次100mg,1/d,或每次25~50mg,2/d;用于高血压,每次50~200mg,1/d。青光眼用4%溶液滴眼。

【不良反应】　可有口干、胸闷及乏力等,个别有窦性心动过缓。偶有肢端发冷、疲劳感、心前区疼痛、恶心及腹泻等不良反应。参阅索他洛尔。

【禁忌证】　本品不宜用于未经治疗的心力衰竭病人。哮喘及窦性心动过缓均属禁忌。肾功能明显不良时要调整给药剂量。与其他β受体阻滞药一样,不能突然停药,以免产生停药后综合征。

【制剂规格】　片剂:50mg,100mg。

阿罗洛尔(阿尔马尔、Arotinolol、ALMARL)[保乙]

【作用特点与用途】　拮抗α及β受体的比例为1:8,故其直立性低血压作用甚微;其拮抗β受体的作用比普萘洛尔强。无膜稳定性,亦无内在活性,降压时可使亢进的心功能降低,并减少心肌耗氧量。降眼压同噻吗洛尔,滴眼后1h见效。用于轻中度高血压、心绞痛、心动过速、青光眼及原发性震颤。

【用法用量】　口服:降血压,每次5~15mg,2/d;0.5%滴眼液可用于青光眼:每次1滴,2/d。原发性震颤服10mg/d,疗效不充分时,可2/d。

【不良反应】【注意事项】　参阅拉贝洛尔、阿替洛尔。

【制剂规格】　片剂:5mg,10mg。滴眼液:0.5%。

美托洛尔(倍他乐克、Metoprolol)[保甲]

【作用特点与用途】　本品系选择性的$β_1$受体阻滞药,能有效地抑制异丙肾上腺素引起的增强心肌收缩力和加快心率的作用,能明显减慢心率,降低高血压病人的血压,同时降低心肌耗氧量,从而缓解心绞痛。较大剂量时亦有比较弱的 β_2 受体阻滞作用,但其对异丙肾上腺素扩张血管的抑制作用仅为普萘洛尔的 1/100～1/50,收缩周围血管和支气管的作用较轻微。本药口服吸收完全,1～2h 后达血药峰浓度。但肝首关效应明显,生物利用度 40%～50%。消除 $t_{1/2}$ 3～5h,在持续用药期间,1 次给药后降压作用可以维持 24h。本品血药浓度的个体差异较大。在体内主要以代谢物形式经肾排泄,排出的原型药仅占 10%。适用于各种类型的高血压(可与利尿药和血管扩张药合用)及心绞痛。

【用法用量】 口服:本品的个体差异较大,故剂量需个体化,一般情况下,用于高血压病,开始时每次 100mg,1/d,维持量为每次 100～200mg,1/d,必要时增至 400mg/d,早、晚各服 1 次。用于心绞痛,100～150mg/d,分 2 次或 3 次服,必要时可增至 150～300mg/d。静脉注射:用于心律失常,开始时 5mg (1～2mg/min),隔 5min 重复注射,直至生效,一般总量为 10～15mg。

【不良反应】 疲倦、头痛、上腹部不适及心动过缓等。个别病人有非特异性皮肤反应和肢端发冷等,一般并不严重。参阅索他洛尔。

【禁忌证】 窦性心动过缓、心脏传导阻滞、病态窦房结综合征、心源性休克及洋地黄与利尿药难以控制的心力衰竭病人禁用。支气管哮喘、慢性阻塞性肺疾病或伴有糖尿病和使用麻醉药易引起低血压和心动过缓者及孕妇均应慎用。妊娠早期用药为 C 级;妊娠中、晚期用药为 D 级。

【制剂规格】 片剂:50mg,100mg。针剂:5mg。琥珀酸美托洛尔缓释片:47.5mg,95mg。

普萘洛尔(心得安、Propranolol)[保甲][典]

【作用特点与用途】 为 β 肾上腺受体拮抗药。用于高血压、心绞痛、室上性快速型心律失常、室性心律失常、心肌梗死、肥厚型心肌病、嗜铬细胞瘤、偏头痛、非丛集性头痛。

【用法用量】 口服:①高血压,每次 5mg,3～4/d,1～2 周后增加 1/4 量,在严密观察下可逐渐增加剂量,最大剂量可达 100～200mg/d;②各型心律失常,10～30mg/d,分 3 次服用;③心绞痛:40～80mg/d,分 3～4 次服;④嗜铬细胞瘤,手术前 3d 服药,60mg/d,分 3 次服。遵医嘱可酌情调整剂量。静脉注射:成年人缓慢注射每次 1～3mg,必要时 5min 后可重复,总量 5mg。儿童按0.01～0.1mg/kg 缓慢注入 10min 以上,不宜超过 1mg。缓释制剂遵医嘱服用。

【不良反应】【注意事项】　参阅美托洛尔等 β 受体阻滞药。

【制剂规格】　片剂:10mg。缓释片、胶囊剂:40mg,80mg。注射剂:5mg。

阿普洛尔(烯丙洛尔、心得舒、Alprenolol)

【作用特点与用途】　药效相当于普萘洛尔的 1/3,但对心肌及房室传导的抑制作用较小。用于高血压、心绞痛、心律失常。参阅普萘洛尔。

【用法用量】　饭后口服:每次 25～50mg,3～4/d;最大日剂量≤400mg。静脉注射:每次 5～10mg,于 5～10mg 缓慢注入。

【制剂规格】　片剂:50mg。注射剂:1mg,5mg。

醋丁洛尔(醋丁酰心安、Acebutolol)

【作用特点与用途】　为选择性 β 受体阻滞药,能对抗由运动引起的心动过速,而对心排血量并无影响,且具有局麻作用,能延长心脏的有效不应期。但该药减低静息时的心率较普萘洛尔(心得安)为小,因其有部分激动作用。其抑制心肌的作用亦较普萘洛尔为弱,对外周血管阻力的作用亦不甚明显。本药的电生理作用可使传导减慢,增加房室结不应性,但对窦房结恢复时间、心房、心室或 H-V 传导时间均无明显作用。闭塞左冠状动脉前降支形成心肌梗死的清醒犬,静脉注射醋丁洛尔,可进一步降低心输出量和 dp/dt(左心室压力增高率),而心搏量的减少不明显,平均主动脉压和左心室舒张终末压无影响,缺血区冠状动脉血流量和左前降支与回旋支血流量比例增加;引起缺血区血流量再分配,因此,本药可以限制心肌坏死的范围。在有糖尿病的病人,可能增加胰岛素的低血糖反应,但不致发生因低血糖引起意识丧失的危险。本药从胃肠道很快吸收,2～4h 即达血浆峰值。口服剂量在 200～400mg 范围内,血浓度按比例增加,超过此剂量范围即不成比例。与血浆蛋白结合较少,而与红细胞结合较多。血浆中 $t_{1/2}$ 3～6h。肾功能不全的病人并不影响本药的消除,因醋丁洛尔很快被水解。用于原发性高血压及肾性高血压。使用 1 年以上,可以维持较好的抗高血压效果,而不再进一步减慢心率,若与利尿药合用,效果可增强。醋丁洛尔与普萘洛尔治疗心绞痛的疗效相似,可减少心绞痛发作次数,减少硝酸甘油的用量,增加活动的耐量。该药亦可抗心律失常,与普萘洛尔及奎尼丁的疗效相近,减少期前收缩次数。

【用法用量】　口服:用于治疗高血压,400mg/d,每晨服 1 次或早、晚分 2 次服用,治疗严重高血压可适当增加剂量。治疗心动过速或预防心绞痛时可 400～800mg/d。

【不良反应】　与其他 β 受体阻滞药大致相同,由于其部分激动作用,故减慢心率较非选择性阻滞药普萘洛尔和选择性药物如美托洛尔及阿替洛尔为轻。其他不良反应有疲劳、头痛、胃肠不适和眩晕等。参阅索他洛尔。

【禁忌证】 心脏传导阻滞、心源性休克、严重心动过缓及失代偿的心力衰竭等。

【注意事项】 哮喘病人慎用,与胺碘酮合用时亦应谨慎。

【制剂规格】 片剂:200mg,400mg。

比索洛尔(康可、Bisoprolol)[保甲]

【作用特点与用途】 本品是苯氧氨丙酸的衍生物,其作用机制主要有以下方面。①β_1 受体选择性阻滞:特异性拮抗心脏的 β_1 受体,对外周 β_2 受体拮抗作用极弱。通过减低心肌收缩力,引起血压降低。与其他的心脏 β 受体阻滞药如阿替洛尔、美托洛尔及普萘洛尔等相比,具有最强的选择性 β_1 受体阻滞作用。②抑制肾素-血管紧张素系统:本药可以抑制肾素的基础分泌和刺激后分泌,同时亦可使血浆中肾素的活性减低。1 次剂量的比索洛尔就可导致肾素的基础活性及刺激后活性显著下降,此效应可持续 7d 之久。此效果不同于其他 β_1 受体阻滞药。③心脏保护作用:比索洛尔具有一种剂量依赖性的保护心肌免受缺血性损害的作用。④口服后迅速吸收,1~3h 即达药物的血浆峰浓度。可以维持稳定可靠的疗效。从血浆中清除 $t_{1/2}$ 10~12h,每日用药 1次即可。吸收度高,首关效应低,绝对生物利用度可达 88%。吸收后与血浆蛋白结合率仅为 30%,故与其他药物无竞争性抑制,亦不受血浆蛋白的病理生理性变化的影响。本药可使其他心血管药物、胰岛素或口服降糖药的作用强化,肝药酶(如利福平)可使本药的半衰期缩短。服用比索洛尔的病人在麻醉前,应将服药情况向麻醉师通报。本药具有长时间作用效果,一般维持 24h以上。本药可改善心绞痛病人的临床症状,提高运动试验的耐力。主要用于心绞痛和轻、中度高血压的治疗。比索洛尔每日 1 次可使血压 24h 处于正常范围。随机双盲试验显示,在 5~20mg 的剂量范围内原发性高血压病人的血压几乎与剂量成比例地降低。欧洲的观察结果显示,比索洛尔的降压效果明显优于阿替洛尔。

【用法用量】 口服:常用剂量 2.5~25mg/d,首次用药时每晨 2.5~5mg,用药 1 周后视疗效调整剂量。肝、胰、肾疾病终末期不宜超过 10mg/d。老年人不必调整剂量,儿童不宜服用。

【不良反应】 偶有眩晕、头痛、倦怠及胃肠道不适等。心动过缓及支气管痉挛等极少见。血流动力学研究表明,本药仅有很轻微的负性肌力作用,故在心功能不全时仍可以使用。一般不引起肺功能改变,对周围血循环的影响亦不大,故不会像其他 β 受体阻滞药影响心脑肾血流的灌注。长期服用比索洛尔不致引起总胆固醇、高密度或低密度脂蛋白的变化。参阅索他洛尔。

【禁忌证】　二至三度房室传导阻滞、明显心动过缓、失代偿的心力衰竭者禁用。一般孕妇用药为 C 级;妊娠中、晚期用药属 D 级。

【制剂规格】　片剂:5mg,10mg。

纳多洛尔(康加多尔、Nadolol)

【作用特点与用途】　作用类似普萘洛尔,但强 2～4 倍。用于高血压、心绞痛、心律失常、甲状腺功能亢进、偏头痛等。

【用法用量】　口服:开始时每日 1 次 40mg,以后酌情渐增剂量至 80～320mg/d。

【不良反应】【注意事项】　参阅普萘洛尔,心动过缓、肾功能减退者慎用。

【制剂规格】　片剂:40mg,80mg,120mg。

倍他洛尔(倍他心安、Betaxolol)[保乙]

【作用特点与用途】　本品为选择性 β_1 受体阻断药,无内在拟交感活性,具有一定的膜稳定作用,其药效与阿替洛尔相似。本品口服后吸收完全,首关效应少,生物利用度 80%～90%。血浆蛋白结合率 50%。主要消除途径为肝代谢和肾排泄,约 15% 以原型药物由尿排出。$t_{1/2}$ 为 16～20h。可透过胎盘进入乳汁。主要用于高血压。尚可用于开角型青光眼。

【用法用量】　①口服降压治疗:成年人 20mg/d,酌情可增至 40mg/d;老年或有支气管痉挛病史者首剂 10mg/d;肝、肾功能不全患者在开始治疗时应临床监护;进行血液或腹膜透析的患者,首剂 10mg/d,血压降低幅度最大见于给药后 3h 左右,如疗效不理想,可合用利尿药。②开角型青光眼:用0.5%溶液滴眼,2/d。

【不良反应】　请参阅索他洛尔有关内容。

【禁忌证】　禁用于心源性休克,尚未控制的充血性心力衰竭及二度或三度房室传导阻滞而未装起搏器者,显著性心动过缓(心率低于 50/min)。

【注意事项】　①慎与维拉帕米合用。②停药时应当注意监护,特别是缺血性心脏病患者,宜逐渐减量停药。③有心力衰竭史、心肌病变、心脏肥大者、伴支气管痉挛的慢性支气管炎、哮喘患者慎用;初始剂量为 10mg/d,引起的气道阻力增加可用不受抑制的 β_2 拟肾上腺素药缓解。④当 PR 传导间期延长时应当慎用。⑤糖尿病病人慎用。⑥麻醉中的病人慎用。⑦孕妇、婴儿使用本品的安全性尚未确立。⑧如与可乐定合用,则直到停用本品后的数天均不应停用可乐定。⑨本品过量时,心动过缓可用阿托品矫正,必要时可试用异丙肾上腺素。心力衰竭可用洋地黄及利尿药处理。低血压可用肾上腺素等处理。

【制剂规格】 片剂:20mg。滴眼剂:0.25%,0.5%。

氟司洛尔(氟心安、Flestolol)

【作用特点与用途】 作用类似普萘洛尔,但作用时短,静脉注射 $t_{1/2}$ 为 6.5min。用于心律失常及心绞痛。

【用法用量】 静脉滴注:每分钟 0.5~10μg/kg。作为抢救药,其剂量按滴速计,用到有效为止。

【制剂规格】 注射剂:1mg。

丁非洛尔(Butofilolol)

【作用特点与用途】 本品为 β 肾上腺素受体阻滞药。具有降低交感神经张力、减慢心率的作用。无内源性拟交感神经活性,有一定膜稳定作用。略具心肌抑制作用。本品达峰浓度时间 1~3h, $t_{1/2}$ 7~10h,主要在肝代谢,由肾排泄。用于高血压。

【用法用量】 口服:每次 100mg,2/d 早、晚各服 1 次。可酌情增至 400mg/d,或遵医嘱。可与利尿药、外周血管扩张药合用。

【不良反应】 ①可有胃肠反应如胃痛、恶心、呕吐、腹泻;②服药初期有乏力、失眠、多梦、雷诺现象、末梢神经感觉异常;③偶见房室传导阻滞、严重心动过缓、血压骤降、心力衰竭、哮喘发作、低血糖症等,罕见皮肤症状,尤其是银屑病。参阅索他洛尔。

【禁忌证】 哮喘、充血性心力衰竭、高度房室传导阻滞、雷诺现象、严重心动过缓、肾衰竭者禁用。孕妇、哺乳期妇女忌用。

【注意事项】 ①慢性支气管哮喘和早期房室传导阻滞患者慎用;②停药前应逐渐减量,突然停药会使交感神经过度活动,引起严重心律失常、心肌梗死乃至猝死;③有心衰史、心脏肥大者应慎用;④糖尿病患者慎用。

【药物相互作用】 ①不能与单胺氧化酶抑制药合用,也不能与维拉帕米合用;②与钙拮抗药合用及与具有心肌抑制作用的药物并用应慎重;③全身麻醉时,不得使用本品,应在手术前 48h 停用本品,以便恢复对儿茶酚胺的敏感性;严重冠状动脉功能不全患者宜用药至手术之前,因为 β 受体阻滞药的突然停药可发生意外。

【制剂规格】 片剂:100mg。

吲哚洛尔(心得静、Pindolol)[典]

【作用特点与用途】　类似普萘洛尔(心得安),对 β_1 及 β_2 受体的拮抗作用无选择性,但作用强 6～15 倍,且有较强的内在拟交感活性,故对减少心率及心输出量的作用较弱,其降低血浆肾素活性的作用比普萘洛尔弱。用于高血压、心绞痛、心律失常、心肌梗死、甲状腺功能亢进。

【用法用量】　口服:高血压,每次 5～10mg,2～3/d;心绞痛,每次 15～60mg。静脉注射或滴注:每次 0.2～1mg。

【不良反应】【注意事项】　同普萘洛尔。

【制剂规格】　片剂:1mg,5mg。注射剂:0.2mg,0.4mg。

波吲洛尔(吲哚脂心安、Bopindolol)

【作用特点与用途】　作用类似吲哚洛尔,但较其强 10 倍,也具降低血浆肾素活性作用。用于原发性高血压和稳定型心绞痛,并可对局部缺血性心脏病,包括劳累型心绞痛,在减少心绞痛发作、改善运动耐量方面优于钙拮抗药地尔硫䓬,对焦虑和原发性震颤也有一定疗效。

【用法用量】　通常成人每日口服 0.5～4mg,宜从小剂量开始,根据病情渐增剂量。可参阅普萘洛尔、拉贝洛尔等。

【制剂规格】　片剂:1mg。

甲吲洛尔(Mepindolol)

【作用特点与用途】　本品为吲哚洛尔的甲基化合物属 β 受体阻滞药,其作用强度为吲哚洛尔的 2.5 倍,为普萘洛尔的 6 倍。它对 β_1 和 β_2 受体有同等作用,能使交感神经增强,心肌收缩力和心率的效应减弱,降低心肌氧耗量、降低心脏的应激反应和负荷。经过几天后才开始出现降压作用。尚有内源性拟交感神经作用(ISA)和轻微的膜稳定作用。本品吸收率和生物利用度均>95%,V_d 5.7L/kg,血浆蛋白结合率 50% 左右,$t_{1/2}$ 约 4.2h。以代谢物形式从肾排泄达 65%～75%。用于高血压、心绞痛、心动过速综合征。

【用法用量】　口服:每日早餐后口服 2.5～10mg,应遵医嘱,并仔细阅读使用说明书。

【不良反应】　与剂量和年龄有关。可有疲劳、失眠、头晕、心动过缓、房室传导阻滞、低血压;肢端发冷;支气管痉挛、眼干、眼泪分泌抑制;皮肤过敏;胃肠道功能紊乱、恶心、呕吐、便秘、胃痛;噩梦、昏迷、幻觉、忧郁、头痛;发汗;心功能不全加剧、外周血流受阻、腓肠肌痉挛、肢体麻痹、血管收缩、肌无力、跛行病、过敏症、雷诺现象;排尿困难;性欲障碍;低血糖、血脂异常;知觉麻痹、恐惧、神经衰弱、呼吸不畅、口干、精神错乱;罕见粒性白细胞缺乏症、血小板减少等。

【禁忌证】 心脏代偿失调的心功能不全、房室传导阻滞二至三度、明显心动过缓、支气管哮喘、嗜铬细胞瘤(α受体同时阻滞时除外)、对本品过敏者、妊娠妇女、哺乳期妇女禁用或忌用。窦房阻滞、窦房结合综合征、严重支气管阻塞、心源性休克、心肌肥大等病人禁用。

【注意事项】 ①阻塞性呼吸道疾病、间歇跛行症、雷诺征象、糖尿病、肾功能不全、一度房室传导阻滞及潜在性心功能不全者慎用;②本品不可突然停用;③服用本品期间不宜操作机器。参阅索他洛尔。

【药物相互作用】 ①饮酒可加重本品引起的活动能力障碍;②本品过量或中毒时可用阿托品静脉注射解毒;③本品可增强抗高血压药的降压作用;④本品可增强抗心律失常药、麻醉药、钙通道阻滞药对心脏的抑制作用;⑤本品可增强降血糖药和胰岛素的降血糖作用。

【制剂规格】 片剂:2.5mg,5mg。

喷布洛尔(Penbutolol)

【作用特点与用途】 本品为非选择性 β_1 及 β_2 受体阻滞药,具有中度的内源性拟交感活性,作用强度为普萘洛尔的 4 倍,且较持久。对心脏有负性肌力作用和负性频率作用,但其减慢心率作用比普萘洛尔小,且较少引起心搏徐缓。中等剂量时不影响肾血流量和肾小球滤过率,也不影响血糖、血中胆固醇、三酰甘油和血钾水平。对原发性高血压 840 例进行双盲试验,普萘洛尔组 60~120mg/d,本品组 40~80mg/d,连续服用 12 周。降压效果两者无显著性差异。生物利用度 100%,血浆蛋白结合率 95% 以上,消除 $t_{1/2}$ 26h。无首关效应。人一次口服 20mg,1h 后血中达最高浓度,$t_{1/2}$ 为 1.6h,在尿中主要代谢物为本品的葡萄糖酸络合物。动物实验结果表明,本品连续应用无蓄积性。用于各型高血压,如不稳定性高血压、青少年高血压、轻中度原发性高血压和肾性高血压;心脏疾病,如有心绞痛的冠心病、心肌梗死、运动过速心脏综合征、快速型心律失常等。

【用法用量】 口服:①治疗高血压,每次 20mg,1/d,酌情可增至 40~80mg/d;或遵医嘱;②治疗心脏病(心绞痛),10~40mg/d。

【不良反应】 与本类药物如阿替洛尔、美托洛尔相似。

【临床评价】 对轻中度高血压患者能降低收缩压和舒张压 10%~15%,约 75% 患者单用本品血压可获得较好控制。每日给药的降压作用与普萘洛尔、阿替洛尔和甲基多巴对照试验未见差异。本品每次 10mg,2/d 治疗心绞痛的疗效至少与普萘洛尔相同。

【注意事项】　①参阅同类药物的不良反应;②长期应用应定期检查心、肝、肾功能。参阅索他洛尔。

【禁忌证】　①支气管哮喘、糖尿病性酮症酸中毒、高度慢心率、心源性休克、孕妇均禁用;②心搏徐缓、传导阻滞二至三度、心力衰竭、呼吸道阻塞性疾病(支气管哮喘、慢性支气管炎、肺气肿、过敏性鼻炎)、严重低血压及休克者忌用。

【药物相互作用】　本品可增强胰岛素和降血糖药的降血糖作用。同时合用其他降压药和利尿药可增强降压作用。在麻醉前须考虑麻醉药抑制心功能和降压情况。合用抗心律失常药及维拉帕米类钙拮抗药可增加心肌传导阻滞的产生。

【制剂规格】　薄膜片:40mg。胶囊剂:10mg,20mg。

奈必洛尔(Nebivolol、Nebilet)

【作用特点与用途】　本品为新型强力选择性 β_1 肾上腺素能受体阻滞药,具有抗高血压作用。本品为混旋体,即有右旋体和左旋体,药理作用主要是左旋体的心血管作用,而右旋体也有与阿替洛尔相似的心血管作用。在更高的剂量时,观察到左心室功能受抑制。本品在体外具有强力拮抗 β_1 肾上腺素受体和弱的拮抗 β_2 肾上腺素受体的作用;对 β_1 受体选择性大于阿替洛尔、吲哚洛尔和普萘洛尔。有资料表明,虽然本品右旋体是一种强力选择性 β_1 肾上腺素受体拮抗药,但由于左旋体的血流动力学特点,使本品不同于其他 β 受体阻滞药,本品对 β_1 肾上腺素受体具有高度亲和力和选择性。用于高血压。

【用法用量】　口服:首日只服 1 次,每次 1mg。48h 后可增至每次 2.5mg,1/d。最大剂量可酌情增至 5mg/d。

【不良反应】　可出现头痛、头晕等,随着继续用药可减轻。

【注意事项】　应用本品期间要密切注意血压变化,避免高空作业、精细操作或驾驶等。参阅索他洛尔。

【临床评价】　①高血压病人单次口服本品 5mg,可降低动脉血压数小时;可降低全身血管阻力,对左心室功能无负性影响。②口服本品每次 5mg,1/d,连服 14d,能明显降低运动心率的峰值和收缩期血压,伴有舒张期容量和心排血量增加,有全身血管阻力降低倾向,对射血分数和心排血量却无影响,射血前期与左室射血时间的比率显著改善,运动后左心室射血时间在用本品治疗时明显缩短。提示可用于右心室功能损害的老年高血压病人。③阿替洛尔可降低心脏指数,而本品几无影响。④本品在降低血压方面与美托洛尔同样有效。⑤病人同时服用利尿药或血管扩张药和(或)洋地黄类,本品降低心率作用和心脏排血量基本不受影响,但增加心搏量。

【制剂规格】 片剂:1mg,2.5mg。

茚诺洛尔(茚心安、Indenolol)

【作用特点与用途】 类似普萘洛尔。用于高血压、心绞痛和心律失常的治疗。

【用法用量】 成年人口服控制轻中度高血压,每次 60～120mg,1/d。控制心律失常:30～120mg/d。也用于全身麻醉时防止心律失常和血压、心率上升,静脉注射 0.04mg/kg。

【制剂规格】 片剂:60mg。

贝凡洛尔(Bevantolol)

【作用特点与用途】 本品为 β 肾上腺素能受体阻滞药,能调节 α 及 β 肾上腺素能作用,使高血压病人恢复平衡,血流动力学恢复正常。其肢端发冷、心动过缓、直立性低血压、阳萎及疲劳等不良反应较轻。每日服药 1 次能控制血压 24h。具有心脏选择性。疗效与阿替洛尔及普萘洛尔相当。对高密度脂蛋白与低密度脂蛋白的比值有良好作用。对肾功能损伤或糖尿病病人危险性极少。治疗心绞痛很有效。食物对本品药效影响不明显。用于高血压、心绞痛。

【用法用量】 口服:单用或与其他降压药(尤其是噻嗪类利尿药)合用,以长期控制高血压。剂量应个体化,口服常用量每次 200mg,1/d,可单用或与利尿药合用。可增加每次 100mg,直至降压作用最佳。剂量不应超过 400mg/d,常用维持量为 200～400mg/d。治疗心绞痛开始剂量为每次 200mg,1～2/d。总剂量可酌情增至 400mg/d。

【不良反应】 可有疲劳、头晕、头痛、恶心、呕吐和腹泻等。参阅索他洛尔。

【禁忌证】 窦性心动过缓、一度以上传导阻滞、心源性休克及明显的心力衰竭。

【注意事项】 ①肝肾功能损害者慎用;②对孕妇尚无临床应用资料;③服用本品的妇女应避免授乳;④儿童用药的安全性和有效性尚未确立。

【药物相互作用】 利血平与 β 受体阻滞药并用可产生相加作用。

【制剂规格】 片剂:100mg,200mg。

塞利洛尔(双胺心定、Celiprolol)

【作用特点与用途】　本品为选择性肾上腺素能 β_1 受体阻滞药,并具有拟交感活性,通过对平滑肌的直接作用而扩张血管和支气管,本品亲水性很强。本品口服后 3~4h 血药浓度达峰值。不能进入中枢神经系统,很少被代谢。主要通过胆汁排出,也可经肾排泄。血浆 $t_{1/2}$ 为 5~6h。老年病人口服后血药浓度达峰时间、血药浓度峰值、血药浓度-时间曲线下面积和半衰期与青年人无显著差异。用于高血压、心绞痛。

【用法用量】　口服:成年人每次 200mg,一般清晨服。

【不良反应】　偶见疲乏、头痛、失眠、眩晕、皮肤过敏、胃肠道不适、恶心、肌痉挛、肌无力、肌震颤、四肢发冷、瘙痒、泪液减少等,罕见抑郁。

【禁忌证】　房室传导阻滞二至三度、窦房结综合征、窦房传导阻滞、心动过缓(<50/min)、心功能不全、休克、明显低血压、代谢性酸中毒、外周小动脉血流障碍晚期和支气管哮喘及 2 岁以下幼儿均禁用。

【注意事项】　①孕妇、哺乳期妇女均应遵医嘱;②嗜铬细胞瘤病人应先服 α 受体阻滞药,后服本品;③糖尿病病人慎用;④饮酒可加重本品影响行为和反应能力;⑤注意失效期。参阅索他洛尔。

【药物相互作用】　①合用硝苯地平或其他降压药可增强降压作用;②与维拉帕米等合用可诱发低血压、心动徐缓和心律失常;③胰岛素和降血糖药可增强本品的作用;④同时应用利血平、甲基多巴、可乐定、单胺氧化酶抑制药或胍法辛,可使心率减慢。

【制剂规格】　薄膜包衣片:200mg。

特他洛尔(Tertatolol)

【作用特点与用途】　本品为新的强力 β 受体阻滞药,无内在拟交感活性,也无 β_1 和 β_2 受体亚型选择性。本品除竞争性抑制 β 受体外,能使 β 受体数量明显而持续地减少。用药后血药浓度和心率发生相应变化,停药后 24h 和 48h 血浆已测不出药物浓度,一次和多次给药的心率减慢程度相近。用于高血压及伴肾功能不全的高血压。

【用法用量】　口服:每次 5mg,每日清晨服用。严重高血压应遵医嘱酌情增量。

【不良反应】　与其他 β 受体阻滞药相似,可参阅有关同类药物相关资料。

【禁忌证】　哮喘,未被控制的心力衰竭,高度房室传导阻滞未用起搏器控制者,严重心动过缓(低于 50/min),雷诺现象,严重肾功能不全(肌酐清除率

<10ml/min),同时使用单胺氧化酶抑制药或维拉帕米者均禁用。参阅索他洛尔。

【注意事项】 ①孕妇慎用;②充血性心力衰竭病人在使用β受体阻滞药前应给予洋地黄;③心绞痛病人不能突然停药,否则可突发心肌梗死和室性心律失常;④糖尿病病人用药可能发生低血糖;⑤纠正心动过缓可用阿托品;⑥给药过量可引起心动过缓、心力衰竭、低血压和支气管痉挛;⑦本品可与利尿药、血管紧张素转化酶抑制药、钙通道阻滞药(维拉帕米除外)、血管扩张药合用。

【药物相互作用】 不宜与胺碘酮合用,也不宜与β受体阻滞药有相互作用的药合用。

【制剂规格】 片剂:5mg。

布库洛尔(Bucumolol)

【作用特点与用途】 可拮抗 β_1 及 β_2 受体,无内在拟交感活性。作用与普萘洛尔相似但要强 1 倍。临床用于心绞痛、窦性心动过速、室上性或室性期外收缩。

【用法用量】 成年人口服 5~10mg/d,分 3 次服。有可能发生血和肝功能变化,其余类似普萘洛尔。

【制剂规格】 片剂:5mg,10mg。

布非洛尔(丁呋心安、Bufetolol)

【作用特点与用途】 作用类似普萘洛尔。用于高血压、心绞痛及心律失常。

【用法用量】 成年人口服 5~30mg/d,分 3 次服。遵医嘱或按说明书调整用量。

【制剂规格】 片剂:5mg,10mg。

艾司洛尔(Esmolol)[保乙]

【作用特点与用途】 本品为超短效β受体阻滞药,与其他β肾上腺素能受体拮抗药不同之处是,本品在体内作用的持续时间很短。静脉给药后 6~10min 血流动力学作用最大,20min 作用已基本消失。本品能明显降低心率和血压,在心肌缺血和梗死的试验模型中显示,冠状血管闭塞后本品能加快缺血心肌的恢复,减小梗死面积。对心脏电生理作用主要限于窦房结和房室结。本品在体内可迅速被红细胞内酯酶水解为无活性的代谢物。静脉输注后消除

$t_{1/2}$ 9.2min。V_d 3.4L/kg,总清除率每分钟为 285ml/kg。主要用于室上性快速型心律失常及治疗由于心绞痛及心肌梗死等引起的心肌缺血等。

【用法用量】　静脉滴注:本品的有效剂量为 $50\sim300\mu g/(kg\cdot min)$,但多数病人用 $50\sim150\mu g/(kg\cdot min)$ 即可奏效。除 5% 碳酸氢钠溶液外,本品可与大多数常用注射液配伍。

【不良反应】　低血压、恶心等。

【制剂规格】　针剂:100mg/10ml。

索他洛尔(施太可、Sotalol)[保乙]

【作用特点与用途】　本品是一种独特的抗心律失常新药,它具有 β 受体阻滞活性,又可延长心脏的复极过程。也用于抗高血压和心绞痛。

【用法用量】　口服:每次 80mg,2/d,如果需要,在监护 Q-T 间期的情况下,为达到稳定的血浆浓度,允许在 $2\sim3d$ 内增加到 240mg/d 或 320mg/d,大多数病人 $160\sim320mg/d$,分 2 次服,可出现治疗效果,某些病人伴有威胁生命的顽固的室性心律失常,可能需要剂量高达 640mg/d,肾功能损害的病人(即肌酐清除率<60ml/min)当肌酐清除率为 $30\sim60ml/min$ 时,服药间隔应增加到 24h,当肌酐清除率为 $10\sim30ml/min$,服药间隔应延长到 $36\sim48h$。

如果用本品代替以前的抗心律失常药物,以前服用的药物一般最少应在 $2\sim3$ 个血浆半衰期的时间,小心监护下撤除。如胺碘酮的停药,须在 Q-T 间期正常以后开始服用本品。

【不良反应】　本品可引起自身心律失常和新的心律失常,例如尖端扭转型室性心动过速(4%)和其他室性心律失常(1%)是这种药物的最严重的不良反应。不良反应最可能发生在治疗最初的 7d 内或加大剂量时。其他引起尖端扭转型室性心动过速的危险因素是 Q-T 间期过分延长($>550\mu s$)、心肌肥大或充血性心力衰竭、心率变慢及血钾和血镁过低。低血钾或低血镁病人在纠正前不应使用本品,严重或长期腹泻或服用利尿药的病人应密切监护电解质浓度和酸碱平衡。许多治疗药物如Ⅰ类抗心律失常药物,包括奎尼丁、普鲁卡因胺和丙吡胺,三环抗抑郁药,吩噻嗪,特非那定和阿司咪唑都可延长 Q-T 间期,最好避免与本品同时使用。如果病人 Q-T 间期$>550\mu s$,接受本品治疗时,必须特别小心,应考虑减小剂量,Q-T 间期$>550\mu s$ 时应停止使用本品治疗。

本品大多数不良反应的发生与剂量有关。剂量 320mg/d 最常见的不良反应包括呼吸困难(11%)、胸痛(10%)、心悸(8%)、疲倦(12%)、头晕(11%)及虚弱(7%)。大约 17% 的病人因为不良反应而停止治疗。

【注意事项】 支气管哮喘、窦性心动过缓、二度和三度房室传导阻滞(除非有起搏器)、先天性或后天性 Q-T 综合征、心源性休克和不能控制的充血性心力衰竭,禁忌应用本品。在充血性心力衰竭时,为支持循环功能需要兴奋交感神经,而 β 受体阻滞药进一步抑制心肌收缩力,更增加心力衰竭的危险。但充血性心力衰竭病人在洋地黄和利尿药控制下,可小心地应用本品。本品和洋地黄都减慢房室传导。糖尿病、慢性支气管炎和肺气肿、甲状腺疾病患者均应慎用。

本品可进入乳汁中,并且因为对哺乳婴儿的潜在不良反应,授乳期妇女必须断乳或者停用本品治疗。

本品与其他Ⅲ类抗心律失常药物(例如胺碘酮)或与 β 受体阻滞药(如普萘洛尔)合并应用可能使作用增强。与钙拮抗药(如维拉帕米)同用可能导致对房室传导或心室功能及血压的影响增强,如引起低血压。本品与利血平或胍乙啶合用可能引起静息交感神经张力的过分减低而导致低血压或明显的心动过缓。本品可能增强高血压在停用可乐定后的反跳。本品与 β_2 受体兴奋药如特布他林并用,后者的剂量必须增大。

本品的生物利用度是 $90\% \sim 100\%$,饭后比空腹服用减少吸收 20%。口服给药后,血浆稳态浓度在 $2 \sim 3d$ 达到。本品在体内不被代谢也几乎不能通过血-脑脊液屏障。排泄主要以原型通过肾,患有肾功能障碍疾病者应采用较低的剂量。

使用本品或其他抗心律失常药物,最好在医院里开始,因为可以仔细监护。

【制剂规格】 片剂:80mg,160mg。

注:托利洛尔(Toliprolol)、妥拉洛尔(Tolamolol)、帕非洛尔(Pafenolol)、赛他洛尔(Cetamolol)、二醋洛尔(Diacetolol)、依泮洛尔(Epanolol)6 药因篇幅限制,本书从略。

十、磷酸二酯酶抑制药及其他强心药

本类是一类既非强心苷又非儿茶酚胺类的正性肌力作用药,具有增强心肌收缩性及直接扩张血管的作用,在增加心肌收缩性的同时,并不增加心肌氧耗,其作用亦不被 β 受体阻滞药所对抗,与儿茶酚胺的储量无关,亦不激活心肌细胞膜的腺苷酸环化酶。临床已试用于严重顽固性心力衰竭病例。

氨力农(氨利酮、Amrinone)

【作用特点与用途】　是近年来人工合成的一种新型正性收缩能药物。本品具有正性肌力作用,但对心率及血压等无明显影响。可增加心输出量,扩张血管,降低周围血管阻力,减轻心脏前后负荷。本品的作用机制既不同于洋地黄,又不同于多巴酚丁胺。对钠离子-钾离子-三磷腺苷酶无抑制作用,对肾上腺素能受体亦无激动作用。作用机制可能是选择性抑制磷酸二酯酶(PDE)的活性,使心肌细胞内 cAMP(环腺苷酸)分解减少,含量增加。导致心肌细胞内游离钙含量增多,因而增强心肌收缩力。此外本品尚可能通过影响钠钙离子交换,增加心肌对钙的摄取而发挥强心作用。本品单剂量静脉注射 2min 内即开始起作用,2～10min 达最大作用,$t_{1/2}$ 3.6～5.8min。作用持续时间与所给剂量有关,0.5～3mg/kg 静脉注射作用持续 30～120min。口服 100～300mg,1h 开始起作用,1～3h 达作用高峰,持续4～6h,24h 有 10%～40% 的药物由尿排出体外。临床用于充血性心力衰竭病人的短期治疗,仅限于住院病人和洋地黄类、利尿药或血管扩张药治疗无效的病人。

【用法用量】　静脉注射:0.5～3.5mg/kg,分次注射,总剂量不超过 10mg/(kg·d),缓慢静注 2～3min。静脉滴注:40μg/(kg·min),连续 90min,然后改为 5～12μg/(kg·min),持续 24h。

【不良反应】　本品耐受性良好。大剂量静脉注射(3mg/kg)或口服 10mg/kg 时,血压可稍降低、心率增快,伴 P-R 间期缩短。静脉注射过快可致室性期前收缩。部分病人在用大剂量时,可能出现恶心、呕吐、食欲减退、结膜充血,血小板减少,停药后多可恢复正常。

【注意事项】　对本品及亚硫酸氢氨盐过敏者禁用,有严重主动脉或肺动脉瓣膜疾病者禁用。孕妇、哺乳期妇女及小儿慎用。治疗期间应监测血压和心率,若血压下降过度,则应减慢注射速度或停止注射。接受强力利尿药的病人在使用氨力农时,可能发生心脏灌注压不足,此时可谨慎增加液体和电解质输入量。治疗期间亦应注意检查体液、电解质及肾功能,适当纠正可能发生的低钾血症。本品的静脉注射液不能用含有右旋糖酐或葡萄糖的溶液稀释。

【制剂规格】　注射剂:100mg/2ml。

米力农(米利酮、Milrinone)[保乙]

【作用特点与用途】　本品系氨力农的二吡啶衍生物。其正性肌力作用为氨力农的 10～75 倍,且有独特的直接扩张血管作用,是一种非洋地黄类的强心药。其作用机制可能是通过选择性抑制心脏的磷酸二酯酶,增加细胞内

cAMP(环腺苷酸),改变细胞内外钙离子的转运,使心肌收缩力增强。由于提高了心肌收缩力,降低左心室充盈压及肺动脉压,因而能在不增加心肌耗氧量的情况下,迅速改善心功能。主要短期用于常规治疗无效的重度充血性心力衰竭。对于充血性心力衰竭病人,静脉推注本品 $12.5\sim75\mu g/kg$ 和口服 $2.5\sim10mg$ 的血清峰浓度分别为 $133\sim455ng/ml$ 和 $63\sim294ng/ml$。生物利用度为 $85\%\sim92\%$。本品在健康人的消除 $t_{1/2}$ $48\sim56min$,严重肾衰竭病人可延长至 $3.2h$,充血性心力衰竭病人为 $1.2\sim2.7h$。临床用于对洋地黄、利尿药、血管扩张药治疗无效或欠佳的急慢性顽固性充血性心力衰竭。

【用法用量】 口服:20mg/d,分 $3\sim6$ 次服。静脉注射每次 $5\sim10mg$。

【不良反应】 有头痛、肌无力、失眠及室性心律失常加重等。

【注意事项】 本品不能用于初发的急性心肌梗死,需待危险期过后再用。输注时,应监测其心律及血压,同时应严密注意体液、电解质及肾功能变化。

【制剂规格】 片剂:10mg。注射剂 10mg/10ml。

异波帕胺(多巴胺异丁胺、Ibopamine)

【作用特点与用途】 本品对多巴胺能和 β 肾上腺素能受体有激活作用,通过激活 β 肾上腺素受体而增加心脏的收缩力,减少外周血管的阻力。另外还通过特异性激活肾小管组织的多巴胺能受体,增加肾脏血流量,提高肾小球滤过率,而引起利尿和排钠,与抗利尿激素有拮抗作用。与洋地黄、利尿药和血管扩张药合用可提高疗效。本品口服吸收良好,迅速与葡萄糖醛酸结合,然后广泛分布于各组织,药物的 $80\%\sim90\%$ 以游离或结合形式从尿中排泄,其余则从粪中排泄,粪中约 3% 来自胆道排泄。药物在组织中的分布无特异性。临床用于充血性心力衰竭及肾滤过率减少所致水钠潴留。

【用法用量】 口服:每次 100mg,3/d。肾衰竭及肝硬化时每次 50mg,$2\sim3/d$。

【不良反应】 本品禁用于过敏及嗜铬细胞瘤病人。妊娠和哺乳期妇女慎用。心肌梗死和心绞痛病人应减量。此药与其他药物无明显的不良相互作用。可并用洋地黄、血管扩张药和利尿药等。

【注意事项】 可见胃烧灼感。

【制剂规格】 片剂:100mg。

甲硫阿美铵(甲磺酸氨苯达嗪、Amezinium Metilsulfate、Regulton)

【作用特点与用途】 本品是促进血液循环药物,能增高血压,增强心脏活力。本品作用长于麻黄碱、依替福林及去甲苯福林。本品口服吸收迅速完全，吸收后迅速分布至组织中，$t_{1/2}$ 在 30min 以内，绝对生物利用度约 60%。本品及其代谢物主要经肾排出。消除 $t_{1/2}$ 9～17h。本品对低血压及直立性循环障碍有良好的治疗作用，优于双氢麦角胺、依替福林及去甲苯福林等药物。临床用于有血压降低的循环调节障碍，如直立性或长时间站立所引起的血压下降、疾病引起的低血压及血压下降趋势，如长期因病卧床、患传染病、气候突变时、生长发育期、持续使用抗精神病药物治疗（症状性低血压）及老年性低血压。

【用法用量】　静脉注射：总剂量不超过 10mg/(kg·d)。滴注速度一般 5～10μg/(kg·min)。首次剂量为 0.75mg/kg，缓慢注射 2～3min，然后按上述速度继续滴注，如临床有效，在开始治疗后 30min 可再注射 1 次，剂量为 0.75mg/kg。

【禁忌证】　对本品和亚硫酸氢盐过敏者禁用。有严重主动脉或肺动脉瓣膜疾病者禁用。孕妇、哺乳期妇女及小儿慎用。

【注意事项】　治疗期间，应监测血压和心率，若血压过度下降则应减慢注射速度或停止注射。接受强效利尿药治疗者在用本品时可发生心脏灌注压不足，此时可谨慎增加体液和电解质摄取。在严重病例中已观察到室上性和室性心律失常的发生。治疗期间应监测体液和电解质变化及肾功能，并纠正低钾血症。尚未观察到本品与其他药物的相互作用。此外，本品的静脉注射液不能用含有右旋糖酐或葡萄糖的溶液稀释。

【制剂规格】　注射剂：100mg(20ml)。

布拉地新（布环磷腺苷、Bucladesine、Actosin）

【作用特点与用途】　本品能通过细胞膜，在细胞内转变成 cAMP(环腺苷酸)，直接增加细胞内 cAMP 含量。能增强心肌收缩力，使心搏出量增加，并能扩张外周血管，降低血管阻力，使心脏负荷减轻，改善外周循环；在代谢方面，能动员肝糖原，同时促进被儿茶酚胺抑制的胰岛素分泌，增加的胰岛素可抑制儿茶酚胺引起的脂肪分解亢进，使游离脂肪酸减少，同时促进组织摄入糖。在休克时能促进能量代谢，抑制组织中高能量磷酸化物质的减少。本品在健康人静脉内 1 次给予 300mg，原型药物的 $t_{1/2}$ 是 5.5min；心脏手术后静脉内滴注时，原型药物的血浓度随时间而增加，且与给药速度成正比。临床用于休克时增强心脏收缩力，降低外周血管阻力，促进胰岛素分泌，减少血浆游离脂肪酸和无机磷。

【用法用量】　静脉内给药：0.05～0.2mg/(kg·min)。随病情适当增减。

【不良反应】　①循环系统：偶见血压下降、肺动脉楔压上升、期外收缩、心搏出量降低、室性心动过速、心率增加及心悸等；②消化系统：偶见恶心及呕吐等；③其他：偶见头痛、倦怠感及发热感。

【注意事项】 本品慎用于急性心肌梗死、心肌疾病及心律失常病人。孕妇和小儿慎用。给药前应对体液及呼吸等进行必要的处理。给药时应观察血压、脉率、心电图、尿量、全身状态及肺动脉楔压、心搏出量等。本品没有外周血管收缩作用，因此在血压过低时应考虑给予外周血管收缩药等处理。

【制剂规格】 针剂：300mg。

吉培福林（氨丙基苯酚、氯丙酚、Pressionorm、Gepefrine）

【作用特点与用途】 本品可提高动脉压和循环血流量。这种抗低血压的作用出现缓慢，持续时间较长。通过兴奋交感神经系统，提高血管平滑肌的张力或周围动脉血管的阻力，提高周围静脉压。适用于治疗直立性血行停滞综合征，此综合征为晕眩、疲劳、精神萎靡、暗点性眩晕、晨起乏力和思想不集中等。

【用法用量】 口服：每次10mg，1～3/d。继续使用时，其剂量可视治疗结果进行调整，最高剂量每次30mg。

【不良反应】 偶有心悸、胃肠道不适、恶心、头胀或头痛、焦虑不安、眩晕、神经过敏及震颤。减量或短暂停药后即消失。

【禁忌证】 高血压症、嗜铬细胞瘤、严重甲状腺功能障碍、闭角型青光眼及前列腺肥大等病人禁用。

【注意事项】 孕妇暂不服用，儿童不能服用本品。对于心律失常和严重器质性心脏和血管病变，应严格按医师指示服用。

【制剂规格】 片剂：10mg。

十一、抗 休 克 药

随着微循环理论的不断进展，对休克本质的认识亦在不断加深，反映在休克的治疗上亦由单用升压药提高血压转向采取改善微循环，增加组织灌注的综合性措施，因此治疗效果亦有所提高。

酚妥拉明（立其丁、瑞支停、Phentolamine、Regitine）[保甲][典][基]

【作用特点与用途】 为短效α受体阻滞药，能舒张血管，降低外周阻力，改善内脏血流灌注，并能降低肺血管阻力，防止肺水肿。适用于外周血管明显收缩，经充分扩容仍无反应的休克病人。临床常与去甲肾上腺素（或间羟胺）

并用于抗休克。因该药能阻断 α 受体,使去甲肾上腺素不能发挥其 α 型作用,所以不致产生强烈血管收缩。但其 β 型作用仍保留,因而能加强心肌兴奋和增大脉压,更有效地改善组织供氧,有利于纠正休克。该药口服疗效差,仅为注射用药的 20%,一般在口服后 30min 血药浓度达高峰,体内代谢迅速,大多以无活性代谢物从尿中排出,作用维持时间仅 1.5h 左右。该药对心脏有拟交感的强心作用,使心肌收缩力增强,心输出量增加,并可刺激原来在严重心力衰竭时减少了的胰岛素增加分泌,该兴奋作用有利于心肌代谢。本品尚有抗心律失常的作用。临床用于急性心肌梗死及充血性心力衰竭。亦可用以治疗周围血管疾病、休克及嗜铬细胞瘤的诊断及肿瘤摘除手术时防止高血压危象等。

【用法用量】　静脉滴注:一般用酚妥拉明 15～30mg,溶于 5% 葡萄糖注射液 100～200ml,开始以 0.1mg/min 速度静脉滴注;如效果不佳,可逐渐增加滴速至 0.1～0.5mg/min,通常用量为 0.2～2mg/min,最高剂量为 2mg/min,严重者可先给予 5mg 冲击,再静脉滴注。本药起效迅速(2～3min),但维持时间较短,停药后 10～15min 疗效消失。

【不良反应】　一般耐受良好。偶可引起心动过速、直立性低血压、眩晕、恶心、呕吐、腹泻、食欲缺乏及鼻塞等。

【禁忌证】　严重低血压及肾功能减退者禁用。

【注意事项】　静脉滴药期间应严密观察血压、脉搏、心率及临床改变,原则上使收缩压不低于 10.7kPa。如发生严重低血压或休克可予以输液或选用去甲肾上腺素对抗,切勿选用肾上腺素升压,以免发生更严重的血压下降。

【制剂规格】　针剂:10mg/ml。

血管紧张素胺(增压素、Angiotensinamide、Angiotensin Ⅱ)

【作用特点与用途】　能直接兴奋小动脉血管平滑肌,使小动脉强力收缩,从而迅速升高血压。其升压作用比去甲肾上腺素强,但维持时间不长,故一般以静脉滴注维持药效。它对骨骼肌及脑血管的收缩作用较弱,对心肌的兴奋作用更微弱,故治疗剂量不致引起心律失常。临床用于外伤和(或)手术后休克,全身麻醉或腰麻引起的低血压症。

【用法用量】　静脉滴注:每次 1～1.25mg,溶解于 5% 葡萄糖或 0.9% 氯化钠注射液 500ml 中,滴速一般每分钟 3～10μg,应监护血压变化,及时调整滴速。

【不良反应】【注意事项】　①可致眩晕、头痛,偶致心绞痛,过量可致心动过缓;②心功能不全者慎用;③停药前逐渐减慢滴速(逐渐减少剂量),不宜突然停药;④对出血过多引起的低血压,应同时补充血容量;⑤不能与血液、血浆混合滴注。

【制剂规格】 注射剂:1mg。

苯赖加压素(Felypressin、Octapressin)

【作用特点与用途】 类似加压素的合成多肽,可收缩外周血管,升高血压及止血。升压作用缓慢、持久。临床用于休克、血压下降及止血。

【用法用量】 静脉滴注:每次5～10U,以生理盐水稀释100～200倍后缓慢滴注。

【不良反应】【注意事项】 ①可出现面色苍白、尿急、腹痛、腹泻;过量时可引起呕吐;②冠状动脉疾病者禁用;孕妇、老年人慎用。

【制剂规格】 注射剂:5U/1ml,10U/2ml。

茶碱那林(Theodrenaline)

【作用特点与用途】 有升压作用,与咖啡君(Cafedrine)配伍,升压快而持久。对肾血管无收缩作用,可增加冠状动脉流量,加强心肌收缩及加速心率。临床用于休克、低血压及循环衰竭。

【用法用量】 皮下、肌内或静脉注射:每次0.5～1ml,必要时可重复注射。

【注意事项】 有时可产生心律失常,应立即停药,或注射β受体阻滞药。

【制剂规格】 注射剂:每支含茶碱那林5mg,咖啡君100mg(1ml)。

酚苄明(苯苄胺、酚苄胺、Phenoxybenzamine)[保甲]

【作用特点与用途】 非竞争型α受体阻滞药,它能与α受体以牢固的共价键相结合,故阻滞作用强而持久,一次用药可持续3～4d,用药后可使血管扩张,外周阻力下降,其作用强度则取决于血管受肾上腺素能神经控制的程度。对于静卧的正常人,缓慢静脉注射一般剂量(1mg/kg)时,虽舒张压略下降,而收缩压的改变甚少,但当伴有代偿性交感神经性血管收缩(如直立时或血管容量减少)时,可以产生明显降压效果。血压下降可反射性引起心率加快。酚苄明口服吸收不完全,仅20％～30％;只能用于静脉注射,起效缓慢,即使静脉注射,亦需数小时才能出现显著效应。该药多蓄积于脂肪组织内,故排泄缓慢,12h只能排出约50％,24h排出约80％,1周后体内尚有少量存在。主要用于心力衰竭伴休克,以改善微循环和组织血液灌注及肺水肿等。常与酚妥拉明合用,一般先用酚妥拉明,后用本药,用于急症抢救的疗效显著。

　　【用法用量】　静脉滴注:0.5～1mg/(kg·d)缓慢滴入。偶用口服,开始每次 10～20mg,1/d,按病情适当增至 100mg/d。

　　【不良反应】【禁忌证】　与酚妥拉明相同。

　　【注意事项】　本品局部刺激作用大,静滴时必须稀释,防止药液漏出血管。用于抗休克时,如血容量不足,必须及时补充,以防血压骤降。

　　【制剂规格】　片剂:10mg。注射剂:10mg/2ml。

参附注射液(Shenfu Zhusheye)[保甲]

　　【作用特点与用途】　参附汤系元代范亦林(1337 年)献出的五代祖传秘方,主治阳气暴脱、手足厥冷、头晕气短及汗出脉微等症。古代医家对人参与附子组方合用有不少精辟论述:"夹阴伤寒,内外皆阴,阳气顿衰,必须急用人参健脉以益其原,佐以附子,温经散寒,舍此不用,将何以救之。""人参与附子合用可救治亡阳虚脱。""参附汤具有回阳、益气、救逆的功能,方中附子大辛大热,大热以温壮真阳,辛则通阳,使阳气通达四末而为主药,人参大补元气,固脱生津而为辅佐药。该方药味虽少,但药效迅捷而力专,对于正气大方,阳气暴脱,危在顷刻,可速用急救。"现代药理实验证明,可静脉注射的本品对厥脱症(休克)有效率约85%;既能治疗缓慢型心律失常,又能治疗快速型心律失常而具有双相调节作用;对充血性心力衰竭的有效率达72%以上;本品可与丹参针剂合用,在休克及慢性病晚期极度衰竭的抢救中均获良效,升压有效率86.5%,与间羟胺及多巴胺等升压药同用,可加强升压作用及减少对升压药的依赖性,其升压作用稳定而温和,当血压升到正常水平即不再上升,无血压升得太快之虑。此方能改善微循环,增强心功能,改善全身功能状态,因而可用于久病所致周身功能衰竭者的支持疗法。参附注射液在急救治疗厥脱症(休克)、充血性心力衰竭和多种心律失常、病态窦房结综合征等急危重症有良效。本品用于慢性再生障碍性贫血亦取得良效,且能改善或缓解原有心力衰竭、心功能不全病人的症状。故临床用于厥脱证(休克)、充血性心力衰竭、心律失常、肾阳虚型慢性再生障碍性贫血、心气不足或心阳不振的心肌炎、冠心病及病窦综合征等。

　　【用法用量】　肌内注射:每次 2～4ml,1～2/d;静脉推注:每次5～60ml(用 5%～10%葡萄糖注射液 20ml 稀释后使用)。静脉滴注:每次 20～100ml(用 5%～10%葡萄糖注射液 250～500ml 稀释后使用)。

　　在急救静脉给药时,一般首次用本品 20～60ml 直接推注后,再用本品60～100ml经 5%～10%葡萄糖注射液 250～500ml 稀释后静脉滴注。肾阳虚型慢性再生障碍性贫血用本品 100ml 经 5% 葡萄糖注射液稀释后静脉滴注。或遵医嘱使用。

【注意事项】 除雅安制药厂外,国内其他药厂生产的参附注射液严禁静脉内给药,否则有可能引起严重的不良反应。

【制剂规格】 可静脉注射用曲颈针剂:2ml,10ml。

参麦注射液(Shenmai Zhusheye)[保甲]

【作用特点与用途】 本品具有抗休克、益气固脱、养阴生津、生脉升压、改善微循环及治虚汗的作用。对革兰阴性杆菌内毒素所致大白鼠及小白鼠的休克均有明显对抗作用,能降低休克死亡率、延缓死亡时间。给药次数增多,作用增强。停药 24h 后投毒,仍有明显保护作用。参麦注射液能减轻痢疾杆菌内毒素引起动物腹泻的严重程度、抑制内毒素所致豚鼠的发热反应及大白鼠的体温过低,并能抑制内毒素所致小鼠外周血白细胞数的变化,给药次数增多,作用也增强。参麦注射液对于钩端螺旋体的实验感染也有抑制作用,能延缓动物死亡时间,减轻出血的程度。人参具有强心作用,其作用特点与强心苷相似。对于大失血急性循环衰竭动物,人参可使心搏振幅加大,心率增加,在心功能衰竭时,强心作用更明显。麦冬能明显提高动物耐缺氧能力,并能明显升高血糖。参麦注射液对网状内皮系统吞噬功能呈明显激活作用及非特异抗感染作用;尚能增强特异性免疫功能,提高血浆 cAMP 水平;能兴奋垂体-肾上腺皮质系统而发挥抗炎作用。临床用于严重心律失常、厥脱急症(急性休克)、微循环障碍及虚汗等危重疾病。

【用法用量】 ①严重心律失常:参附注射液 200ml/d,病情危重者可先用参麦注射液 20~40ml 直接静脉注射,然后再静脉滴注,10d 为 1 个疗程。②厥脱急症(急性休克):以参脉注射液 30~40ml 静脉推注,以后根据病情于 15min 或 30min 重复使用。同时用本品 30~100ml,以 5% 葡萄糖氯化钠注射液 250ml 稀释后静滴维持,一般不用西药升压,总有效率 95%。③遵医嘱使用。

【注意事项】 市售仅供肌内注射的参麦注射液严禁静脉给药,否则有可能引起严重的不良反应。一切实证、热证均忌用。

【制剂规格】 可静脉注射的产品每毫升含红参及麦冬各 0.1g。针剂:10ml,20ml。

生脉注射液(Shengmai Zhusheye)[保甲]

【作用特点与用途】 本品为复方中药注射液,主要成分红参、麦冬、北五味子按 1∶3.12∶1.56 组成。无菌注射液每 10ml 中含 5.68g 原生药,外观为橙黄色,振摇后有人参皂苷产生的特征性泡沫。其药理作用为:①"适应原"样强心升压作用,抑制心肌 K^+-Na^+-ATP 酶活性,有对抗失血性休克及心源性休克的作用,对正常血压无影响;②提高心输出量,降低冠状动脉阻力,减少心肌耗氧量;③提高机体抗缺氧能力,明显延长缺血性心肌的停搏时间;④增强机体免疫功能,提高肾上腺皮质激素的含量,有抗疲劳的作用;⑤抗心律失常作用;⑥抗氧自由基和脂质过氧化作用,保护受损器官细胞;⑦降低低密度载脂蛋白的含量,提高高密度载脂蛋白的含量。其抗心绞痛有效率 95.0%,证候缓解率 93.6%,硝酸酯类药停减率 61.5%,心电图缺血改善率 68.5%,动态心电图缺血改善率 50.0%。1 个疗程后对冠心病病人的血液流变性有较好的改善作用,心肌耗氧量显著下降,增快的心率也有显著下降,对高血压有显著下降作用。另治疗急性胰腺炎合并多器官衰竭 32 例中 29 例经非手术临床治愈,2 例有效,1 例无效死亡;治疗急性酒精中毒 150 例亦获得显著疗效。临床用于各种类型休克的抢救治疗,包括急性心肌梗死引起的心源性休克及感染性休克等;休克前期的预防用药;心力衰竭、扩张性心肌病、风心病、冠心病及肺心病所致的心力衰竭;改善心肌缺血及心悸、胸闷、气紧等状况,减慢快速房颤的心室率,减少室性期前收缩发生。

【用法用量】　①抗休克,静脉推注:每次 10~20ml,加 10% 葡萄糖注射液 10~20ml 稀释后缓推 5min 以上,或 60~100ml 加 5%~10% 葡萄糖注射液,或生理盐水 200~250ml 静脉滴注;②休克前期预防给药方法同①;③充血性心力衰竭,静脉推注同上,2~4/d,或 40~80ml 加入 50~100ml 液体中静脉滴注,每分钟 40~60 滴,1~2/d;④冠心病与心力衰竭病人,40~60ml 加入 250ml 输液中静脉滴注,每分钟 40~60 滴,1/d,10~15d 为 1 个疗程。

【不良反应】　可见失眠、皮疹、头痛、眩晕、体温升高,甚至出血等。

【注意事项】　①偶有用药后出现潮热感,但一般尚可耐受而不需特殊处理;②本品高浓度对心脏表现出先抑制后兴奋作用,故应适量稀释且用药宜慢;③本品用于急性休克病人时,升压有一定延迟性,可先用多巴胺类药升压,然后用本品稳定回升血压,可获满意效果;④本品含皂苷及挥发油,最好不要同其他药物混合使用;⑤本品 LD_{50} 为 44.1ml/kg,为临床剂量的 551 倍。

【制剂规格】　针剂:2ml,10ml,20ml,50ml。

十二、抗脑血管疾病药

尼莫地平(尼莫通、Nimodipine、Nimotop)[保甲][基]

【作用特点与用途】 尼莫地平是作用于细胞膜上的钙通道拮抗药,能有效地调节细胞内钙水平,继而保持其正常的生理功能。本药对脑血管的作用尤为突出,可与中枢神经的特异受体相结合,故本药能有效地预防和治疗因蛛网膜下隙出血所致脑血管痉挛及由此而引起的脑组织缺血性损害,明显改善脑血流量,促进脑细胞的恢复。尼莫地平主要是对大脑有抗血管收缩与抗局部缺血的作用,并能抑制和解除各种血管活性物质(如去甲肾上腺素、5-羟色胺、组胺及前列腺素)引起的血管收缩。尼莫地平尚具有一定的精神神经药理作用。能扩张脑血管和增加脑血流量。一般在受损的和血流量减少的脑区比在健全的脑区灌注多。本药可显著减低因脑血管痉挛引起的缺血性神经损伤及病死率。临床用于缺血性脑血管病、偏头痛、蛛网膜下腔出血所致的脑血管痉挛、急性脑血管病恢复期的血液循环改善,突发性聋,中轻度高血压。

【用法用量】 口服:①急性脑血管病恢复期,每次 30~40mg,4/d。②缺血性脑血管病,普通制剂每次 10~30mg,3/d,连服 1 个月;缓释剂,每次 60~120mg,2/d,连服 1 个月。③偏头痛,每次 40mg,3/d,12 周为 1 个疗程。④蛛网膜下腔出血所致脑血管痉挛,每次 40~60mg,3~4/d,3~4 周为 1 个疗程。⑤突发性耳聋,每次 20~30mg,3/d,5d 为 1 个疗程,一般用药 3~4 个疗程。⑥轻中度高血压,每次 40mg,3/d,最大剂量为 240mg/d。静脉注射:用于动脉瘤性蛛网膜下腔出血后脑血管痉挛引起的缺血性神经损伤:体重低于 70kg 或血压不稳定,开始 2h 0.5mg/h,耐受良好,2h 后可增至 1mg/h,体重大于 70kg,开始 1mg/h,耐受良好,2h 后可增至 2mg/h。

【不良反应】【注意事项】 参阅钙阻滞药硝苯地平、氨氯地平、西拉地平等。

【制剂规格】 片剂:20mg。胶囊剂:20mg。缓释片:60mg。粉针剂:2mg,4mg,8mg。水针剂:10mg/50ml,2mg/10ml,4mg/20ml,8mg/40ml,20mg/100ml。

尼麦角林(脑通、乐喜林、Nicergoline)[保乙]

【作用特点与用途】 属麦角生物碱类,其药理作用是促进脑细胞的新陈代谢、促进多巴胺的转换及脑部蛋白质的合成,增加血氧及葡萄糖的利用,刺激神经传导,从而改善智能障碍,改善精神及情绪异常,亦有助于提高记忆和学习能力及恢复神经元的正常功能,迅速改善慢性脑供血不足者的临床症状。其疗效迅速而确实,尤对耳鸣和眩晕,并能长期维持其疗效,病人的心智状况及对繁复的反应能力在服药后仅 4h 即显著改善,足以证明本药能有效增进脑部活动功能。对于卒中后偏瘫等脑功能受损,本药能有效促进运动神经功能及改善智能与情绪的异常。一般在使用本药 6 周之后,卒中后偏瘫病人的运动能力即能明显恢复,并于其后 4 周继续稳定地改善。适用于慢性脑功能不全所产生的行动不便及言语障碍等症状群、耳鸣、头晕、目眩、反应迟钝、视力减退、头痛、失眠、记忆力衰退、注意力不集中、精神抑郁、不安或激动等精神症状。

【用法用量】　口服:每次 10~20mg,3/d,空腹服用效果较佳。肌内注射:每次 2~4mg,1~2/d。静脉注射:每次 2~4mg,溶于 100ml 生理盐水中,缓慢滴注,1~2/d。

【不良反应】　注射给药时,偶有暂时性直立性低血压。少数病人有心慌、出汗、脸面潮红、眩晕、恶心和失眠等不良反应。

【制剂规格】　片剂:10mg。注射针剂:4mg,另附 4 支溶剂,每支含 4ml 注射用水,溶解后在室温避光下可保存 48h。

异克舒令(异舒普林、苯氧丙酚胺、Isoxsupriprine)

【作用特点与用途】　具有 α 受体拮抗和 β 受体激动作用,也有直接舒张血管平滑肌及子宫的作用。故可舒张脑血管、骨骼肌血管及皮肤血管,也有正性肌力效应。口服后吸收好,t_{max} 为 1h,$t_{1/2}$ 为 1.5h。用于治疗脑血管痉挛和外周血管痉挛性疾病。

【用法用量】　口服:每次 20mg,4/d。肌内注射:每次 10mg,3/d。也用于防止早产:开始时静脉滴注,每分钟按 200~300μg,视反应渐增至 500μg/min,用药时需对孕妇和胎儿心电监护。随后可肌内注射每天每 3 小时 10mg;第2~3 日每 4~6 小时 10mg;然后再继以口服 40~80mg/d,分次服。

【不良反应】【注意事项】　①有瞬时皮肤潮红,胃肠功能失常;大剂量可致心率加快,血压低下;罕见皮疹。②心脏病及贫血病患者不宜注射给药;伴有感染的早产妇不宜应用。

【制剂规格】　片剂:10mg,10mg。注射剂:10mg/2ml。

氟桂利嗪(西比灵、Flunarizine)[保乙]

【作用特点与用途】　本品与桂利嗪同属二苯烷基胺化合物,是一种选择性钙离子拮抗药,对动脉有选择性作用,但不影响心率及血压,其安全性较桂利嗪高。本品对缺血及病理状态下开放的钙通道起阻滞作用,且对神经系统的作用很广泛,尤以脑血管为明显,能解除血管痉挛收缩,增加血流量,改善脑部氧供应。并能抑制钙离子流入红细胞,增加红细胞的变形能力,降低血液黏度,改善末梢血液循环,增加脑组织的氧供应。当脑细胞缺氧时,本药能抑制钙离子流入脑细胞,防止脑细胞受损而死亡,增加脑细胞抗缺氧的能力。故对缺血性缺氧、细胞中毒性缺氧、低氧性缺氧等均有保护作用。对血管收缩物质引起的持续性血管收缩有持久的抑制作用,直接扩张血管,降低血管通透性,减轻脑水肿。本品口服后 2~4h 血药浓度达峰值,$t_{1/2}$ 2~4h,1/d,连续给药后血中浓度逐渐升高,5~6 周达稳态。停药后缓慢消失,消除 $t_{1/2}$ 19d,故为长效口服制剂。69%~73% 经粪便排泄,3.3%~18% 由尿排出。本品可通过血-脑脊液屏障,主要在肝代谢,代谢物 40%~80% 经胆汁排出。用于改善脑出血、脑梗死等后遗症,减轻脑动脉硬化等所致的脑血流障碍的各种症状如:头昏、耳鸣、血管性头痛、记忆力减退失眠、肢体寒冷、痛觉异常等。故主要用于缺血性脑血管病、偏头痛、蛛网膜下腔出血所致的脑血管痉挛,急性脑血管病恢复期的血液循环改善,突发性耳聋,轻中度高血压。

【用法用量】 口服:一般维持量为 10mg/d,每晚 1 次。

【不良反应】 常见的有嗜睡,头痛、抑郁、恶心、失眠及皮疹等偶见。长期用药可能会增加体重或有转氨酶暂时升高等。

【禁忌证】 颅内出血未止者、脑梗死急性期、孕妇及哺乳期妇女均属禁用之列。

【制剂规格】 胶囊剂:5mg。

洛美利嗪(后普、Lomerizine)

【作用特点与用途】 新型二苯哌嗪类钙通道阻滞药,能增加椎动脉、颈总动脉、冠状动脉和股动脉的血流量,其扩张椎动脉血管的作用为最大。其选择性显著强于氟桂利嗪、桂利嗪、尼卡地平、地尔硫䓬和罂粟碱。保护人和动物免遭脑缺血、缺氧的损害。对偏头痛、丛集性头痛等有良效。本品饭后口服达峰时间约 4.8h,$t_{1/2\beta}$ 约 3.4h;吸收后在肺、肝、脂肪、肾上腺、胰等组织中高浓度分布,可进入乳汁;尿、粪中排泄分别占 10%,85% 左右;单次给药48h 后胆汁排泄率约 70%,其中约 80% 由消化道重吸收。用于偏头痛、丛集性头痛、脑血管缺血等疾病。

【用法用量】 早、晚饭后或睡前服用 5mg(1 粒),2/d,但剂量不可超过 20mg/d(4 粒)。

【不良反应】　可见困倦、眩晕、蹒跚(摇晃)、恶心、发热感(0.3％)，ALT升高(2.2％)，AST上升(1.7％)，GGT上升(1.4％)，LDH上升(1.1％)，ALP上升(0.9％)。罕见锥体外系症状、抑郁症等。

【禁忌证】　对本品过敏者、脑梗死急性期、颅内出血或有此可能者、孕妇或可能妊娠者。

【注意事项】　①严重肝损伤者、疑有 Q-T 间期延长者、帕金森病、有抑郁病史或处于抑郁状态者、老年患者均慎用；②哺乳期妇女忌用，如必须服用时，应避免哺乳；③合并降压药，可致相互作用增强，导致血压降低。

【制剂规格】　胶囊、片剂、分散片：5mg。

双氢麦角毒碱(二氢麦角碱、喜得镇、Dihydroergotoxine)[保乙]

【作用特点与用途】　本品为 3 种麦角碱的双氢衍生物的等量混合物，有较强的 α 受体阻断作用。它具有：①改善细胞的葡萄糖的利用，使细胞能量增加并得到更有效的利用，改善神经元功能，继而改善微循环。②激活突触的传递功能。麦角生物碱与多种生物胺的化学结构类似，故可与生物胺受体结合，产生部分或完全激动或拮抗，可以代替老年人脑内因神经递质功能减弱的治疗。③改善脑血液循环。本品能使低温和缺血动物脑的氧利用增加约 10％，大脑皮质毛细血管扩张和阻力减低，血流增加 10％～14％。④降血压作用。本品通过阻断血管 α 受体和 5-羟色胺受体的作用，可以抑制血管收缩，降低收缩压和舒张压。本品口服吸收迅速，约 1.5h 血药浓度达峰值，由于肝的首关作用，仅25％～50％达血液循环。$t_{1/2}$ 为 4h，活性物质在体内很快被代谢后排出。用于脑动脉硬化、卒中后遗症、脑震荡后遗症、老年人退行性脑循环障碍、老年性痴呆及其所引起的头晕、头痛、记忆力减退、注意力不集中、抑郁、情绪不稳、疲劳感、轻度精神错乱及食欲缺乏等。亦可用于肢端动脉痉挛、偏头痛等。

【用法用量】　口服：每次 1～2mg，2～3/d，若用于老年性痴呆，疗程需 3 个月或更久。肌内注射或静脉滴注：0.3～0.6mg/d。

【不良反应】　短暂的恶心、呕吐、面部潮红、眩晕、鼻塞及皮疹等。严重的可见直立性低血压。

【禁忌证】　对本品过敏者、低血压、严重心动过缓、动脉硬化及有心脏器质性损害、肾功能减退者及孕妇均禁用。

【注意事项】　口服一般吸收良好，大剂量时尤其同时饮酒或合并使用中枢神经抑制药时，可能影响病人的精神集中，故应提醒病人在服药期间不要驾驶汽车。避免与吩噻嗪类及降压药合并使用。

【制剂规格】 片剂:1mg。针剂:0.3mg/ml。

羟苯磺酸钙(安多明、Calcium Dobesilate)[保乙]

【作用特点与用途】 能调整与改善毛细血管壁的通透性,因本药能阻止成胶质的破坏。亦有助于减轻血液黏稠度与淋巴流通的诱导物,如组胺、5-羟色胺、缓激肽等。通过间接增加淋巴的引流而减少减轻水肿。本品 $t_{1/2}$ 5h,血浆蛋白结合率为 20%～25%。临床用于糖尿病视网膜病变和肾小球血管硬化症,亦用于微循环障碍所引起的各种静脉曲张、下肢溃疡、瘙痒性皮炎、微循环障碍伴静脉功能不全、静脉内膜剥离、糖尿病视网膜病变和静脉硬化的辅助治疗。预防术后综合征、水肿及组织浸润。

【用法用量】 口服:用于严重微血管病变时的起始剂量为1.5～2.0g/d,维持剂量为 1g/d;用于一般性微血管循环功能不全者,1g/d,大多数成年人以3 周为 1 个疗程。

【不良反应】 偶有短暂的胃肠不适。

【注意事项】 对孕妇一般不推荐使用。

【制剂规格】 片剂:250mg。

吡拉西坦(吡乙酰胺、脑复康、Piracetam)[保乙]

【作用特点与用途】 本品对中枢神经具有特殊作用。能激活、保护并修复大脑神经细胞,改善各种类型脑缺氧及物理化学因素所造成的脑损伤,促进大脑对磷脂及氨基酸的利用,提高大脑对葡萄糖的利用和能量储存,有益于保护大脑的正常功能,能提高学习和记忆能力等。口服吸收迅速,能分布于机体大部分组织和器官。服药后 30～40min 达到血药峰浓度, $t_{1/2}$ 4～6h。本品可透过血-脑脊液和胎盘屏障,在体内不发生降解和生物转化,服药后 26～30h,有94%～98%的药物以原型随尿排出。主要用于脑动脉硬化症及脑血管意外后遗的记忆与思维功能减退,对一些弱智儿的智力提高亦有一定效果。对老年痴呆、脑外伤所致的记忆和思维障碍亦有效。大输液制剂目前已用于改善脑代谢及降颅内压。

【用法用量】 口服:每次 0.8～1.6g,3/d,儿童每次 0.4～0.8g,3/d。6周为 1 个疗程。静脉滴注(缓慢):可达 8g/d。肌内注射:每次 1g,2～3/d。静脉注射:每次 4～6g,2/d。

【不良反应】 偶有口干、食欲缺乏、失眠、呕吐和轻微的荨麻疹等,停药后症状即可消失。

【制剂规格】 片剂:0.4g。针剂:1g,4g,8g。注射液:10g/50ml,20g/

100ml。

长春西汀(Vinpocetine)[保乙]

【作用特点与用途】　本品系从小蔓长春花中提取的生物碱的衍生物。主要成分是阿扑长春胺酸乙酯,为脑循环代谢改善剂。本品对脑循环有高度选择性,有增加脑病变局部血流量的作用;能增强人体红细胞变形力、降低血液黏滞度、抑制血小板凝聚和黏附功能,具有改善血液流动和微循环作用;本品通过增加脑耗氧量、促进脑组织摄取葡萄糖和增加血红蛋白氧解离能力诸方面改善脑代谢;对实验性脑缺血大鼠有延迟发生卒中症状和抑制产生过氧化脂质的作用,对脑缺血显示有保护作用。能改善脑梗死后遗症、脑出血后遗症、脑动脉硬化等的各种症状。老年血管障碍病人口服本品 5mg 后 1h,血药浓度达到最高峰值,$t_{1/2}$ 为 1h。血液中能检测出原药及其代谢产物——阿扑长春胺酸,且代谢产物的浓度比原药高得多。已知该代谢物亦有生理活性,但作用较原药低。用于改善脑出血、脑梗死后遗症及脑动脉硬化所致的多种神经或精神症状:眩晕、头重、头痛、记忆力衰退、行动障碍、精神不振、抑郁、失眠、四肢麻木及语言障碍等。

【用法用量】　口服:通常每次 5mg,3/d。静脉滴注:20mg/d,输注中其浓度应≤0.06mg/ml,否则有溶血可能。

【不良反应】　少数病人可出现皮疹和荨麻疹等过敏反应;一旦发生过敏反应,应停药。服药期间偶见食欲减退、腹痛、腹泻等消化道反应及脸色潮红、头晕、白细胞减少、血清转氨酶升高及血尿素氮升高等不良反应。

【禁忌证】　颅内出血尚未完全控制者、孕妇及哺乳期妇女禁用。

【注意事项】　使用过程中如出现对本药过敏症状时,应及时停药。长期应用,应定时检查血象。本药不能与肝素合并使用。糖尿病患者慎用。

【制剂规格】　卡兰片剂:5mg。注射剂:20mg/2ml。

环扁桃酯(抗栓丸、Cyclandelate)

【作用特点与用途】　本品的作用与结构类似罂粟碱。能直接松弛血管平滑肌,对乙酰胆碱、组胺和氯化钡等引起的豚鼠回肠和子宫平滑肌痉挛有缓解作用。此作用比罂粟碱强 3~5 倍。本品亦能扩张心、脑、肾、四肢末梢血管及冠状动脉,增加血流量,促进血液循环。并有轻度增加小鼠脑对缺氧的耐受力,但对人脑血流量的影响尚未肯定。本品口服后迅速自胃肠道吸收,10~15min 起效,1.5h后达血药浓度高峰,作用可维持 4~5h。在体内代谢为杏仁酸和三甲环己烷,绝大部分由尿排出,粪便中仅排出 5%。适用于脑动脉硬化、脑卒中及其后遗症、冠状动脉硬化、高血压心脏病、雷诺现象、静脉栓塞及视网膜炎等血管性疾病等。亦可用于内耳性眩晕。

【用法用量】 口服:每次 100～200mg,3～4/d,症状好转后用维持量每次100mg,3/d。6 周为 1 个疗程。

【不良反应】 本品耐受性好。个别病人有口干、胃肠不适、头痛、灼热感、无力及心动过速等。大剂量可引起低血压。

【注意事项】 严重闭塞性冠状动脉痉挛、青光眼、伴有出血或有出血倾向的病人应慎用。孕妇及哺乳期妇女禁用。服药期间若有胃肠道反应,可以进餐时服用或同服制酸剂。

【制剂规格】 胶囊:100mg。

长春胺(长春花素、适脑脉-30 片、Vincamine、Aethroma-30)

【作用特点与用途】 长春胺片是一种长春胺按时释放的长效制剂。在此剂型中长春胺的组成达到最高纯度,其生物碱能按时一批又一批释出,使血药浓度能维持稳定状态,达到可靠的有效的治疗效果,一次服用本品 30mg 与服用非长效制剂的长春胺 60mg 相比,后者的消除 $t_{1/2}$ 1h 40min,而本品则长达7h 10min。本品的生物利用度亦大大高于非长效制剂(约为 3 倍)。用于脑卒中后遗症、缺血性高血压脑病、脑动脉硬化、脑局部出血、暂时性脑供血不足及脑栓塞等,尤适合于进行性脑功能不全的早期症状如眩晕、头痛、记忆力衰退、注意力不集中、失语及梅尼埃综合征等。

【用法用量】 口服:一般剂量为 60mg/d,分早、晚各服 1 次,严重病例可适当增加至 90mg/d。3～6 周见效后改为维持量 30mg/d。

【不良反应】 一般耐受性良好,少数病例有暂时性胃肠不适。

【禁忌证】 颅内肿瘤、颅内高压、孕妇及有脑血管痉挛倾向者禁用。

【注意事项】 应在医师指导下服药。心肌梗死后遗症及有心律失常的器质性心脏病病人,使用本药时,剂量应逐渐加大,必要时应用心电图监护。本药并无持久的降血压作用,故不能用于高血压病人的降压治疗。若有低钾引起心脏症状时,需先纠正低钾,才能服用本品。

【制剂规格】 片剂:30mg。

桂利嗪(脑益嗪、Cinnarizine)[保乙]

【作用特点与用途】 为直接作用于血管平滑肌的血管扩张药,能显著改善脑循环及冠状动脉循环,且对多种血管活性物质(如 5-羟色胺、肾上腺素、缓激肽及多巴胺等)有抑制作用,能缓解血管痉挛,同时尚有防止血管脆化的作用。实验证明,静脉注射桂利嗪可以引起血压短暂下降,但口服对血压并无影响。口服后 3～7h 达最高血药浓度。适用于脑血管障碍,如脑栓塞、脑血栓、脑动脉硬化、高血压所致脑循环障碍及脑外伤后遗症、梅尼埃综合征等。

【用法用量】　口服:每次 25mg,3/d,饭后服。

【不良反应】　偶有胃肠道反应、嗜睡及皮疹等,但均较轻微,停药或减量后常自行消失。

【禁忌证】　颅内活动性出血及脑梗死急性期病人均禁用。孕妇慎用。

【制剂规格】　片剂:25mg。

尼可占替诺(脑脉康、脉栓通、Xantinol Nicotinate)

【作用特点与用途】　本品是一种直接作用于小动脉平滑肌的外周血管扩张药。对冠状动脉的作用与烟酸相似。能改善脑肺组织的血流,促进脂肪代谢,降低过高的血脂。此外,本品尚有微弱的纤维蛋白溶解作用,可降低红细胞凝集倾向,故可预防血栓形成。适用于治疗大脑功能障碍及周围循环障碍疾病,如脑血栓、中风、中风后遗病、脑动脉硬化、脑外伤、栓塞性静脉炎、雷诺现象等。

【用法用量】　口服:每次 100～200mg,3/d,饭后服用。肌内注射:每次 300mg,1～2/d。静脉滴注:每次 300～600mg。

【不良反应】　少数病人服药后有皮肤潮红、口干、血压下降、唇发麻及皮肤瘙痒等一过性的轻微反应,但均能自行消失。

【禁忌证】　二尖瓣狭窄、心肌梗死、出血性脑血管病急性期及急性出血者忌用。

【注意事项】　胃溃疡病人口服时应慎用。不宜与抗交感神经作用的药物同时使用。

【制剂规格】　片剂:100mg。注射剂:300mg。缓释片:500mg。

莫西赛利(Moxisylyte)

【作用特点与用途】　本药属烷基百里胺衍生物,对脑血管能选择性阻滞突触后 α_1 肾上腺素受体,增加脑组织血流,而不影响血压,并能激活脑组织代谢,稳定血小板膜而具有抗血栓形成作用,因此能改善脑血管病变所致的各种症状。由于本品选择性作用于脑血管,扩张椎动脉系统、颈内动脉系统及脑皮质的微小血管,增加下丘脑、扁桃核、海马及新皮质等大范围内脑组织的血流,故对血压影响很小。本药尚能促进因脑缺血而降低的线粒体呼吸功能,改善脑组织代谢而提高脑缺血动物的生存率,具有对脑缺血的保护作用。能抑制血小板聚集,故有抗血栓形成作用。本品经口服后消除 $t_{1/2}$ 67min,但剂量对 $t_{1/2}$ 的影响很小,24h 内尿中累计排泄约 52%。连续给药体内无蓄积。用于脑出血、脑梗死后遗症;改善其他脑血管疾病的各种症状。

【用法用量】 口服:每次 30mg,3/d。

【不良反应】 偶有消化不良、食欲缺乏、恶心、嗳气、腹泻、便秘、倦怠、头痛、头重、皮肤瘙痒、颜面潮红、心悸及四肢麻木等。少数病人服药后血清转氨酶暂时性升高。

【禁忌证】 禁用于颅内出血尚未完全止血、脑血管意外伴急性颅内高压或合并肝炎、肝功能异常或有肝炎史。

【注意事项】 慎用于低血压、脑梗死刚发作后及心绞痛。哺乳期及妊娠期妇女应慎用。用药过程中应定期检查血转氨酶。本药可能引起直立性低血压,故应避免合用镇静药、乙醇及抗抑郁药等。

【制剂规格】 片剂:30mg。

前列地尔(前列腺素 E_1、Prostaglandin E_1、Alprostadil)

【作用特点与用途】 直接作用于血管平滑肌而使血管扩张。除提高血流量外,尚能改善血液循环(增加血小板的柔韧性),抑制和解除血小板凝集。本药与白蛋白结合比较微弱,静脉注射后的血浓度 $t_{1/2}$ 5~10min。体内代谢完全转变成 15-氧代前列腺素 E_1 等。68% 经首关代谢,以代谢形式通过肾排泄。用于慢性动脉闭塞症。

【用法用量】 动脉输注:开始时 0.1mg/(kg·min),不应超过 1mg/(kg·min),如可进行动脉输注,在开始阶段可以适当增加到 0.15~0.2mg/(kg·min)。据目前经验,间歇性动脉注射,推荐的开始剂量亦为 0.1mg/(kg·min),5~10min 后,可提高至 0.15mg/(kg·min),再过 5min 后,增加至 0.2mg/(kg·min)。

【不良反应】 头痛、食欲减退、腹泻、低血压及心动过速;针头注射处局部肿胀、疼痛、发红及发热等。

【注意事项】 妊娠及哺乳期禁用。本品可加强降压药的降压作用与血小板聚集抑制药的抑制作用,故应予注意。注射液必须于应用前新鲜配制,制备好的注射液于 23℃时,24h 内均稳定。

【制剂规格】 粉针剂:每支含前列腺素 E_1 的 α-环糊精包合物 666.7μg,其中前列腺素 E_1 20μg,α-环糊精 646.7μg。

噻氯匹定(力抗栓、Ticlid、Ticlopidine)[保乙]

【作用特点与用途】 本品与阿司匹林及双嘧达莫等传统药物不同,它不仅抑制某一种血小板聚集激活因子,而且抑制了聚集过程本身。是广谱血小板聚集抑制药。本药吸收好,服药后 1～2h 即达血药浓度峰值,血浆 $t_{1/2}$ 6h。但本药的作用并不与血药浓度密切相关。服药 2d 后即产生抑制血小板的聚集作用,4～6d 达最大作用。停药后作用仍能维持多日。本品 60%转化为活性代谢产物由粪便排出,小部分原型药物由尿中排泄。餐后服用本药可使药物的生物利用度提高 20%,事先服抗酸药可使药物吸收减少。适用于各类动脉循环障碍性疾病,如闭塞性末梢动脉疾病、缺血性卒中、脑循环供血不足、心肌梗死、冠心病、心绞痛、视网膜病变及糖尿病血管病变的防治。服用本品可使致命性卒中的危险率明显降低,能有效预防心血管的意外,心肌梗死的危险率亦有显著降低。本药亦可用于部分替代肝素,增加维持性血透的安全性。

【用法用量】　口服:国外一般每次 250mg,2/d,于进餐时服用。若治疗需要,可在短期内服用 1g,在用药过程中须严密监测凝血功能。国内用量一般为每次 250mg,1/d。

【不良反应】　最常见的有胃肠道反应,包括恶心、呕吐、胃痛及腹泻等。若餐后服用则可减轻此类不良反应。其他不良反应有牙龈出血及皮肤瘀点等凝血功能异常。偶有皮肤过敏反应、白细胞减少及肝功能异常等。

与常用的阿司匹林比较,本药的不良反应较少且轻微,一般停药后即可消失。

【禁忌证】　本品可以透过胎盘,进入母乳,故孕妇及哺乳期妇女忌用。对下列疾病亦应限制应用:近期有出血者、溃疡病伴出血、有血小板减少病史及对本药高度敏感者。本药应避免与维生素 K 或肝素合用。

【注意事项】　服用本药期间,若有下列情况应告知医师:①准备做外科手术或拔牙;②有血肿或出血倾向;③若有发热、咽喉炎或口腔溃疡,应立即停药,查白细胞计数;④需再次服用本药时,应征得医师许可。

【制剂规格】　片剂:250mg。

降纤酶(去纤酶、赛而、克赛灵、Defibrase)[保乙]

【作用特点与用途】　为蛋白水解酶,主要降低血浆纤维蛋白原、血液黏度和血小板聚集,起抗凝作用。用于急性脑梗死、短暂性脑缺血发作(TLA),以及脑梗死再复发的预防;心肌梗死,不稳定型心绞痛及心肌梗死再复发预防;四肢血管动脉栓塞、脉管炎、雷诺现象等;血液呈高黏、高凝、栓塞前状态;突发性耳聋;肺栓塞。

【用法用量】　静脉滴注:急性发作期,每次 10U,1/d,连用 3～4d。非急性期首次 10U,维持量 5～10U,每日或隔日 1 次,2 周为 1 个疗程。

【不良反应】【注意事项】 ①可致过敏性反应,出血倾向;故有过敏史者,严重肝、肾疾病及出血性疾病者禁用。②与阿司匹林合用宜谨慎。

【制剂规格】 冻干粉针剂:5U,10U。

艾地苯醌(雅伴片、Idebenone、Avan)

【作用特点与用途】 本品为脑代谢及精神症状改善药,有下列作用:①改善脑缺血功能障碍,改善脑卒中大白鼠的自发运动障碍及情绪障碍;改善脑梗死大白鼠的被动回避反应障碍;延缓低氧血症的致死时间及改善脑内乙酰胆碱和5-羟色胺的代谢。②改善脑能量的代谢,本品能使动物脑卒中引起的葡萄糖利用率降低得到恢复,促使ATP(三磷腺苷)的产生,抑制乳酸的生成。③能激活脑线粒体呼吸活性,本品能活化呼吸系统,激活脑线粒体电子传递系统的功能,促进ATP的产生,同时抑制脑线粒体产生过氧化脂质,防止过氧化脂质生成所致的线粒体损害。脑卒中后遗症病人口服本品300mg后,2～3h血药浓度达峰值(290ng/ml),吸收率约为90%,吸收后除分布至肝、肾组织外,亦向脑内移行,其浓度与血浓度相同。血浆 $t_{1/2}$ 7.69h,以代谢物形式从尿中排泄,24h内,尿内排出率为32%。用于脑梗死后遗症、脑出血后遗症、脑动脉硬化症伴随的情绪障碍和语言障碍等。

【用法用量】 口服:每次30mg,3/d,饭后服。剂量可根据年龄及症状等适当调整。

【不良反应】 偶见皮疹,应及时停药。此外有恶心、食欲减退、胃痛、腹泻、眩晕、兴奋及痉挛发作等。偶见血清转氨酶及尿素氮升高、红细胞和白细胞减少及总胆固醇和三酰甘油轻度上升。

【禁忌证】 孕妇禁用;哺乳期妇女慎用。

【制剂规格】 片剂:30mg。

巴曲酶(东菱迪芙、东菱克栓酶、东菱精纯克栓酶、Batroxoxib-in)[保乙]

【作用特点与用途】 为新型强力单成分溶血栓、改善微循环治疗药。用于急性脑梗死;改善各种闭塞性血管病(如血栓闭塞性脉管炎、深部静脉炎、肺栓塞等)引起的缺血性症状;改善末梢及微循环障碍(如突发性聋、振动病);也用于中、轻度高血压病。

【用法用量】 静脉滴注:①急性脑梗死患者首次剂量为10BU,隔日1次,共3次,另2次各为5BU,隔日静脉滴注。使用前用250ml 0.9%氯化钠注射液稀释,静脉滴注1h以上,以后应有其他治疗脑梗死药物继续治疗。②突发性耳聋重症患者,首剂可静脉滴注 20BU,以后维持剂量 5BU,隔日 1 次,一般疗程为 1 周,必要时可延长至 3 周。药液使用前用 100ml 以上 0.9%氯化钠注射液稀释,静脉滴注 1h 以上。③其他适应证首次 10BU,维持治疗隔日 1 次 5BU,遵医嘱用。

【禁忌证】【注意事项】　①可有出血倾向或止血延缓现象、血肿等。故有出血者、新近手术患者,正在使用抗凝抗栓药者禁用;②孕妇、哺乳期妇女、产妇、重度心肝肾病患、多脏器功能衰竭者、严重高血压及严重血糖增高者、有过敏史者忌用;③避免与抗血栓制剂合用。

【制剂规格】　注射剂:5BU/0.5ml,10BU/1ml。

活血素(复方二氢麦角隐亭、Vasobral Co.)

【作用特点与用途】　本品为复方制剂,主要成分是麦角碱中的 α-二氢麦角隐亭甲磺酸盐,加上咖啡因。α-二氢麦角隐亭是对治脑缺血症状作用最强的麦角生物碱衍生物,咖啡因可促进二氢麦角隐亭肠道吸收,提高其血浆水平。口服剂型显效快。该药为交感神经拮抗药,对 α 肾上腺素能受体有特异性阻断作用。它不但能通过扩张血管增加动脉血流量,且能增加功能性毛细血管面积,增加末梢组织血流量,改善微循环。本品尚能减少血小板与红细胞聚集,提高缺血的脑组织对葡萄糖的利用,保护缺氧时的脑组织,从而有效地治疗脑、眼、耳部及外周循环系统血管功能不全引起的各种疾病。该药不影响心率及血压,故可安全用于高血压、糖尿病及肾功能衰竭病人。用于脑血管功能不全,特别是伴有眩晕、耳鸣等耳蜗与前庭功能障碍及视力障碍。亦用于脑血管意外后遗症、脑功能障碍、失眠、记忆力衰退、智能减退、外周血管功能障碍如刺痛感、多动症等。

【用法用量】　口服:一般可用 1～2 吸管(每吸管 2ml),稀释于少量水中,2/d,饭前服。

【不良反应】　偶有胃肠道反应。

【制剂规格】　溶液:1mg/ml,附吸管。

脑细胞生长肽(脑复素注射液、Brain Cell Growth Peptide)

【作用特点与用途】　本品内含神经营养因子、递质、肽和氨基酸,能促进动物生长激素、甲状腺素释放增加,加速大脑发育,提高记忆功能;促进黑质受损伤后纹状体的发育;促进脊髓背根神经节突触生长,促进海马神经元存活。用于脑出血、脑缺血、脑动脉硬化、脑外伤、脑手术前后、脑炎及其后遗症、儿童大脑发育不全、脑神经衰退、癫痫、中风、神经性耳聋、视神经损伤等。

【用法用量】 肌内注射或静脉注射:每次 2～4ml,1～2/d,1 个月为 1 个疗程。

【注意事项】 过敏者慎用。

【制剂规格】 注射剂:2ml,冷藏。

舒马普坦(尤舒、Sumatriptan Succinate)

【作用特点与用途】 高度选择性激动血管 5-HT$_{1D}$受体,使脑内动脉收缩,血液重新分布,使脑血流供应得以改善。能减轻硬膜中神经源性炎症,也有助于改善偏头痛。口服吸收快,但不完全,生物利用度 15％,$t_{1/2}$ 2～2.5h,血浆蛋白结合率 14％～21％,随尿和粪中排泄。用于成年人有先兆或无先兆偏头痛的急性发作。

【用法用量】 成人每次口服 50mg(2 片);若服用 1 次后无效,不必再加服。若首次服后有效,但症状仍持续发作者可 2h 后加服 1 次。单次口服量不应超过 100mg(4 片),24h 内剂量不得超过 200mg(8 片)。

【不良反应】 可致感觉异常、发热、发冷、疼痛和压迫感、眩晕、疲劳、唾液分泌减少、嗜睡等。

【注意事项】 禁与单胺氧化酶抑制药、麦角胺类药物合用。详见说明书。

【制剂规格】 琥珀酸舒马普坦片剂:25mg。

小牛血去蛋白(脑活素、爱维治、Deproteinised Calf Blood、Actovegin)[保乙]

【作用特点与用途】 亦是一种脑水解制剂,由小牛血超滤液制成的无蛋白质有机制剂,含 30％有机成分,包括:核苷、肽类(低分子)、糖脂类、低级多糖类、氨基酸类、糖和类脂代谢的中间产物。爱维治的作用方式是增加葡萄糖摄入率和利用率,提高葡萄糖的使用量,但不涉及胰岛素。增加氧的摄取和利用,从而能直接促进细胞代谢,最终的疗效是改善细胞的能量状态,促进功能性代谢与康复代谢,对于患有功能缺陷的病人尤能发挥疗效。本品对各种组织有增殖作用,与各类生长因子有协同效应,并有抗凝血酶的作用,因此爱维治的主要作用是产生能量,促进:①化学作用(生物合成与转化);②渗透作用(活跃性传输);③机械作用(肌肉收缩)。且其作用方式已为多项基础及临床研究所证实。用于脑血管疾病、脑缺血发作、脑外伤及大脑器质性疾病后遗症、老年性痴呆。亦可用以治疗外周动脉或静脉阻塞性疾病,包括各种皮肤表现、溃疡形成、皮肤烧伤、放射性损伤。并可应用于胃及十二指肠溃疡。

【用法用量】 剂量及使用方式可视病情而定。一般用静脉注射或静脉滴注,初期 5～20ml/d 静脉注射,或每周数次,静脉滴注以 250ml(用等渗盐水或 5％～10％葡萄糖溶液)稀释 5～20ml,以 2ml/min 的滴速滴注。片剂口服为每次 2 片,3/d。眼用凝胶:滴眼内,每次 1 滴,3/d。

【不良反应】　罕见过敏反应如荨麻疹、红疹和药物热,一旦发生时应立即停用,并按需要给予抗组胺药或皮质激素。

【禁忌证】　对本药或同类物质有过敏反应者应禁用。输注本品的禁忌证与使用其他液体输注一样,如心力衰竭、肺水肿、少尿或无尿、水分过多者忌用。

【注意事项】　爱维治含有葡萄糖,故糖尿病病人使用时,宜加谨慎。

【制剂规格】　针剂:2ml、5ml、10ml。片剂及膏剂、油剂等。

奥拉西坦(脑复智、奥拉酰胺、Oxiracetam)

【作用特点与用途】　促智药,能促进磷酰胆碱和磷酰乙醇胺合成,促进脑代谢。疗效与吡拉西坦相似。可改善学习记忆障碍。本品口服吸收快,t_{max} 约为 1h,$t_{1/2}$ 为 5～8h。单剂口服 800mg 的 C_{max} 为 48.3～54.9μg/ml,V_d 27.4～36.2L/m^2,总清除率 6.8～11.6 L/h,服药后 48h 内约 40％ 的原型药随尿中排出。用于老年性痴呆、多梗死痴呆及神经官能症、脑外伤、脑炎等引起的大脑功能不全,记忆障碍。

【用法用量】　口服:每次 800mg,2～3/d。静脉滴注:成年人每次 2～8g,儿童每次 1～2g,1/d。

【禁忌证】　对本品过敏与肾功能严重不全者禁用。

【不良反应】　参阅吡拉西坦(脑复康)相关资料。

【注意事项】　轻、中度肾功能不全者慎用,必要时须降低剂量。

【制剂规格】　胶囊剂:400mg。注射剂:1g/5ml。

多奈哌齐(安理申、阿瑞斯、Doneppezil、Aricept)[保乙]

【作用特点与用途】　本品系长效阿尔茨海默病(AD)的对症治疗药。AD为一种以记忆力减退为主要表现,伴有其他认知功能损害的获得性智能减退,与胆碱酯酶有关。本品为第二代胆碱酯酶抑制药,对乙酰胆碱酯酶的选择性亲和力比对丁酰胆碱酯酶强 1250 倍。本品对心肌、平滑肌无作用,对横纹肌有作用;对中枢神经毒性比他克林小。尚对肽有影响,对神经递质受体或 Ca^{2+} 通道有直接作用。本品口服吸收好,血浆平均达峰时间(3.4±1.5)h～(5.2±2.8)h,说明个体差异大。有蓄积性。15d 内达稳态。血浆蛋白结合率 96％,其白蛋白结合率达 75％左右。$t_{1/2\beta}$ 约 70h。以原型和 4 种主要代谢物随尿排泄,为非剂量依赖性清除。用于轻、中度老年痴呆症。

【用法用量】 口服:每次 5mg,1/d。服用 1 个月后可增至每次 10mg,1/d,晚上睡前服。

【不良反应】 最常见的是腹泻、恶心和失眠,多为轻微而短暂,无须停药;在 1~2d 可缓解。

【禁忌证】 对本品高度敏感者。

【注意事项】 ①对心脏病患者、哮喘或阻塞性肺部疾病有影响,也能增加患消化道溃疡的危险性;②可有尿潴留及惊厥;③遵医嘱用。

【药物相互作用】 ①本品不能取代与血浆蛋白高度结合的其他药物如呋塞米、地高辛、华法林;②本品不影响茶碱、西咪替丁、华法林或地高辛的清除;③与拟胆碱药和其他抑制药有协同作用,而与抗胆碱药、琥珀胆碱类肌松药有拮抗作用,故不能联用。

【制剂规格】 片剂:5mg。

洛斯宝(活血素、Luosibao)

【作用特点与用途】 周围血管扩张药。有麦角隐亭和咖啡因的作用。用于脑血管功能不全和老年性脑功能改变;记忆力下降、头痛、情绪不稳定、感觉迟钝、注意力不集中;耳蜗、前庭功能障碍症状;眩晕、耳鸣、听力下降;糖尿病性视网膜病变;老年性干性黄斑病变;外周血管性病变;雷诺现象、下肢血栓性静脉炎;其他血管性疾病,阳萎偏头痛。

【用法用量】 口服:每次 0.5~1 片,2/d。

【不良反应】 偶见胃肠道反应。

【制剂规格】 片剂:每片含甲磺酸双氢麦角隐亭 A 4mg,咖啡因 40mg。

双氢麦角胺(舒脑宁、Dihydroergotamine)

【作用特点与用途】 本品为 3 个麦角碱的双氢衍生物(二氢麦角柯宁碱、二氢麦角嵴亭碱、二氢麦角隐亭碱的甲磺酸盐)的复合制剂。有肾上腺素 α-受体阻滞作用,扩张脑血管、降低血管阻力、增高血流量,改善脑细胞代谢,促进中枢神经系统的传递功能,主要与异丙嗪、哌替啶等配成冬眠合剂应用。本品口服吸收快,C_{max} 约 1h,肝首关效应明显,生物利用度仅 8.8%。$t_{1/2}$ 约 8.5h。口服吸收后主要经肝代谢,大部由粪便排泄,32h 内以原型药物排出不到给药量的 0.5%,仅其中前 4 小时排出最多。用于冬眠疗法、动脉内膜炎、肢端动脉痉挛症、血管痉挛性头痛、脑动脉硬化症、脑震荡后遗症、脑中风后遗症、老年性痴呆等的头昏头痛、记忆力减退、忧郁等。

【用法用量】　肌内注射或皮下注射:每日或隔日 1 次,每次 0.3～0.6mg;亦可舌下给药,每次 0.5～2mg,不宜口服。

【不良反应】【注意事项】　①注射给药患者须卧床 2h 以上,以免发生严重低血压;②静脉滴注速度宜缓;③禁用于低血压、严重动脉硬化、心脏器质性损害、肾功能障碍及老年人。

【制剂规格】　注射剂:0.3mg/1ml。舌下含片:0.25mg,0.5mg。

托哌松(托哌酮、脑脉宁、Tolpersone)

【作用特点与用途】　具有血管扩张和中枢性肌肉松弛作用。能直接扩张平滑肌中的血管,抑制多突触反射,能降低骨骼肌张力,缓解因脑、脊髓受损而出现的肌肉强直、阵挛等。尚可增加外周血流量。口服吸收快,C_{max} 约 1h。用于闭塞性血管病,如动脉硬化、血管内膜炎、中风后遗症、脊髓末梢神经炎等,以及各种脑血管疾病后遗症如头痛、眩晕、失眠、肢体发麻、记忆力减退、耳鸣等。

【用法用量】　口服:每次 50～100mg,3/d。可酌情增减。

【注意事项】　少数可见食欲缺乏、头昏、嗜睡、面部潮红、患肢肿痛、下肢无力、乏力等,多为一过性,一般停药 1～2d 即消失。

【制剂规格】　片剂:50mg。

法舒地尔(艾尼尔、Fasudil、Eril)[保乙]

【作用特点与用途】　本品对肌浆球蛋白轻链磷酸化酶有直接抑制作用。该酶由流入平滑肌细胞内的钙或由细胞内贮存部位释放的钙活化。被活化的该酶可使肌浆球蛋白轻链磷酸化,则引起平滑肌收缩。本品阻滞肌浆球蛋白的轻链磷酸化,引起血管平滑肌舒张,可使脑血管痉挛缓解。本品经静脉内持续给药,$t_{1/2\beta}$ 约 15min。血浆蛋白结合率 34%～62%。代谢物主要由尿和胆汁排泄。每日 1 次连续 21d 给药未见蓄积性。用于蛛网膜下隙出血后的脑血管痉挛及伴发的脑缺血症状。

【用法用量】　静脉滴注:每次 30mg,以适量电解质液稀释后静脉滴注,1/d,每次 0.5h。2 周为限。

【不良反应】　①可引起低血压、面红、反射性心动过速及出血。曾发生颅内出血,应监护及做 CT 检查。②有时转氨酶升高;皮疹、排尿困难或多尿、嗳气、呕吐,并可能出现头痛、发热、意识障碍、呼吸抑制等不良反应。

【注意事项】　观察用药过程中发生的颅内出血。本品可引起低血压,应注意血压变化、调节剂量和滴速。70 岁以上老人,蛛网膜下腔出血合并重症脑血管损害如脑底异常血管网或巨大脑动脉瘤等患者慎用。小儿无使用经验。不可从脊髓腔内注入本品。

【禁忌证】 正在出血者,尤其是颅内出血和低血压患者禁用。孕妇、哺乳期妇女忌用。

【制剂规格】 注射剂:30mg。

替拉扎特(替利拉扎、Tirilazad Mesylate、Freedox、Tridax)

【作用特点与用途】 本品为脂质过氧化抑制药,临床用其甲磺酸盐。它能使细胞膜内病灶局限化,并抑制脂质过氧化。其清除过氧化基质而抑制脂质过氧化反应的机制与维生素相似。尚有细胞膜稳定作用,阻滞游离花生四烯酸从损害细胞膜释放,此作用并非是其糖皮质激素活性,而与其抗氧化反应有关。其生物利用度 16%,迅速在肝代谢,经胆汁排泄,$t_{1/2\beta}$ 为 3.7h。年轻女性清除率高于年轻男性。用于局部缺血性卒中、头部损伤和脊髓损伤,蛛网膜下隙出血。尚应用于蛛网膜下动脉瘤出血、白内障、视网膜病和黄斑变化、心脏停搏等(有待评估)。

【用法用量】 静脉滴注:0.6~10mg/(kg·d),连用 5~10d。

【不良反应】 主要为注射部位疼痛和静脉炎。

【制剂规格】 注射剂:150mg/100ml。

溴长春胺(Brovincamine)

【作用特点与用途】 ①能增加血流量,特别对脑具有选择性,对椎动脉及颈内动脉有增多血流量的作用,能阻断 Ca^{2+} 通道,松弛血管平滑肌。能增加脑血管障碍病人的脑血流量,改善脑循环。②可使脑内葡萄糖耗量、氧耗量及 ATP 含量增加,从而改善脑的能量代谢,且能促进脑内 5-羟色胺、去甲肾上腺素的代谢,以脑内儿茶酚胺代谢低下易发生脑卒中者作用更明显。提示有改善脑代谢作用。③能改善脑电波。④可抑制血小板聚集。⑤能改善红细胞变形能力。本品口服 1h 后达血药峰浓度,$t_{1/2}$ 为 6h 及 17h(二相型)。5d 内尿中排出 64.0%,粪中排出 20.6%。用于脑动脉硬化、脑梗死后遗症、脑出血后遗症。轻度以上改善率约 80%。

【用法用量】 口服:每次 20mg,3/d。可酌情调节。

【不良反应】【注意事项】 不良反应发生率 3.5%,禁用于因颅内出血尚未完全止血者。

【制剂规格】 片剂:20mg。

尼唑苯酮(Nizofenone)

【作用特点与用途】　本品为咪唑类脑缺血性疾病改善药,能改善大脑功能,抑制脑梗死形成,抗缺氧、抗过氧化,降低脑耗氧量,抗脑水肿,抗血噁烷 A_2 作用及促进前列环素生成等。本品静脉注射后呈二相性, $t_{1/2}$ 分别为0.3～0.5h 及 3.4～5h。脑血管障碍病人与正常人血浆中原型药物浓度变化相似。用于蛛网膜下腔出血急性期(轻至中度)缺血引起的脑障碍。

【用法用量】　静脉滴注:每次 5～10mg,3/d,加入输液中静脉滴注。发病1 周后开始给药,连续 2 周。

【不良反应】　发生率 11.6%(78/670)。可有意识低下、欲睡、镇静、偏瘫、舌根下垂、随后呼吸抑制,血压下降,贫血,血小板减少,转氨酶上升,BUN、肌酐上升等。

【注意事项】　重症病人禁用,应戒酒。意识低下者减量,孕妇、小儿慎用。

【制剂规格】　注射液:5mg/2ml(0.2%)。

美络宁(三磷酸胞苷二钠、Cytidine Disodium Triphosphate)

【作用特点与用途】　本品为核苷酸类药物。其主要成分三磷酸胞苷(CTP)是核酸的重要组成部分,是生命活动不可缺少的物质。本品药理作用温和、疗效明确、不良反应小、透膜作用强。在机体中可以促进神经细胞内磷脂、核酸和蛋白质的合成代谢,调节神经细胞生物膜的合成、整合、改建,特别是突触内重要成分的新陈代谢。具有营养神经、支持神经细胞活性与存活,延缓死亡,提高神经细胞抗损伤能力,促进神经突起生长,缓解脑血管硬化。用于脑血管意外及其后遗症,脑震荡,外伤性昏迷,颅脑手术后功能障碍,神经官能症,脑血管硬化,老年性痴呆,外周神经损伤,儿童脑发育不全。

【用法用量】　肌内注射:每次 10～20mg,20～40mg/d。静脉注射:在医师指导下,加入葡萄糖注射液 250ml 中缓慢滴注。最高剂量不超过 160mg/d,儿童剂量减半。7～14d 为 1 个疗程。

【不良反应】　静脉滴注过快会引起兴奋,呼吸加快;偶有发热、皮疹,停药后消失;极少数病人出现一过性轻度转氨酶升高,停药后恢复正常。

【禁忌证】　禁止静脉推注,对本品过敏者忌用。

【注意事项】　严重肝、肾功能不全者慎用。

【制剂规格】　三磷酸胞苷二钠注射剂:20mg/2ml。冻干粉针:20mg。

石杉碱甲(哈伯因、Huperzine A)[保乙]

【作用特点与用途】 本品主要成分石杉碱甲,为可逆性胆碱酯酶抑制药。对真性胆碱酯酶具有选择性抑制作用,易通过血-脑脊液屏障,能促进记忆再现,增强记忆保持。本品口服吸收迅速而完全,分布快,但排泄慢,吸收相 $t_{1/2}$ 9.8min,消除相 $t_{1/2}$ 10d。适用于良性记忆障碍,能提高患者指向记忆、联想记忆、图像回忆、无意义图形再认识及人像回忆能力。对痴呆患者和器质性病变引起记忆障碍亦有改善作用。

【用法用量】 口服:每次 2~4 片,2/d,剂量每日不超过 9 片(450μg),或遵医嘱。

【不良反应】 剂量过大时可见头晕、恶心、胃肠道不适、乏力等,一般可自行消失。反应明显时减量或停药后可缓解。

【禁忌证】 心动过缓、支气管哮喘者慎用。

【注意事项】 因本品为可逆性胆碱酯酶抑制药,其用量有个体差异,宜从小剂量开始服用,不宜自行增量,应遵医嘱。

【制剂规格】 片剂:50μg,铝塑板装。

己酮可可碱(焕宁、贝通、Pentoxifyline)[保乙]

【作用特点与用途】 本品为脑及周围血管血流改善药。能提高红细胞变形能力,降低血液黏稠度,抑制血小板和红细胞过度聚集,扩张血管,从而促进血液流畅,改善脑及周围组织缺血区的循环与营养。用于①脑血管血流障碍性疾病:短暂性脑缺血发作(TIA)、中风后遗症、脑栓塞、脑血栓形成、脑腔隙性梗死、血管性头痛;②周围血管血流障碍性疾病:血栓闭塞性脉管炎等;③内耳功能障碍疾病:老年血管性耳聋、耳鸣等;④糖尿病性视网膜动脉循环障碍;⑤慢性皮肤溃疡、皮肤病患者。

【用法用量】 静脉滴注:100~300mg,加入 250~500ml 输液中,2~3h 输完,1~2/d;最大滴速不超过 100mg/h,或遵医嘱。口服:每次 100mg,3~4/d。

【不良反应】 ①偶见胃肠道反应,如胃痛、恶心、呕吐、胃灼热感、腹泻等;②偶见眩晕、头痛、情绪不安、睡眠障碍等;③罕见皮肤过敏反应和全身过敏反应,如面部潮红、心动过速或血压下降等。

【禁忌证】 对甲磺嘌呤药物过敏者;大出血、视网膜出血;急性心肌梗死、严重心律失常者禁用。妊娠及哺乳期妇女不宜使用。

【注意事项】 严重肾功能损害者慎用。

【药物相互作用】 本品与下列药物合用时可加强它们的作用:降血压药、

降血糖药、抗凝血药。与茶碱类药物合用呈协同作用,应调整剂量。

【制剂规格】　片剂:100mg。水针剂:100mg/2ml。

血塞通(络通、Xuesaitong)

【作用特点与用途】　本品主要成分为三七总皂苷,有增强机体功能,增加冠状动脉血流量、扩张血管,降低动脉血压,降低心肌耗氧量,抑制血小板聚集,降低血黏度等作用。本品是在血塞通注射液的基础上研制而成的三七总皂苷新型粉针剂。主治①脑血管疾病:缺血性脑血管疾病、脑出血后遗症瘫痪,对急性期疗效较好;②视网膜血管阻塞;③面肌抽搐症;④心血管疾病:胸痛、胸闷、心绞痛等。

【用法用量】　静脉滴注:每次 200~400mg,1/d,以 5%~10%葡萄糖注射液 250~500ml 稀释后缓慢滴注。静脉注射:每次 200mg,1/d,以 25%~50%葡萄糖注射液 40~60ml 稀释后缓慢注射。糖尿病患者可用 0.9%生理盐水稀释后使用。15d 为 1 个疗程,停药 1~3d 后进行第 2 个疗程。口服药遵医嘱。

【不良反应】　不良反应少,迄今仅见 2 例咽干、5 例头晕,肝肾功能未见损伤。

【制剂规格】　片剂、胶囊剂、颗粒剂:25mg,50mg,60mg,100mg。注射剂:100mg/2ml。

奥扎格雷钠(晴尔、丹奥、Ozagrel Sodium)[保乙]

【作用特点与用途】　血栓素 A_2(TXA$_2$)合成酶抑制药。能抑制 TXA$_2$ 生成,同时促进 PGI$_2$ 生成,具有抗血小板聚集、扩张血管、增加血流量和供氧作用。对脑梗死有溶栓和防栓作用,对脑血管痉挛有较强的抑制作用。本品的 $t_{1/2\beta}$ 为(1.22±0.44)h。几乎全部药物经尿液排出。用于急性脑梗死及其伴随的运动障碍。预防和治疗蛛网膜下腔出血、动脉瘤、偏头痛引起的脑血管痉挛。

【用法用量】　静脉滴注:成年人 160mg/d,分 2 次溶入 500ml 生理盐水或糖水中,连续静脉滴注(≤30 滴/min),2 周为 1 个疗程,或遵医嘱。

【不良反应】　可有一过性胃肠道反应或过敏反应。

【禁忌证】　对本品过敏者;脑出血或脑梗死并出血者;有严重心、肺、肝、肾功能不全,如严重心律不齐;有血液病或有出血倾向者;严重高血压,收缩压超过 26.6kPa(200mmHg 以上)。

【注意事项】　孕妇慎用;避免同钙混合输液。

【制剂规格】　水针剂:40mg/2ml。冻干粉针:20mg。

盐酸二苯美伦(Bifemelane Hydrochloride)

【作用特点与用途】 本品为脑神经激活、精神症状改善药,能改善脑功能障碍。能改善对脑神经传递,改善脑内葡萄糖代谢,改善实验性脑缺血,改善健忘症,增加脑血流量。健康成年人饭后口服本品 50mg,5h 后达血药峰浓度 $2.9\mu g/L$,$t_{1/2\beta}$ 为 3.3h。健康成年人口服每次 50mg,3/d,连续 3d,在给药后第 2 天血药浓度稳定,未见蓄积现象。健康成年人口服 50mg 后 2d 内,尿中排出 44%,其中大部分以结合型代谢物排出。用于脑梗死后遗症、脑出血后遗症如情绪低下,情绪障碍。

【用法用量】 口服:通常成年人每次 50mg,3/d,饭后服。根据年龄、症状等调整剂量。

【不良反应】 可有消化系统症状如食欲缺乏、腹痛、胃灼热感等;精神系统如困倦、失眠等;皮疹、瘙痒;胸痛、耳鸣、肌肉痛、麻木;血清转氨酶上升等。

【注意事项】 孕妇、小儿慎用;哺乳期妇女用药期间应暂停授乳;并用华法林时,会延长凝血酶原时间。

【制剂规格】 包衣片剂:50mg。颗粒剂:含本品 50mg/g。

倍他司汀(培他啶、敏使朗、抗眩啶、泰美克乐、Betahistine、Mer-slon)[保乙]

【作用特点与用途】 既为组胺类药,又为抗脑血管疾病眩晕治疗药。能扩张毛细血管、脑血管、心血管,特别是对椎-基底动脉系统有较明显的扩张作用,显著增加心脑及周围循环血流量并改善微循环。能明显改善内耳区域血循环,消除内耳性眩晕、耳鸣、耳闭感,消除内耳淋巴水肿。能对抗儿茶酚胺的收缩血管而降低动脉压,并有抑制血浆凝固和抗血小板凝集,尚有轻微利尿作用。临床主要用于梅尼埃综合征(美尼尔综合征)、血管性头痛、脑动脉硬化、急性缺血性脑血管病(脑血栓、脑栓塞、一过性脑供血不足)、直立性眩晕、耳鸣等。

【用法用量】 口服:成人服盐酸培他啶片(盐酸倍他司汀片):每次 4～8mg,2～4/d,最大剂量≤48mg/d;或甲磺酸倍他司汀片:每次 2～6mg,3/d;均餐后服。若肌内注射:每次 2～4mg,2/d。若静脉滴注:每日 1 次,20mg 先溶于 2ml 生理盐水或葡萄糖水中,再溶于 500ml 输液中缓慢滴注。

【不良反应】【注意事项】 ①偶有食欲下降、恶心、呕吐、口干、头痛、心悸、皮炎等。②消化性溃疡、支气管哮喘、肾上腺髓质瘤、哺乳妇、孕妇、老年人均慎用。③过敏者、嗜铬细胞瘤、小儿均禁用。④与其他抗组胺药有拮抗作用。

【制剂规格】 盐酸倍他司汀片:4mg。甲磺酸倍他司汀片:6mg。注射剂:2mg、4mg,均 1mg/ml。

萘呋胺(克拉瑞啶、Naftidrofuryl Oxalate)

【作用特点与用途】　治疗脑血管病药。本品极易透过血-脑脊液屏障,可直接促进大脑细胞对氧的利用,使三羧酸循环对葡萄糖的转运加快,有效地增强细胞内代谢,显著增快血细胞的 ATP 浓度,减少乳酸的生成,使缺血状态下的细胞氧化作用恢复到正常水平,并延缓细胞衰老,恢复神经元功能及改善智能。本品作用于血管平滑肌,具有恢复供血的作用,不影响血压,可保证人体重要器官的血液供应。本品选择性地拮抗血管平滑肌上 5-HT$_2$ 受体,对抗 5-HT 及缓激肽等物质释放,抑制肾上腺素、ADP 及 5-HT 介导的血小板聚集,增强红细胞变形性,降低血液黏滞度,防止血管痉挛,改善微循环,缓解疼痛及减轻炎症等作用。本品口服易吸收,生物利用度80%,易通过血-脑脊液屏障,$t_{1/2}$ 60min。主要经胆汁分泌,肠道排泄,体内无蓄积。用于脑血管疾病:脑动脉硬化、脑梗死、脑血管意外恢复期及后遗症期、部分脑外伤和手术后恢复期、老年性痴呆、老年精神紊乱、脑功能不全及梅尼埃综合征。外周血管疾病:间歇性跛行、疼痛性痉挛、糖尿病性脉管病、雷诺现象、脉管炎、毛细血管炎及营养性溃疡、早期坏疽。

【用法用量】　急性缺血性脑血管意外:160～200mg/d(重症 320mg/d)加入生理盐水或 5%葡萄糖注射液或低分子右旋糖酐注射液500～1000ml中静脉滴注,10d 为 1 个疗程。慢性缺血性脑血管疾病:口服每次 100mg,3/d,30d 为 1 个疗程。外周血管疾病:每次 160mg,加入生理盐水 250～500ml 中静脉滴注,连用 10d;或肌内注射,40～80mg/d,连用 10d;或口服每次 100mg,3/d,连服 30d。

【不良反应】　按推荐剂量给药,一般耐受性良好。偶见恶心、上腹部疼痛、失眠、停药后症状即消失。超大剂量服用可引起心脏传导阻滞及惊厥。

【禁忌证】　对本品过敏及房室传导阻滞患者。

【注意事项】　①严重心肝肾功能不全者慎用,必要时先行心电图检查;②妊孕安全性尚未确立;③心脏传导阻滞可注射异丙肾上腺素或电起搏处理,惊厥可用地西泮治疗;④与 β 受体阻滞药和抗心律失常药并用有相加作用;⑤静脉滴注应缓慢,持续 1.5h 以上。不能与含钙离子的溶液混合。

【制剂规格】　针剂:40mg。胶囊剂:100mg。

甘油果糖注射液(布瑞得、Glycerol Fructose)[保甲]

【作用特点与用途】　①本品为高渗输液,渗透压为人体血浆的 7 倍,经静脉输液以后，能提高血浆渗透压。且高于大脑的渗透压而形成渗透压梯度，使大脑组织水分渗透到血管中，经尿排出，从而使脑组织脱水并使脑脊液量减少，颅内压显著下降，脑水肿逐渐消失。②本品为高能量液体，在体内代谢成水和二氧化碳而产生热量，每 500ml 能提供 1339kJ(320kcal)的热量。本品能透过血-脑脊液屏障，进入脑组织氧化成磷酸化基质，是参与脑代谢的唯一热源，能增强脑细胞活力。③能增加脑血流量，降低血细胞比容，血液得到稀释，降低毛细血管周围的水肿而排除机械压迫，改善微循环，增加脑血容量，增加供氧量。本品与甘露醇相比，起效缓慢一些，持续作用时间较长，为 6~12h，反跳现象少，这对慢性颅压升高者尤为适宜。对胃功能和电解质平衡无明显影响。因而本品适用于颅压升高伴肾功能不良而又需长期脱水降颅压者；因能提供一定能量，故适用于长期昏迷病人。临床总有效率 86%，明显改善率 18.1%，改善率 67.9%，无效率 14%。适用于脑血管病、脑外伤、脑肿瘤、颅内炎症及各种原因引起的颅内压升高、脑水肿等。

【用法用量】 静脉滴注：成年人每次 250~500ml，1~2/d，儿童用量为 5~10mg/kg。每 500ml 需滴注 2~3h，250ml 需滴注 1~1.5h。根据年龄症状可适当增减剂量。

【不良反应】 偶见溶血现象。

【禁忌证】 ①对有遗传性果糖不耐症患者禁用；②对严重活动性颅内出血患者无手术条件时要慎用或忌用。

【注意事项】 ①如发现容器渗漏、药液浑浊或变色时，切勿使用；②本品含 0.9%氯化钠，用药期间须注意患者食盐摄入量。

【制剂规格】 注射液：每 100ml 中内含甘油 100g，果糖 50g，氯化钠 9g。每瓶 250ml，500ml。

佐咪曲坦(佐米曲普坦、佐米克、Zolmitriptan、Zomig)[保乙]

【作用特点与用途】 本品是对 5-羟色胺(5-HT)1B/1D 受体双重作用的激动药，可克服舒马曲坦的某些不良反应，如生物利用率、偏头痛复发率高和冠状动脉疾病患者的禁忌证。本品作用于大脑边缘系统和中枢；而收缩脑血管的周围作用则为三叉神经局部脑血流，因这是致痛因素。用药 2h 内出现效果者占 82%。口服本品 2.5~25mg，对偏头痛有效率 62%~81%。口服吸收良好，绝对生物利用度比舒马曲坦高 3 倍多，且女性生物利用度比男性高。本品静脉注射后血浆峰浓度和药时曲线下面积均为女性高于男性。代谢物的浓度口服比静脉注射高 2 倍，男性高于女性。静脉注射 $t_{1/2}$ 2.3h，口服 $t_{1/2}$ 2.94h。静脉注射给药 7d 后尿中回收率 64.4%±6.5%，粪便中排出 27.1%

±6.0%。大部分在给药后 24h 内排出,尿中原型药物<10%,粪便中未被吸收的原型药物占大部分。本品口服后血浆浓度差异比静脉注射大,肝首关效应非常显著,口服给药主要经代谢消除。3 种主要代谢物为 5-HT_{1D}激活的 N-去甲代谢物、5-HT_{1D}和对 5-HT_{1D}无激动活性的 N-氧化物和吲哚乙酸。主要用于偏头痛。

【用法用量】 口服:偏头痛发作时服 1 片(2.5mg),若症状无改善或反复,则 2h 后再服第 2 片,若仍无好转,可增加到服每次 2 片(5mg)。

【不良反应】 约有 3%用药者出现短暂的(3h 以内)虚弱无力、恶心、感觉异常、眩晕、重压感、嗜睡或心悸等现象,患者一般能耐受。

【注意事项】 服用本品期间应避免从事机械操作、高空作业等工作。

【制剂规格】 片剂:2.5mg。

十三、高渗脱水利尿降颅内压及其他药

舒脑宁(Ischelium、Retard)

【作用特点与用途】 该品为 3 种麦角生物碱的氢化体变性硫酸盐,等量混合的半合成制剂。该 3 种生物碱分别为 Dihy droergocornine、Dihydroergocristine 及 Dihydroergocryptine。已由美国食品药物管理局评定为有效的脑代谢改善剂。本药适用于:①脑血管疾病,如脑动脉硬化及颅内压增高;②头部外伤后遗症引起的头痛、头晕、头重及恶心等;③老年性退化性脑循环不全引起的各种症状,如疲乏感、感觉异常、失眠、麻木、耳鸣、情绪不稳定、抑郁、不安、恐惧等;④消除特发性高血压时的主观症状;⑤周围血管性疾病,如血栓闭塞性脉管炎及静脉曲张性溃疡等;⑥偏头痛的预防与治疗。

【用法用量】 口服:长效片剂,早、晚各服 1 片,饭后服。根据病情可酌量增减。本药耐受性极好,可以长期服用,一般在 3～4 周时疗效显著。肌内注射或皮下注射,每次 1 支,1/d。

【不良反应】 在服药第 1 周时偶有暂时性恶心及呕吐。

【禁忌证】 低血压、严重心动过缓、肾功能减退及孕妇禁用。

【制剂规格】 片剂:每盒 25 片。针剂:1.0mg。

双肼屈嗪(利普素、血压达嗪、Nepresol)

【作用特点与用途】 为肼屈嗪的同类物,作用与之相似,但毒性略低,不良反应较少。主要与其他降压药联合应用于各类高血压,尤适用于已有肾脏损害的高血压及高血压危象、妊娠毒血症及高血压急症。

【用法用量】 肌内注射或静脉注射:开始时常用小剂量,一般为每次12.5~25mg,视病情可重复给药,亦可与其他药物一起静脉滴注。使用前,用附带的溶剂将粉针剂溶解。如用作静脉滴注,应将上述已稀释的溶液用生理盐水溶液进一步稀释,不宜用5%葡萄糖注射液配制。

【不良反应】 开始或剂量过大时易有心动过速、头痛及恶心等反应,继续治疗或减少剂量,不良反应可减轻。为防止心动过速,可适当加用β受体阻滞药。

【禁忌证】 冠状动脉硬化或对本药过敏者禁用。

【制剂规格】 粉针剂:25mg。

宁心宝胶囊(虫草头孢、Cordyceps Cephalosporium Mycelia Capsule)

【作用特点与用途】 本品系新鲜冬虫夏草中分离得到的麦角菌科真菌虫草头孢(Cephalosporium sinensis Chen. SP,nov)经液体深层发酵所得到的菌丝体的干燥粉末制备而成。经现代分析仪器测定,本品含有17种氨基酸、10种微量元素及D-甘露醇和麦角甾醇等。经实验证明具有多种药理作用。对各种病因引起的心律失常及传导阻滞,尤其对慢心率型心律失常,既能加快房室传导,提高和调节窦性心律,又能抑制快速异位起搏心律,改善心脏功能,具有其他抗心律失常药物所没有的两者兼顾作用,有重要的临床应用价值,是治疗心血管系统疾病的良药。用于抗心律失常药,用于房性和室性期前收缩。

【用法用量】 口服:每次2粒,3/d。

【制剂规格】 胶囊剂:每瓶50粒。

氯化钾缓释片(Potassium Chloride Sustained-release Tablets)[保甲]

【作用特点与用途】 氯化钾是临床上补钾的首选品,但市售普通制剂及肠溶片存在口感差、胃肠道刺激、剂量不易掌握等缺点。氯化钾缓释片为双重缓释结构,可使药物在10h内近恒速释放,生物利用度高,不仅有效地避免了大量钾离子对胃肠的刺激和损害,同时维持了稳定的血药浓度,具有卓越的安全性。用于①预防和治疗各种原因引起的钾缺乏,如长期素食者、服用排钾利尿药者、肾疾病、代谢性糖尿病、肾上腺皮质激素异常、糖皮质激素增多症、服用大量甘草或其制剂者;②家族性低钾性周期性麻痹;③预防和治疗洋地黄中毒;④其他:如皮肤烧伤、腹腔引流、血液及腹膜透析,厌食和不能进食的病人,呕吐腹泻和肠瘘病所致的低钾血症,以及由于低钾血症所引起的疲倦、全身肌肉软弱无力、严重的四肢软瘫、食欲缺乏、恶心、腹胀、自觉心悸、心率增快、阵发性心动过速及继发性碱中毒等。

【用法用量】　口服:治疗量每次 2 片,3/d,或遵医嘱。预防量:根据病情遵医嘱。尚未发现明显不良反应。

【禁忌证】　肾功能不全者慎用或禁用。

【注意事项】　①本品应吞服,不得嚼碎;②服药后大便排出的白色物质为不能吸收的残存缓释辅料;③请置于儿童拿不到的地方;④孕妇、哺乳期妇女、儿童和老年患者用药应遵医嘱。

【制剂规格】　缓释片:0.5g。

多培沙明(Dopexamine、Dopacard)

【作用特点与用途】　本品能兴奋肾上腺素 β_2 受体和末梢多巴胺 DA_1 和 DA_2 亚型受体,兼有多巴胺的血管收缩作用和多巴酚丁胺的肾血管舒张作用等优点,且还可抑制神经元再摄取去甲肾上腺素。由于这些作用,通过减轻后负荷,增强心肌收缩力的调节,使心输出量和血管内血流量增加,多培沙明对肾上腺素 α 受体无兴奋作用,因而即使大剂量使用亦不收缩血管。用于需要舒张周围血管和肾血管病人的短期治疗,也用于心脏术后心力衰竭时增强收缩力的治疗。

【用法用量】　静脉滴注:用前稀释,初始量按照 $0.5\mu g/(kg \cdot min)$ 给药,$10\sim15min$ 后可增到 $1\sim6\mu g/(kg \cdot min)$,视反应调节剂量。

【不良反应】　滴注时出现心动过速和心室异位搏动,大剂量偶见恶心、呕吐、心绞痛及震颤。

【禁忌证】　嗜铬细胞瘤、血小板减少症,左心室输出受阻病人、孕妇和哺乳期妇女禁用。儿童不宜使用。肾功能不全者慎用或禁用。

【制剂规格】　注射液:50mg/5ml。

角鲨烯胶丸(海力生、Hailisheng、Squalene)

【作用特点与用途】　本品系从栖息在深海环境中的大型鲨鱼的肝脏中提取的精制品,由 6 个异戊二烯双键组成的碳氢化合物,属于类萜结构。本品在人体内参与胆固醇的生物合成及多种生化反应,促进生物氧化及机体新陈代谢,提高机体的防御功能、应激能力及身心素质,加速类固醇类物质(激素)合成,激活腺苷酸环化酶的活性,引起第二信使的环腺苷酸含量增加。角鲨烯具有生物氧化还原作用与提高能量的作用,从而增强机体的耐力与改善心功能作用。服用本品后,铜蓝蛋白与转铁蛋白水平及超氧化物歧化酶与乳酸脱氢酶活性皆有显著提高。同时,因角鲨烯具有类似红细胞样摄取氧的功能,生成活化的氧化鲨烯,随血流被运输到机体末端细胞中释放出氧,增加机体组织中氧的利用度,促进肝功能及胆汁分泌,从而增进食欲,对缺氧性疾病有防治作用。

本品可显著提高细胞免疫功能低下病人的淋巴细胞亚群,有效率88%,同时80%以上的病人服药后一般情况改善明显,如精神、体力、睡眠及食欲等。未见本品出现不良反应。用于各种缺氧性疾病、心脏病、肝炎和癌症的辅助治疗。

【用法用量】 口服:每次 0.5g,2/d,早、晚空腹时服用。

【制剂规格】 胶丸剂:0.25g。

甘露醇(Mannitol)[保甲][典][基]

【作用特点与用途】 为单糖,在体内不被代谢。20%高渗注射液静脉给药能使脑、眼组织脱水和利尿等作用。静脉滴注后 $0.5\sim1h$ 起效,维持 3h。其降低眼压和颅内压作用于静脉滴注 15min 内出现,t_{max} 为 $0.5\sim1h$,维持 $4\sim8h$;大部分以原型从尿中排出。$t_{1/2}$ 约 1.5h。急性肾衰竭者 $t_{1/2}$ 为 6h。肾功能正常者在 3h 内经肾排出给药量的 80%。临床应用广泛:①治疗脑水肿(降颅压内压升高)和青光眼(眼内压升高)、青光眼术前准备、术前肠道准备等。②预防急性肾小管坏死(在大面积烧伤、严重创伤、广泛外科手术时,常用肾小球滤过率降低及血容量减少而出现少尿、无尿、极容易发生肾衰竭、须及时用本品),预防和治疗肾衰竭、腹水等。③作为其他利尿药的辅助药,治疗某些伴有低钠血症的顽固性水肿。④鉴别肾前性因素或急性肾衰竭引起的少尿。⑤促进体内过量药物或毒物排出体外。

【用法用量】 静脉滴注:按体重 $1\sim4.5g/kg$,一般用 20%注射液 $250\sim500ml(50\sim100g)$,滴速为 10ml/min,每 $4\sim6$ 小时可重复 1 次,$100\sim200g/d$。或个体化遵医嘱。

【禁忌证】 肺充血或肺水肿、活动性颅内压出血(颅内手术过程中或危及生命时除外)、充血性心力衰竭、进行性肾衰竭患者、严重失水者及孕妇、已确诊为急性肾小管坏死的无尿患者。

【注意事项】 不良反应较多,由有经验的医师指导用药。

【制剂规格】 注射剂:10g/50ml,20g/100ml,50g/250ml,100g/500ml。

山梨醇(Sorbitol)[典]

【作用特点与用途】 为甘露醇的同分异构体。作用比甘露醇弱,用于治疗脑水肿及青光眼,亦可用于心肾功能正常的少尿。参阅甘露醇。

【用法用量】 静脉滴注,每次 25%溶液 $250\sim500ml$;儿童每次量按 $1\sim2g/kg$,在 $20\sim30min$ 输入。为消退脑水肿,每隔 $6\sim12h$ 重复 1 次。

【制剂规格】 注射剂:25g/100ml,62.5g/250ml(25%)。

异山梨醇(Isosorbide)

【作用特点与用途】　为山梨醇的脱水衍生物,口服渗透性脱水药。口服吸收好,服药 $20\sim30\min$ 起效,t_{max} 为 $1\sim1.5h$,维持 $5\sim7h$,$t_{1/2}$ 为 8h 左右。97%的药物在尿中以原型排出,3%由粪便排出,不产生热量。用于降低颅内压和眼压,更适用于糖尿病并发症患者用药。

【用法用量】　口服:每次 $40\sim50\text{ml}(50\%$溶液剂),3/d 或遵医嘱。

【注意事项】　①可有轻度胃肠道反应;②急性脑出血及颅内血肿急性期病人禁用;③肾功能障碍无尿者、青光眼、充血性心力衰竭处于脱水状态者均慎用;④维持水电解质平衡。

【制剂规格】　口服溶液剂:50g/100ml(易思清)。

高渗葡萄糖注射液(Hypertonic Glucose Injection)[保甲][典][基]

【作用特点与用途】　$25\%\sim50\%$葡萄糖注射液可迅速提高血浆渗透压,有利尿和脱水作用。静脉注射后 $15\min$ 起效,维持 $1\sim2h$,其效仅为尿素的 1/2,并可产生反跳现象。由于使用方便,起效快、无特殊不良反应,故仍较广泛用于治疗脑水肿(脑出血、外伤)、颅内压增高及青光眼患者。

【用法用量】　静脉注射:$25\%\sim50\%$葡萄糖(静脉)注射液,成年人每次 $50\sim100\text{ml}$,儿童每次 $2\sim4\text{ml}$,可 $4\sim6h$ 重复 1 次。也可与其他脱水药交替配合使用。

【制剂规格】　注射剂:5g/20ml,10g/20ml。

尿素(Urea)

【作用特点与用途】　作用基本同山梨醇,为渗透性利尿药。给药 $15\sim30\min$ 起效,t_{max} 为 $1\sim2h$,维持 $3\sim6h$。用药后常继发血体积增大,颅内压反跳性回升,故在静脉滴注本品后 $3\sim4h$,须加用其他脱水药。临床用于脑水肿、颅内压增高、青光眼,也用于烧伤后、手术后、创伤后的尿少症,并有促进前列腺术后的排尿作用。尚可外用皮肤止痒、手足皲裂等。

【用法用量】　静脉滴注:$0.5\sim1g/kg$,于 $20\sim30\min$ 内滴完。12h 后可重复给药;1~2/d,可连续 $1\sim3d$。

【制剂规格】　注射剂:30mg/100ml,60g/250ml。

甘油(Glycerol)[保乙]

【作用特点与用途】　口服后 $30\sim60\min$ 使血浆渗透压上升,维持约 3h 且无"反跳"现象。其脱水作用较高渗葡萄糖稍强,不良反应少而轻。用于降低颅内压和眼压,治疗脑水肿和青光眼。栓剂用于便秘,尚可用灌肠剂。

【用法用量】 口服:50%甘油溶液(含 0.9%氯化钠)每次 200ml,1/d;必要时 2/d,但间隔 6~8h。治疗便秘,每次 1 粒,塞入肛内。

【注意事项】 可有头痛、咽部不适、口渴、恶心、呕吐、腹泻等,卧床休息后可消失;空腹服用时不良反应较明显。

【制剂规格】 溶液剂:50%甘油溶液(含 0.9%氯化钠生理盐水),50ml、100ml,200ml。甘油栓剂:1.5g,3g。甘油灌肠剂:110ml。

磷酸肌酸(里尔统、护心通、Creatine Phosphate、Neoton)

【作用特点与用途】 本品对心肌细胞的代谢和功能有保护作用,主要是通过稳定细胞膜及维持高能磷酸化合物水平得以完成的。其心肌保护作用主要是通过:①保持细胞膜完整性,减少膜磷脂降解产物;②维持心肌细胞内高能磷酸水平;③促进心肌收缩力的恢复;④抗心律失常(通过提高缺血区的电传导);⑤抗血栓形成功能和提高缺血区的微循环;⑥抗再灌注损伤。未见胚胎毒性报道,也无致突变和致畸性。临床用于:①横纹肌活性不足;②作为心肌疾病的辅助治疗,但不能代替心肌的动力学治疗;③加入心麻痹溶液中作为对心脏手术的保护手段之一。

【用法用量】 心脏手术,在手术前 2d,每日缓慢静脉推注本品 2g(用 12ml 注射用水溶解),推注时间不少于 4min;进行手术时,将本品加入心脏停搏液中,浓度为每千克停搏液加 2.5g(等于每升 10mmol),在 4℃,输入冠状动脉。开始剂量为 15ml/kg,然后每 30 分钟以 10ml/kg 的剂量输注(亦可每千克停搏液加 2.5mg 本品,再按常规使用停搏液),直至主动脉钳夹期结束;手术完成后,当主动脉除去钳夹后,连续输注磷酸肌酸 48h,剂量为 8g/d,每 4g 溶于 500ml 5%葡萄糖注射液,输注速度 40ml/h(14 滴/min)。

心脏衰竭,开始 14d,2/d,每次静脉推注 1g(推注时间>2min)。第 15~44 天,可视病人情况,于第 15 天开始,每日静脉推注 0.5~1g,或肌内注射 0.5g(若使用肌内注射剂型,应将本品溶于附加的 4ml 溶剂中,内含盐酸利多卡因 40mg,可减轻肌内注射部位的疼痛),连续使用 30d。

心肌梗死,第 1 天,先静脉推注 2g(推注射间 4min 以上)作为起始剂量,2h 后静脉滴注 5g,可溶于 30ml 5%葡萄糖注射液,控制在 1h 内滴注完毕。医师视病情或效果,可以增加滴注剂量至 10g。第 2~5 天,可酌情每日静脉滴注 5g,滴速同上,连续使用 4d,必要时可酌情增加剂量至 10g。

【不良反应】 基本未见不良反应。

【禁忌证】　对其活性成分过敏者禁用。

【注意事项】　本品静脉推注时间每克要超过 2min,否则可能引起轻度低血压;应放在儿童拿不到的地方。

【药物相互作用】　本品在 5％的葡萄糖注射液、注射用水、生理盐水及心脏停搏液中至少稳定 16h;在合并地高辛、呋塞米、多巴胺、卡尼汀、美西律、维拉帕米、氢化可的松、胞磷胆碱、缩宫素、普罗帕酮(心律平)后,稳定性可达3～5h。

【制剂规格】　静脉用剂型:每瓶 1g;肌内注射用剂型:每瓶 500mg,附加 6安瓿溶剂,每安瓿 4ml。

葛根素(诺雪健、黄豆苷元、Daidzein、Puerarine、Puerarin) [保乙]

【作用特点与用途】　本品系从葛根及黄豆等豆科植物中提取的 4′,7-二羟基-8-β-D-葡萄糖基黄酮,具有增加冠状动脉血流量和降低冠状动脉阻力,改善缺血心肌血流分布,改善因缺血再灌注造成的心功能损伤;对颈内动脉有明显的舒张作用;对微循环障碍和外周循环有明显的改善等作用。药效学研究表明,本品具有缓和地降低心率;对抗心律失常;降低心肌耗氧量,改善冠状动脉循环、改善缺血心脏的心脏功能;扩张冠状动脉;对抗血管痉挛,增加冠状动脉流量,改善缺血区的血液供应;扩张脑血管,降低脑血管阻力,增加脑血管流量;抑制血小板聚集,降低血液黏度,改善微循环;对 β_1 受体有阻滞作用,对 β_2 受体阻滞作用较弱;对抗异丙肾上腺素引起的升压、降低儿茶酚胺含量;对抗肾上腺素升压(糖)作用。静注本品后在体内分布广,清除快,不易蓄积;可分布于血浆、肾、肺、睾丸、心、肌肉、脾等组织器官;可透过血-脑脊液屏障。在血液中与血浆蛋白结合率达 24.6％。静脉注射后分别从尿、粪排出体外。临床用于冠心病、心绞痛、心肌梗死及缺血性脑血管疾病,如脑栓塞、眩晕;也可用于妇女绝经期综合征;对难治性眼底动脉阻塞及突发性耳聋均有可靠的疗效。

【用法用量】　常以 5％葡萄糖注射液稀释后静脉滴注,必要时可用生理盐水稀释后滴注。在用于治疗心脑血管病时,每次 400～600mg;1/d,10～15d 为 1 个疗程。在用于眼底动脉阻塞和突发性耳聋时,常用量为每次 200～400mg;1/d,10～22d 为 1 个疗程,最长可连续使用 60d。口服:50mg,3/d;重症可酌情增量。

【注意事项】　①本品为丙二醇配制,微黏稠;②本品遇碱变黄,请勿在稀释时加入碱性药物;③本品为血管扩张药,有明显出血倾向者慎用;④本品若长期在 10℃ 以下存放,可能析出结晶,将安瓿置温水中溶解后,仍可使用。

【制剂规格】　针剂:50mg/2ml,100mg/2ml。片剂:50mg。

川芎嗪(阿魏酸钠、Ferulate、Tetramethylyrazine)[保乙]

【作用特点与用途】 本品为中药川芎有效成分之一,其作用和用途与中药川芎基本相同:具有活血行气、祛风止痛、缓解血管痉挛、抗凝、抗血小板凝集等活血化瘀和止痛作用。川芎素抗血小板作用表现为抑制血小板聚集,且抑制 5-羟色胺(5-HT)释放,抑制血小板血栓形成,作用较阿司匹林安全;不但镇痛抗炎作用显著,而且具有抗细胞膜脂质过氧化作用,抗急性氧中毒脂质过氧化,缓解血管平滑肌痉挛,增加冠状动脉、静脉血管血流量;具有刺激造血功能;能对抗或缓解苯中毒;能增强巨噬细胞吞噬能力;对各型变态反应均有抑制作用。兔静脉注射给药 $t_{1/2}$ 为 34.87min。由于本品有增强造血功能、扩张冠状动脉、抗凝血、抗心肌缺血、抗儿茶酚胺及抗辐射损伤等作用,故适用于冠心病、脑血管疾病、脉管炎、白细胞和血小板减少症,亦可用于偏头痛、血管性头痛、颈椎病、腰椎间盘突出等。

【用法用量】 静脉注射:每次 100mg,1/d。先以注射用水 4ml 溶解后加入 10%葡萄糖注射液 20~40ml,缓慢注射。亦可肌内注射每次 50~100mg,1~2/d。穴位注射治疗颈椎病、腰椎间盘突出,可选 3~4 个穴位,每穴12.5~25mg,隔日 1 次,1 个月为 1 个疗程。

【不良反应】 仅个别患者有轻型荨麻疹和腹胀,停药后即迅速消失。

【临床评价】 ①312 例白血病显效 135 例(43.14%),好转 101 例(32.47%),无效 76 例(24.39%),总有效率 75.61%;②40 例缺血性脑血管病有效率80%;③冠心病 130 例总有效率 90%以上;④治疗急性脑梗死 60 例,认为对血浆血栓素 B_2(TXB$_2$)有显著抑制作用,对血清脂质过氧化物(LPO)的抑制作用明显优于维生素 E,并初步取得较好的临床效果。未见明显的不良反应或副作用。

【制剂规格】 水、粉针剂:100mg。大输液:0.1g/100ml,内含葡萄糖 5g。

银杏达莫(全威舒、尼可络通、Ginkgo Leaf Extract and Dipyridamole)

【作用特点与用途】 本品为银杏黄酮苷、银杏苦内酯 B 与双嘧达莫的复方制剂。每 5ml(支)含银杏总黄酮 4.5~5.5mg,双嘧达莫 1.8~2.2mg。本品具有保护细胞结构和功能完整性、抑制缺血时自由基的产生、对抗细胞膜脂质过氧化的作用,提高脑血流量和增加能量代谢。能扩张冠状动脉血管、脑血管,改善脑缺血产生的症状和记忆功能,双向调节血管张力,纠正病理性毛细血管高渗透性,调节血流量,改善微循环,抑制血小板聚集,保护神经元,加强神经传导和递质更新等作用。在脑血管、眼、耳疾病和糖尿病等方面有显著疗效。用于脑血栓、脑血管痉挛急及、慢性脑功能不全(老年性痴呆、中风后遗症、记忆力减退、注意力不集中)、颅脑外伤后遗症、缺血性心脏病(冠状动脉供血不足、心绞痛、心肌梗死)、眩晕、突发性聋、耳鸣、听力下降、缺血性视网膜病变(糖尿病性视网膜病变、老年性黄斑变性)、激光治疗不良反应、外周血管疾病(雷诺现象、静脉曲张、下肢动脉炎)。

【用法用量】　静脉滴注:成年人每次 10～25ml,加入 0.9%氯化钠注射液或 5%～10%葡萄糖注射液 500ml 中静脉滴注,2/d。

【不良反应】　偶有恶心、呕吐、头晕、皮肤过敏等,罕见心绞痛加重。

【禁忌证】　对本品过敏者禁用,有出血倾向者及孕妇慎用。

【药物相互作用】　与肝素、双香豆素等抗凝药同用时,易引起出血倾向。

【制剂规格】　注射剂:5ml,10ml。

甲氧明(美速克新命、Methoxamine)

【作用特点与用途】　α 受体激动药。不直接兴奋心脏,具有收缩周围血管的作用,作用较去甲肾上腺素弱而持久。注射后,由于血压升高,可反射地引起心率减慢。本品静脉注射后 1～2min 内起效,作用持续 5～15min,肌内注射后 15～20min 起效,持续 1～1.5h。常用于外科手术,以维持或恢复动脉压,尤其适用于脊椎麻醉所造成的血压降低。又用于大出血、创伤及外科手术所引起的低血压、心肌梗死所致休克及室上性心动过速。

【用法用量】　①肌内注射:常用量每次 10～20mg。静脉注射:每次 5～10mg。静脉滴注:每次 20～60mg,稀释后缓慢滴注,根据病情调整滴速及用量。极量:肌内注射每次 20mg,60mg/d;静脉注射每次 10mg。②对急症病例或收缩压降至 8kPa(60mmHg)甚至更低的病例,缓慢静脉注射 5～10mg,注意每次量不超过 10mg,并严密观察血压变动。静脉注射后,继续肌内注射 15mg,以维持较长药效。③对室上性心动过速的病例,用 10～20mg 以 5%葡萄糖注射液 100ml 稀释,做静脉滴注。也可用 10mg 加入 5%～10%葡萄糖注射液 20ml 中缓慢静脉注射。注射时应观察心率及血压,当心率突然减慢时应停药。④对处理心肌梗死的休克病例,开始肌内注射 15mg,接着静脉滴注,静脉滴注液为 5%～10%葡萄糖注射液 500ml 内含本品 60mg,滴速应随血压反应而调整,每分钟不宜超过 20 滴。

【不良反应】　可引起肾血管痉挛,大剂量时偶可产生持续性血压过高、头痛、心动过缓、毛发竖立、恶心、呕吐等,症状显著时可用 α 受体阻滞药(如酚妥拉明)降压,阿托品可纠正心动过缓。异常出汗、尿急感为罕见。

【禁忌证】 动脉硬化、器质性心脏病、甲状腺功能亢进及严重高血压、青光眼患者禁用,近两周内曾用过单胺氧化酶抑制药者禁用。

【药物相互作用】 ①氟烷及环丙烷麻醉时可用本品,因其心脏兴奋作用不明显,一般不引起心律失常;②盐酸甲氧明与麦角新碱并用时,共有的血管收缩效应导致协同的升压作用;③萝芙木碱、甲基多巴及胍乙啶过量引起血压下降时,盐酸甲氧明有较强升压作用,因上述降压药阻止盐酸甲氧明进入其灭活部位,提高它在受体部位的浓度。

【制剂规格】 注射剂:10mg/1ml,20mg/1ml。

环磷腺苷(Adenosine Cyclophosphate)[保乙]

【作用特点与用途】 环磷腺苷(cAMP)为蛋白激酶激活药,是核苷酸的衍生物。它是在人体内广泛存在的一种具有生理活性的重要物质,由三磷腺苷在腺苷环化酶催化下生成,能调节细胞的多种功能活动。作为激素的第二信使,在细胞内发挥激素调节生理功能和物质代谢作用,改变细胞膜功能,促使网织肌浆网内的钙离子进入肌纤维,从而增强心肌收缩,并可促进呼吸链氧化酶活性,改善心肌缺氧,缓解冠心病症状及改善心电图。此外,对糖、脂肪代谢、核酸、蛋白质的合成调节等起重要的作用。能升高白细胞,抑制肿瘤细胞,可用于白血病的缓解治疗。本品为非强心苷类心血管药物,起到营养心肌、正性肌力、扩张血管、抗血小板凝集等作用,尤其对洋地黄类药物不敏感或容易中毒的充血性心力衰竭患者效果好。它的作用机制与升高心肌细胞内 cAMP 和 Ca^{2+} 浓度有关。用于慢性肺源性心脏病、慢性充血性心力衰竭、扩张型心肌病心力衰竭、风湿性心脏病、心绞痛、心肌梗死、心律失常、冠心病、心肌炎、心功能不全、心源性休克、改善麻醉期间手术病人心肌缺血、银屑病、急性白血病的缓解治疗,脑血管意外及脑外伤的辅助治疗。

【用法用量】 肌内或静脉注射:每次 20mg,溶于 0.9%氯化钠注射液 20ml 中,2/d。静脉滴注:每次 40mg,1/d,溶于 5%葡萄糖注射液中滴注。冠心病 15d 为 1 个疗程,可连续应用 2~3 个疗程;白血病 30d 为 1 个疗程;银屑病2~3 周为 1 个疗程,可延长使用到 4~7 周,用量可增加至 60~80mg/d。

【不良反应】 偶见皮疹、发热。大剂量静脉注射[0.5mg/(kg·min)]时可引起腹痛、头痛、肌痛、睾丸痛、背痛、四肢无力、恶心、手脚麻木、高热等。

【禁忌证】 对本品过敏者禁用。

【制剂规格】 注射剂:20mg。

依达拉奉（必成、Edaravone）[保乙]

【作用特点与用途】　依达拉奉是一种自由基清除药。临床研究提示 N-乙酰门冬氨酸（NAA）是特异性的存活神经细胞的标志，脑梗死发病初期含量急剧减少。脑梗死急性期患者给予本品，可抑制梗死周围局部脑血流量的减少，使发病后每 28 天脑中 NAA 含量较甘油对照组明显升高。在缺血/缺血再灌注后给予本品，可阻止脑水肿和脑梗死的发展，并缓解所伴随的神经症状，抑制迟发性神经元死亡。机制研究表明，依达拉奉可清除自由基，抑制脂质过氧化，从而抑制脑细胞、血管内皮细胞、神经细胞的氧化损伤。用于改善急性脑梗死所致的神经症状、日常生活活动能力和功能障碍。

【用法用量】　静脉滴注：每次 30mg（3 支），2/d。加入适量生理盐水中稀释后静脉滴注，30min 内滴完，14d 以内为 1 个疗程，尽可能在发病后 24h 内开始给药。

【禁忌证】　重度肾功能损害者（有致肾衰竭加重的可能）、既往对本品有过敏史者禁用；孕妇及哺乳期妇女、儿童禁用。

【注意事项】　轻、中度肾功能损害者、肝功能损害者、心脏病患者、高龄患者（80 岁以上）慎用本品。

【药物相互作用】　①与先锋唑林钠、盐酸哌拉西林钠、头孢替安钠等抗生素合用，有致肾衰竭加重的可能；②本品原则上必须用生理盐水稀释（与各种含有糖分的输液混合时，可使依达拉奉的浓度降低）；③不可和高能量输液、氨基酸制剂混合或由同一通道静脉滴注；④勿与抗癫痫药（地西泮、苯妥英钠等）、坎利酸钾混合，以免产生浑浊。

【制剂规格】　注射剂：10mg/5ml。

GM-1 注射液（单唾液酸四己糖神经苷脂、Monosialotetrahexo-sylganglioside Sodium Salt Injection）

【作用特点与用途】　本品能促进由于各种原因引起的中枢神经系统结构损害的功能恢复，对脑血管意外后及创伤后的中枢神经系统后遗症及缺血性和出血性的脑部病变有治疗作用。外源性给予的单唾液酸四己糖神经糖苷脂以稳定的方式与神经细胞膜结合，引起膜的功能变化。放射活性测定显示给药后 2h 药物浓度达峰值，4～8h 减半，药物清除缓慢，主要通过尿道排泄。用于中枢神经系统（包括大脑和脊髓）的急性创伤性或血管性损伤，包括早期和后期。

【用法用量】　肌内注射或缓慢静脉滴注：安瓿，20～40mg/d；小瓶，

100mg/d。对于中枢神经系统损伤的急性期,最佳用药剂量为滴注100mg/d,持续21d后改用维持量,每日肌内注射40mg维持6周。

【不良反应】 少数病人用本品后出现皮疹样反应,建议其停用。

【禁忌证】 已证实对本品过敏者、家族性黑矇性白痴(氨基己糖苷酸A缺乏症)、脑网膜变性病、幼年型家族性黑矇性白痴患者禁用。

【制剂规格】 注射液:20mg/2ml;100mg/5ml。

双嘧达莫(潘生丁、Dipyridamoie)[保甲/乙]

【作用特点与用途】 本品通过抑制磷酸二酯酶活性,增加细胞内环磷酸腺苷(cMAP)浓度,使冠状动脉扩张,改善心肌供氧,长期应用能促进侧支循环形成;抑制血小板的第一相和第二相聚集,高浓度($50\mu g/ml$)抑制血小板释放,有效防治血栓形成;选择性地抑制病毒RNA和DNA合成,具有广谱抗病毒作用。但也有人认为"冠状动脉窃流",会使缺血区血流更少,对心肌梗死患者不利,对心绞痛者短期亦难见效。临床用于急慢性冠状动脉功能不全、冠心病、心绞痛、心肌梗死;脑血栓、脑动脉硬化、中风后遗症;弥散性血管内凝血;慢性肾功能不全、肾病综合征、肾小球肾炎;过敏性紫癜、荨麻疹;病毒性上呼吸道感染、流行性腮腺炎、病毒性脑炎、肝炎、肠炎;新生儿硬肿症。

【用法用量】 口服:遵医嘱,一般每次25~100mg,3/d。深部肌内或静脉注射:每次10~20mg,1~3/d,静脉注射宜用5%葡萄糖注射液20ml稀释后缓慢注射。静脉滴注:30mg/d,用5%葡萄糖注射液250ml稀释后滴注。

【不良反应】 主要有血管性头痛及眩晕,也可见恶心、呕吐、腹泻等。长期应用最初的不良反应多可消失。

【禁忌证】 心肌梗死急性期、休克、对本品过敏者禁用。

【注意事项】 低血压患者慎用;本品与肝素等抗凝药合用可致出血。

【制剂规格】 片剂:25mg。注射剂:10mg/2ml。

米多君(管通、甲氧胺福林、Midodrine)[保乙]

【作用特点与用途】 本品口服后入血,经氨乙酸酶水解后转化成脱甘氨酸米多君(α_1受体激动药),直接作用于突触后膜释放肾上腺素兴奋药,发挥调节血管张力作用,故属抗休克血管活性药物,对直立性低血压有效。本品口服生物利用度93%,原型药$t_{1/2}$为0.5h;活性代谢物脱甘氨酸米多君$t_{1/2}$约3h。尿中原型排出2%~4%,代谢物排出约77%。用于直立性、体质性、症状性及气候敏感性低血压。

【用法用量】 口服:成年人每次1.25mg,1~2/d;酌情调节为每次

2.5mg,2～3/d。

【禁忌证】　高血压、嗜铬细胞瘤、急性肾炎、严重肾功能障碍、青光眼、前列腺增生伴尿潴留、机械性尿梗阻、甲状腺功能亢进者禁用。

【不良反应】　可有心跳异常、心前区疼痛和皮肤反应。大剂量时在头颈部出现竖毛反应(鸡皮疙瘩)、自觉寒冷、尿潴留等。脉搏可能<60/min。

【制剂规格】　片剂:2.5mg。

洋地黄类药物的临床应用见表 8-6。

表 8-6　基本医疗保险药品目录部分循环系统用药品种

药物品种	剂型规格	主要适应证	一般用量	注意事项
地高辛[保甲] Digoxin	片剂:0.25mg; 注射剂: 0.5mg/2ml	急慢性心功能不全及室性心动过速、心房颤动、扑动等	口服:1～1.5mg/d,分次服用。静脉注射:每次0.25～0.5mg,维持量0.125～0.5mg/d,分1次或2次服。或遵医嘱	可有胃肠反应,心动过缓及蓄积性。注意药物配伍禁忌反应
毛花苷C (毛花苷丙)[保甲] Lanatos-ide C	注射剂: 0.4mg/2ml	急慢性心力衰竭、心房颤动、阵发性室性心动过速	静脉注射:全效量1～1.2mg,首次0.4～0.6mg;2～4h后可再给予0.2～0.4mg	过量时可有恶心、食欲缺乏、头痛、心动过速、黄视等
毒毛花苷K[保甲] Stroph-anthin	注射剂: 0.25mg/1ml	急性心力衰竭。动脉硬化性心脏病患者发生心力衰竭时,如心率不快,可选用本品	静脉注射:首剂0.125～0.25mg,加入等渗葡萄糖注射液20～40ml内缓慢注入(5min以上),1～2h后可重复1次,总量0.25～0.5mg/d。病情缓解后可改服洋地黄治疗	近1～2周内用过洋地黄者忌用;不宜与碱性药混合用

第9章 作用于消化系统的药物

一、抗溃疡病药物

(一)H₂受体拮抗药

西咪替丁(甲氰咪胍、Cimetidine)[保甲]

【作用特点与用途】 组胺 H_2 受体阻滞药。对基础胃酸分泌及由组胺、胰岛素、饮食和五肽胃泌素等所促进的胃酸分泌均有抑制作用。注射 300mg，4~5h 后，抑制基础胃酸分泌可达 80%，可抑制胃酸分泌 50%达 4~5h。本品能透过胎盘屏障，乳汁中浓度高于血浆浓度。蛋白结合率为 15%~20%，主要经肾排泄，肾功能正常时 $t_{1/2}$ 约 2h，肾功能不全者 $t_{1/2}$ 约 5h。用于十二指肠溃疡，对胃溃疡、十二指肠炎、胃酸分泌过多、反流性食管炎、胃泌素瘤也有一定的疗效。此外尚可用于上消化道出血、防治急性胃黏膜病变及急性胰腺炎的治疗等。

【用法用量】 肌内注射或用葡萄糖注射液或生理盐水注射液稀释后静脉注射或滴注：每次 0.2~0.4g，0.6~1.6g/d。口服：每次 400~800mg，睡前 1 次或遵医嘱。

【不良反应】 ①消化系统反应：较常见腹泻、腹胀、口干、血清转氨酶轻度升高，偶见严重肝炎、肝坏死、肝脂肪变性等。突然停药可导致慢性消化性溃疡穿孔。②泌尿系统反应：有引起急性间质肾炎致衰竭的报道，但此毒性反应是可逆的。③造血系统反应：有骨髓抑制作用，偶见可逆性中等程度白细胞及粒细胞减少。④中枢神经系统反应：可通过血-脑脊液屏障，有一定神经毒性，引起中毒症状的血药浓度多在 2μg/ml，多见于老人、幼儿或肝肾功能不全患者。一般减少剂量或用拟胆碱药毒扁豆碱治疗其症状可得到改善。⑤心血管系统反应：心动过缓、面部潮红、血压骤降、心搏骤停等。⑥对内分泌、皮肤的影响:本品有轻度抗雄性激素作用,用药剂量>1.6g/d可引起男性乳房发育、阳萎、精子计数减少等,停药后可消失。可抑制皮脂分泌,诱发剥落性皮炎、脱发、口腔溃疡等。

【禁忌证】 孕妇、哺乳期妇女、对本品过敏者禁用。

【注意事项】 ①严重心脏及呼吸系统疾病、SLE患者、器质性脑病、肝肾功能损害、16岁以下儿童慎用;②不宜用于急性胰腺炎。

【药物相互作用】 ①与硫糖铝合用可能降低硫糖铝疗效。②与中枢抗胆碱药合用会加重中枢神经毒性反应,与氨基糖苷类抗生素合用可导致呼吸及循环衰竭。③与其他肝内代谢药配伍应慎重。与苯妥英钠配伍会增加其毒性;可减弱四环素的作用;增强阿司匹林的作用;干扰酮康唑的吸收;提高维拉帕米的绝对生物利用度;使普萘洛尔、美托洛尔、甲硝唑血药浓度升高;与卡托普利合用可能引起精神病症状;与茶碱、咖啡因、氨茶碱等黄嘌呤类药配伍可能发生中毒反应;与香豆素类抗凝血药配伍使凝血酶原时间进一步延长。

【制剂规格】 注射剂:200mg/1ml。片剂:400mg,800mg。

雷尼替丁(Ranitidine)[保甲]

【作用特点与用途】 本品为强效、长效 H_2 受体拮抗药,能有效地抑制基础胃酸及胃泌素刺激引起的胃酸分泌,降低胃酸和胃酶的活性。作用比西咪替丁强5~8倍。口服吸收好, t_{max} 为2h, $t_{1/2}$ 为2h。用于治疗十二指肠溃疡病、良性胃溃疡、手术后溃疡、反流性食管炎和卓-艾综合征。

【用法用量】 口服:对于良性胃及十二指肠溃疡,成人剂量每次150mg,2/d,于早、晚饭时服用或300mg于睡前顿服。多数病例可于4周内收到良效。反流性食管炎,每次150mg,2/d,共用8周。卓-艾综合征,开始剂量每次150mg,3/d,必要时剂量可加至900mg/d。

静脉注射、静脉滴注:每次500mg,用0.9%生理盐水或5%葡萄糖注射液配制缓慢注射。

【不良反应】 较常见的有腹泻、便秘、恶心、呕吐及腹痛等。个别病人有血小板减少。静脉注射偶见一过性心动过缓,静注部位出现瘙痒及发红,但1h后可自行消失。

【禁忌证】 对雷尼替丁有过敏反应者忌用。8岁以下儿童禁用。

【注意事项】 参阅"西咪替丁"。

【制剂规格】 片剂:150mg。注射剂:50mg/2ml。

枸橼酸铋雷尼替丁(瑞倍、Ranitidine Bismuth Citrate)[保乙]

【作用特点与用途】 为枸橼酸铋和雷尼替丁经化学合成新药,有抑制胃酸分泌、抗幽门螺杆菌和保护胃黏膜三重作用。口服 t_{max} 为 1h 左右。用于胃及十二指肠溃疡,与抗生素合用可协同根治(除)幽门螺杆菌,预防十二指肠复发。

【用法用量】 成年人每次服 1 粒(片),2/d,饭前服。治疗胃溃疡 8 周为 1 个疗程;治疗十二指肠溃疡 4 周为 1 个疗程。

【注意事项】 ①粪便、舌变(发)黑为正常现象;②过敏者,重度肾功能损害者,孕妇和哺乳期妇女禁用。

【制剂规格】 片剂:0.4g。胶囊剂:0.35g。

法莫替丁(胃舒达、高舒达、Famotidine)[保甲]

【作用特点与用途】 本品是继西咪替丁和雷尼替丁后出现的又一种 H_2 受体拮抗药,其作用强度比西咪替丁大 30～100 倍,比雷尼替丁大 6～10 倍,也有人认为与同类药相似。另经试验证明本品也有较好的止血效果。本品不改变胃排空速率,不干扰胰腺功能,对心血管系统和肾功能也无不良影响,且若长期大剂量治疗时不并发雄激素拮抗的作用如男性乳房发育、阳萎、性欲缺乏及女性乳房胀痛、溢乳等。本品口服后 2～3h 达峰值,生物利用度约为 50%,不论口服或静脉注射 $t_{1/2}$ 均为 3h。本品在体内分布广泛,消化道、肾、肝、颌下腺及胰腺有高浓度分布;但不透过胎盘屏障,主要自肾排泄,胆汁排泄量少,也可自乳汁中排出。本品不抑制肝药物代谢酶,因而不影响茶碱、苯妥英钠、华法林及地西泮等的代谢,也不影响普鲁卡因胺等的分布。本品口服用于胃及十二指肠溃疡、吻合口溃疡、反流性食管炎;口服或静注用于上消化道出血(消化性溃疡、急性应激性溃疡及出血性胃炎所致)及卓-艾综合征。

【用法用量】 口服:每次 20mg,2/d,早餐、晚餐后或临睡前服用。缓慢静脉注射或静脉滴注:每次 20mg,溶于生理盐水或葡萄糖注射液 20ml 中,2/d。病人能口服时应将注射改口服。维持治疗 20mg/d,睡前服。

【不良反应】 最常见的不良反应有头痛、头晕、便秘和腹泻。偶见皮疹、荨麻疹、白细胞减少、氨基转移酶升高;罕见腹部胀满感、食欲缺乏及心率加快、血压上升、颜面潮红、月经不调等。

【注意事项】 ①肾衰竭、肝病及有药物过敏史者慎用;②孕妇、哺乳期妇女及小儿慎用;③应在排除肿瘤后再给药。

【制剂规格】 片剂:20mg。散剂:10%(100mg/g)。注射液:20mg/2ml。

乙溴替丁(艾洛替丁、Ebrotidine、Ebrod)

【作用特点与用途】　本品是类似于西咪替丁、雷尼替丁的组胺 H_2 受体拮抗药,因其结构改变,与细胞色素 P_{450} 的结合减小,因此消除了诱导亚硝酸形成的潜在可能性。按基础克分子浓度计,本品抗胃分泌能力与雷尼替丁相似,比西咪替丁强 10 倍;对 H_2 受体的亲和力分别是西咪替丁和雷尼替丁的 2 倍和1.5倍。本品具有胃保护作用。十二指肠溃疡患者每晚服用 400mg,600mg,800mg,治疗 4～8 周,治愈率 90％～95％,且夜间腹痛发作明显减少,并发症发生率降低。对侵蚀性反流性食管炎 Ⅰ～Ⅳ 期的患者,每晚 800mg,连续 40d 的治愈率为 46％。早期胃溃疡患者分别每天服用本品 800mg 和雷尼替丁 300mg,治疗 6 周的疗效相似;治疗 9 周后的疗效则以本品为优。此外,本品能增强一些药物的抗菌效果,使其 MIC 降低,如四环素 MIC 降低 1.7 倍,红霉素降低 2～3 倍,阿莫西林降低 2～3 倍,甲硝唑降低 9 倍。用于胃及十二指肠溃疡、侵蚀性反流性食管炎等。

【用法用量】　口服:每次 300～800mg,1/d,以睡前服为宜。或遵医嘱。

【不良反应】　148 名患者每日给药 800mg 后,有 1 例患者出现持续 2d 的轻度腹泻。有待临床进一步观察。

【制剂规格】　胶囊剂:200mg,400mg,800mg。

罗沙替丁(罗沙替丁乙酸酯、Roxatidinum)

【作用特点与用途】　H_2 受体选择性拮抗药。其作用机制为阻滞胃黏膜壁细胞组胺 H_2 受体,从而具有强力、持续的胃酸分泌抑制作用,本品也可抑制胃蛋白酶的分泌。本品口服吸收良好,给药后约 3h 达到血药浓度峰值,血浆 $t_{1/2}$ 4h。本品主要从尿中排出,其中约 80％ 为脱乙酰基物。本品能透过母乳。主要用于胃及十二指肠溃疡、吻合口溃疡、卓-艾综合征及反流性食管炎;也可用于麻醉前给药防止吸入性肺炎。

【用法用量】　口服:75mg,2/d,或每晚睡前 150mg。

【不良反应】　本品偶见过敏性皮疹、瘙痒感、嗜酸性粒细胞增多、白细胞减少、便秘、腹泻、恶心、腹部胀满感、转氨酶升高及嗜睡;罕见失眠、头痛、倦怠感及血压上升等。

【注意事项】　①对本品(类)过敏者,肝肾功能不全者,孕妇、小儿均慎用;②哺乳期妇女忌用;③本品可掩盖胃癌病人症状,应注意;④定期检查肝肾功能和血象。

【制剂规格】　缓释胶囊剂:75mg。

尼扎替丁(Nizatidine、Nizatidinum)

【作用特点与用途】 竞争性可逆性 H_2 受体抑制药。抑制由促胃液素、组胺或由甲基胆碱刺激的胃酸分泌作用,比西咪替丁强 5～10 倍,细胞保护作用至少比西咪替丁大 5 倍。无抗胆碱活性。绝对口服生物利用度超过 90%,给药后达峰时间 0.5～3h, $t_{1/2}$ 1～2h。用于胃及十二指肠溃疡的治疗及愈合后预防复发。

【用法用量】 口服:每次 300mg,每晚睡前 1 次服。

【不良反应】 可见头痛、腹痛、肌肉痛、背痛、胸痛、虚弱、发热、消化不良、腹胀、腹泻、恶心、呕吐、便秘、头晕、失眠、瞌睡、鼻炎、鼻窦炎、咳嗽增多、瘙痒及多汗等。

【禁忌证】 对本品过敏者。

【注意事项】 ①对本类过敏者、妊娠期妇女、小儿均慎用;②授乳期妇女停止授乳;③肾功能不全者应减量;④本品服用过量应使用活性炭,催吐,临床监护及支持疗法。

【制剂规格】 胶囊剂:150mg,300mg。

拉呋替丁(Lafutidine、Stogar)

【作用特点与用途】 具有持续性抗分泌作用和潜在性胃黏膜保护作用;呈剂量依赖性地减少由组胺、四肽胃泌素、氯甲酰甲胆碱和 2-脱氧-D-葡萄糖刺激引起的胃酸分泌。口服生物利用度较低,但持续抗酸作用较长, $t_{1/2}$ 约 3.3h。故称为第二代长效组胺 H_2 受体阻断药。用于胃及十二指肠溃疡、胃炎及反流性食管炎。

【用法用量】 口服:消化性溃疡,每次 10mg,2/d;胃炎、反流性食管炎,每次 10mg,1/d。或遵医嘱。

【不良反应】 参见西咪替丁、雷尼替丁等。

【制剂规格】 硬胶囊剂:20mg。粉针剂:40mg。

(二)质子泵抑制药

奥美拉唑(洛赛克、Omeprazole)[保甲]

【作用特点与用途】 质子泵抑制药,强力抑制基础胃酸和刺激性胃酸的分泌。口服本品 6h 内有效降低胃内酸度,在 24h 内减少 60%～70% 的刺激性胃酸的分泌。奥美拉唑对基础胃酸和刺激性胃酸分泌的抑制作用与剂量相关,在连续用药过程中本品对胃酸的抑制作用在 3d 内持续增长,因为前 1 次的剂量对胃酸产生抑制作用,又增强了对后续剂量的吸收。同时,在被肝排泄以前,其浓度在体内达到饱和。本品全部代谢为磺基、硫醚和羟基奥美拉唑 3 种代谢物,从尿中未发现原型药物,本品与血浆蛋白的结合率约为 95%,血浆 $t_{1/2}$ 0.5~1.5h,但其抑制胃酸分泌的作用时间比较长,因为药物已被浓缩于泌酸细胞中,作用于酸分泌的最后阶段,抑制了质子泵以氢离子换钾离子的功能,并且奥美拉唑降低胃内酸度的作用不受任何刺激物的影响。用于胃及十二指肠溃疡、反流性食管炎和卓-艾综合征等。

【用法用量】　口服:对胃及十二指肠溃疡和反流性食管炎,推荐用量为每次 1 粒,1/d。对卓-艾综合征,推荐用量为每次 60mg,1/d。其用量可因人而异,治疗时间根据临床效果而定。所有重症病人及使用其他疗法效果不佳者,用药以后病情得以有效控制,90% 以上的病人用量为 20~120mg/d,用量在 80mg/d 以上者,成分 2 次用药,老人及肾功能不全者,不必改变剂量。消化性溃疡出血,静脉注射 40mg,每 12 小时 1 次,连用 3d。

【不良反应】　本品有很强的耐受性,偶有轻微和短时的不良反应,如恶心、头痛、腹泻、便秘及气胀,少数病人出现皮疹。致癌性皮疹、男性乳房发育、溶血性贫血等。

【禁忌证】　对其过敏者、严重肾功能不全者、婴幼儿禁用。

【注意事项】　在使用本品治疗胃溃疡以前必须排除恶性肿瘤的可能性,因为此种治疗可能减轻症状而使诊断延误;不可与地高辛、酮康唑、伊曲康唑、铁剂及地西泮、苯妥英钠、双香豆素、硝苯地平、西酞普兰、丙米嗪、氯米帕明、西沙必利等肝细胞色素 P_{450} 系统代谢药物合用。

【制剂规格】　肠溶包衣颗粒:20mg。注射剂:40mg。

兰索拉唑(Lansoprazole、Ogast、Lanzor)[保乙]

【作用特点与用途】　本品系新型质子泵抑制药,对基础胃酸分泌和由组胺、五肽胃泌素、二丁基环腺酸、胆碱及食物等引起的胃酸形成与分泌有强力持久的抑制作用,同时对胃肠黏膜有保护作用。口服 ID_{50}(半数抑制量)为 0.3~3.6mg/kg,其效果是奥美拉唑的 2~10 倍,是雷尼替丁的 4~34 倍,对乙酸诱发的慢性胃溃疡的大鼠,本品加速其愈合,而西咪替丁则无此能力。本品抑制诱发的急性胃溃疡。十二指肠的急性损害同法莫替丁一样有效,而抑制反流性食管炎及促进溃疡愈合却优于后者。主要用于治疗十二指肠溃疡、反流性食管炎及卓-艾综合征。

【用法用量】　口服:每次 30mg,1/d,夜间 9 时服用效果较好。

【不良反应】 常见的不良反应为腹泻、头痛、便秘、瘙痒、疲惫、与剂量不相关。请参阅奥美拉唑。

【制剂规格】 肠溶胶囊:30mg。

泮托拉唑(泰美尼克、健朗晨、Pantoprazole)[保乙]

【作用特点与用途】 本药与奥美拉唑和兰索拉唑相比,泮托拉唑作用于胃壁细胞,抑制 H^+-K^+-ATP 酶活性,使胃壁细胞内的 H^+ 不能转运到胃中,从而抑制胃酸的分泌;本品还能减少胃液分泌量并抑制胃蛋白酶的分泌及其活性。本品在中性或弱酸性环境中比奥美拉唑或兰索拉唑稳定,当胃内 pH 接近 5 时,奥美拉唑和兰索拉唑被激活达 50% 以上,而本品被激活却不到 25%。本品生物利用度高,首次给药后可达 70%～80%;而奥美拉唑仅 30%～40%,重复给药后才能达 60%。本品口服后达峰浓度时间 2.4～4h,血浆消除 $t_{1/2}$ 0.51～3.5h,约 80% 以上代谢物从尿中排出。主要用于胃及十二指肠溃疡及出血、吻合口溃疡、反流性食管炎、卓-艾综合征及非甾体类抗炎药引起的急性胃黏膜损伤和应激性溃疡大出血;全身麻醉或大手术后和(或)衰弱昏迷患者防止胃酸反流合并吸入性肺炎等。

【用法用量】 口服:成年人每日早晨服 40mg。十二指肠溃疡疗程通常为 2～4 周,胃溃疡和反流性食管炎疗程通常为 4～8 周。或遵医嘱。

【禁忌证】 对本品过敏者、哺乳期妇女及妊娠头 3 个月妇女禁用。

【不良反应】 按 40mg/d 服用,病人对本品耐受良好。偶见头晕(0.7%)、失眠、嗜睡、头痛(1.3%);腹泻(1.5%)、恶心、便秘;皮疹、皮肤瘙痒(0.5%);肌肉疼痛等症状。不良反应总发生率为 5.16%。

【注意事项】 ①参阅奥美拉唑项下;②本品同类药奥美拉唑有延缓地西泮和苯妥英钠代谢、排泄的作用,若本品与之合用时应慎重;③本品应吞服,不要嚼碎;④大剂量服用时可出现心律不齐、转氨酶增高、肾功能改变、粒细胞降低等;⑤当怀疑胃溃疡时,应首先排除胃癌的可能性;⑥尚无儿童用药经验;⑦肝肾功能不全者慎用。

【制剂规格】 肠溶片:40mg。肠溶胶囊:40mg。

艾普拉唑(Ilaprazole)

【作用特点与用途】 新型质子泵抑制药。用于治疗十二指肠溃疡。

【用法用量】 成年人口服:每次 10mg,每日晨起空腹整片吞服,疗程 4 周或遵医嘱。

【注意事项】 参阅奥美拉唑。

【制剂规格】 肠溶片:5mg。

莱米拉唑(莱米诺拉唑、Leminoprazole、Leminon)

【作用特点与用途】 本品为一种既有抑制胃酸分泌,又有胃黏膜细胞保护作用的质子泵抑制药(PPI)。可明显提高胃凝胶层黏蛋白的生物合成,胃黏膜血管通透性增加;在受试鼠口服本品不影响胃酸分泌剂量时,可观察到反流性食管炎症状被控制,但皮下给药无此作用,提示本品对黏膜有直接的保护作用。在本品的Ⅰ期临床试验中,健康志愿者口服 60mg/d 或 180mg/d,连用7d,可显著抑制夜间胃酸分泌,对血清胃泌素则无明显影响。双盲试验 31 例HP 阳性胃及十二指肠溃疡患者,应用本品加阿莫西林治疗 6 周或 8 周,溃疡愈合率均在 75% 以上,幽门螺杆菌根除率达 100%。安慰药组加阿莫西林组显效率 50%。本品口服后经胃肠吸收,可透过胎盘进入乳汁。用于胃及十二指肠溃疡等。

【用法用量】 口服:成年人 60~180mg/d,一般每次 80mg,2/d,连用 7d,或遵医嘱。孕妇、哺乳期妇女须权衡利弊。

【不良反应】 参见奥美拉唑。一般毒性试验表明,本品口服剂时,对神经、呼吸、心血管及其他系统均未见明显影响。在Ⅰ期临床试验中,健康男性单剂口服 300mg 或分次口服 320mg 时,仍耐受良好。

【制剂规格】 片剂或胶囊剂:40mg,60mg。

雷贝拉唑(哌利拉唑、波利特、Rabeprazole)[保乙]

【作用特点与用途】 与胃内壁细胞质子泵键合,特异性抑制胃酸生成的关键酶即三磷腺苷酶,因而对基础胃酸和各种刺激引起的胃酸分泌均有抑制作用。快速起效,持久抑酸,临床效果好。生物利用度不受食物或抗酸药影响,$t_{1/2}$ 约 1h,血浆蛋白结合率 96.3%。用于胃及十二指肠溃疡、卓-艾综合征、反流性食管炎、上消化道出血。

【用法用量】 ①消化性溃疡:口服,每次 10~20mg,2/d;静脉给药,40mg/d,1/d。②卓-艾综合征,初始剂量为 60mg/d,90% 以上患者给予 20~120mg/d,即控制症状,当剂量超过 80mg/d,应分 2 次给药。③上消化道出血:静脉注射或静脉滴注每次 40mg,1~2/d。

【不良反应】 可见恶心、皮疹、头痛、腹胀、便秘、腹泻、上腹痛、ALT 和胆红素升高等。

【禁忌证】 对本品过敏者、严重肾功能不全者、哺乳妇女及婴幼儿。

【注意事项】 ①严重肝功能不全者慎用,必要时剂量减半;②经肝细胞色素 P$_{450}$代谢的药物如地西泮、双香豆素、苯妥英钠等,其 $t_{1/2}$ 可因合用本品而延长。

【制剂规格】 胶囊剂:20mg。注射剂:40mg。片剂:10mg,20mg。

埃索美拉唑(耐信、伊索拉唑、Esomeprazole、Nexium)[保乙]

【作用特点与用途】 奥美拉唑的 S-异构体,通过特异性的靶向作用机制减少胃酸分泌,抑制 H^+-K^+-ATP 酶活性,为胃壁细胞中质子泵的特异性抑制药,其抑制胃酸分泌作用比奥美拉唑强 60% 左右。埃索拉唑呈弱碱性,在壁细胞泌酸微管的高酸环境中浓集并转化为活性形式,从而抑制该部位的 H^+-K^+-ATP 酶(质子泵),对基础胃酸和刺激的胃酸分泌均产生抑制。连续(口服 200mg/d,首次起效在 1h 内)5d,在口服药后 6~7h 测量,五肽胃泌素刺激引起的平均高峰泌酸降低 90%。进食对本品无显著影响。对反流性食管炎 4 周愈合率为 78%,8 周后愈合率为 93%;1 周后对幽门螺杆菌的抑制率为 90%。本品口服后 1~2h 血药浓度达高峰,血浆蛋白结合率为 97%,绝对生物利用度为 89%。用于胃食管反流性疾病(GERD):糜烂性反流性食管炎,联合抗生素治疗根除幽门螺杆菌,并可愈合与幽门螺杆菌感染有关的十二指肠溃疡,防止与幽门螺杆菌有关的消化性溃疡复发。

【用法用量】 ①治疗糜烂性反流性食管炎:口服每次 40mg,1/d,连服 4 周;愈后防止复发,口服 20mg/d(1 片)。②抗菌疗法联合用药根除幽门螺杆菌、治疗十二指肠溃疡、防止相关性消化性溃疡复发:建议用本品 20mg+克拉霉素 500mg+阿莫西林 1g,2/d,连用 7d。

【不良反应】 可见头痛、腹痛、腹泻、腹胀、恶心、呕吐、便秘、偶见皮炎、瘙痒、荨麻疹、头昏、口干等。

【禁忌证】 对本品及同类药品过敏者禁用。

【制剂规格】 肠溶片剂:10mg,20mg,40mg。

(三)胃黏膜保护药

甘珀酸钠(生胃酮钠、Carbenoxolone Sodium、Biogastrone、Duogastrone)

【作用特点与用途】 为甘草次酸的半琥珀酸酯二钠盐。能增加胃黏膜的黏液分泌,减少胃上皮细胞的脱落,能在胃黏膜细胞内抑制胃蛋白酶原,在胃内与胃内蛋白酶结合,抑制胃蛋白酶的活力约 50%,从而保护胃溃疡面,促进组织再生和愈合。本品还通过刺激肾上腺或增强内源性皮质激素的作用而呈抗炎作用。本品在胃酸度 pH≤2 时吸收好,pH>2 时吸收减少,血浆有效治疗浓度为 $10\sim100\mu g/ml$。用于慢性胃溃疡,对不宜手术或不能卧床休息的患者尤适用。对十二指肠患者疗效略差。凝胶和糖锭用于口腔溃疡。轻度皮质功能不全者也可试用。

【用法用量】 饭后口服:每次 $50\sim100mg$,3/d;1 周后减为每次 50mg,疗程 $4\sim6$ 周,最长不超过 3 个月。

【不良反应】 可见头痛、腹泻、潮红;长期应用可致水钠潴留(水肿)、血压升高、低血钾,心力衰竭时停药。服用保钾利尿药氨苯蝶啶、限钠补钾可缓解。总发生率 33%。

【注意事项】 心肝肾功能不全者及老年体弱者慎用。不宜同时合用抗酸药、抗胆碱药,否则会影响本品吸收而降效。

【制剂规格】 片、胶囊剂:50mg;复方甘珀酸钠片含甘珀酸钠及氢氧化铝等。

麦滋林-S 颗粒(Marzulene-S Granules)

【作用特点与用途】 本品的主要成分是左旋谷酰胺和苷菊环烃,两者联合应用有利于溃疡组织的再生、修复和保护性因子的形成。左旋谷酰胺是一种从绿色植物中分离出来的具有抗溃疡作用的氨基酸,它参与氨基己糖、黏多糖和黏蛋白的合成。而苷菊环烃主要是通过局部细胞直接作用,抑制组胺的释放,并有刺激肉芽组织和上皮组织形成的作用,它的最大优点是局部作用,而不是对 H_2 受体的阻断。但在溃疡的治疗上,单用麦滋林-S 效果不如 H_2 受体拮抗药,而在缓解临床症状上,麦滋林-S 有明显的疗效,特别是在治疗期结束后,单用麦滋林-S 对溃疡有较好的预防复发的作用,且几无不良反应,能广泛用于胃病的治疗。用于胃和十二指肠溃疡病、急性和慢性胃炎,原发性和继发性胃炎、其他疾病并发的胃炎。

【用法用量】 口服:通常成年人 $1.5\sim2.0g/d$,分 $3\sim4$ 次,餐后服用。可根据年龄及症状适当增减。疗程为 4 周。

【不良反应】 少数病人会出现恶心、呕吐、便秘、腹泻、腹痛及饱胀感;有时还会出现面部潮红等。

【制剂规格】 颗粒剂:0.67g/袋。

瑞巴派特(膜固、思达、惠宁、Rebamipide)[保乙]

【作用特点与用途】 为胃黏膜保护药。具有保护胃黏膜并促进溃疡愈合的作用:包括减少幽门螺杆菌(Hp)感染,清除羟基自由基,抑制炎性细胞浸润。口服 t_{max} 为 0.5～4h,血浆蛋白结合率 98％,$t_{1/2}$ 为 2h,大部分以原型从尿中排出。主要用于胃溃疡(但单独用于 Hp 感染),胃炎黏膜病变糜烂、出血、充血、水肿等患者。

【用法用量】 早、晚及睡前口服:每次 0.1g,3/d。

【不良反应】【注意事项】 ①可有可耐受的胃肠反应、神经精神系统反应、转氨酶升高,心悸、发热、呼吸困难、咳嗽、黄疸、乳腺肿胀、月经异常、尿素氮升高、水肿等过敏反应;②孕妇、哺乳期妇女、小儿的安全性未确立。

【制剂规格】 片剂:0.1g。

替普瑞酮(施维舒、Teprenone、Selbex)[保乙]

【作用特点与用途】 本品为一种萜类物质,其作用机制是促进胃黏膜微粒体中糖脂质中间体的生物合成。本品促使胃黏膜及胃黏液的主要防御因子高分子糖蛋白和磷脂增加,提高胃黏膜的防御功能,并能改善氢化可的松引起的胃黏膜增殖区细胞繁殖能力低下,保护胃黏膜细胞增殖区的稳定性,促使胃黏膜损伤的愈合。实验证明本品对盐酸及阿司匹林所致的溃疡、乙醇溃疡具有细胞保护作用,而 H_2 受体拮抗药及抗胆碱能药则无此作用。本品还能提高正常大鼠胃体部和幽门部黏膜中 PGE_2(前列腺素 E_2)的合成能力;改善失血应激及固定水浸应激引起的胃黏膜血流量低下。本品不影响胃液分泌和运动等胃的生理功能,口服吸收较好,给药后 5h 内血药浓度达峰值,并在 10h 后再次达到最大值,呈二相性,出现此种现象的原因是达到最大值时间偏差。主要用于胃溃疡。

【用法用量】 口服:饭后 30min 以内口服,每次 50mg(1 颗),或细粒剂每次 0.5g,3/d。

【不良反应】 会出现头痛、便秘、腹胀、血清转氨酶值轻度上升、总胆固醇值升高及皮疹等,一般停药后均消失。

【注意事项】 孕妇及小儿慎用。

【制剂规格】 胶囊剂:50mg。细粒剂:100mg。

欣洛维(胸腺蛋白口服溶液、胃安素、Thymus Oral Solution)

本品系从健康乳猪新鲜胸腺中提取的具有较强生物活性的中分子蛋白类物质。经 SDS-PAGE 凝胶测定,是一组由 7 条电泳带组成的混合物。

【作用特点与用途】 本品能增强细胞膜 Na^+-K^+-ATP酶和胃黏膜细胞的活力,增强胃黏膜前列腺素合成及降低血浆内皮素水平,通过营养局部受损的黏膜,促进表皮细胞,成纤维细胞的修复和 DNA 的合成,使溃疡愈合。欣洛维能促进溃疡愈合,改善愈合质量;促进人体内皮细胞膜和小鼠纤维细胞的增殖;具有明显的保护胃黏膜效应;能抵抗并减轻幽门螺杆菌毒素对胃黏膜损害效应。主要用于胃、十二指肠溃疡的治疗。也用于吻合口溃疡、慢性胃炎、急性胃黏膜病变、口腔溃疡及溃疡性结肠炎的治疗。

【用法用量】 口服:胃、十二指肠溃疡患者,每次 6ml,2/d,早、晚餐后 2～3h 服用,30d 为 1 个疗程。建议联合使用雷尼替丁或复方氢氧化铝(胃舒平)或铋剂及奥美拉唑等应遵医嘱。

【不良反应】 未发现明显不良反应,仅偶见轻度口干、便秘、乏力、头晕等,均在继续用药过程中自行消失,且尚未完全证实与欣洛维的相关性。

【制剂规格】 口服液:每支 6ml。

表皮生长因子(依济复、EGF、Epidermal Growth Factor)

【作用特点与用途】 本品是一类广泛存在于人和动物体内的小分子多肽,不同来源的 EGF 都有促进细胞增殖和组织生长的作用,其能力大小与生物同源性相关。本品为国产高纯度重组人表皮生长因子,在结构和生物学活性等方面与人体内源性表皮生长因子高度一致,为其在创伤领域的大规模临床应用提供了条件。经过 345 例各种创面的临床试验结果显示,浅Ⅱ度创面试验较对照组提前 3.33d 愈合;深Ⅱ度创面提前 4.17d 愈合,总有效率 93.91%,对不同类型创面愈合时间分别缩短 19.3%～54.4%。

铝碳酸镁(泰德、Hydrotalcite)[保乙]

【作用特点与用途】 本品为碱式碳酸镁四水化合物抗酸药,抗酸作用快且中和能力强,可使胃内 pH 值长时间维持在 3～5;通过降低胃酸及溶解铝离子产生显著性抗胃蛋白酶活性作用;并且保护胃黏膜,促进溃疡愈合。本品具有七大特点:迅速持久性制酸止痛;完全性拮抗胃蛋白酶活性;对多种实验性溃疡模型有很好的抑制和保护作用;愈后复发率低;治疗消化性溃疡疗效确切;不会产生铝中毒;不会产生严重的便秘和腹泻反应。用于胃、十二指肠溃疡,胃酸过多症。

【用法用量】 口服:混悬液,饭后 1～2h 及睡前口服每次 10ml,4/d。或遵医嘱。45d 为 1 个疗程。咀嚼片,饭后 1～2h,睡前或胃不适时嚼碎 1～2 片后温开水送服。

【不良反应】 轻微。偶见稀便、便秘和口干,但不影响继续治疗。

【制剂规格】 混悬液:每瓶 200ml。咀嚼片:0.5g。

伊索拉定(盖世龙、一格定、Irsogladine)

【作用特点与用途】 为胃黏膜保护药。可强化胃黏膜上皮细胞间结合,抑制上皮细胞的剥离、脱落和细胞间隙的扩大,从而增强胃黏膜细胞本身的稳定性,抑制有害物质透过黏膜,起到细胞防御作用。口服 t_{max} 为 3.5h,$t_{1/2}$ 约 150h,主要代谢物几无活性并从粪中排泄。连续用药未见蓄积。用于胃溃疡、急性胃炎及慢性胃炎急性发作期的胃黏膜病变(糜烂、出血、充血、水肿等)。

【用法用量】 成年人口服:4mg/d,分 1~2 次服用。老年人宜 2mg/d,或遵医嘱调整剂量。

【不良反应】【注意事项】 ①可有恶心、呕吐、腹泻、便秘、上腹部不适、食欲减退、转氨酶升高、皮疹等,罕见有胸部压迫感;②孕妇、哺乳妇、儿童的安全性尚未确立。

【制剂规格】 片、颗粒剂:2mg,4mg。

丽珠胃三联(Livzon Weisanlian)

【作用特点与用途】 本品中白色枸橼酸铋钾片在胃酸作用下迅速崩解成微小的胶态物,与溃疡面的蛋白质紧密结合形成致密的均匀性保护膜,防止胃酸和胃蛋白酶对溃疡面的侵蚀,并能促进内源性前列腺素的生成,促进上皮细胞的再生,从而加速溃疡组织的修复。同时还有较强的杀灭幽门螺杆菌作用。替硝唑片(绿色)对厌氧菌及幽门螺杆菌均有杀灭作用。克拉霉素片(黄色)对幽门螺杆菌有较强杀灭作用。用于十二指肠、胃溃疡(伴有幽门螺杆菌感染者),特别是复发性及难治性溃疡;慢性胃炎(伴有幽门螺杆菌感染者),用一般药物治疗无效而症状又较重者。

【用法用量】 口服:枸橼酸铋钾片,每次 2 片,2/d,早、晚餐前 30min 空腹服,或遵医嘱。替硝唑片,每日 2 片,早、晚餐后各服 1 片,或遵医嘱。克拉霉素片,每日 2 片,早、晚餐后各服 1 片,或遵医嘱。儿童使用请遵医嘱。疗程为 1 周。或遵医嘱酌情调整剂量。

【不良反应】 可见轻度消化道反应,如口内金属味、恶心、呕吐、便秘、腹泻等;过敏反应,如皮疹、荨麻疹等;中枢神经反应,如头晕、头痛、失眠、乏力等;深色尿。以上反应一经停药可自行消失。

【禁忌证】 对本品中任一组分过敏者,严重肝、肾功能损害及孕妇、哺乳期妇女均禁用。

【注意事项】 请仔细阅读说明书并遵医嘱。

【药物相互作用】 不可用牛奶、乙醇饮料及碳酸类饮料送服枸橼酸铋钾

(白色)片。克拉霉素(黄片)片可干扰卡马西平血药浓度并增强其作用,二者联用时应减少卡马西平用量;大环内酯类尚可改变特非拉定的代谢,诱发心律失常。

【制剂规格】　枸橼酸铋钾片(白色片):以铋计 110mg×4 片;替硝唑(绿色片):0.5g×2 片;克拉霉素(黄片片):0.25g×4 片。

聚普瑞锌(泊拉普利嗪、Polaprezine、Promac)

【作用特点与用途】　本品为细胞膜稳定药。对低温应激性溃疡、无水乙醇溃疡、抗坏血酸溃疡、胃黏膜损伤、缺血再灌注引起的胃黏膜损伤及烫伤应激性溃疡具有细胞保护作用;对盐酸、乙醇溃疡及幽门结扎、阿司匹林溃疡及创伤有促进愈合的效果;对负荷或不负荷氢化可的松的醋酸溃疡,有较高酸分泌的吲哚美辛溃疡,由胃酸潴留或胃蛋白酶引起的胃自身消化有关的 Shay 溃疡,临床用量 3mg/kg 以上剂量才有效。进食本品可抑制锌的吸收,但未见蓄积性。临床用于胃溃疡。

【用法用量】　口服:成年人每次 75mg,2/d;早饭后及晚上睡前服,可根据年龄、病情增减剂量。

【不良反应】【注意事项】　有时嗜酸性粒细胞增加及血清转氨酶升高。老年患者适当减量。孕妇及可能受孕妇女的安全性尚未确立。哺乳期妇女应用本品期间须停止授乳。小儿无安全性用药经验。

【制剂规格】　颗粒剂:每克颗粒剂中含本品 150mg(15%)。

依卡倍特(Ecabet、Gastrom)

【作用特点与用途】　本品系松脂中萜类化合物。可促进胃黏膜前列腺素的合成,增加胃黏液分泌等保护胃黏膜作用与减轻有害物质的刺激作用(抗胃蛋白酶作用)的双方面作用,因此具有抗溃疡病的疗效。用于胃溃疡。

【用法用量】　口服:成年人通常每次 1.5g,2/d,早饭后及晚上睡前口服。

【不良反应】　可有便秘,血清转氨酶升高,也可有胸部压迫感。

【注意事项】　①老年人要注意便秘;②孕妇及哺乳期妇女的安全性用药未确立;③对小儿的安全性尚未确立(无使用经验)。

【制剂规格】　颗粒剂:1g 中含有本品 667mg。

酒石酸铋(比特诺尔、Bitnal)

【作用特点与用途】　胃肠黏膜保护药,有抗毒、抑菌、保护、收敛、促胃肠蠕动和抗幽门螺杆菌作用,有利溃疡愈合和炎症的消除,能缓解和消除非感染性结肠疾病的症状。用于慢性结肠炎、溃疡性结肠炎、肠易激综合征、消化性溃疡及慢性胃炎。

【用法用量】 口服:每次 135～165mg,3～4/d,或遵医嘱,儿童酌减,4 周为 1 个疗程。

【不良反应】 尚未见有报道。

【制剂规格】 胶囊剂:45mg,55mg。

依安欣(醋氨己酸锌、Zinc Acexamate)[典]

【作用特点与用途】 本品是有机锌类药物,可保护胃黏膜,轻度抑制胃酸分泌,用于治疗消化性溃疡病的机制:①促进胃黏膜血循环,有利于黏膜细胞再生,保护胃和肝;②以谷胱甘肽的巯基形成硫醇盐来维持细胞膜及溶媒副膜的结构与功能,使二膜稳定;③抑制肥大细胞脱颗粒,防止组胺增加及胃酸增多,减少溃疡生成的诱因;④清除体内自由基,恢复氧化和抗氧化作用达到平衡。临床评价效果优于西咪替丁。口服本品 4h 后血锌浓度低于 $0.5\mu g/ml$。吸收的锌在体内分布广泛,$t_{1/2\beta}$ 约 1.3/h。本品主要经胃肠道从粪中排出,少量吸收入血从尿中排泄。用于胃及十二指肠溃疡。

【用法用量】 饭后口服:每次 0.15～0.30g,3/d。十二指肠溃疡疗程 4 周,胃溃疡治疗 6 周。

【不良反应】 可见恶心、呕吐、便秘及口干、稀便、失眠、皮疹等,停药后症状可消失。

【禁忌证】 早孕期妇女禁用。

【注意事项】 ①肾功能不全者慎用;②本品含锌,与四环素类同服,会抑制后者吸收,如治疗需要,应间隔 2h 以上分开服用。

【制剂规格】 胶囊剂:0.15g,铝塑盒装。

索法酮(索法耳酮、Sofalcone)

【作用特点与用途】 本品是在中药广豆根研究中新开发的异戊二烯基查耳酮衍生物。本品能增加胃血流量,扩张胃黏膜血管,增加胃组织耗氧量,促进胃黏膜修复,增加胃壁构成成分,增加胃组织内前列腺素含量。主要通过增强防御因子而对消化性溃疡发挥良好效果。本品口服吸收良好,给药后约 1h 达峰值,12h 后基本从血中清除。$t_{1/2}$ 1h。连续用药未见蓄积。本品主要代谢物为查耳酮骨架 α,β-不饱和键的还原产物及异戊二烯基侧链的氧化产物。主要用于十二指肠溃疡、胃溃疡、反流性食管炎及卓-艾综合征(促胃泌素瘤)。

【用法用量】 口服:每次 20mg,1/d。2 周为 1 个疗程。第 1 个疗程后未完全愈合者,再治疗 4 周通常可愈合。对一般剂量无效者,可服用每次 40mg,1/d。卓-艾综合征,建议初始剂量为每次 60mg,1/d,剂量超过 80mg/d 时,应分 2 次服用。根据情况调整剂量。

【不良反应】　本品耐受性良好,罕见恶心、头痛、腹泻、便秘和肠胃胀气,少数出现皮疹,以上不良反应与治疗无关。因酸分泌明显减少,理论上可增加肠道感染的危险。

【禁忌证】　尚未发现有禁忌证。

【注意事项】　①孕妇及儿童慎用;②本品能延长在肝内氧化代谢的地西泮和苯妥英钠的消除;③与经 P_{450} 酶系代谢的其他药物可能有相互作用。

【制剂规格】　胶囊剂:20mg。

枸橼酸铋钾(得乐、Bismuth Potassium Citrate)[保乙]

【作用特点与用途】　本品为三价铋的复合物,作用方式独特,既不中和胃酸也不抑制胃酸分泌,而是在胃液 pH 条件下,在溃疡表面或溃疡基底肉芽组织上形成一种坚固的氧化铋胶体沉淀,成为保护性薄膜,从而隔绝胃酸、酶及食物对溃疡黏膜的侵蚀作用,促进溃疡组织的修复和愈合。另外,本品能与胃蛋白酶发生螯合作用而使其失活;铋离子能促进黏液的分泌,对溃疡的愈合也有一定作用。本品在胃中形成不溶性胶体沉淀,难以被消化道吸收。铋吸收后主要分布在肝、肾及其他组织中,以肾分布居多,且主要通过肾排泄。本品给大鼠相当于人体 35 倍治疗剂量,连续用药 30d,未见到对食管、胃及十二指肠,肝、肾、肾上腺和性腺等的损害,也未见进食和排泄异常等现象;所有动物的毒性实验均未发现脑损害。本品适用于胃及十二指肠溃疡的治疗。

【用法用量】　口服:每次 1 包,3～4/d,冲服,于饭前 30min 和睡前服用,6 周为 1 个疗程。

【不良反应】　服药期内口中可能带有氨味,并可使舌、粪染成黑色;也有报道出现恶心等消化道症状,但停药后即消失。

【禁忌证】　严重肾病病人禁用。

【注意事项】　牛奶和抗酸药可干扰其作用,不宜同时服用。

【制剂规格】　颗粒剂:每包 1.2g,含本品 300mg。

盐酸苄奈酸酯 β-环糊精包合物(Cyclodextrin Inclusion Compound of Hydrochloric Acid Benzyl Ester Hydrochloride)

【作用特点与用途】　本品为防御机制增强型胃溃疡治疗药。它的作用机制为直接作用于胃黏膜,增加胃黏膜血流量,并且能增强其防御功能。本品口服后在胃内几乎不代谢,有高浓度向胃黏膜移行而直接发挥作用。在向小肠移动的过程中迅速发生分解而经消化道吸收,在血及尿中未检验出原药,并未见蓄积倾向。主要适用于胃溃疡。

【用法用量】 口服:每次 400mg,2/d,于早饭后及睡前服用。

【不良反应】 主要有恶心、软便及便秘等消化道症状;偶见头痛、困倦、皮疹、皮肤瘙痒感、血清转氨酶轻度上升等。若中止给药或继续用药后可恢复正常。

【禁忌证】 孕妇禁用。

【注意事项】 ①脑血栓、心肌梗死、血栓性静脉炎及存在消耗性凝血障碍的病人慎用;②小儿慎用。

【制剂规格】 胶囊剂:200mg。

螺佐呋酮(Spizofurone)

【作用特点与用途】 本品为黏膜防御型胃溃疡治疗药,能使胃黏膜血流量增加,抑制胃黏膜电位差下降及酸向胃黏膜逆向扩散,并使胃黏膜内前列腺素 E_2 含量增加,抑制胃酸分泌。本品口服吸收良好,其代谢物的达峰时间约为 2h,$t_{1/2}$ 5h,血中未见原药。主要从尿中排泄,未见药物蓄积。主要用于胃溃疡。

【用法用量】 口服:每次 80mg,3/d,于饭后服用。若病情需要,可增至 4/d。

【不良反应】 偶见恶心、胃部不适、腹部胀满、便秘、软便、血清转氨酶上升等。

【注意事项】 ①孕妇、小儿慎用;②服药期间出现瘙痒等过敏反应症状时应停药;③服药期间,哺乳期妇女应停止授乳。

【制剂规格】 片剂:80mg。

普劳诺托(Plaunotol)

【作用特点与用途】 本品为植物 Croton sublyratus kurz 的生物活性成分,具有增加胃黏膜血流量、增强胃黏膜抵抗力的作用,也能促进胃组织内前列腺素生成、胃黏膜内黏液物质保持与生成,抑制胃液分泌。本品口服吸收迅速,给药后 1.5~2h 血药浓度达峰值,$t_{1/2}$ 2~2.6h,之后迅速消失。本品经肝代谢,尿中排出。主要用于胃溃疡。

【用法用量】 口服:每次 80mg,3/d。

【不良反应】 偶见腹部不适、腹部胀满、血清转氨酶上升、皮疹、皮肤瘙痒等。

　　【注意事项】　①孕妇、老年人及小儿慎用;②用药期间哺乳期妇女应停止授乳。

　　【制剂规格】　胶囊剂:80mg;颗粒剂:80mg。

曲昔派特(曲昔匹特、Troxipide)

　　【作用特点与用途】　本品能增加胃黏膜血流量及胃黏膜内前列腺素含量,增强防御因子的作用,还能激活胃黏膜代谢,使胃黏膜组成成分正常化,并促进胃溃疡部位的修复。本品口服后吸收良好,给药 3h 后血药浓度达最高峰,$t_{1/2}$ 6h,主要从尿中排出。主要用于胃溃疡,亦用于急性胃炎及慢性胃炎急性发作期的胃黏膜病变(糜烂、出血、发红、水肿)。

　　【用法用量】　口服:每次 100mg,3/d,于饭后服用,或遵医嘱。

　　【不良反应】　会出现便秘、腹部胀满、嗳气、头重、全身倦怠、心悸、瘙痒、血清转氨酶、碱性磷酸酶、γ谷氨酰转酞酶上升等。

　　【注意事项】　①孕妇及小儿慎用;②用药期间哺乳期妇女应停止授乳。

　　【制剂规格】　片剂:50mg,100mg。

复方铝酸铋(Der-Beatitude、Compound Bismuth-Aluminate)[保乙]

　　【作用特点与用途】　本品是一种中和胃酸及收敛药,可结合中和胃内 H^+ 从而减少其向胃黏膜内扩散,提高胃液的 pH 值,降低胃蛋白酶的活性,可以缓解溃疡疼痛,并具有促进溃疡愈合的功效,用于治疗消化性溃疡。本品为颗粒剂,因此相对片剂具有进入胃部后崩解迅速的优点,且药效较快。本品是铋制剂,具有杀灭幽门螺杆菌的作用,降低溃疡复发率,防止复发。主治胃溃疡、十二指肠溃疡、慢性浅表性胃炎、胃酸过多、十二指肠球炎等症。

　　【用法用量】　口服:每次 1～2 袋,3/d,饭后吞服,疗程 1～2 个月。

　　【注意事项】　①胃病症状减轻后仍需坚持 1 个完整的疗程,但可将剂量减至 1～2 袋/d;②服用本品无须禁忌,但胃病本身需戒烟、酒及辛辣刺激性食物。

　　【制剂规格】　得必泰颗粒剂:1.3g。

硫糖铝(舒可捷、胃溃宁、Sucralfate)[保甲]

　　【作用特点与用途】　硫糖铝主要通过局部而不是全身作用发挥药效,它可以与溃疡部位的渗出蛋白质结合,形成附着于溃疡表面的复合物。硫糖铝-白蛋白膜具有 H^+ 扩散的屏障作用,使溃疡部位免受胃酸、胃蛋白酶和胆盐损伤而发挥抗溃疡作用。临床研究表明,服用治疗剂量的本品可使胃液中胃蛋白酶活性下降 32%,1g 硫糖铝可中和 14～16mmol 胃酸,有效时间持续约 5h。此外,本品还能刺激胃黏膜合成前列腺素,改善黏液质量,加速组织修复。用于消化道溃疡、十二指肠溃疡、慢性糜烂性胃炎等症的治疗。

【用法用量】 口服:硫糖铝片剂、分散片、胶囊,成年人每次 1g,3～4/d,4～6 周为 1 个疗程,或遵医嘱;硫糖铝混悬液:每次 1 袋。预防溃疡复发宜 2/d。

【不良反应】 不良反应发生率约 4.7%,主要有便秘、口干。少见的不良反应有腰痛、腹泻、眩晕、消化不良、恶心、皮疹、瘙痒、胃痉挛、失眠、嗜睡及低磷血症,可与适当抗胆碱药合用。

【禁忌证】 习惯性便秘者、对本品及同类药物过敏者禁用。

【注意事项】 ①肝肾功能不全者、甲状腺功能亢进者、营养不良性佝偻病人、磷酸盐过少病人、妊娠前 3 个月慎用;②治疗收敛后应继续服药,以免复发。但连续服用不宜超过 8 周。片剂嚼碎用温开水送服可提高疗效。

【药物相互作用】 ①不宜和 H_2 受体拮抗药合用;②与多酶片合用,两药的疗效均降低;③本品与四环素、苯妥英钠、地高辛、华法林、西咪替丁、喹诺酮类、脂溶性维生素同时服用,可干扰和影响这些药物的吸收,故应间隔 2h 再服用上述药物。

【制剂规格】 片剂:0.25g、0.5g。分散片:0.5g。胶囊剂:0.25g。混悬液:每袋 5ml(含硫糖铝 1g)。

附:甘羟铝 作用特点与用途同硫糖铝。一般餐后 1h 口服 2 片(0.5g),3/d,疗程 4 周。

磷酸铝凝胶(吉福士凝胶、裕尔、Grape Colphos Gel)

【作用特点与用途】 本品为凝胶状活性磷酸铝,在胃中能强有力地附着在黏膜表面上形成膜层,因此形成特殊的保护作用和中和胃酸作用。①具有缓冲作用,能适度中和胃酸,使胃液 pH 维持在 3～5 的正常酸度,但不干扰胃的正常消化功能,亦不刺激生酸呃逆;②本品中和胃酸之后,同时能降低胃蛋白酶活性,预防自体消化;③本品附着在胃黏膜上之后,形成了保护膜层,能保护受损害组织,防止食物的直接刺激;④能促进溃疡面的肉芽增生,使溃疡迅速愈合;⑤本品无毒无害,不会引起便秘,也不干扰 X 线摄影检查。用于胃及十二指肠溃疡、胃酸过多及胃炎。

【用法用量】 口服:通常每次 12ml(16g),2～3/d,或于症状发生时服用。本品应在医生指导下服用。服用前应摇匀。慢性肾功能不全者禁用。

【制剂规格】　本品每克中含磷酸铝130mg(胶体态磷酸铝572.7mg),每袋2.5g,16g。瓶装4000ml以下,每12ml含16g磷酸铝。

唯安林片(Weianlin Tablets)

【作用特点与用途】　本品为复方制剂。其中N-丁基东莨菪碱溴化物和盐酸双环维林,能迅速有效地缓和胃肠神经紧张,解除平滑肌痉挛,抑制胃液过度分泌。再配以适量的镇静药,可缓解病人焦虑紧张情绪,减轻夜间疼痛。枸橼酸铜钠主要作用于溃疡部位,净化溃疡创面,促进肉芽组织生长和溃疡愈合。新型抗酸药氢氧化铝镁共干凝胶及合成硅酸铝,具有迅速而持久的制酸作用并能覆盖保护胃黏膜,减少胃酸及蛋白酶对溃疡面的刺激腐蚀,有利于溃疡愈合。铝、镁剂合用,可消除便秘及腹泻等不良反应。临床用于胃及十二指肠溃疡、胃痛、急慢性胃炎、胃酸过多及胃肠道痉挛等症。

【用法用量】　口服:①胃及十二指肠溃疡,成年人每次2片,3/d,于症状发生前或发作时服用。②急慢性胃炎(暴饮、暴食、酒前、食物中毒及过酸症等),成年人每次1～2片,3/d。症状消失后,尚需持续服用数次,以巩固疗效。

【禁忌证】　青光眼、器质性幽门狭窄、麻醉性肠梗阻、前列腺肥大所致的排尿困难及胃酸缺乏症等。

【注意事项】　①患有严重心脏病及老年病人应在医生指导下服用本品;②肝肾功能减退者及儿童慎服;③孕妇禁用。

【制剂规格】　片剂:每片含N-J基东莨菪碱溴化物2mg,盐酸双环维林2mg,叶绿酸铜钠3mg,氢氧化铝镁共干凝胶350mg及合成硅酸铝60mg。

佳胃得片(Caved-S Tablets)

【作用特点与用途】　本品是一种用于治疗消化性溃疡和减少溃疡复发的黏膜保护药。处方中主要成分甘草,能加速黏膜分泌细胞的分泌,从而增强黏膜的防御功能,而且能使细胞的再生增加。还可使消化性溃疡愈合和具有类似于去氧皮质酮的解除痉挛作用,但不改变血清中钾钠和氯化物的水平。主要用于治疗胃和十二指肠溃疡、高胃酸症、胃炎及上述复合征。

【用法用量】　口服:成年人胃溃疡剂量,每次2片,3/d。成年人十二指肠溃疡剂量,每日2片,必要时可增加至每日6片。预防剂量,胃溃疡,每次1片,3/d,十二指肠溃疡,每次2片,3/d。儿童剂量,10～14岁为成年人剂量的1/2。服药时应咀嚼后吞服,也可将药切成小块用温开水送服,服用时不需添加其他制酸剂。服药时间应在两餐之间。

【不良反应】　个别病例可能有轻度腹泻发生。

【注意事项】 若服药过量,应洗胃和进行对症治疗。

【制剂规格】 片剂:每瓶 60 片,1000 片。

乐得胃片(乐胃、胃舒乐、Roter Tablets)

【作用特点与用途】 本品的治疗作用主要来自碱式硝酸铋。碱式硝酸铋系经特制加工,能在胃部呈微细颗粒分散而吸收有害物质,并能牢固地附着在胃及十二指肠黏膜上,形成保护膜,促进黏膜的再生能力,使溃疡或受损组织愈合。主要用于治疗胃及十二指肠溃疡、胃酸过多、消化不良、胃炎、胃灼热及胃痉挛等疾病。

【用法用量】 口服:每次 2 片,3/d。2 个月为 1 个疗程。病情较重者应坚持服药 3 个月以上。疗程结束后,减低剂量服维持量,每次 1 片,3/d,连续 2~3 个月,其后可每日 1~2 片。

【注意事项】 ①服药期间可使大便变黑,属正常现象;②将药片溶解后或嚼碎服用效果较好;③对于病情较严重者,应对乙醇饮料、油炸食物、咖啡、吸烟及含纤维多的蔬菜加以节制,并避免食用油腻食品和饮食过饱。

【制剂规格】 片剂:每瓶 120 片。

蒙脱石(思密达、Smecta、Smectite)[保甲]

【作用特点与用途】 本品是一种硅铝酸盐,每个颗粒由硅、铝及少量铁、镁、钙构成,主要成分为双八面体蒙脱石微粒 $Si_8Al_4O_{20}(OH)_4$,其层纹状分子结构及非均匀性电荷分布,使硅、铝等元素被封闭在分子晶体中不易释出,对消化道黏膜具有很强的覆盖能力,通过与黏液蛋白的相互结合加强消化道黏液的韧性以对抗攻击因子,从质和量两个方面增强黏液屏障,起到防止胃酸、胃蛋白酶、胆盐、溶血卵磷脂酶、非类固醇类抗炎药、≤40%乙醇及轮状病毒、致病性大肠埃希菌(带有 CS31A 表面蛋白电码)、霍乱弧菌、金黄色葡萄球菌、幽门螺杆菌、空肠弯曲菌及其毒素对消化道黏膜的侵害,维护消化道的正常功能,同时还具有降低结肠过分敏感性作用。能帮助上皮组织恢复和再生;能吸附消化道中的气体和前述各种致病性攻击分子,并使之失去致病作用而排出体外;能对抗腐生菌群,平衡消化道寄生菌群,提高它和免疫球蛋白 A 的抗攻击能力;能使低浓度凝血因子Ⅶ、Ⅷ、Ⅻ被激活,可加速轻度消化道出血的局部止血作用。用于急、慢性腹泻及肠激惹综合征、结肠炎、反流性食管炎、食管炎、食管反流症、食管裂孔疝、胃炎及胃痛等。

【用法用量】 口服:1 岁以下病儿每日 1 袋(3g);1—2 岁病儿每日 1~2 袋(3~6g);2—3 岁者每日 2~3 袋(6~9g);3 岁以上者每日 3 袋(9g);均为 3/

d。亦有人认为首日剂量可加倍。治疗急性腹泻时，首剂量加倍。将本品溶于约 50ml 的小杯中服用。治疗肠激惹综合征和结肠炎时，可做灌肠疗法。食管炎病人宜于饭后将颈后仰 30°缓慢服下，其他病人宜在两餐之间服用。

【不良反应】　极少数病人可能产生轻度便秘，应适当减少剂量服用，一般不影响继续用药。

【禁忌证】　对本品中任何成分过敏者，应忌用。

【注意事项】　本品虽可与阿司匹林、保泰松、氨苄西林及口服补液盐等合用，但后者应在服用本品之前 1h 服用。此外，本品可扩展应用于降血氨、糖尿病腹泻及妇产科肠胀气等，有待于进一步深入研究。

【制剂规格】　灰白色粉末剂：每袋 3g。

（四）前列腺素类

恩前列醇（苯氧前列腺素、Enprostilum、Enprostil）

【作用特点与用途】　本品有抗攻击因子的作用，能抑制胃液分泌，可使十二指肠溃疡病人的胃蛋白酶减少。可抑制食后或假饲引起的胃泌素血浓度增高。本品也有增强防御因子的作用，能保护细胞，促使上皮细胞分泌碳酸氢盐中和胃酸，增加胃液中的糖蛋白含量，形成黏液层附着于黏膜表面，增强黏膜屏障，增加黏膜血流。本品还能增进结肠与子宫的收缩作用，降低血中胆固醇正常的受试者血清脂蛋白的浓度，减少食后的血糖浓度。本品口服后吸收快，0.5～1h 血药浓度达峰值。主要从尿排泄。主要用于胃炎、胃溃疡和十二指肠溃疡。

【用法用量】　口服：每次 35μg，2/d。1 个疗程为 4～8 周。

【不良反应】　本品不良反应为腹泻，其他尚有头痛、恶心、胃肠疼痛和便秘等。

【注意事项】　孕妇慎用或不用。

【制剂规格】　胶囊剂：35μg。

奥诺前列素（Ornoprostil）

【作用特点与用途】　本品为 6-氧化结构的前列腺素 E_1（PGE_1）衍生物，主要直接作用于胃黏膜，抑制胃酸分泌，使胃黏膜微小血管扩张而增加黏膜血流量，促进胃黏液分泌，对胃黏膜起保护作用。另尚有子宫收缩作用、致腹泻及对抗前列腺素代谢酶的作用。用于胃溃疡。

【用法用量】　口服：通常成年人每次 5μg，4/d，餐间及睡前口服。也可根据年龄及症状适当地增减用量。

【不良反应】 ①可见皮疹、荨麻疹等过敏反应,应停药;②可见腹泻、便秘、溃疡出血、排便次数增加、腹胀、恶心、呕吐、食欲缺乏、心口痛、腹部不适及打嗝等消化系统症状;③血液系统可见白细胞增多及血小板减少;④皮肤感觉异常;⑤可出现血清转氨酶升高;⑥心悸、月经异常、头晕、眼花、头痛、出汗、尿频及鼻出血等。

【禁忌证】 对本品过敏者忌用,孕妇禁用。

【注意事项】 ①本品静脉用药有收缩子宫的作用,对妊娠期妇女用药的安全性尚未确立;②对小儿的安全性尚未确立。

【制剂规格】 片剂:5μg。

罗沙前列醇(Rosaprostol、Rosal)

【作用特点与用途】 本品是一种分子结构与天然前列腺素相似的口服合成药,对胃及十二指肠黏膜细胞可起保护作用,并减少胃液分泌,但对心血管功能、子宫收缩、胃肠道活动及血小板聚集都不产生影响。通过动物实验表明本品可对吲哚美辛及保泰松等药物所致的胃损伤起保护作用,也能防止一些可引起坏死的药物如氢氧化钠、盐酸和高渗盐水对黏膜的损害。本品口服后显示单室系统的特点,给药 3h 后血药浓度达峰值,并且与天然前列腺素相似,代谢迅速。本品无致畸和诱变作用,对胎儿也无毒性。主要用于胃及十二指肠溃疡、胃炎、十二指肠炎及医源性胃及十二指肠病变。

【用法用量】 口服:每次 500mg,4/d。

【不良反应】 本品耐受性良好,少数服用后可出现恶心、呕吐及腹泻。

【禁忌证】 对本品过敏者禁用。

【注意事项】 ①支气管哮喘、阻塞性支气管肺部疾病和青光眼病人禁用;②妊娠和哺乳期妇女慎用;③本品与抗凝药、口服降糖药、利尿药、巴比妥类药物、β受体阻滞药、抗炎药等合用均无不良相互作用。

【制剂规格】 片剂:500mg。

米索前列醇(喜克溃片、Misoprostol)[保乙]

【作用特点与用途】 本品为最早进入临床的合成前列腺素 E_1 的衍生物。试验证明它有强大的抑制胃酸分泌的作用。用药后不论是基础胃酸或组胺、胃泌素及食物刺激引起的胃酸分泌量和酸排出量均显著降低,胃蛋白酶排出量也减少。本品抑制胃酸分泌的作用机制尚未阐明,目前认为与影响腺苷环化酶的活性从而降低壁细胞 cAMP(环腺苷酸)水平有关。大量动物实验证明,本品有防止溃疡形成的作用,且尚具有强大的细胞保护作用。本品口服吸收良好。口服单剂量后,达峰时间为 0.5h,$t_{1/2}$ 1.55~1.77h。血浆蛋白结合率为 80%~90%。在肝、肾、肠、胃等组织中的浓度高于血液,口服后从尿中排出量约为 75%,自粪便排出约为 15%,8h 内尿中排出量为 56%。本品不影响肝药酶活性,在 2000 余例临床病例中未发生由于合用本品而导致的药物相互作用。主要用于胃及十二指肠溃疡。

【用法用量】　口服:每次 200μg,4/d,于餐前和睡前口服。疗程 4~8 周。

【不良反应】　本品主要不良反应为稀便或腹泻,但大多数不影响治疗。

【禁忌证】　①对前列腺素类药物过敏者禁用;②孕妇禁用。

【注意事项】　脑血管或冠状动脉疾病病人慎用。

【制剂规格】　片剂:200μg。

(五)其他

和露胃片(Walugel Tablets)

【作用特点与用途】　本品每片含氢氧化铝干凝胶 90mg,碳酸氢镁 235mg,碳酸钙 60mg,溴丙胺太林 3.75mg 及薄荷油 0.90mg。本品的主要作用为中和胃酸,并在胃及十二指肠的黏膜上形成一层保护膜,促进黏膜的再生从而使溃疡愈合。溴丙胺太林则有消除痉挛、灼热、胃疼痛及帮助消化的作用。主要用于胃酸过多、胃及十二指肠溃疡、胃肠胀痛等。

【用法用量】　口服:每次 2~4 片,3~4/d,60d 为 1 个疗程,并可酌情减增。

【不良反应】　本品未见明显的不良反应。

【禁忌证】　①青光眼病人忌用;②手术前禁用。

【注意事项】　①治疗期间应尽可能地调节饮食,以加快痊愈;②本品不应同四环素、华法林、地高辛、氯丙嗪、异烟肼、普萘洛尔及奎尼丁等药物合用,以免影响其疗效。

【制剂规格】　片剂:每瓶 50 片。

立愈胃片(Stomach Tablets)

【作用特点与用途】　本品每片含氢氧化铝 200mg,三硅酸镁 275mg,维生素 U 20mg,盐酸羟苄利明 5mg,二甲硅油 40mg。主要作用机制是中和胃酸,并在胃黏膜上形成一层保护膜,以防止胃酸的侵蚀,维生素 U 则能促进黏膜再生,促进肉芽生长。主要用于抗胃酸,特别适用于胃酸过多、胃溃疡、胃神经性官能症、胃炎、胃痉挛及胃胀痛等。

【用法用量】 口服:每次 1 粒,2～3/d。如病情需要,可每次 2 粒,3/d,连服 2～3 个月。痊愈后应再服维持剂量每日 1～2 粒。

【不良反应】 本品未见有严重不良反应。

【禁忌证】 青光眼、前列腺肥大、麻痹性肠梗阻、胃肠道阻塞及肌无力病人忌用。

【注意事项】 ①为取得最佳疗效,切不要中断治疗和提前结束治疗;②本品不应与四环素、地高辛、华法林、氯丙嗪、异烟肼、普萘洛尔及奎尼丁等药合用,以免影响后者疗效。

【制剂规格】 片剂:50 片。

L-谷氨酰胺(自维、新麦林、L-Glutamine)[保乙]

【作用特点与用途】 谷氨酰胺(GLN)是人体内最丰富的游离氨基酸,为氨基酸、蛋白质和核酸的合成提供氮源,又能氧化释放能量。GLN 是胃肠黏膜的特殊营养物质,是黏膜细胞代谢的重要能量来源,对胃肠黏膜防御因子成分(己糖胺、酸性黏多糖、糖蛋白)的生化合成起促进作用。可明显保护和修复胃肠黏膜损伤,保护黏膜屏障,防止细菌、内毒素易位,降低肠源性感染、毒血症、败血症等的发生;谷氨酰胺可促进蛋白质合成,防止病理或应激状态下组织分解,减轻病症,促进创面愈合,减少手术并发症;直接参与免疫细胞的生长、增殖、分化过程,可增强机体免疫力;GLN 尚能促进机体肝脏内谷胱甘肽的合成,从而清除氧自由基,增强机体抗氧化能力。在肾脏代谢中产生 NH_3,可减轻酸中毒病人的病情程度。用于溃疡病(胃溃疡、十二指肠溃疡、口腔溃疡、肿瘤病人放化疗后形成的消化道溃疡、胃肠道应激性溃疡)、胃肠道功能紊乱(急、慢性胃肠炎及溃疡性结肠炎、克罗恩病、肠易激综合征、短肠综合征、各种肝病引起的胃肠功能紊乱)肿瘤治疗支持、防止肌肉分解,强化免疫系统,减轻肝内脂肪沉积。

【用法用量】 饭前口服:胶囊,每次 2 粒,3～4/d。颗粒,每次 1g(1 包),2～3/d。或遵医嘱。

【不良反应】 偶有胃部不适、恶心、便秘等。一般不需要特殊处理。

【禁忌证】 对本品过敏者禁用。

【注意事项】 严重肝功能不全、慢性肾功能衰竭者慎用;无腹泻病人长期服用可出现便秘,增加饮水量或摄入高纤维含量食物可缓解。

【药物相互作用】 本品与其他抗溃疡药合用可加速溃疡愈合;与活菌制剂或抗生素同时应用治疗肠道病变。

【制剂规格】 胶囊剂:0.25g;颗粒剂:1g。

复方谷氨酰胺肠溶胶囊(谷参肠安胶囊、Compound Glutamin Entersoluble Capsule)[保乙]

【作用特点与用途】 本品是由 L-谷氨酰胺、白术、茯苓、甘草等组成的复方制剂。本品能改善肠道吸收、分泌及运动功能;增强肠黏膜屏障功能,阻止或减少肠内细菌及毒素入血;促进受损肠黏膜的修复及功能重建。用于各种原因所致的急、慢性肠道疾病和肠道功能紊乱,如肠易激综合征、非感染性腹泻、肿瘤治疗引起的肠道功能紊乱和放化疗性肠炎;亦可促进创伤或术后肠道功能的恢复。

【用法用量】 饭前口服:肠道功能紊乱和非感染性腹泻:每次 2～3 粒,3/d。治疗 1 周后症状可能会有明显改善。对于病程较长、病情较重的患者,获得理想的治疗效果可能需 4 周以上时间;创伤或手术病人:每次 4 粒,3/d,术前 3～4d 开始服用效果将更明显。创伤及术后第 2 日可开始服用,视病情而定可持续 2 周或更长时间。

【制剂规格】 胶囊剂:每盒 12 粒。

丙氨酰谷氨酰胺注射液(多蒙特、Alanyl Glutamine Injection)

【作用特点与用途】 本品在体内分解为谷氨酰胺和丙氨酸,使经由肠外营养输液补充谷氨酰胺成为可能。有助于解决肠道黏膜萎缩、细菌易位,免疫功能降低,负氮平衡。用于需要补充谷氨酰胺病人的肠外营养,包括处于分解代谢和高代谢状况的病人:如创伤、烧伤、大中型手术后、骨髓及其他脏器移植、胃肠道综合征、肿瘤、严重感染及其他处于应激状态的 ICU 病人。

【用法用量】 静脉滴注:1.5～2.0ml/(kg·d),最大剂量 2.0ml/(kg·d)。加入氨基酸溶液时,用量的调整:当氨基酸需要量为 1.5g/(kg·d)时,其中 1.2g 氨基酸由载体溶液提供,0.3g 氨基酸由本品提供。当氨基酸需要量为 2g/(kg·d)时,其中 1.6g 氨基酸由载体溶液提供,0.4g 氨基酸由本品提供,1h 滴速不应超过 0.1g 氨基酸,连用<3 周。

【注意事项】 定期测 ALP、ALT、AST 及肝功能。

【制剂规格】 输液制剂:10g/50ml,20g/100ml。

铝镁加(Almagate)

【作用特点与用途】 本品为抗酸药,具有作用快及中和能力强的特点,可使胃内 pH 长时间维持在 3～5。本品中和胃酸的作用比氢氧化铝强 8 倍,速度快 4 倍,作用持续时间长达 90min,而氢氧化铝仅为 30min。本品可吸附胆汁并使胆汁失活,使胃蛋白酶活性降低。其降低胃蛋白酶活性的作用亦比氢氧化铝明显。本品含钠量低,稳定性好。本品中的铝镁均不吸收。主要用于治疗与胃酸过度分泌有关的胃及十二指肠疾病,如胃及十二指肠溃疡、胃炎、胆汁反流性食管炎、消化不良及食管裂孔疝等。

【用法用量】 口服:每次 1g,4/d,于饭后 1~2h 和睡前服用。儿童酌情使用。

【不良反应】 可出现肠运动增加、腹泻、恶心及便秘等。

【制剂规格】 混悬剂:7.5ml。咀嚼片:0.5g。

妥胃-U 片(Kowa-U Tablets)

【作用特点与用途】 本品为复方制剂,由卷心菜汁中分离出的抗溃疡素和制酸、解痉及健胃药配制而成。其配制方为:维生素 U 12.5mg,碳酸氢钠 250mg,Alcamac 70mg,硅酸铝镁 75mg,东莨菪碱 5mg,干燥龙胆浸膏 13.5mg,干燥蛇麻花浸膏 13.5mg 及生物淀粉酶 5mg。本品为综合性胃肠道用药。主要用于胃酸过多、胃灼热感、嗳气、胃痛、胃部不适、呕吐及消化不良等,因此可用于慢性胃炎、胃及十二指肠溃疡等。

【用法用量】 口服:每次 2 片,3/d,于饭后服用。

【不良反应】 偶见口干。

【禁忌证】 青光眼病人禁用。参阅胃仙 U。

【注意事项】 因本品中含有碳酸氢钠,忌与酸性药物合用,也忌与铁剂同时使用。

【制剂规格】 片剂:100 片/瓶。

胃仙 U(Weisen-U)

【作用特点与用途】 服用后外层迅速溶解,中和过多胃酸,其后内层维生素 U 起抗溃疡和抗炎等作用。用于胃溃疡、十二指肠溃疡、胃炎、胃酸过多症、消化不良、胃痛及便秘等。

【用法用量】 口服:每次 1~2 片,3/d。服药期间忌食脂肪、荚豆类及刺激性食物,减少吸烟与饮酒。

【制剂规格】 复方双层片:外层含甘草酸钠 33mg,葡萄糖醛酸 17mg,干氢氧化铝凝胶 160mg,三硅酸镁 14mg,牛胆浸膏 1mg,L-薄荷脑 1.0mg,叶绿素 0.8mg;内层含维生素 U25mg,淀粉酶 60mg。

胃必妥片(胃灵、Nervogastrol Tablets)

【作用特点与用途】 本品为制酸药,是由铋盐和专门植物研制而成的高效药物。其处方中的主要成分为:碱硝酸铋、次没食子酸铋、碳酸镁、碳酸钙、碳酸氢钠、白屈菜、南美牛奶菜皮、薄荷油及东莨菪碱。碱硝酸铋等铋盐能减少胃酸分泌并在胃黏膜上生成一层铋蛋白保护膜。碳酸镁等抗酸药能中和过多的胃酸,保持正常胃酸量,从而避免胃酸过多的刺激。白屈菜有罂粟碱样作用,能抗平滑肌痉挛。东莨菪碱则能选择性地缓解胃肠道及胆道平滑肌的痉挛,并抑制其蠕动,减少胃酸分泌。主要用于治疗胃神经官能症、胃溃疡、十二指肠溃疡、急慢性胃炎、胃酸过多、胃灼热及胃痉挛等病症。

【用法用量】 口服:每次 1～2 片,2～3/d。

【禁忌证】 青光眼病人慎用。

【注意事项】 本品耐受性较高,用药期间可使粪便颜色变黑,停药后可自行消失。

【制剂规格】 片剂:每瓶 50 片。

复方铝酸铋片(胃必治片、Bisuc Tablets)

【作用特点与用途】 本品处方为每片含:铝酸铋 200mg,甘草浸膏 300mg,碳酸镁 400mg,碳酸氢钠 300mg,茴香果实 10mg 及弗朗鼠李皮 25mg。因含有铝酸铋,可在溃疡表面形成铋钛复合物,成为一层保护膜,促进黏膜再生而加速溃疡的自然愈合。另碳酸氢钠、碳酸镁配以甘草浸膏、弗朗鼠李皮及茴香等制成复方制剂,可调节胃酸过多、胃肠胀气,增强胃及十二指肠黏膜屏障,促进溃疡面的愈合。主要用于胃及十二指肠溃疡、慢性浅表性胃炎及十二指肠球炎等,亦用于治疗胃酸过多、消化不良、胃灼热及胃痉挛等症。

【用法用量】 口服:每次 1～2 片,3/d,将药片压碎后于进餐后服用。连服 2～3 个月后,可改服维持剂量,每日 1～2 片,应连服 2～3 个月。

【不良反应】 本品耐受性良好,可出现恶心及腹泻等,停药后可自行消失,大便变黑为正常现象。

【注意事项】 ①处方中无抗胆碱药,青光眼病人亦可用此药。②服药不可间断,自觉症状减轻或消失,也应继续用药直至完成 1 个疗程。病愈后也应服用维持剂量 1 个疗程。③一般用药期间不必忌口,但严重阶段应少吃刺激性及油腻性食物,且饮食不应过饱。④如用药期间胃酸不足,可由医生决定是否加用助消化药物。

【制剂规格】 片剂:每瓶 50 片。

胶体果胶铋（果胶铋、碱式果胶酸铋钾、Colloidal Bismuth Pectin)[保乙]

【作用特点与用途】 胃肠黏膜隔离剂。在酸性胃液中形成稳定的胶体，与溃疡表面具有很强的亲和力，促进溃疡的愈合和炎症的消失，亦能刺激黏膜上皮细胞分泌黏液和杀灭幽门螺杆菌。用于胃、十二指肠溃疡，幽门螺杆菌相关性慢性浅表性胃炎，慢性萎缩性胃炎及消化道出血。

【用法用量】 口服：每次 0.15～0.2g,4/d,餐前 30min 及睡前服,4 周为 1 个疗程。

【注意事项】 服用本药期间,大便呈黑褐色,为正常现象。严重肾功能不全者及孕妇禁用。偶有轻度便秘。

【制剂规格】 胶囊剂：50mg(以铋计)。

庆大霉素普鲁卡因维 B$_{12}$ 胶囊（回音必、Getamycin Sulfate and Procaine Hydrochloride and Vitamin B$_{12}$ Capsules)

【作用特点与用途】 用于慢性、浅表性胃炎。

【用法用量】 饭前温开水吞服：每次 2 粒,2/d。

【制剂规格】 胶囊剂：每粒内含庆大霉素 1 万 U,盐酸普鲁卡因 50mg,维生素 B$_{12}$10μg。每盒 12 粒×2 板。

附：胃膜素胶囊 有抗胃蛋白酶分解作用和微弱抗酸作用。在胃内成膜覆盖溃疡面而缓解胃酸刺激,有利于溃疡面愈合。用于胃、十二指肠溃疡、胃酸过多和胃痛。与氢氧化铝合用疗效佳。一般空腹 1 粒(1～3g),4/d,疗程 60d。

二、抗胆碱能及解痉止痛药

溴丙胺太林（丙胺太林、Propantheline Bromide)[保乙]

【作用特点与用途】 有较强的阿托品样外周抗胆碱、抗毒蕈碱作用。对胃肠平滑肌有选择性,作用较持久而强。用于胃、十二指肠溃疡、胃炎、胰腺炎、胆汁排泄障碍、遗尿和多汗症等。

【用法用量】 口服：每次 1 片(15mg),3～4/d,餐前服;睡前可服 1～2 片。遗尿症可于睡前服 1～3 片(15～45mg)。

【不良反应】【注意事项】 ①可有口干、视物模糊、尿潴留、便秘、头痛、心悸等,减量或停药后可消失;②手术前和青光眼患者禁用,心脏病患者慎用。

【制剂规格】　片剂:15mg。

哌仑西平(哌吡氮平、吡疡平、必舒胃片、Pirenzepine)

【作用特点与用途】　本品为具有选择性的抗胆碱能药物。对胃壁细胞的毒蕈碱受体有较高的亲和力,对平滑肌、心肌和涎腺等的毒蕈碱受体的亲和力低,故应用一般治疗剂量时,仅能抑制胃酸分泌,而很少有其他抗胆碱药物对瞳孔、胃肠平滑肌、心脏、涎腺和膀胱肌等的不良反应,剂量增加则可抑制唾液分泌,大剂量时能抑制胃肠平滑肌和引起心动过速。人口服、肌内注射或静脉注射本品后,无论是基础胃酸分泌,还是五肽胃泌素、胰岛素引起的胃酸分泌均受到抑制。本品对胃液的 pH 影响不大,而主要是使胃液(包括胃蛋白酶原和胃蛋白酶)分泌量减少,从而使胃最大酸分泌和最高酸分泌下降,本品不能透过血-脑脊液屏障,不影响中枢神经系统。本品口服吸收不完全,绝对生物利用度约为 26%,食物对吸收有影响。血浆 $t_{1/2}$ 10~12h。除了脑及胚胎组织外,本品在其他脏器和骨骼肌均有分布,其中以肝、肾药物浓度最高,心脏、皮肤、肌肉中浓度较低。血浆蛋白结合率为 10%,多以原型化合物通过肾和胆道排泄。给药后 3~4d 方能全部排泄,但未见有蓄积性。本品疗效与西咪替丁相仿,优于甘珀酸钠。与西咪替丁合用可增强抑制胃酸分泌的效果。主要用于治疗胃及十二指肠溃疡。

【用法用量】　口服:成年人通常剂量为每次 50mg,2/d,于早、晚餐前 1.5h 服用。疗程以 4~6 周为宜。症状严重者,用量可加大到 150mg/d,分 3 次服用。若病情需要,可连服 3 个月。

【不良反应】　本品常有的不良反应为轻度口干、眼干燥及视力调节障碍等,如见发疹,应停药。

【禁忌证】　孕妇忌用。

【注意事项】　因超剂量而引起中毒者,做对症治疗,无特殊解毒药。

【制剂规格】　片剂:50mg。

替喹溴铵(溴替喹嗪、Tiquizium Bromide)

【作用特点与用途】　本品的作用机制是对消化道等内脏平滑肌上的毒蕈碱受体有拮抗作用,因而具有选择性的强大解痉作用。本品在人体内的主要代谢途径是噻吩环的羟基化。口服给药后 1.5h 即达最高血药浓度,$t_{1/2}$ 1.4h。本品主要从尿中排泄,6h 内总排泄量为 90% 以上,24h 内原药总排泄量为给药量的 90%。用于胃及十二指肠溃疡、胃肠炎、过敏性结肠炎、胆道疾病引起的胃肠痉挛及运动功能亢进。

【用法用量】 口服：每次 5～10mg,3/d。

【不良反应】 偶见口渴、腹泻、恶心、呕吐、便秘及胃部不适等消化系统症状；心动过速的循环系统症状；耳鸣及头重等精神神经系统症状；排尿困难和尿频等泌尿系统症状及皮疹等过敏症状。

【禁忌证】 ①对本品过敏者及青光眼病人禁用；②前列腺肥大所致排尿困难、麻痹性肠梗阻和绞痛、严重心脏病病人禁用。

【注意事项】 ①前列腺肥大、甲状腺功能亢进、心律失常、充血性心力衰竭、溃疡性结肠炎及高温环境下工作者慎用；②孕妇及小儿慎用；③用药期间若出现过敏症状时应立即停药；④本品因会引起怕光症状，故用药期间从事驾驶等机械操作的病人应注意；⑤本品与三环类抗抑郁药、吩噻嗪类药、单胺氧化酶抑制药及抗组胺药合用时，可增强本品的作用。

【制剂规格】 胶囊剂：5mg,10mg。

屈他维林（诺仕帕、Drotaverine）

【作用特点与用途】 为异喹啉类衍生物，是直接作用于平滑肌细胞的亲肌性解痉药。对自主神经系统无影响，动物实验无致畸、致突变性。口服吸收快而全。t_{max}1～3h,血浆蛋白结合率 95%～98%。主要分布于中枢神经系统、心肌、肾上腺、肾、肺，并由尿和粪中排出。用于胃肠平滑肌痉挛、应激性肠道综合征；胆绞痛、胆道痉挛；肾结石、输尿管结石、肾盂肾炎、膀胱炎、子宫痉挛、子宫强直。

【用法用量】 成年人口服：每次 1～2 片(40～80mg),3/d;1－6 岁每次 0.5～1 片,6 岁以上每次 1～1.5 片,均可 3/d。

【不良反应】【注意事项】 ①偶有头晕、恶心。②严重心、肾、肝病患者禁用；孕妇、哺乳期妇女安全性未确立。

【制剂规格】 片剂：40mg。

甲溴阿托品（胃疡平、Atropine Methobromide）

【作用特点与用途】 本品为季铵类抗胆碱药。药理作用与阿托品相似，有解除胃肠痉挛及抑制胃酸分泌的作用。主要用于胃及十二指肠溃疡、胃酸过多症、胃炎、慢性下痢及痉挛性结肠炎等。

【用法用量】 口服：每次 1～2mg,4/d,于饭后 30min 及睡前 30min 服用。若病情需要剂量可增至 12mg/d。

【不良反应】 本品耐受性良好，但个别病人会出现瞳孔扩大、口渴、排尿困难及便秘等,减量后症状可逐渐消失。

【禁忌证】 青光眼及泌尿系统疾病病人忌用。

【制剂规格】 片剂:1mg,2mg。纸片:每小格1mg。

山莨菪碱(654-2、Anisodamine)[保甲][典][基]

【作用特点与用途】 为阻断M胆碱受体的抗胆碱药,作用与阿托品相似或稍弱。用于感染中毒性休克、血管痉挛、栓塞引起的循环障碍、解除平滑肌痉挛、胃肠绞痛、胆道痉挛、有机磷中毒。

【用法用量】 ①口服:每次5～10mg,3/d。②肌内注射:成年人每次5～10mg,小儿0.1～0.2mg/kg。③静脉注射:用于抗休克及有机磷中毒,成年人每次10～40mg。必要时30min后重复给药,也可增加剂量,病情好转后逐渐延长给药间隔,直至好转。

【注意事项】 参阅山莨菪碱。

【制剂规格】 氢溴酸东莨菪碱注射液5mg,10mg,20mg。

东莨菪碱(丁溴东莨菪碱、解痉灵、Scopolamine)[保乙]

【作用特点与用途】 外周抗胆碱药,除对平滑肌有解痉作用外,尚有阻断神经节及神经肌肉接头的作用,但对中枢的作用较弱。能选择性地缓解胃肠道、胆道及泌尿道平滑肌的痉挛和抑制其蠕动,而对心脏、瞳孔及涎腺的影响较小,很少出现类似阿托品引起的中枢神经兴奋、扩瞳及抑制唾液分泌等不良反应。肌内注射或静脉注射后,一般在3～5min产生药效,维持时间为2～6h。用于治疗各种病因引起的胃肠道痉挛、胆绞痛、肾绞痛或胃肠道蠕动亢进等,亦可用于胃十二指肠及结肠纤维内镜检查的术前准备、内镜逆行胰胆管造影和胃、十二指肠、结肠的气钡低张造影或计算机腹部体层扫描的术前准备。

【用法用量】 肌内注射、静脉注射或静脉滴注:溶于葡萄糖注射液或0.9%氯化钠注射液中滴注,成年人每次20～40mg,或1次用20mg,间隔20～30min后再用20mg,静脉注射速度不宜过快。口服:每次10mg;或遵医嘱。

【不良反应】 可出现口渴、视力调节障碍、嗜睡、心悸、面部潮红、恶心、呕吐、眩晕及头痛等。

【禁忌证】 青光眼、前列腺肥大所致排尿困难、严重心脏病、器质性幽门狭窄或麻痹性肠梗阻病人禁用。

【注意事项】 ①乳幼儿、小儿慎用。②如出现过敏反应应及时停药。③皮下或肌内注射时要注意避开神经与血管。如需反复注射,不要在同一部位,应左右交替注射。

【制剂规格】 注射液:20mg/1ml。胶囊、片剂:10mg。

盐酸苯吡胺(Fenpyramine Hydrochloride、Fenprin)

【作用特点与用途】 本品直接作用于内脏平滑肌,具有解痉作用。经体内外实验证明本品的解痉作用强于罂粟碱和阿托品,且具有强大的局部麻醉作用。本品口服或直肠给药都能很快地被吸收,给药 1h 后在血中出现,并于 4h 后达峰值,可持续 6h。本品吸收后分布于体内各组织,其中腹腔内脏浓度最高,尤其是平滑肌。主要用于胃肠道痉挛性疼痛、急性腹痛、胆石绞痛、肾绞痛、膀胱炎及肾盂肾炎等,还可用于外科腹部手术前后、胆石症、胆道扩张、肝胰壶腹括约肌硬化和增生,亦可用于子宫及输卵管平滑肌挛缩疼痛、流产痛及痛经等。

【用法用量】 口服:每次 27.5mg,每 5～7 小时 1 次。直肠给药:每次 110mg,2～3/d,维持治疗可每 8 小时口服 27.5mg。栓剂每日 1～2 个。

【不良反应】 本品耐受性较好,少数病例有食欲减退、恶心、呕吐、皮疹、乏力、出汗及偏头痛。

【禁忌证】 青光眼、肝功能严重损害及对药物过敏者禁用。

【注意事项】 ①孕妇、尿潴留病人慎用;②本品长期使用可产生便秘;③本品与巴比妥类药物合用具有增强作用。

【制剂规格】 盐酸苯吡胺片剂:27.5mg。栓剂:110mg。

獐牙菜苦素(Swertiamarin)

【作用特点与用途】 本品为从龙胆科植物斜茎獐牙菜中分离出的一种环烯醚萜类化合物。临床证明本品对胃肠道及胆道平滑肌痉挛性疼痛有明显的解痉镇痛作用,还有一定的镇静作用,且无过敏性和刺激性。本品口服吸收良好,吸收相 $t_{1/2}$ 0.5h,消除相 $t_{1/2}$ 6.07h;在组织中以肝、肾及胆囊中分布较多;血浆蛋白结合率为 88.3%。48h 内尿中排出 40.2%,粪便中排出 21.0%。主要适用于胃肠痉挛、胃肠炎、肠蛔虫症、胆道蛔虫症、胆囊炎、胆石症及其他胆道疾病引起的疼痛。

【用法用量】 口服:成年人每次 100～200mg,小儿每次 5～7mg/kg。一般用药 1 次即可奏效,少数病例在 4h 后可重复给药 1 次。

【不良反应】 少数病人会有轻微口干、潮红、头昏、恶心、嗜睡及呕吐等反应,可自行消失。

【制剂规格】 胶囊剂:50mg,100mg,200mg。

西托溴铵(Cimetropium Bromide、Alginor)

【作用特点与用途】　本品作用机制为阻断内脏平滑肌的毒蕈碱样受体而具有抗毒蕈碱作用,可直接作用于平滑肌,解除平滑肌痉挛。本品吸收较快,静脉注射后很快分布于各组织,其中主要分布于肠、肝及肾,消除相 $t_{1/2}$ 1.5h。约 50% 以原型从尿中排泄。1.5～2h 血药浓度达到峰值,消除相 $t_{1/2}$ 2h。口服使药物的生物利用度受到一定限制。主要用于胆绞痛、肾绞痛、胃肠道痉挛痛、尿路和胆道痉挛痛、痛经等;亦可用于分娩痛、小儿呕吐、吐奶、腹痛和幽门痉挛等。

【用法用量】　口服:每次 50mg,2～3/d。静脉注射或肌内注射:每次 5mg,3～4/d。直肠给药:栓剂,每次 50mg,2～3/d。滴剂,每次 3～5 滴/kg,5～6/d。

【不良反应】　本品耐受性较好,会出现眼内压增加、头痛、头晕目眩、欣快、乏力、嗜睡、恶心及皮肤过敏等反应;肌内注射和静脉注射可出现短暂口渴、心率加快及视力调节障碍。

【禁忌证】　前列腺肥大、青光眼、尿潴留、肠梗阻、麻痹性肠梗阻、溃疡性结肠炎、巨结肠症、重症肌无力及对本品过敏者禁用。

【注意事项】　①自主神经系统紊乱、肝肾疾病、甲状腺功能亢进、冠心病、充血性心力衰竭、心律失常、高血压及高热病人慎用;②孕妇及哺乳期妇女慎用;③本品与抗组胺药、三环类抑郁药和其他抗胆碱药合用可增强本品的抗胆碱能作用,但可被拟副交感神经药减弱或对抗。

【制剂规格】　片剂:50mg。针剂:5mg。栓剂:50mg。滴剂:每 100ml 内含 1g。

辛戊胺(新胃可定、Octamylamine)

【作用特点与用途】　本品为拟肾上腺素解痉药,具有解除平滑肌痉挛的作用。作用强而迅速,此外还有中度的收缩周围血管及增强心肌收缩力的作用,并能短暂地升高血压,微弱地扩张支气管,兴奋呼吸,收缩鼻黏膜。主要用于消化道、泌尿道及其括约肌痉挛、偏头痛及呃逆。亦可用于泌尿道、胃肠道器械检查术前用药。

【用法用量】　口服:每次 1～2 片,3～4/d;滴剂:每次 25～40 滴。肌内注射:每次 1～2ml,3～4/d。

【不良反应】　偶有恶心、过敏及头痛等。注射时可引起血压升高。

【禁忌证】　高血压、动脉硬化及心功能不全者慎用。

【注意事项】 高血压及心脏病病人使用时,应减少剂量。

【制剂规格】 水针剂:1ml。片剂:50mg。溶液剂:10g。

匹维溴铵(得舒特、Pinaverium Bromide、Dicetel)[保乙]

【作用特点与用途】 本品为第一个对胃肠道具有高度选择性解痉作用的钙拮抗药。通过阻断钙离子流入肠壁平滑肌细胞,防止肌肉过度收缩而起解痉作用。本品对心血管平滑肌细胞亲和力低,即使口服每次 1.2g,也不会引起血压变化。本品能消除肠平滑肌的高反应性,并增加肠道蠕动能力。本品呈剂量依赖性抑制对氯化钡、乙酰胆碱、去甲肾上腺素、卡巴胆碱和电刺激引起的平滑肌收缩,可减少肠道肌电峰电位频率,并有强力长时间的抗痉挛作用。本品口服吸收差,入血量低于 10%,血中几乎全部与蛋白结合,$t_{1/2}$ 为1.5 h。原型和代谢物主要从粪便排泄。用于肠易激综合征相关腹痛、排便紊乱、肠道不适,以及肠道功能性疾病有关的疼痛和钡灌肠前准备。

【用法用量】 口服:每次 50mg,3/d,可酌情增至 300mg/d。用于钡灌肠准备时,检查前 3d,100mg/d,检查前清晨口服 100mg。服用时,在饭前以适量水整片吞服,不宜在躺着或就寝前吞咽药片。

【不良反应】 少数病人有腹痛、腹泻和便秘。偶见瘙痒、皮疹、恶心、口干等。

【注意事项】 勿用于儿童和孕妇。

【制剂规格】 片剂:50mg。

阿尔维林(使疼乐、Alverine Citrate、Spasmonal Capsules)

【作用特点与用途】 本品为人工合成的罂粟碱衍生物,直接作用于平滑肌,选择性平滑肌松弛药。作用机制为影响离子通道的电位敏感度与磷酸-肌醇代谢途径。其解痉作用为罂粟碱的 2.5~3 倍,抑制组胺反应为阿托品的 5 倍,但抑制乙酰胆碱反应仅为阿托品的万分之一,故对青光眼及前列腺肥大的患者无禁忌。本品无成瘾性。口服本品 60~120mg,0.5~1h 血药浓度达峰值,峰值浓度(9.7±0.8)μg/ml,血浆 $t_{1/2}$ 为(0.8±0.1)h,主要以结合物形态随尿排出。用于易激性肠综合征,肠痉挛、腹痛、憩室病引起的疼痛、胆道痉挛、痛经、泌尿道结石或感染引起的痉挛性疼痛,下泌尿道感染引起的尿频、膀胱痉挛及泌尿系手术后的痉挛性疼痛。

【用法用量】 口服:成年人每次 60~120mg,3/d,8~12 岁儿童,每次 60mg,3/d;8 岁以下剂量尚未定,手术病人应在术前 1h 开始给药,整粒吞服。

【不良反应】 治疗剂量下几乎无不良反应,超过剂量则会有胃肠不适、嗜睡、头晕、虚弱、头痛、口干或低血压。

　　【注意事项】　①对本品过敏、麻痹性肠梗阻者禁用;②前列腺肿瘤患者不宜使用;③孕妇或哺乳期妇女慎用;④三环类抗抑郁药、普鲁卡因或其衍生物、H_1 抗组胺药等可加强作用,氟康唑、咪康唑、全身性胆碱能药可降低其作用。

　　【制剂规格】　胶囊剂:60mg,铝箔盒装。

异可利定(Isocorydine)

　　【作用特点与用途】　本品临床应用其盐酸盐,能舒张血管平滑肌,拮抗血管平滑肌痉挛;能抗失血性休克;抗心律失常和有解痉作用。血管平滑肌痉挛引起的胃、肠、胆、胰、子宫等疼痛,血管痉挛性头痛及消化道的解痉止痛等。

　　【用法用量】　肌内注射:每次 10mg,1～2/d。口服:每次 10～30mg,1～3/d。

　　【不良反应】　仅少数病例出现轻度口干、面红。未见像肌内注射阿托品后常有的口渴、瞳孔扩大、心动过速、发热和尿潴留等不良反应。

　　【制剂规格】　注射剂:10mg。片剂:10mg。

贝那替嗪(溴甲贝那替秦、胃乐康、服止宁、Filcillin、Benactyzine)

　　【作用特点与用途】　本品又名"胃仙",为抗胆碱药,有解痉及抗胃酸分泌的作用,能抑制胃液分泌过多和胃运动过度而使胃肠功能趋于正常,从而减轻胃及十二指肠溃疡的症状。适用于胃及十二指肠溃疡、胃痛、胆石绞痛、多汗症和胃酸过多症。

　　【用法用量】　口服:每次 10～20mg,3/d 于饭后服用。酌情可增大剂量至每次 30mg。儿童根据年龄酌减。

　　【不良反应】　会出现口干、排尿困难、瞳孔散大及便秘等不良反应。不良反应较重时,可减少剂量,以后再恢复。

　　【禁忌证】　青光眼病人忌用。

　　【注意事项】　①如胃酸过多,为预防溃疡的发展,宜睡前给药;②开始治疗时应注意饮食和休息,服药 2～3 周后恢复普通饮食。

　　【制剂规格】　片剂:10mg。

间苯三酚(Phloroglucinol)

　　【作用特点与用途】　为非阿托品、非罂粟碱类纯平滑肌解痉药,具有良好的亲肌性,可对人体胃肠道尤其是处于痉挛状态的平滑肌有较好解痉作用,且对小儿心率、血压和心血管正常功能几无影响;无致癌毒性,对小儿正在发育的器官不会产生损害;无山莨菪碱等一系列抗胆碱样不良反应。临床用于预防小儿肠套叠复发。

【用法用量】 ①成人一次肌内注射 40～80mg,患儿则为 2mg/kg 肌内注射。②空气灌肠方法:使用适当型号 Foley 双腔导尿管插入肛门约 5cm,气囊充气约 30ml,以防止肛管脱落,灌肠时自肛门漏气;导尿管连接电脑遥控空气灌肠整复仪,向结肠逐渐加压充气,压力 8～13.3kPa,视患儿耐受情况酌情调整,直至肠套叠整复满意。一般平均复位时间为(7.4±3.5)min。

【不良反应】【注意事项】 文献报道在空气灌肠复位前用本品肌内注射预防小儿肠套叠复发的疗效虽比山莨菪碱等一系列抗胆碱药的疗效好,不良反应少,但仍需进一步深入研究。

【制剂规格】 肌内注射剂:40mg。

甲胺痉平(苯羟甲胺、Diphemin、Benzamin)

【作用特点与用途】 抗胆碱药,能缓解胃肠痉挛,抑制腺体分泌,有镇痛,抗组胺和类似罂粟碱样平滑肌松弛作用。用于解痉镇痛及过敏性鼻炎等。

【用法用量】 口服:每次 1～3mg,3～4/d;皮下注射:每次 2～6mg。感冒、鼻炎可含服(缓解流涕)。

【不良反应】【注意事项】 可有口干、口苦、便秘等。

【制剂规格】 片剂:1mg。注射剂:2mg/ml。

三、止吐及胃肠动力药

多潘立酮(吗丁啉、Domperidone)[保甲]

【作用特点与用途】 本品是作用较强的外周多巴胺受体阻滞药,通过阻断化学呕吐吧扳机区多巴胺的作用,抑制呕吐的发生。本品不通过血-脑脊液屏障,因而对中枢神经系统无影响,不会产生神经精神的不良反应如镇静、嗜睡及锥体外系症状等。本品还具有独特的促胃运动作用,可增加食管下部括约肌的压力,调节胃及十二指肠的蠕动,促进胃排空,并不影响胃酸的分泌。本品易吸收,口服、肌内注射、静脉注射或直肠给药均可。其代谢主要在肝,以无活性的代谢产物随胆汁排出,$t_{1/2}$ 7h。用于伴有胃排空缓慢及食管反流的消化不良,如饭后上腹部或腹部饱胀、胃肠胀气、恶心及呕吐等。还可用于药物及接受放射治疗引起的恶心和呕吐,手术后呕吐、脑部疾病(如脑震荡、脑肿瘤、偏头痛)引起的呕吐及恶心;功能性(如幽门痉挛及周期性呕吐)、器质性、毒物感染、食物或丙酮血症等引起的呕吐症状。

【用法用量】 ①慢性消化不良:以口服为佳,片剂、滴剂、混悬剂:成年人每次 1 片(10mg)或每次 10ml 混悬剂,3/d。儿童每千克体重 1 滴滴剂(0.3mg/kg),3/d,必须饭前 15～30min 服用;必要时剂量可加倍。②急性及亚急性症状:栓剂,成年人每日 2～4 枚(每枚 60mg);2 岁以内儿童每日 2～4 枚(每枚 10mg);2 岁以上儿童每日 2～4 枚(每枚 30mg)。

【不良反应】 迄今未见严重不良反应,偶有轻度腹部痉挛,曾见血清催乳激素水平升高,停药即恢复正常。

【注意事项】 ①抗胆碱能药物可能拮抗本品的作用;②栓剂最好在直肠空时插入;③孕妇用药应权衡利弊,慎重用药;婴儿慎用。

【制剂规格】 片剂:10mg。滴剂 30ml,100ml。口服混悬液:200ml。栓剂:成年人用 60mg,儿童用 30mg,幼儿用 10mg。

伊托必利(Itopride、Ganaton)[保乙]

【作用特点与用途】 本品为消化道运动激活药,其作用比甲氧氯普胺弱,但有多巴胺受体亲和性,具有多巴胺 D_2 受体拮抗作用及通过乙酰胆碱酶阻滞作用而促进胃肠蠕动、止吐,增强胃、十二指肠收缩力,加速胃排空,对慢性胃炎的各种症状有效。消化道吸收良好,口服 0.5h 后血浆原型药物浓度达峰值,肝、肾、消化道分布良好,$t_{1/2\beta}$ 为 6h,在肝代谢,68.1% 向胆汁排出其中 87% 被重吸收。最终尿中排出 63.6%,粪中排出 35.7%。连续给药无蓄积性。临床用于餐后饱胀、上腹不适、早饱、慢性胃炎伴有腹胀、上腹疼痛、食欲缺乏、胃烧灼感、恶心、呕吐及功能性消化不良引起的各种症状。

【用法用量】 口服:50mg,3/d,餐前服用。或遵医嘱酌情增减。若用药 2 周后仍无明显改善者宜停药。

【不良反应】 可见腹泻、便秘、腹痛、唾液增加;头痛、焦躁感、睡眠障碍、眩晕、疲倦;少见胸背疼痛;催乳素升高、白细胞减少;BUN、肌酐升高等。可有皮疹、发热、瘙痒感;手指发麻、手抖等。

【注意事项】 可增强乙酰胆碱的作用。老年人、孕妇、小儿均慎用。应避免与替喹溴铵、噻哌溴铵、丁溴东莨菪碱等合用。

【制剂规格】 片剂:50mg。

莫沙必利(加斯清、Mosapride、Gasmotin)[保乙]

【作用特点与用途】 本品是胃肠动力药,选择性作用于胆碱能神经节后纤维的 5-羟色胺$_4$(5-HT$_4$)受体,促进乙酰胆碱的释放,释放的乙酰胆碱有促进上消化道平滑肌运动的作用;本品对多巴胺 D$_2$ 受体无亲和力,可免除多巴胺 D$_2$ 受体的影响。本品对胃内半固体食物排空能力与西沙必利相同,比甲氧氯普胺强。本品药理性质不同于西沙必利和甲氧氯普胺,不刺激结肠运动,仅促进上消化道运动;无 Q-T 间期延长,没有多巴胺 D$_2$ 受体拮抗作用。健康成年人空腹 1 次服用本品 5mg 后,0.8~0.9h 达血浆峰浓度 30.7ng/ml,$t_{1/2}$ 为 1.4~2.0h。主要代谢产物为 4-氟尿嘧啶脱离体,主要经肝代谢,由尿和粪便中排出。用于慢性胃炎伴有胃灼热感、恶心呕吐、早饱、上腹胀痛等症;胃食管反流;与运动功能失调有关的假性肠梗阻导致的推进蠕动不足和胃内容物滞留;恢复肠道推进性运动,可作为慢性便秘的治疗。

【用法用量】 成年人饭前或饭后口服:每次 5mg,3/d。

【不良反应】 4.0% 出现不良反应,主要是腹泻、软便、口干、疲倦等。3.8% 出现临床检测值异常,主要是嗜酸性粒细胞增多,三酰甘油上升,ALT、AST 及 GPT 上升等。

【注意事项】 ①本品持续给药通常为 2 周,应遵医嘱使用;②高龄者慎用;③孕妇、哺乳期妇女、幼儿无安全性用药经验。

【药物相互作用】 本品对胃肠道动力的效应大部分可由抗胆碱药物所阻断。

【制剂规格】 片剂:5mg。

左舒必利(止呕灵、舒宁、Levosulpiride、Dogmatilum、Ekilid)

【作用特点与用途】 本品有强力阻断阿扑吗啡致吐作用,减轻阿扑吗啡性强直痉挛和自主运动效应;能增加多巴胺更新并使多巴胺代谢物的蓄积增加,但又不影响对多巴胺敏感的腺苷酸环化酶的活性。本品小剂量有抗忧郁作用,大剂量时为抗精神分裂症作用。其作用与氯丙嗪相似。人静脉注射本品 50mg,100mg,$t_{1/2}$ 分别为 4.3h 和 6.5h,24h 内 65% 以原型由尿中排出。口服 $t_{1/2}$ 为 8~9h。抗精神病、镇吐、抑制胃分泌。

【用法用量】 治疗精神病:600~800mg/d,分次肌内注射,口服 1.2~1.6g/d,维持剂量减至 400~600mg/d。治疗神经功能病、偏头痛和肠痉挛,每日 100~200mg。镇吐和治疗胃、十二指肠溃疡,150~300mg/d。

【不良反应】 与氯丙嗪相似。

【制剂规格】 片剂:25mg,50mg,100mg。注射剂:25mg/2ml,50mg/2ml。口服滴剂:2.5%,20ml/瓶。

萘二磺酸乙乳胆铵(阿克吐、Aclatonium Napadisilate)

【作用特点与用途】　本品为平滑肌及消化道运动功能增强药,对胃、肠及胆道有兴奋作用,其中以对胃幽门前庭部位的作用最强,对消化道其他部位的作用比胃弱。此外,还能使胆道末端部运动亢进,胆囊内压升高,促进胆汁向十二指肠排出。对切断迷走神经及吗啡所致的胃肠运动功能低下状态亦有增强作用。不论对健康人或慢性胃炎及手术后病人,本品均有促进胃内容物排出的作用。本品口服吸收较快,给药后 2～4h 可达峰值。多分布于消化道,而肝、肾及血中分布较少。吸收后代谢快,在血、肝中的代谢物为胆碱、磷酸胆碱及卵磷脂等。主要适用于消化功能异常、慢性胃炎、胆道运动障碍及消化道术后等。

【用法用量】　口服:每次 25～50mg,3/d,可根据年龄及症状酌情增减。

【不良反应】　可出现胃部不适、腹痛、腹泻、困倦及发汗等不良反应。

【禁忌证】　哮喘、甲状腺功能亢进、消化性溃疡及癫痫病人忌用。

【注意事项】　与抗胆碱酯酶药物合用时,本品作用增强,故两者联用时,给药量应酌减。

【制剂规格】　胶囊剂:25mg,50mg。

大麻隆(纳必隆、Nabilone、Nabilonum、Cesamet)

【作用特点与用途】　本品为人工合成的大麻酚类似物,具有四氢大麻酚的某些药理活性,但并无天然大麻酚样的心动过速和心血管不良反应。另本品止吐作用强于丙氯拉嗪,其作用部位在前脑和延髓,与常用的止吐药不同。本品与其他大麻酚有交叉耐受性,亦能引起欣快感,减少唾液分泌,人体和猴的试验证明本品可能有药物耐受性,并可产生母体毒性,降低新生儿的存活率。本品无论口服或胃肠道外给药均有效,$t_{1/2}$ 2h,1 次剂量中 65% 随粪便消除,20% 随尿排出。主要用于癌症病人化疗时引起的严重恶心和呕吐。

【用法用量】　口服:每次 1mg,2/d。

【不良反应】　本品耐受性良好,有倦睡、眩晕、口干、共济失调、视觉模糊、睡眠障碍、头痛、体位性低血压、幻觉及定向力障碍等。

【禁忌证】　肝功能损害严重者禁用。

【注意事项】　慎于同时使用中枢神经系统抑制药或有精神病史者。

【制剂规格】　胶囊剂:1mg。

托烷司琼(呕必停、Tropisetron)[保乙]

【作用特点与用途】 本品为外周神经元和中枢神经系统内 5-HT$_3$ 受体的高选择性抑制药。抗癌药物或放疗可激发小肠黏膜的嗜铬细胞释放 5-HT$_3$,诱导呕吐反射,造成恶心呕吐。本品选择性抑制这一反射中枢外周神经系统的突触前 5-HT$_3$ 受体的兴奋,并可能对中枢神经系统 5-HT$_3$ 受体传递的迷走神经传入后区有直接影响,这种双重作用阻断了呕吐反射过程中神经介质的化学传递,从而对化疗和放疗引起的呕吐有治疗作用。口服托烷司琼 100mg $t_{1/2}$ 8.6～41.9h,C_{max} 21.7～29.0μg/L,静脉注射 $t_{1/2}$ 为 7.3～30.3h,C_{max} 82～84μg/L,V_d 为 554.1L。用于预防和治疗手术后恶心、呕吐及治疗癌症放化疗引起的恶心、呕吐。

【用法用量】 5mg/d,总疗程 6d。静脉给药:在放化疗前将本品 5mg 溶于 100ml 生理盐水、林格液或 5％葡萄糖注射液中静脉滴注或缓慢静脉推注。2 岁以上儿童可以使用(0.1mg/kg)。口服给药:每次 1 粒(5mg),1/d,于进食前至少 1h 服用或于早上起床后立即用水送服。疗程 2～6d,轻症者可适当缩短疗程。

【不良反应】 多为一过性不良反应,常见有头痛、便秘、头晕、疲劳及胃肠功能紊乱,如腹痛和腹泻。

【禁忌证】 对本品过敏者和孕妇禁用。

【注意事项】 ①高血压未控制者、哺乳期妇女、架车或操纵机械者慎用;儿童不推荐使用;②本品与食物同服可使吸收略延迟;③与利福平或其他肝酶诱导药合用,可使本品血药浓度降低。

【制剂规格】 注射剂:2mg/2ml,5mg/5ml,5mg/1ml。胶囊剂:5mg。

昂丹司琼(枢复宁、Ondansetron)[保乙][典][基]

【作用特点与用途】 为 5-羟色胺 3(5-HT$_3$)受体拮抗药,能抑制由化疗和放疗引起的恶心、呕吐,故用于治疗和预防癌症患者接受细胞毒性药物和放疗引起的恶心和呕吐。

【用法用量】 ①防治化疗恶心、呕吐:于化疗前 15min 缓慢静脉注射或静脉滴注 8mg 然后每 8 小时口服 8mg,可连服 5d。②防治化疗恶心、呕吐:于放疗前 1～2h 口服 8mg,以后再每 8 小时口服 8mg。儿童用量酌减。参阅托烷司琼。

【制剂规格】 片剂:4mg,8mg。注射剂:4mg/1ml,8mg/2ml。

格雷司琼(康泉、Granistron)[保乙][典][基]

【作用特点与用途】 同昂丹司琼。用于防治化疗和放疗引起的恶心和呕吐。参阅托烷司琼。

【用法用量】 在放疗或化疗前1h静脉注射或静脉滴注:每次3mg,疗程5d。口服可于静脉给药的第2~6日,每日早餐前1h服1mg。

【制剂规格】 注射剂:3mg。片剂:1mg。

阿扎司琼(苏罗同、Azasetren)

【作用特点与用途】 对5-HT$_3$受体有很强的亲和性,比甲氧氯普胺或昂丹司琼均强,与格雷司琼相同。用于化疗和放疗引起的恶心、呕吐。

【用法用量】 成年人静脉注射:每次10mg,或遵医嘱。

【制剂规格】 注射剂:10mg/2ml。

雷莫司琼(奈西雅、Ramosetron)

【作用特点与用途】 为5-HT$_3$受体拮抗药,作用与阿扎司琼相似,有明显抑制呕吐作用。主要用于防治恶性肿瘤治疗引起的恶心、呕吐等消化道症状。

【用法用量】 成年人静脉注射:每日1次0.3mg,可酌情增减,但每日用量不可超过0.6mg。参阅托烷司琼。

【制剂规格】 注射剂:0.3mg/2ml。

溴米因(Bromosoval and Procainee)[保乙]

【作用特点与用途】 有止吐作用。用于治疗妊娠呕吐、神经性呕吐、晕动症、呃逆等引起的呕吐。

【用法用量】 肌内注射:2ml。重症须遵医嘱增加剂量或注射次数。

【不良反应】【注意事项】 本品为溴化物和普鲁卡因的复合制剂,注意观察,防治过敏反应。

【制剂规格】 注射剂:2ml。

阿扑吗啡(去水吗啡、优立玛、Apomorphine)[保甲]

【作用特点与用途】 为吗啡衍生物,半合成中枢性催吐药。主要用于抢救意外中毒及不能洗胃的患者。常用于治疗石油蒸馏液吸收患者,如煤油、汽油、煤焦油、燃料油或清洁液等,以防止严重的吸入性肺炎。

【用法用量】 皮下注射:成年人每次 2～4mg,极量 1 次 5mg。小儿按体重 0.07～0.1mg/(kg·d),极量 1 次为 5mg。

【制剂规格】 盐酸阿扑吗啡注射液:5mg/1ml。

硫乙拉嗪(Thiethylperazine)

【作用特点与用途】 能抑制催吐化学敏感区而产生镇吐作用。用于治疗全身麻醉或眩晕所致的恶心和呕吐,对化疗或放疗所致的呕吐亦有效。

【用法用量】 口服:成年人每次 10mg,或 10～30mg/d。

【不良反应】【注意事项】 ①可有倦怠、眩晕、干燥、心动过速、食欲缺乏及锥体外系症状。②与中枢抑制药合用应谨慎。③孕妇慎用,患癫痫的孕妇、儿童及昏迷患者、严重抑郁患者禁用。

【制剂规格】 片剂:10mg。

红霉素(Erythromycin)[保甲][典][基]

【作用特点与用途】 除了作为抗菌抗生素外,还是胃动素受体激动药,即具有胃动素样作用,能促进胃肠蠕动。主要应用于糖尿病所致的胃轻瘫,也可用于手术及化疗后胃轻瘫,胆石症、促进腹部手术后胃肠恢复,老年人慢性便秘、胃食管反流病及假性肠梗阻等,红霉素口服后能改善胃排空,其强烈的胃收缩作用可使未消化食物倾入小肠,为其缺点,但对胃中未消化的残渣清除很有效,对小肠功能紊乱也有效。其不良反应与注意事项见大环内酯抗生素类。

【用法用量】 作为促动力药,口服:每次 0.125～0.25g,3/d,饭前 1h 或餐后 3～4h 服用。静脉给药,剂量宜小,每次 0.25～0.5g,加入 5% 葡萄糖注射液中静脉滴注,1/d。

【制剂规格】 口服片、胶囊、颗粒剂:0.125g,0.25g,0.5g。注射剂:0.25g,0.5g。

甲氧氯普胺(胃复安、灭吐灵、Metoclopramide)[保甲][典][基]

【作用特点与用途】 具有强大中枢性镇吐及加强胃和上部肠段的运动,抑制胃平滑肌松弛,使胃肠平滑肌对胆碱能的反应增强,促进胃、小肠蠕动和排空,松弛幽门窦和十二指肠,从而提高食物通过率并增强镇吐效应。主要用于:①各种病因所致的恶心、呕吐、消化不良、胃部胀满、胃酸过多等症状的对症治疗;②反流性胃炎、胆汁反流性胃炎、功能性胃滞留、胃下垂等;③残胃排空延迟症,迷走神经切除后胃排空延缓;④糖尿病性胃轻瘫、尿毒症、硬皮病等胶原疾病所致胃排空障碍。

【用法用量】 一般性治疗,餐前 30min 口服:每次 5～10mg,3/d。糖尿病性胃排空障碍,于症状出现前 30min 口服 10mg,或于餐前或睡前口服 5～10mg,4/d。肌内注射:每次 10～20mg。剂量不超过 0.5mg/(kg·d),否则易引起锥体外系反应。静脉滴注:每次 10～20mg,用于不能口服或治疗急性呕吐。严重肾功能不全者剂量至少减少 60%。

【制剂规格】 片剂:5mg,10mg。注射剂:10mg/ml,20mg/ml。

替加色罗(Tegaserod)[保乙]

【作用特点与用途】 为吲哚类选择性 5-HT$_4$ 受体部分激动药,能增强胃肠道基础运动,纠正整个胃肠道的异常动力,减轻结肠、直肠膨胀时内脏的敏感性。口服 t_{max} 为 1h,空腹状态下绝对生物利用度为 10%,蛋白结合率为 98%。主要用于女性便秘型肠易激综合征患者缓解症状的短期治疗。

【用法用量】 饭前口服:每次 2～6mg,2/d;4～6 周为 1 个疗程。必要时可加服 1 个疗程。

【不良反应】【注意事项】 ①腹泻发生率约 8.8%。②少见有低血压、心绞痛、晕厥、心律失常、束支传导阻滞及室上性心动过速;曾有胆囊伴氨基转移酶升高、胆结石和(或)肝胰壶腹括约肌痉挛的报道。③对本品过敏、中重度肝功能不全者、肾功能严重损害者、肠梗阻、症状性胆囊炎、可疑肝胰壶腹括约肌功能障碍及肠粘连史者均禁用。④其余遵医嘱。

【制剂规格】 片剂:2mg,6mg。

曲美布汀(诺为、Trimebutine Maleate)[保乙]

【作用特点与用途】 曲美布汀对消化道平滑肌有双向调节作用:在胃肠功能低下时,本品能作用于肾上腺素能神经受体,抑制去甲肾上腺素释放,从而增加运动节律;在胃肠功能亢进时,本品主要作用于 κ 受体,从而改善运动亢进状态。曲美布汀可以非竞争抑制由于乙酰胆碱引起的收缩作用,对消化系统疾病患者的胃幽门部运动,静脉注射本品 1mg/kg 后,可调节胃部运动功能亢进肌群的运动,使胃的不规则运动规律化,人空肠内用药 4～6mg/kg 后,可诱发消化系统生理性消化道推进运动。用于胃肠道功能紊乱引起的食欲缺乏、恶心、呕吐、嗳气、腹胀、腹痛、腹泻、便秘等症状的改善;也用于肠易激综合征。

【用法用量】 口服:治疗慢性胃炎,成年人每次 1 片,3/d,可根据年龄、症状适当增减剂量。治疗肠易激综合征:每日 3～6 片,分 3 次服用。

【不良反应】 偶有口渴、口内麻木、肠鸣、腹胀、便秘和心动过速、困倦、眩晕、头痛、皮疹、血清转氨酶升高等;有时出现皮疹等过敏反应,此时应停药。

【禁忌证】 对本品过敏者禁用。孕妇、哺乳期妇女及儿童慎用。

【制剂规格】 片剂:100mg。

西甲硅油(艾普米森乳剂、Simethicone Emulsion)

【作用特点与用途】 西甲硅油是一种稳定的表面活性剂,即聚二甲基硅氧烷。它可以改变消化道中存在于食糜和黏液内的气泡的表面张力,并使之分解。释放出的气体可以被肠壁吸收,并通过肠蠕动排出体外。西甲硅油的作用为纯粹的物理性作用,不涉及化学反应,而且其为药理学和生理学惰性物质。西甲硅油口服后不被肠道吸收,经胃肠道转运后以原型排出。用于治疗由胃肠道中聚集了过多气体而引起的不适症状如腹胀等,术后也可使用;可作为腹部影像学检查的辅助用药(如 X 线、超声胃镜)及作为双重对比显示的造影剂悬液的添加剂;作为表面活性剂(如清洁剂)中毒时的除沫剂。

【用法用量】 ①对于因气体在腹部聚集而引起的胃肠道不适:青年人及成年人每次 2ml(相当于 50 滴),3～5/d;婴儿每次 1ml(相当于 25 滴),西甲硅油混合到瓶装食物中,喂乳前或喂乳后喂服;1－6 岁儿童,每次 1ml,3～5/d;6－14 岁儿童,每次 1～2ml,3～5/d。西甲硅油可在餐时或餐后服用,如果需要,亦可在睡前服用。治疗周期取决于病情进展。西甲硅油可长期服用。手术后也可使用。②用于显像检查准备:检查前服用,每次 2ml,3/d,检查当日早晨服用 2ml 或遵医嘱。③做造影剂混悬液的添加剂:1L 造影剂内加入 4～8ml 本品,用于双重对比显示。④作为清洁剂中毒(表面活性剂中毒)时的解救药:根据中毒程度的不同,成年人 10～20ml 西甲硅油,儿童 2.5～10ml 西甲硅油。

【禁忌证】 对西甲硅油或山梨酸及其盐类过敏的患者禁用。

【注意事项】 使用前应摇匀,将药瓶垂直向下拿住,药液即可滴出;本品不含糖,适用于糖尿病患者及营养障碍患者。

【制剂规格】 乳剂:1ml(25 滴)乳剂中含 40mg 西甲硅油,每瓶 30ml。

胃肠舒胶囊(思迈克胶囊、Weichangshu Capsule)

【作用特点与用途】 本品是以天然胃肠促动因子——思迈克(Smooth Muscle Contraction Factor,SMC)、甘氨胆酸、游离氨基酸、促消化酶等活性物质为主要成分的纯天然生物制剂,可直接兴奋胃肠道平滑肌,促进纵行肌收缩,推进回结肠的节律性运动,增强胃肠动力,改善胃肠排出功能,减少内毒素来源。本品能促使胃肠道腺体分泌增强,使消化液分泌量增多,乳化脂肪,明显提高人体对脂肪的消化与吸收率,迅速改善消化功能;可促进胆汁分泌,降低血清胆固醇含量,预防胆结石、胆囊炎的发生与发展;可调节钙、磷、钾代谢,促进维生素 D 及维生素 K 的吸收,改善胃肠道环境,改善缺钙病人和出血病人的临床症状。用于胃肠蠕动减退引起的腹胀、腹痛、食欲缺乏;慢性疾病如肝炎及肿瘤放化疗、外科腹部手术所致胃肠功能紊乱;习惯性便秘、老年性便秘、顽固性便秘等;消化不良、消化功能紊乱、内毒血症;胆结石、胆汁分泌不全、胆囊炎、胆囊切除综合征;手术前及相关检查前的肠道准备;也用于健康人对未排尽粪便所产毒素的清除。

【用法用量】 口服:①内科治疗,每次 2～4 粒,3/d;②外科术后治疗,每次 4～6 粒,3/d;③术前肠道准备,术前 16h 顿服 8～12g;④相关检查(腹部平片、胃肠镜检、B 超、静脉肾盂造影等)前 12h 顿服 12～16g;⑤保留灌肠,思迈克粉末 12～16g,加入生理盐水 180～200ml 中保留灌肠;⑥美发养颜:每次 2 粒,1/d。

【不良反应】 偶见腹部不适及轻度腹泻,停药后即可恢复。

【禁忌证】 胆道阻塞、胆汁淤积型肝硬化患者禁用。

【制剂规格】 胶囊剂:0.4g,每盒 20 粒。

氯波必利(Clebopride)

【作用特点与用途】 本品为高选择性的苯甲酰胺类多巴胺受体拮抗药,是胃肠道动力药。可加强并协调胃肠运动,加速胃肠蠕动,促进胃排空,防止食物滞留与反流,并有增加胃黏膜血流量的作用,能有效抑制胃壁己糖的减少,因而对胃黏膜具有保护修复作用。能抑制恶心、呕吐,是高效强止吐药。口服本品 t_{max} 为 1.6h,由尿排泄。用于因胃排空延缓、胃食管反流、胃炎、食管炎所引起的功能性、器质性、感染性、饮食性的上腹饱胀、疼痛、恶心、呕吐、嗳气、反酸、胃烧灼感、食欲缺乏等。

【用法用量】 口服:每次 1 片,2～3/d,早、晚或饭前 30min 服用,或遵医嘱。

【不良反应】 偶见口干、头昏、倦怠、乏力、嗜睡、腹泻、腹痛等,停药后即可恢复正常。

【禁忌证】 对本品过敏者及机械性胃肠道梗阻、帕金森病患者禁用。

【注意事项】 ①高龄者、儿童、孕妇慎用;②有不良反应的驾驶员、机械操作者工作时忌用;③与抗胆碱药合用可能减弱本品作用。

【制剂规格】 片剂:0.68mg。

复方阿嗪米特肠溶片(泌特、Compound Azimtamide Enteric-coated Tablets)[保乙]

【作用特点与用途】 阿嗪米特是一种促进胆汁分泌的药物,可增加胆汁的液体量,增加胆汁中固体成分的分泌。本品中有效成分胰酶内含有淀粉酶、蛋白酶和脂肪酶,可以改善糖类、脂肪、蛋白质的消化与吸收,恢复机体的正常消化功能;纤维素酶有解聚和溶解或切断细胞壁的作用,使植物性营养物变为可利用的细胞能量,它还有改善胀气和肠道菌群失调的协调作用;二甲硅油有减少胀气、消除气胀性胃痛等作用。用于因胆汁分泌不足或消化酶缺乏而引起的消化不良症状。

【用法用量】 餐后口服:每次 1~2 片,3/d。

【禁忌证】 严重肝功能障碍、胆石症引起的胆绞痛、胆管阻塞、急性肝炎患者均禁用。

【制剂规格】 片剂:每片含胰酶 100mg(其中胰淀粉酶 3000U,胰蛋白酶 150U,脂肪酶 3000U),阿嗪米特 75mg,二甲硅油 50mg。

阿立必利(Alizaprid)

【作用特点与用途】 本品为强效止吐药,具有微弱的中枢性精神抑制作用而无胆碱能效应。尚能拮抗阿扑吗啡和二氢麦角生物碱的致吐作用。口服的生物利用度为 81%~87%,肌内注射相同。$t_{1/2}$ 3h,以原型经尿排出。主要用于肿瘤化疗引起的恶心呕吐。

【用法用量】 口服:成年人 100~200mg/d,分 2 次服用。静脉注射或肌内注射:儿童 2~4mg/kg,也可酌情增加至 10mg/(kg·d)。第 1 次在用抗癌药之前服用;第 2 次在用抗癌药 4~8h 之后服用。

【不良反应】 少见的闭经及乳溢等内分泌系统反应和局部或全身肌肉痉挛等的神经系统反应。

【注意事项】 肾功能严重衰竭者慎用,若要使用应减少剂量或间歇用药。

【制剂规格】 注射剂:50mg。片剂:50mg。

四、止 泻 药

地芬诺酯(苯乙哌啶、Diphenoxylate)[典][基]

【作用特点与用途】 为人工合成吗啡类似物,非特异性止泻药,有弱阿片样作用,但无镇痛作用。临床常用的是本品与阿托品的复方制剂,治疗急慢性功能性腹泻、慢性肠炎。单用大剂量(每次 40～60mg)可产生欣快感,长期服用可致依赖性。复方制剂短期治疗产生依赖性的可能性很小。

【用法用量】 ①单剂口服:每次 2.5～5mg,2～4/d。至腹泻被控制时,应减少剂量。②复方制剂用法用量见后述。

【注意事项】 ①可有弱阿片样不良反应,不宜与阿片类药、苯巴比妥类药及其他中枢性抑制药合用。②肝功能不全者、成瘾者、孕妇、哺乳妇、儿童均慎用,权衡利弊遵医嘱。

附:**复方地芬诺酯片(Lomotil)**[保甲] 每片含盐酸地芬诺酯 2.5mg,硫酸阿托品 0.025mg。每次服 1～2 片,2～4/d。儿童须遵医嘱。

复方地芬诺酯溶液[保甲] 每 5ml 含盐酸地芬诺酯 2.5mg,硫酸阿托品 0.025mg。儿童口服:2－5 岁每次服 5ml,2/d;5－8 岁每次服 5ml,3/d;8－12 岁每次服 5ml,4/d。

消旋卡多曲(Racecadotril)[保乙]

【作用特点与用途】 有止泻作用。用于成年人急性腹泻的对症治疗。

【用法用量】 口服:成年人急性腹泻,首次服 100mg,之后在 3 次主餐前服 100mg,遵医嘱补水。连用不超过 7d。

【不良反应】【注意事项】 ①脱水者应遵医嘱补水(电解质),可与口服补液盐合用;②孕妇、哺乳妇、儿童不宜用;③偶见嗜睡、皮疹、便秘等不良反应,对中枢神经无作用和影响。

【制剂规格】 胶囊剂:100mg。

复方樟脑酊(Compound Camphor Tincture)[保乙]

【作用特点与用途】 用于干咳及腹泻。

【用法用量】 成年人每次服 2～5ml,3/d。

【不良反应】【注意事项】 可产生依赖性,不应持续服用,儿童慎用。严重肝功能不全者、肺源性心脏病、支气管哮喘、婴儿、妊娠及哺乳期妇女禁用。

【制剂规格】 每 1ml 复方樟脑酊含樟脑 3mg,阿片酊 0.05ml,苯甲酸 5mg,八角茴香油 0.003ml。

药用炭(Medicinal Charol)[保甲][典][基]

【作用特点与用途】 服后可减轻肠内容物对肠壁的刺激,使蠕动减少,从而发挥止泻效应。尚可吸附肠内有害物质。用于腹泻、胃肠胀气、食物中毒等。

【用法用量】 饭前口服:每次 1.5～4g。亦可在服本品后服硫酸镁以排出有害物质。

【注意事项】 ①干燥处存放;②本品能吸附维生素、抗生素、乳酶生、激素等,对蛋白酶及胰酶的活性亦有影响,均不宜合用。

【制剂规格】 片剂:0.15g,0.3g,0.5g。

鞣酸蛋白(Tannalbin)

【作用特点与用途】 服后在胃内不分解,至小肠分解出鞣酸,使蛋白凝固,起收敛止泻作用。用于急性胃肠炎、非细菌性腹泻。

【用法用量】 空腹口服:每次 1～2g,3/d。

【注意事项】 ①不宜与胰酶、胃蛋白酶、乳酶生等合用或同服;②治疗菌痢时,应先控制感染。

【制剂规格】 片剂:0.25g,0.5g。

碱式碳酸铋(次碳酸铋、Bismuth Subcarbonate)

【作用特点与用途】 有保护胃黏膜及收敛、止泻作用。用于腹泻、慢性胃肠炎、胃及十二指肠溃疡。

【用法用量】饭前服:每次 0.3～0.9g,3/d。

【注意事项】 久用可致便秘。

【制剂规格】 片剂:0.3g。

洛哌丁胺(罗宝迈、易蒙停、Loperamide)[保乙]

【作用特点与用途】 与吗啡相似,能明显抑制肠蠕动而止泻,但无吗啡样中枢抑制作用,亦不影响肠腔内溶质和水的转运,止泻作用快而持久。能有效地控制急、慢性腹泻,可减少回肠造口者的流出量并增加其硬度。适用于急性腹泻及各病因引起的慢性腹泻;对胃肠部分切除术后和甲亢引起的腹泻也有较好疗效。$t_{1/2}$ 为 10.8(9～14)h。

【用法用量】 口服:①急性腹泻起始剂量成年人为每日 2 粒,5 岁以上的儿童为 1 粒,以后每次腹泻后 1 粒。总量不超过每日 8 粒。②慢性腹泻起始剂量成年人为 2 粒,5 岁以上儿童为 1 粒,以后可调节剂量直到大便正常。一般维持治疗剂量为每日 1～6 粒。1—5 岁儿童,每次每千克体重 1 量杯(0.2mg/ml)口服溶液,2～3/d,至大便正常后,必须逐渐减少剂量。

【不良反应】 本品一般耐受良好,偶见口干、胃肠痉挛、便秘、恶心和皮肤过敏。

【禁忌证】　本品不应用于不需抑制肠蠕动的病人,尤其是肠梗阻、亚肠梗阻或便秘病人,也不可用于胃肠胀气的严重脱水的小儿、急性溃疡性结肠炎及广谱抗生素引起的假膜性肠炎患者。1 岁以下儿童和孕妇忌服。

【注意事项】　①本品不能单独用于伴有发热和便血的细菌性痢疾;②本品不能用于肝功能障碍者,以避免体内药物的相对过量;③腹泻病人在服药同时应适当地补水和补充电解质,若经 1～2d 治疗未见好转,或同时出现呕吐、发热、严重腹痛或便血者应立即就诊,以免延误病情;④若服用过量而出现肝功能障碍和中枢神经系统症状,纳洛酮可作为解毒药,并对病人进行 48h 的观察,以便及时发现对中枢神经的抑制作用;⑤小儿若发生便秘,应立即停药。

【制剂规格】　胶囊剂:2mg。溶液剂:0.2mg/ml。

利达脒(Lidamidium)

【作用特点与用途】　本品为 α_2 肾上腺素能激动药,不透过血-脑脊液屏障,对中枢神经系统几无作用;能明显抑制肠道液体与电解质分泌,并增加肠道对它们的吸收;能显著延缓胃排空,抑制平滑肌收缩;可减慢心率、减少心输出量;有微弱、缓慢而持续的局麻作用;对限制饮食者可提高血糖浓度;尚具中度利尿作用。本品按 5mg/kg 口服后胃肠吸收好,0.5h 后达血药浓度峰值,猴的 $t_{1/2}$ 为 1h,24h 内尿中排出给药量的 95% 以上。用于大肠炎、节段性回肠炎、溃疡性结肠炎与直肠炎引起的慢性腹泻或暴发型腹泻,胃肠运动障碍或癌症所致腹泻及糖尿病腹泻等。

【用法用量】　口服:每次 4～8mg,2～4/d。

【不良反应】　口干、腹部痉挛。大剂量(30mg/d 以上)可见直立性头晕、低血压和低血糖等。

【制剂规格】　胶囊剂:2mg。

五、利　胆　药

茴三硫(胆维他、Trithioanethol、Anetholtrithione)[保乙]

【作用特点与用途】　本品最初是作为利胆药应用于临床。近年来由于该药在保护肝脏,恢复肝功能及治疗口干、口臭、腹胀、便秘等诸多方面疗效确切,不良反应甚微而在国外广泛应用。茴三硫具有利胆保肝作用、催涎促消化作用、分解胆固醇作用;对乙醇、药物、食物等引起的中毒有明显的解毒作用和抗过敏作用。茴三硫能改善体内尿素循环和三羧酸循环,提高血中谷胱甘肽含量,迅速分解乙醇而达到解酒作用。本品口服后吸收迅速,生物利用度高,服用后 15～30min 起效,1h 后达血浆峰值。本品在体内主要代谢为对羟基苯基三硫酮与葡萄糖醛酸的结合物和无毒的硫酸盐而通过肾排泄。可用于:①利胆,如胆囊炎、胆管炎、胆石症及高胆固醇血症;②保肝,如急慢性肝炎,早期肝硬化;③催涎,如药物性或放疗、化疗引起的口干;④促消化,如腹胀、便秘、口臭、口干、恶心、闷痛等消化不适;⑤解毒,如解酒。

【用法用量】 口服:每日 3 片,饭前各服 1 片;也可酌情增至每日 6 片,分 3 次服。肝胆疾病患者可长期服用。当治疗与放疗有关的口干时,可在放疗前 1 周开始连续服用,一般服药后数日可见效。或遵医嘱。

【不良反应】 偶见荨麻疹样红斑,停药后即消失。

【注意事项】 个别病人服用本品后可能出现稀软便,如果这种情况持续不变,将药物剂量从每日 3 片减至每日 2 片,即早、晚餐前各服 1 片。

【制剂规格】 膜衣片:每片含茴三硫 25mg。

亮菌甲素(假蜜环菌素 A、Armillarisina A)^[保乙]

【作用特点与用途】 有促进胆汁分泌作用,对胆道口括约肌有明显解痉作用;尚有促进免疫功能及增强吞噬细胞吞噬作用。用于治疗急性胆道感染,但治疗有梗阻型者效果不显著;尚可用于病毒性胃炎、慢性胃炎。

【用法用量】 ①急性胆道感染,肌内注射:每次 1～2mg,1mg 本品用生理氯化钠或苯甲醇注射液 1ml 溶解,每6～8小时 1 次。急性症状控制后改为 2/d,7～10d 为 1 个疗程。②病毒性肝炎,肌内注射:每次 2mg,2/d,疗程 1 个月。用药 2 周内血清丙氨酸氨基转移酶多能恢复正常,原有乏力、食欲缺乏、腹胀、肝区痛等症状逐渐消失或好转。③慢性胃炎:口服:30mg/d(6 片,分 3 次服),2～3 个月为 1 个疗程。

【注意事项】 慢性胃炎临床症状改善良好,但病理改善不显著,须遵医嘱。

【制剂规格】 片剂:5mg。注射剂:1mg/2ml,2.5mg/5ml,50mg/10ml。冻干粉针剂:1mg。

保胆健素(二羟基二丁醚、Dyskinebyl)

【作用特点与用途】 能有效促进胆汁迅速、持久分泌,并有效减轻炎性水肿及其胆汁反流,使胆道恢复畅通,起到消炎利胆、退黄的作用。尚有松弛胆道括约肌的作用,有助于胆汁入小肠,但无促胆囊收缩作用;对幽门括约肌有收缩作用,可防止十二指肠内容物反流,起到保护胃黏膜作用。由于高效分泌胆汁且排入小肠,可减少胆固醇结石的产生,其利胆作用对泥沙样结石及手术后残留结石的排出有较好疗效。本品还有一定降低血清胆固醇及增强胆囊造影剂之效。口服 t_{max} 为 0.5h,用药后 10~20min 起效,0.5~1h 达胆汁分泌高峰,持续时间约 3h 以上。肝肾为主要靶器官,7~8h 后大部从尿及胆汁中排出,部分由肝肠循环重吸收,24h 内完全排出。

用于急性、亚急性、慢性胆道系统炎性淤滞性各种疾病,如胆囊炎、胆管炎、胆石症、胆汁性肝硬化、肝炎、肝炎后综合征、胆道手术综合征等;伴有胃炎的脂消化不良、饭后嗜睡、胆汁性偏头痛;高胆固醇血症;自主神经性肌张力障碍所致的胆囊运动障碍和胆囊憩室、畸形;肝源性或胆源性血清胆红素、GTP 及 AKP 等升高。

【用法用量】　饭前口服:复方二羟基二丁醚胶囊每次 1 粒,3/d;可酌情增至每日 4~6 粒。一般服药后 6~10d 见效。总疗程遵医嘱。

【不良反应】【注意事项】　①偶见尿频、尿量增多、尿色加深;②严重肝功能不全者、肝性脑病、胆道完全性梗阻者禁用;③青光眼及严重前列腺肥大者慎用;孕妇、哺乳期妇女须权衡利弊。

【制剂规格】　复方二羟基二丁醚胶囊:每粒含二丁醚 0.5g,对羟基苯丙酸乙酯 0.52mg,对羟基苯丙酸丙酯 0.26mg。

去氢胆酸(脱氢胆酸、Dehydrocholin)[保乙][典]

【作用特点与用途】　为胆酸的合成衍生物,可促进胆汁分泌,唯其固体成分并不增加,对脂肪的消化、吸收有促进作用,但不能增加口服维生素 K 的吸收。用于胆囊及胆道功能失调、胆囊切除后综合征、慢性胆囊炎、胆石症及某些肝脏疾病,如慢性肝炎等胆汁分泌、排泄不畅者。

【用法用量】　口服:每次 0.25~0.5g,3/d。钠盐注射剂,静脉注射:0.5g/d,以后可酌情增至 2g/d。与阿托品或硫酸镁合用,可试用于排出胆道小结石。

【注意事项】【不良反应】　①可见口苦、皮肤瘙痒、呼吸困难、心搏骤停、心律失常、肌疼挛、疲乏无力等;②长期、大剂量应用可致电解质紊乱,胆汁可能分泌减少;③胆道完全阻塞及严重肝肾功能减退患者禁用。

【制剂规格】　片剂:0.25g。注射剂(钠盐):0.5g/10ml,1g/(5ml,10ml)。

苯丙醇(利胆醇、Phenylpropanol)[保乙][典]

【作用特点与用途】　有促进胆汁分泌作用。口服后能减轻腹胀、腹痛、恶心、厌油等症状,并有促进消化、增加食欲、排出小结石、降低血胆固醇等作用。用于胆囊炎、胆道感染、胆石症、胆道手术后综合征和高胆固醇血症。

【用法用量】 饭后口服:每次 0.1～0.2g,3/d。如用药超过 3 周,改为 1/d(剂量不宜超过 0.1～0.2g)。

【注意事项】 偶有胃部不适。胆道完全阻塞者禁用。

【制剂规格】 胶丸:0.1g,0.2g。

利胆酚(柳氨酚、Oxophenamide)

【作用特点与用途】 与去氢胆酸相似,能促进胆汁分泌。适用于胆囊炎、胆道炎、胆石症及胆囊手术后综合征。

【用法用量】 口服:每次 0.25～0.5g,3/d。可酌情增减。

【不良反应】 可有皮疹、恶心等。

【制剂规格】 片剂:0.25g。

环烃氧醛酸(利胆通、Plecton、Cycloxylic Acid)

【作用特点与用途】 能促进胆汁流通,对抗结石形成。用于预防和治疗胆结石,胆性消化不良,胆囊术后复原治疗。

【用法用量】 饭前口服:每次 40mg,3/d。

【注意事项】 少见腹泻,停药后可恢复正常。胆道阻塞、胆囊肿胀及肝性脑病患者禁用。

【制剂规格】 片剂:40mg。

胆石片(肝胆结石片、Danshi Pian)

【作用特点与用途】 胆石片系选用牛胆浸膏、黄连、吴茱萸等药材,利用现代工艺精制而成的纯中药制剂。本品对胆色素结石、胆色素-胆固醇混合结石有明显的溶石作用,对胆固醇结石有一定溶解作用,能有效溶解肝胆结石、快速解除胆囊炎症,并能增加胆汁的排泄量,形成正常的肝肠循环,增强食欲、扶正固本,迅速消除肝胆区闷胀、疼痛及厌食油腻等症状。且胆石片对胆汁中的游离胆红素有明显抑制作用,并能恢复胆盐的正常组成,抑制胆固醇析出沉淀成石,可阻断结石的成因,有效预防结石复发。本品能舒肝利胆、行气止痛、溶解胆石,用于治疗肝内胆管结石、胆总管结石、胆囊结石及气滞性慢性胆囊炎、慢性胆管炎。

【用法用量】 口服:每次 4～6 片,3/d,饭后服用。

【不良反应】 部分病例可有轻度腹泻及胃脘不适,一般可自行缓解。

【禁忌证】 孕妇忌服。

【注意事项】 ①使用本品过程中,有可能出现结石嵌顿,应在医生指导下使用;②有手术指征者或治疗过程中出现嵌顿者建议及时手术治疗;③合并胆囊及胆道感染者应注意加用抗感染措施;④病情严重者宜注意加用其他治疗措施。

【制剂规格】 薄膜衣片:0.5g(瓶装),0.52g(盒装)。

熊去氧胆酸(熊脱氧胆酸、Ursodeoxycholic Acid)[保甲]

【作用特点与用途】 本品可增加胆汁酸的分泌,同时导致胆汁酸成分变化,使本品在胆汁中的含量增加。本品还能显著降低人胆汁中胆固醇及胆固醇酯的浓度和胆固醇的饱和指数,有利于结石中胆固醇的溶解。本品在体外对胆固醇的溶解速率低于鹅去氧胆酸,但在体内溶解胆固醇结石的效果却优于后者,两药合用降低胆汁中胆固醇的含量和饱和度的程度均大于单独使用,也大于两药的相加作用。胆石症病人使用本品后,可增加外周血小板数量。本品口服后主要由回肠迅速吸收,在肝内与甘氨酸或牛磺酸结合,从胆汁排入小肠,参加肝肠循环。本品的治疗作用与其在胆汁中的浓度有关。半衰期为3.5～5.8d。主要适用于不宜手术治疗的胆固醇型胆结石,另对中毒性肝功能障碍、胆囊炎、胆管炎和胆汁性消化不良也有一定的疗效。

【用法用量】 口服:8～10mg/(kg·d),于早、晚进餐时服用。疗程最短为6个月。

【不良反应】 主要会出现腹泻,其他罕见的不良反应有便秘、过敏反应、瘙痒、头痛、头晕、胃痛、胰腺炎及心动过缓等。

【禁忌证】 胆道完全阻塞和严重肝功能减退者及孕妇忌用。

【注意事项】 治疗中若有反复胆绞痛发作,症状无改善甚至加重者,或出现明显结石钙化现象时,宜中止治疗,并进行外科手术。

【制剂规格】 片剂:50mg。

鹅去氧胆酸(Chenodeoxycholic Acid)

【作用特点与用途】 可直接扩大胆汁酸池,使胆固醇不能过饱和,胆固醇合成减少,分泌减少;可防止和溶解胆固醇结石,对混合性结石也有一定作用。用于胆固醇结石直径<2cm,胆囊功能良好患者。

【用法用量】 口服:一般按体重12～15mg/(kg·d),分早、晚2次进餐或与牛奶同服;肥胖者可达18～20mg/(kg·d),疗程6～24个月(片剂,口服:每次0.25～0.5g,3/d。一般服6个月以上。)

【注意事项】 ①可致腹泻,肝功能异常,皮肤和胃肠道反应;②孕妇、肠炎、肝病患者、有严重疾病者禁用或不宜用;③不能合用避孕药、考来烯胺、考来泊胺、含铝制酸药等。

【制剂规格】 片剂或胶囊剂:0.25g。

托尼萘酸(加诺、肝胆能、Tolynicate and Naphthylacetic Acid)

【作用特点与用途】 本品具有促进胆汁分泌、抗炎及护肝作用。能抗炎、解痉、止痛,促进肝细胞再生,改善肝功能。尚可明显增强胆囊造影效果。α-萘乙酸达最高血药浓度约 3h,持续 220～240min;对-二甲基苯甲醇烟酸酯促胆汁分泌达峰约 60min,促胆色素达峰值约 120min。口服片剂后约 2h,胆汁分泌量增高 60% 左右。用于胆管系统的急性、亚急性、慢性炎症性疾病及各种阻断肝胆汁分泌的疾病,如肝炎、胆囊炎、胆石症、胆汁性绞痛、胆汁阻滞及黄疸等;因胆汁分泌不良、进食脂肪或饱食后引起消化不良性疼痛的预防性治疗;胆道胆囊造影的 X 线显影增强剂。

【用法用量】 口服:每次 1～2 片,3/d。饭前 30min 服用;用于胆道静脉造影剂,注射造影剂前服 5 片,注射 20min 后再服 5 片,注射 50min 后再服 5 片。用于口服造影剂的胆道造影时,按每次服用造影剂的间隔时间,同时服用本品 5 片,即总量为 12～14 片。

【不良反应】 不良反应较少,主要不良反应有轻度腹泻、便秘、一过性 ALT 升高等。长期服用本品可能对肾功能有一定影响。

【禁忌证】 严重肝功能不全、胆管阻塞、胆囊气肿及肝性脑病患者禁用。

【注意事项】 ①肾功能不全者、孕妇、哺乳期妇女、儿童慎用,老年人应酌情减量服用;②本品可提高四环素、青霉素在胆汁中的药物浓度。

【制剂规格】 片剂:每片含对-二甲基苯甲醇烟酸酯 37.5mg 及 α-萘乙酸 75mg,每盒 20 片。

羟甲香豆素(利胆素、胆通、Cantabiline)

【作用特点与用途】 本品利胆作用明显,对肝胰壶腹括约肌有舒张作用,并有较强的解痉及镇痛作用,且具有解除胆道括约肌痉挛、增加胆汁分泌、加强胆囊收缩和抑菌等作用,有利于结石排出,对胆总管结石有一定排石效果。在治疗过程中,无须加用其他利胆药或解痉镇痛药;炎症明显时可酌情短期加用抗生素。主要用于胆石症、胆囊炎、胆道感染、胆囊术后综合征等。亦可缓解胆囊的疼痛和不适。

【用法用量】　口服：每次 400mg,3/d,或 800～1200mg/d,于饭前服用。

【不良反应】　个别病人出现头晕、腹胀、胸闷、皮疹及腹泻等不良反应。停药后可自行消失。重新用药时由低剂量开始逐渐加至所需剂量。

【禁忌证】　肝功能不全及胆道梗阻者慎用。

【制剂规格】　胶囊剂:200mg。片剂:400mg。

单辛精(Monooctanoin)

【作用特点与用途】　本品为胆固醇结石溶解药,为半合成的甘油酯。其在体外溶解胆固醇的能力(每毫升溶解胆固醇 12mg)比胆酸钠大 2～5 倍。对动物及人的胃肠道及胆道有刺激性,且刺激程度与灌注压及灌注速率有关,应仔细控制。此种刺激为可逆的,在治疗完成后 2～7d 内消失。本品易被胰脂酶及其他消化性脂酶水解,释放出的脂肪酸以正常方式被排泄或吸收、代谢。用于除去胆总管内残留胆结石的结石溶解药,用其他方法无效或不能采用时应用。

【用法用量】　连续胆道灌注给药,且必须保证灌注压不超过 1.47kPa。在0.98kPa 的压力下灌注速率不应>3.0～5.0ml/h。本品在灌注前应加温至16～27℃,且给药时灌注液温度不应降至 18℃ 以下。本品应持续用 7～21d,如 10d 后内镜检查或 X 线检查表明结石未消失或缩小,则中止治疗。用餐时应暂停给药。

【不良反应】　最常见的是腹痛或不适、恶心、呕吐等。

【禁忌证】　临床黄疸、明显胆道感染及最近有十二指肠溃疡或空肠炎病史者禁用。

【注意事项】　①孕妇、哺乳期妇女及儿童慎用;②本品仅供胆道灌注,不应静脉或肌内注射给药;③用药时应进行常规的肝功能检查,以免发生代谢性酸中毒;④治疗时若有上行性胆管炎发生,可能与某种形式的胆总管梗阻有关;⑤用药期间如出现发热、食欲缺乏、寒战、白细胞增多、严重右上腹痛或黄疸,应停止给药。

【制剂规格】　灭菌液制剂:120ml。

曲匹布通(舒胆通、胆灵、三乙丁酮、Trepibutone)[保乙]

【作用特点与用途】　本品为非胆碱能作用的胆道扩张药,能强烈地选择性地松弛胆道平滑肌,并直接抑制肝胰壶腹括约肌收缩。松弛作用是由于其促使细胞内的钙离子进入钙储存部位引起的。实验证明本品还能促进胆汁和胰液的分泌,且促使胆汁分泌的作用比羟甲香豆素及夫洛丙酮强而持久。本品口服吸收迅速,给药 30min 后达血药浓度峰值,其从血中消失也迅速,6h 后几乎完全从血中消失。本品 1 次口服后 24h,有 70% 从尿中排泄。主要用于胆石症、胆囊炎、胆道运动障碍及胆囊术后综合征。用于解痉、利胆、慢性胰腺炎疼痛和改善食欲、消除腹胀等。

【用法用量】 口服:每次 1 片,3/d,于饭后服用。2～4 周为 1 个疗程。

【不良反应】 本品不良反应轻微,偶见恶心、呕吐、食欲缺乏、唾液分泌过多及便秘等消化系统症状及过敏、眩晕、倦怠等。

【禁忌证】 孕妇及对本品过敏者禁用。

【注意事项】 ①授乳期妇女、早产儿、新生儿、婴儿及小儿慎用;②完全性胆道梗阻及急性胰腺炎病人慎用;③用药期间若出现皮疹或瘙痒等过敏反应,应立即停药。

【制剂规格】 片剂:40mg。细粒剂:100mg/g。

柠檬烯胶囊(Limonene Capsules)[保乙]

【作用特点与用途】 本品主要成分为柠檬烯,具有甜橙的香气,性温,味甘苦。动物实验与临床应用证明,本品具有利胆溶石、理气开胃及消炎止痛的功效。口服后经胃肠迅速吸收,分布在体内各个部位,48h 内 75%～95% 的药量经尿排泄。主要用于胆结石、胆囊炎、胆管炎及胆道术后综合征,亦可用于消化不良及气管炎等。

【用法用量】 口服:每次 3～5 粒,3/d。儿童酌减或遵医嘱。胆道疾病 3 周为 1 个疗程。

【不良反应】 偶有便秘和口唇疱疹,停药后即消失。

【制剂规格】 每粒含复方柠檬烯挥发油 0.10ml。

胆舒胶囊(Synopsis)

【作用特点与用途】 本品为胶囊剂,具有特异香气,味辛而后凉,经药理试验证明,本品具有利胆、镇痛和抗炎作用,能溶解体内外的胆固醇类混合结石。经 228 例临床验证表明,对慢性结石性胆囊炎,总有效率为 91.6%。镇痛效果好,生效快,服用量小。主要用于慢性结石性胆囊炎、慢性胆囊炎及胆结石。

【用法用量】 口服:每次 1～2 粒,3/d。急性胆囊炎 1 个月为 1 个疗程;慢性胆囊炎 3 个月为 1 个疗程。

【制剂规格】 胶囊剂:30 粒。

非布丙醇（舒胆灵、苯丁氧丙醇、Febuprol、Febuprolum）

【作用特点与用途】 本品为促进胆汁分泌的药物。具有明显的利胆和解痉作用。还能松弛胆管平滑肌及肝胰壶腹括约肌，降低血中胆固醇。动物实验证明，无论肝实质是否损伤，本品均可使胆汁分泌增加 50%。本品与人白蛋白结合率为 70%。90% 以上为胃肠道吸收，代谢率高达 99%。其中 85% 由胆汁排出，4% 由尿中排出，未转变的本品在胆汁及尿液中分别为 0.2% 及 0.6%。代谢物主要是本品与硫酸结合的酯及对羟基非布丙醇。主要用于治疗胆囊炎及肝炎等，亦可用于胆石症及其术后脂性消化不良。对急性黄疸性肝炎和慢性肝炎也有一定疗效。

【用法用量】 口服：每次 100mg，3/d，于饭后立即服用。

【不良反应】 主要为腹泻，若腹泻持续不断，应停止用药。

【禁忌证】 严重肝功能障碍、慢性活动性肝炎、胆管阻塞、胆囊炎、胆绞痛、肠梗阻、肝胆管及肠道的急性炎症、胃肠溃疡、胃肠道肿瘤、孕妇及哺乳期妇女禁用。

【制剂规格】 胶囊剂：100mg。

羟甲烟胺（利胆素、Hydroxymethylnicotinamide）

【作用特点与用途】 对大肠埃希菌、双球菌、链球菌、肠球菌具有杀菌、抑菌作用；有利胆、排石、保肝及解痉止痛作用。用于胆囊炎、胆石症、胆囊切除术后综合征、反流性胆管炎、胃溃疡及胃、十二指肠炎。

【用法用量】 口服：首次 4 片，以后改为每次 2 片，3/d。饭前服用。

【制剂规格】 片剂：每瓶 50 片，每盒 12 片×2 板。

六、保 肝 药

依泊二醇（Epomediol、Clesidren）

【作用特点与用途】 本品通过对膜的 ATP（三磷腺苷）酶和腺苷酸环化酶作用使肝细胞膜的功能恢复，并能使乙醇中毒时的高尔基体恢复正常功能。本品口服后胃肠道吸收良好，0.5h 血浆浓度即达峰值，血中 $t_{1/2}$ 2.8h。本品长期服用无明显不良反应，无致畸作用，对胎儿无影响。主要用于急慢性肝病的辅助治疗。

【用法用量】 口服：每次 200mg 或 400mg，2/d。

【不良反应】 最常见的为皮疹,停药后可逐渐恢复。

【禁忌证】 对本品过敏者及胆道机械性梗阻病人禁用。

【注意事项】 孕妇慎用。

【制剂规格】 片剂:100mg,200mg。酏剂:2.5g/150ml。

马洛替酯(马洛硫酯、Malotilate、Malotilatum、Kantec)

【作用特点与用途】 本品作用于肝细胞,促进 RNA(核糖核酸)的合成,激活核糖体而提高蛋白质合成能力,从而激活肝功能并抑制肝纤维化的进展。本品口服后对于血清总蛋白、白蛋白、胆碱酯酶活性及肝总蛋白的低下具有改善作用,对于血清转氨酶活性上升及血清总胆固醇低下,均能使之恢复正常。本品口服 1~2h 后血浆中原形药物的浓度即达到峰值,生物 $t_{1/2}$ 1h。本品在血浆中主要代谢物为单酯物,尿中代谢物为单酯物的葡萄糖醛酸化物及丙二酸—异丙酯。本品给药后 48 内在尿中的排泄率为 37%~48%。主要用于肝硬化时肝功能的改善。

【用法用量】 口服:每次 200mg,3/d。

【不良反应】 偶见困倦及头痛等精神神经系统症状;食欲缺乏、恶心、呕吐、腹部胀满感、腹痛、腹泻及口渴等消化道症状,红细胞减少、白细胞减少及嗜酸性粒细胞增加等血液系统症状,以及皮疹、瘙痒、倦怠感等。

【禁忌证】 对本品过敏者忌用。

【注意事项】 ①孕妇及小儿慎用;②用药期间哺乳期妇女应停止授乳;③在用药过程中偶见血清转氨酶、胆红素及甲胎蛋白上升等反应,此时应参考其他实验室检验值,以确定起因。

【制剂规格】 片剂:200mg。

水飞蓟宾(益肝灵片、Silibinin)[保乙]

【作用特点与用途】 水飞蓟素为本品的主要成分,具有改善肝功能、保护肝细胞膜的作用。本品主要药理作用:①保肝作用;②降血脂、防止动脉粥样硬化作用;③保护脑缺血作用;④治疗糖尿病及并发症;⑤抗血小板聚集作用,并能明显降低血小板黏附率;⑥心肌保护作用,本药对病毒感染、缺氧及缺糖环境培养的心肌细胞有保护作用。临床用于各种急慢性肝炎、中毒性肝炎、早期肝硬化、迁延型肝炎等;糖尿病并发的高脂血症、防治动脉粥样硬化;防治抗结核药物对肝的损害。

【用法用量】 饭后口服:每次 1 片,3/d 或遵医嘱,3 个月为 1 个疗程,可长期服用。

【不良反应】 偶见有头晕、恶心。

【注意事项】 如服用 3 个月无效可停服,有效者可长期服用。

【制剂规格】 薄膜衣片:每片含水飞蓟宾 77mg。水飞蓟宾(卵磷脂复合物)胶囊(水林佳):含水飞蓟宾 35mg。

硫普罗宁(诺宁、凯西莱、Kaixilaipian、Tiopronin)[保乙]

【作用特点与用途】 本品为活性巯基类甘氨酸衍生物,在参与生化代谢方面有重要作用。本品能较强地防治由四氯化碳、D-氨基半乳糖及乙醇所致的急性肝损伤,能明显地纠正化学物质引起的 ALT 及 AST 的增高及蛋白比值倒置等症状,同时还能加速乙醇在体内的排泄,防止三酰甘油的堆积,抑制过氧化物的产生,促使坏死肝细胞的再生与修复。本品能对抗多种类型的肝损伤,保护肝线粒体结构,改善其功能,促进肝细胞再生及活性氧的清除,能预防和治疗泌尿系统胱氨酸结石;能抑制血小板活性、抗血栓形成;对放疗、化疗引起的白细胞减少、肝损伤有明显的防治作用;尚有抑制晶体蛋白凝聚作用。临床用于:①脂肪肝,早期肝硬化,急性、慢性、酒精性及药物性肝炎和重金属中毒;②预防、减轻或降低放疗、化疗的不良反应,白细胞减少及二次肿瘤的发生;③老年性早期白内障和玻璃体浑浊。

【用法用量】 口服:①肝病,饭后服每次 1~2 片,3/d,连服 12 周,停药 3 个月后继续下 1 个疗程。急性病毒性肝炎患者初期每次服 2~4 片,3/d,连服 1~3 周;以后每次 1~2 片,3/d。②预防放疗、化疗引起的白细胞减少症,在放疗、化疗前 1 周开始饭后服用,每次 2~4 片,2/d,连服 3 周。③重金属中毒、老年白内障及玻璃体混浊每次服 1~2 片,2/d。

【不良反应】 偶见皮疹、皮肤瘙痒、发热等过敏反应,或轻微胃肠道反应。

【禁忌证】 对本品过敏或有严重不良反应者禁用。

【注意事项】 ①重症肝炎或伴有高度黄疸、顽固性腹水、消化道出血、合并糖尿病、肾功能不全者应在医师指导下使用;②儿童用量酌减;③孕妇、哺乳期妇女慎用。

【制剂规格】 肠溶薄膜片:0.1g,铝塑袋包装。

疗尔健(利肝复、Hepadif)

【作用特点与用途】 本品主要成分为肉毒碱乳清酸盐和纯化的牛肝提取物,并含有多种参与肝代谢过程的维生素和辅酶。肉毒碱的乳清酸被人体吸收后立即分解成两种单独成分:肉毒碱(VB$_T$)和乳清酸(VB$_B$),对病变的肝组织起有效作用。疗尔健具有以下药理作用:促进肝细胞 DNA 和蛋白质合成,修复损伤的肝细胞,保护肝功能,激活和调节肝细胞中新陈代谢酶的功能;通过促进肝细胞内游离脂肪酸 β 氧化过程而具有抗脂肪肝作用;加强肝细胞的解毒功能;提供维持肝细胞功能所必需的维生素和辅酶。临床用于急性、亚急性、慢性肝炎和脂肪肝、肝硬化及由药物或化学物质引起的肝中毒。

【用法用量】 口服:胶囊剂,每次 2 粒,2~3/d,一般 4 周为 1 个疗程。静脉滴注:注射剂每日 1~2 瓶,先用 2~4ml 注射用蒸馏水溶解冻干块后,加入 5% 或 10% 葡萄糖注射液 250~500ml 中,摇匀至澄明后缓慢点滴。1/d,连续应用至肝功能恢复正常或接近正常。或无效停用。一般 4 周为 1 个疗程,或遵医嘱。

【不良反应】 不良反应较轻,主要表现在滴速过快时,注射局部疼痛,或出现头晕、恶心等症状,但未影响继续用药至完成疗程。

【注意事项】 ①稀释用的液体必须无电解质(盐),否则会使肉毒碱乳清酸盐产生沉淀;②如果不进行稀释而直接点滴,可引起严重的静脉炎和疼痛;③滴速不可过快,避免对静脉刺激;④脂肪肝患者治疗期间嘱病人戒酒,高蛋白饮食。

【制剂规格】 胶囊剂:每粒净重 451mg,内含肉毒碱乳清酸盐 150.0mg,肝提取物抗毒素 12.50mg,盐酸腺嘌呤 2.5mg,维生素 B_6 25.0mg,维生素 B_2 0.5mg,维生素 B_{12} 0.125mg。注射剂:每瓶重 942.05mg,内含肉毒碱乳清酸盐 300.0mg,肉毒碱盐酸盐 184.0mg,肝提取物中的抗毒素 25.0mg,维生素 B_6 25.0mg,维生素 B_{12} 0.25mg,腺苷 5.0mg。

多烯磷脂酰胆碱(肝得健、易善复、易善力、必需磷脂、Polyene Phosphatidylcholine)[保乙]

【作用特点与用途】 本品主要成分为高度纯化的必需磷脂及过量不饱和脂肪酸。某些磷脂类化合物含磷脂酰胆碱和高含量必需脂肪酸,即所谓“必需磷脂”,它们在维持肝正常结构和器官间能量交换方面起着重要作用。磷脂在肝中的合成需要很多能量,因而此种功能易被干扰。如果没有富含必需脂肪酸的卵磷脂的存在,肝不能进行正常代谢,因此缺乏此类物质可造成脂肪渗透及由此进一步造成肝细胞脆变退化,严重者可导致肝细胞的坏死。由于本品的活性成分为天然磷脂酰胆碱二酰甘油及过量不饱和脂肪酸,其中大多数为亚油酸(70%),其余为亚麻酸和油酸。它们能直接被肝细胞所吸收,因此可减轻肝细胞的合成负担。本品中维生素成分可增强其治疗功能。损坏的肝细胞可很快被修复而恢复其功能,死亡的肝细胞很快被取代,整个器官的代谢功能恢复正常。本品还可增强血液和组织中的脂肪分解,可减少胆固醇在胆囊和胆管中的沉积。用于急性或慢性肝炎、肝硬化、肝性脑病,由各种原因引起的肝脂肪变性,胆汁淤积;预防胆结石的形成,放疗综合征,肝胆手术前后的保护等。

【用法用量】　口服:胶囊剂起始剂量为每次 1～2 粒,3/d,随饭同服。维持量每次 1～2 粒,1～2/d。遵医嘱剂量可增加。静脉注射:注射剂一般每日注射 1 支(5ml),重症可每日静脉注射 2～4 支(10～20ml)或遵医嘱。

【注意事项】　①根据需要亦可肌内注射,但此溶液可引起注射部位暂时性疼痛;②若本品需要稀释后注射,则稀释剂选用葡萄糖溶液或病人自身血液按 1∶1 来稀释,不能在针筒内加其他药物,不可与电解质溶液(生理盐水、林格液)合用;③由于肠肝循环而使本品反复被重吸收,在临床症状及检查值趋于正常的维持治疗中,可酌情减量;④必须使本品稀释澄明后才可注射。

【制剂规格】　针剂:每支含必需磷脂(EPL)250mg,维生素 B_6 2.5mg,维生素 B_{12} 10μg,烟酰胺 25mg,泛酸钠 1.5mg;每支 5ml。胶囊剂:每粒含必需磷脂[卵磷脂酸二酰甘油,含有过量的不饱和脂肪酸如亚油酸(70%)、亚麻酸和油酸]300mg,维生素 B_1 6mg,维生素 B_2 6mg,维生素 B_6 6mg,维生素 B_{12} 6μg,烟酰胺 30mg,维生素 E 6mg。

乳果糖(Lactulose)[保乙]

【作用特点与用途】　具有降血氨、抗内毒素和导泻三大药理效应,临床用于各种肝病所致高血氨症及血氨升高导致的肝性脑病、亚临床型肝性脑病的防治;各种原因引起的慢性便秘;严重肝病所致的内毒素血症。

【用法用量】　口服:加入水或饮料,或混在食物中服用。①肝性脑病、门-体分流性脑病:每次 10～20g,2～3/d;维持量一般以每日有 2～3 次软便为宜。灌肠:将 200g 乳果糖加水或生理盐水 700ml 配成溶液,高位保留灌肠 30～60min,每 4～6 小时 1 次。②便秘:成人起始每次 10～15g,2～3/d,软便后改为每次 5g,2～3/d;6－12 岁每次 5g,1－5 岁每次 3g,1 岁以下每次 1.5g,1～2/d。可根据病情增减剂量。

【不良反应】　少数病人开始服用可见胀气,服用数天后常会自然消失。在治疗肝性脑病时,因剂量高,治疗开始时腹泻是正常现象,以后剂量减至有软便为佳。

【注意事项】　①不能用于胃肠道阻塞的病人;②不能与抗酸药同时服用;③本品适用于糖尿病及对乳糖或半乳糖不能耐受的病人。

【制剂规格】　粉剂:10g,每盒 50 袋。

甘草酸二铵(甘利欣、Ganlixin、Diammonium Glycyrrhizinate)[保乙]

【作用特点与用途】 本药是从甘草中分离出的 α 体甘草酸二铵盐,为甘草有效成分的第三代提取物,是一种药理活性较强的治疗慢性肝炎药。该药有抗病毒、抗炎双重作用,对多种肝毒剂所致肝损伤有防治作用,并有剂量依赖性。本品具有刺激网状内皮系统功能、抗病毒、诱生 γ 干扰素、增强自然杀伤细胞活性的作用。甘利欣可能通过抑制细胞膜磷脂释放花生四烯酸或抑制磷脂酶 A_2 活性,从而减少花生四烯酸经环氧酶和脂氧酶代谢产物白细胞三烯酸和磷脂酶 A_2。因此,它通过控制炎症因子和免疫因子而发挥抗肝损害作用,但抗病毒作用尚未完全阐明。口服吸收不完全,约 8h 达血药浓度峰值,52h 后消失,其生物利用度不受胃肠道食物影响。本品具有肠肝循环,体内过程复杂,活性代谢物给药 4h 后在血中出现,约 12h 达峰值。该药及其代谢产物与蛋白结合力强,分别达 92.5%,98.4%,其结合率不受药物浓度影响,但随血浆蛋白的浓度变化而变化。故两者血药浓度变化与肠肝循环和蛋白结合有密切关系。静脉给药 1h 后血药浓度迅速衰减,24h 后处于低水平。适用于伴有丙氨酸转氨酶升高的慢性迁延性肝炎及慢性活动性肝炎,包括急慢性肝炎的治疗,对乙型和丙型慢性活动性肝炎可明显改善临床症状和肝功能,其疗效优于甘草酸单铵和肾上腺皮质激素,其抗病毒作用尚待进一步研究。参阅甘草酸一铵(美能)。

【用法用量】 口服:每次 150mg,3/d。静脉注射:每次 150mg(30ml),以 10%葡萄糖注射液 250ml 稀释后缓慢滴注,1/d。或遵医嘱。

【不良反应】 一般反应可见皮肤瘙痒、荨麻疹、口干和水肿,发生率 0.65%～1.9%;消化系统反应可见食欲缺乏、恶心、呕吐、腹胀及食量增加,发生率 0.65%～6.8%;心脑系统反应可见头痛、头晕、胸闷、心悸、血压升高,发生率 0.97%～3.9%。心脑血管反应以静脉给药组多见,而消化系统反应则以口服组多见。

【禁忌证】 严重低钾血症、高钠血症、心力衰竭、肾衰竭者忌用。孕妇不宜使用。

【注意事项】 ①本品未经稀释不得进行注射;②治疗过程中应定期测血压和血清钾、钠浓度;③在治疗中如出现高血压、血钠潴留、低血钾等情况,应暂停给药或适当减量;④新生儿、婴幼儿的剂量和不良反应尚未确立,暂不使用。

【制剂规格】 胶囊剂:50mg。注射剂:50mg/10ml。

双环醇(百赛诺、Bicyclol)[保乙]

【作用特点与用途】　为化学合成的抗肝炎新药。能降低升高的转氨酶;减轻肝脏组织病理形态学损害程度;抑制鸭乙型肝炎病毒 DNA 复制,显著抑制 HBeAg 和 HBsAg 复制;能持续使慢性乙型肝炎病人 HBeAg 和 HBV-DNA 转阴,对转氨酶水平越高的病人,HBeAg 转阴率越高。尚能使相关临床症状有较大的改善。保肝降酶,反跳率低。用于治疗慢性肝炎所致的转氨酶升高。

【用法用量】　口服:每次 25～50mg,3/d,最少服用 6 个月或遵医嘱,应逐渐减量。

【不良反应】　极个别人偶有头晕和皮疹。

【禁忌证】　对本品和本品成分过敏者。

【注意事项】　①注意观察病人反应和随访;②有肝功能失代偿者如胆红素明显升高、低蛋白血症、肝硬化腹水、食管静脉曲张出血、肝性脑病及肝肾综合征慎用;③14 岁以下及 70 岁以上患者和孕妇、哺乳期妇女尚无用药经验。

【制剂规格】　片剂:25mg。

门冬氨酸鸟氨酸(雅博司、Ornithine and Aspartate)[保乙]

【作用特点与用途】　能直接参与肝细胞的代谢,并激活肝脏解毒功能中的两个关键酶,因而能协助清除对人体有害的自由基,增强肝的排毒功能,迅速降低过高的血氨,促进肝细胞自身的修复和再生,从而有效地改善肝功能,恢复机体的能量平衡。本品静脉给药的达峰时间为 0.5h;口服给药的达峰时间为 0.5～1h,$t_{1/2}$ 均为 3.5h。用于因急慢性肝病(各型肝炎、肝硬化、脂肪肝、肝炎综合征)引起的血氨升高及肝性脑病。

【用法用量】　口服:颗粒剂每次 1 袋,2～3/d。静脉滴注:注射剂治疗急性肝炎:每日 1～2 支;慢性肝炎和肝硬化每日 2～4 支,不超过每日 8 支,遵医嘱用药。

【不良反应】　轻微消化道反应。

【禁忌证】　严重肾衰竭患者。

【注意事项】　大量使用本品应监测血及尿中尿素指标。

【制剂规格】　颗粒剂:每袋 5g 含门冬氨酸鸟氨酸 3g。注射液:每安瓿10ml 滴注液中含有门冬氨酸鸟氨酸 5g。

原卟啉钠(Protoporphyrin Disodium、NAPP)

【作用特点与用途】 为肝功能改善药,具有促进细胞组织呼吸、改善蛋白质和糖代谢、抗补体结合等作用。对四氯化碳引起的肝损伤具有明显降低氨基转移酶等作用,并能改善氨基酸代谢,增加肝血流量,提高肝细胞蛋白质合成的作用。可减轻肝细胞变性坏死。应用本品后多数病例免疫球蛋白降低,提示本品有抑制体液免疫的作用。急性肝炎、慢性迁延性肝炎和慢性活动性肝炎。可改善症状,使肿大的肝脏缩小,临床检验值改善。

【用法用量】 口服:每次 1～2 片,3/d,儿童酌减。

【制剂规格】 片剂(肠溶):10mg。

腺苷甲硫氨酸(腺苷蛋氨酸、Ademetionine)[保乙]

【作用特点与用途】 本品为人体内的一种生理活性物质。作为甲基供体(转甲基作用)和生理性巯基化合物(如半胱氨酸、牛磺酸、谷胱甘肽和辅酶 A 等)的前体(转巯基作用),本品参与体内重要的生化反应。在肝内,通过使质膜磷脂甲基化而调节肝细胞膜的流动性,而且通过转巯反应,可以促进解毒过程中硫化产物的合成。肝硬化时,因腺苷蛋氨酸合成酶的活性显著下降,使蛋氨酸向腺苷酸转化减少,因而削弱了防止胆汁淤积的正常生理过程,使肝硬化患者饮食中的蛋氨酸血浆清除率降低,并使其代谢物尤其是半胱氨酸、谷胱甘肽和牛磺酸生物利用度下降;可产生高蛋氨酸血症;诱发肝性脑病。本品能克服腺苷合成酶不足的障碍,使巯基化合物合成增加,但不增加循环中蛋氨酸的浓度,有利于肝硬化病人恢复必需化合物的内源性水平。胃肠道吸收生物利用度仅 5%,首关代谢效应显著,肝代谢迅速。肌内注射的生物利用度为95%。静脉注射24h后34%和40%的原药经尿排出。$t_{1/2}$ 为 20～80min,慢性肝病患者 $t_{1/2}$ 为 121min。用于肝硬化前和肝硬化所致肝内胆汁淤积及妊娠性胆汁淤积症。

【用法用量】 静脉注射、静脉滴注或肌内注射:初始治疗,500～1000mg/d,共 2～4 周。维持治疗,口服 1.0～2.0g/d。遵医嘱用药。

【不良反应】 长期大量应用未见严重不良反应。较轻微和短暂的不良反应为浅表性静脉炎、恶心、短暂失眠、出汗、头痛、心灼感和腹泻。

【禁忌证】 对本品过敏者。

【注意事项】 ①有血氨增高的肝硬化前及肝硬化者须在医生监督下口服本品,并注意监测血氨水平;②对本药特别敏感者,偶可引起昼夜节律紊乱,睡前服用催眠药可减轻此症状;③肠溶片宜餐间吞服,不得嚼碎;④注射用粉剂须用所附溶剂溶解,静脉注射须非常缓慢;⑤包装有微小裂口或暴露于热源过久,结晶变色后不能继续使用。

【药物相互作用】 注射剂不可与碱性液体或含钙离子液体混合,不可与高渗溶液(如 10％葡萄糖注射液)配伍使用。

【制剂规格】 粉针剂:500mg(附 5 支溶剂)。口服肠溶片:500mg。

甲硫氨酸维 B₁ 注射液(甲维比、Methiouine and Vitamin B₁ Injection)[保乙]

【作用特点与用途】 本品是甲硫氨酸和维生素 B₁ 的复合制剂。甲硫氨酸为人体必需 8 种氨基酸之一,参与蛋白质合成和体内生物合成与代谢,参与调整中枢神经系统功能,治疗抑郁症。在体内合成的甲硫氨酸脑啡肽能够增强 NK 细胞活性,增强 TNF-α、IL-1、IL-2、IL-6 的表达,能够减轻肝细胞的损伤,有利于肝细胞恢复正常生理功能,促进黄疸消退和肝功能恢复。供给甲基,促进胆碱合成,后者与肝的脂肪结合形成卵磷脂,有降脂作用,增加机体抗氧化能力,有促进肝脂肪代谢及保肝、解毒等作用。促进体内脂肪代谢转运、防止脂肪沉积的作用。同时甲硫氨酸脑啡肽与 5-羟色胺协同发挥中枢性镇痛作用。维生素 B₁ 在体内与焦磷酸结合成辅羧酶,参与糖代谢中丙酮酸和 α-酮戊二酸的氧化脱羧反应,是糖类代谢所必需。用于改善肝功能,治疗肝部疾病如急慢性肝炎、肝硬化、脂肪肝及肝内胆汁淤积;用于乙醇、巴比妥类、磺胺类药物中毒时的辅助治疗;亦用于摄入吸收障碍及慢性消耗性疾病提高免疫力,改善机体能量供应,增强体质。

【用法用量】 肌内注射:每次 2～5ml,1～2/d。静脉滴注:每次 5～10ml,1/d。以 5％葡萄糖或 0.9％氯化钠注射液 250～500ml 稀释后使用。

【不良反应】 静脉注射偶有恶心、头痛。

【禁忌证】 肝性脑病时忌用;对维生素 B₁ 过敏者禁用。

【制剂规格】 注射剂:每 2ml 含甲硫氨酸 40mg 和维生素 B₁ 4mg;2ml/支,5 支/盒。

复方甘草酸单铵注射液(复方甘草甜素、复方甘草酸苷、美能、甘草酸一铵、Compound Ammonium Glycyrrhetate)[保甲/乙]

【作用特点与用途】 本品为复方制剂,每 1ml 中含甘草酸单铵 1.80～2.20mg,盐酸半胱氨酸 1.45～1.65mg,甘氨酸 18.0～22.0mg。甘草酸单胺对肝类固醇代谢酶有较强的亲和力,从而阻碍皮质醇与醛固酮的灭活,使用后显示明显的皮质激素样效应,如抗炎作用、抗过敏及保护膜结构等作用,无明显皮质激素样不良反应。本品可促进胆色素代谢,减少 ALT、AST 释放;诱生 IFN-γ 及 IL-2,提高 NK 细胞活性和 OKT_4/OKT_8 比值和激活网状内皮系统;抑制肥大细胞释放组胺;抑制细胞膜磷脂酶 A_2(PL-A_2)和前列腺素 E_2(PGE_2)的形成和肉芽肿性反应;抑制自由基和过氧化酶的产生和形成,降低脯氨羟化酶的活性;调节钙离子通道,保护溶酶体膜及线粒体,减轻细胞的损伤和坏死;促进上皮细胞产生黏多糖。盐酸半胱氨酸在体内可转换为蛋氨酸,是一种必需氨基酸,在人体内可合成胆碱和肌酸,胆碱是一种抗脂肪肝物质,对由砷剂、巴比妥类药物、四氯化碳等有机物质引起的中毒性肝炎蛋氨酸有治疗和保护肝功能作用。用于急性、慢性、迁延型肝炎引起的肝功能异常;对中毒性肝炎、外伤性肝炎及癌症有一定的辅助治疗作用;亦用于食物中毒、药物中毒、药物过敏等。

【用法用量】 静脉滴注:每次 50～80ml,加入 5％葡萄糖注射液或 0.9％氯化钠注射液 250～500ml 稀释后,缓慢滴注,1/d。静脉注射:每次 20～80ml,加入等量 25％葡萄糖注射液,缓慢静脉推注,1/d。一日极量不超过 100ml。肌内或皮下注射:每次 2～4ml,小儿每次 2ml 或遵医嘱,1～2/d。口服,每次 1～2 粒,2～3/d,或遵医嘱。

【不良反应】 常见的不良反应有食欲缺乏、恶心、呕吐、腹胀、皮肤瘙痒、荨麻疹、口干及水肿,心脑血管系统常见头痛、头晕、心悸及血压增高。以上症状一般较轻,不影响治疗。

【禁忌证】 严重低钾血症、高钠血症患者;高血压、心力衰竭患者;肾功能衰竭患者;对本品过敏者禁用。

【制剂规格】 注射剂:20ml,含甘草甜素 40mg、甘草酸单铵盐 53mg、甘草酸 40mg、盐酸半胱氨酸 20mg、亚硫酸钠 16mg 及适量氨水。胶囊(片)剂:每盒 100 粒(片)。

肝水解肽(康诺斯凯、Heparolysate)

【作用特点与用途】 本品是由健康牛、猪的肝经酶水解提取制得的含有多肽类、核酸类、氨基酸类物质的无菌水溶液。能促进蛋白质合成、减少蛋白质分解,促进正常肝细胞的增殖和再生。对四氯化碳诱导的肝细胞损伤有较好的保护作用,降低谷丙转氨酶,促进病变组织恢复。用于急、慢性肝炎及肝硬化、各种原因引起的肝损伤、脂肪肝等疾病的辅助治疗,亦用于治疗放疗引起的造血功能损害。

【用法用量】 肌内注射:每次 20～40mg,1/d;静脉滴注:每次 100mg,1/d,用 5％或 10％葡萄糖注射液 500ml 稀释后缓慢滴注。

【禁忌证】　肝性脑病、严重氮质血症及氨基酸代谢障碍者、对本品过敏者禁用。

【注意事项】　本品为生物制剂,长时间高温能使本品变浊或沉淀,应立即停止使用;当药品性状发生改变时禁止使用。

【制剂规格】　注射剂:50mg/5ml,每盒 5 支。

水飞蓟宾葡甲胺(西利宾胺、Silybin Meglumine)[保乙]

【作用特点与用途】　本品是水飞蓟宾与葡甲胺结合而成。本品较水飞蓟宾易溶于水,故吸收速度及疗效的发挥均较水飞蓟宾为优,具有改善肝功能、稳定肝细胞膜的作用;对四氯化碳、硫代乙酰胺、毒蕈碱、鬼笔碱、猪屎豆碱等肝脏毒物引起的各类型肝损伤具有不同程度的保护和治疗作用,并对四氯化碳所引起的谷丙转氨酶升高有一定阻止作用。用于急、慢性肝炎及初期肝硬化、中毒性肝损害的辅助治疗。

【用法用量】　口服:每次 2～4 片,3/d。水林佳胶囊,每次 2 粒,3/d。

【不良反应】　偶见头晕、上腹部不适等反应。

【制剂规格】　片剂:每片含水飞蓟宾葡甲胺 50mg(相当于水飞蓟宾35.6mg)。水林佳胶囊(水飞蓟宾卵磷脂复合物):350mg/粒。利加隆胶囊:70mg,140mg。

葡醛酸钠(葡萄糖醛酸钠、Sodium Glucuronic Acid)[保乙]

【作用特点与用途】　可降低肝淀粉酶的活性,阻止糖原分解,使肝糖原含量增加;可降低脂肪在肝的蓄积;具有解毒、保护肝脏的作用等。用于急、慢性肝炎、肝硬化及重度脂肪肝的辅助治疗。

【用法用量】　肌内注射:每次 0.133～0.266g,1/d,静脉滴注或静脉注射,应遵医嘱。

【不良反应】　偶有面红、轻微胃肠不适,减量或停药后即消失。

【制剂规格】　注射剂:0.133g/2ml。

云芝胞内糖肽(Polystictus Glycopeptide)

【作用特点与用途】　云芝胞内糖肽(PSK)是从云芝菌丝体中提取的胞内糖肽化合物,具有良好的安全性,最大耐受量达 20g/kg。云芝胞内糖肽为免疫增强药,用于慢性肝炎症状改善效果明显,有较好降低血清氨基转移酶的作用。在症状改善的同时也见 E 玫瑰花结形成率和淋巴母细胞转化率增加,并可提高 PHA 皮试的反应强度;尚可增强机体对化疗的耐受性,加强化疗的疗效。单独试用于脓胸和红斑狼疮患者,T 细胞免疫功能在 3 周内明显上升;与化疗合用白血病及多种癌症患者,临床症状有明显改善,未出现明显的感染和出血倾向。用于慢性乙型肝炎、肝癌及老年免疫功能低下者的辅助治疗。

【用法用量】 口服:每次 0.5~1.0g,3/d。

【禁忌证】 对本品过敏者禁用。

【注意事项】 糖尿病患者慎用或遵医嘱。

【制剂规格】 胶囊剂:0.5g。

薄芝糖肽(赛升、Bozhi Glycopeptide)

【作用特点与用途】 薄芝糖肽是从薄树芝中培养出灵芝属薄树芝菌丝体,经纯化分离出薄树芝的有效成分糖肽无菌水溶液。薄芝糖肽具有双向免疫调节作用,能促进脾细胞核 DNA、RNA 合成及 T 细胞的增殖,加速免疫应答过程,同时当脾细胞和 T 细胞增殖过度时,又具有抑制作用,还能明显增强人脐血 LAK 细胞的杀伤活性;本品通过调节机体免疫功能而具有广谱抑瘤、抗肿瘤效应;对谷丙转氨酶升高具有恢复作用,可抑制丙二醛(MDA)升高,抑制还原性谷胱甘肽(GSH)下降,尤其用于慢性肝炎症状改善效果明显,能增加肝细胞 P_{450} 含量,改善肝功能,提高肝解毒功能,在体外具有抑制乙肝病毒 DNA 聚合酶(DNA-DNAP)和减少 HBV-DNA 拷贝作用;尚具有抗衰老、镇静安神、改善睡眠、增强记忆、强心降压、镇咳平喘、降血糖、抗凝血等作用。用于恶性肿瘤如乳腺癌、胃癌、肠癌、肺癌、肝癌、卵巢癌等;肝病如乙型肝炎、肝中毒、脂肪肝等;皮肤病如银屑病、红斑狼疮、湿疹、扁平疣;外科用于手术前后预防感染;与抗生素合用增强机体免疫功能,减少二次感染。

【用法用量】 静脉注射:将本品滴于 250ml 生理盐水或 5% 葡萄糖注射液,每日 2~4 支,1/d,10~14d 为 1 个疗程,可用 1~3 个月或遵医嘱。肌内注射:每次 1~2 支,1~2/d,10~14d 为 1 个疗程,可连续用 1~3 个月或遵医嘱。实验及临床证实,薄芝糖肽最高安全剂量为每日 6 支。

【不良反应】 偶有发热、皮疹等。

【禁忌证】 对本品过敏者禁用。

【药物相互作用】 本品能加强利血平、氯丙嗪的中枢镇静作用,拮抗苯丙胺的中枢兴奋作用,延长戊巴比妥钠和巴比妥钠的睡眠时间,加强戊巴比妥钠阈下剂量的睡眠作用。

【制剂规格】 注射剂:2ml 内含 5mg 多糖,1mg 多肽,每盒 5 支。

叶绿素铜钠(肝宝胶囊、Chlorophyllin Copper Sodium)

【作用特点与用途】　造血细胞复合剂。叶绿素升高白细胞的机制,有研究认为,主要是通过提高交感神经的兴奋性,并在肝脏肾上腺功能的参与下使中性粒细胞从骨髓释放。也有报道认为叶绿素生血作用是因为叶绿素的基本结构由四个吡咯环组成卟啉环与血红蛋白结构相似,故有促进生血作用。动物实验表明,叶绿素不但能提升因照射引起的再生障碍性贫血小鼠周围血象中红细胞、血红蛋白、血细胞、血小板等项指标,且对小鼠骨髓中多能干细胞(CFU-S)、粒-单祖细胞(CFU-GU)、红系祖细胞(CFU-E)及骨髓基质细胞的恢复有明显促进作用,故认为本品能促进骨髓造血功能的恢复。临床研究表明,本品对肝脏网状内皮细胞具有复活作用,改善肝功能,增强肝抵抗力,加速修复与再生,使增大肝明显缩小或消失。用于急、慢性肝炎的辅助治疗,亦用于白细胞减少症。

【用法用量】　口服:每次 1 粒,3/d,30d 为 1 个疗程。

【不良反应】　偶有口干、轻度腹部不适等不良反应;也有荨麻疹样过敏反应发生。

【禁忌证】　铜代谢障碍者、对本品过敏者禁用。

【注意事项】　①肾衰竭者、孕妇及哺乳期妇女慎用;②服药后大便呈绿色,停药后此现象可消失。

【制剂规格】　胶囊剂:20mg。

还原型谷胱甘肽(双益健、阿拓莫兰、Reduced Glutathione)

【作用特点与用途】　还原型谷胱甘肽(GSH)是人体细胞质中自然合成的一种肽,是由谷氨酸、半胱氨酸组成并含活性巯基(—SH)的三肽。用于肝疾病(酒精性肝病、病毒性肝炎、重症肝炎、活动性肝硬化、脂肪肝、药物性肝炎及其所致的肝纤维化、肝硬化);缺血性脑中风;急性肾衰竭;烧伤及外科术后的辅助治疗;急性心肌梗死;解药物毒性(如肿瘤化疗药物、抗结核药物、精神神经科药物、抗抑郁药物、对乙酰氨基酚等);放射反应及损害。

【用法用量】　肌内注射或静脉滴注:轻症,每次 0.3g,1～2/d;重症,每次 0.6g,1～2/d。根据年龄及病情调整剂量。静脉滴注时无菌冻干粉针以250～500ml 5％葡萄糖注射液或生理盐水溶解稀释后使用,滴注时间为 1～2h;肌内注射:0.6g 无菌冻干粉针加 4ml 注射用水溶解后使用。

【不良反应】　偶见脸色苍白,血压下降,脉搏异常、皮疹等过敏症状;偶见食欲缺乏、恶心、呕吐、胃痛等消化道症状;注射局部轻度疼痛等。

【禁忌证】 对本品过敏者禁用。

【注意事项】 ①本品和下列药品应避免混合使用:维生素 K_3、维生素 B_{12} 及泛酸钙、乳酸、抗组胺药、长效磺胺药和四环素;②如用药过程中出现皮疹、面色苍白、血压下降、脉搏异常、皮疹等症状应停药;③溶解后的溶液立即使用,剩余的药液不能再用。

【制剂规格】 注射用粉针:0.3g,0.6g;5 瓶还原型谷胱甘肽+5 支溶剂/盒。

苦参素(Marine) [保乙]

【作用特点与用途】 本品有效成分是从中国西北沙漠植物苦豆子中分离提取的天然氧化苦参碱,具有直接抗乙肝病毒作用;全面保护肝细胞,具有抗炎、免疫抑制作用,以及利尿、退黄、解毒、降酶,减轻肝的炎症反应,阻断肝细胞凋亡,稳定细胞膜,清除自由基,有利于肝功能恢复;有效防止肝硬化,抑制肝内纤维组织增生;促进骨髓中细胞向中性粒细胞增殖、分化和成熟;可有效地抑制 IgE 及其特异性抗原引起的肥大细胞释放组胺、白三烯等炎性介质,对四型变态反应均有抑制作用,可显著抑制皮肤过敏反应、Ⅲ 型过敏反应(Arthus 反应)及迟发型变态反应(OTH)。用于急慢性肝炎、慢性迁延性肝炎、肝硬化及癌症放疗、化疗引起的白细胞减少、湿疹、皮肤瘙痒症等。

【用法用量】 肌内注射:①慢性乙型肝炎,每次 400～600mg,1/d,12 周为 1 个疗程;②升高白细胞,每次 200mg,2/d,30d 为 1 个疗程;③湿疹、皮肤瘙痒,每次 200mg,2/d,30d 为 1 个疗程。

【不良反应】【注意事项】 ①个别病人注射后出现局部疼痛,改为深部注射后可减轻;滴速过快可致头晕、恶心等。②对本品过敏者禁用。严重肝功能不全患者、孕妇及哺乳期妇女慎用或不宜用。

【制剂规格】 注射液:0.2g/2ml。

美他多辛(Metadoxine、Metadoxil)

【作用特点与用途】 本品能加强肝 ATP(三磷腺苷)浓度和细胞内氨基酸的运转,使色氨酸吡咯酶不被乙醇抑制。本品能降低白蛋白与乙醛相互作用引起的长效大分子复合物的生成,能加速血浆及尿中乙醇及乙醛的清除,并能使乙醛脱氢酶的活性明显增加而加速乙醛代谢及转化成乙酸盐,对急慢性酒精中毒有效。本品能与酒精中毒时有关的神经递质系统相互作用,能使自由活动的豚鼠增加额顶区皮质释放 γ-氨基丁酸及乙酰胆碱,从而具有明显的抗焦虑作用,对于治疗慢性乙醇滥用、防止戒断症状的出现十分重要。主要用于急性慢性酒精中毒及酒精性肝病。

【用法用量】 口服:1g/d。肌内注射:300～600mg/d。

【制剂规格】 片剂:500mg。液剂:500mg/15ml。注射剂:300mg/5ml。

一水乳梨醇(乳糖山梨醇、Lactitolum Monohydrate)

【作用特点与用途】 本品为肝门脉系统脑病的有效治疗药。本品为二糖,不能在小肠中被分解吸收而以原型进入结肠,在结肠内被拟杆菌和乳酸杆菌降解,在此过程中生成醋酸、丙酸和丁酸,从而酸化结肠内容物,减少结肠对氨的吸收。本品另一特点是便于使用,不太甜,也不具有热值,对健康人或糖尿病病人的血糖或胰岛素水平无影响,加入饮料中也不影响其药理作用。本品分解成短链有机酸后提高了结肠的渗透压,增加了液体的流入,故本品有轻泻作用。本品在结肠中生物利用度几乎为 100%,只有极少量被吸收,吸收后绝大部分以原型随尿排出。主要用于慢性或突发性肝门脉系统脑病。

【用法用量】 口服:通常剂量酌情而定。一般起始剂量为 0.5～0.7g/(kg·d),分 3 次于进餐时服用,并可适当增减。体重 70kg 的病人,剂量为 35～50g/d。也可将本品 200g 与煮沸的蒸馏水 200ml 搅拌,溶解后加入冷蒸馏水 168ml,搅匀,此时 40% 的溶液可经胃管给药或饮用,剂量为 1～2ml/(kg·d)。本品可加入含糖食物中服用。

【不良反应】 开始治疗时会出现肠胃胀气,但服用数天后症状会减轻或消失。

【禁忌证】 肠道梗阻、人造肛门的病人忌用。

【注意事项】 ①为防止电解质平衡被破坏,最佳剂量是使病人每天排 2 次软便;②用药期间若出现腹泻现象,应减少日剂量。若出现恶心时,可在用餐时服用;③本品在无菌条件下制备时可在冰箱中保存 4～6 周,否则应现配现用;④本品不能与制酸药或新霉素同时服用。

【制剂规格】 散剂:每袋 10g。

复方二氯醋酸二异丙胺(利肝能、Liverall)[保乙]

【作用特点与用途】 本品是以维生素 B_{15} 的活性成分二氯乙酸二异丙胺(DADA)为主的复方制剂。具有强大的趋脂性作用,能抑制及降低脂肪在肝内沉积,更有防止肝细胞损伤的功用,对于受损的肝细胞,有促进其再生的功用。有改善脑组织对氧的利用率,增加脑的血流量,从而加强脑组织代谢,增加脑组织呼吸及促进糖需氧酵解过程。主要用于急慢性肝炎、脂肪肝、肝硬化、黄疸及其他肝疾病;还可用于卒中后遗症、脑出血、脑软化、动脉硬化症、高血压、狭心症、心肌梗死、心肌炎及心脏功能不全所引起的各种障碍。

【用法用量】 口服:成年人剂量,粉剂 0.2~3.6g/d 或是片剂 1~3 片/d;注射:1~3ml 肌内或静脉注射。可根据年龄与症状适当增减。

【不良反应】 偶尔出现头痛、口渴、腹痛及食欲缺乏等,有时也见皮肤干燥和牙龈肿胀等。

【禁忌证】 对本品过敏者禁用。

【注意事项】 ①为避免恶心、眩晕等一时不舒服的不良反应,在静脉注射时慢慢地将药物注入,服药之后卧床片刻;②如出现过敏反应,停药后症状即消失。

【制剂规格】 片剂:100 片,500 片,1000 片。粉剂:25g,100g,500g。注射液:1ml,2ml。复方二氯醋酸二异丙胺注射液:40mg/2ml。

奥拉米特(阿卡明、肝乐明、Orazamide、Aicamin)

【作用特点与用途】 本品在体内参与核酸代谢,可纠正蛋白质、脂肪及葡萄糖的异常代谢,防止肝细胞坏死、纤维化及脂肪肝,并刺激肝细胞再生。服药后白蛋白与球蛋白的比值、血清总蛋白水平、黄疸指数、转氨酶、麝浊及锌浊等临床指标均可获改善,对伴有腹水者,可增加尿量,减少腹围和腹水。主要适用于急慢性肝炎、脂肪肝、肝硬化、黄疸型肝炎等。

【用法用量】 口服:每次 0.2g,3/d。

【不良反应】 可出现恶心等胃肠道症状,一般在用药过程中能自行消失。

【制剂规格】 片剂:0.1g。

门冬氨酸钾镁(潘南金、Potassium)[保乙]

【作用特点与用途】 本品是门冬氨酸钾盐和镁盐的混合物。门冬氨酸是人体内草酰乙酸的前体,在三羧酸循环中起重要作用。同时也参与鸟氨酸循环,促进氨和二氧化碳的代谢,使之生成尿素,从而降低血中氨和二氧化碳的含量。门冬氨酸与细胞有很强的亲和力,可作为钾离子的载体,使钾离子重返细胞内,维持其正常功能。镁离子是生成糖原及高能磷酸酯不可缺少的物质,可增强门冬氨酸钾盐的治疗效果。主要用于急性黄疸型肝炎、肝细胞功能不全,也可用于其他急慢性肝病。本品亦可用于低钾低镁血症、洋地黄中毒引起的心律失常,心肌炎后遗症、慢性心功能不全及冠心病等。

【用法用量】 静脉滴注:成年人 10~20ml,加入 5%或 10%葡萄糖注射液 250~500ml 中缓慢滴入,1/d;儿童用药酌减;对重症黄疸病人,2/d;对低血钾病人可适当加大剂量。

【禁忌证】 肾功能不全及高血钾病人忌用。

【注意事项】　①除洋地黄中毒者外,房室传导阻滞者慎用;②本品不能做肌内或静脉注射。

【制剂规格】　注射液:10ml。

联苯双酯(Bifendate)[保甲][典][基]

【作用特点与用途】　本品为我国创制的治疗肝炎的降酶药物,是合成五味子丙素的一种中间体。小鼠口服本品能减轻因四氯化碳及硫代乙酰胺引起的血清丙氨酸转氨酶升高。此外,本品还具有增强肝脏解毒功能的作用,减轻肝脏的病理损伤,促进肝细胞再生并保护肝细胞,从而改善肝功能。临床结果表明,本品近期降丙氨酸转氨酶作用肯定,降酶作用随疗程的延长逐渐提高,对单项丙氨酸转氨酶增高者较对兼有麝浊或麝絮异常者效果好,对 HBsAg(乙肝表面抗原)阴性者亦比对阳性者疗效明显。本品远期疗效较差,6 个月以内,反跳者占 63.8%,但反跳病例再服本品,丙氨酸转氨酶仍可下降,甚至恢复正常。凡病程长、肝功能异常时间较长者易于反跳,反之则很少反跳。主要适用于迁延性肝炎及长期单项丙氨酸转氨酶异常者。

【用法用量】　口服:通常每次 25~50mg,3/d。

【不良反应】　本品耐受性良好,个别病例可出现轻度恶心。曾有出现黄疸及病情恶化的报道。

【制剂规格】　滴丸:1.5mg,每瓶 250 粒。

谷氨酸(麸氨酸、Glutamic Acid)[保甲][典]

【作用特点与用途】　本品经静脉给药,能与血中过多的氨结合成无害化谷氨酰胺,由尿排出。经口服亦可防止肝性脑病。谷氨酸与氨结合需要 ATP供能量,故应和 ATP 联用(同时肌注 20mgATP)。本品尚参与脑蛋白质代谢,促进氧化过程,改善中枢神经系统的功能,可用于癫痫小发作,能减少小发作次数。尚可用于胃酸不足和胃液过少症;与硫酸亚铁合用,能制止初孕期(前 3 个月)的恶心反应;有试用于精神分裂症的报道。

【用法用量】　口服:预防肝性脑病,每次 2.5~5g,4/d;治疗癫痫小发作,每次 2~3g,3~4/d;治疗胃酸不足,每次 0.3g,3/d。

【注意事项】　①肾功能不全或无尿患者慎用;②不宜与碱性药物、抗胆碱药合用。

【制剂规格】　片剂:0.3g,0.5g。钠盐、钾盐见后述。

谷氨酸钠(Sodium Glutamate)[保甲][典][基]

【作用特点与用途】 同谷氨酸,尚有碱性及 Na^+ 的作用。用于血氨过多所致肝性脑病、酸血症,与抗癫痫药合用,治疗癫痫小发作。

【用法用量】 ①肝性脑病:静脉滴注,每次 11.5g,每日不超过 23g。用 5%葡萄糖注射液 750～1000ml 或 10%葡萄糖注射液 250～500ml 稀释,于 1～4h 内滴完。滴速过快可出现流涎、潮红、呕吐等。必要时可 8～12h 后重复给药。②治疗酸血症和癫痫小发作应遵医嘱。

【制剂规格】 注射剂:5.75g/20ml。

谷氨酸钾(Potassium Glutamate)[保甲][典][基]

【作用特点与用途】 同谷氨酸钠,尚有 K^+ 作用。用于低血钾、肝性脑病、酸血症,常与谷氨酸钠合用,以维持酸碱平衡。

【用法用量】 静脉滴注:每次 6.3g,1～3/d;为维护电解质平衡,可将谷氨酸钾与谷氨酸钠合用,以 1:3或 1:2混合应用。

【制剂规格】 注射剂:6.3g/20ml。

谷氨酸钙(Calcium Glutamate)

【作用特点与用途】 同谷氨酸,尚有 Ca^{2+} 作用。用于肝性脑病、神经衰弱、脑外伤、脑功能减退、癫痫小发作等。

【用法用量】 静脉注射:每次 1g,加入 25%或 50%葡萄糖注射液 20～40ml 中缓慢推注;1～2/d。遵医嘱。

【注意事项】 ①肝性脑病有缺钙者,可加入谷氨酸钠中应用;②忌与强心苷类合用;③推注宜慢,否则会出现恶心、灼热感、胃不适。

【制剂规格】 注射剂:1g/10ml。

精氨酸(Arginine)[保甲][典]

【作用特点与用途】 能降低血氨水平。用于肝性脑病,尤其是忌钠患者;也用于其他原因引起的血氨过高所致的精神病症状者。

【用法用量】 静脉滴注:以 15～20g 加入 5%葡萄糖注射液 500～1000ml 中缓慢滴注 4h 以上,以防高氯酸血症,肾功能不全者禁用。

【制剂规格】 注射剂:5g/20ml。

氨酪酸(氨基丁酸、Aminobutyric Acid)

【作用特点与用途】 有降低血氨及促进脑新陈代谢作用。用于肝性脑病抽搐、躁动症。如肝性脑病再次发生时不得继续使用。

【用法用量】 口服:成年人每次 1g,3/d。缓慢静脉滴注:每次 1~4g,溶于 5%或 10%葡萄糖注射液 250~500ml 中滴注 2~3h。

【注意事项】 ①如有胸闷、气急、头昏、恶心等症状出现时,应立即停药;②大剂量可出现运动失调、肌无力、血压降低、呼吸抑制等。

【制剂规格】 片剂:0.25g。注射剂:1g/5ml。

瓜蒂素(Guadisu)

【作用特点与用途】 有保护肝脏,能减轻四氯化碳引起的肝损伤,阻止脂肪变性及抑制肝纤维增生的作用。主要用于慢性肝炎。

【用法用量】 口服:每次 0.9~1.5g,3/d。偶见头昏、上腹不适等。一般不影响治疗。

【制剂规格】 片剂:0.3mg。

磷酸胆碱(氯磷胆碱、Phosphorylcholine)

【作用特点与用途】 参与合成磷脂,有促进脂质代谢和抗脂肪肝,供给活性甲基,促肝细胞再生等作用。尚在体内合成乙酰胆碱,活化自主神经系统,可使肾组胺酶活性增强,有解毒作用。用于肝炎辅助治疗。

【用法用量】 口服:每次 0.25~0.5g,2~3/d。皮下或肌内注射:成年人每次 0.2g,小儿酌减。偶见轻度恶心、皮疹等,一般不影响治疗。

【制剂规格】 片剂:0.25g。注射剂:0.2g/2ml。

葡醛内酯(肝泰乐、Glucurolactone)[保乙]

【作用特点与用途】 能使肝糖增加,脂肪贮量减少。用于急慢性肝炎、肝硬化;因有一定解毒作用,可用于食物中毒、药物中毒的辅助治疗。

【用法用量】 口服:每次 0.1~0.2g,3/d。肌内或静脉注射:每次 0.1~0.2g,1~2/d。

【注意事项】 偶见轻度面部充血,胃肠道不适,减量或停药后消失。

【制剂规格】 片剂:0.05g、0.1g。注射剂:0.1g/2ml。

核糖核酸（Ribonucleic Acid）

【作用特点与用途】 本品从猪肝中提取分离而得,能促进肝细胞蛋白质合成功能,改善氨基酸代谢,促使肝癌相关抗原甲胎蛋白转阴,调节机体免疫功能,使病变肝细胞恢复正常,降低血清丙氨酸转氨酶,改善肝炎病人的血清蛋白电泳。用于慢性迁延性肝炎、慢性活动性肝炎及肝硬化及乙肝病毒携带者的辅助治疗。

【用法用量】 静脉注射:每次 30mg,1/d 或每次 50mg,隔日 1 次,或遵医嘱。肌内注射:每次 6mg,注射剂以氯化钠注射液稀释,隔日 1 次,3 个月为 1 个疗程。

【制剂规格】 注射用核糖核酸:6mg,10mg。注射液:10mg/2ml。

牛磺酸（泰瑞宁、Taurine）

【作用特点与用途】 本品是从中药牛黄中提取的有效成分,现已人工合成,化学名为 2-氨基乙磺酸,其特点为:①具有强肝利胆作用:可解除胆汁阻塞,有利胆作用,还可与胆酸结合增加胆汁通透性,降低肝胆固醇含量,减少胆固醇结石的形成;②具有解热抗炎作用:通过对中枢 5-羟色胺系统或儿茶酚胺系统作用降低体温,并有一定提高免疫功能的作用;③具有降压作用;④具有强心和抗心律失常作用,可调节心肌细胞内钙离子的结合,并可逆转钙离子对心肌的不良影响;⑤具有降血糖作用:降血糖机制是直接作用于肝和肌细胞膜的胰岛素受体;⑥具有松弛骨骼肌、拮抗肌强直作用、运动后的抗疲劳作用及降低前列腺素引起的眼压升高及营养作用等。主要用于急慢性肝炎、脂肪肝及胆囊炎等,亦可用于支气管炎、腭扁桃体炎、眼炎等感染性疾病。感冒、乙醇戒断症状、关节炎及肌强直等也可试用治疗。

【用法用量】 口服:用于急慢性肝炎,成年人每次 0.5g,3/d;儿童每次 0.5g,2/d。

【制剂规格】 颗粒剂:0.5g/5g。片剂:0.5g。胶囊剂:0.5g。

齐墩果酸（庆四素、Oleanolic Acid）

【作用特点与用途】 本品是五环三萜类化合物,由女贞子中分离提取制得。本品能明显降低实验性肝损伤动物的血清丙氨酸转氨酶,减轻肝细胞的变性、坏死及肝组织的炎性反应和纤维化过程,促进肝细胞再生,加速坏死组织的修复。经本品长期治疗后,动物匀浆的酪氨酸含量明显降低,对防治肝性脑病可能有一定作用。本品上述作用与青霉胺的作用相似,但没有青霉胺的不良反应。经过急性毒性试验,未见中毒及死亡发生。用于治疗病毒性迁延性及慢性肝炎。

【用法用量】　口服:急性肝炎,每次 20~40mg,3/d,以 1 个月为 1 个疗程。慢性肝炎,每次 60~80mg,3/d,连服 3 个月为 1 个疗程。遵照医嘱服药。

【不良反应】　少数病例服药后有上腹部不适感,经对症处理可消失。个别病例出现血小板轻度减少,停药后可上升。

【制剂规格】　片剂:10mg。

治尔乐药片 100(奇奥不治宁、Thiola Tables 100、Tiopronin)

【作用特点与用途】　本品为代谢改善解毒药,是—SH(巯基)合成药物,口服易被吸收,血中非蛋白性—SH 化合物浓度含量高于其他药物。本品的特点是治疗范围广:①抑制氧化脂的形成,保护细胞膜,并控制转氨酶的游离,同时可增加线粒体能量,改善蛋白质代谢,促进肝功能修复,使各类酶系活性有所提高,肝代谢逐渐改善,它还能抑制正常人皮肤纤维芽细胞胶原增生,防止肝纤维化;②可抑制水晶体蛋白凝聚及不溶化,抑制形成白内障的生物化学的应激反应,是用于治疗白内障的唯一一内服的—SH 制剂;③基于其能解毒、抗过敏、增进网膜系统功能等作用,还被用于治疗多种湿疹及皮炎。用于改善慢性肝炎时的肝功能,对普通痤疮、湿疹、皮炎及老年早期白内障有明显疗效,还可增加汞中毒后的汞排出量。

【用法用量】　口服:慢性肝炎、痤疮、湿疹、皮炎病人每次 1 片(100mg),3/d;老年早期白内障病人,口服每次 1~2 片,2/d,可随症状轻重适度增减;需加快汞排泄者,每次 1~2 片,3/d;可酌情增减。

【不良反应】　较常见的有瘙痒、出疹、皮肤发红、食欲缺乏、恶心、呕吐、腹痛、腹泻或味觉异常等,若出现以上情况,应停服或减量。偶有胰岛素自免综合征、疲劳感、手脚麻痹等情况。长期大量服用,可能出现蛋白尿、肾脏综合征,此时亦应减量或停服,并采取一定措施。

【制剂规格】　片剂:100mg。

促肝细胞生长素 (Hepatocyte Growth-Promoting Factor、pH-GF)[保甲]

【作用特点与用途】　本品系从乳猪新鲜肝中提取的多肽类活性物质,其药理作用有四大特点:①能刺激正常肝细胞 DNA 合成,促进肝细胞再生;②对肝细胞损伤有保护作用,降低丙氨酸转氨酶,促进病变细胞恢复;③增强机体免疫功能,对吞噬细胞、T 细胞及 NK 细胞有免疫增强作用;④抗肝纤维化作用。用于重型肝炎(肝衰竭早期或中期)、慢性活动性肝炎及肝硬化等的综合治疗。

【用法用量】 静脉滴注:重型肝炎,每次 80~120mg,加入 10%葡萄糖注射液静脉点滴,1/d,疗程视病情而定,一般为 1 个月;慢性肝炎,每次 40~80mg,加入 10%葡萄糖注射液静脉滴注,1/d,疗程为 2~3 个月。本品用生理盐水稀释后也可用于肌内注射。

【不良反应】 偶尔可出现低热。

【注意事项】 ①本品外观呈乳白色或微黄色的疏松片状体或粉末,无融化现象;加入溶解液后应在 1min 内完全溶解;在室温 1 个月内,4~20℃保存 1 年内,均显示良好的稳定性;②本品使用应以周身支持疗法和综合治疗为基础;③谨防过敏反应,过敏体质者慎用;④本品为乳白色或微黄色冻干制品,冻干制品在未稀释溶解前若变成棕黄色时应忌用。

【制剂规格】 冻干制剂:每瓶含多肽 20mg。采用容量为 10ml 小口无色透明玻璃瓶包装。壁厚 0.25cm,瓶口加胶塞(反转式)后将小瓶内空气抽成负压状态,并在其外加铝盖密封。

甲肝疫苗(Hepatitis A Vaccine、Havrix)

【作用特点与用途】 本品系通过溶解已生长甲肝病毒(HM$_{175}$株)的人二倍体细胞制取而得,对甲型肝炎能产生主动免疫,用于预防甲型肝炎的感染。临床验证表明,本品初始剂量第 1 次注射 1ml 后 1 个月,血清转化率为 95.7%,在间隔 1 个月的第 2 次注射 1ml 后的转化率为 99.8%。用于健康人预防甲型肝炎。

【用法用量】 ①成年人初始剂量第 1 次肌内注射本品 1ml,2~4 周后第 2 次注射 1ml,可使免疫维持 1 年。6~12 个月后,再增加剂量 1ml,可维持免疫至 10 年。患有严重出血症者,可考虑皮下注射。曾与甲肝病人接触者,可分别于不同部位,在第 1 次注射本品 1ml 时,同时注射人正常免疫球蛋白。②儿童不推荐用本品。

【不良反应】 注射本品后最初数日内,注射局部可见暂时性疼痛、红斑和硬结。偶见有发热、不适、疲劳、头痛、恶心和食欲减退。

【注意事项】 ①本品对胎儿一般无特殊危险,但为谨慎起见,作为一般原则,孕妇只有确定其面临甲肝危险时才能使用;②免疫障碍者或进行血液透析者,给予初始剂量后,也许不能产生相应抗体,需要增加注射本品。

【禁忌证】 ①对本品过敏及严重热性感染者禁用;②儿童不推荐使用本品。

【制剂规格】 本品每毫升含有吸附于氢氧化铝上的甲肝病毒不少于 720

ELISA单位,每支 1ml。

复方树舌片(维肝福泰片、Fufang Shushe Pian)

【作用特点与用途】 本品由树舌、人参皂苷、乌鸡、五味子等药材,精制加工而成。其中树舌多糖具有较高的 HBsAg(乙肝表面抗原)转阴率,有明显的抑制四氯化碳等引起的肝损伤作用;五味子乙醇提取物则能降低丙氨酸转氨酶;人参皂苷促进肝的核糖核酸蛋白质的合成,对肝的解毒、排泄、胆汁分泌及组织再生都有促进作用;乌鸡提取物主要含各种氨基酸,它与人参皂苷配合更能加快蛋白质的合成。该药具有较强的生理活性,无毒、无不良反应,治疗作用优于单方树舌。用于治疗乙型肝炎、肝硬化、肝癌和急慢性活动性肝炎。

【用法用量】 口服:每次 3 片,3/d,2 个月为 1 个疗程。间隔 1 周,经检查后可开始第 2 个疗程。

七、消化系统出血及胰腺炎治疗药

生长抑素(施他宁、Somatostatin)[保乙]

【作用特点与用途】 本品为人工合成的环状十四肽醋酸盐,与天然的生长抑素在化学结构与作用上完全相同:抑制胃泌素、胃酸及胃蛋白酶的分泌;明显减少内脏血流量而又不引起体循环动脉压显著变化;抑制胰腺及小肠等的分泌;对胰腺、小肠和肝细胞保护作用等;最近有人认为,本品可使实验性坏死性胰腺炎的内毒素、淀粉酶、磷脂酶 A_2、白细胞介素-1b 及白细胞介素-6 等肿瘤坏死因子接近正常水平,并明显减轻胰、肝、肺和心脏的损伤程度,推测可能与阻断炎症介质和细胞因子过度表达有关。临床已将本品用于控制食管-胃底静脉曲张破裂出血的首选药。生长抑素的血浆 $t_{1/2}$ 1～3min,以 750μg/h 滴注,15min 内浓度达高峰,在肝中经肽链内切酶和氨基肽酶作用而被代谢。用于急性食管静脉曲张破裂出血及严重上消化道大出血,急性重症胰腺炎,预防和治疗胰腺术后并发症,胰、胆及肠瘘等。

【用法用量】 ①急性食管及上消化道大出血:先 250μg 静脉推注,接着以 250μg/h 静脉滴注到出血停止,再维持 1～3d;②急性重症胰腺炎:以 250μg/h 静脉滴注 5～7d;③预防及治疗胰腺术后并发症:按 250μg/h 静脉滴注 3～5d;④胰、胆及肠瘘:以 250μg/h 静脉滴注至瘘管闭合后再维持 1～3d。

【不良反应】 注射速度过快时,患者会出现恶心、呕吐现象,未见严重不良反应。

【禁忌证】 对本药过敏者。

【注意事项】 ①孕妇、哺乳期妇女慎用;②用药过程中断 3～5min 时应重新推注 250μg,以保持疗效;③用药初期可能会引起血糖轻微波动,必要时监测血糖;④本品能延长环己烯巴比妥导致的睡眠时间,可加剧戊烯四唑的作用。

【制剂规格】 冻干粉剂:250μg,3mg。注射剂:0.05mg,0.1mg。

来昔帕泛(Lexipafant)

【作用特点与用途】 本品为血小板活化因子(PAF)抑制药,能竞争性地与 PAF 受体结合,其结合力是 PAF 的 7 倍多,故能有效抑制炎症介质(PFA)及其并发症,如肠屏障功能障碍。本品犬血浆中 $t_{1/2}$ 约 3h,血浆蛋白结合率<60%,粪中排出 74%,尿中排出 25%。用于急性胰腺炎。

【用法用量】 炎症后 48～72h 内静脉注射:60～100mg/d,分 3 或 4 次,共 7d。或遵医嘱。

【不良反应】 ①通过末梢给猪用药时,产生血栓性静脉炎(可能与药液 pH 较低有关);而人前臂注射用药时,并不出现这种不良反应。②当用 33mg/(kg·h)输注时,可降低心率和心脏指数,但不影响血管内压力。

【制剂规格】 注射剂:15mg,25mg。

奥曲肽(生长抑素八肽、Octreotide、Sandostatin)[保乙]

【作用特点与用途】 为一种长效生长抑素。由 8 个氨基酸和 1 个双硫键构成。其作用为抑制胰高血糖素、血管活性肠肽等血管扩张肽的产生和释放,收缩内脏血管,减少门脉血流,同时抑制胃酸、胃泌素等物质的分泌,创造有利的止血环境。本品 $t_{1/2}$ 为 90min;肝硬化患者皮下注射本品,其 $t_{1/2}$ 延长[(3.44±1.01)h],主要由于肝功能减退,清除率下降,其剂量应酌情减少。用于胰腺炎伴出血、上消化道出血。

【用法用量】 静脉注射:首剂 100μg,然后以 25～50μg/h 持续静脉滴注 12～48h。控制食管静脉曲张破裂出血的有效率为 45%～90%,与血管加压素、三腔双囊管压迫、注射硬化剂治疗比较,在疗效和病死率方面无统计学差异。治疗非静脉曲张破裂性出血的止血率为 92.5%～100%。

【不良反应】 主要为局部和胃肠道反应,如厌食、恶心、腹泻、腹痛等。

【制剂规格】 注射剂:0.05mg/1ml。

甲磺酸卡莫司他(Camostar Mesilate)

【作用特点与用途】 非肽类蛋白抑制药。口服后本品迅速作用于机体的激肽生成系统、纤维蛋白溶解系统、凝血系统及补体系统,抑制这些体系的酶活性的异常亢进,从而控制慢性胰腺炎的症状,缓解疼痛,降低淀粉酶值。本品口服吸收快,服后 40min 其活性代谢物即达到血药浓度的峰值。血中 $t_{1/2}$ 为 73min。给药后 5~6h 从尿中排出约 20%,尿中大部分的代谢物为 4-胍基苯甲酸,其少量为 4-苯乙酰。用于胰腺炎。

【用法用量】 口服:每次 200mg,3/d,并可根据病情需要适当增减。

【不良反应】 可出现皮疹及瘙痒等过敏症状,少数病例有食欲减退、口渴、腹部不适、胃脘痛及便秘等。

【禁忌证】 进行胃液引流及必须禁食和禁止饮水的饮食限制的严重病人禁用。妊娠期、哺乳期、产褥期妇女禁用,对本品过敏者禁用。

【注意事项】 小儿慎用。

【制剂规格】 片剂:100mg。

乌司他丁(尿抑制素、Ulinastatin)[保乙]

【作用特点与用途】 本品系从人尿提取精制的糖蛋白,具有抑制胰蛋白酶等各种胰酶的作用,还有稳定溶酶体膜,抑制溶酶体酶的释放、抑制心肌 MDF(心肌抑制因子)的产生,改善休克时的循环状态。经临床试验与抑肽酶对照进行双盲试验,对各种休克有明显疗效。本品静脉注射后血浆浓度迅速下降,生物 $t_{1/2}$ 24min,消除 $t_{1/2}$ 40min,给药 6h 后从尿中排泄量为 24%。主要用于急性胰腺炎、慢性复发性胰腺炎的急性恶化期。还用于急性循环障碍:出血性休克、细菌性休克、外伤性休克及烫伤性休克。

【用法用量】 静脉滴注:急性胰腺炎、慢性复发性胰腺炎的急性恶化期初始剂量为每次 2.5 万~5 万 U,1~3/d,溶于 500ml 输液中,滴注时间为 1~2h(急性循环不全,静脉滴注每次 10 万 U,1~3/d,溶于 500ml 输液中,滴注时间为 1~2h),或每次 1 万 U 溶于 2ml 输液中,缓慢静脉注射,1~3/d。可酌情适当增减。

【不良反应】 较常见的为粒细胞减少、转氨酶上升、腹泻、发红、瘙痒感及血管痛等。

【注意事项】 ①对本品过敏、有过敏史、过敏素质的病人及曾用过本品者慎用;②孕妇、授乳期妇女及小儿慎用;③授乳期间用药应停止授乳;④本品不能代替其他抗休克疗法,休克症状改善后应停药;⑤本品溶解后应立即使用;

⑥本品应避免与甲磺酸加贝酯制剂或球蛋白制剂混用。

【制剂规格】 注射用冻干制剂:2.5万U,5万U,10万U。

甲磺酸萘莫司他(Nafamostat Mesilate)

【作用特点与用途】 本品为合成的蛋白酶抑制药。对胰蛋白酶、血纤维蛋白酶、纤维蛋白酶、激肽释放酶(血管舒缓素)及补体系统经典途径的C1r及C1s等胰蛋白酶样丝氨酸蛋白酶有很强的选择性抑制作用,对磷脂酶A_2也有抑制作用,体外对与α_2-巨球蛋白结合的胰蛋白酶也有抑制作用,还可抑制由胰腺炎引起的胰酶活性上升及进入血中的酶活性,对胰蛋白酶、肠激酶及内毒素经胰管逆行注入而引起的各种实验性胰腺炎,均可降低其病死率。本品还有改善激肽释放酶激活引起的激肽原总量减少。本品主要分布于肾、肝、肺、胰等,于开始滴注后60~90min血药浓度达峰值,然后从血中迅速消失。24h后从尿中排泄量为30%。主要用于急性胰腺炎、慢性胰腺炎急性恶化、胰管造影后的急性胰腺炎、外伤性胰腺炎及手术后急性胰腺炎等的症状改善。

【用法用量】 静脉滴注:每次10mg(1瓶),1~2/d,溶于5%葡萄糖注射液500ml,静脉滴注约2h,并可酌情增减。

【不良反应】 可出现皮疹、红斑、瘙痒感等过敏症状及血清转氨酶上升、腹泻、静脉炎、血小板增加及白细胞减少,另见胸部不适及头重等。

【禁忌证】 对本品有过敏史者禁用。

【注意事项】 孕妇、小儿慎用;哺乳妇女用药期间停止哺乳;若出现休克应立即停药,对症处理;现用现配。

【制剂规格】 注射剂:10mg。

甲磺酸加贝酯(加贝酯、Gabexate Mesilate、Gabexate)[保乙]

【作用特点与用途】 非肽类蛋白酶抑制药。本品可抑制胰蛋白酶、激肽释放酶、纤维蛋白溶酶、凝血酶等蛋白酶的活性,从而抑制这些酶所造成的病理生理变化。在动物实验性急性胰腺炎,可抑制活化的胰蛋白酶,减轻胰腺损伤,同时血清淀粉酶、脂肪酶活性和尿素氮升高情况也有明显改善。分解产物为对羟基苯甲酸乙酯。用于急性轻型(水肿型)胰腺炎的治疗,也可用于急性出血坏死型胰腺炎的辅助治疗。

【用法用量】 本品仅供静脉滴注使用,每次100mg,治疗开始3d用量300mg/d,症状减轻后改为100mg/d,疗程6~10d,先以5ml注射用水注入盛有加贝酯冻干粉针瓶内,待溶解后即移注入5%葡萄糖注射液或林格液500ml中,供静脉滴注用。点滴速度不宜过快,应控制1mg/(kg·h)之内,不宜超过

2.5mg/(kg·h)。

【不良反应】　少数病例滴注本药后可能出现注射血管局部疼痛,皮肤发红等刺激症状及轻度浅表静脉炎,偶有皮疹、颜面潮红及过敏症状,极个别病人可能发生胸闷、呼吸困难和血压下降等过敏性休克现象。

【禁忌证】　对多种药物过敏史者禁用;孕妇、哺乳期妇女、儿童禁用。

【注意事项】　使用本品过程中如发生过敏反应应及时停药或抢救;勿将药液注入血管外;药液应新鲜配制,随配随用。

【制剂规格】　注射剂(冻干粉剂):0.1g。

八、肠道微生态活性药

自从日本宫入近治于 1933 年发现宫入菌(酪酸菌,Clostridium butyricum,MIYA IRI),1940 年正式生产米雅 BM 细粒剂及片剂以来,第 1 个肠道微生物活性剂的临床应用已超过半个世纪。尽管肠道微生物活性剂研制和开发应用具有与磺胺及青霉素类抗菌药物同样光辉和悠久的历史,但由于种种主客观因素的影响,迄今在临床上仍未广泛应用。酵母片是国内临床应用较早的一个品种,但在中型和大型医院已很少应用了,仅在广大农村和一些基层单位使用。本节收载米雅 BM 及促菌生、回春生、整肠生、佳士康等肠道微生物活性剂,与一般化学药品和中成药相比,具有独特的优点。

酪酸菌(宫入菌细粒、常乐康、Clostridium Butyricum)

【作用特点与用途】　酪酸菌细粒的主要成分酪酸菌具有 7 个方面的基本性质:①能在胃液(pH 1~2)中生存,而后在肠道中增殖;②为专性厌氧菌属,主要在大肠及盲肠周边增殖,在 pH 4.0~9.8 的大范围内都能发育;③能与双歧杆菌及乳酸杆菌等肠内有益菌共生,并能促进发育(特别是它能产生低聚糖等促进双歧杆菌发育)因子;④能在抑制肠内腐败菌及食物中毒菌等病原菌的同时,还能抑制其有害物质的产生;⑤具有一定的抗药性,能在常用抗菌药物的培养液中生存;⑥有一定的耐热性:经 80℃ 30min 和 90℃ 10min 加热处理后,全部存活,加热 90℃ 20min 后 95% 存活;加热 100℃ 5min 后 30% 存活;⑦宫入菌还具有淀粉糖化作用,能产生维生素 B 类(B_1 及 B_2)、叶酸、烟酸和维生素 K,有益于人体正常生理代谢。酪酸菌具有抗药性,如头孢氨苄、氨苄西林、阿莫西林、头孢拉定、多西环素、多黏菌素 E 及交沙霉素、红霉素和林可霉素,尤其氨基糖苷类抗生素和吡哌酸对酪酸菌均不敏感。因而本品不会因为上述抗生素常用剂量的使用而影响其固有的肠道微生物活性促进作用。此外,口服本品后,酪酸菌主要在大肠、盲肠内及肠黏膜表面增殖,不会透过肠壁黏膜到达其他器官,能伴随肠内容物一起排出体外。酪酸菌不分解蛋白质,不会产生氨、胺、吲哚及硫化氢等有害物质。本品安全而稳定,常温下保存 3 年以上,未见有活性菌数量显著减少。用于急慢性肠炎、急慢性腹泻、便秘及肠道菌群失调症和消化不良等。

【用法用量】 口服:每次 0.5～1g,3/d 或遵医嘱。

【注意事项】 避免受潮。避免与氨苄西林、头孢唑林、头孢呋辛、四环素、氯霉素、呋喃唑酮、复方磺胺甲噁唑、诺氟沙星等合用。

【制剂规格】 米雅细粒剂:0.5g,热封包装;常乐康胶囊:0.42g。散剂:0.5g。宝乐安:每袋 500mg,含酪酸梭菌活菌数不低于 1.0×10^7 CFU/g。

双歧杆菌活菌(丽珠肠乐、回春生胶囊、Bifidobiogen)[保乙]

【作用特点与用途】 本品的主要成分为双歧杆菌。它通过磷壁酸与肠黏膜上皮细胞相互作用紧密结合,与其他厌氧菌一起共同占据肠黏膜表面,形成一个生物学屏障,阻止致病菌的定植与入侵;双歧杆菌在代谢过程中产生乳酸与醋酸,降低肠内 pH 与电位,有利于抑制致病菌的生长;双歧杆菌产生的细胞外糖苷酶,可以降解作为潜在致病菌及其毒素受体的肠黏膜上皮细胞的复杂多糖,使致病菌不能在肠腔内定植。因此,本品经口服后进入肠道,补充对人体有益的正常生理性细菌,重新建立和增强肠道内有益菌群优势,抑制致病菌生长,减少内毒素来源,降低血内毒素水平,调整菌群失调,改善人体微生态环境;同时在人体肠道内合成多种维生素,增加人体的营养,因而具有治疗,保健和营养功能。用于各种原因引起的肠道菌群失调及菌群失调所致多种疾病的预防和治疗,血内毒素升高所致多种疾病的辅助治疗。

【用法用量】 口服:每次 1～2 粒,早、晚各 1 次。儿童酌减,重症加倍。

【不良反应】【注意事项】 参见"酪酸菌",避免与抗菌药联用。

【制剂规格】 胶囊剂,每粒 0.5 亿活菌。

整肠生胶囊(地衣芽胞杆菌、Zhengchangsheng Capsule)[保乙]

【作用特点与用途】 本品的主要有效活性成分为地衣芽胞杆菌,口服后以活菌形式进入肠道内,在生长代谢中能产生多种抗菌活性物质,如短杆菌肽、枯草杆菌素、制霉菌素和头孢菌素等,故对葡萄球菌及酵母样菌有明显拮抗作用。地衣芽胞杆菌为需氧兼性厌氧菌,在有氧、微氧和无氧条件下都能迅速生长繁殖。同时消耗生态环境中的游离氧,具有"生物夺氧"作用,造成低氧环境,促进肠道有益生理性菌群如双歧杆菌、乳酸杆菌、拟杆菌及消化链球菌等生长,抑制大部分肠道需氧致病菌生长繁殖,恢复肠道微生态平衡,使腹泻等症状缓解或消失。地衣芽胞杆菌尚具有促进巨噬细胞非特异性吞噬作用。由于该菌不是肠道固有细菌,不会在肠道中长期定植。一般在停药后 10d 即全部排出体外,仅起治疗作用而不会造成远期不良反应。细菌或真菌引起的急慢性腹泻,以及各种原因引起的肠道菌群失调症的防治。

【用法用量】　口服:每次 0.5g,3/d,儿童减半。或遵医嘱。

【注意事项】　参见"酪酸菌"。服用本品时应停用其他抗菌药物。

【制剂规格】　胶囊剂:0.25g(含 2.5 亿活菌)。

口服蜡样芽胞杆菌活菌制剂(乐腹康、促菌生、Cerebiogen)

【作用特点与用途】　本品系我国分离的需氧芽胞杆菌 DM_{423} 菌株制成的一种活制剂。口服本品进入肠道后,DM_{423} 可消耗(肠内过多的氧气,造成厌氧环境,以利厌氧菌)生长,并有促进和恢复肠道菌群中主要成员分枝杆菌的作用,从而抑制其他致病菌的繁殖,防止致病菌侵入引起的腹泻。

经临床验证,本品对婴幼儿腹泻的临床治愈率为 90%～95%,累计治愈率 4d 为 96.66%,5d 为 100%。因此用促菌生治疗婴幼儿腹泻,其疗程一般不超过 5d,大部分可在 3d 内治愈(88.33%)。临床还观察到对细菌性痢疾,在不用任何抗生素的情况下,尚可使痢疾杆菌培养转阴;对慢性腹泻和抗生素治疗无效病例有效率为 95.2%,改善肝炎病人腹胀等症状有效率 90.0%。主要用于婴幼儿腹泻、急慢性肠炎、轮状病毒性胃肠炎、急慢性痢疾及肠功能紊乱等,亦可用于减轻肝炎引起的腹胀,改善食欲和促进康复。

【用法用量】　口服:成年人每次 1～2 粒,2～3/d;儿童酌减,或遵医嘱。治疗婴幼儿腹泻,其疗程一般不超过 5d,大部分可在 3d 内治愈。

【注意事项】　使用本品时宜停用抗生素。

【制剂规格】　胶囊剂:每粒 6 亿活菌,每盒 12 粒。

佳士康(活性粪肠球菌 M_{74}、Gastruferm)

【作用特点与用途】　本品的有效成分为活性粪肠球菌 M_{74},数量至少每粒 2.5 亿个;另有葡萄糖硬脂酸镁。粪肠球菌 M_{74} 是人类胃肠中自然发生的一种菌属,具有稳定的质粒,能进行糖分解和快速乳酸生产,不能产生毒素,在体外具有有效的抑制效应,并且是非病原菌,繁殖周期 16～18min,儿童及成年人对 M_{74} 均有耐受力。用于预防和治疗因外出旅游导致水土不服或因服用抗生素导致的胃肠不适及急慢性腹泻等,还可用于各种原因引起的胃肠道菌群失调。

【用法用量】 口服:成年人每次 1~2 粒,2/d;儿童剂量减半。可与食物同服或温开水送服。预防时在外出前或抗生素治疗前 2d 开始服用,直至出院或抗生素治疗后 2d。

急性腹泻服每次 2 粒,4/d,服 2d 后按常规服法用药。若患严重急性感染,可先考虑抗生素治疗之后再用本品。

【制剂规格】 胶囊剂:0.25g。

嗜酸乳杆菌(乐托尔、Lactobacillus Acidophilus)

【作用特点与用途】 嗜酸乳杆菌自人粪分离所得,经真空冷冻干燥和热处理灭活,含菌量高且稳定。嗜酸乳杆菌代谢过程中产生的乳酸及结构未明的抗生素有直接的抑菌作用;所含 B 族维生素能刺激肠道内正常产酸菌群的生长。嗜酸乳杆菌的代谢产物对肠黏膜有非特异性免疫刺激作用,能增强免疫球蛋白的合成。用于细菌性腹泻,对急慢性细菌性腹泻均有特效。

【用法用量】 口服:胶囊剂,成年人首剂 4 粒,以后 2 粒,2/d。儿童每次服 2 粒,2/d。婴儿首剂 2 粒,以后每次 1~2 粒,1~2/d。口服散剂:成年人早晨服 2 小袋,晚服 1 小袋,以后每日早、晚各服 1 小袋。婴儿及儿童每日早、晚各服 1 小袋,温开水冲服。

【注意事项】 ①本品为灭活菌制剂,可与抗生素同服不影响疗效,亦不诱导病菌产生耐药性;②怀孕期间用药无致畸作用报道。

【制剂规格】 胶囊剂:235mg,170mg。口服散剂:800mg,340mg。

复方消化酶胶囊(达吉、Dages)

【作用特点与用途】 能促进各种植物纤维素分解,促进蛋白质、脂肪及糖类的消化吸收;可促进肠内气体排出,消除腹部胀满感;促进胆汁分泌,促进脂肪和脂肪酸分解,抑制肝细胞内脂肪沉积,提高胆色素排泄,治疗黄疸。用于胃肠道、胰脏消化功能不全(腹部胀满、上腹不适、鼓胀、泄泻、脂肪便等);食欲缺乏、臌胀、肠道异常消化不良;胆囊切除患者的消化不良;病后恢复期过食、脂肪性食物引起的消化不良;胆汁分泌不全;胆石症、胆囊炎、胆管炎、黄疸。

【用法用量】 餐后口服:每次 1~2 粒,3/d 或遵医嘱。

【不良反应】 可能发生口内不快感,偶有呕吐、泄泻、软便。

【禁忌证】 对本成分有过敏病史的患者,急性肝炎患者,胆道闭锁患者。

【制剂规格】 胶囊剂:10 粒×2 板/盒。每粒胶囊内含胃蛋白酶 25mg(17.5FU U),木瓜酶 50mg(20FU U),淀粉酶 15mg(1500FU U),熊去氧胆酸 25mg 及纤维蛋白酶 15mg(30U),胰蛋白酶 2550USP U,胰脂肪酶 412USP

U,胰淀粉酶 2550USP U。

双歧三联活菌(金双歧、金三歧、Golden Bifid、Bifid Tiple Viable)[保乙]

【作用特点与用途】　可直接补充人体正常生理细菌,调整肠道菌群平衡,抑制并清除肠道中对人体有潜在危害的细菌。本品所含 3 种菌,长型双歧杆菌、保加利亚乳杆菌和嗜热链球菌,皆为健康人肠道正常肠道正常菌群,可在人体肠道中生长、繁殖。用于治疗肠道菌群失调引起的肠泻、慢性腹泻、抗生素治疗无效的腹泻及便秘。

【用法用量】　口服:成年人每次 4 片,2～3/d;6 个月内婴儿每次 1 片,2～3/d;6 个月至 3 岁小儿每次 2 片;3—12 岁每次 3 片;2～3/d。温开水或温牛奶冲服,婴幼儿可将药片碾碎后溶于温牛奶冲服。

【药物相互作用】　本品对青霉素、氨苄西林、林可霉素、头孢菌素(先锋霉素)等敏感,如同时使用请错开用药时间(间隔 2h 以上)。

【制剂规格】　片剂,0.5g,12 片×3 板/盒。每片内含长双歧杆菌活菌应不低于 $0.5×10^7$CFU,保加利亚乳杆菌和嗜热链球菌活菌均不低于 $0.5×10^6$CFU。

双歧杆菌四联活菌片(思连康、Shuangqiganjun Silian Huojun Pian)[保乙]

【作用特点与用途】　本品含有双歧杆菌、乳杆菌、肠球菌、蜡样芽胞杆菌四联活菌,可直接补充人体正常生理细菌,在肠道形成生物屏障,抑制肠道中某些致病菌、促进肠道蠕动,调整肠道菌群平衡;激发机体免疫力;参与维生素的合成,促进营养物质的消化和吸收。本品经口服进入肠道后,会在肠道内生长、繁殖、定植。其中蜡样芽胞杆菌不属于人体肠道正常菌群成员,在肠道中定植 48h 后随粪便排出体外;而其余 3 种菌均是人体肠道中正常菌群,一般定植 10d 以上达到平衡。临床用于治疗与肠道菌群失调相关的腹泻、便秘、功能性消化不良。

【用法用量】　口服:每次 3 片,3/d,重症可加倍服用或遵医嘱。餐后50℃以下水或牛奶送服。

【药物相互作用】　氯霉素、头孢菌素、红霉素、青霉素对本品中的活菌有抑制作用。

【制剂规格】　片剂:0.5g,每盒 24 片。每片内含婴儿双歧杆菌、嗜酸乳杆菌和粪肠球菌分别应不低于 $0.5×10^6$CFU;蜡样芽胞杆菌应不低于 $0.5×10^5$CFU。

布拉酵母菌(亿活、Saccharomyces Boulardil、Bioflor)

【作用特点与用途】 本品为含活布拉酵母菌的微生态制菌。本品口服后不会在肠道定植,产生一过性的微生态调节作用。有抑制病原菌,并刺激小鼠分泌针对梭状芽胞杆菌毒素(毒素 A)的抗体(IgA);布拉菌分泌的蛋白酶可水解由梭状芽胞杆菌产生的毒素;以剂量相关的方式缓解蓖麻油所致的大鼠腹泻。口服本品单剂半衰期为 3～9h,3～5d 在粪便中达稳态浓度。多剂治疗结束后 5d 后无法检测布拉酵母菌。临床用于治疗成人和儿童腹泻,肠道菌群失调引起的腹泻症状。

【用法用量】 口服:成人每次 2 袋,2/d;3 岁以上儿童每次 1 袋,2/d;3 岁以下儿童每次 1 袋,1/d。将小袋内容物倒入少量温开水或甜味饮料中,混合均匀后服下。也可以与食物混合或倒入婴儿奶瓶中服用。本品在任何时候均可服用。若为速效最好不在进食时服用。

【不良反应】【注意事项】 ①不良反应少而轻,偶见过敏反应、荨麻疹,罕见全身真菌血症、血管性水肿、便秘、口干等。②对本品及辅料(果糖、乳糖、微粉硅胶、香精)过敏者禁用。③本品为活菌(细胞)制剂,不可与超过 50℃ 或冰冻的,或含乙醇的饮料及食物同服。④本品不可与全身性或口服抗真菌药物同时使用。⑤本品贮藏条件为密封保存,25℃ 以下室温有效期 36 个月。

【制剂规格】 散剂:25mg×6 袋。

复合乳酸菌胶囊(聚克、Lactobacillus Complex Capsules)

【作用特点与用途】 本品主要成分为乳酸杆菌、嗜酸乳杆菌、乳酸链球菌,以生物学途径调整肠道菌群,定植于肠内,形成生物学屏障,促进机体对营养物的分解、吸收,合成维生素;分解葡萄糖产生乳酸;抑制致病菌的繁殖生长;改善肠道正常蠕动功能,增强机体免疫力,治疗由内源性或外源性微生物引起的感染。但不被肠道吸收,只在肠道内发挥作用。本品对青霉素类、头孢菌素类、氨基糖苷类、大环内酯类、四环素类、喹诺酮类等多种抗菌药物常用剂量具有耐药性,可同时服用,长期使用药耐受因子也不会转移。临床用于肠道菌丛(群)紊乱、急性腹泻、慢性腹泻、肠易激综合征,抗生素相关性腹泻。预防或减少抗生素及化疗药物所致肠道菌群紊乱的辅助治疗。

【用法用量】 口服:每次 2 粒,1～3/d,根据病情和年龄适当增减。

【不良反应】 偶见皮疹、头晕、口干、恶心、呕吐、便秘等。

【制剂规格】 胶囊剂:每粒含乳酸菌 2 万个以上,0.3g×10 粒,0.3g×12 粒。

枯草杆菌二联活菌肠溶胶囊(美常安、Live Combined Bacillus Subtilis and Enterococcus Faecium Enteric-coated Capsules)[保乙]

【作用特点与用途】 本品由枯草杆菌、屎肠球菌菌株经冷冻干燥法制成二联活菌肠溶胶囊。服用本品可直接补充正常生理菌,抑制肠道内病菌过度繁殖,调整肠道菌群,降低肠道内毒素,提高机体免疫力。本品每粒胶囊活菌数高达 5 亿,不受胃酸影响,作用直达肠道;并且采用特殊隔湿包装,低温 2～8℃避光保存,在室温下有效期长达 2 年。用于治疗肠道菌群失调(抗生素、化疗药物、放疗等)引起的肠炎、腹泻、腹胀、便秘、消化不良、食欲缺乏等。

【用法用量】 12 岁以上儿童及成人口服:每次 1～2 粒,2～3/d,或遵医嘱。12 岁以下儿童可服用"妈咪爱"(枯草杆菌、肠球菌二联活菌多维颗粒剂)。

【不良反应】 偶见恶心、头痛、头晕、心慌等。

【禁忌证】 对微生态制剂过敏者禁用。

【制剂规格】 胶囊:250mg,含枯草杆菌 5.0×10^7 个,屎肠球菌 4.5×10^8 个,20 粒/盒。

乳杆菌活菌胶囊(定君生、Living Preparation of Lactobacillus Capsules)

【作用特点与用途】 本品所含德氏乳杆菌活菌为健康妇女阴道内正常菌群,可定植于阴道并生长繁殖。本品可直接补充阴道内正常生理细菌,调节阴道内菌群平衡,其代谢产物乳酸和过氧化氢等物质能保持阴道正常酸性环境,抑制有害菌的生长。用于由菌群紊乱而引起的细菌性阴道疾病的治疗。

【用法用量】 清洁阴部后,戴上指套,将本品放入阴道深部,每次 1 粒,每晚 1 次,连用数天为 1 个疗程。

【注意事项】 ①本品对多种抗生素如 β-内酰胺类、大环内酯类、氨基糖苷类等敏感,如使用应错开用药时间;②治疗期间避免性生活;③用药期间不可冲洗阴道。

【制剂规格】 胶囊:0.25mg,内含德氏乳杆菌活菌不低于 0.25×10^6 CFU,5 粒/盒。

乳酸菌素片(Lacidophilin Tablets)

【作用特点与用途】 本品系采用鲜牛乳为原料,经生物发酵制成的嗜酸乳酸杆菌制剂,能调节肠道微生物生态平衡;对致病性大肠埃希菌、痢疾杆菌、沙门菌有明显抑制作用;使肠道 pH 降低而控制腐败菌生长和繁殖,可防止大肠内蓄积吲哚酚、粪臭素等有害物质,可治疗痢疾和减缓机体衰老;可促进肠蠕动,促进胃液分泌,有助消化,增进食欲。本品含有人体必需的氨基酸、微量元素及 B 族维生素,具有营养和助消化作用。用于肠内异常发酵、消化不良、肠炎、小儿腹泻及营养不良等。

【用法用量】 口服或嚼服:每次 3～5 片,3/d 或遵医嘱。

【制剂规格】 片剂:0.4g。

胰酶(Pancreatin)[保乙]

【作用特点与用途】 本品为白色或微黄色粉末,系多种酶的混合物,主要为胰蛋白酶、胰淀粉酶及胰脂肪酶。本品在中性或弱碱性中活性最强,促进淀粉和蛋白质消化,对脂肪亦有一定消化作用。临床用于消化不良、食欲缺乏及肝、胰腺疾病引起的消化障碍。

【用法用量】 口服:每次 0.3～0.6g,3/d,饭前服。小儿剂量酌减。

【注意事项】 ①本品水溶液煮沸或遇酸即失去活力。多种金属盐、甘油、浓乙酸或鞣酸等均可使本品沉淀析出。不宜与酸性药物同服。②本品在强碱性溶液中活性亦降低,但与等量碳酸氢钠同服可增加疗效。

【制剂规格】 肠溶片:0.3g,0.5g。

九、泻下及润肠通便药

硫酸镁(Magnesium Sulfate)[保甲][典][基]

【作用特点与用途】 具有导泻、利胆、消炎去肿及对中枢神经系统和心血管系统等有多种效应,并与剂量和用法有相关性。临床用于导泻、阻滞性黄疸及慢性胆囊炎;抗惊厥、子痫、尿毒症、破伤风、高血压、脑病及急性肾性高血压危象等;也用于发作频繁而其他疗效不佳的心绞痛患者,对伴有高血压的患者效果较好;外用热敷消炎去肿。

【用法用量】 ①导泻,每次口服 5～20g,清晨空腹服,同时饮 100～400ml 温开水(或溶解后服用)。②利胆,饭前或餐间服用,每次 2～5g 或 33％溶液 10ml。③抗惊厥、降血压等,肌内注射,每次 1g;或 10％溶液,一次服 10ml;或将 25％溶液 10ml 用 5％葡萄糖注射液稀释成 1％浓度缓慢静脉滴注。

【注意事项】 ①导泻用浓度不宜过高,防止脱水。②滴注宜慢,防止中毒(呼吸麻痹或暂停),可用 10％葡萄糖酸钙注射液 10ml 静脉注射解救。③肠道出血的患者、急腹症患者、孕妇、经期妇女禁用;中枢性抑制药(如苯巴比妥)中毒者忌用。

【制剂规格】　①注射液:10g(10ml),2.5g(10ml)。②白色合剂:每100ml含硫酸镁30g,轻质碳酸镁5g,薄荷水适量;每次服10～30ml。③一二三灌肠剂:由50%硫酸镁溶液30ml,甘油60ml及蒸馏水90ml配成,常用于各种便秘的治疗。

酚酞(果导、Phenolphthalein)[保甲][典][基]

【作用特点与用途】　为缓泻药,因有15%吸收后呈肠肝循环效应(可持续3～4d),故适用于习惯性顽固便秘及肠道清洁。

【用法用量】　睡前口服:0.05～0.2g,经8～10h排便。

【不良反应】【注意事项】　①偶见肠绞痛、出血倾向,罕见过敏反应;②对本品过敏者、阑尾炎、肠梗阻、直肠出血未明确诊断的患者,充血性心衰和高血压、粪块阻塞者、婴儿和哺乳期妇女均禁用;③药物过敏应马上洗胃,并给予药用活性炭吸附排出;④禁用导泻药。

【制剂规格】　片剂:50mg,100mg。

开塞露(Enema)[保甲][基]

【作用特点与用途】　润肠通便,为治疗便秘的溶液剂。

【用法用量】　用时将容器顶端剪去或刺破,挤出少许涂匀细颈外壁后徐徐插入肛门,然后将药液挤入直肠内,引起排便。成年人剂量每次20ml,小儿每次10ml。

【制剂规格】　①含甘油型:55%(ml/ml)。②含山梨醇、硫酸镁型:含山梨醇45%～55%(g/g),硫酸镁10%(g/ml),羟苯乙酯0.05%,苯甲酸钠0.1%;每支20ml。

甘油(Glycerol)[保乙][典][基]

【作用特点与用途】　由于浓度不同,可有润肠通便、提高血浆渗透压而脱水、降颅内压、眼压,外用吸湿润肤及多种制剂辅料。本品直肠给药用于治疗便秘。

【用法用量】　①便秘,直肠给用栓剂,每次1粒塞入肛门(成年人用3g,儿童用1.5g)。或灌肠:成年人每次20ml,儿童每次10ml。②清洁肠道:用50%溶液灌肠。③降眼压,降颅内压,口服:50%甘油溶液(含0.9%氯化钠),每次200ml,1/d;必要时可2/d,间隔6～8h。注射剂遵医嘱用。

【制剂规格】　栓剂：1.5g，3g。灌肠剂：110ml。开塞露：55％（10ml，20ml）。

附：洁达甘油灌肠剂　每支110ml。

车前番泻复合颗粒（舒立通、导肠颗粒、Agiolax）

【作用特点与用途】　含81％卵叶车前草种子及果壳、18％番泻果实。前者的纤维在水中膨胀形成黏液团，后者的番泻苷对肠壁有轻微刺激作用，可增加粪便体积产生温和缓泻作用。用于急慢性便秘，调节产后妇女肠活动功能；长期卧床及结肠术后排便困难者。

【用法用量】　晚饭后或早餐前服，每次服1～2茶匙（5～10g），不应嚼碎，用温开水送服。见效后改为每次1/2～1茶匙（5g以下），1～2/d。

【注意事项】　可致肠梗阻及胃肠道狭窄。勿与收敛药、抗腹泻药如氰苯胍酯、地芬诺酮、洛哌丁胺、氢氯化物、阿片制剂合用。

【制剂规格】　颗粒剂：5g。

乳果糖（杜秘克、Lactulose）[保甲]

【作用特点与用途】　有降血氨及渗透性泻下作用。用于治疗高血氨症及内血氨升高所致疾病；慢性功能性便秘。

【用法用量】　①口服：5～10g，1～2/d，治疗便秘。②治疗肝性脑病和内毒素血症：首剂10～20g，2/d，后改为每次3～5g，2～3/d；以每日排软便2～3次为宜。治疗肝性脑病时，可将本品200g加入700ml水或生理盐水中，保留灌肠30～60min，每4～6小时1次。与新霉素合用可提高对肝性脑病的疗效。

【制剂规格】　粉剂：5g，100g，500g。颗粒剂：10g。口服液：5g/10ml，50g/100ml。糖浆剂：60％。

多库酯钠（Docusate）

【作用特点与用途】　表面活性剂。口服后在肠内可使水和脂肪类物质浸入粪便，促其粪便软化排出。用于排便无力如肛门、直肠病患者或术后患者。

【用法用量】　口服：50～240mg/d。勿与矿物油如液状石蜡合用，因能促其吸收而产生不良反应。

【制剂规格】　片剂：50mg。胶囊剂：240mg。口服液：20mg/5ml。

液状石蜡(Liquid Paraffin)[保乙][典][基]

服后不被吸收,使粪便变软并润滑肠壁,利于排便。便秘者睡前服 1 次,每次服 15～30ml。长期服用者可干扰脂溶性维生素 A 及维生素 E 吸收,故应适量补充维生素 A 及维生素 E。

蓖麻油(Castor Oil)[保乙][典]

刺激性泻药,每次服用 10～20ml 后 2～8h 产生泻下作用。忌与脂溶性驱虫药同服。孕妇禁用。常见不良反应为恶心、呕吐。

比沙可啶(便塞停、Bisacodyl)

【作用特点与用途】　本品为接触性缓泻药,直接作用于结肠黏膜,刺激感觉神经末梢,产生副交感反射,引起肠反射性蠕动增强。同时促进液体和离子在结肠内积聚,软化大便。用药后对心、肝、肺、肾造血系统、免疫系统未见不良反应,治疗前后血中钠、钾、氯等电解质水平无异常变化。在治疗剂量下,不被吸收或极少被吸收,且主要从粪便中排泄。用于:①各型便秘;②手术和各种检查前的肠道排空;③术后恢复正常排便习惯。

【用法用量】　口服:每次 5～10mg,1/d。

【不良反应】　服药后少数患者有腹痛感,排便后自行消失。

【禁忌证】　服药时不得咀嚼和压碎,服药前后 1h 不得服用牛奶和抗酸药。孕妇应在医生指导下服用。

【制剂规格】　片剂:5mg,铝塑包装。

通泰胶囊(Tongtai Capsule)

【作用特点与用途】　本品为天然高分子多糖类聚合物,不能被人体消化酶分解,分子中含较多的游离羟基与水分子成氢链结合,溶于水成为胶冻状,体积可膨胀 80～100 倍,与肠道内容物融合成滋润状态,体积增大,引起反射性排便。同时,大肠内细菌分泌的酶还将本品水解,产生对人体无害的内源性有机酸直接作用于肠黏膜的感觉神经末梢,促进肠壁生理性蠕动,激发肠酶的活性,导致排便自然通畅,及时清除肠壁内的沉积废物,减少对粪便毒素的吸收而达到通便。本品不仅润肠通便,而且有降血脂及降血糖作用。主要用于习惯性便秘、老年性便秘、高脂血症及糖尿病。特别适用于老年、体弱、高血压、糖尿病的便秘患者。

【用法用量】　口服:每次 2～4 粒,儿童每次 1～2 粒,3/d。

【注意事项】 服用本品初期偶有轻微胃肠胀气,大便通畅或暂停药后症状迅速消失,然后酌情调整剂量,即可继续服用。

【制剂规格】 胶囊剂:0.5g。

聚乙二醇 4000(Polyethyle Glycol 4000)[保乙]

【作用特点与用途】 大分子聚合物,通过氢键结合溶解散剂时的水和肠道中游离水分子,促进并恢复正常排泄粪便。用于治疗便秘,肠道清洁准备。

【用法用量】 治疗便秘:每次用 200ml 水溶解 10g 散剂(1 袋),顿服,1~2/d。肠道清洁用复方电解质散剂,遵医嘱用。

【不良反应】 当大剂量服用时,可致腹泻,停药后 1~2d 内可消失,随后可减少剂量继续服用。

【制剂规格】 散剂:10g,每盒 10 袋。

附:**聚乙二醇电解质散** 每盒 137.15g。由 A、B、C 各 1 包组成。A 包含氯化钠和无水硫酸钠混合物共 14.3g;B 包含氯化钾和碳酸氢钠混合物共 4.85g;C 包含 118g 聚乙醇 4000。

复方聚乙二醇电解质散 每盒 69.56g。由 A、B、C 各 1 包组成。A 包含氯化钾 0.74g,碳酸氢钠 1.68g;B 包含氯化钠 1.46g,硫酸钠 5.68g;C 包含聚乙二醇 4000 60g。

十、抗结肠炎和食管静脉曲张药

巴沙拉嗪(巴柳氮钠、贝乐司、Balsalazide、Colazide)

【作用特点与用途】 本品为 5-氨基水杨酸(5-ASA)的前体药。口服后不受改变地直接输送到结肠,经结肠细菌酶作用,偶氮键发生断裂,转变为活性药物 5-ASA 而发挥作用。本品在结肠仅 20% 被吸收,并经循环很快被清除,因而其疗效比 5-ASA 优,且不良反应少。其作用机制可能通过抑制脂氧化酶导致白三烯释放降低,以及抑制巨噬细胞移行所致。因能抑制结肠腺瘤衍生的细胞系细胞增生;能使结肠糜烂面积缩小,且呈剂量依赖性降低;尚有膜稳定、细胞保护和抗炎作用。故用于急性轻、中度溃疡性结肠炎。

【用法用量】 口服:每次 750mg(钠盐),3/d,直至缓解;最长治疗 12 周。片剂:每次 1.5g(3 片),4/d,饭后及睡前服用。疗程 8 周。

【禁忌证】 孕妇、哺乳期妇女、严重肾功能减退者及对水杨酸、对本品过敏者或巴柳氮钠代谢物过敏者禁用。

【不良反应】　可有头痛、腹痛、腹泻、恶心和呕吐。

【注意事项】　①不推荐给儿童；②肝功能损伤及中度肾功能损伤病人慎用；③本品与地高辛有相互作用，不宜同时合用。

【制剂规格】　胶囊剂：每粒含本品钠盐 750mg。片剂：0.5mg。

奥沙拉嗪(畅美、奥柳氮钠、Olsalazine Sodium)

【作用特点与用途】　以往治疗溃疡性结肠炎常用柳氮磺吡啶，其不良反应发生率约 20%，不少病例因而减量或中止治疗。柳氮磺吡啶在结肠内被肠内细菌分解为 5-氨基水杨酸(5-ASA)和磺胺吡啶；而磺胺吡啶并无活性，反而可引起不良反应。5-氨基水杨酸才是有效成分并作用于炎症黏膜，可抑制引起炎症的前列腺素合成，抑制增强细胞通透性，引起水肿的炎性介质白三烯形成。然而直接口服 5-ASA 却无效。本品经口服后在胃和小肠内不被吸收也不被分解，到达结肠后才被结肠内细菌分解为 2 分子有效的 5-ASA 而显示其抗炎作用。人口服本品 15mg/kg，1～2h 血药峰值为 2～4mg/L；V_d(6.2±1.5)L。本品为前体药物，进入结肠后才分解成 2 分子 5-ASA 并发挥抗炎作用。临床用于溃疡性结肠炎、克罗恩病等炎症性肠病(节段性回肠炎)。

【用法用量】　口服：开始 1～2g/d，分 2 次饭后口服；必要时增至 3g/d，分 3 或 4 次服用。小儿 15～30mg/(kg・d)；成年人维持治疗时 1g/d，分 2 次服。

【不良反应】　软便、腹泻(治疗第 1 周出现，特别是长期病史)、腹部痉挛、头痛、失眠、恶心、消化不良、关节痛、头晕等。

【禁忌证】　对水杨酸过敏者、严重肝肾功能损害者禁用。

【注意事项】　孕妇、哺乳期妇女用药安全性未明。

【制剂规格】　胶囊剂：250mg。

盐酸利达脒(Lidamidium Hydrochloride)

【作用特点与用途】　本品作用于外周 α_2 肾上腺素能受体，为 α_2 肾上腺素能激动药，但不透过血-脑脊液屏障，对中枢神经系统几无作用。能明显抑制肠道液体与电解质的分泌，并增加肠道对其吸收。能显著延缓胃排空，抑制平滑肌收缩。可减慢心率，减少心输出量，且因周围阻力增加而使血压稍有升高。能抑制胃酸分泌。对限制饮食的动物可提高血糖浓度，延长对含葡萄糖食物的高血糖反应。尚有利尿及微弱而持续的局麻作用。临床用于大肠炎、节段性回肠炎，溃疡性结肠炎与溃疡性直肠炎引起的慢性腹泻或暴发型腹泻、胃肠道运动障碍或癌症所致腹泻及糖尿病腹泻等。

【用法用量】 口服:每次 4～8mg,2～4/d。

【不良反应】 口干、腹部痉挛。30mg/d 以上大剂量见体位性头晕、低血压和低血糖等。

【制剂规格】 胶囊剂:2mg,4mg。

美沙拉嗪(5-氨基水杨酸、Mesalazine、5-ASA)[保乙]

【作用特点与用途】 本品外裹丙烯酸树脂,口服后药物在肠道缓慢释放,使回肠末端及结肠内达到有效浓度,效果较好。用于溃疡性结肠炎。

【用法用量】 口服:1.2～2.4g/d,分次口服,最大量 2.4～4.4g/d,但疗效并不一定比 1.2g/d 为优;或 0.4g 每晚灌肠。

【不良反应】 少数人有头痛、腹痛、腹泻、恶心等。与柳氮磺吡啶一样,病人应用本品也可复发。

【注意事项】 不能与乳果糖及能使 pH 降低的药物共用,肾功能不全者、老年人慎用。

【制剂规格】 片剂:0.4g。

因福利玛(Infliximab、Remicade、Avakine)

【作用特点与用途】 本品为重组的人与鼠细胞嵌合的抗肿瘤坏死因子单克隆抗体,是第一个用于治疗节段性回肠炎的新药。能特异性地与人肿瘤坏死因子(TNF-α)结合并阻止 TNF-α 与细胞膜结合,使其失去在血液中的活性;能减少炎症细胞的浸润和在小肠炎症区域减少肿瘤坏死因子的产物,提供对克罗恩病独特而重要的治疗机制。本品尚与治疗风湿性关节炎新药 Etanercept 类似,可试用于类风湿关节炎。用于节段性回肠炎、类风湿关节炎。

【用法用量】 静脉滴注:无瘘管的中、重度活动期克罗恩病单次给药 5mg/kg;对已形成瘘管的克罗恩病人起始剂量为 5mg/kg,然后在首次输注后第 2 和第 6 周再各给予 5mg/kg。

【不良反应】 可见头痛、恶心、腹痛、上呼吸道感染、疲劳、发热、寒战等。

【注意事项】 对本品过敏者禁用,孕妇慎用。

【制剂规格】 冻干针剂:100mg。

特利加压素（Terlipressin）

【作用特点与用途】　肝硬化病人食管静脉曲张，扩张后变得粗大，可破裂入食管腔，引起呕血并危及生命。本品为垂体加压素的前体药物，经注射入血液后分子中的甘氨酰基被酶催化水解而产生持续低水平的加压素，降低门静脉血压，控制出血，对动脉血压的影响比使用加压素小得多，且血液的纤溶性几乎不增加。推注 1 次后其作用可维持 4～6h。临床用于出血性食管静脉曲张。

【用法用量】　静脉推注：每次 2mg，每 4～6 小时重复 1 次，直到出血被控制，最多使用 24h。

【不良反应】　偶见腹痛性痉挛、头痛，暂时面色苍白，动脉血压升高。

【禁忌证】　孕妇禁用，儿童忌用。

【注意事项】　高血压、晚期动脉粥样硬化、心律失常、冠状血管功能不全者慎用。应监测血压、血清电解质及液体平衡。

【制剂规格】　冻干粉针：1mg，附溶媒 5ml。

部分医疗保险目录常用药见表 9-1。

表 9-1　治疗炎性肠病的医疗保险药品目录部分常用药物

药物名称、制剂	作用特点及应用	备　注
柳氮磺吡啶[保甲] Sulfasalazine 片剂：250mg 栓剂：250mg 注：妊娠早、中期用 　　药为 B 级；如 　　在临近分娩时 　　使用则为 D 级	系水杨酸与磺胺吡啶的耦合物，口服后仅少量在胃及上部肠道吸收，大部进入远端小肠和结肠并分解成 5-ASA 及 SP，仅 5-ASA 呈抗炎及免疫抑制作用：抑制大肠埃希菌、梭状芽胞杆菌；抑制肠前列腺素及白三烯合成。临床用于结肠炎及节段性肠炎。口服片剂：酌情 1.5～6g/d，分 3 或 4 次，小儿酌减。栓剂：肛用	可有恶心、呕吐、上腹部不适、头痛、发热、关节痛、皮疹；偶见过敏性皮炎、溶血性贫血、粒细胞减少、血小板减少等严重反应，需及时停药、对症处理。尚可影响精子活力，肝、肾病人慎用

药物名称、制剂	作用特点及应用	备　注
利福昔明[保甲] Rifaximin 胶囊剂:250mg	利福霉素衍生物、非氨基糖苷类广谱强效肠道抗生素。临床用于革兰阳性、阴性需氧及厌氧菌所致急慢性肠道感染,腹泻综合征、肠道菌群改变性腹泻;术前肠道准用药等。12岁以上者口服每次200mg,2~3/d;12岁以下酌减	不损伤听神经及肾功能,起效快,2d内止泻。一旦过敏应停药,对症处理
美舒仿 Mexaform 片剂:内含氯碘羟喹200mg,奥芬溴铵2mg,泛喹酮20mg	用于肠炎细菌或寄生虫感染性结肠炎、未定型腹泻、手术后胀气。口服:每次1片,3/d	久用引起周围神经炎,骨髓组织病变及眼神经损伤,应停用并对症处理

十一、其　　他

维生素 BT(康胃素、Vitamin BT)

【作用特点与用途】　能促进消化道腺体的分泌量,增加消化液中酶的活性与胃液酸度;调整消化器官的运动,改善消化器官失调而引起的各种疾病,增进食欲,口服0.5h后便起效。用于婴幼儿厌食症,消化不良等;消化器官功能降低,胃液、肠液和胰液分泌减少症等;多种疾病及疾病恢复期引起的消化不良及食欲减退;老年性消化不良;夏天及高温环境下作业及妊娠等引起的胃肠功能障碍等。

【用法用量】　饭前口服:每次100~200mg,3/d,根据年龄、病情酌情增减。

【禁忌证】　严重胃酸过多症、慢性复发性胰腺炎和伴疼痛之胰腺炎等患者,有病情加重时禁用,忌与碱性药物配伍使用。

【制剂规格】　片、胶囊、颗粒剂:100mg。

康彼身(Combizym)

【作用特点与用途】　本品为双层酶素制剂。它的外层酶素能直接作用于胃部,在广泛的 pH 范围内,产生蛋白质分解作用,即使对胃酸分泌不足的病人,也能够发挥适当的消化作用;间接促进人体的自然消化作用,这是因为蛋白酶消化所产生的短链胜肽及氨基酸能够刺激胃液及胰液的分泌。康彼身的内层含胰脏酶素,能够到达肠内发挥消化作用,也能增进胰凝乳蛋白酶及胰蛋白酶的蛋白质分解效力。用于消化不良及胃肠道消化酵素不足症、胃酸不足、胃炎、十二指肠炎、胃部及胰脏酶素分泌失调、手术或药物引起的胃肠功能障碍、老年性消化不良、肝胆功能障碍的辅助治疗等。

【用法用量】　口服:每次 1～2 锭,勿咀嚼,如有需要可增加用量,或遵医嘱。

【禁忌证】　对本品任何成分过敏者禁用。

【制剂规格】　锭剂:每盒 20 锭。

含糖胃蛋白酶(麦克维动力、Saccharated Pepsin)

【作用特点与用途】　本品是自猪、羊或牛的胃黏膜中提取的蛋白水解酶,经与乳糖、葡萄糖或蔗糖稀释制得。具有含蛋白酶活力高的特点,能使蛋白质分解成胨及胦,不能进一步使之分解成氨基酸。由于胃蛋白酶缺乏常伴有胃酸缺乏,故单用难奏效,多与稀盐酸(0.2%～0.4%,pH 1.5～2.5)同服,以增进食欲,促进消化。用于胃蛋白酶缺乏或病后消化功能减退引起的消化不良症。

【用法用量】　口服:每次 2～4g,3/d,饭前或饭时服。

【禁忌证】　消化性溃疡患者忌用。

【注意事项】　①本品遇热不稳定,70%以上失效;②本品易吸潮,使蛋白消化力降低,如已吸潮或变性者不宜服用。

【制剂规格】　颗粒剂:120U/g,每袋 4g,每盒 10 袋。

奥替溴铵(Otilonium Bromide、Spasmomen)

【作用特点与用途】　本品是一种对消化道平滑肌有选择和强烈解痉作用的化合物。治疗剂量下奥替溴铵的药理作用与内脏平滑肌细胞的钙离子介导的电机械耦联过程有关。由于奥替溴铵吸收微量(<5%),故该药无抗胆碱能作用,特别不会造成阿托品样不良反应。临床上被用于消化道平滑肌纤维细胞的病态收缩引起的高动力学和痉挛症状。用于肠易激综合征、结肠痉挛、胃

肠炎、胃及十二指肠及食管疾病,内镜检查准备(食管镜、胃镜、十二指肠镜及直肠镜)。

【用法用量】 口服:每次 1 片,2~3/d,饭前服用。

【禁忌证】 对奥替溴铵过敏者禁用。

【注意事项】 青光眼、前列腺肥大、幽门狭窄的病人及孕妇、哺乳期妇女慎用。

【制剂规格】 片剂:40mg,每盒 30 片。

二甲硅油(Dimethicone)[保甲][典]

【作用特点与用途】 为排气剂,可用于各种原因引起的胃肠道胀气(对非气性胃肠膨胀感如消化不良等无效);能消除急性肺水肿时深呼吸道以至肺泡内的泡沫,改善患者因泡沫形成而产生的缺氧状态,用于各种原因引起的急性肺水肿的抢救。亦用于胃镜检查。

【用法用量】 消胀气,每次 0.1~0.2g,3/d,嚼碎服。抢救急性肺水肿:使用气雾剂,用时将瓶倒置,距患者口鼻约 15cm 处,揿压瓶帽,在吸气时或呼气终末时连续喷入或给氧同时进行,直至泡沫减少,症状改善为止,必要时可反复使用。

【制剂规格】 片剂:25mg,50mg。另含氢氧化铝 40mg,80mg 为分散剂。气雾剂:含二甲硅油 6%,为抗泡沫剂。用于胃镜检查时,在喷麻醉药前,口服或管注本品 0.5%~1.0%的水悬液 30~50ml,0.5h 内完成镜检。胃肠气钡双重对比检查:服用产气粉后,服含本品 0.2%~0.4%的硫酸钡混悬液,服后 2~5min 完成摄片。结肠气钡双对比灌肠检查:在硫酸钡混悬液中按 0.2%~0.4%加入本品,进行双重造影法灌肠,当气钡充盈全结肠后摄片(本品的水悬液新鲜配制,3 天内用完)。

盖胃平(Gavirin Tablet)

【作用特点与用途】 胃酸反流抑制药,可在胃酸及唾液作用下形成一种浮游性凝胶,保护发炎黏膜,促进痊愈。用于胃酸反流、反流性食管炎、胃灼热、食管裂孔疝、呕吐、胃酸反流引起的肠胃气胀、妊娠胃灼热等。

【用法用量】 饭后、睡前或发病时嚼碎 1~2 片,用温开水冲服。儿童酌减。

【制剂规格】 复方片剂:每片含海藻酸 0.25g,三硅酸镁 0.012 5g,氢氧化铝 0.05g。

维酶素(Vitacoenzyme)[保乙]

【作用特点与用途】　主要成分为维生素 B_2 及多种人体必需氨基酸、黄素单核苷酸等。有多种药理效应,能大量补充人体核黄素,防止胃及食管癌前期症状。适用于萎缩性胃炎、浅表性胃炎、食管上皮增生及预防其癌变,也用于肝炎辅助治疗和维生素 B_2 缺乏症。

【用法用量】　口服:每次 $0.8\sim1.0g,3/d$。

【制剂规格】　片剂:0.2g。胶囊剂:0.5g。

乳酶生(Lactasin)[保甲][基]

【作用特点与用途】　有改善和促进胃肠功能康复的作用。用于消化不良、肠内过度发酵、肠炎、腹泻等。

【用法用量】　餐前口服:成年人每次 $0.3\sim1g$;1 岁以下每次 0.1g;5 岁以下每次 $0.2\sim3g$;5 岁以上每次 $0.3\sim0.6g$;均 3/d。

【制剂规格】　片剂:0.1g,0.15g,0.3g。

干酵母(Dried Yeast)[保乙]

【作用特点与用途】　可补充 B 族维生素,改善胃肠功能。用于消化不良、食欲减退、腹泻及胃肠充气。

【用法用量】　嚼碎后服:成年人每次 $0.5\sim4g$;儿童每次 $0.3\sim0.9g$,均 3/d。

【制剂规格】　①干酵母片:0.3g,0.5g。②食母生片:每片含干酵母 0.2g,碳酸钙 0.04g,蔗糖 0.11g。③维他益片:每片含啤酒酵母 0.2g,碳酸钙 0.025g,蔗糖 0.07g。

乳糖酶(Lactase)

【作用特点与用途】　主要用于“乳糖不耐受症”患者,此类患者不能消化乳糖,伴有腹泻、消化不良、灼热及肠易激综合征等症状。

【用法用量】　在进食含乳糖的食物前服用。成年人及 12 岁以上者每次服 $1\sim3$ 片,嚼服或吞服。

【制剂规格】　片剂:每片含乳糖消化酶 3000FCCU。

胃蛋白酶(Pepsin)

【作用特点与用途】　可补充胃酶不足。用于消化不良、食欲减退及慢性萎缩性胃炎等。在酸性环境下才有效。

【用法用量】 ①胃蛋白酶片:每次 0.2～0.4g,三餐前服用,同服稀盐酸 0.5～2ml。②含糖胃蛋白酶片:每次 2～4g,三餐前服用,同服稀盐酸 0.5～2ml。③胃蛋白酶合剂:每次 10～20ml,三餐前服用。儿童酌减。

【制剂规格】 **胃蛋白酶片**:0.1g。**含糖胃蛋白酶片**:每 1g 不低于 120 活力单位(或 1200U)。**胃蛋白酶合剂**:100ml 含胃蛋白酶 3g,稀盐酸 3ml,橙皮酊 3ml,糖浆 10ml(或甘油 6ml)。

胰酶(Pancreatin)[保乙][典][基]

【作用特点与用途】 为多种酶混合物,主要含胰蛋白酶、胰淀粉酶、胰脂肪酶;在中性或弱碱性条件下活性较强。在肠液中可消化淀粉、蛋白质和脂肪,有促进消化和增进食欲的作用。用于各种原因引起的胰腺外分泌功能不足(如囊性纤维化、慢性胰腺炎、胰腺切除术后、胃切除术后、肿瘤引起的胰管或胆总管阻塞、慢性胰腺炎性疼痛,老年人、胃肠及肝胆疾病)的替代治疗,以缓解消化不良、食欲减退等症状。

【用法用量】 饭前或进餐时服用:每次 0.3～0.6g,3/d。

【注意事项】 不宜与酸性药(食)物同服,急性胰腺炎早期患者禁用。与碱性食品或等量碳酸氢钠同服可增加疗效。

【制剂规格】 肠溶片:0.3g,0.5g。胶囊剂:0.15g。

聚桂醇(Lauromacrogol)[保乙]

【作用特点与用途】 用于内镜下食管曲张静脉出血的急诊止血及曲张静脉的硬化治疗。

【用法用量】 曲张静脉活动出血:采用环绕出血点＋出血点处直接注射技术止血;一个出血点局部用量 10ml 左右,最大剂量不超过 15ml。②曲张静脉硬化治疗:每次注射 2～4 个点,一次注射剂量 3～15ml。采用静脉旁-静脉内联合注射硬化技术时,每点注射量以注射局部出现灰白色隆起为标准,通常用量不超过 1ml,静脉内注射,每点 1～2ml,1 次硬化治疗总剂量不超过 35ml。其他应用遵医嘱。

【制剂规格】 注射剂:100mg/10ml。

复方角菜酸酯栓(Compound Carraghenate Suppositories)[保乙]

【作用特点与用途】 用于痔疮及其他肛门疾病引起的疼痛、肿胀、出血和瘙痒的对症治疗;亦可用于缓解肛门局部手术后的不适。

【用法用量】 外用:塞肛门内约 2cm 处,每次 1 枚,1～2/d。

【制剂规格】　栓剂,每粒内含角菜酸酯 0.3g,二氧化钛 0.2g,氧化锌 0.4g。

地奥司明(Diosmin)[保乙]

【作用特点与用途】　有止痛、收敛等作用。用于急性痔疮发作引起的各种症状,静脉淋巴功能不全相关的各种症状(腿部沉重、疼痛、晨起酸胀不适感)。

【用法用量】　口服:短期应用治疗,一般每天口服 2 片。在痔疮急性发作时,前 4d 为每日 6 片,以后 3d 为每日 4 片,并将每日剂量分 2 次服(午餐、晚餐时)。

【制剂规格】　片剂:每片含地奥司明 450mg,橙皮苷 50mg。

爱西特(Axite)

【作用特点与用途】　本品为高分子碳化物吸附药,具有发达的孔隙结构和巨大的比表面积,能有效地从胃肠道中吸附肌酐、尿酸等有毒物质,使这些毒性物质不在体内循环,而从肠道中排出体外,使机体内肌酐、尿酸等物质积存量降低,部分替代肾脏解毒功能。用于腹泻、胃肠胀气、食物中毒、急慢性肾衰竭等。

【用法用量】　口服:成年人每次 3~10 片,3/d;儿童每次 1~2 片,3/d。

【不良反应】　少数患者可出现恶心,长期服用偶见便秘。若出现便秘,可用中药大黄饮片或番泻叶 2~6g,浸泡代茶即可缓解。

【禁忌证】　对本品过敏者、3 岁以下小儿禁用。

【制剂规格】　片剂:0.3g,每瓶 100 片。

包醛氧淀粉(Coated Aldehyde Oxystrach)[保乙]

【作用特点与用途】　吸附药。本品的化学结构中含有活性基团醛基,醛基对酰胺或碱性氮化物中的氮分子具有亲和力,能与之以共价键的形式结合成席夫碱结合物,从粪便中排出,有效降低尿素氮、血肌酐、血磷等非蛋白毒物及代谢产物,降低血脂,代偿肾功能,减轻肾脏负担,保护肾,从而缓解尿毒症的各种症状,减轻患者痛苦。本品在体内不吸收,长期服用无体内蓄积,安全性好。由于采用新剂型,氧化淀粉的醛基不与胃黏膜直接接触,消除了对胃肠道的刺激作用。适用于各种原因造成的氮质血症。

【用法用量】　口服:每次 8~16 粒,2~3/d,饭后用温开水送服。或遵医嘱。

【注意事项】　服用本品时要适当控制蛋白质摄入量,如能配合低蛋白饮食将有助于提高疗效。

【制剂规格】　胶囊剂:0.625g,每瓶 75 粒,150 粒;散剂:1g,5g。

第 10 章 作用于呼吸系统的药物

一、镇 咳 药

苯丙哌林(咳福乐、Benproberine)[保乙][典][基]

【作用特点与用途】 本品为非麻醉性镇咳药,对动物的镇咳作用强度为可待因的 2～4 倍。本品的镇咳作用机制与可待因不同,主要系阻滞肺及胸膜感受器的传入感觉神经冲动,对咳嗽中枢也有直接抑制作用。本品对平滑肌具有罂粟碱样作用,对人体不引起胆管或十二指肠痉挛或收缩,也不引起便秘。口服后 15～60min 内产生镇咳作用,持续时间为 4～7h。适用于各种原因引起的刺激性干咳。用于各种原因所致的刺激性干咳,消除咳嗽症状。

【用法用量】 口服:成年人每次 20～40mg,3/d,整片吞服,不可嚼碎。

【不良反应】【注意事项】 本品耐受性好。偶见口干、嗜睡、头晕、厌食、腹部不适和皮疹等。对本品过敏者禁用。孕妇的安全性尚未确立。

【制剂规格】 片剂:20mg。磷酸苯丙哌林泡腾片:10mg。

普罗吗酯(咳必定、Promolate)

【作用特点与用途】 本品为非成瘾性镇咳药,其镇咳作用部位主要在中枢,具有明显的支气管平滑肌解痉作用,故其镇咳效果也与末梢性作用有关。本品尚有一定镇静作用。其镇咳作用较可待因稍弱,口服后 30～60min 产生镇咳效果,作用维持 4～6h。对轻、中度咳嗽的疗效较好,用于急性支气管炎及上呼吸道感染的镇咳。因其具有镇静作用,故尤其适用于因咳嗽影响睡眠的病例。

【用法用量】 口服:每次 25mg,3/d。

【制剂规格】 片剂:25mg。

奥昔拉定(咳乃定、压咳定、Oxeladin)

【作用特点与用途】　本品为非麻醉性中枢镇咳药,能选择性抑制咳嗽中枢,而对呼吸中枢无抑制作用,并有解痉及黏膜表面麻醉作用。其解痉作用为罂粟碱的2.5倍。镇咳效果较喷托维林强,但不及可待因。无成瘾性。口服15~30min见效,1h后达最大效应。用于因呼吸道感染如咽炎、喉炎、支气管炎等引起的咳嗽;各种气道损伤或胸膜受刺激而引起的咳嗽,如吸烟者的痉挛性咳嗽及肿瘤、支气管扩张等所致的咳嗽。

【用法用量】　口服:成年人每次 10~20mg,3~4/d;儿童剂量减半。

【不良反应】　个别病人有头晕及恶心等。

【注意事项】　心功能不全及肺淤血者慎用。

【制剂规格】　片剂:20mg,10mg。

依普拉酮(易咳嗪、Eprazinonum)

【作用特点与用途】　本品为中枢性非成瘾性镇咳药。本药能选择性抑制脑干网状体,包括延髓的咳嗽中枢,具有很强烈的镇咳作用,作用强度与可待因相仿,但无可待因所具有的抑制肠蠕动的作用。此外,具有显著的祛痰作用,能使痰中酸性黏多糖纤维的性状改变,黏多糖纤维膨胀断裂,显示其较强的黏液溶解作用。口服 t_{max} 为 1h。无成瘾性。适于急慢性支气管炎、哮喘、肺结核、肺炎等肺部疾病的止咳与祛痰。

【用法用量】　口服:成年人每次 40~80mg,3~4/d,儿童剂量减半。

【不良反应】　轻度胃部不适、口干、恶心及头昏等。

【制剂规格】　片剂:40mg。

福米诺苯(胺酰苯吗啉、Fominoben)

【作用特点与用途】　本品不仅有止咳作用,且有兴奋呼吸、增强肺通气的作用,呼吸道梗阻和呼吸功能不全者在使用本品后,能改善换气功能,使血中动脉氧分压升高,二氧化碳分压降低。其止咳作用与可待因基本相等。本品毒性低,长期使用耐受性好,为一较有希望的止咳药。用于小儿顽固的百日咳,奏效较双氢可待因为快。在某些慢性支气管炎病例尚能促进支气管的分泌,减少痰的黏稠度。

【用法用量】　口服:每次 80~160mg,3~4/d。

【不良反应】　大剂量时可导致血压下降。

【制剂规格】　片剂:80mg。

异米尼尔(咳得平、Isoaminile)

【作用特点与用途】 临床试用证明其效果与可待因相当。其镇咳作用主要是阻断咳嗽中枢的咳嗽反射,松弛支气管平滑肌的结果。尚有局部麻醉及轻度镇痛作用。服后 20～30min 见效,2～3h 达最大效应,对血压及呼吸的影响极小,抑制肠蠕动的作用亦较可待因为弱,且无成瘾性。用于各种原因的咳嗽。

【用法用量】 口服:每次 40mg,3/d。

【不良反应】 偶有恶心、呕吐、食欲缺乏、便秘及腹泻等胃肠道反应,亦可出现皮疹。

【制剂规格】 片剂:40mg。

齐培丙醇(镇咳嗪、Zipeprol)

【作用特点与用途】 本品是一种中枢性非麻醉性镇咳药(亦有认为是一种末梢性镇咳药)。动物实验表明,其镇咳作用不及可待因,但优于喷托维林。本品尚有明显的局部麻醉及支气管扩张作用,以及轻微的抗组胺和抗胆碱作用。体外试验证明其有稀释黏痰的作用,使痰易于咳出。本品不同于可待因,并不抑制呼吸中枢。适用于各种病因的咳嗽。

【用法用量】 口服:每次 75mg,3/d。

【制剂规格】 片剂:75mg。

匹考哌林(吡哌乙胺、Picoperine)

【作用特点与用途】 本品的止咳效果相当于磷酸可待因。能选择性地作用于咳嗽中枢,安全范围亦较磷酸可待因为大。具有缓解支气管痉挛的作用,而可待因缺乏此作用。对肠蠕动的抑制也较可待因为弱,故致便秘的不良反应轻微。用于干咳的疗效尤佳,且无成瘾性。其镇咳作用显效时间和持续时间与氯哌斯汀相等或略优于氯哌斯汀。适用于感冒、急性咽喉炎、急性支气管炎、肺炎及肺结核所致的咳嗽。

【用法用量】 口服:每次 30～60mg,3/d。

【不良反应】 偶有食欲缺乏、恶心、便秘及头痛等。

【制剂规格】 片剂:30mg。

苯佐那酯(退嗽露、Benzonatate)

【作用特点与用途】 本药是局部麻醉剂丁卡因的衍生物,当其从呼吸道排出时,对呼吸道感受器产生较强的局部麻醉作用,以致减少咳嗽冲动的传入而产生镇咳效果。本药对肺牵张感受器最敏感,抑制肺迷走神经反射(海-勃反射),故称之为"牵张感受器麻醉药"。本药对咳嗽中枢亦有抑制作用,但不影响呼吸中枢。应用止咳剂量时,肺通气量反而增加。用药后20min起效,维持3~4h。对各种咳嗽能起到症状性治疗,尤对刺激性干咳、阵咳、无痰或痰量很少的咳嗽效果较好,但其疗效仍不及可待因。主要用于急性支气管炎、肺炎及肺癌等引起的刺激性干咳。做纤维支气管镜检及喉镜检查时,可用其预防咳嗽。

【用法用量】 口服:每次 25~100mg,3/d。皮下或静脉注射:每次 5mg。

【不良反应】 轻度嗜睡、头痛、眩晕、皮炎或鼻塞等。

【注意事项】 用药时勿嚼破药片,以免口腔麻木。痰多者忌用。

【制剂规格】 片剂:25mg,50mg,100mg。注射剂:5mg。

替培定(必嗽定、安嗽定、Asverin、Tipepidine)

【作用特点与用途】 本药具有较强的镇咳作用,抑制延髓咳嗽中枢,使其对外界刺激的感受性降低,从而发挥镇咳作用。还有祛痰作用,其机制是兴奋迷走神经,从而增加支气管分泌,痰液变稀而易于咳出,尚可促进气管纤毛运动。其毒性很低,无耐受性及成瘾性,可以长期服用。主治急慢性支气管炎、肺炎及肺结核的咳嗽及上呼吸道感染引起的咳嗽。

【用法用量】 口服:每次 15~30mg,3/d。

【不良反应】 食欲缺乏、胃部不适、便秘、头晕、嗜睡及皮肤瘙痒等。

【制剂规格】 片剂:15mg,30mg。

阿桔片(Compound Platycodon Tablets)[保乙]

【作用特点与用途】 本品具有中枢性镇咳及镇痛作用,恶心性祛痰等药效,尚有补钾作用。可用于急性支气管炎及慢性支气管炎等长期咳嗽。

【用法用量】 口服:每次 1~2 片,3/d。

【不良反应】【注意事项】 ①因有成瘾性,不应长期使用,应按麻醉药品管理。②严重肝功能不全、肺心病、支气管哮喘、儿童、孕妇及哺乳妇女禁用。

【制剂规格】 片剂:每片含阿片粉 30mg,桔梗粉 90mg,硫酸钾 180mg。

双苯哌丙醇(镇咳嗪、Zipeprol)

【作用特点与用途】 本品为非麻醉性中枢性镇咳药。镇咳作用不及可待因,但优于喷托维林(维静宁、咳必清);尚有局部麻醉及松弛支气管平滑肌作用;有黏痰溶解作用,使痰液的黏滞性降低而利于咳出体外。无中枢抑制性和成瘾性为其优点之一。用于各种原因引起的咳嗽。

【用法用量】 口服:每次 75mg,3/d。或遵医嘱。

【制剂规格】 片剂:75mg。

二氧丙嗪(克咳敏、Dioxopromethazine)[保乙]

【作用特点与用途】 本品有较强的镇咳作用,并有抗组胺、解除平滑肌痉挛、抗炎和局部麻醉作用。尚未发现对肝肾等脏器的毒性,未发现成瘾性,对胎儿无伤害性。适用于镇咳、平喘;也用于治疗荨麻疹及皮肤瘙痒等。其镇咳作用出现于服药后 0.5～1h,维持 4～6h 或更长。

【用法用量】 口服:成年人常用量 5mg,3/d。极量,每次 10mg,3/d。儿童用量酌减。

【不良反应】【注意事项】 ①可见困倦、乏力等;②高空作业及驾驶车辆、操纵机器者禁用;③治疗量与中毒量接近,不得超过极量;④癫痫、肝功能不全者慎用。

【制剂规格】 片剂:5mg。

哌美立特(五甲哌丙胺、Pemerid)

【作用特点与用途】 本品为非成瘾性中枢性镇咳药,作用强度与可待因相近,无成瘾性,多与其他药物配成复方应用。

【用法用量】 口服:每次 1～3mg,3/d。

【制剂规格】 片剂:1mg。糖浆剂:1mg/10ml。

奥索拉明(胺乙噁唑、嗽拉明、Oxolamine)

【作用特点与用途】 本品为外周性镇咳药,可抑制肺及支气管的末梢感受器,并有局部抗炎作用;镇咳作用较可待因弱,但长期应用无耐受性和成瘾性。适用于支气管炎所致咳嗽。

【用法用量】 口服:每次 100～200mg,3/d。儿童遵医嘱用。

【注意事项】 可有恶心、食欲缺乏等反应,偶致小儿惊厥。

【制剂规格】 片剂:100mg。

福尔可定(吗啉吗啡、Pholcodine)[典]

【作用特点与用途】 本品与可待因作用相似,为中枢性镇咳、镇静、镇痛药,但成瘾性较可待因弱。用于剧烈干咳和中等度疼痛;新生儿和儿童易于耐受此药,但不致便秘和消化紊乱。

【用法用量】 口服:成年人每次 5~10mg,3/d;极量:60mg/d。1—5 岁每次 2.5mg,5 岁以上每次 2.5~5mg,均 3/d。

【注意事项】 偶有恶心、嗜睡,具有吗啡类药品等不良反应。

【制剂规格】 片剂:5mg,10mg,15mg。

喷托维林(维静宁、咳必清、Pentoxyverine)[保甲][典][基]

【作用特点与用途】 能选择性抑制咳嗽中枢,兼有中枢性和末梢性镇咳作用,阿托品样作用和局麻作用。等量镇咳效应相当于可待因的 1/3,但无成瘾性,一次用药作用可维持 4~6h。用于急慢性支气管炎引起无痰干咳。

【用法用量】 口服:成年人每次 25mg,3~4/d。5 岁以上儿童每次 6.25~12.5mg,2~3/d。

【不良反应】【注意事项】 ①无祛痰作用,多痰者慎用;②青光眼、心衰者、孕妇、哺乳期妇女、驾车及操纵机器者禁用;③可有轻度便秘、头痛、头晕、嗜睡、口干、恶心、腹泻、皮肤过敏等。

【制剂规格】 片剂:25mg。

氯哌斯汀(氯哌啶、氯苯息定、咳平、Cloperastine)

【作用特点与用途】 本品为别名众多的非成瘾性中枢性镇咳药。主要抑制镇咳中枢,还有 H_1 受体阻断作用,能轻度缓解支气管平滑肌痉挛及支气管黏膜充血、水肿,亦有助于镇咳;服药后 20~30min 起镇咳效应,并维持 3~4h。其镇咳虽弱于可待因,但无耐受性、成瘾性为其优点。主要用于急性上呼吸道炎症、慢性支气管炎和结核病及肺癌所致的频繁咳嗽。

【用法用量】 口服:成年人每次 10~30mg,3/d。儿童按 0.5~1mg/kg,3/d。

【不良反应】 有轻度口干、嗜睡等。

【制剂规格】 片剂:5mg,10mg。

那可丁(Narcotine、Noscapine)

【作用特点与用途】 通过抑制肺牵张反射,解除支气管平滑肌痉挛,而产生外周性镇咳作用。尚具有呼吸中枢兴奋作用。无成瘾性。用于阵发性咳嗽。

【用法用量】 口服:每次 15~30mg,2~3/d;剧咳可用至每次 60mg。

【不良反应】【注意事项】 ①偶有恶心、头痛、嗜睡等;②大剂量可引起支气管痉挛;③痰多者不宜用。

【制剂规格】 片剂:10mg,15mg。

附:强力安喘通(阿斯美胶囊) 每粒含那可丁 7mg,盐酸甲氧那明 12.5mg,氨茶碱 25mg,氯苯那敏 2mg。成年人口服每次 2 粒,3/d。15 岁以下儿童酌减。

左丙氧芬(左扑嗽芬、Levopropoxyphene)

【作用特点与用途】 本品为非成瘾性中枢镇咳药,镇咳强度相当于可待因的 1/5,无镇咳和抑制呼吸作用。不良反应偶有头痛、头晕、恶心等。

【用法用量】 口服:每次 50～100mg,3/d。

【制剂规格】 片剂、胶囊剂:50mg。

布他米酯(咳息定、Butamirate)

【作用特点与用途】 本品为中枢性镇咳药,镇咳作用强于可待因,适用于无痰或少痰干咳。偶有恶心、腹泻等反应。

【用法用量】 口服:每次 10mg,3/d。

【制剂规格】 片剂:10mg。

地美索酯(咳舒平、咳散、Dimethoxanate)

【作用特点与用途】 本品镇咳作用弱于可待因,兼有局麻及微弱解痉作用。无成瘾性。服后 5～10min 起效,维持 3～7h。对急性呼吸道炎症引起的咳嗽效果较好,亦可用于支气管镜检时的剧咳。

【用法用量】 口服:每次 25～50mg,3/d。

【注意事项】 ①可有头晕、唇麻、嗜睡等反应;②肝功不良者慎用;③多痰者忌用。

【制剂规格】 片剂:25mg。

地布酸钠(咳宁、Sodium Dibunate)

【作用特点与用途】 本品除有抑制咳嗽中枢作用外,还能抑制咳嗽冲动的传入途径,以及祛痰作用,无成瘾性。用于急慢性支气管炎等上呼吸道感染引起的咳嗽。

【用法用量】 饭后及睡前口服:每次 30～60mg,必要时可 6/d,最大剂量可用至 1～2g/d。或遵医嘱。

【不良反应】【注意事项】 大剂量可引起呕吐、腹泻、食欲缺乏等。

【制剂规格】　片剂:30mg,100mg。

氯苯达诺(敌退咳、Clofedanol)

【作用特点与用途】　本品具有中枢性镇咳、抗组胺及阿托品样作用,能减轻支气管痉挛和黏膜充血水肿,无成瘾性。常与祛痰药合用,治疗急性感染引起的干咳或阵咳。

【用法用量】　口服:每次 25～50mg,3～4/d;小儿酌减。

【不良反应】　偶致荨麻疹、头晕、恶心等。

【制剂规格】　片剂:25mg。

氯丁替诺(氯苯胺丁醇、Clobutinol)

【作用特点与用途】　本品为非成瘾中枢性镇咳药,其镇咳效力弱于可待因,但优于氯哌斯汀,不抑制呼吸,无成瘾性。用于慢性支气管炎、肺结核、肺癌、支气管哮喘、支气管扩张引起的剧烈咳嗽。

【用法用量】　口服:每次 40～80mg,3/d。皮下或肌内注射:每次 20mg。

【不良反应】　口服有恶心、胃不适、食欲缺乏等反应;注射给药偶有一过性下半身麻木。

【制剂规格】　片剂:40mg。注射剂:20mg。

异米尼尔(咳得平、Isominile)

【作用特点与用途】　本品主要抑制咳嗽中枢,尚有局麻和松弛支气管平滑肌;对呼吸、血压、肠蠕动的影响甚微,亦无成瘾性。用于止咳。

【用法用量】　口服:每次 40mg,3/d。

【不良反应】　可致恶心、食欲缺乏、便秘及药疹等反应。

【制剂规格】　片剂:40mg。

止咳酮(抗咳松、Antitusson)

【作用特点与用途】　本品为中枢性镇咳药,尚有祛痰、平喘、镇咳作用。主要用于呼吸道感染所致的咳嗽。

【用法用量】　口服:每次 25～50mg,3/d。整片吞服,勿嚼碎。

【制剂规格】　片剂:25mg。

羟蒂巴酚(羟甲吗啡、Drotebanol)

【作用特点与用途】　成瘾性中枢性镇咳药,其镇咳有效剂量仅为可待因的 1/10,作用迅速而持久,口服作用可持续 6～8h,皮下注射作用可持续 4～8h;成瘾性、抑制呼吸等不良反应较可待因弱。用于急慢性支气管炎、肺结核、肺癌引起无痰或少痰干咳。

【用法用量】 口服:每次 2mg,3/d;皮下或肌内注射:每次 2mg,2/d。

【不良反应】 偶有口干、食欲缺乏、恶心、呕吐、便秘、眩晕、嗜睡、头痛等。

【制剂规格】 片剂、注射剂:2mg。

匹哌氮酯(咳嗪坦、Pipazethate)

【作用特点与用途】 本品为非成瘾性中枢性镇咳药,兼有局麻、镇静和镇痛作用,不抑制呼吸中枢,镇咳作用弱于可待因。用于百日咳、麻疹所致无痰干咳。

【用法用量】 口服:每次 20～40mg,3/d。必要时可在临睡前加服 1 次。

【不良反应】 偶见恶心、呕吐、不安、失眠、心动过速、惊厥、药疹等。

【制剂规格】 片剂:20mg,40mg。

奥索马嗪(咳散净、Oxomemazine)

【作用特点与用途】 本品为非成瘾性中枢镇咳药,兼有局麻、抗组胺、抗炎及平喘作用。镇咳作用强于可待因。用于急慢性支气管炎咳嗽及轻症哮喘。

【用法用量】 口服:每次 5～10mg,3/d。

【不良反应】【注意事项】 可见嗜睡、头晕、咽干。孕妇忌服。

【制剂规格】 片剂:5mg,10mg。

二甲啡烷(二甲吗喃、Dimenorfan)

【作用特点与用途】 本品为非成瘾性中枢镇咳药,类似右美沙酚,镇咳作用为可待因的 2 倍。治疗剂量不引起呼吸抑制和便秘。用于各种咳嗽。

【用法用量】 口服:每次 10～20mg,3/d。

【不良反应】 偶见嗜睡、口干、食欲缺乏、腹泻、恶心等。

【制剂规格】 片剂:10mg。

阿洛拉胺(丙烯氯苯胺、Alloclamide)

【作用特点与用途】 本品为非成瘾性中枢性镇咳药,兼有抗组胺作用。用于咳嗽。

【用法用量】 口服:每次 12.5～25mg,3/d。

【不良反应】　可见嗜睡、头晕、头痛、腹痛、便秘等。

【制剂规格】　片剂:25mg。

左羟丙哌嗪(Levodropropizine)

【作用特点与用途】　本品为外周性镇咳药,兼有抗过敏、抗支气管收缩作用;中枢及心血管不良反应较羟丙哌嗪少。用于各种原因所致咳嗽。

【用法用量】　口服:每次 20~60mg,3/d。

【制剂规格】　糖浆剂:0.6%(100ml)。滴剂:0.6%(60ml,100ml)。

咳吗宁(咳必啶、Promolate)

【作用特点与用途】　本品为非成瘾性中枢镇咳药,镇咳作用弱于可待因;尚可缓解支气管平滑肌痉挛、能镇静。用于治疗轻中度咳嗽。

【用法用量】　口服:每次 200~250mg,3/d。偶有口干、恶心、胃部不适。

【制剂规格】　胶囊、片剂:均 200mg,250mg。

二氧丙嗪(克咳敏、Dioxopromethazine)[保乙][典]

【作用特点与用途】　本品具有较强的镇咳、平喘和祛痰作用。其镇咳作用比可待因更强,口服后 1h 内显效,持续 4~6h。本品亦有组胺 H_1 受体阻断作用。药理实验表明,本品对组胺性哮喘有较强的预防效果,对组胺引起的离体平滑肌痉挛性收缩有较强的解痉作用。多数病人口服后 30~60min 出现止咳、平喘作用,持续 4~6h。此外,本品还有一定的抗炎和轻度局麻作用。适用于急慢性支气管炎和各种原因引起的咳嗽、荨麻疹、皮肤瘙痒、过敏性鼻炎等的治疗。

【用法用量】　口服:每次 5~10mg,2~3/d,剂量不超过 30mg/d。

【不良反应】【注意事项】　本品耐受性好,少数病人服药后有嗜睡、头晕或精神不振等现象。高血压病人在服用本品期间,可使利血平等降压药作用减弱或失效,故高血压病人慎用。

【制剂规格】　片剂:5mg。

右美沙芬(美沙芬、Dextromethorphan)[保乙]

【作用特点与用途】　本品为中枢性镇咳药,抑制延髓咳嗽中枢。其镇咳作用与可待因相当或略强,但并无止痛作用。长期服用无成瘾与耐受性,一般治疗剂量不致使呼吸抑制,毒性低,很少有不良反应。口服本品 15~30min 即显效,持续3~6h。本品尚有阿托品样作用。可用于抗震颤麻痹。适用于感冒咳嗽、急慢性支气管炎、支气管哮喘、咽炎、喉炎、肺结核及其他呼吸道炎症所致的咳嗽。与抗组胺药合用治疗无痰干咳。

【用法用量】 口服:每次 10～20mg,3～4/d。

【不良反应】 偶有头晕、头痛、嗳气、食欲缺乏及便秘等。

【注意事项】 孕妇及多痰的病人慎用。

【制剂规格】 片剂:15mg。溶液剂:0.2%,100ml/瓶。

普诺地嗪(普瑞诺嗪、Prenoxdiazin)

【作用特点与用途】 本品为末梢镇咳药,其镇咳作用与其局部麻醉及平滑肌解痉作用有关,且有消炎作用。本药的镇咳效果相当于可待因,但无成瘾性,对呼吸亦无抑制作用。用于上呼吸道感染、急慢性支气管炎、哮喘及肺气肿等所致的咳嗽。可与阿托品并用于支气管镜检。

【用法用量】 口服:成年人每次 100～200mg,3～4/d,儿童每次 25～50mg,3/d。

【不良反应】【注意事项】 ①可引起口腔黏膜麻木;②整片吞服,不可嚼碎。

【制剂规格】 片剂:100mg。

磷酸可待因(联邦止咳露、奥停、Codeine Phosphate)[保乙]

【作用特点与用途】 本品为磷酸可待因,对延髓的咳嗽中枢有选择性抑制作用,镇咳作用强而迅速。总有效率93.5%,止咳、祛痰及平喘有效率分别为88.6%,74.2%及69.7%,其中以止咳效果更为明显。动态肺功能的测定显示肺通气功能改善不明显,PEFR 于服药后 1h,3h,7d>15% 改善率者分别为 43.3%,46.7%,50.0%。临床研究结果显示,本品对急性呼吸道感染、急性气管炎、慢性支气管炎和其他呼吸系统疾病引起的咳嗽有显著疗效。多数病人服药 7d,少数达 2 周以上,几无成瘾作用。用于镇咳。

【用法用量】 口服:每次 10～15ml,3/d,疗程 3～7d。或遵医嘱。

【不良反应】 可见口干、头晕、便秘、失眠等,一般症状轻微,不需特殊处理,停药后即可消失。偶见老年男性服药后尿潴留,其中与前列腺肥大有关,停药后即可消失。尚有服药后转氨酶轻度升高的报道。

【制剂规格】 联邦止咳露:每升溶液中含磷酸可待因 1g,盐酸麻黄碱 0.8g,氯化铵 22g,氯苯那敏 0.2g,每瓶 100ml 分装。复方磷酸可待因溶液(奥停)每 5ml 含马来酸溴苯拉敏 2mg,磷酸可待因 4.5mg,盐酸麻黄碱 5mg,愈创甘油醚 100mg。

二、平　喘　药

茶碱缓释胶囊(舒弗美、Anhydrous Theophylline)[保甲]

【作用特点与用途】　本品为平滑肌松弛药。可强心、利尿。对呼吸道平滑肌有直接松弛作用。同时,茶碱是嘌呤受体阻滞药,能对抗腺嘌呤等对呼吸道的收缩作用。茶碱还能增强膈肌收缩力,尤其在膈肌收缩无力时作用更显著,对改善呼吸功能有利。本品口服后 50% 与血浆蛋白结合,$t_{1/2}$ 约 10h,有效血药浓度在 $10\sim15\mu g/ml$。用于缓解和(或)预防成人和 3 岁以上儿童的支气管哮喘及伴有慢性支气管炎和肺气肿的可逆性支气管痉挛,尤其适用于预防和(或)治疗哮喘的夜间发作。

【用法用量】　口服:对病情稳定和非急性哮喘状态的成年人患者,起始剂量为每次 0.2g;儿童患者起始剂量为每次 0.1g;1~2/d,最好晚上 8:00—9:00服药。根据病人疗效和耐受情况,可隔 3d 增加 0.1~0.2g,最大用量为 0.6g/d。

【不良反应】　常与茶碱血药浓度超过 $20\mu g/ml$ 有关。常见的不良反应有:头痛、恶心、易激动、失眠;较少见的不良反应为消化不良、呕吐、震颤和眩晕。不良反应的程度多数是轻至中度,重度不良反应罕见。参阅多索茶碱。

【禁忌证】　对本品过敏者、有严重心血管疾病、活动性消化溃疡和未经控制的惊厥性疾病患者禁用。若血药浓度 $>25\mu g/ml$,可强烈兴奋心脏,发生意外。

【制剂规格】　胶囊:0.1g,125mg,250mg(以无水茶碱计),每盒 20 粒。

多索茶碱(安赛玛、Doxofylline)[保甲]

【作用特点与用途】　多索茶碱是甲基黄嘌呤的衍生物,是一种支气管平滑肌扩张药,可直接作用于支气管,松弛支气管平滑肌。多索茶碱通过抑制平滑肌细胞内的磷酸二酯酶,松弛平滑肌,从而达到抑制哮喘的作用。注射本品100mg,t_{max} 约为 0.10h,C_{max} 约为 $2.50\mu g/ml$,消除 $t_{1/2}$ 约 1.83h,总体清除率为 $(683.6\pm197.8)ml/min$。用于支气管哮喘、喘息型慢性支气管炎及其他支气管痉挛引起的呼吸困难。

【用法用量】　①多索茶碱注射液:成年人每次 200mg,12h 1 次,以 25%葡萄糖注射液稀释至 40ml 缓慢静脉注射,时间应在 20min 以上,5~10d 为 1个疗程。也可将本品 300mg 加入 5%葡萄糖注射液或生理盐水注射液 100ml

中,缓慢静脉滴注,1/d。②多索茶碱氯化钠注射液:成年人每次 100ml (0.3g),1/d,缓慢静脉滴注,滴注时间一般应在 45min 以上,5~10d 为 1 个疗程。

【不良反应】 使用黄嘌呤衍生物可能引起恶心、呕吐、上腹部疼痛、失眠、易怒、心动过速、期外收缩、呼吸急促、高血糖、蛋白尿。如过量使用还会出现严重心律失常、阵发性痉挛危象,此表现为初期中毒症状,此时应暂停用药,请医生诊断并监测血药浓度,在上述中毒迹象和症状完全消失后仍可继续使用。

【禁忌证】 凡对多索茶碱或黄嘌呤衍生物类药物过敏者、急性心肌梗死患者及哺乳期妇女禁用。

【注意事项】 ①心脏病、高血压、老年人及严重血氧供应不足的病人、患甲状腺功能亢进、慢性肺心病、心脏供血不足、心律失常、肝病、消化道溃疡、肾功能不全或合并感染的患者慎用。妊娠期妇女慎用。②多索茶碱不得与其他黄嘌呤类药物同时使用,建议不要同时饮用含咖啡因的食品及饮料。与麻黄碱或其他肾上腺素类药物同服时须慎重。③增大使用剂量时,应注意监测血药浓度,20μg/ml 以上为中毒浓度。④大环内酯类:喹诺酮类及克林霉素等在合用时可使茶碱类药物蓄积性中毒,严重者可危及生命。

【制剂规格】 注射剂:①多索茶碱注射液:0.1g/10ml;②多索茶碱氯化钠注射液:100ml 中含多索茶碱 0.3g 与氯化钠 0.9g。

氨茶碱(Aminophylline) [保甲][典][基]

【作用特点与用途】 本品能松弛支气管平滑肌,抑制过敏介质释放;增强呼吸肌收缩,减少呼吸肌疲劳;增强心肌收缩力,增加心输出量,低剂量一般不加快心率;舒张冠状动脉、外周血管和胆管平滑肌;增加肾血流量,提高肾小球滤过率,减少肾小管对钠和水的重吸收,具有利尿作用;中枢兴奋作用。t_{max} 为 1~3h,有效血药浓度为 10~20μg/ml,血浆蛋白结合率为 60%,80%~90% 的药物在肝代谢,$t_{1/2}$ 为 3~80h,个体差异很大。临床用于支气管哮喘、喘息性支气管炎、慢性阻塞性肺疾病,也可用于急性心功能不全和心源性哮喘。急性心肌梗死伴有血压显著降低者忌用。联用药物应参阅多索茶碱及本品说明书。

【用法用量】 ①口服:成年人每次 0.1~0.2g,3/d;极量 1 次 0.5g,1g/d。儿童按体重 3~5mg/kg,分 2~3 次服。②静脉注射:成年人用 0.125~0.25g 加入 25%~50% 葡萄糖注射液 20~40ml 中稀释后缓慢注射,注射时间 15~20min。极量 1 次 2~4mg/kg,1g/d。儿童按体重 2~4mg/kg。③静脉滴注:每次 0.25~0.5g,加入 5% 葡萄糖注射液 250ml 中稀释后缓慢滴注。

【制剂规格】　片剂:0.1g,0.2g。注射剂:250mg/2ml,500mg/2ml。

附:**复方甲氧那明胶囊**　每粒含盐酸甲氧那明 12.5mg,那可丁 7mg,氨茶碱 25mg,氯苯那敏 2mg。用于支气管哮喘和喘息性支气管炎。成年人每次 2 粒;15 岁以上每次 2 粒;8－15 岁每次 1 粒;均 3/d,饭后服。

氯丙那林(氯喘通、Clorprenaline)[保乙][典]

【作用特点与用途】　本品为选择性 β_2 受体激动药。对 β_2 受体的选择性低于沙丁胺醇,对兴奋心脏的作用仅为异丙肾上腺素的 1/3;扩张支气管作用明显,口服后 15~30min 内生效,t_{max} 约为 1h,持续作用 4~6h;气雾剂吸入 5min 左右即缓解哮喘症状。用于支气管哮喘、哮喘型支气管炎、慢性支气管炎合并肺气肿,可止喘并改善肺功能。

【用法用量】　口服:用药初期 1~3d 每次 5~10mg,3/d。预防夜间发作可于睡前服 5~10mg。气雾吸入:每次 6~10mg。

【制剂规格】　片剂:5mg,10mg。气雾剂:2%溶液。

附:**复方氯丙那林片(复方氯喘通片)**　每片含盐酸氯丙那林 5mg,盐酸溴己新 10mg,盐酸去氯羟嗪 25mg。用于平喘、祛痰、抗过敏,每次服 1 片,3/d。

沙丁胺醇(舒喘灵、Salbutamol)[保甲][典][基]

【作用特点与用途】　本品为选择性 β_2 受体激动药,扩张支气管的作用为异丙肾上腺素的 10 倍。口服生物利用度为 30%,口服 15~30min 生效,t_{max} 为 2~4h,持续 6h 以上;气雾剂生物利用度为 10%,吸入后 5~10min 生效,吸入 t_{max} 为 1h,维持时间 4~6h(相当于异丙肾上腺素的 3 倍)。用于防治支气管哮喘,哮喘型支气管炎和肺气肿患者的支气管痉挛。制止发作多用气雾剂吸入,预防发作则可口服。

【用法用量】　①吸入气雾剂:每次 100~200μg,4/d;儿童缓解症状或运动及接触过敏原之前 10~15min 给药,每次 100~200μg。若长期治疗,最大剂量每次 200μg,4/d。②溶液:成年人每次 2.5mg,用氯化钠注射液稀释到 2~2.5ml,由驱动式喷雾器吸入。12 岁以下儿童的最小起始剂量为每次 2.5mg,用氯化钠注射液 1.5~2ml 稀释后,由驱动器喷雾吸入。③口服:成年人每次 2~4 片,3/d。静脉滴注:每次 0.4mg,用 0.9%氯化钠注射液 100ml 稀释后静脉滴注,每分钟 3~20μg。

【制剂规格】　气雾剂:每撳 100μg,每罐 200 撳。吸入用溶液剂:100mg/20ml,50mg/10ml。片剂:2mg(硫酸沙丁胺醇 2.4mg)。注射剂:0.4mg/2ml。

麻黄碱(麻黄素、Ephedrine)[保甲][典][基]

【作用特点与用途】 本品为肾上腺素 α 和 β 受体激动药,对心血管系统、支气管和中枢神经系统均有作用,能松弛支气管平滑肌,短期应用可改善小气管阻塞,但长期应用反致黏膜血管过度收缩,毛细血管压增加,充血水肿反加重;此外,α 效应尚可加重支气管平滑肌痉挛,用于平喘须由有经验的医生指导个体化用药。

【用法用量】 支气管哮喘,成年人口服:每次 15～30mg,45～90mg/d;极量:每次 60mg,150mg/d。皮下或肌内注射,成年人每次 15～30mg,45～60mg/d;极量:每次 60mg,150mg/d。蛛网膜下腔麻醉或硬膜外麻醉时维持血压,解除鼻黏膜充血、水肿等遵医嘱。

【制剂规格】 片剂:15mg,25mg,30mg。注射剂:30mg/1ml,50mg/1ml。滴鼻剂:小儿用 0.5%(10ml)成年人用 1%(10ml),检查或手术、止血时用 2%(10ml,20ml)。

甲氧那明(喘咳宁、奥索克斯、Methoxyphenamine)

【作用特点与用途】 本品为 β 受体激动药,尚有微弱 α 受体激动作用。平喘作用比麻黄碱强,对心血管不良反应较少。用于支气管哮喘、哮喘型支气管炎、咳嗽,尤其不能耐受麻黄碱的患者;尚可用于过敏性鼻炎和荨麻疹。偶有口干、恶心、失眠、心悸等不良反应。

【用法用量】 口服:每次 25～100mg,3/d;5 岁以上儿童每次 25～50mg,3/d。肌内注射:每次 20～40mg。

【制剂规格】 片剂:25mg,50mg。注射剂:20mg,40mg。

曲托喹酚(夜罗宁、喘速宁、Tretoquinol)

【作用特点与用途】 本品为选择性 β$_2$ 受体激动药。平喘效应类同沙丁胺醇。用于支气管哮喘、慢性喘息型支气管炎等。可有心悸、头痛、口干及胃肠道反应;偶见皮疹。

【用法用量】 口服:每次 3～6mg,3/d。肌内注射:每次 0.1～0.2mg。气雾吸收(入):每次 0.3～0.5ml,3～4/d。

【制剂规格】 片剂:3mg。注射剂:0.1mg/1ml。气雾剂:5%溶液。

芬司匹利(苯螺旋酮、Fenspiride)

【作用特点与用途】 支气管扩张作用介于异丙肾上腺素和茶碱之间,能降低气道阻力;尚有解热、镇痛、抗炎作用。用于支气管哮喘、慢性支气管炎及呼吸功能不全。可有头昏、失眠等不良反应。

【用法用量】　口服:每次 50～100mg,3/d。

【制剂规格】　片剂:50mg。

普罗托醇(胡椒喘定、酞氨喹、Protokylol)

【作用特点与用途】　支气管扩张作用与异丙肾上腺素相似,对心血管系统影响较小,口服易吸收。其他肾上腺素类平喘药疗效不佳者可改用本药治疗。

【用法用量】　口服:每次 2～4mg,3/d。肌内注射:每次 0.1～0.5mg。气雾吸入:每次 1～2 喷,4～5/d。

【不良反应】　可出现心悸、心动过速、震颤、恶心、眩晕、乏力、失眠及皮炎等。

【制剂规格】　片剂:2mg。注射剂:0.5mg/1ml。气雾剂:5%溶液。

奥西那林(异丙喘宁、羟喘、Orciprenaline)

【作用特点与用途】　对 β_2 受体的作用不及沙丁胺醇,但对心脏的兴奋作用较弱;吸入平喘药效与异丙肾上腺素相当,且持续作用时间更长。用于支气管哮喘和哮喘型支气管炎、慢性支气管炎肺气肿所致的支气管痉挛;静脉滴注用于房室传导阻滞。

【用法用量】　①支气管哮喘,成年人口服:每次 10～20mg,3～4/d;儿童 7.5～30mg/d,分次服。气雾吸入,每次 1～3 喷计 0.65～1.95mg,4～6/d;每日最大量 7.8mg。②房室传导阻滞:静脉滴注,每次 5～20mg 加入 250ml 0.9%氯化钠或 5%葡萄糖注射液中,缓慢滴入(以病人能耐受为宜)。

【不良反应】【注意事项】　滴速过快或过量可出现心悸、心动过速、高血压、震颤、头痛、恶心等,亦可引起排尿困难。冠心病、心功能不全、高血压病、甲状腺功能亢进和糖尿病患者慎用。

【制剂规格】　片剂:10mg,20mg。气雾剂:每瓶 225mg(每喷 0.65mg)。注射剂:0.5mg/1ml。

甘氯喘(甘草酸铵氯喘、Clorprenaline Glycyrrhizinate)

【作用特点与用途】　作用同盐酸氯丙那林,兼有祛痰作用。用于支气管哮喘、喘息性支气管炎等。

【用法用量】　吞服:成年人每次 10mg,3～4/d;喷雾吸入:成年人 1～2

揿,每揿 0.7mg,每 6~8 小时 1 次。

【不良反应】【注意事项】 参阅氯丙那林,偶有心悸、头痛、手指发麻、震颤、胃肠道反应、但较轻。甲状腺功能亢进、冠心病、高血压及心脏、肾功能不全者慎用。

【制剂规格】 片剂:10mg。气雾剂:140mg/14ml。

噻托溴铵(泰乌托品、Tiotropium Bromide)[保乙]

【作用特点与用途】 本品为季铵衍生物,长效抗胆碱药。在人体气道内,该药与 M_1~M_5 型 5 种毒蕈碱受体亲和力较高,且与 M_1、M_3 受体解离缓慢,能长时间阻滞胆碱能神经介导的支气管平滑肌收缩;与 M_2 受体解离却相当快。用于慢性阻塞性肺疾病的维持治疗,包括慢性支气管炎、肺气肿、伴随性呼吸困难的维持治疗及急性发作的预防。吸入 $10\mu g$ 后 5min 即达血药浓度高峰 6pg/ml,1h 后达稳态血药浓度 2pg/ml,终末 $t_{1/2}$ 为 5~6d。慢阻肺者吸入其 $18\mu g$ 后,t_{max} 亦为 5min,C_{max} 高达 17~19pg/ml,稳态血药浓度为 3~4pg/ml。生物利用度为 19.5%,血浆蛋白结合率为 72%。

【用法用量】 每日清晨或中午吸入 1 次,1 次吸入量为 $18\mu g$。

【不良反应】 可见口干、咳嗽、咽炎、上呼吸道感染、口苦、兴奋、眩晕;罕见尿潴留、前列腺炎、便秘、心动过速、心悸等,以及恶心、声音嘶哑;心动过速、房颤、心悸、排尿困难;皮疹、荨麻疹、皮肤瘙痒;视物模糊、青光眼等。

【注意事项】 ①对噻托溴铵、阿托品或其他衍生物过敏者禁用。②有可能发生变态反应。③闭角型青光眼、前列腺增生、膀胱颈梗阻、中重度肾功能不全者、18 岁以下者、孕妇及哺乳妇女均遵医嘱慎用。

【制剂规格】 胶囊吸入剂:$18\mu g$(含噻托溴铵-水合物 $22.5\mu g$)。

附:**氟托溴铵**(Flutropium Bromide) 阿托品类衍生物,有抗乙酸胆碱、抗组胺作用。用于支气管闭塞、鼻炎。治疗支气管闭塞:每次 1~2 喷,3~4/d;鼻炎:3/d。气雾剂:0.429mg/g(7ml/瓶)。

二羟丙茶碱(康泰升、喘定、甘油茶碱、Diprophylline)[保甲/乙]

【作用特点与用途】 二羟丙茶碱属磷酸二酯酶抑制药。通过抑制磷酸二酯酶活性,使支气管平滑肌内腺苷酸环化酶(cAMP)增多而松弛支气管平滑肌,扩张支气管。尚可增强内源性肾上腺素和去甲肾上腺素的释放而扩张支气管。此外,茶碱是嘌呤受体阻滞药,能增强膈肌收缩力,尤其在膈肌收缩无力时,作用更显著,因此有助于改善呼吸功能。二羟丙茶碱有增强心肌收缩力,增加心输出量,扩张冠状动脉及外周血管作用,并可增加肾血流量,提高肾小球滤过率,减少肾小管对钠和水的重吸收而具有利尿作用。本品平喘作用与茶碱相似,心脏兴奋作用仅为茶碱的 $1/20\sim1/10$,对心脏和神经系统影响较小,毒性为茶碱的 $1/5\sim1/4$,pH 近中性,局部刺激性小。用于治疗支气管哮喘、喘息型支气管炎、阻塞性肺气肿、慢性支气管炎、心源性肺水肿引起的哮喘、心绞痛、心源性哮喘,尤其适用于心动过速的支气管哮喘病人。

【用法用量】　静脉滴注:每次 $0.25\sim0.75g$,以 5% 或 10% 葡萄糖注射液稀释。或成人口服:每次 $0.1\sim0.2g$,3/d;极量:每次 $0.5g$。

【不良反应】　偶有口干、恶心、心悸、多尿等。

【注意事项】　本品不宜与氨茶碱同用;大剂量给药可致中枢兴奋,预先服用镇静药可防止。联用大环内酯类、氟喹诺酮类、克林霉素等应警惕茶碱血中浓度升高而中毒。

【制剂规格】　冻干粉针剂:0.75g。水针剂:0.25g/2ml。片剂:0.2g。

复方羟丙茶碱去氯羟嗪胶囊(苏川平、舒喘平、Diprophylline,Bromhexine Hydrochoride,Decloxizine Hydrochloride,Raceanisodamine and Clenbuterol Hydrochloride Capsules)

【作用特点与用途】　本品是由 β_2 受体激动药和抗 M 胆碱类等药物组成的复合制剂。其主要成分是盐酸克仑特罗(双氯醇胺)、山莨菪碱、二羟丙茶碱(喘定)、盐酸溴己新(必嗽平)、盐酸去氯羟嗪等。本品对 β_2 受体有选择性兴奋作用,促进平滑肌松弛,且对副交感神经张力过高也有抑制,起到双相平喘作用。当发病时黏液分泌亢进,加用了盐酸溴己新及其他抗过敏药的成分,也起到减少分泌、抗过敏的疗效。用于支气管哮喘、哮喘性支气管炎、慢性阻塞性肺气肿等。联用大环内酯类、氟喹诺酮类及克林霉素时应防止茶碱类蓄积性中毒。

【用法用量】　口服:症状发作时即服 $1\sim2$ 粒,每次 1 粒,以后 3~4/d;症状缓解后每日 $1\sim2$ 粒;用于预防夜间发作,可在临睡前服 $1\sim2$ 粒。儿童每次 $1/3\sim1/2$ 粒,3~4/d,或遵医嘱。

【制剂规格】　胶囊剂:每盒 10 粒,20 粒,30 粒。

复方氨茶碱暴马子胶囊(速效喘静胶囊、Compound Aminophylline and Amurrlilac Capsules)

【作用特点与用途】　本品是由氨茶碱、盐酸甲基麻黄碱、暴马子浸膏等中西药组方而成的复方制剂。氨茶碱、盐酸甲基麻黄碱以不同作用机制松弛支气管平滑肌,并产生协同作用,暴马子浸膏主要含挥发油、甾醇、三萜等多种成分,具有明显的祛痰、平喘作用,直接刺激呼吸道而产生作用,对于气管纤毛上皮运动则反有抑制作用。用于治疗各类急慢性气管炎、支气管哮喘、迁延型急性支气管炎及各种原因引起的咳嗽。

【用法用量】 口服:成年人每次1粒,2～3/d,饭后服用。儿童或老年人用量酌减或遵医嘱。

【不良反应】 个别患者有轻微恶心、胃部不适、口干等反应,停药后可自行消失。

【注意事项】 严重心脏病患者慎用。慎用大环内酯类、氟喹诺酮类、克林霉素等配伍,以免茶碱类蓄积性中毒发生。

【制剂规格】 胶囊剂:每粒含氨茶碱100g。盐酸甲基麻黄碱25mg,暴马子浸膏25mg,每盒10粒×2板。

曲尼司特(利喘平、肉桂氨茴酸、Tranilast)

【作用特点与用途】 可稳定肥大细胞和嗜酸性细胞膜,阻止细胞裂解脱颗粒,从而抑制组胺、5-羟色胺等过敏物质释放。口服100mg后,2～3h达血药浓度峰值,$t_{1/2}$ 5～8.6h。24h血药浓度明显下降,随尿迅速排出大部分。用于支气管哮喘、过敏性鼻炎、特异性皮炎之病因治疗。

【用法用量】 口服:成年人每次0.1g,3/d;小儿5mg/(kg·d),分3次服用。

【不良反应】 偶有尿频、排尿疼痛、血尿;罕见肝功能障碍,如黄疸、血清转氨酶升高;亦可能有食欲缺乏、恶心、呕吐、腹泻、腹痛、胃部不适、头痛、倦怠、嗜睡、眩晕、皮疹等。

【禁忌证】 孕妇(尤其最初3个月)及可能已怀孕妇女。

【注意事项】 肝病患者慎用。本品不能迅速缓解哮喘急性发作,仍应首先给予支气管扩张药或激素。定期查血、尿及肝功能。

【制剂规格】 片、胶囊、细粒剂:100mg。

扎鲁司特(安可来、Zafirlukast)[保乙]

【作用特点与用途】 本品为多肽性白三烯产物(LTC$_4$、LTD$_4$、LTE$_4$)的超敏性慢反应物质受体拮抗药,竞争性抑制白三烯活性,有效预防因血管通透性增加而引起的气道水肿,抑制气道嗜酸性粒细胞浸润,减少气管收缩和炎症,减轻哮喘症状。本品选择性强,长期服用能持久缓解气管阻塞。口服吸收好,达血药峰值时间约3h,在服药2h内起效。血浆蛋白结合率约99%。代谢完全,尿中排泄率约10%,粪中排出约89%。$t_{1/2\beta}$约10h。老年和酒精性肝硬化者的峰浓度和药时面积较健康同剂量增高 2 倍。约 75％患者与食物同服可降低生物利用度达 40％。预防和治疗哮喘。

【用法用量】　口服:12 岁以上成年人每次 20mg,2/d。须在医生指导下服用。

【不良反应】　可有头痛、胃肠道反应、荨麻疹及血管性水肿等过敏性反应。偶见转氨酶升高,老年患者感染率增加等。一般症状较轻微。

【禁忌证】　对本品及其组分过敏者。

【注意事项】　①本品不宜用于解除哮喘急性发作时的支气管痉挛;②本品不宜替代突然停用的糖皮质激素疗法;③妊娠期妇女、哺乳期妇女及 12 岁以下小儿的安全性尚未确立;④不推荐用于肝功能不良病人;⑤哮喘缓解期和急性发作期,通常应维持治疗或遵医嘱。

【药物相互作用】　①阿司匹林可升高本品血浆浓度约 45％;②红霉素、茶碱及特非拉丁可分别下降本品血浆浓度约 40％、30％、50％;但茶碱、特非拉丁的血浆水平无影响;③合用氯雷他定(克敏能)能增效;④合用华法林可导致出血倾向;⑤不宜与食物同服。

【制剂规格】　片剂:20mg,40mg。

普仑司特(哌鲁卡特、Pranlukast Hydrate、Onon)

【作用特点与用途】　本品有白三烯(LT)受体拮抗作用,能抑制气管收缩,降低气管的过敏性,抑制气管的血管通透性及黏膜水肿(抗炎作用),能改善肺功能。用于支气管哮喘。

【用法用量】　成年人口服:每次 225mg(2 粒胶囊),2/d,于早、晚饭后服。可酌情调整剂量。

【不良反应】　少见,一般表现为过敏,如皮疹、瘙痒;嗳气、呕吐、腹痛、胃部不适、腹泻、便秘;AST 及 ALT 升高,胆红素升高等;有时呈胸部绞窄感、失眠、发热、蛋白尿等。

【注意事项】　①不能缓解已发作的哮喘,已发作者需并用类固醇类如异丙肾上腺素气雾剂;②应用本品时须缓慢减少类固醇用量;③老年人应酌情减量;④孕妇无安全性用药经验;⑤小儿应用本品尚无经验。

【制剂规格】　胶囊剂:112.5mg。

福莫特罗(安通克、Formoterol)[保乙]

【作用特点与用途】　本品为长效选择性 β_2 受体激动药,能扩张支气管且呈剂量依赖性。能增加呼气容量、肺活量、气峰流速;在吸入后数分钟即可减少特殊气道阻力,在 2h 内达到支气管扩张作用,维持 12h。扩张支气管作用明显比等量的沙丁胺醇和特布他林强。本品口服比吸入起效慢,但作用时间长。本品尚有抗组胺、抑制人嗜碱性粒细胞、肺泡大细胞释放组胺,作用强度为特布他林的 50 倍。口服本品 80μg,4h 后扩张支气管作用相当于 4mg 沙丁胺醇(舒喘灵)的作用,且作用持久,也优于海索那林、丙卡特罗;尚可抗过敏、抑制肺水肿。用于呼吸道闭塞性障碍引起的呼吸困难等多种症状,如支气管哮喘、急慢性支气管炎、喘息性支气管炎、肺气肿。

【用法用量】 成年人口服:每次 20～80μg,2/d;小儿 4μg/(kg·d),分2～3 次。气雾喷剂:遵医嘱每次可酌情喷雾吸入 1～2 喷,4～6/d。

【不良反应】 一般耐受良好。常见有震颤(9.4%)和心悸(6.8%)。这两种不良反应占总发生率的半数以上。尚偶见恶心、呕吐及兴奋等。

【注意事项】 甲亢、高血压、糖尿病和有心脏疾病的患者慎用。孕妇或可能受孕妇女应当小心使用。持续过量使用本品可能引起心律不齐,故不要过量用药。与布地奈德制成复方吸入剂,呈协同作用。

【药物相互作用】 本品与肾上腺素、异丙肾上腺素、儿茶酚胺等合用,有可能引起心律失常,甚至有可能导致心搏停止,应避免合用。

【制剂规格】 片剂:20μg、40μg。气雾剂:每支 200 喷或 400 喷。干糖浆:40μg/g。布地奈德福莫特罗粉吸入剂:1 支,60 吸。

沙美特罗(哮喘乐、Salmeterol)[保乙]

【作用特点与用途】 本品系苯乙醇胺的苯丁醚衍生物,是一种 β_2 肾上腺素受体激动药,与目前临床常用的同类平喘药沙丁胺醇相比,它具有很长的脂肪族侧链。这个长链使沙美特罗的脂溶性大大提高,为沙丁胺醇的 4000 倍,具有长效作用。但其始动作用慢,它的强亲脂性使其与膜脂质层解离的速度亦非常缓慢,故可不断发挥作用,保持药效持久。临床用于中、重度哮喘,糖皮质激素仍伴夜间发作者,运动性哮喘或活动时加重的哮喘。

【用法用量】 成年人口服:每次 50μg,2/d。据报道,哮喘患者吸入沙美特罗 10～20min,即可使每一秒最大呼气量(FEV$_1$)增高 15%;而常规剂量治疗 3 个月后,可使患者的最大呼气流速比沙丁胺醇组增高 32～39L/s;小剂量吸入沙美特罗可增强类固醇激素的平喘作用。

【不良反应】 少见,且多轻微,易消失,如剂量依赖的震颤、心悸、头痛、心率加快,低钾血症伴 Q-T 间期增大、高血糖症及低镁血症。

【注意事项】 ①本品起效慢,不适用于急性哮喘发作患者,此时应选择短效 β_2 肾上腺受体激动药如异丙肾上腺素气喘气雾剂;②尽管本品药效强大而持久,但未完全证实其抗感染作用,故应与抗炎药物合用,特别是伴有感染的哮喘患者;③在应用本品时,应避免应用能使体内 cAMP 水平降低的任何制剂。

【制剂规格】　片剂:50μg。喷雾剂:每支 400 喷。

博息迪(复方盐酸妥洛特罗、Compound Tulobuperol)

【作用特点与用途】　本品中有效成分妥洛特罗为长效选择性 β₂ 受体兴奋药,对支气管平滑肌具有强而持久的扩张作用,对中枢神经系统有轻微的抑制作用,尚有一定的抗过敏及止咳祛痰作用。作用时间比异丙肾上腺素和沙丁胺醇长 10 倍多,对心脏的不良作用仅是异丙肾上腺素的1/1000,沙丁胺醇的 1/100~1/30。方中盐酸异丙嗪具有抗组胺作用,与细胞组织释放的组胺竞争 H₁ 受体,能拮抗组胺对胃肠道、气管、支气管或细支气管平滑肌的收缩式挛缩和充血作用,且间接降低脑干网状激活系统的应激性,因而具有镇静和催眠作用。另一组分溴己新具有祛痰作用。三药组方合理,疗效确切,不良反应小。各型支气管炎、支气管哮喘。

【用法用量】　口服:发作时服 1 片,3/d,喘息缓解后改为 1~2/d。

【不良反应】　个别患者服药后有口干、心悸、手颤等反应,停药后可自行消失。

【注意事项】　①甲状腺功能亢进、心功能不全、糖尿病患者及孕妇应遵医嘱;②本品不宜增加剂量,避免与肾上腺素、异丙肾上腺素、儿茶酚胺类药物配合使用,以防引起心律失常和心动过速。

【制剂规格】　片剂:每盒 12 片。每片内含盐酸妥洛特罗 1.5mg,盐酸溴己新 15mg,盐酸异丙嗪 6mg。

舒利迭(Seretide)

【作用特点与用途】　本品内含昔萘酸沙美特罗和丙酸氟替卡松,有气雾剂和干粉吸入剂两种剂型,有较强的抗哮喘(控制支气管痉挛,减少或抑制分泌,抗炎)作用。12 岁及 12 岁以上青少年和成人受试者给予本品后,丙酸氟替卡松会在 1~2h 后达到血浆峰浓度,而沙美特罗约在 5min 后达到峰值。临床用于可逆性气道阻塞性气道疾病的规律治疗,包括成人和儿童哮喘、慢性阻塞性肺疾病等。

【用法用量】　经口吸入。应该让患者认识到本品必须每天使用才能有效,即使无症状时也应规律用药。①干粉吸入剂推荐剂量:成人和 12 岁及 12 岁以上青少年哮喘,每次 1 吸(50μg 沙美特罗和 100μg 丙酸氟替卡松或 250μg

丙酸氟替卡松),2/d。4 岁及 4 岁以上儿童哮喘:每次 1 吸(50μg 沙美特罗和 100μg 丙酸氟替卡松),2/d。②气雾剂:成人和 12 岁及以上青少年,每次 2 揿 25μg 沙美特罗和 50μg 丙酸氟替卡松,2/d。或每次 2 揿 25μg 沙美特罗和 125μg 丙酸氟替卡松,2/d。或 2 揿 25μg 沙美特罗和 250μg 丙酸氟替卡松,2/d。4 岁至 12 岁儿童:每次 2 揿,25μg 沙美特罗和 50μg 丙酸氟替卡松,2/d。

【不良反应】【注意事项】 ①用药后与其他吸入治疗一样,可能出现支气管异常痉挛并立即出现哮喘加重,应立即使用快速短效的吸入性支气管扩张药进行治疗,同时应立即停用本品,对症选择其他治疗。②可见同类药物的不良反应有心律失常、关节痛、肌痛、肌肉痉挛、皮疹、水肿、血管神经性水肿、库欣(兴)综合征、肾上腺功能抑制、儿童和青少年发育迟缓、骨矿物密度降低、白内障和青光眼、心悸、口咽部不适、声嘶、感冒、上呼吸道感染、声音嘶哑或沙哑等。③干粉吸入剂不适用于哮喘急症,宜选用短效速效支气管扩张药如沙丁胺醇;运动员慎用。过敏者禁用。

【制剂规格】 干粉吸入剂(准纳器)50μg/100μg×60 泡/准纳器;50μg/ 250μg×60 泡/准纳器;50μg/500μg×28 泡/准纳器,60 泡准纳器。气雾剂 25μg/50μg×60 揿/瓶,120 揿/瓶;25μg/125μg×60 揿/瓶,120 揿/瓶;25μg/ 250μg×60 揿/瓶,120 揿/瓶。

妥洛特罗(氯丁喘氨、喘舒、妥布特罗、Tulobuterol)

【作用特点与用途】 本品为肾上腺素能 β 受体兴奋药。对 $β_2$ 受体有较高的选择性激动作用,对支气管平滑肌具有强而持久的扩张作用,此作用弱于异丙肾上腺素,但明显强于氯丙那林,约与沙丁胺醇(舒喘灵)相近,而对心脏的兴奋作用较小,仅为沙丁胺醇的 1/30。此外,本品还有较强的抗过敏及促进呼吸道纤毛运动和镇咳作用。本品口服后吸收迅速,1h 左右达血药浓度峰值。主要分布于肝、肾、呼吸道及胃肠道。其代谢缓慢,故作用持久。代谢物和原药随尿及粪排泄。用于各种类型支气管哮喘及慢性支气管炎。

【用法用量】 口服:每次 0.5~2mg,3/d。糖浆剂成年人每次 10~15ml, 3/d;儿童每次 5~10ml,3/d。

【不良反应】 偶见手颤抖、心悸、心律不齐、口干、头痛、眩晕、恶心、食欲缺乏及腹泻等,停药后可自行消失。

【注意事项】 甲状腺功能亢进、高血压、心脏病、糖尿病病人及孕妇慎用。须避免与肾上腺素、异丙肾上腺素、儿茶酚胺配伍使用,以防引起心律不齐及心动过速。

【制剂规格】 片剂:0.5mg。糖浆剂:每 100ml 含本品 10mg,盐酸溴己新

200mg,盐酸异丙嗪 60mg。

吡布特罗(吡丁舒喘宁、Pirbuterol、Pyrbuterol)

【作用特点与用途】 通过兴奋交感神经的 β_2 受体扩张支气管,对气管平滑肌有良好的特异性。与其他支气管扩张药比较,对心脏的影响较小。对气管平滑肌的选择性为沙丁胺醇的 7 倍,氨茶碱的 74 倍,异丙肾上腺素的 258 倍。给药后 0.5~1h 症状开始得到改善,作用持续 7~8h,对中心气道及周围气道狭窄均有改善作用。1 次口服本品 10mg,15mg 或 25mg,血药浓度在 2~3h 后达峰值,6~8h 后减少一半,24h 后降至检出限度以下,给药后 48h 内原形药排出 10.3%。本品主要与硫酸结合,结合物为 42.3%。血浆蛋白结合率平均为 28.2%。用于缓解因支气管哮喘、慢性支气管炎、肺气肿等阻塞性肺病的呼吸困难症状。

【用法用量】 口服:每次 10~15mg,3/d。

【不良反应】 主要有震颤、心悸、头痛及口渴,减量或停药后可逐渐消失。

【注意事项】 甲状腺功能亢进、高血压、器质性心脏病及孕妇慎用。若连续过量应用,可引起心律失常,尤其与肾上腺素或异丙肾上腺素等合用,更易发生严重心律失常。该药对变态反应原所致皮肤反应有抑制作用。

【制剂规格】 胶囊剂:10mg,15mg。吸入剂:每喷含本药 0.2mg。

环仑特罗(意欣、Cycloclenbuterol)

【作用特点与用途】 本品为强效选择性 β_2 受体激动药,其松弛支气管平滑肌作用强而持久,但对心血管系统影响较小。其支气管扩张作用约为沙丁胺醇的 100 倍,故用药量极小,哮喘病人口服本品每次 30μg,可明显增加每秒肺活量(FEV_1)和最大呼气流速(FEF),降低气道阻力。其平喘疗效与间羟叔丁肾上腺素(每次 5mg,3/d)相近,即较后者强 165 倍。本品尚能增强纤毛运动和促进痰液排出,这也有助于提高平喘疗效。本品口服 15min 起效,2~3h 血药浓度达峰值,作用时间可维持 6~8h。用于防治支气管哮喘及哮喘型支气管炎、肺气肿等呼吸系统疾病所致的支气管痉挛。

【用法用量】 口服:每次 20~40μg,3/d。舌下含服:每次 60~120μg,先舌下含服,待哮喘缓解后,将所余部分用温水送下。或遵医嘱。

【不良反应】 少数患者可见轻度心悸、手指震颤、头晕等不良反应,一般用药过程中自行消失。

【注意事项】 心律失常、高血压、甲状腺功能亢进患者慎用。

【制剂规格】 片剂:20μg,40μg。膜剂:60μg,120μg(其中 1/3 为速效膜,

2/3 为缓释长效膜,前者舌下含服,后者吞服)。

班布特罗(帮备、喘安苏、Bambuterol、Bambec)[保甲]

【作用特点与用途】 班布特罗是肾上腺素 β_2 受体激动药特布他林的前体药物,主要是激活 β_2 受体,对支气管平滑肌产生松弛作用,抑制内源性致痉物的释放,并抑制由内源性介质引起的充血水肿,以及增加黏膜纤毛的清除能力。口服班布特罗,$t_{1/2}$ 约 13h,其活性代谢物特布他林 $t_{1/2}$ 约 17h,主要经肾排泄。用于支气管哮喘、慢性支气管炎、肺气肿及其他伴有支气管痉挛的肺部疾病。

【用法用量】 口服:成年人推荐起始剂量为 10mg,每日睡前服用 1 次。视病人具体情况,1~2 周后部分患者可能需要每天睡前服用 1 次 20mg。肾功能不全患者(GFR≥50ml)建议起始剂量为 5mg。

【不良反应】 震颤、头痛、强直性肌肉痉挛及心悸等不良反应,为一般拟交感神经胺类药物所共有的特性。不良反应具有剂量相关性,不良反应大部分在治疗 1~2 周后会自然消失。

【禁忌证】 对特布他林或药片中各种成分及拟交感胺类药物过敏的病人禁用。

【注意事项】 ①对拟交感神经胺药物敏感性增加的患者、严重肝肾功能不全患者慎用本品;②药物过量可能导致血中特布他林浓度升高,其症状同特布他林过量,如头痛、焦虑、震颤、强直性肌肉痉挛、心悸、心律不齐等症状,特布他林过量甚至会发生血压下降的现象;③β_2 激动药会增加血糖浓度,患有糖尿病者服用本品建议调整降糖药物。

【药物相互作用】 ①与其他拟交感胺类药合用引起不良反应加重;②由于班布特罗部分地抑制血浆中胆碱酯酶活性,故可延长琥珀酰胆碱的肌肉松弛作用,并具有剂量依赖性,但可完全恢复;③β_2 受体抑制药,尤其是非选择性 β_2 受体抑制药可部分或完全抑制 β_2 受体激动药的作用。

【制剂规格】 片剂:10mg,20mg。胶囊剂:10mg,每盒 6 粒。

利米特罗(哌喘定、立灭喘、Rimiterol)

【作用特点与用途】 本品为短效选择性 β_2 受体激动药,其平喘作用与异丙肾上腺素相似,但心脏兴奋作用甚微。支气管哮喘、哮喘型支气管炎等。

【用法用量】 气雾吸入:每次 0.1~0.5mg,重复用药须间隔 1h 以上,不超过 8/d。

【注意事项】 偶有心动过速、震颤等反应;甲状腺功能亢进者慎用。其余

参阅 β_2 受体激动药。

【制剂规格】　气雾剂:含利米特罗 0.5%,1%。

比托特罗(双甲苯喘定、Bitolterol)

【作用特点与用途】　本品为选择性 β_2 受体激动药,缓解支气管哮喘、哮喘型支气管炎和其他呼吸系统疾病引起的支气管痉挛,其效与间羟叔丁肾上腺素相当。用于支气管哮喘、哮喘型支气管炎等。

【用法用量】　口服:每次 $4\sim8mg$,$3/d$。

【注意事项】　偶见有头痛、手指震颤、心悸、胃肠道反应;高血压、甲状腺功能亢进、糖尿病患者等应慎用。其余请参阅 β 受体激动药。

【制剂规格】　片剂:$4mg$。

瑞普特罗(苯丙喘宁、Reproterol、Bronchospasmin)

【作用特点与用途】　本品为选择性 β 受体激动药,其扩张支气管作用强于间羟异丙肾上腺素,对心血管系统影响较小。临床适应证同利米特罗(哌喘定)。用于支气管哮喘、哮喘型支气管炎等。

【用法用量】　口服:每次 $10\sim20mg$,$3/d$。气雾吸入:每次 $0.5\sim1mg$。缓慢注射:每次 $0.09mg$,必要时 $10min$ 后重复 1 次。

【注意事项】　偶见心悸、手指震颤、眩晕、不安等;心肌梗死、甲状腺功能亢进、嗜铬细胞瘤患者应禁用。其余请参阅 β_2 受体激动药。

【制剂规格】　片剂:$10mg$。气雾剂:0.5%,1%。注射剂:$0.09mg$。

马布特罗(Mabuterol)

【作用特点与用途】　本品为选择性 β_2 受体激动药。其对支气管平滑肌的松弛作用及对组胺、慢反应物质 A 释放的抑制作用,均比异丙肾上腺素、沙丁胺醇及丙卡特罗强。尚可降低痰液黏度,增加纤毛输送痰液的速度。本品 $t_{max}2\sim3h$,$t_{1/2}$ $19.5h$。经肝代谢后主要从尿中排出,$24h$ 尿中排出药量的 42.7%。用于支气管哮喘、慢性支气管炎及肺气肿等慢性阻塞性肺病等所致的呼吸困难。

【用法用量】　口服:成年人每次 $50\mu g$,儿童每次 $1\mu g/kg$,$2/d$,早上及睡前各 1 次。

【注意事项】　偶见皮疹、口干、心动过速、心律失常、震颤、头痛等。连续过量使用,可致心律失常甚至心脏停搏。甲状腺功能亢进、高血压、器质性心脏病、糖尿病、孕妇、哺乳妇女禁用或忌用。

【制剂规格】 片剂:50μg。

克仑特罗(氨哮素、Clenbuterol、Spiropent)[保乙][典]

【作用特点与用途】 本品为强效选择性 β_2 受体激动药,对支气管肌的扩张作用约为非诺特罗的 25 倍、沙丁胺醇的 100 倍;止喘作用比沙丁胺醇强 10 倍。对心脏的 β_1 受体作用较弱。尚有抗过敏及明显增强支气管纤毛活动的作用和排出痰液作用。口服起效时间约 10min,2~3h 达血药峰浓度,作用维持 5~6h。气雾吸入 5~10min 起效,维持时间 2~4h。用于支气管哮喘和哮喘型支气管炎等。

【用法用量】 口服或舌下含服:成年人 20~40μg。气雾吸入:每次 10~20μg,3/d。栓剂直肠给药:每次 60μg,1~2/d。膜剂含于舌下,数分钟哮喘缓解后吞服,每次 1 格,1~2/d。儿童剂量酌减。

【注意事项】 并发甲状腺功能亢进、心律失常或高血压者慎用。

【不良反应】 短暂头晕、轻度震颤或心慌。舌下膜剂仅见口干、心悸、手颤。

【制剂规格】 片剂:20μg,40μg。气雾剂:每瓶 2mg。栓剂:60μg。速效膜:40μg。长效膜:80μg。

丙酸倍氯米松(启尔畅、必可酮、Beclometasone Dipropionate、Foster)[保乙]

【作用特点与用途】 丙酸倍氯米松为人工合成的强效肾上腺皮质激素类药物,是倍氯米松的二丙酸酯,有抗炎、抗过敏等作用,能抑制支气管渗出物,消除支气管肿胀,解除支气管痉挛。常联合吸入性糖皮质激素+长效 β_2 受体激动药,如福莫特罗(舒张支气管平滑肌并痉挛,有抗变态反应作用;体外试验表明,福莫特罗与 β_2 受体的激动活性比 β_2 受体高 200 倍)。临床适用于使用吸入性糖皮质激素和"按需"用短效 β_2 受体激动药疗效不佳,或使用吸入性糖皮质激素和长效 β_2 受体激动药已获得控制者。但不推荐本品用于哮喘急性发作的治疗。

【用法用量】 ①18 岁及以上成年人的推荐剂量:每日 2 次,每次 1~2揿,但不超过每日 4 揿。②儿童和 18 岁以上青少年的推荐剂量需有经验医生评估后确定是否使用本品,由于资料有限,目前尚不推荐本品在儿童和 18 岁以下者使用。

【不良反应】【注意事项】 ①和所有肾上腺糖皮质激素和 β_2 受体激动药一样,可见的不良反应有诱发感染和传染,代谢和营养异常,发声困难,咽喉刺激感、口腔真菌感染、口腔念珠菌病等。②使用本品漱口或清洗口腔或刷牙可减少发声困难和念珠菌病的发生率。有症状的念珠菌病可以给予局部抗真菌治疗,无须停用本品。③患有心律失常、特发性主动脉瓣下狭窄、肥大性阻塞性心肌病、重度心脏病、动脉硬化、高血压、动脉瘤、甲亢、糖尿病、嗜铬细胞瘤、低钾血症等患者均应慎用并咨询医生。④用药前仔细阅读药品说明书。

【制剂规格】　复方气雾剂:每瓶含丙酸倍氯米松 $100\mu g$,富马酸福莫特罗 $6\mu g$,辅料为乙醇、盐酸和抛射剂(HFA$_{134a}$)。气雾剂:每瓶 200 喷(揿),每喷(揿)$50\mu g$。

非诺特罗(酚丙喘宁、Fenoterol)

【作用特点与用途】　本品为选择性 β_2 受体兴奋药,其扩张支气管平滑肌的作用较异丙肾上腺素和沙丁胺醇强而持续时间长。吸入给药后起效迅速,支气管扩张作用可维持 8h 左右。本品有抗变态反应作用,能抑制肥大细胞释放组胺,抑制被动皮肤过敏反应及实验性哮喘。此外,本品还能促进呼吸道纤毛运动,增加呼吸道黏液的清除作用。由于其安全性较好,故适用于各型支气管哮喘,对儿童急性支气管痉挛有良好疗效。若与氨茶碱或异丙托溴铵并用,疗效更好,对过敏性鼻炎亦有效。

【用法用量】　气雾吸入:每次揿 1~2 下(每揿 1 下 0.2mg),给药 1 次一般可以奏效,特别严重的病例,如在 5min 后呼吸未见明显改善,可第 2 次给药,但此后 3h 内不能再给药。

【不良反应】　治疗剂量时不良反应轻,偶见手指震颤、心悸、心动过速、头晕及头痛等。药物过量时上述反应加重。此外尚可有胸闷、收缩压增加、舒张压下降等不良反应。

【注意事项】　甲状腺功能亢进、主动脉瓣狭窄及心动过速者禁用。孕妇忌用。糖尿病、器质性心血管病慎用本品。

β-肾上腺素能药、抗胆碱能药、黄嘌呤衍生物和皮质激素类可增强本品的作用。

【制剂规格】　片剂:2.5mg。气雾剂:0.5%溶液(2.5mg/5ml),气雾剂每揿 1 次给药 0.2mg。

丙卡特罗(美喘清、施泰舒、Procaterol)[保乙]

【作用特点与用途】　本品为 β 受体兴奋药,具有明显的支气管扩张作用。它对 β_2 受体具有高度选择性,且作用强而持续时间长。本品有较强的抗过敏作用,豚鼠肺切片试验显示,它对用白蛋白诱发组胺释放的抑制作用比异丙肾上腺素强 10 倍,比沙丁胺醇强 100 倍。人体试验表明,本品能抑制哮喘病人以乙酰胆碱喷雾剂诱发的支气管收缩反应,并有轻微增加支气管纤毛运动的作用。本品可迅速自胃肠道吸收,1~2h后在血浆、组织及主要器官中能达到最高浓度。其分布以肝、肾中浓度最高,肺、支气管次之,但在中枢及末梢神经系统则很低。本品主要在肝及小肠中代谢,由尿液及粪便排出体外,其 $t_{1/2\alpha}$ 为 3h, $t_{1/2\beta}$ 为 8.4h。用于对由支气管哮喘、喘息性支气管炎、慢性支气管炎及肺气肿等引起的气道阻塞导致的呼吸困难有缓解作用。

【用法用量】 口服:成年人每次 2 片(50μg),1/d,临睡前口服,或 2/d,早晨及临睡前口服。6 岁以上小儿每次 25μg,1~2/d。

【不良反应】 主要为心悸、头痛、鼻塞、嗜睡、胃部不适及肌颤等,停药后即可恢复正常。

【注意事项】 甲状腺功能亢进、高血压、心脏病及糖尿病病人慎用本品。连续过量使用时,会因心律失常导致心搏骤停,故应注意勿过量服用。孕妇、新生儿、幼儿忌用。本品与肾上腺素与异丙肾上腺素等儿茶酚胺类并用时会引起因心律不齐而产生心跳停止,故应避免合并用药。

【制剂规格】 片剂:25μg。

特布他林(博利康尼、喘康速、Terbutaline、Bricanyl)[保甲]

【作用特点与用途】 本品是一种主要作用于支气管平滑肌和子宫肌层的选择性 β_2 肾上腺素能受体激动药。由于本药的特殊结构,避免了体内 COMT(儿茶酚-O-甲基转移酶)和 MAO(单胺氧化酶)两种酶的代谢破坏,故在体内存留时间较长,作用时间可达 8h。本品除特异性选择性地作用于支气管平滑肌 β_2 受体而扩张支气管外,尚可抑制内源性致痉物质的释放与内源性递质所引起的支气管黏膜水肿,提高受损黏膜纤毛的清除能力,促使稠厚的黏液排出。在改善肺通气的同时,可降低肺动脉压,减轻心脏后负荷,降低外周阻力及增加心排血量。慢性病人长期服用本药,不致引起肺功能的降低。本品服用后 1~1.5h 血药浓度达峰值,有效血药浓度为 1.6~6ng/ml,在该范围内血浆浓度与肺功能的改善呈正比。用于支气管哮喘、慢性支气管炎、肺气肿及其他肺疾病所致的支气管痉挛。除可用于治疗过敏性哮喘外,尚有预防过敏性哮喘的作用,其效果明显优于色甘酸钠。亦可预防运动诱发的哮喘。

【用法用量】 ①片剂口服:成年人开始1~2周每次 1.25mg(半片),2~3/d,以后可增加至每次 2.5mg(1 片),3/d;饭后服。必要时可增至每次 5mg,3/d。儿童剂量为每次 1.25mg,2~3/d。②注射剂宜缓慢静脉滴注:0.25mg 溶于100ml 生理盐水中,0.0025mg/min;2~3/d。③吸入剂、气雾剂须遵医嘱用。

【不良反应】 口服本品很少有不良反应,偶有震颤与心悸。震颤在连续用药数日后可自行消失,心悸在减量后亦会消失。

【注意事项】 慎用于心血管疾病与甲状腺功能亢进的病人。在必须中止妊娠的情况下,如死胎、宫内感染、严重妊娠毒血症时,均须停用本药。β₂受体激动药有增高血糖的作用,因此糖尿病病人开始使用本药时应额外控制血糖。

【制剂规格】 片剂:2.5mg。冰干粉针剂:0.25mg。气雾(吸入)剂:400喷/10ml,0.25mg/喷(揿)。

左沙丁胺醇(舒喘灵、Salbutamol)[保甲/乙]

【作用特点与用途】 本品为选择性 β₂ 受体激动药。其支气管扩张作用与异丙肾上腺素相等,但对心脏心律增加仅为后者的 1/10。尚可抑制肥大细胞等致敏细胞释放过敏反应介质,呈抗过敏作用。左沙丁胺醇比沙丁胺醇作用强 1 倍。用于防治支气管哮喘、哮喘型支气管炎、肺气肿的支气管痉挛。

【用法用量】 ①预防哮喘发作多用口服剂:成年人每次 2~4mg,3/d。②制止哮喘发作多用气雾剂、雾化溶液或粉剂及注射剂:气雾吸入,每次 1~2 揿(0.1~0.2mg),3~4/d。粉雾吸入:成年人每次 0.4mg,3~4/d。儿童剂量减半。可酌情增减。③静脉注射或滴注:每次 0.4mg,用 5% 葡萄糖注射液或生理盐水 20ml(静脉注射),100ml(静脉滴注)稀释应用,亦可 0.4mg 肌内注射,4h 后可重复给药。

【不良反应】 少数人可有恶心、头痛、头晕、手指震颤等;剂量过大时,可致心动过速、血压波动。一般减量可恢复,严重时停药。

【注意事项】 ①长期用药亦可形成耐受性,不仅疗效降低,且可能使哮喘加重。②β受体阻滞药如普萘洛尔等能拮抗本品的支气管扩张作用,故不宜合用。③心血管功能不全、高血压和甲状腺功能亢进者慎用。

【制剂规格】 吸入气雾剂:每揿 100μg,每罐 200 揿。吸入溶液剂:100mg/20ml,50mg/10ml。片剂:2mg(硫酸沙丁胺醇 2.4mg)。注射剂:0.4mg/2ml。

糠莫米松(Mometasone Furoate)[保乙][基]

【作用特点与用途】 局部用肾上腺糖皮质激素药物,能抗炎、平喘。用于预防和治疗过敏性鼻炎、支气管哮喘。

【用法用量】 鼻孔喷雾吸入:每次 1~2 喷,遵医嘱用。12 岁以下儿童每鼻孔每次 1 喷。

【制剂规格】 喷鼻剂:每支 60 喷(每喷 50μg)。

噻拉米特(羟哌苯酮、Tiaramide)

【作用特点与用途】 本品有消炎、镇痛、解热、抗过敏作用;能抑制肥大细胞释放组胺,选择性拮抗前列腺素 F-2α 等。口服 t_{max} 仅 20min,吸收后在组织中浓度比血中高 2～4 倍,24h 内经尿中排完。用于支气管哮喘。

【用法用量】 口服:每次 50～100mg,3～4/d。

【不良反应】 可有食欲下降、水肿等反应。

【制剂规格】 片剂:50mg。

孟鲁司特(顺尔宁、Montelukast)[保甲]

【作用特点与用途】 本品为高选择性半胱氨酰白三烯受体拮抗药。可缓解白三烯介导的支气管炎症和痉挛状态,减轻白三烯所致的激惹症状,改善肺功能。用于预防哮喘,尤其是对阿司匹林敏感的哮喘,以减少发作次数和症状,减少对激素的依赖,对激素已耐药的患者改用本药亦有效;预防哮喘发作。

【用法用量】 口服:①成年人及 15 岁以上者每次 10mg,1/d。②6－14 岁者每日 1 次 5mg;2－5 岁者每日 1 次 4mg;睡前服用咀嚼片。

【注意事项】 ①本品仅用于预防哮喘,对急性哮喘发作无效;②可有轻度头痛、头晕、胃肠道反应等;③妊娠、哺乳妇女及幼儿慎用。

【制剂规格】 普通片剂:10mg。咀嚼片:4mg,5mg。

安来占诺(安来仙司、Amlexanox)

【作用特点与用途】 本品为抗白三烯类平喘药。用于支气管哮喘、变态反应性鼻炎。参阅吡嘧司特。

【用法用量】 口服:成年人每次 25～50mg,于早、晚及睡前各服 1 次。

【注意事项】 ①不良反应发生率为 12%,可见皮疹、瘙痒、恶心、呕吐、腹痛、腹泻、心悸、头痛、眩晕,偶见肝肾功能损害、嗜酸性粒细胞增多等;②妊娠及哺乳妇女慎用。

【制剂规格】 片剂:50mg。

吡嘧司特(哌罗司特、Pemirolast)

【作用特点与用途】 本品为抗白三烯类平喘药。能强效抑制细胞外钙内流和细胞内钙的释放,能抑制磷酸二酯酶活性,升高细胞内 cAMP 水平,也能抑制花生四烯酸的释放和代谢。对抗原-抗体反应也有抑制作用,可减轻被动皮肤过敏反应和实验性哮喘症状。用于预防和减轻支气管哮喘发作(但不能迅速缓解急性哮喘发作)。

【用法用量】　口服:成年人每次 10mg,2/d,于早、午或睡前服用。

【注意事项】　参阅安来占诺。尚可见血小板计数增加。

【制剂规格】　片剂:10mg。

异丁司特(依布拉特、Ibudilast)

【作用特点与用途】　本品为抗白三烯类平喘药,有抗过敏、抗炎和扩张支气管的作用。用于减轻支气管哮喘患者的呼吸困难,改善脑梗死后遗症、脑出血后遗症和脑动脉硬化患者的自觉状态和症状。

【用法用量】　口服:成年人每次 10mg,2/d。

【注意事项】　参阅吡嘧司特。偶见肝功能减退及直立性低血压。脑内出血而尚未完全止血者禁用。

【制剂规格】　缓释片、胶囊剂:10mg。

齐留通(苯噻羟脲、Zileuton)

【作用特点与用途】　本品为选择性口服 5-脂氧合酶(5-LOX)抑制药,能防止白三烯的生物合成,也可拮抗白三烯产物 LTB_4 的作用;抑制白三烯的收缩支气管和致炎作用,有抗过敏、抗炎之效。用于哮喘,尤其是抗原、阿司匹林等所致气管、支气管痉挛性收缩,可改善肺功能。

【用法用量】　口服:成年人每次 200～600mg,4/d。小儿酌减。

【注意事项】　偶见肝酶升高,停药后可恢复。孕妇、哺乳期妇女慎用。

【制剂规格】　片剂:200mg,400mg。

色甘酸钠(咽泰、Sodium Cromoglicate)[保乙][典][基]

【作用特点与用途】　在抗原攻击前给药,可预防速发型和迟发型过敏性哮喘,亦可预防运动和其他刺激诱发的哮喘。对哮喘的预防作用不如肾上腺皮质激素。口服喷雾吸入生物利用度 10%,吸入剂量的 80%以上沉着于口腔和咽部,并被吞咽入胃肠道。吸入 t_{max} 为 10～20min,血浆蛋白结合率 60%～75%。肝肾中分布较多,血浆 $t_{1/2}$ 为 1～1.5h,经胆汁和尿排泄。用于支气管哮喘、过敏性鼻炎、溃疡性结肠炎和直肠炎,以及过敏性湿疹、皮肤瘙痒症。

【用法用量】　①预防支气管哮喘发作,对轻度哮喘可能有治疗作用。干粉吸入:每次 20mg,4/d;症状减轻后 40～60mg/d;维持量 20mg/d。气雾吸入:每次 3.5～7mg,3～4/d;最大剂量:32mg/d。②其他用途遵医嘱,见说明书。③如吸入色甘酸钠干粉引起支气管痉挛,可提前数分钟吸入选择性 β_2 受体激动药,如沙丁胺醇等。如果儿童不能耐受吸入干粉或气雾剂,可以改为吸入上述制剂的雾化溶液。

【不良反应】【注意事项】 ①肝肾功能不全者、孕妇、哺乳期妇女慎用。②勿中途停药,以免哮喘复发;宜在哮喘易发作季节前1～3周用药。③对其过敏者禁用。

【制剂规格】 胶囊剂:20mg。气雾剂:700mg/14g(每揿含色甘酸钠3.5mg),700mg/19.97g(每揿含色甘酸钠5mg)。软膏:5% 5g,10% 10g。滴眼液、滴鼻液:2%,每支5ml,8ml。

酮替芬(噻喘酮、敏喘停、Ketotifen)[保乙][典][基]

【作用特点与用途】 本品为口服强效过敏介质阻释药。能抑制哮喘患者的非特异性气管高反应性,拮抗过敏原、组胺、二氧化硫、乙酰胆碱等引起的支气管痉挛(但不能改善痰的性状和黏液纤毛运动)。适用于过敏性支气管哮喘。

【用法用量】 口服:成年人每次1mg,2/d;极量4mg/d。4—6岁者每次0.4mg;6—9岁者每次0.5mg;9—14岁者每次0.6mg;以上儿童均1～2/d。

【不良反应】【注意事项】 ①过敏体质、孕妇、哺乳期妇女均慎用。②对其过敏者、驾车、机械操作者、高空作业者禁用。③常见嗜睡、倦怠、口干、恶心等胃肠道反应;偶见头痛、头晕、迟钝、体重增加。

【制剂规格】 片剂、胶囊剂:0.5mg,1mg。溶液剂:1mg/5ml。

异丙托溴铵气雾剂(爱喘乐、Ipratropine Inhaler、Atrovent)

【作用特点与用途】 本品是阿托品的衍生物,是一种抗M胆碱类平喘药,其抗胆碱作用较阿托品强。本品吸入40～80μg,对哮喘的疗效约与吸入阿托品2mg等效,吸入40μg较沙丁胺醇(舒喘灵)200μg作用为强,且持续时间更长。虽然本品吸入后数分钟内即起效,但一般需0.5～2h才能达到最大效应,持续时间4～6h。本品对支气管有很高的选择性,有很强的支气管扩张作用,仅在吸入平喘剂量的100～500倍时,才出现唾液分泌抑制和心动过速。本品作为气雾吸入后,90%药物分布于口腔和上呼吸道内,吞下后仅5%被吸收,吸收的药物主要分布于胃肠道、肝与肾中。消除$t_{1/2}$为3～4h。用于慢性支气管炎、支气管哮喘及喘息性支气管炎。尤其适用于不能耐受β_2激动药的病人。

【用法用量】 吸入:每次40～80μg,3～4/d。

【不良反应】 少数病人吸入后有暂时性口干及喉部痒感。20%～30%的病人感觉有不良的味道。长期给药,对血液、肝、肾及视力等均无不良反应。

【禁忌证】　禁用于青光眼及幽门梗阻患者。

【注意事项】　与沙丁胺醇、茶碱或色甘酸钠等平喘药有协同作用。

【制剂规格】　气雾剂:0.025% 20ml。

氟替卡松(辅舒酮、辅舒良、Fluticasone)[保乙][基]

【作用特点与用途】　其脂溶性为已知吸入性激素平喘药中占首位,在呼吸道内浓度和存留时间较长,故局部抗炎活性更强。t_{max} 为 0.5h。平喘起效比地奈德快,生物利用度仅 21%,全身作用少,肝清除率高,清除 $t_{1/2}$ 为 3.1h,全身不良反应很少。雾化吸入用于慢性持续性哮喘的长期治疗;亦可治疗过敏性鼻炎。

【用法用量】　喷雾吸入给药:①16 岁以上支气管哮喘,200～2000μg/d,分 2 次。5－16 岁者 100～400μg/d;5 岁以下者 100～200μg/d。维持量亦应个体,以减至最低剂量又能控制症状为准。一般每次 1～2 喷吸入。②过敏性鼻炎,鼻喷吸入:每次 50～200μg,2/d。

【制剂规格】　气雾剂:每瓶 60 喷、120 喷;每喷 25μg,50μg,125μg,250μg。喷鼻剂:每瓶 120 喷,每喷 50μg。

附:氟替卡松沙美特罗气雾剂　每瓶·120 喷、200 喷。用法同氟替卡松气雾剂。

布地奈德(布地缩松、普米克、Budesonide、Pulmicort)[保甲]

【作用特点与用途】　本品为皮质类固醇激素。吸入后能缓解支气管痉挛,对支气管哮喘有良好疗效。对肺局部有抗炎作用,但却无皮质激素的全身性作用。长期使用耐受性良好。适用于支气管扩张药或抗变态反应药治疗无效的支气管哮喘。本品配有特别设计的喷雾吸入器,使气溶胶发射剂蒸发,可减慢雾滴速度,降低药物在口腔内的残留量。与福莫特罗合用呈协同作用。适用于支气管扩张药或其他抗过敏反应药物治疗无效的支气管哮喘。

【用法用量】　成年人吸入:每次 200μg,2/d(早、晚各 1 次),在喘息严重阶段,剂量可酌情增加至 1.2mg/d。病情已经充分控制的病人,剂量可减至 400μg/d 以下,但不少于 200μg/d。儿童用量为每次 50～200μg,2/d,剂量不超过 400μg/d。布地奈德福莫特罗粉吸入剂:每次 1 吸。

【不良反应】　偶有咽喉部刺激及声嘶。某些病人可能因药物沉积于口腔而引起口咽部念珠菌感染。若使用经过特殊设计的吸入器,可使药物在口腔内沉积减少,因而念珠菌感染的发生率降低。一旦发生此类感染,局部应用抗真菌药治疗,大多可奏效,不必终止治疗。

【注意事项】 慎用于肺结核及气道有真菌或病毒感染者。避免于妊娠期给药。依赖口服激素的病人在改用本品治疗时,须特别注意,应在病情相对处于稳定期开始使用本品,在开始10d之内并用口服激素,以后逐渐减少口服激素量,每日可以减少泼尼松龙大约1mg,直至口服剂量减到与本品合用可使呼吸容量稳定的最低水平。若有严重感染、创伤、外科手术等应激状态时应增加口服激素的剂量。伴有痰变稠厚及阻塞等急剧变化,应在短期内补充口服皮质激素。由口服疗法改为本品,可能使激素的全身作用降低,引起变态反应或关节炎症状,如鼻炎、湿疹及肌肉关节酸痛等,应给予相应处理。

【制剂规格】 气雾剂:每支200mg(每喷200μg)。每支10mg(每喷50μg)。1.28mg/ml,每喷64μg。布地奈德福莫特罗粉吸入剂:每盒1支,每支60吸。

海索那林(息喘酚、Hexoprenaline)

【作用特点与用途】 本品为β_2受体激动药。对β_2受体有较高的选择性。其扩张支气管平滑肌,抑制过敏物质释放,升高血糖等β_2受体激动效应与异丙肾上腺素相仿,而比沙丁胺醇或奥西那林强。但其对心脏的β_1受体的激动作用仅为异丙肾上腺素的1/10,故对心率、血压等心血管系统影响较小。由于本品在体内不被儿茶酚氧位甲基转移酶破坏,因而作用维持时间较长。此外,本品对哮喘病人的动脉血氧分压(PaO_2)无不良影响,对子宫平滑肌的β_2受体亦有较高的选择性激动作用,可松弛妊娠期子宫平滑肌。本品口服、静脉注射、吸入均有效,气雾吸入2~3min即见效,作用可维持3~5h。支气管哮喘病人吸入本品气雾100μg后,平均第一秒钟最大呼气量(FEV_1)增加44%。用于急性支气管哮喘发作、慢性支气管炎及喘息性支气管炎。亦可试用于解除分娩时由子宫收缩过度产生的胎儿窒息状态及早产先兆时的保胎等。

【用法用量】 气雾吸入:每次100~250μg,3~4/d。口服:每次0.5~1mg。3/d。静脉注射:每次5~10μg,于2min内缓慢推注。治疗分娩时胎儿宫内窒息,静脉缓慢注入本品每次10μg,用于早产先兆,则可将本品稀释后静脉滴注。

【不良反应】 少数病人用药后有手指震颤、心慌、心率加快、口干及头晕等不良反应,但一般不严重。

【注意事项】 甲状腺功能亢进、心脏病、糖尿病及高血压病人慎用。

【制剂规格】 片剂:0.5mg。气雾剂:0.6%溶液。注射剂:每支5μg。

强力安喘通(咳喘停、Asmeton Strong)

【作用特点与用途】 本品是复方制剂,由盐酸甲氧非那明(盐酸咳喘宁)、那可丁、氨茶碱和氯苯那敏组成。盐酸甲氧非那明能抑制支气管平滑肌痉挛,在哮喘发作时有镇咳及祛痰作用。那可丁具有镇咳作用,同时也能抑制由于呼吸道的分泌物所引起的炎症。氨茶碱可解除支气管平滑肌痉挛,消除支气管黏膜肿胀。氯苯那敏具有抗组胺作用,对过敏性哮喘尤为适用。因而本品能有效地缓解心源性哮喘或支气管哮喘的发作,抑制咳嗽。由于本药各种成分的综合治疗作用,故对感冒及支气管炎等也有效。用于哮喘、小儿哮喘及由感冒、支气管炎等引起的咳嗽。

【用法用量】 口服:每次 2～3 粒,3/d。儿童用量减半。根据症状及年龄差异适当调整剂量。

【注意事项】 高血压病人慎用。应严格遵守规定的服用剂量。

【制剂规格】 胶囊剂:每粒含盐酸甲氧非那明 12.5mg,那可丁 7mg,氨茶碱 25mg 及氯苯那敏 2mg。

阿米三嗪(都可喜、肺达宁、烯丙哌三嗪、Vectarion、Almitrine)

【作用特点与用途】 本品为抗缺氧药,系通过提高肺泡-毛细血管交换率来增加动脉氧分压、动脉血氧饱和度,降低二氧化碳分压及降低运动时动脉血氧不饱和度,从而增进慢性支气管炎病人的肺功能,减轻呼吸困难等症状,减少继发感染次数。本品口服后 3h 达血药浓度峰值,其蛋白结合率＞99％;$t_{1/2}$ 40～80h。本品及其代谢物主要经胆道途径排泄。主要用于治疗慢性阻塞性肺病伴有低氧血症及慢性呼吸功能衰竭者。

【用法用量】 口服:早晚各服 50mg(饭后)。

【不良反应】 不良反应轻微,主要有消化道反应如恶心、上腹部不适等。

【注意事项】 孕妇不宜服用。有严重肝功能损害时忌用。本品不能用于治疗哮喘发作,治疗无并发症的支气管痉挛时,应先给予支气管扩张药。

【制剂规格】 片剂:50mg。

三、化 痰 药

羧甲司坦(羧甲半胱氨酸、贝莱、Carbocisteine)[保乙][典][基]

【作用特点与用途】 本品是一种黏痰溶解药。作用与溴己新(必嗽平)相似,能使痰液中的黏蛋白二硫键裂解,从而使痰液黏度下降,易于咳出。本品也能使受损的支气管黏膜增进修复,从而达到祛痰止咳效果。本品起效较快,口服4h后即可见明显疗效。适用于慢性气管炎、支气管哮喘、肺结核及肺癌等呼吸道疾病引起的痰液黏稠、咳出困难和气管阻塞等,还可治疗与预防手术后咳痰困难和肺炎并发症等疾病。

【用法用量】 口服:每次0.5g,3/d。

【不良反应】 偶见皮疹、轻度头晕、胃部不适、恶心及腹泻等。

【注意事项】 有溃疡病史者慎用。

【制剂规格】 片剂:0.25g。

氨溴索(沐舒坦、Ambroxol、Mucosolvan)[保甲/乙][典][基]

【作用特点与用途】 本品是一种呼吸道润滑祛痰药,能促进肺表面活性物质的分泌、气道液的分泌及纤毛运动。适用于急性及慢性呼吸道疾病、支气管分泌异常及手术前后呼吸道炎症、支气管扩张等有多量黏痰而不易咳出的患者。

【用法用量】 口服片剂:成年人每次30mg,3/d。长期治疗时,可减为2/d,应于饭后服用。口服液常用以治疗急性呼吸道炎症。痰液较黏稠时,成年人用量为每次10ml,2/d。长期治疗时,剂量可酌情减半,应于饭前服药。亦可用肌内注射、皮下注射或静脉注射:成年人用每支15mg,2~3/d。静脉注射应于2~3min内缓注,推荐每日总剂量为1.2~1.6mg/kg,分2~3次注射。静脉滴注可与葡萄糖、生理盐水、林格液一起滴注。

【制剂规格】 片剂:30mg。溶液剂:30mg/5ml。注射剂5mg/2ml。

乙酰半胱氨酸(痰易净、Acetylcysteine)[保乙]

【作用特点与用途】 本品为呼吸道黏液溶解药,对黏稠的痰液有分解作用。作用机制是本品分子中的巯基能使痰中黏蛋白的二硫键断裂,使黏蛋白分解,从而降低痰液的黏度,使之液化易于咳出。本品对脓痰中的脱氧核糖核酸纤维亦有裂解作用,对白色黏痰或脓痰均有效。用于术后咳痰困难及肺部并发症、急慢性支气管疾病等引起的痰液黏稠、咳痰不利等。

【用法用量】 将本品用蒸馏水稀释配成不同浓度的溶液,给药前应尽可能将病人咽喉或气管内积聚的分泌物用吸引器吸出,以下列3种方式给药:①雾化法:用10%~20%溶液喷雾至咽喉部及下呼吸道;②气管内滴入法:用5%溶液经气管切开套管或插管直接滴入气管,每次0.5~2ml,2~4/d;③气管注入法:用1ml注射器将5%溶液经气管的甲状软骨环骨膜处注入气管腔,每次 0.5～2ml,2/d。

【不良反应】 用药后可有呛咳、呕吐、流涕、支气管痉挛等,偶有咯血。

【禁忌证】 支气管哮喘病人忌用。

【注意事项】 老年病人伴有严重呼吸功能不全者慎用。若恶心、呛咳或支气管痉挛症状很明显,应适当减量或停用,可使用适量异丙肾上腺素以解除支气管痉挛。本药容易与青霉素、头孢类抗生素等发生相互作用,而使抗生素失效,故不宜同时应用。本药与铁、铜等金属及橡胶、氧气、氧化物接触,可发生不可逆性结合而失效,应予避免。

【制剂规格】 喷雾剂:每瓶 0.5g。口服液:500mg/1ml。200mg/1ml。粉剂:100mg。片剂:250mg。

富露施(Flumucil)

【作用特点与用途】 本品有效成分为 N-乙酰-L-半胱氨酸,能使黏蛋白的双硫基(S－S)键断裂而分解黏蛋白复合物,降低痰黏度,使黏痰容易咳出。用于以黏痰分泌物过多为特征的呼吸道感染:轻重症急慢性支气管炎、肺气肿、支气管扩张和黏稠物阻塞的清除。

【用法用量】 口服:颗粒剂:成人 200～300mg,每日 2～3 次。泡腾片:成人 600mg,1/d。急症连服 5～10d;慢性病可连服数月。

【不良反应】 可有或偶见恶心、呕吐;罕见皮疹、支气管痉挛等过敏反应。

【禁忌证】 严重支气管哮喘,糖尿病。

【制剂规格】 颗粒剂:100mg,200mg;泡腾片:600mg。

氯化铵(Ammonium Chloride)[保甲][典]

【作用特点与用途】 刺激性化痰、利尿,并可纠正代谢性碱中毒。用于急性呼吸道炎症时痰黏稠不易咳出者。常与其他止咳祛痰药配成复方制剂应用。

【用法用量】 ①祛痰,口服:成年人每次 0.3～0.6g,3/d。②治疗代谢碱中毒或酸化尿液,静脉滴注,2～20g/d,每小时不超过 5g。或遵医嘱。

【注意事项】【禁忌证】 ①可有胃肠道反应。②本品可增加血氨浓度,肝功能不全者可诱发肝昏迷;肝、肾功能不全者禁用,代谢性酸血症者忌用。不可长期、大量应用。

【制剂规格】 片剂:0.3g。注射液:5g/500ml。

美司坦(半胱甲酯、Mecysteine)

【作用特点与用途】 本品有化痰作用。用于慢性支气管炎、感冒等引起的痰液稠厚和咳痰困难。

【用法用量】 口服,成年人每次 100mg,3/d。雾化吸入:10%溶液 1～3ml,2～3/d。气管滴入或注入:5%溶液 0.2～2ml,2/d。

【注意事项】 过敏体质者、孕妇、哺乳妇、有消化性溃疡病史者均慎用。

【制剂规格】 片剂:100mg。粉剂:0.5g,1g。

稀化黏素(Gelomytol)

【作用特点与用途】 本品为脂溶性挥发油。口服给药经小肠吸收后,再经呼吸道排出,可在呼吸道黏膜起溶解黏液、促进腺体分泌的作用,亦可产生β-拟交感神经效应,激发黏膜纤毛运动,增加黏液移动速度,有助于痰液排出;尚有轻度抗炎、减轻呼吸困难之效。用于急慢性支气管炎、鼻窦炎、支气管扩张、肺结核、硅沉着肺及各种原因所致的慢性阻塞性肺疾病;亦用于支气管造影术后,促进造影剂排出。

【用法用量】 口服:成年人每次 300mg,2～3/d;4—10 岁者每次 120mg,2/d。餐前 30min 整粒吞服。

【注意事项】 偶有胃肠不适;孕妇禁用。

【制剂规格】 胶囊剂:120mg,300mg。

替美司坦(痰特灵、替美斯汀、Telmesteine、Muconorm)

【作用特点与用途】 本品属黏痰溶解剂。可使喉-气管-支气管分泌的黏液黏性下降且有剂量相关性,其溶解或稀释黏痰作用强于乙酰半胱氨酸;尚能促进黏膜纤毛运动并提高黏液清除率。本品通过弹性蛋白酶胶原酶及抑制过氧化反应而起到黏液溶解作用,尚有清除自由基和抗衰老作用,口服吸收良好,分布亦广。用于急性或慢性阻塞性呼吸道疾病黏痰稀释、溶解,以利于咳出清除。

【用法用量】 成人口服,每次将 1 小包药粉溶于少量温开水中服用,3/d;或服糖浆剂,每次 10ml,3/d。

【不良反应】【注意事项】 ①偶见一过性胃部不适、恶心、呕吐等。②消化性溃疡,对本品过敏者禁用。③孕妇、哺乳妇慎用。

【制剂规格】 粉剂:300mg/袋。糖浆剂:300mg/10ml。

福多司坦(Fudosteine)[保乙]

【作用特点与用途】　本品为黏液溶解剂。对气管中分泌黏痰液的环状细胞的过度形成有抑制作用,对高黏度的石藻蛋白的产生有抑制作用,故能降黏痰的黏滞性,易于痰被咳出清除。本品尚能增加浆液性气管分泌作用,对气管炎症有抑制作用。用于咳嗽、慢性支气管炎、支气管扩张症、尘肺病、肺气肿、非定型抗酸菌症等疾病者祛痰。

【体内过程】　本品口服 400mg,1.17h 后达血药峰值(5.69μg/ml),半衰期约 2.7h;禁食时口服可于 0.42h 后达血药峰值(10.19μg/ml),半衰期为 2.2h;老年患者饭后口服本品 400mg,1.94h 后达血药峰值(6.70μg/ml),半衰期 2.2h,与成年人无显著差异。

【用法用量】　口服:每次 0.4g,3/d,餐后服。或遵医嘱调整。

【不良反应】【注意事项】　①可见食欲缺乏、恶心、呕吐;少见腹痛、腹泻、便秘、胸闷、胃痛、胃部不适、胃脘烧灼感、腹胀、口干等。②可有耳鸣,味觉异常;少有头痛、麻木、眩晕;尚有皮疹、斑疹、红斑、瘙痒、荨麻疹等个案报道。

【制剂规格】　片剂、胶囊剂:200mg。

愈创甘油醚(Guaifenesin)

【作用特点与用途】　本品为恶心祛痰药,并有轻微防腐作用。用于慢性气管炎的多痰咳嗽,多与其他镇咳平喘药合用或配成复方应用。

【用法用量】　口服:片剂,每次 0.2g,3～4/d;糖浆,每次 10～20ml,3/d。

【制剂规格】　片剂:0.2g。糖浆剂:2%(120ml)。

愈创木酚磺酸钾(Sulfoguaiacol)

【作用特点与用途】　本品为刺激性祛痰药,促进支气管分泌,使痰液变稀易于咳出,尚有微弱抗炎作用。用于慢性支气管炎、支气管扩张等。多与镇咳药、平喘药配成复方应用。

【用法用量】　口服:每次 0.5～1g,3/d。

【制剂规格】　片剂、胶囊剂:0.25g,0.5g。

标准桃金娘油(Myrtol Standardized)[保乙]

【作用特点与用途】　本品为黏液溶解性祛痰药。用于急慢性鼻窦炎、支气管炎、支气管扩张、慢性阻塞性肺疾病、肺部真菌感染、肺结核、硅沉着肺等;尚可在支气管造影术后使用,以利于造影剂的排出。

【用法用量】 口服:成年人用成年人装,急性患者,每次1粒,3～4/d;慢性患者,2/d。儿童用儿童装,急性患者每次1粒,3～4/d;慢性患者每次1粒,2/d。宜在餐前30min用较多的凉开水送服,勿将胶囊剂掰开或嚼服。

【不良反应】【注意事项】 ①哺乳妇、孕妇慎用;②罕见胃肠道反应,原有的肾结石、胆结石的移动;③偶见变态反应,如皮疹、面部红肿、呼吸困难和循环障碍;④对其过敏者禁用。

【制剂规格】 胶囊剂:成年人装,300mg;儿童装,120mg。

溴己新(溴己铵、必嗽平、Bromhexine)[保甲][典][基]

【作用特点与用途】 本品有较强的黏痰溶解作用。服药后1h起效,t_{max}为4～5h,疗效维持6～8h。用于急性支气管炎、支气管扩张等有多量黏痰而不易咳出的患者。脓性痰患者需加用抗生素控制感染。

【用法用量】 口服:成年人每次8～16mg,3/d。肌内或静脉注射:每次4mg,8～12mg/d。静脉注射时,用5%葡萄糖注射液稀释后使用。气雾吸入遵医嘱。

【不良反应】【注意事项】 偶有恶心、胃部不适,减量或停药后可消失。胃溃疡患者慎用。

【制剂规格】 片剂:4mg,8mg。盐酸溴己新注射液或粉针剂:2mg。气雾剂:0.2%溶液。

溴凡克新(溴环己酰铵、Brovanexine)

【作用特点与用途】 本品为溴己新(必嗽平)的活性代谢物,其祛痰作用与溴己新相同,可使痰中酸性黏多糖纤维断裂,降低痰液黏度,使之液化;还有改善呼吸功能的作用。本品口服或直肠给药吸收良好,服药后3～4h,血中浓度即达高峰,毒性极低。用于急性、慢性支气管炎。

【用法用量】 口服:每次15～30mg,3/d。

【不良反应】 一般并无明显不良反应。

【制剂规格】 片剂:15mg,30mg。

胍西替柳(醋柳愈酯、Guacetisal、Broncaspin)

【作用特点与用途】 本品能延缓缓激肽的支气管痉挛作用,抑制前列腺素的合成,稳定溶酶体膜,防止溶酶体酶外溢,因此具有消炎的作用。本品尚具有化痰作用。服药后吸收良好并迅速进入血液循环,受酯酶作用形成水杨酸愈创木酚酯,然后在肝分解成水杨酸和愈创木酚。药物经肾排泄,部分愈创木酚可经呼吸道排泄。用于急慢性呼吸道炎症,流行性感冒的肺、支气管并发症时的对症治疗。

【用法用量】　口服:成年人每次 0.5g,3/d。直肠栓剂:每次 1.2g,2～3/d。

【不良反应】　过敏者可能出现胃肠道反应或皮疹。

【注意事项】　本品禁用于对水杨酸制剂及对本品过敏者。慎用于胃及十二指肠溃疡、出血及肝硬化。应慎重与抗凝药合用。

【制剂规格】　胶囊:0.5g。混悬剂:0.165g。栓剂:0.5g,1.2g。

厄多司坦(露畅、Erdosteine)

【作用特点与用途】　本品为黏痰溶解前体药物,其分子结构含被封闭巯基(—SH),口服后通过肝生物转化成含三个活性产物—SH,进而使支气管分泌物中黏蛋白的二硫键(S—S)断裂,改变其组成成分和流变性质,减少岩藻糖含量,使痰液溶解、变稀,降低了表面(观)黏度,同时还显著增强受抑制的黏膜纤毛运动,达到有利于痰液排出,缓解咳嗽及改善受抑制的呼吸功能。临床效果评价,本品改善肺功能指标优于氨溴索片,能更有效地改善临床呼吸参数,能改善和增强抗菌药物如环丙沙星治疗慢性阻塞性肺炎急性加重者的疗效,改善和增强了抗生素对支气管黏膜的渗透作用;且不吸附胃肠黏膜蛋白,无明显胃肠道反应,安全性好。几无药物蓄积及代谢活化作用。用于急性和慢性支气管炎痰液黏稠所致的呼吸道阻塞。

【用法用量】　口服:10mg/(kg·d),分 2 次服;或每次 2 片(300mg),2/d。

【不良反应】　可有消化不良、恶心、呕吐、胃痛等胃肠道反应。

【禁忌证】　对本品过敏者,15 岁以下儿童、严重肝肾功能不全者均禁用。

【注意事项】　①避免同服强力镇咳药,亦不能同时服用使支气管分泌物减少的药物;②胃溃疡、十二指肠溃疡患者慎用;③妊娠和哺乳期妇女权衡利弊后用药。

【制剂规格】　片剂:150mg,每盒 12 片。胶囊剂:0.1g。

白葡萄菌片(Staphylococcus Albus Tablets)

【作用特点与用途】　本品系由非致病性白葡萄菌液体培养而获得的灭活干燥菌体制成。有近似可待因的镇咳强度。菌体细胞壁含丰富的胞壁酸,能直接作用于延脑咳嗽中枢,对急性镇咳作用明显,且呈量效关系;有调节自主神经系统功能,抑制呼吸道黏膜腺体分泌,能使痰量明显减少。长期服用本品能产生非特异性免疫作用及增强特异性免疫功能,治疗后植物血凝素(PHA)皮试反应强度及痰液中 IgA 的含量较治疗前明显增加。与抗菌药物合用,对急性炎症疗效更佳。用于单纯性慢性支气管炎及各种急慢性呼吸道疾病引起的多痰和咳嗽。

【用法用量】 口服:每次 3~4 片,3/d。

【临床验证】 本品用于治疗急慢性气管炎引起的多痰、咳嗽、咽炎、肺结核、吸烟及各种呼吸道疾病引起的多痰、咳嗽,临床效果较好,未见明显不良反应。

【制剂规格】 片剂:16 片×2 板,20 片×2 板。

阿法脱氧核糖核酸酶(Darnase Alfa、Pulmozyme)

【作用特点与用途】 本品由天然人脱氧核糖核酸酶重组形成,含有 260 个氨基酸,在排列序上与天然人的 DNA 酶完全一样,其治疗肺囊性纤维化的作用像一把"分子剪刀",选择性切开细胞外的脱氧核糖核酸,使分泌物黏性降低并易于咳出。本品不能穿透正常的细胞膜,因此不损伤在活细胞内的 DNA。临床上与常规治疗方法结合在一起治疗肺囊性纤维化。

【用法用量】 吸入:本品溶液经压缩空气驱动的雾化器产生气雾溶液,多数病人每日吸入 1 次(2.5mg)。

【不良反应】 不良反应不比安慰剂多。可有咽痛、声嘶、喉炎、胸痛、结膜炎,多属轻微。

【注意事项】 学会雾化器和压缩器给药,本品不可稀释或混入其他药物的雾化器中,1 次剂量给药,需要 10~15min。2~8℃冷藏。

【制剂规格】 安瓿剂:2.5mg/2.5ml。

四、抗炎、抗过敏及其他药

泛福舒(Broncho-Vaxom、Bacterial Lysates)

【作用特点与用途】 本品为以下 8 种细菌的溶解产物:流感嗜血杆菌、肺炎双球菌、肺炎克雷伯菌、臭鼻克雷伯菌、金黄色葡萄球菌、草绿色链球菌、化脓性链球菌、卡他奈瑟菌。对实验性感染有预防作用,对巨噬细胞和 B 淋巴细胞有刺激作用,可增加细胞因子的合成及增加呼吸道黏膜的免疫球蛋白分泌。本品能刺激人体外周血单核细胞和肺泡中巨噬细胞活性,加快 T 淋巴细胞成熟,提高唾液分泌型 IgA 和支气管肺泡灌注中 IgA 水平;通过刺激人黏膜免疫系统的非特异性和特异性免疫达到上述免疫效果。尚可增强机体对呼吸道感染的抵抗力,如减少发病率、缩短病程、减轻病情、降低复发率等。临床上,联合用药用于治疗下述各种感染及其复发和向慢性转化:急慢性支气管炎、腭扁桃体炎、咽炎、喉炎、鼻炎、鼻窦炎、中耳炎、对常规抗生素耐药的感染、呼吸系统病毒感染的细菌并发症,尤其是儿童和老年人。

【用法用量】　口服:控制急性期,早晨空腹口服 7mg,至少用 10d;如果需联用抗生素,则最好从开始就合用。巩固及预防治疗,每日晨空腹服 7mg,连服 7d,停 20d;然后重复用药;连续 3 个月为 1 个疗程。儿童用药:6 个月至 12 岁儿童,每次 3.5mg,用药方法与成年人同。

【不良反应】　偶见胃肠功能紊乱如恶心、腹泻;皮肤反应如红斑、皮疹、瘙痒;咽部刺激、头痛、头晕、罕见疲劳、咳嗽加重。如有持续胃肠功能紊乱,可中断治疗。如有长时间持续的皮肤反应,呼吸困难,应中断治疗。

【注意事项】　6 个月以下婴儿忌用;孕妇无相关临床资料。

【制剂规格】　片剂:3.5mg,7mg。

嘌吗可坦(Pumactant、ALEC)

【作用特点与用途】　本品为肺泡表面活性药。由磷脂酰甘油和二棕榈酰磷脂胆碱按7∶3组成。为功能性干燥粒子单分子层,当这些粒子和水混合后,其表面活性就消失了。本品为模仿天然表面活性剂而用于临床,可降低新生儿、早产儿病死率。用于新生儿插管机械呼吸的呼吸窘迫综合征;降低妊娠期为25～29 周早产儿的死亡率。

【用法用量】　插管后马上给药 25mg 至气管内,如果婴儿保留插管,则在1h 后第 2 次给药。只要婴儿仍然在借助机器呼吸,则在插管后 24h 要进行第3 次给药。25～29 周早产儿出生后应迅速插管,最好在第 1 次呼吸之前。临用前照说明书现配。

【不良反应】　耐受性好,暂未见不良反应报道。

【注意事项】　必须有足够的人工呼吸和监测仪器,在给药后肺部可能急速扩张,因此须降低呼吸器的峰吸入压。给药后肺功能改善,使动脉氧浓度迅速升高,应及时降低吸入氧浓度,以避免血氧过高。2～8℃冷藏。

【制剂规格】　冻干粉针剂:100mg,附有 0.9％生理盐水溶媒 1.2ml。

泼拉坦阿法(Poractant Alfa、Cruosurf)

【作用特点与用途】　本品为猪肺提取物,含 99％极性脂质和 1％阿扑蛋白,与其他肺表面活性物质不同点在于含有 9.9％的鞘磷脂。本品为猪肺表面活性物质,类似于润滑剂作用,可使新生儿肺泡壁开放,使肺充分自由扩张。$t_{1/2}$长达 36h。用于抢救新生儿呼吸窘迫综合征。

【用法用量】 首次剂量 2.5ml/kg[(出生体重)含 8%磷脂的混悬液],气管内给药;12h 后视情况需要按 1.25ml/kg 给药(例如抢救使用气管内插管,接呼吸机和吸氧的婴儿)。

【不良反应】 有出现短暂低血压、心动过缓、气管内管腔堵塞、氧饱和度降低、脸红及明显的动脉扩张有轻微增加的倾向。

【制剂规格】 含 8%磷脂的混悬液:1.5ml/瓶(含 120mg 磷脂和 1.5mg 蛋白质),3ml/瓶(含 240mg 磷脂和 3mg 蛋白质)。

卡尔法坦(Calfactant、Infasurt)

【作用特点与用途】 本品是从牛肺中提取的天然表面活性剂。气管内给药可降低通气时肺泡表面张力,稳定肺泡膜,增加肺内负压,减少呼吸做功,增加肺顺应性。用于预防和治疗早产儿呼吸窘迫综合征(RDS)。

【用法用量】 气管插管注入 3ml/kg,分 2 次给药。当第一个 1.5ml/kg 注入后,婴儿定位在左侧或右侧,待 20～30 次呼吸后,换位后再注入另一侧 1.5ml/kg。中间停顿应观察呼吸道状况。如果患儿一直处于插管状态,每 12 小时重复给予 3ml/kg,直至总量达 9ml/kg。不足 29 周的早产儿发生 RDS 时,应在出生后 0.5h 内使用。

【不良反应】 常见有发绀、呼吸道阻塞、心动过缓、表面活性剂反流到支气管内。一般反应较轻,并不伴有严重的并发症或导致死亡。

【注意事项】 开封后未用完的药物不可再用。本品仅供气管内给药。

【制剂规格】 混悬液:每支 6ml。含磷脂、中性脂和疏水表面活性剂特异蛋白 B 和 C(SP-B、SP-C)。2～8℃冷藏。

细辛脑(阿珐欣、Asarone)

【作用特点与用途】 本品是中药单体合成的抗炎祛痰止咳平喘药。是中药石菖蒲的主要有效成分。本品能增强气管微纤毛运动,减少纤毛-黏液之间的黏合吸附,降低痰黏稠度,有利于分泌、排送,达到显著祛痰作用;同时本品能解除组胺、乙酰胆碱引起的支气管平滑肌痉挛,具有类似氨茶碱扩张气管平滑肌的作用。对长期服用氨茶碱类药物无法控制的哮喘患者疗效突出;此外,细辛脑具有确切抗菌消炎作用,并可通过降低单胺类神经递质(儿茶酚胺、吲哚胺类)等发挥其镇静、抗惊厥作用。用于成人和儿童细菌性肺炎、肺内感染、急慢性支气管炎、支气管哮喘、阻塞性肺气肿、肺心病、支气管扩张及支气管肺癌及感冒引起的咳嗽、咳痰、喘息。

【用法用量】 ①静脉推注:每次 16～24mg,稀释于葡萄糖注射液 40ml

中,缓慢推注,2～3/d。小儿酌减。②静脉滴注:成年人每次 16～24mg,小儿按体重每次 0.5～1mg/kg,用 5％或 10％葡萄糖注射液稀释成 0.01％～0.02％的溶液静脉滴注,2/d。③肌内注射,成年人每次 16mg,2～3/d,小儿酌减。④雾化吸入:8mg 加入 20ml 生理盐水中,3～4/d。⑤口服:成年人每次 60mg(2 片),3/d,儿童按体重 4～5mg/(kg·d)分 2～3 次服用。

【不良反应】　少数病人可产生轻微口干、头晕、恶心、胃部不适、心慌及便秘等,罕见休克。

【禁忌证】　对本品过敏者禁用。严重肝肾功能不全、孕妇慎用。

【药物相互作用】　①与利血平或氯丙嗪合用对中枢有协同作用。②本品能增强巴比妥类催眠作用。

【制剂规格】　注射剂:8mg/2ml,16mg/5ml。片剂:30mg。

消咳喘胶囊(Xiaokechuan Capsules)

【作用特点与用途】　本品主要成分由满山红(杜鹃)提取物、总黄酮组成。内容物为棕黑色颗粒,气微,味苦涩,具有明显的镇咳、化痰、平喘的作用,与同剂量的消咳喘糖浆比较,药效无统计学差异。用于寒痰咳嗽、慢性支气管炎等。

【用法用量】　口服:每次 2 粒,3/d,小儿酌减或遵医嘱。

【制剂规格】　胶囊剂:0.35g,每盒 24 粒。

奈多罗米钠(Nedocromil Sodium)

【作用特点与用途】　本品可抑制来自呼吸道各种细胞致炎介质释放,起特异性拮抗作用;可拮抗运动、吸入抗原、冷空气和大气污染物所致的支气管痉挛;降低阻塞性肺疾病患者的气道高反应性。用于预防各种因素诱发的支气管哮喘和哮喘型支气管炎。

【用法用量】　吸入:成年人及 12 岁以上儿童吸入每次 2 喷,2/d;必要时可 4/d。

【不良反应】　偶见头痛、恶心、咽干、嘶哑、口腔异味、胃部不适,罕见皮疹、咽喉痛、言语困难、咳嗽、喘鸣、呼吸困难、胸痛等。

【注意事项】　妊娠头 3 个月孕妇、哺乳妇女慎用;如疑为过量时应及时对症处理。

【制剂规格】　吸入气雾剂:112mg(56 喷),224mg(112 喷),即每揿一喷,相当于奈多罗米钠 2mg,二氯氟甲烷 81.6mg,克立氟烷 54.4mg。

兰菌净(多价细菌抗原悬浮液、Lantigen B)

【作用特点与用途】　本品系由某些常引起呼吸道感染的细菌自溶所得抗原悬浮液。舌下给药能激发局部免疫,通过口咽部黏膜对细菌抗原的吸收,导致黏膜下浆细胞产生分泌型免疫球蛋白A(IgA-S)对呼吸道表面产生保护作用。用于预防和治疗上呼吸道细菌感染,如鼻炎、鼻咽炎、鼻窦炎、扁桃体炎、支气管炎等。

【用法用量】　含服:成年人和10岁以上儿童每次15滴,3个月至10岁儿童每次7滴,早餐前和临睡前各1次,或早餐前15滴。1个疗程成年人2瓶,10岁以下儿童1瓶,停用药2~3周后,为增强疗效,成年人加服1瓶,10岁以下儿童加服半瓶。给药时药液必须在口中保持几分钟,不要马上吞咽,以利黏膜吸收生效。若对其过敏者应禁用。

【制剂规格】　滴剂:每瓶18ml(每毫升内含肺炎链球菌3型63.2抗原单位,酿脓性链球菌A组126.2抗原单位,卡他布兰汉姆菌39.9抗原单位,流感嗜血杆菌b型50.2抗原单位,肺炎克雷伯菌39.8抗原单位)。

波生坦(全可利、Bosentan、Tracleer)

【作用特点与用途】　本品为双重内皮素受体拮抗药,对内皮素受体A和B均有亲和力;能降低肺血管和全身血管阻力,从而在不增加心率的情况下增加心脏输出量。在与内皮素受体A与B特异性结合研究中,本品对受体A的亲和力稍高于对受体B的亲和力。在肺动脉高压的动物模型中,波生坦长期口服给药能减少肺血管阻力,重构肺血管和逆转右心室肥大;在肺纤维化动物模型中,波生坦可减少胶原沉积。口服给药剂量不超过500mg时,系统暴露量与剂量呈比例关系;其生物利用度为50%,口服给药后3~5h达最高血浆浓度,血浆蛋白结合率98%以上,表观消除半衰期约5.4h,在成人肺动脉高压患者中暴露量约为健康成人受试者的2倍。临床用于治疗WHOⅢ期和Ⅳ期原发性肺动脉高压病人的肺动脉高压,或者硬皮病引起的肺动脉高压。

【用法用量】　口服初始剂量62.5mg,2/d;随后增加至推荐的维持剂量每次125mg,2/d。宜每日早、晚进食前或后服用。

【不良反应】【注意事项】　①不良反应可能引起感染和传染;消化道反应,如恶心、腹泻、腹痛、呕吐、腹胀、出血、便秘等;肝损伤,如转氨酶(ALT、AST)升高或胆红素升高;背或关节痛、肌肉痉挛等;潮红、低血压、心悸、视物模糊、水肿、临床检查值异常等。②有潜在致畸性,可降低精子数量。③当给予本品出现肺水肿的症状时,应考虑合并肺静脉闭塞性剂量的可能性,应停用本品。

④本品与多种药物存在药效学方面的相互作用,包括华法林、辛伐他汀和其他同类降脂药、格列本脲、酮康唑、尼莫地平、地高辛、氯沙坦、环孢素 A、他克莫司和西罗莫司、激素避孕药、利福平,抗反转录酶病毒药(洛匹那韦、利托那韦等)。⑤用药前应仔细阅读药品说明书。

【制剂规格】 片剂:62.5mg×56 片,125mg×56 片。

第11章 泌尿生殖系统及生育用药

本章所针对的疾病为常见病、多发病。涉及的药物在有关的章节里已经论述。除一些对本章所属发病疗效显著的药物外，一般不再赘述。为了读者查阅方便，本章按利尿药、脱水药、尿崩症用药、引产药（子宫收缩药）、促子宫成熟药、计划生育用药、抗早产药、退奶药及性病用药和性激素拮抗药顺序进行编排。

一、利尿及溶解尿结石药

依他尼酸（利尿酸、Ethacrynic Acid）[典]

【作用特点与用途】 本品为强效利尿药，其作用与呋塞米类似。其排钠作用比氢氯噻嗪强 4～5 倍。因正负电荷平衡作用，氯离子的排出也相应增强。而钾离子的排出量也增加。口服 t_{max} 为 2h，持续 6～8h；静脉注射后 5～10min 开始利尿，1～2h 达高峰，持续约 2h。用于各种类型水肿。尤适用于急需消除水肿的紧急情况，如急性肺水肿、肾性水肿、肝硬化腹水、肝癌腹水、脑水肿及充血性心力衰竭水肿等。

【用法用量】 口服：每次 25mg，1～3/d。如效果不显著，可略增加，但不宜超过 100mg/d。3～5d 为 1 个疗程。

静脉注射（用其钠盐）：每次 25～50mg，偶需注射第 2 次时，应更换部位，以免发生血栓性静脉炎。临用前，以 5% 葡萄糖注射液或生理盐水 50ml 稀释后缓慢静脉滴注或静脉注射。所配溶液在 24h 内用毕。3～5d 为 1 个疗程。

【不良反应】 有时出现上腹不适、恶心、呕吐、腹泻、口干、乏力、肌肉痉挛、感觉异常、皮疹、头痛及视物模糊等。易引起电解质紊乱，出现缺钠及缺钾，须同时补充氯化钠和氯化钾。因排氯可引起重碳酸盐的蓄积和代谢性碱中毒，可用氯化物（如氯化精氨酸）调整。

【禁忌证】 尿闭病人和婴儿禁用。

【注意事项】 ①由于本品利尿作用强大、迅速,故当达到利尿效果后,可采取间歇疗法:以最小有效量隔日使用或用药 3~5d 后停药数日后再用,以免引起严重电解质紊乱;②本品可引起暂时性或永久性聋,应避免与氨基糖苷类抗生素合用;③本品会引起高尿酸血症及高血糖症,治疗期间须注意;④肌注时不宜和普鲁卡因青霉素及氯霉素等配伍,以免使本品失效;⑤用药期间,应检查血液(如血清电解质、二氧化碳结合力等),如有异常,应予纠正,严重者应减量或停药;⑥静注时偶有发生胃肠道出血倾向、肝细胞损害、粒细胞减少及皮疹等,须注意。

【制剂规格】 片剂:25mg。针剂:每支含依他尼酸 25mg,甘露醇 25mg。

吡咯他尼(吡咯速尿、Piretanide)

【作用特点与用途】 本品为髓襻利尿药,能抑制肾小管对钠离子及氯离子的重吸收。口服后尿中钠、钙及镁离子的排泄量明显增加,而钾离子的排泄仅少量增加。其利尿作用比呋塞米强,但弱于布美他尼(丁尿胺)。除利尿作用外,本药尚能松弛肾外血管平滑肌,引起降压作用,并有类似呋塞米的纤维蛋白溶解与抗血小板作用。用于心源性、肾性及肝病所引起的各型水肿、高血压病等。

【用法用量】 口服:一般用量为每次 6mg,4h 后可酌情增加 3~6mg,以达理想疗效。用于高血压治疗开始可给予 9mg,晨间服用或分次给予。

【不良反应】 长期应用或剂量过大时,可能引起水电解质平衡失调、高尿酸血症。其过度利尿作用可能导致疲乏、口干、头晕及多汗等。

【禁忌证】 禁用于对本药过敏者及肾衰竭所致少尿或无尿、肝性脑病前期、洋地黄中毒、低血钾及低钠血症、低血容量、严重低血压病人。妊娠妇女亦应慎用。

【注意事项】 长期应用本药者应定期复查电解质。痛风病人须注意血尿酸增高,糖尿病病人须定期检查血糖及尿糖。若与洋地黄合用,应注意低血钾可能增加心肌对洋地黄的敏感性。与升压药合用时须注意本药可降低动脉对升压药的反应性。

【制剂规格】 片剂:3mg,6mg。

莫唑胺(氯苯唑胺、Muzolimine)

【作用特点与用途】 本品为作用于髓襻升支的利尿药,作用强而维持时间长,能抑制髓襻升支粗段对钠离子、氯离子的重吸收,同时亦增加钾离子、钙离子和镁离子的排泄。给药后 1~3h 作用达高峰,作用持续 12h 之久,口服吸收完全,给药后1h达血药浓度峰值,吸收 $t_{1/2}$ 3h, $t_{1/2}$ 约17h。药物主要由胆道经粪便排出体外,少部分由尿排泄。适用于心源性、肾性、肝疾病性水肿及高血压症。

【用法用量】 口服:初剂量为每次 30mg,1/d,维持量可根据病情减少至每2～3日服 30mg。长期服用本药亦需定期检查电解质、血糖及肾功能等。

【制剂规格】 片剂:30mg。

阿佐塞米(阿佐酰胺、Azosemide)

【作用特点与用途】 本品为髓襻利尿药。抑制亨利襻升支部分对钠、钾和氯离子的重吸收。口服生物利用度仅为 10%。口服 t_{max} 为 3h。口服和静脉注射分别仅以 2%,20% 的原型药随尿排泄。$t_{1/2\beta}$ 为 2～2.5h。用于心脏、肝和肾病引起的水肿。

【用法用量】 早餐时口服 40～80mg,或遵医嘱。

【不良反应】【注意事项】 ①可发生水和电解质平衡紊乱,出现血凝块。血中尿酸和血糖水平升高。个别肠胃不适、便秘、食欲缺乏、皮疹、胰腺炎、血象变化和血脂升高。②不宜长期服药。③应避免饮酒,不宜同时合用强心药、氨基糖苷类抗生素、头孢菌素、锂盐、箭毒类肌松药、抗高血压药、非类固醇类抗炎镇痛药(如吲哚美辛)等。

【禁忌证】 中毒、肝性脑病、对磺胺类过敏者、低血钾、低血钠、低血容量、低血压者及哺乳期妇女均禁用。

【制剂规格】 薄膜包衣片:80mg。

呋塞米(速尿、Furosemide)[保甲][典][基]

【作用特点与用途】 ①抑制髓襻升支利尿药,能增加水、钠、钾、氯、钙、镁、磷酸盐等的排泄;有明显的剂量-效应关系。长期反复用药可出现低盐综合征、低钾血症和低氯血症性碱血症。②对血流动力学有影响,治疗成人呼吸窘迫综合征有效。口服生物利用度 50%～70%,口服后 0.5～1h 起效,t_{max} 为 1～2h,维持 6～8h。肌内注射 t_{max} 为 0.5h,维持 3～6h。静脉注射 2～5min 见效,维持 2h 左右。血浆蛋白结合率 95%～99%,而急性肾衰者仅 9%～14%;$t_{1/2}$ 为 30～70min,但无效病例可达 11～20h,肝肾病者长达 11～20h,新生儿为 4～8h。88% 以原型从尿中排出,12% 由胆汁排出代谢物。主要用于水肿性疾病、高血压;预防急性肾衰竭;高钾血症及高钙血症;稀释性低钠血症,尤其是当血钠浓度低于 120mmol/L 时;抗利尿激素分泌过多症及药物中毒后排毒。

【用法用量】　①口服:成年人水肿病,起始 20～40mg,1/d;必要时 6～8h后追加 20～40mg,直至出现满意利尿效果。最大剂量虽可 600mg/d,但以 100mg/d 分 2～3 次服为宜。部分患者可减少至 20～40mg,隔日 1 次,或 1 周中连续服 2～4d,20～40mg/d。高血压起始剂量为 20～40mg,2/d,可酌情调整。高钙血症 40～80mg/d,分 1～3 次或酌情调整。儿童起始剂量为 2mg/kg,必要时 4～6h 追加 1～2mg/kg,最高不超过 40mg/d。新生儿应延长用药间隔。②静脉注射:成年人起始剂量 20～40mg 用于一般性水肿病;而急性左心衰则用 40～80mg;急性肾衰竭用 200～400mg 并加入 100ml 氯化钠注射液内静脉滴注,滴速不宜超过 4mg/min。总量不宜超过 0.4～1g/d。慢性肾衰竭或肾功能不正常 40～120g/d;高血压危象起始量为 40～80mg,伴急性左心衰或肾衰竭时应酌情调整(增加)剂量。高钙血症每次用量 20～80mg。

【注意事项】　有较多不良反应,由有经验的医生指导用药。

【制剂规格】　片剂:20mg。注射剂:20mg/2ml。**复方呋塞米片**:每片含呋塞米 20mg,盐酸阿米洛利 2.5mg。口服:每日 1 片,必要时遵医嘱可加服 1 片。

氨苯蝶啶(三氨蝶啶、Triamterene)[保甲][典][基]

【作用特点与用途】　本品为留钾利尿药。口服后 2h 起效,t_{max} 为 6h,作用持续 12～16h,$t_{1/2}$ 为 1.2～2h,但无尿者 $t_{1/2}$ 可达 10h 以上。主要经肝代谢由肾排出,少量由胆汁排出。常用于治疗各类水肿病,并与排钾利尿药合用,亦可用于氢氯噻嗪或螺内酯无效的病例。但高钾血症者禁用。

【用法用量】　口服:成年人初始量 25～100mg/d,分 2 次服。与其他利尿药合用时,酌情减量。维持治疗可改为隔日疗法。最大剂量不超过 300mg/d。儿童初始量为 2～4mg/kg(或 120mg/m²),分 2 次服。一日或隔日疗法。应酌情调整剂量,最大剂量不超过 6mg/(kg·d)或 300mg/m²。

【制剂规格】　片剂:50mg。**氨苯蝶啶-氢氯噻嗪片**:每片含氨苯蝶啶 50mg,氢氯噻嗪 25mg。

螺内酯(安体舒通、Spironolactone)[保甲][典][基]

【作用特点与用途】　本品为留钾利尿药。口服生物利用度约 90%,血浆蛋白结合率 90% 以上,主要在肝代谢,大部由肾,部分由胆汁排出;$t_{1/2}$ 10～12h,口服后 1d 左右起效,t_{max} 为 2～3d,可持续利尿 2～3d。主要用于①水肿性疾病,可与其他利尿药合用而保钾;②高血压辅助用药;③原发性醛固酮增多症的诊断和治疗;④预防低钾血症,常与噻嗪类利尿药合用。

【用法用量】 ①治疗水肿,成年人口服:每次 20～40mg,3/d,连用 5d 后酌情调整。②高血压,成年人开始 40～80mg/d,分 2～4 次服,至少 2 周,以后酌情调整。不宜与血管紧张素转换酶抑制药合用,以免增加发生高钾血症的机会。③原发性醛固酮增多症,手术前成年人患者 100～400mg/d,分 2～4 次服。不宜手术者,则选用较小剂量维持。④诊断原发性醛固酮增多症,成年人用螺内酯试验:400mg/d,分 2～4 次服,连续 3～4 周;老年人开始用量宜偏小。⑤慢性心力衰竭,初始剂量成年人 10mg/d,最大剂量 20mg/d。⑥儿童用药酌减。

【制剂规格】 片剂、胶囊剂:20mg。微粒剂:20mg 与普通制剂 100mg 的疗效相仿,**螺内酯-噻嗪片**:每片含螺内酯 25mg,氢氯噻嗪 25mg;口服每次 1 片,1～4/d。

氢氯噻嗪(Hydrochlorothiazide)[保甲][典][基]

【作用特点与用途】 本品有利尿、降压及抗利尿(抗尿崩症)作用。口服 1h 后产生利尿作用,t_{max} 约 2h,维持 12～18h,$t_{1/2}$ 为 12h。服用量的 95% 以原型从近曲小管分泌,由尿排出。可透过胎盘,并能从乳汁分泌。用于水肿性疾病、高血压、中枢性或肾性尿崩症、肾石症(预防含钙成分形成的结石)。

【用法用量】 口服:成年人水肿性疾病,每次 50mg,1～2/d,或隔日治疗,或 1 周连服 3～5d;成年人高血压每次 25～50mg,1～2/d,酌情调整。儿童按体重 1～2mg/(kg·d)或 30～60mg/(m² · d),分 1～2 次服,酌情调整。

【注意事项】 ①对磺酰胺类、噻嗪类药物过敏者禁用。②不良反应有低钾血症、低氯性碱中毒、低氯低钾性碱中毒、低钠血症,以及上述水、电解质紊乱而导致的口干、烦渴、肌肉痉挛、恶心、呕吐和极度疲乏无力;高糖血症、高尿酸血症;少见过敏反应,血白细胞减少或缺乏症、血小板减少性紫癜;罕见胆囊炎、胰腺炎、性功能减退、光敏感、色觉障碍。

【制剂规格】 片剂:6.25mg,10mg,25mg,50mg。其他与噻嗪类利尿药作用机制相似的药物如下。

氯噻酮(Chlorthalidone)[保乙][典]

本品作用与噻嗪类利尿药相似,服药后 2h 出现利尿作用,t_{max} 8～12h,作用维持时间 24～72h,$t_{1/2}$ 为 35～50h。主要以原型从尿中排泄,部分在体内被代谢,由肾外途径排出,胆道不是主要的排出途径。用于**治疗水肿病**:成年人口服尽可能从小剂量开始,每次 25～50mg,1/d;或每次 100mg,隔日 1 次;重症患者每日或隔日 150～200mg;儿童每次 2mg/kg,1/d,每周连续服药 3 次。个体差异大,维持剂量视病情而异。**治疗高血压**:成人首剂服 12.5～25mg,

1/d;可酌情增至 50～100mg,每日或隔日 1 次,最大剂量为 100mg/d;维持剂量个体化用药,视病情和耐受性调整,长期应用应补钾。注意事项参见"氢氯噻嗪"。片剂:25mg,50mg,100mg。

苄氟噻嗪(Bendroflumethiazide)[典]

本品为口服高效噻嗪类利尿药,作用与氢氯噻嗪类相似,惟排泄较慢,持续时间较长,K^+ 和 HCO_3^- 的排出量较少。口服吸收快而全,服药后 1～2h 起效,t_{max} 为 6～12h,作用持续 18h 以上,$t_{1/2}$ 为 8.5h,血浆蛋白结合率 94%,主要从肾排出(约 30% 为原型),少量从胆汁排出。用于**治疗水肿病**:成年人口服开始为每次 2.5～10mg,1～2/d;或隔日服用,也可每周连续服用 3～5d;维持用药每次 2.5～5mg,1/d;或每周连续服用 3～5d;小儿口服,开始 0.4mg/(kg·d),或 12mg/m²,单次或分 2 次服,维持量 0.05～0.1mg/(kg·d)或 1.5～3mg/m²,个体化服用。**治疗高血压**:成年人开始服 2.5～20mg/d,1 次或分 2 次服,个体化用药;小儿用药:0.05～0.4mg/(kg·d),或 1.5～12mg/m²,分 1～2 次服,并酌情调整剂量。注意事项参见"氢氯噻嗪"。片剂:2.5mg,5mg,10mg。

环戊噻嗪(Cyclopenthiazide)

利尿效价比氢氯噻嗪强 100 倍,服药后 1～2h 开始利尿,t_{max} 为 12h,作用维持 24～36h。用于**治疗水肿病**:成年人口服 0.25～0.5mg,2/d;**治疗高血压**:成年人口服每次 0.25mg,2/d;维持量每次 0.25mg,1/d。注意事项参见"氢氯噻嗪"片剂:0.25mg,0.5mg。

美托拉宗(甲苯喹唑酮、Metolazone)

作用与氢氯噻嗪相似,但无碳酸酐酶抑制作用,口服吸收率 40%～64%,广泛与血浆蛋白、血红蛋白结合,$t_{1/2}$ 约 8h,服药后约 1h 起利尿作用,持续 12～24h;主要从肾排出(大部为原型)、小部分经胆汁排出。可通过胎盘,也可自乳汁分泌。用于**治疗水肿**:开始服每次 5～10mg,1/d;可调整最大剂量为 20～80mg/d。**治疗高血压**:一般服用每次 2.5～5mg,1/d,单独或与其他降压药合用。由于本品不会使肾血流量和肾小球滤过率降低,故肾功能严重损害者尚可应用,但肾小球滤过率<10mg/min 时则效差。注意事项参见"氢氯噻嗪"。片剂:2.5mg,5mg,10mg。

甲氯噻嗪(Methyclothiazide)

利尿作用和氢氯噻嗪相似,但强 10 倍。口服后 2h 起效,t_{max} 为 6h,持续 24h 以上。**治疗水肿**:每日 1 次 2.5～10mg,维持量 2.5～5mg。用于降压时一般与降压药合用,通常服用本品每日 1 次 2.5～5mg。注意事项参见"氢氯噻嗪"。片剂:2.5mg。

泊利噻嗪(Polythiazide)

利尿作用比氢氯噻嗪强约 25 倍。口服后 2h 起效,t_{max} 为 6h,持续 24～48h,$t_{1/2}$ 为 25.7h。用于**利尿**:每日 1 次 1～4mg,维持量 1～2mg。用于**降压**:每次 2～4mg,单独或与其他降压药合用。注意事项参见"氢氯噻嗪"。片剂:1mg,2mg,4mg。

苄氢氯噻嗪(Benzyl Hydrochlorothiazide)

作用相当于氢氯噻嗪的 6 倍。用于利尿、降压,一次服 4～8mg,2/d;维持量调整为每周 2～3 次。注意事项参见"氢氯噻嗪"。片剂:4mg。

三氯噻嗪(Trichlormethiazide)

利尿作用比氢氯噻嗪强 25 倍。口服后 2h 起效,t_{max} 为 6h,持续 18～24h。用于**利尿**:首剂服 2～4mg;显效后改为每日 1 次 1～2mg。用于**降压**:每日 1 次服 2～4mg,多与降压药合用。注意事项参见"氢氯噻嗪"。片剂:2mg,4mg。

环噻嗪(Cyclothiazide)

利尿作用与氢氯噻嗪相似,但强约 20 倍。服药后 2h 开始利尿,持续时间 24h 以上,应上午给药。用于**利尿**:开始每日 1～2mg,维持量每 2～3 天服 1～2mg。用于**降压**:每次服 2mg。或遵医嘱。注意事项参见"氢氯噻嗪"。片剂:1mg。

苄噻嗪(Benzthiazide)

利尿作用同氢氯噻嗪,口服 2h 起效,t_{max} 4～6h,作用持续 12～18h。用于治疗**水肿病**:开始服 50～200mg/d,维持量 50～150mg/d,当超过 100mg/d 时,应分 2 次服用。用于**降压**:开始时 50～100mg/d,分 2 次;维持量 50mg/d,分 2 次服。遵医嘱可酌情调整。注意事项参见"氢氯噻嗪"。片剂:25mg,50mg。

喹乙宗(Quinethazone)

作用类似氢氯噻嗪,服药后 2h 起效,t_{max} 为 6h,维持 18～24h。用于**水肿**:首剂服 50～100mg,1/d;以后 50mg/d,或遵医嘱。注意事项参见"氢氯噻嗪"。片剂:50mg。

贝美噻嗪(Bemetizide)

作用同氢氯噻嗪,与氨苯蝶啶合用治疗**水肿病**和**高血压病**。通常口服本品每次 25～50mg,每日或隔日 1 次。注意事项参见"氢氯噻嗪"。片剂:25mg。

布噻嗪(Butizide)

作用同氢氯噻嗪但约强 5 倍。用于**水肿病**,每次口服 5～15mg,每日服 1 次或每周服 2～3 次。用于**降压**:2.5～10mg/d。或遵医嘱。注意事项参见"氢氯噻嗪"。片剂 5mg。

依匹噻嗪(异丁噻嗪、Epitizid)

作用强于氢氯噻嗪 5～6 倍。用于**利尿、降压**:每次 4mg,2～3/d。或遵医嘱。注意事项参见"氢氯噻嗪"。片剂:4mg

乙噻嗪(Ethiazide)

作用相当于氢氯噻嗪的 10 倍。用于**水肿**:每次2.5～5mg,2/d 或隔日、间歇服药。用于**降压**:每次 2.5～5mg,每日口服 2 次。注意事项参见"氢氯噻嗪"。片剂:2.5mg。

氢苄噻嗪(Hydrobentizide)

作用相当于氢氯噻嗪的 2.5 倍。常与其他**降压**药合用治疗高血压病,一般口服 20～30mg/d。或遵医嘱。注意事项参见"氢氯噻嗪"。片剂:10mg。

美布噻嗪(甲丁噻嗪、Mebutide)

作用相当于氢氯噻嗪的 10 倍。用于**水肿、高血压**:通常口服 2.5～30mg/d,个体化遵医嘱用药。注意事项参见"氢氯噻嗪"。片剂:2.5mg。

对氟噻嗪(Paraflutizide)

作用相当于氢氯噻嗪的 5 倍。用于**降压**:一般每天口服 5～15mg,每周用药 5d。注意事项参见"氢氯噻嗪"。片剂:5mg。

戊氟噻嗪(Penflutide)

作用相当于氢氯噻嗪的 10 倍。口服治疗**水肿**病,2.5mg/d。或遵医嘱。注意事项参见"氢氯噻嗪"。片剂:2.5mg。

托拉塞米(Torasemide)[保乙]

【作用特点与用途】　本品为较新的髓襻利尿药。利尿强度排序大约为:布美他尼＞托拉塞米＞吡咯他尼＞呋塞米。尚可扩张血管,抑制前列腺素分解酶活性,在一定程度上预防急性肾衰竭,保护残余肾功能。生物半衰期较呋塞米长,生物利用度(80%～90%)也高于呋塞米(40%～50%),口服与非肠道给药的疗效几乎相同,有较大安全范围的良好量效关系,无蓄积性;剂量调整范围可以用于降压的 2.5mg 到用于严重肾衰竭的 200mg。托拉塞米还通过利尿、降低心脏前后负荷,并降低肺毛细血管通透性,抑制肺水肿形成和发展,且对血清 Mg^{2+} 及尿酸、糖和脂质类无明显影响。t_{max} 为 0.8～1.25h,血浆蛋白结合率 97% 以上,80% 经肝代谢。$t_{1/2}$ 为 3.3～8h。临床用于各种原因所致水肿,急慢性充血性心力衰竭,原发或继发性高血压,急慢性肾衰竭,肝硬化腹水;急性毒物或药物中毒的排毒保肾。

【用法用量】　①心力衰竭,口服或静脉注射:首次 2.5～10mg,可递增至每日 1 次 10～20mg。②急慢性肾衰竭:口服,首次 5mg,可渐增至 20mg,均为1/d。

必要时静脉注射;剂量可用至 $100\sim200mg$。③肝硬化腹水:口服,首次 $5\sim$ $10mg$,$1/d$;以后可增至 $20mg/d$,但最多不超过 $40mg/d$。静脉注射同口服。④高血压:口服,首次 $2.5\sim5mg$,可酌增至 $10mg/d$,单用或与其他药物合用。

【注意事项】 ①肾衰竭无尿、肝性脑病、低血压、低血容量、尿路梗阻所致排尿困难、对磺酰脲类过敏者均禁用。②快速静脉注射可发生听力短时障碍,故单次注射用量不宜超过 $10mg$;注射时间不短于 $2min$。

【制剂规格】 片剂:$2.5mg$,$5mg$,$10mg$。注射剂:$10mg/1ml$,$20mg/2ml$。

阿佐酰胺(Azosemide)

【作用特点与用途】 作用于髓襻的利尿药,类似呋塞米,但降压作用较弱而抗 ADH(抗利尿激素)作用较强。口服吸收较差,生物利用度 10%,$3h$ 后才见效,$t_{1/2}$ 为 $2\sim2.5h$,原型药物自尿中排出较少。用于心、肝、肾性水肿。

【用法用量】 口服:每次 $40\sim80mg$,每日早餐时服用。

【不良反应】【注意事项】 ①可有电解质紊乱、血栓性栓塞、血中尿酸及血糖增多;偶见胃肠障碍、便秘、厌食、皮肤变态反应、胰腺炎、血象变化和血脂升高;②禁用于中毒、昏迷、肾功能不全、钠钾缺乏、循环血容量减少、低血压等患者;③孕妇、哺乳妇、婴幼儿均慎用。

【制剂规格】 片剂:$80mg$。

吲达帕胺(Indapamide)[保甲][典][基]

【作用特点与用途】 利尿作用相当于氢氯噻嗪的 10 倍,磺胺类利尿药。降压作用的剂量远小于出现利尿作用的剂量。在肾功能损害时,大部分从胆汁排出体外,故无积聚作用。有钙拮抗作用,在降压时对心排血量、心率、心律影响小或无;长期应用本品很少影响肾小球滤过率和肾血流量,亦无影响血脂及糖类代谢。用于降压口服 $2\sim3h$ 起效,$t_{1/2}$ 为 $13h$;亦用于消水肿。

【用法用量】 消水肿,口服:每次 $2.5mg$,必要时可用 $5mg$,$1/d$。降血压,口服:每次 $2.5mg$,$1/d$;维持量可 $2d$ 1 次 $2.5mg$。

【注意事项】 ①个别有眩晕、头痛、恶心、失眠等;②高剂量利尿作用较强,可有低血钾;③严重肝肾功能不全者慎用,慢性肾衰竭并同时有肝胆功能损害的患者应禁用。

【制剂规格】 片剂:$2.5mg$。

希帕胺(氯磺水杨酸、Xipamide)

【作用特点与用途】 利尿作用同氢氯噻嗪,口服 $1h$ 见效,t_{max} 为 $4\sim6h$,

维持 12h,$t_{1/2}$ 5～8h。主要从尿中排出,但肾衰时大部从胆汁排出。主要用于水肿和高血压病。

【用法用量】 治疗水肿:口服,开始 40mg/d,然后 20mg/d。有人曾用至 80mg/d。降压:清晨口服 1 次 20mg,必要时遵医嘱增至 40mg/d。

【注意事项】 参阅氢氯噻嗪、吲达帕胺(寿比山)。

【制剂规格】 片剂:20mg。

氯帕胺(氯哌酰胺、Clopamide)

【作用特点与用途】 作用与希帕胺相似。口服后 2h 利尿,t_{max} 为 3～6h,持续 24h。用于治疗水肿和降高压。

【用法用量】 治疗水肿,口服:20～60mg/d,分 1～3 次服;维持量 20～40mg,或间歇应用。控制高血压可单用或配合其他降压药,口服本品每次 20～40mg,分 1～2 次服。

【注意事项】 参阅氢氯噻嗪和吲达帕胺(寿比山)。

【制剂规格】 片剂:20mg。

氯拉扎尼(氯苯三嗪胺、Chlorazanil)

【作用特点与用途】 主要有利尿作用,并与氢氯噻嗪相似。

【用法用量】 用于利尿,口服:常用量 150mg,每周 2～3 次。

【注意事项】 肝性脑病、低钾血症、肾功能低下、无尿者禁用。

【制剂规格】 片剂:50mg,100mg。

氯索隆(氯环吲酮、Clorexolone)

【作用特点与用途】 作用相当于氢氯噻嗪的 1.5 倍,可持续 24h。用于降压、水肿和尿崩症。

【用法用量】 降压,口服:10～25mg/d;水肿,口服:25～50mg/d,需要时可增至 75～100mg/d;长期服用酌减,每日或隔日 1 次。尿崩症,口服:10～20mg/d。

【注意事项】 参阅氢氯噻嗪。

【制剂规格】 片剂:10mg。

美夫西特(倍可降、强速尿灵、Mefrucide)

【作用特点与用途】 作用相当于氢氯噻嗪的 1.5 倍。用药后 2h 起效,t_{max} 为 6～12h,持续 20～24h,排钾较少。用于水肿病和高血压病。

【用法用量】 水肿,口服:25～50mg/d,需要时可增至 75～100mg/d,长期服用可隔日或隔 2 日服 25～50mg。降压,口服:开始时 25～50mg/d,然后隔日 25～50mg/d。

【注意事项】 参阅氢氯噻嗪。

【制剂规格】 片剂:25mg。

西氯他宁(Cecletanine)

【作用特点与用途】 100mg 的利尿作用与苄氟噻嗪相当;降压作用开始迅速,可持续 6～10h。临床主要用于中、轻度高血压。

【用法用量】 降压,中、轻度者,口服:50mg/d,重症可增至 200mg/d。遵医嘱。

【注意事项】 参阅氢氯噻嗪。

【制剂规格】 片剂:50mg。

阿米洛利(氨氯吡咪、Amiloride)[保乙]

本品为中效能保钾利尿药,被动性抑制肾小管钾分泌。留钾排钠。适用于低钾血症,高血压,心力衰竭,心律失常及肝硬化腹水的治疗。常与氢氯噻嗪、呋塞米、洋地黄类药物(地高辛)、噻吗洛尔(β受体阻滞药)、阿替洛尔等合用而增效。本品口服血中达峰时间为 3～4h,半衰期($t_{1/2}$)6～9.5h,肾衰竭者 $t_{1/2}$ 延长约 50%,98%以原型从尿中排出,胆汁排泄仅 2%。不良反应与注意事项请参阅氨苯蝶啶。成人口服治疗剂量为每日 10～20mg,分 2～3 次服。

【制剂规格】 片剂:2.5mg,5mg。

乙酰唑胺(醋唑磺胺、醋氮酰氨、Acetazolamide)[保甲][典][基]

【作用特点与用途】 本品为碳酸酐酶抑制性利尿药,对肾近曲小管和眼内各组织的碳酸酐酶的活性均有抑制效应,对伴有水肿的子痫患者有良好利尿降压作用;其结构类似磺胺,口服吸收良好,服药后 0.5h 即能影响尿液的 pH,1～1.5h 开始降眼压,t_{max} 2～4h,作用持续 8～12h,$t_{1/2}$ 3～6h;绝大部分药以原型由肾小管分泌,服用量的 80% 在 8～12h 内排出,24h 可完全排尽。用于治疗青光眼、心脏病水肿、脑水肿,亦用于癫痫小发作。

【用法用量】 ①青光眼和脑水肿,口服:每次 0.25g,2～3/d。②心脏性水肿,口服:0.25～0.5g/d,1/d,早餐后服用药效最佳。③癫痫小发作,口服:每次 0.4～1g,1/d;在与其他抗癫痫药物合用时,则不超过 0.25g。

【不良反应】【与注意事项】 ①常见不良反应有四肢及面部发麻、嗜睡等;

偶见激动、口渴、头痛、运动失调、耳鸣、胃肠道症状；长期使用可致高氯酸血症、低钾血症；也有粒细胞减少、肾结石的报道。②对磺胺类过敏者忌用，孕妇禁用。③可引起肾并发症，注意补钾、镁盐；高钙尿患者应进低钙饮食，糖尿病者慎用。④肝、心、肺、肾病患者及代谢性酸血症、低钾血症的水肿病人，均不宜用。⑤定期血象、尿常规检查，及时对症处理。

【制剂规格】　片剂：0.25g。

双氯非那胺(双氯磺酰胺、Diclofenamide)[典]

【作用特点与用途】　本品为较强的碳酸酐酶抑制药。其化学结构中含有两个磺酰胺基团，使肾排钠、钾及重碳酸根离子增加，产生碱性尿，亦增加氯离子排出，故代谢性酸中毒(酸血症)发生慢。口服后 1h 起效，t_{max} 2～4h，持续 6～12h。用于治疗肺功能不全并发的呼吸性酸中毒，各型青光眼(开角型、闭角型、继发性青光眼)，尤其是对乙酰唑胺有耐药的患者。

【用法用量】　呼吸性酸中毒，口服：每次 50～100mg，2/d。青光眼，口服：首次 100～200mg，之后每隔 12 小时 100mg，直至显效时改为每次 25～50mg，2～3/d。1 个疗程 2 个月。

【注意事项】　参阅乙酰唑胺。可有眩晕、厌食、恶心、嗜睡、耳鸣、倦怠、舌觉异常、麻木等。肾与肾上腺皮质功能严重障碍者忌用。疗程不宜过长，以免引起代谢性酸血症和低钾血症。

【制剂规格】　片剂：25mg，50mg。

坎利酸钾(索体舒通、Canrenoate Potassium)

【作用特点与用途】　本品为螺内酯的代谢物坎利酸的钾盐，作用与螺内酯相似，但男子乳房女性化作用较轻，故可替代螺内酯，用于心力衰竭水肿和肝硬化腹水。

【用法用量】　2～3min 以上缓慢静脉注射或缓慢静滴 200mg，可酌情增减。遵医嘱。

【注意事项】　参阅螺内酯。给药速度宜慢，以免发生心律失常。

【制剂规格】　注射剂：200mg/2ml。

坎利酮(Canrenone)

【作用特点与用途】　本品为螺内酯和坎利酸钾的代谢物，作用与用途同坎利酸钾。

【用法用量】　口服：每次 50～200mg，1/d 或分 3 次服。个别可能需要用至 300mg/d,分次服。

【制剂规格】 片剂:50mg。

醋甲唑胺(甲氮酰胺、尼日克司、Methazolamide)

【作用特点与用途】 本品为碳酸酐酶抑制药,作用同乙酸唑胺,起效较慢,但较缓和而持久,剂量小,不良反应相对较轻。t_{max}6~8h,持续10h。主要用于不能耐受乙酰唑胺的青光眼患者。参阅乙酰唑胺。

【用法用量】 口服:每次 50 -100mg,2 - 3/d。有条件时可配成滴眼液点眼。

【制剂规格】 片剂:25mg,100mg。

依索唑胺(乙氧唑磺胺、Ethoxzolamide)

【作用特点与用途】 本品为碳酸酐酶抑制药,类似乙酰唑胺。用于利尿、青光眼。口服 2h 起效,持续 8~12h。

【用法用量】 宜间断口服:62.5~250mg/d,1 次或分次用药。

【注意事项】 不宜作为严重心力衰竭的早期利尿。

【制剂规格】 片剂:62.5mg,125mg。

二磺法胺(甲磺酰胺、Disulfamide)

【作用特点与用途】 同乙酰唑胺。

【用法用量】 口服:100~400mg/d,分次服。

【制剂规格】 片剂:100mg。

聚烯丙胺(Sevelamar)

【作用特点与用途】 本品系阳离子聚合物,能优先与三价阴离子如磷酸盐结合。本品经口服后,在胃肠道中与磷酸根结合,并减少磷酸盐吸收。用于肾病末期病人高磷酸血症。

【用法用量】 口服:血清磷浓度 60~75mg/L 时,每次 2 粒,3/d;若血清磷 75~90mg/L 时;每次 3 粒,3/d;血清磷>90mg/L 时,每次 4 粒,3/d。进餐时同服。当血清磷<60mg/L 时即达到治疗目的。

【不良反应】 类似醋酸钙,如腹泻、呕吐、消化不良、感染、疼痛、头痛等。

【禁忌证】 孕妇忌用。低磷血症、肠梗阻病人禁用本品。

【注意事项】 吞咽困难、严重胃肠运动紊乱或胃肠道大手术病人慎用。服药时须完整咽下,不可嚼服。定期监测血清钙、重碳酸盐和氯的浓度。

【制剂规格】　胶囊剂:403mg。

布美他尼(丁苯氧酸、Bumetanide)[保乙]

【作用特点与用途】　本品属磺酰胺基苯甲酸的衍生物,为一种起效快、作用强的利尿药。主要作用于髓袢升支的氯、钠运转,对近曲小管亦有明显作用,但所产生的钾丢失比呋塞米轻。其作用比呋塞米强 40~60 倍。口服后 30min 起效,吸收迅速而完全,血浆蛋白结合率为 95%。血浆 $t_{1/2}$ 1.5h。在体内部分被代谢,部分以原型自肾排出,24h 内可排出服药量的 65%。肾衰竭时,本品仍可从体内迅速消除。临床上主要用作呋塞米的代用品,用于各型水肿。亦用于需要利尿的药物急性中毒与水肿(包括静脉阻塞性水肿)、胸、腹、心包等体腔积液。急、慢性肾衰竭病人需利尿、降压时,使用本品尤为适宜。在一些肾脏病病人用大量呋塞米而利尿效果不好时,使用本药可能有效。

【用法用量】　口服:每次 0.5~1.0mg,3/d。静脉注射:每次 0.5~1.0mg。

【不良反应】【与注意事项】　①个别病例可能出现暂时性粒细胞减少、血小板减少、皮疹、男子乳房发育等。大量或长期使用,可发生水、电解质及酸碱平衡紊乱,如腹水、低血压、代谢性碱中毒、低钾血症等。本品所引起的低镁血症比噻嗪类利尿药为少。肾功能不全者使用本品(大剂量),可能发生皮肤、黏膜及肌肉疼痛,大多数持续 2~3h 可自行消失,如疼痛剧烈或持续较久者,不宜再继续使用。②重症肝病或慢性肺心病病人应用强效利尿药时,应警惕由于电解质紊乱所诱发的脑病,本药与其他利尿药一样,亦能使糖代谢发生紊乱,还可能诱发高尿酸血症。③同其他利尿药。孕妇慎用。④长期或大量使用本药时,应定期检查电解质。肝硬化腹水或服洋地黄的病人,尤其容易引起缺钾,故应注意补充氯化钾或同时服用螺内酯、氨苯蝶啶等保钾利尿药。肾功能衰竭少尿,应用大剂量布美他尼后仍无利尿反应时,不宜继续反复使用。糖尿病或疑有糖尿病者长期使用本品时,亦应定期检查血糖、尿糖及血尿酸。⑤本品可以增强降压效果,治疗高血压伴水肿时,应适当减少降压药的用量。孕妇在妊娠初期忌用。⑥不宜将本品加于酸性输液中静脉滴注,以免发生沉淀。

【制剂规格】　片剂:1mg。针剂:0.5mg。

枸橼酸氢钾钠颗粒(友来特、Potassium Sodium Hydrogen Citrate Graunles)

【作用特点与用途】　常见的尿石有草酸钙结石、磷酸钙结石、尿酸结石、胱氨酸结石等。本品既符合生理性离子配比,又能碱化尿液,减少尿中钙离子浓度,提高尿液中结晶抑制因子(枸橼酸盐)浓度,不会引起电解质紊乱。用于溶解尿酸结石和防止新结石形成,作为胱氨酸结石和胱氨酸尿的维持治疗。

【用法用量】 早、午饭后各服 2.5g,晚饭后服 5g,温开水冲服。保持尿酸结石和促尿酸排泄治疗时新鲜尿液 pH 为 6.2～6.6;胱氨酸结石新鲜尿液 pH 为 7.0～8.0。口服洋地黄者慎用。

【不良反应】 偶有轻度胃肠道不适。

【制剂规格】 颗粒剂:2.5g。

二、尿路相关疾病用药

非那吡啶(尿通宁、Phenazopyridine)[保乙]

【作用特点与用途】 本品为有效的麻醉药,能直接作用于尿道黏膜,迅速消除尿道及膀胱的不适、灼热感、尿频、尿急等症状。本品无抗胆碱药作用,可配合抗生素使用。临床用于因感染、肿瘤、外科手术及检查等各种原因刺激尿道黏膜所引起的不适、疼痛、尿频及灼热感。

【用法用量】 口服:成年人每次 100～200mg,3/d,饭前服。儿童(9－12岁),每次 1 片,3/d,饭前服。

【不良反应】【注意事项】 ①少数病人可有胃肠道不适。②9 岁以下儿童禁用。③可引起尿液变橙红色,属正常现象。

【制剂规格】 糖衣片:100mg。

肾灵片(开同片、Ketoster)

【作用特点与用途】 本品每片内含:DL-3 甲基-2-氧基戊酸(DL-异亮氨酸的 α-酮衍生物)钙盐 67mg,4-甲基-2-氧基戊酸(赖氨酸的 α-酮衍生物)钙盐 68mg,3-甲基-2-氧基丁酸(缬氨酸的 α-酮衍生物)86mg,DL-2-羟基的-4-甲硫基丁酸(蛋氨酸的 α-羟基衍生物)钙盐 59mg,L-赖氨酸(约等于赖氨酸-醋酸酯)105mg,L-苏氨酸 53mg,L-色氨酸 23mg,L-组氨酸 38mg,L-酪氨酸 30mg。总量为 600mg。每片总氮量 36mg。总钙量 1.25mmol(约 0.05g)。

本品含 5 种氨基酸,以土豆鸡蛋模型和 α-酮或带有碳链结构的必需氨基酸的 α-羟基酸为比例设计。这种 α-酮或 α-羟基酸以 4 种氨基酸相应的酮酸及羟基蛋氨酸的钙盐形式存在。酮酸或羟基酸被酶的转氨基作用合成相应的左旋氨基酸以分解尿素。

本品在低蛋白饮食情况下具有下列功能:①补充必需氨基酸,但不增加氮的负荷;②重复利用含氮代谢产物;③促进蛋白质合成,同时降低血尿素氮;④改善氮平衡和血氨基酸的不平衡状态;⑤降低血中钾离子和磷酸根离子浓度,进而改善尿毒症的症状,使某些肾功能不全病人延迟开始透析的时间。配合低蛋白和高热量饮食,用于慢性肾功能不全的代偿期和失代偿期。

【用法用量】　口服:每次 3~4 片,3/d。或遵医嘱。

【禁忌证】　高钙血症。

【注意事项】　①必须保证有足够的热卡饮食供应,热量摄入量必须达 $146\sim167J/(kg \cdot d)$;②本品有降血磷作用,在治疗中为了避免低磷血症,应减少 $Al(OH)_3$(氢氧化铝)的摄入量;③长期服用可导致高钙血症,尤其是每日药量多于 25 片或服用其他含钙药物时,同服其他抗酸药也可加重高钙血症,故要定期测定血钙浓度。为了保证该药的吸收,凡含钙的微溶配伍药物(四环素类),不可与其同服。

【制剂规格】　片剂:600mg。

托特罗定(舍尼亭、Tolterodine)[保乙]

【作用特点与用途】　本品能缓解膀胱过度活跃所致的尿频、尿急和紧迫性尿失禁症状,为竞争性 M 胆碱受体阻滞药。本品口服后吸收快,吸收率＞77%。其 t_{max} 为 2.5h,$t_{1/2\beta}$ 为 2~3h;代谢物的 $t_{1/2\beta}$ 为 3~4h。尿、粪中排泄率分别为 77%、17%。用于尿频、尿急、尿失禁。

【用法用量】　口服:每次 1~2mg,2/d 或遵医嘱。

【禁忌证】　尿潴留、胃滞纳、闭角型青光眼、过敏者、重症肌无力、严重的溃疡性结肠炎、中毒性巨结肠患者均禁用。

【制剂规格】　片剂:2mg。

奥昔布宁(Oxybutynin)[保乙]

【作用特点与用途】　本品有缓解膀胱过度活动症之效。用于膀胱炎、尿道炎、尿路感染及各种原因所致的尿频、尿急、夜尿和尿失禁症状。

【用法用量】　口服:成年人每次 5mg,2~3/d;最大剂量每次 5mg,4/d 或遵医嘱。5 岁以上儿童常用量每次 5mg,2/d;最大剂量每次 5mg,3/d。或遵医嘱。

【不良反应】【注意事项】　①老弱妇幼患者,高空作业、精细或危险岗位作业者应慎用;②青光眼患者,部分或完全胃肠道梗阻、麻痹性肠梗阻患者,重症肌无力、阻塞性尿道疾病及处于出血性心血管状态不稳定的患者应禁用;③本品可产生视物模糊或瞌睡状态;偶见口干、面红(2~3周后可自行消失);④甲状腺功能亢进、冠心病、心律失常、高血压及前列腺肥大等患者服用本品后可加重症状;⑤肝肾病患者、孕妇、自主神经疾病、伴有食管裂孔疝的消化性食管炎、回肠和结肠造口术的患者慎用。

【制剂规格】 片剂:5mg。

磷霉素氨丁三醇干混悬剂(美乐力、Monurol)

【作用特点与用途】 抗菌作用机制与磷霉素完全相同。用于细菌性急性膀胱炎、慢性膀胱炎急性发作、急性尿道膀胱综合征、非特异性尿道炎、无症状性菌尿症、手术及尿路诊断手法引起的感染。

【用法用量】 睡前排尿后空腹服用。每包加水50~70ml或用非乙醇饮料冲服。预防外科手术及经尿路诊断治疗所致的尿路感染,每次2包。

【禁忌证】 对本品中任何成分过敏者。

【制剂规格】 散剂:5.63g(相当于磷霉素3g)。

左卡尼汀(雷卡、Levocanitine)[保乙]

【作用特点与用途】 本品是能量代谢必需的物质之一,通过转运脂肪酸氧化而供能。作为转运长链脂肪酸进入线粒体进行β氧化的载体因子,对维持正常细胞,尤其是心肌和骨骼肌细胞功能至关重要,因为本品能明显改善透析后症状,减少心血管病变,尤其能明显改善血透过程中肉碱丢失而引起的低血压、肌痉挛、透析后虚弱无力、骨骼肌萎缩和运动耐力下降、左心室功能不全、贫血、高三酰甘油血症。本品尚能降低透析并发症发生率,改善透析患者整体健康状况,可提高促红素敏感性。用于继发性肉碱缺乏症。主要用于慢性肾衰晚期血透病人因肉碱缺乏产生一系列并发症状,临床表现如心肌病、骨骼肌病、心律失常、高脂血症,以及低血压和透析中肌痉挛等。

【用法用量】 在每次透析后给药。通常采用缓慢静脉推注本品1g(5ml),用前可用生理盐水稀释至20ml,疗程3个月。亦可口服1g(10ml),均须在有经验的医师指导下应用。可并用促红细胞生成素。

【不良反应】【注意事项】 ①偶见恶心、呕吐、腹泻及一过性丙氨酸转氨酶升高、皮肤瘙痒、血小板减少等;②对本品过敏者;③妊娠和哺乳期妇女慎用本品。

【制剂规格】 注射剂:1g/5ml。口服液:1g/10ml。

骨化三醇(罗钙全、Rocaltrol)[保乙]

【作用特点与用途】　本品为维生素 D_3 的一种最重要的活性代谢物是骨化三醇。此代谢物通常在肾内形成。口服本品能使小肠正常地吸收钙,继而可纠正低血钙,减轻骨与肌肉的疼痛,使已增高的血清碱性磷酸酶降低或趋于正常,已增高的血清甲状旁腺素浓度趋于正常。口服 t_{max} 为 $3 \sim 6h$, $t_{1/2}$ 为3.5h。用于慢性肾衰竭病人的肾性骨营养不良,特别是需要长期血液透析的病人,手足性、自发性、假性甲状旁腺功能减退;维生素 D 依赖性佝偻病及血磷酸盐过少维生素 D 抗性佝偻病。

【用法用量】　本品的最适日剂量应根据每个病人血清钙的水平仔细地予以测定。首次剂量是 $0.25\mu g/d$。如病人的血清钙浓度正常或略低,则隔日给予 $0.25\mu g$ 已足够。如果在 $2 \sim 4$ 周内病情及生化指标均无明显改善,可把剂量增加 $0.25\mu g/d$。在此期间应每周至少 2 次测定血钙浓度。大部分病人在剂量为 $0.5 \sim 1.0\mu g/d$ 的范围内有良好反应。如同时服用巴比妥类药物或抗惊厥药,则可能需要较大剂量。剂量为 $5\mu g/d$ 或以上,必须倍加小心(每周需 2次测定血清钙和磷酸盐的浓度并进行临床观察)。

当最适剂量确定后,血清钙的浓度也必须每日复查 1 次。一旦血清钙浓度比正常值高出 0.25mmol/L(平均为 $2.25 \sim 2.75$mmol/L),此时剂量必须大大减低或停止治疗直到血钙正常为止。如服用其他的钙制剂亦应停止,这对于促使血清钙恢复正常水平是有好处的。

在此期间,血清钙及磷酸盐的浓度必须逐日测定,当血清钙水平恢复正常后,可继续治疗,剂量应比前次剂量低 $0.25\mu g/d$。给予足量的钙片(成年人的剂量为 $800 \sim 1000$mg/d)是本品发挥更大疗效的一个先决条件。如有需要,可再给予额外的钙片。

【不良反应】　如果剂量不超出许可范围,本品没有不良反应。由于本品具有维生素 D 的作用,因此其不良反应类似维生素 D 过量后的反应,如高血钙综合征或钙中毒(这取决于高血钙的持续时间及严重程度)。由于本品的半衰期短,因此在减量或停药后的几天内,血清钙即可恢复正常,同应用维生素D 或其衍生物来治疗相比,本品血清钙恢复正常的时间要快得多。

【禁忌证】　凡与高血钙有关的疾病忌用。

【注意事项】　①由于本品能影响肠、肾与骨内磷酸盐的转运,因此凡同时服用与磷酸盐结合的药物,其剂量必须根据血清磷酸盐的浓度加以调节(正常浓度:$0.09 \sim 0.62$mmol/L)。如同时发生高血钙与血磷酸盐过多(>0.62mmol/L)病人会发生软组织钙化,这可以通过 X 线摄片显示。在服用本品时,不应同时服用含镁的制剂(如抗酸药),因为可引起高镁血症。②孕妇应用本品的安全性未被确立,必须仔细权衡用药的利弊。③目前在儿童中应用本品的资料尚不足以证明其安全性。④鉴于本品是维生素 D_3 的重要代谢产物之一,因此不能同时给予维生素 D 制剂及其衍生物(如二氢速甾醇)。

【制剂规格】 胶囊剂:0.25μg,0.5μg。

黄酮哌酯(Flavoxate)[保甲]

【作用特点与用途】 本品具有抑制腺苷酸环化酶和磷酸二酯酶的作用及钙离子拮抗作用,并有较弱的抗毒蕈碱作用。对泌尿生殖系统的平滑肌具有选择性解痉止痛作用,故能直接解除泌尿生殖系统平滑肌的痉挛,使肌肉松弛,消除尿频、尿急、尿失禁及尿道膀胱平滑肌痉挛引起的下腹部疼痛。本品胃肠道吸收良好,广泛分布于体内各组织器官,其分布情况依次是血液、肝及肾多于膀胱、肺、心脏、小肠、胃及肌肉,脑中分布较少。大部分从尿中、粪便中排出。口服 200mg 的消除 $t_{1/2}$ 1.5h。适用于膀胱炎、前列腺炎、尿道炎等引起的尿急、下腹部疼痛等症状;妇科痉挛性疼痛,包括痛经及下腹部疼痛;亦可合并其他药物用于肾结石、尿道结石、膀胱镜检和下尿道手术后引起的各种疼痛。

【用法用量】 口服:每次 200mg,3～4/d。病情严重时,可按医嘱增加用量。

【不良反应】 少数病人偶尔出现恶心、呕吐、轻微嗜睡、口干、视近物模糊和眼调节麻痹、眼压增高、排尿困难、心动过速、心悸等。

【禁忌证】 幽门梗阻、肠梗阻、胃肠道出血、闭角型青光眼病人禁用。12岁以下小儿不宜服用。

【注意事项】 ①孕妇慎用;②因本品会引起嗜睡和视物模糊,故驾驶员和机械操作人员慎用;③伴有炎症者使用本品时应同时加用抗感染药。

【制剂规格】 糖衣片:200mg。

尿通片(Eviprostat)

【作用特点与用途】 本品成分中的白杨树浸膏具有强烈的利尿和抗菌作用。小麦胚芽油主要含维生素 E,可促进周围血液循环,激活组织,刺激脑垂体内分泌和平衡分泌系统。锰在体内分解形成磺乙烷氨基酸锰,后者具有与胆固醇相似的作用,改变肥大细胞渗透压力,并使肥大组织消失。本品中各成分的协同作用,引起结缔组织胶体状态生理化学变化,并产生纤维样变性和胶原蛋白硬化,从而对前列腺肥大症和膀胱三角炎等有效,对进展性的腺肿及老年人尤佳,早期使用,可避免手术治疗。本品不含激素,长期服用基本无不良反应。用于前列腺肥大、前列腺炎、尿频、尿急、膀胱三角炎、尿潴留、附睾炎、排尿困难等。

【用法用量】　口服:每次 2 粒,3/d,饭后吞服。

【不良反应】　极少数病人有胃肠不适,减量或继续用药后很快消失。

【制剂规格】　糖衣片:每片含小麦胚芽油 15mg,白杨树浸膏 0.5mg,梅笠草伞型酸盐 0.5mg,洋白翁浸膏 0.5mg,木贼属浸膏 1.5mg,牛磺胆酸钠 0.5mg,氧化锰 0.25mg 等。

丙哌维林(贺尔舒、Propiverine)

【作用特点与用途】　本品为膀胱解痉药。直接作用于膀胱平滑肌,抑制由乙酰胆碱和氯化钙所致的膀胱收缩,对阿托品不能抑制的电刺激所致的膀胱收缩也有抑制作用。原型药及代谢物均可抑制膀胱平滑肌的过度兴奋,从而减少排尿频率。每日口服 1 次,连续给药 7d,血药浓度在第 1～3 天逐渐上升,第 4～7 日达稳态,$t_{1/2}$ 25h。用于治疗合并有急(紧)迫性尿失禁、尿急、尿频等症状的膀胱过度活动症(OAB)。

【用法用量】　饭后口服:每次 20mg(2 片),1/d。最高剂量不得超过 40mg/d(4 片)。

【不良反应】　偶致青光眼性进展、尿闭;过敏性瘙痒、荨麻疹、药疹等;心悸、心动过缓、心律不齐、胸部不适;眩晕、头痛、困倦、麻木等;便秘、腹胀痛、恶心、腹泻、消化不良、呕吐、食欲缺乏等;肌酸值及 BUN、GOT、GPT、ALP 值升高;白细胞减少;水肿、倦怠、无力、声嘶哑、痰黏稠等。

【禁忌证】　尿潴留、胃潴留、肠梗阻、闭角型青光眼、重症心脏病患者;对本品过敏者。

【注意事项】　①司机、排尿困难者、肝肾功能不全者慎用;②孕妇、哺乳妇女、小儿尚无用药资料;③肝肾功能低下、老年人应从 10mg/d 开始用药;④抗胆碱药、三环类抗抑郁药、吩噻嗪类药、单胺氧化酶抑制药(可增强抗胆碱作用)均不宜合用;⑤本品超量应用中毒后,可用毒扁豆碱治疗,对症处理。

【制剂规格】　片剂:10mg,每盒 10 片。

罗西维林(里拉通、Rociverine、Rilaten)

【作用特点与用途】　本品有高选择性直接平滑肌松弛作用;有罂粟碱和阿托品样作用,但对心血管系统无显著影响,较阿托品不良反应低。尚有助产、缩短子宫扩张、娩出时间和难产时复原时间之效。主要从尿中排出,无蓄积性。临床用于平滑肌痉挛引起的急性、亚急性及慢性疼痛。

【用法用量】 口服:每次 10～20mg(1～2 片),3～4/d。必要时加大剂量,须遵医嘱。

【药物相互作用】 过敏患者在服用抗胆碱药期间与甾体类药物或三环类抗抑郁药联合用药时,有增加青光眼或尿潴留的危险性。

【注意事项】 仔细阅读说明书。

【制剂规格】 片剂:10mg,每盒 30 片。

索利那新(Solifenacin)

【作用特点与用途】 本品为竞争性毒蕈碱受体拮抗药,对膀胱的选择性高于唾液腺。本品通过阻滞膀胱平滑肌的毒蕈碱 M_3 受体来抑制逼尿肌的过度活动。故临床用于缓解膀胱过度活动症伴随的急迫性尿失禁、尿急、尿频症状。

【用法用量】 口服:每次 5～10mg,1/d。或遵医嘱。

【不良反应】【注意事项】 ①较常见有口干、便秘、恶心、消化不良、腹痛等,少见视物模糊、眼干、鼻干、幻觉,罕见肠梗阻、粪便嵌塞、呕吐;尿路感染、膀胱炎、皮肤瘙痒、干燥、荨麻疹、尿潴留、外周水肿。②尿潴留、严重胃肠道疾病、重症肌无力、闭角型青光眼患者,对本品过敏者,进行血液透析者,严重肝病患者,正在用酮康唑等的重症肾病或中度肝病患者均禁用。③应同时治疗基础性疾病。④自主性神经疾病、驾驶和操作机械者、遗传性半乳糖不耐症、糖尿病等不宜用,或咨询医师。⑤不能与胃动力药(甲氧氯普胺、西沙必利)配合应用,与其他抗胆碱药间隔约 1 周。

【制剂规格】 琥珀酸索利那新片剂:5mg。

三、尿崩症用药

垂体后叶素粉(尿崩停、Powdered Posterior Pituitary)[保乙][典]

【作用特点与用途】 本品系用猪脑垂体后叶经提取、精制、干燥而成。有抗利尿作用,其主要成分为抗利尿素(即加压素)。适用于治疗尿崩症。

【用法用量】 吸入:用特制小匙(每匙装量为 30～40mg)取出本品 1 小匙(或按病情酌量增减),倒在纸上,卷成纸卷,用左手压住左鼻孔,用右手将纸卷插在右鼻孔内,抬头轻轻将药物吸入鼻腔内,经过 15～30min 后即可见效。其作用时间为 6～8h,作用消失后再继续吸入。

【不良反应】【注意事项】　①吸入过深,可引起咽喉发紧、气短、气闷、胸痛等。吸入过多,可致腹胀痛。②有呼吸道和鼻旁窦疾病、哮喘者禁用。③吸入时应注意避免喷嚏,以保证疗效;吸入不应过猛,否则易引起喷嚏鼻痒、流涕及咳嗽等症状。

【制剂规格】　粉剂:1g(附小匙)。

加压素(抗利尿激素、Vasopressin)[保乙][典]

【作用特点与用途】　本品有抗利尿作用,为中枢性尿崩症的血管加压素替代疗法,但治疗剂量应个体化且从小剂量开始,以免治疗过度。用于中枢性尿崩症、头部手术或外伤所致的暂时性尿崩症的治疗;中枢性与肾性尿崩症的鉴别诊断;食管静脉曲张及咳血。

【用法用量】　中枢性尿崩症,成年人皮下或肌内注射:每次 3mg,2～3/d;儿童用量为 1～1.5mg,2～3/d。其他用途遵医嘱。

【注意事项】　①孕妇及对其过敏者禁用;②心功能不全、冠心病、高血压、肾功能不全、哮喘、癫痫及偏头痛等慎用;③可有胃肠反应、神经系统反应、皮肤反应等,遵医嘱用。

【制剂规格】　注射剂:6mg/1ml,12mg/1ml。

去氨加压素(弥凝、弥柠、Desmopressin)[保甲/乙][基]

【作用特点与用途】　作用与人体加压素相似,抗利尿作用明显增强,对平滑肌作用较弱,可避免血压上升;可控制和预防某些疾病在小手术时出血或药物诱发的出血。注射给药 t_{max} 约为 1h,$t_{1/2}$ 3～4h;口服抗利尿作用可维持 8～12h,凝血效应亦维持 8～12h。临床用于中枢性尿崩症,6 岁以上患儿夜间遗尿症;以及肾尿液浓缩功能试验,轻度血友病、I 型血管性血友病、不明原因出血等。

【用法用量】　①中枢性尿崩症,剂量因人而异,个体化用药。成年人和儿童初始口服:每次 0.05～0.1mg,1～3/d。②夜间遗尿症,睡前口服:0.2～0.4mg。治疗期间需限制饮水。③鼻腔给药:有效剂量 10～40μg,从 20μg 开始,睡前给药,治疗期间限制饮水并注意观察。④其他适应证用法用量遵医嘱。

【不良反应】【注意事项】　①可出现神经及胃肠系统可耐受的反应、水潴留及低钠血症,高剂量可见疲劳、短暂血压下降、反射性心跳加速、面红、眩晕等;②急迫性尿失禁、器官性病变导致尿频、多尿者忌用;习惯性或精神性烦渴症、心功能不全、重度肾功能不全、抗利尿激素分泌异常综合征、低钠血症、急迫性尿失禁者、哺乳妇、糖尿病、对其过敏者、器官病变导致的尿频、多尿者应禁用或忌用。

【制剂规格】 片剂：$100\mu g$，$200\mu g$。喷鼻剂：$100\mu g/ml$（每支 2.5mg）。滴鼻剂：$100\mu g/ml$（每支 2.5ml）。注射剂：$4\mu g/1ml$。

赖氨加压素(Lypressin)

【作用特点与用途】 本品为短效抗利尿药。能迅速经鼻黏膜吸收，如能经常给药，可单独用于治疗轻至中度中枢性尿崩症。

【用法用量】 每侧鼻孔各喷 4 下，所供剂量为 1 次剂量，3～4/d。1 瓶药通常能用 5～7d。注意事项参阅加压素、去氨加压素。

【制剂规格】 喷雾剂：8ml，50 加压素单位/ml(0.185mg/ml)。

鞣酸加压素(长效尿崩停、Vasopvessin Tannate)[保乙]

【作用特点与用途】 本品为抗利尿激素药。能促进远端肾小管和集合管对水分的重吸收而抗利尿。用于中枢性尿崩症。

【用法用量】 ①肌内注射：首剂 0.1ml，以后渐增至 0.2～0.5ml，以一次控制多尿症状 3～6d 为宜。②鼻吸入：一次 30～40mg，在医生指导下使用。

【不良反应】【注意事项】 剂量过大可致水中毒、突发严重多尿；少见有皮疹、注射部位硬结。重症心血管病患者遵医嘱用。

【制剂规格】 注射液：300U/5ml。粉吸入剂：30～40mg。

氯磺丙脲(Chlorpropamid)[典]

【作用特点与用途】 本品兼有磺脲类降血糖及抗利尿双重作用。用于病情较轻、下丘脑尚有小量加压素合成的患者最有效。每日 250mg 剂量可减少尿量 60%左右。如单用疗效不佳，可加用氯贝丁酯或氢氯噻嗪类物，可使病情缓解。对肾性尿崩症无效。

【用法用量】 口服：成年人每次 250～500mg，1/d。当联用氯丙丁酯或卡马西平、氢氯噻嗪时，本品用量减为 125mg/d 即可。不良反应等见糖尿病用药。

【制剂规格】 片剂：100mg，250mg。

索利那新(卫喜康、Solifenacin、Vesicare)

【作用特点与用途】 本品为竞争性毒蕈碱受体拮抗药，对膀胱的选择高于唾液腺。毒蕈碱 M_3 受体在一些主要由胆碱能介导的功能中有重要作用。包括收缩膀胱平滑肌和刺激唾液分泌。本品通过阻止膀胱平滑肌的毒蕈碱

M_3 受体来抑制逼尿肌的过度活动,从而缓解膀胱过度活动症伴随的急迫性尿失禁、尿急和尿频症状。因而临床应用膀胱过度活动症患者伴有尿失禁、尿频、尿急症状的治疗。

【用法用量】　口服:推荐剂量每次 5mg;必要时可增至每次 10mg,均 1/d。须整片用水送服,餐前或餐后服用均可。

【不良反应】【注意事项】　①不良反应:可诱发感染或传染(如膀胱炎);口干、便秘、恶心、消化不良、腹痛等。②药物相互作用:本品可降低甲氧氯普安(胃复安)、西沙必利等刺激胃肠蠕动的胃肠动力(止吐)作用。

【禁忌证】　尿潴留、严重胃肠疾病(包括中毒性巨结肠)、重症肌无力、闭角型青光眼、血透患者、严重肝病患者、正在使用酮康唑等强力 CYP_3A_4 抑制药的重度肾功能障碍或中度肝功能障碍患者、对本品过敏者均禁用。

【制剂规格】　片剂:5mg×10 片/盒。

氯贝丁酯(Clofibrate)[典]

【作用特点与用途】　本品兼有调血脂、抗动脉粥样硬化及抗利尿作用。每日服 2g 可使尿量减少 50% 左右。常与小剂量氯磺丙脲联用治疗非完全性中枢性尿崩症。

【用法用量】　口服:本品用 0.75g,1～2/d;同服氯磺丙脲 100mg/d。

【制剂规格】　片剂:0.25g,0.5g,0.75g。

尿多灵频尿丸(奥昔布宁、尿多灵、Oxybutynin、Oxibutinina)

【作用特点与用途】　本品为解痉药,其作用机制为直接作用于膀胱平滑肌,可减少不能自主的膀胱肌收缩,恢复逼尿肌功能,减轻尿急、尿频的痛苦;同时可增加膀胱的容量,延长 2 次间排尿间隔时间,减少排尿次数。本品的抗痉挛作用为阿托品的 4～6 倍,而不良反应只为阿托品的 20%。本品给药后 30min 起效,药效维持 6h,药物由尿中排出。临床用于各种尿急、尿频、尿失禁及遗尿等。对膀胱炎、尿道炎及复发性的尿道感染所致尿频症状最为适合。

【用法用量】　口服:每次 5mg,2～4/d。

【不良反应】【注意事项】　①可出现抗胆碱类药物的不良反应,但程度较轻,偶见有口干、脸潮红等,2～3 周后自行消失。②青光眼、幽门及十二指肠梗阻、肠梗阻、胃肠道出血及阻塞性尿道疾病者禁用。③如出现口干等不良反应,可减少剂量;孕妇及 5 岁以下小儿慎用。

【制剂规格】　片剂:5mg。

注:肾性尿崩症用氢氯噻嗪;中枢性部分性尿崩症,用卡马西平。

四、生育用药及引产药

甲基麦角新碱(美飞占、Methylergometrine)

【作用特点与用途】 本品为强有力的子宫收缩药,是麦角新碱的半合成衍生物,能直接作用于子宫平滑肌,作用强而持久。其作用强弱与子宫生理状态和用药剂量有关。妊娠子宫对本品比未孕子宫敏感;在临产或产后子宫更为敏感。稍大剂量可引起子宫强直性收缩,对子宫体和子宫颈都有兴奋作用。大剂量时可使子宫肌强直性收缩,机械压迫肌纤维中的血管而阻止出血。本品药效迅速(静脉注射后 30~60s;肌内注射后 2~5min;口服后 5~10min)且持久(4~6h)。与麦角胺类生物碱相比较,它对周围血管的效应很弱,血压极少升高。用于第三产程、产后子宫出血、月经过多或其他原因引起的子宫出血。

【用法用量】 口服:每次 0.125~0.25mg,3~4/d,分娩期最多口服 1 周。肌内注射:每次 0.2mg,必要时在分娩中每 2~4 小时 1 次。静脉注射:每次 0.2mg,紧急时在 1min 内缓慢注射。根据临床症状,经治医师可适当增减用量,以便对症处置。

【不良反应】 大剂量时,可发生恶心、呕吐及腹痛。

【禁忌证】 怀孕,分娩初期、胎儿头初露前的第二产程,子宫无力者禁用。败血症、闭塞性血管疾病、压迫流产及肝肾疾病和过敏者亦禁用。

【注意事项】 本药多用于预防子宫出血及流产后子宫出血的治疗。妊娠毒血症、高血压及冠状动脉病病人慎用。用药后可能发生恶心、呕吐、出冷汗、面色苍白等反应,故用量不超过每次 0.5mg。2~10℃保存。

【制剂规格】 水针剂:0.2mg/1ml,0.5mg/1ml。片剂:0.125mg。

芫花萜(芫花酯甲、Yuanhuacine Pelicle)

【作用特点与用途】 本品为国内创制的中期妊娠引产药,可能使蜕膜细胞变性坏死,释放出大量内源性前列腺素,从而引起孕期子宫节律性收缩。宫腔用药后,吸收入血较快,但血中含量低,血中药时消除曲线符合二室开放模型。母体除子宫有较高的芫花萜分布外,其余各脏器对该药无特殊亲和性。主要经肾和随妊娠物排出。临床用于流产、引产,中止 10~26 周妊娠,特别适合于中止 12~16 周妊娠。

【用法用量】　本品与置入器配套包装,并经环氧乙烷气体灭菌,剪开袋口取出后即可使用。将芫花萜膜送至宫颈内口以上,固定实心杆,后撤放置管3～4cm,再全部撤出置入器,平卧10min。中止早、中期妊娠每次0.11mg。

【不良反应】【注意事项】　①少数人出现一过性发热、寒战、恶心、呕吐和较重的宫缩疼痛;②忌与非甾体类解热镇痛药,如吲哚美辛、阿司匹林等合用;③对症处理。

【禁忌证】　有严重脏器疾病、血液系统疾病、急性生殖器炎症、急性传染病或慢性传染病急性发作期、瘢痕子宫、子宫颈过长、子宫发育不良及妊娠期间的反复阴道出血者禁用。较重的陈旧性宫颈裂伤、重度宫颈糜烂及哺乳期子宫等慎用。

【制剂规格】　膜剂:0.11mg。

重组促卵泡素 β(普丽康、Recombinant Follitropin β、Puregon)

【作用特点与用途】　本品(FSH)由 CHO 细胞表达获得的 DNA 重组技术生物制品,能促进性腺功能障碍妇女卵巢卵泡的生长,并可用于辅助生殖技术中促使多个卵泡发育。重组促卵泡激素 β 治疗通常要在相关的卵泡发育参数达到所需水平后使用 CG,以诱导卵泡最后阶段的成熟,减数分裂的恢复和卵泡的破出。本品肌内或皮下注射后 12h 达血药峰浓度,半衰期($t_{1/2}$)40h。重复给药后其血药浓度比单次用药高 1.5～2.5 倍。肌内和皮下注射药动学特征无明显差异,绝对生物利用度 77％;体内分布广,代谢及排泄与人尿源促卵泡素相同。临床用于不排卵(包括多囊卵巢综合征,PCOS)且对枸橼酸氯米芬治疗无效者;亦用于辅助生殖技术超促排卵,如体外授精-胚胎移植(IVF-E)、配子输卵管内移植(GIFT)及卵胞质内精子注射(ICS)中,以获得多个卵泡发育。

【用法用量】　本品应在有经验的医生指导下进行。①用于不排卵且对枸橼酸氯米芬治疗无效者,肌内注射或皮下注射,每天 50U,至少维持 7d;若卵巢无反应,每日用量可有卵泡发育和(或)血浆雌二醇浓度提示有适宜的药效反应,一般以雌二醇水平每日增加 40％～100％为宜。之后维持此剂量,至达到排卵前状态;当超声检查显示至少有 1 个优势的卵泡直径达 18mm 和(或)血浆雌二醇浓度达 300～900pg/ml(1000～3000pmol/L)时,表明已达到排卵前状态(一般治疗 7～14d)。此时可停用本品,并使用人绒毛膜促性腺激素(hCG)以诱发排卵。②用于辅助生殖技术超促排卵,肌内或皮下注射,1/d;推荐至少以 150～225U 为最初 4d 的起效剂量,随后个体化调节用药(根据检查血浆雌二醇浓度 50～100U 为达标),一般治疗 6～12d。

【不良反应】【注意事项】　①主要不良反应包括卵巢过度刺激综合征,消化系统反应和注射部位反应;罕见血栓栓塞等。②禁用于对本品过敏者及妇女相关肿瘤患者,妊娠、哺乳妇、不宜妊娠者。③用药前仔细阅读药品说明书。

【制剂规格】　注射液(剂):50U/0.5ml;100U/0.5ml。

米索前列醇(喜克溃、Misoprostol)[保乙][基]

【作用特点与用途】　本品除有抗酸与胃黏膜保护作用外,与米非司酮联用引产成功率98%以上,平均引流产时间7.5h。不良反应比卡前列甲酯轻。

【用法用量】　中期妊娠引产:①先顿服米非司酮200mg,36h后在阴道后穹窿放置米索前列酮片3片(600μg)。如24h内无规律性宫缩或宫缩较弱,则再次在阴道后穹窿放置本品600μg。②在顿服米非司酮200mg后36~48h后,一次口服本品500μg。自第一次应用本品后48h内未排出胎儿者,属引产失败,需改用其他方法。

【不良反应】【注意事项】　①可致腹泻、恶心、呕吐、头痛、眩晕等;偶有手心发痒、皮疹、体温升高等过敏反应。②前置胎盘、宫外孕、盆腔感染发热、瘢痕子宫患者、青光眼、眼压高、哮喘、心脏病、心肌病患者禁用;不能用于催产,也不能与缩宫素合用。③对症处理。

【制剂规格】　片剂:200μg。

卡前列素氨丁三醇(欣母沛、Carboprost Trometamol)

【作用特点与用途】　子宫收缩作用同卡前列素。用于妊娠期为13~20周的流产,妊娠期从正常末次月经的第1日算起;其他方法不能将胎儿排出者;采用宫内方法时,由于胎膜早破导致药物流失、子宫收缩乏力者;需要进行宫内反复药物滴注流产,使胎儿排出;尚无生存活力的胎儿出现意外的自发性胎膜早破,但无力将胎儿排出;以及常规处理方法无效、宫缩乏力引起的产后出血现象。

【用法用量】　肌内注射:①引产及中期流产的有关适应证,起始剂量为250μg,用结核菌素注射器做深部肌内注射,此后视子宫反应,间隔1.5~3.5h再次注射250μg。或首剂试验剂量100μg,多次注射250μg后子宫收缩力仍不足时,剂量可增至500μg。②用于难治性产后子宫出血,首剂250μg深部肌内注射;如效果不佳,可间隔15~90min多次注射。但24h总剂量不得超过2mg。

【注意事项】　有哮喘、低血压、高血压、心血管病、肝肾病变、贫血、黄疸、糖尿病、癫痫病史及瘢痕子宫应慎用。其他请参阅米索前列醇。

【制剂规格】 注射剂:每支 1ml 0.25mg(相当于卡前列素 250μg 的卡前列素氨丁三醇,氨丁三醇 83μg,氯化钠 9mg,苯甲醇 9.45mg)。

地诺前列素(前列腺素 $F_{2\alpha}$、前列腺素 E_2、Dinoprost)[保乙]

【作用特点与用途】 人工合成外源性前列腺素 $F_{2\alpha}$,具有刺激平滑肌收缩作用,可兴奋妊娠子宫的各个阶段,并与足月时分娩宫缩相似,足以导致流产。平均流产时间为 20～24h。羊膜腔内给药后吸收并缓慢进入体循环,在羊水中 $t_{1/2}$ 为 3～6h,静脉注射 $t_{1/2}$ 短于 1min。用于妊娠中期(16～20 周)人工流产,也可用于过期流产,胎死宫内或较明显的胎儿先天性畸形的引产。低浓度药液静脉滴注,可用于足月妊娠引产,也可用于动脉造影。

【用法用量】 ①中期妊娠引产:羊膜腔内给药,每次 40mg;或羊膜腔外宫腔内给药,每次 0.75mg,2～3h 1 次,根据宫缩情况酌情调整用药;或静脉滴注每次 2mg,与 1mg 碳酸钠和 10ml 生理盐水混合加入 5% 葡萄糖注射液 500ml 中,滴速为 4～8μg/min。②足月妊娠引产:用前述配制好的注射液,1μg/min,总量为 1～4mg。

【不良反应】【注意事项】 贫血、哮喘、活动性肺结核等疾病、癫痫、心脏病、宫颈炎或阴道炎、糖尿病、青光眼、肝病、肾病患者及有子宫手术史者慎用或禁用。高血压史、宫颈硬化、子宫纤维瘤、胎膜破裂、胎位异常、妊娠晚期有头盆不称者亦禁用。参阅米索前列醇、卡前列素氨丁三醇等。

【制剂规格】 注射剂:5mg/1ml,20mg/4ml,40mg/8ml。

卡前列素(Carboprost)

【作用特点与用途】 其兴奋子宫平滑肌的作用比地诺前列素(PG$_{2\alpha}$)强(20～100 倍)而持久,肌内注射或阴道给药均有效。用于抗早孕、扩宫颈、中期妊娠或过期妊娠引产,分娩后出血等。

【用法用量】 中期妊娠或过期妊娠引产,①肌内注射:每次 2mg,每 8 小时 1 次,平均每人约注射 6 次。对于用其他引产方法失败者,加用本品是一种较好补救办法,每 2～4 小时肌内注射 1mg,平均用药量 4～5.9mg。②阴道内给药:每次 1 块海绵块,置入阴道后穹窿,每 8 小时 1 次,平均用 4～5 次。其他应用遵医嘱。

【注意事项】 ①可有恶心、呕吐、头晕、腹痛腹泻等反应;②有时宫缩过强,如子宫颈扩张不好,为防止子宫、子宫颈或阴道后穹窿裂伤,可肌内注射阿托品;③哮喘、高血压、肾病患者慎用;④参阅地诺前列素。

【制剂规格】 注射剂:1mg/1ml,2mg/1ml。海绵块:6mg。栓剂:8mg。

膜剂:2mg。

硫前列酮(塞普酮、Sulprotone)

【作用特点与用途】 其作用与地诺前列酮相似,对子宫平滑肌选择性较高,效力强而持久;其软化和扩张子宫颈管的作用优于卡前列甲酯。对产后宫缩乏力所致出血有良效,一般用药后 10min 内出血停止。

【用法用量】 ①中期引产或堕死胎,肌内注射:每次 0.5~1mg,每 3~6 小时 1 次,共 3~4 次。静脉滴注:每次 0.5~1mg,溶于 250ml 的 0.9%氯化钠注射液中,每小时滴注不超过 0.5mg。②产后宫缩乏力出血,每次滴注 0.5mg(溶于 250ml 0.9%氯化钠液中),滴速宜缓。亦可肌内或子宫肌内注射,每次 0.5mg。

【注意事项】 参阅地诺前列酮。青光眼、重度高血压、严重肝肾疾病、曾做过子宫手术者、支气管哮喘、痉挛性支气管炎及对本品过敏者均禁用。不能与缩宫素、非甾体抗炎药合用。

【制剂规格】 注射剂:0.25mg,0.5mg。

卡前列甲酯(卡孕栓、Carboprost Methylate)[保乙][典][基]

【作用特点与用途】 本品为 15-甲基 PGF$_{2\alpha}$,作用与地诺前列素相似,比较稳定,作用较持久。阴道给药有明显的子宫收缩和扩张子宫颈作用。平均引流产时间为 13h。临床与米非司酮序贯合并使用。用于终止停经 49d 内的早期妊娠;预防和治疗宫缩乏力所致产后出血。

【用法用量】 外用:①中止妊娠,停经不超过 49d 的健康早孕妇女,空腹或进食 2h 后口服米非司酮,首剂 200mg,然后禁食 2h,第 3 日晨于阴道后穹窿放置卡前列甲酯栓 1mg;每 3 小时 1 次,最多 5 次。当宫口已开大并建立规律性宫缩,可停止给药。或口服米非司酮,首剂 50mg,当晚再服 25mg,以后每隔 12 小时服 25mg,第 3 日早晨服米非司酮 25mg 后 1h 于阴道后穹窿放置卡前列甲酯栓 1mg,卧床休息 2h,门诊观察 6h。注意用药后出血情况,有无妊娠物排出和不良反应。②预防和治疗宫缩乏力所引起的产后出血:在胎儿娩出后,立即戴无菌手套将本栓剂 1mg 置入阴道,贴附于阴道前壁下 1/3 处,约 2min。

【注意事项】 参阅地诺前列素、卡前列素。

【制剂规格】 栓剂:0.5mg,1mg。

依沙吖啶(利凡诺、雷佛奴尔、Ethacridine)[保乙][典][基]

【作用特点与用途】　①外用杀菌防腐剂,能抑制革兰阳性菌,主要是球菌,尤其是链球菌;②能刺激子宫收缩,使子宫肌紧张度增加,可用于中期引产,成功率达 95% 以上;用药后除阵缩疼痛外无其他不适症状,胎儿排出时间平均 48h 左右。用于中止 12～26 周的妊娠;用于口腔、外伤、表浅皮肤感染及感染创面的消毒与湿敷。

【用法用量】　引产:①羊膜腔内给药。排空膀胱后,孕妇取仰卧位,选择宫体最突出部位,羊水波动明显处为穿刺点,用纱布持 7 号腰穿刺针垂直刺入腹壁,进入羊膜腔时有落空感,再继续进针 0.5～1cm 后拔出针芯,有羊水涌出后,将装有本品 100mg 溶液的注射器接在穿刺针上,再回抽羊水证实无误后将药液缓慢注入,拔针前须回抽羊水。拔针前将针芯插入针内快速拔针,敷盖消毒纱布,压针眼。②羊膜腔外注药。孕妇膀胱排空后取膀胱截石位,常规外阴、阴道、宫颈消毒后,用宫颈钳夹住宫颈前唇,将橡皮导管向宫颈送入,将已配制的本品溶液(内含 100mg 药物,用注射用水稀释)100ml 注入导管。导管下端双折用线扎紧,卷折在阴道内,塞纱布以固定,于术后 24h 取出纱布和导管。外用灭菌:有 0.1%～0.2%(用片剂溶解配制而成)溶液,局部洗涤、湿敷。

【不良反应】【注意事项】　①有 3%～4% 的孕妇引产时发热 38℃ 以上;可发生胎盘滞留或部分胎盘、胎膜残留而引起大出血。软产道损伤发生率为 0.5%～3%。极个别有过敏反应。②引产安全用量为 50～100mg,极量为 120mg,中毒量为 500mg,超过 1000mg 可能引起急性肾功能损伤,甚至死亡,故一般用量应在 100mg 以内。③心、肝、肾病患者、对其过敏者均禁用。④体温 39℃ 以上,白细胞计数 $20×10^9/L$ 以上,应用敏感的抗生素治疗。不可应用前列腺素合成抑制药,以免影响宫缩。⑤若 72h 后仍未出现规律性宫缩者,视为引产失败,可再次给药或改用其他方法。

【制剂规格】　片剂:100mg。针剂:100mg。外用消毒液:0.1%,0.2%。

　　附:天花粉注射液　用于中期引产,臀部肌内注射 1.2mg,或羊膜腔内注射 1.2mg,操作参阅前述依沙吖啶。因尚未列入国家基本医疗保险药品目录,从略。

烯丙雌醇(多力妈、Allylestrenol)[保乙]

【作用特点与用途】　本品有孕激素替代作用。可增强绒毛膜的活性,刺激内源性激素显著增高,使胎盘功能正常化;尚可升高缩宫素酶的浓度和活性,降解缩宫素,减轻前列腺素对子宫的刺激作用,抑制子宫收缩。口服吸收快且好。服后 3～4d 即使内源性孕激素升高 2～4 倍,但又不会出现内分泌紊乱。用于先兆流产、习惯性流产和早产。

【用法用量】 ①先兆流产:口服 1 片,3/d,直至症状消失,可酌情增加剂量。②习惯性流产:从有怀孕征兆起,每日服用 1～2 片直至危象期后的另一个月末,通常至妊娠的第 5 个月末。如流产发生在妊娠的第 4 或第 5 个月,应连续服用至妊娠的第 6 或第 7 个月。③先兆早产:剂量因人而异,经常需要以上述剂量较高的剂量(5～20mg/d),一般每次 5mg,3/d,连用 5～7d。

【不良反应】【注意事项】 偶有体液潴留、恶心、头痛等。严重肝功能障碍、妊娠毒血症或有疱疹史者、Dubin Jonson 及 Rotor 综合征者均禁用。

【制剂规格】 片剂:5mg。

阿托西班(Atosiban)

【作用特点与用途】 本品有子宫收缩作用。用于 18 岁以上,孕龄 24～33 周,胎儿心率正常的孕妇,在其规律性宫缩达每 30 分钟 4 次以上,每次持续至少 30s,并宫颈扩张 1～3cm(初产妇 0～3cm)、宫颈管消失 50% 以上时,推迟其即将出现的早产。

【用法用量】 静脉注射或滴注:常用初始量 6.75mg,静脉注射时间不少于 1min;紧接着以每分钟 300μg 的速度滴注 3h;然后以每分钟 100μg 的速度静脉滴注适当时间,最长可滴注 45h。整个疗程总剂量不超过 330mg。

【不良反应】【注意事项】 ①孕龄少于 24 周或超过 33 周,孕龄超过 30 周胎膜早破、胎儿生长受限或胎儿生长异常、产前子宫出血须立即分娩、子痫和重度子痫前期须分娩、死胎、宫内感染可疑、前置胎盘屏障、胎盘早剥、继续妊娠对母亲或胎儿有危险的患者禁用。②胎膜早破的患者慎用;治疗应在确诊早产后尽快开始;给药时应监测宫缩和胎儿心率;宫缩持续存在时,应考虑替换疗法;本品用于多胎妊娠的疗效尚未确定。③不良反应:常见恶心、头痛、头晕、潮红、呕吐、心悸、低血压、注射部位反应和高血糖症;少见发热、失眠、瘙痒、皮疹。

【制剂规格】 注射剂:6.75mg/0.9ml,37.5mg/5ml。

绒促性素(Chorionic Gonadotrophin) [保甲][典][基]

【作用特点与用途】 本品为胎盘滋养层细胞分泌的一种促性腺激素,主要药理作用与促黄体生成素(LH)相似;对育龄女性可促排卵,促黄体发育;对育龄男性,可促使睾丸间质细胞分泌睾酮,可以检查睾丸间质细胞功能,与尿促性素联合长期应用,有生精作用。用于:①青春期前隐睾症的诊断和治疗。②垂体功能低下所致的男性不育。可与尿促性素合用;长期促性腺激素功能低下者,还应辅以睾酮治疗。③垂体促性腺激素不足所致的女性无排卵性不孕症,常在氯米芬治疗无效后,联合应用本品与绝经后促性腺激素合用以促进排卵,需与绝经后促性腺激素联合应用。④体外受精以获取多个卵母细胞,应联合绝经后促性腺激素。⑤女性黄体功能不全。⑥功能性子宫出血、妊娠早产、习惯性流产。

【用法用量】　本品室温保存。复配后冰箱保存,30d 后未用完的必须丢弃,一般配成后 4d 之内用毕为宜。肌内注射。注射前须做过敏试验。

(1)男性促性腺激素功能不足所致性腺功能低下,每次 1000～4000U,每周 2～3 次,持续数周至数月。若精子数少于每毫升 500 万,应联合应用尿促性素 12 个月左右。隐睾症:10 岁以下,每次 500～1000U;10－14 岁每次 1500U,每周 2～3 次,连用 4～8 周;总注射次数不多于 10 次。发育性迟缓者睾丸功能测定,每次 2000U,1/d,连用 3d。

(2)无排卵性不育症或体外受精:于尿促性素末次给药后 1d 或氯米芬末次给药后 5～7d,每次 500～1000U,连续用 5d,可连续治疗 3～6 周期,如无效应停药。

(3)黄体功能不全:于经期 15～17d(基础体温上升 3d 之后)排卵之日起隔日用药 1 次,每次 500～1500U,连用 5d。妊娠后须维持原剂量直至 7～10 孕周。

(4)功能性子宫出血:每次 1000～3000U。可连用 3～5d。

(5)习惯性流产、先兆流产:每次 1000～5000U,共 5～10 次。或遵医嘱。

【不良反应】【注意事项】　①不宜长期应用,以免产生抗体和抑制垂体促性腺功能;②如连用 8 周仍无效应停药,若性欲早熟或亢进也应停用;③生殖系统有炎症、激素活动型腺癌、无性腺(先天性或手术后患者)患者,垂体增生或肿瘤、性早熟、诊断未明的阴道出血、子宫肌瘤、卵巢囊肿或卵巢肿大、血栓性脉炎、男性前列腺癌或其他雄性激素依赖性肿瘤、先天性腺缺如或性腺切除后患者等均禁用。

【制剂规格】　注射剂:500U,1000U,1500U。

卡古缩宫素(Cargutocin)

【作用特点与用途】　本品为八肽,是缩宫素的两个半胱氨酸残基被 2-氨基辛二酸置换,脯氨酸残基被甘氨酸置换而生成的具化学稳定性的类似物。本品具有与 2～4 倍量缩宫素等同的子宫收缩活性。妊娠末期大鼠及兔的分娩诱导试验(腹腔给药、静脉滴注)显示与缩宫素同样的分娩诱导作用。所致人子宫收缩的类型,类似于缩宫素,显示有规律的协调收缩。对授乳大鼠的射乳作用,与缩宫素几乎同等。本品在体内完全代谢,尿中无原型药物,但有酸性代谢物。用于诱导及促进子宫收缩,诱导分娩。

【用法用量】 口含服:开始将本品50～100缩宫素单位(半片至1片)含于颊黏膜与牙龈之间,在产生有效的阵痛或分娩结束之前,视母体及胎儿的情况每45～60分钟给予50～100U,日总量达600U(6片)仍无效时,该日应停止给药。

【不良反应】 类似化合物缩宫素,可引起皮肤青紫、虚脱等休克症状及过敏症状。偶见子宫阵痛过强、宫颈管裂伤及弛缓性出血等。有时出现胎儿窘迫。循环系统偶见心动过速、一过性血压上升或降低。消化系统偶见恶心、呕吐。其他可偶见头痛、头重、面部潮红及手足麻木。

【禁忌证】 对本品及缩宫素或类似化合物有过敏史者、丧失意识而不能维持呼吸通畅者禁用。

【注意事项】 ①原则上不用于:头盆不对称、完全性前置胎盘、胎盘早期剥离、胎位不正、骨盆狭窄、脐带脱垂、子宫颈癌及认为会危及胎儿的其他产科并发症的病人;阵痛过剧、先兆子宫破裂或胎儿窘迫;促进胎盘娩出、弛缓性出血、进行性流产、不全流产或过期流产的处理。慎用于妊娠中毒症及心、肾、血管障碍;有剖宫产及大范围子宫手术史、前置胎盘、早产、宫颈僵硬者、高龄初产妇及多产妇等。②使用本品后应注意监护子宫收缩状态及胎心,应保持适当的用药间隔,切勿过量。③不能与其他子宫收缩药同时使用,以免过量。④使用时应将本片剂置于面对上侧大白齿的颊与牙龈之间不动,直至本品慢慢溶解,注意不要嚼碎、吮吸或吞下。有时因子宫肌对本品的敏感性极强及过量使用,而阵痛过强或发生子宫强直性收缩,此时应立即从口腔中取出本品,并以冷水漱口。

【制剂规格】 颊含片:100缩宫素单位。注射剂:每毫升5缩宫素单位。

曲普瑞林(色氨瑞林、Triptorelin)[保乙][基]

【作用特点与用途】 促性腺激素释放激素(GnRH)类似物。肌内注射缓释剂后,速释后有规律均匀释放,持续释放28d。皮下注射给药能迅速吸收,t_{max} 15min,$t_{1/2}$为12h。临床用于男性转移性前列腺癌、儿童真性性早熟、女性子宫内膜异位症、不孕症(在体外受精-胚胎移植程序中通常与其他激素如促性腺激素联合使用)。

【用法用量】 肌内注射:缓释剂,每次1支,每4周1次。皮下注射:每日

1 次 0.1mg。用于促排卵,于月经周期第 2 天开始,每日 1 次 0.1mg,连续 10～12d。

　　【注意事项】　参阅戈舍瑞林。

　　【制剂规格】　注射剂:0.1mg。

尿促性素(曼芙新、Menotrophin)[保乙]

　　【作用特点与用途】　本品有促卵泡成熟素的作用而有效诱发排卵,刺激生精功能。用于促性腺素分泌不足所致的原发性或继发性闭经,无排卵的不孕症;男性性功能低下,精子缺乏等症。

　　【用法用量】　肌内注射:女性病人,每次 75～150U,1/d,连续用 9～12d,直至雌激素达到正常卵泡期水平,在末次用本品的第 2 天,用绒促性素(hCG) 500U 至 1 万 U,一般 2 个疗程。男性病人:本品与 hCG(500U)合用,每次各 1 支,隔日 1 次,疗程 90～120d。

　　【制剂规格】　粉针剂:75U,150U。

西曲瑞克(西曲利司、Cetrorelix、Cetrotelid)

　　【作用特点与用途】　本品是一种有效的黄体激素释放激素拮抗药。排卵过速主要是由于垂体的促黄体激素的早熟性波动,导致卵泡未成熟,在按生理过程收集卵之前排卵,以及早熟性黄体化。本品可防止在控制性刺激卵巢细胞时过早排卵。抑制体内黄体生成素和卵泡刺激激素及男性睾酮水平。本品静脉注射给药符合三室模型;皮下给药为二室模型;皮下注射单剂量后,生物利用度 85%,最小有效剂量为 0.25mg/d。静脉注射和皮下给药后 $t_{1/2}$ 分别约为 12h 和 30h。用于预防病人在进行有控制的卵巢刺激,取得卵母细胞时过早排卵(性不孕症)。尚可试用于良性前列腺肥大、子宫肌瘤、子宫内膜异位和前列腺癌及对性激素敏感的肿瘤。

　　【用法用量】　皮下注射:从卵巢激发的第 5 天开始,注射 0.25mg/d,同时用促性腺激素。或育龄妇女在卵巢激发的第 7 天结合促性腺激素疗法,一次性注射本品 3mg,若注射后未能在第 5 天诱发排卵,则育龄妇女应每日注射 0.25mg 本品,直至诱发排卵为止。

　　【不良反应】　注射局部偶见发红、瘙痒和肿胀,或恶心、头痛等。罕见有严重过敏反应、皮疹、低血压、紧张、腹泻、呼吸困难等。

　　【注意事项】　每天更换注射部位。为防止配伍禁忌,本品只能用注射用水溶解,溶解后应立即使用。

　　【制剂规格】　注射剂:0.25mg,3mg,均附有充满溶剂的注射器。

加尼瑞克(Ganirelix、Antagon)

【作用特点与用途】 本品系合成的与内源性促性腺素释放素(GnRH)类似的十肽化合物,为GnRH的拮抗药。可竞争性地拮抗垂体促性腺的GnRH受体,引起快速、可逆性地抑制促性腺激素,如黄体生成素(LH)、促卵泡激素(FSH)分泌。其抑制垂体分泌LH比抑制分泌FSH更显著,故降低性激素的产生。通过抑制中周期GnRH对LH诱导波动,本品能够抑制排卵、卵母细胞成熟分裂和黄体化。对患卵巢过度刺激症妇女,本品能预防LH波动及相关刺激,并提高植入和妊娠比率。本品药动学特征与剂量相关,皮下注射后2h以内达血药浓度峰值;多剂量给药于2~3d达稳态,且其累积程度与疗效直接相关。用于妇女不孕症(人工取卵、授精、植入)。

【用法用量】 皮下注射:每次0.25mg,1/d。

【不良反应】 中性粒细胞增多、腹痛、胎儿死亡、头痛、卵巢过度刺激综合征、阴道出血、恶心等。

【禁忌证】 对本品、GnRH及其同类物质过敏者、怀孕或怀疑受孕者禁用。哺乳期妇女忌用。

【注意事项】 本品必须在临床医师指导下应用。本品因抗促性腺激素作用可致流产。老年人无足够临床资料。

【制剂规格】 注射剂:250µg/0.5ml。

沙丁胺醇(舒喘灵、Salbutamol)[保乙]

【作用特点与用途】 本品为选择性β_2受体激动药,兴奋子宫平滑肌β_2受体,抑制子宫收缩,减少子宫活动,从而延长妊娠期达到保胎作用。用于抗早产、保胎。

【用法用量】 口服:每次2~4mg,3~4/d。肌内注射:每次10mg,每隔6小时1次。静脉注射0.1~0.2g,加入5%葡萄糖注射液500~1000ml中,以每分钟75~80滴滴入,待宫缩抑制后改为肌内注射。遵医嘱用。

【注意事项】 长期用药可形成耐受性。心血管功能不全、高血压和甲状腺功能亢进者慎用。

【制剂规格】 片剂:2mg。注射剂:50mg/2ml。

吉美前列素(前列甲酯、Gemeprost)

【作用特点与用途】 本品为前列腺素E_1(PGE_1)合成类似物。选择性作用于子宫并软化和扩张子宫颈,可降低胎盘和子宫血流量;使未怀孕子宫收缩的程度比怀孕较早期的子宫强得多;宫内给药作用最强,但注射或阴道内使用也有效。其作用需钙参与。阴道给药后 1h 达血药浓度峰值,$t_{1/2}$ 3h。平均引产和流产时间为 10h 10min,成功率 90% 以上。适于妊娠最初 3 个月或未妊娠病人,用于经宫颈的宫内手术操作前使子宫颈软化和扩张,便于刮匙进入宫内操作,减少损伤。

【用法用量】　软化和扩张宫颈:至少于术前 3h 将 1 枚栓剂置入阴道后穹窿,作用至少 12h。中止妊娠:每隔 3～6 小时将栓剂 1 枚置入阴道后穹窿,最多使用 5 枚。给予第 1 或第 2 枚后常开始阴道出血及子宫收缩,治疗应继续到给予 5 枚,除非完全流产较早发生。如 5 枚仍未见效,应于 24h 后再治疗 1 个疗程,或改用他法排空子宫。但不可作为催产药用于临产孕妇。

【不良反应】【注意事项】　①阴道出血、疼痛、消化道症状等。②参阅米索前列醇。③前置胎盘、宫外孕禁用。瘢痕子宫者忌用。

【制剂规格】　阴道栓:1mg。

五、促宫颈成熟药

普拉睾酮(美利生、普拉雄酮、Prasterone)[保乙]

【作用特点与用途】　本品为灵长类固有的副肾 C_{19} 甾体类激素,即同化激素类药物(雄激素类药)。动物实验中,对妊娠子宫可使宫颈胶原酶活性增加,引起胶原纤维分解,胶原束间隙扩大,宫颈伸展性增加。它在体内可转化为雌激素,因此宫颈组织脱氢表雄甾酮及雌激素含量增加,引起血管扩张,通透性增加,含水量增加,间质水肿,使颈管软化。雌激素增加还可使基质成分或酸性黏多糖等增加。以上变化可导致颈管成熟,颈管变软,伸展性加强,而有利于分娩。对子宫成熟不全(子宫口开大不全、颈管消退不全、颈管软化不全)有促进成熟作用。无子宫收缩作用,可减少产程延长及过期产。不影响乳汁分泌。本品给予妊娠末期孕妇,血中浓度在 5min 后急剧升高至给药前 50 倍,血浆 $t_{1/2}$ 为 2h。其作用特点是:①对于宫颈成熟化不全,有促进熟化作用;②直接作用于子宫颈部;③减少迁延分娩,缩短产程;④对产褥期乳汁分泌无影响。用于妊娠末期子宫颈管成熟不全,包括宫口开大不全和子宫颈部软化不全等。

【用法用量】　静脉注射:临用时将 100mg 溶于 10ml 注射用水或 5% 葡萄糖注射液中缓慢静脉注射,每次 100～200mg,1/d,每周 2～3 次,共计 1～14 次。

【不良反应】　有 0.1% 孕妇用此药后出现皮疹、恶心、呕吐、腹泻、麻木、头晕、耳鸣、手水肿等。

【注意事项】 ①本品不能用生理盐水溶解,否则会浑浊。低于20℃时难溶,升至30～40℃则促溶;因溶液不稳定,应临用现配,溶解后应立即使用。②器官形成期的动物实验中发现有致胎仔死亡情况,故妊娠初期不宜使用。③对胎儿发育迟缓、经产道分娩体力有困难的孕妇应慎用。④本品主要用于促进宫颈熟化,故宜在阵痛诱发剂和阵痛促进剂前列腺素、缩宫素给药前使用。

【制剂规格】 粉针剂:100mg。

六、避孕及调经药

米非司酮(息隐、含珠停、Mifepristone)[保乙]

【作用特点与用途】 本品具有甾体结构,是一种新型抗孕酮药物,同时具有抗糖皮质激素的活性,而无孕激素、雄激素、雌激素和抗雌激素活性。本品主要作用于子宫内膜的受体,在分子水平与内源性孕酮竞争结合受体,产生较强的抗孕酮作用,使妊娠的蜕膜及绒毛组织变性,内源性前列腺素释放,导致子宫收缩,同时也作用于下丘脑和垂体水平,促使促黄体激素(LH)、促卵泡激素(FSH)下降,黄体溶解,从而使依赖黄体维持的妊娠(49d以内)中止。动物实验表明,本品对孕激素受体(PR)的亲和力,比孕酮高5倍左右。经临床证实,具有显著的抗早孕、抗着床、诱发月经、避孕、软化宫颈、扩张宫颈、利于胚胎排出子宫的作用。疗效确切,应用方便,不良反应小,是催经止孕、抗生育的有效药物。本品口服吸收迅速,平均达峰时间0.7～1h,血药峰值为2.34mg/L, $t_{1/2}$ 平均为34h,服药后72h血药水平可维持在0.2mg/L,即在加用前列腺素(PG)时还维持在有效的抗孕激素活性浓度之内。生物利用度为40%。本品口服吸收后,主要分布在大脑和垂体、肾上腺皮质、卵巢及子宫内膜。N-去甲代谢物(Ru42848)是米非司酮的最主要代谢物。本品90%以上经肝代谢,进入胆汁,经消化道排出体外,其余不到10%由泌尿道排出体外。本品有明显首关效应,口服1～2h后血中代谢产物水平已可超过母体化合物。为提高本品作用,还可同时肌内注射少量前列腺素或用前列腺素阴道栓剂。主要用于抗早孕(本品与前列腺素类药物序贯使用,用于健康妇女中止停经49d以内的早期妊娠)、诱发月经及事后避孕,死胎引产及促宫颈成熟。亦用于库欣综合征的治疗;治疗与激素有关的疾病,如乳腺癌、子宫内膜癌等;调节经前期紧张综合征,催乳及治疗良性脑膜瘤等。

【用法用量】　口服:停经 49d 以内的健康早孕妇女,空腹或进食 2h 后,口服 200mg 米非司酮片 1 片(或口服本品每次 25mg,早、晚各 1 次,共服 3d),第 3 或第 4 天清晨于阴道后穹窿放置卡前列甲酯栓 1 枚(1mg),或使用其他同类前列腺素药物(也可口服米索前列醇 0.4mg)。卧床休息 2h,门诊观察 6h。注意用药后出血情况,有无妊娠产物排出和不良反应。

【不良反应】　部分早孕妇女服药后,有轻度恶心、呕吐、眩晕、乏力、下腹痛及肛门坠胀感。可能会引起大出血;导致子宫内膜炎或盆腔炎的继发感染及出现皮疹。使用前列腺素后可有腹痛或发生呕吐、腹泻;少数有潮红和发麻现象。

【禁忌证】　有心、肝、肾疾病及肾上腺皮质功能不全、高血压者;既往或现在有使用本品的禁忌证(如肾上腺疾病、与甾体激素有关的肿瘤)及使用前列腺素类药物禁忌者,如青光眼、哮喘、过敏体质者;带宫内节育器妊娠和怀疑宫外孕者禁用本品。

【注意事项】　①服本品者应是确诊为早孕者,停经天数不应超过 49d。孕期越短,效果越好。②胚囊线径＜20mm 效果好,＞30mm 效果差。③米非司酮必须在具有急诊、刮宫手术和输液、输血条件下使用;不得在药房自行出售。④服药前必须向服药者详细告知治疗效果及可能出现的不良反应,治疗或随诊过程中,如出现大量出血或其他异常情况,应及时就医。⑤服药后,一般会较早出现少量阴道出血,部分妇女流产后出血时间较长。少数早孕妇女服用本品后,即可自然流产;约 80% 的孕妇在使用前列腺素类药物后,6h 内排出绒毛胎囊,约 10% 孕妇在服药后 1 周内排出妊娠物。⑥服药后 8~15d 应去负责治疗单位复诊,以确定流产效果,必要时做 B 型超声波检查或血 hCG (绒毛膜促性腺激素)测定,如确诊为流产不全或继续妊娠,应及时处理。⑦使用本品中止早孕失败者,必须做人工流产中止妊娠。

【制剂规格】　片剂:25mg,200mg。

复方萘普生栓(宫术安栓、Compound Naproxen Suppositories)

【作用特点与用途】　本品系非麻醉性镇痛药精制而成的肛门栓剂。人工流产手术时,往往由于机械性扩张宫颈和吸宫引起剧烈疼痛。本栓对于这种疼痛具有有效的镇痛作用。手术前 15~30min 用本栓一枚置入受术者肛门内,可使手术顺利进行,明显减少受术者痛苦,达到镇痛和减轻手术不适的目的。本品尚具有扩张宫颈的作用,大多数受术者在施行手术时,无需用扩张器,便可无阻力通过 7 号吸头,顺利进行手术。由于手术时不需要强行扩张宫颈,避免了机械性创伤和刺激引起的疼痛,还避免了受术者因紧张、疼痛、畏惧而出现的人流综合征,从而使人工流产这一计划生育的有效措施能安全顺利进行。主要用于早期妊娠人工流产的吸宫术、诊断性刮宫术、宫内放环等宫腔手术引起的疼痛。

【用法用量】 用本栓1枚塞入肛门内,15min以后即可施行手术。

【不良反应】 通过直肠黏膜吸收入血,引起全身镇痛作用,迄今尚未见明显不良反应。

【注意事项】 本栓塞入直肠应距离肛门2cm,以免药栓滑出。严重痔疮或直肠溃疡者慎用。

【制剂规格】 肛栓剂:每盒1枚。

依托孕烯(依伴侬、Etonogestrel、Implanon)

【作用特点与用途】 本品是一种含依托孕烯的不能生物降解的皮下使用植入剂。去氧孕烯是口服避药中的一种孕激素,经口服在体内代谢成依托孕烯,抑制排卵。本品经皮下植入后前2年未观察到排卵,第3年仅有少量排卵;除抑制排卵外,本品还可改变宫颈黏液的黏度,从而阻止精子的穿透。本品的避孕作用是可逆的,取出植入剂后,月经周期可迅速恢复正常。尽管本品抑制排卵,但卵巢功能并没有被完全抑制,平均雌二醇浓度保持高于早卵泡期水平。临床用于较长期的避孕,有效可达3年。

【用法用量】 在植入本品前应该先排除妊娠,在无菌条件下由熟悉本品植入(取出)过程的医生施行。每支植入剂含68mg依托孕烯,释放率在植入后5~6周内为60~70μg/d,第一年末下降至35~45μg/d,第2年末下降到30~40μg/d,第3年末下降到25~30μg/d。本品应在妇女自然月经的第1~5天植入。

在植入和取出本品前仔细阅读本品说明书相关说明,并由熟悉该过程的医生施行。

【不良反应】【注意事项】 ①阴道感染、血肿肿痛、乳房痛、月经不规律、体重增加等发生率10%以上。②罕见咽炎、鼻炎、尿道感染。③低于10%的不良反应有食欲减退、情绪不稳、低落、神经质、性欲减退;头痛、眩晕、潮热;腹痛、恶心、胃肠胀气;痤疮、脱发、痛经、卵巢囊肿;植入部位痛等局部反应、疲劳、流感症状、疼痛、体重减少。④尚有焦虑、失眠、偏头痛、呕吐、便秘、腹泻、多毛症、皮疹、瘙痒症、背痛、关节痛、肌痛、骨骼痛;阴道分泌物紊乱、阴道不适、溢乳、乳房肥大、外阴瘙痒等的文献记录。⑤本品应插入上臂(非惯用的手臂)内侧上髁以上8~10cm处,植入和取出均按外科小手术无菌操作,且必须由有经验并熟悉全过程的医生施行。

【制剂规格】　皮下植入剂:68mg/支。

氯米芬(克罗米芬、Clomiphene)[保乙]

【作用特点与用途】　本品系人工合成的非甾体物质,具有较强的抗雌激素作用和较弱的雌激素活性。低剂量能促进腺垂体分泌促性腺激素,对于垂体和卵巢完整的妇女,可使血清促黄体激素含量增加,在较小程度上,促卵泡激素亦增加,从而诱发排卵;高剂量则明显抑制垂体促性腺激素的释放。对男性则有促进精子生成的作用,对少精症有治疗作用。主要用于无排卵月经时诱发排卵避孕药引起的月经失调、闭经、无排卵、排卵稀少、黄体功能不足和月经紊乱所致的不孕症。对多囊卵巢综合征所致的原发性闭经或继发性闭经也有效。对经前紧张症及溢乳症可改善症状。尚用于精子缺乏的男性不育症。对有精索静脉曲张者,在静脉切除术后 1 年仍不生育,则可用本品治疗。

【用法用量】　口服:有月经者自经期第 5 天开始每次 50mg,1/d,连服 5d;无月经者任意一天开始,每次 50mg,1/d,连服 5d(一般在服药后 7d 左右排卵,3 周后自然行经)。连服 3 个周期为 1 个疗程。闭经者可先用黄体酮(肌内注射每次 20mg,1/d)或人工周期(己烯雌酚每次 1mg,1/d,连服 20d,以后每日加黄体酮 10mg 肌内注射)催经,在撤退性出血第 5 天开始服用本品。一般剂量不宜超过 100mg/d。国内先从 50mg/d 开始,可用到 150mg/d。用于男性不育症,每次 25mg,1/d,连用 25d 为 1 个疗程。停药 5d 后,重复服用,直至精子数达到正常标准,一般 3～12 个月疗效较好。

【不良反应】　可能出现卵巢过度刺激综合征,可见有面部潮红、恶心、头晕、乏力、腹胀、乳胀、皮疹、脱发、视物模糊、肝功能障碍等,停药后可消失。

【禁忌证】　肝肾功能不全、孕妇、卵巢囊肿及其他妇科肿瘤病人忌用。

【注意事项】　①服药后有严重过敏反应者应停用;②出现视力障碍时应停药;③剂量较大时卵巢内卵泡增大,甚至停药后还会增大若干天,需几天或几周才能复原,在复原之前不可再给药;④本品对遗传缺陷和先天异常所致不孕无效;⑤治疗男性不育症时,用药原则是低剂量、长疗程,要注意高剂量会抑制精子的生成。

【制剂规格】　片剂:50mg。

爱保莲调经丸(Apioline)

【作用特点与用途】　本品的主要成分是从洋芫荽种子里提炼出来的,对妇女的生殖器官产生一种刺激,增加其血液流动与子宫肌肉的活力和能量,同时亦刺激卵巢的功能。本品对控制女性的月经有显著的效果,且不良反应小。

本品能解除因月经而产生难以忍受的痛苦,对行经前及经期的腹痛有缓解作用,对非受孕的月经阻塞及停顿有治疗作用。月经不正常的妇女,有规则地服用本品数月,能恢复正常的月经、分泌的量及分泌物的性状。临床用于闭经、痛经及月经不调引起的不育症;亦能消除及减轻妇女更年期的各种困扰。

【用法用量】 口服:每日 2～3 粒,从月经来潮前 1 周开始服用,直至来经后 2d。每个疗程共 9d。有规则地服用 2 个疗程(不超过 3 个疗程),效果更佳。

【禁忌证】 孕妇禁用。

【注意事项】 本品不含激素及其他不良的化学物。

【制剂规格】 胶囊剂:每瓶 20 粒。

孕二烯酮-炔雌醇(Gestodene-Ethinyl Estradid、Estradiol)

【作用特点与用途】 本品为口服有效的强效雌激素。其激素成分通过抑制促性腺激素释放而抑制排卵;并可引起子宫颈黏液改变而使精子难于穿透,以及引起子宫内膜变化而减少植入的可能。本品可减少乳腺良性疾病、缺铁性贫血、子宫内膜癌、宫外孕、盆腔炎症、卵巢囊肿及痛经的发生率;减轻痤疮;减少卵巢癌的发生率。本品少量随乳汁排出。用于避孕。

【用法用量】 口服:每日 1 片,连用 21d,服药间隔时间不超过 24h。给药的第 1 周期,应从月经周期的第 1 天开始服用,连服 21d 后,停用 7d。一般在停药后的 2～4d 内发生撤退性出血。下一个周期用药应在停药后的第 8 天开始。即使停药后未发生出血现象或仍在出血也应如此。

【不良反应】 恶心、呕吐、点滴出血、突破性出血、痛经、乳房胀痛、头痛、偏头痛、神经过敏、心情抑郁、性欲改变、静脉曲张及水肿等。

【禁忌证】 患有血栓静脉炎或血栓栓塞疾病;已知或疑有乳腺癌或依赖雌激素的肿瘤、未经诊断的生殖道异常出血及妊娠;有肝良性或恶性肿瘤史、严重肝功能障碍、有自发性妊娠黄疸史或严重妊娠瘙痒史、妊娠疱疹史;先天或后天的脂质代谢障碍者禁用。

【注意事项】 本品可使血栓栓塞发生率升高,特别是深部静脉血栓形成、肺栓塞及大脑和心肌梗死;似存在着雌激素剂量依赖性。

【制剂规格】 片剂:每片含炔雌醇 $30\mu g$,孕二烯酮 $75\mu g$。

妈富隆片(去氧孕烯/炔雌醇、Marvelon Tablets)

【作用特点与用途】 去氧孕烯(甲烯甲炔诺)是孕激素活性很强,并有抗雌激素活性的甾体化合物,其活性比炔诺酮及 18-甲基炔诺酮都强。本品为去氧孕烯与炔雌醇组成的短效口服避孕药。其优点有:①持久的可靠性,妇女在1个月经周期中偶然漏服1片或2片,其妊娠率极小;②对月经间期出血有很好的调节作用;③无雄激素活性;④具有良好的代谢反应,据报道对脂代谢、糖代谢和凝血无不良反应。避孕。

【用法用量】　口服:于月经周期第1天开始每日在同一时间服1片,连续服28d。服完1包后,紧接着下一天开始服用新的1包。勿间断。

【不良反应】　本品一般都能很好耐受。偶见有月经间期出血、闭经、胃肠道不适、头痛、乏力及乳房胀感等,但较轻微。

【禁忌证】　妊娠;患心血管或脑血管疾病如血栓栓塞、血栓性静脉炎等;重度高血压;严重肝功能障碍;胆汁淤积性黄疸或有甾体激素所致的黄疸史;Rotor综合征;妊娠期瘙痒或有过妊娠疱疹史;患有或疑有雌激素依赖性肿瘤;脂肪代谢障碍及有卟啉症、肝硬化症病史者禁用。

【注意事项】　①初次出现偏头痛或经常出现异常剧烈头痛、急性视力障碍、高血压、血栓形成初期症状,手术前6周及发现黄疸或已怀孕者,应立即停药;②抗惊厥药、利福平可降低本品中2种激素的活性。

【制剂规格】　片剂:28片(其中21片为活性片剂,7片为空白片)。

孕三烯酮(内美通、上海 23 号、Gestrinone)[保乙]

【作用特点与用途】　本品为中等强度孕激素,具有较强的抗孕激素和抗雌激素活性,亦有很弱的雌激素和雄激素作用。实验证明,本品具有显著抗着床、抗早孕作用,在月经周期早期服用尚有抑制排卵作用。其抗着床、抗早孕作用与改变宫颈黏液稠度、干扰子宫内膜发育、影响卵子运行速度及拮抗内膜孕酮受体等有关。临床用作探亲避孕或事后避孕。对早期妊娠,如与前列腺素并用,可提高引产成功率。

【用法用量】　口服:探亲避孕,于探亲当天口服30mg,以后每次房事时服1.5mg。事后避孕,从月经第5~7天开始服药,每周2次(间隔3~4d),每次2.5mg。如每周期服药8次以上,则避孕成功率高。抗早孕,口服9mg/d(2或3次分服),连服4d,停经后2d于阴道后穹窿处放置dl-15-甲基$PGF_{2\alpha}$薄膜,每2.5小时1次,每次2mg,共4次,然后经2.5h肌内注射1.5~2mg卡前列素(dl-15-甲基$PGF_{2\alpha}$),为1个疗程。如无组织物排出,隔1日后重复疗程。

【不良反应】　少数人有头晕、乏力、胃部不适等;也可有月经周期缩短或延长、闭经、经量减少、不规则出血,但一般会自行减少。

【禁忌证】　肝、肾功能不全者忌用。

【制剂规格】　片剂:1.5mg,2.5mg。

壬苯醇醚（杀精药、Nonoxinol-9）

【作用特点与用途】 本品为非离子表面活性剂，有较强的杀精子作用，能破坏精子脂蛋白外膜而改变细胞渗透压，使细胞器暴露或外溢而杀死精子。泡腾片与海绵块还能机械地阻止精子前进，从而达到避孕目的。避孕效果与制剂不同及使用方法是否准确有关，避孕率78%～98%。用于阴道避孕。

【用法用量】 ①药膜，男女双方均可用。女方将药膜揉成松团，塞入阴道深处。10min后性生活。如男方用，可将药膜贴在阴茎头上，然后推入阴道深处，停留5～10min后性生活。②片剂和栓剂，女方在性生活前10min，用手指将其推入阴道深处。③胶冻，往往与工具同用，将其涂在阴茎套、阴道隔膜或宫颈帽上。如单独应用，先将其吸入注射筒内，然后注入阴道内。④海绵块，先用水浸润海绵，然后置入阴道深处，凹陷面要对准宫颈，放入后立即起避孕作用，并持续24h，如有多次性生活，不需加用其他措施。最后一次性生活后需留置8h。取出方法：用手指勾住环形带慢慢拉出阴道，将海绵块弃去。

【不良反应】 药膜、栓剂、片剂与胶冻的不良反应是用药的当天阴道分泌物较多，个别病例外阴、阴道或阴茎有烧灼感。海绵块可能使阴道干燥，个别外阴或阴道有烧灼感，以及用后取出困难。

【注意事项】 药膜放置时，手指抽出动作要快，不要使薄膜遇到阴道液体后粘在手指上，这样会使剂量不足。栓剂需在性生活前10min放入，且一定要放在阴道深处。海绵块取出时间是最后一次房事后不少于8h。国外有报道可以发生中毒性休克。

【制剂规格】 药膜：5cm×5cm，每张含壬苯醇醚50mg。泡腾片：80mg。栓剂：50mg。胶冻：2%～5%。海绵块：每块1g。

鱼脂酸（鱼肝油酸、Morrhuic Acid）

【作用特点与用途】 本品为鳕鱼肝中提取的多不饱和脂肪酸，其中主要的4种为十六碳一烯酸、十八碳一烯酸、二十二碳六烯酸及二十碳五烯酸均有杀精作用，尤以二十碳五烯酸杀精作用最强。以含本品40mg栓剂做试验，性交后5min阴道后穹窿与宫颈内精子全部失活，当其与精子接触后，精子膜破裂、头或尾断裂，避孕有效率95.2%。对阴道内杆菌仅暂时抑制，6h后恢复原状。因此本品对阴道清洁度无影响，对阴道黏膜及宫颈组织无影响。用于阴道避孕。

【用法用量】 每次房事前取避孕栓1粒，用手指将其送入阴道深处，10min后再行房事。

【不良反应】　用栓剂后,当天阴道流液较多,个别妇女阴道或外阴有灼热感。

【注意事项】　放栓剂后 10min 才可性生活;需放入阴道深处;每次性生活均必须用。

【制剂规格】　栓剂:40mg。基质为水溶性聚醚,在室温下贮存 1 年,含量及物理性状较稳定。

避孕贴膏(Ortho-Evra)

【作用特点与用途】　对体重低于 90kg 的育龄妇女通过皮肤释放低剂量的组合激素,即雌激素和孕激素阻止排卵,与 2 片避孕片所应用的激素相同,但每周只需贴 1 次,而不是像药片那样需每日服用。与每月或每 3 个月应用 1 次的避孕注射剂、1 次管用数年的植入物或宫内节育环(IUD$_s$),以及每月 1 次塞入阴道内的激素释放避孕环相比,贴膏最易于应用,侵袭性较小。即使洗澡或游泳亦不受影响。用于避孕。

【用法用量】　贴于下腹部、臀部或上身,但不可贴于乳房上。为避免刺激,每周应更换粘贴位置。每片贴膏连续贴满 1 周,1 周结束后换贴新的贴膏,连续 3 周。第 4 周不贴贴膏,在此期间妇女行月经,就如服用避孕药一样。之后,重新开始新的疗程。如果贴膏偶然脱落,并脱离皮肤达 1d 以上,需要开始新的 4 周循环,且在第 1 周应用加强避孕方法。

【不良反应】【注意事项】　贴膏滑落现象约占 5%。可有血凝聚、心脏病发作和卒中(特别是抽烟时)的危险性增高。4578 例试验者因皮肤刺激而停用者占 2%。

【制剂规格】　贴膏。

七、抗 早 产 药

利托君(利妥特灵、安宝、Ritodrine、Yutopar)[保乙]

【作用特点与用途】　本品系 β_2 肾上腺素受体激动药,可激动子宫平滑肌中的 β_2 受体,抑制子宫平滑肌的收缩频率和强度,减少子宫的活动而延长妊娠期。有保胎作用。用于抗早产。

【用法用量】　静脉滴注:取本品 100mg 用 500ml 静脉滴注溶液稀释为 0.2mg/ml 的溶液,于 48h 内使用完毕;溶液变色或出现沉淀、结晶则不可再用。静脉滴注时应保持左侧卧位姿势,以减少发生低血压的危险。开始时应控制滴速使剂量为 0.1mg/min,并逐渐增至有效剂量,通常保持在 0.15～0.35mg/min,待宫缩停止后,至少持续输注 12h。

　　静脉滴注结束前 30min,可以开始维持治疗,一般口服本品 10mg(1 片)。头 24h 内剂量通常为每 2 小时服 10mg,此后每 4～6 小时服 10～20mg,总剂量不超过 120mg/d。如需要,维持治疗仍可按此剂量继续服药。

　　【不良反应】　静脉注射可发生震颤、恶心、呕吐、头痛和红斑,以及神经过敏、心烦意乱、焦虑不适等。口服可发生心率增加、心悸和震颤、恶心和颤抖、皮疹和心律失常等反应。

　　【禁忌证】　禁用于妊娠不足 20 周和分娩进行期(子宫颈扩展＞4cm 或开全 80% 以上)的孕妇。有严重心血管疾病的病人禁用。

　　【注意事项】　①本品可以升高血糖及降低血钾,故糖尿病及使用排钾利尿药的病人慎用;②本品能通过胎盘屏障,使新生儿心率改变和出现低血糖,应密切注意;③不良反应严重者应中断治疗;④与糖皮质激素合用可出现肺水肿,极严重者可导致死亡。

　　【制剂规格】　片剂:10mg。针剂:50mg/5ml。

八、抗 泌 乳 药

溴隐亭(溴麦亭、Bromocriptine)[保乙]

　　【作用特点与用途】　本品系多巴胺受体激动药,是一种催乳激素抑制药,而对其他激素(如生长激素、性激素、亲甲状腺素等)无影响。可制止生理泌乳及伴随的闭经或不排卵。尚可抗震颤、麻痹,小剂量治疗舞蹈症。临床用于:①分娩后、自发性、肿瘤性和药物(如抗精神病药物、避孕药及降压药等)引起的闭经;②催乳激素引起的月经紊乱、不孕、继发性闭经及排卵减少;③抑制泌乳,预防分娩后和早产后的泌乳;④产后的乳房充血、催乳激素引起的特殊的乳房触痛、乳房胀痛和烦躁不安;⑤催乳激素引起的雄性激素低下症,如阳萎和精子减少引起的不育;⑥肢端肥大症、女性不育症的辅助治疗;⑦催乳素分泌型腺瘤;⑧治疗帕金森病。

　　【用法用量】　口服:乳溢或催乳激素引起的闭经、月经病和低生育力,开始时每次 1.25mg,2～3/d。如剂量不够,可逐渐增至每次 2.5mg,2～3/d,饭后服用。连续治疗至乳分泌停止。对于闭经、功能性月经病和低生育力的治疗,要持续到月经恢复正常,如需要,治疗可延续至几个周期,以防复发。

　　为抑制泌乳应在分娩后服用,每次 2.5mg,2/d,早晚与食物共服,连续用药 14d。停药后 2～3d,偶有少量的乳分泌,以同样剂量继续服用数日后即可停止。对分娩后的乳房充血,轻者可口服每次 2.5mg,如需要又未能停止泌乳则 12h 后可重复 1 次。用于催乳激素引起的雄性激素低下症,5～10mg/d。

对肢端肥大症,开始 2.5mg/d,经 7～14d 后根据临床反应可逐渐增加用量,分 4 次与食物同服。对催乳素分泌型腺瘤,每次 1.25mg,2～3/d。

【不良反应】　在治疗头几天,有些病人可发生轻微恶心、晕眩、疲倦、呕吐或直立性低血压等不良反应。在使用极高剂量时,有便秘、欲睡、幻觉、运动困难、口干、腿痉挛等报道。所有不良反应均与剂量有关,在剂量降低时,不良反应随之消失。

【禁忌证】　对麦角生物碱过敏、严重冠心病和周围血管病人及孕妇禁用。

【注意事项】　①溴隐亭能使妇女恢复正常排卵,故须做好避孕准备;②某些病人在治疗头几天出现血压下降现象,故机械操作人员或驾驶员应小心;③大剂量用药可致精神障碍和痴呆,应慎用;④有心肌梗死史伴心律失常者或合用左旋多巴时应慎重;⑤肝功能障碍者慎用;⑥长期服用应检查肝功能及血象,治疗期间应定期测量血压;⑦女性用药超过 6 个月应定期进行妇科检查,包括血浆催乳素、排卵及黄体水平;⑧本品与降压药合用应小心,谨防低血压;⑨乙醇可降低本品的耐受性;⑩与 H_2 受体阻滞药、吩噻嗪类药合用时,可明显升高催乳素的血清浓度,从而降低疗效;⑪为减少不良反应,溴隐亭应与食物同服。

【制剂规格】　片剂:2.5mg。

甲麦角林(麦角苄酯、Metergoline)[保乙]

【作用特点与用途】　作用类似溴隐亭,具有激动中枢多巴胺受体作用。还有抗 5-羟色胺及抗催乳素的作用。用于抑制乳汁分泌。

【用法用量】　预防或治疗乳汁分泌,口服:每次 4mg,3/d,共 7d。

【不良反应】【注意事项】　参阅溴隐亭。

【制剂规格】　片剂:4mg。

培高利特(普乐片、Perglide Mesylate)[保乙]

【作用特点与用途】　本品为溴隐亭类似物的国产新药,中枢神经突触后膜多巴胺受体激动药,能明显抑制腺垂体释放体内泌乳素(PRL),降低正常和利血平化血清 PRL 水平,并能降低脑内多巴胺代谢转化,从而降低脑内 3,4-二羟基苯乙酸含量。国内临床验证 45 例高泌乳素血症(HPRL)用本品,另 45 例用溴隐亭治疗,用药后观察 6 个月,两者在血清 PRL 恢复正常、溢乳等自觉症状消失,月经恢复及垂体肿瘤缩小或消失方面无明显差别,而国产品组不良反应发生率低且价廉。用于高泌乳血症(HPRL);帕金森病。

【用法用量】 口服:起始剂量50μg/d,每2周调整1次,极量为150μg/d。特发性HPRL患者剂量为50～100μg/d,用药时间为3～6个月,肿瘤性HPRL患者剂量为100～150μg/d,疗程6个月。合并不孕的HPRL患者在单独应用本品治疗3个月后如未自然妊娠,则在下一周期加用氯米芬、绒促性素(hCG)等促排卵药物。抗帕金森病:成年人0.05～5mg。

【不良反应】 发生率13.4%(6/45),可见恶心、呕吐、头晕、乏力、腹胀等,但多数患者在用药2～4周后自然消失。其余参见溴隐亭。

【禁忌证】 对本品过敏者、严重冠心病和周围血管病及孕妇禁用。

【注意事项】 参见溴隐亭项下。

【制剂规格】 片剂:50μg。

九、外生殖器病用药

腐植酸钠(富新钠、Sodium Humate)

【作用特点与用途】 本品系腐植酸的钠盐,为天然高分子有机化合物,主要含黑腐植酸,还含有少量的棕腐植酸和黄腐植酸。本品是一种胶体物质,具有较强的吸附和螯合作用,可以吸附大量的阴道分泌物,保持阴道内壁洁净,并具有一定的抗炎作用,如对于因雌激素水平低下、阴道局部抵抗力下降引起的炎症,它可以使之消退,其消炎作用与抑制透明质酸酶活性和活化垂体-肾上腺皮质系统有关。在一定条件下具有沉淀蛋白质的作用,这可能也与其抗炎、收敛作用有关。外用于收敛、止血、止痛、止痒、抗渗出、消炎及消肿等。常用于治疗宫颈糜烂,其中以Ⅰ度及Ⅱ度宫颈糜烂疗效较好,约有半数病人上药不到10次即可治愈。对Ⅲ度宫颈糜烂也有缓解甚至治愈的效果。也可用于老年性阴道炎、外阴炎及外伤溃疡等。

【用法用量】 外涂:治疗宫颈糜烂及老年性阴道炎时,先用棉球蘸本品1%水溶液擦净患处(或阴道常规消毒),将带线棉球蘸20%本品糊剂均匀涂敷并留置于阴道患处,12～24h后牵线取出棉球,隔日上药1次,10次为1个疗程。治疗过程中禁止性交及盆浴。对其他炎症、外伤及溃疡等,可用本品1%水溶液浸洗或湿敷。

【注意事项】 ①偶见有小腹隐痛及烧灼感,继续用药几次,可自行消失;②个别病人有出血现象,停药后可自行止血,仍可继续使用。

【制剂规格】　粉剂:5g,25g。1%水溶液:以粉剂加开水充分搅拌使溶解后制成。2%糊剂:以粉剂加 5 倍开水,搅拌均匀,放置 1 夜后即成。

聚维酮碘(克林、Povidone Iodine)^[保乙]

【作用特点与用途】　杀菌谱广而强,对皮肤、黏膜、伤口刺激小,润滑好,使用中无异物感,能杀精子,月经期可连续使用。用于各种微生物混合感染性阴道炎、子宫颈炎;各种接触性皮肤病,如淋病、生殖器疱疹、湿疣、神经性皮炎、皮肤湿疹、癣症;房事消毒及润滑消除阴道干涩和谐性生活。

【用法用量】　将乳膏注入阴道深处,每次 1 支,每天 1 次,睡前用。男性患者将其均匀涂抹于阴茎即可。栓剂用于阴道感染,外用液体剂遵医嘱。

【制剂规格】　软膏剂:2g(含有效碘 1%),每盒 3 支。栓剂:10g。外用液体剂。

制霉菌素(米可定、Nystatin)^[保甲]

【作用特点与用途】　本品对各种酵母和酵母样真菌如白色念珠菌和其他念珠菌有抗菌作用。但无明显的抗其他细菌作用。真菌培养实验证明,白色念珠菌对本品不易产生耐药性,其他属念珠菌如热带念珠菌及类星状念珠菌等则很易变为耐药菌株。制霉菌素连接大内酯环的直链部分具有亲脂性,因而能与细胞膜上固醇相结合。这种结合改变了细胞膜的通透性,导致细胞内各种小分子成分如钾离子的丢失,因而对敏感真菌产生抑制和杀菌作用。本品用药后崩解迅速,均匀分布于阴道内,使用后可提高对靶组织的有效浓度。用于治疗白色念珠菌和其他念珠菌所引起的阴道炎和外阴感染;对妊娠及非妊娠妇女的阴道炎、外阴瘙痒和白带等都能迅速有效地控制症状。但对由其他病原体(如毛滴虫和阴道嗜血杆菌)引起的阴道炎无效。

【用法用量】　普通片可口服:常用量每次 1 片,1~2/d。泡腾片或栓剂用戴上塑料指套(包装内附有)的手指将本品塞入阴道深处,即能迅速崩解。用药后 24~72h 症状即可缓解;疗程一般为 2 周,必要时可进行更长时间的治疗。如配合复方康纳乐霜外用,疗效更佳。临产妇女阴道中的念珠菌,可能引起新生儿真菌性口炎,因此,孕妇可在产前使用每日 1~2 片,连续使用 1 周。对疑有肠道真菌引起阴道重复感染者,特别对慢性或复发的病人,局部使用本品的同时可口服制霉菌素薄膜片。

【不良反应】　部分病人在用药第 1~3 天自觉阴道轻度疼痛,白带稍多,继续用药后症状消失,白带减少。

【禁忌证】　有制霉菌素过敏史者禁用。

【制剂规格】 片剂:50 万 U。泡腾片:10 万 U。栓剂:10 万 U。

噻康唑(妥善阴道栓、Tioconazole)

【作用特点与用途】 本品为化学合成的广谱抗真菌药,能抑制各种酵母菌及其他真菌的生长,同时对某些革兰阳性菌、阴道嗜血杆菌、阴道毛滴虫及沙眼衣原体也有抑制作用。临床用于治疗阴道真菌感染,如白色念珠菌、其他念珠菌属及光滑似珠的真菌,以及阴道毛滴虫引起的阴道感染都十分有效。本制剂放入阴道后,全身性的吸收极微。

【用法用量】 100mg 片剂和栓剂,一般于经净后 3d 开始用药。于每晚睡前用所附的投药器,施用 1 片(枚),连用 3d,6d 或 14d 即有效。对于第 1 个疗程(3d)未痊愈但已有改善者,再多用 3d 即可奏效。本品 6.5％软膏(4.6g 单剂型含相当于 300mg 的噻康唑)利用附设的投药器 1 次施用于阴道内。对大多数的病人用此单一剂量已能痊愈。若第 1 次治疗尚未痊愈,则 1 周后再用 1 剂即可治愈。

【不良反应】 有些病人在使用期间有局部刺激症状,但这些症状通常是短暂而轻微的。

【禁忌证】 对咪唑类抗真菌药或此软膏及片剂的任何成分曾有过敏反应者忌用本品。

【注意事项】 ①最好将本品(软膏、片剂、栓剂)深置于阴道内,不要在月经期使用;②于晚上睡前施药较恰当;③妊娠初 3 个月内,如非必要,应避免使用本剂;④出现过敏现象应停药;⑤对外阴部位及配偶的治疗可用霜剂。

【制剂规格】 阴道软膏剂:6.5％×4.6g。阴道片剂:100mg。栓剂:100mg。

咪康唑栓(硝酸咪康唑栓、Miconazole)[保乙]

【作用特点与用途】 本品为人工合成的 1-苯乙基咪唑衍生物,为广谱抗真菌药,对皮肤真菌、念珠菌、酵母菌及其他藻类、子囊菌及隐球菌等具有抑制和杀灭作用,同时对革兰阳性球菌和杆菌也有很强的抗菌力。咪康唑作用于菌体细胞膜,改变其通透性,阻止营养物摄取,导致其死亡。用于由念珠菌和革兰阳性细菌引起的阴道感染和继发性感染。

【用法用量】 除去白色包囊膜,取出药栓,送入阴道深处。每晚 1 粒,连续用药 2 周。复发后再用,仍然有效。

【制剂规格】 栓剂:200mg,每盒 7 枚。

洁尔阴(Jie′eryin)[保乙]

【作用特点与用途】　含有蛇床子、苦参、黄柏、金银花等,洁尔阴系列产品对妇女病的疗效受到社会公认。此方中蛇床子为君药,能燥湿杀虫,祛风止痒,主治阴部湿痛、滴虫病、女性不孕、男子阳痿等,已证明对皮肤病、真菌有抑制作用,有类似激素的作用,尚可抑制流感病毒。苦参、黄柏为臣佐之药,能清热燥湿、杀虫止痒,尤其是苦参祛风杀虫,主治温热下痢、赤白带下、阴部瘙痒等疗效确切,对多种皮肤病(真菌)有抑制作用,尚有明显利尿作用;黄柏泻火燥湿,主治痈肿疮痒,两者增强君药蛇床子功效。金银花疏散风热,有广谱抗菌作用,主治外感风热、疮痈肿毒,为君药增加药液芳香通络而使用,并助君药增效,兼具解毒功能。现代药理学证明该方有广谱抗致病微生物作用、抗炎作用、提高机体免疫功能作用;30%浓度洁尔阴洗液 20s 内即可杀死全部精子,避孕成功率达 100%。

【功能与主治】　①主治妇女湿热带下。症见阴部瘙痒红肿,带下量多,色黄或如豆渣状,口苦口干、尿黄便洁、舌红苔黄腻、脉弦数。适用于外生殖器感染如真菌性、滴虫性及非特异性阴道炎。②皮肤病:如急性湿疹(湿热型)、接触性皮炎(热毒挟湿型)、体股癣(风湿热型)。

【用法用量】　①外阴、阴道炎:用 10%浓度洗液(即取洁尔阴液 10ml 加温开水至 100ml 混匀),擦洗外阴,用冲洗器将 10%浓度的洁尔阴洗液送至阴道深部冲洗阴道,1/d,7d 为 1 个疗程。②接触性皮炎、急性湿疹:用 3%浓度洗液(即本品 3ml 加冷开水至 100ml 混匀)湿敷患处,皮损轻者 2～3/d,每次30～60min;严重渗出者,可做持续性湿敷,于 8,14,18,22 时各更换敷料 1 次,如发现皮损处皮肤发白呈浸渍状,即撤掉敷料 30～60min 后再湿敷;无溃破者,可直接用原液涂擦,3～4/d;前者 7d,后者 14d 为 1 个疗程。体股癣:用50%浓度洗液(即取本品 50ml 加冷开水至 100ml 混匀)涂擦患处,3/d,21d 为 1 个疗程。

【不良反应】　个别患者皮损处出现皮肤潮红加重、刺痛等。

【注意事项】　外用,不可内服。若使用中出现刺痛、皮肤潮红加重,应停用或遵医嘱。严格按说明书要求使用,不可随意提高浓度。外阴和肛门等处勿直接用原液涂擦。

【制剂规格】　洁尔阴洗液:塑料瓶装,60ml,120ml,220ml。

　　附:洁尔阴泡腾片　具有清热解毒、燥湿杀虫止痒等作用;能抗炎、抗病毒、抗阴道滴虫、抗多种阴道细菌;且对阴道黏膜无吸收毒性、无刺激性及过敏性。可每晚用药 1 次,7d 为 1 个疗程。用药前先用洁尔阴洗液配成 5%浓度约 20ml 冲洗阴道,然后将泡腾片塞入阴道深部。治疗期间禁止性交。内裤、浴巾等要用水煮沸消毒,巩固疗程后性交时使用安全套。治疗期间性伴侣的性器官,用 10% 洁尔阴洗液洗洗 3min。制剂规格:每片 0.3g。

洁尔阴套装 洁尔阴洗液(120ml)1 瓶,洁尔阴泡腾片(0.3g×8 片)1 板,洁尔阴冲洗器(100ml)1 个,指套 1 个,稀释药物用标准瓶 1 个。套装内药品可以合用,也可分别单独使用。有配有稀释药物的空瓶、冲洗头,患者在家能自己应用,即将阴道分泌物冲洗出来后,再将 1 粒洁尔阴泡腾片送入阴道顶端即可。洁尔阴制剂的效果,与使用时间成正比,单用洗液冲洗或外用作用时间短,故影响疗效,配合泡腾片在阴道深部发挥作用,使有效成分能温和持久地发挥作用,可显著提高疗效。

洁尔阴女士巾 内含洁尔阴药物,通过经血和生理性分泌物溶解,在体温长时间作用下缓慢蒸发,加速外阴皮肤、阴道黏膜对药物的吸收,从而发挥杀菌、止痒和卫生的功能。因此,日常使用能起到保洁护理的作用,而普通卫生巾无此功能。洁尔阴女士巾内所含药物对阴道内正常乳酸杆菌无抑制和杀灭作用,日常使用对预防妇女生殖系统炎症有明显作用。本品系进口原料无菌条件下生产,本身具有抗过敏作用,可减少一般日常妇女卫生巾材料的过敏现象。

根据女性不同要求,洁尔阴女士巾分为 5 个系列 8 个品种。标准型:分日用和夜用两种,适用于月经流量少的日子。标准护翼型:分日、夜用两种,适用于普通流量的日子。立体护翼型:分日用和夜用两种,适用于流量多的日子。超薄护翼型:适用于各种流量的日子。日常护理型(护垫):适用于非经期和流量少的日子。护垫超薄表层内含洁尔阴药物浓缩成分,可有效杀虫,防治瘙痒,同时表层采用柔软舒适的高科技材料,透气性好,主要适用于妇女非经期的日常护理。

美帕曲星十二烷基硫酸钠(克霉灵、甲帕霉素、Methylpartricin)

【作用特点与用途】 本品为抗深部真菌药,其作用类似两性霉素 B。本品与念珠菌细胞膜的甾醇结构结合而破坏膜的通透性,干扰微生物的正常代谢,抑制其繁殖,清除病变处的微生物。本品为口服制剂,是治疗白色念珠菌外阴炎、阴道炎及生殖道外的念珠菌属(如小肠念珠菌属)较理想的全身用药。本品对内分泌系统、神经系统、心血管系统及呼吸系统均无不良影响。临床主要用于生殖道及生殖道以外的真菌病,如白色念珠菌性阴道炎、外阴炎、滴虫性阴道炎及小肠念珠菌病。

【用法用量】 口服:每次 2 片,2/d,饭后服,3d 为 1 个疗程。对复发性、顽固性或抗药性病例,疗程可酌情延长或重复。

【不良反应】　本品耐受性较好,约 10%有胃肠道不良反应,如恶心、腹部不适,通常可以由饭后服药而得到改善。

【禁忌证】　口服本品有过敏反应者禁用。

【注意事项】　①孕妇,尤其是妊娠初 3 个月内不宜用,但行经期妇女可服用;②治疗期间应禁止性生活,慎防交叉感染和影响疗效;③对于滴虫性阴道炎妇女在治疗期间,建议采用夫妇同服方式来治疗;④避免儿童取服。

【制剂规格】　肠衣片:5 万 U。

氯喹那多-普罗雌烯阴道片(可宝净、Colposeptine)

【作用特点与用途】　本品有杀灭引起阴道感染性疾病的病原体;恢复阴道黏膜屏障结构和阴道自净作用;可重建阴道微生态,pH 3.8～4.5 使适应弱碱性环境的病原体受到抑制,乳酸杆菌等正常菌群阻止致病菌入侵、黏附、定植和生长。临床用于治疗除淋球菌感染外,任何原因引起的白带增多。

【用法用量】　每日 1 片,连续应用 18d。将已经湿润的片剂放入阴道深部,推荐在晚间应用为宜。

【注意事项】　①有雌激素依赖性癌症史者、孕妇、哺乳妇均忌用;②偶有刺激、瘙痒、过敏反应。

【制剂规格】　阴道片剂:每片含氯喹那多 200mg,苷罗雌烯(普鲁雌醚)10mg。

普罗雌烯(Promestriene)[保乙]

【作用特点与用途】　本品为雌二醇类衍生物,对女性生殖道黏膜具局部雌激素活性,而对子宫乳房、垂体均无作用;阴道用药未见全身性激素作用。用于雌激素缺乏性阴道萎缩,产后、手术后或理疗时子宫颈阴道及外阴愈合迟缓者用栓剂;而乳剂用于外阴、前庭、阴道口萎缩及皮脂溢;液剂用于头皮皮脂溢。

【用法用量】　栓剂,每晚 1 枚,置入阴道深处,20d 为 1 个疗程。乳剂外用:每日涂 1～2 次;液剂每日 1～2 次,每次 0.5～1ml,搽匀。

【禁忌证】　有雌激素依赖性肿瘤史者忌用。

【制剂规格】　阴道栓(片)剂:10mg。乳剂或液剂:1%。

复方醋酸氯己定栓(洁汝栓、Compound Chlorhexidine Acetate Suppositories)

【作用特点与用途】　本品用于女性生殖道的厌氧菌、需氧菌、阴道毛滴虫等感染性疾病疗效好。临床用于治疗细菌性阴道炎、滴虫性阴道炎、细菌滴虫双重感染性阴道炎、外阴炎、脓肿、溃疡等。

【用法用量】 用前盥洗患部,然后将药栓置入阴道深部,每日 1 枚,连用 5 枚为 1 个疗程,可连用 3 个月。

【制剂规格】 栓剂:每盒 5 枚。

重组人干扰素 α2a 栓(淑润、Recombinant Human Interferon α2a Vaginal Suppository)

【作用特点与用途】 本品抗病毒谱广,促进和维护机体的免疫监视、免疫防护和免疫自稳功能。本品通过阴道黏膜上皮吸收,直接在局部发挥抗病毒作用;进入体内的干扰素一部分经蛋白水解,另一部分经尿液原型排出体外。用于阴道病毒性感染引起的慢性宫颈炎、宫颈糜烂、阴道炎;预防宫颈癌。

【用法用量】 置于阴道后穹窿,每次 1 枚,隔日 1 次,睡前使用,9 次为 1 个疗程。

【注意事项】 偶见一过性低热,外阴、阴道不适;用药期间禁止坐浴、盆浴和性生活;经期停止用药。儿童、孕妇禁用。若环境温度过高使栓剂软化,可先置冰箱或冷水 4℃ 条件下固化,再撕开塑料取出使用。

【制剂规格】 阴道栓剂:50 万 U。

克霉唑阴道片(福利先、Clotrimazole Vaginal Tablets)[保甲]

【作用特点与用途】 本品为广谱抗真菌药。尤其对白色念珠菌感染疗效好,亦有抗酵母菌作用。用于念珠菌性外阴阴道炎、酵母菌引起的感染性白带。

【用法用量】 阴道给药,睡前用或不用投药器将药片置于阴道深处;必要时 4d 后重复 1 次。

【制剂规格】 阴道片:0.5g,双铝包装。

聚甲酚磺醛(益宝疗、Policresulen)[保甲]

【作用特点与用途】 通过强酸和蛋白质凝固作用杀灭细菌、真菌和滴虫。选择性地引起坏死或变性组织及柱状上皮蛋白变性,引起血管收缩和血浆蛋白凝固而止血。但阴道乳酸杆菌菌丛却基本不受影响。用于宫颈糜烂、宫颈炎、各类阴道感染、阴部瘙痒、使用子宫托造成的压迫性溃疡。

【用法用量】 每 2 日将 1 粒栓剂放入阴道。

【制剂规格】 阴道栓剂:每粒 3g 重含聚甲酚磺醛 90mg,每盒 6 粒。

疣必治(鬼臼树脂、足叶草脂、Podophyllum)

【作用特点与用途】 本品为抗病毒药,能抑制疣病毒 DNA(脱氧核糖核酸)分裂,并杀灭病毒。本品具有细胞毒性及抗 DNA 分裂。用于治疗各种病毒性疣(尖锐湿疣),疗程短,见效快;不留瘢痕,无色素沉着;不需特殊设备,用法简单。其主要成分为足叶草毒素、α-足叶草脂素、β-足叶草脂素及 4-去甲足叶草毒素。用于各种病毒性疣,如寻常疣、尖锐湿疣、扁平疣、跖疣等。

【用法用量】 在清洁及完整的疣表面涂上药水,让药水自然干燥,注意避免药物接触正常皮肤,或预先用凡士林保护周围皮肤,涂药后 6h,用清洁水冲洗病变处,每周 2～3 次,隔日涂搽,每次不超过 1ml 药水,一般涂 2～3 次疣即治愈。当疣比较顽固时,如扁平疣可适当增加次数。当疣很大时,先用电灼或外科方法将疣切去。当病变表面愈合后,再涂药。病变广泛者,可分次治疗,以免 1 次涂太多药水引起中毒。

【不良反应】 本品为腐蚀药及泻药(参见抗肿瘤药中植物药)。

【禁忌证】 孕妇、糖尿病、婴儿、当疣或疣周围皮肤有炎症、疣出血或有创面、疣长出毛发、病人血液循环不良或使用皮质类固醇激素时均禁用。

【注意事项】 每次不能超过 1ml。避免药水接触眼,若溅入眼内,应立即用凉开水或清水冲洗,及时请医生处理。

【制剂规格】 外用药水:含鬼臼树脂 25%。

咪喹莫特乳膏(Imiquimod Gream)

【作用特点与用途】 免疫反应调节药,在体外无活性。局部涂抹后通过与单核细胞、巨噬细胞、树突状细胞表面的 Toll 样受体结合,刺激其快速合成与释放 α-干扰素(IFN-α)、肿瘤坏死因子 α(TNF-α)、白介素-12(IL-12)等多种细胞因子,激活皮肤的天然免疫及获得性免疫,从而产生抗病毒及抗肿瘤和免疫调节作用。局部外用后 1h 皮肤中的 IFN-α,TNF-α 的浓度达到高峰。优于氟尿嘧啶。用于外生殖器及肛周尖锐湿疣。对癌前病变及皮肤肿瘤也有效。遵医嘱或咨询药师。

【用法用量】 将患部清洁消毒后,用药前后洗手,将药膏均匀涂抹一薄层于患处,轻轻按摩直到药物完全吸收,并保留 6～10h,用药部位不要封包。在涂药膏 6～10h 内勿洗澡,6～10h 后用清水和中性皂将药物从疣患处洗掉。每周 3 次,连用 8～12 周;但不超过 16 周。轻度红斑持续用,如明显水肿、糜烂、疼痛等应停药数次后再续用。

【制剂规格】 乳膏剂:5%,每支 5g。

疣敌(鬼臼毒素溶液、Wartec)

【作用特点与用途】 本品为鬼臼树脂中提纯物鬼臼毒素,为紫色乙醇溶液剂。为细胞分裂中期的抑制药,约束细胞在微管蛋白形成至少 1 个结合点。该约束力防止微管集合所需要的微管蛋白进行聚合,浓度较高的鬼臼毒素亦可抑制核心苷在细胞膜转移。本品能抑制受病毒感染细胞组织的生长及侵袭该细胞组织,能防止尖锐湿疣部位受感染的细胞进行分裂。其不良反应较少而轻。用于生殖器及肛门组织疣。

【用法用量】 外用:使用本品前,应先以肥皂水及清水将患部洗净抹干。利用随本品附送的涂药器将药液涂于疣上,2/d,连续用 3d。若患处仍有疣残留,可于第 1 个疗程后 7d 再用本药依法治疗。

【不良反应】 用本品后第 2～3 天,即在疣开始坏死时,可有局部过敏,但多为轻症。以往曾有触痛、刺痛、红斑、表皮溃烂及阴茎包皮炎等报道,但经过抗炎治疗后,局部过敏即行削减。

【禁忌证】 手术后开放性伤口忌用本药。对本品及甲基玫瑰色精(品紫)过敏者,以及孕妇、哺乳期妇女均不宜用。建议不用于儿童。

【注意事项】 如不慎致使本品溅入眼内,必须用清水彻底清洗。本品对儿童的安全性尚未确立。过量口服会有系统中毒的危险,神经症状如全身虚弱、困倦、眩晕、腹泻及恶心等。误服中毒可致昏迷,并有呼吸衰竭、肠梗阻、血管危象及死亡的危险。无特别治疗药,应进行炭滤器灌洗及对症处理。

【制剂规格】 外用搽剂:0.5％鬼臼毒素乙醇溶液。

洁疣平乳膏(Jieyouping Cream)

【作用特点与用途】 本品为中药抗病毒乳膏剂,为治疗尖锐湿疣的特效新药之一。对疱疹病毒、脊髓灰质炎病毒、腺病毒及柯萨奇 B_5 病毒等都有直接灭活作用。其抗病毒作用远较利巴韦林强。本品中的有效成分易经皮肤吸收,且在血液、肝、胆、消化道及肺有较高的药物浓度分布。主要从肠道排出体外,部分药物溶于水中经尿排出体外。用于治疗尖锐湿疣。

【用法用量】 将乳膏在疣体表面均匀涂抹一薄层,1/d,一般病人 1 支即可治愈。或在医生指导下使用。

【不良反应】 用药局部可有烧灼感或轻微灼痛。疣体脱落处表面有浅表糜烂,可自愈,无瘢痕形成。对破损皮肤有刺激性。无致癌、致畸及诱变和全身毒性反应。

【注意事项】 心功能不全者及孕妇均慎用。本品不能在脐凹部及破损皮肤上涂布。误入眼内应及时清洗干净。本品若在皮肤黏膜凹陷处堆积太厚，2~3h 后可出现局部刺激反应，2~3d 自愈，不留瘢痕。因此，皮肤及黏膜易因运动而使膏聚积的部位，应细心涂布，以防局部因涂药不匀或太厚而出现不良反应。

【制剂规格】 外用乳膏剂：每支 2g。

米诺环素(美满霉素、二甲胺四环素、Minocycline)[保乙]

【作用特点与用途】 本品具有高脂肪亲和力，对细菌细胞及皮脂滤泡脂泡渗透力强，能产生有效高浓度，且能迅速改善病灶的溃疡现象，即使是顽强难治的病例也有可观疗效。本品剂量低，吸收完全，不受任何食物影响，且不具光过敏性。用于治疗由沙眼衣原体或分解尿素的尿素原生质引起的无并发症的尿道、子宫颈和直肠的感染；也适用于由淋病奈瑟菌引起的无并发症男性尿道炎。当淋病奈瑟菌感染女性病人对青霉素有禁忌时，可选用本品。亦适用于痤疮。

【用法用量】 口服：每次 1 粒，2/d，早、晚服用，饭前或饭后服用均不影响吸收及疗效。

【不良反应】 本品耐受性良好，极少引起不良反应。

【禁忌证】 孕妇禁用。

【制剂规格】 胶囊剂：50mg。

十、性激素拮抗药及妇科病用药

达那唑(炔睾醇、安宫唑、Danazol)[保甲]

【作用特点与用途】 本品为甾体杂环化合物，为弱雄激素，兼有蛋白同化和抗孕激素作用，但无孕激素和雌激素活性。其作用于下丘脑-垂体-卵巢轴，能抑制促性腺激素的分泌和释放，并作用于卵巢影响性激素的合成，使体内雌激素水平下降，抑制子宫内膜及异位子宫内膜组织生长，使其失活萎缩。对纤维性乳腺炎能有效地预防疼痛和结节，这与其减少雌激素的合成有关。本品代谢较快，在体内无明显的蓄积作用。口服易从胃肠道吸收，$t_{1/2}$ 约为 4.5h，主要从尿中排泄，其代谢物为 α-羟甲基乙炔睾酮和乙炔睾酮。临床主要用于治疗子宫内膜异位症。尚用于纤维性乳腺炎、男性乳房发育、乳腺痛、痛经及腹痛等，可使肿块消失、软化或缩小，使疼痛消失或减轻。还用于性早熟、自发性血小板减少性紫癜、血友病和 Christmas 病(乙型血友病)、遗传性血管性水肿及系统性红斑狼疮等。

【用法用量】 口服：①用于子宫内膜异位症，从月经周期第 1～3 天开始服用，每次 200mg，2/d，总量不超过 800mg/d，连续 3 个月为 1 个疗程；②纤维性乳腺炎，100～400mg/d，分 2 次服，连用 3～6 个月；③男性乳房发育，200～600mg/d；④性早熟，200～400mg/d；⑤血小板减少性紫癜，每次 200mg，2～4/d；⑥血友病，600mg/d，连用 14d；⑦遗传性血管水肿，开始 600mg/d，分 3 次服，6～12 周后逐日下降 100～200mg，直至恒定控制症状的发作；⑧红斑狼疮，400～600mg/d。

【不良反应】 服药后主要有丙氨酸转氨酶升高和体重增加，一般停药 1～2 个月均能恢复正常。亦有皮肤多油、痤疮、多毛症、面部潮红、乳房缩小、恶心呕吐、头昏、皮疹、头痛、肌痛等。多数妇女发生闭经，少数有不规则阴道出血。

【禁忌证】 肝、肾功能不全者及孕妇、哺乳期妇女禁用。

【注意事项】 ①周期性偏头痛及癫痫病人应慎用；②治疗期间，乳腺结节仍然存在或扩展，要考虑癌的可能；③对不明原因的男性乳房发育，在手术前可考虑先用本品治疗；④对青春期性早熟，能使病人月经停止、乳房发育退化；由于有增加骨成长的刺激作用，较其他治疗性早熟药物无明显优点，仅限于对其他药物治疗无效的重度病人使用。

【制剂规格】 胶囊：100mg。

半水合雌二醇（松奇、赛若美、Estradilol Himihydrate、Theramex）

【作用特点与用途】 雌二醇从女性的月经初潮到绝经期都会产生。其中大部分由卵泡生成，在受体水平为活性最大的激素。大部分妇女绝经期后雌激素缺乏，产生骨质疏松，特别是脊柱的骨质疏松。如果采用激素替代治疗（HRT），症状会大为改善。若应用本品贴片后 3h，则可以释放治疗水平的雌二醇，连用 7d 可以维持这一水平。去除贴片后，雌二醇水平在 24h 内可以恢复基础水平。贴片无肝首关效应，不良反应相对少而轻。临床用于治疗妇女绝经期或绝经期后出现的绝经症状，如多汗和潮热；与低雌激素水平相关的泌尿生殖器官萎缩（阴道干燥，尿急）、失眠、心境不稳；预防具有骨折高危因素的绝经期妇女的骨质加速丢失。

【用法用量】 将贴片贴于臀部、腰部或下腹部皮肤无皱褶处，选定的皮肤部位应干净，无油脂，干燥和无破损。打开包装后应迅速贴于皮肤上，洗澡、淋浴和体力活动不会影响其功能。不要用湿衣服或浴巾擦洗。如果贴片在 7d 内更换之前自行脱落，换上 1 贴新的贴片，但要在前一周的同一天换下贴。一般每周使用 1 次,每周更换 1 个新的贴片(固定于每周同 1 天)。使用 3 周为一个循环,停用 1 周或持续应用。子宫内膜完整者,须加用孕激素,每个周期至少 10d。如果疗效不理想,几周可将剂量加至同一时间 2 贴。最大剂量为 2 贴,同时使用,每周更换,不能超时。如果持续出现过量症状,如乳腺肿胀或胀痛,剂量宜用 1 贴。

【注意事项】　在停用孕激素后,会发生规律的阴道突破性出血,孕激素必须在雌激素治疗的最后 10~14d 时应用(可恢复类似生理性月经周期)。用药前仔细阅读药品使用说明书,尤其是要注意不良反应和用药相互作用等。

【制剂规格】　皮肤贴片:1.5mg×4 片。

戈那瑞林(丙氨瑞林、Gonadorelin、GnRH-A)[保乙][基]

【作用特点与用途】　本品为人工合成的促性腺激素释放激素(GnRH)的九肽类似物。用药初期可使垂体释放促黄体生成素(LH)和促卵泡素(FSH),引起卵巢源性甾体激素短暂上升;重复用药可抑制垂体释放 LH 和 FSH,使血中雌二醇水平下降,达到药物转运至卵巢的作用,故能治疗子宫内膜异位症。用于子宫内膜异位症。

【用法用量】　皮下或肌内注射:月经来潮的第 1~2 天开始治疗,每次 150μg,4/d,或遵医嘱。临用前用 2ml 灭菌注射液溶解。3~6 个月为 1 个疗程。

【不良反应】　可有潮热、盗汗、阴道干燥或情绪改变等低雌激素状态引起的症状。

【注意事项】　孕妇、哺乳期妇女及不明原因阴道出血者、过敏者均禁用。除因子宫内膜异位症引起的不孕症可采用突然停药外,其余均应逐步减量撤药。用药期间出血应就诊,剂量改为 200μg/d。

【制剂规格】　粉针剂:25μg,150μg。

十一、男性性功能障碍改善药

西地那非(伟哥、万艾可、Sildenafil、Viagra)

【作用特点与用途】　服用本品后,性刺激引起的勃起较安慰药组有改善。勃起反应一般随剂量和血浆浓度的增加而增强,药效可持续 4h,但反应较 2h 时弱。25mg,50mg 或 100mg 的万艾可对血压的影响相似,未发生有临床意义的心电图改变,对视力、视网膜电流图、眼压和视盘大小无影响。万艾可的药理作用大约有 20% 来自其代谢产物,且主要以代谢产物的形式从粪便中排泄,约为口服量的 80%,一小部分从尿中排泄,约占口服量的 13%。临床用于勃起功能障碍。

【用法用量】 对于需要治疗的大多数阳萎患者,推荐剂量为 25～50mg,在性活动前约 1h 按需服用;但在性活动前 0.5～4h 内任何时候用药均可。基于药效和耐受性,最大剂量可增至 100mg;或降低至 25mg,每日最多服用 1 次,65 岁以上老年人,肝、肾功能损害者的起始剂量以 25mg 为宜。

【不良反应】 常见不良反应可有头痛、潮红、消化不良、鼻塞、尿路感染、腹泻、眩晕、皮疹、视觉异常等。其中视觉异常多为轻度和一过性,主要表现为视物色淡,但也有光感增强或视物模糊者。媒体曾报道有 2 名汽车司机用药后开车,出现短暂蓝色视环斑和视觉模糊,发生了车祸,应引以为戒。所以,凡从事精密机械操作、高空作业或开车等,建议最好不用万艾可。

此外,不良反应尚有呼吸道感染、背痛、流感症状和关节痛。

【禁忌证】 已知万艾可可增强硝酸酯类降压药的降压作用,故凡服用硝酸甘油、硝酸异山梨酯、双硝酸异山梨酯、5-单硝酸山梨酯、硝酸甘油、戊四醇酯、硝乙醇胺、丁四硝酯片等,均为禁忌证。

【注意事项】 患有阴茎解剖畸形(如阴茎偏曲、海绵体纤维化、Peyrone 病),易引起阴茎异常勃起的疾病(如镰状细胞性贫血、多发性骨髓瘤、白血病)等不推荐使用万艾可。用药前应仔细阅读药品使用说明书。

其他勃起功能障碍的治疗方法与本品合用的安全性和有效性尚未研究,故不推荐联用。

【药物相互作用】 据研究,服用 5mg 或 10mg 氨氯地平的高血压患者加用万艾可 100mg 时,收缩压和舒张压平均进一步降低 8mmHg 和 7mmHg。

万艾可能增强降压药硝普钠抗人类血小板凝集作用。

影响万艾可药效或体内代谢的药物尚有西咪替丁、红霉素、酮康唑、伊曲康唑、利福平、襻利尿药和保钾药、β 受体阻滞药等。

【制剂规格】 蓝色菱形片剂:25mg,50mg。

十一酸睾酮(Testosterome Undecanoate、Andriol)[保乙]

【作用特点与用途】 完全雄激素效应,全面有效地缓解睾酮缺乏的相关症状。男性性腺功能低下的睾酮替代疗法。

【用法用量】 起始剂量 120～160mg/d,连续 2～3 周,然后改为 40～120mg/d 维持,个体化用药。与食物一起服用,可用少量水吞服,不可咬嚼。分早、晚餐时服。

【禁忌证】　前列腺癌、乳腺癌患者禁用。

【制剂规格】　胶丸剂：40mg。

麻酥马(Vasomax)

【作用特点与用途】　本品为另一种阳萎治疗药,已在英国、墨西哥等国上市。服用本品40mg,约30min便可生效。本品不会像万艾可那样引起某些人视觉不清,而且服用硝酸盐药剂的心脏病患者也可以安心地使用。用于阳萎。

【用法用量】　口服:每次40mg,或遵医嘱。

【不良反应】【注意事项】　由于本品尚未在国内登记,故有待观察和研究。

【制剂规格】　片剂或胶囊剂:40mg。

东福喷(Lovelet)

【作用特点与用途】　本品为喷雾式治疗阳萎新药。据日本中松博士称,这种喷剂治疗阳萎的效果是万艾可的3倍,不仅适用于男士,女士也可使用。由于外用喷雾式,对人体重要组织器官的影响相应较轻微。

前列腺素 E_1 乳膏(Prostaglandin E_1 Cream)

【作用特点与用途】　前列腺素 E_1 可松弛海绵体和阴茎平滑肌。用于男性阴茎勃起功能障碍(阳萎)。

【用法用量】【注意事项】　请参见说明书,尿道口给药。

伐地那非(艾力达、Vardenafil)

【作用特点与用途】　本品为强效、高选择性PDEs抑制药。部分患者服用本品10min后就可获得足以完成性交的勃起,大多数人在服用25min内起效。药效最长可达12h。用于治疗男性勃起功能障碍。

【用法用量】　推荐开始剂量为10mg,在性交之前25～60min服用,最大剂量使用频率为1/d,需要性刺激作为本能的反应进行治疗。根据药效和耐受性,剂量可增至20mg或减少到5mg。65岁以上老年男性、轻度肝损害者、正在服用α受体拮抗药患者的起始剂量以5mg为宜。

【不良反应】【注意事项】　参见西地那非、他达那非。

【制剂规格】　片剂:5mg,10mg,20mg。

他达拉非(希爱力、Tadalafil)

【作用特点与用途】　本品为男性成年人勃起功能障碍治疗药,为环磷酸鸟苷(cGMP)特异性磷酸二酯酶-5(PDE-5)的选择性可逆性抑制药。当性刺激局部释放一氧化氮(NO)、PDE-5 受到本品抑制,使阴茎海绵体内 cGMP 水平提高,导致平滑肌松弛,血液流入阴茎组织,产生勃起。如无性刺激,则本品无阴茎勃起作用。临床用于治疗男性勃起功能障碍,需要性刺激才能起效。

【用法用量】 男性成年人,尤其是老年人,肝肾功能不全者推荐剂量为 10mg,在性生活前 30min 以上服用,最大服药频率为每日 1 次。如果效果不满意,可以服用 20mg。

【不良反应】 常见头痛、消化不良;潮红、多汗、晕厥、腹痛、肌痛;眼睑肿痛、眼痛、结膜充血,个别患者引起视神经缺血性病变,视物模糊、视野缺失、视网膜血管闭塞;可有过敏反应(皮疹、荨麻疹、面部水肿等);少见严重心脏病[心肌梗死、猝死,不稳定(型)心绞痛、室性心律不齐、中风、短暂性脑缺血发作、胸痛、心悸、心动过速等],鼻出血、阴茎异常勃动、持续勃起等。

【药物相互作用】 ①可增加本品血中浓度的药物有沙奎那韦、红霉素、克拉霉素、伊曲康唑、柚子汁等。②可降低本品血中浓度的药物有苯巴比妥、苯妥因(钠)、卡马西平、利福平及促肝代谢的其他药物。③本品可增加硝酸盐类药物的降压作用。

【禁忌证】 ①正在服用任何形式硝酸盐类药物的患者;②心脏病(心肌梗死、心力衰竭、重症高血压和心律失常、卒中)患者禁用。

【制剂规格】 片剂:10mg,20mg。每盒 2 片或 4 片。

第12章 血液及造血系统疾病治疗药

一、抗凝血、抗血小板药

蝮蛇抗栓酶(清栓酶、Ahylysantinfarctase)

【作用特点与用途】 该药是从蝮蛇蛇毒中分离的以精氨酸酯酶为主要成分的一种酶制剂,能明显地降低血液黏度、血浆纤维蛋白原和血脂,并能减少血小板数量,抑制其黏附和聚集功能;对脑血栓形成有较好疗效,对闭塞性脉管炎、大动脉炎、静脉系统血栓形成等疗效满意。用于脑血栓后遗症、血栓闭塞性脉管炎、慢性深部静脉炎、雷诺现象、断肢(指)再植中抗凝的治疗及高凝血症等。

【用法用量】 静脉滴注:每次 0.008U/kg,用生理盐水或 5% 葡萄糖注射液 250ml 稀释后静脉滴注,滴速以每分钟 40 滴为宜。成年人亦可按每次 0.25~0.50U,1/d,极量每次 0.075U,15~20 次为 1 个疗程,一般 1~2 个疗程,重症者可用 3 个疗程。2 个疗程无效者则应停用。静脉注射时则加入 20~40ml 生理盐水或 5% 葡萄糖注射液中缓慢注射。

【不良反应】 用药过程中有患肢胀麻、酸痛感、头痛及发热、出汗、多眠等,是感觉与运动恢复先兆,不需处理可自行缓解。用量过大时,血小板稍有下降。

【禁忌证】 活动性出血及血液凝固功能低下者,低纤维蛋白血症、脑出血、活动性肺结核、活动性溃疡、严重高血压、亚急性细菌性心内膜炎、肝肾功能不全者及月经期妇女忌用。

【注意事项】 近期有大手术史者慎用。出现出血倾向或过敏反应须立即停药,或用抗蝮蛇血清中和。用本品前过敏试验阴性者方可使用。

【制剂规格】 冻干粉针剂:0.25U。

阿哌沙班(艾乐妥、Apixaban、Eliguis)

【作用特点与用途】 阿哌沙班是一种抗凝血、抗血小板和纤维蛋白溶解的强效、口服有效的可逆性、直接、高选择性的 Xa 因子活性位点抑制药。其抗血栓活性不依赖抗凝血酶Ⅲ。用于髋关节或膝关节择期置换术的成年患者,预防静脉血栓栓塞性事件(VTE)。

【用法用量】 口服:2.5mg/次,2/d。首次服药时间应在手术后 12~24h。髋关节置换术者疗程 32~38d,膝关节置换术者疗程 10~14d。如果发生 1 次漏服,患者应立即服用本品,随后继续 2/d。由注射用抗凝药转换为本品治疗时,可以下次给药时间点开始(反之亦然)。

【禁忌证】 ①对本品任何成分过敏者,有明显活动性出血者,伴有凝血异常和临床相关出血风险的肝病者。②18 岁以下者忌用。

【不良反应】 可致贫血、出血、挫伤及恶心等,应结合手术背景对不良反应做出解释。肝胆异常少见,免疫异常亦少见。

【注意事项】 ①孕妇、哺乳妇和儿童尚无使用本品的安全性数据。②伴有出血倾向或出血性相关疾病的患者,正在服药治疗的抑郁及精神病患者不推荐使用本品。③仔细看药品说明书。

【药物相互作用】 本品与 CYP_3A_4 及 P-gp 抑制药如酮康唑、伊曲康唑、伏立康唑、泊沙康唑和 HIV 蛋白抑制药如利托那韦,以及地尔硫草(恬尔心)、萘普生、苯妥英(钠)、苯巴比妥、依诺肝素、阿司匹林等合用,可使血药浓度升高或降低。故一般不推荐本品与可导致出血的药物合用。也不宜与磺达肝癸、吩噻吡啶、氯吡格雷、双嘧达莫(潘生丁)、右旋糖酐、磺吡酮、维生素 K 和口服抗凝血药合用。

【制剂规格】 片剂:2.5mg×10 片/20 片/60 片。

利伐沙班(拜瑞妥、Rivaroxaban)[保乙]

【作用特点与用途】 本品是一种高选择性,直接抑制因子 Xa 的口服药。通过抑制因子 Xa 可以中断凝血瀑布的内源性和外源性途径,抑制凝血酶的产生和血栓形成。用于择期髋关节或膝关节置换手术成年患者,以预防静脉血栓形成。自 2015 年 6 月起,被批准用于治疗成人深静脉血栓形成,降低深静脉血栓复发和肺栓塞的风险;用于具有一种或多种危险因素的非瓣膜性心房颤动成年患者,以降低卒中和全身性栓塞的风险。

【体内药动学】 10mg 的体内绝对生物利用度 80%~100%。口服达峰值时间 2~4h,血浆蛋白结合率 92%~95%,清除率半衰期约 4.5h,全身清除率 10L/h。

【用法用量】　根据患者体重计算或成年人体重 50kg 以上,推荐剂量为每次 10mg,1/d。如伤口已止血,应于手术后 6～10h 首次用药。对于接受髋关节大手术的患者,推荐 1 个疗程服药 5 周,膝关节大手术者的 1 个疗程服药 2 周。如果发生漏服 1 次,患者应立即补服,并于次日继续一天服药 1 次,餐时或单独服用均可。其他用药疗程长短依据发生静脉栓塞事件的风险而定。

【不良反应】【注意事项】　①出血,包括一些组织和器官的隐性或显性出血风险;②重度肾损害;③伴有出血风险者慎用;④有罕见的遗传性半乳糖不耐受、Lapp 乳糖酶缺乏或葡萄糖-半乳糖吸收不良问题的患者忌用;⑤18 岁以下者不推荐使用;⑥使用本品期间可能会影响驾车或机械操作。

【制剂规格】　片剂:10mg。

达比加群酯(泰毕全、Babigatran Etexilate、Pradaxa)

【作用特点与用途】　本品为抗凝血药。预防存在以下 1 个或多个危险因素的成人先前曾有卒中、短暂性脑缺血发作或全身性栓塞、左心室射血分数<40%;伴有症状的心力衰竭、纽约心脏病协会(NYHA)心功能分级≥2 级;年龄≥75 岁;年龄≥65 岁且伴有以下存在任一疾病:糖尿病、冠心病或高血压。

【用法用量】　口服:成人推荐剂量 300mg/d。应维持治疗。存在出血风险或 80 岁及以上患者每次 110mg,2/d。或遵医嘱。

【禁忌证】　重症肾功能不全(CrCl<30ml/min);临床上显著的活动性出血;有出血显著风险的病变或状况;有预期会影响存活时间的肝功能不全或肝病;人工心脏瓣膜。

【不良反应】　主要为出血、贫血、腹痛、腹泻、消化不良、恶心、肝功能异常/肝功能检查异常。

【注意事项】　①不推荐肝酶增高>2ULN 者,使用人工心脏瓣膜者。18 岁以下人群。②发生严重出血,应及时停药,对症处理。③发生急性肾功能衰竭的患者应停药。④接受外科手术时可能需暂时停药,并监测抗凝。⑤高手术死亡风险和存在血栓栓塞性事件内存在危险因素者,孕妇应慎用。哺乳期妇女用药期间应停止哺乳。

【药物相互作用】　禁止与全身性作用的酮康唑、环孢素、伊曲康唑、他克莫司、决奈达隆合用。慎与其他强效 P-gp 抑制药、P-gp 诱导物、蛋白酶抑制药联合使用。

【制剂规格】　胶囊剂:110mg×10 粒/30 粒/60 粒;150mg×10 粒/30 粒/60 粒。

替格瑞洛(倍林达、Ticagrelor、Brilinta)

【作用特点与用途】 系新型环戊基三唑嘧啶类(CPTP)口服抗血小板药。本品非前体药,无须经肝代谢激活即可直接起效,与 P_2Y_{12} ADP 受体可逆性结合。较氯吡格雷进一步显著降低急性冠状动脉综合征(ACS)患者的心血管死亡、心肌梗死、卒中复合终点事件风险达 16%,同时显著降心血管死亡率达 21%。基于此,本品原名"替卡格雷"被更名为替格瑞洛。口服血中达值时间(t_{max})平均 1.5h,平均半衰期($t_{1/2}$)约 7h;主要经肝代谢消除,代谢产物 9h 后粪便中回收达 58%,在尿中可回收 26%。临床用于急性冠状动脉综合征(不稳定型心绞痛、非 ST 段抬高心肌梗死或 ST 段抬高心肌梗死)患者。包括接受药物治疗和经皮冠状动脉介入(PCI)治疗的患者。

【用法用量】 饭前或饭后起始剂量为单次负荷量 180mg(90mg×2 片),此后每次 90mg(片),2/d。除非有明确禁忌,本品应与阿司匹林合用,在首剂负荷阿司匹林后,阿司匹林维持剂量为每日 1 次服 75～100mg。已经接受氯吡格雷治疗过的患者,可开始使用本品。可长达 12 个月连续用药。

【禁忌证】 对本品及其任何成分过敏者,活动性病理出血者,中重度肝损害者均禁用。禁止与酮康唑、克拉霉素、奈法唑酮、利托那韦和阿扎那韦等 CYP_3A_4 抑制药合用。

【不良反应】 参见氯吡格雷。可见呼吸困难、挫伤、鼻出血等;不常见不良反应有胃肠道出血、皮下或真皮出血;偶见颅内出血及其他出血;胃炎、呕吐、腹泻、腹痛、恶心、消化不良等;瘙痒、感觉异常、眩晕等;临床检查值异常。

【注意事项】 有出血倾向者慎用,参见氯吡格雷。

【制剂规格】 片剂:90mg。

阿加曲班(诺保思泰、Argatroban)

【作用特点与用途】 能选择性直接抑制凝血酶,抗凝血和抑制血管收缩;其结构式含有精氨酸、哌啶、喹啉的三脚架结构,与凝血酶的活性部位呈立体性结合,可快速、选择性、可逆性地阻断凝血酶的催化位点及非极性区,从而抑制凝血酶在血栓形成过程中的纤维蛋白生成、血小板聚集、血小管收缩;尚可抑制凝血酶导致的凝血因子Ⅷ的活性化,使血栓更容易与纤溶酶结合,促进血栓溶解。其静脉注射的 $t_{1/2\alpha}$ 为 15min,$t_{1/2\beta}$ 为 30min,在肝代谢,由粪和尿中排出。用于慢性动脉闭塞症患者的四肢溃疡、静息痛及冷感的改善。

【用法用量】 静脉滴注:成年人常用量:每次 10mg,2/d;每次用 0.9%氯化钠或 5%葡萄糖注射液稀释后进行 2～3h 静脉滴注,可依年龄、病情及耐受情况调整剂量和滴速。

【不良反应】【注意事项】　①可见凝血障碍(1%)、肝胆系统影响(0.7%)、消化系统反应(0.5%);②禁用于出血性患者、脑栓塞或有可能患脑栓塞的患者,伴有高度意识障碍的严重梗死患者及对其过敏者;③有出血倾向、正在用抗凝药、抗血小板药、血栓溶解药及严重肝功能障碍的患者慎用;④使用本药期间定期检查血液凝固等功能。

【制剂规格】　注射剂:10mg。

磺吡酮(硫氧吡酮、苯磺保泰松、Sulfinpyrazone)

【作用特点与用途】　本品为保泰松衍生物,在体内和血管内抑制血小板释放反应和聚集,但较弱;可逆性抑制血小板 PG 合成酶,可延长血小板寿命,可抑制血小板黏附和血栓形成,但对出血时间无影响。口服吸收快而全,血浆蛋白结合率 99%,$t_{1/2}$ 1～3h。多用于缺血性心脏病如心肌梗死、脑血管疾病如脑缺血、脑梗死、瓣膜性心脏病动脉栓塞、血栓形成。

【用法用量】　预防心肌梗死后猝死,口服:每次 0.1～0.2g,3～4/d。

【不良反应】【注意事项】　同抗凝血、抗血小板药。

【制剂规格】　片剂:0.1g。

阿替普酶(爱通立、Alteplase)

【作用特点与用途】　本品是人体内含量甚微的糖蛋白、含 526 个氨基酸,旧称为组织型纤溶酶原激活剂。其赖氨酸残基与纤维蛋白结合,并激活与纤维蛋白结合的纤溶酶原转变为纤溶酶;还可抑制血小板活性。其正效应强于纤溶酶原,并主要作用于血栓部位,几无链激酶常见的出血并发症。主要在肝代谢,消除快,$t_{1/2}$ 约 5min。用于急性心肌梗死和肺栓塞的溶栓治疗。现已用 DNA 重组技术合成本品(rt-PA)。

【用法用量】　上肢静脉注射或滴注:在无菌条件下,用 0.9%氯化钠注射液 500ml 将 100mg 本药溶解后,在 3h 内按下列方式给药:首先在 2min 内静脉推注 10mg,以后 60min 滴入 50mg,最后剩余时间内滴完 40mg。国内静脉注射时的溶解浓度为 1mg/ml。

【临床评价】　对血栓纤维蛋白有高度亲和力和选择性,溶栓作用快而强,无抗原性,不良反应少而轻,但价格昂贵。

【禁忌证】　出血性疾病,如近期内有严重内出血、脑出血或 2 个月内进行过颅脑手术者,10d 内发生严重创伤或做过大手术者,未能控制的严重高血压病、细菌性心内膜炎、急性胰腺炎、食管静脉曲张、主动脉瘤、妊娠期及产后 2

周以内者。

【注意事项】 ①本品虽对陈旧性血栓也有溶栓作用,但对 6h 以内的急性心肌梗死(AMI)药效最佳;②溶栓期间冠状动脉缺血部位再灌注时可引起心律失常;③肝功能不良者出血凝血值显著下降时忌用;④必要时在穿刺部位加压包扎或使用冰袋以防止出血;⑤曾使用其他抗凝药者,可增加本品出血的危险性;⑥不可用葡萄糖注射液稀释,也不能与其他药物共用一个静脉滴注器具。

【制剂规格】 注射剂:20mg,50mg。

瑞替普酶(派通欣、Reteplase)

【作用特点与用途】 本品是组织型纤溶酶原激活物(t-PA)经基因改造的新型溶栓药,是 t-PA 的一部分,由 355 个氨基组成,分子量为 39kDa。与阿替普酶(t-PA)相比,本品具有以下特点:①保留了 t-PA 强溶栓作用。②t-PA 很容易与肝脏上的受体结合,使其血浆清除加快,故 t-PA 除首剂静脉推注(10mg)外,还需持续静脉滴注。而本品去除 t-PA 的后 3 个区后半衰期延长,可直接静脉推注,不需要静脉滴注,应用更方便。③t-PA 与血栓结合较紧密,在某血栓处发挥作用后很难在其他血栓部位再发挥作用。而本品与血栓结合较弱,在某血栓处发挥作用后还可在其他血栓部位再发挥作用,从而增加溶栓作用。主要用于急性心肌梗死和急性肺栓塞的溶栓治疗,用药越早疗效越好。④禁忌证与阿替普酶相同。

【用法用量】 缓慢静脉注射:10MU 在 2～3min 以上时间完成。间隔 30min 后在必要时可重复给药 10MU 1 次。或遵医嘱。

【注意事项】 参阅阿替普酶(t-PA)。

【制剂规格】 注射剂:5.0MU。

纤溶酶(赛百、Fibrinogenase、Fibrinolysin)[保乙]

【作用特点与用途】 本品为尖吻蝮蛇(*Agkistrodon acutus*)蛇毒中提取的有效成分制成的针剂,含尖吻蝮蛇毒去纤酶。该酶为一种糖蛋白,由 17 种氨基酸,263 个残基组成,较稳定。本品抗凝血作用很强,能显著地增强纤溶系统活性和活力,降低血小板聚集,对实验性血栓形成有防治作用。临床适用于脑血栓形成、眼底静脉栓塞、心肌梗死、股动脉栓塞、深静脉栓塞形成、肺栓塞等外周性血管闭塞性疾病的治疗。

【用法用量】 静脉滴注:每次 0.025～0.05U/kg。本品溶于 400～500ml 注射用生理盐水中,于 4～5h 先慢(每分钟不超过 30 滴)后快(滴注 30min 后可逐渐加快到通常的滴速)的速度静脉滴注。一般用药后 3～4d 再给药,3 次为 1 个疗程。特殊病症,如心肌梗死可按上法给药 1/d,3 次为 1 个疗程。或预防用:每次 100U,1/d,14d 为 1 个疗程。治疗用:300U/d,以后酌减至100～300U/d,7～10d 为 1 个疗程。均静脉滴注。须遵医嘱。

【不良反应】　个别病人在静脉滴注后有轻微头晕、乏力、腰酸、皮肤瘙痒、皮疹或出现微量尿蛋白等,一般于 2～3d 内自行消失。

【注意事项】　用前过敏试验阴性者方可用药。有出血症状者慎用。用药 5～10d 内尽量少活动,以防意外创伤。2～5℃保存。

【制剂规格】　注射剂:100U/1ml。

链激酶(溶栓酶、Streptokinase、Streptase)[保甲]

【作用特点与用途】　本品是从 β 溶血性链球菌培养液中制得的一种不具酶活性的蛋白质,分子量约为 47 000。链激酶有促进体内纤维蛋白溶解系统活性的作用,能使纤维蛋白溶酶原激活因子前体物转变为激活因子,后者再使纤维蛋白原转变为有活性的纤维蛋白溶酶,使血栓溶解。静脉注射后 $t_{1/2}$ 约 15min。用于治疗各种血栓性疾病,效果较肯定。适用于急性心肌梗死等深静脉栓塞、周围动脉栓塞、急性肺栓塞、血管外科手术后的血栓形成、导管给药所致的血栓形成、新鲜心肌梗死、中央视网膜动脉栓塞等各种血栓栓塞性疾病。利用生物工程技术制作的重组链激酶作用与疗效与此相同。

【用法用量】　①给药前半小时,先肌内注射异丙嗪 25mg,静脉注射地塞米松2.5～5mg或氢化可的松 25～50mg,以预防出血倾向、感冒样寒战、发热等不良反应。②初用剂量,将本品 50 万 U 溶于 100ml 生理盐水或 5％葡萄糖注射液中,静脉滴注(30min 左右滴注完毕)。③维持剂量,将本品 60 万 U 溶于 5％葡萄糖注射液 250～500ml 中,加入氢化可的松 25～50mg 或地塞米松 1.25～2.5mg,静脉滴注 6h,保持每分钟 10 万 U,按此疗法 4/d,治疗持续 24～72h,直到血栓溶解或病情不再发展为止。视网膜血管栓塞一般用药12～24h,新发的心肌梗死用药 18～20h,周围动脉血栓用药 3d 左右,至多 5～6d;慢性动脉阻塞用药时间较长,但不宜超过 6～7d。④治疗结束时,可用低分子右旋糖酐作为过渡,以防血栓再度形成。⑤儿童的初用剂量应根据抗链激酶值的高低而定,维持剂量根据血容量换算,保持每分钟 1ml 血容量 20U。

【不良反应】　出血为主要的并发症。少数病人可能有发热、寒战、头痛、不适等症状,可给予解热镇痛药对症处理。

【禁忌证】　链球菌感染和亚急性心内膜炎病人、怀孕 6 个月以内者、产前 2 周内和产后 3d 内者、慢性胃溃疡、新近空洞型肺结核、严重肝病伴有出血倾向及出血性疾病者均应禁用。接受手术者 3d 内忌用。

【注意事项】 ①人体内常受链球菌感染,故体内常有链激酶抗体存在,使用本品前应先给予足够的链激酶初导剂量,将其抗体中和。新近患有链球菌感染的病人,体内链激酶抗体含量较高,在使用本品前,应先测定抗链激酶值,如>100 万 U,则不宜应用本品治疗。②如见注射部位血肿,不需停药而继续治疗,严重出血可给予氨基己酸或对氨苯甲酸对抗本品,更严重者可补充纤维蛋白原或全血。在使用本品过程中,应尽量避免肌内注射及动脉穿刺,以免引起血肿。③手术后如产生急性梗死时,可考虑大剂量应用,但必须注意手术部位的出血问题。④用过其他抗凝血药如肝素者,在改用本品前,可用鱼精蛋白中和,如用双香豆素类抗凝血药,则须测定凝血状况,待正常后方可使用本品。⑤若注入太快,则有可能出现过敏反应,故需给予异丙嗪、地塞米松等预防用药。⑥室温下现用现配,溶解时不可剧烈振荡,溶液在 5℃左右保存不可超过12h,否则活力会降低。也不可与蛋白质沉淀剂、生物碱、消毒灭菌剂等配伍,否则其活力也会降低。-4～4℃保存。

【制剂规格】 注射用冻干链激酶:每支 10 万 U,15 万 U,20 万 U,30 万 U,50 万 U,75 万 U,150 万 U。

尿激酶(尿活素、雅激酶、Urokinase)[保甲]

【作用特点与用途】 本品为健康人尿中提取的一种蛋白水解酶,亦可由人肾细胞培养制取,无抗原性。由低分子量(31 300)及高分子量(54 700)两种组成,后者比前者作用快 2 倍。本品可直接使纤维蛋白原酶转变为纤维蛋白溶酶,使血栓溶解。对新鲜血栓效果较好。静脉注射后 $t_{1/2}$ 约 15min。临床用于急性心肌梗死、肺栓塞、脑血管栓塞、周围动脉和静脉栓塞、视网膜动脉和静脉栓塞等。也可用于眼部炎症、外伤性组织水肿、血肿、血栓栓塞性疾病等。

【用法用量】 静脉滴注:负荷量 2000～4000U/30min,维持量 2000～4000U/60min,连续 12h。成年人总量 156 万～312 万 U。重症肺栓塞者尽快经静脉导管插至右心房,在 10min 内滴入 1.5 万 U/kg,随即改用肝素。静脉注射:最初 2～3d,每日 3 万～4 万 U,分 2 次静脉注射,以后每日 1 万～2 万U,维持7～10d。眼科应用时,其剂量按病情做全身静脉滴注或推注。结膜下或球后注射通常每次 100U,前房冲洗液为每毫升含 1000U。

【不良反应】 可见过敏反应,如头痛、恶心、呕吐、食欲缺乏等,应立即停药。参见链激酶。

【禁忌证】 严重肝功能障碍、低纤维蛋白原血症及易出血者忌用。

【注意事项】 主要不良反应为出血,在使用过程中需测定凝血情况,有出血倾向时立即停用,并给予抗纤维蛋白溶解酶药。本品应现用现配,不得用酸性液体稀释。其他参阅链激酶。2～10℃保存。

【制剂规格】 针剂:每瓶 5000U,1 万 U,15 万 U,20 万 U,25 万 U,50 万 U。

吲哚布芬(易抗凝片、Indobufen、Ibustrin)

【作用特点与用途】 本品抑制 ADP 及 5-羟色胺、血小板因子Ⅳ,β 凝血球蛋白等血小板因子的释放而起抗血小板聚集的作用。本品不影响血凝固的血浆参数,只延长出血时间,因而在达到治疗目的后停药可迅速恢复,使异常的血小板功能恢复正常。其作用机制可能是影响花生四烯酸代谢而改变血小板功能。无诱变性,无致畸性,对胎儿无毒性。临床用于动脉硬化缺血性心血管病变、缺血性脑血管病变和周围动脉病变、血脂代谢障碍、静脉血栓形成和糖尿病。亦可用于体外循环手术时预防血栓形成。

【用法用量】 口服:200～400mg/d,分 2 次服。也可静脉注射或肌内注射。老年患者和肾功能不全者 100～200mg/d 为宜。

【不良反应】 可见上腹不适、腹胀、胃肠道出血和鼻出血。

【禁忌证】 对本品过敏者或先天性出血者、妊娠、哺乳期妇女禁用。

【注意事项】 若出现荨麻疹样皮肤过敏反应时应停药。有胃肠道活动性病变并使用非甾体抗炎药者慎用。

【制剂规格】 片剂:200mg。针剂:200mg。

依前列醇(依前列醇钠、前列环素 I₂、Cycloprostin、Epoprostenol)

【作用特点与用途】 本品可通过增加血小板中的 cAMP 抑制血小板聚集,为已发现的抗凝药中最强者。本品通过肺循环时不被代谢,可防止体外循环时血栓形成;较高剂量可使血小板凝块解聚,延长皮肤出血时间 2 倍;可降低血小板的促凝作用,并减少其肝素中和因子的释放。用于心肺分流术及炭血流灌注时保护血小板功能;肾透析时代替肝素。

【用法用量】 静脉滴注:成年人心肺分流术先每分钟连续静脉滴注 10ng/kg;在分流术中每分钟静脉滴注 20ng/kg,术毕即停注。炭血流灌注:先静脉滴注 2～16ng/(kg·min),灌注时每分钟滴注 16ng/kg 于炭柱的近侧管内。肾透析:透析前静脉滴注 5ng/(kg·min),透析时滴注于透析器的动脉入口。对老年人用量尚未验证是否需要修正。

【不良反应】 高剂量时可见血压下降、心搏徐缓、面部潮红及头痛,以及胃痉挛痛、恶心、呕吐、腹部不适等。

【注意事项】 对自发性或药物性出血者应考虑引起出血并发症的可能；孕妇、哺乳期妇女慎用；儿童不宜用。本品与抗凝药、血管扩张药及影响心血管反应的药物并用时有协同作用，需慎重。在心肺分流术或血流灌注时不可代替肝素，仅在肾透析时代替肝素。若透析回路发生凝块，应停止透析。超剂量使用可发生降压，应减量或停药。

【制剂规格】 粉针剂：$500\mu g$（钠盐）。临用时以 pH 10.5 的含甘氨酸的专用缓冲剂溶解。

附：**前列素钠片**（德纳、Beraprost） PGI_2 衍生物口服剂。用于改善慢性动脉闭塞性疾病引起的溃疡、间歇性跛行、疼痛、冷感等。成年人饭后口服 $40\mu g$，3/d。

贝前列素（贝拉司特、Beraprost）[保乙]

【作用特点与用途】 类似依前列醇。口服 t_{max} 为 1.4h，$t_{1/2}$ 为 1.1h；约 15％为原型排出，约 70％以代谢物排出。用于慢性动脉闭塞症引起的溃疡、疼痛及冷感。

【用法用量】 口服：成年人 $120\mu g/d$，分 3 次餐后服。

【不良反应】【注意事项】 偶有过敏、头痛、恶心、腹泻、食欲缺乏、肝功异常、面红、心悸动。对本品过敏者禁用，孕妇及哺乳妇慎用。参阅前列腺素 I_2。

【制剂规格】 片剂：$20\mu g$。

替地肝素（Tedelparin、Fragmin）

【作用特点与用途】 本品为猪黏膜的低分子量肝素钠，平均分子量4000～6000，为新一代抗血栓形成药，具有明显的抗血栓形成功能，尤其抗凝血第Ⅹa因子的功能很强，但抗凝作用微弱，抗凝血酶作用极微弱。在常规剂量下不引起总的凝血方面的明显变化，也不延长出血时间。与常规的肝素相比，本品生物利用度高（90％），作用时间长（24h），具有较稳定的抗血栓形成作用。

用于一般手术，特别是肿瘤手术时预防静脉血栓栓塞性疾病。已形成的深部静脉血栓。

【用法用量】 ①预防性治疗：普通手术（有中度血栓形成的危险），于手术前 2～4h 皮下注射 2500U（抗凝血因子Ⅹa），以后每日 1 次注射 2500U。肿瘤手术（有高度血栓形成的危险），于手术前 2～4h 皮下注射 2500U，12h 后再注射 2500U，以后 5000U/d 或 2500U/d，分 2 次。整个危险期内应持续进行预防性治疗或直到病人能完全自由活动。②治疗深静脉血栓形成：在等候静脉造影诊断时使用的传统肝素疗法之后使用本品，可皮下注射。初剂量每日

100~120U(抗凝血因子Ⅹa)/kg;在每次皮下注射 3~4h 后测定血浆中凝血因子Ⅹa活力,根据测定结果调整剂量。0.5U/ml 和 1U(抗凝血因子Ⅹa)/ml 可获最佳治疗效果。

【不良反应】　可见出血现象、全身或局部变态反应。局部可出现小瘀斑;有引起血小板减少症的危险。

【禁忌证】　出血或有出血倾向的患者、对本品全身过敏者、血小板减少且在体外试验中引起血小板聚集阳性反应者、急性细菌性心内膜炎患者、活动性溃疡病患者、脑血管意外患者、脑和脊髓手术后期者禁用。

【注意事项】　①妊娠头 3 个月以内者忌用,在妊娠其他时期亦应慎重,因为本品对孕妇的安全性尚未确立。②肝肾功能不全者、高血压或有消化性溃疡史或其他易出血的器官损伤患者亦应慎用。③并用有延长出血时间的药物,如阿司匹林、非甾体抗炎药、右旋糖酐等可增加出血危险。过量时可用鱼精蛋白作拮抗药。鱼精蛋白 1mg 可中和本品 100 抗Ⅹa 单位。④本品不宜肌内注射。⑤皮下注射时药物应注入腰部前侧或后侧的皮下组织,左右两侧可轮换。注射时用拇指和示指紧握一侧组织,形成一褶襵,然后将针头垂直地完全刺入褶皱下组织内,不能斜刺,且在注入药液时两指仍应捏紧,直到注射完毕。

【制剂规格】　注射剂:安瓿,10 000 抗Ⅹa 单位,10 支装。预先灌装皮下注射液的注射器,每支 0.2ml 含 2500 或 5000 抗Ⅹa 单位,2 支装。注射液含有氯化钠。

依诺肝素(Enoxaparin、Lovenox)

【作用特点与用途】　本品为低分子量肝素制剂,可使抗凝血第Ⅹa因子活力/抗凝血第Ⅱa因子活力比值>4。动物实验显示,本品抗血栓形成作用很强,但引起出血倾向极小。本品尚能溶血栓,对人体具有持久性抗血栓形成作用。用于整形外科和一般外科术后预防性治疗静脉血栓形成。血液透析时防止体外循环过程发生凝血。

【用法用量】　①皮下注射:一般性手术应在术前 2h 注射,每次 20mg (0.2ml)即可有效地预防血栓栓塞。必要时每日 1 次 20mg;血栓栓塞性危险性大,特别是整形手术时,应每日用 40mg(0.4ml);整形术应在术前 2h 进行第 1 次注射。一般需持续到病人能开始自由动作(一般在术后 7~10d)。②血管内注射:反复血透者,在体外血循环之初于动脉导管中注入本品 1mg/kg,可在循环中防止凝血。在透析的 4h 内,该剂量可维持其效果。若管壁出现环状纤维蛋白,可再注射 0.5~1mg/kg。血透者有严重出血危险,特别是手术前后进行透析者或有进行性出血症状者,每次透析可用 0.5mg/kg 或 0.75mg/kg。

【不良反应】 有可能引起血小板减少,罕见注射局部瘀斑。

【禁忌证】 对本品过敏者、急性细菌性心内膜炎患者、止血功能严重异常者、血小板缺乏症和体外试验血小板聚集阳性者、活动性消化溃疡病及脑血管意外(伴全身性血栓者除外)者禁用。

【注意事项】 ①肝功能不全者、尚未控制的高血压及有消化性溃疡病史者慎用。妊娠头 3 个月者不宜用。②本品与抗维生素 K 及抗血小板聚集药、含阿司匹林的非甾体抗炎药制剂、右旋糖酐等并用,可能引起凝血机制方面相互作用,应慎重。③大剂量用本品可致出血,必要时可缓注鱼精蛋白适量中和。鱼精蛋白 100 抗肝素单位(1mg)可能中和本品 1mg 的抗 Ⅱ a 作用。这时高剂量的鱼精蛋白也不能全部中和抗 Ⅹ a 活力(最多 60%),但仍可保持其抗血栓形成作用。④本品不宜肌内注射。皮下注射时最好卧位,交替注入腰部左侧或右侧前后部位的皮下组织。先用拇、示指紧捏该部组织形成一褶裥,然后垂直注入皮下,注毕即松开拇、示指。

【制剂规格】 针剂:20mg/0.2ml,40mg/0.4ml,均 2 支盒装。多次使用小瓶 20mg/2ml,500mg/5ml,含苯甲醇 10mg/ml,均 1 瓶装。预先灌装药液的注射器,20mg/0.2ml,40mg/0.4ml,均 2 支盒装。商品药均含亚硫酸氢钠。

注:同类药尚有那曲(Nadroparin)、达肝素(Dalteparin),从略。

重组人纤溶酶原激活剂(Recombinant Human Plasminogen、Actiles)

【作用特点与用途】 本品为糖蛋白,分子质量约为 69 447u(70 000Da)。通过将纤维蛋白溶酶原激活为纤维蛋白溶酶而起抗凝血作用,与纤维蛋白的亲和性很高。静脉滴注时与纤维蛋白结合前在循环系统中相对稳定,当与纤维蛋白结合后被激活,诱导纤维蛋白溶酶原转化为纤维蛋白溶酶,导致纤维蛋白块溶解。参阅前述阿替普酶。用于严重心肌梗死发作 6h 内,用以分解纤维蛋白。

【用法用量】 静脉滴注:总剂量为 70～100mg。

【不良反应】 可见凝血障碍并有出血现象,血细胞比容及血红蛋白降低,注射部位出血。偶见心律失常,体温上升。罕见血压下降、有生命危险的颅内出血或腹膜后血肿。偶见或罕见焦油状便、大便带血、呕吐血、血尿、鼻出血,常有恶心等。

【禁忌证】 70 岁以上者,有出血因素者,口服抗凝药者,近 3 个月内患消化性溃疡病者,结肠炎、食管静脉曲张、主动脉瘤患者,收缩压≥26.7kPa(200mmHg)、舒张压≥14.7kPa(110mmHg)的高血压者,进行过心脏按摩的患者,刚做过锁骨下或颈内等穿刺者,外伤或最近 2 周内动过手术者,于最近 6 个月内发生过卒中者,不明性心痛急性发作或视力障碍者,转移性恶性肿瘤、细菌性心内膜炎、孕期及产后 14d 内者均禁用。

【注意事项】 用药期间及以后应严密观察,一旦发生不良反应或意外应对症处理或抢救。

【制剂规格】 输注液:933mg(干性物质含 20mg);2333mg(干性物质中含 50mg)。附相应溶媒 20ml 或 50ml。

重组人凝血因子Ⅶa(诺其、诺和诺德、Novoseven、Novo nordisk)

【作用特点与用途】 本品含有激活的重组人凝血因子Ⅶ。止血机制是FⅦa 与组织因子的结合,形成复合物激活 FⅨ至 FⅨa、FⅩa,以触发凝血酶原向凝血酶转化,凝血酶激活了损伤部位的血小板和凝血因子Ⅴ和Ⅷ,并通过纤维蛋白原向纤维蛋白转换形成止血塞。药理剂量的本品可不依赖于组织因子在损伤部位,直接活化的血小板表面激活 FⅩ,从而导致局部凝血因子Ⅹa、凝血酶、纤维蛋白生成增多。从理论上讲,对患有潜在疾病的患者,整个凝血系统的激活而诱发的弥散性血管内凝血(DIC)的可能性不能完全排除。临床用于预计对注射凝血因子Ⅷ或凝血因子Ⅸ,具有高记忆应答的先天性血友病患者;获得血友病患者;先天性 FⅦ缺乏症患者;具有 GPⅡb∥Ⅲa 和(或)HLA 抗体和既往或现在对血小板输注无效或不佳的血小板无力症患者。

【用法用量】 应在对于血友病和不规则出血方面有经验医生的指导下使用。①一般推荐起始剂量 90μg/kg,最初用药间隔 2～3h,以达到止血效果。如需要继续治疗,一旦达到有效的止血效果,只要治疗需要,可增至每隔 4、6或 12h 给药。②或 1 次注射给药 270μg/kg,门诊治疗疗程不得超过 24h。③重症出血发作、有创操作/外科手术等及其他需止血救治者,均应在有止血经验医生的指导下及时调整剂量和给药间隔。

【注意事项】 ①对本品任何成分过敏者,均应禁用。②本品有诱发 DIC的风险。③孕妇忌用。④本品不得与输液混合,不得以滴注方式给药。⑤用药前应仔细阅读说明书。

【制剂规格】 粉针剂:1mg(50kU)/支。

依替巴肽(以非巴肽、Eptifibatide)

【作用特点与用途】 为血小板糖蛋白(GP)Ⅱb/Ⅲa受体拮抗药。可逆转因血栓形成而导致的缺血状态。静脉注射5min后达血药浓度峰值,4~6h达稳态血药浓度,持续作用2~4h,血浆蛋白结合率约25%。用于急性冠状动脉综合征及经皮冠状动脉介入治疗(PCI)。

【用法用量】 静脉注射180μg/kg,然后以2μg/(kg·min)速度持续静脉滴注,遵医嘱酌情调整剂量。对急性Q波型心肌梗死,静脉注射180μg/kg,然后以0.75μg/(kg·min)滴注,遵医嘱酌情调整剂量。

【不良反应】【注意事项】 参阅前述抗凝血、抗血小板药。

【制剂规格】 注射剂:20mg,75mg,100mg。

西洛他唑(众悦、Cilostazol、Pletal)[保乙]

【作用特点与用途】 本品为治疗稳定性间歇性跛行的新药,能显著延缓颅内动脉粥样硬化性狭窄;与阿司匹林相比,本品能有效地减少糖尿病患者的颈动脉中脑硬度(IMT),属喹啉类衍生物。能有效地治疗并缓解"行走—疼痛—休息—缓解"的重复规律症状。防止和降低血栓形成发生率。口服吸收良好。西洛他唑及其活性物$t_{1/2\beta}$为11~13h,蛋白结合率95%~98%,轻度肝损伤并不影响蛋白结合,数日后可达到稳态血药浓度。高脂饮食可以增加吸收,使药物浓度增加约90%,相对生物利用度增加25%。主要经肝代谢与细胞色素P_{450}系统有关,74%从尿中排泄且有两种代谢产物,其中一种活性代谢产物含量达到50%。剩余将从粪便排泄(占20%)。肾损伤者游离原型药百分比较正常志愿者高27%。红霉素、奎尼丁、华法林、奥美拉唑等药可与西洛他唑竞争性结合蛋白,但无临床意义。本品用药后可增加踏车时间35%,增加步行距离41%。用于稳定性间歇性跛行症、慢性动脉闭塞症及动脉粥样硬化性狭窄等。

【用法用量】 饭前或饭后1.5~2h口服:每次50~100mg,2/d,服用时避免饮柚子汁。

【不良反应】 可见头痛,偶见有心悸、心动过速、腹泻、头晕等。

【禁忌证】 本品禁用于心衰患者及过敏患者。

【注意事项】 本品尚缺乏对哺乳期妇女、妊娠妇女的安全性及心衰患者生存是否有不良影响的资料。此外,还缺乏本品与氯吡格雷联用的安全性资料。月经期妇女、有出血倾向患者、服抗凝血药者、肝功能障碍者慎用。

【制剂规格】 片剂:50mg。

替罗非班(欣维宁、Tirofiban)[保乙]

【作用特点与用途】　为非肽类血小板受体 GPⅡb/Ⅲa 高选择性拮抗药。用于不稳定型心绞痛、非 ST 段抬高心肌梗死、急性冠状动脉综合征患者进行冠状动脉血管成形术或冠状动脉内斑块切除术。

【用法用量】　与肝素合用,静脉给药。①不稳定型心绞痛或非 ST 段抬高型心肌梗死,本品起始 0.5h 滴速为 $0.4\mu g/(kg\cdot min)$,然后以 $0.1\mu g/(kg\cdot min)$ 滴速维持 48～108h。②冠状动脉介入治疗:本品起始剂量为 $10\mu g/(kg\cdot 3min)$,然后以 $0.15\mu g/(kg\cdot min)$ 滴速维持 36h。以后停用肝素。如果患者激活凝血时间<180s 应撤掉动脉鞘管。

【不良反应】【注意事项】　参阅依替巴肽、阿加曲班。

【制剂规格】　注射剂:5mg/100ml。

华法林(Warfarin)[保甲][典][基]

【作用特点与用途】　本品为香豆素类口服抗凝药。用于防治血栓栓塞性疾病,心肌梗死辅助用药。

【用法用量】　口服:第 1 日 5～20mg,次日起用维持量,2.5～7.5mg/d。个体化用药。在长期应用最低维持量期间,如需进行手术,可先静脉注射 50mg 维生素 K,但进行中枢神经系统及眼科手术前,应先停用本药。胃肠手术后,应检查大便隐血。

【制剂规格】　片剂:2.5mg,5mg。

奥扎格雷钠(丹奥、橘善宝、Ozagrel)[保乙]

【作用特点与用途】　本品能有效地抑制血栓素合成酶(TXA_2)的生成,抑制血小板聚集同时促进前列环素(PGI_2)的产生,扩张脑血管,增加脑血流量,从而使凝血过程受到有效抑制,使已形成的血栓靠血液平衡关系的破坏而被自行溶解,最终达到治疗脑栓的功效。用于血栓性脑梗死及其伴随的运动障碍。特别是对急性脑梗死患者不超过 3d 内使用本品疗效更佳。对陈旧性脑血栓者亦有效。

【用法用量】　静脉滴注:20～80mg 溶于 100～500ml 生理盐水或葡萄糖注射液中滴注,成年人 2/d 静脉滴注,2 周为 1 个疗程,或遵医嘱。

【注意事项】　①严禁同含钙输液(复方生理盐水)混合使用,以免产生浑浊;②有血液病或有出血倾向者,严重心、肺、肝、肾功能不全者,严重高血压(收缩压超过 26.6kPa)者禁用本品;③孕妇慎用。

【不良反应】 可有轻微胃肠道不适和皮肤过敏反应。一般不影响治疗,停药后即可逐渐消失。

【制剂规格】 冻干粉针剂:20mg。

氯吡格雷(泰嘉、波立维、Clopidogrel) [保乙]

【作用特点与用途】 本品具有抑制血小板聚集的作用,能与血小板的ADP受体结合,进而ADP介导的糖蛋白GPⅡb/Ⅲa复合物的活化受阻,因而血小板被抑制。本品还可拮抗ADP所致的血小板聚集。本品与血小板受体的结合是可逆的。用于降低动脉粥样硬化性疾病如心肌梗死(从几日到35d)、脑卒中(从7d到<6个月)、外周动脉性血管疾病患者的危险性。

【用法用量】 口服:每次75mg,1/d。

【不良反应】【注意事项】 ①常见的不良反应为消化道出血、中性粒细胞减少、腹痛、食欲减退、胃炎、便秘、皮疹等。偶见血小板减少性紫癜。②有心血管疾病的患者,使用本品抗血小板抗凝栓治疗时,若联用质子泵抑制药(如奥美拉唑等),会增加心血管病突发事件和死亡率。

【禁忌证】 溃疡病患者及颅内出血者禁用;对本品过敏者禁用。

【制剂规格】 片剂:25mg,75mg。

普拉格雷(Prasugrel)

【作用特点与用途】 本品有比氯吡格雷更好的抗凝血效果,能使病人心脏病发作、卒中、因心脏病死亡的综合风险降低20%,并且见效快、疗效好、有良好的耐受性及利用率、毒性也相应较低。用于心力衰竭、卒中、不稳定心绞痛及冠心病冠状动脉介入治疗等。

【用法用量】 口服:负荷剂量为30～70mg,维持量为7.5～15mg/d。

【不良反应】【注意事项】 参阅氯吡格雷及本品说明书。

【制剂规格】 片剂:10mg。

蕲蛇酶注射液(Acutobin Injection)

【作用特点与用途】 本品系从尖吻蝮蛇(Agkistrodon acutus)的唾液中分离提纯的凝血酶样酶,作用于血浆纤维蛋白原,可使其含量下降,延长凝血酶时间,缩短优球蛋白溶解时间,抑制血小板聚集,减少其数量,阻止血栓形成。尚能诱发血管内皮细胞合成和t-PA释放,抑制PAI活性,因此具溶栓作用。还有改善微循环的作用(微量)。用于急性脑梗死的治疗。

【用法用量】 静脉滴注:每次0.75μg,溶于250ml或500ml生理盐水中静脉滴注 3h 以上,1/d,7～14d 为 1 个疗程。根据病情可重复 1 个疗程。用药前需做过敏试验。

【不良反应】　常规剂量下少数患者可有血小板减少,皮下或黏膜出血倾向,但停药后可自行恢复。可见过敏反应、皮疹等。

【禁忌证】　过敏者,有出血倾向或严重凝血障碍者,溃疡病、肺结核活动期、孕妇禁用。

【注意事项】　参见本书蝮蛇抗栓酶项下。4～10℃保存。

【制剂规格】　注射剂:0.75U/1ml。

蚓激酶(普恩复、Lumbrokinase Capsule)

【作用特点与用途】　本品是从人工养殖露天红赤子爱胜蚯蚓中提取的一种蛋白水解酶,含有纤维蛋白溶酶和纤维蛋白溶酶原激活剂。本品不但具有激活纤溶酶原转化为纤溶酶的作用,而且还能直接溶解纤维蛋白而具有双重作用,溶栓既迅速又彻底。由于本品是一种多酶复合体制剂,为了减少胃酸对酶的破坏,在饭前0.5h服用,使其在胃内容物和胃酸均少之际,尽快从胃内排入肠道。根据蛋白质和肽在体内被吸收和蛋白质跨膜运送的普遍现象,已从理论上阐明了蛋白质及酶跨膜运送,达到机体各部分发挥其正常功能的作用。临床用于缺血性脑血管疾病的预防和治疗,纤维蛋白原增高和血小板凝集增高的患者。

【用法用量】　口服:成年人每次 2 粒(40mg),3/d 或遵医嘱,饭前0.5h服用。每 3～4 周为 1 个疗程。可连服 2～3 个疗程,也可连续服用至症状消失。

【不良反应】　少数病例服药后可引起皮肤瘙痒(0.6%)、皮疹(0.2%)、恶心、腹泻(1.20%),不良反应总发生率约 2.0%。以上症状在停药后可逐渐自行消失。

【注意事项】　本品必须在饭前服用;有出血倾向者慎用。

【制剂规格】　胶囊剂:20mg,铝塑包装。

艾曲波帕(Eltrombopag)

【作用特点与用途】　本品为口服非肽类血小板生成药激动药,本品可升高血小板的骨髓巨核细胞的增生和分化。口服 t_{max} 2～6h,血浆蛋白结合率99%,平均 $t_{1/2}$ 21～32h。用于治疗经糖皮质激素类药物、免疫球蛋白治疗无效或脾切除术后慢性特发性血小板减少性紫癜(ITP)患者的血小板减少。

【用法用量】　口服:首剂 50mg,1/d,然后调整剂量,直至血小板＞50×10^9/L。每天最大剂量≤75mg。亚洲人或肝功能严重受损严重者应减量,起始剂量 25mg,1/d。

【不良反应】【注意事项】 同抗血小板药,见说明书。

【制剂规格】 片剂:25mg,50mg。

阿司匹林(益欣雪、乙酰水杨酸、Aspirin)[保甲]

【作用特点与用途】 本品通过抑制环氧化酶,阻断前列腺素类物质的生成过程。能灭活环氧化酶,从而抑制血栓素 A_2(TXA_2)的合成。大剂量也可抑制前列环素(PGI_2)的合成,小剂量阿司匹林(20~40mg)只能抑制 TXA_2 的合成,不影响 PGI_2 的合成。临床上有效量为 325~1000mg,而偏高的剂量不适合于长期预防用药。以往主要用于解热、镇痛、消炎;而现在发现它使环氧化酶持久乙酰化,从而阻断由花生四烯酸向血栓素转变的过程,起到抑制血小板聚集,防止血栓形成作用。肠溶缓释剂口服后达峰时间为 5h,$t_{1/2}$ 为 2h,生物利用度很高。用于抑制血小板黏附和聚集,抗风湿、镇痛、消炎、解热,如抗血栓形成,活动性风湿痛和类风湿关节炎。

【用法用量】 ①抑制血小板黏附和聚集,如急性缺血性脑卒中及不稳定型心绞痛、急性心肌梗死、动脉血管术后、预防大脑一过性血流减少:每次 75mg(1 粒),1/d,酌情可增至每次 150~300mg;②抗风湿:每次 0.6~1g(8~14 粒),3~4/d;③解热镇痛:每次 0.3~0.6g(4~8 粒),3/d。或遵医嘱。

【不良反应】 可有恶心、呕吐、上腹疼痛;少见胃肠出血或溃疡;支气管哮喘性过敏反应。一般孕妇用本品为 C 级;妊娠晚期大量使用则为 D 级。

【禁忌证】 有出血症状的溃疡病或其他活动性出血的患者、血友病血小板减少症患者及哮喘患者禁用。对本品过敏者禁用。

【注意事项】 有过敏反应疾病患者慎用;患有溃疡或腐蚀性胃炎、痛风、肝功能减退的患者、孕妇、哺乳期妇女、小儿均慎用。长期大量用药者应定期检查血细胞比容、肝功能及血清水杨酸含量。

【制剂规格】 胶囊肠溶缓释剂:75mg。水溶片:0.5g,0.3g。栓剂:0.3g,0.5g。肠溶片:25mg,50mg。

罗米司亭(Romiplositim)

【作用特点与用途】 本品为新颖的肽和抗体生物融合技术制成的蛋白质类药物,其作用与体内自身蛋白质血小板生成素(TPO)相似。它能兴奋TPO,对产生血小板的骨髓细胞生长和成熟很重要。皮下注射 t_{max} 7~50h(平均 14h),$t_{1/2}$ 1~34d(平均 3.5d)。用于激素、免疫球蛋白治疗或脾切除术后慢性血小板减少性紫癜(ITP)患者的血小板减少。

【用法用量】　皮下注射:首剂 1μg/kg,每周 1 次,然后逐周调整剂量,每周增加 1μg/kg,直至血小板>50×10⁹/L。每周最大剂量<10μg/kg。

【不良反应】【注意事项】　①可有关节痛、头晕、失眠、肌肉酸痛、腹痛、肩痛等,感觉异常、消化不良;②本品停药后可能导致更严重的血小板减少,宜逐渐减量至停药;③过量可致血栓形成;④孕妇、哺乳妇、小儿的安全性未确立。

【制剂规格】　粉针剂:250μg,500μg。

低分子肝素钙(肝素钙、Heparine Calcium)[保甲]

【作用特点与用途】　本品为肝素的一种皮下注射新剂型抗凝血药,能抑制凝血活素形成,且能对抗已形成的凝血活素,抑制凝血酶原变成凝血酶,降低凝血酶的活性,以阻止血小板聚集和破坏。抗凝作用强。本品在体内与辅酶因子结合等生化作用有个体差异和时辰方面差异。注射 1 次,0.5~1h 起效,2~2.5h 达平衡,8~14h 后消失。临床用于预防和治疗血栓栓塞性疾病及血栓形成。

【用法用量】　皮下注射:用于治疗血栓栓塞意外,第 1 天首次 0.01ml/kg,5~7h 后用 Howell 时间检测剂量是否适应,12h 后按调整剂量给药。以后每 12 小时 1 次,每次注射 5~7h 后进行新的检查,连续 3~4d,直至血栓形成倾向减弱。

透析时预防血凝块的形成,每次开始时应从血管通道动脉端注入4100U。

用于内科预防,首次剂量 0.005ml/kg,注射后 5~7h,调整合适剂量。每次 0.2ml,2~3/d,或每次 0.3ml,2/d。

用于外科预防:术前 0.2ml,术后每 12 小时 0.2ml,至少持续 10d。

注射部位:腹、腰部前侧或侧部的皮肤,注射时将皮肤用力捏起,并将针头垂直快速刺入。

【不良反应】　可见注射局部小血肿、固定结节,数日后自行消失。长期用药会引起出血、骨质疏松、血小板减少等现象。过敏反应少见。用药过量引起的自发性严重出血,可静注鱼精蛋白对抗,1mg 鱼精蛋白可中和约 100U 肝素。

【禁忌证】　对肝素钠过敏、有出血倾向、血小板减少症、凝血因子缺乏、重度血管通透性病变、急性出血、流产、脑及脊髓术后、急性心内膜炎、血友病、消化性溃疡、严重高血压、活动性结核、先兆流产或产后、内脏肿瘤、外伤及大手术后出血者禁用。

【注意事项】　①肝肾功能不全、出血性器质性病变、视网膜血管疾病者、孕妇、服用抗凝血药者及老年人慎用;②对本品过敏者立即停用;③长期大量用本品可致骨质疏松;④合用非甾体抗炎药、抗血小板聚集剂、葡聚糖、抗维生素 K 剂等可增强抗栓作用;⑤用本品期间应监测凝血时间,以便及时调整剂量;⑥本品不得静脉注射和肌内注射给药。

【制剂规格】 水针剂:2500U/0.3ml,4100U/0.4ml,内附 1 支 1ml 无菌注射器。

类肝素(喜疗妥乳剂、多磺酸黏多糖、Hirudoidcream、Heparinoid)

【作用特点与用途】 本品为动物脏器提取的黏多糖肝素,具有抗血栓形成、消炎、止痛,改善患处血液循环,吸收渗出液,消除水肿,促进组织复原的作用。本品作用温和,容易吸收,刺激性很小。适用于血管栓塞、静脉曲张、表浅静脉炎、注射局部疼痛、淋巴腺炎、乳腺炎、软化瘢痕等。

【用法用量】 外用:搽患处,注意小心按摩,1~2/d。

【注意事项】 本品含有乙醇,不宜涂在黏膜、眼和出血的伤口上。

【制剂规格】 乳剂:每支 14g,100g 含黏多糖肝素 2500U。

附:达肝素钠(Daliteparin) 适应证同低分子肝素钙。200U/(kg·d),皮下注射,缺血性卒中每日总量≤1800U;或 100U/kg,2/d,皮下注射。

那屈肝素钙(Nadroparin) 适应证同低分子肝素钙。85U 抗 Xa 因子/kg,2/d,皮下注射或静脉推注。

噻氯匹定(力抗栓、Ticlopidine、Ticlid)[保乙]

【作用特点与用途】 本品为血小板膜稳定药、抗炎药,具有抑制血小板聚集、阻止血栓形成的作用。作用机制为阻断血小板上纤维蛋白原受体,使凝血酶、二磷酸腺苷、血小板活化因子 A_2(TXA$_2$)等血小板聚集因子同时失活,抑制血小板聚集,血栓形成。尚有降低血液黏度、改善微循环的作用;对血小板内及血管壁上的前列腺素合成无抑制作用。本品口服后易于吸收,给药后血药浓度达峰时间为 1~2h。服药后第 2 天,即呈显著性抑制血小板聚集作用,4~6d 达最大作用,血浆 $t_{1/2}$ 6h,少量以原型从尿中排出,活性成分的 60% 转化为代谢物从粪中排出。主要用于血管手术和体外循环发生的血栓、栓塞及慢性动脉闭塞等循环障碍。

【用法用量】 口服:每次 1~2 片,餐时同服。短期治疗可适当增加剂量,但应根据生物学检查来确定。

【不良反应】 偶见轻微的胃肠功能紊乱,少见有恶心、腹泻、胆汁阻塞性黄疸,牙龈出血、血斑、疹块血肿。血象变化:如白细胞减少、中性白细胞减少、粒细胞缺乏症、转氨酶升高等。上述不良反应在停药后可自行消失。

【禁忌证】　近期各种出血症,白细胞、粒细胞和血小板减少症及对本品过敏者禁用。

【注意事项】　①孕妇避免使用;②服用本品期间监测血象变化,以便及时对症处理;③注意药物相互作用,避免同抗维生素 K 的药物、肝素、阿司匹林及其他非甾体类抗炎药合用;④对感染性综合征及溃疡坏死性咽峡炎患者应慎用,必要时应及时停药,对症处理。

【制剂规格】　片剂:0.25g。

二、促 凝 血 药

凝血酶(纤维蛋白酶、Thrombin)[保乙][典][基]

【作用特点与用途】　本品是从血液提取、精制,经除菌过滤、冷冻干燥而获得的凝血酶无菌制剂。本品可直接促使纤维蛋白原转化为纤维蛋白质而加速血液凝固,血凝块堵塞小血管残端而达到止血目的。本品局部止血迅速,无明显不良反应,使用方便,不需要任何器械和高难操作技术为其突出优点。适用于结扎止血困难的小血管、毛细血管及实质性脏器出血的止血。可用于外伤、手术、口腔、耳鼻喉、泌尿、烧伤、骨科、神经外科、眼科、妇产科及消化道等部位出血的止血。

【用法用量】　局部止血:用灭菌生理盐水溶解成每毫升含凝血酶 50～1000U,喷雾或灌注于创面,或以明胶海绵、纱条蘸凝血酶贴敷于创面;也可直接撒布粉状凝血酶至创面。消化道出血:用适当的缓冲液或生理盐水或牛奶(温度不超过 37℃为宜)溶解凝血酶,使每毫升含本品 50～500U,口服或灌注,用量每次 2000～20 000U,严重出血患者可增加用量,每 1～6 小时用 1次。如用胶体溶液可提高疗效。根据出血的部位程度,可适当增减浓度、用量、次数或遵医嘱。

【不良反应】　偶见局部过敏反应。

【禁忌证】　对本品过敏者禁用。严禁血管内、肌内和皮下注射。

【注意事项】　①本品只能用于局部外用止血,严禁血管内、肌内或皮下注射,否则可导致血栓、局部坏死,可危及生命;②遇热、酸、碱或重金属盐类可使本品凝血活力下降而失去作用,使用时应避免;③如出现过敏时,应立即停药;④冷冻干燥状态的凝血酶制剂贮藏稳定性很好,可在 10℃以下保存 3 年,溶液状态的凝血酶会很快失活,因此应现用现配。

【制剂规格】 冻干粉针剂:每瓶 500U,1000U,2000U,4000U,8000U。

白眉蛇毒血凝酶(邦亭、Hemocoagulase)[保乙]

【作用特点与用途】 促进出血部位的血小板聚集,释放一系列凝血因子,主要为血小板因子Ⅲ(PF₃),PF₃ 激活凝血激酶,促进凝血酶的形成;在出血部位促进纤维蛋白原降解为纤维蛋白,使血栓形成和止血。经静脉、肌内、皮下及腹腔给药后均能吸收。给药 5min 即可产生止血作用,作用可持续 48~72h。用于急需减少流血或止血的各种医疗情况和预防出血。

【用法用量】 静脉、肌内注射,也可皮下注射,局部用药。一般成年人每次1~2KU;儿童每次 0.5KU,可酌情增减剂量。

【注意事项】 有血栓病史者,对本品或同类制品有过敏史者禁用。孕妇忌用。

【制剂规格】 注射剂:每支含长白山白眉蝮蛇冻干蛇毒血凝酶 1KU(克氏单位)。

血凝酶(立止血、Hemocoagulase)[保乙]

【作用特点与用途】 本品为从南美一种毒蛇 Bothrops atrox 毒液中分离得到的一种血液凝固酚(类凝血酶和类凝血激酶)。22℃时,本品于 3~6min 内凝固 5ml 等渗草酸盐马血只需 1U。在钙离子存在下,能活化凝血因子Ⅴ、Ⅶ和Ⅷ,并刺激血小板凝集。在血小板因子Ⅲ存在下,可促使凝血酶原变成凝血酶,也可活化凝血因子Ⅴ并影响凝血因子Ⅹ,因而本品对血液具有凝血和止血双重作用。本品不被纤维蛋白吸收,也不受肝素和免疫型抗凝血酶的干扰或抑制。具有作用迅速、疗效确切的优点。静脉给药,5~10min 起效,持续24h,肌内注射或皮下给药,20~30min 后起效,维持 48~60h。临床用于各种出血症。

【用法用量】 静脉注射、肌内注射或皮下注射:也可用于局部止血:成年人每次1~2 瓶(1.0~2.0KU),儿童每次 1/4~1/3 瓶。①紧急出血:立即静脉注射或肌内注射 1 瓶,36h 后再肌内注射 1 次;②手术前后:术前一天晚肌内注射 1 瓶,术前 1h 肌内注射 1 瓶,术前 15min 再静脉注射 1 瓶,术后 3d,肌内注射每日 1 瓶;③肺部咯血,每 12 小时皮下注射 1 瓶,必要时可先静脉注射1 瓶,最好加入 10%氯化钠液 10ml 中混合注射;④异常出血剂量加倍,每 6 小时肌内注射 1 瓶,直至停止出血。

【禁忌证】 有血栓或栓塞性血管病者禁用。

【注意事项】 ①除急性大出血外,孕妇不宜用。有学者认为,本品是依靠形成弥散性血管内凝血而起作用的;有呼吸困难、局部疼痛;在前列腺摘除的病人伴有心血管并发症应用此药时,病死率高是应该注意的。②该药曾用名亦为"巴曲酶。"容易与脑血管病用药的"巴曲酶(Batroxobin,Defibrase)"相混淆。本品为止血药,而第 8 章中的脑血管病用药物巴曲酶为抗凝溶栓药,两者药理作用完全相反,须注意。

【制剂规格】　冻干粉针剂:150mg(1 Klobusitzky U),附 5 支溶剂。

注射用油酸胆胺酯(Monoethanolamine Oleate Vial)

【作用特点与用途】　本品具有血管内皮细胞破坏作用、血栓形成作用、细胞溶解作用和红细胞膜障碍作用。本品对食管静脉破裂出血有止血作用,且能使食管静脉硬化退缩。本品静脉注射后在体内迅速分离为油酸和胆胺。血中 $t_{1/2}$,油酸为 40.4min,胆胺为 6.6min。但油酸血浆代谢物 $t_{1/2}$ 为74.6h,胆胺血浆代谢物 $t_{1/2}$ 为 100.9h,均显示可进入组织而同化。油酸的蛋白结合率在投药后 30min 约为 50%,24h 后几乎消失;胆胺在投药初期几无蛋白结合,但在投药后 24h,其蛋白结合率 94% 以上。油酸主要分布于肝、肾上腺、心及脂肪组织中,168h 后主要以脂肪组织中最高。胆胺主要分布于肝、肾、肾上腺及颌下腺,168h 后进入组织中均高于血浆中浓度,特别以肾、肾上腺中分布最高。油酸以脂肪代谢,胆胺则按机体内生化代谢途径进行代谢。油酸主要由尿、粪中排泄约 78.16%,胆胺主要由呼气排泄约 67.24%。用于食管静脉曲张出血止血及预防出血。

【用法用量】　本品为内镜食管静脉硬化疗法时应用。用时每瓶加 10ml注射用水或 X 线造影剂配成 5% 溶液。通常,一个成年人静脉瘤内可注入 5%油酸胆胺酯 1～5ml,根据瘤大小及其病情可增减剂量,1 次内镜治疗总剂量应为 20ml 以内。现用现配。共平均 1.6 次,1 次 8.4ml。

【不良反应】　①在内镜食管静脉硬化疗法中,可引起休克等严重不良反应;②可引起胸痛、发热、食管溃疡、胸腔积液潴留并发症外,尚可致伴有溶血性的肾功能损害,均为轻症;③可致转氨酶、低密度脂蛋白、胆红素、尿素氮、肌酐、尿酸值升高,以及尿潜血、红细胞减少,血红蛋白减少,血细胞比容减少,白细胞增加。

【禁忌证】　休克或有休克前期症状者,多器官损害或弥散性血管内凝血(DIC)者,胃、十二指肠溃疡出血或胃糜烂出血者,内镜检查判断为危险者,心肺或肾有严重并发症者及对本品有过敏者均禁用。

【注意事项】　①必须由具有丰富内镜食管静脉瘤硬化疗法知识和经验的医生来应用,以便在出现休克等意外时正确处置;②勿注入食管静脉瘤的周围,否则可引起食管溃疡及食管狭窄、穿孔等;③必要时可用血管造影用 X 线造影剂混合,注入血管定位;④严重肝、肾损害,全身消耗性疾病及心、脑血管障碍者慎用;⑤孕妇及小儿的安全性问题尚未确定。

【疗效评估】 肝硬化性食管静脉曲张 23 例中,急救止血 4 例均获显效,其中 21 例按预防出血的 6 个月追踪有效者 19 例为显效(90.5%),有效 4 例(9.5%);用内镜确诊的显效率有所下降,但均无不变和恶化病例。据日本九州大学报道,本品有高效止血效果和优良的静脉瘤硬化退缩作用,其急性出血止血率约 98%,维持治疗使食管静脉瘤完全消失率 78%,5 年累计非出血率约 95%,因而认为本品用于食管静脉瘤预防再出血,并使之退缩消失是非常有效的。

【制剂规格】 注射剂:每瓶 1.0g,附有 10ml 溶媒。

冻干人凝血酶原复合物(康舒宁、Prothrombin Complex、Thrombin)[保乙]

【作用特点与用途】 本品是从人血中提取的,其效价单位与 WHO 的国际标准品的国际单位相当。本品的活性是以血浆当量(PE)为表示单位,U(PE)相当于 1ml 新鲜血浆中所含因子Ⅱ、Ⅶ、Ⅸ 的活性总和,一般输入每千克体重 1 血浆当量(1PE/kg),可提高循环血液中Ⅸ因子活性 1%。人凝血因子Ⅱ、Ⅶ、Ⅸ 和 X 是正常血浆的组成成分,在血液凝固过程中,特别是Ⅸ因子是凝血过程中第一阶段凝血活酶形成的必需因子;因此,Ⅸ因子对纠正预防体内Ⅸ因子缺乏而导致出血(乙型血友病)是有效的。因子Ⅱ、X $t_{1/2}$ 为 24~48h,因子Ⅶ $t_{1/2}$ 4~6h,因子Ⅸ $t_{1/2}$ 18~30h。临床用于①凝血因子Ⅱ、Ⅶ、Ⅸ、X 缺乏症,包括乙型血友病;②因肝病导致的凝血机制紊乱、维生素 K 缺乏症、抗凝剂过量及控制严重出血;③凝血酶原时间延长而拟做手术患者;④凝血因子Ⅷ抗体增多症及获得性血友病甲。

【用法用量】 ①对联合因子缺乏者,采用各因子剂量的平均值为治疗剂量。因子Ⅶ-Ⅸ联合缺乏者,平均每次用 26U/kg,8h 1 次;Ⅻ-X 缺乏患者,平均每次用 15U/kg,8h 1 次;因子Ⅶ-Ⅸ-X 缺乏者,则平均用 27U/kg,8~12h 1 次。1 例脾海绵窦血管瘤,伴慢性弥散性血管内凝血(DIC)进行脾摘除术患者,则以每次 25U/kg,与肝素联用,6~8h 1 次。有抗血友球蛋白抗体的患者剂量宜大,可用 12 600U,且联用其他疗法。②每次用量用 200~500ml 5%、10%葡萄糖注射液溶解稀释后,用带有滤网装置的输血滤器进行静脉滴注。开始 15min 内注速宜慢,约每分钟 15 滴,后以每分钟 40~60 滴的滴速滴完,全部药液宜在 1~1.5h 内滴完。对于手术患者,则根据所缺乏因子的半衰期决定术前用药时间,且在末次用药后 4h 测定有关凝血指标,待指标恢复或接近正常时间即可开始手术。联合因子缺乏者,则以所缺因子中半衰期最短的因子为准。

【不良反应】　可有发热、过敏反应、血栓形成和肝炎等并发症。若在制品中加入肝素或抗凝血酶Ⅲ,则可有效地防止血栓形成。

【制剂规格】　冻干粉针剂:每瓶 200U(PE),相当于 200ml 新鲜血浆所含因子Ⅱ、Ⅶ、Ⅸ和Ⅹ的含量。为了防止制品中含有活化的因子Ⅸ(Ⅸa)和Ⅹ(Ⅹa),故临床应用时可加入肝素 200U。

酚磺乙胺(舒诺克、Etamsylate)[保乙]

【作用特点与用途】　促进血小板增加,并增强血小板聚集和黏合力;促进凝血物质的释放,缩短凝血时间;增强毛细血管抵抗力,降低毛细血管通透性。本品是通过促进凝血过程而发挥作用,作用迅速、持久,静脉注射 1h 内达到最高浓度,可持续有效时间 4~6h。用于防治各种手术前后的出血,也可用于血小板功能不良、血管脆性增加而引起的出血。

【用法用量】　肌内或静脉注射:每次 0.25~0.5g,0.5~1.5g/d。静脉滴注:每次 0.25~0.75g,2~3/d,稀释后滴注。预防手术后出血,手术前 15~30min 静脉滴注或肌内注射 0.25~0.5g,必要时 2h 后再注射 0.25g。

【不良反应】　本品毒性低,可有恶心、头痛、皮疹、暂时性低血压等。

【注意事项】　本品可与维生素 K 注射液混合使用,但不可与氨基己酸注射液混合使用。

【制剂规格】　注射剂:2ml/0.5g。

醋甘氨酸乙二氨(新凝灵、Ethylediamine Diaceturate)

【作用特点与用途】　①抑制纤溶酶原激活物,使纤溶酶原不能激活为纤溶酶,从而抑制纤维蛋白的溶解,产生止血作用;②促进血小板释放活性物质,增强血小板的聚集性和黏附性,缩短凝血时间,产生止血作用;③增强毛细血管抵抗力,降低毛细血管的通透性,从而减少出血。适用于预防和治疗各种原因出血。对手术渗血、外科出血、呼吸道出血、五官出血、妇科出血、痔疮出血、泌尿道出血、癌出血、消化道出血、颅脑出血均有较好疗效。

【用法用量】　①肌内注射:每次 200mg,1~2/d;②静脉注射:每次 400mg,1~2/d,以 5%葡萄糖注射液 20ml 稀释后使用;③静脉滴注:常用量每次 600mg,或遵医嘱,最高限量 1.2g/d,以 5%葡萄糖注射液 250~500ml 稀释后使用。凡遇急救性情况,第一次可大剂量静脉注射和静脉滴注同时应用。

【不良反应】 可出现头晕、心率减慢、乏力、皮肤麻木、发热感、口干、呕吐、恶心等。大多数能自行消失或停药后能消失。

【禁忌证】 对本品或含本品药物过敏者禁用。

【制剂规格】 注射剂:0.4g,每盒10支;0.2g/2ml,每盒6支。

重组人白介素-11(迈格尔、巨和粒、Recombinant Human Interleukin-11)[保乙]

【作用特点与用途】 本品系基因重组技术生产的一种促血小板生长因子,可直接刺激骨髓造血干细胞和巨核祖细胞的增殖,诱导其成熟分化,增加体内血小板的生成和数量,而血小板功能无明显变化。用于实体瘤、非髓系白血病化疗后Ⅲ度、Ⅳ度血小板减少症(血小板计数≤$50×10^9$/L)的治疗,以减少患者因血小板减少引起的出血和对血小板输注的依赖。

【用法用量】 一般于化疗后24~48h起或发生血小板减少症后皮下注射,按体重25μg/kg,1/d,疗程7~14d。血小板恢复后应及时停药。同时有白细胞减少症患者,必要时可联用粒细胞集落刺激因子。或遵医嘱。

【不良反应】【注意事项】 ①常见乏力、恶心、呕吐、发热、肌痛、头痛、关节痛、面部和四肢水肿、心悸、气短、结膜充血、视物模糊;少见过敏、皮炎(疹)、咽炎、声嘶哑、腹泻、腹胀、头晕、面红、干咳、咯血、精神恍惚等。②对其过敏或其他血液制品过敏者禁用。③有器质性心脏病者慎用,孕妇和哺乳妇慎用。④注意观察或监测毛细血管通透性,及时对症处理。

【制剂规格】 注射剂:1.5mg,3.0mg。

重组人血小板生成素(特比澳、rhTPO、Recombinant Human Thrombopoietin)[保乙]

【作用特点与用途】 本品为刺激巨核细胞增殖生长的内源性细胞因子,对巨核细胞生成的各阶段有刺激作用,包括前体细胞的繁殖和多倍体的巨核细胞发育与成熟,以增加血小板数量。用于治疗实体瘤化疗后所致血小板减少症,适用对象为血小板低于$50×10^9$/L,且医师认为有必要升高血小板治疗者。

【用法用量】 恶性肿瘤化疗时,可于化疗药物治疗结束后6~24h皮下注射本品,剂量为300U/(kg·d),1/d,连续14d。当血小板计数恢复到$100×10^9$/L以上,或血小板计数绝对值升高$50×10^9$/L以上时应停用。当伴有严重白细胞减少或出现贫血时,可分别联用重组人粒细胞集落刺激因子(rhG-CSF)或重组人红细胞生成素(rhEPO)。

【不良反应】【注意事项】 ①严重心脑血管疾病、血液高凝状态、近期血栓患者禁用;合并严重感染者,宜控制感染后再使用本品。②偶有发热、颤抖、肌肉酸痛、膝关节痛、头晕、头痛、血压升高等,多可自行消失。③孕妇及哺乳妇不宜用。④最好隔日查血常规,及时对症处理。

【制剂规格】 注射剂:7500U,15 000U。

人凝血因子Ⅷ(海莫莱士、Human Coagulation Factor Ⅷ)[保乙][典]

【作用特点与用途】 本品又名抗血友病球蛋白,为大分子量糖蛋白复合物[(血管性血友病因子占 99%,因子Ⅷ促凝活性(FVⅢc)],有确切的促凝血作用。用于纠正和预防凝血因子Ⅷ缺乏或因患获得性因子Ⅷ抑制物增多症而引起的出血,主治甲型血友病。

【用法用量】 静脉滴注:①轻度关节出血,每次 8~10U/kg,1~2/d,连用1~4/d,使Ⅷc 水平提高到正常水平的 15%~20%。②中度关节、肌肉出血,每次 15U/kg,2/d,需用 3~7d,使 FVⅢc 水平提高到正常水平的 30%。③严重出血或出血累及重要器官,首次 30~50U/kg 或血浆因子Ⅷ浓度提高到正常水平的 60%~100%的剂量,然后每 8~12 小时注射 20~25U/kg。④控制围手术期的出血,拔牙,术前 1h 使用血浆凝血因子Ⅷ浓度提高到正常的 30%~50%的剂量;术后若发生出血,可重复上述剂量。小手术,术前 1h 注射相当于上述治疗中度出血的剂量,必要时 8~12h 后再给 10~15U/kg。大型手术,术前 1h 注射相当于上述治疗重复出血的剂量;5h 再给半量。术后 10~14d 应将血浆因子Ⅷ浓度维持在正常水平的 30%或以上。

【制剂规格】 冻干人凝血因子Ⅷ:50U,100U,200U,250U,300U,400U,500U,1000U。注射用人血浆凝血因子Ⅷ浓缩剂:200U,250U,500U,750U,1000U,1500U。

附:其他止血药

氨甲苯酸(止血芳酸、Aminomethylbenzoic Acid)[保甲/乙][典][基] 用于纤维蛋白溶解过程亢进所致血症,亦用于链激酶和尿激酶过量而引起的出血。静脉注射,每次 0.1~0.3g,用 5%葡萄糖或 0.9%氯化钠注射液稀释后缓慢注射,每日最大用量为 0.6g。新生儿每次 0.02~0.03g;5 岁以下儿童每次 0.05~0.1g。若口服给药,成年人每次 0.25~0.5g,3/d;每日最大剂量为 2g;5 岁以下儿童每次 0.1~0.125g,2~3/d。片剂:0.125g,0.25g。注射液:0.05g/5ml,0.1g/10ml。

维生素 K₄(亚硫酸氢钠甲萘醌、Menadiol)[保甲][典] 药理作用同维生素

K_3。用于维生素 K 缺乏所致的凝血障碍性疾病;尚可用于胆石症、胆道蛔虫症引起的胆绞痛,大剂量可解救杀鼠药"敌鼠钠"(Diphacin)中毒。止血:肌内注射,每次 2～4mg,4～8mg/d;防止新生儿出血,可在产前 1 周给孕妇肌内注射 2～4mg/d;口服每次 2～4mg,6～20mg/d。腹绞痛:肌内注射:每次 8～16mg。片剂:2mg,4mg,5mg。注射剂:5mg,10mg。

氨基己酸(Aminocaproic Acid) [保乙] 用于纤溶性出血,外伤或手术出血,术中早期用药或术前用药,可减少术中渗血,并减少输血量;亦用于肺出血、肝硬化出血及上消化道出血。静脉滴注:初用量 4～6g,以 5%～10%葡萄糖注射液或 0.9%氯化钠注射液 100ml 稀释,15～30min 内滴完,维持量为 1g/h,维持时间依病情而定,不超过 20g/d,可连用 3～4d。若口服,成年人 2g/d,依病情服用 7～10d 或更久。片剂:0.5g。注射剂:1g,2g。

维生素 K_1(Vitamin K_1) [保甲] 用于维生素 K 缺乏症引起的出血,香豆素类、水杨酸钠等所致的低凝血酶原血症,新生儿出血及长期应用广谱抗生素所致的体内维生素 K 缺乏。口服:每次 10mg,3/d 或遵医嘱。肌内或深部皮下注射治疗低凝血酶原血症,每次 10mg,1～2/d,24h 内总量不超过 40mg。预防新生儿出血,可于分娩前 12～24h 给母亲肌内注射或缓慢静脉注射 2～5mg;也可在新生儿出生后肌内或皮下注射 0.5～1mg,8h 后可重复。片剂:10mg。注射剂:10mg。

人纤维蛋白原(Human Fibrinoge) [保乙] 用于先天性纤维蛋白原减少或缺乏症;获得性纤维蛋白原减少症:严重肝损伤、肝硬化、弥散性血管内凝血、产后大出血、因大手术(外伤或内出血等)引起的纤维蛋白缺乏而造成的凝血障碍。①临用前先将本品及灭菌注射用水预温至 30～37℃,然后按瓶签标示量注入预温的灭菌注射用水,置 30～37℃水浴中,轻摇至全溶(切忌剧烈振摇以免蛋白变性)。用带有滤网装置的输液器进行静脉滴注,滴速以每分钟 60 滴为宜。②一般首次给药 1～2g,可酌情调整或遵医嘱用。冰干粉针剂:2.0g。

鱼精蛋白(Protamine) [保甲][典][基] 能与肝素结合,使失去抗凝血作用。用于因注射肝素过量而引起的出血,以及自发性咳血等。抗肝素过量:静脉注射,用量应与所用肝素相当(本品 1mg 可中和肝素 100U),但一次不超过 50mg。自发性出血:静脉滴注,5～8mg/(kg·d),分 2 次,每次以注射用生理盐水 300～500ml 稀释。连用不超过 30d。注射剂:50mg,100mg。

卡巴克洛(卡洛磺钠、Carbazochrome) [保乙]

【作用特点与用途】 本品为血管止血药。本品能降低毛细血管的通透性,对毛细血管弹性有明显的增强作用,可增进毛细血管断裂端的回缩作用,能稳定毛细血管及周围组织中的酸性黏多糖,能够明显缩短出血时间;20~50mg 长期反复使用未发现任何不良反应。由于卡洛磺钠能降低毛细血管的通透性,减少血浆蛋白渗出,故对各种原因所致的血浆蛋白渗漏有明显保护作用,同时提示对各种烧伤造成的渗出、产后恶露应有同样疗效。用于泌尿系统、上消化道、呼吸道和妇产科出血疾病。对泌尿系统疗效较显著,亦可用于手术出血的预防及治疗等。

【用法用量】　临用前,加灭菌注射用水或氯化钠注射液适量使溶解。肌内注射:每次 20mg,2/d;加入输液中静脉滴注:每次 60~80mg,每日数次。儿童用药:5 岁以上儿童同成人用量;5 岁以下儿童用量减半或根据病情及体表面积计算用量。

【不良反应】　个别患者出现恶心、眩晕及注射部位红肿、疼痛,可缓慢滴注,未见严重不良反应。

【制剂规格】　注射剂:20mg,每盒 10 支;20mg,每盒 5 支;40mg,每盒 5 支。

氨甲环酸(捷凝、Tranexamic Acid)[保甲/乙]

【作用特点与用途】　本品为抗纤溶类止血药。其特点:①抗纤维蛋白溶解作用。氨甲环酸能与纤溶酶和纤溶酶原上的纤维蛋白亲和部位的赖氨酸结合部位(LBS)强烈吸附,阻抑了纤溶酶、纤溶酶原与纤维蛋白结合,从而强烈抑制了由纤溶酶所致纤维蛋白分解。②止血作用,保护血小板。一般性出血时,本品通过抑制纤维蛋白分解而起止血作用;但在纤溶酶异常亢进时,本品可有效阻止纤溶酶对血小板的破坏,防止人体正常的凝血功能损伤。③抗变态反应,消炎作用。用于治疗急性或慢性、局限性或全身性的原发性纤维蛋白溶解亢进所致的各种出血。对心胸外科、妇产科、骨外科、肝胆泌尿外科、神经内科、神经外科、耳鼻喉科、口腔科、眼科、消化内科、血液科、麻醉科、肛肠科、传染科等临床科室的出血及出血性疾病均有良好疗效。

【用法用量】　成年人静脉滴注:1~2g/d,1~2/d,疗程 3~5d。手术前24h 内给药,术中以 25~50mg/kg 持续静脉滴注,术后根据病人出血情况继续使用数日,遵医嘱使用。

【不良反应】　偶有药物过量所致颅内血栓形成和出血;可有腹泻、恶心及呕吐;较少见的有经期不适(经期血液凝固所致);由于本品可进入脑脊液,注射后可有视物模糊、头痛、头晕、疲乏等中枢神经系统症状,特别与注射速度有关,但很少见。

【注意事项】　①对于有血栓形成倾向者(如急性心肌梗死)慎用;血友病或肾盂实质病变发生大量血尿时要慎用。②本品与其他凝血因子(如因子Ⅸ)

等合用,应警惕血栓形成。一般认为在凝血因子使用后 8h 再用本品较为妥当。③一般不单独用于弥散性血管内凝血(DIC)所致的继发性纤溶性出血。④慢性肾功能不全、治疗前列腺手术出血时本品用量应酌减。⑤宫内死胎所致的低纤维蛋白原血症出血,肝素治疗较本品安全。⑥本品与青霉素或输注血液有配伍禁忌。⑦必须持续应用本品者,应做眼科检查监护。

【制剂规格】 注射剂:100ml 含氨甲环酸 0.5g 与氯化钠 0.85g。

三、小创伤局部外用药

液体胶布(免贴妥、Liplaster)

【作用特点与用途】 本品为医用高分子护伤材料,喷涂后即在伤口表面形成一层无色透明、防水、透气、内干外润、富有弹性的保护膜,有防菌、防污染、促进愈合的作用。伤口在喷涂后几分钟,即可进行洗涤和淋浴,给工作和生活带来极大方便,且对人体无不良反应。对各类小伤口均有良好效果。一期愈合率达到 100%。外用于皮肤擦伤、割伤、裂伤、灼伤、昆虫咬伤的新鲜伤口及手术后的缝合伤口。

【用法用量】 先将伤口按常规清理消毒、止血,待干后,将本品喷洒或涂在伤口上即可。若要形成较厚的膜,数分钟后再喷 1 次。

【注意事项】 ①勿与红汞共用,勿喷入眼内,洗涤时用中性洗涤剂,勿用碱性肥皂;②伤口愈合后会自然脱落,用温水浸泡后或碱性肥皂水洗擦后可人为剥除;③已感染伤口、过敏体质者慎用;④对某些新鲜伤口约有 30s 左右的疼痛感,为乙醇所致,无须担忧。为免除疼痛感,喷洒前可先在伤处抹局麻药,待麻醉药干后再喷本品。

【制剂规格】 每罐 100ml(喷雾装),每瓶 10ml(方便装)。

纤维蛋白封闭剂(安可胶、ANKE Fibrin Sealant)

【作用特点与用途】 本品是从哺乳动物血液中提取的生物活性物质,加工而成的生物蛋白制剂。其主体由纤维蛋白原、XIII因子等组成,主体溶解液为含磷酸盐缓冲液,助凝剂为凝血酶原,助凝剂溶解液主要含氯化钙溶液。纤维蛋白封闭剂组分 I 中高浓度的纤维蛋白原、XIII因子和组分 II 中的凝血酶混合后,模仿机体生理性凝血过程的第三阶段,凝血酶分别作用于纤维蛋白原和XIII因子,使之变成纤维蛋白单体和XIII因子,纤维蛋白单体聚合成可溶性纤维蛋白多聚体,继而在XIIIa 和 Ca^{2+} 作用下变成稳定的纤维蛋白多聚体,形成乳白色凝胶状纤维蛋白网。具有封闭创面、生物止血、黏合作用、促进创面组织愈合、防止组织粘连、缓释载体等功能。应用于普外科、骨科、神经外科、心胸外科、泌尿外科、妇产科、整形烧伤科、五官科等临床科室的封闭止血、生物黏合、促进愈合、防止渗漏、药物缓释、封闭缺损等。

【用法用量】　根据应用部位按说明书使用。

【注意事项】　①本品严禁血管内注射,仅供局部使用;②过敏体质者慎用;③配制好的溶液应在 4h 内用完;④本品允许少许凝块存在;⑤用前仔细阅读说明书。

【制剂规格】　溶液剂:2.5ml,3ml,5ml。

医用即溶止血纱布(德纳泰、Absorbable Hemostatic Gauze)

【作用特点与用途】　本品为水溶性全吸收多糖纤维素。其特点:①由于本产品具有极强的亲水性,在与出血创面接触时,迅速吸收血液中的水分,使血液快速浓缩,血流减缓,达到止血的效果;②产品吸收水分后,迅速形成极具黏附力的透明胶状物质覆盖并阻塞于创面毛细血管末端,阻止出血、渗血;③由于血液浓缩,血小板凝集,激活凝血因子,起到促凝血作用,缩短凝血时间达到快速止血的作用。用于神经外科、普外科、心胸外科、妇产科、骨科、烧伤整形科、口腔科、耳鼻喉科、眼科等临床科室的各类外科手术中传统结扎、电灼、压迫等方法不能很好控制的毛细血管、小静脉、小动脉广泛出血、渗血的止血。

【用法用量】　使用方法:覆盖、填塞、包裹、缠绕。

【制剂规格】　50mm×80mm×12 张/盒。

附:**吸收性明胶海绵**　对创面毛细血管渗血有止血作用,用于创伤止血。将渗血拭净,立即用灭菌干燥本品贴敷创面,再用干纱布加压包扎即可。

解尔分思片(Gelfix)

【作用特点与用途】　本品是取自牛跟腱的无过敏性无菌异种冻干牛胶原,为海绵状小方块,用于敷垫的适应性很强。呈海绵状,可轻松地置于创口表面,能促进肉芽组织的生长和增生。由于具有多孔透气结构,使应用部位的损伤组织可透气,能出汗,利于渗出液的吸收,从而使损伤区域保持清洁,且有利于生物组织酸碱度(pH)的控制。本品不为损伤组织所吸收,无过敏性,没有不良反应。适用于意外或各种手术创伤、静脉栓塞性溃疡、外伤、压疮等一切体外伤口,小手术及特殊手术后用于止血及促进伤口愈合。

【用法用量】　使用前要用灭菌生理盐水清洗和消毒伤口,清除剩余脓性物和坏死组织。用时将本品剪成适合伤口大小,有皱纹的一面必须紧贴在伤口或创面上,然后用消毒纱布及合适的绷带或胶布固定。一般每隔 2～3d,当本品分解为碎片或溶解时,即可贴一块,原先剩下的碎片不必除去。若发生局部感染时,用抗生素进行局部或全身治疗,应同时处理伤口。

【注意事项】 解尔分思片只适用于清洁处理后的伤口。清洁方法既可用药物,也可用手术、用药同时进行,关键取决于所需治疗的溃疡情况。药物性清洗可使用不同的生理溶液,但不可使用一般的杀菌剂。

本品与其他药物未见交叉反应。由于不被身体吸收,孕妇、哺乳期妇女亦可使用。

【制剂规格】 每片 5cm×5cm 内含无过敏性、无菌冻干胶原 250mg,相当于无水物 210mg。每片 1cm×1cm 内含冻干、无过敏性、无菌胶原 10mg,相当于无水物 8.4mg。5cm×5cm 规格者每盒分 3 片、10 片或 50 片装。1cm×1cm 规格者每盒内装 10 片。

特可靠(Tachocomb)

【作用特点与用途】 本品为可吸收的局部创面止血封固剂。使用时可将其及时敷在出血伤口上,凝血反应即开始。用于止血和组织黏合。可以有效地控制实质器官的出血,如肝、脾、肾、肾上腺和淋巴腺。亦用于封闭胆囊造口,防止胰管和淋巴瘘管粘连,在肺手术中用于封闭创口,防止漏气,免除了创面因缝合等措施导致的肺体积缩小。保护接口,例如在血管或腹部手术时的吻合口。封闭穿孔的耳膜。封闭硬脑膜缺口。特别是在常规方法控制出血无效的情况下,宜施用本品。

【用法用量】 用量视创面大小而定。如需 1 块以上覆盖伤口时,每片要交叠贴上。超过遮盖伤口的部分必须用干燥无菌剪刀剪去。本品在外科手术过程中应在消毒条件下使用。使用前,应当大面积清洗伤口,打开消毒包装后即使用。将黄色面按压在伤口上 3～5min,按压时可用湿的外科手套或湿纱布加压。如伤口或创口切面干燥,应先将本品经无菌生理盐水浸湿后使用,使粘贴更牢固。行血管手术时,须将本品剪成条状,在血管吻合口环行包绕,加压 3～5min,使止血效果更好。

【禁忌证】 对本品中任何成分过敏者禁用。

【注意事项】 本品为无菌双层包装。第一层包装内有 1 小包 3g 重硅质防潮膏,第二层包装不能防止水蒸气通过,在外层铝箔包装开封后,纤维蛋白原有可能转化为纤维蛋白。因此本品在铝箔包装开启后应立即使用。使用时须无菌操作。

【制剂规格】 敷料:每 0.5cm 厚、1cm² 本品纤维网中含马腱胶原 1.3～

2.0mg。上面涂有:人体纤维蛋白原 4.3～6.7mg,牛凝血酶 1.5～2.6U,牛抑肽酶 0.055～0.087 欧洲药典单位,维生素 B_2(作药面指示色)7～26μg。

四、促进白细胞增生及抗贫血药

粉防己碱(小檗胺、升白安、升血安、Berbamine)

【作用特点与用途】　本品为小檗属植物根中分离得到的一种双苄基异喹啉类生物碱,能促进造血功能,增加末梢血白细胞。对环磷酰胺引起的大鼠和犬的白细胞减少均有治疗作用,尚有降压、抗心律失常、抗心肌缺血及防治动物实验性硅沉着病等作用。用于各种原因引起的白细胞减少症,各种癌症病人放疗、化疗中服用本品能防止白细胞减少。亦可用于苯中毒、放射性物质及其他药物等引起的白细胞减少症。

【用法用量】　口服:成年人每次 25～50mg,3/d 或遵医嘱。

【制剂规格】　片剂:25mg,每瓶 100 片。

茴香脑(升白宁、茴香烯、Anethole、Anetholum)

【作用特点与用途】　本品为淡黄色油状液体,有八角茴香样气味。有明显增加白细胞作用。主要增加中性粒细胞。其作用是促进骨髓细胞成熟和释放入外周血液中。用于肿瘤化疗、放疗所致的白细胞减少症及其他原因所致的白细胞减少。

【用法用量】　口服:成年人每次 150～450mg,2～3/d 或遵医嘱。

【不良反应】　偶见口干、食欲不佳、恶心、胃部不适等。

【制剂规格】　溶胶丸:150mg。

非格司亭(重组人粒细胞集落刺激因子、惠尔血、Filgrastim)[保乙][典]

【作用特点与用途】　本品可与靶细胞膜受体结合而起作用,主要刺激粒细胞系造血,也可使多能造血干细胞进入细胞周期;促进髓系造血祖细胞的增殖、分化和成熟;调节中性粒细胞的增殖与成熟;并驱使中性粒细胞释放至血流中而使外周中性粒细胞数量增多,并提高其功能,如吞噬活性,尤其对肿瘤细胞的抗体依赖细胞毒活性增强。本品静脉滴注后 0.5h 达血药峰浓度,$t_{1/2}$ 1～5h。用于癌症化疗、放疗性粒细胞减少症及各种病因引起的中性粒细胞减少症。

【用法用量】 皮下注射或静脉滴注:开始 2～5μg/(kg·d),或 50～200μg/(kg·d),以 5%糖水稀释。按中性粒细胞数升高情况酌情调整剂量,或停止用药。用本品期间宜检查血象。须在化疗、放疗停止后 1～3d 才给予本品。

【不良反应】【注意事项】 偶有皮疹、低热、转氨酶升高、消化道不适、骨痛等,一般在停药后消失。对本品或其他 G-CSF 过敏者禁用。2～8℃保存。

【制剂规格】 冻干粉针剂:每支 50μg,75μg,100μg,150μg,250μg,300μg,460μg。

沙格司亭(重组人粒细胞巨噬细胞集落刺激因子、生百能、沙格莫丁、Sargramostim)[保乙]

【作用特点与用途】 能增强单核细胞、粒细胞、嗜酸性粒细胞和巨噬细胞功能,故能提高机体抗肿瘤及抗感染力。用于预防和治疗肿瘤放疗和化疗后引起的白细胞减少症;治疗骨髓造血功能障碍及骨髓增生异常综合征;预防白细胞减少可能潜在的感染并发症;加速感染引起的中性粒细胞减少的恢复。

【用法用量】 皮下注射:①骨髓增生异常综合征、再生障碍性贫血:3μg/kg,一般 2～4d 白细胞开始上升,以后调节剂量,使白细胞升至所希望水平。②肿瘤放、化疗后 24～48h 方可使用本品,用 1ml 注射用水溶解本品(切勿剧烈振摇),在腹、大腿外侧或上臂三角肌处皮下注射(注射后局部皮肤应隆起约 1cm²,以便药物缓慢吸收),3～10μg/(kg·d),1/d,连续 5～7d,根据白细胞升高情况确定维持量。停用本品至少间隔 2d 后方可进行下一个疗程放化疗。③艾滋病:单用本品 1μg/(kg·d);与齐多夫定或齐多夫定/α-干扰素合用,3～5μg/(kg·d);与更昔洛韦合用时,3～5μg/(kg·d),一般 2～4d 开始白细胞计数上升。

【不良反应】【注意事项】 参阅非格司亭和本品说明书。

【制剂规格】 注射剂:50μg,100μg,150μg,250μg,300μg,400μg,700μg。

维生素 B₄(氨基嘌呤、腺嘌呤、Vitamin B₄)[保乙]

【作用特点与用途】 本品为核酸的组成部分,在体内参与 RNA 和 DNA 合成。当白细胞缺乏时,本品能促进白细胞增生,用药 2～4 周见效。用于化疗、放疗、苯中毒、各种药物等引起的白细胞减少症,也用于急性粒细胞减少症。

【用法用量】 口服:成年人每次 10～20mg,3/d。

【注意事项】 由于本品为核酸前体,故与肿瘤化疗或放疗并用时,应考虑其是否有促进肿瘤发展的可能性。

　　【制剂规格】　片剂:10mg,25mg。

　　附:复合维生素 B₄ 注射液　含维生素 B₄10mg,卡巴克洛 5mg。用于毛细血管脆弱性白细胞减少症。

咖啡酸(Caffeic Acid)

　　【作用特点与用途】　止血升白细胞药物。具有收缩增固微血管、提高凝血因子的功能,升高白细胞和血小板的作用。用于外科手术时预防出血或止血,以及内科、妇产科等出血性疾病的止血。也用于各种原因引起的白细胞减少症、血小板减少症。

　　【用法用量】　口服:用于止血、预防出血,每次 2 片,3/d 或遵医嘱。提升白细胞、血小板,每次 1～3 片,3/d,14d 为 1 个疗程,可连续应用数疗程。

　　【制剂规格】　片剂:0.1g。

多糖铁复合物(力蜚能、Polysaccharide-Iron Complex、Niferex)[保乙]

　　【作用特点与用途】　缺铁性贫血治疗药。力蜚能胶囊含铁元素(以多糖铁复合物 PIC),不含游离子如二价铁和三价铁,比硫酸亚铁更易被人体吸收。本品对造血功能有很好的效果,可迅速提高血红素水平,而且无其他种类口服铁剂的不良反应。用于治疗慢性失血所致的缺铁性贫血,如月经过多、痔出血、子宫肌瘤出血等。也可用于营养不良、妊娠末期、儿童发育期等引起的缺铁性贫血。

　　【用法用量】　口服:成年人每次 0.15～0.3g(1～2 粒),1/d;6－12 岁儿童按成年人量的 1/2,6 岁以下儿童按成年人 1/4 量应用。

　　【不良反应】　偶有恶心、呕吐、腹泻或胃灼热感,一般不影响治疗。

　　【禁忌证】　血色素沉着症、含铁血黄素沉着症及不伴缺铁的其他贫血、肝肾功能严重损害者、对铁剂过敏者禁用。

　　【药物相互作用】　维生素 C、枸橼酸、胃酸、氨基酸、糖和乙醇能促进铁吸收;鞣酸盐、磷酸盐及其他过渡元素,茶叶和含鞣质较多的中药、大量补锌等不利于铁的吸收。四环素、土霉素、青霉胺等可与铁形成不溶性络合物,而影响吸收。

　　【制剂规格】　胶囊剂:150mg,每盒 20 粒。

右旋糖酐铁(Iron Dextran)[保乙]

　　【作用特点与用途】　治疗缺铁性贫血吸收利用度高,起效快,疗效好。用于缺铁性贫血。

【用法用量】 口服:成年人每次 2～4 片(以铁计 50～100mg),1～3/d;儿童每次 1～2 片,1～3/d;饭后服。

【禁忌证】 对本品过敏者与胃及十二指肠溃疡、溃疡性结肠炎患者均禁用。

【注意事项】 酒精中毒、肝炎、急性感染、肠炎、胰腺炎等患者慎用。不应与茶同饮送服。

【制剂规格】 片剂:25mg(以铁计)。

富马酸亚铁(Ferrous Fumarate)[保甲]

【作用特点与用途】 抗贫血药。用于治疗和预防缺铁性贫血病。

【用法与用量】 口服:成人预防量为每日 1 次服 0.2g;治疗量每次 0.2～0.4g,3/d。小儿 1 岁以下每次 35mg;1－5 岁:每次 70mg;6－12 岁:每次 140mg;均 3/d。

【不良反应】【禁忌证】【药物相互作用】 参见多糖铁复合物及蔗糖铁。

【制剂规格】 片剂,胶囊剂:0.2g,0.1g。

蔗糖铁(森铁能、Iron Sucrose)[保乙]

【作用特点与用途】 本品为氢氧化铁蔗糖复合物。铁是人体必需元素,大多与蛋白质结合成复合物,60%～70%的铁为血红蛋白铁,20%～30%以铁蛋白和含铁血黄素的形式储存于肝、脾、骨髓等组织中,约 5%存在于肌红蛋白和各种含铁酶中。缺铁性贫血时,铁的吸收和转运增加,可从正常的 10%增至 20%～30%。本品为快速、高效、安全的缺铁性贫血治疗剂,蔗糖铁注射液过敏样反应发生率约为右旋糖酐铁的 1/168,不良反应发生率约为琥珀酸亚铁的 1/9,无法耐受右旋糖酐铁的病人可安全使用本品。用于正在补充促红细胞生成素的长期血液透析病人缺铁性贫血的治疗。

【用法用量】 静脉滴注或缓慢静脉注射给药,亦可直接注射到透析器的静脉端。根据血红蛋白水平每周用药 2～3 次,每次 1～2 支(100～200mg铁)。

【不良反应】 偶有金属味、头痛、恶心、呕吐、腹泻、低血压、转氨酶升高、痉挛、胸痛、嗜睡、呼吸困难、肺炎、咳嗽、瘙痒等。极少出现副交感神经兴奋、胃肠功能障碍、输液部位发生静脉曲张、静脉痉挛。罕见过敏反应。

【禁忌证】 非缺铁性贫血、铁过量或铁利用障碍、已知对单糖或二糖复合物过敏者禁用。

【注意事项】　①维生素 E 缺乏时,铁过量(超过 8mg/kg)可加重缺乏维生素 E 的早产儿红细胞溶血现象;②婴儿补铁过量易发生大肠埃希菌感染;③胃酸有利于铁的离子化,促进铁吸收;④有支气管哮喘、铁结合率低和(或)叶酸缺乏症患者,应警惕过敏样反应的发生;⑤严重肝功能不全、急性感染、有过敏史或慢性感染的病人慎用本品;⑥本品若注射速度太快可引发低血压。

【制剂规格】　注射剂:100mg(铁)/5ml,每盒 5 支。

益康升血肽(Eakan Forming Blood Peptide)

【作用特点与用途】　益康升血肽是一种新型不含蛋白质的注射液。内含由氨基酸组成的低分子肽及人体必需的游离氨基酸和微量元素,属纯天然细胞免疫调节药。能加速骨髓造血功能,对人体因环磷酰胺等化疗药物或放疗引起的白细胞减少症有明显的升高和治疗作用,并有增强细胞免疫功能和改善生存质量及促进白细胞生长的作用,具体表现为:①能明显增强人体细胞免疫功能,促进机体对肿瘤细胞的清除;②能对病人体力状况升高 1～2 个级别,病人体质明显提高;③对各种肿瘤患者因化疗、放疗引起的白细胞减少有明显而确切的升高和保护作用,其疗效优于常规升白细胞类药物;④对肝硬化、脾功能亢进病人的白细胞减少、细胞免疫功能低下亦有明显的治疗作用。临床用于自身免疫功能降低或失调引起的疾病;各种肿瘤患者因放疗、化疗引起的白细胞减少;不明原因的白细胞减少症;血象降低症;妇科、皮肤科的某些慢性炎症;溃疡和手术后粘连等。

【用法用量】　肌内注射:每次 2～4ml,1/d,10d 为 1 个疗程。每疗程之间相隔 7d 或遵医嘱。

【不良反应】　动物实验和临床应用均未发现不良反应。

【注意事项】　本品出现浑浊时不得使用。

【制剂规格】　注射剂:2ml,每盒 5 支。

地拉罗司(思瑞格、Deferasirox、Exjade)

【作用特点与用途】　抗贫血药。临床用于治疗年龄大于 6 岁的 β-珠蛋白生成障碍性贫血患者因频繁输血(每月浓缩红细胞的给予≥7ml/kg)所致慢性铁过载。对于 6 岁以下儿童及其他输血依赖性疾病所致的铁过载。本品的中国患者安全有效性数据有限。

【用法用量】　①应当由有治疗因输血引起的慢性铁过载经验的医师指导用药。例如在输注了约 100ml/kg 的浓缩红细胞[对于体重为 40kg 的患者约20U]之后,或者血清铁蛋白持续>1000μg/L。铁螯合治疗的目标是祛除输血所引入的铁,并且视需降低已存在的铁负荷。起始剂量:20mg/(kg·d)。对于每月接受超过14ml/kg浓缩红细胞(即成人约超过4U/月)输注,并需减少铁过载的患者的起始剂量调到30mg/(kg·d)。对于每月接受低于7ml/kg浓缩红细胞(即成人约小于2U/月)输注和需要维持体内平衡铁浓度的患者可用于10mg/(kg·d)剂量。②已经对去铁胺治疗有良好反应的患者,可考虑初始的本品剂量相当于去铁胺剂量的一半,侧如一位接受去铁40mg/(kg·d),每周5d或相当剂量治疗的患者,如改换用本品可以20mg/(kg·d)开始治疗。以后建议每月对血清铁蛋白进行监测,或3~6个月调整本品的适宜剂量。剂量调整宜从5~10mg/(kg·d)逐步进行个体化观察。但不推荐40mg/(kg·d)。③仔细阅读说明书。

【不良反应】【注意事项】 ①最常见不良反应是胃肠功能紊乱、皮疹、血清肌酐升高,多为自限性。②可有头痛、转氨酶升高、蛋白尿等。③不得与考来烯胺等联用。

【制剂规格】 分散片:125mg,250mg,500mg;每盒28片或84片。

复方硫酸亚铁叶酸片(益源生、Compound Ferrous Sulfate and Folic Acid Tablets)

【作用特点与用途】 铁元素补充剂。铁作为造血原料促进血红蛋白合成及红细胞成熟。其疗效优于硫酸亚铁片和复方硫酸亚铁西药片。本品中加入了补血、活血药物当归,补气药物黄芪,健脾类药物白术,并加入可增进食欲、减少胃肠道反应的酵母,并参照缺铁性贫血常伴有的叶酸缺乏,在处方中加入了叶酸。尤其在孕妇、哺乳期妇女、产后妇女应用中疗效突出。此外,本品在^{60}Co所致的辐射性损伤有一定的保护作用,并能促进造血酶细胞的生成,对骨髓DNA,RNA合成有促进作用。用于缺铁性贫血。

【用法用量】 口服:成年人每次4片,3/d;儿童,1—4岁每次1片,3/d;6—15岁每次2片,3/d。饭后服用,连用5~6周。

【不良反应】 个别病例有轻度胃肠道反应,如恶心、呕吐、胃痛、腹泻、铁锈味等。

【禁忌证】 血色病或含铁血黄素沉着症及不伴缺铁的贫血者禁用。

【注意事项】 ①酒精中毒、肝炎、急性感染、肠道炎症、胰腺炎、消化性溃疡慎用;②本品与碳酸氢钠、磷酸盐类、茶及含鞣质的药物、四环素类药物或饮料同用,易产生沉淀而影响吸收;③贫血纠正后,不宜长期服用,否则可引起铁负荷过度。

【制剂规格】 片剂:50mg。

维生素 C 咀嚼片(今唯喜、Vitamin C Chewable Tablets)[保乙]

【作用特点与用途】　本品参与机体内抗体及胶原形成,组织修补(包括某些氧化还原作用),苯丙氨酸、酪氨酸、叶酸的代谢,铁、糖类的利用,脂肪、蛋白质的合成,以及维持免疫功能,羟化 5-羟色胺,保持血管的完整,并促进非血红素铁的吸收。用于预防坏血病,也可用于各种急慢性传染病及紫癜的辅助治疗。

【用法用量】　咀嚼后吞服:成年人每次 1～2 片,3/d;儿童,4－6 岁小儿 45mg,7 岁以上按成年人计,未经证实有效时,不宜应用>10 倍上述剂量。

【不良反应】　每日服用 1～4g,可引起腹泻、皮疹、胃酸增多、胃液反流,有时尚可见泌尿系统结石、尿内草酸盐与尿酸盐排出增多、深静脉血栓形成、血管内溶血或凝血等,有时可导致白细胞吞噬能力降低。用量绝对不能超过 5g。孕妇每日应用超过 3～5g,则为 C 级,应权衡利弊。

【药物相互作用】　①口服大剂量维生素 C 可干扰抗凝血的抗凝效果;②与巴比妥或扑米酮等合用,可促进维生素 C 的排泄增加;③纤维素磷酸钠可促进维生素 C 代谢为草酸盐;④长期或大剂量应用维生素 C 时,能干扰双硫仑对乙醇的作用;⑤水杨酸类能增加维生素 C 的排泄。

【制剂规格】　片剂:50mg,每盒 24 片;100mg,每盒 24 片。

多糖蛋白片(Duotang Danbai Pian)

【作用特点与用途】　口服后在胃肠道内吸收迅速且完全。本品含有氨基酸、核酸、多糖等有效成分,可促进白细胞明显上升,肝功能好转,调节神经系统功能,提高人体免疫力。用于白细胞减少症、传染性肝炎、神经衰弱等症的辅助治疗。

【用法用量】　口服:每次 4～6 片,3/d。

【不良反应】　少数病人有恶心、呕吐、腹泻等。减少药量或服药数天后逐渐好转。

【禁忌证】　对本品过敏者禁用。

【制剂规格】　片剂:0.3g。

升白新(地菲林葡萄糖苷、Cleistanthin-B)

【作用特点与用途】　能促进骨髓细胞增生,有升高白细胞和预防白细胞减少的作用。与维生素 B4 及鲨肝醇比较,本品升白细胞效果显著,波动幅度小,且在其他药无效时,本品仍常有效。本品吸收快,口服只能吸收约 50%,

而肌内注射吸收较完全。体内分布广,可透过血-脑脊液屏障。主要由胆汁经粪便排泄,少量由尿排出。口服后 48h 或肌内注射后 24h 仍可维持一定血药浓度。用于癌症放、化疗所致白细胞减少症。

【用法用量】 口服:胶囊剂每次 200mg,或微粒胶囊每次 50mg,3/d。

【注意事项】 剂量过大可能对肝肾功能有影响,故长期大量应用时应定期检查肝肾功能。

【制剂规格】 胶囊剂:200mg。微粒胶囊剂:50mg。

利血生(利可君、Leucogen)[保乙]

【作用特点与用途】 本品为半胱氨酸衍生物,有促进骨髓造血功能作用。口服吸收好。用于白细胞减少症、血小板减少症、再生障碍性贫血等。

【用法用量】 口服:每次 10～20mg,3/d。儿童剂量酌减。疗程 1 个月。

【注意事项】 本品尚无不良反应报道,使用本品要适当,过高过低均可能影响疗效。

【制剂规格】 片剂:100mg,20mg。

白血生(泮托西、Pontoxyl)

【作用特点与用途】 能促进蛋白质代谢,刺激机体产生抗体并有促进骨髓内粒细胞生长和成熟的作用。用于白细胞减少症。

【用法用量】 口服:每次 0.2～0.3g,3～4/d。

【禁忌证】 淋巴瘤和骨髓恶性肿瘤。

【制剂规格】 片剂:0.1g。胶囊剂:0.1g。

鲨肝醇(鯿二醇、Batilol、Batylalcohol)[保乙]

【作用特点与用途】 系鲨鱼肝中获得的物质,在造血系统中含量较高,已能人工合成。本品系体内一种造血因子,有促进白细胞增生和抗放射作用,能增加体重,延长生存期。能改善因药物治疗或苯中毒所引起的造血系统被抑制症状。用于白细胞减少症,粒细胞减少症。

【用法用量】 口服:每次 50mg,3/d。4～6 周为 1 个疗程。一般近期疗效较好。

【不良反应】 偶见口干、肠鸣音亢进。

【注意事项】 用药剂量过低或过高均可能影响疗效。服用本品期间应经常检查白细胞数,以调整剂量。

【制剂规格】　片剂:50mg。

咖啡酸胺(血凝酸胺、Diaethylamine Caffeiate、Etamfeate)

【作用特点与用途】　有增强微血管张力,降低血管通透性,提高凝血功能,缩短出血和凝血时间的作用。同时也有升白细胞和升血小板的作用;尚有促进胆汁分泌,降低胆固醇的作用。用于手术前后预防出血和止血;各种原因引起的白细胞减少和血小板减少症;内科和妇产科等出血性疾病的止血。

【用法用量】　①止血,肌内注射:2ml(0.05g),2~3/d,必要时静脉滴注0.05g;②手术前后预防出血,术前0.5h肌内注射:0.05g;③升白细胞,肌内注射:0.1g/d。

【制剂规格】　粉针剂:0.05g,0.1g。

马兜铃酸(增噬力酸、Aristolochic Acid)

【作用特点与用途】　能增强巨噬细胞的吞噬功能和机体免疫力、抗菌力,并能升高白细胞计数。用于恶性肿瘤放、化疗引起的白细胞减少。对鲨肝醇、利血生无效者改用本品,有时也有效。尚可用于支气管炎、扁桃体炎、肾盂肾炎、前列腺炎、肺心病、肺结核、哮喘等。

【用法用量】　口服:每次0.15~0.3mg,3/d。

千金藤碱(Cepharanthine)

【作用特点与用途】　本品具有刺激网状内皮系统,促进骨髓组织增生,增加外周血白细胞和血小板数的作用。用于白细胞、血小板等细胞减少症。

【用法用量】　口服:每次20mg,3/d,1~2个月为1个疗程。

【不良反应】　偶见恶心、呕吐、腹泻等胃肠道轻度反应。

【注意事项】　忌与茶同服。

【制剂规格】　片剂:20mg。

琥珀酸亚铁(速力菲、Ferrous Succinate)[保乙]

【作用特点与用途】　消化性溃疡出血易引起失血性贫血,反复多次出血多表现为缺铁性贫血。本品口服后在胃肠道易于吸收。口服后5~10d网织红细胞开始上升,第2周达高峰,服药1个月左右血红蛋白基本恢复正常。应用速力菲治疗消化性溃疡出血所致失血性贫血患者56例,临床总有效率92.86%,与肌注右旋糖酐铁总有效率93.55%相似,但本品不良反应比后者明显低,且病人乐于接受。用于消化性溃疡出血引起的失血性贫血。

【用法用量】　饭后口服:每次100mg,3/d。

【不良反应】 可见恶心 8.93%(5/56),腹泻 5.36%(3/56)。

【制剂规格】 片剂:100mg。

低分子右旋糖酐氢氧化铁复合物注射液(科莫非、Cosmofer)

【作用特点与用途】 静脉滴注右旋糖酐铁后,能被网状内皮系统细胞摄取,特别是在肝和脾中。肌内注射后,右旋糖酐铁从注射部位被吸收入毛细血管和淋巴系统。循环铁被网状内皮系统细胞吞噬,分解成铁和右旋糖酐。铁能立即与蛋白结合形成血铁黄素或铁蛋白,还有少部分形成转铁蛋白。适用于不能口服铁剂或口服铁剂治疗不满意的缺铁病人。

【用法用量】 静脉滴注:100~200mg 右旋糖酐铁用 0.9%氯化钠溶液或5%葡萄糖溶液稀释至 100ml。给予首次剂量时,应先缓慢滴注 25mg 至少15min,如无不良反应发生,可将剩余剂量在 30min 内滴注完毕。静脉推注:将相当于 100~200mg 铁(2~4ml)的右旋糖酐铁用 0.9%氯化钠溶液或 5%葡萄糖注射液 10~20ml 稀释后缓慢推注,在初次给药时先缓慢推注 25mg(1~2min),如无不良反应,再给予剩余剂量(0.2ml/min);肌内注射不需稀释。每日 100~200mg 铁,根据补铁总量确定,每周 2~3 次。

总补铁量大至 20mg/kg 体重的右旋糖酐铁也可采用一次性滴注给药的方法。此法应将所给剂量稀释至 250~1000ml 0.9%氯化钠或 5%葡萄糖注射液中,并静脉滴注 4~6h。

【不良反应】 急性过敏反应表现为呼吸困难、潮红、胸痛和低血压。过敏反应一般出现在给予试验剂量时间内。最常见的过敏反应是皮肤瘙痒、呼吸困难、胸痛、恶心、低血压、淋巴结肿大、消化不良、腹泻、潮红、头痛、心脏停搏、关节肌肉疼痛等。偶有注射部位静脉疼痛及感染。

【禁忌证】 非缺铁性贫血(如溶血性贫血)、铁超负荷或铁利用紊乱、已知对铁单糖或双糖过度敏感者、代偿失调的肝硬化、传染性肝炎、急慢性感染的病人、哮喘、湿疹及其他特应性变态反应的病人均禁用。

【注意事项】 ①任何右旋糖酐铁的肠道外给药都可引起致命性的过敏反应;②本品可导致血浆胆红素水平的提高和血浆钙水平的降低;③不能和口服铁剂同时服用,因为口服铁的吸收会降低;④本品过量的危险性低,如果铁长期过量,会蓄积在肝主动脉并诱发炎症反应,可能导致纤维化。

【制剂规格】 注射液:①2ml 含 100mg(以 Fe 计);②5ml 含 250mg(以 Fe 计)。

五、血浆容量扩充药

聚维酮(血安素、海脉素、Polyvidon、Povidon)

【作用特点与用途】 提高血浆胶体渗透压,增加血容量。用于外伤性出血及其他原因引起的血容量减少。

【用法用量】 静脉滴注:视病情酌定,一般每次 500～1000ml。

【注意事项】 2 岁以下儿童忌用,对本品过敏者禁用。

【制剂规格】 注射液:3.5%,每瓶 250ml。

人血白蛋白(Seroalbumine Humane)[保乙]

【作用特点与用途】 本品是经灭活肝炎病毒的人血浆蛋白制剂,蛋白含量 25%,其中 95%以上为白蛋白,低盐溶液。有增加循环血容量,改善微循环,提高血浆胶体渗透压作用,维持渗透压的功能相当于全血浆的 5 倍。此外,尚有防止白细胞凝聚、补充机体白蛋白的作用。用于防止和抢救失血性休克、创伤性休克;治疗脑水肿和大脑损伤性的颅内压增高、肝硬化、肾病和吸收不良性低蛋白症等。

【用法用量】 静脉注射、静脉滴注:使用剂量及浓度视病情而定。严重烧伤或失血性休克,直接静脉注射 30～50ml,4～6h 重复注射 1 次。用于肾病及肝硬化等慢性蛋白缺乏症,20～40ml/d,直至水肿消失,白蛋白恢复正常。流产引起的蛋白缺乏症,每次 5～10ml,每周 2～3 次。

【不良反应】 大量注射时因本品的高渗作用,可造成脱水及机体循环过度负担,心力衰竭和肺水肿。

【禁忌证】 严重贫血及心力衰竭者忌用。

【注意事项】 ①肾病患者不宜用生理盐水稀释;②遇有浑浊或沉淀时不宜使用。2～8℃保存。

【制剂规格】 水针剂:20%,50ml。

血代®(血脉素、人造血、Haemaccel®、Polygeline)

【作用特点与用途】 本品为 3.5%胶体输注溶液容量代用品,每 1000ml中含有通过尿素桥交联的降解明胶多肽(来源于牛骨)35g(相当于 6.3g 氮),钠离子 3.33g,钾离子 0.20g,钙离子 0.25g,氯离子 5.14g,微量的磷酸根、硫酸根离子,及带负电荷等渗点的多肽。平均分子量 3 万,相对黏滞度 1.7～1.8

(35℃),pH 7.3±0.3,胶凝点低于3℃。本品渗透压、相对黏滞度和 pH 与血浆相等;其容量效应不会导致心血管超负荷的危险;能改善组织灌注和促进利尿;不会造成病毒传染、止血障碍、干扰血型及网状内皮系统的蓄积。同类产品个别成分有一定差异,但药效与应用几无区别。输注血代,能稀释血液,同时降低血液的黏滞度;改善血液循环,同时增加携氧量。只要血细胞比容不低于25%体积,血代就不受剂量限制,即使失血量达1.5L,也可单独使用血代。用于低血容量性休克,由创伤、烧伤或手术等引起的血液或血浆的丢失;术前自身血液和血浆补充;在心血管手术中,作为心肺体外循环机的最佳补充溶液;作为各种药物的输注溶剂。

【用法用量】 剂量与输注速度可按照个体情况调整,依据通常的循环参数(如血压)来决定。详见说明书。

【不良反应】 偶见一过性皮肤反应如荨麻疹、风团、低血压、心动过速、心动过缓、恶心呕吐、呼吸困难、体温升高或寒战。罕见达休克状态的严重过敏反应病例,一旦发生应立即停止输液并对症处理,如注射肾上腺素、缓慢静注大剂量皮质激素、人血白蛋白、林格乳酸溶液、吸氧等。

【禁忌证】 对本品所有成分过敏者、充血性心力衰竭、高血压、食管静脉曲张、肺水肿、出血素质、严重肾功能损害及无尿症;所有具有组胺释放高危因素的病人(如有过敏史者和有组胺反应史的病人及7d内使用过组胺释放药物的病人)。

【注意事项】 ①使用血代出现过敏反应者,可能是由于数种促组胺释放药物累积引起的结果(如麻醉药、肌松药、镇痛药、神经节阻断药、抗胆碱能药物);②使用强心苷的病人,应考虑到血代中的钙剂与其协同作用,但迄今尚未见到高钙血症临床病例的报道;③经枸橼酸抗凝药处理过的全血或血浆不能与血代混合,肝素化的血可与血代混合;④可与生理盐水、葡萄糖溶液混合,亦可与溶于水的心血管药物、皮质激素、肌松药、尿激酶、青霉素类和头孢噻肟等抗生素混合;⑤输注血代可导致暂时性红细胞沉降率加快。

【制剂规格】 溶液:500ml 塑料瓶装。

琥珀酰明胶注射液(佳乐施、血定安、Gelofusine)[保乙]

【作用特点与用途】 本品容量效应相当于所输入量,即不会产生内源性扩容效应,能增加血浆容量,使静脉回流量、心输出量、动脉血压和外周灌注增加,且因渗透性利尿作用有助于维持休克病人的肾功能。由于其相对黏稠度与血浆相似,所产生的血液稀释作用降低血液相对黏稠度,改善微循环,加快血液流速;能减少血细胞比容,影响血液携氧能力,虽然心排血量增加,但心肌耗氧量却不增加,却从总体效果上增加氧的运输;防止和减少组织水肿,而后者往往限制组织的氧利用,当外周组织缺氧时,红细胞对氧的释放会增加,有利于对组织供氧。用于①低血容量时的胶体性容量替代液,如血液稀释、体外循环、预防脊髓麻醉或硬膜外麻醉后可能出现的低血压,作为输入胰岛素的载体(防止胰岛素被容器和管路吸收而丢失)。②对于失血后血液成分的补充,一般失血量相当于总血容量的 20% 才考虑输入红细胞。如果术前或术中输入本品的量>2000～3000ml 时,建议术后检查血浆蛋白浓度,特别是有组织水肿现象时,在某些情况下(如败血症休克时),可能需要特别的球蛋白。应适当选择人体白蛋白制剂,用于进一步容量扩充。

【用法用量】 经静脉输注:根据病人脉搏、血压、外周灌注及尿量而定。如果血液或血浆丢失不严重,或术前或术中预防性治疗,一般 1～3h 输注 500～1000ml。休克时容量补充和维持时,可在 24h 内输注 10～15L(血细胞比容不低于 0.25,年龄大者不低于 0.30,同时避免血液稀释引起的凝血异常)。

【不良反应】 输入本品后严重过敏反应发生率在 1/6000～1/13 000。由血管活性物质释放引起,病人通常表现为变态反应。一旦出现过敏反应,应立即停止输入本品,并对症处理,如酌情更换容量替代液,抬高双腿,供氧,注射肾上腺素(0.5～1ml 1:1000 肾上腺素肌内注射,必要时每 15 分钟重复 1 次或 5～10ml 1:10 000 肾上腺素缓慢静脉滴注)。大剂量皮质类甾醇(如泼尼松 250～1000mg),给予抗组胺药(氯苯那敏、西替利嗪)及钙剂(小心病人服用过强心苷),同时应观察和治疗代谢性酸中毒。

【禁忌证】 循环超负荷,对本品过敏者禁用。

【注意事项】 ①本品对妊娠、哺乳期妇女、婴幼儿的安全性尚未确立;②输注本品期间以下化验临床值可能不稳定:血糖、血沉、尿比重、蛋白、双缩脲、脂肪酸、胆固醇、果糖、山梨醇脱氢酶;③电解质和糖类溶液与本品可一起经同一管道输注;其他水溶性药物如血管活性药、巴比妥盐酸类、肌松药、皮质甾醇与本品有相容性,但不主张同一管道输注;④本品能有效地维持血容量,但并不能充分补充失血或血浆引起的蛋白缺乏。

【制剂规格】 注射剂:500ml 塑料瓶装。

羟乙基淀粉(万汶、Hydroxyethyl Starch、Voluven)[保乙][基]

【作用特点与用途】 来源于天然玉米支链淀粉,经酸水解、羟乙基化后,再经精制处理而得。每 10 个葡萄糖单位中约含 5 个羟乙基团。临床应用的平均分子量有 20 000 和 13 000 两种规格。为血容量扩充药,其提高胶体渗透压的强度和维持时间除取决于给药剂量和速度外,还取决于药物的浓度、分子量、克分子取代级(葡萄糖单位与羟乙基基团交联数目)和取代方式(羟乙基基团在葡萄糖单位上的位置,C_2 与 C_6 的比例,C_2 位上的羟乙基基团较 C_6 位对血清淀粉酶有较强的抵抗力)。中分子羟乙基淀粉 200/0.5 的 $t_{1/2\alpha}$ 3.35h,$t_{1/2\beta}$ 12h,可使扩容效力维持一个 3～4h 的高平台期。中分子羟乙基淀粉 130/0.4 较前药进一步改良处理,使其安全性、耐受性和提高胶体渗透压的作用均有增强;$t_{1/2\alpha}$ 为 1.4h,$t_{1/2\beta}$ 为 12h,100％扩容效果能持续 6h;每日最大剂量可用至 50ml/kg,可持续使用数日,组织蓄积较少。用于治疗和预防血容量不足和休克,急性等容血液稀释(ANH)。

【用法用量】

(1)羟乙基淀粉(130/0.4):静脉滴注,初始量 10～20ml,应缓慢输入,并密切观察患者,防止可能发生过敏反应,便于及时对症处理。每日最大剂量按体重 33ml/kg,可酌情调整。

(2)羟乙基淀粉(200/0.5):①治疗和预防血容量不足及休克(容量替代治疗),推荐剂量,静脉注射:6％注射液每日剂量不超过 33ml/kg 或 10％注射液不超过 20ml/kg,最大滴注速度为 20ml/h。②减少手术中供血量[急性等血液稀释(ANH)]的推荐剂量,手术之前即刻开展 ANH,按 1:1 的比例,以本品替代自体血液。ANH 后,血细胞比容应不低于 0.30。6％的注射液用量如下:1000～1500ml/d,放血量 1000～1500ml(自体血)。滴速为每 15～30 分钟 1000ml,放血速度为 15～30min 1000ml。③治疗性血液稀释的推荐剂量,目的是降低血细胞比容,可分为等容血液稀释(放血)和高容血液稀释(不放血),按给药剂量可分为低(250ml)、中(500ml)、高(1000ml)3 种。每日剂量:低(250ml)、中(500ml)、高(1000ml)。滴注速度分为:0.5～2h 250ml;4～6h 500ml;8～24h 1000ml。④急性等容性稀释(ANH)通常在手术前进行 1 次。如果血细胞比容正常,可重复使用。治疗性血液稀释,建议治疗 10d。

【禁忌证】 严重凝血功能异常、充血性心力衰竭、脑出血、肾衰竭合并无尿或少尿;液体负荷过重如肺水肿、液体严重缺失(脱水)、血肌酐＞176.8μmol/L(2mg/dl)者,接受透析治疗者,严重高钠或高氯血症者及对本品任何成分过敏者。

【注意事项】 ①使用本品可使血清淀粉酶升高,可能干扰胰腺炎诊断。②避免过量输注,以免体液负荷过重。③孕妇、哺乳妇慎用。④应补充充足的液体、定期监测肾功能、液体平衡、电解质水平;不要与其他药混合输注。

【制剂规格】 6％中分子羟乙基淀粉(200/0.5)氯化钠注射液:500ml[内含羟乙基淀粉(200/0.5)30g,氯化钠 4.5g];10％者 500ml 中含羟乙基淀粉(200/0.5)50g,氯化钠 4.50g。6％羟乙基淀粉(130/0.4)氯化钠注射液:

250ml[羟乙基淀粉（130/0.4)15g,氯化钠 2.25g];500ml[羟乙基淀粉（130/0.4)30g,氯化钠 4.5g]。

注射用内给氧[过氧化碳酰胺（冻干）、因必舒、Carbamide Peroxide for Injection]

【作用特点与用途】 人体内氧储甚微,需从外界不断供给。现已阐明,氧是在线粒体和微粒体内被利用的。缺氧即氧供不足,线粒体内氧分压降低,可引起细胞代谢障碍。治疗缺氧的意义在于提高线粒体内的氧分压。气体是以弥散原理通过生物膜,这些膜包括细胞膜、核膜、内质网、高尔基复合体、线粒体膜及溶酶体膜等,即膜两侧的气体分子总是由分压高的一侧向分压低的一侧弥散。因此,气体分压是决定其通过生物膜的主要因素。缺氧时血氧分压降低,线粒体内氧分压相应降低。严重缺氧时,氧分压与氧饱和度的关系处于氧离曲线的陡直部分,血氧分压稍有升高,血氧饱和度就有较多的增加,这种关系表明,提高氧分压水平对治疗缺氧有重要的意义。本品注入体内后能分解出过氧化氢,再经过氧化氢酶催化作用释放出氧,氧直接与血红蛋白结合,进入细胞膜(红细胞膜)和线粒体内,提高氧分压和血氧饱和度,从而缓解缺氧状态。碳酸酰胺主要以原型从尿中排泄。用于:①各种低氧血症及急性缺氧性胎儿窘迫;②呼吸系统缺氧症,如肺气肿、肺源性心脏病、急慢性呼吸功能衰竭、严重肺炎(小儿肺炎)、重症肺结核、严重硅沉着肺、肺梗死、成人呼吸窘迫综合征(SARD)、慢性支气管炎急性发作期、哮喘、气胸、大量胸腔积液等;③心血管系统:右向左分流的先天性心脏病、急慢性心力衰竭、急性心肌梗死、梗死前心绞痛、急性心肌炎扩张型心脏病及心肌缺血;④急慢性缺氧引起的胎儿窘迫及妊高征;⑤中枢神经系统脑梗死、脑萎缩、脑出血、蛛网膜下腔出血、病毒性脑炎;⑥各种中毒性急救,特别是一氧化碳中毒急救;⑦胸腔、颅脑外伤等大手术及术后恢复;⑧休克。

【用法用量】 静脉滴注:取本品 1g,用 5% 或 10% 葡萄糖注射液或生理盐水稀释为 2~10mg/ml;或用 100~500ml 的 5% 或 10% 葡萄糖注射液和生理盐水溶解;成年人每次 1g,1~2/d;儿童每次 18mg/kg,剂量不超过每次 1g,或遵医嘱。

【不良反应】 偶见轻微呛咳、气促、头晕、个别患者输液部位有轻微肿痛,但不影响治疗,停药后症状可自行消失。

【注意事项】 ①输液器不能污染血液,否则可使药物分解,降低疗效;②本品避免与其他药物混合使用;③肾功能严重不全者慎用;④静脉滴注前做过氧化氢酶试验;针刺手指后,以此药滴于血上,发生泡沫者为阳性方可使用。

【制剂规格】 粉针剂:每瓶 1g。

高渗氯化钠羟乙基淀粉 40 注射液(霍姆®、Hypertonic Sodium Chloride Hydroxyethyl Starch 40 Injection)[保乙]

【作用特点与用途】 血容量扩充药。可扩充失血性休克患者的血容量、升高患者血压。高渗液治疗休克,可将休克时肿胀细胞内的 Na^+ ,Cl^- 及水分排出细胞外,使休克的病理生理状态得到逆转,同时也可增加氧的运输并减少氧耗。用于失血性休克患者血容量的扩充。

【用法用量】 静脉滴注:每次 250~500ml,最大用量不超过 750ml。

【不良反应】 少数病例可发生过敏反应,如皮肤潮红、红斑及荨麻疹等。一旦发生过敏,立即停用本品改输其他液体,并静脉注射地塞米松 5~10mg 或用氢化可的松 100mg 加入液体中静脉滴注。

【禁忌证】 ①对本品过敏者;②有出血疾病或出血性疾病病史者(包括月经期妇女);③严重心脏病、高血压、严重神经系统疾病、严重肝肾功能不全、严重血液病;④孕妇(宫外孕破裂者除外)、儿童等均禁用。

【注意事项】 ①怀疑大出血未止住者慎用;②避免过量使用;③给药速度不宜过快(每 250ml 应在 10~30min 给予),在停用本品后应给予含钠量少的液体如林格液等;④老年患者及肝、肾功能不全者慎用;⑤仔细阅读说明书。

【制剂规格】 注射液:①250ml 含 10.5g 氯化钠与 19g 羟乙基淀粉-40;②500ml含 21g 氯化钠与 38g 羟乙基淀粉-40。

转化糖(耐能、Invert Sugar)[保乙]

【作用特点与用途】 复方制剂。本品是由等量的葡萄糖与果糖混合制成的输液剂,作用机制与葡萄糖和果糖的作用机制类似,可以产生与单用葡萄糖相等的能量,其中的果糖可以使葡萄糖更快地被机体利用。适用于需要非口服途径补充水分或能源患者的补液治疗。尤其是糖尿病患者的能量补充剂,烧伤创伤、术后及感染等胰岛素抵抗(糖尿病状态)患者的能量补充剂,也适用于药物中毒及酒精中毒。

【用法用量】 静脉滴注:用量视病情而定。成年人常用量为每次 250~1000ml,滴速以果糖计应低于 0.5g/(kg·h)。

【不良反应】 偶有脸红、风疹、发热等过敏反应。大剂量、快速输注本品可能导致乳酸中毒和高尿酸血症。长期单纯使用可引起电解质紊乱。

【禁忌证】 遗传性果糖不耐受患者禁用,痛风和高尿酸血症患者禁用。

【注意事项】　①严重肝、肾功能不全者及有酸中毒倾向、高尿酸血症患者慎用；②本品过量使用或不正确使用有可能引起严重的酸中毒，故不推荐肠外营养中完全替代葡萄糖；③本品不得用于甲醇中毒的治疗，因其能加剧甲醇氧化成甲醛；④仔细阅读说明书。

【制剂规格】　注射液：250ml 含果糖 6.25g 和葡萄糖 6.25g。

低分子右旋糖酐氨基酸注射液（右安注射液、Dextran 40 and A-mino Acid Injection）[保甲/乙]

【作用特点与用途】　营养性血容量扩充药。是低分子右旋糖酐 6% 和 11 种氨基酸制成的含总氨基酸 2.72% 的无菌溶液。低分子右旋糖酐不仅具有扩容和维持血浆胶体渗透压的作用，而且具有改善微循环、增加血流量、防止红细胞凝聚的作用；氨基酸除营养作用外，尚有保护红细胞和改善肝功能及增加血流量的作用。适用于治疗有蛋白质缺乏的血容量减少，微循环不良和血栓患者。

【用法用量】　静脉滴注：每次 500ml，1/d，可连续用药 4～5d 或遵医嘱。

【不良反应】　偶有过敏反应。

【禁忌证】　对充血性心力衰竭和有严重出血性疾病的患者忌用。

【注意事项】　本品存贮时易析出片状结晶，经 100℃ 左右加热溶解后可继续使用。

【制剂规格】　注射液：500ml 含低分子右旋糖酐 6%，总氨基酸 2.72%。

缩合葡萄糖氯化钠注射液（益极疏、Polyglucose and Sodium Chloride Injection）[保乙]

【作用特点与用途】　血容量扩充药。可提高血浆胶体渗透压，使血容量增加，提升血压，维持水和电解质平衡，改善微循环，防止休克对机体缺血缺氧造成的组织损伤。输注本品对肝功能无明显影响。用于失血性、创伤性、失水性、烧伤性、中毒性休克的治疗；术前、术中低血容量的纠正；心肌梗死、脑血栓、血栓闭塞性脉管炎等疾病的微循环改善。

【用法用量】　抗休克治疗：静脉滴注，推荐剂量每次 500～1500ml，滴注速度 10～15ml/min。改善微循环治疗：推荐剂量每次 500ml，1/d，静脉滴注，滴速 2～3ml/min，1 周为 1 个疗程，当失血较多时可与全血交替输入，多次使用宜减量，连续使用不超过 4d。

【不良反应】　偶见皮肤瘙痒。

【注意事项】　①严重肾病患者及凝血机制障碍者慎用；②仔细阅读说明

书。

【制剂规格】 注射液:500ml 含缩合葡萄糖($C_6H_{10}O_5$)$_n$ 60g,氯化钠 4.25g。

聚明胶肽注射液(Polygeline Injection)[保乙]

【作用特点与用途】 血浆代用品。其电解质含量、渗透压、相对黏度、pH 等生理指标与血浆相等,并有酸碱缓冲力,稳定维持血压 4~6h。本品可迅速恢复组织灌注,迅速补充体液,不影响凝血功能,无免疫原性,无网状内皮系统蓄积,大剂量使用无临床出血倾向。能治疗性稀释血液,降低血黏度,改善微循环,同时增加携氧量。用于各种内外伤引起的失血性休克、低血容量休克;手术、烧伤、胰腺炎、败血症等引起的血液或血浆丢失;术前自身血液和血浆的补充;血液透析时容量补充;血浆置换;在心血管手术中,作为心肺体外循环机的填充液;严重呕吐、腹泻所致的水、电解质平衡失调;治疗性稀释血液等。

【用法用量】 预防休克:500~1500ml;容量缺乏性休克:2000ml;术前血液稀释、自体输血、补充体液:500~1500ml;治疗性稀释血液:500ml/d。儿童用药 10~20ml/kg。

【不良反应】 偶可出现一过性皮肤反应(荨麻疹、风团)、低血压、心动过速、心动过缓、恶心、呕吐、呼吸困难、体温升高和寒战。罕见达休克状态的严重过敏反应。一旦发生不良反应,应立即停止输注。若轻微反应,给以皮质类固醇和抗组胺药物。严重反应,如果适宜立即注射肾上腺素,加用大剂量的皮质类固醇,容量代用品(如人血白蛋白、林格乳酸溶液)、氧气。输注本品可导致暂时性红细胞沉降率加快。

【禁忌证】 ①对本品组成成分产生超敏反应和存在过敏性反应者;②充血性心力衰竭、高血压、食管静脉曲张、肺水肿、肾性及肾后性无尿;③具有组胺释放高危因素的病人(如有过敏者和有组胺反应史的病人及 7d 内使用过促组胺释放药物的病人)。

【注意事项】 ①本品含钙量较多,使用后短期内可出现血清钙浓度升高。②本品不能与含枸橼酸盐抗凝药的血液或血浆及强心苷类药物混合或同时使用。

【制剂规格】 注射液:①250ml 含 1.6g(以含氮计);②500ml 含 3.2g(以含氮计)。

六、降血脂及抗动脉粥样硬化药

洛伐他汀(美降脂、Lovastatin)[保乙]

【作用特点与用途】　本品是胆固醇合成酶系中的限速酶羟甲戊二酰辅酶A(HMG-CoA),与还原酶有竞争性。口服后,被水解成相应的β-羟基酸,能降低血浆总胆固醇、低密度脂蛋白(LDL)、极低密度脂蛋白(VLDL)胆固醇的含量,并可中度增加高密度脂蛋白(HDL)胆固醇和降低血浆三酰甘油。本品在肝的浓度明显高于其他组织,因而其作用主要在肝发挥,大部分药物经过肝组织已被吸收,随后从胆汁排泄。用于饮食疗法效果不佳的原发性高胆固醇血症,杂合于家族性和非家族性高胆固醇血症或混合型高脂血症,降低总胆固醇的 LDL-胆固醇的作用很显著,2 周内可见明显疗效,最大疗效在 4～6 周出现,继续治疗可维持疗效。对无并发症且控制良好的胰岛素依赖性和非胰岛素依赖性糖尿病高胆固醇血症,其降低血脂的效果与其他非糖尿病者相同,且不影响对血糖的控制。国内还发现有降低载脂蛋白 B 的作用。原发性高胆固醇血症(Ⅱa 及Ⅱb 型),合并有高胆固醇血症和高三酰甘油血症。

【用法用量】　口服:治疗前给予标准的降胆固醇饮食,治疗期间应继续采用饮食疗法,必要时应控制体重并进行体育运动。常用初始剂量为每次20mg,1/d,晚餐时服。晚餐时服用比早餐时服用更有效,可能因胆固醇主要于晚间合成。必要时可每隔 4 周以上调整剂量 1 次,直至 80mg/d(1 次或分次服)。每日分 2 次服用,似乎比每日只服用 1 次的疗效稍优。定期监测胆固醇,如胆固醇水平下降至要求范围以下,剂量酌减。

【不良反应】　常见胃肠不适、腹泻、胀气、头痛、皮疹、头晕、视物模糊、味觉障碍;偶见 GPT 及 GOP 升高;少见阳萎、失眠,罕见肌炎、肌痛、骨骼肌溶解和横纹肌松解断裂症,应警惕。偶见伴肌酸磷酸激酶(CPK)增加的肌病。

【禁忌证】　对本品过敏者、活动性肝炎、不能解释的血清转氨酶持续升高者、妊娠及授乳期妇女禁用。

【注意事项】　①大量饮酒及有肝病史的病人慎用;②儿童用药的安全性与有效性尚未确立;③建议在治疗前及本品治疗的最初 15 个月内每 4～6 周检查肝功能 1 次,以后定期进行检查;④告诫病人应向医师说明曾用过本品。

【制剂规格】　片剂:20mg。

多烯康胶丸(海鱼油胶丸、Capsulae Duoxikang)

【作用特点与用途】 本品为浓缩鱼油制剂,内含二十碳五烯酸(EPA)、二十二碳六烯酸(DHA)70%以上,维生素 E 1%。对降低血清三酰甘油和总胆固醇,升高高密度脂蛋白胆固醇,抗动脉粥样硬化,抑制血小板聚集和延缓血栓形成,具有显著的生理活性。用于高脂血症的治疗,也适用于冠心病、脑栓塞的防治。

【用法用量】 口服:每次 2～4 粒,3/d,或遵医嘱。

【不良反应】 遵医嘱几乎未见不良反应。

【禁忌证】 有出血性疾病者忌服。

【制剂规格】 胶丸:0.3g,含 EPA＋DHA 共 210mg,每瓶 100 粒;每丸 0.45g,含 EPA-E＋DHA-E 315mg,每瓶 60 粒。

利贝特(新安妥明、Lifibrate)

【作用特点与用途】 本品降血脂作用比氯贝丁酯强 8～9 倍。其作用机制可能是增加胆固醇的氧化及胆酸排泄,从而降低胆固醇水平。用于高脂血症。

【用法用量】 口服:每次 25～37.5mg,3/d 或遵医嘱。

【不良反应】 个别病人用药后有血清转氨酶暂时升高现象,但停药后可恢复正常。也见有个别病人服药后的早期有胃肠不适感。

【注意事项】 肝肾功能不全者慎用。

【制剂规格】 片剂:12.5mg。

益多酯(特调脂、多利平脂、Theofibrate)

【作用特点与用途】 本品为氯贝丁酯衍生物,强效降血脂药。除能降低血三酰甘油外,还能降低血清胆固醇及血清低密度脂蛋白、极低密度脂蛋白,且能升高高密度脂蛋白。临床降胆固醇有效率为 50%,降低三酰甘油的有效率为 70%,提高高密度脂蛋白胆固醇有效率为 60%。此外,能使血中尿酸减少。其作用机制可能是分子中氯贝丁酯起效;分子中羟乙茶碱降脂作用甚微,但当本品吸收入血水解后,可能协同氯贝丁酯起作用,使降血脂谱扩大,并使药物不良反应降低。口服本品 1～1.2h 后起效,2.3～2.6h 血药浓度达峰值。$t_{1/2}$ 5.5～6.9h,生物利用度 94%,代谢物经尿排出。适用于 II_a、II_b、III、IV 型高脂血症,也可用于兼有高血压、其他心血管病及糖尿病。

【用法用量】 口服:每次 250mg,每日早、晚各 1 次,必要时可增至 3/d,

疗程 1～3 个月。

【不良反应】　少数人服药后有胃肠不适、瘙痒,减量可恢复正常。偶见有轻微的白细胞减少,血清转氨酶、尿素氮、肌酐、锌浊度等暂时性增高。

【禁忌证】　严重肝胆疾病者、孕妇及近期患有过心肌梗死和癫痫者禁用。哺乳期妇女在服用本品期间及用药后 1 周内应避免哺乳。

【注意事项】　①儿童、消化性溃疡病及一般性肝功能损害者慎用;②用药期间定期查血常规、血小板和肝功能;③除非另有医嘱,服用本品时一般应停用其他降血脂药。

【制剂规格】　胶囊剂:250mg。

吉非贝齐(诺衡、Gemfibrozil)[保乙]

【作用特点与用途】　本品为一种非卤化的氯贝丁酯类似物,可降低胆固醇及三酰甘油,与氯贝丁酯相比,降血脂作用强,且不使胆汁形成结石,既可减少极低密度脂蛋白-三酰甘油的合成,又激活脂蛋白脂酶而加速其血中清除,因而本品降三酰甘油比氯贝丁酯更佳。此外,对于血中胆固醇浓度超过 250mg% 的Ⅳ型者,可以使其降低 19.27%,超过 300mg% 的Ⅳ型者,则可降低 23.2%。对于Ⅱ$_a$型者,约可降低 27%,而Ⅱ$_b$型者则可降低 18%。本品可显著性增加 HDL 保护因子,能有效地持续升高高密度血脂蛋白(HDL-Cholesterol)水平,因而能减少冠心病的发生率和病死率。用于原发性和继发性高脂血蛋白血症,如高胆固醇过高(Ⅱ$_a$型),血三酰甘油过高(Ⅲ型、Ⅳ型),混合血脂过高(Ⅱ$_b$型、Ⅲ型、Ⅳ型),糖尿病引起的血脂过高,血脂过高引起的黄瘤及冠心病等。

【用法用量】　口服:国外推荐剂量 1.2g/d,分 2 次,早、晚餐前 30min 服用或遵照医嘱用。国内试用每次 300mg,3/d。

【不良反应】　可见胃肠道反应如腹痛、胃肠不适等。偶见一过性无症状转氨酶升高,但多半在停药后可恢复正常。

【禁忌证】　对本品过敏,肝肾功能不全者禁用。

【注意事项】　①对孕妇的安全性尚未确立,应慎用;②使用抗凝药者而又在服用本品时,抗凝药的个体差异较显著(一般应将抗凝药的剂量减少一半);③病人应定期做凝血酶原检查。

【制剂规格】　胶囊剂:300mg。

阿托伐他汀钙(阿乐、立普妥、Liptor、Atorvastatin Calcium)[保乙]

【作用特点与用途】　本品能降低血清 LDL-C,特别是 TG 的效果优于其他同类药,安全性相似,适用于治疗几乎所有高脂血症,尤其很适合治疗家族性高胆固醇血症和以 TG 升高为特征的混合型高脂蛋白血症。本品口服吸收快,因广泛性肝首关效应,仅约 12% 剂量进入全身循环;食物降低本品吸收但不影响降 LDL-C 作用,因本品的降脂效果与剂量相关,与药物浓度无关。其血浆蛋白结合率近 100%; $t_{1/2}$ 约 20h。用于原发性高胆固醇血症、混合型高脂血症;防治动脉粥样硬化。

【用法用量】 口服:每次 1 片,1/d。最高剂量每次 80mg,1/d。可于 1d 内任何时间定时服用,可与食物同服。或遵医嘱。

【不良反应】 本品耐受良好,安全性与其他他汀类药相似,接受本品 10mg/d 治疗出现便秘(3%)、腹胀(2%)、消化不良(2%)、腹痛(2%)、头痛(2%)、肌痛(1%);中止用药者<2%;常见为恶心、疼痛、抑郁、肌痛、腹痛和肝功能异常。有 2 例发生严重不良反应(急性胰腺炎和胆固醇黄疸),可能与治疗有关。转氨酶升高与剂量相关。罕见横纹肌松解、断裂和肌痛病。应警惕。

【注意事项】 定期检查肝功能,血清转氨酶值≥3 倍正常上限者应停用本品。有肝病史和嗜酒病人慎用。参阅洛伐他汀。

【禁忌证】 肝功能损害、血清转氨酶升高者及孕妇、哺乳期妇女慎用。

【药物相互作用】 应避免合用红霉素、酮康唑、伊曲康唑类抗真菌药、环孢素、吉非贝齐、烟酸、米贝雷地等,否则会升高本品的血清浓度,增加发生肌病的危险。

【制剂规格】 片剂:10mg。

西立伐他汀(拜斯亭、Cerivastatin、Lipobay)

【作用特点与用途】 高效羟甲戊二酰辅酶 A 即 HMG-CoA 还原酶抑制药。该酶在胆固醇生物合成的初期限速步骤中催化 HMG-CoA 转化成甲羟戊酸。本品在肝内抑制该酶,降低肝细胞内胆固醇的生成,导致肝 LDL 受体的增加,从而降低血清中的 LDL-C 和 TC 水平。口服吸收好,绝对生物利用度 60%,相对生物利用度 100%。口服单剂 0.2mg,2.5~3h 达血药峰值。血浆蛋白高度结合率达 99%,$t_{1/2}$ 为 2.1~3.1h;清除率约为 131L/h。用于饮食疗法不佳的 II_a 和 II_b 型原发性高胆固醇血症。

【用法用量】 口服:每次 0.1~0.3mg,1/d。晚上与食物同服,或就寝前服用。可酌情调整剂量。

【禁忌证】 孕妇、哺乳期妇女及严重肝病患者慎用。

【不良反应】【注意事项】 参阅说明书,遵医嘱。

【制剂规格】 片剂:0.1mg,0.2mg,0.3mg。

氟伐他汀钠(Fluvastatin Sodium、Lescol)[保乙]

【作用特点与用途】　本品为羟甲戊二酰辅酶 A(HMG-CoA)还原酶抑制药。该酶能催化 HMG-CoA 转化成甲羟戊酸盐,这是胆固醇生物合成的早期限速步骤。本品能减少胆固醇在肝中的合成,同时氟伐他汀钠也可在 $0.1\sim1.0\mu mol/L$ 浓度时诱导 $HepG_2$ 细胞上的低密度脂蛋白(LDL)受体,这两者合力促使胆固醇在机体内减少。本品吸收快而完全(达 98%),有肝首关效应并有 90% 从胆汁排泄。生物利用度 19%～20%。用于饮食疗效效果不佳的高胆固醇血症 $Ⅱ_a$ 和 $Ⅱ_b$ 型;总胆固醇和低密度脂蛋白升高的病人。

【用法用量】　口服:每晚睡前服 20～40mg,或遵医嘱。

【不良反应】　偶见肌痛、肌病;罕见骨骼肌溶解(骨骼肌破坏或坏死)、横纹肌松解或断裂症,肌球蛋白尿及肾功能障碍。与安慰药相似的症状有头痛、上呼吸道感染、背部疼痛、消化不良、腹痛、恶心、关节痛、失眠、运动相关性肌肉痛等。

【注意事项】　使用本类药要求病人报告不能解释的肌病,包括肌痛、肌炎和横纹肌溶解;触痛或发热。当肌酐磷酸激酶(CPK)显著升高或疑为肌病时应停药。其余见说明书。

【药物相互作用】　雷尼替丁、西咪替丁、奥美拉唑和地高辛等能使本品作用增强;利福平、苯妥英钠等会降低本品的血药浓度,增加清除率而降效。应定期检查肝功能。

【制剂规格】　胶囊剂:20mg,40mg。

普罗布考(丙丁酚、Probucol)[保乙]

【作用特点与用途】　本品能竞争性抑制羟甲戊二酰辅酶 A(HMG-CoA),能调节血脂,促进胆固醇分解;有抗氧化作用;抗动脉粥样硬化作用;消除黄瘤及其他作用如降 NDL-C 等。本品餐时服用可增加吸收。$t_{1/2\beta}$ 23～47d。90% 分布于血清;10% 分布于红细胞。脂蛋白分析表明,44.4% 的本品分布于 LDL,38.2% 分布于 VLDL,约 13% 分布于 HDL。有个体差异性。粪中排出占 84%;尿中排出仅 2%。用于高胆固醇血症,原发性 Ⅱ 及 $Ⅱ_b$ 型高脂蛋白血症。缓解动脉粥样硬化症。

【用法用量】　口服:饮食疗法效果不佳时,成年人饭后口服每次 500mg,2/d。或遵医嘱。

【不良反应】　以胃肠道反应为主,如腹泻、便秘等,停药后可自行消失。偶见腹胀、上腹痛、胃肠胀气。

【注意事项】 对儿童的安全性及有效性尚无充分资料,仅有少数证明 10mg/(kg·d)有较好耐受性。

【制剂规格】 片(胶囊)剂:500mg。

可来替胺(可来替兰、Colestimide)

【作用特点与用途】 本品为考来烯胺同类药。可影响胆汁酸及胆固醇的吸收。其作用机制是在消化道内吸附胆汁酸,抑制胆汁酸和胆固醇的再吸收,促进胆汁酸和胆固醇排泄,增加肝内 LDL 受体,促使血中 LDL 进入肝,从而也降低血中 LDL。用于高胆固醇血症、家族性高胆固醇血症。

【用法用量】 早、晚饭前口服:每次 1.5g,2/d。可根据病人的年龄、病情酌情调整剂量。最高剂量为 4g/d。

【不良反应】 便秘发生率12.8%,腹胀 6.5%,腹痛 1.1%。偶见口干、消化不良、便血、痔疮出血,肝功能损害等;可有瘙痒、丘疹、心悸、CPK 上升、关节痛、头痛、胸痛、乏力、末梢性水肿、红细胞及白细胞减少等。

【注意事项】 ①胆道完全闭塞者疗效不佳;②对本品过敏,有便秘、痔疮、消化性溃疡、出血倾向、肝病或肝功能障碍者使用本品可能使症状加剧;③可适当补充维生素(A,D,E,K)等脂溶性维生素;④如检查出现三酰甘油值升高,应停用本品;⑤高龄人慎用,尤其应注意消化不良反应。

【制剂规格】 片剂:500mg。颗粒剂:700mg/1g。

瑞舒伐他汀(可定、Rosuvastatin)[保乙]

【作用特点与用途】 降低低密度脂蛋白胆固醇(LDL-C)作用强,起效快,用药 2 周后即可下降10%。在有效剂量(10~40mg)时,本品可使 LDL 降低55%~65%;而阿托伐他汀为40%~50%,辛伐他汀为 30%~40%,普伐他汀为 20%~30%。本品尚有升高高密度脂蛋白胆固醇(HDL-C)的作用。其 t_{max} 为 2~3h,绝对生物利用度为 20%,食物可使吸收率降低 20%,但 AUC(药时面积)不受影响,血浆蛋白结合率88%。$t_{1/2}$ 13~20h,个体差异大;经肾排泄约10%,由粪便排泄占 90%左右。用于高脂血症、高胆固醇血症、原发性高胆固醇血症、纯合子家族性高胆固醇血症和高三酰甘油症。

【用法用量】 口服:5~40mg/d,宜从 10mg/d 开始,需要时增至 20~40mg/d,不宜开始即服 40mg/d。

【注意事项】 ①严重肝肾疾病、遗传性肌肉疾病及同时使用环孢素者忌用;②不良反应同其他他汀类;应警惕极罕见横纹肌松解或断裂,肌炎;③遵医嘱用。

【制剂规格】 口服常释剂型:5mg,10mg。

普伐他汀(普拉固片、Pravastatin)[保乙]

【作用特点与用途】 本品在体内竞争性抑制胆固醇合成过程中的限速酶羟甲戊二酰辅酶 A 还原酶(HMG-CoA),使胆固醇的生物合成减少。能抑制低密度脂蛋白胆固醇(LDL-C 的生成),能加强 LDL-C 的分解代谢和血液中 LDL-C 的清除。可有效控制血脂,总有效率约 90%。本品口服后迅速吸收,经首关效应到达肝,血浆蛋白结合率 50%,血$_{t1/2\beta}$ 1.5~2h。适用于饮食限制仍不能控制的原发性高胆固醇血症(Ⅱ$_a$ 和 Ⅱ$_b$ 型)、混合型高脂血症、冠心病和脑卒中的防治。

【用法用量】 口服:起始剂量每次 10mg,1/d,睡前服用,最高剂量 40mg/d。

【不良反应】 轻度转氨酶升高、皮疹、肌痛、头痛、胸痛、恶心、呕吐、腹泻、疲乏等。参阅洛伐他汀,应警惕极罕见横纹肌松解或断裂,肌炎等。

【禁忌证】 对本品过敏者、活动性肝炎或转氨酶持续升高者,孕妇、哺乳期妇女等禁用。

【注意事项】 治疗期间应定期检查肝功能。有肝疾病史或饮酒史者慎用。

【制剂规格】 片剂:10mg,铝塑包装。

血脂康胶囊(Xuezhikang Capsule)[保乙]

【作用特点与用途】 本品由纯天然红曲精制而成,其调节血脂的作用机制尚未完全清楚。现证实本品含有羟甲戊二酰辅酶 A(HMG-CoA)还原酶抑制药、多种不饱和脂肪酸及多种必需氨基酸等。临床观察比较血脂康与普伐他汀的调脂疗效:12 周末,总胆固醇(TC)、低密度脂蛋白胆固醇(LDL-C)、载脂蛋白(APO)B 分别下降 26.59%和 18.92%,33.32%和 24.24%,18.42%和 8.89%。血脂康组中高密度脂蛋白胆固醇升高 13.9%,提示血脂康是国产高效的新一代调脂药。用于高脂血症,尤宜降低高胆固醇和高三酰甘油血症。

【用法用量】 早、晚分别口服 2 粒,疗程 12 周。服药期间保持平常清淡饮食,戒酒。

【不良反应】 22 例受试者有 1 例出现胃痛,但能耐受而顺利完成疗程。本品是用红曲发酵后的综合提取物制成,不对发酵产物进行提纯,不添加任何化学药品,除含降胆固醇药洛伐他汀(Lovastatin)外,保留有其他多种有效成分,且有明显协同作用,在综合疗效和毒性反应方面有明显优势。另有 58 例受试者轻度升高 ALT 及 CK 各 1 例,胃痛加重而停药者 1 例。此外,尚有便秘的报道。

【制剂规格】 胶囊剂:每粒含血脂康原粉 0.3g。

泛硫乙胺(潘特生、潘托新、Patosin Granulate、Pantethine)

【作用特点与用途】 本品为泛酸的类似物,比泛酸更近似于辅酶 A,在体内迅速变成辅酶 A,可降低胆固醇,改善血中脂质代谢,改善冠状动脉和腹主动脉粥样硬化的程度。在肝中可降低除磷脂以外的其他脂肪水平,升高 ATP、糖原和乙酰化水平,促进脂肪酸的 β 氧化。能增加血小板数。抑制血小板下降。尚有促进肾上腺皮质激素的生成及提高胆碱乙酰化的作用,可促进肠蠕动(拟胆碱作用)。本品的乙酰化能力比泛酸强。主要用于降血脂、脂肪代谢紊乱疾病、动脉粥样硬化、糖尿病、高胆固醇酯血症。还可治疗和预防氨基糖苷类所致的不良反应和弛缓性便秘、急慢性湿疹、血小板减少、泛酸缺乏症等。

【用法用量】 口服:每次 30～60mg,3/d。

【不良反应】 偶见胃肠道反应,如恶心、厌食、腹胀、腹泻、大便变软、疲乏,以及一过性转氨酶升高等。

【注意事项】 肝功能不良者慎用。较长时间服用者应定期查肝功能。

【制剂规格】 颗粒剂、片剂:30mg。

吡卡酯(血脉宁、Pyridinol Carbamate、Pyricarbate)

【作用特点与用途】 本品为缓激肽拮抗药,具有抗动脉粥样硬化、抗炎、抗凝血作用。作用机制与抗缓激肽作用有关。它能减慢动脉硬化过程的进展,使主动脉和粗大血管内动脉硬化斑数量和大小有所减少,能降低二磷腺苷引起的血小板聚集,作用时间可维持 3h。抗凝作用比双香豆素弱,但能加速纤维蛋白凝块的溶解。用于血栓闭塞性脉管炎,间歇跛行综合征,营养性肢体溃疡,动脉粥样硬化症,糖尿病并发症如肾血管障碍、眼血管损伤、肢端微循环障碍等。

【用法用量】 口服:每次 250～500mg,3/d,6～15 个月为 1 个疗程。

【不良反应】 少数患者有肝损伤,血清转氨酶升高及黄疸。剂量超过 1.5g 易引起食欲缺乏、恶心、腹泻、过敏反应、头痛、无力等。

【禁忌证】 严重肝功能不全者忌用。

【注意事项】 肝功能不良者慎用,用药期间宜加服保肝药,并定期检查肝功能。

【制剂规格】　片剂:250mg。

非诺贝特(力平脂、Fenofibrate)[保乙]

【作用特点与用途】　本品为氯贝丁酯(安妥明)的衍生物,降血脂作用比氯贝丁酯强,但其不良反应较小,是目前较理想的有效降血脂药。其作用机制是清除血管壁内的胆固醇沉积,从而达到防止动脉粥样硬化,预防冠心病的发生。本品可降低低密度脂蛋白胆固醇达 37.78%。用于高胆固醇血症、高三酰甘油血症及混合型高脂血症,也可用于患高脂血症并伴有糖尿病、高血压或其他心血管疾病者。

【用法用量】　口服:每次 100mg,3/d,3 个月为 1 个疗程。待血脂有明显下降后,改为维持剂量,每次 100mg,2/d。配合饮食疗法,剂量亦应酌减。

【不良反应】　不良反应少而轻,少数病例出现胃肠道症状,如口干、口腻、血清转氨酶及尿素氮暂时性轻度升高。一般不影响继续治疗,必要时在停药后可恢复正常。

【禁忌证】　孕妇禁用。

【注意事项】　①原有肝、肾功能减退者慎用;②在用药期间应定期复查肝功能,对原有严重尿路结石者则应密切观察肾功能;③本品尚有中度增强口服抗凝血药的作用,当与维生素 K 药物合用时,则抗凝血药的剂量应适当酌减。

【制剂规格】　胶囊剂:100mg。片剂:100mg。

苯扎贝特(必降脂片、Bezafibrate)[保乙]

【作用特点与用途】　本品为氯贝丁酯(安妥明)衍生物,能显著降低血清三酰甘油、胆固醇、极低密度脂蛋白、低密度脂蛋白,增高高密度脂蛋白,并具有抗血栓作用。降血脂作用比氯贝丁酯强。口服 600mg/d,三酰甘油下降43%,胆固醇下降 20%～25%,增高高密度脂蛋白 30%。并能减少空腹血糖量 10%,故对高血脂糖尿病者有效。本品经口服吸收完全。服用 300mg,2h后血药浓度达峰值(约 10.0μg/ml),$t_{1/2}$ 2.1h,长期用药平均血浆药浓度4.2μg/ml。蛋白结合率94%～96%。24h 后,给药剂量的 95%左右以原型或葡萄糖醛酸复合物、代谢物经尿排出,约 3%由粪中排出。肾功能减退者一次用药 300mg 后,血清药物水平达峰时间 0.75～1.75h。严重肾功能减退者,其血药峰浓度明显升高,$t_{1/2}$ 长达 7.9h。适用于严重的原发性高脂蛋白血症,尤其适用于饮食疗法和体育疗法无效者;也可用于高血脂糖尿病、高三酰甘油痛风症等。

【用法用量】　口服:每次 200mg,3/d,餐后用少量开水送服。一般宜从

200mg/d 逐渐增加到 600mg/d。肾功能不良者,剂量酌减。

【不良反应】 可见暂时性食欲缺乏、恶心、胃部不适等。偶见一过性性功能减退、脱发、过敏反应、肌肉酸痛、肌无力、瘙痒等。

【禁忌证】 严重肝胆疾病、严重肾功能障碍(肾衰竭)者、孕妇、哺乳期妇女禁用。

【注意事项】 ①儿童应特别慎用;②本品可增强香豆素类抗凝血药和抗高血压药的作用,可加强胰岛素和磺酰脲类降血糖作用;③长期用药者定期查血脂水平,及时调整剂量。

【制剂规格】 糖衣片:200mg。

甲亚油脂酰胺(Melinamide、Artes)

【作用特点与用途】 本品通过阻碍胆固醇在肠道的吸收及肠肝循环,促使胆固醇排出体外,从而降低体内的胆固醇。服用本品后,能显著性抑制健康成年人因高胆固醇饮食引起的血清总胆固醇上升。用于高胆固醇血症、动脉硬化症。

【用法用量】 口服:成年人 1.5~2.25g/d,分 3 次。

【不良反应】 ①过敏反应偶见皮疹、瘙痒等,应停药;②中枢神经系统偶见头痛、头晕;③消化系统偶见腹泻、便秘、食欲缺乏、恶心、呕吐等。

【禁忌证】 孕妇及哺乳期妇女禁用。

【注意事项】 小儿用药安全性尚未确立,与抗凝药联用应特别谨慎,仔细观察,及时对症处理甚至停药。

【制剂规格】 胶囊剂:250mg。

克利贝特(Clinofibrate、Lipoclin)

【作用特点与用途】 本品通过增强血清中卵磷脂-胆固醇酰基转移酶及脂蛋白脂酶的活性,使血中极低密度脂蛋白与低密度脂蛋白中的胆固醇及三酰甘油均降低。同时又有增加脱辅基蛋白 A-I 而使具有抗动脉硬化作用的高密度脂蛋白增加。本品尚能抑制肝内三酰甘油、胆固醇的生物合成,故有降低血清脂质作用。用于高脂血症。

【用法用量】 口服:成年人 600mg/d,分 3 次服用,可根据年龄、病情等适当增减剂量。

【不良反应】 偶见倦怠、乏力、恶心、呕吐、食欲缺乏、腹胀、上腹痛、腹泻、皮疹等,罕见头重、头痛、出汗、口角炎及便秘等。

【禁忌证】 孕妇及哺乳期妇女禁用。

【注意事项】　肝肾功能障碍或有既往史的患者慎用。小儿用药的安全性尚未确立。

【制剂规格】　片剂:200mg。

阿昔莫司(乐脂平、Acipimox、Olbetam)[保乙]

【作用特点与用途】　本品抑制从脂肪组织中释放游离脂肪酸,减少血中低密度脂蛋白(LDL 或 β-脂蛋白)、极低密度脂蛋白(VLDL 或前 β-脂蛋白),从而使血中三酰甘油和胆固醇浓度下降,促进高密度脂蛋白(HDL-或 α-脂蛋白)增加。用于 Ⅱₐ、Ⅱᵦ、Ⅲ、Ⅳ 和 Ⅴ 型高脂蛋白血症。

【用法用量】　口服:每次 250mg,2~3/d。

【不良反应】　首次给药可出现皮肤血管扩张现象,表现为红斑、瘙痒、热感,数日后可消失。偶见胃肠道不良反应及头痛、乏力等,极少数发生过敏反应,皮疹、荨麻疹、哮喘、低血压。仅个别病人须停药。

【禁忌证】　对本品过敏者、消化性溃疡病患者忌用。

【注意事项】　孕妇及哺乳期妇女慎用,肾衰竭者剂量酌减。用药期间配合低脂低胆固醇饮食。

【制剂规格】　胶囊剂:250mg。

苄氯贝特(降脂氯苄、Beclobrate、Beclipur)

【作用特点与用途】　本品通过使极低密度脂蛋白胆固醇(VLDL)和低密度脂蛋白胆固醇(LDL)降低,使高密度脂蛋白胆固醇(HDL)升高,从而使动脉粥样硬化指数(总胆胆固醇/HDL 胆固醇)正常化。长期常规用药,可使 Ⅱ 型高脂蛋白血症(HLP)者胆固醇降低 23%~30%;使 Ⅳ 型 HLP 患者的三酰甘油值降低 47%~53%。用于高脂血症 Ⅱₐ、Ⅱᵦ、Ⅲ、Ⅳ、Ⅴ 型及糖尿病、甲状腺疾病、肾功能不全、胰腺炎、肝硬化、酒精滥用、肥胖病或使用糖皮质激素、排卵抑制药或噻嗪类利尿药等所致血脂升高无法控制时,可使用本品。

【用法用量】　口服:每日晚餐后 100mg。

【不良反应】　可见轻度胃肠功能紊乱,个别病人可见一过性转氨酶及 CPK 值升高,血清碱性磷酸酯酶活性下降。

【禁忌证】　严重肝、肾功能不全者、孕妇及哺乳期妇女禁用。

【注意事项】　①儿童用药尚无经验。②肝、肾功能不全者慎用。应经常检查肝、肾功能,剂量不得超过 100mg/d。如服药 3 个月后血脂未下降,应增加或改用其他治疗措施。③本品可增强口服抗凝药(香豆素及其衍生物)的作用,故须测定凝血酶原时间,必要时应调整抗凝药剂量。④剂量超过 800mg/d

时可引起肌肉疼痛、伴有血清转氨酶、CPK 值升高,停药后可恢复。

【制剂规格】 胶囊剂:0.1g。

环丙贝特(环丙降脂酸、Ciprofibrate、Lipanor)

【作用特点与用途】 本品用量小,服用非诺贝特剂量的 1/4～1/2 即可见血中胆固醇和三酰甘油下降。血胆固醇下降,系低密度脂蛋白(LDL)和极低密度脂蛋白(VLDL)下降所致,而 VLDL 及 LDL 减少是由于胆固醇在肝脏生物合成受到抑制。同时具有保护作用的胆固醇高密度脂蛋白(HDL)上升。这两者有助于明显改变血胆固醇的分布。大大降低动脉粥样硬化时过高的 (VLDL＋LDL)/HDL 的比值。腱性和结节性黄瘤、低密度胆固醇在血管外的沉积,都能通过长期有效的治疗而减小甚至全部消失。用于高脂血症。

【用法用量】 口服:每次 100mg,1/d。

【不良反应】 头痛、无力、恶心、皮疹。目前尚无充分的资料来判断其长期服用的不良反应及引起胆结石的危险。

【禁忌证】 孕妇、哺乳期妇女,比较严重的肝、肾功能障碍者。

【注意事项】 ①儿童长期用药的安全性尚未确立。②服用期间需配合饮食疗法。如服药 3～6 个月后,血脂下降不满意,应考虑采用辅助疗法。③在服用第 1 年内,每 2～3 个月应检查 ALT,若 ALT 超过 100U 时应停药。④避免并用有肝毒性的药物如马来酸哌克昔林(心舒宁)、单胺氧化酶抑制药(如去甲肾上腺素、帕吉林、麻黄碱、胍乙啶、甲基多巴)等。⑤本品与抗凝药合用,可增强抗凝药的作用,在一般情况下可酌减抗凝药剂量的 1/3。

【制剂规格】 胶囊剂:100mg。

地维烯胺(Divistyramine、Ipocol)

【作用特点与用途】 同考来烯胺,亦为阴离子交换树脂。用于 Ⅱa、Ⅱb 型高胆固醇血症。胆道部分梗阻所致皮肤瘙痒。胆道内重吸收障碍时引起的胆酸盐过量及有关的渗出性肠病。

【用法用量】 药液配制:将本品 3g 1 袋加入液体(果汁)100ml 中,或将 6g 1 袋加入液体 200ml 中,搅拌成均匀悬浮液。口服:一般每日 3g 装 2～3 袋,或 6g 装 1～2 袋,饭前服。至少服用 3 个月。

根据总胆固醇检查值(mmol/L)的高低,采用不同剂量,7.1～8.3mmol/L 时,剂量 6g/d,1 次服用;建议在治疗开始后每 3 个月检查 1 次。8.3～10.3mmol/L 时,剂量 6～9g/d,分 1 或 2 次服用;建议 2～3 个月检查 1 次。10.3mmol/L 以上时,剂量 9～12g/d,分 2 次服用;建议每 2～6 个月检查 1 次。

所服剂量应符合测定结果。儿童可服成年人剂量的一半或全剂量。

【不良反应】【注意事项】　参阅考来烯胺。

【制剂规格】　粉剂:3g,6g。

维脉宁(核黄素四丁酯、Bituvitan、Riboract、Lacflavin)

【作用特点与用途】　本品有降低胆固醇及 β-脂蛋白作用,对动脉硬化有预防作用,同时能改善脂肪代谢,使血中脂肪酸降低。其疗效与剂量大小及疗程长短成平行关系。此外尚有长效维生素 B_2 的作用。用于各种原因引起的高脂血症、动脉粥样硬化症、冠心病、血栓栓塞性疾病及因缺乏维生素 B_2 引起的口角炎、舌炎、阴囊炎、脂溢性皮炎等。

【用法用量】　①治疗高脂血症和动脉粥样硬化症、冠心病,每次 0.2～0.4g,3/d;②治疗血栓栓塞性疾病,每次 0.2g,3/d 或遵医嘱;③用于维生素 B_2 缺乏症,0.2g/d。

【不良反应】　偶见嗜睡、便秘、无力感、头痛、胃胀、食欲缺乏、轻泻等或有 ALT 轻度升高现象。

【制剂规格】　胶囊剂:0.2g。

维生素 E 烟酸酯(Vitamin E Nicotinate)

【作用特点与用途】　本品为微循环活化药,能抑制胆固醇的生物合成及其在血管壁的沉积,促进其向胆汁排泄,加速胆固醇从大便中排出。能直接作用于血管壁而舒张血管,可持续稳定地增加血流量,促进周围血液循环和脑、皮肤、肌肉的血液循环,且能特异性地抑制激肽酶引起的毛细血管通透性亢进,以释放激肽,使血压降低。用于高脂血症及动脉粥样硬化的预防和治疗,也可用于冠状动脉供血不全等血液循环障碍引起的各种疾病的辅助治疗。

【用法用量】　口服:每次 100～200mg,3/d,饭后服。

【不良反应】　个别病人有轻微头晕、恶心、胃部不适、食欲缺乏、便秘等反应。妊娠期正常用药为 A 级;如长期大剂量用药则为 C 级。

【制剂规格】　胶囊剂:100mg。

匹伐他汀(冠爽、Pitavastatin)

【作用特点与用途】　系他汀类降脂药。通过拮抗性抑制(作用)合成胆固醇途径所必需的限速酶——HMG-CoA 还原酶,从而阻止肝脏内胆固醇的合成。其结果促进了肝脏内的 LDL 受体表达,使从血中到肝脏的 LDL 摄取增加,因血脂总胆固醇下降。又因肝内持续性胆固醇合成障碍,使血中分泌性

VLDL 减少,从而血浆中的三酰甘油下降。临床用于高胆固醇血症,家族性高胆固醇血症。

【用法用量】 成人每晚口服 1～2mg,可个体化增减剂量,每日最大剂量≤4mg。

【不良反应】【注意事项】 ①罕见有横肌溶解症、肌病、肝功能障碍、黄疸、血小板减少等。②常见的不良反应(22.2%)有腹痛、药疹、倦怠感、麻木、瘙痒等;临床检值异常,如 γ-GTP、CK 升高,血清 ALT(GPT)、AST(GOT)升高等。③其他尚有肾脏、肌肉、精神神经系统、血液和内分泌系统等不良反应的报道。④用药前仔细阅读药品说明书。⑤应警惕极罕见的横肌松解或断裂症、肌炎或肌痛。

【制剂规格】 薄膜衣片:1mg,2mg。

谷固醇(麦固醇、二氢豆甾醇、Sitosterin、β-Sitosterol)

【作用特点与用途】 本品为一种植物固醇,其分子结构与胆固醇相似,仅在 C-24 位上多一个乙基,也称乙基胆固醇。本品能降低胆固醇在肠道的吸收,有降低血清胆固醇的作用。本品在肠道不吸收,含量为 98% 的谷固醇可使血中胆固醇下降 7%～20%,对血中三酰甘油无影响。用于Ⅱ型高脂血症及预防动脉粥样硬化。

【用法用量】 口服:每次 2～3g,2～3/d。软膏和膜剂尚可外用。

【不良反应】 少数病人在大剂量时可见食欲减退、腹泻和胃肠痉挛。

【制剂规格】 冲服剂:每 100g 中含本品 88g。此外尚有谷固醇软膏、谷固醇膜、混悬剂(20%)。

辛伐他汀(新伐他汀、Simvastatin、Synvinolin)[保甲/乙]

【作用特点与用途】 结构与洛伐他汀(美降脂)相似,唯一差别是辛伐他汀的侧链上多一个甲基,亦为前体药物,主要在肝脏水解成 β-羟基酸后方显效,使血清总胆固醇水平下降机制也与洛伐他汀相似,但在相同剂量和用法对照研究中,本品比洛伐他汀、普伐他汀(Pravastatin)降胆固醇作用稍强。可降低冠心病死亡率。用于防治心脑血管疾病、高胆固醇血症、混合型高脂血症。

【用法用量】 口服:每次 10～20mg,2/d。

【不良反应】【注意事项】 同洛伐他汀。

【制剂规格】 滴丸:5mg,10mg,20mg。咀嚼片:10mg。

多沙唑嗪(甲磺酸喹唑嗪、Doxazosin)[保乙]

【作用特点与用途】　本品是一种新型的选择性肾上腺 α_1 受体阻滞药。由于该药具有明显降压作用,不引起反射性交感神经兴奋,半衰期长,不良反应小等优点,近年来对其降脂机制研究较多。用药后血浆总胆固醇 TC、LDL、TG 水平降低,HDL 及 HDL/TC 比值升高。此外,尚有缓解前列腺疾病的作用。单独用于治疗高血压,或与其他抗血压药物联用;前列腺疾病。

【用法用量】　口服:每日只需服药 1 次。常用剂量为 $2\sim8mg/d$,起始剂量宜小,以免发生直立性低血压。

【不良反应】　偶有头痛、头晕、心悸、疲劳、肌无力、嗜睡和视物模糊等。不良反应常与个体差异有关。该药对血浆肾素活性、儿茶酚胺浓度、肌酐清除率与尿中无机离子的排出均无明显影响。

【禁忌证】　对哌唑嗪、特拉唑嗪及对本品过敏者禁用。

【制剂规格】　片剂:1mg(白色),2mg(黄色),4mg(橘红色),8mg(绿色)。

烟酸缓释片(本悦、Nicotinic Acid Sustained-release Tablets)[保乙]

【作用特点与用途】　降血脂药。烟酸可以使总胆固醇(TC)、低密度脂蛋白(LDL-C)和三酰甘油(TG)水平下降,并使高密度脂蛋白(HDL-C)水平上升。烟酸还能降低载脂蛋白 B-100(ApoB)、大部分极低密度脂蛋白(VLDL)、部分 LDL 和脂蛋白 a[Lp(a)]的血清水平。用于高脂血症。

【用法用量】．本品须整片吞服,不可掰开或嚼碎。本品应在少量低脂饮食后睡前服用。口服:推荐 $1\sim4$ 周剂量为每次 1 片,$1/d$。$5\sim8$ 周剂量为每次 2 片,$1/d$。8 周后,根据病人的疗效和耐受性渐增剂量,如有必要,最大剂量可加至剂量为 $2g/d$。推荐的维持剂量为 $1\sim2g/d$,睡前服用。不推荐剂量超过 $2g/d$,女性患者的剂量低于男性患者。

【不良反应】　常见的不良反应有皮肤潮红,可伴有头晕、心动过速、心悸、气短、出汗、寒战、水肿,极少数患者可导致晕厥。其他不良反应有腹泻、腹痛、消化不良和皮疹,偶有恶心、呕吐及鼻炎等。女性患者不良反应的发生率普遍高于男性。

【禁忌证】　对烟酸或本品中任何其他成分过敏者、严重或原因不明的肝功能障碍患者、活动性消化性溃疡患者或动脉出血患者。

【制剂规格】　片剂:0.5g。

依折麦布(益适纯、Ezetimibe、Ezetrol)

【作用特点与用途】 本品是一种口服、强效的降脂药物,其作用机制与其他降脂药如他汀类、胆酸螯合剂(树脂类)、苯氧酸衍生物和植物性固醇酯化物不同,它附着于小肠绒毛肺状缘,抑制胆固醇吸收,以降低小肠中胆固醇向肝转运,使肝中胆固醇贮量减少,从而增加血中胆固醇被清除。本品不增加胆固醇分泌,也不抑制胆固醇在肝中合成(如他汀类),与他汀类降脂药合用可进一步降低胆固醇水平,优于两种药物的单独应用。适用于原发性高胆固醇血症,作为饮食控制以外的辅助治疗,可单用或与他汀类降脂药合用。

【用法用量】 口服:每天服1次10mg,可与他汀类或非诺贝特类降脂药合用。

【禁忌证】 活动性肝病及血清转氨酶持续升高者、孕妇、哺乳妇女及对其过敏者禁用。

【不良反应】 偶见有 ALT、AST、CPK 和转氨酶升高、肝功能检查异常;咳嗽;腹痛、腹泻、胃肠胀气、消化不良、胃食管反流、恶心;不常见的有关节疼痛、肌肉痉挛、颈痛、代谢和营养方面异常;潮热;高血压;疲倦、胸痛、全身痛;感觉异常等。但与安慰剂对照无显著性差异。

【注意事项】 ①单用或与他汀类、非诺贝特降脂药合用前均应仔细看药品说明书。②小于10岁儿童不推荐应用本品。③在服用胆酸螯合剂之前2h以内或服用本药4h之内,两者不宜合用。

【药物相互作用】 ①本品与非诺贝特合用的安全性和有效性尚未确立。②抗酸药、环孢素可能影响本品药效,应慎用。

【制剂规格】 片剂:10mg×5片。

第13章 器官移植抗排斥药 (调节免疫功能药)

多数免疫抑制药对机体免疫系统的作用缺乏特异性和选择性,既可抑制免疫病理反应,又干扰正常应答反应,既抑制体液免疫,又抑制细胞免疫。

各种免疫抑制药在免疫过程中各作用于一定环节,但其具体的作用点还没有完全搞清楚。目前,免疫抑制药正广泛用于防止器官移植的排斥反应,效果比较肯定。对自体免疫性疾病(包括自体免疫性贫血、特发性血小板减少性紫癜、类风湿关节炎、全身性红斑狼疮、肾病综合征、慢性肾小球性肾炎等)的疗效,尤其是长期疗效尚难肯定,一般可暂时缓解症状,延缓病变进程,但不能根治。

本类药有特殊的不良反应,现仅用于器官移植和某些经用其他药物治疗无效而又病情迅速恶化的自体免疫性疾病。因此除严格掌握适应证外,尚须注意:①长期应用易诱发严重感染,且有可能致癌、致畸或不育;②宜小剂量联合用药,以增效减毒;③一般情况下,首先宜选用皮质激素,如果疗效不好或不能耐受时,则考虑合用或改用其他免疫抑制药。

环孢素(山地明、赛斯平、Cyclosporin)[保甲]

【作用特点与用途】 本品为一种亲脂性环状多肽化合物,由 11 个氨基酸组成,分子量为 1202。本品用于多种组织器官移植的排斥反应的预防及一些免疫性疾病的治疗。主要用于肾、肝及心脏移植的抗排异反应,它可与肾上腺皮质激素同用,也可用于一些免疫性疾病的治疗。

本品目前已扩大用于治疗肾疾病[6～7mg/(kg·d)]、再生障碍性贫血(5～15mg/kg)、难治性溃疡性结肠炎及慢性活动性直肠炎(5～7.5mg/kg,每日分 2 次口服)、红斑狼疮及慢性银屑病患者等[5～14mg/(kg·d)]。类风湿关节炎[2.5mg/(kg·d),逐渐增加至 3.79mg/(kg·d),疗程 6 个月]、糖尿病[7.5mg/(kg·d),治疗 9 个月]及重症肌无力、急性重症皮肌炎、硬皮病、寄生虫感染、克罗恩病、艾滋病、甲状腺功能亢进、肺结节病等,但尚须深入研究。

【用法用量】 口服:用药剂量应依病人个体情况小心确定,一般用法:器官移植前的首次剂量,应在移植手术前 4～12h,每次 14～17.5mg/(kg·d),按此剂量可持续到手术后 1～2 周,然后根据病人的肌酐和全身浓度,每周减少 5%,直到维持量为 5～10mg/(kg·d)止。同时给激素辅助治疗。若根据血药浓度监测给药,其疗效和抗排异反应会更佳。

口服液在服用前一定要用所附的吸管,以牛奶、巧克力或橘子汁稀释,温度最好在 25℃。打开保护盖后,用吸管从容器内吸出所需要的量(一定要准确),然后放入盛有牛奶、巧克力或橘子汁的玻璃杯中(不可用有吸附性的塑料杯),药液稀释搅拌后,立即饮用,并再用牛奶等清洗玻璃杯后饮用,确保剂量准确。用过的吸管放回原处前,一定要用清洁干毛巾擦干,不可用水或其他溶液清洗,以免造成环孢素药液浑浊。

静脉给药仅用于不能口服患者。首次静脉注射量应在移植前 4～12h,5～6mg/(kg·d),相当于口服剂量的 1/3,按此剂量可持续到手术后,直到可以口服环孢素为止。使用前应以 5% 葡萄糖注射液或生理盐水稀释成 1:20～1:100 浓度,缓慢地于 2～6h 滴完。

【不良反应】 ①肾毒性(13%)可有肾小球血栓形成、肾小管受阻、线粒体肿胀、蛋白尿、管型尿等,偶有高尿酸血症、高钾血症、血清肌酐值升高、氮质潴留、少尿或无尿。本品引起肾毒性可能与体内血栓烷 A_2(TXA_2)及前列环素(PGI_2)的改变有关,特别是 TXA_2 的升高。本品能抑制蛋白激酶 C 的活性,使肾细胞对肾毒性损伤的应答能力及维持自身完整性的功能降低。同时本品还能对降低肾谷胱甘肽含量,使谷胱甘肽过氧化酶对脂肪酸氧化反应产生的脂质过氧化物的清除能力降低。②肝毒性的临床表现为低蛋白血症、高胆红素血症,血清转氨酶升高,有时伴有碱性磷酸酯酶和乳酸脱氢酶升高。其肝毒性与用药剂量及给药方法有密切关系,当血药浓度大于 200ng/ml 时易发生肝毒性,尤其是 HBsAg 阳性患者及术前肝功能有损害者使用本品时更应注意。③神经系统反应常表现为运动性脊髓综合征、小脑样综合征及精神紊乱、震颤、感觉异常等。④常见的胃肠道反应为厌食、恶心、呕吐等。⑤用于骨髓移植虽无禁忌证,但有不良反应。⑥其他不良反应有高血压(一般用药数周内发生)、多毛症(34.4%),静脉给药可出现罕见但又严重的过敏反应,如胸、脸部发红、呼吸困难、喘息及心悸等。一旦发生应立即停药,严重者静脉注射肾上腺素和给氧抢救。

【药物相互作用】 本品主要在肝内代谢灭活,因此凡能影响肝酶活性的药物都可影响本品的代谢。红霉素、交沙霉素、多西环素、酮康唑、H_2 受体拮抗药(雷尼替丁等)、钙通道阻滞药(硝苯地平等)、雄激素、口服避孕药等均能影响肝细胞内细胞色素 P_{450} 酶的活性,使本品的代谢速率降低,血药浓度增加,有增加毒性的危险。

卡马西平、苯妥英钠、苯巴比妥、异烟肼、利福平等均能加速本品代谢,使其血药浓度降低,免疫抑制作用减弱。过去认为接受苯妥英钠治疗者,本品血药浓度降低是酶诱导所致,而实际上可能是由于吸收受到抑制所致。

氨基糖苷类抗生素、复方磺胺甲噁唑、TMP 及两性霉素 B、头孢菌素(头孢噻肟、头孢呋辛)、氮芥、非甾体抗炎药、甘露醇、呋塞米等都有可能加重肾毒性。

钙离子与钙调节蛋白结合,导致蛋白质构象改变,用本品时应禁与钙剂、储钙利尿药等合用,也应避免进食含钙量高的食物。接种疫苗可减弱本品的免疫抑制活性,也应避免使用。

此外,在用本品之前,一般都用过免疫抑制药,如环磷酰胺、硫唑嘌呤等,导致患者整体免疫力下降而易被感染。长期合用泼尼松等激素也可诱发糖尿病、高血压、溃疡及骨质疏松等不良反应,且可使本品毒性增加。

【禁忌证】　1 岁以下儿童不宜用。避免与有药物相互作用的药合用。

【注意事项】　①本品应在有经验丰富的医师或血液病专家指导下使用。②为了减少不良反应及排斥现象的发生,用药期间可采用放免法或高效液相色谱法监测血药浓度。一般 24h 内血药谷值全血法应在 $250\sim800mg/ml$,血浆法在 $50\sim300ng/ml$,血清水平控制在 $50\sim400ng/ml$。③肾功能不全者慎用或剂量酌减。④个体化用量要求非常准确。⑤凡打开的口服液,应保存在 30℃ 以下,2 个月内服完。除皮质激素外,本品避免与其他免疫抑制药合用。

【制剂规格】　口服溶液剂(以橄榄油作溶剂):$100mg/ml\times50ml$。附带玻璃吸管。软胶囊剂:25mg,100mg,与口服液有相同的有效生物利用度,其生物活性也是等效的。静脉滴注浓缩液(用聚氧乙烯蓖麻油和乙醇作混合溶剂):$50mg/ml,5ml$。

硫唑嘌呤(依木兰片、Azathioprine)[保甲]

【作用特点与用途】　系疏嘌呤(6-MP)的衍生物,在体内分解为巯嘌呤而起作用。其免疫作用机制与巯嘌呤相同,即具有嘌呤拮抗作用。主要用于异体器官移植时抑制免疫排斥。临床多与皮质激素合用,或加用抗淋巴细胞球蛋白(ALG)疗效较好。亦用于自体免疫性疾病如类风湿关节炎、全身性红斑狼疮、自身免疫性溶血性贫血、特发性血小板减少性紫癜、活动性慢性肝炎、溃疡性结肠炎、重症肌无力、硬皮病等。对慢性肾炎及肾病综合征,其效似不及环磷酰胺。因为其不良反应较多且严重,所以对上述疾病单用皮质激素不能控制时才使用。

【用法用量】 口服:①用于器官移植,开始 5mg/kg,以后维持量 1～4mg/(kg·d),但应根据临床需要和耐受情况酌定。移植开始有排斥现象出现时,可加大剂量。②其他疾病,开始时可用 2～2.5mg/kg,以后减至 1～1.5mg/kg,主要视血液耐受情况和其他并发症而定。

【不良反应】 大剂量或用药过久可致严重骨髓抑制,可导致粒细胞减少,甚至再生障碍性贫血,一般在 6～10d 后出现;也可有中毒性肝炎、胰腺炎、脱发、黏膜溃疡、腹膜出血、视网膜出血、肺水肿及厌食、恶心、口腔炎等。

【禁忌证】 本品禁用于有肝炎史及肝损害者。对本品过敏者及孕妇禁用。

【注意事项】 ①肾功能不全者慎用;②本品有致畸和致癌性;③开始给药的头 2 个月内,至少每周查 1 次血象,以后减少检查次数,但对药物的监测应贯穿整个治疗过程;④用于器官移植者易发生继发性感染;⑤别嘌醇可抑制本品代谢,二药合用时,应将本品剂量减至常规用量的 1/4;⑥避免与箭毒碱、泮库溴铵等肌松药合用;⑦过量后可考虑用透析法排出。

【制剂规格】 片剂:50mg,100mg。

吗替麦考酚酯(骁息、霉酚酸酯、麦考酚酯、Mycophenolate Mofetil、Cellcept)[保乙]

【作用特点与用途】 本品为免疫抑制药的前体药,口服吸收后广泛水解为活性代谢物(霉酚酸,MPA),竞争性抑制磷酸次黄嘌呤核苷脱氢酶,阻断细胞内鸟嘌呤核苷合成,使 DNA 合成受阻,从而抑制 T 细胞和 B 细胞增殖,阻断抗体生成,减少细胞 T 淋巴细胞(CTL)的生成。与环孢素或藤霉素联用可增强免疫抑制效果,能延长皮肤、心脏、胰及小肠移植动物的存活时间。本品经肝代谢和肝肠循环,经胆汁和尿中排泄。在 0.1～2g 剂量内,类风湿关节炎患者口服本品后血药浓度与剂量线性相关,第 5 天达稳态血药浓度。食物可降低血清药浓度的 40%。除用于器官移植抗排异反应外,还用于难治性狼疮肾炎、不能耐受其他免疫抑制药或有严重器官损害的(弥漫性)结缔组织病。

【用法用量】 空腹口服:每次 1g,2/d,首剂应于器官移植后 72h 内服用。其他用途遵医嘱。

【不良反应】 主要有骨髓抑制和胃肠道反应。

【注意事项】 仔细看说明书,专科医师管理。

【制剂规格】 胶囊剂:250mg。

达珠单抗(达利珠单抗、达昔单抗、赛尼哌、Daclizumab、Zena-pax)

【作用特点与用途】　本品为一种重组人源化 IgG 1 单克隆抗体,是白介素-2 受体(IL-2R)拮抗药,能与 IL-2R 的 Tac 亚单位(CD25)特异性结合,从而阻断后者与白介素-2 的结合,抑制激合状态下 T 淋巴细胞的增殖,减少免疫应答致急性排异反应的发生。静脉注射本品 1.0mg/kg,每 14 天 1 次,共 5 次,用二室开放模型处理数据。全身清除率 CL_S 较低(15.1ml/h),与体重有关,故应按体重调节用量;分布容积较小,中央室和周边室 V_d 分别为 2.49L 和 3.43L;$t_{1/2β}$ 平均 480h(270~919h),与内源性 IgG 相当(432~552h)。本品血清浓度保持在 5~38mg/ml 范围内,而 5mg/ml 是体外饱和白介素-2 受体并抑制其生物活性所需浓度,因此在移植后危险的 3 个月内,本品仍可维持其免疫抑制作用。临床上与其他免疫抑制药(环孢素)联合应用,预防肾移植术后器官的急性排异反应。

【用法用量】　患者在接受环孢素＋泼尼松＋硫唑嘌呤治疗的基础上加用本品 1.0mg/kg,每 2 周 1 次,共 5 次;或环孢素＋泼尼松的基础上再加用本品,本品可使移植后 6 个月内急性排斥率降低 40％,改善生存率和功能,提高患者存活率,减少第二次免疫抑制药治疗的需要,并可减少皮质激素的用量。静脉注射本品单剂时间＞15min。用前用生理盐水稀释,混合溶液不要振摇。备好后 4h 内服完。否则应在 2~8℃贮存,24h 内用完。

【不良反应】　可见胃肠不适,如便秘、恶心、腹痛等(67％),使用本品后有巨细胞病毒感染的报道。

【禁忌证】　孕妇、哺乳期妇女及对本品过敏者禁用。

【制剂规格】　注射剂:每毫升含 5mg 达利珠单抗、3.56mg 磷二氢钠水合物、10.99mg 磷酸氢二钠七水合物、4.6mg 氯化钠、0.2mg 聚山梨酯-80,并用盐酸和氢氧化钠调节 pH 至 6.9。

他克莫司(Tacrolimus、Prograf)[保乙]

【作用特点与用途】　本品是从放射菌 *Streptomyces tsukubaeasis* 的代谢产物中提取的新型大环内酯类物质。体外有类似环孢素的免疫抑制作用,且作用比环孢素强得多。如其抑制体外混合淋巴细胞反应、T 细胞增殖反应及抑制 IL-2 和 IFN 生成作用要比环孢素强 100 倍或以上;体内的各种移植试验,其作用亦比环孢素强 10 倍以上。本品单剂口服 0.15mg/kg,0.5~0.8h 达血药峰值 0.4~5.6ng/ml。肝移植者持续静脉滴注 0.1mg/(kg·d),稳态

浓度为 $4.5\sim14.5$ng/ml。生物利用度 $5\%\sim67\%$(平均 27%)。食物可减少其吸收。V_d 为1300L。血内 $75\%\sim85\%$ 存在于红细胞内,故全血浓度较血浆浓度高 $10\sim30$ 倍。蛋白结合率约 88%。$t_{1/2\beta}$ 为 $5.5\sim16.6$h(平均 8.7h)。口服或静脉注射后48h内几乎全部在肝代谢,只有 10% 以原型从尿、粪中排出。在肝、肾、骨髓移植及小肠等移植中,用于抑制机体的排异反应。

【用法用量】 多数开始用 0.1mg/(kg·d),分 2 次,以 $4\sim12$h 静脉滴注。以后改为口服时,开始剂量为 0.3mg/(kg·d),分 2 次服。再逐渐减量至 0.1mg/(kg·d),分 2 次维持。全血浓度以保持在 $15\sim20$ng/ml 为宜,≤16ng/ml易发生排异反应,>20ng/ml易发生不良反应。

【不良反应】 肾毒性发生率和需血透率与环孢素相似,剂量>0.06mg/kg 时,发生率更高,且多在用药后第 1 个月发生,以后趋于稳定。感染发生率为 $20\%\sim38\%$。淋巴组织增生发生率 $0.7\%\sim1.6\%$。神经性毒性多见于静注时。约 17% 可发生高血糖和糖尿。多数需胰岛素治疗。此外尚有高血压、麻刺感、肌肉酸痛、瘙痒、疲劳、胃肠道反应及急性溶血性贫血等。

【禁忌证】 有过敏史者、孕妇均禁用。

【药物相互作用】 ①本品可强力抑制环孢素、红霉素、交沙霉素、酮康唑、咪康唑、克霉唑、氟康唑、伊曲康唑、地尔硫草、硝苯地平、皮质激素、溴隐亭、炔雌醇、维拉帕米(异搏定)、奥美拉唑、麦角胺、咪达唑仑的代谢,使其血药浓度升高;②苯巴比妥等药酶诱导剂可促进本品代谢而使血药浓度下降;③碳酸氢钠等碱性药物可抑制本品吸收;④避免与有一定肾毒性的药物如氨基糖苷类、两性霉素 B、复方磺胺甲噁唑等合用。

【制剂规格】 油溶液胶囊:1mg,5mg。注射剂:5mg/ml,用时稀释在 5% 葡萄糖注射液或生理盐水中缓慢静脉滴注。

西罗莫司(雷帕霉素、瑞帕霉素、宜欣可、Sirolimus)[保乙]

【作用特点与用途】 本品多为链霉菌培养液中提取的三烯大环内酯类抗生素,结构与他克莫司相似。本品是 T 细胞抑制药,有优于环孢素、他克莫司的免疫抑制活性;能抑制生长因子或细胞因子引起的细胞增殖。本品对动物实验中的急慢性排异反应、加速移植排异反应、移植物抗宿主病等均有其独特的疗效;尚可用于多种实验性自身免疫病的治疗。本品口服生物利用度 15%,$t_{1/2}$ 为 63h,血红细胞结合率 95%。用于器官移植抗排异反应和自身免疫性疾病。

【用法用量】 口服:1/d,初始负荷剂量 6mg/d,维持剂量 2mg/d。可酌情调整剂量或遵医嘱。本品被推荐与环孢素和糖皮质激素联用。

【不良反应】　主要为与剂量相关性血小板减少,血清三酰甘油和胆固醇值增高。可见白细胞减少、高血压、贫血、恶心、呕吐、肝酶活性增加、药疹和粉刺;血清肌酐值上升和肾小球滤过率下降;有单纯疱疹病毒、真菌、细菌和巨细胞病毒等增加的倾向。

【禁忌证】　对本品或大环内酯类过敏者。

【注意事项】　①与环孢素联合口服时,两者生物利用度分别增加 2~11 倍和 2~3 倍;②与肝药酶诱导药或抑制药同时使用时须监测血药浓度;③可参阅环孢素和同类药相关项下;④口服液应避免 2~8℃冰箱内保存。

【制剂规格】　口服液:60ml/瓶,150ml/瓶,每毫升中含本品 1mg。

依维莫司(Everolimus)

【作用特点与用途】　系西罗莫司的衍生物,作用与其相似;与环孢素、他克莫司有协同作用;亦可抑制血管内皮细胞增殖。其 t_{max} 2~5h,血浆蛋白结合率约 74%,主要经肝代谢后由粪中排出,少量从尿中排出。用于预防肾移植、心移植术后患者移植物排异反应发作。涂依维莫司的洗脱支架用于减少冠状动脉支架置入术后再狭窄的发生。已试用于治疗晚期肾癌。

【用法用量】　口服:成年人每次 0.25~0.5mg,2/d;或遵医嘱个体化用药。移植术后应尽早服用。

【不良反应】【注意事项】　参阅西罗莫司(雷帕霉素)及其说明书。

【制剂规格】　片剂:0.25mg,0.5mg,0.75mg。

咪唑立宾(优青糖苷、布雷青霉素、Mizoribine、Bredinin)[保乙]

【作用特点与用途】　本品是由优青霉菌属的培养液中分离的一种戊糖核苷,能干扰淋巴细胞嘌呤核苷酸的合成,起免疫抑制作用;能抑制淋巴细胞增殖,减少抗体产生;能延长大鼠肾移植存活期。1 年移植肾的存活率在活体肾为 94%,尸体肾为 70%。其效果与硫唑嘌呤相当。本品经口服后 3h 达血药峰值,有剂量相关性。$t_{1/2}$ 约 4h。在肾和胃壁中分布较多,其次为肝、膀胱、小肠壁、脾和胸腺。80% 以原型从尿中排出。用于抑制肾、肝移植的排异反应,自身免疫性疾病。

【用法用量】　口服:初剂量为 2~3mg/(kg·d),当有白细胞减少或移植肾功能不良时可减至 1~2mg/(kg·d)。一般须在器官移植后连用 3 个月。类风湿关节炎,300mg/d。

【不良反应】　可有轻微骨髓抑制和对肝功能影响。移植尸体肾患者不良反应常见。有急性肾小管坏死和血清转氨酶轻度升高者,宜换用其他免疫抑制药。

【注意事项】 有诱发糖尿病、消化道出血、出血性膀胱炎的报道,可分别用胰岛素、西咪替丁或非手术疗法处理。

【制剂规格】 片剂:25mg,50mg。

莫罗单抗-CD3(抗人 T 细胞 CD3 鼠单抗、Muromonab-CD3)

【作用特点与用途】 主要通过免疫调节作用和影响 T 细胞表面 CD_3 的表达,引起一过性体内 T 细胞缺乏,从而抑制机体免疫功能。诱导已活化的 T 细胞发生凋亡的方式,调节机体的免疫反应能力。用于治疗器官移植受体的急性同各种异体移植物的排斥反应。亦可预防排斥反应。

【用法用量】 静脉注射:5~10mg/d,连用 10~14d,如合用其他任何免疫抑制药,本品应减量。在第 1 次给药后,应对病人严密监护 48h。在首剂给药之前 1~4h,可先给予甲泼尼龙 1 次,8mg/kg。尚可同时给予对乙酰氨基酚和抗组胺药,以减轻起始给药引起的不良反应。可合用皮质激素或硫唑嘌呤。

【不良反应】 可致包括发热、寒战、胃肠障碍、肌痛、呼吸困难在内的急性综合征;脑水肿、脑病、类似无菌性脑膜炎的综合征伴头痛、发热、颈硬、畏光;癫痫、可逆性肾功能损害;高敏反应,难以和细胞活素释放综合征区别。

【禁忌证】 对本品过敏者、孕妇、哺乳者、儿童和已有发热的病人及对鼠源制品过敏者,有体液潴留、尿潴留或有证据证明液体已超负荷的病人均禁用。

【注意事项】 重复疗程通常较少有效,因针对本品的抗体已经产生。2~8℃避光保存。

【制剂规格】 注射剂:5mg。

巴希利玛(巴士单抗、舒莱、巴利昔单抗、Basiliximab、Simulect)

【作用特点与用途】 本品是经 DNA 重组技术生产的(鼠/人)单克隆抗体(IgGlk)免疫抑制药。主要与激活的 T 淋巴表面的白细胞介素-2R(IL-2R)α链(IL-2R$_\alpha$),也称 CD25 抗原结合并阻滞其作用。IL-2R$_\alpha$ 是器官移植时产生排异作用的关键性细胞因子。本品与 IL-2R$_\alpha$ 特殊的高亲和力结合,竞争性抑制了 IL-2 介导的淋巴细胞的激活,故能抑制同种移植器官排异反应。本品开始 $t_{1/2}$ 为(14.4±14.2)h,终末 $t_{1/2}$ 为(13.4±6.0)d;V_d(6.9±3.3)L,清除率(17.4±7.8)ml/h。用于预防肾移植病人的急性排异反应。

【用法用量】 在肾移植术前 2h 内静脉滴注 20mg,并在术后第 4 天重复 1 次,总量 40mg。2-15 岁小儿病人,按 12mg/m²(最大剂量≤20mg),用药时间同前。

【不良反应】　胃肠道紊乱发生率约 75%(安慰剂组为 73%);本品治疗组的感染率并不比安慰剂组高。

【注意事项】　①本品应用之前后 2 个月内的育龄妇女应当使用有效的避孕方法;②哺乳期妇女应停止授乳。

【禁忌证】　哺乳期妇女禁用。

【制剂规格】　冻干粉针剂:20mg/小瓶。使用时须以 5ml 灭菌注射用水注入小瓶中轻轻转动小瓶,避免发生许多气泡。待溶解后再将其注入 50ml 生理盐水或糖水中稀释。配制后应在 20～30min 内缓慢滴入静脉。若不能立即输注,在冰箱冷藏不超过 24h。

芬戈莫德(Fingolimuod)

【作用特点与用途】　系我国人工合成的新型小分子免疫抑制药。临床试验每日口服 2.5～5mg 与环孢素和泼尼松合用的方案,或与 mTDP 抑制药 Everolimus 和皮质激素合用可预防肾移植患者的急性排异反应。而与本品 5mg 合用,可使钙调素抑制药的剂量减少 50%,仍可有效地防止排异反应。临床Ⅱ期试验已用于肾移植排斥反应。

【用法用量】　肾移植急性排斥反应:每日口服 2.5 或 5mg,须与器官移植常用的免疫抑制药合用。

【注意事项】　常见淋巴细胞减少,约 30%患者在首剂后,可见心率减慢,β受体激动药或阿托品可拮抗心率减慢。参阅环孢素。

【制剂规格】　口服常释剂:2.5mg,5mg。

胍立莫司(古司培莫斯、司泮尼丁、Gusperimus、Spanidin)

【作用特点与用途】　本品为人工合成免疫抑制药。具有强力抑制抗体产生的作用。可抑制器官移植后急性排异反应的细胞溶解性 T 细胞增殖。总有效率 67%～82%。本品给癌症患者连续给药 5d 的第 1 天血药峰值为 0.38～17.04μg/ml(常规用药),血浆消失呈双相性,$t_{1/2α}$ 为 28min,$t_{1/2β}$ 为 7d。肾移植患者连续 5d 给药时,第 1 天血浆峰值为 1.3～4.7μg/ml,血浆药浓度与给药剂量相关。用于器官(肾)移植后排异反应。

【用法用量】　静脉滴注:成年人每次 3～3mg/kg,1/d,临用前以生理盐水或葡萄糖注射液 100～500ml 溶解稀释,3h 内滴完。连用 7d。亦可根据病情连续给药 10d。

【不良反应】　骨髓抑制率 54%～88%,以 10d 用药组为重。故按 3～

5mg/(kg·d)连用 7d 为宜。尚可见颜面、口周、手足麻木及头重、头痛、颜面潮红、面部热感;可有消化系统症状、实验室检查值 ALT,AST,γ-GTP,LDH,三酰甘油、总胆红素升高;总胆固醇、总蛋白减少。

【注意事项】 本品必须由熟悉免疫抑制疗法及肾移植管理的医师用于确诊的排异反应患者,不可与他药混合输入。仔细阅读说明书,滴速宜缓,须 3h 滴完。骨髓抑制、出血倾向、肝肾功能严重障碍者慎用。有肿瘤(淋巴癌、皮肤癌)发生率增加的报道。

【制剂规格】 冻干粉针剂:100mg。

抗淋巴细胞球蛋白(Antilymphocyte Globulin、ALG)

【作用特点与用途】 用人的淋巴样细胞作免疫抗原,使马、兔等动物免疫,然后从免疫动物采血分离抗淋巴细胞血清(ALS),再由 ALS 制得。制品应冻于保存。目前临床应用的主要是马 ALG 及兔 ALG,以兔 ALG 不良反应较少而轻。临床主要用于①肾移植病人,主要对急性排斥期有效。对体液免疫所致的超急性排斥无效。与硫唑嘌呤、泼尼松合用可提高脏器移植的成功率。骨髓移植时,供者与受者双方在术前均给予 ALG,有防止移植物抗宿主反应的作用。②自身免疫性疾病,ALG 对肾小球肾炎、红斑狼疮、类风湿关节炎、重症肌无力等自身免疫性疾病有良好疗效,对顽固性皮炎、脉管炎、原发性肝炎、交感性眼炎也有一定疗效。

【用法用量】 肌内注射:马 ALG 每次 4～20mg/kg,兔 ALG 每次 0.5～1mg/kg,1/d 或隔日 1 次,14d 为 1 个疗程。静脉注射:马 ALG 每次 7～20mg/kg,稀释于 50～100ml 生理盐水中,于 4～6h 内滴完,输入适量 0.9%氯化钠注射液,1/d。

【不良反应】 在肌内注射局部可致疼痛、红肿、发热、荨麻疹等,甚至有过敏性休克。静脉注射偶有短时高热(38～40℃,持续 3h)、发冷,有时伴有关节痛和气短。静脉滴注可见一过性体温升高与寒战、低血压、心率增快等。一般在 1～2h 内消退。

【禁忌证】 对本品过敏或过敏体质者禁用。

【注意事项】 有急性感染者慎用。采用 ALG 治疗自身免疫性疾病应特别慎重,因长期应用使机体免疫监督功能降低,给癌变细胞的发展以可乘之机。

【制剂规格】 冻干粉针剂:25mg。

雷公藤多苷(Tripterygium Glycosides)[保甲]

【作用特点与用途】 本品系从雷公藤提取精制而成,有强力抗炎作用,并能抑制体液免疫和细胞免疫。对Ⅱ、Ⅲ、Ⅳ型及混合型变态反应引起的变态反应疾病及自身免疫性疾病有迅速而显著疗效。临床应用表明,本品单独应用对炎性变应性、自身免疫性疾病有快速、肯定、作用强。其作用与皮质激素相似,而无皮质激素的不良反应;对皮质激素耐药、依赖或禁忌的病例可以用本品替代;与皮质激素合用可提高疗效,降低激素剂量,加快减量提早停药。雷公藤制剂既能较好地抑制急性排异反应,也能有效地抑制慢性排异反应,且对肝、肾毒性反应小,价格低廉。临床用于类风湿关节炎、原发性肾小球肾病、肾病综合征、紫癜性及狼疮性肾炎、红斑狼疮、亚急性及慢性重症肝炎、慢性活动性肝炎;亦可用于过敏性皮肤脉管炎、皮炎和湿疹,以及银屑病性关节炎、麻风反应、贝赫切特病、复发性口疮、强直性脊柱炎等。

【用法用量】　口服:1～1.5mg/(kg·d),分 3 次饭后服用。一般应首剂足量,控制症状后减量,停药、间歇治疗可以骤停,无反跳,再用仍有效。须在有经验的医师检查指导下用药,不可盲目加剂量服用。

【禁忌证】　孕妇忌服,服此药时避孕。

【注意事项】　①老年有严重心血管疾病者慎用。②约有 20％病人服用本品后出现胃肠道不适,但可耐受。约有 6％病人发生白细胞减少,1％病人发生血小板减少,程度较轻,一般无须停药。③可致月经紊乱及精子活力降低,数量减少,上述不良反应停药后恢复正常。④尚有过敏致死及动物实验致畸的报道。

【制剂规格】　片剂:10mg。

甲泼尼龙(甲强龙针、Methylprednisolone)[保乙]

【作用特点与用途】　糖皮质激素类药。本品为水溶性甲氢泼尼松衍生物,在体内系转化为甲氢泼尼松而生效。作用与甲氢泼尼松相同,但由于水溶性大,故可做静脉注射,生效迅速,维持时间较短。主要用于器官移植物排异反应、免疫综合征(抑制免疫作用),亦可用于急性肾上腺皮质功能不全、手术休克等。

【用法用量】　静脉注射:每次 40～80mg,1/d,重症病例可高达 30mg/kg。器官移植物排异反应:器官特别是肾移植可在 24～48h 静脉给药 0.5～2.0g,并继续治疗,直至病情稳定,一般不超过 48～72h。免疫复合症:通常单独一次给予 1g。或采取隔日,或连续 3d 内每日用 1g。开始用本品应在 30～60min 内静脉滴注完,若滴速过快可引起心律失常。

【不良反应】　水、钠潴留较泼尼松少。偶有诱发感染、消化性溃疡、血糖升高、精神异常、满月脸、多毛症、痤疮等。

【禁忌证】 同皮质激素如泼尼松龙等。

【注意事项】 ①大剂量(>0.5g)而又快速注射或滴注(如10min内)有可能引起心律失常甚至循环衰竭;②应用本品期间,应避免接种天花疫苗或其他免疫疗法,也不能用大剂量皮质激素,否则可导致神经方面并发症及缺乏机体反应;③孕妇、哺乳期及可能受孕妇女、小儿特别是新生儿应特别慎用;④本品须现用现配,使用时注意与其他药物的相互作用。

【制剂规格】 粉针剂:40mg,500mg。

兔抗人胸腺细胞免疫球蛋白(即复宁、抗胸腺细胞免疫球蛋白、Rabbit Anit-human Thymocyte Immunoglobulin)

【作用特点与用途】 系作用于T淋巴细胞的选择性免疫抑制药。可以多个环节干预移植免疫,已在肾、肝、心脏和胰腺移植中应用。肾移植患者第1次滴注本品1.25mg/kg,血清兔IgG水平可达$10\sim40\mu g/ml$。在$2\sim3d$清除半衰期后,逐渐降低。IgG水平在治疗11d时,逐渐增加至$20\sim170\mu g/ml$。停药后逐渐降低,在2个月内,80%的患者可测出残存兔IgG。用于预防和治疗器官移植排异反应;治疗激素耐受和移植物抗宿主病(GVHD);血液疾病,如治疗再生障碍性贫血。

【用法用量】 缓慢静脉滴注,每日1次,可合用皮质激素或硫唑嘌呤。①预防排异反应:肾、肝、胰腺移植后$1\sim1.5mg/(kg\cdot d)$,$1\sim3$周;心脏移植后$3\sim10d$;累计剂量为$2\sim7.5mg/kg$;其他器官移植累计剂量为$2\sim13.5mg/kg$。终止用药时无须逐渐减量。②治疗排异反应:$2.5\sim5mg/(kg\cdot d)$,至临床症状消失和生物学指标改善。③治疗再生障碍性贫血:$2.5\sim5mg/(kg\cdot d)$,连续5d。④治疗急性移植物抗宿主病:$2\sim5mg/(kg\cdot d)$,共5d。

【不良反应】 ①可见寒战、发热、心跳过速、呕吐;罕见呼吸困难、迟发性过敏反应、末梢血栓性静脉炎、感染性并发症;②输液处局部红肿、疼痛。

【禁忌证】 急性感染时及对免疫蛋白或本品其他成分过敏者禁用。

【注意事项】 ①无孕期、哺乳期妇女和儿童用药资料,老年人酌情减量;②禁与其他药物配伍应用;③仔细看说明书;④$2\sim8℃$保存。

【制剂规格】 注射剂:25mg/5ml。

第 14 章 抗变态反应药与生物反应调节药

变态反应亦称过敏反应。它是机体受抗原性物质如细菌、病毒、寄生虫、花粉或致敏性化学物质等刺激后引起的组织损伤或生理功能紊乱,属于异常或病理性免疫反应。

抗变态反应药物即抗过敏性药,包括抗组胺药(组胺 H_1 受体拮抗药,组胺脱羧酶抑制药)、过敏反应介质阻释剂、钙剂和脱敏制剂(粉尘螨注射液、激素等)等。具体介绍如下。

扎普司特(苯氮嘌呤酮、敏喘宁、Zaprinast)

【作用特点与用途】 本品作用机制与色甘酸钠相似,即稳定支气管黏膜上肥大细胞膜,阻止组胺、慢反应物质的释放。但其作用比色甘酸钠强 20～50 倍,口服有效。药理实验证明,其对大鼠反应素介导的被动皮肤过敏和对豚鼠反应素介导的过敏性支气管痉挛有很强的抑制作用,且可抑制磷酸二酯酶,阻止细胞内环磷腺苷的分解代谢,提高 cAMP 的水平。主要用于单纯性支气管哮喘、喘息型慢性支气管炎、过敏性鼻炎、过敏性皮炎等。

【用法用量】 口服:每次 20mg,3/d。气雾吸入:每次 10mg,3/d。

【不良反应】 口干、恶心、胸闷等。

【制剂规格】 片剂:20mg。

附:塞曲司特(赛曲司特、Seratrodast) 类似扎普司特,不仅能抑制速发性变态反应,而且能抑制迟发型变态反应及气管的反应性亢进,疗效相当良好,不良反应少。成年人每次口服 80mg,1/d,餐后服。片剂:40mg。颗粒剂:80mg。

氯雷他定(克敏能、雷宁、Loratadine、Clarityne)[保乙]

【作用特点与用途】 本品为长效、无镇静作用的抗组胺药物,具有选择性对抗外周 H_1 受体的作用,对乙醇无强化作用,无配伍禁忌。本品起效快,30min 之内开始缓解症状,治疗慢性荨麻疹比特非那丁效果更好。本品及代谢物去羧乙氧氯雷他定 $t_{1/2}$ 分别为 12h、18h；血浆蛋白结合率 98％。用于过敏性鼻炎、急性或慢性荨麻疹及其他过敏性皮肤疾病。

【用法用量】 口服：成年人及 12 岁以上的儿童，10mg/d。12 岁以下儿童：体重 30kg 以上，10mg/d，体重 30kg 以下，5mg/d。

【不良反应】 本品无镇静或抗胆碱能作用，罕见乏力、头痛、口干等反应。

【禁忌证】 对本品过敏者忌用。

【注意事项】 2 岁以下儿童、孕妇及授乳期妇女慎用，或遵医嘱。

【制剂规格】 分散片：10mg。

苯茚胺(抗敏胺、Phenindamine)

【作用特点与用途】 本品为抗组胺药，作用缓和，无嗜睡不良反应，可局部应用，止痒效果较好，也可配合其他药物治疗震颤麻痹及伤风感冒等。用于常见过敏性疾病。

【用法用量】 口服：每次 25～50mg，2～3/d。

【不良反应】 口干、失眠、食欲缺乏、恶心、尿潴留、胃肠不适等。

【注意事项】 本品对黏膜有刺激，应避免用于黏膜上。

【制剂规格】 片剂：25mg。

奥沙米特(苯咪唑嗪、Oxatomide)

【作用特点与用途】 本品为 H_1 组胺受体拮抗药。具有抗 5-羟色胺和抗胆碱能活性，以及抗慢反应物质 A 的活性和很强的抗组胺活性作用。其作用并不针对 H_1 组胺受体，而是吸附于肥大细胞的细胞膜上，扰乱钙离子进入肥大细胞，从而抑制肥大细胞脱颗粒。其作用较吩噻嗪类抗组胺药稍强，与氯苯那敏、氯马斯汀相似。用于变态反应性鼻炎、结膜炎、花粉症、荨麻疹及食物过敏。

【用法用量】 口服：成年人和 14 岁以上儿童每次 30mg，酌情可增至每次 60mg；5～14 岁儿童每次 15～30mg，2/d，于早、晚饭后服用。

【不良反应】 嗜睡、体重增加、头痛、胃肠道不适、皮疹、口干等。

【注意事项】 孕妇慎用。

【制剂规格】 片剂：30mg。

阿司咪唑(息斯敏、Asimizuo、Astemizolum)

【作用特点与用途】 本品为没有中枢镇静和抗胆碱能作用的长效组胺 H_1 受体拮抗药。受体结合研究表明，本品能提供完全的外周 H_1 受体结合率,且对中枢神经系统抑制药及乙醇无强化作用。口服吸收快,给药后 0.5～1h 血药浓度可达峰值。主要分布于肝、肺、肾等,不易通过血-脑脊液屏障。在服药后 1～8h 内可达原型药的最大组织浓度。本品在肝代谢,代谢产物通过胆汁经粪便排出体外。用于慢性和季节性过敏性鼻炎、过敏性结膜炎、慢性荨麻疹和其他过敏性反应症状。

【用法用量】　口服:12 岁以上儿童及成年人,每次 10mg 或 5ml;6－12 岁儿童,每次 5mg 或 2.5ml;6 岁以下儿童,每 10kg 体重每次 1ml(2mg)。1/d,空腹服用。

【不良反应】　少数病人出现嗜睡、倦怠。长期服用可增进食欲,增加体重。

【禁忌证】　孕妇禁用。

【注意事项】　①与乙醇或其他中枢神经抑制药没有协同作用,不必调整剂量;②6 岁以下儿童的用药安全性有待研究。

【制剂规格】　片剂:10mg。混悬液:2mg/30ml,1mg/100ml。

特非那定(得敏功、Terfenadine)

【作用特点与用途】　本品是 H_1 受体拮抗药,其结构与传统的抗组胺药完全不同,属非镇静类抗组胺药,不能通过血-脑脊液屏障,基本上无中枢神经系统的不良反应。口服吸收完全,作用持续 20h,并且口服后 1h 内即能奏效。本品代谢迅速,主要经胆汁和粪便排泄,在肝、肺中浓度较高。未见致畸、致癌报道。用于季节性过敏性鼻炎、荨麻疹。

【用法用量】　口服:12 岁以上,早、晚各 60mg;6－11 岁,早、晚各 30mg;3－5 岁早、晚各 15mg。饭后服用。

【不良反应】　嗜睡、头晕、口干、胃肠功能紊乱等,但症状较轻,停药消失。

【禁忌证】　对本品过敏者禁用。

【注意事项】　用药期间仔细观察,对症处理。

【制剂规格】　片剂:60mg。混悬剂:30mg/5ml。

非索那定(非索那丁、非索特那定、Fexofenadine)

【作用特点与用途】　特非那定的活性代谢物,并可作为特非那定的替代品。用于季节性过敏性鼻炎和慢性特发性荨麻疹。

【用法用量】　口服:12 岁以上患者每次 60mg,2/d;6－11 岁患者剂量减半。兼有肾衰者宜 1/d,剂量同。

【不良反应】【注意事项】　同特非那定。成年人季节性过敏性鼻炎可每日

1 次服 180mg。

　　【制剂规格】　片剂:60mg;微囊薄膜包衣片:120mg。

西替利嗪(比特力、仙特敏、Cetirizine)[保乙]

　　【作用特点与用途】　本品作用特点是抑制组胺介导的变态反应早期,并进一步减少与变态反应晚期相关的炎症细胞移行及介质释放,具有长效选择性抗 H_1 受体活性作用,对 H_1 受体的选择性比特非那丁高,起效比阿司咪唑快。本品可经乳汁排泄。用于慢性特发性荨麻疹、常年性变态反应性鼻炎、花粉症、结膜炎、哮喘等。

　　【用法用量】　口服:每次 10mg,1/d。

　　【不良反应】　偶见轻微的镇静作用或口干。

　　【禁忌证】　哺乳期妇女及孕妇禁用。

　　【注意事项】　12 岁以下儿童慎用。

　　【制剂规格】　片剂:10mg。

美喹他嗪(甲喹吩嗪、波丽玛朗、Primalan、Mequitazine)

　　【作用特点与用途】　本品为 H_1 受体拮抗药,即吩噻嗪衍生物受体拮抗药。其抗过敏作用在于:①选择性对外周 H_1 受体的抗组胺作用。②在肥大细胞水平上抑制过敏反应介质的释放。③长效作用。④对人及动物的药理实验表明,对警觉的作用与安慰药相比无显著性差异。这一特点是由于与大脑中控制警觉的受体结合很少,具有轻微的抗胆碱能作用。本品吸收很快,消除 $t_{1/2}$ 18h,表观分布容积与血管外组织分布量很大。其代谢物主要从胆汁排出,从尿内排出量很少。小鼠及豚鼠的放射自显影表明本药与大脑无结合。适用于各种过敏症,如季节性或常年性过敏性鼻炎、结膜炎、血管神经水肿、荨麻疹,对瘙痒性皮肤疾病如湿疹有补充性治疗作用。

　　【用法用量】　口服片剂:成年人早、晚各服 1~2 片(5~10mg);儿童每日每 10kg 体重服用 0.5 片(2.5mg)。口服液剂:每日每 5kg 体重服 1.25mg。

　　【不良反应】　超剂量服用可见困倦、恶心、呕吐、轻微抗胆碱作用。虽然增加剂量不改变药效,但可能会增加阿托品样不良反应,如口干、视觉障碍,这种影响通常是短暂的。

　　【禁忌证】　①不能与单胺氧化酶抑制药合用;②闭角型青光眼和前列腺肥大患者忌用。

　　【注意事项】　①怀孕晚期应避免长期服用本品;②与其他抗胆碱能作用合并用药时应考虑到阿托品样作用;③出现不良反应时可对症治疗。

【制剂规格】　片剂:5mg。片剂辅料为乳糖、玉米淀粉、阿糖树胶、胶体二氧化硅、滑石、淀粉羟乙酸钠、硬脂酸镁。液体:每瓶 30mg。其辅料为抗坏血酸、对羟苯甲酸、丙酯、橘皮油、橘油、乙醇、糖、纯化水。

曲普利啶(吡咯胺、苯丙烯啶、Triprolidine)[保乙]

【作用特点与用途】　本品为一新型特殊化学结构抗组胺药,在体内与组胺竞争效应细胞上的 H_1 受体,使组胺类物质完全丧失同 H_1 受体结合的机会,从而抑制机体过敏反应发生。本品抗组胺作用具有强效、长效、低毒和无中枢抑制(思睡)不良反应等特点。本品口服经胃肠道吸收迅速、完全。口服 $1\sim3h$ 即可达血药浓度峰值,维持作用长达 $8\sim12h$,$t_{1/2}$ 为 $6\sim24h$。体内分布广泛,局部浓度以肺、脾、肾较高,部分经肝代谢裂解成以甲苯甲基化合物为主的降解物由肾排泄,口服本品2.5mg,体内 $t_{1/2}$ 为 14h,达血药浓度峰值时间 $(1.8\pm0.7)h$,血药峰浓度$(4.9\pm1.8)\mu g/ml$。用于各种过敏症,包括过敏性鼻炎、皮炎、荨麻疹、皮肤瘙痒、支气管哮喘、花粉热、动植物及食物引起的过敏等。

【用法用量】　口服:成年人每次 $1-2$ 粒,6 岁以上儿童每次 1/2 粒,$2-6$ 岁小儿每次 1/3 粒,均 2/d。2 岁以下婴幼儿 $0.05mg/(kg \cdot 次)$,或遵医嘱。成人总剂量一般不超过 10mg/d。

【不良反应】　除个别对药物有特异性反应(应忌用)外,本品毒性及不良反应极小,偶有恶心不适等,减量或停药后症状可自行消失。

【制剂规格】　胶囊剂:2.5mg,铝塑箔装板套纸盒。

阿伐斯汀(新敏灵、新敏乐、Acrivastine)[保乙]

【作用特点与用途】　本品为曲普利啶的衍生物,主要用于过敏性鼻炎和荨麻疹。不良反应较少。

【用法用量】　成年人及 12 岁以上患者口服:每次 8mg,$1\sim3/d$。

【注意事项】　服药期间应戒酒。老年人及肾功能低下者慎用;12 岁以下儿童不推荐用;孕妇、哺乳妇不宜用,请参阅曲普利啶。

【制剂规格】　胶囊剂:8mg。

咪唑斯汀(皿治林、Mizolastine)[保乙]

【作用特点与用途】　本品为哌啶类抗组胺药,强效、高选择性组胺 H_1 受体拮抗药,具有过敏反应炎症介质和抗组胺的双重活性。用于季节性过敏性鼻炎、花粉症、常年过敏性鼻炎及荨麻疹等皮肤过敏症状。

【用法用量】 12岁以上患者每日口服1次10mg。

【制剂规格】 片剂:10mg。

依巴斯汀(苏迪、Ebastine)[保乙]

【作用特点与用途】 本品为哌啶类长效非镇静性第二代组胺 H_1 受体拮抗药。健康老年人及6-12岁儿童的药动学特征与健康成年人相似。用于季节性、常年性过敏性鼻炎和慢性荨麻疹、皮炎、痒疹、皮肤瘙痒症等。

【用法用量】 成年人口服:每次10～20mg,1/d;12-17岁患者宜每日1次5mg。2-15岁儿童宜每日1次2.5～5mg。均应从小剂量开始服用。

【不良反应】【注意事项】 同抗 H_1 受体组胺药。

【制剂规格】 片剂:5mg,10mg。

氮䓬斯汀(Azelastine、Azeptin)

【作用特点与用途】 其机制为抑制嗜碱性粒细胞、肥大细胞游离变态反应性组胺,强烈抑制由组胺、缓激肽等化学递质引起的气管、肠平滑肌收缩,对变态反应引起的白三烯及组胺等化学递质的产生和游离有抑制作用。用于支气管哮喘、变态反应性鼻炎。

【用法用量】 口服:支气管哮喘每次0.5～2mg,2/d,变态反应性鼻炎每次1mg,2/d。早餐后及睡前各服1次。

【不良反应】 嗜睡、手足麻木、口渴,食欲缺乏、倦怠、腹痛、腹泻、便秘、皮疹、转氨酶上升及倦怠感等。

【注意事项】 ①孕妇、儿童慎用;②用药期间若出现皮疹等过敏反应应立即停药;③本品有催眠作用,服药期间最好不从事驾驶等机械操作。

【制剂规格】 片剂:0.5mg,1mg。颗粒剂:0.2%,2mg/g。

去氯羟嗪(克敏嗪、克喘嗪、Decloxizine)

【作用特点与用途】 本品具有抗组胺作用,并有平喘和镇静作用。主要用于支气管哮喘、急慢性荨麻疹、皮肤划痕症、血管神经性水肿等。

【用法用量】 口服:每次25～100mg,3/d。

【不良反应】 偶有嗜睡、口干、失眠等,停药后可自行消失。

【制剂规格】 片剂:25mg,50mg。

高氯环嗪(苯甲庚嗪、好克敏、Homochlorcyclizine)

【作用特点与用途】 本品为抗组胺药,有拮抗5-羟色胺和抗胆碱作用,另有轻微的镇静作用。主要用于荨麻疹、急慢性湿疹、药疹、皮肤瘙痒症、过敏性皮炎、中毒疹及支气管哮喘等。

【用法用量】　口服：每次 10～20mg，3/d，若病情需要可于睡前加服 1 次。

【制剂规格】　片剂：10mg。

地氯雷他定（芙必叮、Desloratadine）

【作用特点与用途】　本品为口服的长效三环类抗组胺药，起效快，约 3h后达到血药浓度峰值，消除 $t_{1/2}$ 约 27h，血药浓度及 AUC 在 5～20mg 与剂量成正比。本品不易通过血-脑脊液屏障，为氯雷他定主要的活性代谢产物，具有选择性地拮抗外周 H_1 受体作用，其外周 H_1 受体的亲和力较氯雷他定强，抑制各种过敏性致炎的化学介质释放。本品具有拮抗 M_1 和 M_3 受体的作用，但不拮抗 M_2 受体，表明本品具有选择性抗胆碱活性。本品无致突变、无致畸作用。体外研究结果表明本品可抑制组胺从肥大细胞释放。用于缓解慢性特发性荨麻疹及常年性过敏性鼻炎的全身及局部症状。

【用法用量】　口服：成年人和 12 岁以上青少年每次 5mg，1/d。

【不良反应】　不良反应轻微，偶见恶心、头晕、头痛、困倦、口干、乏力、嗜睡、健忘及晨起面部肢端水肿。

【禁忌证】　对本品活性成分或赋形剂过敏者禁用。

【注意事项】　①在进行任何皮肤过敏试验前 48h 应停用本品；②肝、肾、心功能严重损害者、膀胱颈阻塞、尿道张力过强、前列腺肥大、青光眼患者慎用；③孕妇、哺乳期妇女、12 岁以下儿童不推荐使用。

【药物相互作用】　地氯雷他定与其他抗交感神经药或有中枢神经系统镇静作用药物合用会增加睡眠。

【制剂规格】　片剂：5mg，每盒 6 片。

曲吡那敏（苄吡二胺、去敏灵、Tripelennamine）

【作用特点与用途】　本品为抗组胺药物，其抗过敏作用比苯海拉明略强，作用可持续 4～6h，且有中度镇静作用。用于荨麻疹、过敏性鼻炎、湿疹、哮喘等。

【用法用量】　口服：每次 25mg，4/d，饭后服用。

【不良反应】　有轻微的嗜睡及胃肠道刺激症状或白细胞减少；局部应用可引起皮炎。

【制剂规格】　片剂：25mg，50mg。

美吡拉敏（比拉明、Mepyrilamine、Mepyramine）

【作用特点与用途】 镇静作用与氯苯那敏（扑尔敏）相似，较苯海拉明弱，有轻度抗胆碱作用和局部麻醉作用。口服起效时间 15～60min，可持续作用 8h，由肝代谢，经肾排出。常作为抗感冒药的复方成分之一，与其他药物联用治疗感冒、咳嗽或过敏性鼻炎、荨麻疹，单独用药较少。

【用法用量】 口服：每次 25～50mg，3/d。肌内或静脉注射：每次 25～50mg。

【不良反应】【注意事项】 参阅氯苯那敏（扑尔敏）。

【制剂规格】 片剂、针剂：25mg，50mg。

色羟丙钠（Sodium Hydroxy-Propylcronate）

【作用特点与用途】 本品为色甘酸钠的异构体，能稳定细胞膜，阻止细胞膜裂解和脱颗粒，从而抑制组胺、5-羟色胺等过敏反应介质的释放，对速发型过敏反应有显著的疗效。本品抗过敏作用强度与色甘酸钠相当。主要用于过敏性鼻炎、支气管哮喘、春季卡他性角膜炎等；亦可用于消化道、皮肤过敏或食物过敏等。

【用法用量】 滴眼和滴鼻：每次 1～2 滴，4～6d。

【不良反应】 轻微不适反应，可自行消失。

【制剂规格】 滴眼剂：每瓶 160mg/8ml。滴鼻剂：每瓶 140mg/7ml。

氯马斯汀（吡咯醇胺、Clemastine、Meelastin）

【作用特点与用途】 本品为新型吡咯烷类抗组胺药，具有极强的 H_1 受体拮抗作用。经药理实验证明，对 H_1 受体拮抗作用较氯苯那敏强 10 倍。本品口服吸收迅速，给药 30min 后即见效，1～6h 达到峰值，且作用时间长，口服可维持 12h。另具有明显的止痒作用；对中枢神经抑制作用较轻。用于过敏性鼻炎、花粉症、荨麻疹、湿疹及痒性皮肤病、虫刺、虫咬伤等。

【用法用量】 口服：每次 2mg，2/d，早、晚各服 1 次。

【不良反应】 轻度嗜睡、食欲缺乏、恶心、呕吐。

【制剂规格】 片剂：2mg。

司他斯汀（齐齐、Setastine）

【作用特点与用途】 作用类似氯马斯汀。主要用于急慢性荨麻疹，常年变应性鼻炎，也可用于其他急慢性过敏反应症状。

【用法用量】　成年人口服:每次 1mg,2/d。最高剂量不超过 6mg/d。

【注意事项】　对其过敏者、孕妇、哺乳妇、3 岁以下儿童及严重肝肾病患者禁用。驾驶员及操纵机器者慎用。服用本品期间应戒酒。

【制剂规格】　片剂:1mg。

氨来呫诺(氨米呫司、舒尔法、Amlexanox)

【作用特点与用途】　抑制肥大细胞释出组胺,提高细胞内 cAMP 的水平;且能抑制白三烯生成及拮抗白三烯引起的平滑肌收缩。用于支气管哮喘。

【用法用量】　口服:成年人每次 25～50mg,3/d,早、晚及睡前服用。

【不良反应】　恶心、呕吐、头痛、眩晕、心悸、腹痛、胃痛及 ALT,AST,BUN 上升,嗜酸性粒细胞增多,皮疹、瘙痒等过敏反应等。

【注意事项】　①孕妇、哺乳期妇女、早产儿、新生儿、儿童慎用;②长期接受激素疗法者,尤其是小儿,其激素剂量应逐渐减量,并在停用本品时注意有复发的可能;③支气管哮喘者在服用本品期间,可能出现大发作,此时应给予支气管扩张药或激素;④本品对已发生的症状不能迅速减轻。

【制剂规格】　片剂:50mg。

酮替芬(敏喘停片、Ketotifen)[保乙]

【作用特点与用途】　本品为一种强力抗过敏药物,对过敏性哮喘有很好的预防作用;对已发作的哮喘病人无效。用于哮喘、过敏性鼻炎、过敏性皮炎等。

【用法用量】　口服:成年人每次 1mg,2/d,可酌情递增至每次 2mg,早、晚服用;3 岁以上儿童,每次 0.025mg/kg,3/d。

【不良反应】　嗜睡、口干、轻微头晕感等。

【禁忌证】　孕妇及使用口服降糖药者禁用。

【注意事项】　①使用时,不可停用其他口服的抗哮喘药物,尤其是皮质激素类药物,应视症状慢慢减量;②可增强安眠药或抗组胺药物对中枢的抑制作用。

【制剂规格】　片剂:0.1mg、0.5mg、1mg(相当于富马酸酮替芬 1.38mg)。

二甲替嗪(头痛灵、Dimetotiazine)

【作用特点与用途】　本品为抗组胺药,兼有抗 5-羟色胺作用和较强的镇吐作用,其抗组胺作用与异丙嗪相同或稍强。用于花粉症、皮肤过敏、呼吸道过敏及呕吐等;亦可用于偏头痛、头痛等。

【用法用量】 口服:每次 20～40mg,1～4/d。饭后服用。

【不良反应】 疲乏、眩晕、恶心、头痛、腹泻等。

【制剂规格】 片剂:20mg。

苯噻啶(Pizotifen、Pizotyline)

【作用特点与用途】 化学结构类似赛康啶和阿米替林,具有抗 5-羟色胺、抗组胺作用及较弱的抗胆碱作用。主要用于防治偏头痛,能减少、减轻甚至完全解除偏头痛的发作;对急慢性荨麻疹、皮肤划痕等症疗效较好;也可用于血管神经性水肿。因毒性较小,可遵医嘱较长期应用。

【用法用量】 因个体差异较大,可从小剂量开始服用,第 1～3 天每晚服 0.5mg,第 4～6 天每日中午及晚上各服 0.5mg,第 7 天开始每早、中、晚各服 0.5mg;待症状控制后宜酌情递减至能控制的维持量。

【不良反应】【注意事项】 参阅赛庚啶等及说明书。

【制剂规格】 片剂:0.5mg。

粉尘螨注射液(Dermatophagoides Farinae Injection)

【作用特点与用途】 本品系由粉尘螨提取的有效抗原,为一强烈过敏原。其作用机制是通过少量多次地给予过敏原,使人体产生较多的特异性阻断抗体。此抗体可占据肥大细胞与嗜酸性粒细胞抗体及抗原连接位置,从而产生免疫耐受性,长期注射给药后可使 IgE 减少而脱敏。本品临床实验表明,对过敏性哮喘有显著疗效,对异位性皮炎疗效较一般抗组胺药好。用于哮喘、过敏性鼻炎、异位性皮炎、泛发性湿疹、慢性荨麻疹等。

【用法用量】 皮下注射:成年人每周 1 次,15 次为 1 个疗程。第 1～3 周,用 1:100 000 的浓度,各周剂量相应为 0.3ml、0.6ml、1.0ml;第 4～6 周,用 1:10 000 的浓度,各周剂量相应为 0.1ml、0.3ml、0.6ml;第 7～15 周,用 1:5000 的浓度,前 2 周剂量相应为 0.3ml、0.6ml,以后每周 1.0ml。如疗程结束时效果明显,可改用维持剂量,每 2 周 1 次,每次 1:5000 浓度 1ml。儿童以 25 周为 1 个疗程。第 1～10 周,用 1:100 000 浓度,自 0.1ml 开始,每周递增 0.1ml;第 11～20 周,用 1:10 000 的浓度,自 0.1ml 开始,每周递增 0.1ml;第 21～25 周,用 1:5000 浓度,各周剂量相应为 0.6ml、0.7ml、0.8ml、0.9ml、1.0ml。如疗程结束时效果明显,可用维持剂量,每 2 周 1 次,每次 1:50 000 浓度 1ml。

【不良反应】 局部红肿、皮疹、轻微哮喘等。

【禁忌证】 肾功能严重低下者、严重心血管疾病者禁用;6 岁以下儿童禁用。

【注意事项】　①本品应在医师指导下用药。使用前应先用 1∶100 000 的药液 0.1ml 做皮试,30min 后,如丘疹反应直径>10mm,则第 1 次剂量应比规定剂量适当减少。治疗 5~10 次后再依上述剂量注射。②每次注射后应观察 30min,如发生休克,其处理方法与青霉素休克相同。③注射 24h 内有局部红肿、皮疹等反应者,下次注射量宜减半或不增。④若停药 2 周以上再用药时仍需从小剂量开始,逐渐减量。

【制剂规格】　注射液:1∶10 000(1ml),1∶50 000(1ml)。

瑞吡司特(Repirinast)

【作用特点与用途】　本品为抗变态反应类前体药物。口服吸收快,在体内能立即水解成活性代谢物而起效。活性代谢物本身口服不能被吸收。它抑制肥大细胞、嗜碱性粒细胞释放介质;哮喘患者口服后能抑制抗原引起的肺功能下降和皮肤过敏反应。本品成年人口服 150mg 后 2h 达血浆活性代谢物峰值约 150mg/ml;给药 4h 内 $t_{1/2}$ 为 1.4~24h,在 6~24h 后 $t_{1/2\beta}$ 为 34.5h。健康人口服本品 24h 内尿中排出活性代谢物为总量的 20.2%,其他代谢物约 2.7%。本品不易通过胎盘,但能向乳汁移行,未见体内蓄积现象。用于支气管哮喘等变态反应性疾病。

【用法用量】　口服:每次 150mg,2/d。可酌情增减剂量或遵医嘱。

【不良反应】　可见有过敏如皮疹、瘙痒感等;精神神经系统如困倦、下肢麻木;消化系统如恶心、胃不适、腹痛、腹泻等;偶见转氨酶轻度上升;偶见尿蛋白;以及偶见胸痛、出汗、口炎等。

【注意事项】　①孕妇、哺乳妇及小儿用药安全性未确立;②长期用激素治疗患者给予本品时,激素剂量应逐步减少并充分观察;③对季节性患者应确定好发季节,可考虑在发病前给药并持续至好发季节结束。

【制剂规格】　片剂:150mg。

胸腺肽 α_1(胸腺素、日达仙、Thymosin)[保乙]

【作用特点与用途】　能增强成熟 T 细胞对抗原或其他刺激的反应,能连续诱导 T 细胞分化发育的各个阶段,可促进 T 细胞产生各种细胞因子;如干扰素 α 及 γ,白细胞介素-2 等,并增加白细胞介素-2 的表达。临床用于慢性乙型肝炎,可去除血清表面抗原,与 α-干扰素联用时可能比单用或单用干扰素增加应答率。本品作为免疫损害患者的免疫增强药。免疫系统功能受到抑制者,例如流感疫苗或乙肝疫苗的免疫应答;血液透析患者在接种流感疫苗后,应用本品作为佐剂有 65% 患者产生抗流感病毒抗体,滴度水平增高 4 倍以上,而安慰药组仅有 24％患者有应答。

【用法用量】 肌内注射:成年人每次 2～10mg,每日或隔日 1 次。胸腺发育不良症幼儿,1mg/(kg·d),症状改善后,改维持量为每周 1mg/kg,作为长期替代治疗。治疗慢性乙型肝炎的推荐量是 1.6mg 皮下注射,1 周 2 次,两剂量间隔 3～4d,连用 6 个月不可中断;联用干扰素 α 患者可在早上用胸腺素 α_1,晚上用干扰素。或按说明书遵医嘱用。

【不良反应】【注意事项】 ①可见注射部位反应、多关节疼痛伴水肿、过敏反应(个别患者可出现严重反应,甚至有心血管症状)等,其疑有严重不良反应率高达 24.3％(1326 例/5459 例)。②慢性肝炎患者应每月复查肝功能。③对其过敏者、做免疫抑制的患者(如器官移植受者)应禁用;孕妇、哺乳妇应权衡利弊。④制剂规格较多,分肌内、皮下、静脉注射,须仔细看说明书。

【制剂规格】 注射剂:1.6mg,2mg,4mg,5mg,50mg,100mg。

胸腺五肽(Timopentin)[保乙]

【作用特点与用途】 为免疫双相(向)调节药。用于慢性乙型肝炎、各种原发性或继发性 T 细胞缺陷(儿童先天性免疫缺陷)、某些自身免疫缺陷(类风湿关节炎、系统性红斑狼疮、哮喘)或免疫低下患者及肿瘤的辅助治疗。

【用法用量】 对原发性免疫缺陷,开始时肌内或皮下注射 0.5～1mg/(kg·d),连用 2 周,维持量为 0.5～1mg/kg,每周 2～3 次。继发性患者皮下注射每次 50mg,每周 3 次,连续 3～6 周。

【不良反应】【注意事项】 参阅胸腺肽 α_1。

【制剂规格】 注射剂:1mg,50mg。

第 15 章　生物工程药

一、酶类药物

抑肽酶(抑胰肽酶、Aprotinin、Antagosan、Trasylol)[典][基]

【作用特点与用途】　本品是由牛脏器中提纯的多种蛋白酶的碱性多肽结晶,为广谱蛋白酶抑制药,对各种激肽释放酶、胰蛋白酶、糜蛋白酶、纤溶酶和凝血酶等有抑制作用;对溶酶体内的水解酶可能也有抑制作用。可抑制胃蛋白酶,且不为胃蛋白酶所降解,能有效地降低白细胞浸润,减少肉芽组织及瘢痕粘连,稳定新形成的纤维蛋白,从而可预防肠粘连。本品口服不吸收,以静脉给药血浓度最高。静脉注射 1000～2000U/kg 时,$t_{1/2}$ 20min,1～5h 几乎全部经肾排泄。用于急性出血性、坏死性、水肿性胰腺炎、慢性胰腺炎的急性发作;各种纤维蛋白溶解引起的出血,包括白血病、癌肿、肝硬化引起的出血,如产科出血、外科及泌尿科术后出血;脓毒性、创伤性或失血性休克、蛋白水解酶活力增高引起的十二指肠、小肠瘘、术后肠粘连的预防、急性心肌梗死等;也用于各种严重休克状态。

【用法用量】　①一般在第 1,2 天注射 8 万至 12 万 U。首剂量宜大一些。缓慢静脉推注,每分钟不超过 2ml。维持剂量应采用静脉滴注。一般 4/d,每日量 2 万至 4 万 U。②纤维蛋白溶解引起的出血应立即静脉注射 8 万至 12 万 U,以后每 2 小时 1 万 U,直至出血停止。③手术前 1d 开始预防给药,每日注射 2 万 U,共 3d。也可局部使用治疗肠瘘及连续渗血。④预防肠粘连应在手术切口闭合前腹腔内用 2 万至 4 万 U,注意勿与伤口接触。

【注意事项】　少数过敏体质病人用药后可能引起过敏反应,应停药。注射过快,有时出现恶心、发热、瘙痒、荨麻疹等。

【制剂规格】　水针剂:10 万 U/5ml,10 万 U/10ml。

胰激肽原酶(Pancreatic Kininogenase)[保乙]

【作用特点与用途】 微血管保护药。用于微循环障碍性疾病,如糖尿病肾病、周围神经病、视网膜病变、眼底疾病及缺血性脑血管病,也可用于高血压病的辅助治疗。

【用法用量】 ①口服:每次 120～240U,3/d,空腹服用;②肌内注射:每日或隔日 1 次 10～40U,遵医嘱;③结膜下注射:每次 5U,临用前以灭菌注射用水或氯化钠注射液 1.5ml 溶解。

【注意事项】 参阅抑肽酶。

【制剂规格】 肠溶片:60U,120 万 U,240 万 U。注射剂:10U,40U。

血管舒缓素(激肽释放酶、保妥丁、Kallidinogenase)

【作用特点与用途】 在生物体内,激肽释放酶(以下简称 K)是以其无活性的前体——前激肽释放酶的形式存在。它们与激肽释放酶抑制药及激肽酶共同组成激肽体系。除舒缓激肽外,尚有各种性质与其相类似的物质,统称为激肽。激肽是由激肽原经 K 降解后产生的。本品可调节和降低高血压;在烧伤、炎症、水肿和休克等病理过程中起着重要作用。对激肽体系的研究将有助于阐明上述重要的病理机制及新药的筛选;对激肽致痛作用的研究,也可能有助于针麻机制的探讨。适用于微循环障碍症、闭塞性动脉硬化症、高血压症、脑动脉硬化和脑动脉血栓、冠心病、心绞痛、视网膜血流障碍、血栓闭塞性脉管炎、肢端动脉痉挛、间歇性跛行、老年性四肢冷感、知觉异常及梅尼埃综合征、祖德克综合征、男性不育等。

【用法用量】 国内介绍注射:现用现配成 10U/1.5ml,肌内注射或皮下注射,每次 10～20U,1～2/d;轻症 10U/d,以 3 周为 1 个疗程;亦可眼结膜下注射,每次 5U;口服:每次 1 片(10U),空腹服用。国外介绍①中轻度原发性高血压,口服:每次 200U,3/d。②感觉异常、发冷、皮肤色变、手脚溃烂、周期性跛行等微循环障碍疾病口服,每次 40U,每周 3 次,同时并用睾酮 100mg,每周 6 次;也可口服 30～40U,每周 3 次,同时并用烟酸肌醇 300mg,每周 3 次。③脑动脉阻塞继发性严重瘫痪等症每月注射 240U＋烟酸肌醇 1.8mg。④夜间异常臂痛、静脉炎后血管溃疡,每日肌内注射 20U。⑤小腿麻痛、雷诺现象、手足发绀、红皮病,肌内注射 20U,每周 3 次。⑥血栓闭塞性脉管炎、闭塞性动脉硬化、末梢血管疾病,每日肌内注射 20～60U。⑦圆形脱发症口服 60U/d。⑧男性不育症,注射或口服 40U/d。日本人口服 200～400U/d。

【注意事项】 ①有些病人应用后可出现疼痛反应;②本品对热、酸、碱、氧化剂均不稳定。

【禁忌证】　凡肿瘤、颅内压增高、心力衰竭者忌用。

【制剂规格】　针剂：每支 10U。片剂：10U。

链道酶(脱氧核糖核酸酶、Streptodornase)

【作用特点与用途】　本品系从哺乳动物胰腺或溶血性链球菌培养基中分离提取而得，具有使 DNA 和脱氧核糖核蛋白解聚的作用。吸入本品气溶胶可使含有大量脱氧核糖核蛋白的渗出物和脓痰液化，易于咳出。用于支气管扩张、肺脓肿溃疡等。若胸膜腔有纤维蛋白膜块沉积或有黏性渗出物堵塞，可直接注射到腔内。

【用法用量】　①吸入或腔内注射：可达每次 5 万 U；②肌内注射：每次100 万 U，每 2 日 1 次；③局部涂搽：用浓度为 1250～2500U/ml。常与链激酶合用。

【不良反应】　无力、消化道反应、皮疹等。

【禁忌证】　禁与肝素、枸橼酸盐等配伍。急性化脓性蜂窝织炎、有支气管胸腔瘘的活动性结核病人忌用。

【注意事项】　本品在室温或过度稀释可迅速灭活。溶液须临用前配制。

【制剂规格】　注射液：每支含 25 000U，10 万 U。避光，4℃以下保存。

双链酶(Streptokinase-Streptodornase)

【作用特点与用途】　本品是从溶血性链球菌培养液中提取精制而得到的一种混合酶，即链激酶(SK)与脱氧核糖核酸酶(SD)的混合酶。SK 即溶栓酶，有溶解血栓血块的作用；SD 能分解大分子的脱氧核糖核酸及核蛋白(这两种酶在脓液及痰液中占 30%～70%)，因而本品可溶解血栓、血块，清洁创面，清除炎症、液化痰液和脓液，使其易于排出及引流。用于各种伤口及术后感染、一般化脓性疾病(如蜂窝织炎、乳腺炎)、慢性溃疡、各种烫伤感染症；多种炎症的缓解，消除水肿、血肿、脓肿等，或用于支气管炎(液化分泌物)、肺脓肿等；前房积血、玻璃体积血；口腔、耳、鼻科炎症等。

【用法用量】　①撒粉或湿敷：创口清洗后在湿润状态下撒一层药粉，覆以湿纱布或凡士林纱布，或将外用片 1 片溶于冷开水 10ml 中，采用湿敷、滴入患部，上覆以湿纱布或凡士林纱布；②口含：每次 1 片，4/d；③局部注射：球后或球结膜下注射 1000～2000U，每周注射 2～3 次；④滴液：浓度为 1000U/ml，多外用于五官科，每 1～2 小时 1 次。

【注意事项】　①使用时如大量出血，应事先止血，暂停使用本品；②遇某些杀菌剂或重金属剂如呋喃西林、红汞等会降效甚至失效;③配成溶液剂后冰箱保存,药效可保持24h;④不能做静脉注射用;⑤对本品及磺酰胺过敏者禁用。

【制剂规格】 外用粉剂:每克内含 SK 1 万 U,SD 5000U,适量磺酰胺。外用片剂:每片含 SK 1 万 U,SD 5000U。口含片:每片含 SK 1 万 U,SD 5000U。注射用双链酶:每支含 SK 2500U,含 SD 5000U。

溶菌酶(胞壁质酶、Lysozyme)

【作用特点与用途】 本品系从鲜鸡蛋清中提取的一种能分解黏多糖的多肽酶。有抗菌、抗病毒、止血、消肿及加快组织恢复功能等作用。适用于慢性鼻炎及急慢性咽喉炎、口腔溃疡、水痘、带状疱疹和扁平疣等。

【用法用量】 口服:每次 3～5 片(肠溶片),3/d。含服:每次 1 片,4～6/d。外用时用生理盐水或注射用水或甘油配成 1%～2%溶液患部外搽。治疗水痘:10mg/(kg·d),分 3 或 4 次服用。

【制剂规格】 肠溶片:10mg。口含片:20mg。

奥古蛋白(超氧化物歧化酶、Superoxide Dismutase)

【作用特点与用途】 本品为一种肽链大分子金属酶,有 2 个亚单位。根据金属辅助因子的不同分成 3 种类型:第一种类型含有铜和锌,分子量 32 000左右;第二种类型含锰,分子量 40 000 左右;第三种类型含铁,分子量 38 000左右。本品能催化过氧化物游离基转化为过氧化氢和氧,从而清除炎症中伴随产生的过氧化物游离基,发挥抗炎作用。本品无免疫调节和镇痛作用,也不影响前列腺素等炎症介质的合成。用于前列腺癌或膀胱癌放疗后遗症、类风湿关节炎。

【用法用量】 肌内注射:①慢性风湿性、类风湿关节炎,每次 8mg,每周 3或 4 次。关节腔内注射:骨关节炎,每次 4mg,每 2 周 1 次。②深部肌内注射:放疗引起的膀胱炎,每次 4mg,在放疗后半小时注射。

【不良反应】 注射局部疼痛、荨麻疹、蛋白尿等。

【制剂规格】 针剂:4mg,8mg。

泛癸利酮(辅酶 Q_{10}、Ubidecarenonum、Coenzyme Q_{10})[保乙]

【作用特点与用途】 本品在呼吸链中起质子移位及电子传递作用,既是细胞代谢和细胞呼吸激活药,又是抗氧化剂和非特异性免疫增强药,能促进氧化磷酸化反应,保护生物膜结构完整性。主要有抗冠心病作用、抗心衰作用、抗心律失常作用、降压作用,可增加心排出量,降低外周阻力,以及抗多柔比星的心脏毒性及保护肝等作用。用于充血性心力衰竭、冠心病、高血压、心律失常的辅助治疗。约 75％冠心病患者用本品后心绞痛、胸闷、心悸、呼吸困难等症状减轻或消失,40％以上患者心电图改善,治疗室性期前收缩有效率约 87％,用于急、慢性病毒性肝炎、亚急性重型肝炎的综合治疗。此外还试用于醛固酮增多症、颈部外伤后遗症、脑血管障碍、出血性休克等的辅助治疗;尚可用于减轻放疗、化疗的某些不良反应。

【用法用量】 饭后口服:每次 10～15mg,3/d。肌内注射:每次 5～10mg,1/d。2～4 周为 1 个疗程。延长疗程或适当加大剂量可望提高疗效。

【不良反应】 可有恶心、胃部不适、食欲减退,但不必停药。偶见皮疹、一过性心悸。

【注意事项】 注射液如有黄色沉淀物析出,可将安瓿放入沸水内 2～3min,待溶解澄明后仍可使用。

【制剂规格】 冻干粉针剂或水针剂:5mg,10mg,15mg。片剂:5mg。胶囊剂:5mg,10mg,15mg。

舍雷肽酶(释炎达、锯齿酶、Serratiopeptidase)

【作用特点与用途】 本品为蛋白质分解酶,由沙雷杆菌属(锯齿杆菌,为 G^-杆菌)产生,组成中无糖类,也不含硫蛋白质,但含有锌,锌可使其活化,最适宜的 pH 为 8.5～9.5,最适宜的温度为 40℃。本品抑制手术、外伤、烫伤及炎症所引起的血管透性亢进及分解发炎部位的异常渗出物质或变性蛋白,促进其由血管、淋巴管吸收,以消除炎症并引发的水肿、肿胀和血肿。本品还可分解黏液或脓汁的蛋白质成分,使其液化,加速排出作用,并净化病灶,同时促进组织新生,使抗生素移向病灶而增强其效果。本品口服 1h 达高峰浓度,6h 后在淋巴液可测出,浓度与给药量成正比。用于手术或外伤后炎症、鼻窦炎、膀胱炎、附睾炎、智齿周边炎、牙龈脓肿、支气管炎、支气管哮喘及麻醉后的咳痰困难。

【用法用量】 口服:每次 10mg,2～3/d,饭后服用,依年龄、症状调整剂量,整片吞服勿咬碎。

【不良反应】 偶有皮疹、发红过敏等,此时应立即停药。偶有下痢、食欲缺乏、胃部不适、恶心、呕吐等现象,罕见鼻出血、血痰等。

【注意事项】 ①凝血异常、重度肝及肾功能障碍病人慎用;②本品有可能增加抗凝药的出血倾向。

【制剂规格】 肠溶片:10mg。

二、其他生化制剂

泛福舒(八种菌冻干溶解物、Broncho-Vaxon)

【作用特点与用途】 本品为流感嗜血杆菌、肺炎双球菌、肺炎克雷伯菌、金黄色葡萄球菌、草绿色链球菌、化脓性链球菌、卡他奈瑟菌等 8 种细菌的冻干溶解物。本品有预防感染,增强机体对呼吸道感染的抵抗力,特别是可以减少发病率、缩短病程、减轻病情并降低复发的危险性。本品对巨噬细胞和 B 淋巴细胞有刺激作用,可增加细胞因子的合成及增加呼吸道黏膜的免疫球蛋白分泌;能刺激机体外周血单核细胞和肺泡中巨噬细胞活性,加快 T 淋巴细胞成熟,提高唾液分泌 IgA 和支气管肺泡灌洗液中 IgA 水平。提示本品通过刺激黏膜免疫系统的非特异性和特异性免疫作用,起到预防和治疗炎症的效果。联合用药用于治疗下述各种感染及其复发和向慢性转化:急慢性支气管炎、扁桃体炎、咽炎、喉炎、鼻窦炎、中耳炎;对常规抗生素耐药的感染、呼吸系统病毒感染的细菌并发症,尤其是儿童和老年人。

【用法用量】 口服:①急性期,早晨空腹口服 7mg/d,直至症状消失(10d 以上),最好从治疗开始就同时联用抗生素。②巩固及预防治疗,早晨空腹口服 7mg/d,连服 10d;停药 20d 后再连服 10d;又停药 20d 后再连服 10d。连续使用 3 个月为 1 个疗程。③儿童用药,6 个月至 12 岁儿童,每次 3.5mg,用药方案与成年人相同。

【不良反应】 偶见胃肠功能紊乱,如恶心、腹泻等。皮肤反应如红斑、皮疹、瘙痒等,咽部刺激,头痛、头晕,罕见疲劳,咳嗽加重。如有持续胃肠功能紊乱,可中断治疗。如有长时间持续的皮肤反应和呼吸问题,应中断治疗,以免过敏反应。

【注意事项】 不足 6 个月婴儿可通过哺乳而获得母体抗体,故不推荐本品。孕妇尚无安全性应用资料。

【制剂规格】 片剂:3.5mg,7mg。

西佐喃(裂裥多糖、裂褶多糖、Sizofiran)

【作用特点与用途】 为裂褶菌培养所得的葡聚糖,能活化 Tc 细胞、NK 细胞、巨噬细胞活力,能促进 IL-1、IL-2、IL-3 及 INF 各种细胞因子的分泌。用于增强免疫功能。

【用法用量】 肌内注射:每周 40mg,分 1~2 次。

【不良反应】【注意事项】 可致发热、呕吐、皮疹、支气管哮喘;注射局部可见红肿、硬结。有过敏史者及孕妇禁用。

　　【制剂规格】　注射液:20mg/2ml。

外用重组人碱性成纤维细胞生长因子(扶济复、rhbFGF、Recombinant Human Basic Fibroblast Growth Factor for External Use)[保乙]

　　【作用特点与用途】　本品是一种多功能细胞生长因子,能刺激中胚层和神经外胚层来源细胞的增殖,并具有促进修复和再生的作用。国外临床研究表明,本品对神经损伤的修复,如老年性痴呆、缺血性脑病、脑卒中后遗症、神经性聋等中枢及外周神经病变,均有明显促进作用。为促进创面愈合,可用于烧伤创面(包括浅二度、深二度、肉芽创面)、慢性创面(包括慢性溃疡等)、新鲜创面(包括外伤、手术伤等)和复合创伤(伴有神经、血管及骨组织创伤)。

　　【用法用量】　将本品药粉用注射用水或生理盐水溶解后直接涂抹于清创后的创面上,或在伤患处覆以适当大小的消毒纱布,将药液均匀滴加于纱布上,适当包扎或半暴露,隔日换药 1 次。本品的最适用量约为 90AU/cm² 创面面积。

　　【注意事项】　本品大面积创面使用的安全性尚未确立,当创面大于体表面积 30% 以上时慎用。2～8℃保存。

　　【制剂规格】　冻干粉剂:安瓿或青霉素瓶装,每支含 2000AU,4000AU 和 20 000AU。

人破伤风免疫球蛋白(Human Tetanus Immunoglobulin)[保乙]

　　【作用特点与用途】　本品为特异性破伤风抗体的浓缩制剂,保持了天然的抗体分子结构,抗体效价 100U/ml 以上,有可靠的防治破伤风效果。本品在体内维持有效浓度时间达 3～4 周,且能与体液中破伤风毒素牢固结合,中和破伤风毒素。另外,本品内含广谱抗病毒抗体,与多价免疫球蛋白功效相似,对机遇性感染提供保护。用于预防和治疗破伤风感染。

　　【用法用量】　臀部肌内注射:不需皮试,不得静脉注射。①儿童、成年人预防破伤风 1 次用量 250U;②创面严重污染者,切割撕裂伤,创口边缘不整齐的患者,严重出血者,延误治疗时间的患者,过度肥胖的患者,较深的穿刺伤,伤口较多坏死组织或伴有化脓性感染者,注射剂量应加倍。

　　临床治疗破伤风参考剂量:3000～6000U,尽可能在短时间内用完,或遵医嘱。

　　【不良反应】　注射局部有轻微疼痛感;偶见低热、不适等,但不久即消退。

　　【制剂规格】　注射剂:每瓶 250U。

草分枝杆菌 F. U. 36(Mycobacterium Phlei F. U. 36 Injection)[保乙]

　　【作用特点与用途】　有调节细胞及体液免疫系统发挥免疫功能,从而增强机体免疫能力。主要用于肺和肺外结核的辅助治疗,亦用于其他免疫功能低下性疾病。

【用法用量】 深部肌内注射:每次 $1.72\mu g$,每周 1 次,一般 10 次为 1 个疗程。见说明书或遵医嘱用。

【不良反应】【注意事项】 偶见注射部位反应,疲倦、痰多等。

【制剂规格】 肌内注射剂: $1.72\mu g/ml$。

乙型肝炎人免疫球蛋白(Human Hepatitis B Immunoglobulin、HBIG)[典]

【作用特点与用途】 本品为人乙型肝炎抗体效价在 100U/ml 以上,主要用于使人体及时获得对乙型肝炎的被动免疫功能。用于乙型肝炎意外感染人群,HBsAg 阳性及 HBsAg 和 HBeAg 抗原双阳性的母亲及其所生婴儿,免疫功能低下者,乙型肝炎患者。

【用法用量】 肌内注射。母婴阻断,HBsAg 阳性的孕母从产前 3 个月起每月 1 次,200~400U;其婴儿在出生后 24h 肌内注射 100U,注射乙肝疫苗的剂量及时间参见说明书或遵医嘱。预防乙肝用儿童剂量为 100U,成人剂量为 200U,必要时可间隔 3~4 周再注射 1 次。意外感染者立即(最迟≤7d)按体重注射 8~10U/kg,隔月再注射 1 次。

【制剂规格】 肌内注射针剂:每瓶 100U,200U。

匹多莫德(匹多替莫、Pidotimod)

【作用特点与用途】 本品为免疫促进药,既能促进非特异性免疫反应,又能促进特异性免疫反应。本品可促进吞噬细胞及中性粒细胞的吞噬活性,提高其趋化活性;激活自然杀伤细胞;促进有丝分裂原引起的淋巴细胞增殖,使免疫功能低下时降低的辅助性 T 细胞($CD4^+$)与抑制性 T 细胞($CD8^+$)的比值恢复正常;通过刺激白介素-2 和 γ-干扰素促进细胞免疫反应。本品通过对机体的免疫功能的促进,可发挥显著的抗细菌(肺炎双球菌、大肠埃希菌、铜绿假单胞菌、变形杆菌等)及病毒(流感、单纯疱疹、鼠脑心肌炎病毒及门果病毒)感染的疗效。本品人生物利用度 45%, $t_{1/2}$ 为 4h,血浆清除率为 5L/h。用于小儿反复发作性呼吸道感染,泌尿道感染,妇科感染,慢性支气管炎,免疫功能低下的慢性病人,如慢性肝病、恶性肿瘤患者等。

【用法用量】 口服:每次 400mg,2/d;或每次 800mg,1/d。或遵医嘱服用。成人预防期用药每次 0.8g,1/d;小儿每次 0.4g,1/d。

【不良反应】 尚未见有报道。

【制剂规格】 片剂、冲剂、注射用粉针剂:均为 400mg。

丙种球蛋白(蓉生静丙、Gamma-Vein)

【作用特点与用途】　本品每批制品至少从 1000 人以上的混合血浆提取，是精制的含丙种球蛋白的血浆蛋白无菌溶液。一般蛋白质含量 3%～6%，其中免疫球蛋白含量不少于 90%，包括 IgG 的所有亚型和微量 IgA、IgM，而且 IgG 的亚型分布也应与正常人相同，IgG_1 占 60%，IgG_2 占 29.4%，IgG_3 占 6.5%，IgG_4 占 4.1%。本品直接静脉注射，可立即使循环中免疫球蛋白水平得以提高。IgG 分子是一种能与抗原、其他抗体分子的独特型及 Fc 受体相互作用的多功能分子，具有免疫调节和抗独特型作用，故本品不仅在免疫缺陷病治疗及细菌和病毒感染防治中有显著效果，而且对自身免疫病和系统性炎症有治疗作用。本品 $t_{1/2}$ 与正常人相同，IgG_1、IgG_2、IgG_4 为 18～23d，IgG_3 为 7～9d。对多数病人而言，IgG_1、IgG_2、IgG_4 的 $t_{1/2}$ 为 30～40d，IgG_3 为 20～24d。用于先天性和获得性免疫缺乏症。变异性免疫缺陷症、X 连锁 γ-球蛋白血症等抗体合成障碍性疾病是本品应用的绝对适应证。也可试用于联合免疫缺陷症、Wiskott-Aldrick 综合征、运动失调性毛细血管扩张等非抗体缺乏的原发性免疫缺陷病；慢性淋巴细胞性白血病伴屡发性细菌感染及低丙球血症，多发性骨髓瘤及早产儿、新生儿感染艾滋病或乙型肝炎等，预防性应用可使感染发生率明显下降；原发性血小板减少性紫癜；骨髓移植、严重烧伤等的辅助治疗或支持治疗。尚用于川畸病、多种自身免疫性疾病的研究性治疗。

【用法用量】　一般每月剂量 0.15～0.4g/kg，以输注后病人血清 IgG 达 5g/L 为宜，推荐使用每月 0.4g/kg，每 2～3 周静脉滴注 1 次。对严重出血或需大手术的急诊病人可用至 1～2g(kg·d)，一般 1～5d 就能使血小板数目增多并止血。或遵医嘱并按说明书调整用量。滴速宜慢。

【不良反应】　一般不良反应少而轻，且低于 5%，严重不良反应约 1/6000，过敏反应罕见。非过敏反应可见轻度胸背痛、肌痛、皮肤潮红、轻度畏寒、头晕、全身不适等。

【制剂规格】　冻干粉针剂：1.25g，2.5g。注射液：5ml(12%)，或每瓶 1.25g，2.5g。

百令胶囊(人工虫草、发酵虫草菌粉、Bailing Capsule)

【作用特点与用途】　本品为冬虫夏草的无性世代，即中华束丝孢真菌经液体培养得到的冬虫夏草菌粉胶囊剂，为强壮滋补药。具有补虚损、益精气、保肺益肾、止咳化痰、收敛镇静之功效，中医学主要用于治疗肺阴虚、肾阳虚、肺肾两虚和诸虚百损症候群。中医辨证观察临床 460 例，总有效率 76.2%，西医临床观察 160 例,总有效率为 76.3%。本品毒理、药理、药化、质量标准和临床试验等与天然虫草基本一致。用于慢性呼吸系统疾病、慢性肝炎、慢性肾炎、免疫功能异常、非细菌性前列腺炎、疲劳综合征、银屑病等。中医主治痰饮喘嗽、咯血、自汗盗汗、阳萎遗精、腰膝酸痛、食欲缺乏、老人畏寒、涕多泪出,病后久虚不复,及治诸虚百损。

【用法用量】　口服:每次 5 粒,3/d。

【制剂规格】　胶囊:每粒含原粉 0.2g。

卡介菌多糖核酸注射液(卡舒宁、斯奇康、BCG-PSN for Injection)[保乙]

【作用特点与用途】　本品为卡介菌提取物。采用热酚法去掉菌体蛋白质,再用乙醇沉淀提取菌体脂多糖而制成。因本品能明显提高机体细胞免疫功能和调节机体免疫水平,故对慢性支气管炎、哮喘患者细胞免疫功能减退或紊乱有效。临床验证有效率在 90% 以上,显效率 50% 以上。用于慢性支气管炎、感冒、哮喘、上呼吸道反复感染、神经性皮炎等。

【用法用量】　肌内注射:0.5mg,隔日 1 次,或每周 2～3 次,18 次(3 个月)为 1 个疗程。小儿减量或遵医嘱。

【不良反应】　尚未见报道,有待进一步观察。

【注意事项】　过敏者禁用。

【制剂规格】　针剂:0.5mg。2～8℃保存。

那托司亭(Nartograstim)

【作用特点与用途】　本品系来自人外周血巨噬细胞 mRNA 形成的粒细胞集落刺激因子(hG-CFS)的 cDNA 导入各种变异形成的衍生物,进行选择提高稳定性和活性的物质,是由 175 个氨基酸组成的蛋白质。能促进骨髓中粒细胞系祖细胞向嗜中性细胞分化、增殖,并促进由骨髓向血液中释放。用于骨髓移植时促进中性粒细胞数增加;肿瘤化疗时引起中性白细胞减少,如恶性淋巴瘤、肺癌、卵巢癌、睾丸肿瘤、神经细胞瘤、横纹肌肉瘤、小儿急性淋巴白血病;小儿再生不良性贫血伴嗜中性白细胞减少症;先天性原发性中性白粒细胞缺乏症。

【用法用量】　①骨髓移植后第 1～5 天,$8\mu g/(kg \cdot d)$,静脉注射;当中性白细胞增加到 $5 \times 10^9/L$(白细胞总数至 $10 \times 10^9/L$)时应一面观察一面停药;②癌症放化疗引起中性白细胞减少到 $1 \times 10^9/L$(白细胞总数 $2 \times 10^9/L$ 以下)者,放化疗后皮下注射本品 $1\mu g/(kg \cdot d)$;或 $2\mu g/(kg \cdot d)$ 静脉注射;中性白细胞升至 $5 \times 10^9/L$(白细胞总数升至 $10 \times 10^9/L$)以上可停药;③小儿再生障碍性贫血:$4\mu g/(kg \cdot d)$,皮下注射,或 $8\mu g/(kg \cdot d)$ 静脉注射;④原发性中性粒细胞减少

$2\mu g/(kg \cdot d)$,皮下注射;或 $4\mu g/(kg \cdot d)$静脉注射。当中性白细胞升至 $5\times10^9/L$ 时减量或停药。

【不良反应】　总发生率 5.2%,主要有腰痛,发热,骨、胸、肌肉痛,食欲缺乏及 ALP,P-LDH,AST,ALT,γ-GTP 可逆性升高。

【注意事项】　本品只用于中性粒细胞减少症。也只能在放化疗后用药。

【禁忌证】　对本品及其他粒细胞集落刺激因子制剂过敏者禁用,不可与其他药物混合注射。5℃以下避光保存。

【制剂规格】　冻干粉针剂:$50\mu g$,$100\mu g$,$250\mu g$。

其他生物工程免疫增强药见表 15-1。

表 15-1　其他生物工程免疫增强药

药物名称	适应证	用法用量	备　注
1. 乙型肝炎疫苗(乙型肝炎血源疫苗、重组基因乙肝疫苗)Hepatitis B Vaccine	预防乙型肝炎	三角肌内注射,免疫程序为 0 月(出生时或首针注射时),1 个月(1 月龄或首针后 1 个月),6 个月(6 月龄或首针后 6 个月),共 3 针。剂量:新生儿首针 $30\mu g$,应于出生后 24h 内注射,第 2、3 针各 $10\mu g$,其中生于 HBsAg,HBeAg 皆为阳性的母亲的新生儿,各为 $30\mu g$。首针与乙型肝炎表面抗体球蛋白(HBIG)合用,效果更佳,可同时注射,亦可先注射 HBIG,2～4 周后再注射乙肝疫苗。儿童接种每针均为 $10\mu g$,成年人则各为 $10\mu g$ 或 $20\mu g$,高危人群或肾透析、职业性与乙型肝炎患者密切接触者,3 针皆为 $30\mu g$	① 注射液:$10\mu g/ml$,$20\mu g/ml$,$30\mu g/ml$。② 重组乙型肝炎疫苗(YDV)系由通过 DNA 重组技术制备的乙型肝炎抗原蛋白制成,目前已获准作用的 YDV 均系由 S 基因编码的 226 个氨基酸组成的抗原颗粒制成,有取代血源乙型肝炎疫苗之势。一般 $20\mu g/ml$,接种程序为 0,1,2,12 个月。③ 已患乙型肝炎或肝功能不全者禁用乙型肝炎疫苗制剂。患有肝炎或其他急慢性疾病、发热、有过敏史者禁用

药物名称	适应证	用法用量	备注
2. 狂犬病疫苗（人用浓缩狂犬病疫苗）Rabies Purified Vaccine	预防狂犬病	被咬、抓伤者于0（第1天,注射当天）,3（第4天,以下类推）,7,14,30d 各注射本疫苗1支。儿童用量相同。3处以上严重被咬伤者,应于0,3d注射加倍量疫苗。或按说明书遵医嘱	①凡被狂犬或其他疯动物咬、抓伤时,应用肥皂水反复冲洗局部伤口后,再用碘酊消毒数次,不宜包扎或缝口;②及时用本品;③忌饮酒、浓茶和剧烈运动、劳动
3. 炭疽活菌苗 Anthrax Live Vaccine	预防炭疽病。接种后2d开始产生抗体,半月后获得足够免疫力,免疫保护期1年	以皮上划痕法接种,上臂外侧上部皮肤经乙醇消毒后,滴菌苗2滴,相距3～4cm,然后在上面各划一个"#"字,以隐血出为宜。接种后应裸露至少5～10min,然后以消毒干棉球擦净。或按说明书遵医嘱用	①禁忌证:急性传染病、活动性结核、严重肝肾疾病、严重皮肤病及严重过敏史者;②严禁注射,皮肤消毒不可用碘酊,以防杀死菌苗;③剩余菌苗,安瓿、用具及用过棉球需用3%碱水煮沸30min或焚化
4. 精制抗炭疽血清[保甲] Anti-Anthrax, Purified Antianthrax Serum	配合抗生素治疗炭疽病,亦可用于预防	预防:肌内注射每次20ml。治疗:每日肌内注射或皮下注射20～30ml,直至好转	不良反应与其他马血清制品相同,可能会引起过敏反应等,应仔细看说明书

续表

药物名称	适应证	用法用量	备　注
5. 精制破伤风抗毒素（精破抗）[保甲] Purified Tetanus Antitoxin，TAT	预防和治疗破伤风	皮下或三角肌内注射。治疗：新生儿破伤风，24d 内肌内注射 2 万～10 万 U，1 次或分次注射；严重者可静脉注射；成年人和儿童，每次 5 万～20 万 U。预防：皮下或肌内注射每次 1500～3000U，伤势重者加 1～2 倍，经 5～6d 还可重复。或遵医嘱酌情调整剂量	①皮下、肌内注射无异常者方可静内注射；②过敏体质病人需按说明书采用脱敏方法给药；③一般用本品前均应做皮肤过敏试验
6. 莱姆病疫苗 Lyme Disease Vaccine	15－70 岁人群主动免疫预防莱姆病	在三角肌内注射，于 0,1 及 12 个月分别注射 0.5ml（含 30μg 重组 OspA）。其中第二个剂量最好在莱姆病细菌开始传播前几周注射，通常是 4 月份	①可有注射部位局部刺激症状及关节偶感疼痛、低热、轻度疲倦感、皮疹等；②注射液每支 0.5ml，内含脂蛋白（OspA）30μg

Ⅰ型单纯疱疹灭活疫苗（Type Ⅰ Herpes Simplex Inactivated Vaccine）

【作用特点与用途】　本品系将Ⅰ型单纯疱疹病毒接种人的二倍体细胞培养，收获无菌病毒液，然后加温或甲醛灭活而制成。预防单纯性疱疹病毒引起的角膜炎。

【用法用量】　用前先加灭菌注射用蒸馏水将冰冻干燥疫苗溶化。已溶化的疫苗或液体疫苗,在角膜炎患眼同侧的耳前淋巴结处皮下注射:每周 1 次,成年人每次 1ml;学龄前儿童每次 0.2～0.3ml;学龄儿童 0.5ml;老年体弱病人剂量酌减,但不低于 0.5ml。双眼 2 次各注射 0.5～1ml。4 次为 1 个疗程。一般单纯性疱疹病毒性角膜炎使用 1 个疗程(注射疫苗 4 次)即可见效。对反复发作的顽固性角膜炎,宜用 2 个疗程。

【不良反应】 一般无全身反应或发热反应,少数病人注射后 1～2d 内局部可出现红肿、压痛,以后逐渐消失。

【制剂规格】 注射剂:冻干疫苗或液体疫苗。2～10℃保存。

伤寒疫苗(Typhoid Vaccine)[典]

【作用特点与用途】 系用伤寒沙门菌培养后,取菌苔制成悬液,经甲醛杀菌,以 PBS 稀释制成。为乳白色混悬液,含苯酚防腐剂。有效成分为灭活伤寒沙门菌菌体。主要用于部队、港口、铁路沿线工作人员。下水道、粪便、垃圾处理人员及饮食行业、医务防疫人员、水上居民或有本病流行疫区人群预防伤寒。经接种,可使机体产生免疫应答。

【用法用量】 ①于上臂外侧三角肌下缘附着处皮下注射。②初次注射本疫苗者需注射 3 针,每针间隔 7～10d,注射剂量如下。

1—6 周岁:第 1 针 0.2ml,第 2 针 0.3ml,第 3 针 0.3ml。

7—14 周岁:第 1 针 0.3ml,第 2、3 针均为 0.5ml。

14 周岁以上者:第 1 针 0.5ml,第 2、3 针均为 1.0ml。

加强注射剂量与第 3 针相同。

【注意事项】 ①用前摇匀,如出现摇不散的凝块、异物,疫苗瓶有裂纹或标签不清者,均禁用;②备好肾上腺素等急救药,防治偶发严重过敏反应,接种后在现场应观察 30min 以上;③2～8℃保存,严禁冷藏和受热,有效期 18 个月。

【制剂规格】 注射剂:5ml(含伤寒菌 $6.0\times10^7\sim3.0\times10^8$)。

伤寒甲型副伤寒联合疫苗(二联疫苗、Typhoid and Paratyphoid A Combined Vaccine)[典]

【作用特点与用途】 系用伤寒沙门菌、甲型副伤寒沙门菌分别培养,取菌苔制成悬液,并经甲醛杀菌,PBS 稀释制成,为白色混悬液,含苯酚防腐剂。有效成分为灭活的伤寒沙门菌、甲型副伤寒沙门菌菌体。接种对象同伤寒疫苗。接种后可使机体产生免疫应答,用于预防伤寒和甲型副伤寒。

【用法用量】 同伤寒疫苗。

【注意事项】 同伤寒疫苗。

【制剂规格】 注射剂:5ml。

伤寒甲型乙型副伤寒联合疫苗(三联疫苗、Typhoid and paratyphoid A&B Combined Vaccine)

【作用特点与用途】 有效成分为灭活的伤寒、甲型副伤寒、乙型副伤寒沙门菌菌体,白色混悬液,含苯酚防腐剂。接种对象同伤寒疫苗。接种后可使机体产生免疫应答,用于预防伤寒及甲、乙型副伤寒。

【用法用量】【注意事项】 同伤寒疫苗。

【制剂规格】 注射剂:5ml。

伤寒 Vi 多糖疫苗(Vi Polysaccharide Typhoid Vaccine)[典]

【作用特点与用途】 有效成分为伤寒沙门菌培养液纯化的 Vi 多糖,无色澄明液,经用 PBS 稀释制成。接种对象与用途同伤寒疫苗。

【用法用量】 于上臂外侧三角肌肌内注射 1 针 0.5ml。

【不良反应】【注意事项】 ①可见低热、局部稍有压痛感;②72h 内罕见皮疹者应及时就诊;③对本品任何成分过敏者,患有急性病、严重慢性病、慢性病急性发作期和发热期,孕妇均禁用;④家族和个人有惊厥史者,癫痫史者,患有慢性病者、过敏体质者、哺乳期妇女均慎用;⑤其余同伤寒疫苗。有效期 24 个月。

【制剂规格】 注射剂:5ml(含 10 次人用剂量),1ml(2 次人用量),0.5ml(1 次人用量)。

口服福氏宋内菌痢疾双价活疫苗[Dysentery Vaccine(Live) of S. flexneri and S. sonnei,Oral][典]

【作用特点与用途】 系用可表达福氏 2α 和宋内志贺菌双价菌体抗原的 FS 菌株,经培养收获菌体,加入稳定剂冻干制成,为乳白色或微带黄色的疏松体。有效成分为重组痢疾 FS 菌株活菌体。需预防细菌性痢疾的个体和人群。经服用本品后,可使机体产生免疫应答。

【用法用量】 全程免疫 3 次,每次间隔 5～7d,成年人首次用 1 瓶,第 2 次、3 次各服 2 瓶;6—13 岁儿童服成年人半量;5 岁以下儿童服成年人 1/3 量。用 50ml 凉开水溶解 1 包稀释剂,配制成稀释液。开启疫苗瓶,用所附吸管吸取稀释液少许,加入到疫苗瓶内,将复溶后的本品移入稀释液中,混匀后服用。

【不良反应】【注意事项】 ①可有一过性呕吐、腹泻,多在 2～3d 消失;②一过性发热,有时须对症处理;③罕见高热、惊厥;④严重持续呕吐、腹泻超过 3d,腹泻次数超过 5 次,72h 内出现的过敏性皮疹者须及时就诊;⑤对本品任何成分过敏者,患有急性病、重症疾病、慢性疾病急性发作、发热者,免疫缺陷、免疫力低下者或接受免疫制剂治疗者,孕妇均禁用;⑥严禁注射用;⑦有惊厥史、慢性病、过敏体质、哺乳期妇女均慎用;⑧不可与抗生素同时服用,不宜用热开水送服,有胃肠病者缓用,在空腹或半空腹时服用效果好,不推荐在该疾病流行季节使用,本品与其他活疫苗的使用间隔至少 1 个月;⑨2～8℃保存和运输,严禁冻结和受热,有效期 12 个月。

【制剂规格】 注射剂:每瓶 1ml,含菌 1.0×10^{11},活菌数不低于 2.0×10^{10}。

A 群脑膜炎球菌多糖疫苗(Group A Meningococcal Polysaccharide Vaccine)[典]

【作用特点与用途】 系用 A 群脑膜炎球菌培养液,经提取获得的荚膜多糖抗原,纯化后加入适宜稳定剂冻干制成。有效成分为白色疏松体,即 A 群脑膜炎球菌荚膜多糖,复溶后为澄明液体。6 个月至 15 周岁少年儿童接种本品后,可使机体产生体液免疫应答。用于预防 A 群脑膜炎球菌引起的流行性脑脊髓膜炎。

【免疫程序和剂量】 ①按标示量加入所附稀释剂复溶,摇匀后立即使用。②于上臂外侧三角肌附着处皮下注射 0.5ml,多糖不低于 30μg。③基础免疫注射 2 针,从 6 月龄开始,每针间隔 3 个月;3 岁以上儿童只需注射 1 次。接种应于流行性脑脊髓膜炎流行季节前完成。根据需要每 3 年复种 1 次,在遇有流行情况下,可扩大年龄组做应急接种。

【不良反应】【注意事项】 ①可在注射部位出现疼痛,触痛,红肿浸润轻、中度反应,多在 2～3d 自行消失;轻、中度发热。②罕见中、重度发热超过 48h 者,须对症处理,以防高热惊厥。③严重过敏反应(皮疹、过敏性紫癜、血管神经性水肿、过敏休克)等虽极罕见,但应及时急救,对症抗过敏治疗和应急备药处理。④禁忌证和其他注意事项同伤寒疫苗。有效期 24 个月。

【制剂规格】 注射用冻干粉针剂,附溶媒。按标示量复溶后 5ml,10 人次用剂量,含多糖 300μg;每 1 人次剂量含多糖不得低于 30μg。

A 群 C 群脑膜炎球菌多糖疫苗(Group A and C Meningococcal Polysaccharide Vaccine)[典]

【作用特点与用途】 系用 A 群和 C 群脑膜炎球菌培养液,分别提取和纯化 A 群和 C 群脑膜炎球菌荚膜多糖抗原,混合后加入适宜稳定剂冻干制成。为白色疏松体,加入所附 PBS 后可迅速溶解成澄明液体。有效成分为 A 群 C 群脑膜炎球菌荚膜多糖。2 周岁以上儿童及成年人接种疫苗后,可使机体产生免疫应答。用于预防 A 群和 C 群脑膜炎球菌所引起的流行性脑脊髓膜炎。

【用法用量】　①按标示量加入所附 PBS 复溶,摇匀后即使用。②在上臂外侧三角肌下缘附着处皮下注射。③接种 1 次,每 1 次人用剂量 0.5ml,含 A 群、C 群多糖各 $50\mu g$。接种应在流行性脑脊髓膜炎流行季节前完成。

【不良反应】【注意事项】　同 A 群脑膜炎球菌多糖疫苗。

【制剂规格】　冻干粉针剂,附溶媒。复溶后每瓶 0.5ml,每 1 人次用剂量 0.5ml,含 A 群、C 群多糖各 $50\mu g$。

b 型流感嗜血杆菌结合疫苗(Haemophilus Influenza Type b Conjugates Vaccine)[典]

【作用特点与用途】　系用纯化的 b 型流感嗜血杆菌荚膜多糖与破伤风类毒素共价结合而成,为无色透明液体,含防腐剂。有效成分为 b 型流感嗜血杆菌荚膜多糖。2~3 月龄婴儿至 5 周岁儿童接种本疫苗后,可使机体产生体液免疫应答。用于预防由 b 型流感嗜血杆菌引起的侵袭性感染,如脑膜炎、肺炎、败血症、蜂窝织炎、关节炎、会厌炎等。

【用法用量】　①臀部外上方 1/4 处或上臂外侧三角肌内注射。②自 2(3)个月龄开始,每隔 1 个月或 2 个月接种 1 次(0.5ml),共 3 次,在 18 个月时进行加强接种 1 次。③6—12 个月龄儿童,每隔 1 个月或 2 个月注射 1 次(0.5ml),共 2 次;在 18 个月时进行加强接种 1 次。④1—5 周岁儿童,仅需注射 1 次 0.5ml。

【不良反应】【注意事项】　①疫苗中的破伤风类毒素不能代替常规破伤风类毒素的免疫接种;②其余同伤寒 Vi 多糖疫苗;③严重心脏病、高血压,肝肾病患者,对其任何成分过敏者等均禁用。

【制剂规格】　注射剂:0.5ml,每 1 次人用剂量为 0.5ml,含有效成分不低于 $10\mu g$。

吸附白喉疫苗(儿童用)(Diphtheria Vaccine for Children, Adsorbed)[典]

【作用特点与用途】　系用白喉杆菌培养所产生的毒素,经甲醛脱毒、精制,加氢氧化铝佐剂制成的乳白色均匀混悬液。有效成分为白喉类毒素。6 个月至 12 岁儿童接种后,可使机体产生体液免疫应答,用于预防白喉。

【用法用量】 ①上臂三角肌内注射。②全程免疫剂量为:第 1 年第 1 针与第 2 针间隔 4～8 周;第 2 年再注射 1 针;3～5 年后再加强免疫 1 针,共 3～4 针。每 1 针均为 0.5ml,含白喉类毒素效价应不低于 30U。

【不良反应】【注意事项】 ①可出现发热、注射部位红肿、痛、痒、不适、疲倦、头痛、全身疼痛;②罕见重度发热、局部硬结、过敏性皮疹;③极罕见过敏性休克、紫癜,血管神经性水肿和神经系统反应;④禁忌证包括对本品任何成分过敏者、各种重症疾病发作期、发热期,脑病、癫痫等严重神经系统疾病者;⑤注意事项同前述疫苗,有效期 36 个月。

【制剂规格】 注射剂:0.5ml,1.0ml,2.0ml,5.0ml;每 1ml 含白喉类毒素效价不低于 60U。

吸附白喉疫苗(成年人及青少年用)(Diphtheria Vaccine for Adults and Adolescents, Adsorbed)[典]

【作用特点与用途】 同前述儿童用型。12 岁以上儿童接种后,可使机体产生体液免疫应答。用于经过白喉疫苗全程免疫后的青少年及成年人加强注射和预防白喉的应急使用。

【用法用量】 ①上臂外侧三角肌内注射;②注射 1 次,0.5ml,含白喉类毒素效价不低于 2U。

【不良反应】【注意事项】 同儿童用型,因剂量较小,故相对不良反应较轻。

【制剂规格】 注射剂:0.5ml,1.0ml,2.0ml,5.0ml。每 1 次人用剂量 0.5ml,含白喉类毒素效价不低于 2U。

吸附破伤风疫苗(Tetanus Vaccine, Adsorbed)[典]

【作用特点与用途】 系用破伤风梭状芽胞杆菌培养产生的毒素,经甲醛脱毒,精制,加入氢氧化铝佐剂成的乳白色均匀混悬液,其有效成分为破伤风类毒素。发生创伤机会较多的人群、妊娠期妇女接种后,可使机体产生免疫应答。用于预防伤者、产妇及新生儿破伤风。

【用法用量】 ①上臂三角肌内注射,每 1 次人用剂量 0.5ml。②无破伤风类毒素免疫史者应全程免疫:第 1 年第 1,2 针间隔 4～8 周,第 2 年注射第 3 针,加强免疫针一般在第 5 年或第 10 年再注射 1 针,每 1 针剂量均为 0.5ml,含破伤风类毒素效价不低于 40U。特殊情况、孕妇等应遵医嘱用。

【不良反应】【注意事项】 同前述疫苗制剂,有效期 42 个月。

【制剂规格】 注射剂:0.5ml,1.0ml,2.0ml,5.0ml。每 1 次人用剂量

0.5ml,含破伤风类毒素效价不低于 40U。

吸附白喉破伤风联合疫苗（儿童用）（Diphtheria and Tetanus Combined Vaccine for Children,Adsorbed）[典]

【作用特点与用途】　系由白喉类毒素原液及破伤风类毒素原液加入氢氧化铝佐剂制成的乳白色均匀悬液。有效成分为白喉类毒素和破伤风类毒素。12 岁以下儿童接种本疫苗后,可使机体产生免疫应答反应。用于经吸附百白破联合疫苗全程免疫后的儿童白喉和破伤风加强免疫。

【用法用量】　①上臂三角肌内注射;②注射 1 次,0.5ml。

【不良反应】【注意事项】　①同前述疫苗制剂;②有效期 36 个月。

【制剂规格】　注射剂:0.5ml,1.0ml,2.0ml,5.0ml。每 1 次人用剂量 0.5ml,含白喉类毒素效价应不低于 30U,破伤风类毒素效价应不低于 40U。

吸附白喉破伤风联合疫苗（成年人及青少年用）（Diphtheria and Tetanus Combined Vaccine for Adults and Adolescents, Adsorbed）[典]

【作用特点与用途】　同前述儿童用型。成年人及 12 岁以上人群接种本疫苗后,使机体产生体液免疫应答反应。用于经白喉、破伤风疫苗基础免疫的 12 岁以上人群做加强免疫及预防白喉的应急接种。

【用法用量】　在上臂三角肌内注射 1 次 0.5ml。

【不良反应】【注意事项】　同前述疫苗。有效期 36 个月。

【制剂规格】　注射剂:0.5ml,1.0ml,2.0ml,5.0ml。每 1 次人用剂量 0.5ml,含白喉类毒素效价不得低于 2U,破伤风类毒素效价应不低于 40U。

吸附百日咳白喉联合疫苗（Diphtheria and Pertussis Combined Vaccine,Adsorbed）[典]

【作用特点与用途】　系由百日咳疫苗原液和白喉类毒素原液加氢氧化铝佐剂制成的乳白色悬液。有效成分为灭活的百日咳杆菌全菌体和白喉类毒素。3 个月至 6 周数儿童接种本疫苗后,使机体产生免疫应答。用于预防百日咳、白喉,做加强免疫用。

【用法用量】　臀部或上臂外侧三角肌内注射 0.5ml。

【不良反应】【注意事项】　同前述疫苗。有效期 36 个月。

【制剂规格】　注射剂:0.5ml,1.0ml,2.0ml,5.0ml。每 1 次人用剂量 0.5ml,含百日咳疫苗效价应不低于 4.0U,白喉疫苗效价应不低于 30U。

吸附百白破联合疫苗(Diphtheria, Tetanus and Pertussis Combined Vaccine, Adsorbed)[典]

【作用特点与用途】 系由百日咳疫苗原液、白喉类毒素原液及破伤风类毒素原液加入氢氧化铝佐剂制成的乳白色悬液。有效成分为灭活的百日咳杆菌全菌体、白喉类毒素及破伤风类毒素。3个月龄至6周数儿童。接种本疫苗后,可使机体产生免疫应答。用于预防百日咳、白喉、破伤风。

【用法用量】 ①臀部或上臂外侧三角肌内注射。②自3个月龄开始免疫,至12个月龄完成3针免疫,每针间隔4~6周,18~24个月龄注射第4针。每1针注射剂量为0.5ml。

【不良反应】【注意事项】 同前述疫苗制剂。有效期18个月。

【制剂规格】 注射剂:0.5ml,1.0ml,2.0ml,5.0ml。每1次人用剂量0.5ml,含百日咳疫苗效价应不低于4.0U,白喉疫苗效价应不低于30U,破伤风疫苗效价应不低于40U(豚鼠法)或60U(小鼠法)。

吸附无细胞百白破联合疫苗(Diphtheria, Tetanus and Acellular Pertussis Combined Vaccine, Adsorbed)[典]

【作用特点与用途】 由无细胞百日咳疫苗原液、白喉类毒素原液、破伤风类毒素原液加入氢氧化铝佐剂制成的乳白色悬液。其有效成分为百日咳杆菌有效组分,白喉类毒素及破伤风类毒素。3个月至6周岁儿童接种本疫苗后,可使机体产生免疫应答。用于预防百日咳、白喉、破伤风。

【用法用量】 ①臀部或上臂外侧三角肌内注射。②基础免疫共3针,每针间隔3~4周,每次注射0.5ml。加强免疫通常在基础免疫后18~24个月龄内进行,注射剂量为0.5ml。

【不良反应】【注意事项】 同前述疫苗。有效期24个月。

【制剂规格】 注射剂:0.5ml,1.0ml,2.0ml,5.0ml。每1次人用剂量0.5ml,含无细胞百日咳疫苗效价不低于4.0U,白喉疫苗效价不低于30U,破伤风疫苗效价不低于40U。

皮上划痕用鼠疫活疫苗[Piague Vaccine(Live)for Percutaneous Scarification][典]

【作用特点与用途】 系用鼠疫苗弱毒菌株经培养后收集菌体,加入稳定剂冻干制剂,为白色或淡黄色疏松体,复溶后为均匀悬液。有效成分为鼠疫弱毒株活菌体。疫区或通过疫区的人员接种本疫苗后,可使机体产生免疫应答。

用于预防鼠疫。

【用法用量】　①按标示量加入氯化钠注射液溶解,每瓶 20 人次用量者加入 1.0ml,10 次人用剂量者加入 0.5ml,复溶后的疫苗应在 1h 内用完。②在上臂外侧三角肌上部附着处皮上划痕接种。在接种部位上滴加疫苗,每 1 次人用剂量 0.05ml。用消毒针划成"♯"字,划痕长度为 1～1.5cm,应以划破稍见血迹为宜。划痕处用针涂压 10 余次,使菌液充分进入划痕内。接种后局部应裸露至少 5min。③14 周岁以下儿童,疫苗滴于两处划 2 个"♯"字,"♯"间隔 2～3cm。④接种人员每年应免疫 1 次。

【不良反应】【注意事项】　同前述疫苗。有效期 12 个月。

【制剂规格】　按标示量复溶后每瓶 0.5ml(10 次人用剂量),含菌 8.0×10^9;按标示量复溶后每瓶 1.0ml(20 次人用剂量),含菌 1.6×10^{10}。每 1 次人用剂量活菌数不低于 2.0×10^8。

皮上划痕人用炭疽活疫苗[Anthrax Accine(Live)for Percutaneous Scarification]

【作用特点与用途】　系用炭疽芽胞杆菌的弱毒菌株经培养、收集菌体后稀释制成。为灰白色均匀悬液。有效成分为炭疽芽胞杆菌弱毒株活菌体。炭疽常发地区人群、皮毛加工与制革工人、放牧员及其他与牲畜密切接触者。接种本疫苗后,可使机体产生免疫应答。用于预防鼠疫。

【用法用量】　①在上臂外侧三角肌上附着处皮上划痕接种。用消毒注射器吸取疫苗,在接种部位滴 2 滴,间隔 3～4cm,划痕时用手将皮肤绷紧,用消毒划痕针在每滴疫苗处做"♯"字划痕,每条痕长 1～1.5cm,划破表皮以出现间断小血点为宜。②用同一划痕针反复涂压,使疫苗充分进入划痕内。接种后局部至少应裸露 5～10min,然后用消毒干棉球擦净。③接种后 24h 划痕部位无任何反应者应重新接种。

【不良反应】【注意事项】　同前述疫苗。有效期 24 个月。

【制剂规格】　注射剂:0.25ml(5 次人用剂量)含菌 1.0×10^9;0.5ml(10 次人用量)含菌 2.0×10^9,1.0ml(20 次人用剂量)含菌 4.0×10^9。每 1 次人用剂量含活菌数应不低于 8.0×10^7。

皮上划痕人用布氏菌活疫苗[Brucllosis Vaccine(Live)for percutaneous Scarification]

【作用特点与用途】　系用布氏菌的弱毒菌株经培养、收集菌体加入稳定剂后冻干制成,为乳白色疏松体,复溶后为均匀悬液。有效成分为布氏菌弱毒株溶菌体。与布氏菌病传染源有密切接触者,每年应免疫 1 次。布氏菌素反应阳性者可不予接种。接种本疫苗后,可使机体产生免疫应答。用于预防布氏菌病。

【用法用量】 ①每瓶加入 0.5ml 氯化钠注射液(10 次人用剂量),含菌 $9.5×10^{10}$;每 1 次人用剂量含活菌数应不低于 $3.0×10^9$。②上臂外侧三角肌上部附着处皮上划痕接种,在接种部位滴疫苗,每 1 次人用剂量 0.05ml,再用消毒针划痕,划痕长度为 1~1.5cm,应以划破表皮微见血液为宜;划痕处用针涂压 10 余次,使菌液充分进入划痕内,接触后局部应裸露至少 5min。③10 岁以下儿童及复种者疫苗滴于一处划 1 个"♯"字,10 岁以上初种者疫苗滴于两处划 2 个"♯"字,间隔 2~3cm。

【不良反应】【注意事项】 ①复溶后的疫苗应在 1h 内用完,剩余的疫苗疫无害化废弃;极罕见不良反应为淋巴结肿大,血管神经性水肿。②禁忌证及其他参阅前述划痕疫苗。③有效期为 12 个月。

【制剂规格】 冻干活菌体制剂,按标示量复溶后每瓶 0.5ml(10 次人用剂量),含菌 $9.5×10^{10}$,每 1 次人用剂量含活菌数应不低于 $3.0×10^9$。

皮内注射用卡介苗(BCG Vaccine for Intradermal Injection)

【作用特点与用途】 本品系用卡介菌经培养后收集菌体,加入稳定剂冻干制成。为白色疏松体或粉末,复溶后为均匀悬液。有效成分为卡介菌活菌体。出生 3 个月以内的婴儿或用 5U PPD 试验阴性的儿童(PPD 试验后 48~72h 局部硬结在 5mm 以下者为阴性),接种本疫苗后,可使机体产生细胞免疫应答。用于预防结核病。

【用法用量】 ①10 人次用剂量卡介苗加入 1ml 所附稀释液,5 次人用剂量卡介苗加入 0.5ml 所附稀释剂,放置 1min。摇匀溶解,且须在半小时内用完。②用灭菌的 1ml 蓝心注射器(25~26 号针头)吸入摇匀的疫苗,在上臂外侧三角肌中部略下处皮内注射 0.1ml。

【不良反应】【注意事项】 ①罕见严重淋巴结反应,瘢痕疙瘩;极罕见骨髓炎。②其余见前述疫苗。

【制剂规格】 冻干粉针活菌制剂,附溶媒;每瓶 5 人次或 10 人次用量。每 1mg 卡介菌含活菌数应不低于 $1.0×10^6$ CFU。

钩端螺旋体疫苗(Leptospira Vaccine)

【作用特点与用途】 系用各地区主要的钩端螺旋体流行菌型的菌株,经培养杀菌后制成单价或多价疫苗,为微带乳光的液体,含苯酚防腐剂。有效成分为灭活的单价或多价钩端螺旋菌体。流行疫区 7—60 岁的人群,经接种后,可使机体产生免疫应答。用于预防钩端螺旋体病。

【用法用量】　①上臂外侧三角肌下缘附着处皮下注射。②共注射 2 针,间隔 7~10d;第 1 针注射 0.5ml,第 2 针注射 1.0ml。7—13 周岁用量减半。必要时 7 周岁以下儿童可酌情减量注射,但不超过成年人量的 1/4。③应在流行季节前完成注射。

【不良反应】【注意事项】　同前述疫苗。有效期 18 个月。

【制剂规格】　注射剂:5ml。

乙型脑炎减毒活疫苗(Japanese Encephalitis Vaccine)

【作用特点与用途】　系用流行性乙型脑炎病毒减毒接种原代地鼠肾细胞,经培养、收获病毒液,加入适宜稳定剂冻干制成。为淡黄色疏松体,复溶后为橘红色或淡粉红色澄明液体。有效成分为乙型脑炎减毒活病毒。8 月龄以上健康儿童及非疫区进入疫区的儿童及成年人接种本疫苗后,可刺激机体产生抗乙型脑炎病毒的免疫力。用于预防流行乙型脑炎。

【用法用量】　①按标示量加入所附疫苗稀释剂,待疫苗复溶摇匀后使用;②于上臂外侧三角肌下缘附着处皮下注射;③8 月龄儿童首次注射 1 次;于 2 岁再注射 1 次,每次注射 0.5ml,以后不再免疫。

【不良反应】【注意事项】　同前述疫苗。疫苗瓶开启后应立即使用,如需放置,应置 2~8℃于 30min 内用完,剩余均应无害化废弃。

【制剂规格】　注射用冻干粉针剂。溶后每瓶 0.5ml,1.5ml,2.5ml。每 1 次人用剂量为 0.5ml,含乙型脑炎活病毒应不低于 5.4IgPFU。

冻干乙型脑炎灭活疫苗(Vero 细胞)[Inactivated Japanese Encephalitis Vaccine for Humanuse,freeze-dried (Vero cell)][典]

【作用特点与用途】　本品系用乙型脑炎病毒接种 Vero 细胞,经培养、收获、灭活病毒、浓缩、纯化后,加入适宜稳定剂冻干制成。为白色疏松体,复溶后为澄明液体。有效成分为灭活的乙型脑炎病毒 P_3 株。6 月龄至 10 周岁儿童和非疫区进入疫区的儿童和成年人,经接种疫苗后,可刺激机体产生抗乙型脑炎病毒的免疫力。用于预防流行性乙型脑炎。

【用法用量】　①按标示量加入所附灭菌注射用,待疫苗复溶并摇匀后使用;②于上臂外侧三角肌下缘附着处皮下注射;③基础免疫应注射两针、初免后第 7 天注射第 2 针,基础免疫后 1 个月至 1 年内加强免疫 1 次。可根据当地流行情况在基础免疫后 3~4 年再加强 1 次,每次注射 1 剂。

【不良反应】【注意事项】 参阅前述疫苗。有效期 24 个月。

【制剂规格】 冻干粉针剂:复溶后每瓶为 0.5ml,每 1 次人用剂量为 0.5ml。

森林脑炎灭活疫苗(Tick-borne Encephalitis Vaccine, Inactivated)[典]

【作用特点与用途】 系由森林脑炎病毒"森张"株接种于原代地鼠肾细胞,经培养、收获病毒液、病毒灭活、纯化后,加入稳定剂和氢氧化铝佐剂制成。为乳白色混悬液体,含硫柳汞防腐剂。有效成分为灭活的森林脑炎病毒。疫区居民及进入疫区的 8 岁以上人员,经接种后,可刺激机体产生抗森林脑炎病毒的免疫力,用于森林脑炎疾病的预防。

【用法用量】 ①于上臂外侧三角肌内注射。②基础免疫为 2 针,于 0d(当天、第 1 天)、14d(第 15 天)各注射本疫苗 1 剂;以后可在流行季节前加强注射 1 剂。

【不良反应】【注意事项】 参见前述疫苗。有效期 21 个月。

【制剂规格】 注射剂:每瓶 10ml,每 1 次人用剂量为 1.0ml。

双价肾综合征出血热灭活疫苗(Haemorrhagic Fever with Renal Syndrome Bivalent Vaccine, Inactivated)[典]

【作用特点与用途】 系用Ⅰ型和Ⅱ型肾综合征出血热病毒分别接种 Vero 细胞或原代地鼠肾细胞,或原代沙鼠肾细胞经一系列精制而成,为微乳白色混悬液体,含硫柳汞防腐剂。有效成分为灭活的Ⅰ型和Ⅱ型肾综合征出血热病毒。疫区居民及进入疫区 16—60 岁的高危人群。用于预防Ⅰ型和Ⅱ型肾综合征出血热。经接种后可产生免疫力。

【用法用量】 ①于上臂外侧三角肌内注射;②基础免疫为 2 针,于 0d(第 1 天、当天)、14d(第 15 天)各接种 1 剂疫苗、基础免疫后 1 年应加强免疫 1 剂。

【不良反应】【注意事项】 参见上述疫苗。有效期为 18~24 个月。

【制剂规格】 注射剂:每瓶 1.0ml,每 1 次人用剂量为 1.0ml。

人用狂犬病疫苗(Rabies Vaccine for Human Use)[典]

【作用特点与用途】 本品系用狂犬病病毒固定毒接种 Vero 细胞(或地鼠肾细胞)经培养、收获、浓缩、灭活病毒、纯化后,加入适宜的稳定剂制成。液体剂可含硫柳汞防腐剂,冻干粉针剂不含硫柳汞等任何防腐剂。凡被狂犬或其他疯动物咬伤、抓伤时,不分年龄、性别应立即处理局部伤口(用清水或肥皂水反复冲洗后再用碘酊或酒精消毒数次),并及时按暴露后免疫程序注射本疫苗;凡有接触狂犬病病毒危险的人员(如兽医、饲养员、林业职工、屠工、狂犬病实验者)按暴露前免疫程序注射本疫苗。接种本疫苗后,可刺激机体产生抗狂犬病病毒免疫力。用于预防狂犬病。

【用法用量】　①冻干剂按标示量加入所附灭菌注射用水,待疫苗复溶并摇匀后注射。②于上臂三角肌内注射,幼儿可在大腿前外侧区肌内注射。③暴露后免疫程序:一般咬(抓)伤后第 1 天、第 4 天、第 7 天、第 14 天和第 28 天各注射本疫苗 1 剂,全程免疫共注射 5 剂,儿童用量相同。对有下列情形之一的建议首剂狂犬病疫苗剂量加倍给予:注射疫苗前 1d 或更早一些时间内注射过狂犬病免疫球蛋白或抗狂犬血清的慢性病人;先天性或获得性免疫缺陷病人;接受免疫抑制药(包括抗疟疾药物)治疗的病人;老年人;暴露后 48h 或更长时间才注射狂犬病疫苗者等。暴露后免疫程序按Ⅰ、Ⅱ、Ⅲ级处理。④暴露前免疫程序:按 0,7,21 或 28d 各注射 1 剂,全程免疫共注射 3 剂。⑤对曾经接种过狂犬病疫苗的一般患者,是否再需接种本疫苗,需遵医嘱,原则上需再免疫。

【不良反应】【注意事项】　参阅前述疫苗,有效期 12 个月(地鼠肾细胞)。

【制剂规格】　注射剂(Vero 细胞,包括冻干粉针剂复溶后及地鼠肾细胞):每 1 次人用剂量(0.5ml 或 1.0ml)含狂犬病疫苗效价应不低于 2.5U。

冻干甲型肝炎减毒活疫苗[Hepatitis A(Live)Vaccine,Freeze-dried][典]

【作用特点与用途】　系用甲型肝炎病毒减毒株接种人二倍体细胞,经培养、收获病毒液,提取后,加适宜的稳定剂冻干制成。为乳酪色疏松体、复溶后为澄明液体。有效成分为甲型肝炎减毒活病毒。1 岁半以上的甲型肝炎易感者。接种本疫苗后,可刺激机体产生抗甲型肝炎病毒的免疫力。用于预防甲型肝炎。

【用法用量】　①按标示量加入所附灭菌注射用水,待疫苗复溶后并摇匀后使用。②于上臂外侧三角肌附着处皮下注射 1 剂。

【不良反应】【注意事项】　参见前述疫苗。有效期 18 个月。

【制剂规格】　冻干粉针剂,复溶后每瓶 0.5ml 或 1.0ml。每 1 次人用剂量为 0.5ml 或 1.0ml,含甲型肝炎活病毒应不低于 $6.50\lg CCID_{50}$。

甲型肝炎灭活疫苗(人二倍体细胞)[Hepatitis A Vaccine(Human Diploid Cell), Inactivated][典]

【作用特点与用途】 系用甲型肝炎病毒株接种人二倍体细胞,经培养、收获、病毒纯化、灭活和铝吸附制成。为微乳白色混悬液(体),可因沉淀而分层,易摇散,可含有防腐剂。主要成分为灭活的甲型肝炎病毒。1岁以上甲型肝炎易感者,接种本疫苗后可刺激机体产生抗甲型肝炎病毒的免疫力。用于预防甲型肝炎。

【用法用量】 ①上臂三角肌内注射。②16岁及以上用成年人剂量;1—15岁用儿童剂量。初次免疫接种1剂疫苗,间隔6个月加强免疫1剂疫苗。

【不良反应】【注意事项】 参见前述疫苗。

【制剂规格】 注射剂:0.5ml(儿童),1.0ml(成年人)。

重组乙型肝炎疫苗(Recombinant Hepatitis B Vaccine)[典]

【作用特点与用途】 系用重组酿酒酵母,或CHO细胞,或汉逊酵母表达的乙型肝炎病毒表面抗原(HBsAg)经纯化,加入铝佐剂制成。为乳白色混悬液体,可因沉淀而分层,易摇散。有效成分为乙型肝炎病毒表面抗原。乙型肝炎易感者:如新生儿,特别是母亲为HBsAg及HBeAg阳性者,医护人员及接触血液的实验者。用于预防乙型肝炎。

【用法用量】 ①于上臂三角肌内注射。②基础免疫程序为3针,分别在0,1,6个月接种。新生儿第1针在出生后24h内注射。16岁以下人群每1次剂量为$5\mu g$,16岁以上人群每1次剂量为$10\mu g$。

【不良反应】【注意事项】 参阅前述疫苗。有效期36个月。

【制剂规格】 注射剂:$5\mu g/0.5ml$,$10\mu g/1.0ml$(以HBsAg计)。

甲型乙型肝炎联合疫苗(Hepatitis A and B Combined Vaccine)[典]

【作用特点与用途】 本品系用甲肝病毒抗原与重组酿酒酵母表达的乙型肝炎病毒表面抗原(HBsAg)分别经铝佐剂吸附后,按比例混合制成。为乳白色混悬液体,不含防腐剂。有效成分为灭活的甲肝病毒和HBsAg。1岁以上甲型和乙型肝炎病毒易感者,经接种后可产生免疫力。用于预防甲型肝炎病毒和乙型肝炎病毒感染。

【用法用量】 同前述乙型肝炎疫苗。1—16岁以下者用儿童剂量,16岁以上者用成年人剂量。每次接种1剂。

【不良反应】【注意事项】　同前述疫苗。有效期 24 个月。

【制剂规格】　注射剂,成年人用 $10\mu g/1.0ml$,儿童用 $5\mu g/0.5ml$;均按 HBsAg 计。

麻疹减毒活疫苗(Measles Vaccine)[典]

【作用特点与用途】　系用麻疹病毒减毒株接种原代鸡胚细胞,经培养、收获病毒液,加入稳定剂冻干制成;为乳酪色疏松体,复溶后为橘红或淡粉红色澄明液体。有效成分为麻疹减毒活病毒。8 月龄以上的麻疹易感者,接种后可产生免疫力,用于预防麻疹。

【用法用量】　①按标示量加入所附灭菌注射用水,待疫苗复溶并摇匀后使用;②在上臂外侧三角肌下缘附着处皮下注射 0.5ml。

【不良反应】【注意事项】　参见前述疫苗。有效期 18 个月。

【制剂规格】　注射剂:复溶后每瓶 0.5ml,1.0ml 或 2.0ml。每 1 次人用剂量 0.5ml,含麻疹活病毒应不低于 $3.0 IgCCID_{50}$。

腮腺炎减毒活疫苗(Mumps Vaccine)[典]

【作用特点与用途】　系用腮腺炎病毒株接种原代鸡胚细胞,经培养、收获病毒液后,加稳定剂冻干制成。有效成分腮腺炎减毒活病毒。8 月龄以上的腮腺炎易感者,接种后可产生免疫力,预防流行性腮腺炎。

【用法用量】　按标示量加入所附灭菌注射用水,复溶摇匀后于上臂外侧三角肌附着处皮下注射 0.5ml。

【不良反应】【注意事项】　参见前述疫苗。有效期 18 个月。

【制剂规格】　复溶后的冻干粉针剂为 0.5ml 或 1.0ml,呈橘红色或淡粉红色澄明液体。每 1 人次用量为 0.5ml,含腮腺炎活病毒不低于 $3.7 Ig CCID_{50}$。

风疹减毒活疫苗(Rubella Vaccine)[典]

【作用特点与用途】　系用风疹病毒减毒株接种人二倍体细胞或原代兔肾细胞,经培养、收获病毒液,加适量稳定剂冻干制成。为乳酪色疏松体,复溶后应为橘红色澄明液体。有效成分为风疹减毒活病毒。适用于 8 月龄以上的风疹易感者,接种后可产免疫力,用于预防风疹。

【用法用量】　①按标示量加入所附灭菌注射用水,待疫苗复溶并摇匀后使用;②在上臂外侧三角肌下缘附着处皮下注射 0.5ml。

【不良反应】【注意事项】　参阅前述疫苗。有效期 18 个月。

【制剂规格】　冻干注射用粉针剂,每瓶复溶后 0.5ml 或 1.0ml。每 1 次人用剂量为 0.5ml,含风疹活病毒应不低于 3.2 Ig CCID$_{50}$。

麻疹腮腺炎联合减毒活疫苗(Measles and Mumps Combined Vaccine,Live)[典]

【作用特点与用途】　系用麻疹病毒减毒株和腮腺炎病毒减毒株分别接种原代鸡胚细胞,经培养、收获病毒液,按比例混合配制,加适宜稳定剂冻干制成。为乳酪色疏松体,复溶后为橘红色澄明液体。适用于 8 月龄以上的麻疹和流行性腮腺炎易感者,接种后可产生免疫力。用于预防麻疹和流行性腮腺炎。

【用法用量】　按标示量加入所附灭菌注射用水,待疫苗复溶并摇匀后,于上臂外侧三角肌下缘附着处皮下注射 0.5ml。

【不良反应】【注意事项】　参阅前述疫苗。有效期 18 个月。

【制剂规格】　冻干注射用粉针制剂:每瓶复溶后 0.5ml 为 1 次人用量,含麻疹活病毒和腮腺炎活病毒应分别不低于 3.0,3.7IgCCID$_{50}$。

麻疹风疹联合减毒活疫苗(Measles and Rubella Combined Vaccine,Live)[典]

【作用特点与用途】　系用麻疹病毒减毒株接种原代鸡胚细胞,风疹病毒减毒株接种人二倍体细胞,经培养、收获病毒液,按比例配制,加入适宜稳定剂冻干制成。为乳酪色疏松体,复溶后为橘红色澄明液体。8 月龄以上麻疹和风疹易感者,接种后可产生免疫力。用于预防麻疹和风疹。

【用法用量】　按标示量加入所附灭菌注射用水,待疫苗复溶并摇匀后,于上臂外侧三角肌下缘附着处皮下注射 0.5ml。

【不良反应】【注意事项】　参见前述疫苗。有效期 18 个月。

【制剂规格】　注射用冻干粉针剂:复溶后每瓶 0.5ml,每 1 次人用剂量为 0.5ml。

麻腮风联合减毒活疫苗(Measles Mumps and Rubella Combined Vaccine,Live)[典]

【作用特点与用途】　系用麻疹病毒减毒株和腮腺炎病毒减毒株分别接种原代鸡胚细胞,风疹病毒减毒株接种人二倍体细胞,经培养、收获病毒液,按比例混合配制,加入适宜稳定剂冻干制成。为乳酪色疏松体,复溶后为橘红色澄明液体。有效成分麻疹、风疹和腮腺炎减毒活疫苗。适用于 8 月龄以上的麻疹、腮腺炎和风疹易感者,接种后可产生免疫力。用于预防麻疹、腮腺炎和风疹。

【用法用量】　同麻疹腮腺炎联合减毒活疫苗。

【不良反应】【注意事项】　同前述疫苗,有效期 18 个月。

【制剂规格】　注射用冻干粉针剂,复溶后每瓶 0.5ml。每 1 次人用剂量为 0.5ml,含麻疹和风疹活病毒均应不低于 $3.0IgCCID_{50}$,含腮腺炎活病毒应不低于 $3.7IgCCID_{50}$。

流感全病毒灭活疫苗[Influenza Vaccine(Whole Virion),Inactivated][典]

【作用特点与用途】　本品系用世界卫生组织(WHO)推荐的甲型和乙型流行性感冒(简称流感)病毒株分别接种鸡胚,经培养、收获病毒液、灭活病毒、浓缩、纯化后制成。为微乳白色液体,含硫柳汞防腐剂。有效成分为当年使用的各型流感病毒株血凝素(应包括各毒株名称及血凝素标示量)。适用于 12 岁以上儿童、成年人及老年人,接种后可产生免疫力,预防本株病毒引起的流行性感冒。

【用法用量】　于上臂外侧三角肌内注射,每次注射 1 剂。

【不良反应】【注意事项】　参见前述疫苗。有效期 12 个月。

【制剂规格】　注射剂,每瓶 0.5ml,或 1.0ml,含各型流感病毒株血凝素应为 $15\mu g$。

流感病毒裂解疫苗(Inactivated Split Influenza Vaccine)

【作用特点与用途】　与流感全病毒灭活疫苗相同,适用于易感者及易发生相关并发疾病(症)的人群,如儿童、老年人、体弱者、流感流行地区人员预防本株病毒引起的流行性感冒。

【用法用量】　①于上臂外侧三角肌内注射。②于流感流行季节前或期间进行预防接种。成年人及 3 岁以上儿童接种 1 针,每次接种剂量为 0.5ml;6 个月至 3 岁儿童接种 2 针,每针接种剂量为 0.2ml,间隔 2～4 周。

【不良反应】【注意事项】　同流感全病毒灭活疫苗。

【制剂规格】　注射剂:每瓶(支)0.25ml 或 0.5ml。每 1 次人用剂量为 0.25ml(6 个月至 3 岁儿童),含各型流感病毒株血凝素应为 $7.5\mu g$;或 0.5ml(成年人及 3 岁以上儿童),含各型流感病毒株血凝素应为 $15\mu g$。

脊髓灰质炎减毒活疫苗[Poliomyelitis (Live)Vaccine][典]

【作用特点与用途】　系用脊髓灰质炎病毒 Ⅰ、Ⅱ、Ⅲ 型减毒株分别接种于原代猴肾细胞,或人二倍体细胞,经培养、收获病毒液后制成,为橘红色液体,或白色固体糖丸。有效成分为脊髓灰质炎病毒Ⅰ、Ⅱ、Ⅲ型减毒活病毒。主要为2月龄以上的儿童。服用疫苗后可产生免疫力。用于预防脊髓灰质炎。

【用法用量】 基础免疫为3次,首次免疫从2月龄开始,连续口服3次,每次间隔4～6周,4岁再加强免疫1次。滴剂每1次人用剂量为2滴(相当于0.1ml)。或服用糖丸,每1次人用剂量1粒。其他年龄组在需要时也可服用,或遵医嘱。

【不良反应】【注意事项】 参见前述疫苗(及说明书),有规定的效期。

【制剂规格】 滴剂:每瓶1.0ml。每1次人用剂量为2滴(相当于0.1ml),所含脊髓灰质炎活病毒总量应不低于$6.15IgCCID_{50}$,其中Ⅰ型应不低于$6.0IgCCID_{50}$,Ⅱ型应不低于$5.0IgCCID_{50}$,Ⅲ型应不低于$5.5IgCCID_{50}$。糖丸:每粒重1g。每1次人用剂量为1粒,含脊髓灰质炎活病毒总量应不低于$5.95IgCCID_{50}$,其中Ⅰ型不低于$5.8IgCCID_{50}$,Ⅱ型应不低于$4.8IgCCID_{50}$,Ⅲ型应不低于$5.3IgCCID_{50}$。-20℃以下保存有效期为24个月;2～8℃有效期5个月(糖丸),12个月(滴剂)。

其他预防用疫苗见表15-2。

表15-2　其他预防用疫苗、菌苗、抗毒素、类毒素

疫苗通用名称	作用与用途	用法与用量
吸附霍乱类毒素全菌疫苗	系用霍乱弧菌古典型、El-Tor型分别培育、杀菌后,经稀释成所需浓度,加氢氧化铝吸附剂制成,用于预防霍乱	肌内注射于上臂外侧三角肌处,初次免疫者需2针,间隔4～8周。6岁以下第1,2针均为0.2ml;6-14岁者第1,2针均为0.3ml;14周岁以上者第1,2针均为0.5ml。每于流行季节前再加强1针,用量同第2针
冻干黄热病疫苗[典]	系用减毒的黄热病毒17D株接种鸡胚,精制成冻干注射剂。用于预防黄热病	按标示量加入10倍量生理盐水,复溶摇匀后,于上臂外侧三角肌附着处皮下注射0.5ml

疫苗通用名称	作用与用途	用法与用量
短棒状杆菌制剂（菌苗）	系用具有免疫调节及抑瘤等活性的厌氧短棒状杆菌制成,每毫升含菌体 60 亿。主要用于癌性胸腔积液,结合手术治疗中早期肺癌,亦用于乳腺癌、鼻咽癌、晚期肺癌、黑色素瘤及癌症的体表转移癌;牛皮癣(银屑病)、再生障碍性贫血、女阴白斑、感染性哮喘	浓度为 60 亿/ml 的菌苗:初次注射 0.5～1.0ml,以后酌情逐渐增加每次 0.5ml,直至 2.0ml。肌内、腔内及多点注射可酌情增量,最多 4.0ml(皮下不宜超过 2.0ml)。女阴白斑等可局部涂擦,每次 1～2ml,1/d
流行性斑疹伤寒疫苗(注射液每支 0.5ml)	系用流行性斑疹伤寒立克次体感染小白鼠,取肺经研磨加甲醛杀死立克次体,纯化浓缩制成。用于预防斑疹伤寒	皮下注射于上臂外侧三角肌附着处。初次免疫者需 3 针,间隔 5～10d。15 岁以下者第 1 针 0.3～0.4ml,第 2,3 针均为 0.6～0.8ml。15 岁以上者第 1 针为 0.5ml;第 2,3 针均为 1.0ml
水痘疫苗(注射剂:0.5ml)	接种水痘疫苗后,预防水痘有效率达 70.9%,免疫性可维持 6 年以上。虽有接种仍出现水痘者,但病情相应较轻	12 个月至 12 周岁儿童可单次皮下或肌内注射 0.5ml;13 岁以上者注射 2 次 0.5ml,间隔 4～8 周
轮状病毒疫苗(每 1 剂含减毒活病毒 10^4 PFU)	口服本疫苗制剂,可使机体产生免疫力,可预防轮状病毒感染性腹泻	口服:6～26 周或 2,4,6 月婴儿服 3 剂,间隔 4 周服 1 剂

续表

疫苗通用名称	作用与用途	用法与用量
霍乱伤寒副伤寒甲乙菌苗(四联菌苗)	接种本菌苗后,刺激机体产生免疫力,用于预防霍乱、伤寒、副伤寒甲、乙	上臂外侧三角肌附着处皮下注射。第 1 年 2 针,间隔 7～10d。以后每年 1 针。第 1 针 6 岁以下 0.2ml,7～14 岁 0.3ml,15 岁以上 0.5ml。以后每次用量加倍
霍乱伤寒副伤寒甲乙型菌苗及破伤风抗毒素(五联菌苗)	接种本菌苗后,刺激机体产生免疫力,用于预防霍乱、伤寒、副伤寒甲、乙及破伤风	皮下注射:第 1 年 3 针,每针间隔2～4 周;第 1 针 0.5ml,第2、3针各为 1.0ml。1 年后可再 1 针(1ml)。或遵医嘱
尿路感染菌苗	接种后可刺激机体产生免疫力,用于预防和治疗尿路感染	皮下或肌内注射,第 1 周 2 针,第 1 针 0.2～0.3ml,间隔 3d 后第 2 针 0.4～0.5ml。以后遵医嘱
吸附精制破伤风类毒素	系用精制破伤风类毒素加吸附剂制成,用于预防破伤风,包括发生创伤机会较多人群、孕产妇及新生儿	全程免疫第 1 年 2 针。两针间间隔4～8 周;第 2 年免疫 1 针;以后 5～10 年再加强免疫 1 针,每一针均为 0.5ml。孕妇可在妊娠第 4 个月,第 6～7 个月各注射 1 针

多价绿脓杆菌菌苗(Polyvalent Pseudomonas Aeruginosa Vaccine)

【作用特点与用途】 本品系采用成都地区流行的主要之菌株分别培育,经用甲醛溶液杀菌、减毒、离心、洗涤,然后稀释于生理盐水制成供肌内注射的针剂,对铜绿假单胞菌感染症具有特异性的预防和治疗作用。用于①易被烧伤的工作人员和作战官兵;②铜绿假单胞菌感染症的预防和治疗。

【用法用量】　①预防用:肌内注射 3 针,第 1 针 0.5ml,第 2 针和第 3 针各 1ml;6 岁以下儿童剂量减半;间隔 1 周;②治疗用:肌内注射 3～5 针,第 1 针 0.5ml,第 2 针至第 5 针各 1ml,儿童剂量减半,间隔 1 周。

【禁忌证】　①严重高血压和心、肝、肾疾病及活动性结核病;②孕妇及其他严重疾病。

【注意事项】　①用前摇匀,安瓿内有摇不散的凝块、异物或安瓿有裂纹等则禁用;②应在有效期内使用。

【制剂规格】　水针剂:1ml。2～10℃保存。

葡萄球菌类毒素(Staphylococcus Toxoid)

【作用特点与用途】　本品系由金黄色葡萄球菌毒素经解毒精制而成。经皮下或肌内注射后可刺激白细胞增生,使大单核细胞与中性粒细胞的绝对值明显升高。血清中抗毒素及抗杀白细胞素亦升高。本品抗细菌感染的疗效较好,对耐抗生素菌株所致的各种感染效果更优。用于治疗和预防由金黄色葡萄球菌感染引起的疾病如疖肿、脓肿、痈、化脓性骨髓炎、蜂窝织炎、化脓性乳腺炎、结膜炎、化脓性中耳炎、腭扁桃体炎、口腔溃疡、产褥热、子宫附件炎、子宫内膜炎、败血症、肺坏疽、肺脓肿、毛囊炎及痤疮、湿疹等。

【用法用量】　肌内或皮下注射:成年人和儿童首次 0.2ml,1/d,以后每日递增 0.1ml,可增至 0.5ml,5 次为 1 个疗程。间隔 1 周可进行第 2 个疗程,直至痊愈。个别病人可每日 1 次注射 1ml,未发现任何不良反应。

【注意事项】　偶见局部红肿,可热敷处置。若出现过敏反应,应按过敏反应处理;有过敏史、严重传染病或习惯性流产者均慎用。若安瓿有裂纹、异物或标志不清者,应忌用。

【制剂规格】　针剂:每支 0.5ml,含 5U。2～8℃保存。

重组人白介素-11(迈格尔、Recombinant Human Interleukin-11)

【作用特点与用途】　系应用基因重组技术生产的一种促血小板生长因子,可直接刺激骨髓造血干细胞和巨核祖细胞的增殖,诱导巨核细胞的成熟分化,增加体内血小板的生成,从而提高血液正常血小板计数,而血小板功能无明显改变。用于实体瘤及白血病放、化疗后血小板减少症的预防和治疗其他原因引起的血小板减少症的治疗。遵医嘱用。

【用法用量】　推荐皮下注射:$25\mu g/kg$,于化疗结束后 24～48h 起或发生血小板减少症后 1/d,连用 7～14d。轻症可调整剂量 $12.5\mu g/kg$,血小板恢复后应停药。

【不良反应】 可有水肿、头痛、发热、心悸、心动过速、心房颤动、恶心呕吐、眩晕、失眠、呼吸困难、皮疹、结膜充血，偶见一过性视物模糊。

【注意事项】 血小板升至 $100 \times 10^9/L$ 时及时停药。

【制剂规格】 注射剂：600 万 U，1200 万 U；缓冲体系为 10mmol 磷酸缓冲液，pH 7.0，内含 0.3mmol 甘氨酸。

肌苷(次黄嘌呤核苷、星多克、Inosine)

【作用特点与用途】 本品能直接透过细胞膜进入体细胞，迅速转变为多种核苷酸及 ATP，GTP，参与人体核酸代谢、能量代谢和蛋白质合成，提高各种酶，特别是辅酶 A 与丙酮酸氧化酶的活性，使细胞在受损、低能、缺氧状态下继续进行代谢，促进受损及坏死细胞的修复和再生，同时增加血液中白细胞及血小板，增强人体免疫力，还有抗衰老、促进生长的作用，具有治疗与营养双重功效。用于各种急慢性肝、肾、心脑血管、血液、眼、神经系统、肿瘤、免疫系统等疾病的治疗，也用于消耗性疾病的营养支持治疗。

【用法用量】 静脉注射或滴注：每次 200～600mg，1～2/d。肌内注射：每次 100～200mg，1～2/d。

【药物相互作用】 本品不能与乳清酸、氯霉素、双嘧达莫、硫喷妥钠注射液配伍。

【制剂规格】 注射剂：100mg/2ml。

金菌灵胶囊(大洋扶生、Jinjunling Capsule)

【作用特点与用途】 本品是以朴菇菌丝体为原料制成的胶囊剂。其有效成分朴菇多糖(EA_3，EA_5，EA_6，EA_7)——锗络合物及酸性蛋白能增加 T 细胞、NK 细胞的活力，激活淋巴细胞及吞噬细胞活性，促进抗体产生，并能诱导干扰素的产生，全面提高人体免疫力来抑制肿瘤的生长，清除肝炎病毒。金菌灵含有的构菌素(碱性蛋白)及金菇素能直接作用于癌细胞，抑制肿瘤生长。近年来研究表明，多糖肽能破坏癌细胞的端粒酶从而阻止肿瘤细胞增殖，使癌细胞凋亡，有机锗能降低癌细胞电荷，有效防止肿瘤扩散。此外，金菌灵能有效降低 TC、TG 及 LDL 并提高 HDL-C，具有降血脂、抗动脉粥样硬化作用。金菌灵亦具有抗血栓、抗疲劳作用。用于癌症、慢性肝炎、胃炎、神经性皮炎、红斑狼疮、类风湿关节炎的治疗；也用于心脑血管疾病的治疗，如各类型高脂血症及降低血液黏稠度和预防血栓的形成；同时也用于慢性支气管炎、支气管哮喘、慢性腭扁桃体炎及手术后体力虚弱的辅助治疗。

【用法用量】 口服：成年人每次 4 粒，儿童每次 2 粒，1～2/d。

【制剂规格】　胶囊:0.25g。

转移因子(Transfer Factor)

【作用特点与用途】　本品是从健康、新鲜动物脾中提取制成的天然高效双向新型免疫调节药。转移因子能够转移迟发型超敏反应(DTH),有触发和调节细胞免疫功能,并对抗原和有丝分裂原的母细胞产生转化应答,同时活化巨噬细胞、提高体内 IL-2 等多种细胞因子在体内生成,使免疫功能低下或亢进得到调整。本品具有增强和调节机体细胞免疫和体液免疫及骨髓造血功能,对机体免疫功能呈双向调节作用,纠正机体的免疫功能紊乱,增加助性 T 细胞数。用于治疗病毒性感染和自身免疫性疾病:病毒性肝炎、慢性迁延性肝炎、肝硬化、乙型肝炎及各种真菌、细菌、病毒感染性疾病及恶性肿瘤放疗、化疗的综合治疗;体弱者服用可增强抵抗力,预防感冒、抗衰老。

【用法用量】　口服:口服溶液,每次 10ml(1 支),1~2/d 或遵医嘱;胶囊,每次 2 粒,2/d 或遵医嘱。

【制剂规格】　转移因子口服溶液:10ml,每盒 6 支。转移因子胶囊:每粒 3mg(多肽),100μg(核糖)。

肌氨肽苷(凯达通欣、Muscular Amino Acids and Nucleosides)

【作用特点与用途】　本品是由健康家兔肌肉和心肌提取的含有多肽、氨基酸、核苷及核苷酸等混合物的灭菌水溶液。本品有促进机体代谢作用。能扩张心脑肾血管,增加重要器官的血流量,改善血供营养及氧的利用;抑制自由基生成,改善卒中患者脑的葡萄糖代谢,保护脑细胞免受缺血性损伤;对心脑细胞具有膜稳定保护作用,明显减轻心脑缺血再灌注损伤作用;修复和营养已损伤的心脑及神经细胞;增加肾血流量,具有较强的利钠利尿作用。用于脑功能紊乱,脑卒中、脑供血不足所致脑功能减退;高血压病及其所致的冠状动脉供血不足;糖尿病微血管病变、脑动脉硬化症、充血性心力衰竭等;放化疗及中毒因素引起的肝肾功能损伤和营养支持;神经衰弱综合征、神经性水肿、周围神经疾病;各种急、慢性缺血或出血性损伤的组织修复。

【用法用量】　肌内注射:每次 2~4ml,1~2/d 或遵医嘱;静脉滴注:每次 4~10ml,加入 500ml 氯化钠注射液中或 5%~10% 葡萄糖注射液中,缓慢滴注(2ml/min),1/d,2 周为 1 个疗程。

【不良反应】　个别患者静脉滴注 3~4h 出现发冷、发热、体温略有升高、头晕、烦躁,调慢滴速或停药后症状可消失。

【禁忌证】　对本品过敏者禁用。

【制剂规格】 注射剂:每支 2ml 含 3.5mg(多肽),0.5mg(次黄嘌呤)。

冻干治疗用母牛分枝杆菌菌苗(微卡、Vaccae)

【作用特点与用途】 本品是用母牛分枝杆菌经过特殊工艺、高温处理制成的注射用冻干粉针剂,母牛分枝杆菌含有高浓度分枝杆菌类共同抗原,对人和动物均无致病性。本品为双向免疫调节药,具有双向免疫调节功能。能促进 T 淋巴细胞转化及增殖,改善患者的细胞免疫功能。使 CD3$^+$ 和 CD4$^+$ 值升高,CD8$^+$ 值降低;提高巨噬细胞产生过氧化氢和一氧化氮的水平,增强吞噬功能,明显增强机体抵抗力;并能有效抑制结核杆菌等感染引起的过强变态反应;能显著增强结核病化疗等疗效,缩短化疗疗程,加快痰菌的阴转及结核病灶的吸收,抑制和减轻变态反应所致的病理性损害。本品为双向免疫调节药,对免疫功能低下和亢进者均有调节和治疗作用。如可作为结核病化疗的辅助治疗。

【用法用量】 肌内注射:1～2 周 1 次。每次将本品 1 支用 1ml 注射用水或生理盐水溶解摇匀后,于臀部肌内深部注射。作为免疫调节药疗程 2～3 个月。初治结核病疗程 6 个月,对耐药及难治性结核病患者可延长 3 个月或遵医嘱。本品应在溶解摇匀后使用。

【不良反应】 极个别患者可能出现局部皮疹、硬结或发热。

【禁忌证】 严重心脏病、极度衰弱、妊娠期妇女及对菌苗有过敏史者慎用。本品不得做皮内注射、皮下注射或静脉注射给药。

【制剂规格】 注射剂(冻干粉针):22.50μg。

基因重组人脑利钠肽(rhBNP、Recombinant Human Brain Natriuretic Peptide)

【作用特点与用途】 本品为内源性活性因子,能迅速逆转心力衰竭进程,全面启动心脏保护。起效时间 15min,$t_{1/2}$ 18min,清除本身的平均值约为 2min。用于急性代偿性心力衰竭、心肌梗死、慢性失代偿性心力衰竭、心脏导管手术、BNP 代偿不足的疾病等。

【用法用量】 静脉推注:负荷剂量为 1.5～2μg/mg,维持剂量静脉滴注 0.007 5～0.01μg/(kg·min),一般连续静脉滴注 24～48h,症状缓解后改口服治疗。慢性期每周 1～2 次门诊静脉滴注:0.007 5～0.01μg/(kg·min),疗程 12 周或遵医嘱。

白喉抗毒素（Diptheria Antitoxin）[典]

【作用特点与用途】　系用白喉类毒素免疫马所得的血浆,经胃酶消化后纯化制成液体或冻干抗毒素球蛋白制剂。用于预防和治疗白喉。

【用法用量】　①出现症状者,及早注射抗毒素治疗。未经类毒素免疫或免疫史不清者,如系密切接触,可注射抗毒素紧急预防。也应同时注射类毒素,以获得永久免疫。②皮下注射上臂三角肌附着处,同时注射类毒素时部位应分开。肌内注射应在三角肌中部或臀大肌外上。经皮下注射无异常者方可静脉注射。静注应缓慢,开始每分钟不超过 1ml,以后每分钟不超过 4ml,每次静脉注射不超过 40ml。儿童不超过 0.8ml/kg。亦可稀释后静脉滴注,静脉滴注液体与体温相近。③用量如下:预防:皮下或肌内注射 1000～2000U。治疗参考表 15-3,应及早大量注射。

表 15-3　精制白喉抗毒素治疗剂量参考

假膜所侵范围	注射与发病相距时间(h)	应注射抗毒素剂量(U)
一边扁桃体	24	8000
	48	16 000
	72	24 000
两边扁桃体	24	16 000
	48	32 000
	72	48 000
两边扁桃体、腭垂、	24	24 000
鼻咽或咽部	48	48 000
	72	72 000
白喉病变仅限于鼻部		8000～16 000

【注意事项】　①注射前须先做皮肤过敏试验(皮试液为 0.1ml 抗毒素,加生理盐水 0.9ml。试验阳性者可做脱敏注射(将本品稀释 10 倍后,分小量数次皮下注射)。②参见抗炭疽血清(疫苗)。③本品有液体及冻干两种。

破伤风抗毒素（Tetanus Antitoxin）[典]

【作用特点与用途】　系用破伤风类毒素免疫马所得的血浆,经胃酶消化后纯化制成的液体或冻干抗毒素球蛋白制剂。用于预防和治疗破伤风,孕妇接种本品可预防产妇和新生儿破伤风。

【用法用量】 肌内注射于上臂三角肌,用量如下:①无破伤风类毒素免疫史者,全程免疫第 1 年共 2 针(间隔 4～8 周),每针 0.5ml;第 2 年只需 1 针 0.5ml 即可。以后每 10 年(特殊情况 5 年)再加强免疫 1 针 0.5ml。②经全程免疫和加强免疫者,自最后 1 针接种免疫 3 年以内受伤时,不需要注射类毒素,超过 3 年者应加强 1 针;严重污染者或伤者未经全程免疫者,除注射类毒素外,可酌情在另一部位注射破伤风抗毒素。③用含破伤风类毒素的混合制剂做过全程免疫者,以每 10 年用类毒素 1 针加强免疫即可。孕妇可在妊娠第 4 个月注射第 1 针,6～7 个月时注射第 2 针,每次注射 0.5ml。

破伤风抗毒素用法同前述吸附破伤风疫苗。上臂三角肌皮下、肌内注射无异常者方可静脉注射。静脉注射宜缓慢,开始不超过 1ml/min,以后不超过 4ml/min,静脉注射 1 次不超过 40ml,儿童不超过 0.8ml/kg,亦可稀释后静脉滴注。预防用量:皮下或肌内注射 1500～3000U,伤重者加 1～2 倍。经 5～6d 还可重复。治疗剂量第 1 针 5 万至 20 万 U,伤口周围可注射抗毒素,初生儿 24h 内或静脉滴注 2 万至 10 万 U。

多价气性坏疽抗毒素[Gas-gangrene Antitoxin(Mixed)] [典]

【作用特点与用途】 系用产气荚膜、水肿、败毒和溶组织梭菌的毒素或类毒素分别接种免疫马所得血浆,经胃酶消化后纯化制成液体或冻干多价抗毒素球蛋白制剂。用于预防和治疗由产气荚膜、水肿、败毒和溶组织梭菌引起的感染。

【用法用量】 严重外伤有发病危险时用本品预防,一旦病症出现,应及时用大量本品治疗。预防用量:每次皮下或肌内注射 1 万 U(混合品),紧急时可酌增加用量,亦可静脉注射,感染危险未消除时,可每隔 5～6d 反复注射。治疗剂量:第 1 天静脉注射 3 万至 5 万 U(混合品),同时注射适量于伤口周围健康组织,以后视病情间隔 4～12h 反复注射。好转后酌情减量,或延长时间间隔。其他参阅血喉抗毒素。

肉毒抗毒素(Botulinum Antitoxins) [保甲][典]

【作用特点与用途】 系用肉毒梭菌 A,B,C,D,E,F 6 型毒素或类毒素分别免疫马所得的血浆,经胃酶消化后纯化制成的液体或冻干抗毒素球蛋白制剂。用于预防和治疗 A,B,C,D,E,F 型肉毒中毒。

【用法用量】 凡已出现肉毒中毒症状者,应尽快使用本品治疗。对可疑中毒者亦应尽快用本品预防。中毒型未确定前可同时用 6 型。预防用量:皮下或肌内注射每次 1000～2000U(一个型)，情况紧急可酌情静脉注射。治疗用量：肌内注射或静脉滴注，第 1 次注射 1 万至 2 万 U(一个型)，以后视情况可每 12 小时注射 1 次；病情好转后减量或延长间隔时间。其他参阅白喉抗毒素。

抗蝮蛇毒血清(Agkistrodon hyalys Antivenin)[典]

【作用特点与用途】　国产品分别由蝮蛇、五步蛇、银环蛇、眼镜蛇的蛇毒或脱毒的前述各蛇毒分别免疫马所得的血浆，经胃酶消化后纯化制成的液体或冻干抗蝮蛇、五步蛇、银环蛇、眼镜蛇毒球蛋白制剂。分别用于治疗被蝮蛇、五步蛇、银环蛇、眼镜蛇咬伤者。其中蝮蛇抗血清对竹叶青和烙铁头咬伤亦有效。

【用法用量】　①常有静脉注射，也可肌内或皮下注射。②用量：每次抗蝮蛇血清 6000U；抗五步蛇血清用 8000U；抗银环蛇血清用 1 万 U；抗眼镜蛇血清用 2000U。上述用量可中和一条蛇毒，视情况可酌情增减。③儿童与成年人同，不得减少。④注射前先做过敏试验，过敏者须脱敏注射法。

【注意事项】　①遇有血清反应，立即肌内注射抗过敏药(如氯苯那敏)；必要时加地塞米松 5mg 或氢化可的松 100mg，或氢化可的松琥珀酸钠 135mg 加入 25%～50%葡萄糖注射液 20～40ml 中静脉注射。亦可稀释后静脉滴注。②不管是否毒蛇咬伤，伤口有污染者，应同时注射破伤风抗毒素 1500～3000U。

【制剂规格】　抗蝮蛇血清 6000U；抗五步蛇血清 8000U；抗银环蛇血清 1 万 U；抗眼镜蛇血清 2000U。

抗炭疽血清(Anthrax Antiserum)[典]

【作用特点与用途】　系由炭疽杆菌抗原免疫马所得血浆，经胃消化后纯化制成的液体(冻干)抗炭疽球蛋白制剂。用于预防和治疗炭疽病。

【用法用量】　①预防炭疽(病)，皮下或肌内注射：每次 20ml；②治疗炭疽病，早期给予大剂量，第 1 天皮下或肌内注射 20～30ml，维持量遵医嘱。

【注意事项】　①每次注射均应有病人及药品的详细记录；②应用前应先做过敏试验，阳性者须脱敏注射法。

抗狂犬病血清(Rabies Antiserum)

【作用特点与用途】　系由狂犬病毒固定毒免疫马所得的血浆，经胃酶消化后纯化制得的液体(冻干)抗狂犬病球蛋白制剂。用于配合狂犬病疫苗预防狂犬病。

【用法用量】 被疯动物咬伤者,应于 48h 内及早注射,可减少发病率。先将伤口冲洗干净,在受伤部位浸润注射,余下血清可肌内注射(头部咬伤可肌内注射于颈背部)。一般按体重 40U/kg 注入,重症者按 80～100U/kg,在 1～2d 内分别注射,注完后或同时注射狂犬病疫苗。用本品前应先做过敏试验,阳性者用脱敏注射法。

吸附精制白喉、破伤风二联类毒素(Adsorbed Diphtheria and Tetanus Toxoid)

【作用特点与用途】 12 岁以下儿童预防白喉和破伤风。

【用法用量】 上臂三角肌内注射:每次 0.5ml。

【注意事项】 患有严重疾病、发热或有过敏史者及注射白喉或破伤风类毒素,发生神经系统反应者禁用。

抗人 T 细胞猪免疫球蛋白(Anti-human T Lymphocyte Porcine Immunoglobulin)

【作用特点及用途】 系由人 T 细胞免疫猪后,取猪血浆经去除杂抗体、纯化、浓缩后再经病毒去除和灭活处理并加入适宜稳定剂制成(不含防腐剂和抗生素)。可抑制经抗原识别的淋巴细胞激活过程;特异性破坏淋巴细胞。用于耐激素排斥反应和器官移植后预防移植排斥反应,以及急性移植物抗宿主病。

【用法用量】 静脉滴注:必须以 250～500ml 氯化钠注射液稀释(幼儿酌情减少稀释液量),可通过周边末梢血管(大的静脉和血管通路)或经中心静脉输注。开始每分钟 5～10 滴,如 10min 后无反应,再逐渐加速,全量在 1～2h 内输完。①预防移植排斥反应:移植术当天起 10～14d 按 2～5mg/(kg·d)给药;②治疗移植排斥反应和急性移植物抗宿主病,3～5mg/(kg·d),至临床症状和生物学指标改善。

【不良反应】【注意事项】 ①本品能诱导产生与其他免疫球蛋白发生的抗体,故接种减毒活疫苗者禁用;②不良反应较多,由经验丰富的专科医师指导下慎用。

【制剂规格】 注射剂:25mg(抗人 T 细胞免疫球蛋白),175mg 及 275mg(抗人 T 细胞猪免疫球蛋白)。

重组人红细胞生成素注射液(Recombinant Human Erythropoietin Injection)

【作用特点与用途】　系由高效表达人红细胞生成素(简称人促红素)基因的中国仓鼠卵巢(CHO)细胞,经细胞培养、分离和高度纯化后获得的重组人促红素制成(含适宜稳定剂,不含防腐剂和抗生素)。有抗贫血作用。用于肾功能不全合并的贫血,恶性肿瘤伴发的贫血及风湿病贫血等。尚为择期手术储存自体血而反复采血的患者,同时应用本品可预防发生贫血。肾功能不全者静脉或皮下注射的 t_{max} 分别为 15min 和 5~24h,C_{max} 12~16h,消除 $t_{1/2}$ 4~13h。

【用法用量】　静脉注射、皮下注射:①初始剂量为按体重 50~100U/(kg·d),每周 3 次。若 8 周后血细胞比容提高不足 5%~6% 且仍低于 0.30~0.33,可将日剂量再提高每日剂量 25U/kg。亦可开始用较低剂量,40U/(kg·d),每周 3 次。观察 4 周,不足时再按上述原则调整。若血细胞比容 2 周内提高超过 4%,则需减量。若血细胞比容≥0.36,则需停药。待降至要求的范围后再开始用药,将原来的日剂量减少 25U/kg。②达到预期疗效后,每 4 周或更长时间减少日剂量 25U/kg,直至维持血细胞比容 0.30~0.33 的最低剂量。某些患者可将每周剂量 1 次皮下注射。

【不良反应】【注意事项】　①对本品或其他血制品过敏者禁用。②可致高血压、心动过速、头痛、胸痛、骨痛、水肿、疲乏、恶心、呕吐。有时可有气短或流感样症状、皮疹、一过性脑缺血、脑血管意外。

【制剂规格】　注射液或冻干粉针剂:2000U,3000U,4000U,10 000U。

重组人干扰素 α1b(Recombinant Human Interferon α1b)

【作用特点与用途】　系由高效表达人干扰素 α1b 基因的大肠埃希菌,经发酵、分离和高度纯化后获得的重组人干扰素 α1b 制成,有广谱的抗病毒、抗肿瘤及免疫调节功能。皮下注射 $t_{1/2\alpha}$ 为 1.86h,$t_{1/2\beta}$ 为 4.53h,t_{max} 为 3.99h,全身广泛分布,从尿、粪、胆汁中排泄较少。临床应用于病毒性疾病、某些恶性肿瘤,如慢性乙型肝炎、丙型肝炎、毛细胞白血病;尚有于带状疱疹、尖锐湿疣、流行性出血热、小儿呼吸道合胞病毒肺炎等;以及慢性粒细胞白血病、黑色素瘤、淋巴瘤等;眼部病毒性疾病。

【用法用量】　①慢性乙型肝炎,皮下注射:每次 30~50µg,隔日 1 次,疗程 4~6 个月,可根据病情延长疗程至 1 年。可行诱导治疗,即在治疗开始时,每天用药 1 次,0.5~1 个月后改为每周 3 次,到疗程结束。②丙型肝炎,皮下注射:每次 30～50μg,隔日 1 次。治疗 4～6 个月,无效者停药。有效者继续治疗 12 个月。根据病情需要,可延长至 18 个月。首月每日 1 次。疗程结束后随访 6～12 个月。急性丙型肝炎应早期使用本品治疗,可减少慢性化。③慢性粒细胞白血病,皮下注射:每次 30～50μg,1/d,连续用 6 个月以上;可酌情调整,缓解后可改为隔日注射。④毛细胞白血病,皮下注射:每日 30～50μg,1/d,连用 6 个月以上,可酌情调整,缓解后可改为隔日注射。⑤尖锐湿疣,每次 10～30μg,或每次 10μg,疣体下局部注射,隔日 1 次,连续 3 周为 1 个疗程。可酌情延长或重复疗程。⑥肿瘤:视病情可延长疗程。如病人未出现病情速变或严重不良反应,应当在适当剂量下继续用药。⑦病毒性眼病,遵医嘱。

【不良反应】【注意事项】 ①可出现用药初期的发热、疲劳等反应,还可出现头痛、肌痛、关节痛、食欲缺乏、恶心等;粒细胞减少、血小板减少等血象异常。②对已知干扰素过敏者、有心绞痛、心肌梗死病史、癫痫及其他严重疾病不能耐受本品治疗者均禁用。③孕妇、哺乳妇、小儿和老年应用须权衡利弊,患者知情同意使用并签字 。④参阅重组人干扰素 α2b。

【制剂规格】 注射剂:10μg:10 万 U,20μg:20 万 U,30μg:30 万 U,50μg:50 万 U。滴眼剂(见说明书)。

重组人干扰素 α2b(Recombinant Human Interferon α2b)

【作用特点与用途】 系由高效表达人干扰素 α2b 基因的大肠埃希菌(或酿酒酵母、腐生型假单胞菌)经发酵、分离和高度纯化后获得的重组人干扰素 α2b 制剂,具有广谱抗病毒、抗肿瘤、抑制细胞增殖及提高免疫功能等作用。肌内或皮下注射的 t_{max} 3.5～8h,消除相 $t_{1/2}$ 4～12h,肾分解代谢为干扰素的主要途径,而经胆汁分泌与肝代谢的消除是重要途径。肌内或皮下注射的吸收率为 80% 以上。临床用于:①病毒性感染,如急慢性病毒性肝炎、带状疱疹、尖锐湿疣;②某些肿瘤,如毛细胞白血病、多发性骨髓瘤、非霍奇金淋巴瘤、恶性黑色素瘤、肾细胞癌、喉乳头瘤、卡波西肉瘤、卵巢癌、基底细胞癌、表面膀胱癌。

【用法用量】 见药品说明书,个体化用药。

【不良反应】【注意事项】 ①参阅重组人干扰素 α1b;②对本品过敏者,严重心、肝、肾疾病,骨髓功能不正常者,癫痫及中枢神经系统功能损伤者,其他严重疾病对其不能耐受者或不宜使用者均禁用;③本品与西咪替丁、华法林、茶碱、地西泮、普萘洛尔等药物代谢有相互影响,在与具有中枢作用的药物合用时会产生相互作用。

【制剂规格】 注射剂:100 万 U,300 万 U,500 万 U。滴眼液、乳膏、凝胶、喷雾剂、软膏剂等见说明书。栓剂:50 万 U。

重组人干扰素 α2a(Recombinant Human Interferon α2a)

【作用特点与用途】 系由高效表达干扰素 α2a 基因的大肠埃希菌或酿酒酵母,经发酵、分离和高度纯化后获得的重组人干扰素 α2a 制剂。有广谱抗病毒、抗肿瘤及免疫调节功能。肌内或皮下注射吸收率 80% 以上,平均 t_{max} 3.8~7.3h;主要经肾清除,次为胆汁和肝代谢清除;消除相 $t_{1/2}$ 为 3.7~8.3h。临床用于病毒性疾病,如成年慢性活动性乙型肝炎、急慢性丙型肝炎,以及尖锐湿疣、带状疱疹、小儿病毒性肺炎、上呼吸道感染、慢性宫颈炎、丁型肝炎;某些恶性肿瘤,如毛细胞白血病、卡波西肉瘤、肾癌、喉乳头状瘤、多发性骨髓瘤、非霍奇金淋巴瘤、慢性白血病、黑色素瘤、蕈样肉芽肿、膀胱癌、基底细胞癌等;宫颈糜烂。

【用法用量】 见药品说明书,个体化用药。

【不良反应】【注意事项】 ①参阅重组人干扰素 α1b 及 α2b;②动物实验有致畸作用;③儿童的安全性尚未确立。

【制剂规格】 注射剂:100 万 U,300 万 U,500 万 U,600 万 U。栓剂:6 万 U。

重组人干扰素 γ(Recombinant Human Interferon γ)[典]

【作用特点与用途】 系由高效表达人干扰素 γ 基因的大肠埃希菌,经发酵、分离和高度纯化后获得的重组人干扰素 γ 注射剂。它具有较强的免疫学调节功能和提高吞噬异物的功能,加快免疫复合物的清除,能增强抗原递呈细胞功能,对淋巴细胞具有双向调节功能,提高抗体依赖的细胞毒反应,增强某些免疫活性细胞的活化、增生和分泌细胞外基质,并能抑制胶原合成,促进胶原降解;尚对类风湿关节炎患者的滑膜成纤维细胞有抑制作用。临床用于类风湿关节炎;尚可治疗骨髓增生异常综合征、异位性皮炎和尖锐湿疣、转移性肾癌、创伤、异位性皮炎和肉芽肿、肾细胞癌、蕈样真菌病等。

【用法用量】 皮下或肌内注射:开始时 50 万 U/d,连续 3~4d 后若无明显不良反应,将剂量增至 100 万 U/d;第 2 个月开始改为隔天注射 150 万~200 万 U,总疗程 3 个月。如能延长疗程为 6 个月效果更好。或遵医嘱。

【不良反应】【注意事项】 参阅重组干扰素 α1b,α2b,α2a 和本品说明书,由有经验的医师或药师指导用药。

【制剂规格】 注射剂:50 万 U,100 万 U。外用剂。

重组人干扰素 β（Recombinant Human Interferon β）

【作用特点与用途】 重组人干扰素 β 具有广谱抗病毒、抗肿瘤及免疫调节功能。临床用于：①病毒性疾病，如慢性活动性肝炎、新生儿巨细胞毒性脑炎；外涂、滴鼻等用于防治流感 A_2 和 B 病毒鼻病毒感冒、疱疹、带状疱疹、青年疣、寻常疣病毒感染等。②用于肿瘤，如成骨瘤、毛细胞白血病、红斑狼疮、多发性骨髓瘤、喉乳头瘤。③多发性硬化。

【用法用量】 ①成胶质细胞瘤，注射于鞘内（包括肿瘤内），成年人常用量 100 万～600 万 U/d；或静脉滴注：成年人常用量 100 万 U～600 万 U/d。②恶性黑色素瘤，注射于肿瘤内或周围，成年人常用量每一病灶 40 万～80 万 U/d，总量可达 100 万 U～300 万 U/d。③病毒性疾病，每次 300 万 U～600 万 U，1～3/d。④多发性硬化症，皮下注射，800 万 U，隔日 1 次。

【注意事项】 参阅前述干扰素制剂，有严重肝肾损害者及白细胞或血小板严重减少者，小儿及孕妇均慎用。

【制剂规格】 注射剂：100 万 U，300 万 U。

重组人白介素-2 与重组人白介素-2（Ⅰ）［Recombinant Human Interleukin -2 & -2(Ⅰ)］

【作用特点与用途】 系由高效表达人白细胞介素-2（简称人白介素-2）基因或人白介素-2（Ⅰ）基因的大肠埃希菌，经发酵、分离、高度纯化后获得的重组人白介素-2 或重组人白介素-2（Ⅰ）制剂。白介素-2 是由 133 个氨基酸组成的多肽，分子量 15 420，可作用于白介素-2 受体而起效。本品能促进 T 细胞的增殖与分化；诱导及增强天然杀伤细胞（NK）的活力；可诱导及增强依赖白介素-2 而获得对自身肿瘤具有细胞毒样活力的杀伤细胞（简称 LAK 细胞）；诱导及增强杀伤 T 细胞、单核细胞、巨噬细胞的活力；增强 B 淋巴细胞的增殖及抗体分泌；诱导产生干扰素，通过以上机制提高病人细胞免疫功能和抗感染能力。临床用于肾细胞癌、黑色素瘤，控制癌性胸腔积液、腹水及其他晚期肿瘤；先天或后天免疫缺陷症，如艾滋病等；某些病毒性、细菌性疾病、胞内寄生菌感染性疾病，如乙型肝炎、麻风病、肺结核、白色念珠菌感染等，均有效。主要分布于肾、肝、脾和肺，肾是主要代谢器官，分布半衰期（$t_{1/2}$）13min，消除 $t_{1/2}$ 为 83min。

【用法用量】 ①皮下注射：20 万至 40 万 U/m² 加入无菌注射用水 2ml，1/d，每周连用 4d，4 周为 1 个疗程；②肌内注射：慢性肝炎每次 20 万 U，隔日 1 次；③静脉滴注：20 万至 40 万 U/m²，加入注射用生理盐水 500ml，1/d，每周连用 4d,4 周为 1 个疗程;④腔内注射:先抽去腔内积液,再将本品 40 万 U 至 50 万 U/m²,加入注射用生理盐水 20ml 注入,每周 1~2 次,3~4 周为 1 个疗程;⑤瘤内或瘤周注射:10 万至 30 万 U 加入注射用生理盐水 3~5ml,分多点注射到瘤内或瘤周,每周 2 次,连用 2 周为 1 个疗程。

【不良反应】【注意事项】　①可见寒战、发热、乏力、厌食、恶心、呕吐、腹泻和皮疹;大剂量可致低血压、肺水肿、肾损伤、骨髓抑制、嗜睡、谵妄等;酌情减量可减少不良反应。②对本品过敏者禁用。③孕妇、乳母、小儿、有严重心脑肾等并发症的老年人均慎用。④药物过量可引起毛细血管渗漏综合征,表现为低血压、末梢水肿、暂时性肾功能不全等,应立即停药,对症处理。

【制剂规格】　注射剂:50 万 U,100 万 U,200 万 U,1800 万 U。

沙格司亭(生白能、重组人粒细胞巨噬细胞集落刺激因子、Sar-gramostim)

【作用特点与用途】　系由高效表达粒细胞巨噬细胞集落刺激因子(简称粒细胞巨噬细胞刺激因子)基因的大肠埃希菌,经发酵、分离和高度纯化后的重组人粒细胞巨噬细胞刺激因子注射剂。属调节造血和白细胞功能的Ⅰ类造血生长因子,其作用无细胞系特异性。能与粒系及单核巨噬细胞前体细胞表面的特异性受体相结合,促进其增殖、分化,产生粒细胞及单核-巨噬细胞;尚可促进单核-巨噬细胞对肿瘤细胞的裂解作用。本品有种族特异性。皮下注射 t_{max} 3~4h,静脉与皮下注射的消除相 $t_{1/2\beta}$ 分别为 2h 及 3h。用药 3~7d 白细胞达高峰。临床用于:①恶性肿瘤,白血病化、放疗引起的白细胞减少及其并发感染;②造血干/祖细胞移植后髓系造血功能受抑及延迟激活与移植排斥;③与重组人粒细胞刺激因子(rhG-CSF)等造血因子联合或单独应用于外周血造血干/祖细胞移植前的干/祖细胞动员;④再生障碍性贫血等骨髓衰竭性疾病及各种严重感染并发的中性粒细胞减少;⑤也可用于艾滋病本身,或因药物治疗所致的中性粒细胞减少。

【用法用量】　静脉或皮下注射:①造血干/祖细胞移植及白血病化疗患者的推荐剂量为 5μg/(kg·d),待白细胞升至≥2×10⁹/L 即可停药;②实体瘤患者常用量为 2~3μg/(kg·d),待白细胞升至≥5×10⁹/L 时停药;③再生障碍性贫血等骨髓衰竭性疾病及严重感染伴中性粒细胞减少患者,每日剂量一般不超过肿瘤病人,但疗程宜长;④若与重组人粒细胞刺激因子(rhG-CSF)联用于自体外周血干细胞移植前的干/祖细胞动员,宜于化疗后白细胞降至最低点(一般化疗停止后 2 周左右)时开始用药,剂量为两者各 5μg/(kg·d),至血中白细胞升至≥5×10⁹/L 时开始采集,并继续用药至采集结束。

【注意事项】 ①须由有丰富经验的医师指导应用;②不宜在化疗前后24h及放疗前后12h应用,更不应与化、放疗同时应用;③定期血象监测。

【制剂规格】 50μg:0.55×10^{6}U,150μg:1.65×10^{6}U,300μg:3.3×10^{6}U。

重组牛碱性成纤维细胞生长因子(Recombinant Bovine Basic Fibroblast Growth Factor、rb-bFGF)[保乙]

【作用特点与用途】 系由高效表达牛碱性成纤维细胞生长因子基因的大肠埃希菌,经发酵、分离和高度纯化后获得的重组牛碱性成纤维细胞生长因子制剂。它对来源于中胚层和外胚层细胞具有促进修复和再生作用;能促进毛细血管再生,改善局部血液循环,加速创面愈合。对家兔碱烧伤角膜上皮的再生、角膜基质层和内皮的修复均有促进作用;未见增加角膜新生血管的生成。临床用于:①促进创面愈合,如烧伤创面(包括浅二度、深二度、肉芽创面)、慢性创面(包括体表慢性溃疡等)和新鲜创面(如外伤、供皮区创面、手术伤等)。②各种原因引起的角膜上皮缺损点状角膜病变、复发性浅层点状角膜病变,中轻度干眼症、大疱性角膜炎、角膜擦伤、中轻度化学烧伤、角膜手术及术后愈合不良、地图状(或营养性)单疱性角膜溃疡等。

【用法用量】 ①外用:直接用于伤患处或在伤患处覆以适当大小的消毒纱布,将本品溶液充分均匀喷湿纱布(以药液不溢出为准),适当包扎即可。以推荐剂量150U/m^2,1/d,或遵医嘱。②滴眼:每次1～2滴,4～6/d,或遵医嘱。③凝胶剂,涂入结膜囊内:2/d,早、晚各1次。

【注意事项】 ①本品为蛋白类制剂,避免高温和冰冻,宜2～8℃冷藏;②对感染性急性炎症期角膜病者,须同时局部或全身使用抗生素或抗炎药。

【制剂规格】 外用溶液剂:20万U,36万U。冻干外用剂:4000U,滴眼剂:1.2万U/5ml。凝胶剂:21 000U/5g。

重组人表皮生长因子(Recombinant Human Epidermal Growth Factor)[保乙]

【作用特点与用途】 系用高效表达人表皮生长因子基因的大肠埃希菌或毕赤酵母,经发酵、分离和高度纯化后获得的重组人表皮生长因子制剂。能促进皮肤创面组织修复过程DNA及RNA和羟脯氨酸的合成,加速创面肉芽组织的生成和上皮组织的增殖,从而缩短创面的愈合时间。临床用于:①烧伤创面(浅、深二度烧伤创面)、残余小创面、供皮区新鲜创面的治疗;②慢性溃疡创面的治疗。

【用法用量】　外用:常规清创后,用灭菌生理盐水清洗创面,用本品适量均匀涂于患处。需要包扎者,同时将本品均匀涂于适当大小的内层消毒纱布,覆盖于创面上,常规包扎,1/d 或遵医嘱。推荐剂量为每 100cm² 创面使用凝胶 10g。

【制剂规格】　外用溶液剂:2 万 U,5 万 U,7.5 万 U,10 万 U。凝胶剂:100μg/10g。

重组人甲状旁腺激素(Recombinant Human Parathyroid Hormone、rhPTH)

【作用特点与用途】　皮下注射重组甲状旁素(20μg/d),能使体内成骨细胞(OB)增殖和分化,抑制 OB 凋亡,促成骨作用超过破骨作用,骨量增加,骨的力学作用加强。用于原发性骨质疏松症。

【用法用量】　皮下注射,20μg/d。

【不良反应】【注意事项】　①可有头重、恶心、头晕、腿抽搐、轻度高血钙和高尿酸血症;如用 40μg/d 则发病率更高;②骨肿瘤或可疑患肿瘤者禁用;高钙血症者慎用;③不宜长期使用。

【制剂规格】　皮下注射剂:20μg,40μg。

重组人生长激素(Recombinant Human Growth Hormone)[保乙]

【作用特点与用途】　作用于长骨结缔组织,使身高增加,肌细胞数量增多、体积增大,使内脏增大,可兴奋红细胞生成素而使红细胞数量增加。本品对代谢有广泛影响,有促进蛋白质的合成,使氮潴留;有拮抗胰岛素的作用,影响糖代谢,体内脂肪贮存量减少,使血浆游离脂肪酸、胆固醇及三酰甘油增加;还可使体内钠、钾、磷潴留。本品促进生长和蛋白同化等作用是通过生长介素(IGF-Ⅰ)介导的,后者在生长激素刺激下主要由肝产生。临床用于:各种原因引起的生长激素缺乏性侏儒、儿童其他原因引起的矮小症、成年人生长激素缺乏症、儿童特发性矮小、烧伤、儿童慢性肾衰竭等。

【用法用量】　①促儿童生长的剂量因人而异,推荐剂量为 0.1～0.15U/(kg•d),1/d,疗程 3 个月至 3 年,或遵医嘱。②用于重度烧伤治疗推荐剂量为 0.2～0.4U/(kg•d),1/d,皮下注射,疗程一般 2 周左右。③用于替代疗法须个体化用药。通常推荐从低剂量开始,如 0.5U(0.17mg)/d,或最大 0.02U/(kg•d),相当于每日 0.007mg/kg;经过 1～2 个月治疗,可将剂量逐步调至 0.04U/(kg•d)相当于每日 0.013mg/kg。血清中胰岛素样生成因子 Ⅰ(IGF-Ⅰ)的水平可作为剂量参考,随年龄增长剂量降低。

【禁忌证】 骨骺已完全闭合后禁止用于促生长治疗;严重全身性感染等重危病人在机体急性休克期禁用。

【不良反应】 可致一过性血糖升高、疼痛、发麻、红肿、体液潴留(外周水肿、关节痛或肌痛)等。

【制剂规格】 2.5U(0.85)mg/1ml,4.0U(1.33mg)/1ml,4.5U(1.7mg)/1ml,10U(3.7mg)/1ml。

重组人血管内皮抑制素(Recombinant Human Endostatin)

【作用特点与用途】 对非小细胞肺癌细胞有一定抑制作用。临床联合 NP 化疗方案治疗初治或复治的 Ⅲ/Ⅳ 期非小细胞肺癌。

【用法用量】 静脉滴注,每次 $7.5mg/m^2$($1.2 \times 10^5 U/m^2$),1/d。用前加入 500ml 0.9% 氯化钠注射液,匀速滴注 3~4h,连续 14d,休息 7d,21d 为 1 个周期。通常可治疗 2~4 个周期。

【不良反应】【注意事项】 ①心肾功能不全者慎用;②可见轻度疲乏、胸闷、心悸、心肌缺血、窦性心动过速、轻度 ST-T 波段改变、房室传导阻滞、房性前期收缩;偶见期前收缩、腹泻、肝功能异常、ALT 及 AST 升高、黄疸、全身斑丘疹、瘙痒、发热等。

【制剂规格】 注射液:3ml:15mg。

卡介菌纯蛋白衍生物(Purified Protein Derivative of BCG、BCG-PPD)[典]

【作用特点与用途】 系用卡介菌经培养、杀菌、过滤除去菌体后纯化制成的纯蛋白衍生物制剂。对已接种卡介苗或曾受结核菌感染者可引起特异性局部皮肤变态反应(迟发型超敏反应)。用于结核病的临床诊断、卡介苗接种对象的选择及卡介苗接种后机体免疫反应的监测。

【用法用量】 吸取本品 0.1ml(5U),皮内注射于前臂掌侧。于注射后 48~72h 检查注射部位反应。测量硬结纵、横径不低于 5mm 为阳性反应。凡有水疱、坏死、淋巴管炎者均属阳性反应,应详细注明。

【不良反应】【注意事项】 ①患有急性传染病,如麻疹、百日咳、流行性感冒、肺炎等,急性眼结膜炎、急性中耳炎、广泛性皮肤病及过敏性体质者禁用;②曾患过重结核病者或过敏体质者,局部可出现水疱、浸润、溃疡或淋巴管炎;可有发热,一般能自行消退或自愈;偶有严重者可做局部消炎或退热处理。③注射器及针头应当专用,不可做任何其他注射之用;安瓿开启后 30min 内使用。④参阅结核菌素纯蛋白衍生物。

【制剂规格】　注射剂:每人用剂量为 0.1ml(5U TB-PPD),每支安瓿 1ml,2ml。

结核菌素纯蛋白衍生物(Purified Protein Derivative of Tuberculin、TB-PPD)^[保甲]

【作用特点与用途】　系用结核分枝杆菌经培养、杀菌、过滤除去菌体后纯化后制成的纯蛋白衍生物制剂。用于结核病的临床诊断、卡介苗接种对象的选择及卡介苗接种后机体免疫反应的监测。也可用于测量肿瘤病人的细胞免疫功能等。

【用法用量】　皮内注射:用于是否感染诊断,第一次试验,用前臂掌侧皮内注射 0.1ml(1 个结素单位),如果呈阴性再皮内注射 0.1ml(5 个结素单位),如仍为阴性,应判定为阴性。用于选择卡介苗接种对象及免疫效果考核,采用陈孟都法于前臂内侧皮下注射 0.1ml(5 个结素单位),48~72h 检查注射部位反应。如有红肿、水疱、坏死、淋巴管炎,或硬结纵、横直径平均≥1.5cm 者为强阳性反应,硬结纵、横直径平均≥5mm 者为阳性反应。

【禁忌证】　患有急性传染病者,如麻疹、百日咳、流行性感冒、肺炎、急性结膜炎、急性中耳炎及广泛性皮炎暂时不宜使用。

【制剂规格】　注射剂:20U/1ml;50U/1ml。

旧结核菌素(Old Tuberculin)^[保甲]

【作用特点与用途】　本品为结核杆菌感染诊断剂。能使已受结核杆菌感染或曾受卡介苗免疫者引起特异性变态反应。

【用法用量】　注射前用 0.9%氯化钠注射液稀释至所需的浓度。稀释1000倍、10 000 倍、100 000 倍,在前臂掌侧皮内注射 0.1ml,48~72h 后观察局部反应,结果判定如下:阴性,局部无红肿,或红肿直径<0.5cm;阳性(+),局部红肿或红肿硬结直径超过 0.5cm,但<1cm 者;(++)局部红肿硬结直径在1~2cm 者;(+++)局部红肿硬结直径超过 2cm,可伴有小水疱;(++++)局部红肿,并有水疱或脓疱坏死样改变,伴有淋巴炎。

【禁忌证】　同前述结核菌素纯蛋白衍生物(TB-PPD)。

【制剂规格】　注射剂:10 万 U/1ml。

布氏菌素(Brucellin)^[保甲]

【作用特点与用途】　为诊断剂。为试验阴性者表示可以接种布氏菌活菌苗;阳性者表示已有布氏菌感染或已接种布氏菌活菌苗,产生了免疫力。主要用于检测是否有布氏菌感染或是否具有免疫力。

【用法用量】 皮内注射：每次 0.1ml。注射于前臂掌侧中部皮肤内，注射后局部有小白疱隆起。48h 后观察，局部红肿达 4mm×6mm 以上者为强阳性反应，局部红肿在 2mm×6mm 至 4mm×6mm 者为阳性反应，局部无反应或红肿在 2mm×2mm 以下者为阴性反应。

【禁忌证】 有药物过敏史、支气管哮喘者禁用。

【制剂规格】 注射剂：1ml，2ml。

布氏菌纯蛋白衍生物（Purified Protein Derivative of Brucellin、BR-PPD）[典]

【作用特点与用途】 系用布氏菌经培养、杀菌、除去菌体后的上清液制成的纯蛋白衍生物。用于布氏病的临床诊断、布氏菌苗接种对象的选择及布氏菌接种后机体免疫反应的监测。

【用法用量】 用药途径：吸取本品 0.1ml（1U），皮内注射于前臂掌侧。在注射后 48～72h 检查注射部位反应。测量以硬结的横、纵径毫米数进行判定，以反应平均直径应不低于 5mm 为阳性反应。凡有水疱、坏死、淋巴管炎者均属强阳性反应，应详细注明。

【禁忌证】 患有急性传染病（如麻疹、百日咳、流行性感冒、肺炎等），急性眼结膜炎、急性中耳炎、广泛皮肤病患者及过敏体质者均禁用。

【制剂规格】 注射剂：1U/1ml，2U/2ml。

锡克试验毒素（Schick Test Toxin）[典]

【作用特点与用途】 系用纯化白喉毒素经稀释制成的细胞外毒素。它具有一定的细胞毒性作用，当人体无白喉毒素抗体或抗体水平很低时，毒素就会在皮内试验部位产生红肿反应，当抗体水平较高时，抗体可将白喉毒素中和，试验部位就不会出现红肿反应。用于测定人体对白喉的敏感性。阴性反应表示人对白喉毒素具有免疫力，阳性反应表示无免疫力或免疫水平很低，需接种白喉疫苗。

【用法用量】 取 0.1ml 本品皮内注射于前臂掌侧下 1/3 处，观察注射部位有无小皮丘隆起。注射后 72h 判定结果，注射部位呈 10mm×10mm 或以上的红肿反应为阳性，10mm×10mm 以下或无反应者判为阴性。

【注意事项】 本品可被白喉抗毒素中和，故不得与白喉抗毒素同时使用，亦不需要在白喉抗毒素使用后应用。

【制剂规格】 注射剂：0.2MLD/1ml。

附：常用生物制品体外诊断试剂

乙型肝炎病毒表面抗原诊断试剂盒（酶联免疫法）[典] 系用乙型肝炎病毒表面抗原（抗-HBs）包被的微孔板和酶标记抗-HBs 及其他试剂制成，应用双抗体夹心酶联免疫法原理检测人血清或血浆中的乙型肝炎病毒表面抗原（HBsAg）。受检健康人均为阴性。HBsAg 是乙型肝炎病毒感染的一项重要指标，同时也是诊断乙型肝炎的主要指标。HBsAg 阳性说明机体携带了乙型肝炎病毒，可能为急、慢性感染、隐性感染，也可能是健康携带者，HBsAg 不是病毒复制的指标，仅能作为一种感染指标。但当病毒复制活跃时，血液中的 HBsAg 可能呈高滴度状态。

乙型肝炎表面抗体（抗-HBs） 抗-HBs 大多数为 IgG 型，少部分为 IgM 型。抗-HBs 是机体受 HBsAg 感染后所产生的一种免疫应答反应，是一种中和抗体，对机体有保护作用。抗-HBs 大约在病毒感染后 5 个月出现，可持续数年，是感染后康复和对 HBV 有免疫力的指标。但另一方面，抗-HBs 的出现，对某些患者可能发生免疫复合物反应，引起肝或肝外免疫复合物病，从而加重临床症状。

乙型肝炎 e 抗原（HBeAg） HBeAg 有 3 个亚型，健康人均为阴性。HBeAg 是一项传染性指标，HBeAg 阳性的血液及各种体液均具有传染性。HBeAg 也可作为 HBV 复制的间接指标。一般认为检测 HBeAg 和病毒 DNA 及 PHSA-R 是判断 HBV 复制的 3 项指标。而且 HBeAg 和乙型肝炎病毒颗粒消长存在着平行关系。从总的趋势看，HBeAg 的消失和抗-HBe 的出现是病情好转的标志。HBeAg 的出现往往是乙型肝炎的早期或乙型肝炎活动期。少数病例中有时 HBeAg 阳性，而 HBV-DNA 阴性，一般认为是 HBeAg 游离过剩，病毒复制有减弱趋势。

乙型肝炎 e 抗体（抗-HBe） 健康人检测抗-HBe 均为阴性。抗-HBe 是 HBeAg 刺激机体后产生的一组球蛋白，其作用只针对可溶性的 HBeAg，不能中和病毒，而且抗-HBe 阳性的血清仍能检测到 DNA 多聚酶活力，因此抗-HBe 不具有保护性。在急性乙型肝炎中，HBeAg 消失后即可出现相应的抗-HBe，表明病毒复制减弱。在慢性乙型肝炎中，抗-HBe 持久阳性，表示将出现较长病程，预后不良。

乙型肝炎核心抗原（HBcAg） 健康人检测 HBcAg 均为阴性。HBcAg 是一项传染性指标，HBcAg 阳性的血液及各种体液均具有较强的传染性。HBcAg 也是病毒复制的指标，HBcAg 阳性表明乙型肝炎病毒正在复制。一般为乙型肝炎早期或是乙型肝炎活动期。

乙型肝炎核心抗体（抗-HBc） 健康人检测抗-HBc 均为阴性。抗-HBc 是最早出现的乙型肝炎病毒感染后的血清标志抗体,可持续很长时间甚至终身。抗-HBc 主要分为:抗-HBc·IgG,抗-HBc·IgM,抗-HBc·IgA,抗-HBc·IgE。

抗-HBc·IgG 是流行病学调查的主要指标。乙型肝炎恢复期后,抗-HBc·IgG 仍可保持相当高滴度,甚至数年。

抗-HBc·IgM 是诊断乙型肝炎病毒急性感染的指标,阳性者预示病情在活动,病毒在复制;若滴度下降快或转阴,说明病情预后较好;若 1 年内不降至正常水平,抗体滴度呈反复现象,则提示为慢性肝炎,预后不良。

抗-HBc·IgA 是肝损伤、破坏指标。其升高往往与谷丙转氨酶相关,也提示有病毒复制。

抗-HBc·IgE,较多存在于 HBsAg 阳性患者的血清中,其机制尚未阐明。

乙型肝炎病毒基因前 S$_2$ 蛋白抗体(抗-Pre-S$_2$) 抗-Pre-S 健康人检查均为阴性,是乙型肝炎病毒感染后疾病恢复的指标,可与抗-HBs 几乎同时出现,说明机体感染乙型肝炎病毒后康复,并对乙型肝炎病毒有一定免疫力。

乙型肝炎病毒 DNA 多聚酶(DNA-P) 健康人检测 DNA-P 为阴性。在急性乙型肝炎发病早期即可测得 DNA-P,并随病情好转而逐渐转阴。在慢性乙型肝炎时 DNA-P 持续升高,说明病毒复制加强,传染性强。病毒复制达到高峰时,DNA-P 活性最高。

丙型肝炎病毒抗体诊断试剂盒(酶联免疫法)[典] 系用丙型肝炎病毒抗原包被的微孔板和酶标记抗人 IgG 及其他试剂制成,应用间接酶联免疫法原理检测人血清或血浆样品中的 HCV 抗体。健康人检测抗-HCV 为阴性。

丙型肝炎病毒抗体(抗-HCV) 健康人检测抗-HCV 为阴性。抗-HCV 是机体受丙型肝炎病毒感染后产生的一组免疫球蛋白,不是中和抗体,对机体无保护作用,是丙型肝炎进行诊断的一项重要指标。抗-HCV 阳性说明病人为丙型肝炎病毒感染。多次发病易转为慢性肝炎及丙肝病毒携带者,在抗-HCV 阳性患者的血液中,大部分病人能检测出丙肝病毒 RNA。因此抗-HCV 阳性者血液具有传染性,且不排除唾液、飞沫、精液、饮水传播的可能。

丁型肝炎病毒抗原(HDAg) 健康人检测 HDAg 为阴性。HDAg 是丁型肝炎的一个重要指标,在发病早期患者的血清中出现,持续时间仅有几周,发病 1~2 周时血清中 HDAg 水平就已经很低。HDAg 阳性说明机体内肯定伴有乙型肝炎病毒存在,且肝功能损害严重,预后较差,发生慢性肝炎和肝硬化的概率很高。

丁型肝炎病毒抗体(抗-HDV) 健康人检测抗-HDV 为阴性。抗-HDV 是机体受丁型肝炎病毒感染后产生的相应抗体,是机体被感染的指标。临床上检查丁型肝炎病毒抗体包括总抗体(抗-HDV)和抗-HDV·IgM、抗-HDV·

IgG。抗-HDV 在急性感染的 3～8 周内 90％以上的病例可检出,但一般滴度不高,可持续至恢复期后。

戊型肝炎病毒抗体(抗-HEV)　健康人检测抗-HEV 为阴性。抗-HEV 是机体受戊型肝炎病毒感染后刺激机体产生的相应抗体,包括抗-HEV·IgG 和抗-HEV·IgM。抗-HEV·IgG 阳性表示机体已受戊型肝炎病毒感染;而既往感染戊型肝炎病毒后恢复的健康人中抗-HEV·IgG 也可呈阳性。相对而言,抗-HEV·IgM 检出阳性率低,检出抗-HEV·IgM 阳性表示新近受到感染。

甲型肝炎病毒抗原(HAAg)　HAAg 存在于甲型肝炎病毒感染的潜伏期和发病早期患者的胆汁和粪便中。正常人和甲型肝炎恢复期患者的粪便中几乎检测不到。部分甲型肝炎患者粪便也可能检不出 HAAg。

甲型肝炎病毒抗体(抗-HAV)　健康人检测抗-HAV 为阴性。血清中甲型肝炎病毒抗体包括抗-HAV·IgG 和抗-HAV·IgM,既往甲型肝炎病毒感染者大多为阳性。因此常用于人群免疫学检查。

人类免疫缺陷病毒抗体诊断试剂盒[典]　本品系用人类免疫缺陷病毒"1"型和"2"型(HIV-1/HIV-2)抗原包被的微孔板和 HIV-1/HIV-2 抗原酶标志物及其试剂制成,应用双抗原夹心酶联免疫法原理检测人血清或血浆中的 HIV-1/HIV-2 抗体。实验室对 HIV-1 抗体的检测分初筛和确证试验两大类。待检血清经初筛试验,阳性者再经确证试验证实,确证实验阳性者,方能确诊为 HIV 感染(即艾滋病)。

梅毒螺旋体抗体诊断试剂盒[典]　本品系用梅毒螺旋体抗原包被的微孔板和酶标抗原或酶标记抗-IgG 及其试剂制成,应用双抗原夹心或间接酶联免疫法原理检测血清或血浆中的梅毒螺旋体抗体。受检阳性者说明过去或现在患有梅毒,但不能说明梅毒处于何期及患者的治疗效果。一些传染病及自身免疫性疾病也可产生阳性反应。故需综合性排查和慎重诊断。

梅毒快速血浆反应素诊断试剂盒[典]　本品系用性病实验室玻片试验(VDRL)抗原重悬于含有炭末的特制溶液中制成,检测人血清或血浆中的反应素,用于临床辅助诊断梅毒。

梅毒甲苯胺红不加热血清试验诊断试剂[典]　本品系用性病实验玻片试验(VTRL)抗原重悬于含甲苯胺的特制溶液中制成,检测人血清或血浆中的反应素,用于临床辅助诊断梅毒。

抗 A 抗 B 血型定型试剂(单克隆抗体)[典]　本品系用血 A 型单克隆抗体或 B 血型单克隆抗体配制而成,用于鉴定人 ABO 血型。

抗 A 抗 B 血型定型试剂(人血清)[典]　本品系用人抗 A、抗 B 血型血清,经处理后制成。用于鉴定人 ABO 血型。

第16章 肠内外营养治疗药

一、肠外营养药

(一)肠脂乳制剂

脂肪乳注射液(Fat Emulsion Injection)[保乙]

【作用特点与用途】 供静脉注射用脂肪乳含大豆油和卵磷脂,其中大约60%的脂肪酸是必需脂肪酸,脂粒大小和生物学特性与天然乳糜微粒相似。用于肠外营养补充能量及必需脂肪酸。

【用法用量】 有多种规格。常用于配制含葡萄糖、脂肪、氨基酸、电解质、维生素和微量元素的"全合一"营养混合液。本品也可与葡萄糖氨基酸混合注射液通过 Y 型管混合后输入体内,适用于中心静脉和外周静脉。①静脉滴注:成年人按脂肪量计,每日每千克体重用三酰甘油于 2g 内为宜。②10%和20%脂肪乳注射液($C_{14\sim24}$)500ml 的输注时间分别不少于 5h 和 10h;30%脂肪乳注射液($C_{14\sim24}$)时间不少于 8h。③新生儿和婴儿剂量为 0.5~3g 三酰甘油/(kg·d),静滴速度控制在 0.17g/(kg·h)以内。对早产儿及低体重新生儿,应 24h 连续输注,开始剂量为 0.5~1g/(kg·d),以后逐渐增加至 2g/(kg·d),并在经验丰富的资深儿科医师指导下用药。

【注意事项】 ①脂肪代谢功能减退或紊乱者、高胆红素血症(血浆血红素≥170μmol/L)或可疑动脉高压者等慎用;②新生儿、未成熟儿长期使用本品须监测血小板数目、肝功能和血清三酰甘油;③若本品未从血流中完全清除,将会干扰其他血实验室检测项目;④明显高脂血症者忌用,开瓶后未用完者应予丢弃,不能再输注。

【禁忌证】 ①休克和严重脂质代谢紊乱、低钾血症、水钠潴留、低渗性脱水、不稳定代谢、酸中毒等;②失代偿性糖尿病、急性心肌梗死、脑卒中、栓塞、不明原因昏迷者;③重度肝功能障碍和凝血功能障碍者,伴有酮症酸中毒的糖尿病者,对制剂中成分过敏者。

【不良反应】　①输注速度过快可致发热,偶见发冷、恶心、呕吐等;②罕见不良反应:高过敏反应,如皮疹、荨麻疹等,呼吸急促、高血压或低血压、溶血、网织红细胞增多、腹痛、头痛、疲倦、阴茎异常勃起;③迟发性血小板减少、脂肪廓清率减退、脂肪超载综合征等。

【制剂规格】　注射剂($C_{14\sim24}$):10%(100ml,250ml,500ml),20%(100ml,250ml,500ml),30%(100ml,250ml)。

ω-3 鱼油脂肪乳注射液($C_{14\sim24}$)(ω-3Fish Oil Fat Emulsion Injection)[保乙]

【作用特点与用途】　具有调血脂、扩张血管和抗血栓形成的作用。用于肠外营养支持时,补充长链 ω-3 脂肪酸。常用于调整患者 ω-3 脂肪酸和 ω-6 的比例到 1:3 左右。有调节患者免疫功能的作用。亦可用于高脂蛋白血症、动脉粥样硬化、冠心病。

【用法用量】　本品应与其他脂肪乳同时使用。输注本品 $1\sim2ml/(kg \cdot d)$,相当于鱼油 $0.1\sim0.2g/kg$。滴速控制于 $<0.5ml/(kg \cdot h)$,相当于不超过鱼油 $0.05g/(kg \cdot h)$。临床应用不超过 4 周,或遵医嘱。

【不良反应】【注意事项】　①孕妇、哺乳妇、早产儿、新生儿、婴幼儿及儿童和对鱼油过敏者均忌用;②接受抗凝药治疗的患者应慎用;③参阅脂肪乳注射液($C_{14\sim24}$);④患者可能感觉鱼腥味,阴茎异常勃起极罕见。

【制剂规格】　注射剂。50ml 含 5g 精制鱼油与 0.6g 卵磷脂,100ml 含 10g 精制鱼油与 1.2g 卵磷脂。

长链脂肪乳注射液(Long Chain Fat Emulsion Injection)

【作用特点与用途】　本品为橄榄油及大豆油混合物。橄榄油的单不饱和脂肪酸(MUFA)含量较高,但没有短期输入后改善临床结局随机的对照临床研究报道。适用于进行肠外营养补充脂肪。临床应用遵医嘱。并参阅脂肪乳注射液。

【制剂规格】　注射剂。20%:100ml 含 20g 脂肪与 1.2g 卵磷脂,250ml 含 50g 脂肪与 3g 卵磷脂,1000ml 含 200g 脂肪与 12g 卵磷脂。

中/长链脂肪乳注射液（Medium and Long Chain Fat Emulsion Injection)[保乙]

【作用特点与用途】 中链及长链脂肪乳剂,包括中/长链脂肪乳注射液($C_{6\sim24}$,$C_{8\sim24}$),是指物理混合的中链和长链脂肪乳剂;中/长链脂肪乳注射液($C_{8\sim24}$ V_E),是指添加维生素 E 的物理混合的中链和长链脂肪乳剂,有抗注射液中三酰甘油被氧化的作用。临床应用基本同脂肪乳注射液,适用于肝功能轻度受损与创伤后患者。注意事项、不良反应、禁忌证等参阅脂肪乳注射液。

【用法用量】 参阅脂肪乳注射液。以中/长链脂肪乳注射液($C_{8\sim24}$ Ve)为例,以脂肪量计算,按每日三酰甘油剂量为 1～2g/kg,滴注速度每小时 0.125g/kg 三酰甘油。或遵医嘱。

【制剂规格】 ①中/长链脂肪乳注射液($C_{6\sim24}$,$C_{8\sim24}$):10％ 250ml 含大豆油 11.5g 与中链三酰甘油 11.5g 与卵磷脂 1.5g;10％ 500ml 含大豆油 25g 与中链三酰甘油 25g 与卵磷脂 3g;20％ 250ml 含大豆油 25g 与中链三酰甘油 25g 与卵磷脂 3g;20％ 500ml 含大豆油 50g 与中链三酰甘油 50g 与卵磷脂 6g。②中/长链脂肪乳注射液($C_{8\sim24}$ Ve):10％ 500ml,20％ 100ml,20％ 250ml。

结构脂肪乳注射液（$C_{6\sim24}$)[Structural Fat Emulsion Injection ($C_{6\sim24}$)][保乙]

【作用特点与用途】 本品是将等量摩尔数的长链三酰甘油和中链三酰甘油混合后,在一定的条件下,进行水解和酯化反应后形成的混合物。其中约75％为混合链三酰甘油,即所结合的 3 分子脂肪酸,既有长链脂肪酸,又有中链脂肪酸,呈随机分布。其余部分为长/中链三酰甘油。临床应用同中/长链脂肪乳注射液($C_{6\sim24}$,$C_{8\sim24}$)。

【用法用量】 静脉滴注:1～1.5g 三酰甘油/kg,每小时 0.15g 三酰甘油/kg,余见中/长链脂肪乳注射液。

【不良反应】【注意事项】【禁忌证】 参阅脂肪乳注射液。

【制剂规格】 注射剂。①20％ 250ml:结构三酰甘油 50g;②20％ 500ml:结构三酰甘油 100g。

（二）脂肪乳氨基酸复合制剂

脂肪乳氨基酸(17)葡萄糖(11％)注射液[卡文、全合一、Fat Emulsion,Amino Acids(17)and Glucose(11％)Injection][保乙]

【作用特点与用途】 兼有脂肪乳、氨基酸(17)及葡萄糖三类营养素之功能,原则上适用于需肠外营养,如短肠综合征者和有营养风险的患者。

【用法用量】　可经周围静脉或中心静脉进行缓慢输注。开通腔室间的封条,使三腔内液体混匀,混合液在 25℃ 下可放置 24h,适量添加微量元素及维生素。本品输注速率不宜超过每小时 3.7ml/kg。推荐输注时间为 12～24h。

【不良反应】【注意事项】　参阅脂肪乳注射液($C_{14\sim24}$)及复方氨基酸注射液(18AA)。

【制剂规格】　脂肪乳氨基酸(17)葡萄糖(11%)注射剂:塑料输液袋装,每袋 2400ml,1920ml,1440ml。每袋中分别包装葡萄糖(11%)注射液、氨基酸(17 种)注射液和脂肪乳(长链)注射液。

脂肪乳氨基酸(17)葡萄糖(19%)注射液[Fat Emulsion, Amino Acids(17)and Glucose(19%)Injection][保乙]

【作用特点与用途】【不良反应】【注意事项】【禁忌证】　参阅脂肪乳氨基酸(17)葡萄糖(11%)注射液。

【用法用量】　可用于周围静脉缓慢输入。输注速率不宜超过每小时 2.6ml/kg。推荐输注时间为 18～24h。余同脂肪乳氨基酸(17)葡萄糖(11%)注射液。

【制剂规格】　注射剂:塑料输液袋装:每袋 2566ml,2053ml,1540ml,1026 ml。每袋中分别包装葡萄糖(19%)注射液、氨基酸(17 种)注射液和脂肪乳(20%长链)注射液。容积渗透压 1060mmol/L,pH 5.6。

(三)氨基酸制剂

复方氨基酸注射液(15AA)[Compound Amino Acid Injection (15AA)][保乙][基]

【作用特点与用途】　由 15 种氨基酸组成。具有促进人体蛋白质代谢正常,纠正负氮平衡,补充蛋白质,加快伤口愈合的作用。用于大面积烧伤、创伤及严重感染等应激状态下肌肉分解代谢亢进、消化系统功能障碍、营养恶化及免疫功能下降者的营养支持,亦用于手术后患者改善其营养状态。

【用法用量】　本品可与等量 5%、10% 葡萄糖注射液混合,或与葡萄糖、脂肪乳、维生素、电解质、微量元素等注射液混合后联合应用。滴速以每分钟 30～40 滴为宜。中心静脉输注应遵医嘱。推荐参考剂量成年人按 250～750ml/d,相当于氨基酸总量 0.5～1.0g/(kg·d)。

【不良反应】【注意事项】【禁忌证】　参阅复方氨基酸注射液(18AA)。

【制剂规格】 注射液:250ml(总氨基酸量 17.25g)。

复方氨基酸注射液(18-B)[Compound Amino Acid Injection (18-B)]

【作用特点与用途】 由 18 种氨基酸组成,作为氨基酸补充剂,可调节氨氮平衡,促进机体蛋白质合成和创伤愈合。用于低蛋白血症、低营养状态、手术前后或创伤后等需补充氨基酸者。

【用法用量】 最好与糖类同时输注,以提高人体对氨基酸的利用率。周围静脉缓慢滴注:成年人每次 200～400ml,输注速率约每分钟 25 滴(每瓶输注时间为 4h 以上)。中心静脉输注:通常成年人剂量为 400ml/d。老年患者用量酌情减少,滴速宜慢;严重酸中毒、低钠血症及充血性心功能不全患者慎用。

【制剂规格】 注射剂:200ml(总氨基酸量 20.65g)。

丙氨酰谷氨酰胺注射液(Alanyl Glutamine Injection)[保乙]

【作用特点与用途】 可补充谷氨酰胺,用于肠外营养时需要补充谷氨酰胺的患者。

【用法用量】 需与可配伍的氨基酸溶液或含有氨基酸的输液相混合,然后与载体注射液一起输注。1 体积的本品与至少 5 体积的载体溶液混合,混合液中本品的最大浓度不应超过 3.5%。通过本品供给氨基酸量一般不超过全部氨基酸供给量的 20%,剂量:1.5～2.0ml/(kg·d),常用剂量:2.0ml/kg。加入载体溶液时,用量的参考配比为:如当氨基酸需要量为 1.5g/(kg·d),其中 1.2g 氨基酸由载体溶液提供,0.3g 氨基酸由本品提供,18～24h 均匀输入是常用办法,一般不超过 3 周。

【注意事项】 严重肝肾功能不全者禁用。孕妇、哺乳妇女、儿童不推荐使用。应定期监测肝肾功能。

【制剂规格】 注射剂:50ml(10g),100ml(20g)。

复方氨基酸(18AA)[Compound Amino Acid(18AA)][保甲][基]

【作用特点与用途】 含有合成人体蛋白质所需的 18 种必需和非必需氨基酸,能维持营养不良患者的正氮平衡。用于不能进食、进食不足或不愿意进食者,有营养风险患者及营养不良(不足)者,肝肾功能基本正常的低蛋白血症者,大面积烧伤者及改善外科手术前、后患者的营养状态。

【用法用量】 遵医嘱。一般每日输入 0.1～0.2g(氮)/kg 较适宜。非蛋白热量氮之比为(120～150):1,应同时给予足够的能量,适量的电解质、维生素、微量元素。如静脉滴注,每次 250～500ml,1～4/d,滴速每分钟 40～50滴,以患者能耐受为宜。

【不良反应】【注意事项】 ①滴速宜缓,孕妇、哺乳妇女应权衡利弊。②严重氮质血症、肝功能不全、肝性脑病或有向肝性脑病发展、严重肾衰竭或尿毒症、对氨基酸代谢障碍者,对其过敏者均禁用。③滴速快可致恶心、呕吐、发热及头痛、血栓性静脉炎;长期大量输注可致胆汁淤积、黄疸。

【制剂规格】 注射剂。250ml:总氨基酸 11.5g,30g;500ml:总氨基酸25g,60g。

复方氨基酸注射液(18AA-Ⅰ)[Compound Amino Acid Injection (18AA-Ⅰ)][基]

【作用特点与用途】 含有合成人体蛋白质所需的 18 种必需和非必需氨基酸,能维持营养不良患者的正氮平衡,不含有过量的甘氨酸,可避免发生高氨血症。用于因各种疾病不能进食或需要特殊高能量及氨基酸的患者得到合理营养,促进机体康复。

【用法用量】 遵医嘱,常用 500～2000ml/d,最大剂量为 30ml/(kg·d),1L 注射液的静脉滴速应控制在每分钟 40 滴,恰好同时输注完毕。新生儿、婴儿在开始应用的 1 周内应逐渐增加剂量。

【不良反应】【注意事项】【禁忌证】 参阅复方氨基酸(18AA)。

【制剂规格】 注射剂:250ml(总氨基酸 17.5g),500ml(总氨基酸 35g)。

复方氨基酸注射液(18AA-Ⅱ)[Compound Amino Acid Injection (18AA-Ⅱ)][基]

【作用特点与用途】 可提供完全、平衡的 18 种必需和非必需氨基酸,包括酪氨酸和胱氨酸,用以满足机体合成蛋白质的需要,改善负氮平衡。用于不能口服或不能经肠道补充营养,以及营养不能满足需要者,可经静脉输注本品,以满足机体合成蛋白质的需要。

【用法用量】 遵医嘱。总氨基酸 5% 和 8.5% 制剂可经中心静脉或外周静脉滴注;11.4% 制剂如单独使用的患者宜中心静脉滴注;如与其他营养制剂混合或串输,可经外周静脉滴注。

【不良反应】【注意事项】【禁忌证】 参阅复方氨基酸(18AA,18AA-Ⅰ)。

【制剂规格】 注射剂:250ml(总氨基酸 11.5g),500ml(总氨基酸 25g);250ml(总氨基酸 21.25g),500ml(总氨基酸 42.5g);250ml(总氨基酸 28.5g),500ml(总氨基酸 57g)。

复方氨基酸注射液(18AA-Ⅲ)[Compound Amino Acid Injection (18AA-Ⅲ)]

【作用特点与用途】 同复方氨基酸(18AA)。

【不良反应】【注意事项】 ①禁忌证同复方氨基酸注射液(18AA);②本品含 60mEq/L 的醋酸根,大量应用或并用电解质输液时应注意电解质与酸碱平衡。

【制剂规格】 注射剂:250ml(总氨基酸 25.90g)。

复方氨基酸注射液(18AA-Ⅳ)[Compound Amino Acid Injection (18AA-Ⅳ)]

【作用特点与用途】 含18种非必需和必需氨基酸(不含胱氨酸)及葡萄糖,可明显改善氨基酸代谢,提供合成蛋白质的能量、抑制氨基酸异生糖原和充分利用氨基酸。但对糖尿病患者应慎用。

【用法用量】【不良反应】【注意事项】 参阅复方氨基酸注射液(18AA-Ⅰ)。

【制剂规格】 注射剂:250ml(总氨基酸 8.7g,葡萄糖 187.5g),500ml(总氨基酸 17.4g,葡萄糖 375g)。

复方氨基酸注射液(18AA-Ⅴ)[Compound Amino Acid Injection (18AA-Ⅴ)][基]

【作用特点与用途】 含木糖醇,氨基酸成分与 18AA-Ⅳ相同(但含量有差异),可改善氨基酸的代谢;并含有 18 种氨基酸的盐酸盐,大量输液滴注可致酸碱失衡。其余内容参阅复方氨基酸注射液(18AA)。

【制剂规格】 注射剂:250ml(总氨基酸 3.2g,木糖醇 125g)。

复方氨基酸注射液(18AA-Ⅶ)[Compound Amino Acid Injection (18AA-Ⅶ)][保乙]

【作用特点与用途】 本品含有 80mEq/L 醋酸根,大量给药或电解质液并用时应注意酸碱平衡。参阅复方氨基酸注射液。

【用法用量】 ①周围静脉给药:成年人每次 200～400ml,缓慢静脉滴注,用量可根据年龄、症状、体重、病情等酌情增减。本品最好与糖类同时输注。②中心静脉给药:成年人 400～800ml/d,可与糖类混合,由中心静脉 24h 持续滴注。

【制剂规格】　注射剂:200ml(总氨基酸 20.65g)。

小儿复方氨基酸注射液(18AA-Ⅰ)[Paediatric Compound Amino Acid Injection(18AA-Ⅰ)][基]

【作用特点与用途】　氨基酸组分同成年人用 18AA-Ⅰ,也不含 L-胱氨酸,但其各组分含量及比例更适合儿童、早产儿、低体重儿童的肠外营养。其余请参阅成年人用复方氨基酸注射液(18AA-Ⅰ)。

【用法用量】　应按年龄、体重、病情等给药,如生后 12～24h 可以开始应用,肾功能不全者例外。一般开始时 15ml/kg,以后按 7.5ml/(kg·d)速度增加;足月儿递增至 45ml/kg,早产儿可增加至 54ml/kg,疗程将结束时,应逐渐减量,防止产生低血糖症。滴注速度:完全依赖静脉营养支持时,若外周静脉滴注,可将药液稀释后用,全日用量不少于 16h 均匀泵入为宜。

【制剂规格】　注射剂:100ml(总氨基酸量 6.47g),250ml(总氨基酸量 16.85g)。

小儿复方氨基酸注射液(18AA-Ⅱ)[Paediatric Compound Amino Acid Injection(18AA-Ⅱ)][基]

【作用特点与用途】　含牛磺酸,具有保护细胞膜,促进脑发育,维持视网膜正常功能,防止胆汁淤积和增强心肌细胞功能等作用。但婴幼儿肝酶系统不健全,易致牛磺酸不足。本品尚含有适量的谷氨酸和天门冬氨酸,都是适合婴幼儿的代谢特点和需要。其余请参阅小儿复方氨基酸注射液(18AA-Ⅰ)。

【用法用量】　30～50ml/kg,1/d 或遵医嘱。同儿童复方氨基酸注射液(18AA-Ⅰ)。

【制剂规格】　注射剂:50ml(总氨基酸量 3g),100ml(总氨基酸量 6g),250ml(总氨基酸量 15g)。

小儿复方氨基酸注射液(19AA-Ⅰ)[Paediatric Compound Amino Acid Injection(19AA-Ⅰ)][保乙]

【作用特点与用途】　静脉用胃肠外营养输液。用于:①早产儿、低体重儿及各种病因所致不能经口服摄取蛋白质或摄入量不足的新生儿;②各种创伤,如烧伤、外伤、手术后等高代谢状态的小儿;③各种不能经口摄食或摄食不足的急慢性营养不良的小儿,如坏死性小肠结肠炎、急性坏死性胰腺炎、化疗药物反应者。

【用法用量】　①采用中心静脉插管或周围静脉给药,缓慢滴注:按体重

20～35ml/(kg·d),或遵医嘱;②滴注时每克氮应同时供给 627.6～836.8kJ(150～200kcal)非蛋白质热量(葡萄糖、脂肪乳),另加维生素、微量元素(矿物质)。

【不良反应】【注意事项】 ①严重氮质血症、肝性脑病、严重肝功能不全者、严重肾衰竭或尿毒症者、对氨基酸代谢障碍者及过敏者均禁用;②按需监测代谢、电解质及酸碱平衡等,防止并发症;③参阅复方氨基酸注射液。

【制剂规格】 小儿复方氨基酸注射液(19AA-Ⅰ):100ml(总氨基酸量 6g)。

复方氨基酸注射液(3AA)[Compound Amino Acid Injection (3AA)]^[保乙]

【作用特点与用途】 由 3 种在肝外组织代谢的必需支链氨基酸组成。能代谢生成丙氨酸及酮体,为机体提供能源;促进胰岛素分泌和蛋白质合成,通过补充支链氨基酸,可改善肝性脑病症状(使支链氨基酸/芳香氨基酸的比值升至正常水平);为胆固醇合成的前体,并可抑制蛋白质的分解。用于急性、亚急性、慢性重症肝炎及肝硬化、慢性活动性肝炎等;各种原因引起的肝性脑病;肝胆外科手术前、后患者。

【用法用量】 静脉滴注:每次 250ml,2/d,与等量 10%葡萄糖注射液缓慢静脉滴注;中心静脉滴注:按 0.68～0.87g/kg 计,成年人剂量相当于 500～750ml/d,与 25%～50%高渗葡萄糖注射液等量混匀后缓慢滴注,每分钟不得超过 40 滴。

【不良反应】【注意事项】 ①氨基酸代谢失调,心功能不全者禁用。②高度食管静脉曲张时,要注意输注速度和用量,以免静脉压上升(增高);高度腹水、胸腔积液时,应注意水和电解质平衡,避免输入量过多。③滴速快可致恶心、呕吐、头痛、发热等反应,以重危和老年患者较多见。

【制剂规格】 注射剂:250ml(总氨基酸量 10.65g)。

复方氨基酸注射液、颗粒(6AA)[Compound Amino Acid Injection & Granules(6AA)]^[保乙]

【作用特点与用途】 含亮、异亮、缬氨酸,可补充 3 种支链氨基酸,调整肝病患者氨基酸代谢紊乱,改善支链氨基酸与芳香氨基酸比例失调。用于假性神经递质出现的肝性脑病、慢性迁延性肝炎、慢性活动性肝炎、亚急性与慢性重型肝炎引起的氨基酸代谢紊乱。

【用法用量】 静脉滴注:紧急或危重患者 250ml,2/d,用 10%葡萄糖注射液等量稀释,每分钟不超过 40 滴缓慢滴注。病情改善后改为每日 1 次 250ml,连用 1 周为 1 个疗程。其他肝病氨基酸代谢紊乱者 250ml/d,用法同前。参阅复方氨基酸(3AA)。口服颗粒剂,每次 30g,2～3/d。

【制剂规格】　注射剂:250ml(氨基酸总量 21.1g,3 种支链氨基酸 9.95g)。颗粒剂:每袋 15g。

14 氨基酸注射液-800(14 Amino Acid Injection-800)

【作用特点与用途】　由 14 种氨基酸配制而成。用于肝性脑病及严重肝功能不全的蛋白质营养缺乏症。

【用法用量】　静脉滴注:成年人每次 250～500ml,1/d,每分钟不超过 40 滴,常与葡萄糖注射液并用。

【注意事项】　①注意水电解质平衡的监测;滴速过快可引起恶心呕吐等;②氨基代谢失调、心、肾功能不全者禁用。

【制剂规格】　注射剂:250ml(总氨基酸量 20.815g)。

复方氨基酸注射液(17AA-H)[Compound Amino Acid Injection (17AA-H)]

【作用特点与用途】　由 17 种必需和非必需氨基酸及醋酸钠组成,可提供营养支持,改善体内氮平衡。用于肝性脑病(亚临床、Ⅰ级、Ⅱ级)、高氨血症。能改善症状,但尚未见改善结局的报道。

【用法用量】　静脉滴注:成年人每日 1 次 50ml,缓慢滴注 3h 以上。

【注意事项】　① 含 Na^+ 3mmol/L(3mEq/L),醋酸根 50mmol/L (100mEq/L);②其余见复方氨基酸注射液(3AA)。

【制剂规格】　注射剂:500ml(总氨基酸量 37.925g)。

复方氨基酸注射液(20AA)[Compound Amino Acid Injection (20AA)][保乙]

【作用特点与用途】　含 20 种左旋结构氨基酸,可满足肝衰竭状态,尤其是支链氨基酸与芳香氨基酸之不平衡的特殊代谢需要。用于预防和治疗肝性脑病,肝病时肝性脑病急性期或表现期之静脉营养。

【用法用量】　中心静脉输注:成年人推荐平均剂量为 7～9ml/(kg·d),滴注速度为每小时 1ml/kg。如外周静脉输注,应将其混入 3L 袋内滴注。对昏迷患者,最初 1～4h 的滴速可加快,或遵医嘱,以患者可耐受为宜。

【注意事项】　①同复方氨基酸注射液(3AA);②禁用于非肝源性氨基酸

代谢紊乱、酸中毒、水潴留、休克者。

【制剂规格】 注射剂:500ml(总氨基酸量 50g)。

复方氨基酸注射液、颗粒（9AA）[Compound Amino Acid Injection & Granules(9AA)] [保乙][基]

【作用特点与用途】 含 9 种结晶 L-型氨基酸,可补充体内必需氨基酸,使蛋白质合成显著增加而改善营养状况;可使慢性肾衰竭患者下降的必需氨基酸血浆浓度恢复。如同时补充足够的能量,可加强同化作用,使蛋白质无须作为能量被分解利用,不产生或极少产生氮的终末代谢产物,有利于减轻尿毒症症状,亦有利于降低血磷,纠正钙磷代谢紊乱。用于急性和慢性肾功能不全患者的肠外营养;大手术、外伤、脓毒血症引起严重肾衰竭及慢性或急性肾衰竭。

【用法用量】 静脉滴注:成年人 250～500ml/d;进行透析的患者,1000 ml/d,最大剂量不超过 1500ml/d,滴速不超过每分钟 15 滴,以病人可耐受为宜。口服颗粒剂:每次 1 袋(3.45g),4/d。

【注意事项】 ①肾病患者宜低蛋白、高热量饮食;尿毒症者在补充葡萄糖的同时,给予适量胰岛素,以防出现高血糖。②定期监测血生化及电解质平衡,查血镁和血氨等,并对症处理。③氨基酸代谢紊乱,严重肝损害、心功能不全、中重度水肿、低血钾、低血钠者禁用。

【制剂规格】 注射剂:200ml(总氨基酸 12.25g),250ml(总氨基酸量 13.98g)。颗粒剂:每袋 3.45g。

复方氨基酸注射液（18AA-N）[Compound Amino Acid Injection (18AA-N)]

【作用特点与用途】 可改善肾功能不全时的氨基酸代谢和蛋白质代谢。用于急慢性肾功能不全时出现的低蛋白血症、低营养状态和手术前后的氨基酸补充。

【用法用量】 慢性肾功能不全,外周静脉缓慢滴注:每日 1 次 200ml,2～3h 滴完,透析者在透析结束前 60～90min 由透析回路的静脉一侧注入;中心静脉滴注:400ml/d,多用于急性肾功能不全。

【注意事项】 ①曾有高氨血症、意识障碍,如有异常,应即停药;尚有发生全身瘙痒、恶心、呕吐、胸部不适、心悸等反应。②参阅复方氨基酸(9AA)。

【制剂规格】 注射剂:200ml(总氨基酸量 12.25g)。

二、肠内营养药

肠内营养粉(AA)[Enteral Nutritional Powder(AA)]

【作用特点与用途】　侧重于消化道仅有部分功能的患者,如术后吻合口瘘(咽部瘘、食管瘘、胃瘘、结肠瘘等)、胰腺炎的恢复期、短肠综合征的患者(小肠长度短于 60cm);炎性肠道疾病(克罗恩病、溃疡性结肠炎)等。

【用法用量】　配制 300ml 全浓度本品方法如下:将 50℃ 以下热水 250ml 倒入适量容器中,加入本品 1 袋(80.4g),盖上盖振荡 20s,静脉 5～10min 后颗粒充分溶解后备用。①成年人常用量,管饲连续滴入第 1 日先用 80.4g,加水 300ml,1h 20ml;可酌情逐日增至 5～6 袋(402～482.4g)/d。②口服 80.4g,加水 300ml,遵医嘱用。

【注意事项】【禁忌证】　糖尿病患者应注意控制和监测血糖,肝功能异常者慎用。肠梗阻及肠功能紊乱者忌用。

【制剂规格】　原料粉剂,易溶于水,pH 5.3。主要成分为结晶氨基酸、脂质、糖类、电解质、微量元素和维生素等,每袋 80.4g,总能量为 1255.2kJ(300kcal),配成 300ml 的能量密度为 1kcal/ml。

伊维佳(Glucerna)

【作用特点与用途】　本品每 100ml 含蛋白剂 4.18g,脂质 5.44g,糖类 8.14g,维生素 14 种、矿物质 14 种,热量 99kcal,是一种含有膳食纤维的特殊全营养液体制剂。主要适用于糖尿病患者,提供全面的,均衡的营养素,可长期作为营养支持的唯一来源。

【用法用量】　口服和管饲均可。1L 本品可提供约 1000kcal 的热量。

【制剂规格】　混悬液:500ml/瓶。

佳维体(Jevity)

【作用特点与用途】　本品为复方营养剂,每 100ml 中内含蛋白质 4g,糖类 14.05g,脂肪 3.47g,膳食纤维 1.06g,低聚果糖 0.70g,水磺酸 10mg,L-肉碱 8.4mg,维生素 A+、D_3、E、K_1、C、B 类、叶酸、生物素等 14 种、矿物质钠、钾、氯、钙、磷、镁、铁、锌、锰、铜、碘、硒、铬、钼等 15 种,是一种等渗且强化纤维素的营养剂。可为需要长期或短期管饲的患者提供全面均衡的营养支持。适用于成人对低残留营养制剂不耐受的患者,需要管饲液体者,需要低甜味营养制剂者。

【用法用量】 口服或管饲:在医生监护下给予。在打开之前,将本品反转或轻轻振摇几次,使沉淀物现次分散;打开容器时应无菌操作,避免细菌污染。具体用量应根据临床需求确定。

【注意事项】 ①本品不能用于 1 岁以下的幼儿;对于 4 岁以下的儿童,应小心使用,且只宜在医生监护使用。②管饲系统是为单个患者使用而设计的,为避免细菌污染,应至少 24h 更换 1 次。管饲前后用水冲洗管饲管,可减少本品和用药不相容和饲管阻塞的可能。③本品避光室温保存。开启后可在冰箱中保存 48h,放入管饲装置 24h 后应弃之不用。

【制剂规格】 口服混悬剂:500ml/瓶。

谷氨酰胺颗粒(Glutamine Granules)[保乙]

【作用特点与用途】 为肠黏膜修复和免疫细胞增殖所需要的营养素。用于需要补充谷氨酰胺患者的肠内营养补充药。

【用法用量】 15～30g/d,加入肠内营养药中均匀输入。也可遵医嘱口服:成年人每次 5～10g,3/d,温开水溶解后即配即用。

【注意事项】【禁忌证】 代偿性肝功能不全者定期监测肝功能,严重肝功能不全者忌用。

【制剂规格】 颗粒剂:每袋 2.5g。

复方氨基酸胶囊(8-11)[Compound Amino Acid Caspule(8-11)][保乙]

【作用特点与用途】 补充氨基酸,促蛋白合成。用于低蛋白血症的辅助治疗。

【用法用量】 口服:每次 1～2 粒,2～3/d,小儿每日 1～3 粒,或遵医嘱,尚可取胶囊内容物用温开水送服。

【制剂规格】 胶囊剂:0.35g。

肠内营养混悬液(SP)[Enteral Nutritional Suspension(SP)]

【作用特点与用途】 肠内营养药。用于有胃肠功能或有部分胃肠道功能有营养风险的住院患者,如代谢性胃肠道功能障碍者、危重疾病及营养不良病人的手术前喂养,肠道准备等。

【用法用量】 口服或肠道喂养:置入一根喂养管到胃、十二指肠或空肠上段部,连接喂养管与本品容器。本品能量密度为 4.18kJ/ml(1kcal/ml),正常滴速为 100~125ml/h,开始时宜慢。一般 8368kJ/d[2000kcal/d(4 袋)];烧伤、多发性创伤等高代谢病人可每日 16 736kJ[4000kcal(8 袋)]。初次胃肠道喂养者从 4184kJ[1000kcal(2 袋)]开始,在 2~3d 后逐渐增至需要量。

【注意事项】　不能静脉输注;严重糖尿病或糖代谢异常者、肝肾功能不全者慎用;胃肠功能衰竭、完全性小肠梗阻、严重腹腔感染及对其过敏者、严重腹泻忌用。

【制剂规格】　混悬液:500ml。

短肽型肠内营养剂(Short Peptide Enteral Nutrition Powder)[保乙]

【作用特点与用途】　本品含人体必要的营养要素,如麦芽糊精、乳清蛋白水解物、植物油、矿物质、维生素和微量元素、中链三酰甘油等。适用于上述营养素缺乏而需要肠内营养治疗患者。

【用法用量】　混悬液打开前先摇匀,适应全浓度输注无须稀释。操作中注意洗手,避免交叉感染。口服粉剂在容器中注入 50ml 温开水,加入 1 袋,充分混匀;待粉完全溶解后,再加温水至 500ml,轻搅混匀即可。具体用法:①一般8368kJ/d[2000kcal/d(4 袋)],即可满足机体新陈代谢和营养需要;②高代谢病人可酌渐增至 16 736kJ/d(4000kcal/d);③初喂养者 4184kJ/d[1000kcal/d(2 袋)],2~3d 后增至需要量。

【制剂规格】　粉剂:每袋 2092kJ(500kcal)。混悬剂:2092kJ/500ml(500kcal/500ml)。

肠内营养乳剂(TP)[Enteral Nutritional Emulsion(TP)]

【作用特点与用途】　本品内含蛋白剂、脂肪、糖类、电解质、维生素和微量元素等,但不含膳食纤维,可满足机体营养均衡。适用于严重胃肠道狭窄和肠瘘患者。

【用法用量】　管饲或口服:遵医嘱。①以本品为唯一营养来源的患者,推荐剂量按 125.5kJ(30kcal)/(kg·d)供给;②以本品补充营养者可 2092~4184 kJ(500~1000kcal)/d。管饲喂养时,首日宜 20ml/d,以后酌情渐增的最大滴速为 125ml/h。

【制剂规格】　混悬液:每 500ml 内含蛋白质 19g,脂肪 17g,糖类 69g 等,能量密度为 4.18kJ(1kcal)/ml。

肠内营养粉剂(TP)[Enteral Nutritional Powder(TP)]

【作用特点与用途】　同肠内营养乳剂(TP)。

【用法用量】 混合方法:用温开水约200ml,加入盛本品55.8g的杯中,慢搅溶解,配成250ml,400g粉剂分为7份。可口服或鼻饲,遵医嘱用。鼻饲滴速宜从20ml/h开始,然后渐增至患者可耐受的速度供给。

【制剂规格】 粉剂:每听400g,可加水溶解成1750ml,含热量7322kJ(1750kcal),即热量密度4.18kJ(1kcal)/ml,重量毫渗量为443mmol/kg,容积毫渗量379mmol/L,热氮比为177:1,非热氮比为152:1。

肠内营养乳剂(TPF)[Enteral Nutritional Emulsion(TPF)]

【作用特点与用途】 所含营养要素及热量相对高于粉剂(TP),其适应证与TP相同,尤其是不能耐受大容量喂养或需要高能量的患者。本品尚含丰富的膳食纤维,有利于维持患者肠道结构和功能,适于长期应用。

【用法用量】 遵医嘱,鼻饲或口服,按热量计,4184~16 736kJ(1000~4000kcal)/d。

【制剂规格】 每500ml乳剂中主要成分包括蛋白质28g,脂肪29g,糖类94g,膳食纤维10g,电解质、多种维生素、微量元素等,能量密度为6.28kJ(1.5kcal)/ml。

肠内营养混悬液(TPF)[Enteral Nutritional Suspension(TPF)]

【作用特点与用途】 同肠内营养乳剂(TPF)。

【用法用量】 口服或管饲喂养。管饲正常滴速为100~120ml/h,开始滴速宜慢。①一般病人8368kJ[2000kcal(2000ml)]/d;②高代谢病(烧伤,多发性创伤)患者,可16 736kJ[4000kcal(4000ml)]/d;③初次肠道喂养患者,初始剂量从4184kJ(1000kcal)/d开始,在2~3d逐渐增加至需要量;④若患者为肾功能不全,可酌情选用能量密度为6.28kJ(1.5kcal)/ml的制剂。

【不良反应】【注意事项】 ①可出现腹泻、腹痛等胃肠反应。②肠道功能衰竭、完全性肠梗阻、严重腹腔内感染、对本品任一成分过敏或先天性代谢障碍者均禁用。

【制剂规格】 每500ml混悬液中含有蛋白质、脂肪、糖类、电解质、多种微量元素、维生素及膳食纤维11g;能量密度有每毫升3.14kJ、4.18kJ、6.28kJ(0.75kcal、1kcal、1.5kcal)3种规格。

整蛋白型肠内营养剂(粉剂)[Intacted Protein Enteral Nutrition Powder (Nutrison)][保乙]

【作用特点与用途】 主要成分为麦芽糊精、酪蛋白、植物油、矿物质、微量元素和维生素。可提供或补充机体对相应营养素的需求。适应证同肠内营养粉剂(TP)。

【用法用量】 口服或管饲喂养。混合方法:在容器中注入 500ml 温开水,加入 320g 本粉剂,充分混合,待溶解后再加温开水至 1500ml,轻搅混匀;或用所附小匙,取 9 平匙,溶于 50ml 温开水中充分混匀,溶解后加温开水至 200ml 以满足少量使用的要求。①口服:50ml/h。②管饲喂养:先置入一根喂养管到胃、十二指肠或空肠上段部分,连接喂养管与本品容器,滴速 100～125ml/h,开始宜慢。一般病人 8368kJ(2000kcal)/d;高代谢患者 12 552～16 736kJ(3000～4000kcal)/d;初次喂养者宜从 4184kJ(1000kcal)开始,在 2～3d 逐渐增加至需要量。

【不良反应】【注意事项】【禁忌证】 同肠内营养粉剂(TP)。

【制剂规格】 粉剂:每听 320g,加水配成乳剂 1500ml,使能量密度为 4.18kJ(1kcal)/ml。

肠内营养乳剂(TPF-D)[Enteral Nutritional Emulsion(TPF-D)]

【作用特点与用途】 能为糖尿病或糖耐量异常的患者提供所需各种营养,包括蛋白质、脂肪、糖类、维生素、矿物质(电解质)、微量元素和膳食纤维,其中糖类主要来源于木薯淀粉和谷物淀粉,因此能减少糖尿病患者与糖耐受不良患者的葡萄糖负荷。

【用法用量】 遵医嘱口服或管饲。①以本品为唯一营养来源的患者,推荐剂量 30ml/(kg·d),平均 2000ml(1800kcal)/d。②以本品补充营养的患者,500ml(450kcal)/d。③管饲喂养开始滴速宜慢,逐渐增加剂量,首日 20ml/h,以后逐日增加 20ml/h,最大滴速 125ml/h。

【注意事项】 同肠内营养乳剂(TP)。本品含钠较低,可满足糖尿病患者需要,但单用本品补充营养时,应适当补充钠。

【制剂规格】 乳剂:能量密度为 0.9kcal/ml。每 100ml 能量 376.6kJ(90kcal);能量来源:蛋白质 15%,脂肪 32%,糖类 53%。

肠内营养混悬液(TPF-D)[Enteral Nutritional Suspension(TPF-D)]

【作用特点与用途】【注意事项】 等同肠内营养乳剂(TPF-D)。

【制剂规格】 混悬液:能量密度为 4.18kJ(1kcal)/ml。

肠内营养乳剂(TPF-T)［Enteral Nutritional Emulsion(TPF-T)］

【作用特点与用途】 本品为高脂肪、高能量、低糖类含量的肠内全营养混悬液,特别适用癌症患者的代谢需要。所含的 ω-3 脂肪酸、维生素(A,C,E)等能够改善免疫功能,增强机体抵抗力;膳食纤维有助于维持胃肠功能。所有营养成分均来源于天然食品,与正常人普通饮食成分相类似,对人体无毒性作用。用于癌症患者的肠内营养,如恶病质、厌食、咀嚼和吞咽困难(障碍)、食管梗阻,还可用于对脂肪或 ω-3 脂肪酸需要量增高的患者。

【用法用量】 遵医嘱管饲喂养或口服。①以本品为唯一营养来源的患者,患者非恶病质时,推荐剂量为 20～25ml/(kg·d);对于恶病质患者,按 30～40ml/(kg·d)。②以本品补充营养的患者,推荐剂量为 400～1200ml/d。管饲给药时,应逐渐增加剂量,首日滴速为 20ml/h,以后逐日增加 1h 20ml,最大滴速 100ml/h。根据病人嗜好,可选用相应的口味。

【注意事项】 ①管饲喂养滴速以病人能耐受为宜,太快或过量时可致恶心、呕吐或腹泻等胃肠反应。②胃肠道张力下降、急性胰腺炎、严重消化和吸收不良或功能障碍性疾病,严重肾功能、肝功能不全者均禁用。③妊娠期前 3 个月的孕妇和育龄期妇女每日摄入维生素 A 类应<1 万 U。④本品含维生素 K,应用香豆素类抗凝药者应注意药物相互作用。

【制剂规格】 乳剂:有 4 种不同的味道,淡蘑菇香味(香草口味)、淡水果香味(水果口味)、淡蔬菜香味(蔬菜口味)、淡谷味(中性口味);其成分基本相似。渗透压分别为:香草口味 330mmol/L,水果口味 350mmol/L,蔬菜口味 330mmol/L,中性口味 390mmol/L。能量密度为 5.4kJ(1.3kcal)/ml。每瓶 200ml,每袋 500ml。

肠内营养乳剂(TP-HE)［Enteral Nutritional Emulsion(TP-HE)］

【作用特点与用途】 本品所含营养成分来源于天然食品,与正常人普通饮食成分相类似,对人体无毒性作用。分解代谢和液体入量受限患者应用本品,能均衡营养,并提供足够的能量,满足对蛋白质的需要,减少氮丢失纠正负氮、促进蛋白质合成。本品含有小肠容易吸收的中链三酰甘油,可为创伤后的代谢提供大量优质的能量底物。适用于需要高蛋白、高能量、易于消化脂肪及液体入量受限的患者,功能不全患者的营养治疗,持续性腹膜透析患者,黏稠物阻塞症(胰纤维性囊肿病)。

【用法用量】 以本品作为唯一营养来源时,推荐平均每日剂量为 20～30ml(30～40kcal)/kg;以本品补充营养者,每日供给 500ml(750kcal)。管饲喂养者,应逐渐增加剂量,首日速度为 20ml/h,最大滴速 125ml/h,或根据患者的耐受程度,通过重力或调整输注速度。

【不良反应】【注意事项】　参阅前述肠内营养乳剂。

【制剂规格】　乳剂:每瓶 500ml。每 100ml 含蛋白质 7.5g,脂肪 5.8g,饱和脂肪酸 5g,多不饱和脂肪酸 1.6g,中链三酰甘油 3.3g,糖类 17g,糖 1g,乳糖 0.06g,水 79ml;矿物质(电解质):钠 120mg,钾 234mg,氯化物 184mg,钙 80mg,磷 63mg,镁 27mg;微量元素:铁 1.33mg,锌 1mg,铜 0.13mg,锰 0.27mg,碘化物 $1.33\mu g$,铬 $6.67\mu g$,钼 $10\mu g$,氟化物 0.13mg,硒 $5\mu g$;维生素 A 0.07mg,维生素 D_3 0.46mg,维生素 E 1mg,维生素 B_6 0.16mg,维生素 C 6mg,维生素 B_{12} $0.26\mu g$;泛酸 0.46mg,生物素 13mg,叶酸 13mg;胆碱 26.7mg;能量 627.6kJ(150kcal);渗透压 300mmol/L;能量来源:蛋白质 20%,脂肪 35%,糖类 45%。

肠内营养混悬液Ⅱ(TP)[Enteral Nutritional SuspensionⅡ(TP)]

【作用特点与用途】　适用于慢性阻塞性肺部疾病的辅助治疗。

【用法用量】　同肠内营养乳剂(TP)。可口服作为全营养单独使用,或和食物同时使用,或在两餐间作为营养补充给予。遵医嘱。

【注意事项】　同肠内营养乳剂(TP)。肾功能不全、肝性脑病、特殊代谢紊乱,如不耐受果糖患者慎用。

【制剂规格】　混悬液,具牛奶香草样气味:237ml,1000ml。

免疫增强型肠内营养乳剂(Immuno-enhanced Enteral Nutritional Emulsion)

【作用特点与用途】　主要成分为精氨酸、ω-3 多不饱和脂肪酸、核糖核酸等可改善机体免疫功能的营养素,含水解玉米粉、酪蛋白酸钠及钠、棕榈仁油、L-精氨酸、纤维素、凝胶、枸橼酸钠、氯化镁、羟化大豆卵磷脂、磷酸氢二钾、维生素类、矿物质和微量元素等。有增强机体免疫功能作用,适用于手术后患者。

【用法用量】【注意事项等】　同肠内营养乳剂(TP)。不建议用于需要免疫抑制的患者,危重症感染性患者慎用。

【制剂规格】　乳剂:250ml;500ml。能量密度 4.18kJ(1kcal)/ml。

转化糖(Invert Sugar)[保乙]

【作用特点与用途】　可补充机体能量,也是药物稀释剂。适用于需要非口服途径补充水分和（或）能量的患者补液治疗；尤其是糖尿病患者的能量补充；烧伤、术后及感染等胰岛素抵抗（糖尿病状态）患者的能量补充剂；药物中毒、酒精中毒。

【用法用量】 静脉滴注，用量视病情酌定。成年人每次 250～1000ml，滴速按果糖计每小时<0.5g/kg。

【禁忌证】 遗传性果糖不耐受者、痛风、高尿酸血症者禁用。

【制剂规格】 注射剂：500ml 内含葡萄糖 25g，果糖 25g；250ml 内含葡萄糖、果糖各 12.5g；250ml 内含葡萄糖、果糖各 6.25g。

果糖(Fructose)[保乙]

【作用特点与用途】【用法用量】【禁忌证】 同转化糖。遵医嘱缓慢静脉滴注，一般每日 5%～10%果糖注射液 500～1000ml。剂量应根据患者的年龄、体征、临床状态调整。

【制剂规格】 注射剂：5% 250ml，5% 500ml，10% 250ml，10% 500ml。

木糖醇(Xylitol)[典]

【作用特点与用途】 能补充热量，改善糖代谢。可作为糖尿病患者用糖的代用品，尚有抑制酮体生成的作用，能使血浆脂肪酸生成减少，可用于糖尿病、手术麻醉时酮中毒的合并用药。

【用法用量】 口服：25～50g/d，分 3～4 次服用，调于饮食中服用更佳。静脉注射：每次 20～30g。

【注意事项】 ①口服偶有肠鸣、腹泻等反应，减少用量可缓解。②静脉注射浓度过高、速度过快，可致代谢性酸中毒，引起肾、大脑功能损伤。③胰岛素诱发的低血糖症禁用。

【制剂规格】 口服粉剂：每包 500g。注射剂：500ml 内含木糖醇 25g，50g。

三、维 生 素 类

注射用水溶性维生素(Water-soluble Vitamin for Injection)[保乙]

【作用特点与用途】 可满足成年人和儿童每日对水溶性维生素的生理需要。用于长期肠外营养患者水溶性维生素的补充。

【用法用量】 静脉滴注：成年人和体重 10kg 以上儿童，每日 1 瓶，10kg以下儿童每日按每千克体重给予 1/10 瓶。先用注射用水或葡萄糖注射液

10ml 溶解后,再稀释于同一类型药液中滴注。

【制剂规格】 冻干粉针剂:每瓶含维生素 B_1 3.0mg,维生素 B_2 3.6mg,维生素 B_6 4mg,维生素 B_{12} 5μg,烟酰胺 40mg,维生素 C 0.1g,泛酸 15mg,叶酸 0.4mg,生物素 60μg,甘氨酸 30mg。2～8℃冷藏、避光。

脂溶性维生素注射液(Ⅰ)[Fat-soluble Vitamin Injection(Ⅰ)]

【作用特点与用途】 俗名儿童用脂溶性维生素。为长期肠外营养,提供每日对脂溶性维生素(A、D_2、E、K_1)的生理需要。

【用法用量】 适用于 11 岁以下儿童及婴儿,按 1ml/(kg·d),最大剂量 10ml/d。使用前在无菌条件下,将本品加入到脂肪乳注射液内(100ml 或以上量),轻轻摇匀后输注,并在 24h 内用完。

【注意事项】 临用前 1h 内配制;不宜与双香豆素类抗凝药合用。

【制剂规格】 维他利匹特(儿童)注射剂:10ml 内含维生素 A 0.69mg,维生素 D_2 10μg,维生素 E 6.4mg,维生素 K_1 0.2mg。

脂溶性维生素注射液(Ⅱ)[Fat-soluble Vitamin Injection(Ⅱ)]

【作用特点与用途】 肠营养不可少的组成部分之一,用以补充并满足成年人和 11 岁以上儿童每日对脂溶性维生素(A、D、E、K)的生理性需要。

【用法用量】 静脉滴注:成年人和 11 岁以上儿童,每日 10ml(1 安瓿)。使用前在无菌条件下,将本品加入到脂肪乳注射液 500ml 内,轻轻摇匀后即输注,并在 24h 内用完。

【注意事项】 ①偶见发热、寒战,血清门冬氨酸转移酶、碱性磷酸酶和胆红素升高,减量暂停即可恢复。②2～8℃避光保存。③不宜与香豆素类抗凝药等合用。

【制剂规格】 (维他利匹特)注射剂:每 10ml 内含维生素 A 0.99mg,维生素 D_2 5μg,维生素 E 9.1mg,维生素 K_1 0.15mg。

维生素 H_3(机体调节片、Vitamin H_3)

【作用特点与用途】 具有增进营养、促进细胞活力、调节机体代谢、延缓衰老的功能。

【用法用量】 口服:每次 1 片,2～3/d,餐后服。

【制剂规格】 片剂。

注射用多种维生素(12)[Multivitamin for Injection(12)]

【作用特点与用途】 肠外营养中需要维生素补充的患者,可同时补充水溶性和脂溶性维生素。

【用法用量】 成年人或 11 岁以上患者静脉滴注:每日 10ml(1 安瓿),烧伤等重症可给 2～3 倍剂量,输注前即刻用 5ml 注射用水溶解瓶内药物。肌内注射:注射前即刻用 2.5ml 注射用水溶解瓶内药物;复溶方法:用注射器吸取 5ml 注射用水、5%葡萄糖注射液或 0.9%氯化钠注射液注入瓶内,轻摇混合并溶解药粉成橘黄色溶液;复溶后通过静脉缓慢注射(至少 10min 以上),或以 5%葡萄糖、0.9%氯化钠溶液进行输注。

【禁忌证】 对其过敏者,已存在的维生素过多者、新生儿、婴儿及 11 岁以下儿童均禁用。

【制剂规格】 注射剂:每支含维生素 A 3500U,维生素 D_3 220U,维生素 E 10.2mg,维生素 C 125mg,维生素 B_2 5.67mg,维生素 B_6 5.5mg,维生素 B_{12} 6μg,四水脱羧辅酶 5.8mg,叶酸 414μg,泛酸 16.15mg,生物素 69μg,烟酰胺 46mg。

四、矿物质、微量元素及其他

多种微量元素注射液(Ⅱ)[Multi-Trace Elements Injection(Ⅱ)]

【作用特点与用途】 可补充肠外营养者对铬、铁、锰、钼、硒、锌、氟和碘等微量元素的基本和中等需要;孕妇对微量元素的需要量轻度增加,故本品也适用于妊娠妇女。

【用法用量】 成年人推荐剂量,10ml/d。在无菌条件下加入到 500ml 复方氨基酸或葡萄糖注射液中,配成营养液后,按规定在 16～24h 输完。体重超过 15kg 的儿童,0.1ml/(kg·d)经稀释后静脉输注,滴速应<1ml/min,宜慢。

【注意事项】 ①肾功能严重障碍、不耐果糖者禁用;②不可与其他药物混合输注,以免药物相互作用。③未证实锰、钼等缺少者不宜使用。

【制剂规格】 注射剂:10ml 内含氯化铬 53.3μg,氯化铜 3.4mg,氯化镁 5.4mg,氯化锰 0.99mg,钼酸钠 48.5μg,亚硒酸钠 105μg,氯化锌 13.6mg,碘化钠 166μg,氟化钠 2.1mg,山梨醇 3g。渗透压 1900mmol/L。

儿童用多种微量元素注射液(Multi-Trace Elements Injection for Children)

【作用特点与用途】 可补充新生儿、婴儿全肠外营养对多种微量元素和电解质的需求。

【用法用量】 新生儿和婴儿,一般用本品 4ml/(kg·d),可根据患儿需要遵医嘱用。本品需用 5%、10% 葡萄糖注射液稀释后才输注,输注速度宜慢;须在输液前 1h 内,将本品加入到稀释液中(10ml 本品加入葡萄糖液量不宜少于 42ml),12h 内输完,以免污染。

【注意事项】　不能耐受果糖和肾功能不全者忌用;不可添加其他药物,以免发生沉淀或药物相互作用。

【制剂规格】　注射剂:每 1ml 含钙 0.15mmol,镁 $25\mu mol$,铁 $0.5\mu mol$,锌 $0.15\mu mol$,锰 $0.25\mu mol$,铜 $0.075\mu mol$,氟 $0.75\mu mol$,碘 $0.01\mu mol$,磷 $75\mu mol$,氯 $0.35\mu mol$,山梨醇 0.3g。渗透压为 2350mmol/L,pH 2.0。

硒酵母(Selenious Yeast)[保乙]

【作用特点与用途】　可补充硒,增强免疫力。用于低硒的肿瘤、肝病、心脑血管疾病或其他低硒引起的疾病。

【用法用量】　嚼碎后服用:每次 $100\sim200\mu g$,$1\sim2/d$;或遵医嘱。

【注意事项】　孕妇或哺乳期妇女用药尚不明确,须权衡利弊。

【制剂规格】　胶囊剂:0.143g(相当于硒 $100\mu g$)。

金施尔康片(Thereagran Gold Tablets)

【作用特点与用途】　因含有人体及体内多种辅酶正常新陈代谢所需要的多种维生素、微量元素和矿物质,故用于预防和治疗因维生素、微量元素和矿物质缺乏(低下)引起的各种疾病。

【用法用量】　饭时或饭后服用,成年人每日服用 1 片。

【注意事项】　①慢性肾衰竭、高钙血症、高磷血症伴肾性佝偻病者禁用;②哺乳期妇女过量服用可致婴儿食欲缺乏、颅内压增高等不良反应,甚至囟门突出症;③不可与抗酸药同服。

【制剂规格】　片剂:每片含维生素 A 5000U,维生素 B_1 3mg,维生素 B_2 3.4mg,维生素 C 90mg,维生素 D 400U,维生素 B_{12} $9\mu g$,维生素 B_6 3mg,维生素 E 30U,烟酰胺 20mg,叶酸 $400\mu g$,泛酸 10mg,生物素 $30\mu g$,钙 40mg,磷 31mg,钾 7.5mg,镁 100mg,氯 7.5mg,铁 27mg,锌 15mg,碘 $150\mu g$,铜 2mg,铬 $15\mu g$,硒 $10\mu g$,钼 $15\mu g$,锰 5mg。

多维元素片(21)(21 金维他、Vitamin with Minerals Tablets)

【作用特点与用途】　除含有金施尔康类似成分外,尚含胆碱、L-赖氨酸,适用于预防和治疗因维生素、微量元素、电解质和胆碱、L-赖氨酸缺乏或低下所引起的各种疾病。

【用法用量】 餐时或饭后服：每次 1 片，1～2/d，儿童用药遵医嘱。

【注意事项】 ①参阅金施尔康；②用药后尿色变黄属正常现象；③L-赖氨酸有促儿童正常发育之效，但应遵医嘱。

【制剂规格】 片剂：每片含维生素 A（含 β-胡萝卜素 50%）2500U，维生素 B_1 2.5mg，维生素 B_2 2.5mg，维生素 B_6 0.25mg，维生素 B_{12}（用氰钴胺素）0.5μg，维生素 C 25mg，维生素 D 200U，维生素 E 5mg，铁 5mg，铜 0.5mg，镁 0.5mg，碘 50μg，锌 0.25mg，锰 0.5mg，钾 5mg，烟酰胺 7.5mg，泛酸钙 2.5mg，重酒石酸胆碱 25mg，磷酸氢钙 279mg，L-赖氨酸盐 12.5mg。

力肽（Dipeptiven）

【作用特点与用途】 本品的活性药物成分为 N(2)-L-丙氨酰-L-谷氨酰胺，约等于 L-丙氨酸 8.2g，L-谷氨酰胺 13.46g。谷氨酰胺是体内最丰富的游离蛋白质氨基酸。在细胞外液中，谷氨酰胺占 25%；在骨骼肌中，谷氨酰胺占组织游离氨基酸的 60%。因此，谷氨酰胺在肌肉细胞膜的跨膜梯度是很高的，约为34∶1（内∶外）。谷氨酰胺不仅是蛋白质合成的前体物质，而且是许多代谢途径的中介物。高分解代谢和高代谢状态会伴有谷氨酰胺的严重缺乏。体内谷氨酰胺水平下降会产生不良后果。用于肠外营养，为接受肠外营养的病人提供谷氨酰胺，是对氨基酸溶液的补充。使用时将其加入到其他氨基酸溶液或含有氨基酸的输液中，用于需要补充谷氨酰胺的病人，包括分解代谢和高代谢状况的病人，如胰腺炎等。

【用法用量】 剂量根据分解代谢的程度和氨基酸的需要量而定。肠外营养每日供给的氨基酸的最大剂量为 2g/(kg·d)；通过力肽供给的丙氨酸和谷氨酸在内，力肽供给的氨基酸不应超过全部氨基酸供给量的 20%。

每日用量：本品 1.5～2.0ml/(kg·d) 与 0.3～0.4g/(kg·d) 的 N(2)-L-丙氨酰-L-谷氨酰胺相当。如 70kg 体重病人每天需 100～140ml 力肽。最大剂量为 2.0ml/(kg·d)。当氨基酸需要量为 1.5g/kg 体重时，采用每日每千克体重 1.2g 氨基酸＋0.3gN(2)-L-丙氨酰-L-谷氨酰胺；当氨基酸需要量为 2g/(kg·d)时采用每日每千克体重 1.6g 氨基酸＋0.4gN(2)-L-丙氨酰-L-谷氨酰胺。滴速不应超过 0.1g 氨基酸/(kg·h)。仔细看说明书，遵医嘱用。

【注意事项】 力肽是一种高浓度溶液，不可直接输入；在输入前必须与可配伍的氨基酸溶液或含有氨基酸的输液相混合。1 体积的力肽应至少与 5 体积的载体溶液混合。与其他输液一样，当力肽输入速度过快时，将出现寒战、恶心、呕吐，出现上述情况应立即停药。然而在正确使用时，没有发现不良反应。

【制剂规格】　每瓶 50ml,100ml。

安达美注射液(钙镁锰铁锌钾钠铜注射液、Addamel)

【作用特点与用途】　本品为无菌、淡黄色电解质和微量元素浓缩液,供成年人用作凡命注射液的添加剂。每毫升含氯化钙·$2H_2O$ 73.5mg、氯化镁·$6H_2O$ 30.42mg、氯化锰·$4H_2O$ 0.79mg、氯化铁·$6H_2O$ 1.35mg、氯化锌 0.27mg、氯化钠 0.21mg、氯化铜·$2H_2O$ 85.00μg、碘化钾 17.00μg、山梨糖醇 0.30g,调至 pH 2.5,注射用水加至1ml。用于成年人静脉补充电解质和微量元素。

【用法用量】　静脉滴注:10ml(1 安瓿)安达美注射液应加入 500～1000ml的凡命注射液内。输注时间为 6～8h。

【不良反应】　缓慢输注尚未发现不良反应。

【禁忌证】　肾功能障碍和不耐果糖病人禁用。

【注意事项】　①必须稀释后使用;②不可添加其他药物,避免发生沉淀;③必须在开始输注前1h内,将安达美注射液加入凡命注射液,输注时间不超过 12h,以免污染。

【制剂规格】　注射液:每支 10ml。

派达益儿注射液(儿童用凡命注射液添加剂、Ped-el)

【作用特点与用途】　本品为无菌、淡黄色电解质和微量元素浓缩液,供儿童用作凡命注射液的添加剂。每毫升含氯化钙·$2H_2O$ 22.06mg、氯化镁·$6H_2O$ 5.08mg、氯化铁·$6H_2O$ 135.00μg、氯化锌 20.40μg、氯化锰·$4H_2O$ 49.50μg、氯化铜·$2H_2O$ 12.80μg、氯化钠 31.50μg、碘化钾 1.70μg、磷酸 8.65mg、山梨糖醇 0.30g,调至 pH2.0,注射用水加至1ml。用于补偿新生儿、婴儿营养。

【用法用量】　静脉滴注:4ml/(kg·d)体重派达益儿注射液就能满足新生儿和婴儿对电解质和微量元素的基本需要。应加入凡命注射液输注,速度要很慢,最好用带自动滴速计算器或用适宜的输注泵。

【不良反应】　缓慢滴注尚未发现不良反应。

【禁忌证】　肾功能障碍和不耐果糖病人禁用。

【注意事项】　①本品须在肾功能健全之后(通常是出生第 2 天)才能输给;②必须稀释后使用;③不可添加其他药物,避免发生沉淀;④必须在开始输注前 1h 内,将派达益儿注射液加入凡命注射液,输注时间不超过 12h,以免污染;⑤成年人须使用安达美注射液。

【制剂规格】 注射液:每支 20ml。

肝安注射液(Hepat Amine)[保乙]

【作用特点与用途】 本品含有高浓度支链氨基酸、异亮氨酸、亮氨酸和缬氨酸,配以低浓度蛋氨酸、色氨酸和芳香族氨基酸的苯丙氨酸,以及其他必需氨基酸和非必需氨基酸组成的 15 种氨基酸的复合溶液。其特点:①含有磷酸盐,能补充细胞内的阴离子,参与酶作用物的代谢,提供能源,对各器官及组织中的代谢及酶反应能起促进作用,能对钙水平起调节作用,缓冲酸碱平衡,对肾排泄氢离子起重要作用。②本品中加入赖氨酸采用醋酸盐;精氨酸和组氨酸采用游离碱基;加入磷酸及冰乙酸时使之成为磷酸盐和醋酸盐,避免使用盐酸盐,否则,会因氯离子过多而引起代谢性酸中毒,使肝硬化病人引起血氨升高。③本品用冰醋酸调整 pH,避免用 NaOH 调整 pH,否则,氯离子或钠离子过多,不利于某些有相应禁忌证的病人使用。④本品能逆转肝脏病人血中氨基酸紊乱,使不耐受蛋白质的病人,接受足量的肝安注射液(蛋白质平衡液),由于其中大部分氨基酸的代谢不必经过肝,可减轻肝负担,使体内负氮平衡得到明显改善,既能使肝性脑病的精神症状好转,或防止肝性脑病的出现,又可使患者获得较理想的胃肠道外的营养支持。用于肝硬化、重症肝炎、肝性脑病及慢性肝炎。

【用法用量】 静脉滴注:成年人首次剂量为 250ml,或与 10% 葡萄糖注射液等量混合后滴注。第 2 天起才逐渐增加至 500ml/d。1 周后,根据病情可增至 750～1000ml/d,应严格控制滴速,成年人 1～1.5ml/min 为宜。

【不良反应】 常见不良反应为胸闷、呕吐等,与滴注速度有关,减缓速度后可自行消失。

【禁忌证】 对氨基酸过敏者禁用,心、肾严重衰竭者慎用。

【注意事项】 ①若溶液浑浊或有异物、瓶身或瓶口有细微裂痕、内封口松动等情况切勿使用;②注射时橡胶管、针头等务必严密消毒;③注射时宜徐缓行之,切勿过速;④应视患者代谢情况和临床反应指导用药剂量及经常检查患者体内电解质钾、钠、钙、镁和磷酸盐水平;⑤本品一经使用后,剩余溶液切勿贮存再用;⑥贮藏时请勿横置;⑦本品遇冷能析出结晶,宜用 40～50℃溶解,灯检合格后再用。

【制剂规格】 溶液剂:每瓶 500ml。

妙取素(Nutrisol)

【作用特点与用途】 本品为含 D-山梨醇和 18 种氨基酸注射液。选用人乳蛋白质内必需氨基酸配成,故在人体内转化为蛋白质的效率最高。它采用 FAO/WHO 联合专门委员会推荐的新模式,能有效地改善负氮平衡。山梨醇可提高氨基酸在体内的利用率。用于低蛋白血症、营养不良、维持手术前后病人正氮平衡。

【用法用量】　静脉滴注:通常用每次 500ml。滴注速度:5％浓度每分钟 80～130 滴,12％浓度每分钟 30～40 滴。剂量可随症状、年龄和体重而适当增减,为提高氨基酸利用率,12％妙取素滴注时应同时配合糖溶液。

本品在必要时也可做皮下或肌内注射。

【不良反应】　偶见皮疹、恶心、呕吐、胸部不适、心动过速、寒战、发热、头痛和脉管痛。大量快速滴入时可发生酸中毒。

【禁忌证】　肝性脑病、严重肾功能障碍或高氮血症、代谢障碍、严重酸中毒、充血性心力衰竭。

【注意事项】　用量较大或配合其他电解质溶液使用时,应注意保持电解质平衡。

【制剂规格】　溶液剂:5％浓度,每瓶 500ml;12％浓度每瓶 200ml。

注射用九维他(Nonavitamine Injection)

【作用特点与用途】　本品每安瓿内含叶酸 0.4mg,泛酸钠 16.5mg,维生素 C 100mg,维生素 B_1(硝酸盐)3.1mg,烟酰胺 40mg,维生素 B_6 4.86mg,维生素 B_2 4.92mg,生物素 $60\mu g$,维生素 B_{12} $5\mu g$。本品主要为临床静脉营养的重要组分,可防治水溶性维生素缺乏症。本品在营养输液中作为添加剂,用于防治成年人和小儿水溶性维生素缺乏症。

【用法用量】　静脉滴注:每日 1 支。小儿剂量酌减。临用前以适量氯化钠注射液或葡萄糖注射液溶解,加入 500ml 5％或 10％葡萄糖注射液或 0.9％氯化钠注射液中使用。

【不良反应】　个别患者发生变态反应。

【禁忌证】　对本品中任何一种成分过敏者。

【注意事项】　本品必须加入规定量的输液内供静脉滴注,不得直接推注。本品稀释后应加避光罩且在 12h 内用完。过敏体质者慎用,发生异常反应立即停药。滴注过程中应密切观察。

三磷酸腺苷辅酶胰岛素(能量合剂、Adenosine Disodium Triphopate,Coenzyme A and Insulin)

【作用特点与用途】　本品为复方制剂,其组分每支含三磷腺苷二钠

20mg,辅酶 A 50U,胰岛素 4U。三磷腺苷二钠有改善机体代谢作用,参与体内脂肪蛋白质、糖、核酸及核苷酸的代谢,同时又是体内能量的来源。辅酶 A 是体内代谢乙酰反应的辅酶,对糖、脂肪及蛋白质的代谢起重要作用,与体内乙酰胆碱的合成、肝糖原的积存、胆固醇量的降低及血脂含量的调节均有密切关系。胰岛素有降血糖、抑制糖原分解及糖原异生、促进肌肉和脂肪组织摄取葡萄糖和氨基酸、促进极低密度脂蛋白分解等作用。用于肝炎、肾炎、肝硬化、心力衰竭等疾病的症状改善。

【用法用量】 静脉注射:用 25% 葡萄糖注射液稀释后做缓慢注射。静脉滴注:用 5% 葡萄糖注射液 500ml 溶解后滴注。肌内注射:用氯化钠注射液 2ml 溶解后注射。每日 1 支,2～6 周为 1 个疗程。

【不良反应】 本品中胰岛素可引起局部红肿、瘙痒、荨麻疹、血管神经性水肿。

【禁忌证】 对胰岛素过敏者禁用。

【注意事项】 本品中含胰岛素,不宜空腹使用,静脉注射时要缓慢,否则易引起心悸、出汗等;有严重肝、肾病者应密切观察血糖变化。

【制剂规格】 粉针剂:每盒 2 支。

爱心美(Ismil Powder)

【作用特点与用途】 本品营养成分与母乳极为接近,是从大豆中提纯的蛋白质,再加入婴儿每日所需的其他营养成分,如脂肪、糖类、维生素及矿物质等。蛋白质:从大豆中提炼的蛋白质再加上蛋氨酸,使氨基酸成分与母乳相同,在婴儿肠胃中容易消化,且减少引起过敏的可能。脂肪:由粟米及椰子中提取的植物性脂肪,含不饱和脂肪酸,吸收率高达 90%。糖类:含蔗糖及麦芽糖而不含乳糖,容易吸收和代谢,避免因乳糖酶不足而对乳糖不耐受产生腹泻。维生素:含足够婴儿每日所需的各种维生素,以促进新陈代谢。用于腹泻、呕奶、湿疹、肠痛、乳糖不耐受,非特异性呼吸疾病、生长及发育障碍、情绪不稳定婴儿之代乳品。

【注意事项】 ①喂食期间,本品因含有铁质,大便为黑绿色或灰绿色,婴儿每日大便 3 次,且呈糊状,乃正常现象;②调和时不需另加葡萄糖;③一经使用,3 个月内用完。

【制剂规格】 粉剂:400g。

【用法用量】 冲服:剂量参考表 16-1。

表 16-1　爱心美剂量参考表

婴儿年龄	体重(kg)	奶粉(平匙)	温开水(ml)	每 24 小时喂食次数
2—3d	2.6～3.5	3/4	75	7
4—7d	2.6～3.5	1	75	7
2 周	2.9～3.7	1½	90	7
2—4 周	3.5～4.0	1½	105	7
4—6 周	4.0	2	120	6
7—8 周	4.0～5.0	1½	150	6
2—4 个月	5.0～5.9	3	180	5
4—6 个月	5.9～6.8	3½	210	5
6—8 个月	6.8～7.7	4	240	4
8—12 个月	8.2～10.9	4½	270	4
1 岁以上	8.2～10.9 以上	4½	270	3～4

加营素(氨素、安素、Ensure Powder、ENS)

【作用特点与用途】　本品是针对病人的摄取需要及正确的营养均衡性而配制的,含人体所需要的各种营养素、糖类、蛋白质、脂肪、维生素及矿物质,参照每日饮食建议量的比例配制而成,可提供充足的营养。本品不含乳糖,适合乳糖不耐受者使用。胆固醇含量低,长期饮用,不影响心血管疾病、动脉硬化,并提供 14 种维生素和 11 种矿物质的基本需求量。用于无法进固体食物的以下患者:术前和术后、外伤、慢性病、年老体弱者、产前及产后妇女、婴儿等。

【用法用量】　口服或鼻饲:取 5 量匙加营素搅入 200ml 开水至完全溶解,得标准稀释液 250ml,患者每日用量可由医生根据病情计算决定。

【制剂规格】　粉剂:400g。

能全素(能全力、Nutrison)

【作用特点与用途】　本品是一种以酪蛋白、植物油和麦芽糖糊精为基质全聚合的肠内管饲品,白色无味,易溶于水,形成一种似牛奶状的白色液体,pH 6.8,渗透压 320mmol/L。由于本品含葡萄糖糖浆、麦芽糖糊精、酪蛋白、植物脂肪、矿物质、卵磷脂、维生素和微量元素等,因而适用于有胃肠道功能或部分胃肠道功能,而不能或不愿吃足够数量的常规食物以满足机体营养需求的病人。用于①厌食及其相关疾病,如因代谢应激、创伤或烧伤而引起的食欲缺乏,神经性疾病或损伤,意识障碍,心/肺的恶病质,癌性恶病质,艾滋病;②机械性胃肠功能紊乱,如颌面部损伤,头颈部癌肿,吞咽障碍,胃肠道阻塞;③危重疾病,如大面积烧伤,创伤,脓毒血症,大手术后恢复期,营养不良者的术前喂养,灌肠。

【用法用量】　粉剂在溶解后用于管道喂养。溶液剂遵医嘱。

置喂养管到胃,十二指肠或空肠上段。标准溶液1kcal/ml,正常滴速为100～125ml/h,剂量根据病情由医师处方决定。

一般病人,每日给予8368kJ即可满足机体对营养的需求。高代谢病人(烧伤,多发性创伤),每日可用到16 736kJ,以适应机体对能量需求的增加。对初次胃肠道喂养的病人,初始剂量最好从4184kJ开始,在2～3d内逐渐增加至需要量。

配制方法:在容器内注入700ml的冷开水,加入1听本品混合后,使其完全溶解,然后再加入冷开水至2L,轻轻搅拌即可。调制好的溶液在冰箱中最长只能存放24h,如需加温,不能煮沸溶液。

【注意事项】　本品不适用于1岁以内的婴儿,也不适用于1-5岁孩子的单一营养来源。不得静脉内使用。

【禁忌证】　①胃肠道功能衰竭;②完全性小肠梗阻;③严重的腹腔内脓毒症;④糖尿病。

【制剂规格】　粉装:430g,能量为8368kJ(2000kcal)。溶液剂:每瓶500ml,每袋1000ml。

口服氨基酸胶囊(Moriamin Forte)

【作用特点与用途】　本品由18种结晶氨基酸(包括8种必需氨基酸)、多种维生素和特种营养素组成。口服能够提供足够的人体必需氨基酸,促使机体蛋白质的合成,特别是白蛋白的合成,提高机体免疫力。尚补充完全的维生素,有利于机体代谢,加强对疾病的抵抗力。用于各种疾病导致的蛋白质缺乏症,肝肾功能不全引起的新陈代谢障碍,疾病所引起的功能衰竭和营养失调,非缺铁性贫血。

【用法用量】　口服:成年人每日1～3粒,餐中或餐后服用。小儿取内容物(去胶囊壳),用牛奶或饮料送服。

【禁忌证】　对本品中任何成分过敏者。

【制剂规格】　胶囊剂:每盒30粒。

第 17 章　激素和糖尿病用药

一、激　　素

甲羟孕酮(安宫黄体酮、Medroxyprogesterone)[保甲/乙]

【作用特点与用途】　本品为黄体酮衍生物,作用与黄体酮相似。其孕激素作用较强,皮下注射为黄体酮的 20～30 倍,口服为炔孕酮的 10～15 倍,主要作用为转化已增生的子宫内膜为分泌型,完全受孕准备,有保护胎体作用;尚能增加宫颈黏液稠度和抑制排卵等。大剂量使用具有抗肿瘤作用,并能显著增进食欲、缓解疼痛和自觉症状。肌内注射 150mg,可避孕 3 个月。用于痛经、功能性闭经、功能性子宫出血、子宫内膜异位症等,大剂量可用作长效避孕针,或用于姑息治疗对激素敏感的肿瘤,如乳腺癌、子宫内膜癌、前列腺癌和肾腺癌,也可用于真性性早熟等。

【用法用量】　口服:①痛经,月经周期第 6 天开始,每次 2～4mg,1/d,连服 20d;或于月经第 1 天开始 3/d,连服 3d。②功能性闭经,服 4～8mg/d,连用 5～10d。③乳腺癌,每次 1～1.5g,1/d。④子宫内膜癌和前列腺癌,200～500mg/d。⑤肾上腺癌,200～500mg/d。口服大剂量片剂(500mg)时应坐着或站立服用,并需饮足量的水,必要时,可将片剂分为两半服用。⑥避孕,于月经来潮第 2～7 日肌内注射 150mg,可避孕 3 个月。

【不良反应】　不规则子宫出血、乳房疼痛、乳溢、闭经、子宫颈糜烂或宫颈分泌改变;亦可产生类似皮质激素的影响,如可引起手颤、出汗、夜间小腿痉挛等肾上腺素类似的反应;也有引起阻塞性黄疸的报道。

【禁忌证】　血栓性静脉炎、血栓栓塞、严重肝功能不全、高钙血症、过期流产、子宫出血、妊娠或对本品过敏者。

【注意事项】　①用于肿瘤病人时,必须在有经验的肿瘤化疗医师的指导下使用,当发生血栓栓塞、偏头痛或眼疾病时应停止使用;②大剂量长期用药会产生肾上腺皮质激素反应,尤其要注意糖尿病和高血压病人;③可引起阴道出血,如发生出血,可根据出血量加服炔雌醇 0.05～0.1mg,连服 3d,即可止血,但要注意排除更严重的诱因。

【制剂规格】 片剂:2mg(国产),100mg,500mg(进口)。甲羟孕酮避孕针:150mg(微晶)。

戈那瑞林(促黄体激素释放因子、Goserelin)[保乙]

【作用特点与用途】 本品系人工合成十肽化合物,可促进腺垂体分泌促黄体生成激素(LH)和促卵泡生成激素(FSH),使血浆中 LH 和 FSH 两种激素含量升高,其中对 LH 的升高作用较快且较强,对 FSH 的升高作用较慢且较弱。它能直接刺激睾丸生成和释放雄激素(睾酮),从而使未能下降的睾丸移进阴囊中。此外,本品具有与绒毛膜促性腺激素(hCG)相同功效,能节律性地反馈控制机体适度调节血中睾酮的浓度而发挥治疗作用。用于晚期激素依赖性前列腺癌的对症治疗及其鉴别诊断用药;1－2 岁小儿单侧或双侧隐睾症。

【用法用量】 推荐剂量:最佳治疗时机为 1－2 岁,投药剂量为每次 0.2mg,3/d,饭前服;鼻腔各喷用 1 次,4 周为 1 个疗程。使用本品前须清洁幼儿鼻腔,将鼻吸器吸管的一端垂直插入药瓶套紧,让幼儿头部微低下推动鼻吸器,将药液喷入鼻腔中。治疗前列腺癌:皮下注射,最初 7d,每次 0.5mg,1/d,维持治疗时,每次 0.1mg,1/d。

【不良反应】 偶见活动性增强及暂时性阴茎肥大。

【禁忌证】 对苯甲醇过敏者禁用。

【注意事项】 在治疗期间症状已有明显改善,仍需按疗程进行。可间隔 3 个月后重复治疗。避免与其他促性腺激素释放因子制剂、脑垂体激素或性激素制剂同时使用。

【制剂规格】 喷鼻液:每瓶 10g。注射液:0.1mg,0.5mg。

溴乙酰己烷雌酚(溴醋己烷雌酚、Hexoestrol Dibromoacetate)

【作用特点与用途】 本品为雌激素衍生物,能抑制体内雄激素水平,可作为雄激素的拮抗药,可抑制癌细胞。本品起效时间快,维持时间长,不良反应小,对骨髓无抑制作用,可长期服用。本品由胃肠道吸收,通过肝进入胆囊,又迅速随胆汁进入肠道,小部分进入肝肠循环,48h 后,70%药物自尿和粪便排出体外。用于前列腺癌和前列腺肥大。

【用法用量】 口服:每次 10～20mg,3/d,或遵医嘱。

【不良反应】　乳房胀感、刺痛、肿块,少数病人胃部不适、食欲低下,偶见恶心、呕吐或皮肤瘙痒。

【注意事项】　主要是消化系统不良反应,在继续服药一段时间后,可以好转,减量或停药后,不良反应即消失。

【制剂规格】　片剂:10mg。

尿促性素(喜美康、Menotrophins)[保乙][典][基]

【作用特点与用途】　本品每支含绝经期后人尿卵泡刺激激素(FSH)75U,人尿黄体化激素(LH)75U,乳糖 10mg。本品为高度纯化和高活性的人绝经期后促性腺激素,具有促卵泡成熟素(FSH)作用,而促黄体生成素(LH)作用甚微。促进卵泡的发育和成熟,促使卵泡分泌雌激素,进而使子宫内膜增生。在病人垂体功能不全或卵泡对促性腺刺激物的反应有改变时,与绒促性素(hCG)合用,可促使排卵;对男性则能促使睾丸曲细精管发育,促进造精细胞分裂和精子成熟。用于原发性闭经、继发性闭经、继发性闭经并有乳溢、多囊卵巢、肾上腺功能亢进、无排卵和行经不规则而引起的不育症,男性促性腺素不足、精子缺乏等不育症。

【用法用量】　女病人,第 1～10 天,每日 1 支肌内注射,每日做阴道检验和滤泡活性试验,至出现发育完全的囊状卵泡,在最后 1 次给药 24h 后,再单剂量 1 次给予 hCG 500～1000U。如效果不理想,可开始第 2 个疗程,第 1～10 天,每日 2 支,必要时可接着第 3 个疗程,剂量为每日 3 支。其他均同第 1 个疗程。男病人,本品应和 hCG(500U)合并使用,肌内注射每次各 1 支,隔日 1 次,疗程为 90～120d。如该疗程无效,可改为每日各 1 支,一旦显效,改为每周注射本品 1～2 支,作为维持治疗。

【不良反应】　对绝经者可能引致卵巢增大、卵泡囊破裂,导致腹腔积血、疼痛、腹水、胸膜反应、少尿、低血压、动脉血栓栓塞。有时引起多胎症。

【禁忌证】　过敏、卵巢早衰早熟绝经、过早绝经、生殖道解剖学异常、怀孕、垂体瘤者禁用。

【注意事项】　①对有颅内损伤、肾上腺皮质功能有改变者慎用;②对多囊性卵巢,或 Stein Leventhal 综合征病人特别要慎用,因这类病人对促性腺激素特别敏感,很容易引起对卵巢的过量刺激反应;③在用药期间,特别要注意观察卵巢的过量刺激反应,如出现骨盆区急性疼痛、腹部膨胀、卵巢增大,应立即停药;④在用 hCG 前,病人应做准确的检验,确定卵巢无过度的增大和疼痛,尤其应测血中雌二醇和尿中总雌激素,为避免过量刺激的不良后果,最好不再给予 hCG;⑤对男性不育症无特别注意点。

【制剂规格】 冻干粉针剂:1支,配备1ml溶剂1支。

十一酸睾酮(安雄、Testosterone Undecanoate)[保乙][典]

【作用特点与用途】 本品为口服治疗睾酮缺乏的有效药物。主要与类脂质一起经淋巴系统吸收,因此可避开肝的减活作用,而使治疗量的活性睾酮达到外周循环。其优点为:口服给药方便,血浆睾酮水平恒定,雄性效应完整,改善精神状态,不影响肝功能,没有前列腺或血液学的不良反应,无抑制垂体的反应,长期服用安全。用于男性性腺功能低下的睾酮替代疗法,如去势后(after castration)、类无睾症、垂体功能低下、男性更年期性欲减退、精神和体力活动减退、精子生成异常而引起的不育、雄性激素缺乏引起的骨质疏松。

【用法用量】 口服:剂量因人而加以调整。通常起始量为120～160mg/d,分早、晚饭后服用,连用2～3周,然后用维持量40～100mg/d,分早、晚饭后服用。注射用油剂须遵医嘱。

【不良反应】 过量引起性过度、钠潴留、少精及排精液量减少等。

【禁忌证】 前列腺癌、乳腺癌。

【注意事项】 ①本品用于替代治疗时需长期服用;②性腺功能低下者最宜使用本品;③治疗其他疾病时,应按医嘱,不宜长期自用。

【制剂规格】 胶囊剂:20mg,30mg,60mg。注射用油剂:250mg。

美雄酮(Metan Dienone)

【作用特点与用途】 本品为蛋白同化激素类药,系甲基睾酮的去氢衍生物。其蛋白同化作用与丙酸睾酮相同,但雄激素活性仅为后者的1%。并能促进钙磷在骨组织中沉积,促进骨细胞间质形成,加速骨钙化和骨生长;促进组织新生和肉芽形成,加速创伤和溃疡的修复;降低血胆固醇,改善脂质代谢。用于骨质疏松症、慢性消耗性疾病,严重感染和创伤烧伤等引起的负氮平衡,促进早产儿及未成熟儿的生长等。对骨折不愈合、高胆固醇血症、产后衰弱等亦可使用。

【用法用量】 口服:成年人初始量10～30mg/d,分2次或3次服,维持量5～10mg/d,连用4～8周为1个疗程,重复疗程时应间隔1～2个月。老人用量宜酌减,乳幼儿0.05mg/(kg·d)。

【不良反应】 可有恶心、呕吐、消化不良、腹泻等胃肠道反应。长期大量使用可致水钠潴留、水肿、黄疸、肝功能障碍等。对女性患者可有轻微男性化反应,如痤疮、多毛症、声音变粗、阴蒂肥大、月经紊乱等。

【禁忌证】 肝病、肾病、高血压、前列腺癌、孕妇。

【注意事项】 ①为提高疗效,宜同时服用适量蛋白质、糖和维生素等;②有过敏反应时应即停药。

【制剂规格】 片剂:5mg。

司坦唑醇(康力龙、Stanozolol)[保乙][典][基]

【作用特点与用途】 蛋白同化作用为甲睾酮的30倍,雄激素活性仅为其1/4,分化指数为120。用于遗传性血管神经性水肿的防治;辅助治疗严重烧伤、慢性感染、营养不良等消耗性疾病。

【用法用量】 口服:成人开始每次2mg,2~3/d(女性酌减);如显效,每隔1~3个月减量,直至2mg/d,维持治疗。小儿:1~2mg/d,仅在发作时应用。

【注意事项】 长期应用可有肝功能障碍、黄疸、肝坏疽、诱发肝癌等。参阅说明书。

【制剂规格】 片剂:2mg。

替勃龙(利维爱、Tibolone)[保乙]

【作用特点与用途】 本品为具有弱雌激素、雄激素和孕激素活性的甾体激素。口服2.5mg/d对绝经后妇女能明显抑制血浆中促卵泡激素(FSH)水平,对黄体生成素(LH)抑制较轻,不影响泌乳素;对育龄妇女有抑制排卵的作用。经本品治疗的病人,阴道细胞学和子宫颈黏液显示有轻微雌激素作用,使阴道恢复健康状态。能降低乳房胀痛率,不刺激子宫内膜,缓解绝经症状,但停药后仍恢复到典型的绝经后水平。

另外本品可预防绝经后骨质疏松,有减轻绝经期血管舒缩的效果,还有提高情感和性欲的作用。尚有改善情绪、认知能力等效果。口服 t_{max} 1.5~4h,经肝和肠内代谢, $t_{1/2}$ 45h,主要经粪便和尿排泄。用于绝经期综合征、绝经后骨质疏松。

【用法用量】 口服:2.5mg/d。

【不良反应】【注意事项】 ①偶见体重增加、阴道出血、恶心、头痛等,但发生率低,与安慰药治疗相似。②绝经前妇女或绝经不满1年的妇女不宜服用,以免发生不规则阴道出血。

【制剂规格】 片剂:2.5mg。

氯烯雌醚(泰舒、Chloritrianisene)

【作用特点与用途】 本品是非甾体雌激素类药,采用固体分散型制剂滴丸,有利于吸收,作用迅速完全。其活性较已烯雌酚小,属弱雌激素类药物,故作用比较温和,服用后能贮藏于脂肪组织内,并缓慢释放,经肝组织代谢为有雌激素作用的物质,有长效作用,且耐受性较好。适用于妇女绝经期综合征、手术后因雌激素缺乏所引起的症状,青春期功能失调性子宫出血、妇女性腺功能不全的雌激素替代治疗及前列腺增生。

【用法用量】 ①妇女绝经期综合征及手术后雌激素缺乏所引起的症状: 4～12mg/d,20～22d 为 1 个疗程。停药后 5～6d,再开始另一个疗程。症状改善后,剂量可逐渐减少。②青春期功能失调性子宫出血:20～80mg/d,分 2 次或次 3 次服用,止血后,酌情递减,维持量 8mg/d。③妇女性腺功能不全:8～12mg/d,酌情增减。④前列腺增生:12～24mg/d,4～8 周为 1 个疗程,必要时可延长或遵医嘱。

【不良反应】 偶见轻微胃部不适、恶心、乳房胀痛等现象,但能迅速消失,很少有突破性出血及男性乳房增大等女性化作用。

【禁忌证】 孕妇忌用,乳腺癌及诊断未明确的妇科出血等症忌用。

【注意事项】 有血栓史者慎用。

【制剂规格】 滴丸剂:4mg。

育亨宾(萎必治、氢化麦角新碱、Aphrodine)

【作用特点与用途】 主要通过中枢作用于阴茎海绵体的 α 肾上腺素能受体,发挥肾上腺素能拮抗作用,故能扩张外周血管。能增强外周副交感神经兴奋、降低交感神经兴奋。因此,本品能增加阴茎动脉血液,减少血液输出,并能增强性欲。

由于阴茎的勃起受心理、神经、内分泌、血管等多种因素的调节。本品能选择性地阻断神经节前 α_2 肾上腺能受体,使血管平滑肌扩张,能增加外周副交感神经张力,降低交感神经张力,因而扩张阴茎动脉,增加阴茎海绵血流量使阴茎充血勃起。由于使用本品开始至勃起功能改善有 2～3 周潜伏时间,因此它不是 α-肾上腺素能阻滞的即时作用。本品口服后很快被吸收,$t_{1/2}$ 35min。在第 2 次服药时,上次药物已无剩余,因此也不是它蓄积而产生作用。虽然本品很快从体内消失,但尿液排泄中没有药物。用于治疗男性阳萎。临床使用 1 万例以上,疗效达 83.9%。有学者将本品和睾酮合用治疗各种阳萎,取得更佳疗效。

【用法用量】 口服:成年人每次 5.4mg,3/d。若有恶心、眩晕等,每次减为半片。每个疗程为 10 周。可与睾酮联合使用,增强疗效。

【不良反应】 不良反应发生率约 6%。偶见轻微头痛、头晕、皮肤潮红、震颤、激动,以及由于释放抗利尿激素引起的轻度抗利尿作用。

【禁忌证】　严重肾病、孕妇及对本品过敏者禁用。

【注意事项】　本品对部分阳萎病人疗效仍不满意甚至失败,需进一步检查,然后采取侵入性(静脉结扎手术、动脉重建手术、阴茎假体植入术)或性激素的替代疗法、负压装置、罂粟碱试验等。

【制剂规格】　片剂:5.4mg。

超能特能(超能特灵、Triolandren)

【作用特点与用途】　本品为 3 种睾酮酯的复合肌内注射剂,能保证雄激素作用迅速而持久,用药 1 次效力可持续 4 周。用于男性更年期、阳萎、阉割术后功能不全、类无睾症。乳腺癌(不能手术者,外科术后或放射治疗后的药物治疗)。

【用法用量】　根据不同的适应证,每个月深部肌内注射 250mg,注于臀部为佳。如用于乳腺癌者,开始宜每周注射 250mg。

【不良反应】　与其他雄激素一样,大剂量可引起高钙血症,易女性男性化。

【禁忌证】　前列腺癌。

【制剂规格】　肌内注射针剂:每支内含丙酸睾酮 20mg,睾酮正戊酸盐 80mg,睾酮十一碳烯酸盐 150mg(共 250mg),带一次性注射器安瓿。

苯丙酸诺龙(Durabolin)[保甲][典]

【作用特点与用途】　蛋白同化作用为丙酸睾酮的 12 倍,雄性激素活性仅为其 1/2,分化指数为 8,能促进蛋白质合成和抑制蛋白质异生,并有使钙磷沉积和促进骨组织生长等作用,可纠正负氮平衡。用于女性晚期乳腺癌姑息性治疗;伴有蛋白分解的消耗性疾病的治疗。

【用法用量】　深部肌内注射:①成年人每 1～2 周 1 次 25mg;儿童每次 10mg;婴儿每次 5mg;用于消耗性疾病。②女性转移性乳腺癌姑息性治疗,每周 25～100mg。一般须持续至 12 周;如有必要,治疗结束 4 周后,可进行第 2 个疗程。

【注意事项】　①可有轻微男性化作用;②可致男性长痤疮、精子减少、精液减少;③可出现肝功能异常、黄疸,消化系统反应,皮疹及水钠潴留等。

【制剂规格】　注射液:10mg/1ml,25mg/1ml,50mg/1ml。

羟甲烯龙(康复龙、Oxymetholone)

【作用特点与用途】　蛋白同化作用为甲睾酮的 4 倍,雄激素活性为后者的

0.39 倍,分化指数为 10.5。用于慢性消耗性疾病、年老体弱、病重及术后体弱消瘦、小儿发育不全、骨质疏松、再生障碍性贫血、白细胞减少症、高脂血症等。

【用法用量】 口服:①治疗消耗性疾病,成年人 5～10mg/d,分 1～3 次。②治疗骨质疏松症,每次 2.5mg,3/d,最高剂量 20g/d;儿童 1.25～5mg/d,遵医嘱分次服用;成年人不超过 30d,儿童不超过 90d。

【不良反应】【注意事项】 ①可有恶心、水肿、肝功能障碍及黄疸等。青年妇女偶有月经推迟现象,停药可恢复。②肝肾功能不全,前列腺癌患者、孕妇均禁用。

【制剂规格】 片剂:2.5mg。

甲睾酮(Methylestosterone)[保甲][典][基]

【作用特点与用途】 与天然甲基睾丸素作用相同。用于男性性腺功能减退症、无睾症及隐睾症;绝经期妇女晚期乳腺癌姑息性治疗。

【用法用量】 口服:①男性雄性激素缺乏症,口服每次 5mg,2/d。②晚期乳腺癌,舌下含服每次 25mg,1～4/d;如果对治疗有反应,2～4 周后可减至 1～2/d,每次 25mg。舌下含化可致口腔炎、疼痛、流涎等。

【注意事项】 ①每月 300mg 以上大剂量,可使妇女男性化、浮肿、肝损害、黄疸、头晕、痤疮等;剂量大或长期应用易致胆汁淤积性肝炎、黄疸、肝损害。②有过敏反应者应停药,肝功能不全者慎用。③前列腺癌、孕妇、哺乳妇均禁用。

【制剂规格】 片剂:5mg。

丙酸睾酮(Testosterone Propionate)[保乙][典][基]

【作用特点与用途】 作用与睾酮、甲睾酮相同,但肌内注射可有效维持 2～3d。

【用法用量】 深部肌内注射:①成年人常用量,男性性腺功能低下激素替代治疗,每次 25～50mg,每周 2～3 次;②绝经后女性晚期乳腺癌,每次 50～100mg,每周 3 次;③功能性子宫出血,配合黄体酮使用,每次 25～50mg,1/d,共 3～4d;④男性儿童青春期发育延缓,每次 12.5～25mg,每周 2～3 次,疗程不超过 4～6 个月。

【注意事项】 同甲睾酮。

【制剂规格】 注射液:10mg/1ml,12.5mg/1ml,25mg/1ml,50mg/1ml。

庚酸睾酮(Testosterone Enanthate)

【作用特点与用途】　作用类似甲睾酮、丙酸睾酮。用于男性性功能不全、性器官发育不良、不育症、隐睾症和无睾症;也可用于女性宫血、更年期综合征、乳腺癌及性器官癌、肝硬化、再生障碍性贫血、骨质疏松症等消耗性疾病。不良反应与注意事项同甲睾酮。

【用法用量】　肌内注射:每次 50～250mg,每 2～4 周 1 次。视病情酌定。男性性功能减退等,每次 100～400mg,1～2/d。消耗性病症者,每 3～4 周用 1 次 100～200mg。乳腺癌及性器官癌者,每 2～3 周用 1 次 200mg。

【制剂规格】　注射剂:0.1g/1ml。

氟甲睾酮(Fluoxyme Sterone)

【作用特点与用途】　其雄性作用较睾酮强 10 倍,蛋白同化作用强 20 倍。口服能从胃肠道和口腔黏膜吸收。由于口服后经肝代谢失活,故以舌下含服为宜,剂量可减半,但肌内注射时作用较持久,每 2～3 天注射 1 次即可,体内分解慢,作用久。用于男性器官发育不全、绝经期症状、子宫异常出血、乳汁分泌过多等。

【用法用量】　口服:5～10mg/d,分 1～2 次;舌下含服时剂量减半。注射剂遵医嘱。注意事项同甲睾酮。

【制剂规格】　片剂:5mg,10mg。注射剂:10mg。

苯乙酸睾酮(Testosterone Phenylacetate)

【作用特点与用途】　与甲睾酮相似,但作用较强而持久,用途同甲睾酮。

【用法用量】　肌内注射:每 3 周 1 次,成年人每次 25～50mg;儿童每次 10～25mg;婴儿每次 5～10mg。注意事项同甲睾酮。

【制剂规格】　注射剂:10mg/1ml,20mg/2ml。

睾酮埋植片(Testosterone)

【作用特点与用途】　促进男性性器官及副性征发育,并有蛋白同化作用;皮下埋植有长效。主要用于无睾症(睾丸癌术后)长期替代治疗。

【用法用量】　皮下埋植:每 6 周 1 次 75mg。

【注意事项】　同甲睾酮,前列腺癌患者禁用。

【制剂规格】　埋植片:75mg。

癸酸南诺龙(Nandrolane Decanoate)

【作用特点与用途】 蛋白同化作用与苯丙酸诺龙相同,但雄激素活性弱,且较持久,分化值为 12。用于慢性消耗性疾病、早产儿、营养不良、大手术后及骨质疏松症等。注意事项同苯丙酸诺龙。

【用法用量】 肌内注射:每 3 周肌内注射 1 次,成年人每次 25~50mg;儿童每次 10~25mg;婴儿每次 5~10mg。治疗肾性贫血,妇女每周 50~100mg,男子每周 100~200mg;2-13 岁儿童每 3~4 周 25~50mg,婴儿 5~10mg。

【制剂规格】 注射剂:10mg,25mg,50mg。

美雄诺龙(氢甲睾酮、Mestanolone)

【作用特点与用途】 口服有效的蛋白同化激素,同化作用与甲睾酮相似,但雄激素活性弱,分化指数 4.3,用途和注意事项同甲睾酮。

【用法用量】 口服:每次 10~25mg,1~2/d。

【制剂规格】 片剂:10mg,25mg。

氧雄龙(氧甲氢龙、Oxandrolone)

【作用特点与用途】 促蛋白合成作用为丙酸睾酮的 12 倍,而男性化作用仅为其 1/2。用于低蛋白血症、慢性消化性疾病、老年性或绝经期后骨质疏松症、乳腺癌。

【用法用量】 成年人口服:5~10mg/d,分 2 次;儿童 0.25mg/(kg·d),分 2 次。均宜饭前服。

【注意事项】 ①为促进蛋白质合成,宜增加营养,尤其补充蛋白质、多种维生素、多种氨基酸和微量元素;②大剂量或长期应用可抑制精子生成,儿童可能会干扰其生长和性发育。

【制剂规格】 片剂:2.5mg。

去氨加压素(加压素、翰宇、翰固、弥柠、Desmopressin)[保乙]

【作用特点与用途】 本品全称为醋酸去氨加压素,与天然精氨酸加压素结构相似。其主要区别是对半胱氨酸做脱氨基处理和以 D-精氨酸取代 L-精氨酸,使常用剂量的去氨加压素的作用时间延长,而不产生加压的不良反应。临床用于先天性或药物诱发的血小板功能障碍、尿毒症、肝硬化及不明原因引起的出血时间延长的患者;尚用于轻度甲型血友病、血管性血友病小型手术出血者、中枢性尿崩症患者,以及肾功能诊断、6 岁或以上遗尿症的治疗等。本品经鼻、舌下、口腔或口服给药均吸收好。皮下或肌内注射吸收快而全。静脉给药 $2\sim4\mu g$ 抗利尿作用可达 $5\sim20h$，达峰值时间约 $1h$，$t_{1/2}3\sim4h$。

【用法用量】　①注射液控制出血或手术前预防出血：每次用生理盐水稀释至 $0.3\mu g/kg$，$50\sim100ml$，在 $15\sim30min$ 静脉滴注；若效果显著，可间隔 $6\sim12h$ 重复给药 $1\sim2$ 次，若再重复给药可能会降低疗效。血友病患者用药应查血象和血压并酌情调整用药剂量。②中枢性尿崩症：应根据患者的尿量和渗透压调整剂量。成人静脉注射常用量 $1\sim4\mu g(0.25\sim1ml)$，$1\sim2/d$；1 岁以上儿童每次 $0.1\sim1\mu g(0.05\sim0.25ml)$，$1\sim2/d$；1 岁以下儿童首剂建议为 $0.06\mu g(0.0125ml)$，然后根据尿量和电解质状态来进行滴脉滴注。亦可个体化口服初始剂量 $0.1mg$，$1\sim3/d$，以酌情调整，每天总剂量 $0.2\sim1.2mg$；常用剂量每次 $0.1\sim0.2g$，$3/d$。③夜间遗尿症：睡前初始剂量 $0.2mg$，可增至每次 $0.4mg$，连用 3 个月后应停药至少 1 周。④经鼻给药：开始睡前喷鼻 $10\mu g$，以后每次可渐增 $2.5\mu g$，维持续量 $10\sim40\mu g/d$。或遵医嘱，仔细阅读说明书。

【制剂规格】　片剂：$0.1mg$，$0.2mg$。注射剂：$4\mu g$，$15\mu g$。滴鼻液：$250\mu g/2.5ml$。喷雾剂：$250\mu g/2.5ml$。

糠酸莫米松(艾洛松、内舒拿、Mometason furoate、Eloson)

【作用特点与用途】　本品为皮肤科用药非处方药品，属局部外用糖皮质激毒，具有消炎、抗过敏、止痒及减少渗出作用。临床用于湿疹、神经性皮炎、异位性皮炎及皮肤瘙痒症，也用于治疗成人、青少年和 3—11 岁儿童的季节性或常年性鼻炎。对于曾有中重度季节性过敏性鼻炎的患者，宜在花粉季节开始前 $2\sim4$ 周使用本品预防性用药。

【用法用量】　①治疗湿疹、皮炎和瘙痒症：局部外用，取本品适量涂于患处，每日 1 次。②季节性或过敏性鼻炎、常年性鼻炎，通常先手揿喷雾器 $6\sim7$ 次作为启动，直至看到均匀的喷雾，然后鼻腔给药，每揿喷出糠酸莫米松混悬液约 $100mg$，内含糠酸莫米松一水合物，相当于糠酸莫米松 $50\mu g$；如果喷雾器停用 2 周或 $14d$ 以上，则在下一次应用时应重新启动。在每次启动前充分摇匀(振动容器)。视症状控制情况，每侧鼻孔喷 $1\sim2$ 揿，重症最多 4 揿，均 $1/d$。症状控制应减至每次 1 揿。3—11 岁儿童每日 1 次 1 揿即可。

【不良反应】【注意事项】　①防治用于鼻炎有可能出现头痛(8%)、鼻出血(8%)、咽炎(4%)、鼻灼热感(2%)、鼻部刺激感(2%)、鼻溃疡(1%)，多为自限性。②皮肤外用可能有局部烧灼感、瘙痒、刺痛和皮肤萎缩、多毛症、口周炎、皮肤浸润、继发性感染、皮肤条纹状色素沉着等，均较少见，多可自愈。③皮肤和鼻黏膜破损者禁用。

【制剂规格】 乳膏:0.1×5mg/5g,10mg/10g。鼻喷剂:50μg 1 喷,每支 60 喷、120 喷。

亮丙瑞林(抑那通、Leuprorelin)[保乙][基]

【作用特点与用途】 参阅曲普瑞林。用于子宫内膜异位症;对伴有月经过多、下腹痛、腰痛及贫血等的子宫肌瘤,可使肌瘤瘤体缩小和(或)症状改善;绝经前乳腺癌(雌激素受体阳性患者)、前列腺癌、中枢性性早熟。

【用法用量】 皮下注射:①子宫内膜异位症,成年人每次 3.75mg,每 4 周 1 次;当患者体重低于 50kg 时,每次 1.88mg,每 4 周 1 次。初次给药应从月经周期的第 1～5 日开始。②子宫肌瘤,成年人每次 1.88mg,每 4 周 1 次。对体重过大或子宫明显肿大的患者,每次 3.75mg,每 4 周 1 次。初次给药应从月经周期的第 1～5 日开始。③前列腺癌,闭经前乳腺癌,成年人每次 3.75mg,每 4 周 1 次。④中枢性性早熟,儿童按体重每次 30μg/kg,每 4 周 1 次;根据症状可增至每次 90μg/kg,给药前应用附加的 2ml 溶媒将瓶内药物充分混匀,注意勿起泡沫。

【注意事项】 ①对本品(类似物)过敏者,孕妇及可能或准备妊娠妇女、哺乳期妇女,有性质不明、异常出血患者均禁用。②本品对肝有损害。不良反应有发热、发汗、性欲减退、阳萎、男子乳房女性化、睾丸萎缩、恶心、呕吐、食欲缺乏、过敏反应、尿频、尿潴留、血尿、排尿障碍、腰背四肢疼痛、步履困难、心电图异常,心胸比例增大、注射部痛、硬结、发红、发冷、体重增加、知觉异常、耳鸣、听力减退、头部多毛及血尿酸值、三酰甘油值上升等。③长期用药应查骨密度。

【制剂规格】 注射剂:1.88mg,3.75mg。

阿拉瑞林(丙氨瑞林、Alarelin)[保乙][典][基]

【作用特点与用途】 本品为人工合成促性腺激素释放激素九肽类似物。用于治疗子宫内膜异位症。

【用法用量】 皮下或肌内注射:月经来潮的第 1～2 日开始给药,每日 1 次 150μg,或遵医嘱。制剂在临用前用 2ml 灭菌 0.9%氯化钠注射液溶解,3～6 个月为 1 个疗程。

【注意事项】 参阅亮丙瑞林。

【制剂规格】 注射剂:25μg,150μg。

复庚睾酮(丙酸睾酮/庚酸睾酮、Testoviron-Depot)

【作用特点与用途】 本品每 1ml 含睾酮丙酸酯 25mg,睾酮庚酸酯

110mg,相当于 1ml 油溶液中 100mg 睾酮。本品为睾酮丙酸酯与睾酮庚酸酯复合制成的长效雄性激素。作用快、疗效长,肌内注射 1 次可维持 3～4 周以上。其作用主要是促进男性性器官及副性征的发育,对抗雌激素,还有促进蛋白质合成和抑制蛋白质分解的作用,使肌肉增长,体重增加,以利生长发育和虚弱病人的恢复。用于男性性腺功能不全、性器官发育不良、无睾及隐睾症、阳萎、精子缺乏症;女性功能性子宫出血、绝经期综合征、乳腺癌等。此外,用于再生障碍性贫血、骨质疏松症等。

【用法用量】　肌内注射:通常成年人剂量为每次 100～200mg,每 2～4 周 1 次。具体给药情况根据疾病性质决定。①用于男性性腺功能减退症:每次 100～400mg,每月 1～2 次;②乳腺癌及性器官癌:每次 200mg,每 2～3 周 1 次;③绝经综合征:每次 100mg,3～4 周 1 次;④消耗性疾病:每次 100～200mg,3～4 周 1 次。

【不良反应】　大剂量或长期用药,可引起水钠潴留和水肿。少数妇女可出现男性化,如嗓音改变、多毛、痤疮等。

【禁忌证】　前列腺癌和孕妇。

【注意事项】　①肝、肾病人慎用;②治疗乳腺癌时如发现血钙过多时应立即停药。

【制剂规格】　注射剂:100mg/1ml。

雌二醇(Estradiol)[保乙]

【作用特点与用途】　本品为妇女绝经期综合征治疗药,有效成分为半水合雌二醇,是动情素替代疗法(ERT)中较理想的雌激素制剂,经皮肤吸收安全性高,吸收迅速,效果确定,不经肝代谢,不良反应少,投药后 E_2/E_1 接近停经前妇女比值(1～2)。敷、贴本品后可减少潮红,改善睡眠,防止阴道上皮组织萎缩和骨质疏松,还能缓解尿频、尿失禁、皮肤老化、代谢异常及心脏血管疾病等。用于预防绝经期综合征如潮红、骨质疏松等,以及由于雌激素分泌不足所致的各种萎缩症如萎缩性阴道炎、卵巢功能不足。

【用法用量】　建议每日 1 次 2.5g 凝胶,于每天早晨或晚间沐浴后敷于手臂、颈部、脸部、腹部或大腿皮肤上,涂敷后约 2min 再穿衣;每月 1～24 日,每日使用,25 日至月底停用。即停药 5d 再用。或将贴片从小袋中取出,将背面覆层撕去半张,并将该区域贴在皮肤上,将另一半背覆层撕去,然后用手掌将其贴在皮肤上 30s,手掌温度可让贴片更好黏附在皮上。

【注意事项】【禁忌证】　①本品不可敷于乳房或阴道部位。②由于本品会含有乙醇,若接触黏膜含有可耐受性刺激反应。

【制剂规格】 凝胶剂:内含 0.06% 17β-雌二醇(1.5mg 雌二醇/2.5g 凝胶);松奇贴剂:八边形贴片,每贴 1.5g。

戊酸雌二醇(补佳乐、克龄蒙、Estradiol Valerate)[保乙][典][基]

【作用特点与用途】 本品为长效雌二醇衍生物,长效避孕药的组成部分,口服激素替代治疗,可缓解绝经症状,卵巢切除后及非癌性疾病、放疗性去势的雌激素缺乏引起的疾病和症状,如萎缩性阴道炎、女性性腺功能不全、外阴干燥症、绝经期血管舒缩症状、卵巢切除、卵巢早衰等;尚可用于晚期前列腺癌,与避孕药孕激素合用避孕;外用对扁平疣有良效。

【用法用量】 餐后口服:每次 1mg,1/d,按周期序贯法,每经过 21d 治疗后,须停药至少 1 周。肌内注射:补充雌激素不足,每次 5mg,每 4 周 1 次;治疗前列腺癌,每次 30mg,每 1～2 周 1 次,按需调整用量。外用局部涂敷治疗扁平疣。

【注意事项】 ①可有头痛、乳房胀痛等,胃部不适、恶心、体重和性欲改变,不规则阴道出血;②严重的肝功能异常、黄疸、妊娠期间持续瘙痒史,严重血栓栓塞性疾病、镰刀状红细胞性贫血症、乳腺癌、卵巢癌、子宫内膜异位症、严重糖尿病、脂肪代谢先天异常、耳硬化症史者及孕妇、哺乳妇均禁用。

【制剂规格】 片剂:1mg。注射剂:5mg/1ml,10mg/1ml。亦有乳膏剂。

环戊丙酸雌二醇(Estradiol Cypionate)

【作用特点与用途】 本品为长效雌激素,其作用比戊酸雌二醇强而持久,可维持3～4 周以上。用于卵巢功能不全、闭经、绝经期综合征、老年性阴道炎、前列腺癌等。与甲羟孕酮配方,可作每月 1 次长效避孕针。

【用法用量】 肌内注射:开始每周 1 次,每次 1～5mg,连用 2～3 周,维持量为每 3～4 周 1 次,每次 2～5mg。

【注意事项】 参阅戊酸雌二醇。

【制剂规格】 注射剂:1ml 内含 1mg,2mg,5mg。

苯甲酸雌二醇(Estradiol Benzoate)[保乙]

【作用特点与用途】 参阅戊酸、环戊丙酸雌二醇。尚可用于产后退乳。

【用法用量】 ①肌内注射:用于绝经期综合征,每次 1～2mg,每周 2～3 次;子宫发育不良,每次 1～2mg,每 2～3 日 1 次;功能性子宫出血,每次 1～2mg,1/d,至血净后酌情减量,后期择日用黄体酮撤退;退乳:每次 2mg,1/d,连用不超过 3d,然后减量或改小剂量口服药至生效。②外用:涂于手臂内侧、下腹部、腰部、臀或大腿等部位的干净皮肤上,1/d,每月按月历 1～24d 连用,15～24d 每日并用口服甲羟孕酮片。

【注意事项】 参阅戊酸、环戊丙酸雌二醇。

【制剂规格】 注射液:1ml 内含 1mg,2mg。乳膏剂:1.5g,1.35g。

烯丙雌醇(多力妈、Allylestrenol)[保乙]

【作用特点与用途】 口服吸收快且好,服后 3～4d 即发挥孕激素替代作用并使孕激素升高 2～4 倍;长期使用对垂体-肾上腺-卵巢轴没有抑制作用,故不会引起内分泌紊乱,用于先兆流产、习惯性流产、先兆性早产。

【用法用量】 口服:①先兆流产,每次 5mg,3/d,连服 5～7d,至症状消失;如需要,剂量酌增。②习惯性流产,应在明确妊娠后立即用药,5～10mg/d,至少服用至危险期后的 1 个月,之后剂量可逐渐减少。③先兆性早产,剂量需个体化,通常剂量为 5～20mg。

【注意事项】【禁忌证】 ①糖尿病妇女应慎用,哺乳期妇女不宜用高剂量孕激素;②严重肝功能障碍、Dubin-Johnson 和 Rotor 综合征,既往病史中有过妊娠疱疹或妊娠毒血症患者均禁用;③偶有恶心、头痛、体液潴留。

【制剂规格】 片剂:5mg。

炔雌醚(炔雌醇环戊醚、Quinestrol、Estrovis)

【作用特点与用途】 本品为作用较强的口服长效雌激素,其活性为炔雌醇的 4 倍。口服后贮存在体内脂肪中,并缓慢释放,代谢为炔雌醇而生效,作用可维持 1 个月以上。代谢物与葡萄糖醛酸结合缓慢随尿排出。用于绝经期综合征及退奶等。与雌激素合用,可作为口服长效避孕药。

【用法用量】 口服:①绝经期综合征,0.025mg/d,或每周 1 次口服 0.1～0.2mg。②退奶,于分娩后 6h 内 1 次口服 4mg,必要时隔 4～6d 服第 2 次;对于哺乳者,每次 4mg;2d 后服第 2 次。③阴道用药:适量涂搽。

【注意事项】 ①可有恶心、呕吐、乳房胀痛、白带增多等;②肝肾疾病者忌用。

【制剂规格】 片剂:1mg,4mg,5mg。阴道乳膏:0.01%～0.1%。

雌三醇(Estriol、Oestriol)

【作用特点与用途】 本品为体内雌二醇的代谢物。对阴道和子宫颈管有选择性作用,而对子宫实体和子宫内膜并无影响,能促进阴道黏膜血管新生和阴道上皮损伤愈合;同时能增强子宫颈细胞功能,使子宫颈肌纤维增生,从而增加宫颈弹性和柔软性,但不抑制排卵,仅对黄体产生明显影响。尚有在服药

1～3d 后迅速升高外周白细胞的作用,因而对放、化疗引起的白细胞减少有效。此外,还有降低血管通透性和脆性的作用,可用于多种出血的治疗。用于子宫颈炎、老年性阴道炎、绝经期综合征、人工流产、引产、安取节育环术及止血。

【用法用量】 ①子宫颈炎、老年性阴道炎,用鱼肝油混悬液或滑石粉剂,局部涂搽或喷粉,1/d,10 次为 1 个疗程。②绝经期综合征,口服:1mg/d,14～21d 为 1 个疗程,可连用 2～3 个疗程。③人工流产、引产、子宫颈水肿或软化不良,宫口开全不良,肌内注射:用 1～2 次,每次 10mg。④人工流产、装取节育环、绝育术、口服避孕药后出血及其他月经过多症,经前 1 周或经期中口服:每次 5mg,1～2/d;每月经周期不超过 30mg。如病情较急,需迅速止血或减少出血时间,肌内注射 10mg/d;用药 1～2d。⑤前列腺肥大症,口服:每次 2mg,3/d,连用 3 周左右;或肌内注射 10mg,隔日 1 次,连用 3～5 次。⑥腭扁桃体摘除术、子宫切除术前 2d,肌内注射:10mg/d。⑦胃肠道肿瘤等癌性出血,肌内注射:10mg/d,用药 2～3d。⑧治疗放、化疗引起的白细胞急降(3000/μl),肌内注射:每次 10mg,每周 2～3 次,总量不超过 30mg(女)或 60mg(男)。

【注意事项】 可致乳房肿胀或硬块、月经紊乱;食欲缺乏、恶心、呕吐、下腹痛。出现过敏者停用。

【禁忌证】 有乳腺增生、乳房肿块、妇科肿瘤、再生障碍性贫血、肝病患者,未成年人禁用。

【制剂规格】 片剂:1mg,5mg。注射液:10mg/1ml。外用剂:含 1％新霉素或氯霉素,含雌三醇 0.01％(混悬剂或滑石粉剂)。

尼尔雌醇(维尼安、戊炔雌醇、Nilestriol)[保乙]

【作用特点与用途】 本品为雌三醇衍生物,口服长效雌激素。特点与雌三醇相同。$t_{1/2}$ 约 20h。用于雌激素缺乏引起的绝经期综合征:如潮热、出汗、头痛、目眩、疲劳、烦躁易怒、神经过敏、外阴干燥、老年性阴道炎等。

【用法用量】 口服:每次 5mg,每月 1 次。症状改善后每次 1～2mg,每月 2 次,3 个月为 1 个疗程。

【注意事项】 偶有白带增多,乳房胀、恶心、头痛、腹胀等。除突破性出血量过多时需停药外,一般人可耐受。

【制剂规格】 片剂:1mg,2mg,5mg。

妊马雌酮(结合型雌激素、Conjugated Estrogend)[保乙]

【作用特点与用途】 作用与雌酮、雌二醇相同,口服有效,不易被肝灭活,且不良反应较小;尚有较好的止血作用,能促使血管周围酸性黏多糖增加,并增强毛细血管和小血管壁功能;增加凝血酶原第Ⅴ凝血因子,可控制毛细血管出血及手术出血等。尚可预防和控制骨质疏松症、外阴和阴道萎缩、乳腺癌。用于卵巢功能不全、子宫发育不良、功能性子宫出血、绝经期综合征、老年性阴道炎及前列腺癌等。亦可用于鼻出血、妇科出血、手术时出血等。

【用法用量】　①口服:0.3～2.5mg,1～3/d。用于绝经期综合征,0.625～1.25mg/d;前列腺癌,7.5mg/d。②肌内注射:每次 20mg。用于功能性子宫出血,注射生效后改为口服,2.5～7.5mg/d,连服 20d。③预防骨质疏松,每次服 0.625mg,1/d;或按用药 25d,停药 5d 的周期用药。④乳腺癌,每次服 10mg,3/d,至少 3 个月 1 个疗程。⑤外阴和阴道萎缩,可阴道内给药,乳膏 0.2～2g/d,用给药器推送入阴道深处;连续使用 3 周,停用 1 周。对于症状特别明显的患者,可以首次接受口服 0.625mg/d,连服 10d,以便使阴道黏膜能够适应乳膏涂敷。

【注意事项】　可有恶心、呕吐、乳房胀痛等。肝功能不全者慎用。

【制剂规格】　片剂:0.3mg,0.625mg,2.5mg。注射液:25mg/1ml。乳膏:1g,0.625mg。

甲地孕酮(美可治、妇宁、Megestrol)[保乙]

【作用特点与用途】　本品为高效孕激素,口服时孕激素作用约为黄体酮的 75 倍,注射用亦相当于约 50 倍,并无雌激素和雄激素活性;具有显著排卵抑制作用,还可影响宫颈黏液稠度和子宫内膜正常发育等。临床用于避孕、月经失调、功能性子宫出血、子宫内膜异位症、晚期乳腺癌和子宫内膜腺癌。

【用法用量】　①短效口服避孕、探亲避孕及事后避孕须遵医嘱或看说明书;②闭经(雌激素水平足够时),每次 4mg,2～3/d,连服 6～10d,停药 2 周内即有撤退性出血;③功能性子宫出血,每次 4mg,每 8 小时 1 次,每 3 日减量 1 次;减量不超过原剂量的 1/2,直至维持量 4mg/d,连续 21d;④子宫内膜异位症,每次 4～8mg,1～2/d,自月经第 5 日服,连服 3～6 个月;⑤乳腺癌,每次 40mg,4/d,连服 2 个月;⑥子宫内膜癌,每次 10～80mg,4/d 或 160mg/d,1/d。

【注意事项】　同孕激素。可有头晕、恶心、呕吐等,偶有不规则出血;肝、肾病患者禁用;子宫肌瘤、血栓性疾病、高血压病患者慎用。

【制剂规格】　片剂:1mg,4mg,40mg。分散片:160mg。膜剂:1mg,4mg。薄型纸片:1mg,4mg。甲地孕酮探亲避孕片:2mg。避孕片二号:每片含甲地孕酮 1mg,炔雌醇 0.035mg(同纸片、膜剂、丸剂)。甲醚抗孕膜(或丸):含甲地孕酮 0.5mg,奎孕酮(醋炔醚)0.8mg。甲醚抗孕片:160mg。

甲屈孕酮(Dydrogesterone)[保乙]

【作用特点与用途】 作用机制同甲地孕酮。用于治疗内源性孕酮不足引起的痛经、子宫内膜异位症、继发性闭经、月经周期不规则、功能失调性子宫出血、经前期综合征、孕激素缺乏所致先兆性流产或习惯性流产、黄体不足所致不孕症。

【用法用量】 口服:①宫血症,每次 10mg,2/d,连服 5～7d 用于止血;预防出血,从月经周期第 11～25 日,每次 10mg,2/d。②痛经,从月经周期的第 5～25 日,每次 10mg,2～3/d。③闭经,从月经周期的第 1～25 日,口服雌二醇,每次 1mg,1/d;从月经周期的第 11～25 日,联用本药每次 10mg,2/d。④经前期综合征和月经不调,从月经周期第 11～25 日,每次 10mg,2/d。⑤子宫内膜异位症,从月经周期的第 5～25 日,每次 10mg,2～3/d。⑥先兆性流产,首剂服 40mg,随后每 8 小时服 10mg,至症状消失。⑦习惯性流产,每次 10mg,2/d,至怀孕 20 周。⑧内源性孕酮不足所致的不孕症,月经周期的第 14～25 日,每次 10mg,1/d。治疗至少持续 6 个连续的周期,建议在妊娠的前几个月连续采用该方法治疗,剂量应参照习惯性流产治疗剂量。

【注意事项】 ①偶有突破性出血现象,酌情增量即可防止。②可致轻微出血,经期出血量改变,闭经;不适、呕吐、腹痛等。③可致肝功能改变、黄疸(少见)、乳房疼痛;瘙痒、皮肤过敏、荨麻疹、抑郁情绪、头痛、偏头痛、精神紧张、水肿、性欲改变等。④禁忌证同孕激素。

【制剂规格】 片剂:10mg。

炔诺酮(Norethisterone)[保乙][典][基]

【作用特点与用途】 其孕激素作用为炔孕酮的 5 倍,并有轻度雄激素和雌激素活性。用于口服避孕和治疗月经失调、功能性子宫出血、子宫内膜异位症。

【用法用量】 ①口服避孕须遵医嘱,或者相应制剂的说明书。②功能性子宫出血,每次 5mg,每 8 小时 1 次,连用 3d,血止后,改为每 12 小时服 1 次,7d 后改为 1 次服 2.5～3.75mg,1/d,连服 2 周左右。③痛经或子宫内膜增生服 2.5mg,1/d,连服 21d;下次用药将于月经周期的第 5 日开始,用法同上。3～6 个周期为 1 个疗程。④子宫内膜异位症,每次 10～30mg;开始时 10mg/d,每 2 周后增加 5mg,最大剂量为 30mg/d,分次服,连用 6～9 个月。D-炔诺孕酮埋植剂有效避孕 3～5 年,须皮下埋植。

【注意事项】 ①本品与多种药物存在相互作用;②严重肝肾功能不全、乳房有包块、肿瘤患者,孕妇均禁用;③参阅前述雌激素。

【制剂规格】　炔诺酮片:0.625mg,2.5mg,3mg,5mg。

左炔诺孕酮(Levonorgestrel)[保乙][典][基]

【作用特点与用途】　药理活性相当于炔诺酮的 10～20 倍。口服避孕药。有多种单剂或复方制剂。均需遵医嘱。复方制剂不良反应相应少而轻。

【注意事项】　可有恶心、呕吐、头痛、乳胀、痤疮、体重增加、抑郁、降低HDL、突破性出血、闭经等;参阅雌激素,如炔诺酮等。

【制剂规格】　惠婷(左炔诺酮片):0.75mg。毓婷(左炔诺酮片):0.75mg。于房事后 72h 内口服 1 片(0.75mg),隔 12h 后再服 1 片,紧急避孕用,不宜做常规方法。复方左炔诺孕酮片(丸):每片(丸)含左炔诺孕酮0.15mg,炔雌醇 0.03mg。左炔诺孕酮双相片:开始 11d 每片含左炔诺孕酮0.05mg,炔雌醇 0.05mg;以后 10d 每片含相应药物 0.12mg 和 0.05mg。左炔诺孕酮三相片[基]:开始 6d 每片含左炔诺孕酮 0.05mg,炔雌醇 0.03mg;中期5d 每片含相应药物 0.075mg 和 0.04mg;后期 10d 每片含相应药物 0.125mg和 0.03mg。左炔诺孕酮宫内节育系统(曼月乐):1 个放置导管含左炔诺孕酮52mg(20μg/24h)。左炔诺酮硅胶棒:75mg,皮下埋植,每人 1 次 2 支,有效避孕 4 年。

去氧孕烯(Desogestrel)[基]

【作用特点与用途】　本品为口服强效孕激素,其孕激素活性较炔诺酮强18 倍,较炔诺孕酮强 1 倍;且无雄激素和雌激素活性。临床用作避孕药效果可靠,周期控制好,不降低 HDL(高密度脂蛋白),有利于脂质代谢,不增加体重等。

【用法用量】　常用复方去氧孕烯片(妈富隆),口服:从月经第 1 天开始每日 1 片,连服 21d,然后停药 7d,第 29 天开始服下一个周期药。

【注意事项】　参阅炔诺酮、炔诺孕酮。

【制剂规格】　复方去氧孕烯片(妈富隆):每片含去氧孕烯 0.15mg,炔雌醇0.03mg 或 0.02mg。去氧孕烯双相片:开始 7d,每日 1 片,每片含去氧孕烯0.25mg,炔雌醇 0.04mg;以后 14d 每日 1 片,每片含相应药物 0.125mg 和0.03mg。

孕二烯酮(Gestogene)

【作用特点与用途】　其孕激素活性为左炔诺孕酮的 2 倍,且无雄激性和雌激素活性,有抗雌激素作用。临床与炔雌醇组成复合片或三相片,短效口服避孕效果好。

【用法用量】 口服:从月经周期第 1 天开始,每天 1 片,连服 21d。三相片,开始服一相片,每天 1 片,共 6d;第 11 天起服二相片,每日 1 片,共 5d,第 16 天起服三相片,每日 1 片,共 10d。

【注意事项】 参阅炔诺孕酮。

【制剂规格】 片剂:每片含孕二烯酮 0.075mg,炔雌醇 0.03mg 或 0.02mg。三相片:开始 6d,每日 1 片,每片含孕二烯酮 0.05mg,炔雌醇 0.03mg;其后 5d 和 10d 每日 1 片,含相应药物为 0.07mg,0.04mg 和 0.1mg,0.03mg。

孕三烯酮(Gestrinone)[保乙][基]

【作用特点与用途】 本品为中等强度孕激素,具有较强的抗孕激素和抗雌激素活性,亦有很弱的雌激素和雄激素作用。临床用于子宫内膜异位症。

【用法用量】 口服:每次 2.5mg,每周 2 次,第 1 次应在月经第 1 天服用,3d 后服第 2 次,以后每周相同时间服用。如果发生 1 次漏服,须立即补充 2.5mg,再继续按时用药。对于多次漏服者,应暂停用药,待下次月经周期第 1 天重新开始用药,但必须先做妊娠试验且为阴性,并按通常剂量方案服药。疗程为 6 个月。

【注意事项】 ①严重心肝肾功能不全者、孕妇及哺乳妇禁用;②同孕激素。

【制剂规格】 片、胶囊剂:2.5mg。

双炔失碳酯(Anordrin)

【作用特点与用途】 本品为抗着床避孕药,且不受月经周期限制,只需在房事后服 1 片即可。适用于探亲或新婚夫妇使用,特别是探亲两周以上多次房事的妇女。

【用法用量】 口服:每次房事后立即服 53 号抗孕片 1 片,但第 1 次房事后于次日晨须加服 1 片;以后每天最多 1 片,每月不少于 12 片。如果探亲结束时还未服完 12 片,则需每天服 1 片,直至服满 12 片。

【注意事项】 ①肝肾病患者、人流未满半年者、哺乳妇和腹泻妇女禁用。②可有恶心、呕吐、头晕、乏力、嗜睡等早孕现象,对症服用维生素 B_6 及维生素 C 可减轻反应;尚有阴道出血、白带增多、乳胀、乳头发深色、腹胀、食欲缺乏、口干等,遵医嘱对症处理。③参阅炔诺孕酮等。

【制剂规格】　**53 号抗孕片**　肠溶糖衣片,每片含双炔失碳酯 7.5mg,咖啡因 20mg,维生素 B₆ 30mg。

环丙孕酮(色谱龙、Cyproterone)

【作用特点与用途】　有强力抗雄激素作用及孕激素活性,均为可逆性。用于治疗男性性欲异常,妇女多毛症、痤疮、青春早熟及前列腺癌等;对各种性变态(如同性恋、露阴癖、窥阴癖、恋童癖等)和异性恋者的性亢进具有抗性治疗效果。与炔雌醇合用有避孕之效。

【用法用量】　口服:每次 50mg,2/d。治疗前列腺癌可增至每次 100~150mg,2/d,直至生效,然后再逐渐降至维持量。对痤疮,可外用 1% 乳膏,2/d,连用 12 周。

【禁忌证】　①肝病、恶病质或消瘦、严重慢性抑郁、未发育青年人、有血栓史患者禁用。②乙醇能降低本品作用,故对慢性酒精中毒者无效;服用本品者最好戒酒。

【注意事项】　①可有头痛、贫血、胃肠道反应、男子乳房女性化等;②能减少精子生成,产生不正常精子,导致男性不育。

【制剂规格】　片剂:50mg。乳膏剂:1%。注射剂:20mg。

　　附:复方达因 35　含环丙孕酮 2mg,炔雌醇 0.035mg;短效口服避孕药,对高密度脂蛋白(HDL)的影响比 D-炔诺酮少,并对女性痤疮也有显著效果。

普美孕酮(Promegestone)

【作用特点与用途】　本品为孕激素类,其活性比黄体酮强 100 倍,并无雄性激素和雌激素活性,口服吸收快,t_{max} 为 1h,$t_{1/2}$ 为 5~12h。用于黄体功能不足的疾病,如月经紊乱、痛经、子宫内膜异位症、经前综合征、乳房痛、月经过多或功能性出血、绝经前失调、绝经期综合征。

【用法用量】　口服:于月经周期第 16~25 日,每日 1 次,0.125~0.5mg。用于绝经期,于月经周期第 1~21 天,每日口服雌二醇 2mg,第 14~15 日,每日 1 次 0.125~0.5mg。治疗子宫内膜异位症:每日 1 次 0.5~1mg。

【注意事项】　可有闭经、点滴出血、皮脂溢、体重增加、胃肠功能紊乱等。有血栓病史、糖尿病、孕妇、哺乳妇慎用。肝病患者禁用。参阅环丙孕酮。

【制剂规格】　片剂:0.125mg,0.25mg,0.5mg。

诺美孕酮(Nomegestrol)

【作用特点与用途】　其与孕酮受体的亲和力为黄体酮的 2.5 倍,口服孕激素活性比甲地孕酮强 1.4 倍,比甲羟孕酮强 4 倍;并且无雄激素、雌激素活性。t_{max} 约 2h,$t_{1/2}$ 为 30h。用于黄体功能不足所致疾病,如月经紊乱、痛经、子宫内膜异位症、经前综合征、乳房痛、绝经综合征等。

【用法用量】 口服:于月经周期第 16～25 天,每日 1 次 5mg。治疗子宫内膜异位症,每日 1 次 10～20mg。

【注意事项】 同普美孕酮。

【制剂规格】 片剂:5mg。

炔雌醇(乙炔雌二醇、Ethinylestradiol)[保乙]

【作用特点与用途】 本品为口服有效的强效雌激素,其活性为雌二醇的 7～8 倍,己烯雌酚的 20 倍。t_{max} 1～2h,$t_{1/2}$ 6～14h,生物利用度 40%～50%。用于月经紊乱、月经过少、功能性子宫出血、绝经期综合征、子宫发育不全、闭经、补充雌激素不足;绝经期后乳腺癌、晚期前列腺癌;与孕激素类药合用能抑制排卵而避孕。

【用法用量】 口服:①性腺发育不全,每晚 12.5～50μg,连服 21 个晚上,然后配用孕激素进行人工周期治疗,可用 1～3 个周期;②绝经期综合征,12.5～50μg/d,连服 21d,间隔 7d 再服,有子宫妇女,于周期后期服用孕激素 10～14d;③乳腺癌,每次 1mg,3/d;④前列腺癌,每次 50～500μg,3～6/d;⑤复方避孕剂遵医嘱。

【注意事项】 同雌二醇。服 1g 维生素 C 能使单次口服炔雌醇生物利用度提高到 60%～70%;有肝肾疾病者禁用。

【制剂规格】 片剂:5μg,12.5μg,50μg,0.5mg。

炔雌醚(Quinestrol)[典]

【作用特点与用途】 口服强力长效雌激素,其活性为炔雌醇的 4 倍。临床主要用绝经期综合征、退乳。与孕激素合用可口服长效避孕。

【用法用量】 口服:①绝经期综合征,25μg/d,或每周 1 次 0.1～0.2mg。②退乳,于分娩后 6h 内 1 次口服 4mg,必要时隔 4～6d 服第 2 次;对已哺乳者,每次 4mg,2d 后服第 2 次。③避孕遵医嘱。

普罗雌烯(普鲁雌醚、Promestriene)[保乙]

【作用特点与用途】 雌二醇衍生物,对女性黏膜有局部雌激素活性,而对子宫、乳房、垂体均无影响;阴道用药亦未见对全身性激素作用。适用于雌激素缺乏性阴道萎缩,产后、手术或理疗时子宫颈阴道及外阴愈合迟缓。

【用法用量】　乳剂用于外阴、前庭、阴道口萎缩及皮脂溢患部涂搽,1～2/d;阴道栓剂,将阴道冲洗干净后每日(晚)1 枚,20d 为 1 个疗程;外用液剂,用于阴毛和头发处皮肤的皮脂溢,每次 1～10 滴于患处滴搽,开始 6 周 2/d,以后 1/d。

【制剂规格】　见说明书。

己烷雌酚(Hexestrol)

【作用特点与用途】　同己烯雌酚但作用稍弱。

【用法用量】　口服:每次 0.5～5mg,3/d。肌内注射:每次 1～5mg,每周 2～3 次。

【制剂规格】　片剂:0.5mg,1mg。注射剂:1mg,2mg,5mg。

己烯雌酚(Diethylstilbestrol)^{[保甲][典][基]}

【作用特点与用途】　人工合成非甾体雌激素,其活性为雌二醇的 2～3 倍,参阅雌二醇。临床应用遵医嘱。

【制剂规格】　片剂:0.5mg,1mg,2mg。注射剂:0.5mg/1ml,1mg/1ml,2mg/1ml。

黄体酮(安琪坦、Progesterone)^{[保甲][典][基]}

【作用特点与用途】　天然孕激素。用于先兆流产和习惯性流产、经前期综合征、无排卵性宫血和无排卵性闭经,与雌激素联用治疗绝经期综合征。

【用法用量】

(1)肌内注射:①先兆性流产,每次 10～20mg,用至疼痛及出血停止。②习惯性流产史者,自妊娠开始,每次 10～20mg,每周 2～3 次。③功能性子宫出血,用于撤退性出血血红蛋白低于 7mg 时,每次 10mg,1/d,连用 5d;或 1/d,每次 20mg,连用 3～4d。④闭经,在预计月经前 8～10d,10mg/d,连用 5d;或 20mg/d,连用 3～4d。⑤经前期紧张综合征,在预计月经开始前 12d 开始注射,每次 10～20mg,1/d,连用 10d。

(2)口服:①先兆或习惯性流产,经前期紧张综合征,无排卵性功血闭经,每次 100～150mg,2/d,空腹时服。②绝经期综合征,结合雌激素,每次 1.25mg,1/d,连服 22d;在服用结合性雌激素的第 13 天服用黄体酮,每次 200mg,2/d,共 10d。

【制剂规格】　胶丸:100mg。胶囊:50mg。注射液:10mg/1ml,20mg/1ml。

氯地孕酮(Chlormadinone)[典]

【作用特点与用途】 口服强效激素,且无雌激素和雄激素活性;其抗排卵作用为炔诺酮的 18.4 倍。与炔雌醚、炔诺孕酮配方的制剂,长效避孕效果较好。

【用法用量】 ①复方炔雌醚片(长效避孕一号),于月经周期第 5 天口服 1 片,以后每隔 25 天服 1 片;②三合一炔雌醚片:于月经第 5 天口服 1 片,隔 5 天加服 1 片,以后每月按第 1 次服药日期服药。

【注意事项】 同炔诺酮。如果服药两个周期,月经未来潮,应停药。并排除妊娠的可能性。

【制剂规格】 复方炔雌醚片(长效避孕片一号):每片含氯地孕酮 12mg,炔雌醚 3mg;三合一炔雌醚片:每片含氯地孕酮 6mg,炔诺孕酮 6mg,炔雌醚 2mg。

次甲氯地孕酮(Methylenechlormadinone)

【作用特点与用途】 排卵抑制作用强于氯地孕酮,与炔雌醚配伍制剂,一次剂量可避孕 20～26d。

【用法用量】 口服:复方次甲氯地孕酮片,于月经第 5 天服 1 片,20d 后服第 2 片,以后每隔 26 天服 1 片。注意事项同氯地孕酮。

【制剂规格】 复方次甲氯地孕酮片:每片含次甲氯地孕酮 12mg,炔雌醚 3mg。

甲孕环酯(Cymegesolate)

【作用特点与用途】 本品为长效孕激素,与炔雌醚配伍,可作为一种以孕激素为主的长效口服避孕药;由于雌激素含量减少,胃肠道不良反应少,安全性较高。

【用法用量】 复方甲孕环酯片:在月经周期的中期(排卵前后)服药最好,即于月经第 10 天口服 2 片,每月 1 次。如果出现周期缩短现象(25d 内),可在第 2 个月经周期第 10 天服 2 片,第 16 天再加服 1 片,这对年轻妇女更适用。

【注意事项】 参阅孕激素等复方制剂。肝肾病患者禁用。

【制剂规格】 复方甲孕环酯片(复方孕素一号):每片含甲孕环酯 50mg,炔雌醚 0.25mg。

羟孕酮(长效黄体酮、Hydroxyprogesterone)

【作用特点与用途】 本品为长效孕激素,单用可治疗习惯性流产、月经不调、子宫内膜异位症、功能性子宫出血。与戊酸雌二醇配伍作长效注射避孕药、抑制排卵，每月肌内注射 1 次，避孕效果肯定。其余参阅黄体酮。

【用法用量】　避孕用复方己酸羟孕酮注射液（避孕针 1 号），深部肌内注射，第 1 次于月经来潮第 5 天注射 2 支，以后每月 1 次，于月经来潮后第 10～12 天注射 1 支，须按月注射。治疗其他适应证须遵医嘱，参阅甲羟孕酮，对症处理。

【制剂规格】　复方己酸羟孕酮注射液（避孕针 1 号）：每支 1ml，含己酸羟孕酮 250mg；戊酸雌二醇 5mg。羟孕酮注射液：0.125g、0.25g。

庚炔诺酮（Norethisterone Enanthate）

【作用特点与用途】　本品为长效孕激素，注射单剂 t_{max} 为 5～7d，$t_{1/2}$ 为 7.5～22.5d，避孕维持 2～3 个月。与戊酸雌二醇配伍的注射剂，可维持避孕 30d，且控制月经周期效果优于单用针剂。

【用法用量】　①庚炔诺酮注射液：于月经第 5 天肌内注射 1 支（200mg），以后每 2 个月注射 1 次，每针可避孕 2 个月经周期；②复方庚炔诺酮注射液：首次于月经第 5 日肌内注射 2 支，第 2 周期起，每次月经第 10 日肌内注射 1 支，每支可避孕 1 个月经周期。

【注意事项】　同炔诺酮，参阅雌二醇。

【制剂规格】　复方庚炔诺酮注射液（复庚一号）：每支含庚炔诺酮 50mg，戊酸雌二醇 5mg。庚炔诺酮注射液：200mg。

附：其他避孕药

复方甲羟孕酮注射液　每支含甲羟孕酮 25mg，环戊丙酸雌二醇 5mg。可减少甲羟孕酮单用时的闭经等发生率，每月于月经第 5 日肌内注射 1 支，每月 1 次，抑制排卵，月经周期控制好，并影响宫颈黏液稠度和抑制子宫内膜发育。可有恶心、呕吐、乳房胀痛等，随用药次数增加而减少。

美尔伊注射液（Mego E）　每支含甲地孕酮 25mg，雌二醇 3.5mg；为微晶水混悬剂者，每支含甲地孕酮 15mg，戊酸雌二醇 5mg。选其 1 种在第 1 个月的月经第 5 及 12 日各肌内注射 1 支，以后每月在月经的第 10～12 日肌内注射 1 支，产生长效抗排卵而避孕。开始时可有月经周期缩短、经期延长、不规则出血，少有恶心、呕吐、头晕、乏力、乳胀等，随用药次数增加可缓解或消失。用前摇匀，足量注射。

复方炔诺酮二号片（复甲二号）　由口服长效雌激素炔雌醚 2mg 和孕激素炔诺酮 10mg 配制成片剂，有长效排卵抑制作用，服药 1 次，可避孕 28 天。一般在月经第 5 日口服 1 片，第 25 日服第 2 片，以后每隔 28 天服 1 片。为保证避孕效果,服药开始 3 个月,每次加服炔雌醚 0.3mg。注意事项同炔雌醚和炔诺酮。

三合一炔雌醚片 每片含氯地孕酮 6mg,炔诺孕酮 6mg,炔雌醚 2mg。由于增加了氯地孕酮,可克服"复甲二号"的月经过少和闭经,又可克服复方氯地孕酮片产生的月经过多,长效避孕不良反应相对少而轻。

壬苯醇醚阴道片(膜、栓、海绵剂、胶冻、霜、泡沫剂) 杀精子药,用于阴道避孕。①片剂:每片含 100mg,每次 100mg,于房事前 5min 置入阴道深处。②膜剂:有 50mg,75mg 和 100mg 3 种规格。男女皆可用,以女用为好。房事前取药膜 1 张(含本药 50mg),对折 2 次或揉成松软小团,以示指或中指推入阴道深处,10min 后可行房事。如男用,可将药膜贴于龟头,推入阴道深处,10min 后方可射精。最大每次用量不超过 100mg。③海绵剂:使用时用清洁水浸湿,挤去过量水分,置入阴道深处,房事后留置 6h,但不超过 30h,也不能重复使用。每剂含本品 1g。④栓剂:有 40mg,50mg,75mg,100mg 4 种规格。一般用每次 75mg 或 100mg,房事前 5min 置入阴道深处。⑤胶冻、霜、泡沫剂:每剂含本品 200mg。房事前用附设注入器将药物注入阴道深部,应注意将一支药全部挤出,并均匀地涂在子宫颈口和周围,立即可以生效。这 3 种剂型均有润滑作用,若配用阴茎套或阴道隔膜,可增加避孕效果。偶见过敏反应,可致女性外阴、阴道及男性阴茎瘙痒、疼痛、充血及水肿;少见局部刺激症状,阴道分泌物增多及烧灼感。可疑生殖道恶性肿瘤,不规则阴道出血者及阴道炎、子宫脱垂或阴道松弛、怀疑妊娠者均禁用。

普罗瑞林(Protirelin)

【作用特点与用途】 本品可刺激腺垂体分泌促甲状腺激素,从而刺激甲状腺,使其合成并分泌甲状腺素 T_3 和 T_4,血循环中的甲状腺素对促甲状腺激素释放激素和促甲状腺激素的分泌又呈负(抑制性)反馈调节;尚能刺激泌乳素的释放。用于诊断 Graves 病、甲状腺功能减退症、内分泌性突眼症等;鉴别诊断甲状腺功能低下的病变部位,如原发性或继发性垂体功能不足、判断下丘脑-垂体-甲状腺轴功能,测定垂体分泌的垂体功能。

【用法用量】 静脉注射:每次 $200\sim500\mu g$,检测血中促甲状腺激素水平的变化,正常人于注射后 t_{max} 为 $15\sim30min$,为基础值的 $2\sim3$ 倍以上。

【注意事项】 卧姿给药可减少低血压发生。试验前停用生长激素、肾上腺皮质激素、左旋甲基多巴、前列腺素、生长激素抑制激素及女用避孕药、溴隐亭等,以免相互作用。参阅说明书。

【制剂规格】 注射剂:$200\mu g$,$500\mu g$。

甲状腺片(Thyroid Tablets)[保甲][典][基]

【作用特点与用途】 为甲状腺素的补充药,用于各种原因引起的甲状腺功能减退症。不良反应较多,应对症处理。

【用法用量】 个体化按时服药。开始 10～20mg/d,酌情渐增剂量,维持量一般 40～80mg/d。由于本品 T_3 和 T_4 的含量和两者的比例不恒定,在治疗中应根据临床症状及实验室检查来调整剂量。

【制剂规格】 片剂:40mg,60mg,10mg。

左甲状腺素(Levothyroxine)[保乙]

【作用特点与用途】 本品为人工合成四碘甲状腺原氨酸钠盐,作用和用途与甲状腺片相似,$t_{1/2}$ 为 6～7d。用于甲状腺功能减退症。过敏者禁用。

【用法用量】 ①早餐前 30min 口服;1/d;个体化剂量。成年人患者左旋甲状腺(L-T_4)补充或完全替代剂量为 50～150μg/d,开始剂量 25～50μg/d,每 2～4 周增加 25～50μg。按体重给药为 1.6～1.8μg/(kg·d)。儿童需要较高剂量,约 2.0μg/(kg·d),每日完全替代剂量为:6 个月以内 6～8μg/kg;6～12 个月 6μg/kg;1－5 岁 5μg/kg;6－12 岁 4μg/kg。开始应用时完全替代量给予全量的 1/3～1/2,以后每 2 周逐渐增量。老年患者则需要较低剂量,约 1.0μg/(kg·d);开始剂量为 12.5～25μg/d,以后每 4～8 周递增 25μg,一般 75～100μg/d。妊娠时的替代疗法剂量要增加 30%～50%。甲状腺癌术后的患者约需 2.2μg/(kg·d)。②静脉注射;适用于黏液性水肿昏迷,首日 200～400μg,以后 50～100μg/d,直至苏醒后才改为口服。

【制剂规格】 片剂:25μg,50μg,100μg。注射剂:100μg/1ml,200μg/2ml,500μg/5ml。

甲巯咪唑(他巴唑、Thiamazole)[保甲][典][基]

【作用特点与用途】 内科治疗甲状腺功能亢进强于丙硫氧嘧啶,且奏效快而代谢慢,维持时间较长。用于甲状腺功能亢进内科治疗、甲状腺危象及术前准备用药。

【用法用量】 口服:成年人开始 30mg/d,酌情调整为 15～40mg/d,最大剂量为 60mg/d,分次口服;病情控制后酌情逐渐减量。维持量 5～15mg/d,疗程 12～18 个月。小儿开始按 0.4mg/(kg·d),分次口服;维持量约减半或酌情调整用量。

【制剂规格】 片剂:5mg。

丙硫氧嘧啶(Propylthiouracil)^{[保甲][典][基]}

【作用特点与用途】 作用类似甲巯咪唑。用于甲状腺功能亢进内科治疗、甲状腺危象治疗和术前准备用药。个体差异大,均须个体化用药。

【用法用量】 口服:①成年人甲状腺功能亢进,常用量每次 0.05～0.1g,3/d;极量每次 0.2g,0.6g/d。维持量 25～80mg/d。小儿开始量 4mg/(kg·d),分次口服,维持量酌减。②甲状腺危象,0.4～0.8g/d,分 3～4 次服,疗程不超过 1 周。③甲状腺功能亢进的术前准备:术前用本品使甲状腺功能恢复到正常或接近正常,然后加服 2 周碘剂再进行手术。

【制剂规格】 片剂:50mg,100mg。

卡比马唑(甲亢平、Carbimazole)^{[保乙][典]}

【作用特点与用途】 在体内逐渐水解成甲巯咪唑,显效较慢,维持时间较长,疗效较好,不良反应相对少而轻,而优于其他硫脲类药,主要用于甲状腺功能亢进,但不宜用于甲状腺危象。

【用法用量】 治疗甲状腺功能亢进成年人开始剂量为 30mg/d,酌情调整剂量为 15～40mg/d,最大剂量为 60mg/d,分次口服。维持量为 5～15mg/d。18～24 个月为 1 个疗程。小儿开始用量为 0.4mg/(kg·d),分次服,维持量按病情调整。

【制剂规格】 片剂:5mg。

促甲状腺素(Thyrotrophin)

【作用特点与用途】 能促使甲状腺合成并分泌甲状腺素,但如甲状腺已被破坏,则不能产生此作用。临床用于 TSH 试验、甲状腺全切术后用药。

【用法用量】 肌内注射:①TSH 试验,诊断原发性或继发性甲状腺功能减退症。每日肌内注射 2 次,每次 10μg,共 3d。注射前后测定甲状腺吸碘率或血浆蛋白结合碘。②提高甲状腺癌转移病灶吸收¹³¹I。甲状腺全切除后,每日肌内注射 10μg,共 7d,使转移病灶的吸收¹³¹I 率提高后,再给以治疗量碘。

【注意事项】 偶有过敏反应,冠心病患者禁用。

【制剂规格】 注射剂:10μg/6ml。

复方碘溶液(碘和碘化物、Compound Iodine Solution)^{[保甲][典][基]}

【作用特点与用途】 小剂量碘促甲状腺素合成,纠正原来垂体促甲状腺素分泌过多,使肿大的甲状腺缩小,可治疗地方性甲状腺肿大。大剂量碘有抗甲状腺的作用,在甲状腺功能亢进患者表现尤为显著。因这种作用最多维持2周;若服用时间过长则会消失,且可使病情加重,故不能作为常规抗甲状腺药。现主要用于甲状腺危象,甲状腺功能亢进术前准备用药。

【用法用量】　口服:①预防地方性甲状腺肿大,剂量根据缺碘而定,一般100μg/d。②治疗地方性甲状腺肿大,早期口服碘化钾 15mg/d,20d 为 1 个疗程,隔 3 个月再服 1 个疗程;或口服复方碘溶液,0.1～0.5ml/d,2 周为 1 个疗程。③治疗甲状腺危象,首剂 3.6ml,以后每 6 小时口服 1.8～2.7ml。④甲状腺功能亢进术前准备,于手术前 2 周口服复方碘溶液,3/d,每次从 5 滴逐日增至 15 滴。

【不良反应】【注意事项】　①长期应用可出现口内铜腥味、咽喉灼热、鼻炎、皮疹、过敏反应等,停服后可消退;②大量饮水和增加食盐,均能加速碘排泄;③可影响131I的检查结果;④肾功能受损者慎用。

【制剂规格】　复方碘口服溶液:为含碘 5%,碘化钾 10% 的水溶液。

碘塞罗宁(碘甲状腺氨酸钠、特初新、Liothyronine)[保乙]

【作用特点与用途】　本品为甲状腺激素制剂,作用与甲状腺素相似但更强,能促进糖、蛋白质、脂肪三大物质的代谢,加速组织细胞的氧化过程,维持正常的基础代谢率,有利于机体的生长发育。本品给药后数小时内生效,$t_{1/2}$ 1.4d,血浆蛋白结合率低。用于严重慢性甲状腺素缺乏症(黏液性水肿)、克汀病;还可用作甲状腺功能诊断剂。

【用法用量】　口服:应遵医嘱,成年人一般开始 20μg/d,以后渐增至 80～100μg/d 止,分 2 次或 3 次服。儿童体重 7kg 以下者,开始 2.5μg/d;体重 7kg 以上者 5μg/d,以后每隔 1 周增加 5μg/d,维持剂量为 15～20μg/d。

【不良反应】　剂量过大可致甲状腺功能亢进症状,如多汗、体重减轻、神经兴奋性增高、失眠;严重者可引起呕吐、腹泻、发热、心率加快且不规则,肌肉颤动,甚至心绞痛等。

【禁忌证】　高血压、糖尿病、冠心病及快速型心律失常。

【注意事项】　心脏病者慎用。

【制剂规格】　片剂:20μg,25μg,50μg。

双氢速甾醇(双氢速变固醇液、Dihydrotachysterol)

【作用特点与用途】　本品为维生素 D_2 的同质异构体,能促使磷排泄和钙吸收,升高血钙。其升高血钙作用比维生素 D 强,但比甲状旁腺素弱。作用缓慢而持久,口服给药 1 周才能充分生效。用于甲状腺功能不足引起的血钙低下症。

【用法用量】 口服:成年人每次 3～30 滴,1/d。

【不良反应】 服用过量可引起口渴、头晕、耳鸣、恶心、腹泻、多尿等。

【禁忌证】 严重肾功能损害者禁用。

【注意事项】 ①肾功能不全者慎用;②出现急性血钙不足时,应先给予钙剂;③不宜久服,以免发生高钙血症。

【制剂规格】 油液剂:100ml,1mg/ml(相当于 30 滴)或 0.25mg/ml。

右倍他米松磷酸钠(舒其松、Dexbetamethasone Sodium Phosphate)

【作用特点与用途】 肾上腺皮质激素类药物,在生理剂量时主要影响糖、蛋白质、脂肪等代谢,对水、盐代谢的影响较小,但在使用超生理剂量时,具有抗炎,抗内毒素、抗休克,免疫抑制作用;能使各种炎症部位的血管收缩,毛细血管的通透性降低,减少炎症早期的渗出,充血、水肿和白细胞浸润,缓解红、肿、痛等症状,且能抑制炎症晚期成纤维细胞的增生和肉芽组织的形成,减轻炎症引起的瘢痕和粘连;糖皮质激素能提高机体对毒血症的耐受性,减轻细胞损伤,缓解毒血症状。还能抑制中性粒细胞释放致热原和抑制下丘脑体温中枢,使热下降或防止发热。本品静脉用药时 10min 即发挥作用,肌内注射 t_{max} 约 1h,血浆 $t_{1/2} > 5h$,生物 $t_{1/2}$ 长达 36～54h,血浆蛋白结合率的 64%。在肝中含量最高,次为血浆、脑、胸腔积液、腹水。用于炎症、过敏性与自身免疫性疾病及感染的综合治疗。

【用法用量】 肌内注射或静脉给药:2～20mg/d;遵医嘱(长效糖皮质激素)。

【注意事项】 同糖皮质激素。

【制剂规格】 针剂:2.63mg/1ml,5.26mg/1ml。

得宝松注射液(Diprospan)

【作用特点与用途】 本品对呼吸道过敏、风湿症、肌肉或关节炎、皮肤病能迅速见效,疗效持久,注射时和注射后无痛感。本品内含溶解性很强的倍他米松磷酸酯钠,很快被吸收,能迅速溶入组织。注射后几小时即发挥抗炎作用;而微溶性二丙酸倍他米松可储存起来被缓慢吸收($t_{1/2}$ 为 48h),维持疗效,从而可更长时间地控制症状。用于①骨骼肌与软组织疾病,如类风湿关节炎、骨关节炎、关节滑膜囊炎、强直性脊柱炎、上髁炎、脊神经根炎、尾骨痛、坐骨神经痛、腰痛、斜颈、腱鞘囊肿、外生骨疣、筋膜炎;②呼吸道过敏,如慢性支气管气喘、花粉症、过敏性支气管炎、季节性或常年性过敏性鼻炎;③皮肤病,如异位性或神经性皮炎、瘢痕疙瘩、牛皮癣等;④结缔组织疾病;⑤肿瘤或其他疾病的姑息治疗或辅助治疗。

【用法用量】　①个体化剂量,视病情酌定;②关节内推荐剂量:成年人膝、腰、肩大关节 1~2ml;肘、腕、踝中关节 0.5~1ml;脚、手、胸小关节 0.25~0.5ml;③皮损内注射治疗时推荐剂量 0.2ml/cm²;本品在所有部位的注射总量每周不得超过 1ml;④详见使用说明书。

【不良反应】　注射本品不良反应与用药剂量和疗程有关,可通过减低剂量而消除或减轻,停药更佳。与已知皮质激素类固醇一样,可能发生水电解质、肌肉骨骼、胃肠道、皮肤、神经、内分泌、代谢与精神失常。

面部与头部皮损内注射本品时极少病例可发生失明,色素沉着与色素减退,皮下及表皮萎缩,无菌性脓肿。关节注射本品后可有潮红,Charco 样关节病。

【禁忌证】　①全身真菌感染者禁用;②对本品中任何成分过敏者禁用;③特发性血小板减少性紫癜者忌用。

【注意事项】　①本品不能静脉或皮下注射;②禁与对羟苯甲酸甲酯、对羟苯甲酸丙酯、苯酚等混用;③使用本品时须严格无菌操作技术;④药物所致继发性肾上腺皮质功能不全,可能因长期使用皮质类固醇类激素撤药过快所致,可通过逐步减量加以缓解;⑤局部或全身感染及真菌感染、癌症、结核病等慎用;⑥使用本品期间不宜免疫接种;⑦本品宜直接在软组织、关节周围、滑囊内、皮内及创伤内注射。

【制剂规格】　注射液:本品每 1ml 内含二丙酸倍他米松 5mg,倍他米松磷酸酯 2mg。

二、降 血 糖 药

(一)磺酰脲类

格列齐特(达美康、Gliclazide)[保乙]

【作用特点与用途】　本品系第二代磺脲类口服降糖药。通过刺激 B 细胞释放胰岛素,并提高进食葡萄糖后的胰岛素释放。其作用比甲苯磺丁脲强 10 倍以上。本品口服 2~6h 达最高血药浓度,平均血中 $t_{1/2}$ 10~12h,维持 24h,代谢物为无活性物质,98% 在 48h 内经肾排出。用于非胰岛素依赖型糖尿病、肥胖型糖尿病、老年性糖尿病及伴心血管并发症的糖尿病。

【用法用量】　口服:160~240mg/d,分 2~3 次服用。老年患者每日 1 片即可。代谢严重障碍者可与胰岛素合用。

【不良反应】 本品不良反应小,对肝、肾功能及血象无不良影响。可见有皮肤过敏,停药后可自行消失。偶见可逆性的血液不调(血液恶病质),特别是有磺胺过敏史者。过量偶有低血糖,但减量后即消失。罕见低血糖昏迷。

【禁忌证】 幼年糖尿病、严重酮症酸中毒、糖尿病性前驱昏迷及昏迷、妊娠、严重肝、肾衰竭。

【注意事项】 ①过量出现低血糖,严重病例伴有神志障碍者,需立即静脉注射高渗葡萄糖液(10%或30%);②利尿药、巴比妥药物及乙醇可降低此药的活性。而吡唑衍生物、水杨酸类药物、保泰松、抗菌磺胺药可能增强本药的降血糖作用;③不排除可能的罕见性心血管事件。

【制剂规格】 片剂:80mg。

格列波脲(克糖利、Glibornuride)

【作用特点与用途】 本品为磺脲类口服高效降血糖药,可刺激胰岛 B 细胞释放内源性胰岛素,从而发挥其生理功能。本品作用强度中等,25mg 的疗效比甲苯磺丁脲 500mg 还强。同格列本脲相比,本品口服的吸收率较好。对糖代谢及脂肪代谢具有磺脲类的典型作用,但对血中三酰甘油、胆固醇及磷脂均无明显影响。口服从胃肠吸收快而全,$t_{1/2}$ 为 8h,经肝代谢,主要从肾排泄。适用于 40 岁以上成年型糖尿病患者;非胰岛素依赖型而单靠饮食措施又不能很好控制的糖尿病患者。与双胍类药合用,效果更好。

【用法用量】 口服:每次 1/2 片,1~2/d。开始时,在早餐时服 1/2 片,这已足够控制代谢状况,但大多数需增加到每日 1~2 片。每增加 1/2~1 片,需间隔 3~7d,直到糖尿病得到控制为止。少数病人需增加到每日 2.5~3 片,晨服 2 片,其余晚餐时服用。3 片仍感不足时,不要再加大剂量,可增服双胍类药。

【不良反应】 在推荐剂量范围内,对本品耐受良好,一般很少发生低血糖,偶有过敏性皮炎及胃肠道功能紊乱等反应。

【禁忌证】 严重肾功能不全、对磺脲类不能耐受、有过糖尿病昏迷及昏迷前的青年型糖尿病、酮症酸中毒及孕妇等禁用。

【注意事项】 ①从另一口服降血糖药改服本品,注意剂量转移;②伴有肥胖症的成年型糖尿病者,可试从胰岛素改用本品,剂量应以经常必须进行的代谢试验为依据;③需长期服本品者,应在医生监护下使用,若患者必须改变饮食,体力活动有改变或患有其他疾病,必须由医生决定是否需要调整剂量;④幼年型糖尿病,如完全缺乏胰岛素或显示酮症酸中毒时,应当用胰岛素治疗;⑤尚未有实验证明本品对胚胎发育有影响,但对患糖尿病的孕妇引起代谢改变,应首选胰岛素;⑥同时服用磺胺、水杨酸盐、保泰松、抗结核菌药、氯霉素、四环素、香豆素衍生物、环磷酰胺及单胺氧化酶抑制药可增强口服降糖药的作用。

【制剂规格】 片剂:25mg。

醋酸己脲(Acetohexamide)

【作用特点与用途】 降血糖作用同甲苯磺丁脲(D-860),具有促进肾排泄尿酸作用。一次剂量可维持 12～18h。适用于糖尿病伴有痛风者。

【用法用量】 口服:成年人 0.25～1.5g/d,分 1～2 次服。日剂量1g以内者,可于早餐前 1 次口服,1～1.5g/d 者可于早、晚餐分 2 次口服。

【注意事项】 ①同格列波脲;②可致乳房痛。

【制剂规格】 片剂:0.25g,0.5g。

格列吡嗪(美吡达、Glipizide)[保甲/乙]

【作用特点与用途】 本品系第二代磺脲类口服降血糖药,疗效近似格列本脲,可有效地控制血糖达 24h。还可能通过胰腺外的作用,改变胰岛素靶组织对胰岛素的反应性,增强胰岛素作用,所以有些患者服用单一剂量即可有效地控制血糖达 24h。口服 t_{max} 为 1～2h,持续作用时间约 10h。其代谢物无活性,由肾排出。$t_{1/2}$ 2～4h。24h 内可排泄药量 97%。3d 内可全部排出,无明显蓄积,故较少引起低血糖。用于单用饮食控制治疗未能达到良好控制的轻、中度非胰岛素依赖型成年型糖尿病者。

【用法用量】 口服:剂量因人而异,根据定期测定尿糖和血糖调整剂量,一般 2.5～30mg/d,先从小量开始(15mg 以下,建议单剂量),餐前 30min 服用。剂量超过 15mg/d 时,应分成 2～3 次,餐前服用。使用其他口服磺脲类降糖药者,应停用其他磺脲类药,复查血糖后开始用本药,从 5mg 开始逐渐加大剂量,直至产生理想的治疗效果,最大剂量不超过 30mg/d。

【不良反应】 与其他磺脲类药相似,偶有低血糖,尤其是年老体弱活动过度、不规则进食、饮酒或肝肾功能损害者。常见恶心、上腹胀满感和头痛,这些症状与剂量有关,减少剂量能缓解。个别患者出现皮肤过敏,继续用药能自行消失。引起造血系统变化极少见,一般是可逆的。

【禁忌证】 胰岛素依赖型、有酮症倾向、合并严重感染及伴有肝、肾功能不全者,妊娠、肾上腺功能不全及对本品过敏者禁用。

【注意事项】 ①应遵医嘱,注意饮食、剂量和用药时间;②注意早期低血糖症状,如头痛、兴奋、失眠、震颤和大量出汗,以便及时采取措施。严重者要点滴葡萄糖液;而对有创伤、术后、感染或发热病人,应给予胰岛素以维持正常血糖代谢;③避免饮酒,以免引起戒酒硫效应;④与双香豆素类、单胺氧化酶抑制药、保泰松、磺胺类药、氯霉素、环磷酰胺、丙磺舒、水杨酸类药合用可增加其降血糖作用;⑤与肾上腺素、皮质激素、口服避孕药、噻嗪类利尿药合并使用,可降低其降血糖作用;⑥与 β 受体阻滞药合用时应谨慎。

【制剂规格】 片剂:5mg。缓释控制剂。

格列美脲(亚莫利、Glimepride)^[保乙]

【作用特点与用途】 作用机制同磺酰脲类,但与 SU 受体结合剂解离速度比格列本脲(优降糖)快,故低血糖反应相对少而轻。口服 4mg 平均峰值约 300ng/ml;$t_{1/2}$ 5~8h。主要在肝内代谢,代谢物有降血糖作用。用于 2 型糖尿病,尤其是饮食控制无效者。

【用法用量】 早餐前或餐时服用,开始 1mg/d,每隔 1~2 周按血糖水平调整剂量,1/d,一般 1~4mg/d,最大剂量 6mg/d,个体化用药。

【不良反应】 可出现肝酶升高;少见肝功能损害(胆汁淤积和黄疸)进展,皮肤过敏,对光过敏,胃肠道反应症状;罕见粒细胞减少、贫血等。

【注意事项】 孕妇、乳母、有明显肝损害及重度肾损害者禁用。轻度肾功能减退者可用小剂量 1mg/d。服药时用温开水整片送服,不嚼碎。

【制剂规格】 片剂:1mg,2mg,3mg,4mg,6mg。

格列嘧啶(降糖嘧、Glycodiazine)

【作用特点与用途】 本品为非磺酰脲类和双胍类,口服后半小时降血糖,持续约 12h,具有胰岛素功能者才有效。用于成年非胰岛素依赖型糖尿病。

【用法用量】 口服:1.0~1.5g/d,早餐时服用,以后视病情需要可增加 500mg 于晚餐时服用。

【注意事项】 偶见皮肤过敏反应、白细胞减少、血小板减少性紫癜、低血糖等。伴肝肾功能不全者忌用。

【制剂规格】 片剂:500mg。

氯磺丙脲(特泌胰、Chlorpropamide)^[典]

【作用特点与用途】 本品为第一代口服长效磺脲类降糖药,主要通过刺激胰岛 B 细胞增加胰岛素的分泌,并抑制肝释放葡萄糖进入血液而起作用。作用强而持久,降血糖作用比 D-860 强 7~8 倍。本品从胃肠道吸收,服后 1h

起效,2～4h 血药浓度达峰值,但排泄相当慢,$t_{1/2}$ 30～36h,维持 24～72h,10～14d 100% 排出,低血糖发生率高,肝损害较多见。肝代谢 80%,原型药物或低活性代谢物从肾排泄。用于轻中型、稳定型成年人糖尿病、青年型隐性糖尿病和尿崩症。

【用法用量】　口服:初服本品每次 250mg,年老者每次 100～125mg,1/d。服药 5～7d,剂量每 3～5 天增减 1 次,增减量为每次 50～125mg。维持剂量一般为 250mg/d,年老者为 100～125mg/d。重症病例可能需要 500mg/d 作为维持量。口服其他降血糖药物包括格列本脲在内的病人,在改服本品前 1d 晚间停服其他药物后,次日早晨改用本品。

【不良反应】　不良反应较其他磺脲类多,常有食欲缺乏、恶心,偶有过敏反应,白细胞和血小板减少,中性粒细胞缺乏症,罕见有暂时性胆汁淤积性黄疸,低血糖等。应警惕罕见性心血管事件。

【禁忌证】　对磺胺类药物过敏、肝功能减退、血液病及血小板减少者、孕妇禁用。

【注意事项】　出现上述不良反应应即刻停药并给予处理。

【制剂规格】　片剂:0.25g。

格列喹酮(糖肾平、糖适平、Gliquidone)[保乙]

【作用特点与用途】　本品系第二代口服降血糖磺脲类药,通过刺激胰岛 B 细胞分泌内源性胰岛素。本品作用时间短(8h),因而其剂量可根据每个病人的特殊需要而灵活调整。很少发生低血糖,还可避免高胰岛素血症(高胰岛素血症是动脉硬化的危险因素)。本品作用高峰与餐后血糖高峰最为一致,半衰期短(1～2h),故最为安全。几乎所有的磺脲类药主要从肾排泄,唯有本品不从肾排泄,故肾功能轻至中度不全者只能用本品。据报道:引起严重低血糖昏迷甚至死亡较多见的是氯磺丙脲,因其作用高峰时间长,半衰期长,作用持续时间最长。其次是格列本脲,虽然其半衰期不很长,但因可与胰岛 B 细胞结合,缓慢释放,而持续作用时间较长。最近发现格列齐特也有引起严重低血糖昏迷的,因其半衰期也较长。口服 30mg 后 2～3h 血药浓度达峰值。此峰浓度水平 $t_{1/2}$ 在 1.5h 降低 1/2。本品在肝中很快地被代谢,代谢产物 95% 经胆道从粪便排泄,仅 5% 从肾排泄。低血糖发生率极低(因排泄较快)。用于单纯饮食治疗不能理想控制的中老年非胰岛素依赖型(即 2 型)糖尿病,尤适用于 2 型糖尿病伴肾功能不良者,60 岁以上的老年糖尿病病人、用其他口服糖尿病药反复发生低血糖者、仅需用小剂量口服药来控制餐后高血糖者,可与中效或长效胰岛素联合作用,口服糖尿病药继发性失效者、其他磺脲类药疗效不佳者仍可试换用本品。

【用法用量】 口服:本品应在餐前服用,15～120mg/d。通常剂量30mg/d以内者,于早晨1次服用。更大剂量应分开于早、晚服用。最大单次剂量不应超过60mg,3/d用药效果更佳。注意剂量超过180～210mg/d不会获得更好的代谢控制。治疗开始用药量常为15～30mg,早餐前1次服用。如显示药量不够,可依据血糖和病人的反应逐步加量,加量每次15～30mg。如从其他磺脲类换用格列喹酮,可按相同片数开始,尔后逐步调整,加减每次15～30mg。

【不良反应】 一般对本品耐受良好。极少数人有皮肤过敏反应、胃肠道反应、轻度低血糖反应及血液系统方面的改变。

【禁忌证】 胰岛素依赖型糖尿病(即1型糖尿病)、糖尿病昏迷或昏迷前期、糖尿病合并酸中毒或酮症、对磺胺类药物过敏、妊娠糖尿病。

【注意事项】 ①糖尿病治疗需要规则地定期就医。与其他糖尿病药物一样,服用本品时也应谨慎,尤其是在摸索合适剂量的过程中和从其他药物改换用本品时,即使理想的治疗剂量已经达到时,也应注意。②驾车和从事紧张的全神贯注工作者慎服。③严重肾损害者慎用。④治疗中若有不适,如低血糖、发热、皮疹、恶心等,应从速就医。⑤用药过程中怀孕,应停药,并从速就医。⑥为减少发生心血管疾病的危险,应坚持严格的饮食治疗,绝不能以加药量而放松饮食控制。⑦用本品时如未按时进食或未按医嘱用药都可以引起低血糖。⑧一旦发生低血糖,一般只需进食糖、糖果或甜饮料即可纠正,如仍不见效,应立即就医,极少数严重者可静脉给予葡萄糖。⑨胃肠反应一般为暂时性的,随着治疗继续而消失;一旦有皮肤过敏反应,应停用本品,代之以其他降糖药或胰岛素。⑩本品可以减弱病人对乙醇的耐受力。⑪与水杨酸类、磺胺类、保泰松类、四环素、抗结核药、单胺氧化酶抑制药、β受体阻滞药、氯霉素、香豆素类和环磷酰胺药物合用可增强本品作用;与氯丙嗪、拟交感神经药、皮质激素、口服避孕药、烟酸制剂合用可减弱本品的降血糖作用。

【制剂规格】 片剂:30mg。

妥拉磺脲(Tolazamide)

【作用特点与用途】 刺激胰岛B细胞释放胰岛素,尚能加强胰岛素受体的作用及轻度利尿作用。口服t_{max}为4～8h,$t_{1/2}$为7h,主要经肝代谢,由肾排泄。用于饮食控制疗效不满意的轻中度非胰岛素依赖型(2型)糖尿病。

【用法用量】 口服:成年人开始0.1～0.25g/d,早餐时服用,根据病情每4～6天调整剂量1次。每日剂量0.5g以上时于早、晚餐时分2次服。老年人剂量开始时每日0.06～0.1g,每次剂量仅能增加0.05g。

【注意事项】　①忌酒:不宜与水杨酸盐、保泰松、氯霉素、磺胺类及糖皮质激素合用、联用;②参阅前述磺酰脲类。

【制剂规格】　片剂:0.25g,0.5g。

(二)双胍类

二甲双胍(立克糖、Metformin)[保甲]

【作用特点与用途】　本品属双胍类降血糖药,作用机制与磺脲类不同。它不刺激胰岛 B 细胞分泌胰岛素,但能帮助糖尿病患者充分利用内源性胰岛素,故对胰岛素依赖型病人也可以与胰岛素合用。本品可促进周围组织中糖的无氧酵解,增加肌肉等组织对葡萄糖的摄取和利用及抑制肝内糖异生,抑制或延缓葡萄糖在胃肠道的吸收,促进胰岛素与胰岛素受体的结合,增加胰岛素对血糖的清除作用,提高胰岛素敏感性。本品还能抑制饭后高胰岛素血症。具有轻度降低血胆固醇和其他脂质的作用。本品降糖作用较弱,不良反应亦较少,比苯乙双胍安全,不易产生乳酸酸中毒,其中毒发生率仅为苯乙双胍的5%。对老年人安全有效。本品口服后,主要在小肠吸收,集中于肝的量为苯乙双胍的 1/10,$t_{1/2}$ 0.9~2.6h,生物利用度为 50%~60%,一次口服 0.5~1.0g 后 2h 周围血药峰浓度为 2μg/ml,胃肠道壁上累积浓度为血浆的 100 倍,肾、肝、涎腺内浓度为血浆的 2 倍。本品较稳定,不与血浆蛋白结合,主要以原型由尿迅速排出,估计血浆 $t_{1/2}$ 1.7~4.5h,12h 清除 90%。用于成年型糖尿病(尤其肥胖者)无酮尿者,经严格限制饮食后体重无法减轻,血糖未能降低至正常值的糖尿病患者,对磺脲类药物治疗失败者,可与本药合并使用;对依赖胰岛素而疗效不显著的肥胖症者,本品可作为辅助治疗。

【用法用量】　口服:一般每次 0.5~1.0g,1~3/d。根据病情需要确定,最大剂量 3.0g/d,最好随餐或餐后服用。

【不良反应】　恶心、呕吐、腹泻、胃痛、口中金属味等。偶亦产生过敏性皮疹。

【禁忌证】　孕妇、哺乳期妇女、嗜酒者,肝、肾、肺功能不全,心力衰竭,任何有全身缺氧者禁用。伴有酮症酸中毒、糖尿病昏迷前期或并发感染者、急性发热者禁用。

【注意事项】　①单独使用本品不会引起过量(服用 50 粒而无不良反应),但与磺脲类、胰岛素或乙醇合用过量时则会产生低血糖现象;②口服糖果或饮葡萄糖水可解除上述现象;③避免与碱性溶液或饮料服用;④发现有皮疹等过敏反应者应停用;⑤与氯磺丙脲合用有协同作用。

【制剂规格】　片剂:0.25g,0.5g。

（三）植物多糖类

康佳纳胶囊（葡配甘露聚糖、Glucomannan）

【作用特点与用途】 本品系用于糖尿病的中药保健口服制剂,以植物多糖为主要原料。其作用机制为:①吸附摄入人体内过量的糖、盐和脂肪等,并将其排出体外。②除含有多种氨基酸成分有滋养作用外,还有膨胀作用。由于植物多糖吸水后呈糊状,其体积可膨胀 30～80 倍,因此应饭前服用且多喝水,使胃部有充盈感,对控制饮食难以忍受的超重患者,既可预防饥饿又可减肥。③刺激肠壁,增强肠蠕动,促进肠内物质的排泄。用于轻、中型非胰岛素依赖型糖尿病,肥胖或不能控制饮食者效果更佳。对胰岛素依赖型糖尿病者,联合本品治疗,可以改善病情和增强体质。对高脂血症、高尿酸血症有效。

【用法用量】 口服:饭前服,每次 3～6 粒,3/d。一般每人最多不超过每日 20 粒(10g)。轻型每日 10 粒,中型每日 15 粒。当病情得到有效控制后,可使用较低剂量维持,或遵医嘱。

【注意事项】 ①原来使用磺脲类药物的糖尿病患者改服本品时,有少数病例会出现反跳现象,即短期内血糖反而上升,但坚持使用的病例仍可取得治疗效果;②服用时,冲服水量不少于 150ml(约大半杯)。

【制剂规格】 胶囊剂:0.5g。

（四）胰岛素类

单组分人胰岛素注射液（中性人胰岛素、Human Monocomponent Insulin Injection）[保乙]

【作用特点与用途】 本品为单组分人胰岛素的中性溶液,经色层分离法,提纯成单组分制品。本品对避免变应性反应,脂肪萎缩和抗胰岛素等不良反应,具有显著的低免疫原反应性。给药后 0.5h 开始起作用,2.5～5h 作用最强,约 8h 后作用终止。用于胰岛素依赖型糖尿病,特别适用于糖尿病昏迷和前驱昏迷、施行手术的糖尿病、怀孕的糖尿病者急救用;也特别适用于对其他胰岛素易引起反应、脂肪萎缩和抗胰岛素的糖尿病患者。

【用法用量】 皮下注射、肌内注射或静脉注射:剂量根据患者病情,由医生确定。通常 3/d 以上。给药后 30min 须进食。

【不良反应】 过量引起低血糖。

【禁忌证】 低血糖。

【注意事项】　①病人常规用牛胰岛素改用单组分人胰岛素时,根据当时使用的胰岛素制剂的剂量、纯度、种类和配方,可能须减少剂量。血糖控制若不理想,须在医生指导下调整治疗方案;②药物的相互作用同普通胰岛素。

【制剂规格】　水针剂:40U/ml。

单组分猪胰岛素注射液(单组分中性胰岛素、Porcine Monocomponent Insulin Injection)[保甲]

【作用特点与用途】　本品为猪的单组分胰岛素中性溶液,由分子筛和离子交换层析法进行纯化,而代替常规的纯化方法,其杂质量不致使病人产生明显的免疫和其他不良反应。本品较酸性可溶性胰岛素,可更好地保持其生物活性,疗效更可靠。此外,可与组织和血液混溶,注射局部无不适反应。本品给药后约 0.5h 开始起作用,在 2.5～5h 作用最大,约 8h 后作用终止。用于胰岛素依赖型中、重型糖尿病,口服药失效的 2 型糖尿病病人,特别适用于糖尿病昏迷和前驱昏迷、施行手术的糖尿病患者和怀孕的糖尿病者的急救。

【用法用量】　皮下注射、肌内注射或静脉注射:剂量因人而异,由医师确定。一般 2/d 或 2 次以上,注射后 30min 内须进食。

【不良反应】　基本消除了结晶胰岛素引起的变态反应、脂肪萎缩和抗胰岛素的不良反应。过量可引起低血糖。

【禁忌证】　低血糖。

【注意事项】　①由普通牛胰岛素改用本品时,可能须减少剂量,可在改用后立即减少或在数周及数月内逐渐减少剂量。剂量超过 100U/d 的患者,须收入院改用。②过量引起低血糖及与其他药物的相互作用均同普通胰岛素。

【制剂规格】　针剂:40U/ml,100U/ml。

单组分精蛋白锌胰岛素注射液(Monocomponent Protamine Zinc Insulin Injection)[保乙]

【作用特点与用途】　本品系单组分猪胰岛素的中性鱼精蛋白锌悬浮液。轻轻搅动时液体呈白色而浑浊。本品给药约 1.5h 后开始起作用,在 4～12h 达高峰,持续时间约 24h。用于胰岛素依赖型糖尿病、口服药失效的 2 型糖尿病。特别适宜于变态性反应、脂肪萎缩和抗胰岛素的糖尿病。

【用法用量】　皮下注射:1～2/d,剂量由医师根据血糖量而定。使用前必须将药液充分摇匀,并即刻使用。

【不良反应】　过量引起低血糖。

【禁忌证】　低血糖、糖尿病昏迷时应先用短效胰岛素。

【注意事项】 ①本品不得使用胰岛素泵;②可在注射器内与单组分正规胰岛素混合以增强其初始作用,混合时应将短效胰岛素先抽入注射器内;③本品不宜与酸性胰岛素混合使用;④用药过量时,应口服或注射葡萄糖液或服高血糖素;⑤如病人由常规的牛胰岛素改用猪或猪牛混合单组分胰岛素时,根据当时使用的胰岛素制剂的剂量、纯度、种类和配方,可能需减少剂量,改药后血糖控制可能发生变化,应在医生指导下调整治疗方法;⑥剂量超过 100U/d 时需入院用药;⑦须注意药物间相互作用。

【制剂规格】 针剂:40U/ml×10ml。

基因重组胰岛素生长因子-1(美卡舍明、Mecasermin、rDNAIGF-1)

【作用特点与用途】 本品有胰岛素样作用,对胰岛素受体异常的人,本品的活性比胰岛素大 38 倍。这种病人的细胞结合胰岛素的能力与健康人相比显著减低,但与促生长因子-c(sm-c)的结合力是一样的。本品皮下注射给药后,血中浓度在给药后 3h 及 4h 达峰值,其后逐渐减低。其浓度随给药量增加而升高,然后缓慢减低。连续给抗生长激素的侏儒治疗量时,可迅速达稳态血药浓度。用于改善高甘氨酸血症、高胰岛素血症、黑棘皮病、与 A/B 型胰岛素受体异常有关的多毛症、脂肪萎缩型糖尿病、矮怪病、1A 型抗生长激素性分离型生长激素缺乏症、Rabson Mendenhall 综合征、Laron 型侏儒症。

【用法用量】 通常,对胰岛素受体障碍疾病的常规剂量为 0.1~0.4mg/kg,1/d,早饭前用。或 2/d(早饭和晚饭前)。对抗生长激素型侏儒症的常规剂量为 0.05~0.2mg/kg,1~2/d。应由低用量开始,根据症状和体征适当调整剂量和给药次数。本品宜变换皮下注射部位。

【不良反应】 ①低血糖:可出现乏力感、饥饿感、出汗、心动过速、震颤、头痛、感觉异常、兴奋不安、困倦、神经过敏、思想不集中、意识障碍、精神错乱、惊厥、嗳气、苍白;②注射部位红肿、疼痛、硬结;③可有糖尿病性视网膜病的发生或加重,要仔细观察,发现异常应停药,进行适当处置。

【注意事项】 ①有给 SD 大鼠本品 53 周发生肿瘤,包括乳腺癌的报道,临床应用应权衡利弊;②为防止过敏症,最好做过敏试验;③可能发生低血糖;④连续给药可能产生抗体而减弱效果,在产生抗体时,应停药;⑤降血糖作用大致呈剂量依赖性,与血浆蛋白结合呈非线性,应在医生指导下用药;⑥配合饮食疗法和运动疗法;⑦剧烈肌肉运动、饮酒过量者、老年人(生理功能降低者)等应慎用本品;⑧避免高空作业、驾驶汽车及操作机器;⑨孕妇、哺乳期妇女、早产儿、新生儿的安全性尚未确定。

【禁忌证】 恶性肿瘤,易发生低血糖的患者,如重症肝肾功能障碍、垂体功能障碍或肾上腺功能不全,腹泻、呕吐等胃肠道疾病,饥饿状态或进食不规则者应忌用。

【药物相互作用】 糖皮质激素可抑制本品的促生长作用,不可并用。

【制剂规格】 粉针剂:10mg。

胰岛素样生长因子-1(生长素介质-1、Somatomedin-1)

【作用特点与用途】 本品为与胰岛素有关的一种肽。它主要由肝产生,也可能是由许多组织合成的单链(含有 70 个氨基酸的肽),分子量为7649。正常人体内每天产生本品 10～15mg。在体内代谢过程中,95%～99%的本品与 6 种结合蛋白相结合。这些结合蛋白充当缓冲剂,以协调游离的生长介质在各组织的代谢和清除。其中的生长素介质结合蛋白-3(IGFBP-3)是依赖于生长激素的,而且是生长素介质的主要循环载体蛋白。这种结合蛋白合成不足时,就发生 Laron 型侏儒症。这种病还缺乏生长激素受体。生长激素、胰岛素、营养及性激素等可调节本品的分泌。本品对于抗胰岛素受体异常的糖尿病病人提供了另一种糖代谢和降低血糖的方式。静脉注射本品后,首先在体内与一种分子量为 5 万的载体蛋白结合,然后再与分子量为 20 万的复合体结合。这些复合体的 $t_{1/2}$ 分别为 20～30min 和 12～15h。用于对 Laron 型侏儒症病人的替代性治疗,也适用于抗胰岛素的糖尿病 A 型和 B 型胰岛素受体异常、脂肪萎缩性糖尿病。

【用法用量】 静脉注射:一般按 120～150μg/(kg·d)给药。但还未建立理想的剂量标准。

【不良反应】 少量病人有饥饿感、头痛、心悸、前额发热、头晕和手颤等症状。这些症状都与低血糖或其他后继症状相关。所有这些症状都是暂时性的。应仔细阅读药品说明书。

有报道在连续使用本品 10d 中,周期性发生高血糖、糖尿和丙酮酸。

【制剂规格】 注射剂:每小瓶含本品 10mg。

重组人胰岛素(诺和灵胰岛素、Novolin)[保乙]

【作用特点与用途】 诺和灵胰岛素是通过基因重组(rDNA)技术,利用酵母细胞生产的。带有重组 DNA 的酵母细胞可以分泌出三维结构的人胰岛素的前体(小胰岛素原)。经彻底的纯化过程使生产的胰岛素同内源性人胰岛素的结构完全相同,而且不含酵母多肽,即胰岛素原样杂质含量低于 10^{-6},属单组分,故免疫原性最小,皮下注射后产生的胰岛素抵抗发生率最低。其用量比动物胰岛素的剂量明显减少,药物不良反应少,容易使糖尿病病情稳定。本品稳定性好,在 2～8℃保存期为 30 个月;使用期的胰岛素不必冷藏保存,在 25℃室温中,可存放 4～6 周,给患者带来极大的方便。本品的药理作用与人体内源性胰岛素完全一致。皮下注射吸收迅速。不同规格产品在作用快慢与持续时间上可有差异。0.5～1.5h 起效,1～5h 作用达高峰,作用持续 8～24h。主要在肝、肾破坏,严重肾功能损害比肝病时对胰岛素消除速率的影响大。静脉注射后作用出现快,但消失也快。用于需要胰岛素治疗的糖尿病病人。

【用法用量】 根据不同产品和病情适当调整剂量。除治疗糖尿病昏迷等急症外,多采用皮下注射。以诺和灵 30R 为例,在饭前 0.5h 注射,剂量个体化,中型病例开始每次 4～12U,重型病例每次 12～24U,根据临床症状、血糖和尿糖水平调整剂量。按每日尿糖总量计算,每 2g 尿糖给胰岛素 1U,或按体重计算,每超过正常血糖总量 2g 给胰岛素 1U,如下式:

$$所需胰岛素 = 体重(kg) \times 1000 \times 0.6 \times \frac{血糖量 - 0.1}{100} \div 2$$

上式中 0.6 表示液体占体重的百分数;0.1 表示血糖正常值。

治疗糖尿病酮症酸血症时,应采用低剂量连续输入法,以减少低血糖钾和防止严重低血糖,开始静脉注射 0.33U/kg,随后按每小时 7U 速度给药,如 4h 无任何改善,应给予大剂量(200～400U)。肾衰竭病人用胰岛素应减量,肾小球滤过率(GFR)为 10～50ml/min 时,剂量应相应减少 75%,GFR<10ml/min 时,剂量减少 50%。治疗重症肝炎,可将胰岛素 2～10U 加胰高血糖素 1mg,置 10%葡萄糖注射液中,静脉滴注,2/d。

诺和灵 30R 瓶装胰岛素使用时应上、下翻转药瓶,待胰岛素成为均匀的白色混悬液,立即用注射器抽出开始注射。笔芯胰岛素须将笔芯放入诺和笔后上下颠倒混匀,调整剂量,开始注射。笔芯卡式瓶装仅供单人使用,注射后,应按住注射按钮,让针头在皮下停留几秒钟,直至针头从皮肤拔出,以确保胰岛素完全注入。

此外,临床实践中,有①开始胰岛素治疗原则;②基础-餐前加强治疗方案;③自行混合中,短效诺和灵胰岛素注射方案;④预混型胰岛素诺和灵 30R 分次治疗方案;⑤中效型胰岛素诺和灵 N 分次治疗方案;⑥口服降血糖药＋胰岛素(补充治疗方案);⑦替代治疗方案等。不管采用哪一种方案,均需临床摸索几天或 1 周左右,才能较好地掌握个体化每日注射胰岛素的总剂量和分次剂量。只要没有出现血糖水平明显波动,调整胰岛素剂量就相应稳定不变,或每 3～4 天可调整剂量 2～6U。

【不良反应】 ①偶见过敏反应,罕见短暂性局部或全身性皮疹、水疱,可自行消退;脂肪萎缩罕见。②胰岛素注射过量,或未及时进餐,或运动量增加时可出现低血糖。清醒病人可口服葡萄糖,若病人失去知觉应注射胰高血糖素或静注葡萄糖液急救。

【注意事项】 ①同时使用甲状腺素、皮质激素、利尿药、苯妥英钠、口服避孕药时,会增加胰岛素的需求量。β受体阻断药和单胺氧化酶抑制药也可影响胰岛素的用量。②转换用药:从使用高纯度猪胰岛素或人胰岛素改为单组分人胰岛素,可维持剂量不变。从使用牛胰岛素或混合来源的胰岛素改用本品时,应降低剂量的 10%,换用期间应密切监测病人血糖水平。

【制剂规格】 诺和灵人胰岛素(rDNA)系列,见表 17-1。

表 17-1　　诺和灵人胰岛素(rDNA)系列

商品名	诺和灵 R 诺和灵 R 笔芯	诺和灵 N 诺和灵 N 笔芯	诺和灵 30R 诺和灵 30R 笔芯
通用名	短效中性可溶性胰岛素注射液、基因重组人胰岛素	中效低精蛋白锌胰岛素注射液、基因重组人胰岛素	预混双时相低精蛋白锌胰岛素注射液、基因重组人胰岛素
规格瓶装 　　笔芯	30U/ml×10/ml 100U/ml×1.5ml	30U/ml×10ml 100U/ml×1.5ml	30U/ml×10ml 100U/ml×1.5ml
起效时间(h)	0.5	1.5	0.5
血药峰值(h)	1~3	4~12	2~8
持续时间(h)	8	24	24
为加快起效时 　间可以混合	无	诺和灵 R	无
给药方式	皮下、肌内、静脉注射	皮下注射	皮下注射
酸碱度 pH	中性	中性	中性
缓冲剂	无	磷酸盐	磷酸盐
防腐剂	甲酚	甲酚和酚	甲酚和酚

注:胰岛素的药物效应时间存在个体和时间上的差异,表中时间仅供参考

精蛋白锌重组人胰岛素混合注射液 70/30(优泌林®、Humulin70/30、Insulin Mixed)[保乙]

【作用特点与用途】 本品由 30% 重组人胰岛素(常规人胰岛素)和 70%

精蛋白锌重组人胰岛素(中效人胰岛素)混合而成。主要作用是调整血糖的代谢。胰岛素在许多不同的组织器官中有合成代谢和抗分解代谢的作用。在肌肉组织中,本品有增加糖原、脂肪、丙三醇和蛋白质的合成和氨基酸的吸收,降低糖分解、糖异生、酮体生成、脂肪分解、蛋白质代谢和氨基酸的输出等作用。用于需要胰岛素维持血糖水平的糖尿病患者及早期糖尿病患者的早期治疗、妊娠期间糖尿病患者的治疗。

【用法用量】 根据血糖水平确定适宜的剂量。

【注意事项】 ①若需改变患者正在使用的胰岛素制剂的类型或生产厂商,应在严格的医疗监控下进行。对于任何有关胰岛素制剂的强度,厂商、常规(重组人胰岛素)、中效[精蛋白锌重组人胰岛素、70/30混合(精蛋白锌重组人胰岛素混合型)];来源(动物、人、人胰岛素类似物)、制备方法(重组 DNA 及动物来源的胰岛素)等的不同,均有可能导致胰岛素使用剂量改变。②未经及时治疗的低血糖、高血糖会导致出现诸如失去知觉、昏迷甚至死亡。③一经开始使用后,在不高于 25℃ 条件下可保存 28d,超过有效期后严禁使用。④仔细看说明书,遵医嘱用。

【制剂规格】 笔芯:300U/3ml。

混合人胰岛素 50/50(诺和灵 50R、Insulin Mixed 50/50)[保乙]

【作用特点与用途】 本品含正规人胰岛素和中效人胰岛素各 50%,为笔芯制剂,系基因重组制品。一般皮下注射后 0.5h 起效,2~8h 可达最高效应,持续 24h。主要在肝、肾内灭活,经谷胱甘肽转氨酶还原二硫键,再由蛋白水解酶水解成短肽或氨基酸,也可被肾胰岛素酶直接水解。严重肝肾功能不全者会影响其灭活。同诺和灵胰岛素。

【用法用量】 根据血糖水平调整适宜的剂量。

【禁忌证】【不良反应】【注意事项】 仔细阅读说明书,遵医嘱,参阅诺和灵胰岛素。

【制剂规格】 笔芯:300U/3ml。

珠蛋白锌胰岛素(Globin Zinc Insulin)[保乙]

【作用特点与用途】 本品是胰岛素、珠蛋白(从牛血红蛋白中获得)和氯化锌结合而成的灭菌澄明溶液。皮下注射后在 2~4h 开始起作用,6~10h 达高峰,持续降血糖 12~18h。

【适应证】【用法用量】【注意事项】 参见低精蛋白锌胰岛素,不宜与其他胰岛素混合应用。

【制剂规格】　注射液:400U/10ml。

地特胰岛素(诺和平、Insulin Detemir)

【作用特点与用途】　本品为可溶性、长效基础胰岛素类似物,注射后可在皮下形成独特的双六聚体,该聚合过程可使其作用平缓且作用持续时间延长。与低精蛋白锌胰岛素(中性胰岛素)和甘精胰岛素(长秀霖、来得时)相比较,其作用曲线的变异性显著降低。注射后 $6\sim8h$ 达最大血清浓度;当每日 2 次时,注射 $2\sim3$ 次后即可达稳态血清浓度,终末半衰期 $5\sim7h$。本品的血清中最大浓度和吸收程度与剂量成比例关系。临床用于治疗糖尿病。

【用法用量】　与口服降糖药联合治疗:起始剂量为 10U,或 $0.1\sim0.2U/kg$,每日 1 次皮下注射。以后根据早餐前平均自测浓度进行个体化调整。作为基础-餐时胰岛素给药方法的一部分。

【不良反应】【禁忌证】【注意事项】　同其他胰岛素制剂,但相对少而轻。应在有经验的医师指导下使用。

【制剂规格】　注射液:300U/3ml(笔芯)。

门冬胰岛素(诺和锐、Insulin Aspart)

【作用特点与用途】　人胰岛素类似物。经皮下注射后形成六聚体,与单体形成一定的聚合体-解离平衡。入血 $10\sim20min$ 见效,$1\sim3h$ 达血药浓度高峰,降血糖作用持续 $3\sim5h$。用于控制餐后血糖;或与中效胰岛素合用控制晚间或晨高血糖。

【用法用量】　于三餐前 15min 至进餐开始时皮下注射 1 次,根据血糖水平个体化调整剂量。

【不良反应】【禁忌证】【注意事项】　同其他胰岛素制剂,但相对少而轻。应在有经验的医师指导下使用。

【制剂规格】　注射液:300U/3ml。

谷赖胰岛素(艾倍得、赛诺菲、Insulin Glulisine、Sanofi)

【作用特点与用途】　谷赖胰岛素是一种重组人胰岛素类似物,与常规人胰岛素是等效的,但其作用时间更快,作用时间更短。临床用于治疗成人胰岛素,包括 1 型糖尿病和 2 型糖尿病。

【用法用量】　应在餐前 $0\sim15min$ 或餐后立即给药。可按照与中效或长效胰岛素的基础胰岛素类似物联合使用的方案给药,也可联合口服降糖药使用。本品的剂量需个体化调整。本品应以皮下或持续的皮下泵输注方法给药,在腹壁、大腿、三角肌皮下注射给药或者持续的腹壁输注给药。每次注射时,注射的部位不时轮换。吸收速率和随后的作用开始时间及持续时间,都可受到注射部位、运动和其他变化而影响。以腹壁皮下注射后吸收略快。

【不良反应】【注意事项】 同普通胰岛素制剂,如防治低血糖等。

【制剂规格】 预填充注射笔:300U/3ml×1支/盒。

甘精胰岛素(长秀霖、格拉胰岛素、来得时、Insulin Glargine、Lantus)[保乙]

【作用特点与用途】 本品是在胰岛素肽链 A_{21} 位上甘氨酸替代了门冬酰胺,在 B 链 C 末端上增加 2 个精氨酸,系 DNA 重组产品,长效胰岛素类似物。适应生理需要,减少了动物胰岛素引起的多种不良反应。有效血药浓度可平稳持续 24h。用于糖尿病。

【用法用量】 皮下注射:1/d,剂量个体化,遵医嘱用。

【制剂规格】 笔芯:100U/ml。瓶装:400U/ml,每支 10ml。

半慢胰岛素锌混悬液(Rapitard MC Insulin)[保乙]

【作用特点与用途】 同胰岛素。皮下注射后 1h 起效,4～6h 达高峰,持续降血糖 12～16h。因不能静脉注射,故不宜用于糖尿病酮症酸中毒、非酮症高渗性昏迷的急救。用于糖尿病。

【用法用量】 皮下注射:2/d。餐前 0.5h 注射,自小剂量开始,根据血糖水平调整剂量。本品混悬液是中性,可与其他胰岛素锌混悬液任意混合,各保持其作用特点。

【注意事项】【不良反应】 同普通胰岛素。

【制剂规格】 注射剂:每 10ml 含 400U,800U,1000U。

慢胰岛素锌注射液(Lente Insulin Zinc Suspension)[保乙]

【作用特点与用途】 为 30% 无定型的半慢胰岛素锌和 70% 结晶性极慢胰岛素锌粒子组成的混悬液。皮下注射后 2～3h 开始起效,8～12h 达高峰,持续降血糖 18～24h。与优泌林® 70/30 相似。用于糖尿病。

【用法用量】 皮下注射:1～2/d,餐前 0.5h 注射。自小剂量开始。根据血糖水平调整用量。用前摇匀。不能静脉注射。

【注意事项】 同优泌林® 70/30,遵医嘱用。

【制剂规格】 注射剂:每 10ml 含 400U,800U,1000U。

特慢胰岛素锌混悬液(Ultralente Insulin Zinc Suspension)^[保乙]

【作用特点与用途】　同精蛋白锌胰岛素(长效胰岛素)。皮下注射 5～7h 开始起效,16～18h 达高峰,持续作用 30～36h。因作用起效慢,可加用短效胰岛素(正规胰岛素)。用于糖尿病。

【用法用量】　皮下注射:1/d,餐前 0.5h 注射。根据血糖水平调整剂量,用前摇匀。

【注意事项】　同精蛋白锌胰岛素。

【制剂规格】　注射剂:每 10ml 含 400U,800U,1000U。

低精蛋白锌胰岛素注射液(中效胰岛素、NPH-Insulin)^[保乙]

【作用特点与用途】　本品系高纯度牛(猪、人)胰岛素的中性低精蛋白锌悬浮液,经色层分离过程只含微量杂质,轻轻搅动时液体呈白色而浑浊。本品属中效胰岛素,给药 1.5h 后开始起作用,在 4～12h 作用最大,约 24h 后作用终止。用于胰岛素抵抗型及口服药失效的 2 型糖尿病,特别适宜血糖波动较大,不易控制者。

【用法用量】　皮下注射:一般 1～2/d,根据病人的需要,由医生确定剂量。使用前必须将药液充分摇匀,并即刻注射。

【不良反应】　注射局部偶有过敏反应,过量引起低血糖。

【禁忌证】　低血糖。

【注意事项】　①本品不得使用胰岛素注射泵;②可在注射器内与中性牛胰岛素混合以增强其初始作用,长效胰岛素与短效胰岛素混合时,短效胰岛素必须先抽入注射器内;③用药过量时,应口服或静注葡萄糖液;④注意初次用药有发生低血糖的可能;⑤注射器消毒时不要用碱性物质;⑥产生抗体而发生耐药性时,要换其他制剂;⑦同时使用皮质类固醇,口服避孕药及开始甲状腺激素治疗时,可能需要增加胰岛素的用量。如果在治疗中增加肾上腺素能神经阻滞药或单胺氧化酶抑制药(MAOI),需要调整胰岛素的剂量。

【制剂规格】　针剂:40U/ml×10ml。

精蛋白锌胰岛素注射液(精锌胰岛素、长效胰岛素、Protamine Zinc Insulin Injection)^[保乙]

【作用特点与用途】　本品系高纯度牛(猪、人)胰岛素的中性精蛋白锌悬浮液,经色层分离过程只含微量杂质,轻轻搅动时液体呈白色而浑浊。本品为长效制剂,吸收缓慢而均匀。给药约 4h 后开始作用,10～30h 达高峰,持续时间约 36h。用于 1 型糖尿病及口服药失效的 2 型糖尿病。

【用法用量】 皮下注射:1/d,早餐前 0.5h 为佳。剂量依病情而定,由医生掌握。用量一般为 10～20U/d。可与正规胰岛素合用于重度成年型或青年型糖尿病者,其用量比为 1:2～1:3。

【不良反应】 注射部位偶有过敏反应,如皮肤红疹等,脂肪萎缩及抗胰岛素等不良反应均极少发生。

【禁忌证】 低血糖。

【注意事项】 ①不得使用胰岛素注射泵;②皮下注射前药液必须充分摇匀并即刻注射;③可与短效胰岛素混合以增强其初始作用,混合后即刻注射,但短效胰岛素必须先抽入注射器内;④不能用于静注;⑤用药过量,应口服或静注葡萄糖液;⑥不适合糖尿病昏迷的抢救;⑦同时使用皮质类固醇,口服避孕药及开始甲状腺素治疗者,需要增加胰岛素用量,如在治疗中增加 β 肾上腺素能的神经阻滞药或单胺氧化酶抑制药(MAOI),需要调整胰岛素的剂量。

【制剂规格】 注射液:400U/10ml。

赖脯胰岛素(优泌乐、速秀霖、Insulin Lispro、Humalog)[保乙]

【作用特点与用途】 超速效基因重组人胰岛素类似物,为人胰岛素脯氨酸和赖氨酸换位的重组类似物,更能适应人体生理需要。作用机制同门冬胰岛素(诺和锐)。本品注射后 15～20min 起效,30～60min 达峰值,峰值比人正规胰岛素更高,作用持续 4～5h。本品生物利用度 55%～77%,t_{max} 30～90min,$t_{1/2}$ 为 46～60min。用于糖尿病。

【用法用量】 遵医嘱,三餐前 15min 至进餐开始时皮下注射,用药剂量个体化调整。

【制剂规格】 注射剂:300U/3ml。优泌乐 25:每支含赖脯胰岛素 25%,精蛋白锌赖脯胰岛素 75%。优泌乐 50:每支含赖脯胰岛素和精蛋白锌赖脯胰岛素各 50%。优泌乐则全系赖脯胰岛素。

单峰纯中性胰岛素注射液(Injection Insulin Neutraus)[保甲]

【作用特点与用途】 本品系普通结晶猪或牛、羊胰岛素经酸溶解后,通过 Sephadex G50 凝胶过滤层析柱,除去 A,B 杂质组分,然后经沉淀,重结晶而成的单峰纯猪胰岛素配制的中性、等渗、无菌的澄明溶液,pH 为 7.3。本品实际含量为标示量的 91%～116%,猪胰岛素原类似物 0.01% 以下,凝胶过滤层析纯度不小于 99%。本品与普通酸性胰岛素相比,具有生理适应性好,免疫原性小,稳定性好和临床适用范围广的优点。本品可调节糖代谢,促进组织对糖的利用,调节血糖水平,使高血糖降低;可抑制脂肪和蛋白质分解,促进蛋白质合成,使酮体产生减少,纠正酮症酸血症。本品为速效型制剂,皮下注射后20min起效,2～4h时作用最大,8h后作用终止。适用于急速需要胰岛素的糖尿病,尤其适用于急救,如糖尿病昏迷,施行手术及怀孕的糖尿病病人。

【用法用量】 皮下注射、肌内注射或静脉注射:剂量由医师根据病情确定,如糖尿病通常 2/d 或 2 次以上。

【不良反应】 无单用结晶方法提纯的胰岛素的变态反应、脂肪萎缩和抗胰岛素的不良反应。过量可引起低血糖。

【禁忌证】 低血糖。

【注意事项】 ①由普通胰岛素改用本品时,常常需要减少剂量,减少的程度取决于原用胰岛素的剂量、纯度、种类及胰岛素制剂的组成。改药后血糖可能出现变化,应在医师指导下调整治疗。②本品可与中效或长效型胰岛素混合使用,任意调节比例。混合时应先将本品抽入注射器内,再抽入中效或长效胰岛素,混匀后应立即注射。③过量可引起低血糖,与药物的相互作用均同普通胰岛素。

【制剂规格】 针剂:400U/10ml。

单峰纯精蛋白锌猪胰岛素注射液(Protamine Cumzinco Insulin Injection)[保乙]

【作用特点与用途】 本品系单峰纯猪胰岛素、鱼精蛋白及锌复合结晶而形成的混悬液,为长效胰岛素制剂,pH 6.9～7.3,猪胰岛素原含量低于 100×10^{-6}。本品可调节糖代谢,促进组织对糖的利用;调节血糖水平,使高血糖降低;能抑制脂肪分解,使酮体产生减少,纠正酮症、酸血症;能促进蛋白质的合成,抑制蛋白质的分解。本品为长效型制剂,起效缓慢,持续时间长。适用于血糖起伏大而用其他短效胰岛素难以控制的病人及有夜间低血糖反应的病人。本品皮下注射吸收缓慢而均匀,注入后在 4～6h 开始起效,12～24h 达高峰,持续时间 36h。故俗称长效胰岛素。用于胰岛素依赖型糖尿病及口服降糖药失效的 2 型糖尿病。对避免过敏反应、脂肪萎缩和胰岛抗药性有特别作用。用于治疗一般中、轻度糖尿病患者作维持用。

【用法用量】 皮下注射:通常注射 1/d,剂量由医师根据病情确定。使用前必须轻轻摇动药液,使结晶颗粒均匀悬浮,然后立即抽入注射器进行注射。每日早饭前 0.5h 用药为佳。

【禁忌证】 低血糖。

【注意事项】 ①不可静脉注射,可与中性胰岛素溶液混合,以调节作用时间;②本品作用缓慢,不能用于抢救糖尿病昏迷者;③用前须摇匀;④出现低血糖症状后,用糖量较普通胰岛素多;⑤不能用于胰岛素泵。

【制剂规格】 水针剂:400U/10ml。

(五)α-葡萄糖苷酶抑制药

阿卡波糖(拜糖平、卡博平、Glucobay、Acarbose)[保乙]

【作用特点与用途】 本品为第一个 α-葡萄糖苷酶抑制药。经口服进入肠道后,与α-葡萄糖苷酶(即糖类分解酶)相结合,竞争性和可逆性地抑制小肠中糖类的分解,并延长了糖类的吸收,使糖类的分解延长至整个小肠区域。从而延缓了葡萄糖进入血液的速度,拉平了糖尿病患者的血糖昼夜曲线,发挥其降低餐后血糖、空腹血糖及糖化血红蛋白水平的作用。单独使用本品不会引起低血糖,也不影响体重。由于它基本上不进入循环系统,故几乎无全身不良反应。本品可与磺酰脲类、双胍类等降血糖药合用。临床验证本品对55%已服磺酰脲类药物或60%已服双胍类药物者糖化血红蛋白值低于7%或至少下降1%值。临床配合饮食治疗糖尿病。

【用法用量】 口服:一般成年人开始剂量每次 50～100mg,3/d;欧美人最大推荐剂量每次 200mg,3/d。每日就餐前吞服,或与第一口食物一起嚼服。由于个体间药效或耐受性差异较大,应由医师确定病人个体化剂量。严格控制饮食疗效会更好。

【不良反应】 常见胀气、肠鸣,偶见腹泻、腹痛。严格控制饮食并酌情减少剂量,则可减少减轻不良反应。

【禁忌证】 ①对本品过敏者;②孕妇、哺乳期妇女、婴幼儿及 18 岁以下青少年;③有明显消化、吸收障碍的慢性肠功能紊乱;④由于肠胀气而有可能恶化的情况,如 Roemheld 综合征、严重的疝气、肠梗阻和肠溃疡等。

【注意事项】 ①服用本品期间未经医师同意不要随意中断正常的服药,且应坚持严格控制饮食;②若合用其他降血糖药而产生低血糖时,则必须服用葡萄糖而不是蔗糖来调节;③本品对小儿和青少年的疗效和耐受性方面的有关资料尚不完全,也没有用于孕妇方面的资料,且因其可进入乳汁,所以不能排除对孕妇、哺乳期妇女、婴幼儿及未成年人可能产生影响。

【药物相互作用】 ①在用本品治疗时,由于抑制了糖类的分解并延缓了糖类的吸收,因而增加了糖类在结肠中的发酵,可使蔗糖及含蔗糖的食物容易引起腹部不适,甚至腹泻。②本品具有抗高血糖作用,但本身不引起低血糖。当与磺酰脲类、二甲双胍类或胰岛素合用时,如果血糖浓度降到低血糖范围,应酌情减少后三者剂量。当发生急性低血糖时,应考虑到本品抑制了蔗糖的分解,选用葡萄糖缓解急性低血糖症状。③应避免与抗酸药、考来烯胺、肠道吸附剂和消化酶制品同时服用,因为它们有可能降低本品的降血糖作用。

【制剂规格】　片剂:50mg,100mg。

米格列醇(来干、Miglitol、Laiping)[保乙]

【作用特点与用途】　本品是一种α-葡萄糖苷酶抑制药。为去氧化野尻霉素衍生物。其分子比阿卡波糖小,吸收完全。α-葡萄糖苷酶在小肠的刷状缘中,并在此分解复杂的糖,例如将蔗糖分解成单糖。本品抑制该酶,使葡萄糖的产生和吸收被推迟,减少糖尿病饭后高血糖症。本品通过抑制α-葡萄糖苷酶,增强胰岛素的作用或抑制体内天然存在的抗胰岛素分子如胰高血糖素。本品口服 0.4h 后达血浆峰浓度,分布 $t_{1/2}$ 为 4min,消除相 $t_{1/2\beta}$ 为(2.7 ± 0.7) h,$V_d(16\pm2)$L。尿中排泄量相当于静脉注射量的 $65\%\pm19\%$ 和口服量的 $47\%\pm14\%$。给药量的 $2.6\%\pm0.7\%$ 以原型从尿中排出。用于非胰岛素依赖性(2 型)糖尿病。

【用法用量】　本品剂量必须按每个人的需要和耐受情况进行个体化调整。最大剂量为每次 100mg,3/d。与每餐第一口主食同服。通常以每次 25mg,3/d 开始,以后逐渐增加,直到血糖被控制。这样胃肠道的不良反应发生率最低。大约 3 个月后剂量可增加到每次 50mg,3/d。必要时可渐增至每次 100mg,3/d。应辅以饮食与体育疗法控制血糖。如果饮食与本品结合不能有效控制血糖,可以增加一种磺酰脲类药物。

【不良反应】　可有腹痛(11.7%)、腹泻(28.7%)、胃肠胀气(41.5%),继续治疗可以大部消失,也可因减少含糖食物摄入量而减轻。尚见皮疹(4%)。

【禁忌证】　对本品过敏者,肠道炎症如结肠溃疡、肠梗阻或其他慢性肠道病者均禁用。参阅阿卡波糖。

【注意事项】　①本品可能增加肠道内气体形成而使病情加重;②本品不应用于糖尿病酮症酸中毒及严重肾功能损害患者;③哺乳期妇女忌用,本品对小儿的影响尚未确定。

【药物相互作用】　本品可降低格列本脲峰浓度及药时曲线下面积,也降低二甲双胍的峰浓度;可降低地高辛的血浆峰浓度,可明显降低雷尼替丁和普萘洛尔的生物利用度。

【制剂规格】　片剂:25mg,50mg,100mg。

伏格列波糖(巴士、倍欣、Voglibose、Basen)

【作用特点与用途】 本品对 α-葡萄糖苷酶有抑制作用,抑制双糖的水解和延迟对糖的吸收。对麦芽糖酶、蔗糖酶的活性抑制 50% 所需的浓度为 $10^{-9} \sim 10^{-8}$ mol/L,为同类药阿卡波糖的 20～30 倍。本品对葡萄糖和果糖等单糖被摄取后的血糖升高无影响。大鼠高血糖症按 1.78mg/(kg·d)给药 4 周,出现降血糖作用,同时减轻高三酰甘油血症及高胰岛素血症;尚改善胰岛素分泌障碍及糖耐量。健康志愿者男性口服本品每次 2mg 或每次 0.2mg,3/d,连服 7d,测定血浆及尿中本品浓度,都未检出。本品大鼠和犬试验表明,大部从粪中排出(约 93%),尿中排出 2.7%～5%。用于饭后降低血糖。仅限于控制饮食、体育疗法效果不理想及控制饮食、体育疗法加口服降糖药或胰岛素疗法仍不能充分控制血糖的病人。

【用法用量】 口服:每次 0.2mg,3/d,饭前口服;若效果不理想,可在充分观察的基础上增至 0.3mg。

【不良反应】 发生率 11.3%(13/115);安慰药组为 6.3%(8/128)。主要为消化系症状,如腹泻、软便、腹胀、肠鸣、腹痛、便秘、食欲减退、恶心、呕吐等。有时 ALT、AST、GTP、LDH、ALP 升高,高密度脂蛋白胆固醇降低等。

【注意事项】 ①本品可引起低血糖;②本品只适用于已确诊的糖尿病患者;③应用本品的患者应定期查血糖,及时调整治疗方案和对症处理;④并用胰岛素、磺脲类、磺酰胺类、双胍类等降糖药应特别小心,从小剂量开始,防止低血糖发生;⑤老年人慎用,须从小剂量开始;⑥妊娠期、哺乳期妇女及小儿的安全性用药无经验;⑦参阅阿卡波糖。

【制剂规格】 片剂:0.2mg,0.3mg。

(六)减轻胰岛素抵抗药类

吡格列酮(瑞彤、阿司平、Pioglitazone、Actos、Actins)[保乙]

【作用特点与用途】 本品为噻唑烷二酮化合物的盐酸盐,能显著降低糖尿病病人高血糖症、高胰岛素血症、高脂血症,改变胰岛素耐受病人的糖耐量。本品是一种抗糖尿病制剂,而不是单纯的降糖药,能增强肝和外周组织对葡萄糖的摄入,减少全身和局部对脂肪组织的利用,并抑制肝内的糖原异生,最终降低胰岛素抵抗。本品吸收快,用药后 2h 血浆药浓度达峰值。食物可稍微推迟吸收峰时间,不改变吸收程度。血清中 $t_{1/2\alpha}$ 为 3～7h,$t1/2_\beta$ 为 16～24h,每日只服药 1 次即可。用于非胰岛素依赖型(2 型)糖尿病。

【用法用量】　口服：每次 15～30mg,1/d。最大推荐剂量每次 45mg,1/d。初始宜小剂量开始,必要时可联用其他降糖药,遵医嘱。

【不良反应】　上呼吸道感染发生率 13%,头痛 9%,鼻窦炎 6%,肌痛 5%,牙痛 5%,咽炎 5%。不良反应在本品单用或联用磺酰脲类、二甲双胍、胰岛素联合治疗时发生率相似；本品单用或与胰岛素联用还可见水肿(5%)。尚可见贫血、体重增加、低血糖等。

【注意事项】　①孕妇、哺乳期妇女、婴幼儿和青少年及轻中度肝肾功能损害应用本品的资料缺乏。对血液学的影响有剂量相关性。②新近资料表明,吡格列酮有可能增加患膀胱癌风险。临床应尽量使用低剂量治疗。长期或高剂量应用本品患者应定期检查,在服本品或含有本品的复方制剂中(包括商品名艾可拓、艾汀、卡司平等),如出现血尿、尿频、尿急、排尿疼痛等症状时,应立即就诊。③本品在欧美已撤市,国内亦应慎用。

【禁忌证】　对本品过敏者,中度、重度肝功能障碍(转氨酶超过正常上限2.5 倍以上)或有活动性肝疾病者禁用。膀胱癌患者,有膀胱癌病史患者忌用。

【制剂规格】　片剂：15mg,30mg,45mg。

罗格列酮(文迪雅、Rosiglitazone)[保乙]

【作用特点与用途】　2010 年,美国 FDA 和欧盟相继对其做出限制和撤市的决定；10 月 15 日,国家药监局通知要求对于未使用过罗格列酮及其复方制剂的糖尿病患者,只能在无法使用其他降糖药或使用其他降糖药无法达到血糖控制目标的情况下,才考虑使用罗格列酮及其复方制剂(如太罗、爱能、宜力喜)。对于使用者,应评价(估)心血管疾病风险,权衡利弊后,方可继续使用。

【用法用量】　推荐剂量为每次 4mg,1/d 或每次 2mg,2/d；与食物同服或两餐间服用。治疗 12 周后,若疗效仍不理想,可改为每次 4mg,2/d 或每次 8mg,1/d。

【不良反应】　最常见的不良反应是引起心血管疾病加剧事件和上呼吸道感染增加,头痛、体重增加及肝毒性等。尚有 LDL 升高,偶见低血糖等。

【注意事项】　使用本品至少每 2 个月应检测肝功能 1 次,如 ALT 等,ALT 值比用药前升高 2.5 倍时,应停止使用本品,升高 3 倍或以上应禁用。

【制剂规格】　片剂：2mg,4mg,8mg。

（七）餐时血糖调整药类

瑞格列奈（浮来迪、诺和龙、Repaglinide、Prandin、Novonorm）[保乙]

【作用特点与用途】 本品为苯甲酸衍生物，能模拟生理性的餐后胰岛素分泌，有效缓解糖尿病病人餐时胰岛素供给量和代谢需求量之间的最大矛盾。餐时服用，不进餐不服用；极少发生低血糖；起效快，持续时间短；轻中度肾功能不全患者亦可使用；没有或极少引起体重增加。其作用机制为：作用于 B 细胞，促进胰岛素分泌，与磺脲类有以下不同点：①在细胞上的结合点不同。②不引起胰岛素的直接胞泌作用。③不进入细胞内。④不抑制细胞内胰岛素原的合成，也不通过细胞钾通道之外的途径刺激胰岛素释放，且从不改变脉冲频率的模式增加胰岛素分泌的脉冲量（包括基础分泌量）。本品是目前唯一的血浆葡萄糖依赖性胰岛素促进剂，在血糖浓度低时不刺激胰岛素分泌，不过多加强胰岛素分泌细胞的负担；这是由于其原发和直接作用于 ATP-敏感的 K^+ 通道，引起细胞质中 Ca^{2+} 浓度升高，而不是直接引起 Ca^{2+} 重新分布。本品经胃肠道吸收快，导致血浆药物浓度迅速升高，服药 1h 达血药浓度峰值，$t_{1/2\beta}$ 为 1h，4～6h 被清除。人血浆蛋白结合率 98% 以上。几乎全部被代谢，代谢物几无降血糖作用。主要经胆汁排泄，尿中排泄低于 8%，粪中原型药物排泄少于 1%。用于饮食控制，降低体重及运动锻炼不能控制血糖的 2 型糖尿病患者。与二甲双胍合用对控制血糖有协同作用。

【用法用量】 餐前 15min 服用，30min 内即出现促胰岛素分泌反应。剂量以个人血糖水平而定。推荐起始剂量为 0.5mg，按需要每周或每 2 周调整 1 次。接受其他口服降血糖药治疗的病人直接换用本品，其推荐起始剂量为 1mg。本药最大单次剂量为 4mg，最大剂量不应超过 16mg/d。如果与二甲双胍合用，应减少本药的剂量。建议在糖尿病专科医师指导下服用。

【禁忌证】 对本品过敏者、1 型糖尿病患者、C 肽阴性糖尿病患者、糖尿病酮症酸中毒患者、孕妇、12 岁以下儿童、严重肝肾功能不全的患者；与 CYP3A4 抑制药或诱导药合并治疗时禁止服用。

【不良反应】 可能出现低血糖，视觉异常，胃肠道反应，肝功能指标升高，皮肤过敏反应。尚可见头痛（9%）、背痛（6%）、上呼吸道感染（10%）、鼻炎（7%）、支气管炎（7%）。

【注意事项】 ①孕妇、哺乳期妇女、18 岁以下或 75 岁以上患者尚无安全性用药资料；②服药时应注意低血糖问题；③与二甲双胍合用会增加发生低血糖的危险性，如果合用药后仍发生持续高血糖，则不能再用口服降糖药控制血糖,应改用胰岛素治疗;④在发生应激反应时,如发热、外伤、感染或手术,可能会出现高血糖。

【临床评价】　本品单用降低血糖效果优于帕吉林(控制餐后血糖);疗效优于格列吡嗪和格列齐特。但仍需在医师指导下应用。

【药物相互作用】　本品的降血糖作用可被柳酸类(阿司匹林)、磺胺类、β肾上腺素能阻滞药增强;相反,噻嗪类利尿药、类固醇类和口服避孕药可能引起高血糖。

【制剂规格】　片剂:0.5mg,双铝包装。

那格列奈(Nateglinide、Starlix)[保乙]

【作用特点与用途】　本品为苯丙氨酸衍生物,能促进早期胰岛素释放,控制餐时胰岛素峰值水平。对胰岛素细胞作用快,持续时间短。打破进餐时高血糖周期,使餐时血糖水平迅速恢复到基础水平,不延长餐后高血糖时间。一旦血糖恢复到正常水平,本品作用立即停止。本品尚能降低糖化血红蛋白浓度,减少糖尿病并发症发生。本品可增强胰岛素分泌,但对糖原合成无影响。直接作用于 B 细胞,抑制其浆膜中 ATP 敏感的 K^+ 通道活性,激活胰岛 B 细胞浆膜上 L 型钙通道,增加胰岛素释放。本品在胃肠吸收快,$0.5\sim1.5h$ 血药浓度达峰值;静脉注射 $t_{1/2}$ 为 93.7min,血中药物消除可因肝切除而延长,但肾切除对本品的清除无影响。以餐前 10min 给药疗效最佳。用于 2 型糖尿病。

【用法用量】　餐前 10min 口服 $30\sim90mg$,3/d。若疗效不理想,可另外再服 120mg。餐前 30min 或进餐时给药可能引起低血糖。应遵医嘱,且仔细阅读药品说明书。

【临床评价】　本品主要刺激早期胰岛素释放,帕吉林既增加餐时胰岛素水平,也增加空腹胰岛素水平;本品降低空腹血糖的能力明显不如帕吉林,但餐时血糖水平下降幅度超过帕吉林 50%。本品降血糖效率可通过与二甲双胍类口服联用,呈协同降糖作用。

【不良反应】　偶见低血糖反应如空腹感、冷汗、心悸、乏力等($0.8\%\sim1.8\%$);消化道反应如腹胀、腹痛(0.8%);肝受损如转氨酶上升(1.3%)。血清乳酸、尿酸和血清钾上升(3.0%)等。另有少数病人可出现皮肤瘙痒等过敏反应,体重增加。

【注意事项】　①肝、肾功能不全者,缺血性心肌病、垂体功能障碍等应慎用;②本品对儿童、孕妇、哺乳期妇女病人的影响未见报道;③定期检查血糖、肝功能等。

【制剂规格】　片剂:30mg,90mg,180mg。

米格列奈钙(快如妥、法艾斯、Mitiglinide)

【作用特点与用途】 本品与胰岛 B 细胞膜上磺酰脲受体结合,抑制胰岛 B 细胞膜上 ATP 敏感的钾通道,造成细胞去极化,细胞内钙浓度升高,从而促进胰岛素分泌,降低血糖。用于改善 2 型糖尿病患者餐后高血糖症。

【用法用量】 餐前 5min 内服。起始剂量 10mg,3/d;常用剂量 20mg,可酌情调整剂量。可与二甲双胍等联用。或遵医嘱。

【不良反应】【注意事项】 参阅瑞格列奈、那格列奈。

【制剂规格】 片剂:5mg,10mg。

胍胶(Guar Gum)

【作用特点与用途】 本品系 *Cyamopsis Psoraloride* 植物种子内胚乳,主要含有高分子量水胶体多糖。其降糖作用是减少了餐后与禁食状态下血中葡萄糖浓度。用于以饮食控制、胰岛素或口服降糖药治疗的糖尿病的辅助治疗。

【用法用量】 口服:一般每次 5g,30g/d,餐前或餐中服用。初次服用每日 1 次可减少胃肠道反应。服前将干粉颗粒搅拌在 150ml 的冷开水或饮料中饮服。

【不良反应】 本品治疗初期可有胃肠道反应,如气胀、腹泻或恶心。

【注意事项】 治疗初期应观察血糖浓度,以减少低血糖危险。

【禁忌证】 食管痉挛或肠梗阻病人忌用,以免引起穿孔和梗阻。

【制剂规格】 散剂:每袋 5g。

(八)钠-葡萄糖协同转运蛋白-2(SGLT-2)抑制药

卡格列净(Canagliflozin)

【作用特点与用途】 本品为钠-葡萄糖协同转运蛋白-2(SGLT-2)抑制药。可抑制 SGLT-2 的活性,特异性阻断对葡萄糖的重吸收,并经尿排出多余的葡萄糖而降低血糖浓度,同时没有体重增加和低血糖的风险。国外对 2 型糖尿病 HbA1c<7.5% 的初始患者可作为一线用药,对初始 HbA1c> 7.5% 者宜与二甲双胍等联用作为二线用药,可降低 HbA1c 0.5%~1% 或以上。

【用法用量】 口服。个体化最低起始量为每次 2.5~10mg。可与二甲双胍等联用。

【不良反应】【注意事项】 有诱发尿路感染的风险。可致脱水、低血容量和低血压等。

【制剂规格】片剂:2.5mg,5mg,10mg。

(九)胰淀粉样多肽类似物

普兰林肽(Pramlintide)

【作用特点与用途】 本品为人工合成的胰淀粉样多肽类似物,是将人淀粉素的 25、28、29 位上的氨基酸替换成脯氨酸制剂,为美国 1 型、2 型糖尿病患者的辅助治疗药。皮下注射的绝对生物利用度为 $30\% \sim 40\%$,主要经肾排泄,消除 $t_{1/2}$ 为 48min。

【用法用量】 餐前皮下注射。①1 型糖尿病初始量 $15\mu g$,3/d;隔 3~7d 可增加 $15\mu g$,最大剂量为 $60\mu g$,3/d。②2 型糖尿病初始量 $60\mu g$,3/d;隔 3~7d 可渐增至最大剂量 $120\mu g$,3/d。由于 pH 不同,不推荐与预混胰岛素(如诺和灵 R 等)混合注射。

【不良反应】【注意事项】 可有胃肠道反应,如恶心、厌食、呕吐等,多为一过性的。与其他降糖药合用有低血糖风险。

【制剂规格】 注射剂:2.5mg,5mg。

(十)肠促胰素类及其他

沙格列汀(安立泽、Saxagliptin)

【作用特点与用途】 本品为二肽基肽酶-4(DPP-4)竞争性抑制药,是一类基于肠促胰素降糖机制研发的口服降糖药物,通过抑制人体自身肠促胰素的降解,提高内源性肠促胰素水平。该药一方面可以促进胰岛(腺)B 细胞分泌胰岛素,使葡萄糖吸收合成增加,另一方面促使胰腺 A 细胞减少胰高血糖素释放,使得葡萄糖输出减少,从而达到降糖目的。该药具有单药和联合二甲双胍治疗双适应证的口服肠促胰素类降糖药,用于治疗成年人 2 型糖尿病。

【用法用量】 每日只需 1 次用药。须凭医生处方购买,遵医嘱。

【制剂规格】 薄膜衣片:2.5mg,5mg;每盒 7 片、10 片、14 片。

利格列汀(Linaglinptin)

【作用特点与用途】 本品为二肽基肽酶-4(DPP-4)抑制药。通过抑制 DPP-4,减少 GLP-1 的降解,增加 GLP-1 的血浆浓度,从而改善餐后血糖控制;尚可抑制葡萄糖依赖性促胰岛素多肽(GIP)、垂体腺苷酸环化酶激活多肽和促胃液素释放肽等参与调节血糖的其他肽类的降解。口服吸收快,达峰时间为 1.3～1.5h,终末半衰期约 130h;约 80％经粪便排泄,仅有约 5％经尿液排泄。国外已作为 2 型糖尿病的一线降血糖口服用药。由于其价格昂贵,2015 年 FDA 指南中仅当单药治疗效果不达标,如将 HbAlc≥9％,则联合两种口服降糖药,如二甲双胍联合其他降糖药,如利格列汀等 DDP4 抑制药等作为二线降血糖药;可与胰岛素制剂等联用。

【用法用量】 口服:5～10mg,个体化口服单用或联用其他降糖药,参阅说明书并遵医嘱用。本品联用利拉鲁肽起始剂量 0.6mg/d,至少 1 周后可增至 1.2mg/d,增至 1.8mg/d 时多能获益。

【不良反应】【注意事项】 参阅沙格列汀、西格列汀、阿格列汀等 DPP-4 抑制药。

【制剂规格】 片剂:5mg,10mg。

维格列汀(Vildagliptin)

【作用特点与用途】 本品为二肽基肽酶-4(DPP-4)抑制药。口服吸收快,生物利用度 85％,血药达峰时间 1～2h,血浆半衰期 1.5～4h,蛋白结合率 4％～17％。约 55％经肝水解(氰基水解)灭活,主要代谢物经尿液排泄,尿中原型占 18％～22％。作用特点与用途与沙格列汀等 DDP4 抑制药相类似。

阿格列汀(尼欣那、赛诺菲、Algliptin、Nesina、Sanofi)

【作用特点与用途】 本品为二肽基肽酶-4(DPP-4)抑制药,可作为饮食控制和运动的辅助治疗,用于改善 2 型糖尿病患者的血糖控制。单药治疗在 1 项 26 周双盲安慰剂对照研究中,共有 329 名患者平均基线糖化血红蛋白(AIC)＝8％,随机接受本品 12.5mg、25mg 及安慰剂每日 1 次治疗。在第 26 周,与安慰剂相比,本品 25mg 治疗组使 AIC 和空腹血浆葡萄糖(FPG)较基线发生统计学显著改善。共有 8％本品 25mg 治疗患者和 30％安慰剂治疗患者需要接受血糖补救治疗。单剂口服达峰时间 1～2h,平均消除半衰期约 21h,药时曲线个体间变异系数约 17％,生物利用度约 100％。

【用法用量】 本品推荐剂量 25mg,1/d。若二甲双胍单药控制血糖不达标,可合用本品在饮食和运动基础上改善 2 型糖尿糖患者的血糖水平。本品可与食物同时或分开服用。本品亦可与格列本脲、格列吡嗪、吡格列酮等降糖药个体化合用,但应注意防止低血糖。

【不良反应】 与安慰剂组、活性对照组和本品治疗组的 14 项临床研究中,无统计学显著差异的不良反应有鼻咽炎、头痛、上呼吸道感染、胰腺炎、过敏反应、低血糖等。

【药物相互作用】 ①本品与降糖药如格列美脲等磺酰脲类;速效胰岛素促分泌剂如那格列奈、米格列奈钙等;α-葡萄糖苷酶抑制药如伏列波糖、阿卡波糖、米格列醇;噻唑烷二酮类如吡格列酮;GLP-1 类似物利拉鲁肽、艾塞那肽和胰岛素合用时,均有可能诱发低血糖反应,应及时对症处理。②可增强或减弱降糖药的降糖作用药物有 β 受体阻滞药、水杨酸类药(阿司匹林)、单胺氧化酶抑制药、贝特类降脂药和华法林等可使降糖作用增强;减弱降糖药降糖作用的药物有肾上腺素、肾上腺皮质激素、甲状腺激素等。

【制剂规格】 薄膜衣片:25mg×10 片。

西格列汀(捷诺维、西他列汀、Sitaglitin)

【作用特点与用途】 本品为一种高选择性二肽基肽酶-4(DPP-4)抑制药。既有葡萄糖依赖的促胰岛素分泌,又能使胰高血糖素受到抑制而控制血糖水平。口服西格列汀 100mg,2h 内可持续抑制 80% 以上的 DPP-4 活性,且可达治疗目标,而服 200mg 者并不优于服 100mg 的效果。口服达峰时间为 1～4h,$t_{1/2}$ 约 12.4h;生物利用度 87%,血浆蛋白结合率 38%,79% 以上以原形由尿中排出。临床用于 2 型糖尿病。

【用法用量】 口服:每次 100mg,1/d,可与或不与食物同服。对于肾功能损害者内生肌酐清除率为 30～50ml/min 时,只需 50mg/d;若内生肌酐清除率<30ml/min,宜 25mg/d。

【不良反应】 可致肝酶升高,诱发上呼吸道感染,鼻炎;腹泻、恶心;急性胰腺炎;头痛;急性肾衰竭;严重过敏性反应(血管性水肿、剥脱性皮炎、Stevens-Johnson 综合征)虽罕见,但应及时停药,对症处理。

【注意事项】 ①与磺酰脲类口服降糖药联用时应酌情减量。②应严密监测肾功能,警惕严重过敏反应,及时对症处理。③与地高辛联用时,地高辛的血浆浓度会略有升高,分开分别 8h 以上服用可能更好。④服药前应仔细阅读药品说明书。

【制剂规格】 片剂:100mg。

利拉鲁肽(诺和力、Liraglutide、Victoza)

【作用特点与用途】 本品为类胰岛素肽(GLP-1)受体激动药,通过基因重组技术,利用酵母生产的人胰岛素样-1(GLP-1)类似物。分子成为 $C_{172}H_{265}N_{43}O_{51}$,分子量为 3751.20。内含抑菌剂苯酚(0.55g/100ml)、pH 调节剂(pH8.15)等。临床用于成人 2 型糖尿病患者控制血糖:单用二甲双胍或黄脲类药物最大可耐受剂量治疗后血糖水平仍控制不佳的患者,与二甲双胍或磺脲类降糖药联合应用。

【用法用量】 本品起始剂量为 0.6mg/d,至少于 1 周后应增至 1.2mg/d,预计一些患者在将剂量从 1.2mg/d 增加至 1.8mg/d 时受益。推荐剂量不超过 1.8mg/d。可与二甲双胍联用且不改变原先用二甲双胍的剂量。若与磺脲类降糖药联用,应当个体化减少磺脲类降糖药的剂量,以降低低血糖的风险。

【不良反应】【注意事项】 ①常见不良反应为胃肠道不适,如恶心、呕吐、腹泻很常见,便秘、腹痛和消化不良也常见;尚可能引起低血糖、厌食、食欲下降、头痛,上呼吸道感染,注射部位疼痛、红肿;少见肾功能衰竭、肾功能损害。罕见胰腺炎、甲状腺事件。②本品不得用于 1 型糖尿病患者或用于治疗糖尿病酮症酸中毒;本品并非胰岛素替代物。本品不得用于甲状腺髓样癌(MTC)既往史或家族史患者及 2 型多发性内分泌肿瘤综合征患者(MEN$_2$)。③用药前仔细阅读药品说明书,可引起低血糖,罕见胰腺炎;无确切证据与甲状腺细胞癌发生的相关性;目前尚未观察到相关的心血管事件。已观察到免疫源性并产生艾塞那肽抗体的现象。

【制剂规格】 预填充注射笔:18mg/3ml×1 支。

阿必鲁肽(阿比鲁肽、Albiglutide、Tanzeum)

【作用特点与用途】 本品为 GLP-1 受体激动药,也是一种重组融合蛋白,能促进胰岛素分泌及生物合成;可抑制胰高血糖素分泌,并改善外周组织对胰岛素的敏感性,其降糖作用具有葡萄糖浓度依赖性;还可促进胰岛细胞增殖、再生和分化,抑制其凋亡,从而改善糖尿病患者的胰岛功能;可降低体重及降血压等。用于降血糖,可在其他降糖药无效时选用或联用而见效。

【用法用量】 在腹部、大腿或上臂皮下注射,开始 30mg 皮下注射,每周 1 次,必要时可增至每周 50mg;若丢失 1 剂,丢失剂量应 3d 内补充给予。

【不良反应】【注意事项】 参阅利那鲁肽。

【制剂规格】 注射剂:20mg,30mg。

度拉鲁肽(Dulaglutide)

【用法用量】 本品为利拉鲁肽同类降血糖药。每周 1 次,在腹部、大腿或上臂皮下注射,开始每周皮下注射 0.75mg,可酌情增至每周 1.5mg,如丢失 1 剂可在 3d 内补充给予。

【不良反应】【注意事项】 参阅利拉鲁肽。

艾塞那肽(Exenatide)

【用法用量】 本品为利拉鲁肽同类降血糖药。起始剂量 5μg,在患者腹部、大腿或上臂皮下注射给药,在早、晚餐前 1h(或每日 2 顿主餐前,给药间隔约 6h 或更长)皮下注射。在治疗 1 个月后可酌情增至每次 10μg,2/d。

【不良反应】【注意事项】 参阅利拉鲁肽。

硫辛酸(Thioctic Acid)[保乙]

【作用特点与用途】 可为人体自行合成。为强力抗氧化剂。可降低经神组织的脂质氧化现象,可阻止蛋白质的糖基化作用,且可抑制醛糖还原酶,因而可阻止葡萄糖或半乳糖转化成山梨醇。临床用于糖尿病周围神经病变引起的感觉异常。

【用法用量】 静滴或缓慢滴注,300~600mg/d,加入 0.9%氯化钠注射液中(100~250ml),最大速度为每分钟 50mg/2ml;静滴时间为 0.5h 以上。

【禁忌证】 儿童和青少年、孕妇和哺乳期妇女及对硫辛酸过敏者。

【不良反应】 静滴偶见头胀、呼吸困难,但可自行缓解。罕见抽搐、复视、紫癜及出血倾向。

【注意事项】 本品对光敏感,宜用铝箔纸包裹后滴注。

【药物相互作用】 本品不可用葡萄糖或林格液配制或稀释,以免与硫基或二硫键起反应。

【制剂规格】 注射液:300mg/2ml×5 支,避光。

第 18 章　促骨代谢与骨关节炎治疗药

英利西单抗(英夫利昔单抗、因福利美、类克、Infliximab)

【作用特点与用途】　在类风湿关节炎、克罗恩病和强直性脊柱炎患者的相关组织和体液中可测出高浓度的 TNF-α 因子。而本品为一种人/鼠嵌合性单克隆抗体,可与 TNF-α 的可溶形式和透膜形式结合,抑制 TNF-α 与受体结合,从而使 TNF-α 失去生物活性。本品有效最大血清药浓度与剂量呈线性关系,主要分布于组织间隙内,$t_{1/2}$ 为 $7.9 \sim 9.5d$。临床用于类风湿关节炎(可与甲氨蝶呤合用控制中重度症状)、克罗恩病及瘘管性克罗恩病、强直性脊柱炎等。

【用法用量】　单独静脉输注:①类风湿关节炎,首剂 3mg/kg,然后在第 2 周、第 6 周及以后每隔 8 周各给 1 次相同剂量。应与甲氨蝶呤合用。对疗效不佳者,可调剂量至 10mg/kg,和(或)用药间隔调整为 4 周。②中重度活动性克罗恩病、瘘管性克罗恩病,首剂 5mg/kg,然后在第 2、第 6 周及以后每隔 8 周各给予 1 次相同剂量。对疗效不佳者可调至 10mg/kg。③强直性脊柱炎,首剂 5mg/kg,然后第 2、第 6 周及以后每隔 8 周各给 1 次相同剂量。输注时间不得少于 2h(需用无菌、无热原、无蛋白结合率的滤膜,其孔径$<1.2\mu m$)。

【不良反应】【注意事项】　①可有发热、寒战、恶心、呕吐、瘙痒、低血压、呼吸困难、头痛、肌痛、关节痛等过敏反应;尚可通过免疫抑制作用而诱发恶性肿瘤或感染。②对其任何成分过敏者、孕产妇、哺乳妇女禁用;5mg/kg 时禁用于中重度心力衰竭患者。③避光 $2 \sim 8℃$ 贮存,不可冷冻。

【制剂规格】　注射剂:100mg(应配置无菌、无热原、低蛋白结合率滤膜,孔径$<1.2\mu m$)。

雷洛昔芬(Raloxifene)[保乙]

【作用特点与用途】　雌激素受体调节药,在子宫和乳腺组织呈现拮抗雌激素作用,抑制乳腺上皮和子宫内膜增生。在骨代谢方面呈兴奋作用,具有拟雌激素作用。可使骨矿物质增加,有助于预防绝经期后妇女骨质疏松症。它与钙剂合用能预防骨的丢失,保持骨密度并能降血脂,可能还对心血管病和乳腺癌有效。口服吸收快,吸收率约 50%,广泛分布于全身。有肝首关效应且肝肠循环,$t_{1/2}$ 约 27h。大部分于 5d 内经粪便排泄。用于预防绝经期后妇女骨质疏松症。

【用法用量】　口服:每次 60mg,1/d,与进食无关。

【不良反应】　①常见面部潮红,绝经后妇女发生率 18%(与剂量相关),乳腺癌患者发生率 30%;②静脉栓塞是对照组的 3～4 倍,肺部栓塞是对照组的 2 倍;③可有乳腺痛、子宫出血或内膜增厚;④恶心、无力、转氨酶升高等。

【禁忌证】　对本品高度过敏者,活动性血栓栓塞症,肾功能严重损伤,原因不明的子宫内膜出血或增生患者均禁用。

【注意事项】　有静脉栓塞或肺部栓塞史,有心血管疾病、子宫颈疾病及子宫癌者,肝肾功能不全的患者应慎用。

【药物相互作用】　考来烯胺可减少本品吸收 60%,两者并用须间隔 2h 以上;本品可降低抗凝药如华法林的疗效;应用本品宜同时补充钙剂。

【制剂规格】　片剂:60mg。

盖福润(Gavrine)

【作用特点与用途】　能纠正因性激素水平低下引起的神经内分泌紊乱,降低骨折发生率、促进肝正常脂蛋白代谢,抑制血小板在血管壁的黏附,减少低密度脂蛋白胆固醇在动脉血管壁的沉积,增加心排出量,降低外周血管阻力,提高神经运动系统抗衰老、抗疲劳能力和非特异性免疫力,维持生殖功能等。用于绝经期综合征、预防和治疗骨质疏松症、脑功能减退、绝经后期高脂血症、动脉硬化、冠心病等。

【用法用量】　口服:每次 2 粒,1/d,晚饭后 1h 服用,3 周为 1 个疗程,停药 7d,症状控制后或轻症者,药量减半或遵医嘱继续服用。

【不良反应】　偶见水肿、乳房胀痛、胃不适等,多在用药几周后自行消失。

【禁忌证】　生殖道癌、前列腺癌、乳腺癌。

【注意事项】　原因不明的阴道出血、新近心肌梗死、急性脑出血、脑梗死、急性肝病患者均慎用或遵医嘱用。

【制剂规格】　胶囊剂:300mg,内含炔雌醇 0.0025mg,甲睾酮 0.625mg,磷酸钙 12.5mg,维生素 D 250U,肌醇 25mg,重酒石酸胆碱 25mg,人参皂苷 10mg 等 21 种有效成分。

戊酸雌二醇(克龄蒙、Estradiol Valerate)[保乙][典][基]

参阅本书第 17 章"一、激素",从略。

注:用于治疗骨质疏松的激素类药物还有雌二醇凝胶、微粒化 17β-雌二醇、替勃龙、结合雌激素、骨化三醇等,请参阅有关章节。

氟化钠(Sodium Fluorride)

【作用特点与用途】 氟离子可取代骨盐羟磷灰石中的羟基而发挥抗骨吸收作用;氟化物抑制磷酸酪氨酸蛋白-磷酸酶,减少成骨细胞中蛋白质酪氨酸磷酸化产物分解,在生长因子如胰岛素样生长因子-1 及转化生长因子 β 等作用下,促进成骨细胞有丝分裂。主要经口服胃肠吸收,生物利用度 50%～60%。糖衣片的 t_{max} 2～3h。缓释片的 t_{max} 为 4h(有效维持长达 12h)。肠衣片 t_{max} 为 3～5h,$t_{1/2}$ 为 8.7h。在所吸收的药物中,分布于骨组织达 50%,其余经肾从尿中排出。用于骨质疏松症。

【用法用量】 口服:每次 25mg(1 片)或 30mg(粒),普通片 3/d;缓释片(胶囊)2/d。或遵医嘱。

【注意事项】 ①应用时需补充 100mg 钙,必要时还可再给予 1,25-$(OH)_2$-D_3 或 1α-OH-D_3(阿法骨化醇),以防止继发性甲状旁腺功能亢进;②可有胃肠道反应;③过量或长期应用可致肢体疼痛综合征,应酌情减量或停药;④肾功能减退者慎用。

【制剂规格】 片剂:25mg。胶囊剂:30mg。

一氟磷酸二钠(氟磷钠、Sodium Monofluorophsphate)

【作用特点与用途】 其药效同氟化钠,生物利用度 100%。口服 t_{max} 为 1～2h,平均 $t_{1/2}$ 8.3h。餐后服用 1 次剂量,起效慢,但峰值低,24h 内血液中药物浓度在治疗剂量范围内波动。用于治疗骨质疏松症。

【用法用量】 餐后口服:100～150mg/d。或遵医嘱用复方制剂。

【注意事项】 同氟化钙。

【制剂规格】 片剂:75mg,100mg。

一氟磷酸谷氨酰胺(Glutamine Monofluorophosphate)

【作用特点与用途】 其药效同氟化钠。t_{max} 为 0.5～1h。服药 12h 后氟离子血中浓度为峰值时的 5%;平均在血中停留 7h。服药 48h 后由尿中排出 40%～50%。用于治疗骨质疏松症。

【用法用量】　餐后口服:嚼碎后温开水送下,每次 1 片,3/d。

【注意事项】　①久服偶见关节痛、下肢痛,须减量或停药;可有胃肠道反应。②儿童或生长发育期、孕妇、哺乳妇女、骨软化症、严重肾衰竭、高钙血症、高尿钙症患者均禁用。

【制剂规格】　特乐定片(氟钙定,TRIDIN):每片含本品 134.4mg,葡萄糖酸钙 500mg,枸橼酸钙 500mg;其中含氟 5mg,钙 150mg。

依普黄酮(固苏桉、Iprifavone)

【作用特点与用途】　本品是用于改善骨质疏松症所致的骨量减少的药物。直接抑制骨吸收;通过雌激素样作用增加降钙素的分泌,间接产生抗骨吸收作用;促进骨的形成。本品经口服在小肠形成 7 种代谢物与原型一起吸收,约 1.3h 后原型的血药浓度达到峰值,单剂量 200mg 口服,$t_{1/2}$ 9.8h。600mg/d,连续服药 6d,血药浓度达稳态,$t_{1/2}$ 23.6h。继续服药后原药及代谢物无体内蓄积。用于改善骨质疏松的骨量减少。适用于绝经后骨质疏松症者、绝经后骨量减少伴腰痛、肩背痛者。

【用法用量】　口服;每次 200mg,3/d,饭后服用。根据年龄及病情可酌情调整。

【不良反应】　罕见消化性溃疡、胃肠道出血、黄疸;偶见过敏反应;恶心、呕吐、胃不适等消化道反应;眩晕、头昏、头痛等;粒细胞减少、贫血;偶见 GOT、GPT、ALP、LDH 上升,罕见 γ-GPT 及尿素氮、肌酐上升;罕见男子女性型乳房,若此情况应立即停药;罕见舌唇麻木,偶见水肿、不适。

【禁忌证】　对本品过敏者禁用。低钙血症患者忌用。

【注意事项】　①重度食管炎、胃炎、十二指肠炎、溃疡病、胃肠功能紊乱患者、孕妇及哺乳期妇女、儿童、老年患者慎用。②中重度肝、肾功能不全者慎用。③服药期间需补钙。④本品用药对象为确诊为骨质疏松症的患者。对男性骨质疏松无用药经验。

【药物相互作用】　①对摘除卵巢的动物,并用雌酮,可增强雌激素的作用;②并用茶碱可使茶碱血药浓度上升,故并用本品与茶碱时应减少茶碱用量;③本品可增强香豆素类抗凝血药的作用。

【制剂规格】　片剂:0.2g,每瓶 30 片。

维 D 钙咀嚼片(迪巧、碳酸钙维 D 咀嚼片、D-Cal、Calcium Supplement with Vitamin D Chewable Tablets)

【作用特点与用途】　本品为高浓度钙,可促进骨骼生长,预防骨质疏松,吸收率高,生物利用度高。无嗳气、无不适。果味咀嚼片口感好,不需用水送服,适合各年龄补钙需要。不含糖(以山梨醇为代用糖)、盐、防腐剂、胆固醇,不损牙,适合糖尿病、高血压、冠心病、肾病患者使用。本品可与日常多种维生素和食品同服。用于防治钙缺乏引起的各种疾病,尤适用于骨质疏松、儿童佝偻病、缺钙引起的神经痛和肌肉抽搐等;可用作孕妇、乳母、胎儿生长及儿童发育的钙及维生素 D 的补充。

【用法用量】 口服:成年人每日 2 片;儿童每日 1 片。

【不良反应】 尚未见相关报道。

【禁忌证】 肾功能不全或高钙血症者禁用;洋地黄化的病人禁用。

【制剂规格】 片剂:每片含钙(碳酸钙 750mg)300mg,维生素 D_3 100U;每盒 30 片,60 片。辅料为山梨醇、硬脂酸镁等。

佳加钙口服液(Jiajiagai Oral Solution)

【作用特点与用途】 本品含多种复合钙盐,多种氨基酸及微量元素等。钙盐能促进骨骼和牙齿的形成,维持神经肌肉组织的正常兴奋性,改善组织细胞的通透性,增加毛细血管的致密性,并参与凝血酶、纤维蛋白的形成。本品中的锌、碘元素可起到钙锌碘同补增进食欲、促进智力发育的作用,纯天然氨基酸的比例接近人体吸收的比例,进入人体后很快被吸收,能促进酶、免疫抗体和激素生成,而且有强身健体之效。用于预防骨质疏松,尤其适用于孕妇、乳母、儿童和老人钙的补充。

【用法用量】 根据机体缺钙情况酌情服用:每日 1~6 支,分次服用。一般婴幼儿、儿童、青少年 1 个月为 1 个疗程;中老年缺钙 2 个月为 1 个疗程;重症用量加倍,疗程也相应延长;保健预防用量一般是治疗量的 1/2。

【不良反应】 偶有胃肠道不适,避免与菠菜等含草酸盐高的食物同时服用。

【禁忌证】 肾功能不全或血钙过高者禁用;洋地黄化的病人禁用。

【制剂规格】 溶液剂:每支 10m(含钙元素 150mg)。

降钙素(密钙息、Calctonin、Calcimar、Cibacalcin)[保乙]

【作用特点与用途】 本品主要通过对骨骼、肾脏和胃肠功能调节使血钙水平降低,使骨质密度增高。既能抑制骨的吸收,抑制溶骨,又能抑制骨自溶,使骨钙释放减少,同时使骨骼不断地摄取血浆中的钙;尚可抑制骨盐溶解与转移,抑制骨基质分解,提高骨的更新率,增加尿钙、尿磷排泄,引起低钙血症或低磷血症。本品在体内降低血钙作用短暂,可对抗甲状旁腺激素对骨的作用。

用于绝经后或老年性或继发性骨质疏松症及其相应症状,骨质溶解性骨疼痛,变形性骨炎等;高钙血症及其危象,神经营养不良症等。

【用法用量】　①控制骨病:第 1 周每日肌内注射 1 次 50U,或每日喷鼻100U;第 2 周改为隔日 1 次肌内注射 50U;或隔日 1 次喷鼻 100U。②增加骨量:第 1 周同①;第 2~24 周用法同上法第 2 周。③高钙危象:连续静脉滴注,0.1U/(kg·h),依据病情严重程度及反应情况及时调整用量。

【不良反应】　可有恶心、呕吐、潮红、热感,通常会逐渐消失;罕见局部或全身过敏反应。

【注意事项】　①慢性骨病及相关性疾病治疗需几个月至几年,停药后1~2个月可能复发,需重新用本品治疗;②长期使用本品可出现抗体,出现药物失效"脱逸现象",经停药后,本品的治疗反应可恢复;③慢性鼻炎可增加本品鼻内生物利用度,应慎用;④哺乳期妇女忌用,儿童无长期用药经验,不要超过数周;⑤少数病人可引起甲状腺功能低下。

【制剂规格】　注射剂:50U/1ml,100U/1ml,400U/1ml。鼻喷雾剂:每揿50U;每揿 100U。

依降钙素(益钙宁、鲑鱼降钙素、Elcatonin)

【作用特点与用途】　系从鳗鱼鳃后提取的精制降钙素,将二硫键变换为稳定烯键,由 31 个氨基酸构成的新降钙素衍生物。本品现已人工合成。能抑制骨吸收,降低血清钙,促进骨形成,改善骨组织学、力学与生物化学,提高肌肉收缩功能,具有抗炎和中枢性镇痛作用。用于骨质疏松症引起的疼痛、高钙血症、变形性骨炎。尚可用于转移性骨肿瘤、消化性溃疡、多骨性纤维性骨发育异常、肾性骨营养不良和椎管狭窄症。

【用法用量】　①骨质疏松性疼痛:每次 10U,每周 2 次肌内注射;②高钙血症:肌内注射每次 40U,2/d;③变形性关节炎:肌内注射每次 40U,1/d。

【不良反应】　恶心、呕吐、潮热,罕见过敏性休克。

【注意事项】　过敏体质及哮喘患者慎用,老年人酌情减量,孕妇、哺乳期妇女、新生儿无用药安全性经验。注射应避开神经干,应变换注射部位,不宜长期大剂量用药。

【制剂规格】　注射剂:10U/1ml。

羟乙膦酸钠(邦得林、Etidronate Disodium)[保乙]

【作用特点与用途】　对骨代谢有调节作用,能抑制骨吸收,防止骨质丢失。正常成人口服 20mg/kg,1h 后达血清药浓度峰值,24h 后为 $0.03\mu g/ml$,

$t_{1/2}$ 约 2h,连服 7d 无蓄积倾向。吸收率仅 6%。在骨、肾中浓度最高,尿中排出 8%～16%,粪中排出 82%～94%。用于原发性和绝经后骨质疏松症。

【用法用量】 口服:每次 200mg,2/d,两餐间服用,或遵医嘱。

【不良反应】 偶有腹部不适、腹泻、便软、呕吐、口炎、头痛、咽喉灼热感、皮肤瘙痒、皮疹等。

【注意事项】 ①本品须间隙、周期服药,服药 2 周后停药 11 周为 1 周期。停药期间须补充钙剂,然后又重新开始第 2 周期。长期服药须遵医嘱。②服药 2h 内,避免食用高钙食品(如奶制品、牛奶等)及含矿物质的维生素或抗酸药。③肾功能不全者、孕妇、哺乳期妇女均慎用。④出现瘙痒、皮疹等过敏反应时应停药。

【制剂规格】 片剂:200mg。

氯磷酸二钠(洛屈、Clodronate、Clodronate Disodium)^[保乙]

【作用特点与用途】 本品化学成分为氯甲双膦酸盐,属双膦酸盐类,为破骨细胞活性强效抑制药。二钠膦酸盐是许多动物模型的有效骨吸收抑制药,使骨骼更新的静息速率降低。骨膦对钙及骨骼矿物质具有强烈的吸附性,且主要分布在骨骼中,因而集中在骨组织发挥疗效,在一般的用药剂量范围内,骨膦不影响骨组织中矿物质的正常代谢,其潜在的抑制破骨细胞活性功能比羟乙磷酸钠(EHDP)高约 10 倍,而对骨矿化作用则无影响。在针对癌症引致的骨质溶解并发症状,能够发挥显著的直接疗效。骨膦胶囊的镇痛效果可见于用药后的第 2～3 天,若需要快速效果,可先用骨膦注射剂 2～5d,然后口服胶囊剂控制病情。人体静脉给药后,开始 $t_{1/2}$ 2h,48h 内 80%药物以原形随尿排出。骨膦的血浆蛋白结合率为 5%～7%,而对骨比组织的亲和力非常高。口服药的生物利用度低,并且受一同服下的含钙液体的影响。但其药动学研究未发现明显的剂量相关性改变。用于肿瘤引致骨痛,减少或减慢肿瘤引致溶骨性骨转移所引起的骨折,肿瘤引致高钙血症,减少或延缓肿瘤引致溶骨性骨转移的发生。

【用法用量】 方案 1:第 1 天按每千克体重 15～25mg 计算,用 500ml 0.9%生理盐水稀释 1500mg(即 5 支 5ml 骨膦安瓿),输注时间应超过 4h,停药 4 天;第 6～19 天,每日口服 1600～2400mg 骨膦胶囊或片剂,可分 2 次服用。在这段时间内,若骨痛、高钙血症得到缓解,可酌情减量至口服 800mg/d,分 1 或 2 次服用,作为第 1 个疗程。若情况尚未明显改善,或医师认为必要,可每月重复疗程;若病情明显改善,可以隔月重复疗程;若病人对骨膦针剂反应良好,可每月 1 次,每次输注 5 支。

方案 2:第 1～5 天,按每千克体重 3～5mg 计算,用 500ml 0.9% 生理盐水稀释 300mg(即 1 支骨膦针剂),控制在 3～4h 内输注完。第 6～19 天,口服 1600～2400mg/d 胶囊或片剂,分 2 次服用。若骨痛、高钙血症缓解,可逐步减至 800mg/d,分 1 次或 2 次服用,作为第 1 个疗程。若不如预期效果,医师可每月重复疗程。若症状明显改善,可以隔月重复疗程。若病人对骨膦针剂反应良好,可以只用针剂作为重复疗程,每月 1 次,每次输注 5d,每日 1 支(300mg)。

方案 3:第 1～14 天,口服 1600～2400mg/d,分 2 次,病情好转后可逐步减至 800mg/d,分 2 次服,作为第 1 个疗程。若病情控制不满意,医师可每月重复疗程。若病情明显改善,可隔月重复疗程。

【不良反应】　①口服本品初期,有可能出现腹痛、气胀和腹泻,偶见眩晕和疲劳,但继续服用可逐渐消失;在病情恶化时可见血清乳酸脱氢酶升高;②注射给药在剂量过大或过快时可引起肾功能受损。

【禁忌证】　暂时尚未发现任何禁忌证。对中度肾损害者肌酐清除率在 10～30ml/min 时,每日剂量应减半,低于 10ml/min 者应禁用。

【注意事项】　①应用本品期间应监测血细胞数、肾功能和肝功能;②静脉给药时一定要稀释后缓慢滴入,不要超量给药,肾功能不全者慎用;③一般不用于儿童和孕妇;④高血钙伴脱水者须先恢复体液平衡,然后再用本品;⑤本品可与二价阳离子构成复合物,故忌与牛奶、抗酸药和二价阳离子合用,以免降低活性。

【制剂规格】　胶囊剂:400mg。片剂:800mg。针剂:300mg/5ml。

骨宁注射液(骨欣肽)

【主要成分】　本品系从新生动物长骨中提取的多肽类活性物质,含有多种调节骨代谢的多肽生长因子,如骨生长因子(SGF)、转化生长因子(TGF)、骨钙素、骨源性生长因子(BDGF)等,尚含有有机钙、无机盐、微量元素和氨基酸,具有广泛的生物活性。

【作用特点与用途】　本品的主要药理作用:①调节骨代谢,刺激成骨细胞增殖,促进新骨形成;②镇痛、消炎,其作用温和持久且未见明显不良反应;③调节钙、磷代谢,增加骨钙沉积,增加骨钙含量,对于防治骨质疏松有重要作用。用于风湿及类风湿关节炎,各种骨质增生,颈椎病,骨质疏松及软骨病,退行性骨病,如股骨头坏死、肋软骨炎,促进骨折及骨科术后骨愈合。

【用法用量】　肌内注射:每次 4～10ml,2/d。静脉滴注:每次 10～20ml,溶于 200ml 生理盐水中,1/d,15～30d 为 1 个疗程,停药 1 周后可进行下一疗程。

【不良反应】　偶有发热、皮疹,应立即停药。

【注意事项】 本品不可与氨基酸类药物、碱性药物合用。

【制剂规格】 针剂:2ml。

帕米膦酸钠(阿可达、博宁、Pamidronate Disodium)^[保乙]

【作用特点与用途】 本品能强烈抑制破骨细胞活性,其作用强度为氯屈膦酸盐的 10 倍,羟乙双磷酸盐的 100 倍。其作用特点:①广泛分布于骨小梁表面,阻挡破骨细胞对骨的溶解;②抑制破骨细胞活性,降低羟磷灰石结晶的溶解度,稳定骨的界面,干扰趋化物质的生成;③抑制破骨细胞前体向破骨细胞转化。本品血浆 $t_{1/2}$ 为 0.8~2h,血浆蛋白结合率 54%,20%~55% 药物在 72h 后以原型从尿中排出。轻度肾功能损害者,其清除率与肌酐清除率相关。本品的骨结合率 50%,在骨中的 $t_{1/2}$ 300d。用于肿瘤骨转移所引起的过度溶解性骨破坏及其并发症。如骨痛、高钙血症、病理性骨折、佩吉特病的骨病变。

【用法用量】 每月 1 次,每次 30~90mg,加入生理盐水或葡萄糖注射液 250~500ml 中,静脉点滴 4h 以上。早期骨转移病人,每 4 周 60mg,静脉滴注每次 2h 以上。广泛骨转移病人或多发性骨髓瘤者,每 4 周 90mg,静脉滴注每次 4h 以上。肿瘤性高钙血症每次 30~90mg 静脉滴注。佩吉特骨病变每周 30mg 或 2 周 60mg,静脉滴注总剂量 180~210mg。

【不良反应】 可见一过性轻度发热、淋巴细胞减少,轻度低血钙和低磷酸盐血症。偶见静脉注射部位反应。一过性肌痛、胃肠道症状,罕见明显低血钙,原有肾功能障碍恶化、血小板减少症、癫痫发作、葡萄膜炎。

【制剂规格】 灭菌冻干粉针剂:30mg,附 1 安瓿注射用水 10ml,要求配制浓度为 3mg/ml。

阿仑膦酸钠(固邦、Alendronate Sodium)^[保乙]

【作用特点与用途】 本品为氨基二膦酸盐骨吸收抑制药,与骨内羟磷灰石有强亲和力,进入体内迅速与之结合浓集于骨骼中。本品是通过抑制破骨细胞的活性而抑制对骨的重吸收。正常骨重建吸收期一般持续 2~3 周,而本品在骨基质中与羟磷灰石结合滞留数年,但其药理作用只能持续 3 周。本类的第一代羟乙膦酸盐的不良反应是抑制骨的矿化,长期服用可致骨软化;本品却对骨矿化无影响,对骨吸收的抑制作用约为羟乙膦酸盐的 1000 倍。口服后主要在小肠内吸收,吸收程度很差,且食物和矿物质等可显著地减少其吸收。本品血浆蛋白结合率约 80%,血清 $t_{1/2}$ 短,吸收后药物 60%~70% 被骨组织迅速摄取,骨中达峰时间约 2h,其余部分迅速以原型经肾排泄,服药后 24h 内 99% 以上的体内存留药物集中于骨,本品在骨内的 $t_{1/2}$ 可能在 10 年以上。用于绝经后妇女的骨质疏松症。

【用法用量】　口服:每次 10mg,早餐前 30min 空腹服用,以 200ml 温开水送服。或遵医嘱。

【不良反应】　可见胃肠道反应,如恶心、腹胀、腹痛等,偶有头痛、骨骼肌痉挛等,罕见皮疹或红斑等。

【禁忌证】　对本品过敏者、低钙血症、孕妇、哺乳期妇女等均禁用。

【注意事项】　①服用本品前后不得饮食橘子汁、咖啡、牛奶、奶制品和含钙较高的饮料,以免减少本品的吸收;②服药后即卧床者可能引起食管刺激或溃疡性食管炎;③胃肠道功能紊乱、胃炎、十二指肠炎、溃疡病患者慎用;④婴幼儿、青少年不宜服用;⑤中、重度肾功能不全者不宜服用;⑥用本品前,须先治愈钙代谢和矿物质代谢紊乱,维生素 D 缺乏及低钙血症;⑦服本品半小时后方可考虑服用补钙药、抗酸药等药物,以防干扰本品治疗效果;⑧不推荐男性骨质疏松症使用。

【制剂规格】　片剂:10mg,双铝塑包装。

特乐定(Tridin)

【作用特点与用途】　本品为复方片剂。其氟离子直接作用于成骨细胞,刺激成骨细胞的分裂和活性,促进成骨细胞形成新的有机骨基质,钙盐促进骨基质矿化。用于原发性、继发性骨质疏松症。

【用法用量】　根据病情口服:每次 1 片,2～3/d,持续 3 个月以上。

【不良反应】　少数人大量服用 1 年以上出现下肢疼痛、踝关节痛,减量或停药可消失。偶见上消化道不适,减量或停药后自行消失。

【注意事项】　儿童及未成年人、孕妇、哺乳期妇女、严重肾衰竭、骨软化症、高钙血症、高钙尿症患者忌用本品。

【制剂规格】　片剂:每片含一氟磷酸谷酰胺 13.4mg,葡萄糖酸钙和枸橼酸钙各 500mg。

纳米钙(超微化碳酸钙、Chewable Calcium Carbonate)

【作用特点与用途】　本品是利用高能物理技术将碳酸钙超微化,即由轻质碳酸钙经离子态(物质第四态)迅速回到固态,碳酸钙晶型重组形成微细颗粒(经电镜证实,粒径在纳米量级)的超微粉体。微粉化(纳米化)的轻质碳酸钙,比表面积显著增大,溶解度增高,相应的人体吸收度增加:纳米钙咀嚼片对葡萄糖酸钙的相对生物利用度为 $138\% \pm 28.9\%$,其颗粒剂为 $121.3\% \pm 34.3\%$,因此增加了药效。用于补钙药。健康成年人钙的每日需要量为500~

800mg,我国人均每日钙摄入量为 300～500mg,故多数人有不同程度缺钙。本品用于治疗和预防钙缺乏症及引起的疾病,有助于骨的形成和预防骨质疏松。

【用法用量】 口服:500mg 咀嚼片,每日 1～2 片;250mg 颗粒剂,每日 1～2 袋;125mg 咀嚼片,每次 4～6 片,或遵医嘱。片剂可咀嚼或含服;颗粒剂用温开水搅匀冲服。

【制剂规格】 片剂:125mg,500mg。颗粒剂:每袋 250mg(以钙计)。

步长健骨钙片(碳酸钙咀嚼片、Calcium Carbonate Chewable Tablets)[保乙]

【作用特点与用途】 钙补充剂,能中和胃酸。纯碳酸钙片,不含过敏成分;不含钾、钠、糖及胆固醇,pH 接近中性,无胃肠道刺激,不含色素及防腐剂,每片含元素钙 540mg,每 12 小时 1 片即可完全补充每日所缺钙质,达到中国营养学会推荐的每日钙摄入标准 800～1200mg。能有效防治骨质疏松、佝偻病、骨质增生、骨折、怀孕期及哺乳期妇女缺钙等骨骼方面的疾病。健骨补钙。用于骨质疏松、小儿软骨病、骨折等。

【用法用量】 口服:咀嚼片,每次 1 片,2/d,或遵医嘱。

【不良反应】 偶有嗳气、便秘,与氧化镁同服或交替服用即可避免。

【禁忌证】 肾功能不全者慎用。

【制剂规格】 片剂:1.25g,含钙 540mg。

乐力胶囊(氨基酸螯合钙胶囊、Osteoform)

【作用特点与用途】 本品系由人体成骨所必需的钙及多种微量元素通过配位键与氨基酸形成螯合物,并辅以维生素 D$_3$ 和维生素 C 制成的复合剂。其主要成分氨基酸螯合钙及其他氨基酸螯合矿物质,均为可溶性有机矿物质,在酸性胃液及碱性肠液中均能稳定地溶解而不产生沉淀,其所含的钙及微量元素能在小肠绒毛上皮细胞主动转运氨基酸的同时被吸收入血,故具有很高的吸收率。由于氨基酸螯合钙在血浆中的持续解离,在体内形成一个长时间的释钙周期,故能提高组织细胞对钙的利用率。由于维生素 D$_3$ 可促进人体对钙的吸收和利用,维生素 C 和微量元素能促进骨基质生成,故本品能增强骨的功能。用于钙和微量元素缺乏引起的各种疾病,尤适用于防治骨质疏松症、儿童佝偻病、缺钙性神经痛、肌肉抽搐等;也可作为孕妇、哺乳期妇女和儿童钙、维生素 D$_3$ 的补充。

【用法用量】 口服:6 岁以上每日 1～2 粒,6 岁以下每日 1/2 粒,温开水送服。幼儿及吞服不便者,可打开胶囊冲服,或遵医嘱。

【注意事项】　肾功能不全者,血钙浓度过高者忌用。或遵医嘱。

【制剂规格】　胶囊剂:1g。每粒内含氨基酸螯合钙 523.6mg,抗坏血酸钙 145mg,磷酸氢钙 110mg,氨基酸螯合镁 167mg,氨基酸螯合锌40mg,维生素 D_3 200U,氨基酸螯合锰 8.2mg,氨基酸螯合钒0.1mg,氨基酸螯合硅 3.3mg,氨基酸螯合硼 0.9mg,每瓶 30 粒。

钙尔奇 D(Caltrate With Vitamin D Tablets)

【作用特点与用途】　补钙及维生素 D,以维持机体正常代谢对两者的需要。用于成人补钙。

【用法用量】　口服:每日 1～2 片,或遵医嘱。

【注意事项】　血钙浓度过高者忌用,避免儿童擅自取用。

【制剂规格】　片剂:每片含碳酸钙 600mg,维生素 D_3 125U。

L-苏糖酸钙(巨能钙、Calcium L-Threonate)

【作用特点与用途】　L-苏糖酸钙是体内维生素 C 代谢过程中重要物质,具有促进维生素 C 吸收的作用。本品口服后在体内以分子形态吸收,吸收率高达 95%,在体内缓慢释放钙离子。药效学实验证明,本品能增加骨钙量、骨密度和骨的强度,能逆转动物的负钙平衡。本品大部分可通过肠黏膜的被动扩散方式吸收,属不饱和吸收过程。钙的被动吸收量与摄入量成正比,摄入越多,吸收越多。借分子被动扩散方式进入血浆中的钙以小分子形式存在,增加了血总钙浓度,使总钙中小分子形式的钙所占的比例增大,即相对延长了进入血浆中钙代谢时间,血中分子态钙盐有适中的解离钙离子的能力,不仅延长了代谢时间,而且使血钙有充足的时间与骨钙等进行新陈代谢,故生物利用度高,补钙效果好。用于骨质疏松症、佝偻病等缺钙症。

【用法用量】　口服:预防儿童缺钙,每日 2 片;其他缺钙症酌情增减。

【制剂规格】　食品片剂:0.96g。

其他促进骨代谢药见表 18-1。

表 18-1　其他促骨代谢药

药物名称(制剂)	药理作用与适应证	备　　注
碳酸钙[保甲] Calcium Carbonate 片剂:0.5g,0.75g	钙补充剂、抗酸药,可减少骨折发生率,尚可用于低血钙	饭前服:0.5～2g,3/d。可合用维生素 D

续表

药物名称（制剂）	药理作用与适应证	备　注
葡萄糖酸钙[保甲] Calcium Gluconate 　针剂：1g/10ml 　片剂：0.25g，0.5g 　口服液：0.5g/10ml， 1g/10ml	促进骨骼和牙钙化，保持 神经与肌肉的正常兴奋 性，降低毛细血管通透 性，用于缺钙、抗过敏	①口服：成年人 0.5～ 2g，3/d；儿童：0.5～ 1g，3/d，饭前。②静 注：遵医嘱，参考说明 书
活性钙 Acitived Calcium 　片剂：125mg， 　150mg，250mg 　颗粒剂：50mg	有助于骨质形成，维持神 经传导和肌肉收缩，维 持毛细血管正常渗透 压，保持血液酸碱平衡。 用于健身补钙	成年人口服 2～6 片，3/ d；小儿口服颗粒剂： 50～250mg，3/d。饭 前或遵医嘱
维生素 D[保乙] Vitamin D 　胶丸：5000U，2.5 万 U 　滴剂：5000U/1ml 　注射液：5 万 U/1ml 注：如妊娠长期超大 剂量用药，则为 D 级	具有调节钙、磷代谢，促进 钙、磷在肠内吸收及骨 骼的正常钙化；尚促进 肾小管对钙的吸收。用 于防治佝偻病、骨软化 症、抽搐症、甲状旁腺功 能亢进引起的肾衰竭、 牛皮癣等症	预防维生素 D 缺乏症： ①口服：400～800U/ d；②佝偻病：2500～ 5000U/d；③骨 软 化 症：1000～4000U/d； ④抽 搐 症：2000～ 5000U/d；⑤参考说 明书，遵医嘱

氨基葡萄糖（奥泰灵、Glucosamine）[保甲]

　　【作用特点与用途】　本品通过刺激黏多糖的生化合成及增加骨骼钙质的摄取，提高骨与软骨组织的代谢功能与营养，亦能改善及增强滑膜液的黏稠度，增加滑膜液合成，提高关节润滑功能。本品可阻断骨关节的病程过程，防止疾病进展，改善关节活动功能，缓解关节疼痛，抑制及消退关节变性形成。口服后 90% 氨基葡萄糖被身体吸收，结合的氨基葡萄糖在 8h 左右达峰值，消除 $t_{1/2}$ 为 70h。用于治疗和预防全身各种关节的骨性关节炎，包括膝关节、肩关节、髋关节、手腕关节、颈及脊椎关节和踝关节等,可缓解和消除骨性关节炎的疼痛、肿胀等症状,改善关节活动功能。

【用法用量】 口服:每次 0.75g(1 粒),2/d,吃饭时或饭后服用,6 周为 1 个疗程或根据病情需要延长。每年重复治疗 2 个或 3 个疗程。

【不良反应】 此药耐受性好,偶尔会发生轻微的胃肠道不适,如恶心、胃灼热、腹泻,以及头晕、过敏等症状。

【禁忌证】 对本品过敏者禁用。孕妇、哺乳期妇女及儿童使用本品的安全性尚未有充分研究,故应慎用。

【药物相互作用】 本品可能会增加非甾体抗炎药(NSAIDs)如布洛芬的抗炎作用;与利尿药合用可能存在相互作用,同服可能需要增加利尿药的服用剂量。

【制剂规格】 胶囊剂:0.75g(以盐酸氨基葡萄糖计),每盒 10 粒、20 粒、30 粒。

姜酚胶丸(新捷络软胶囊、Gingerol Soft Capsules)

【作用特点与用途】 通过抑制花生四烯酸代谢过程中环氧化酶及脂氧酶而缓解炎症反应,改善肿胀、晨僵、肢体麻木、疼痛和恢复关节功能。本品口服的 t_{max} 为 0.5~1h,血浆蛋白结合率为 92.4%,静脉注射大鼠的 $t_{1/2\beta}$ 为 7.23min。用于急、慢性风湿性关节炎、类风湿关节炎、幼年型类风湿关节炎、急性痛风性关节炎、骨关节炎、强直性脊柱炎、软组织风湿症、肌腱炎、肩周炎等。

【用法用量】 饭后口服:每次 1 粒,3/d,维持量 1 粒/d。

【注意事项】 忌饮酒。

【制剂规格】 片剂、胶丸、胶囊,每盒 12 粒、30 粒、90 粒。

维骨力(硫酸氨基葡萄糖、Glucosamine Sulfate Capsules)[保甲]

【作用特点与用途】 本品是治疗骨性关节炎的特异性药物。维骨力的活性成分是天然的氨基单糖——硫酸氨基葡萄糖,刺激软骨细胞产生有正常多聚体结构的蛋白多糖,是一种具有生理性的必需物质。维骨力也可抑制损伤的酶如胶原酶和磷脂酶 A_2,并可防止损伤细胞的超氧化物自由基的产生。本品阻断骨性关节炎的病理过程,防止疾病进展,改善关节活动,缓解疼痛,且耐受性良好,选择地作用于骨性关节炎。全身所有关节的骨性关节炎(膝关节、髋关节、脊椎、肩、手、腕关节和踝关节等)。

【用法用量】 口服:每次 1~2 粒,3/d。饭时或饭后服用。持续服用 4~

12 周或根据病情需要延长。

【不良反应】 偶见有轻微短暂的胃肠道反应,如恶心、腹泻、便秘等。

【禁忌证】 对本品过敏者禁用。孕妇慎用。

【制剂规格】 胶囊剂:每粒胶囊含硫酸葡萄糖胺晶体 314mg(相当于含硫酸葡萄糖胺 250mg),每盒 20 粒。

玻璃酸钠(阿尔治、Sodium Hyaluronate、ARTZ Dispo)

【作用特点与用途】 可覆盖和保护关节软骨表面。改善关节挛缩,抑制软骨变性。改善病理性关节液,增加润滑功能,缓解疼痛,改善患者日常生活动作及关节活动范围。用于变形膝关节病、肩关节周围炎。

【用法用量】 一般成年人每周 1 次用 1 支,连续 5 次注入膝关节腔内或肩关节腔、肩峰下滑液囊或肱二头肌长头腱腱鞘内。可酌情增减剂量和用药次数。

【注意事项】 ①应消除关节炎后再用本品;②可有局部疼痛,本品准确注入关节腔后应使局部处于安静状态。

【制剂规格】 注射剂:1%,25ml,每盒 10 支。

祖师麻片(Zushima Pian)

【作用特点与用途】 本品主要成分为祖师麻甲素和祖师麻皂苷等,片心为棕色,味微苦。本品为纯中药制剂,药效缓和,疗效显著,服用方便。祖师麻甲素有镇痛作用,其镇痛作用的治疗指数为 20.9(磷酸可待因为 24.7),祖师麻甲素稍低于后者,但仍有一定安全幅度。祖师麻甲素对大鼠蛋清性及右旋糖酐性"关节炎"有明显抗炎消肿作用,比同剂量的水杨酸钠相比略强。祖师麻甲素甲基化后生成祖师麻素二甲醚,镇痛作用虽未加强,但协同戊巴比妥钠睡眠作用却明显增加。本品具有祛风除湿、活血化瘀、温中散寒、消炎止痛的作用,尚对金黄色葡萄球菌、大肠埃希菌、铜绿假单胞菌、福氏痢疾杆菌的生长具有抑制作用,对风湿免疫系统疾病的治疗具有显著疗效。用于风湿痹症、关节炎、类风湿关节炎;腰腿痛、关节、肌肉疼痛、颈椎病、坐骨神经痛、关节肿胀等症。

【用法用量】 口服:每次 3 片,3/d,20d 为 1 个疗程。

【制剂规格】 片剂:0.29g,0.30g。

复方骨肽注射液(谷强、Compound Ossotide Injection)

【作用特点与用途】 本品是由健康猪四肢骨与全蝎提取制成的复方灭菌

水溶液。含有丰富蛋白质和氨基酸,以及多种骨生长因子素活性肽类。具有益气活血、强筋壮骨、消炎止痛的功效。本品能调节骨代谢和生长,促进骨愈合及骨新生,对骨损伤、退行性骨病和骨代谢疾病具有良好疗效。能参与骨钙的吸收与释放,促进骨痂和新生血管的形成,调节骨代谢平衡,从而促进骨折愈合,对颈椎病、骨质疏松及风湿、类风湿关节炎有良好疗效。用于治疗风湿、类风湿关节炎及骨质疏松、颈椎病等,也用于骨折及骨科手术后骨愈合及骨新生。

【用法用量】　肌内注射:每次 2～4ml,1/d。静脉注射:4～10ml/d,15～30d 为 1 个疗程,也可在痛点或穴位注射。

【不良反应】　偶见发热、皮疹。

【禁忌证】　对本品过敏者、严重肝肾功能不全者禁用;孕妇禁用。乳母、儿童、过敏体质者慎用。

【药物相互作用】　本品不可与氨基酸类药物、碱类药物同时使用。

【制剂规格】　注射剂:30mg/2ml,每盒 10 支;75mg/5ml,每盒 10 支。

依那西普(Etanercept)

【作用特点与用途】　本品于 1998 年美国 FDA 批准上市以来,已成为全球 80 多个国家的风湿病如类风湿关节炎、强直性脊柱炎的有效生物制剂,是第一个以肿瘤坏死因子为标靶,不仅能够持续、有效缓解症状,甚至可以在病程早期阻止疾病进展。长达 17 年的临床研究证实,本品治疗类风湿关节炎、强直性脊柱炎等传统疗效不佳的疾病,治疗目标明确。用于活动性类风湿关节炎、银屑病及银屑病关节炎、幼年特发性关节炎、活动性强直性关节炎。

【用法用量】　皮下注射:①成人推荐剂量,每次 25mg,每周 2 次。注射部位可为大腿、腹部和臂。②儿童推荐剂量,每周 400μg/kg,最大剂量 50mg,分次皮下注射。

【制剂规格】　注射剂:12.5mg。

苯丙氨酯(强筋松、Phenpnobamate、Spantol)

【作用特点与用途】　有一定松弛肌肉和筋腱的作用。用于腰背、四肢肌腱炎、韧带损伤、肌紧张痛、神经痛及风湿性关节炎。

【用法用量】　口服:每次 0.2～0.4g,3/d。或遵医嘱。

【制剂规格】　片剂:0.2g。

重组人 II 型肿瘤坏死因子受体-抗体融合蛋白（普赛普、Recombinant、Yisaipu）

【作用特点与用途】 已知肿瘤坏死因子（TNF-α）是类风湿关节炎、银屑病、强直性脊柱炎等病理过程中的一个主要炎性介质，其参与调控的炎症反应可导致关节的病理改变。本品的作用是竞争性地与血中 TNF-α 结合，阻断它和细胞表面 TNF 受体结合，降低其活性。临床用于治疗中度及重度活动性类风湿关节炎，18 岁及 18 岁以上成年人中重度斑块状银屑病，活动性强直性脊柱炎。

【用法用量】 皮下注射，于大腿、腹部或上臂皮下注射，每次 25mg，每周 2 次。注射前用 1ml 注射用水溶解，溶解后密闭环境在 2～8℃冷藏 72h。

【不良反应】【注意事项】 ①常见不良反应：注射部位局部反应如红斑、瘙痒、疼痛、肿胀等；其他不良反应有头痛、眩晕、皮疹、失眠、咳嗽、腹痛、上呼吸道感染、血压升高、外周血淋巴细胞比例增多、鼻炎、发热、关节酸痛、肌肉酸痛、困倦、面部肿胀、转氨酶升高等。大部分无须处理。②同类不良反应还有诱发感染、自身抗体、肿性肿瘤等。③孕妇、哺乳期妇女忌用。④用药前仔细阅读药品使用说明书。

【制剂规格】 冻干粉针剂：12.5mg（1.25×10^6 AU）/2ml×1 支。25mg（2.5×10^8 AU）/2ml×1 支。

艾瑞昔布（恒扬、Imrecoxib、HengYang）

【作用特点与用途】 本品为非甾体抗炎药（NSAIDs），通过抑制环氧化酶（COX）发挥镇痛作用。艾瑞昔布 COX 的同工酶氧合酶-1（COX-1）和 COX-2 的抑制作用有选择性，对 COX-2 的抑制作用强于 COX-1，其对 COX-2 抑制作用的选择性强于吲哚美辛（消炎痛），略强于或相当于美洛昔康，但低于塞罗昔布（西乐葆）。临床单次服用 200mg，血中达峰浓度时间（T_{max}）约 2.71h，峰浓度（C_{max}）约 107 ± 71ng/ml，半衰期（$t_{1/2}$）约 19.1 ± 8.5h。临床用于缓解骨关节炎的疼痛症状。

【用法用量】 餐后口服：成人每次 0.1g，2/d，疗程 8 周。多疗程累积用药时间暂限定在 24 周内（含 24 周）。

【不良反应】【注意事项】 ①常见不良反应有上腹不适、粪便潜血、丙氨酸氨基转移酶（ALT）升高；少见腹痛、便秘、消化道溃疡、恶心、呕吐、胃灼热感、慢性浅表性胃炎、剑突下阵发性疼痛、胃糜烂灶、胃底/胃体出血点、皮疹、浮肿、胸闷、心悸、镜下尿、血清尿素氮（BUN）升高、白细胞下降、天冬氨酸氨基转移酶(AST)升高、尿蛋白阳性、尿糖阳性、尿红细胞阳性等。②有可能使严重心血管血栓事件、心肌梗死和猝死的风险增加,其风险可能是致命的。③用药前仔细阅读药品说明书,并注意服药后对身体的影响。

【制剂规格】　胶囊、片剂:0.1g,0.2g,50mg。

托珠单抗(雅美罗、Tocilizumab、Actemra)

【作用特点与用途】　本品为免疫球蛋白 IgG1 亚型的重组人源化抗人白介素 6(IL-6)受体单克隆抗体。可调节全身的生理和病理过程,如诱导分泌免疫球蛋白、激活 T 细胞、诱导分泌肝脏急性反应蛋白及刺激红细胞生成;还可能会影响宿主抗感染和恶性肿瘤的能力。目前临床用于治疗对改善病情的抗风湿药物(DMARDs)治疗答应不足的中到重度活动性类风湿关节炎的成年患者。常与甲氨蝶呤或其他 DMARDs 联用。2015 年 6 月获美国 FDA 突破性疗法资格并用于系统性硬化病(SSc)的全球 3 期研究(24～48 周皮肤增厚得到持续改善)。

【用法用量】　推荐剂量:成人按 8mg/kg,每 4 周静脉滴注 1 次。可与甲氨蝶呤(1 周服 1 次 7.5mg)或其他 DMARDs 药物联合应用。出现肝酶异常、中性粒细胞计数降低、血小板计数降低时,可将本品减至 4mg/kg;体重≥100kg 的患者,剂量不得超过 800mg。需有药疗专业人员以无菌操作方法将托珠单抗用 0.9%氯化钠注射液稀释至 100ml,静脉滴注 1h 以上。

【不良反应】　①较常见的不良反应有感染和侵染(上呼吸道感染、蜂窝织炎、口唇单纯疱疹、带状疱疹),胃肠道疾病(腹泻、胃炎),皮肤及皮下组织疾病(皮疹、瘙痒、寻麻疹),神经性头痛、眩晕;实验室检测异常如肝转氨酶升高、体重增加;②不常见的不良反应有憩室炎、口腔炎、胃溃疡、总胆红素升高等。此外尚有高血压、白细胞减少、中性粒细胞减少、高胆固醇血症、高三酰甘油症、水肿、超敏反应、咳嗽、呼吸困难、结膜炎、肾结石、甲状腺功能减退等的记录。

【药物相互作用】　与本品合用可影响血药浓度明显的药物有辛伐他汀、奥美拉唑、右美沙芬。

【制剂规格】　注射液:80mg/4ml×1 瓶(盒),2～8℃避光保存,不得冷藏。

恩利(Etanercept、Enbrel)

【作用特点与用途】　依那西普的活性成分是利用中国仓鼠卵巢(CHO)细胞表达系统产生的人肿瘤坏死因子受体 p^{75} Fc 融合蛋白。二聚体由人肿瘤坏死因子受体 2($TNFR_2/p^{75}$)的胞外配体结合部位与人 IgG_1 的 F_c 片段连接组成。分子量约 150kDa,包括 934 个氨基酸。

临床用于:①类风湿关节炎(RA):中重度活动性类风湿关节炎的成年患者对包括甲氨蝶呤(如果不禁忌使用)在内的 DMRD(改善病情的抗风湿药)无效时,可用本品联合甲氨蝶呤治疗,以改善关节功能。②强直性脊柱炎(AS)。

【用法用量】 ①治疗类风湿关节炎:推荐剂量 25mg,每周 2 次,或 50mg 每周 1 次。②强直性脊柱炎的用法用量同类风湿关节炎。③注射部位为大腿、腹部和上臂的皮下注射给药。每次注射部位与前次注射部位至少相距3cm。

【不良反应】【注意事项】 ①最常见不良反应为注射部位疼痛、肿胀、瘙痒、红斑和注射部位出血,感染、变态反应、自身抗体形成,发热等。②用药前应仔细阅读药品说明书。

【制剂规格】 粉针剂:25mg×2 支。

四烯甲萘醌(固力康、Menatetrenone、Glakay)

【作用特点与用途】 本品为维生素 K_2 制剂,有促进骨形成作用。服药后约 6h 达血药浓度高峰。如合用抗血栓形成的华法林等会使华法林降效。临床用于提高骨质疏松症患者的骨量。

【用法用量】 口服:成人按四烯甲萘醌计 15mg(软胶囊剂 1 粒),3/d,饭后服用。如果必须使用华法林的患者,应优先采用华法林治疗而停止使用本品。应进行凝血酶原检查,定期监测直至华法林达到维持浓度。

【不良反应】【注意事项】 ①不良反应发生率约 4.78%。可见胃肠道症状,如胃不适、腹痛、腹泻、恶心、口腔炎、食欲缺乏、消化不良、便秘、口渴、舌炎、呕吐等;皮疹、瘙痒;头痛、头晕;血压升高、心悸、转氨酶升高;浮肿、眼异常、关节痛等。②本品为脂溶性药物,空腹吸收差,宜饭后服。③用药前应仔细阅读药品说明书。

【禁忌证】 正在使用华法林治疗者禁用。

【制剂规格】 软胶囊剂:15mg×30 粒/盒。

非布司他(瑞扬、Febuxostat)

【作用特点与用途】 本品为 2-芳基噻唑衍生物,属黄嘌呤氧化物抑制药,分子式 $C_{18}H_{16}O_3S$,分子量 316.38。能通过抑制尿酸合成降低血清尿酸浓度。非布司他常规治疗浓度(40～80mg/d)下会抑制其他参与嘌呤和嘧啶合成的相关酶。口服 40～80mg/d 时,24h 平均血清尿酸浓度的降低率为 40%

～55%,单次给药终末半衰期($t_{1/2}$)5～8h,吸收率约49%以上,血中达峰浓度时间1～1.5h,且不受食物因素影响。血清蛋白结合率约99.2%;其少量原型和大量代谢物约49%经尿液排泄,约45%经粪便排泄。临床用于痛风患者高尿酸因症的长期治疗。但不推荐用于无临床症状的高尿酸血症。

【用法用量】　口服:每日仅口服1次40mg或80mg。如果40mg/d连用2周后,血尿酸水平仍不低于6mg/dl(约360μmol/L),建议剂量增至80mg/d,一次服用。

【不良反应】【注意事项】　①常见不良反应有肝功能异常、恶心、关节痛;少见有特发性血小板减少性紫癜、白细胞增多/减少、中性粒细胞减少、全血细胞减少、脾大、血小板减少;心绞痛、房颤、房扑、心脏杂音、心电图异常、心悸、心律不齐或异常;消化系统反应;虚弱、水肿、带状疱疹等;也有少见的精神、泌尿生殖和呼吸系统方面的记录和试验资料。②应注意痛风发作,心血管事件(包括心血管死亡、非致死性心肌梗死、非致死性脑卒中)的概率较高;对肝的影响(转氨酶升高约3倍以上);继发性高尿酸血症等。③孕妇、哺乳妇女忌用。④注意药物相互作用,用药前仔细阅读药品说明书。⑤在治疗期间建议减少海鲜、瘦肉等高蛋白的摄入量。

【禁忌证】　正在接受硫唑嘌呤、巯嘌呤治疗的患者禁用。

【制剂规格】　薄膜衣片:40mg,80mg,均10片/盒。

第 19 章　降低医院感染用消毒药

　　医院感染亦称医院获得性感染或院内感染,即发生在医院的感染,包括一切在医院活动的人群,如住院病人、门诊病人、医院工作人员、陪住者及探视者。但门诊病人和探视者在医院中停留时间较短,陪住者在医院的时间不确定,即使在医院受到了感染,也很难发现。所以除明显者外,一般不是医院感染的研究对象,而主要的对象是住院病人和医院工作人员。

　　世界卫生组织(WHO)1983—1985年在4个洲的14个国家47所拥有250～750张病床的医院进行了医院感染患病率的调查:各国的患病率在3‰～20‰,平均为9‰。我国也参与了这项调查,患病率为8.4‰。我国16所医院1987年11月至1988年10月医院感染监测资料显示的发病率为9.72‰。如果按1989年卫生部统计的数字,全国住院病人约5000万人,其中发生医院感染约500万例。这是一个相当大的数字,它不仅给国家带来巨大的医疗费用支出,给医院增加了大量的工作,也增加了病人的痛苦,甚至造成死亡。

　　针对医院感染的3个环节即感染源、传播途径、易感者,可采用热力灭菌法、辐射消毒灭菌法、化学消毒灭菌法。这3个方法各有优缺点和互补性。本书只论述化学消毒灭菌法。

　　根据化学消毒剂对微生物的杀灭作用强弱,可分为高效消毒剂,即能杀灭包括细菌芽胞、真菌孢子在内的各种微生物,因而又称之为灭菌剂;中效消毒剂,能杀灭除细菌芽胞以外的各种微生物;低效消毒剂,只能杀灭细菌繁殖体和亲脂类病毒,对真菌也有一定作用。

　　化学消毒剂的杀灭效果不如热力消毒可靠,因此多在不适用热力消毒时才使用化学消毒剂。常用消毒剂的消毒效能与重要特性如表19-1所示。

表 19-1 常用消毒剂的消毒效能与重要特性

消毒剂	消毒剂浓度	消毒水平	G⁺细菌	G⁻细菌	结核杆菌	亲脂病毒	亲水病毒	真菌	细菌芽胞	腐蚀作用	有机物拮抗	对皮肤刺激	对黏膜刺激
乙醇	70%~75%	中	+	+	+	+	尚好	+	-	-	+	-	+
苯扎溴铵	1:750	低	+	尚好	-	+	+	+	-	-	+	-	
氯己定	0.1%~0.5%	低	+	尚好	-	+	+	+	-	-	+	-	
过氧乙酸	0.2%~0.4%	高	+	+	+	+	+	+	+	+	+	+	+
含氯制剂	1/万~10/万	高—中	+	+	+	+	+	+	+	+	+	+	+
碘酊	2%	高	+	+	+	+	+	+	+	-	+	轻度	+
聚维酮碘	0.75/万~5/万	中—高	+	尚好	尚好	+	+	+	尚好	-	+	轻度	+
煤酚皂溶液	2%~5%	低	+	+	-	+	+	+	-	+	+	轻度	+
戊二醛	2%	高	+	+	+	+	+	+	+	-	+	+	+
过氧化氢	3%~25%	高	+	+	+	+	+	+	+	+	+	+	+
福尔马林	7.5%~20%	高	+	+	+	+	+	+	+	-	+	+	+
甲醛	25~50ml/m³	高	+	+	+	+	+	+	+	+	+	+	+
环氧乙烷	4.5/万~8/万	高	+	+	+	+	+	+	+	+	+	+	+

环氧乙烷(氧化乙烯、Oxirane)

【作用特点与用途】 气体灭菌剂,在室温(25℃)下能有效地杀灭致病微生物。它杀灭细菌芽胞的浓度与时间为:88.4mg/L 为 24h,442mg/L 为 4h,884mg/L 为 2h。本品对物品的损害小,不损坏金属、棉毛、橡胶、合成纤维,但可损坏赛璐珞制品。本品穿透力强,能穿透纸张、塑料薄膜等包装材料。环氧乙烷适用于不耐湿热的物品、精密器械的灭菌。塑料、橡胶、水液等可吸收大量环氧乙烷,降低作用浓度,使杀菌效果下降。

温度升高可加强环氧乙烷的杀菌作用。如温度每增加 10℃ 灭菌率可增加 2.74 倍。浓度愈高,杀菌所需时间愈短。在一定温度范围内环氧乙烷浓度增加 1 倍,可缩短消毒时间约一半。但超过 400mg/L 后,消毒效果不再有明显增加。相对湿度对熏蒸消毒效果影响很大,小型物品以 30%～50% 为宜,对大型物品容积超过 $0.15m^3$,要求的相对湿度较高。在 60%～80%,过湿因水解反应,可损耗环氧乙烷,过于干燥,有机物质形成硬壳,可妨碍环氧乙烷穿透,增加消毒的困难。

【用法用量】 本品气体灭菌方法有多种。大型物品可用塑料篷幕法,小型物品可用丁基橡胶袋法、保温瓶法。真空式环氧乙烷消毒柜有自动控温、控湿、抽气与定时功能,可供医院使用。消毒过程是:①将物品放入消毒柜内,关闭后加温(至 60℃)与抽气(至 $-0.4kg/cm^2$)。②关闭抽气泵与抽气阀,切断电源,通入环氧乙烷,投药量一般为 $1.2kg/m^3$。③至规定时间(2.5h)后,将柜内气体抽入排水管或下水道,或将气体送入烟囱。④将滤过空气注入柜内使恢复常压,反复抽气与注入空气数次,以促使环氧乙烷排出。灭菌物品取出后,仍必须通风散气,一般敷料需通风 1h 以上,橡皮手套需 2～4h,聚氯乙烯体外循环袋则需要 15～30d。若置特制环氧乙烷清除柜中,用过滤热空气(50～60℃)通风,6h 可使消毒物品(包括橡胶管、硅胶管)的药物残留量降至规定标准(万分之 0.25)以下。

环氧乙烷消毒适用于下列物品:卧具、石膏绷带、塑料制品、各种手术器械、导管、内镜、橡皮手套、注射器、针头、麻醉用具及各种一次性使用医疗用品等。

【注意事项】 ①本品为易燃易爆有毒气体,操作人员必须严格遵守安全守则,特别应加强工作环境通风,防止药物撞击与受热,消毒现场不得有明火作业。②消毒时,应注意环境的温度与湿度,勿超过规定范围。应尽量为其穿透创造条件,如注射器将芯子抽出,干涸于物体表面的有机物应予以湿润或清除。③经常检查有无漏气,工作人员 8h 的时间重量积(TWA)安全标准为

1/100万（这比 1971 年的标准减少 50 倍）。④每次消毒时,应进行效果监测及评价。

过氧乙酸(过氧醋酸、Peracetic Acid)

【作用特点与用途】　遇有机物放出新生态氧而起氧化作用,是一种强氧化剂高效灭菌剂。0.025%浓度在 1min 内能杀灭各种细菌繁殖体与皮肤癣菌;0.04%浓度 5min 能杀灭脊髓灰质炎病毒、腺病毒、柯萨奇病毒等。对乙型肝炎病毒(HBV)也有效,0.5%浓度与部分纯化 HBV 作用 10min,DNA 聚合酶(DNA-P)被灭活;0.2%浓度与 HBsAg 血清作用 30min,可破坏 HBV。0.5%浓度 10min 可杀灭细菌芽胞。市售品浓度为 20%左右,无色透明液体,弱酸性,有刺激性酸味,易溶于水,腐蚀性强,有漂白作用。高浓度原液在无金属离子时较稳定,浓度高于 45%的原液经强烈碰撞或加热可爆炸。稀释后消毒液很易分解,应现用现配。

【用法用量】　①浸泡法:凡能耐低浓度过氧乙酸(一般为 0.2%～0.5%)的物品,都可用此法(表 19-2),如餐具、衣服、毛巾、医护用品、玻璃器皿、陶瓷或搪瓷制品、塑料橡胶制品等。大型物品可用擦拭法或喷雾法。0.2%浓度可用于浸手消毒,作用时间 2～3min,消毒效果很好,杀菌率达 99.99%。②喷雾法:用产生细雾粒的喷雾器,如医用 JM-2 型气雾喷枪(雾粒直径<30μm),使过氧乙酸溶液的雾粒均匀分布于室内空间,然后雾粒覆盖在物体表面而达到消毒要

表 19-2　过氧乙酸溶液消毒的浓度与方法

消毒对象	处理方法	药物浓度(%)	作用时间(min)
皮肤、手	擦拭、浸泡	0.2	1～2
体温计	洗净后浸泡	0.5	15～30
搪瓷用品	同上	0.2	30
便器	同上	0.2～0.5	30～60
服装	喷洒	0.1～0.3	30～60
	浸泡	0.04	120
污染表面	喷洒、擦拭	0.2～1	30～60
餐具	洗净、浸泡	0.5～1	30～60
水果	洗净、浸泡	0.2	10～30
室内	熏蒸	1～3g/m³	60～90

求(对细菌芽胞的杀灭率达99.9％以上)。这种方法可用于病室、无菌实验室、临时采血室、救护车、食品间等的消毒。③熏蒸法:关闭门窗,用耐酸容器(玻璃皿、陶瓷或搪瓷)盛药,剂量0.75～1g/m³,加适量水稀释,用电炉或其他热源,熏蒸60min,对室内表面或空气均能达到消毒。消毒温度(20±2)℃为宜。

【注意事项】 ①高浓度过氧乙酸有强腐蚀性和刺激性,配制时勿溅及眼、皮肤、衣服;②原液应盛于聚乙烯瓶内,盛器不超过4/5,阴凉通风处贮藏;③稀释时应用无离子水或清洁软水配制,用带盖塑料容器盛装,常温(15～25℃)下不超过2d,4℃时不超过10d;④金属器材与纺织品经消毒后应尽快用清水洗净,以防腐蚀或漂白;⑤应定期测含量并按实际过氧乙酸的含量计算和配制。

聚维酮碘(碘伏、吡咯烷酮碘、Iodophor、PVP-I、Wescodyne)

【作用特点与用途】 本品为碘载体的不定型络合物,其中表面活性剂兼有助溶作用,碘在水中可逐渐释放,以保持较长时间的杀菌作用,聚维酮碘中有80％～90％的结合碘可解离成游离碘,浓度大,杀菌力强,无味,无刺激性,无致敏性,毒性低,为广谱杀菌剂,能杀灭病毒、细菌、芽胞、真菌、原虫。在0.15/万的浓度下,1min内能杀死各种细菌的繁殖体,杀死结核杆菌需要较长时间,杀死真菌需要1.5h,对芽胞则需要更长时间。在1.5/万的浓度下,10min即能破坏乙肝表面抗原(HBsAg)。在消毒浓度下,本品通常为红色或琥珀色,当浓度下降为0.1/万以下时,变为白色或淡黄色,失去杀菌活性。用于皮肤消毒、烫伤、滴虫性阴道炎、化脓性皮肤炎症、皮肤真菌感染、餐具和食具消毒。

【用法用量】 冲洗用0.1％溶液,治疗炎症或溃疡用5％～10％软膏或栓剂,餐具或食具消毒用0.05％溶液浸泡5min。

【禁忌证】 对碘过敏者,烧伤面积>20％者禁用。

戊二醛(Glutaral、Glutaraldehyde)

【作用特点与用途】 为无色或浅黄色油状液体,味苦,有弱甲醛味,但挥发性低,18℃时密度为0.9945。沸点为187～189℃(分解)。溶于水和醇,溶液呈微酸性(pH 4～5),在4℃时稳定。市售戊二醛为25％～50％(W/V)溶液。本品对橡胶、塑料、透镜及其接合剂、金属器械等大多数物品无腐蚀性,长期浸泡不影响金属的锋利。穿透力强,有机物对杀菌力影响较小。因此是较好的各种精密仪器、内镜的消毒剂。但对皮肤、黏膜均有刺激性。本品的碱性水溶液有较好的杀菌作用,当 pH 为 7.5～8.5 时作用最强,可杀灭细菌繁殖体、芽胞、真菌、病毒(包括 HBV),作用较甲醛强 2～10 倍,是一种较好的灭菌剂。1.5％碱性水溶液(加入 0.3％碳酸氢钠,将 pH 调为 7.7～8.3),在 20℃下,可杀灭金黄色葡萄球菌、化脓链球菌、肺炎双球菌、大肠埃希菌、铜绿假单胞菌等繁殖体,作用时间只需 1～2min;杀灭真菌所需时间相同。其 2％的碱性水溶液杀灭结核杆菌的作用时间需 30min 以上;杀灭各种病毒如脊髓灰质炎病毒、柯萨奇病毒、牛痘病毒、腺病毒、流感病毒、乙型肝炎病毒等需作用10min;杀灭细菌的芽胞则需 3h 左右。2％碱性异丙醇水溶液(70％异丙醇加0.3％碳酸氢钠),能在数分钟内杀死结核杆菌,于 2～3h 杀灭枯草杆菌、短小杆菌、破伤风杆菌、产孢杆菌等的芽胞,可用于消毒内镜、温度计、橡皮、橡胶与塑料制品及不能用加热法来消毒的各种医疗器械。

【用法用量】　①碱性戊二醛水溶液或异丙醇溶液(浓度为 2％,pH 7.5～8.5);对细菌繁殖体作用时间为 10～20min;对细菌芽胞为 4～12h。用于消毒不宜加温的内镜等器械。配制好的 2％碱性水溶液在室温下经 14d 后,杀菌作用即明显减退。②酸性强化戊二醛液:是在 2％戊二醛溶液中加入某些非离子型化合物作为强化剂配制而成。所加强化剂既有稳定作用,又有协同增效作用。该液 pH 3.4,较稳定,可保存 18 个月,杀菌效能不减。因而用法与碱性戊二醛相同。唯一缺点易导致金属器械生锈。③人造心脏瓣膜消毒液:为0.65％消毒液,pH 7.4,与血液相似,系磷酸盐缓冲液,每 100ml 中 $KH_2PO_4$1.82g,$Na_2HPO_4 \cdot 12H_2O$ 19.10g。④戊二醛气体:用于密闭空间的内表面熏蒸消毒,因其不易在物体表面聚合,故优于甲醛。用于微生物操作防护箱的消毒,每升容积蒸发 10％溶液 1.06ml,在室温下,相对湿度＞75％时,使之密闭过夜,即可达到消毒目的。

【注意事项】　①对皮肤与黏膜的刺激性较小,可重复使用,但也可使皮肤出现过敏反应。2％碱性水溶液对眼黏膜的刺激作用轻于 4％甲醛溶液,对人体组织具有中等毒性。②各种物品消毒后,放置 2h 以上未用时,需重新消毒后再使用。③戊二醛可以凝固蛋白,但悬液中存在有 20％血清,对其杀菌效果影响不大。④温度增加,杀菌效果增强,但温度系数较甲醛低。溶液 pH9 以上时,可迅速聚合。⑤其碱性溶液对光学仪器无损害,但对铝制品可产生腐蚀作用。

【制剂规格】　25％溶液,塑料或玻璃容器。

消洗灵(氯化磷酸三钠、Chlorinated Sodium Phosphate)

【作用特点与用途】　对甲型肝炎病毒、乙型肝炎表面抗原、大肠埃希菌、蜡样杆菌、副霍乱弧菌及金黄色葡萄球菌等有彻底的杀灭作用,对性病病毒也有预防作用,同时具有去垢、漂白、净水等多种优异功能。可作为消毒洗衣粉的主要添加剂。宾馆、饭店、食品加工和酿酒、饮料包装;食堂用具和餐具的消毒和洗涤;游泳池水及各种水质的处理;医院玻璃器皿、床单、被褥、工作人员手、便器、痰盂的除垢消毒及医院污水处理;蔬菜瓜果的消洗保鲜;农村家禽、牲畜圈的消毒。本品均按 5% 次氯酸钠含量计算,用量大,时间长,效果愈佳。对有色织物须按规定使用。在常温下性质稳定可保存 2 年,有效成分不低于95%。如有结块也不影响消洗效果。适用范围见表 19-3。

【用法用量】 根据不同的消洗对象,将消洗灵配在不同浓度的水溶液进行擦拭、喷雾、浸泡消毒。配制用水可用新沸凉开水、去离子水和蒸馏水。具体用法如表 19-3 所示。

表 19-3　消洗灵的用法用量及作用时间

适用范围	药物浓度及用量(g/L 水)	作用时间(min)
肝炎病人餐具及容器	5～7	2
床单、被褥、衣服	10L 水加消洗灵 20g	5
饮水、游泳池水	0.1～0.2	30～60
洗衣粉添加剂	10%～15%计算	
水果、蔬菜	0.7～0.9	
性病人员衣服	5	10～30
家禽、牲畜圈	3～5	10～30

【注意事项】 消洗灵为固体性含氯消毒剂,需消毒时现用现配成所需要浓度的水溶液。本品有较强漂白及腐蚀性,对有色织物及皮肤消毒须按规定使用。金属器械消毒后需用水冲净。

【制剂规格】 塑料袋装,每袋 500g,每箱 20 袋。

氯溴异氰酸(氯溴三聚异氰酸、691 饮水消毒剂、Chloro-Bromotr- iisocyanic Acid)

【作用特点与用途】 本品及其他氯化异氰尿酸类消毒药的杀菌谱较广,对细菌繁殖体、病毒、真菌孢子及细菌芽胞等都有较强的杀灭作用。其 pH 均偏酸,能保持次氯酸的较高浓度,因此其杀菌作用优于氯胺 T 和漂白粉。临床上可用于局部抗感染,也可用以处理污染物品和粪便等排泄物,还可用于饮水消毒、配制去垢消毒剂、去污粉和餐具洗涤液等。

【用法用量】　①喷洒消毒:可用于病室的墙壁、地面及用具、器械等的消毒。如为病室,每 100m² 用 0.5％～1％ 药液 25L(临床新配),喷洒后保持湿润 0.5h,即可达到消毒目的(对病毒效果不好)。②烟熏消毒:对于喷洒消毒不便或不彻底者,可采用本法。每立方米空间用防消散 5g,与 1/2 量的助燃剂(如焦糖)混合后点燃于室内,密闭门窗 2～12h 后,敞开门窗通风即可。③干粉处理:可用于含水分较多的排泄物或潮湿地面的消毒。用量可按排泄物量的 1/15～1/10 计算。处理时应略加搅拌,待 2～4h(必要时可延长 6～12h)后再消毒。④去垢消毒:将本类药物 8～30g 与十二烷基苯磺酸钠 1～5g,加水至 100ml 去垢消毒。⑤餐具洗涤:本类药物 1～3g 与十二烷基苯磺酸钠1～3g,加水至 100ml 洗涤餐具,对人体健康无害。

【注意事项】　由于本类药物都具有腐蚀和漂白作用,故喷洒消毒时应戴好口罩、手套等防护用品。如喷于纺织物或金属器械上时,应于消毒后用水冲洗干净,以防止其腐蚀和漂白。烟熏消毒时由于穿透力较差,故消毒的用具应事先洗刷干净,晾干后方可消毒。如用硝铵类易燃物作助燃剂,应临用时混合,以免发生自燃或爆炸。

甲酚磺酸(煤酚磺酸、Cresol Sulfonic Acid)

【作用特点与用途】　本品是一种杀菌力强、溶解度高、毒性较小的杀菌消毒剂。由于酚类用作消毒剂对环境有一定影响,故低毒高效的酚类消毒剂的研究受到重视。甲酚经磺化后,降低了毒性,提高了水溶性,甲酚磺酸的杀菌力较煤酚皂溶液强。其 0.1％ 溶液的消毒使用与 70％ 乙醇、0.1％ 过氧乙酸、3％ 煤酚皂溶液相当。因其水溶性良好,故能配制多种制剂供临床及医院环境消毒使用。

【用法用量】　外用消毒。

【制剂规格】　常用浓度为 0.1％,可代替过氧乙酸用于环境消毒。①甲酚磺酸钠溶液:可代替煤酚皂溶液洗手,洗涤和消毒器械及用具等;②甲酚磺酸烷基磺酸钠皂溶液:可用于公共场所,洗涤毛巾,消毒浴池,理发刮脸兼有肥皂与消毒剂的滑润清洁作用,且无刺激性,可防治头癣、脱发、头皮过多症。

"84"消毒液(84 disinfectant)

【作用特点与用途】　本品是一种高效、速效、广谱、无毒、杀菌及去污力很强的新型含氯消毒剂,对细菌芽胞、甲型肝炎病毒、乙型肝炎病毒、艾滋病病毒、脊髓灰质炎病毒等均有很强的杀灭作用。适用于餐具、饮具、食品容器、瓜果蔬菜、非金属器皿、器械设备、家具、衣服、地面、墙壁、环境等的消毒。

【用法用量】 ①餐具:1:500～1:200 溶液加 0.1％增效剂。作用时间 5min(刷洗或浸泡),消毒前应先去残渣,消毒后再用清水冲洗。②食品容器、加工工具:1:500 溶液洗刷或浸泡 2～5min,消毒前去残渣,消毒后再用清水冲洗。③瓜果、蔬菜:1/500 溶液洗消 2～5min 后,用清水冲洗干净即可食用。④家具、浴池、地面:1:500～1:200 溶液,2～5min。⑤白色衣物:1:500～1:200溶液,5～10min。⑥病人血及排泄物、严重污染物和环境:用 1:20 溶液浸泡 10～20min。

实践表明,上述各物品的消洗,配 100L 药液,可洗涤消毒餐具 400～600 件。25g 原液加水 12.5L;500g 原液加水 250L,配成的药液即可消毒洗涤。应一次性消毒洗涤,现用现配。

【注意事项】 本品为外用洗消液。高浓度对皮肤、金属器械和带色纺织物有腐蚀和脱色作用。

氯己定(双氯苯双胍己烷、灭菌王、Swashes)

【作用特点与用途】 本品为含氯高效消毒剂,对病原体的消毒杀菌谱广,能直接杀灭细菌繁殖体、病毒、真菌孢子及部分细菌芽胞。适用于:①医院医护人员特别是手术前医护人员手部等皮肤及器械消毒;②公共场所如医护急救室、病室、卫生间、浴室、游泳池、公共车辆消毒;③办公室及家庭物品、用具,宾馆、饭店餐具,瓜果蔬菜的洗涤和消毒。

【用法用量】 ①一般手部消毒:清水湿润手部,用 3～5ml 的 1.8％本品搓揉 1min,注意指甲清洁,冲净污沫,拭干。②术前手术部消毒:清水湿润手和前臂,用 3～5ml 1.8％本品搓揉 3min,用刷子清洁指甲,自来水冲净污沫,无菌巾拭干,再用少许本品在手及前臂涂抹一层,形成灭菌屏障,可持续灭菌 4～6h。③手术器械消毒:浸泡、洗涤均可 3～5min 去垢同时完成。用于菌水冲净,方能使用。④一般皮肤表面、过敏性皮肤炎症,或由细菌、真菌、病毒引起的皮肤炎症,可用 1％、1.8％(W/V)清洗擦拭。⑤金融、财贸、会计人员接触钞票、账目、单据或上下班时,将 1％或 1.8％本品倒入海绵池内直接供洗手消毒用。⑥宾馆、银行、商界、酒楼(饭店)、家庭用具、浴缸、厕所或公共交通工具座位可直接用本品擦拭或喷雾消毒。并可杀灭甲及乙型肝炎病毒、地面(毯)痰迹中的病原体,除去其他令人不快的气味。⑦瓜果蔬菜可用本品适量,于水中清洗,再用清洁自来水(饮用水)冲净便可。

【注意事项】 勿与肥皂、甲醛(福尔马林)、红汞(红药水)、硝酸银合用,不能长期浸泡有黏合剂的医疗设备。只供外用,勿喷入眼中或直接喷雾到食物上;放在儿童不易接触处。

【制剂规格】　①医院消毒用:含氯己定 1.8%(W/V),每瓶 500ml;②办公室及家庭用品、手及皮肤消毒:含氯己定 1%(W/V),每瓶 500ml;③杀菌除臭喷雾消毒:每瓶附有喷雾装置,500ml。

二溴海因(Dibromohydrantion)

【作用特点与用途】　本药经水解成次溴酸、释放出活性溴而杀菌,具有强力杀灭细菌、真菌、病毒之效;且有杀灭水体不良藻类的功效,可用于人类及鱼、虾、蛙、甲鱼等水产养殖中各种疾病的预防和治疗;游泳池消毒、水果保鲜和工业用循环水灭藻,以及日常生活消毒等。曾经是"非典"时的消毒剂。

【用法用量】　地面、墙壁消毒用含有效溴 500～1000mg/L 的二溴海因溶液喷雾;水泥墙、石灰墙用量为 100ml/m²,其喷洒量不宜超过吸液量,地面喷液量为 200～300ml/m²。患者用过的餐(饮)具,污染过的衣物,用含有效溴 250～500mg/L 的二溴海因溶液浸泡 30min,再用清水洗净。

【注意事项】　①气温较低时消毒速度变慢;②除不锈钢外,本品对金属制品和化纤品有一定腐蚀性。

【制剂规格】　粉剂:活性溴含量 54%～55%。

氯羟二苯醚(Triclosan)

【作用特点与用途】　其杀菌作用与氯己定类似,比季铵盐类作用略强,对耐甲氧西林金黄色葡萄球菌的杀灭作用比氯己定强,但对铜绿假单胞菌效果不如氯己定。本品可直接作用于微生物细胞壁,破坏细胞壁的通透性,使细胞内容物外漏或有害物质渗入而死亡。对细菌繁殖体有较强的杀灭作用,对革兰阳性细菌比革兰阴性菌作用强,对真菌也有明显杀灭作用。

【用法用量】　先用少量乙醇将其溶解,然后用灭菌用水稀释成 0.5%～1.0%溶液消毒。①皮肤黏膜消毒:0.5%～1.0%乙醇溶液,直接浸泡冲洗或擦拭。②表面消毒:0.5%～1.0%水溶液,适宜怕腐蚀表面的消毒。③口腔黏膜消毒:0.5%水溶液,漱口、涂搽或冲洗。以上溶液最好临用现配,室温应用不超过 24～36h。偶有皮肤过敏现象。

【制剂规格】　乙醇溶液:0.5%;0.7%。水溶液临用现配。

邻苯二醛(Phthalaldehyde)

【作用特点与用途】　本品有戊二醛优良的杀灭微生物的特点和腐蚀性低的优点,尚无戊二醛刺激性、毒性、使用浓度高和作用时间长的缺点,是一种较好的戊二醛代用品。可有效杀灭细菌繁殖体、结核分枝杆菌、真菌、芽胞杆菌；可灭活肝炎病毒 HBV 和 HCV 及艾滋病毒 HIV 等。主要用于内镜消毒。

【用法用量】 0.5%灭菌水溶液浸泡 30min。

【制剂规格】 溶液剂:0.5%;最好临用现配。

洗消净(Glutaral)

【作用特点与用途】 由含氯量不低于 5%的次氯酸钠和 40%十二烷基磺酸钠溶液等量混合配制而成。对细菌、芽胞、病毒均可杀灭,为广谱、高效、快速的杀菌剂。使用范围广泛,可供医疗器械及各种用具、餐饮器具、用具,传染病患者用具、内衣裤及排泄物等消毒。

【用法用量】 ①茶具、餐具等用含有效氯 0.15‰~0.25‰溶液浸泡 2min;②食品、厨房用品用有效氯 0.15‰~0.3‰溶液洗刷;③浴池、厕所、便盆等用有效氯 0.2‰溶液刷洗;④地面、家具、汽车等用有效氯 0.2‰溶液擦拭;⑤生鱼、生肉用有效氯 0.005‰~0.01‰溶液洗泡;⑥蔬菜、水果等用有效氯 0.004‰~0.005‰溶液洗涤;⑦痰、粪、血污物等用含有效氯 1%溶液搅拌 10min。

二氧化钛(Titanium Dioxide)

【作用特点与用途】 有吸收紫外线及止氧作用。可用于光感性皮肤病及皮肤瘙痒。一般常用其软膏外用涂搽患部即可。

【制剂规格】 复方二氧化钛软膏(含二氧化钛 5%)。

铬酸(三氧化铬、Chromic Acid)

【作用特点与用途】 为腐蚀收敛剂。用于治疗慢性宫颈炎,鼻或口腔出血点。

【用法用量】 治疗宫颈炎,用溶液剂涂患部,1/d,共 2 次。治疗鼻、口腔出血点,用其灭菌结晶粉烧灼后敷于患部。

【制剂规格】 溶液剂:20%~100%;结晶粉剂。

注:依沙吖啶(利凡诺、雷佛奴尔)、氯己定、碘、羟苯乙酯、三氯叔丁醇、过氧戊二酸、氯化磷酸三钠、二氧化氯等也有较好外用消毒防腐作用,从略。

第 20 章 诊 断 用 药

　　诊断用药的种类繁多,本书仅介绍医院常用的造影剂、器官功能诊断剂、医疗用放射性核素药物和部分疾病诊断用药。

一、造 影 剂

碘普胺(碘普罗胺、优维显溶液、Ultravist Solution、Iopromide)[保甲]

　　【作用特点与用途】　本品为非离子型低渗造影剂,其渗透压不及常规造影剂的一半,无电荷,具有高度亲水性,而且固有的化学毒性较低,与传统的离子型造影剂及其他非离子型 X 线造影剂比较,有下列优点:①可直接用于血管造影,有极佳的血管内壁耐受性,大多数无痛;②不影响心率,不减低心肌收缩力;③对血脑屏障影响极微;④有良好的神经耐受性。静脉内给药进行数字减影血管造影,计算机体层摄影和尿路造影,极少有过敏样反应、恶心、呕吐等不良反应。即使在右心近端注射,肺动脉压也无明显改变,快速注入后很少有血循环障碍和影响血液渗透压。适用于血管造影、尿路造影及增强计算机体层摄影(CT)的非离子型低渗造影剂。不宜用于蛛网膜下隙造影,但可用于腔体脊髓除外造影。

　　【用法用量】　动、静脉内给药,根据检查项目及采用技术确定剂量(表20-1)。

　　【不良反应】　轻微热感、皮肤发红;罕见恶心、呕吐等。继续用药迅速消除,仅少数病例静脉造影引起明显的组织反应。

　　【禁忌证】　甲状腺功能亢进症。妊娠或急性盆腔炎症者禁做子宫输卵管造影。

　　【注意事项】　①对碘过敏者,严重肝功能及肾功能损害者,心脏及循环功能不全、肺气肿、身体健康状况恶劣者,晚期脑动脉硬化症,长期糖尿病者,脑痉挛状态,潜在性甲状腺功能亢进,轻度结节性甲状腺肿及多发性骨髓瘤等患

表 20-1 碘普胺用药剂量参考值

造影部位	碘浓度(mg/ml)	用量(ml)
主动脉弓造影	300	50～80
选择性血管造影	300	6～15
胸主动脉造影	300	50～80
腹主动脉造影	300	40～60
双侧股主动脉造影	300	40～60
上肢动脉造影	300	8～12
上肢静脉造影	300	15～30
下肢动脉造影	300	20～30
下肢静脉造影	300	30～60
心室造影	370	40～60
冠状动脉造影	370	5～8
尿路造影	240	1.3/kg
	300	1.01/kg
	370	0.8/kg
数字减影造影静脉注射	240～370	30～60
数字减影造影动脉注射	240～370	30～60
数字减影头部血管造影	240	1.5～2.5/kg
计算机体层摄影	300	1.0～2.0/kg
	370	1.0～1.5/kg
全身		视临床需要定

者慎用;②嗜铬细胞瘤患者,因有高血压危象的可能,可在用药前预先给予 α 受体阻断药。

【制剂规格】 溶液剂:240mg/ml,50ml;300mg/ml,20ml,50ml;370mg/ml,50ml。

碘帕醇(碘必乐水溶液、碘异肽醇、Iopamidol、Iopamiron)[保甲]

【作用特点与用途】 本品为单体非离子型造影剂,对血管及神经的毒性均低,局部及全身的耐受性均好,渗透压低,注射液也很稳定。注入人体后主要经肾排泄,$t_{1/2}$ 2～4h,20h 肾排出 100%。主要用于腰、胸及颈段脊髓造影,脑血管造影,周围动、静脉造影,心血管造影,左心室造影,冠状动脉、主动脉造影、尿路、骨关节、淋巴管造影,脏器选择性血管造影及 CT 增强扫描、DSA 血管数字减影等。

【用法用量】 ①脊髓造影:成年人用 200～300mgI/ml 溶液 5～10ml。②大脑血管造影:300mgI/ml 溶液 5～10ml(成年人);3～7ml(儿童)。③周围动静脉造影:300mgI/ml 溶液 20～50ml(成年人)。④冠状动脉造影:370mgI/ml 溶液 4～8ml(成年人)。⑤主动脉造影(逆行):370mgI/ml 溶液 50～80ml(成年人)。⑥选择性脏器造影:300～370mgI/ml 溶液,剂量因检验部位不同而有区别。⑦心血管及左心室造影:370mgI/ml 溶液 30～80ml(成年人)。⑧泌尿系统造影:300～370mgI/ml 溶液 20～50ml[严重肾功能不足应用高剂量,可高至 1.5ml/kg(成年人)];1～2.5ml/kg(儿童)。⑨骨关节造影:300mgI/ml 溶液 2～10ml(成年人)。⑩CT 扫描:300～370mgI/ml 溶液 50～100ml(成年人)。⑪DSA 数字减影:150～370mgI/ml 溶液,剂量别于各不同之检验。

【不良反应】 有头痛、脱水等反应,有时发生眩晕、恶心、呕吐及精神症状,老年患者、患氮质血症及衰弱病人可能发生休克。鞘内给药罕见轻度癫痫发作。

【禁忌证】 对碘过敏者、甲状腺功能亢进、心功能不全及癫痫患者禁用。孕妇不宜作腹部造影。

【注意事项】 ①肝肾功能不全者,患有心血管病、糖尿病、老年人及有过敏史、哮喘史者慎用;②患嗜铬细胞瘤或可疑者,用前应测血压;③忌与其他药物配伍使用。

【制剂规格】 注射剂:碘必乐 150(50ml,100ml);碘必乐 200(10ml);碘必乐 300(10ml,30ml,50ml,100ml);碘必乐 370(10ml,30ml,50ml,100ml)。

碘佛醇(安射力、Ioversol、Optiray)[保甲]

【作用特点与用途】 本品为单环非离子型造影剂。亲水性强,毒性小。血浆结合率为 2%,以原形经肾排出,24h 排出为 100%。由于渗透压低、毒性小,故可广泛用于蛛网膜下隙造影。国内报道鞘内注射造影1000例,无 1 例发生粘连性蛛网膜炎。用于蛛网膜下隙造影、血管造影、冠状动脉造影、心室造影、内脏动脉造影、尿路造影、CT 增强扫描等。

【用法用量】 脊髓造影:腰穿注入造影剂 10～12ml(使用 300mgI/ml 高浓度造影剂时,用量适当减少);尿路造影:静脉注射 40～80ml;血管造影:30～40ml;CT 增强扫描:静脉注射 100ml。

【不良反应】 有头痛、恶心、呕吐等,但均较轻微且时间短暂,发生率也低于甲泛葡胺,有人认为系腰穿所致。

【禁忌证】 对碘过敏者禁用。

【制剂规格】 注射剂:安射力 320(20ml,50ml,75ml,100ml);安射力 350 (50ml,75ml,100ml)。

碘曲仑(伊索显溶液、Iotrolan、Isovist Solution)[保乙]

【作用特点与用途】 本品为等渗的非离子型二聚体六碘化物水溶性 X 线造影剂。其神经耐受性和局部耐受性最好,比单体造影剂显影的时间更长,并具有极好的显影密度。由腰椎穿刺可获得高质量的腰椎、胸椎及颈椎的 X 线片。其碘浓度为 190mg/ml,240mg/ml,300mg/ml。用于神经根造影术、腰段脊髓造影术(包括脊髓圆锥)、胸段脊髓造影术、颈段脊髓造影术、全脊髓造影术;CT 检查用于估价液体循环,特别在脑积水时脑池造影术;其他体腔检查。

【用法用量】 椎管内注射,根据检查需要确定剂量(表 20-2)。

表 20-2 碘曲仑造影用法用量

项 目	碘浓度(mg/ml)	用量(ml)
脊神经根造影	190	7～10
腰脊髓造影	190	10～15
胸段脊髓造影	240	10～15
颈脊髓(直接从 C_1/C_2 间外侧注入)	240～300	8～12
颈脊髓(直接从腰部注入)	240～300	8～15
全脊髓造影	300	10～15
脑室造影	240～300	3～5
CT 脑池扫描	190	5～15
	240	4～12
淋巴管间接造影	300	5～20
关节腔造影	240～300	2～15
子宫输卵管造影	240～300	10～25
乳腺造影	240～300	1～3
内镜下逆行胆胰管造影	240～300	10～30
食管-胃-肠管造影	300	10～100

【不良反应】 头痛、恶心、呕吐、颈僵、脑脊液细胞计数增加等。一般在2~3d 后自行消失。较轻微的不良反应为疼痛或导致原有的背痛、颈背痛或四肢疼痛加重,以至短暂的非特异性脑电图改变。

【禁忌证】 甲状腺功能亢进症;妊娠及盆腔存在急性炎症期间禁做输卵管造影;大脑痉挛性疾病慎用蛛网膜下隙造影。

【注意事项】 ①安定药或抗抑郁药可能降低癫痫阈,应于用药前 48h 中断服用;②酗酒者及吸毒者的癫痫阈亦可能降低,使用本品时应加倍小心;③潜在性甲状腺功能亢进及轻度结节性甲状腺肿患者须慎用;④用药后可能会发生持续数天的严重头痛,如病人发生痉挛,应立刻以缓慢滴注的方式给予安定药 10mg,痉挛停止后应肌内注射苯巴比妥 0.2g 以防止复发;⑤如出现过敏反应最初征兆或肌肉颤搐发生时应给予静脉滴注安定药。

【制剂规格】 溶液剂:190mg/ml,240mg/ml,300mg/ml,均 10ml 瓶装。

钆喷酸葡胺(马根维显溶液、Gadopetetate Dimeglumine)[保乙]

【作用特点与用途】 本品是一种用于磁共振成像的顺磁性造影剂,含有顺磁性金属(Gd)的化合物,进入体内后,能缩短组织中质子的弛豫时间,从而增强 MRI 的图像清晰度和对比度,增加图像信号强度。对于脑、脊髓(中枢神经系统 CNS),可增强图像信号的强度,得到理想的诊断结果。本品在体内很稳定,绝大多数未经代谢,从肾排泄,给药后 24h 可排出 90% 以上。用于脑、脊髓、腹、胸、盆腔、四肢等人体脏器和组织的磁共振成像,特别适用于肿瘤的诊断,以及怀疑脑(脊)膜瘤、听神经瘤、神经胶质瘤和瘤转移时的进一步鉴别诊断,还用于小型或不易与健康组织区分的肿瘤及罕见肿瘤的鉴别诊断。尚可用于识别肿瘤位于脊髓的内或外及其在脊髓内的扩散情况。

【用法用量】 静脉注射:成人和 2 岁以上儿童的剂量为 0.2ml/kg。根据需要,可在给药后 30min 内再注射 1 次,与上次剂量相同,并再进行扫描,以提高确诊率。本造影剂适用于 0.14~1.5Tesla 的磁场强度,在此范围内与场强无关。

【不良反应】 在静脉穿刺和造影剂注射时个别人有短暂的局部灼热感与痛感,快速注射时会有一过性味觉异常,高渗注射液可能会引起注射血管周围组织痛,但 20min 左右消失。另有部分患者在使用本品后血清铁和胆红素略有升高,但在 24h 内可恢复正常值。

【注意事项】 ①严重肾功能障碍、孕妇慎用;②遵循做 MRI 的安全要求;③溶液一经打开应立即使用,4h 内未用完的溶液应弃去。

【制剂规格】 溶液剂:469mg/ml(每20ml含造影剂9.4g),20ml瓶装。

泛影葡胺(安其格纳芬、Angiografin)^[保甲]

【作用特点与用途】 本品是泛影葡胺水溶剂(65%),其中碘浓度为306mg/ml。其毒性与刺激性较小,使用安全,适合于脑血管造影、胸血管造影、腹部血管造影、四肢血管造影、数字减影血管造影(DSA)、计算机体层摄影(CT)、内镜逆行胰腺、胆管造影等。用于静脉注射、肌内注射用于逆行性尿路造影,胸、脑、腹部及四肢动脉造影、静脉造影,计算机体层摄影(CT),羊水、关节瘘管、子宫输卵管、精囊造影及其他检查。

【用法用量】 请参阅产品说明书。

【不良反应】 温热感、流涎、恶心、呕吐、荨麻疹等,大多数可在短期内消失。个别病人可发生严重过敏反应,如喉头痉挛和水肿、哮喘、惊厥,甚至休克。

【禁忌证】 甲状腺功能亢进症、心脏代偿功能衰竭;妊娠期间或盆腔急性炎症者禁做子宫输卵管造影;禁用于脊髓造影、脑室造影、脑池造影及有碘过敏史者。

【注意事项】 ①不宜用于冠状动脉造影;②对碘造影剂过敏者、严重肝或肾功能损害、心脏及循环功能不全者、肺气肿、脑动脉硬化症、青年性糖尿病、脑血管痉挛状态、潜在性甲状腺功能亢进症、轻度结节性甲状腺肿及多发性骨髓瘤慎用;③伴有多发性骨髓瘤、长期糖尿病、多尿症、少尿症、痛风病人、婴儿、幼儿及一般健康状态恶劣的病人,甚至在使用低渗造影剂前也不应限制液体摄入;④嗜铬细胞瘤者因有高血压危象的可能,可预先给予α受体阻断药;⑤应用前应做碘过敏试验,阳性者禁用;⑥肺结核病人慎用。

【制剂规格】 安瓿装:10ml,20ml。瓶装:100ml。

尿泛影葡胺(乌洛格拉芬、Urografin、Gardiografin)

【作用特点与用途】 尿泛影葡胺水溶剂由泛影酸钠及泛影葡胺按10:66的比例混合组成。尿泛影葡胺76%、60%及30%的碘浓度分别为370mg/ml、292mg/ml、146mg/ml。请参阅泛影葡胺。临床上将30%尿泛影葡胺用于滴注法逆行性尿路造影、术中胆管造影;76%尿泛影葡胺用于静脉注射尿路造影、主动脉弓造影、选择性心腔造影、选择性冠状动脉造影、经右心房逆行性颅腔静脉造影、尾腔静脉造影、数字减影血管造影、计算机体层摄影(CT)、体腔造影等;60%尿泛影葡胺除适用于76%尿泛影葡胺的适应证外,还可用于逆行性经肱动脉脑血管造影、颈总动脉、颈内动脉、颈外动脉、脊髓动脉、颈静脉、角静脉、支气管动脉、肺血管、子宫输卵管、内镜逆行胰腺-胆管造影,以及羊水造影、关节造影、瘘管造影和子宫输卵管、脾门静脉、精囊造影等。

【用法用量】 请参阅产品说明书并遵医嘱。

【不良反应】 参阅泛影葡胺。

【禁忌证】 甲状腺功能亢进症、心脏代偿功能衰竭;妊娠期间或盆腔存在急性炎症者禁做子宫输卵管造影;禁用于脊髓、脑室或脑池造影。

【注意事项】 ①对选择性冠状动脉造影,建议用 76% 或 60% 尿泛影葡胺;②对碘造影剂过敏者、严重肝或肾功能损害者、心脏及循环功能不全者、肺气肿、脑动脉硬化症、青年性糖尿病者、脑血管痉挛状态、潜在性甲状腺功能亢进、轻度结节性甲状腺肿及多发性骨髓瘤慎用;③伴有多发性骨髓瘤、长期糖尿病、多尿症、少尿症、痛风病人、婴儿、幼儿及一般健康状态恶劣者,甚至在使用低渗造影剂前也不应限制液体;④嗜铬细胞瘤患者,因有高血压危象的可能,可预先给予 α 受体阻断药。

【制剂规格】 76% 尿泛影葡胺:20ml,100ml;60% 尿泛影葡胺:20ml;30% 尿泛影葡胺:250ml。

乌洛惠丛(泛钠葡胺、Urovison)

【作用特点与用途】 本品为水溶剂,由泛影酸钠和泛影葡胺按 40:18 的比例混合组成。黏稠度为 3.3mPa·s(37℃),碘浓度为 325mg/ml。用于尿路造影的离子型造影剂。静脉注射用于逆行性尿路造影,羊水、关节、计算机体层,术中胆系、瘘管、子宫输卵管造影及脾门静脉造影、精囊造影和其他检查。

【用法用量】 请参阅详细产品说明书。

【不良反应】【禁忌证】【注意事项】 同泛影葡胺。

【制剂规格】 25ml。

胃影葡胺(泛影酸钠-泛影葡胺合剂、Gastrografin)

【作用特点与用途】 本品由泛影酸钠和泛影葡胺按 10:66 比例混合,加香料和湿润剂于水溶液中制成(76%),碘浓度为 370mg/ml。本品供胃肠道造影效果良好。用于胃肠道部分或完全狭窄、急性出血、有穿孔危险的巨结肠、胃肠瘘、异物或肿瘤等。

胃影葡胺与硫酸钡的适应证相同,两者混合使用可明显改进胃肠道例行检查,并缩短检查时间。但是这种混合造影剂不适用肠炎的诊断。

本品尚可用于在 X 线无法测出之穿孔,或食管、肠胃道吻合缺陷初步诊断、胎粪性肠梗阻的治疗、腹部 CT 检查等。

【用法用量】　口服或灌注用:有关剂量、给药途径、照射时间,以及治疗胎粪性肠梗阻等资料,请参阅详细产品说明书,并遵医嘱。

【不良反应】　高张胃影葡胺溶液偶尔可引起腹泻,但于腹部排空后,腹泻即停止。有肠炎或结肠炎者可能加重病情。若吸入肺部则可能引起肺水肿。

【禁忌证】　甲状腺功能亢进症。

【注意事项】　①对碘造影剂过敏者,潜在性甲状腺功能亢进者,以及轻度结节性甲状腺肿、脱水病人、婴幼儿慎用;②由于其高渗透压(高胀)和低吸收性,对婴幼儿不可给予高于建议剂量的胃影葡胺行胃肠造影;③由于含有添加剂,胃影葡胺不可静脉内使用;④甲状腺组织吸收诊断用的放射性元素的能力于输注碘造影剂后下降,这种情况可持续达 2 周,在个别病例中可能维持下降的时间更长;⑤低于 7℃存放时,有结晶倾向,缓慢加热并振摇可使结晶溶解,制剂的稳定性或功效不受影响。

【制剂规格】　100ml。

碘托葡胺(Biliscopin、Biliscopin for Infusion)

【作用特点与用途】　用于胆囊胆管造影,显影清晰。只有在临床症状显示患有胆系疾病方可以用静脉滴注胆系造影作为初步检查。若以排除法作诊断,尤其是在上腹无明显疼痛的情况下,建议用口服胆系造影或声像图检查。用于胆囊胆管造影。

【用法用量】　有关剂量、照片时间等资料,请参阅产品使用说明书,且应遵医嘱。

【不良反应】　与含碘造影剂类似。

【禁忌证】　严重心脏和循环功能不全,特别是右心衰竭,或心脏代偿功能衰竭、明显甲状腺功能亢进症、肝或肾功能严重受损、瓦尔登斯特伦病(股骨小头软骨病)者禁用。

【注意事项】　碘过敏、病情严重、多发性骨髓瘤、身体健康状况恶劣、潜在性甲状腺功能亢进、轻度结节性甲状腺肿者慎用。

【制剂规格】　安瓿剂:每毫升水溶剂含 0.38g 碘托葡胺,其碘浓度为180mg/ml,每支 30ml。玻璃瓶装:每毫升水溶剂含 0.105g 碘托葡胺,其碘浓度为 50mg/ml,每瓶 100ml。

碘卡酸(碘卡明葡胺、代马克司、Iocarmic Acid)

【作用特点与用途】　本品为异泛影酸的二聚体,其葡甲胺盐液是一种较好的水溶性脑室及腰脊髓造影剂。本品含碘浓度、水中溶解度、溶液的稳定性、吸收、排泄速度均与其他常用的三碘环化合物相仿,且吸收完全,后遗蛛网膜粘连小,毒性极低,造影清晰。因其渗透压较异泛影酸小,故对神经组织及血-脑脊液屏障的损害亦小。用于脑室造影,尤其适用于脑部肿瘤等引起的脑室系统阻塞而脑室扩大的不严重病例,腰椎以下,椎管占位病变、椎间盘突出、椎管狭窄症等。

【用法用量】 脑室造影:通过颅骨钻孔,以导管穿刺放出脑脊液 5ml,与 60％的碘卡酸注射液 5ml 混合后注入,必要时可用至 10ml。椎管造影:通过腰椎穿刺,放出脑脊液 5ml,与 60％的碘卡酸 5ml 相混合后注入。注入药液时应变动病人体位,以使药液分布均匀。

【不良反应】 少数病人造影后 6～24h 有头晕、头痛、恶心、呕吐、腰腿疼痛加重等,经对症处理后均可在 1～5d 内消失。

【禁忌证】 忌与任何药物配伍。

【注意事项】 ①对脑室扩大、蛛网膜粘连或脑萎缩的病例,以及颅内脑外较小占位病变,都可能不显影或显影不清晰,故不适用于本品造影;②用前须做过敏试验;③防止过量进入颅内、颈和胸段的蛛网膜下隙。

【制剂规格】 针剂:碘浓度为 280mg/ml;60％5ml。

异泛影酸(康瑞、碘酞葡胺、Iothalamic Acid、Conray)

【作用特点与用途】 本品为水溶性三碘环造影剂,作用与泛影酸相似。其主要特点有:水溶性较大,溶液黏度较低,耐受性较好;无蓄积作用,注射后可迅速从泌尿系统排出,可高浓度快速注射,适用于需要高浓度造影剂病例的造影,且显影清晰。用于静脉性肾盂造影,脑血管、心血管、周围血管造影,尤其适用于需要高浓度、快速注射的心脏、大动脉等的造影。

【用法用量】 静脉性肾盂造影:可用 60％的异泛影葡胺注射 20～30ml,或 80％的异泛影酸钠注射液 20ml,由静脉注射或稀释后由静脉滴注均可。心肺血管及腹部大动脉等造影:可用异泛影酸钠注射液 40～50ml,快速推注至所需部位。脑血管造影:以异泛影葡胺注射液 9～10ml,做颈动脉穿刺注射,必要时可重复注射 1 次。周围血管造影:用异泛影葡胺注射液 20～40ml。

【不良反应】 轻度恶心、呕吐、眩晕等。

【禁忌证】 严重肝肾功能障碍、过敏试验阳性者禁用。

【注意事项】 如需同时应用抗过敏等药物时,可先注射这类药物,再用本品。忌与其他药物合并使用。

【制剂规格】 针剂:60％20ml,80％20ml。

复方泛影葡胺注射液（Injection Meglumini Diatrizoatis Composita）[保乙]

【作用特点与用途】 本品为泛影酸钠 1 份与泛影葡胺 6.6 份混合的灭菌水溶液，含泛影酸钠与泛影葡胺的总量应为标示量的 90%～100%。泛影酸钠与泛影葡胺作用相似，两者按比例配合，毒性和刺激性相应减小，而图像却比较清晰。用于泌尿系统、心血管、脑血管及周围血管造影。

【用法用量】 静脉肾盂造影，静脉注射 1 次 200ml(60%或 76%)；心血管造影，心脏或大血管注射，1 次 40～60ml(76%)；脑血管造影，动脉注射 20ml (60%)，分 2 次注射；周围血管造影，动脉或静脉注射，1 次 20～40ml(60%)。

【不良反应】 温热感、流涎、恶心、呕吐、荨麻疹，大多可在短期内消失。个别病人可发生严重过敏反应，如喉头痉挛和水肿、哮喘、惊厥，甚至休克。

【禁忌证】 碘过敏试验阳性、甲状腺功能亢进、肝肾功能严重障碍者禁用。禁用于脊髓、脑室和脑池造影。

【注意事项】 ①注射前应做皮肤过敏试验，无阳性反应者方可使用；②肝肾功能不全者慎用；③本品遇冷析出结晶，可在热水中加热重溶后，放冷至室温再用。

【制剂规格】 12g/20ml(60%)，15.2g/20ml(76%)；并附有皮试针 0.3g/1ml(30%)，均为水针剂。

甲泛葡胺（室椎影、阿米哌克、Metrizamide、Amipaque）

【作用特点与用途】 本品为新型的非离子型的三碘环造影剂，易溶于水，但溶液不稳定，宜临用时新鲜配制。其特点为渗透压低，且无钠离子影响，较甲碘磺酸钠、异泛影酸制剂、碘卡明制剂更为安全。适用面广，耐受性良好，适用于大量快速注射及危急病人应用。其 36%溶液（含碘 17%）与脑脊液等渗，60%溶液（含碘 28%）的渗透压约为脑脊液的 1.6 倍，约为同浓度泛影葡胺的 1/3。在神经系统如脑室、脊椎造影等方面与碘苯酯等油剂比较，本品吸收和排泄均较快，无再行抽出的必要，并可避免抽搐、后遗蛛网膜粘连等。本品黏度较同浓度碘卡明低。用于脑室、脑池、椎管造影及神经根鞘造影，也可用于电子计算机 X 线体层摄影造影。

【剂量用法】 常用量为 36%注射液 10ml，或 60%注射液 5～6ml，最高一次用量不宜超过 6.3g（相当于碘 3.0g）。注入药液时应移动体位，以利药液达到所需部位。也可参照碘卡酸的方法用。

【不良反应】 有碘造影剂的反应，但少见。

【禁忌证】　碘过敏者忌用,且禁与其他药物配伍使用。

【注意事项】　用前应做皮肤碘过敏试验。

【制剂规格】　粉针剂:3.75g(另附 0.005%碳酸氢钠注射液 20ml)。

碘苯酯(麦沃地尔、碘苯十一酸酯、Iophedylate)[保甲]

【作用特点与用途】　本品为油质,含碘量约 30%,刺激性小,是常用的脊髓造影剂。本品能被吸收,且排泄慢,毒性较碘油大。用于脊髓造影、淋巴造影。

【用法用量】　①脊髓造影:成年人每次 2～5ml,椎管内注射,但最多不宜超过 6ml,注射前应抽取脊髓液 2～5ml;②淋巴造影:将药液直接注入淋巴结或淋巴管内,用量视需求而定,一般单侧少于 15ml,双侧少于 25ml。

【不良反应】　头痛、背痛、体温升高及暂时性下肢疼痛。

【禁忌证】　碘过敏者、脑脊髓膜急性炎症伴有体温升高者忌用;腰椎穿刺 2 周内,禁做脊髓造影。

【注意事项】　用前进行皮肤碘过敏试验。

【制剂规格】　针剂:30%,每支 3ml。

胆影葡胺(胆酸葡甲胺、Meglueamine Iodipamide)[保甲]

【作用特点与用途】　本品口服吸收不完全,仅供静脉注射,且显效较快,显影清晰,给药后 25～35min 可在胆管显影,2h 以后可在胆囊显影,是目前胆道造影的首选药。用于胆囊造影及胆囊切除后的胆管造影。

【用法用量】　静脉注射:一般用 30%溶液 20ml,肥胖者用 50%溶液 20ml。

【不良反应】　静脉注射过快,可发生不安、上腹不适、恶心、呕吐;有时有温热感、瘙痒、荨麻疹和臂痛等,甚至死亡。

【禁忌证】　碘过敏、甲状腺功能亢进、严重肝肾功能障碍者禁用。黄疸者慎用。

【注意事项】　用前应做碘过敏试验;造影当日早晨应禁食;静脉注射必须缓慢,至少不少于 3～5min,应 5～10min 注完;造影前 1d 宜用缓泻药以除肠道积气。

【制剂规格】　针剂:30%,20ml;50%,20ml。附有 1ml,0.3g(皮肤碘过敏试验用)。

丙碘酮(丙碘吡酮、狄奥诺尔西、Dionosil、Dropyliodone)

【作用特点与用途】 本品有油混悬剂和水混悬剂两种,较易吸收和排空完全,不良反应较碘油少。用于支气管造影。

【用法用量】 取本品注入造影部位,请详见使用说明书,并遵医嘱。

【不良反应】 水混悬剂有一定的刺激性,偶有咳嗽、血痰、发热等不良反应。

【禁忌证】 碘过敏者。

【注意事项】 用前应做碘过敏试验。

【制剂规格】 油混悬剂:60％。水混悬剂:50％。

　　附:**碘海醇**(Iohexol) 为用于血管内、椎管内和体腔内造影的低渗透压、非离子型造影剂。240mgI/ml,300mgI/ml,350mgI/ml,每瓶 10～100ml。

二、器官功能诊断药

吲哚菁绿(靛氰绿、吲哚花青绿、Indocyanine Green)[保乙]

【作用特点与用途】 本品能与血清蛋白结合,在 805nm 波长处有最大吸收峰,且不受血中氧饱和度的影响,经胆汁由粪中排出。通过测定心排出量、平均循环时间或异常血流量,以检查循环功能和诊断心血管系统疾病。还可通过测定药物血浆消除率、血中停滞率及肝血流量来检查肝功能,诊断肝疾病和判断其治疗结果。用于心血管系统疾病及其功能状态的诊断和检查,肝功能检查。

【用法用量】 循环功能检查:5～10mg 静脉注射。血浆消除率或停滞率测定:0.5mg/kg 静脉注射。肝血流量检查:取本品 25mg,以注射用水稀释成2.5～5mg/ml,静脉注射。

【不良反应】 口干、嗳气、胸闷。

【禁忌证】 碘过敏者。

【注意事项】 ①孕妇及哺乳期妇女慎用;②过于肥胖或消瘦病人、高脂血症病人、肝血流量增加和失血过多者可影响测定结果;③用本品前不宜服用胆囊造影剂、利胆药、利福平、肝药酶促进药或阻滞药等,否则将影响测定结果;④在应用本药之际如出现眼结膜出血、眼睑水肿时应中止给药。

【制剂规格】 针剂:25mg。

苯替酪胺(胰功肽、胰功定、N-Benzoyl-L-Tyrosyl-P-Aminobenzoic Acid)

【作用特点与用途】 本品系自然物质苯甲酸、酪氨酸、对氨基苯甲酸合成的三肽化合物。口服后,其在十二指肠和小肠中不受消化液中其他酶的影响,仅胰腺外分泌的糜蛋白酶对本品有特异的分解能力,分解产物之一为对氨苯甲酸(PABA),PABA 在小肠被吸收,在肝代谢后由肾从尿中排出。如胰功能障碍,胰分泌糜蛋白酶则减少。因此,口服本品后测定规定时间内尿中 PABA 的排出率,可间接反映出胰腺外分泌功能状态,以诊断胰腺外分泌功能。

【用法用量】 口服:0.5g/次,当日早晨空腹留小量尿液作对照。用药时应记下实际含量,再饮水 300ml,为利尿起见,服药后 1h 再饮水 200ml,从服药起收集 6h 全部尿量待查。

【不良反应】 尚未见不良反应。

【禁忌证】 急性胰腺炎、肝炎和肝肾严重衰竭及小肠吸收不良者禁用。

【注意事项】 服药前 3d 禁用胰酶制剂、磺胺类、氯霉素、利尿药、利胆药、复合维生素 B 等药物,以免干扰诊断。检查前 1d 晚饭后直到服药后 6h 之内禁食,可饮水。

【制剂规格】 溶液剂:0.5g/10ml。

倍他唑(3-氨乙基吡唑、氨乙吡唑、Betazole)

【作用特点与用途】 使平滑肌痉挛,毛细血管扩张,通透性增加。对胃液分泌有高度选择性作用,小剂量即可使其分泌。与同分异构体组胺相比,本品作用较慢,明显而持久,不良反应较小。用于胃酸分泌功能检查。

【用法用量】 在晨起空腹时,肌内或皮下注射:每次 0.5mg/kg。

【不良反应】 可有面部潮红、脉搏加快、血压下降等反应。

【制剂规格】 注射剂:50mg/1ml。

五肽胃泌素(五肽促胃液素、Pentagasrtinum)

【作用特点与用途】 本品为人工合成的五肽,肽链羧基末端四肽的化学结构,与天然胃泌素完全一致。它能促进胃酸、胃蛋白酶及内因子的分泌,其促胃酸分泌作用相当于天然胃泌素的 1/4,较组胺强 125 倍,作用可持续10～40min。用于胃液分泌功能试验、胰功能试验。

【用法用量】 皮下或肌内注射:每次 6μg/kg。静脉滴注:0.6μg/(kg·h)。

【不良反应】 恶心、潮红、头痛、眩晕、肠痉挛、低血压等。

【禁忌证】 过敏试验阳性及严重胃溃疡。

【注意事项】 胰、肝、胆道疾病者慎用。

【制剂规格】 注射液:30μg/ml,40μg/ml。

依文思蓝(偶氮蓝、Azoblue、Even Blue)

【作用特点与用途】 用于测定血浆容量和血容量,也可作化疗时动脉插管的定位用。静脉注射,该药牢固地与血浆蛋白结合,保持在血管腔内,通常在10min内可与血浆完全混合。注入已知量药物后,从血浆染料浓度可推算出血浆容量。

【用法用量】 静脉注射:每次25mg,以1～2ml生理盐水稀释后空腹静脉注射,隔9min后抽血测定。

【注意事项】 药物勿漏出血管外,剂量和时间都要求准确。

【制剂规格】 水针剂:25mg/ml。

荧光素钠(Fluorescein Sodium)[保乙]

【作用特点与用途】 用于测定血液循环时间。由臂静脉注射后,在紫外灯光下观察,以10～15s内唇部黏膜已呈黄绿色荧光为正常。也用于测定血管通透性或开放情况。脑脓肿、脑血肿、脑肿瘤时,血-脑脊液屏障的通透性发生变化,正常时不透过染料,此时可见到弥散到病变外的脑组织,有助于表浅组织病灶定位。用放射性碘标记的荧光素钠与扫描技术合用,也能帮助深部病灶的定位。本品2%溶液滴眼,用于检查有无角膜溃疡。

【用法用量】 注射液静脉注射:每次0.4～0.8g。2%溶液滴眼。

【注意事项】 本品静脉注射后可使皮肤黄染,但24h内可褪色。可致恶心、呕吐。多用于眼科。

【制剂规格】 荧光素钠注射液:0.4g(2ml),2%溶液(滴眼)。

靛胭脂(Indigo Carmine)

【作用特点与用途】 蓝色染料,主要由肾小管排泄。静脉或肌内注射后,10min内尿液显蓝色为正常。用于测定肾功能。有过敏史者用药前应皮试阴性。

【用法用量】 静脉注射:每次40mg。

【注意事项】 偶致皮疹、支气管痉挛等过敏反应,可用抗组胺药、肾上腺素等治疗。

【制剂规格】 注射液:40mg/10ml。

磷酸组胺（Histamine Phosphate）

【作用特点与用途】 本品能刺激胃酸分泌,可用于萎缩性胃炎等胃酸缺乏性疾病诊断和鉴别诊断。还可对麻风病进行诊断。作用时间短,肝代谢。

【用法用量】 晨起空腹时,皮下或肌内注射:每次 0.25～0.5mg;极量每次 1mg。

【禁忌证】 可致支气管平滑肌收缩,故支气管哮喘者禁用。

【制剂规格】 注射液:1mg/1ml。

菊糖（Alantstarch）

【作用特点与用途】 人体内不含菊糖,静脉注射后不被机体分解、结合、利用和破坏,由肾小球滤过,以原药随尿排出。$t_{1/2}$ 0.53～1.7h。肾小管对菊糖不重吸收,不分泌,故测尿中菊糖含量,就可准确计算肾小球的滤过率,也可测定细胞外液容量。

【用法用量】 静脉输注:5～7.5g,加入 0.9%氯化钠注射液 500ml 中,以恒速输注,分别于输注前后抽血和留尿标本即时检查。重复 1 次可靠性高。

甘露醇、硫代硫酸钠均可代替菊糖进行肾脏清除试验。

【制剂规格】 注射剂:5g。

刚果红（Congo Red）

【作用特点与用途】 本品易与淀粉样病变组织结合,通过测定其发出的荧光可确定淀粉样病变部位,正常人静脉注射本品 1h 内血浆中染料消失不超过 40%,尿中排泄也不显著。血浆中消失量若超过 60%,尿中排泄仍不显著者,可能是淀粉样病变。如尿中有大量染料排出,提示可能有肾小管脂肪性病变或类似病变。

【用法用量】 静脉注射:缓慢注射,每次 0.1g。

【注意事项】 重复给药可使皮肤变色;大剂量静脉注射过快,可引起致命的栓塞性病变和其他反应。

【制剂规格】 注射剂:0.1g。

促胰酶素（Pancreozymin）

【作用特点与用途】 本品来源于猪十二指肠黏膜所制备的一种消化道激素。通常与胰泌素联合使用,作为胰腺功能、胆囊功能试验的诊断药。

【用法用量】 缓慢静脉注射:1～2 CHR-U/kg。一般在注射胰泌素 3min

后使用。

【注意事项】 注射过快可致皮肤潮红,偶现变态反应;由于有胆囊收缩作用,故有胆绞痛。

【制剂规格】 粉针剂:每支 100 CHR-U。

胰泌素(Secretin)

【作用特点与用途】 系猪十二指肠黏膜制备的一种消化道激素,能刺激胰腺消化液分泌。经静脉注射后,促使胰腺分泌到十二指肠的容量和碳酸氢钠的含量也明显增加,且使非糖尿病患者血浆胰岛素浓度上升。通常与促胰酶素联合应用,作为胰腺功能试验和胆囊功能试验的诊断药。

【用法用量】 缓慢静脉注射:1～2 CHR-U/kg,或 1 个临床单位/kg。

【注意事项】 大剂量可致腹泻,偶见过敏症。

【制剂规格】 粉针剂:每支 100 CHR-U;75 临床单位。

木糖(Xylose)

【作用特点与用途】 胃肠道吸收功能诊断药。口服后在胃肠道吸收不完全。被吸收的本品,部分在体内代谢成 CO_2 和 H_2O,其余以原型药随尿排出。口服后 5h 排出 17%～35%;静脉注射后 5h 排出 45%～50%。临床用于诊断胃肠道吸收不良症。

【用法用量】 口服:5g 或 25g,同时饮用 500ml 水。测定尿中含量可获得胃肠道吸收情况。

【注意事项】 在木糖试验期间,服用吲哚美辛、阿司匹林会影响其吸收和排泄。

【制剂规格】 口服散剂:5g,25g。

美替拉酮(Metyrapone)

【作用特点与用途】 本品能抑制参与合成糖皮质激素、氢化可的松及醛固酮的 11β-羟化酶的作用。在肝代谢,由肾排泄。通过测定尿中 11-脱氧皮质醇的变化,可以评估由垂体引起的肾上腺皮质功能情况,鉴别由垂体引起的肾上腺皮质功能不全。

【用法用量】 口服:每次 500～700mg,每 6 小时 1 次,连服 1～2d。分别收集服药前 24h,服药后 24h,或 48h 尿液,对照测定。

【注意事项】 垂体功能不全者慎用。

【制剂规格】 片、胶囊:250mg。注射剂:250mg。

特立帕肽(Teriparatide、Tarathar)

【作用特点与用途】　人工合成多肽 1-43 氨基酸,用后有增加血钙水平的作用。除可替代甲状旁腺激素用于鉴别甲状旁腺功能减退和假性甲状旁腺功能减退,也可用于治疗甲状旁腺功能减退,骨质疏松症。

【用法用量】　成年人可于 10min 内输注本品 200U;3 岁以上儿童可给予 3U/kg,但用量不超过每次 200U。

【注意事项】　①不良反应有胃肠功能失调、金属味、四肢麻木、静脉输注部位疼痛;过敏症;高钙血症等;②用所附 1 瓶 10ml 溶媒溶解粉针剂,然后再加入 0.9%氯化钠注射液,使成为 50ml 供输注;③用后出现血磷降低,血钙升高,血中 $1,25-(OH)_2-D_3$ 生成增多,即可初步诊断为甲状旁腺功能减退。

【制剂规格】　冻干粉针剂:200U。

酚磺酞(酚红、Phenolsulfonphthalein、Phenol Red)

【作用特点与用途】　为肾功能诊断药,静脉注射后,根据尿内排泄的快慢,以测定肾功能是否正常。

【用法用量】　静脉注射:每次 1ml,15min 后尿量超过 50ml,尿中本品含量应占注入量的 25%以上,1h 应排出 35%～40%,2h 总量应排出 55%～75%。

【注意事项】　注射前应饮水 300～400ml,并把尿液排空。

【制剂规格】　水针剂:10mg/ml。

磺溴酞钠(磺溴酚夫钠、Sulfobromophthalein Sodium)

【作用特点与用途】　用于肝功能检查:静脉注射 5mg/kg 后,正常肝脏在 45min 后大部分排出,血清中的色素应不超过注射量的 5%。

【用法用量】　注射前测体重,静脉注射 5mg/kg 后,45min 抽血液检查。静脉注射时药液不可漏出血管外,以免造成刺激并影响检查结果。

【禁忌证】　有药物过敏史者。

【注意事项】　黄疸、肝癌、肝脂肪变性、肝硬化患者均不宜做此检查。

【制剂规格】　注射液:150mg/5ml。

妊娠诊断剂(Pregnancy Diagnosis Agent)

【作用特点与用途】　用于诊断妊娠。由于孕妇尿中绒促性激素含量高,可与抗血清作用,使胶乳抗原加入后不起作用而呈均匀乳液。非孕妇尿则不妨碍抗血清与胶乳抗原结合而出现均匀一致的凝集颗粒。

　　【用法用量】　在黑色方格内滴尿1滴，再加入抗血清1滴，用玻璃棒搅匀，然后滴加1滴胶乳抗原，继续摇动2～3min，在较强光线下观察，出现明显均匀一致的凝集颗粒为阴性，仍保持乳状液为阳性。

三、医用放射性核素药物

　　放射性核素具有放射性，可探测其在体内的吸收、分布、运转及排泄等情况，以反映脏器功能状态及其形态，因此可用于诊断疾病。另外，使用一定量的放射性核素进行照射，能造成组织细胞的抑制或破坏，因而可用于治疗某些疾病。

^{131}碘［^{131}I］（Iodine［131］）

　　【作用特点与用途】　能被甲状腺摄取，浓缩，参与甲状腺素的合成。通过仪器测定，可了解甲状腺功能。较大量的^{131}I还可使甲状腺组织受到放射线照射，降低甲状腺功能而有治疗作用。$t_{1/2}$ 8.06d。用于甲状腺功能测定及甲状腺扫描。治疗甲状腺功能亢进、甲状腺癌转移及顽固性心绞痛。

^{131}碘［^{131}I］玫瑰红钠注射液（Iodine［131］Rose Bengal Sodium Injection）

　　【作用特点与用途】　能被肝实质细胞摄取，当肝实质细胞受损或胆道阻塞时，肝的摄取和排泄均有改变。可用于肝功能及黄疸的鉴别。亦可用于肝胆扫描。$t_{1/2}$ 8.06d。用于肝功能测定、肝扫描、胆囊扫描。

邻^{131}碘［^{131}I］马尿酸钠注射液（Sodium Iodohippurate［131］Injection）

　　【作用特点与用途】　马尿酸为体内代谢产物，由肾排泄。本品静脉注射后，通过血流入肾，被肾分泌，排泄。通过仪器可测定肾功能。$t_{1/2}$ 8.06d。用于肾功能测定。

^{131}碘［^{131}I］人血白蛋白注射液（Iodine［131］Human Albumin Injection）

　　【作用特点与用途】　是血流动力学和肿瘤定位检查的主要示踪物。$t_{1/2}$ 8.06d。用于心放射图及心输出量检查，冠状循环指数、循环血量、循环时间测定,脑、血池、脊髓扫描,胎盘定位。

^{131}碘[^{131}I]-19-碘化胆固醇(Iodine[131]19-Iodocholesterol)

【作用特点与用途】　胆固醇是肾上腺皮质激素的前体,故正常肾上腺皮质能浓集放射性^{131}I标记的19-碘化胆固醇,增生的肾上腺皮质或肿瘤有更多的浓集,γ闪烁照相机可显示这种放射性浓度。用于诊断肾上腺疾病,特别是原发性醛固酮增生症与腺瘤病变的鉴别和定位诊断。

^{131}碘[^{131}I]绒促性素(Iodine[131]Chorionic Gonadotrophin Injection)

【作用特点与用途】　绒促性素存在于孕妇血、尿、羊水及脑脊液中,可用本品作诊断用。$t_{1/2}$ 8.06d。用于早孕、绒毛膜上皮癌、葡萄胎的诊断等。

^{131}碘[^{131}I]化钠口服溶液$^{[保甲]}$(Sodium Iodine[131]Oral Solution)

【作用特点与用途】　甲状腺有摄取和浓集碘的能力。其$t_{1/2}$ 8.06d。用于测定甲状腺功能、甲状腺扫描。

三^{131}碘[^{131}I]甲状腺原氨酸(Iodine[131]Triiodothyronine)

【作用特点与用途】　本品能反映甲状腺的功能,$t_{1/2}$长达60d。用于测定甲状腺功能。

^{131}碘[^{131}I]化胰岛素(Iodine[131]Insulin)

【作用特点与用途】　本品能示踪血浆胰岛素的免疫情况和作用。$t_{1/2}$ 60d。用于血浆胰岛素免疫测定。

^{57}钴[^{57}Co]标记维生素 B_{12}(Cobalt[57]Vitamin B_{12})

【作用特点与用途】　应用放射性^{57}Co标记的维生素B_{12}可以测量病人维生素B_{12}的吸收、分布、运转及排泄情况,用以诊断恶性贫血,且可测定肾小球滤过率。$t_{1/2}$ 270.5d。用于诊断恶性贫血、测定肾小球滤过率。

^{58}钴[^{58}Co]标记维生素 B_{12}(Cobalt[58]Vitamin B_{12})

请参阅^{57}钴[^{57}Co]标记维生素B_{12}。

^{57}钴$[^{57}$Co$]$博来霉素(Cobalt [57] Bleomycin)

【作用特点与用途】 用^{57}钴标记的博来霉素(争光霉素),可反映恶性肿瘤的情况。$t_{1/2}$ 70.8d。用于诊断恶性肿瘤。

^{60}钴$[^{60}$Co$]$(Cobalt$[60]$)

【作用特点与用途】 可抑制或损伤恶性肿瘤细胞。用于治疗恶性肿瘤。

^{51}铬$[^{51}$Cr$]$酸钠(Chromium$[51]$ Chromitope Sodium)

【作用特点与用途】 正 6 价 Na^{51}CrO$_4$ 与红细胞混合后,能迅速被红细胞摄取,并与血浆蛋白紧密结合,正 3 价的^{51}CrCl$_3$ 易与血浆蛋白结合,以此可测量红细胞容量或血浆容量,还可观察红细胞和血小板的寿期。$t_{1/2}$ 27.7d。用于循环血量测定(测定血细胞比容和血容量),脾扫描,胎盘扫描,红细胞和血小板寿命测定,尚可测定肾小球滤过率。

氯化^{131}铯$[^{131}$Cs$]$(Cesium$[131]$ Cesium Chloride)

【作用特点与用途】 本品可反映心肌情况。$t_{1/2}$ 9.7d。用于心肌扫描。

^{59}铁$[^{59}$Fe$]$(Iron$[59]$)

【作用特点与用途】 枸橼酸^{59}铁$[^{59}$Fe$]$和抗坏血酸^{59}铁$[^{59}$Fe$]$都可反映血液病情况。$t_{1/2}$ 44.6d。用于诊断血液病。

^{85}氪$[^{85}$Kr$]$生理盐水(Krypton$[85]$ Normal Saline)

【作用特点与用途】 可反映心排出量,皮肤血流量。$t_{1/2}$ 10.6 年。用于测定心排出量,皮肤血流量。

^{85}氪$[^{85}$Kr$]$气体(Krypton$[85]$Gas)

【作用特点与用途】 可反映脑血流状况。$t_{1/2}$ 10.6 年。用于测定脑血流量。

放射性^{203}汞$[^{203}$Hg$]$溴羟基丙烷(Radioactive Hydrargyrum$[203]$ Mercury Bromide)

【作用特点与用途】 能反映脾状态。$t_{1/2}$ 46.7d。用于脾扫描。

⁷⁵硒[⁷⁵Se]蛋白氨酸(Selenium[75] Selenoprotein Amino Acid)

【作用特点与用途】　静脉注射后可被甲状腺摄取,也可在胰腺合成消化酶。$t_{1/2}$ 118.5d。用于胰腺、甲状腺、甲状旁腺扫描,有助于了解腺体功能及有无占位性病变。

亚⁷⁵硒[⁷⁵Se]酸盐(Selenium[75] Selenite)

【作用特点与用途】　能反映软骨肉瘤情况。$t_{1/2}$ 118.5d。用于诊断软骨肉瘤。

氯化⁸⁵锶[⁸⁵Sr](Strontium [85] Chloride)

【作用特点与用途】　骨对⁸⁵锶的利用与钙相似,给⁸⁵锶后,主要积蓄于骨组织中。$t_{1/2}$ 65d。可用于骨扫描,探查骨转移瘤及其范围,其他器官恶性肿瘤手术前除外骨转移,骨活检前的定位,放射治疗前的估价。

¹¹³铟[¹¹³In]血池扫描剂(Indium [113]blood pool scanning agent)

【作用特点与用途】　注入血循环后,能与血浆内转铁蛋白结合而停留于血循环中,因而可行血池扫描。$t_{1/2}$ 仅 99.5min。用于心脏、大血管、胎盘等血池脏器扫描。

四、疾病诊断剂

甲胎蛋白单克隆抗体酶联免疫诊断试剂盒(Alphafetoprotein Monoclonal Antibody ELISA Diagnostic Kit)

【作用特点与用途】　本试剂盒系采用 ELISA 双抗体夹心法定性(半定量)检测人血清中甲胎蛋白(AFP)的含量。可用于原发性肝癌及胎儿发育畸形的早期诊断。具有灵敏度高,特异性强,操作简便、快速,结果易于判断,适用于大规模普查,试剂贮存期长等特点。正常值≤20ng/ml。

【操作步骤】　①将包被孔编号,分别加入标准品(对照孔)及待测样品各 100μl,置 37℃温育 30min;②在各孔中加入洗涤液 2 滴,轻轻摇动几次,弃之,然后用蒸馏水或自来水加满各孔,甩掉,反复 5 次,然后在吸水纸上拍干;③在各孔内加酶结合物 2 滴,置 37℃温育 15min;④重复步骤"②";⑤在各孔内加入底物 2 滴,加入显色剂 2 滴,轻轻摇动,置室温 2～5min 观察结果,或加入

2mol/L H₂SO₄(自备)各 100μl 中止反应后观察结果或比色。

【结果判断】 ①目测:若被测孔显色浅于或等于 20ng/ml 对照孔可判为≤20ng/ml 或阴性。若被测孔显色深于或等于 400ng/ml 对照孔可判为≥400ng 或阳性。②比色:波长 450nm 处用空白孔调零,测定各孔光密度(OD)值,并与对照孔比较。

【注意事项】 ①操作前仔细阅读说明书;②严格控制反应时间和显色时间;③洗涤要彻底,防止假阳性;④滴头上小盖切勿盖错,否则可能造成假阳性;⑤不同批号的试剂绝对不能混用;⑥对 AFP 弱阳性检出者,建议动态观察;⑦若需 AFP 半定量,可将 400ng/ml 标准品和血清样品倍比稀释;⑧试剂置 2~8℃保存。

【制剂规格】 ①冻干标准品:20ng/ml,400ng/ml 各 1 瓶。使用前每瓶加入 1ml 蒸馏水,待完全溶解后使用;②包被孔:12×4;③酶结合物(1 号):1 瓶;④洗涤液(2 号):1 瓶;⑤底物(3 号):1 瓶;⑥显色剂(4 号):1 瓶;⑦滴头 4 个;⑧说明书 1 份。

三酰甘油试剂盒(Triglyceride Kit)

【作用特点与用途】 人体 98％以上的三酰甘油贮存在脂肪组织中。三酰甘油的主要生理功能是氧化供能。机体在利用三酰甘油时,首先将其水解成甘油和脂肪酸,然后再分别将它们氧化降解。血清中三酰甘油的含量随年龄增长而有上升的趋势,尤其是体重超过标准的中年以上者,往往偏高。进食脂肪后,血清中三酰甘油上升,并可出现浑浊,显示乳糜微粒增多。正常成人,空腹时按 1g/kg 进食脂肪,一般 2~4h 血清三酰甘油达最高峰。8h 后恢复正常,脂肪清除作用差者,清除时间延长。

【试剂配制】 根据不同包装取 RⅠ(参看 RⅡ瓶签)加入 RⅡ中,轻轻摇动,并倒置几次,待完全溶解即为工作液,在室温下放置 10min 即可使用。

【样品处理】 样品为血清,肝素抗凝血浆或 EDTA 血浆。血清在 4℃可贮存 3d。

【操作程序】 分别混合均匀,在 20~25℃或 37℃保温 10min,倒入比色杯,分别读取相对试剂空白的吸光度 A 标准及 A 样品。

【注意事项】 ①如果样品中三酰甘油含量超过 11.4mmol/L(1000mg/dl),则用 0.1ml 生理盐水稀释 0.02ml 样品,再重新测定,结果乘以 6;②试剂与样品用量可按比例扩大或缩小,计算公式不变;③由于样品中可能存在游离甘油,为得真正的三酰甘油值,应用以计算所得的三酰甘油浓度减去 10mg/dl

(0.11mmol/L)。若使用的标准是质控定值血清,则应使用生产厂家提供的值;④RⅠ中含叠氮钠作为稳定剂,不要吞咽,避免与皮肤及黏膜接触;⑤禁食12h后采取血清。

EIA(快速法)检测抗 HAV-IgM 试剂盒[Anti HAV-IgM Kit (EIA,Rapid)]

【作用特点与用途】 标本加入微孔中,经过孵育期,标本中的抗 HAV-IgM 与吸附在孔洞内的兔抗人-IgM μ 链相结合,经洗涤后加入 HAVAg 及抗 HAV-IgM 和抗 HAV 酶结合物,同时加入酶基质,显色,橘红色为阳性反应。

本试剂盒专用于检测人体血清或血浆中是否含有 A 型肝炎抗体 IgM(抗 HAV-IgM)。每盒可供 48 人份用。

【规格包装】

1. 2×12 孔反应板(孔内吸附兔抗人-IgMμ 链)	24 孔×2 条
2. 酶结合物(抗 HAV 和 HRPO 的结合物)	1 瓶
3. 抗 HAV-IgM 阳性对照(不需要稀释即可使用)	1 瓶
4. 抗 HAV-IgM 阴性对照(不需要稀释即可使用)	1 瓶
5. 洗涤液(用前加 200ml 蒸馏水)	1 瓶
6. 显色剂(用前每支加底物缓冲液 5ml 即成底物液)	2 支
7. 底物缓冲液	5ml×2 瓶
8. 终止液	1 瓶
9. HAVAg(用前加 2.5ml 蒸馏水)	1 支
10. 封片(封盖反应板用)	3 片

乙肝病毒血清免疫标记诊断试剂盒(三对乙肝诊断试剂、Hepatitis B virus serum Immune Diagnosis Kit)

【作用特点与用途】 利用酶标记抗原或酶标抗体与待检抗体或抗原发生特异性结合,通过酶的催化作用而使底物显色,根据显色深浅(用酶标仪测定)判定结果。常用的标记酶是辣根过氧化酶,底物是邻苯二胺。

【结果判定】 ①目测:无色或浅黄色为阳性,橘黄色为阴性;②比色:待检标本以 P/N≥2.1 为阳性。

$$P/N = \frac{标本\ OD\ 值 - 空白\ OD\ 值}{阴性对照\ OD\ 值 - 空白\ OD\ 值}$$

目前生产乙肝两对半或三对血清标志的 ELISA 试剂盒的厂家较多,具体操作方法、结果判定和试剂贮存条件应以特定的试剂说明书为准。

γ-谷氨酰转移酶(γ-GT)试剂盒(γ-Glutamy ltranwferase Kit)

【作用特点与用途】 γ-谷氨酰转移酶(γ-GT)是一种肽转移酶。它催化谷胱甘肽或其他含谷氨酰基多肽上的谷氨酰基团转移到合适受体,如氨基酸或多肽(外转肽作用)其他底物分子(内转肽作用)或水(水解作用)。

谷氨酰转移酶存在于肾、胰、肝和前列腺等组织中,其含量各异,血清中此酶主要来自肝。谷氨酰转移酶参与氨基酸向细胞内的转运。它的细胞膜结合结构和氨基酸向基部肾小管的转运,对于氨基酸保存是重要的,这也是肾中此酶活力高的原因。

γ-GT 试剂盒用于临床诊断血清中 γ-谷氨酰转移酶的活力。由于血清中 γ-GT 主要来自肝,因此各种肝胆系统疾病,血清中 γ-GT 的活力增高。明显增高见于原发或继发性肝癌、阻塞性黄疸、胆汁性肝硬化、胰头癌、肝外胆道癌等。轻度或中度增高见于传染性肝炎、肝硬化、胰腺炎及嗜酒和长期服用某些药物(如苯巴比妥)者。口服避孕药的妇女此酶活性也会升高。但此酶对于肝病的鉴别诊断缺乏特异性。据对 1040 例成年病人观察,其中有 139 例血清 γ-GT 活力水平升高,但仅有 45 例患有原发性肝胆疾病。有恶性病变的患者,γ-GT 升高占 21%,心脏疾病占 16%。因此 γ-GT 的增高并非确诊肝胆疾病的特异及唯一的依据。

【参考值】 血清中 γ-GT 的正常值范围

	25℃	30℃	37℃
男:	6~28U/L	8~38U/L	11~50U/L
女:	4~18U/L	5~25U/L	7~32U/L

【注意事项】

(1)如果血清中 γ-GT 水平异常高(ΔA/min>0.20),则用 0.5ml 的0.9% NaCl 溶液稀释 0.1ml 血清再重新测定,所得结果乘以 6。

(2)试剂与样品的体积可按比例扩大或缩小,计算公式不变。

(3)试剂复溶后,在 410nm 波长下,试剂空白吸光度应<0.6。

(4)苯巴比妥、苯妥英钠、戊巴比妥、二氯安替比林、安替比林、甲基喹吖酮、喹吖巴比妥等能引起 γ-GT 升高;大量饮酒的病人,也可能引起 γ-GT 假阳性。

钙试剂盒(Calcium Kit)

【作用特点与用途】　钙试剂盒用于临床诊断血清中钙的含量。血钙与骨骼中的钙保持动态平衡,它们的含量变化常能反映出骨组织的代谢情况。因此,测定血清钙对某些疾病的诊断有所帮助。甲状旁腺功能亢进、维生素 D 使用过多、多发性骨髓瘤、肿瘤广泛的骨转移、急性骨萎缩等均可使血清钙升高。而甲状旁腺功能减退、佝偻病、骨软化症、慢性肾炎、尿毒症、严重乳糜泻导致的钙吸收不良和大量输入用枸橼酸盐抗凝的血液后,则使血清钙降低。

在碱性条件下,样品中的钙与邻甲酚酞络合酮生成红色络合物,此产物在 570nm 波长有最大吸收,其吸收强度与血清中钙的含量成正比,再通过与同样处理的标准钙比较,经计算可求出血清钙的含量。

【参考值】　正常值范围:8.7～11.7mg/dl。

【注意事项】　①当用血浆作样品时,要使用不含钙的抗凝药;②如果样品中钙浓度超过 3.7mmol/L(15mg/dl),则用 0.1ml 重蒸馏水稀释 0.1ml 样品,重新测定,结果乘以 2;③试剂与样品用量可按此比例放大或缩小,计算公式不变;④测定前仪器管道及比色杯等必须用清洗液清洗,以免钙的污染;⑤使用专配的清洗剂。

葡萄糖测定试剂盒(PAP 法)［Glucose Determination Kit(PAP)］

【正常参考范围】

血清(血浆):3.87～5.83mmol/L(70～105mg/dl)。

脑脊液:成年人:3.1～4.4mmol/L(55～79mg/dl)。

儿童:3.3～5.0mmol/L(59～90mg/dl)。

线性范围可达 44.4mmol/L(800mg/dl)。

无机磷测定试剂盒(亚铁磷钼酸法)［Inorganic Phosphorus Determination Kit (Ferrous Phosphomolybdate)］

【作用特点与用途】　钼酸铵试剂与标本内的磷酸结合生成磷钼酸,铁将后者还原为钼蓝。钼蓝的颜色深浅与标本内的磷酸含量成比例,因此与同样处理的磷酸标本比较,便可求出标本内无机磷的含量。

【正常参考范围】

成年人　血清:0.25～0.49mmol/L(2.5～4.8mg/dl)。

尿液:0.4～1.5g/24h。

儿童　血清:0.4～0.35mmol/L(4.0～7.4mg/dl)。

尿液:0.5～0.85g/24h。

线性范围可达 1.26mmol/L(12.5mg/dl)。

五、胃肠消泡、除气药

瓦斯康(胃镜消泡剂、Gascon、Silicone)

【作用特点与用途】 本品具有界面活性作用,使表面张力降低,并发挥卓越的消泡效果。适用于腹部胀满感,鼓肠时。其机制可能是使胃肠内无数小气泡的表面张力降低、破裂,合为一个大的游离气体。这样的肠内气体可被血液吸收,或通过打呵欠、放屁等排出体外。即有机气体被血液吸收,空气及无机气体被排出体外。本品的表面活性作用还可使被摄取的食物与消化液混合,提高各种营养的消化吸收。由于本品是不能被吸收的有机硅化合物的重合体,因而有缓泻作用。事实上患者服用本品能使大便畅通。据本品物理性质,其消泡作用主要是减低气泡的表面张力,而使气泡集结破裂。消化道内镜或 X 线检查前投予本品,可使消化道的黏液气泡消失,使消化管内的观察及诊断简便正确。用于:①胃肠内镜检查时除去泡性黏液;②胃肠道内气体性腹胀;③胃肠 X 线检查时驱除胃肠内气体。

【用法用量】 ①用于驱除胃肠内气体或缓解腹胀,成年人一般服用本品120～240mg,食后或食间分 3 次口服,视年龄、症状酌情增减剂量;②胃内镜检查前 15～40min,成年人一般服用本品 40～80mg 与水约 10ml,视年龄、症状酌情增减剂量;③腹部 X 线检查前 3～4d,通常成年人每日服用本品120～240mg,食后或食间分 3 次口服,视年龄、症状适量增减。

【注意事项】 服用本品后,要旋转身体,使药剂能够达到胃肠道的全部黏膜面。内镜检查时,可在检查前 10～30min 静脉注射或肌内注射抗胆碱药,必要时在检查前施行咽喉局部喷雾表面麻醉。

【制剂规格】 2%浆液剂:每瓶 800ml。

第21章 眼科用药

可乐定(氯压定、Clonidine)^{[保乙][典][基]}

【作用特点与用途】 作用于延髓腹外侧核吻侧端的 I_1-咪唑啉受体,使外周交感神经的功能降低,而降血压、眼内压。可治疗开角型青光眼。

【用法用量】 治疗开角型青光眼,点眼:每次 1 滴,1～2/d 或遵医嘱。低血压患者慎用。

【制剂规格】 盐酸可乐定滴眼液:1.25mg/0.5ml,12.5mg/5ml。

溴莫尼定(阿法根、Brimonidine)^[保乙]

【作用特点与用途】 为 α_2 肾上腺素受体激动药,对青光眼和正常眼部有降眼压作用,对心血管和呼吸系统的影响很小。用于治疗开角型青光眼、高血压症及防治眼前节激光手术后的眼压升高。

【用法用量】 滴眼:每次 1 滴,3/d,滴于结膜囊内,滴后用手指压迫内眦泪部 3～5min。

【不良反应】【注意事项】 ①眼部可有充血、烧灼、干燥、刺痛、瘙痒感,结膜滤泡、视物模糊等;少见有口干、头痛、全身乏力和倦怠感等。②应用单胺氧化酶抑制药如异卡波肼、苯乙肼、丙卡巴肼等患者禁用。③重症心血管、脑、肝等重要脏器疾病及应用 β 受体阻滞药、抗高血压药或糖苷类心脏病药物者禁用。④孕妇、哺乳妇女、高龄患者等慎用。⑤佩戴软接触镜者在滴眼前应先取下,滴眼后 15min 以上方可重新佩戴。

【制剂规格】 酒石酸溴莫尼定滴眼液:每支 0.2%(5ml)。

阿可乐定(爱必定、Apraclonidine)

【作用特点与用途】 同可乐定。参阅溴莫尼定(阿法根)。

【用法用量】 ①青光眼,0.5%滴眼液滴眼:每次 1 滴;2～3/d,滴于结膜囊内,滴后用手指压迫内眦泪囊部 3～5min;②防止激光手术前后的眼压升高,用1‰滴眼液滴眼,术前1h1滴,术后立即再滴1滴。

【注意事项】 同可乐定。

【制剂规格】 滴眼液:1% 5ml,0.5% 5ml。

美替洛尔(Metipranolol)[典][基]

【作用特点与用途】 同噻吗洛尔。除治疗高血压、心绞痛及心律失常外用于高眼压症、慢性开角型青光眼、无晶状体性青光眼;假性晶状体囊膜剥脱性青光眼、色素型青光眼、先天性和新生血管性青光眼。

【用法用量】 滴眼:每次1滴,2/d。从低浓度开始使用。先用0.3%浓度滴液,若无效时才改用0.6%滴眼液。

【注意事项】 同噻吗洛尔。

【制剂规格】 滴眼液:5mg/5ml,15mg/5ml,30mg/5ml。

倍他洛尔(Betaxolol)[保乙]

【作用特点与用途】 同噻吗洛尔。

【用法用量】 滴眼:每次1滴,2/d。必要时可并用毛果芸香碱、肾上腺素或服用碳酸酐酶抑制药(如乙酰唑胺)等。

【制剂规格】 盐酸倍他洛尔滴眼液:12.5mg/5ml。

贝美前列素 (克法特、艾尔建、Ganfort、Allergan、Bimato-prost)[保乙]

【作用特点与用途】 本品内含贝美前列素和马来酸噻吗洛尔,有降眼压作用。用于降低开角型青光眼,或高血压患者的眼压。

【用法用量】 滴眼:每次1滴,每晚夜间1次。

【注意事项】 ①使用含硫柳汞制剂5min内者不得使用本品,也不能用于有其过敏史者。②可有虹膜颜色加深、眼部刺激症状和疼痛,眼睫毛变黑增粗增长;结膜充血、暂时点状角膜上皮糜烂、眼睑水肿和红斑;皮疹。罕见呼吸障碍、哮喘加重、虹膜炎、葡萄膜炎、眼睑皮肤变黑。③遵医嘱用。

【不良反应】 极罕见胸痛、咽炎。尚有眼痒、过敏性结膜炎、白内障、结膜水肿、分泌物、畏光、浅层点状角膜炎、头痛、高血压等。

【禁忌证】 哮喘患者慎用。孕妇、哺乳妇女、儿童和18岁以下青少年不宜用。

【制剂规格】 滴眼液:0.3mg/1ml,0.9mg/3ml。

拉坦前列素（适利达、Latanoprost）[保乙]

【作用特点与用途】　通过松弛睫状肌，增宽肌间隙，使房水通过葡萄膜巩膜外流增加而降低眼压，降眼压作用强于多佐胺、噻吗洛尔。对正常眼和青光眼均有较好降眼压效果，对视力、调节瞳孔直径、泪液分泌均无影响，亦不影响全身的血压和心率。眼用起效时间为 $3\sim4h$，t_{max} 为 $8\sim12h$，有效维持 $20\sim23h$，但血浆浓度很低，$t_{1/2}$ 仅 17min。全身不良反应少。用于治疗青光眼和高眼压症，以及各种眼压增高的情况。

【用法用量】　滴眼：每晚 1 次 1 滴。

【注意事项】　参阅贝美前列素。

【制剂规格】　滴眼液：$50\mu g/1ml$，$125\mu g/2.5ml$。

曲伏前列素（Travoprost）[保乙]

【作用特点与用途】　同拉坦前列素滴眼液。

【用法用量】　滴眼：每次 1 滴，每晚 1 次。

【注意事项】　患者虹膜棕色素可能逐步增加，这些改变可能在几个月或几年都不很明显。通常棕色素从受影响眼的瞳孔周围向外周呈向心性分布，但整个虹膜或部分虹膜颜色会加深。患者应根据情况决定进行检查。其余参阅贝美前列素和拉坦前列素。

【制剂规格】　滴眼液：$0.1\mu g/1ml$。

玻璃酸钠滴眼液（Sodium Hyaluronate Eye Drops）[保乙][基]

【作用特点与用途】　为大分子黏多糖，分子量 100 万。其水中液体黏稠度为房水或生理水高 20 万倍，具有生理性的酸碱度和离子强度，无毒，不引起炎性反应。用于眼睛疲劳、眼干燥症、眼干燥综合征、Stevens-Johnson 综合征等病；本品用作白内障手术、人工晶状体植入术、青光眼手术、角膜移植术和视网膜手术中的房水和玻璃的代用品，可保护角膜内皮、虹膜、晶状体和视网膜、维持前房深度和手术野的高清晰度，使术者视觉好，易操作；注入玻璃体腔有助视网膜复位；可防止手术性粘连形成。

【用法用量】　注入前房：每次 $0.5\sim0.75ml$。滴眼：每次 $1\sim2$ 滴，$4\sim6/d$。

【不良反应】【注意事项】　①青光眼或眼部有剧痛感禁用；不要在佩戴角膜接触镜时使用。②可引起短暂性视物模糊、刺激感、眼痒、结膜充血等。③手术中不宜使用过多，以能保持充盈前房为度，手术后用平衡盐水取代。如果术后眼压升高，可短期用噻吗洛尔滴眼液滴眼，口服乙酰唑胺或布林佐胺。

④用后立即密封,2～8℃冷藏保存。

【制剂规格】 注射液:5mg/0.5ml。滴眼液:1.25mg/0.4ml,5mg/5ml。

右旋糖酐 70(爱尔康、新泪然、Dextran 70、Alcon)

【作用特点与用途】 本品为复方滴眼液,内含右旋糖酐 70(0.1%)、羟丙甲纤维素 2910(0.3%)、甘油(0.2%)、吐温-80、硼酸、氯化钠、氯化钾、氯化钙、氯化镁、氯化锌、甘氨酸、纯净水;适量盐酸或氢氧化钠调节 pH。尚含0.001%POLYQUAD。有人工泪液样作用。临床用于减轻因泪液分泌不足,或眼被暴露于风沙、阳光下、异物刺激眼、久视屏幕等原因所引起的眼干、刺痛等不适症状,可保护眼球免受刺激。

【用法用量】 根据需要滴入患眼 1～2 滴。

【注意事项】 ①本品滴入眼后如感到眼部疼痛、视物模糊、持续充血、刺激感加重,或者滴眼后病情加重,或持续 72h 以上,应停用就医,对症处理。②使用前请摘掉角膜接触镜,滴药时请勿接触瓶口,用后盖好瓶盖。③对本品过敏者,本品变色或混浊时均禁用。

【制剂规格】 滴眼液:5ml/支。

环喷托酯(赛飞杰、爱尔康、Cyclopentolate、Cyclogyl)

【作用特点与用途】 为抗胆碱能药物,可拮抗虹膜括约肌和睫状体调节肌对胆碱能药物的兴奋作用,产生瞳孔散大和睫状肌麻痹等作用。该作用的持续作用时间比阿托品短;在滴入眼内 25～75min 出现最显著的睫状肌麻痹效果。调节功能一般在 6～24h 能完全恢复,某些患者则可能在几天后才完全恢复。相对于色素沉积较少的虹膜,色素沉积较多的虹膜可能需要更高剂量的药物。临床用于瞳孔散大和睫状肌麻痹。

【用法用量】 滴入瞳区和眼袋内 1 滴或 2 滴,必要时可在 5～10min 后再滴 1 次。滴入后按压泪囊 2～3min。

【不良反应】【注意事项】 ①不良反应可能有头晕、恶心、口干、眼内压升高、灼热感、异物感、视物模糊、畏光、结膜轻度充血、分泌物稍增多、结膜炎、睑结膜炎、点状角膜炎、虹膜粘连及抗胆碱药的一些不良反应;少见于儿童可能出现精神症状,如共济失调、语无伦次、坐立不安、幻觉;功能亢进、癫痫;时间和地点定向障碍,以及不能识别人。②上述不良中枢神经系统的异常相对比其他抗胆碱药较常见。③用药前仔细看药品使用说明书。

【禁忌证】 对本品过敏者及闭角型青光眼和(或)闭角型青光眼患者均禁用。

【制剂规格】 滴眼剂:10mg/ml×15ml/支×1 盒。

七叶洋地黄双苷滴眼液(施图伦、Stulln)

【作用特点与用途】　本品含有从紫花洋地黄叶提取的标准洋地黄毒苷(Digitoxin)等对睫状肌与对心肌的作用相似,收缩力加强,特别是对伴有肌肉功能不全的情况。本品在睫状体和角膜中的组织药物浓度是外周血清浓度的 3 倍。而七叶亭苷能增强血管的封闭性,增加虹膜和睫状体中毛细血管的阻力。两者联用使视网膜的血流灌注得到改善。临床用于治疗眼底黄斑变性;各种类型的眼疲劳,包括眼肌性、神经性和适应性病性等。

【用法用量】　①治疗黄斑变性:滴入眼结膜囊内(近耳侧外眼角),每次 1 滴,每日 3 次。②眼疲劳:每眼每次 1 滴,3/d。延续 1 周或至病情好转后,可改为 2/d。

【制剂规格】　滴眼液:0.4ml 内洋地黄毒苷 6 μg、七叶亭苷 40μg;0.4ml/支×10 支/盒。

地匹福林(Dipivefrine)[保乙]

【作用特点与用途】　系由肾上腺素和异戊酸合成的双酯化合物,其作用与肾上腺素相似,但比肾上腺素更具亲脂性,易渗入前房,并在眼内被酶水解成肾上腺素。由于比肾上腺素易于吸收,故少量药物即可发挥较好疗效,其不良反应也较肾上腺素少而轻。0.1％滴眼剂 2/d 滴眼,与 2％肾上腺素 2/d 滴眼相比,疗效稍差,而与 2％毛果芸香碱 4/d 滴眼效果相等。滴眼后 30min 内发生作用,1h 后作用达高峰。用于控制慢性开角型青光眼眼内压。

【用法用量】　滴眼:0.1％滴眼剂,每 12 小时滴 1 次,每次 1 滴。

【不良反应】【注意事项】　①滴眼后常有烧灼或刺痛感。有的病人有畏光、目眩和对光刺激敏感。②闭角型青光眼。③有可能引起肾上腺素的各种不良反应,但症状较轻。

【制剂规格】　0.1％滴眼剂:5ml,8ml。

苯呋洛尔(青妥治、Befunolol)

【作用特点与用途】　本品能抑制房水产生,从而降低眼压。对原发性各种青光眼及眼内压增高均有良效。本品 0.5％～1％浓度降眼压作用,与 2％～3％毛果芸香碱的作用强度相当。长期滴用仍可持续保持最初降眼压效果。对瞳孔直径和视力没有影响。用于青光眼、眼内压增高。

【用法用量】　滴眼:每次 1～2 滴,2/d。

【不良反应】　滴眼时有短暂疼痛等眼刺激症状,偶有视物模糊、结膜充血、眼痛、异物感、瘙痒感、眼睑炎、结膜炎、眼干燥、表层角膜炎、眼分泌物增多等。偶见心动过速、头痛、胸部不适。

【禁忌证】 小儿、支气管哮喘、支气管痉挛、严重慢性阻塞性肺病、未完全控制的心力衰竭、对本品过敏者、β受体阻滞药全身给药者和未充分控制的糖尿病者。

【注意事项】 窦性心动过缓、肺动脉高血压所致缺血性心力衰竭、肺动脉高血压所致右心衰竭及窦性心动过缓、房室阻滞(二度、三度)、心源性休克等慎用。孕妇慎用。

【制剂规格】 滴眼剂：0.25%、0.5%、1%。

噻吗洛尔(噻马心安、Timolol)[保甲]

【作用特点与用途】 本品为非选择性β肾上腺能阻滞药，具有明显的降眼压作用，却没有显著的内源性拟交感活性，且对心肌无直接抑制作用，亦无局麻作用。外用1次滴眼20min后眼内压即开始下降，1~2h后降至最大幅度，并可持续24h。与常用缩瞳药不同，它在使眼压降低的同时不缩小瞳孔，不影响视敏度，不引起睫状肌痉挛，并无任何不适感，不会出现明显的视物模糊和夜盲症等；尤其可避免白内障病人晶状体周围混浊，瞳孔缩小时，可能产生的视力障碍。因此，本品已公认是继毛果芸香碱之后，治疗青光眼最重要的药物。其作用机制，可能是减少眼内房水的生成，但在某些试验中也曾观察到并不是少量外流增加的现象。用于原发性开角型青光眼及无晶体青光眼、继发性青光眼和高血压。对药物或手术治疗后无效的青光眼也可试用。

【用法用量】 滴眼：用0.25%眼药水，成年人每眼每次1滴，2/d。若疗效不佳，可改用0.5%眼药水，每眼每次1滴，1~2/d。如眼内压得到控制，可改为1/d维持。如原用其他药物时，不宜突然停用原药，应自改用本品后第2天起逐渐停用。对病情较重者，更应谨慎。

【不良反应】 少数病人有眼干、眼灼热感、眼痛、视力减退、头晕、血压下降、胃肠不适等。个别病人偶可出现心率减慢(平均每分钟减少2.9次)。

【禁忌证】 对本品过敏者及心动过缓者。

【注意事项】 支气管哮喘和心力衰竭者慎用，儿童和孕妇最好不用。

【制剂规格】 滴眼剂：每支5ml、8ml。

碘依可酯(碘磷灵、Iodiede Echodide)

【作用特点与用途】 系长效抗胆碱酯药，主要用于治疗开角型青光眼和其他慢性青光眼。其局部作用是抑制胆碱酯酶的活性，使局部乙酰胆碱积聚，通过乙酰胆碱与相应受体部位结合而发挥作用。用于原发性青光眼、慢性单纯性(开角)青光眼、调节性内斜视。

【用法用量】 滴眼:视青光眼病情,选用 0.03%～0.06%滴眼剂,必要时可提高至 0.125%～0.25%,每眼每次 1～2 滴,1～2/d。

【不良反应】 可见虹膜及结膜血管扩张、充血。过量时由于强烈的缩瞳和调节痉挛,可致前额头痛、眼睑抽搐。

【注意事项】 长期应用可引起白内障,过量吸收则可出现急性痉挛性腹痛甚至支气管痉挛等与有机磷酸酯类中毒同样的症状。

【制剂规格】 滴眼剂:0.03%,0.06%,0.125%,0.25%。

左布诺洛尔(Levobunoli)[保乙]

【作用特点与用途】 本品为非特异性 β 肾上腺素能受体阻滞药,其效力是右旋异构体的 60 倍,而直接抑制心肌的作用可能是相等的,是治疗类似青光眼症状的眼用第三代 β 受体阻滞药。用于慢性开角型青光眼或眼内压过高。尚有降血压和缓解心动过速作用。

【用法用量】 滴眼:常用剂量为每次 1 滴,1～2/d。降压:每次 1～5mg,遵医嘱。

【不良反应】 可见暂时性眼发热和刺痛、眼睑结膜炎。有的病人可出现心率减慢、血压降低等全身反应。

【禁忌证】 支气管哮喘、严重慢性阻塞性肺病、窦性心动过缓、二度和三度房室传导阻滞、心力衰竭或心源性休克。

【注意事项】 如联用其他 β 受体阻滞药治疗其他疾病者应慎用。肺功能不全、甲状腺功能亢进和糖尿病者慎用,接受儿茶酚胺耗竭的药物如利血平治疗者,应严密监护,因可能产生相加作用和低血压或明显的心动徐缓。

【制剂规格】 滴眼剂:0.5%,10ml。片剂:1mg,5mg。

卡替洛尔(Cartelol)[保乙][典][基]

【作用特点与用途】 同 β 受体拮抗药如噻吗洛尔等。用于治疗高血压、心绞痛、开角型青光眼。

【用法用量】 开角型青光眼,点眼:每次 1 滴,2/d。

【制剂规格】 盐酸卡替洛尔滴眼液:1%(50mg/5ml),2%(100mg/5ml)。

布拉洛尔(Bupranolol)

【作用特点与用途】 可拮抗 β_1、β_2 受体,无内在拟交感活性。用于开角型青光眼、单纯性青光眼。

【用法用量】 以 0.05%～0.5%滴眼液每眼内滴 1 滴,2～3/d。治疗偏头痛发作,可口服每次 10～20mg,3/d;或静脉注射:每次 5mg。

【制剂规格】 滴眼液:0.05%,0.5%。片剂:10mg。注射剂:5mg。

呋索碘胺(呋喃胺、青光安、Furtrethonium Iodide)

【作用特点与用途】 类似毛果芸香碱的拟胆碱药,兴奋 M 胆碱受体,有缩瞳和降眼压作用。对各型青光眼有较好疗效。其主要优点是缩瞳见效快(点眼后几分钟)、不良反应较少。用于各型青光眼,尤其对急性青光眼能及时控制眼压,预防失明。

【用法用量】 可参阅毛果芸香碱使用;应按病情遵医嘱。

【不良反应】 偶见结膜充血水肿、流泪、泪道阻塞,经用可的松滴眼剂处理后,症状可改善。尚有类似毛果芸香碱样暂时性远视力下降的现象。

【制剂规格】 滴眼剂:2.5%,5%。

法可林(治障宁、白可明、Phacolysinum、Phacolin)

【作用特点与用途】 本品对水晶体可溶性蛋白中活性基团具有较强的亲和性,可透过晶体囊,激活前房水中的蛋白分解酶,分解与吸收已经混浊的蛋白质。因而可防止水晶体的氧化变性和混浊,促进水晶体新陈代谢,使其蛋白代谢机制发挥有效作用,从而维持水晶体的透明性,预防发生白内障和控制白内障症状发展。用于老年性、外伤性和先天性白内障,以对早期老年性白内障的控制效果较好。

【用法用量】 滴眼:每次 2～3 滴,3～5/d。

【不良反应】 偶见局部过敏反应。

【注意事项】 当产生结膜充血等过敏反应时应考虑停药;症状改善后不宜过早中断用药,以巩固疗效;对于并发症、糖尿病性白内障等,可在治疗原发性疾病的同时,采用本品治疗。

【制剂规格】 滴眼剂:1.5mg/10ml。

吡诺克辛滴眼剂(卡他灵眼药水、Pirenoxin)

【作用特点与用途】 本品能抑制芳香氨基酸异常代谢生成的醌类物质,防止晶体内不溶性蛋白质的形成,抑制白内障的发展。其化学结构与昆虫眼色素极相似,具有防止水晶体的水溶性蛋白变性,阻止白内障病情进展效用。用于初期老年性白内障,也可用于防止老年性白内障和糖尿病引起的白内障恶化,外伤性和先天性白内障,色素性视网膜炎。

【用法用量】　滴眼:取 1 片(粒)卡他灵溶于 15ml 的溶剂中,每次 1～2 滴,3～5/d。

【不良反应】　偶有弥漫性表层角膜炎、眼睑缘炎、结膜充血、刺激感、瘙痒等症状,出现以上症状时,应停止用药。

【注意事项】　本品仅用于点眼。制备好的溶液应置于阴凉处保存。点眼时,注意容器的头端不得直接触及眼球。溶解后的点眼液为黄色澄明溶液。

【制剂规格】　滴眼剂:每支(盒)内含吡诺克辛钠 1 片(0.8mg),临用前溶于瓶内 15ml 溶剂中。

谷胱甘肽眼药水(去白障、Thioglutan、Glutathione)

【作用特点与用途】　本品主要利用谷胱甘肽维持水晶体细胞膜加强组织内呼吸作用,促进角膜上皮组织的修复。用于初期老年性白内障、角膜溃疡、角膜上皮剥离、角膜炎等。

【用法用量】　滴眼:用时在添附溶剂 1ml 中,溶解还原型谷胱甘肽 20mg。每次 1～2 滴,3～5/d。

【不良反应】　眼刺激感、瘙痒感、结膜充血、雾视等。如出现上述症状应立刻停止使用。

【注意事项】　颗粒溶解后要在 1 个月内使用,本制剂只用于滴眼。

【制剂规格】　滴眼剂:2% 5ml(颗粒、塑料容器、添附溶剂:5ml 塑胶点眼容器)。

眼灵注射液(Yanling Injection)

【作用特点与用途】　系从新鲜淡水鱼(鲤、鲢等)眼球提取制成的灭菌等渗水溶液。内含糖及磷、钙、核酸和 17 种氨基酸。能补充眼球的营养成分,促进新陈代谢。可使老年性白内障早期晶体混浊减慢并防止其发展。用于初期老年性白内障、青少年假性近视等。

【用法用量】　肌内注射:每次 2mg,1/d。30d 为 1 个疗程。或遵医嘱。

【制剂规格】　注射液:2ml。

托吡卡胺(双星明、托品酰胺、Tropicamide)[保甲]

【作用特点与用途】　系抗胆碱药。其药理作用与阿托品相似,优点是散瞳作用和睫状肌麻醉作用起效快,作用期限短,为眼科首选散瞳药。此外,对青少年假性近视、中间性近视和轻度远视及预防青少年近视均有较好的疗效。

本品除可单独使用外,还可与去氧肾上腺素组成复方应用。用于散瞳检查眼底、验光配眼镜、虹膜睫状体炎、青少年功能性近视、中间性近视和轻度远视;对预防青少年近视作用显著。

【用法用量】 用于扩散瞳孔:用 0.5% 滴液 2 滴。用于验光:用 1% 溶液,一般先用 1 滴,5min 后用第 2 滴,20min 可达最大效应,但只能持续 20min,必要时可加第 3 滴。用于青少年功能性近视、中间性近视和轻度远视;每晚临睡前使用,每次 1~2 滴,点药后压迫泪囊部 1~2min,可连续使用 1~3 个月,视力恢复后停用,视力上下波动时可重复使用。对于青年和少年预防近视用药,应在有丰富临床经验的眼科医师指导下才能使用。

【不良反应】 浓度过高或滴眼次数过多,过量托吡卡胺流经鼻泪管时,很容易被黏膜吸收入血液循环而引起全身反应。主要表现为 M 胆碱受体被阻滞的症状,如口干、便秘、排尿困难、心率加速等,这些症状无须特殊处理。

【禁忌证】 青光眼。

【注意事项】 为了散瞳时避免吸收,滴眼时注意先压住眼内眦鼻泪管通道,滴药量控制 1~2 滴,轻轻拉动下眼睑,让药物在结膜囊内充分作用 2~3min,抹掉多余药物。本品有睫状肌麻痹及散瞳作用,点药后视物稍有不便,故睡前滴眼才不会影响学习。

【制剂规格】 散瞳剂:0.5% 托吡卡胺滴眼液。验光剂:含托吡卡胺 0.5%、1%。双星明眼药水:每支 10ml。

利巴韦林眼药水(Ribavirin Eye Drops)[保甲]

【作用特点与用途】 广谱抗病毒药。对多种核糖核酸和脱氧核糖核酸病毒有抑制作用,能阻止病毒的复制,但对病毒无直接灭活作用。用于病毒性眼科疾病,如单疱性角膜炎、表层点状角膜炎、急性流行性结膜炎和沙眼等。

【用法用量】 滴眼:每次 1~2 滴,每小时 1 次,病情好转后,改为 2~3h 1 次,每次 1~2 滴,并逐步递减。

【注意事项】 偶见轻微局部刺激。怀孕 3 个月以内的孕妇慎用。

【制剂规格】 滴眼剂:10mg/10ml,50mg/10ml。

洛度沙胺(诺朵腈酸、Lodoxamide)

【作用特点与用途】 本品具有抗哮喘和抗变态反应作用,且是肥大细胞膜稳定剂。适用于眼科疾病局部用药,如春天发生的角膜炎、结角膜炎和结膜炎。春天发生的结角膜炎是非感觉性的过敏性疾病,健康人眼中含有几百万个肥大细胞,每个肥大细胞含有几百个颗粒,每个颗粒含有化学介质如组胺等。由于受到致敏原的作用,可引起介质的释放,而这种介质可增加结膜毛细血管的通透性,因而触发速发型和迟发型炎症反应,其结果导致 Ⅰ 型过敏性反应而伴有瘙痒、发红和流泪。本品通过稳定肥大细胞膜抑制 Ⅰ 型速发型过敏反应,防止组胺和其他对致敏原反应的介质释放,例如过敏性慢性慢反应物质(SRS-A)。本品无固有的抗组胺、血管收缩、环氧化酶抑制作用,或其他抗炎症作用。本品抗春天发生的角膜炎、结膜炎的过敏症状比色甘酸更为有效。用于过敏性结膜炎、角膜炎。

【用法用量】　滴眼:患眼每次 1～2 滴,4/d,可持续 3 个月。

【不良反应】　可见短暂的眼烧灼感、刺痛感等不适,大约为病人总数的 15%。尚有眼痒、视物模糊、眼干、流泪、充血、结晶沉积和异物感。眼外的不良反应是头痛,发生率为 2%。

【注意事项】　本品内含防腐剂苯扎溴铵。病人治疗期间勿戴隐形眼镜。

【制剂规格】　滴眼剂:1mg/ml(0.1%)。

酞丁安滴眼剂(增光素、Phthiobuzone)

【作用特点与用途】　为我国首创抗沙眼病毒药,且具有抗革兰阳性球菌作用,对沙眼衣原体"沪-124 株"和"豫-2 株"具有较强的抑制作用,对前者 MIC 为 0.5mg/ml,对后者的作用强度为金霉素的 10 倍。其抗病毒作用机制可能是阻断其 mRNA,抑制蛋白质合成。用于各型沙眼、病毒性角膜炎、带状疱疹等病毒性皮肤病。

【用法用量】　0.1% 酞丁安滴眼液滴眼:2～4/d,4～8 周为 1 个疗程。重症可配合擦治,以提高疗效。

【不良反应】　局部应用尚未见不良反应。

【制剂规格】　混悬滴眼剂:0.1%(10ml)。眼膏剂:0.1%(2g)。

奥布卡因滴眼液(丁氧普鲁卡因、Oxybuprocaine、Benoxil)

【作用特点与用途】　本品是许多局部麻醉药中的一种眼科用表面麻醉药。0.4% 盐酸奥布卡因滴瞳液用于眼科表面麻醉,其麻醉效果出现的迅速性、麻醉的深度、持续性、对角膜的安全性等均佳。将本制剂点眼 1 滴 10～20s 后即出现麻醉效果,持续约 14min;麻醉强度为可卡因的 20 倍,且对瞳孔孔径、调节能力、光觉、眼压等几乎无影响。用于眼科表面麻醉。

【用法用量】　普通成年人 1～4 滴滴眼,应按照年龄和体质调节用量。以下用法用量供参考:①在眼压测定、隐形眼镜的放入及角膜部的观察或检查时应滴 1～2 滴于眼内,再等 1min;②除去角膜浅处之异物,泪道导管的插入及结膜下或球后注射时在 5min 内滴 3 次;③对除去深处的异物,前房之诊断的穿刺及翼状片、睑板腺囊肿等的小手术,每隔 30s 滴 1 次,应连续滴5～10次。

【不良反应】 偶见过敏症状、休克,频繁使用可引起角膜损伤。

【注意事项】 只宜作表面麻醉用,不得用于单纯性镇痛,不要频频使用或交给病人使用。若反复多次使用可致角膜炎或角膜严重损伤。

【制剂规格】 滴眼液:0.4%,200ml,100ml,塑胶容器。

胰激肽原酶(Pancreatic Kininogenase)[保乙]

【作用特点与用途】 对微血管有保护作用。用于微循环障碍性疾病,如视网膜病变、眼底疾病及糖尿病肾病、周围神经病、缺血性脑血管病等。也可用于高血压病辅助治疗。

【用法用量】 ①空腹口服:每次 120～240U,3/d。②结膜下注射:每次 5U。临用前以灭菌注射用水或氯化钠注射液 1.5ml 溶解。③肌内注射:每次 10～40U,每日或隔日 1 次,须遵医嘱。

【注意事项】 参阅第 15 章"一、酶类药物"。

【制剂规格】 片剂:60U,120U,240U。注射剂:10U,40U。

羟苯磺酸(Dobesilate)[保乙]

【作用特点与用途】 有保护微血管、改善微循环作用。用于糖尿病引起的视网膜病变、肾小球硬化症、微循环性静脉曲张、血栓性静脉炎、瘙痒性皮炎、溃疡等。

【用法用量】 进餐时服用:开始时每次 0.25g,3/d;4～6 周后可改为 2/d。

【注意事项】 ①妊娠头 3 个月孕妇、哺乳妇女及对其过敏者禁用。②注意对基础疾病的治疗。③可有胃不适、恶心、胃灼热、食欲缺乏等,此时应酌情减量,或暂停用药。

【制剂规格】 羟苯磺酸钙胶囊:0.25g。

荧光素钠(Fluorescein Sodium)[保乙]

【作用特点与用途】 用于诊断性眼底和虹膜血管的荧光素血管造影检查。

【用法用量】 对荧光素钠适应证并可耐受的患者。①滴眼:眼表染色, 1%～2%滴眼液滴入结膜囊内,每次 1 滴;②测量眼压时眼表染色,0.2%～ 0.5%滴眼液滴入结膜囊内;③静脉注射:血管造影,5%荧光素钠注射液每次

10ml,或 10%荧光素钠注射液每次 5ml。

【注意事项】　①受试者须过敏试验阴性。②有过敏史、支气管哮喘、孕妇、哺乳妇女慎用,妊娠头 3 个月者忌用。③本品静脉注射后会出现皮肤暂时发黄、尿液呈黄色,分别在 6～12h 和 24～36h 后恢复。④可发生恶心、头痛、胃肠不适、晕厥、呕吐(可呈喷射状)、低血压、过敏反应;尚有心搏停止、基底动脉缺血、严重休克、抽搐、注射部位血栓性静脉炎、钝痛、荨麻疹、瘙痒、支气管痉挛等报道。

【制剂规格】　注射液:0.5g/5ml,0.3g/3ml。

吲哚菁绿(Indocyanine Green)[保乙]

【作用特点与用途】　用于脉络膜血管造影,确定脉络膜疾患的位置;用于诊断各种肝病,了解肝损程度、病理特征和储备功能等。

【用法用量】　脉络膜血管造影时,25mg 吲哚菁绿用灭菌注射用水 2ml 溶解,迅速地进行肘静脉注射。

【注意事项】　①可能引起休克,过敏样症状;②本品不完全溶解时,可能发生恶心、发热、休克等反应;③可有恶心、呕吐、呃逆、荨麻疹、发热等;④胆囊造影剂、利胆药、利福平、抗痛风药等致本试验误差。

【制剂规格】　注射剂:25mg。

卡巴胆碱(Carbachol)[典]

【作用特点与用途】　快速强力缩瞳,尚有抗胆碱酯酶作用。注射到前房 2s 后瞳孔开始缩小,t_{max} 为 2～3min,持续缩瞳 24～48h。用于人工晶状体植入、白内障摘除、角膜移植术等需要缩小瞳孔的手术。尚可治疗青光眼,用滴眼液可促房水排出而降低眼内压。

【用法用量】　注射剂:眼科手术时,每次在前房内注射 0.2～0.5ml。滴眼:滴眼液治疗青光眼,每次 1 滴,1～3/d。

【注意事项】　①本品禁用于心律失常、心动徐缓、低血压等心血管疾病患者、迷走神经兴奋、癫痫、甲状腺功能亢进、帕金森、支气管哮喘、消化道溃疡、尿路梗死等患者。②滴眼时不要佩戴软接触镜。③不可同时合用阿司匹林及局部非甾体消炎药,如氟比洛芬、环氧拉嗪、酮咯酸等。④孕妇、哺乳妇女及对其过敏者慎用;本品滴眼后不可开车、机器操作及其危险、精细工作。

【制剂规格】　注射剂:0.1mg/1ml。滴眼液:0.25%,0.3%,1.5%;2.25%。

后马托品滴眼液（Homatropine Eye Drops）[保乙]

【作用特点与用途】 散大瞳孔作用比阿托品快而弱,仅持续 1～3d。用于散瞳、检查及验光。青光眼忌用。

【用法用量】 滴眼:滴眼次数遵医嘱。眼膏多用于集体检查前。

【制剂规格】 氢溴酸后马托品滴眼液:100ml 中含氢溴酸后马托品 2g,干燥磷酸氢二钠 0.421g,干燥磷酸二氢钠 0.473g,氯化钠 0.25g 及蒸馏水。眼膏剂:100g 中含氢溴酸后马托品 2g,98g 为基质。

乙基吗啡滴眼液（Ethylmorphine Eye Drops）

【作用特点与用途】 可使结膜充血、促进代谢,并有镇痛作用。主要用于角膜炎后混浊吸收。

【用法用量】 滴眼:每次 1 滴,4/d。

【制剂规格】 滴眼液:100ml 含盐酸乙基吗啡 1g,氯化钠 0.8g,羟苯乙酯 0.03g,蒸馏水加至适量。

氯肾丁滴眼液（Chloride Kidney Eye Drops）

【作用特点与用途】 有抗菌消炎、收缩血管和表麻镇痛之效。用于电光性眼炎。

【用法用量】 滴眼:每次 1～2 滴,每 1～2 小时滴 1 次。

【制剂规格】 滴眼液:由 0.25％氯霉素滴眼液 150ml,0.1％肾上腺素溶液 50ml,2％盐酸丁卡因溶液 50ml 配制而成。

人工泪滴眼液（聚乙烯醇、Artificial Tear）[保乙]

【作用特点与用途】 可代替泪液湿润眼球。用于无泪液及干燥性角膜结膜炎。

【用法用量】 遵医嘱,按需要而定。尽可能保持新鲜,甲基纤维素需冷藏。

【制剂规格】 滴眼液:100ml 内含甲基纤维素 1g,氯化钠 0.9g,氯化钙 0.042g,氯化钾 0.014g,葡萄糖 0.1g,碳酸氢钠 0.02g,羟苯乙酯 0.03g,蒸馏水加至足量。

依地酸二钠滴眼液（Ethylenediaminetetraacetic Acid Disodium Eye Drops）

【作用特点与用途】 可与钙离子络合而抑制胶原酶,用于石灰等碱性烧伤、角膜钙质沉着及角膜带状变性。

　　【用法用量】　滴眼:每次 1～2 滴,每 1～2 小时滴眼 1 次。

　　【制剂规格】　滴眼液:100ml 内含依地酸二钠 0.5g,碳酸氢钠 0.1g。

青霉胺(Penicillamine)[保甲]

　　【作用特点与用途】　口服剂为重金属、类金属中毒解毒药。滴眼液用于石灰等碱烧伤及病毒性角膜溃疡、角膜水肿等疾患,刺激性比依地酸二钠小。

　　【用法用量】　滴眼:每次 1～2 滴,每 1～2 小时 1 滴。

　　【制剂规格】　滴眼液:15ml 内含盐酸青霉胺 417mg,2mol/L 氢氧化钠约 1.1ml。

塞替派(Thiotepa)[保甲]

　　【作用特点与用途】　类似氮芥,抑制 DNA 合成。用于翼状胬肉术后,可抑制血管新生,有抑制血管纤维及细胞分裂作用。

　　【用法用量】　翼状胬肉切除术后 2～3d 滴眼,每次 1 滴,4/d。

　　【制剂规格】　滴眼液:5mg/10ml。

利明眼药水(Liming Eye Drops)

　　【作用特点与用途】　可促进眼的局部代谢,补充金属离子及维生素,用于早期白内障。

　　【用法用量】　滴眼:每次 1 滴,3～4/d。

　　【制剂规格】　滴眼液:1000ml 内含碘化钾 0.3g,碘化钠 0.05g,氯化钙 0.06g,维生素 C 0.3g,维生素 B_1 0.1g,硼酸 1.1g,硼砂 0.19g,羧甲基纤维素钠 0.15g,硫代硫酸钠 0.05g,羟苯乙酯 0.3g。

复方维生素 B_2 滴眼液(Compound Vitamin B_2 Eye Drops)

　　【作用特点与用途】　能促进眼部新陈代谢,用于各种角膜炎。

　　【用法用量】　滴眼:每次 1 滴,3/d。

　　【制剂规格】　滴眼液:100ml 内含维生素 B_2 0.01g,维生素 C 1g,葡萄糖 10g,羟苯乙酯 0.03g。

多黏菌素 B(多黏菌素、Polymyxin B)[保乙]

　　【作用特点与用途】　强力抗铜绿假单胞菌药。用于铜绿假单胞菌引起的眼部感染。

【用法用量】 滴眼:最初 5～10min 1 次,每次 1 滴;以后逐渐减少。

【制剂规格】 滴眼液:5 万 U/10ml。

阿糖胞苷(Cytarabine)[保甲]

【作用特点与用途】 抑制病毒药。用于病毒性眼病,如树枝状角膜炎、角膜虹膜炎、流行性角膜结膜炎等。

【用法用量】 滴眼:每次 1 滴,4～6/d。

【制剂规格】 滴眼液:20mg/10ml。

盐酸安西他滨滴眼液(环孢苷、Cyclocytidine Hydrochoridum Eye Drops)

【作用特点与用途】 抑制病毒药。用于单纯性疱疹眼部感染、流行性角膜炎、结膜炎。与抗菌药合用可防止混合感染。

【用法用量】 滴眼:每次 1 滴,3～5/d。

【制剂规格】 滴眼液:1%,5ml,10ml。

维替泊芬(Verteporfin、Visudyne)

【作用特点与用途】 本品属于第二代卟啉类光敏剂,苯唑卟啉衍生物。治疗黄斑退化时可选择性进入不正常血管;通过非热能激光照射患者的视网膜而产生活性氧,闭塞不正常血管,从而终止血管性渗漏。正常的视网膜血管不受其影响。本品可限制异常细胞生长而造成的视力损失。本品对皮肤癌的治疗是因在光的作用产生毒性的氧基导致癌细胞死亡,也有报道有直接的抗癌活性。本品静脉注射后起效快,经肝代谢,由胆汁排泄,且快速从血清和皮肤中清除,皮肤光敏性不超过 2～5d。对老年性黄斑退化,给药 5min 后可进行光动力学治疗。注射给药治疗皮肤癌时,30min 后可进行光动力学疗法。用于静脉注射本品配合激光,治疗老年性黄斑退化。还可用于巴雷特食管病、黄斑退化、近视眼、皮肤癌、牛皮癣等。

【用法用量】 ①黄斑退化:单剂给药(10min 静脉注射),给药后 5min 开始给患者 689nm 激光照射。维替泊芬的光活性由光照总量控制,相应的光剂量为 $50J/cm^2$ 以使受损血管得到 $600mW/cm^2$ 的光照强度。此剂量治疗维持 83s 以上。间隔 2 周,治疗 2～3 次。②皮肤癌、基底细胞癌:注射剂量0.375～0.5mg/kg,并用 $50J/cm^2$ 的激光(690nm)照射,有效率达 100%。疗效与光照和剂量相关。③转移性皮肤癌:0.25～0.5mg/kg,用 50～$150J/cm^2$ 激光照射。完全有效率 59%,部分有效率 22%。

【不良反应】　①未见视力减退;②皮肤有热感或烧灼感,局部疼痛和瘙痒;③局部激光照射刺激。

【禁忌证】　对本品及其衍生物高度过敏者;在 3 个月内接受了其他光敏剂治疗的患者及伴有卟啉症的患者禁用。

【注意事项】　①肝功能不全和对光动力学疗法不适者慎用;②患者用药后 6d 内应避免光线直接照射皮肤和眼;③防止本品过量和过长时间治疗。

【制剂规格】　冻干粉针剂:2mg(深绿色)。

氯替泼诺(Loteprednol)

【作用特点与用途】　本品为眼科抗炎前体药。眼科局部给药后,迅速穿透角膜并在前房转变成代谢物。本品穿透角膜后迅速与眼内的糖皮质激素受体结合,其抗炎作用比地塞米松强 1.5 倍;抗炎症和抗过敏作用至少与地塞米松相同,在减小瘢痕方面优于地塞米松。用于眼科局部炎症。0.2%浓度适用于暂时缓解季节性过敏性结膜炎;0.5%混悬液适用于治疗对类固醇有效的炎症,如结膜炎、角膜、前房炎、过敏性结膜炎、痤疮、酒渣鼻、表浅性点状角膜炎、疱疹、带状疱疹角膜炎、虹膜炎、睫状体炎等可适当减轻水肿和炎症。尚用于眼科手术后炎症的治疗。

【用法用量】　滴眼:0.2%本品混悬液,每次 1 滴滴入病眼,4/d。0.5%本品混悬液滴病眼 1~2 滴,4/d。疗程 1~2 周。滴眼前应当充分振摇混匀后再用。

【不良反应】　发生率 5%~15%,包括视力异常或视物模糊,滴眼时的烧灼感、球结膜水肿、眼内分泌物、眼干、异物感、痒和畏光。眼外的不良反应包括头痛、鼻炎和咽炎发生率<15%。

【注意事项】　应警惕长期局部应用类固醇类(包括本品)药物发生角膜的真菌感染,也可能导致青光眼、视敏和视野性缺陷及囊下白内障形成。哺乳期妇女慎用或不用。

【制剂规格】　滴眼剂:含本品 0.5%和 0.2%的混悬液。

苄达赖氨酸(苯达赖氨酸、百达克、Bendazac Lysine)

【作用特点与用途】　本品为醛糖还原酶抑制药,对晶状体醛糖还原酶有抑制作用,通过局部滴眼使本品进入眼组织和房水,并在晶状体内浓集,从而抑制眼中醛糖还原酶活性,达到预防和治疗白内障的目的。经用药半年观察,本品对治疗白内障、延缓白内障的发展和改善病人视力有效。用于早期老年性白内障。

【用法用量】　滴眼:滴入眼睑内 1~2 滴,3/d,滴后闭目 3~5min,使药物充分吸收。

【不良反应】 瞬时烧灼感发生率为 52.6％～71.6％；次为异物感,少见畏光流泪,这些反应可随着用药时间延长而缓解和减少。

【注意事项】 部分病人出现一过性刺激感,如灼热感、刺痛等,但不影响使用。发现药液被污染或浑浊,应弃之不用。

【制剂规格】 0.5％滴眼液:每瓶 8ml,含本品 40mg。

布林唑胺(Brinzolamide、Azopt)[保乙]

【作用特点与用途】 本品为碳酸酐酶抑制药。碳酸酐酶存在大量的同工酶,作用最强的是碳酸酐酶Ⅱ。本品对人碳酸酐酶Ⅱ有强力抑制作用。本品在眼内睫状体抑制碳酸酐酶而减少眼房水的分泌,从而降低眼内压。本品在体内可转化为结合于碳酸酐酶Ⅰ的代谢物。本品降眼内压作用与多佐胺相似。可作为不能耐受噻吗洛尔等患者的替代新药使用。用于眼内压升高的开角型青光眼。

【用法用量】 本品 1％混悬液滴眼:每次 1 滴,3/d。

【不良反应】 常见(5％～10％)视物模糊、刺痛或少见味觉异常。另有1％～5％用药患者可有睑炎、皮炎、眼干、异物感、头痛、充血、眼的分泌物、眼不适、角膜炎、眼瘙痒和鼻炎。

【注意事项】 ①本品为磺胺类衍生物,其代谢产物主要经肾排泄;②孕妇、哺乳期妇女慎用;③口服碳酸酐酶抑制药有出现酸碱紊乱和电解质紊乱的报道。

【制剂规格】 混悬滴眼剂:10mg/ml。

多佐胺(多佐拉敏、Dorzolamide、Trusopt)

【作用特点与用途】 本品是局部应用的碳酸酐酶Ⅱ的抑制药,能显著降低正常眼压和青光眼病人的眼压。在青光眼病人中,约 20％不能耐受 β 肾上腺素受体阻滞药如噻吗洛尔,而另 50％的青光眼病人光用其他药物治疗是不充分的,本品可供上述两类病人选用。主要用于青光眼。

【用法用量】 以本品 2％溶液滴眼:每次 1 滴,3/d;与其他药物联合应用时,须至少在 10min 以后使用。

【不良反应】 常见烧灼感、刺痛、不适、苦味、浅表性点状角膜炎、过敏反应;偶见视物模糊、眼干、畏光、流泪。

【注意事项】 本品为磺胺类衍生物。孕妇慎用。肾功能不全且肌酐清除率＜30ml/min 者忌用。

【制剂规格】　2%滴眼剂:100mg/5ml,内含苯扎氯铵作为防腐剂,可损伤软镜片。

乌诺前列酮(优前列通、Unoproston、Reskura)

【作用特点与用途】　本品对高眼压的作用与 0.5%噻吗洛尔滴眼液相同,但作用时间长。对正常眼压的下降作用,噻吗洛尔反复滴眼第 4 天起作用减弱,而本品即使在 50d 内反复给药也不减弱。本品对眼的局部无刺激作用,对瞳孔大小无影响,也无角膜损伤作用及前列腺素类特有的炎症增强作用。本品代谢产物的作用是本品的 1/2。用于青光眼及高眼压的病人。

【用法用量】　滴眼:每次 1 滴,2/d。

【不良反应】　可见眼结膜充血,有时结膜水肿;有时有表层角膜炎,角膜点状混浊等;偶见眼睑发红、眼睑炎、局部灼热感、异物感、眼痛等一过性刺激症状。偶见头痛、头重、颈部压迫感、口干、鼻塞、舌尖麻木、异物感、呕吐或恶心、心悸等。

【注意事项】　参阅使用说明书。

【制剂规格】　滴眼剂:6mg/5ml,含防腐剂氯苄烷胺。

卵磷脂络合碘[沃丽汀(100)片、Iodized Lecithin]

【作用特点与用途】　口服吸收入血后以无机碘形式起作用,然后结合入甲状腺并对因缺碘性甲状腺肿患者的甲状腺功能减退起作用;能增进视网膜的新陈代谢,有明显的抗炎和改善视网膜功能作用。本品口服 600μg 后大部分以无机碘被吸收入血,给药后约 1h 达血药浓度峰值。24h 内由尿中排出大部分,粪中排出率<10%。用于血管痉挛性视网膜炎,出血性视网膜炎,玻璃体积血、混浊,中央静脉闭合性视网膜炎和儿童哮喘、支气管炎、缺碘性甲状腺肿与甲状腺功能减退。

【用法用量】　口服:300~600μg/d,分 2~3 次服用。

【不良反应】　过敏反应及偶见胃肠不适。

【注意事项】　甲状腺疾病患者慎用并遵医嘱。老年人应酌情减量并监护用药。孕妇慎用。

【制剂规格】　片剂:1.5mg(含碘 100μg)。

硫酸锌尿囊素滴眼液(光明眼药水、正大维他、Bright Eye Drops)

【作用特点与用途】　本品的主要成分为植物中分离提纯的生物活性物质尿囊素及硫酸锌、且添加适量的玻璃酸钠等黏多糖类物质,具有消炎及收敛作用,能改善炎症部位的微循环,增强毛细血管通透性,促进新陈代谢,快速消除眼部充血及球结膜下出血症状;并可增强细胞增殖力,促进基质中纤维增长,在角膜及结膜表面形成一层保护膜,促进角膜、结膜表面创伤的愈合;该制剂还能加强眼的营养和抵抗力,迅速消除眼疲劳引起的视物朦胧,对用眼过度疲劳疗效独特。本品对眼部具有极强的湿润作用,常可使眼明亮清晰,光彩晶莹。用于慢性结膜炎、球结膜下出血、结膜充血、角膜损伤、视力疲劳、戴隐形眼镜引起的不适及预防眼病。

【用法用量】 滴眼:每次 1~2 滴,4~6/d。

【注意事项】 ①虽未见有不良反应的报道,但若有过敏反应时,应及时停药;②开盖后超过 1 个月不再使用。

【制剂规格】 滴眼液:每支 8ml。

重组人干扰素 α1b 滴眼液(一滴灵、Recombinant Human Interferon α1b Eye Drops)[保乙]

【作用特点与用途】 本品系应用基因工程技术制成的纯化人 α1b 型重组干扰素,具有广谱抗病毒及调节机体免疫功能的生物活性。用药后通过人体免疫细胞的细胞酶效应,诱生多种抗病毒蛋白,激活 NK 细胞,抑制病毒的复制与繁殖,保护未受感染的细胞,从而治愈疾病。用于眼部病毒性疾病,对单纯疱疹性眼病,包括眼睑单纯疱疹、单纯性结膜炎、角膜炎、单疱性虹膜睫状体炎疗效显著;对带状疱疹性眼病、腺病毒性结膜炎、角膜炎、流行性出血性角膜炎、结膜炎等有良好效果。尚可用于治疗其他系统常见的病毒性感染,如水痘、带状疱疹、流感及其他呼吸道病毒性疾病和人乳头瘤病毒性感染,如慢性宫颈炎、尖锐湿疣等。

【用法用量】 于结膜囊内滴本品 1 滴,滴后闭眼 1~2min,急性期4~6/d,好转后 2~3/d,基本痊愈后 1/d,继续用药 1 周后停药。预防复发:2/d,连续 3d。治疗流行性感冒可用作滴鼻剂,治疗水痘、带状疱疹、慢性宫颈炎、尖锐湿疣等病症,可作外用搽剂。

【注意事项】 ①单疱性眼病最佳治疗方案为本品联用阿昔洛韦或碘苷、安西他滨等有加强协同作用;②20~25℃可使用 1 个月;③滴眼药时注意药瓶不要触及眼部,以防污染药物或损伤眼;④过敏体质者慎用。

【制剂规格】 滴眼剂:20mg/2ml,每支 20 万 U。

普罗碘胺(Prolonium Iodide)[保甲][典][基]

【作用特点与用途】 为眼病辅助治疗药。吸收后能促进组织内病理沉着物的吸收和慢性炎症的消散。用于晚期肉芽肿或非肉芽肿性混浊、虹膜睫状体炎、视网膜脉络膜炎及角膜斑翳；眼底出血、玻璃体积血及玻璃体混浊，半陈旧性角膜白斑、斑翳，亦可用于视神经炎的辅助治疗。

【用法用量】 ①肌内注射：每次 0.4g(2ml)，每日或隔日 1 次。10 次为 1 个疗程，一般用 2~3 个疗程，中间休药 1~2 周。②结膜下注射：每次 0.1~0.2g，2~3d 1 次，3~7d 为 1 个疗程。

【不良反应】 少数病人用药后出现皮疹、恶心等。一旦出现不良反应症状，应减量或暂时停药。

【禁忌证】 碘过敏者。

【制剂规格】 注射液：0.4g/2ml。

重组人表皮生长因子滴眼液(易贝、Recombinat Human Epidermal Growth Factor Eye Drops)[保乙]

【作用特点与用途】 本品系酵母表达的重组人表皮生长因子及蛋白保护剂组成的等渗溶液(不含防腐剂)，可促进角膜上皮细胞的再生，从而缩短受损角膜的愈合时间，且对角膜透明度无影响。适用于角膜移植、翼状胬肉手术后等。

【用法用量】 滴眼：每次 2~3 滴，4/d。据文献报道，本品滴眼达峰时间 0.5h，体内滞留时间 2.761h；眼内组织器官吸收分布迅速，从眼外泪液→角膜→巩膜→前房水→虹膜至眼内其他组织由内至外的浓度分布梯度，各组织亲和性不同，晶体和玻璃体内只有较低的分布。在体内的半衰期消除相较短，主要与分布、代谢、排泄快有关，而排泄主要途径是尿液。

【不良反应】 尚未见报道。

【注意事项】 ①使用前应仔细检查药液，如出现浑浊、絮凝情况，不得使用。②本品开启后应在 1 周内使用。③应注意不同适应证的其他对症治疗。

【制剂规格】 滴眼剂：每支 2ml 内含 2 万 U(40μg)人表皮生长因子，盛于 5ml 聚乙烯塑料瓶内。尚有限于工伤保险皮肤科应用的凝胶、吸入、液体外用剂。

泼尼松龙(Predinisolone)[保乙]

【作用特点与用途】 为肾上腺素糖皮质激素类中的眼用抗炎药之一，抗炎效力是氢化可的松的 3~5 倍。用于需要抗炎治疗的眼部疾病，如非化脓性结膜炎、眼睑炎、巩膜炎、非疱疹性角膜炎、泪囊炎；在眼科手术后、异物去除后、化学药物或烧伤、擦伤、裂伤或其他眼部创伤时的预防性治疗。

【用法用量】 滴眼：将药液滴患部，每次 1~2 滴，2~4/d。开始 24~48h 可每小时增加 1~2 滴，不可中途终止治疗，应逐步减量停药。有明确微生物感染指征者,应联用相应敏感的抗感染局部甚至全身性药物。

【禁忌证】 同氟米松。

【注意事项】 参阅利美索龙。①本品可引起眼内压升高,故用药期间应常测眼压,对症处理;②长期应用者应注意防止继发性真菌、病毒、细菌及非敏感菌等感染。

【制剂规格】 醋酸泼尼松龙滴眼液:50mg/5ml。

氟米龙(氟甲松龙、Fluorometholone)[保乙]

【作用特点与用途】 同泼尼松龙。

【用法用量】 滴眼:每次 1~2 滴,2~4/d;用前摇匀,滴于结膜囊内。开始治疗的 24~48h,可酌情增加至每小时 2 滴;应逐步减量停药。

【禁忌证】 角膜上皮剥脱或角膜溃疡患者,病毒性结膜、角膜病变患者,结核性、真菌性或化脓性眼病患者禁用。

【注意事项】 同泼尼松龙。

【制剂规格】 氟米龙滴眼液:5mg/5ml,10mg/10ml。

利美索龙(Rimexolone)

【作用特点与用途】 为第一个明确标示专用于抑制因各种机械性、化学性或免疫性刺激所引起的炎症反应的眼用糖皮质类固醇之一。其效与 1% 的醋酸泼尼松相当。

【用法用量】 滴眼:①眼科术后炎症,每次 1~2 滴,术后 24h 开始,4/d,滴入患眼的结膜囊内,持续 2 周。②治疗前眼色素层炎的剂量,每次 1~2 滴,第 1 周非睡眠期每小时 1 次,滴入患眼结膜囊内;第 2 周非睡眠期每 2 小时 1 次,每次 1 滴,然后逐渐减量直至痊愈。用前摇匀。

【注意事项】 不良反应发生率 1%~5% 者包括视物模糊、流泪、不适、异物感、充血、眼痛、瘙痒、眼内压升高等。由于眼部使用皮质类固醇而眼压升高,可能伴有视神经损害、视力敏锐、视力缺损、后囊白内障形成等,应由经验丰富的眼科医师对症治疗。

【制剂规格】 1% 眼用混悬液,含 0.01% 防腐剂苯扎氯铵。

注:《国家基本医疗保险、工伤保险和生育保险药品目录》中还有地塞米松滴眼液、可的松滴眼液、眼膏等,从略。

妥布霉素地塞米松(Tobramycin and Dexamethasone)[保甲]

【作用特点与用途】 对眼部细菌性感染和炎症有良效。用于对糖皮质激素和氨基苷类敏感的眼科炎性病变伴有眼病,如眼部表面性细菌性感染,或有感染危险的以下情况:眼睑、眼结(球)膜、角膜、眼前节组织及一些可接受糖皮质激素潜在危险性的感染性结膜炎等炎性疾病,可减轻水肿和炎症反应;慢性前葡萄膜炎;化学性、放射性、灼伤性及异物穿透所致的角膜病变。

【用法用量】　滴眼:滴眼液,每次 1 滴,4~6/d,开始 1~2d 可每 2 小时滴 1 次,以后根据改善情况逐渐减少用药次数,但不要过早停药。眼膏,涂于结膜囊内,每次适量(长 1~1.5cm),3~5/d,痊愈前每晚 1 次。

【不良反应】【注意事项】　①不良反应可有眼睑刺痒、水肿、结膜充血;眼压升高,可导致青光眼,偶见视神经损害,晶状体后囊膜下白内障形成和伤口愈合延迟;长期使用后极易发生角膜真菌感染,也可导致继发性眼部细菌感染。②禁忌证同氨基苷类和糖皮质激素。③2 岁以下儿童、孕妇、哺乳妇女慎用。④仔细观察病情变化,及时正确处理。

【制剂规格】　眼膏:3.5g 中含妥布霉素 10.5mg,地塞米松 3.5mg;3g 中含妥布霉素 9mg,地塞米松 3mg。滴眼液:5ml 内含妥布霉素 15mg,地塞米松 5mg。

庆大霉素氟米龙(Gentamicin and Fluorometholone)[保乙]

【作用特点与用途】　同妥布霉素地塞米松。用于对庆大霉素和氟米龙敏感和依从性好的细菌性眼前节感染、炎症,如细菌性结膜炎、眼前段炎症及有发生细菌性感染危险的治疗,如眼部手术等。

【用法用量】　滴眼:滴眼液,每次 1 滴,5/d,或遵医嘱。眼膏:涂于结膜囊内,每次适量(长 1~1.5cm),2~3/d。痊愈前逐渐减少用药次数,不要突然或过早停止治疗。

【不良反应】【禁忌证】【注意事项】　同氨基苷类抗生素和糖皮质激素。

【制剂规格】　滴眼液:5ml 内含硫酸庆大霉素 1.5 万 U,氟米龙 5mg。眼膏剂,见说明书。氟米龙滴眼液(艾氟龙):10mg/10ml(1 瓶)。

夫西地酸(Fusidic Acid)[保乙]

【作用特点与用途】　对细菌性感染有效。用于急性细菌性结膜炎。

【用法用量】　滴眼:每次 1 滴,4~6/d,直至症状消失后 2d。

【注意事项】　①可有短暂刺激感,过敏反应。②新生儿慎用;佩戴接触镜者须先取下镜片再滴眼药。③肝病患者、哺乳妇女禁用。

【制剂规格】　滴眼液:50mg/5ml。

那他霉素滴眼液(Natamycin Eye Drops)^[保乙]

【作用特点与用途】 为一线眼部真菌感染滴眼液,为杀灭眼部念珠菌、曲霉菌、镰刀菌的首选治疗药。作用机制是通过药物分子与真菌细胞膜的固醇部分结合,形成多烯固醇复合物,改变细胞膜的通透性,使真菌细胞膜内基本成分流出(或有害物质渗入)而致死真菌。用于治疗真菌性眼部感染,如真菌性眼睑炎、结膜炎、角膜炎,包括腐皮镰刀菌角膜炎。

【用法用量】 摇匀后滴入结膜囊:每次 1 滴,每 1~2 小时 1 次;3~4d 后改为每 6~8 小时 1 次,每次 1 滴,连用 14~21d,或直至炎症消退。

【注意事项】 ①可有过敏反应,导致结膜水肿和充血;②孕妇和哺乳妇女慎用;③本品口服不吸收,注射毒性大,前房内注射耐受量为 $250\mu g$。

【制剂规格】 局部外用滴眼液:5﹪ 15ml(750mg)。

氟康唑滴眼液(Fluconazole Eye Drops)^[保乙]

【作用特点与用途】 对真菌感染,本品低浓度时呈抑菌作用,高浓度时也具杀菌作用。用于治疗白色念珠菌、曲霉菌、隐球菌及球孢子菌属等真菌性角膜炎。

【用法用量】 滴眼:每次 1~2 滴,4~6/d;重症每 1~2 小时 1 次。

【制剂规格】 注射液:25mg/5ml,40mg/8ml。

阿昔洛韦(无环鸟苷、Aciclovir)^[保甲]

【作用特点与用途】 对Ⅰ及Ⅱ型单纯性疱疹病毒和水痘带状疱疹病毒有抑制作用,故主要用于单纯疱疹性角膜炎。

【用法用量】 滴眼:滴眼液每次 1 滴滴入眼眶内,每 2 小时 1 次。眼膏涂于结膜囊内,每次适量(长 1~1.5cm),4~6/d。滴眼液中如有结晶或粉末状析出,温热溶解后使用。

【注意事项】 偶有局部瘙痒刺激反应,如皮肤红斑、丘疹、刺激感。育龄妇女慎用,孕妇禁用。

【制剂规格】 滴眼液:8mg/8ml。眼膏:60mg/2g。

更昔洛韦(Ganciclovir)^[保乙]

【作用特点与用途】 同阿昔洛韦,但其效更强。

【用法用量】 滴眼液滴眼:每次 1 滴,每 2 小时 1 次。眼膏涂于结膜囊内,每次适量(长 5~6mm,0.25~0.30mg),4~6/d。凝胶每次 1 滴,4/d。疗程 3 周。

【注意事项】　①可有短暂性眼痒、灼热感、针刺感、轻微视物模糊,偶见白细胞下降;②小儿、孕妇、哺乳妇、精神病及神经中毒症状者慎用;③严重粒细胞、血小板减少者禁用。

【制剂规格】　滴眼液:8mg/8ml。眼膏:20mg/2g。凝胶:7.5mg/5g。

曲氟尿苷(三氟尿苷、氟苷、Trifluridine)

【作用特点与用途】　对Ⅰ及Ⅱ型单纯疱疹病毒作用最强,对胞病毒、牛痘病毒、巨细胞病毒、带状疱疹病毒及耐阿昔洛韦的疱疹病毒感染亦有效。用于上述敏感病毒的眼部感染,疗效与阿糖腺苷相似,但优于碘苷。

【用法用量】　滴眼:每2～3小时滴入眼睑内1滴;好转后改为每4小时1次,连用14～21d。

【注意事项】　可有局部疼痛、发炎、瘙痒、眼睑水肿等。

【制剂规格】　滴眼液:1%,8mg/8ml。

注:《国家基本医疗保险、工伤保险和生育保险药品目录》中用于"眼科抗感染物"还有红霉素眼膏[保甲]、金霉素眼膏[保甲]、利福平滴眼剂[保甲]、氯霉素滴眼剂[保甲]、庆大霉素滴眼剂[保甲]、四环素可的松眼膏[保甲]及氧氟沙星与左氧氟沙星[保甲/乙]、环丙沙星[保乙]、磺胺醋酰钠[保乙]、林可霉素[保乙]、诺氟沙星[保乙]、妥布霉素[保乙]、依诺沙星[保乙]、阿米卡星[保乙]、复方妥布霉素[保乙]等滴眼液或眼膏,限于篇幅,从略。

普拉洛芬(Pranoprofen)[保乙]

【作用特点与用途】　为非甾体消炎药。用于眼睑炎、结膜炎、角膜炎、巩膜炎、浅表性眼部感染、虹膜睫状体炎、术后炎症等外眼及眼前节炎症的对症处理。

【用法用量】　滴眼:每次1滴,4/d,可酌情增减。

【注意事项】　①本品无抗微生物作用,仅对症而非病因治疗,有可能掩盖眼感染,抗感染用药见前述;②可有刺激感、结膜充血、瘙痒感、眼睑发红和肿胀、眼睑炎、分泌物、流泪、弥漫性表层角膜炎、异物感、结膜水肿;③对其有过敏史者禁用。

【制剂规格】　滴眼液:5mg/5ml。

双氯芬酸钠滴眼液(Diclofenac Sodium Eye Drops)[保乙]

【作用特点与用途】　同普拉洛芬。

【用法用量】 滴眼:①一般适应证,每次 1 滴,4～6/d;②眼科手术,每次滴 1 滴,术前 3,2,1 和 0.5h 各滴 1 次;③白内障摘除术:术后 24h 开始滴眼,每次 1 滴,4/d,持续 2 周;④角膜屈光术:术后 15min 即可用药,每次 1滴,4/d,持续 3d。

【注意事项】 ①同普拉洛芬;②可妨碍血小板聚集,有增加眼组织和术中及术后出血倾向;③孕妇慎用,戴角膜接触镜者禁用。

【制剂规格】 滴眼液:0.4mg/0.4ml,1mg/1ml,5mg/5ml。

氟比洛芬钠滴眼液(Flubiprofen Eye Drops)

【作用特点与用途】 同双氯芬酸钠,但抗炎效力较强。用于术后抗炎、治疗激光小梁成形术后炎症反应,眼前节炎症;预防和治疗白内障摘除和人工晶状体植入术后的黄斑囊样水肿;治疗巨乳头性结膜炎;抑制内眼手术中瞳孔缩小。

【用法用量】 滴眼:①抑制内眼手术时的瞳孔缩小,术前 2h 开始滴眼,每次 1 滴,每 30 分钟 1 滴,共 4 滴(次)。②消炎和术后消炎,每次滴眼 1 滴,3～4/d,连用 2～3 周。③激光小梁成形术:术后滴眼,每次 1 滴,3～4/d,连用 1～2 周。

【注意事项】 同双氯芬酸钠、普拉洛芬滴眼液。

【制剂规格】 滴眼液:1.5mg/5ml,3mg/10ml。

酮咯酸氨丁三醇滴眼液(Ketorolac Tromethamine Eye Drops)

【作用特点与用途】 非甾体消炎镇痛药,滴眼液可使房水内前列腺素 E_2 的平均浓度从 $80\mu g/ml$ 下降到 28pg/ml,且对眼压无明显影响。用于季节性过敏性结膜炎所致的瘙痒;白内障摘除术等各种眼科手术后炎症。

【用法用量】 滴眼:①过敏性眼炎,每次 1 滴,3/d;②眼科术后炎症:术前 24h 开始滴眼,每次 1 滴,3～4/d,术后继续用 2 周。

【不良反应】【注意事项】 ①有出血倾向或出血时间延长者慎用,使用软性接触镜的患者慎用;②不良反应同普拉洛芬。

依美斯汀(Emedastine)[保乙]

【作用特点与用途】 有抗变态反应作用,用于治疗过敏性结膜炎。

【用法用量】 滴眼:每次 1 滴,2/d;必要时可 4/d。

【不良反应】【注意事项】 ①不良反应有头痛、噩梦、乏力、怪味、视物模糊、眼部灼热式刺痛、角膜浸润、角膜着染、皮炎、不适、眼干、充血、瘙痒、流泪、异物感；有些表现与疾病本身的症状相似，如鼻炎、鼻窦炎、流泪等。②其余见奥洛他定。

【制剂规格】　富马酸依美斯汀滴眼液：2.5mg/5ml。

奥洛他定（Olopatadine）

【作用特点与用途】　同依美斯汀。

【用法用量】　滴眼：每次 1 滴，2/d。

【不良反应】【注意事项】　①不良反应类似依美斯汀，尚可致烧灼或刺痛感、感冒综合征、恶心、咽炎、味觉倒错等；②孕妇、哺乳妇慎用；③对其有过敏史者、佩戴角膜接触镜者忌用。

【制剂规格】　滴眼液：1%，5mg/5ml。

吡嘧司特（Pemirolast）

【作用特点与用途】　抗变态反应，用于过敏性结膜炎、春季结膜炎。

【用法用量】　滴眼：每次 1 滴，2/d。

【注意事项】　①如果药液沾到眼睑、皮肤等处时应马上拭去；②可有刺激感、眼睑炎、眼部分泌物、结膜充血、眼睑痛痒感等；③孕妇、佩戴隐形眼镜者忌用。

【制剂规格】　吡嘧司特钾滴眼液：1%，5mg/5ml。

阿瓦斯汀（贝伐珠单抗、安维汀、Avastin、Bevacizumab）

【作用特点与用途】　本品为美国 FDA 批准用于结肠直肠癌治疗的药物，系人源化的抗血管内皮生长因子（VEGF）单克隆抗体。本品治疗老年性黄斑变性的机制可能是：无论是角膜、脉络膜，还是视网膜，在炎症或外伤等因素的作用下，会发生病理性血管增生或新生，严重者可能导致失明；而抑制血管新生、降低血管通透性、促进渗液的吸收则是非常明确的手段；这个机制部分会通过抗 VEGF 起作用。所以当本品抑制 VEGF 之际，也就起到治疗眼病的作用了。但由于本品并没有玻璃体腔治疗黄斑变性（AMD）的适应证，因此，在眼内注射属于医师推荐，患者自愿（建议医患双方签署知情责任同意书）选择用药物。

【用法用量】　手术治疗联合抗血管内皮生长因子抗体和（或）抗炎药物，既可封闭脉络膜新生血管（CNV），提高疗效，又可减少 CNV 的复发，减少手术治疗和眼内注射的次数，降低治疗风险，特别是眼内注射所导致眼内感染的风险。治疗大肠癌 5mg/kg，静脉滴注，每周 2 次；首次滴注速度为 50mg/h，如能耐受,最高可 400mg/h;用药前可给予苯海拉明预防过敏反应。有高血压病者应适当调整降压药用法用量。用于老年性黄斑变性治疗须参阅说明书或遵医嘱用。

【制剂规格】 注射剂:400mg。

非尼拉敏/萘甲唑啉(Prophenpyridamine/Naphazoline)

【作用特点与用途】 有抗变态反应、抗炎及拟肾上腺素收缩血管等作用。用于缓解因尘埃、感冒、过敏、揉眼、佩戴角膜接触镜、游泳及眼睛疲劳等引起的眼部充血、瘙痒、灼热感及其他刺激症状。

【用法用量】 滴眼:每次 1 滴,每 3～4 小时 1 滴(次)。可酌情增减。

【注意事项】【不良反应】【禁忌证】 ①偶见瞳孔散大、眼压升高;长期使用可使高血压、心律失常、血糖高等,停药可恢复。②连用 3～4d,症状未缓解者应停药就医;如发现眼红、疼痛等也应停药就医。③严重心血管病患者、孕妇、哺乳妇、未控制好的高血压、糖尿病患者及过敏体质者慎用。④佩戴角膜接触镜时滴药前摘下,滴药后 15min 再戴上。⑤对其过敏及闭角型青光眼患者禁用。

【制剂规格】 马来酸非尼拉敏盐酸萘甲唑啉滴眼液:15ml 内含马来酸非尼拉敏 45mg,盐酸萘甲唑啉 3.75mg。

色甘酸钠(Sodium Cromoglicate)[保甲]

【作用特点与用途】 有抗变态反应作用,用于预防春季结膜炎。

【用法用量】 滴眼:每次 1 滴,4～6/d。

【不良反应】【注意事项】 ①偶有刺痛感和过敏反应;②妊娠 3 个月以内妇女禁用;③过敏体质者,严重肝、肾功能不全者慎用;④用药前清洁鼻腔;⑤在春季结膜炎好发季节前 2～3 周使用。

【制剂规格】 滴眼液:0.16g/8ml,16mg/0.8ml。

萘扑维滴眼液(润洁、Compound Naphazoline hydrochloride Eye Drops)

【作用特点与用途】 眼科类非处方药。萘甲唑啉为拟肾上腺素药,具有收缩血管的作用,可缓解因过敏及炎症引起的眼充血症状;氯苯那敏可减轻眼部过敏症状;维生素 B_{12} 对维持眼部神经功能有一定作用。用于缓解眼睛疲劳、结膜充血及眼睛发痒等症状。

【用法用量】 滴眼:每次 1～2 滴,3～4/d。

【禁忌证】 对本品过敏者、闭角型青光眼患者均禁用。

【不良反应】 眼部反应偶见瞳孔散大,充血加重,刺激、眼部不适、视物模糊及轻度炎症;全身反应偶见晕眩、头痛、焦躁、嗜睡、血压升高、心律失常及血糖升高等。

【注意事项】 ①婴幼儿须在医师指导下使用;②高血压、甲状腺功能亢进者慎用;③孕妇、哺乳期妇女慎用。

【制剂规格】 滴眼剂:每支 10ml 内含盐酸萘甲唑啉 0.2mg,氯苯那敏 2mg,维生素 B_{12} 1mg;辅料为甘油、硼砂、依地酸二钠、玻璃酸钠、聚山梨酯 80 及薄荷脑、防腐剂(苯扎溴铵)。

珍珠明目滴眼液(海宝®、Zhenzhu Mingmu Eye Drops)[保甲]

【作用特点与用途】 视疲劳类非处方药。清热泻火,养肝明目,用于视力疲劳症和慢性结膜炎。

【用法用量】 滴入眼睑内:每次 1～2 滴,3～5/d。

【注意事项】 ①药物滴入有沙涩磨痛、流泪频繁者停用。②用药后有眼痒、眼睑皮肤潮红。结膜水肿者停用,并到医院就诊。③用药 1 周后症状未减者应到医院就诊。④药性改变时禁用。⑤儿童须在成人监护下使用。⑥本品应放在儿童不能接触处。⑦合用其他药品前应咨询医师或药师。

【制剂规格】 滴眼剂:本品每支 10ml;内含珍珠液、冰片,辅料为氯化钠、羟苯乙酯。塑料瓶装。

盐酸羟甲唑啉滴眼液(Oxymetazoline Hydrochloride Eye Drops)

【作用特点与用途】 α肾上腺能受体激动药,能迅速收缩眼结膜血管、改善局部充血症状。疗效优于萘甲唑啉。用于缓解过敏性结膜炎,非感染性结膜炎的结膜充血;解除由于过敏、干眼、游泳、烟雾、戴隐形眼镜、眼疲劳等引起的结膜充血。

【用法用量】 滴眼:每次 1～2 滴,2～4/d。

【制剂规格】 滴眼液:1.25mg/5ml(0.025%)。

羟苄唑滴眼液(Hydrobenzole Eye Drops)[保甲]

【作用特点与用途】 用于急性流行性出血性结膜炎。

【用法用量】 滴眼:每次 1 滴,每小时 1～2 次;重症每小时 3～4 次。

【不良反应】【注意事项】 仅见偶有轻度的刺激性。对其过敏者禁用,防止阳光直射保存。

【制剂规格】 有两种规格:0.8mg/0.8ml,8mg/8ml。

　　附:其他眼科用抗菌药物 磺胺醋酸钠、硫酸庆大霉素、阿米卡星、妥布霉素、硫酸新霉素、硫酸卡那霉素、硫酸小诺米星、林可霉素、氯霉素、金霉素、四环素、红霉素、诺氟沙星、盐酸左氧氟沙星、氧氟沙星、依诺沙星、环丙沙星、利福平、两性霉素 B、那他霉素(匹马霉素、那特真)、氟康唑等。其【作用特点与用途】【不良反应】【注意事项】等参阅相关章节。

第 22 章　皮肤科用药

哈西奈德涂膜剂(氯氟舒松涂膜、Halcinonide Film)[保乙]

【作用特点与用途】　本品系人工合成的高效含氟糖皮质激素,是高效抗炎皮质激素类药,哈西奈德溶于高分子成膜材料的溶液中而制成的一种液体涂剂。它具有抗炎、抗过敏、抗瘙痒和收缩血管作用。其特点为抗炎作用强,局部应用不易引起全身性不良反应。局部外用涂搽于皮损患处后,逐渐形成一致密哈西奈德透明薄膜,起着包封治疗的作用。该药物与皮损患处紧密接触的同时,逐渐释放、渗透和被吸收,起到延长和增加药物的治疗作用,可提高疗效3~5倍。而且还不污染衣服,优于哈西奈德膏剂或洗剂,对银屑病和湿疹性皮炎疗效突出,尤以头部牛皮癣见效最快。用于亚急性或慢性非感染性皮肤病,如银屑病(牛皮癣)、异位性皮炎、湿疹、神经性皮炎、接触性皮炎等,尤其对银屑病有显著疗效。

【用法用量】　外用:涂于患处,2~3/d。

【不良反应】　偶有瘙痒、毛囊炎、痤疮样疹、皮肤萎缩等。

【禁忌证】　细菌或真菌感染性皮肤病及病毒性皮肤病,如单纯疱疹、水痘等;禁用于眼科及渗出性皮肤病。

【注意事项】　①孕妇慎用;②用于破损皮肤时,有刺痛感;③大面积或长期使用,若有激素类不良反应,应停用。

【制剂规格】　涂膜剂:10mg/10g。

克罗米通(优力斯、Crotamiton)[保乙]

【作用特点与用途】　本品对各种类型的瘙痒症均有效,且作用迅速,可持续6h。容易透入皮肤而不在皮肤表面留任何油脂和痕迹。另外,本品也是一种特异性杀疥虫药,对链球菌和葡萄球菌的生长有抑制作用。因此,特别适用于治疗疥疮、继发性脓皮病感染。用于各种瘙痒症、疥疮等。

【用法用量】　外涂:瘙痒症,每日数次涂于患处。在2次用药之间不应洗浴,但在完成治疗后宜彻底清洗。疥疮:病人先温水洗浴、擦干,再揉擦本品于全身体表(面部和头皮除外),直至皮肤上不残留药迹,1/d,宜于晚上涂擦,连续 5d。脓性皮肤病患处须有浸渍本品的敷料覆盖,治疗期间不洗浴。治疗完成后做清洁性洗浴,并更换床单和内衣。

【注意事项】 ①偶见皮肤过敏,一旦发生皮肤过敏,应即停药;②禁忌接触眼结膜;③不适于治疗急性炎症性、渗液多的皮肤病。

【制剂规格】 霜剂:10%,60g。

安他唑啉(安替司丁、Antazoline、Antistine)

【作用特点与用途】 本品为抗组胺药物,具有中枢镇静作用和降低毛细血管渗透性的作用。口服疗效可维持 4~6 周。用于荨麻疹、食物过敏、花粉症、过敏性鼻炎、血清病、皮肤瘙痒症等。

【用法用量】 口服:成年人每次 1 片,3~4/d;儿童每次 1/2 片,2~3/d;幼儿每次 1/2 片,1/d。

【不良反应】 可引起暂时性嗜睡,故不宜驾车;还可引起过敏。

【注意事项】 ①本品可引起倦怠,司机用药应注意;②有过敏症状时,应即停用;③心力衰竭者慎用。

【制剂规格】 片剂:100mg。

卤米松单水合物(适确得、Halometasone Monohydrate、Sicorten)[保乙]

【作用特点与用途】 本品为局部外用皮质固醇类药物,具有快速强力消炎、抗过敏、止痒、抗渗出和抗表皮增生作用。其霜剂为亲水性,涂用后不妨碍皮肤的分泌与散热作用,并有凉爽感;油膏有皮肤水合作用,对表皮有润滑和中度油腻作用,可深透入皮肤,能吸收一定的水分,故适于亚慢性和慢性对外用皮质醇有反应的干性皮肤病。霜剂适用于急性接触性皮炎、内源性湿疹的急性恶化(体质性湿疹、特异反应性皮炎、神经性皮炎)、钱币状湿疹(钱币状皮炎)、脂溢性湿疹(脂溢性皮炎)等。油膏适用于慢性接触性湿疹(慢性接触性皮炎)、慢性内源性湿疹(慢性体质性湿疹、慢性特异反应性皮炎、慢性神经性皮炎)、钱币状湿疹、脂溢性湿疹、单纯性苔藓(局部神经性皮炎)、寻常型银屑病、白癜风。

【用法用量】 涂于患处:2/d,并轻轻揉擦。如疗效不佳,可暂用封闭性敷料覆盖,以增强疗效。

【不良反应】 至今未有全身系统性反应和过敏反应的报道,少数有刺激、皮肤过度干燥、痒、刺痛和毛囊炎。

【禁忌证】 皮肤结核、梅毒性皮肤病、过滤性病毒引起的初期皮肤感染、预防接种后的皮肤反应、脓皮病及真菌性皮肤感染者禁用;对本品过敏者忌用。孕妇慎用。

【注意事项】 ①患处有皮肤反应或继发性感染,应即停药,并给予适当的治疗;②切忌接触眼结膜,不应长期用在面部或皮肤皱褶区;③长期应用可能产生与其他局部外用强力皮质固醇类药一样的不良反应。

【制剂规格】 霜剂:0.05%,10g。油膏:0.05%,10g。

复方卤米松(Sicorten Plus)[保乙]

【作用特点与用途】 本品结合了卤米松和三氯生(广谱抗菌、抗真菌药)的特性,对炎症性皮肤疾病,卤米松有迅速而强力的消炎、抗过敏、止痒、抗渗出和抗表皮增生作用。三氯生具有广谱抗菌活性,包括革兰阳性、阴性杆菌、皮肤真菌(表皮癣菌、毛癣菌、小孢子菌)和酵母菌(念珠菌)。治疗浓度的三氯生有杀菌作用。引起过敏的可能性非常低。临床试验表明,本品对不同种类及部位的炎症性皮肤疾病疗效显著。用于急性接触性湿疹(急性接触性皮炎)、内源性湿疹的急性恶化(体质性湿疹、特异反应性皮炎、神经性皮炎)、钱币状湿疹(钱币状皮炎)、脂溢性湿疹(脂溢性皮炎)、严重发炎的真菌性皮肤病、传染性脓疱病、表皮性毛囊炎(Bockhart脓疱病)、须疮、脓疮、擦疹和红癣等。

【用法用量】 外涂于患处:2/d,并轻轻揉擦。

【不良反应】 偶见有轻度刺痛、瘙痒、发红等非特异性皮肤刺激症状。极少数患者有皮肤接触性过敏或萎缩。

【禁忌证】 皮肤结核、梅毒性皮肤病、过滤性病毒引起的皮肤感染、预防接种的皮肤反应者,以及对本品过敏者。

【注意事项】 ①妊娠期慎用;②如长期使用或用于大片皮肤,特别是加以封闭式包扎,不排除引起全身系统性不良反应;③禁忌接触眼结膜,也不应长期用于面部或皮肤皱褶区;④幼儿慎用。

【制剂规格】 霜剂:10g。

复方吲哚美辛酊(舒肤特搽剂、Compound Indometacin Tinncture)

【作用特点与用途】 本品是在分子药理学与病理学的基础上,集中药成分和西药成分的优点设计并选择配方,可以抑制疏水性炎性介质和过敏性介质的产生,有拮抗亲水性过敏介质的作用,稳定溶酶体膜。具有抗菌消炎、清热解毒、散风祛湿的效果。使用本品对于某些常见但又较为难治的皮肤病有较好的治疗作用。对日光性皮炎、接触性皮炎、丘疹性荨麻疹、湿疹、痤疮、过敏性皮炎、瘙痒症及神经性皮炎等皮肤疾病有较好的疗效。

【用法用量】 将药液滴于患处,以手指涂搽按摩 2min 左右,或以棉球浸取药液涂于患处,并稍加按摩即可。

【注意事项】 ①如因未将瓶盖盖紧导致溶媒挥发而析出固体物质,一般并不影响治疗效果,剩余药液仍可继续使用;②不与其他外用药合用;③不要用其他溶剂或水稀释;④稍有刺激勿中断用药;⑤本品虽无毒,也不污染衣物,但应避免入口。

【制剂规格】 水剂:每瓶 25ml。

复方卡力孜然酊(维阿露、Fufang Kaliziran Ding)

【作用特点与用途】 本品组成成分为驱虫斑鸠菊、补骨脂、何首乌、丁香、当归、防风、蛇床子、白鲜皮、乌梅、白芥子。因驱虫斑鸠菊和组方本身含微量元素铜的双重作用,对酪氨酸羟化酶活性的激活率很高,同时组方具有燥湿祛风、舒经活络、活血化瘀、改善病灶部位皮肤的微循环、增加皮肤的光敏作用、促进皮肤中黑色素合成的功效。用于白癜风。

【用法用量】 外用适量,涂搽患处。将患处揉搓后涂抹,3～4/d,涂药后继续轻轻揉搓至白斑发红为止。涂药 30min 后应行日光或长波紫外线照射,1～2/d,照射时间开始 1～5min,以后每次增加 1 至数分钟,每次照射时间以白斑发红为度。3 个月为 1 个疗程,一般以 2～3 个疗程为宜。

【不良反应】 偶有过敏反应如红、肿、痒等。可在使用前用适量白酒稀释后或脱敏后继续使用。如出现水肿性红斑肿胀、疼痛可局部用 1％硼酸水持续湿敷,无水疱者可外用类固醇激素软膏;有水疱时放出疱液,外用 1％～2％甲紫溶液。有继发感染者要及时抗感染治疗。

【注意事项】 ①外用制剂禁止口服和用于皮肤破损处。勿涂于正常皮肤上。②避免日光暴晒。照射时间过长或用药过量可能引起水疱。③过敏体质慎用。

【制剂规格】 酊剂:每瓶 50ml。

维胺酯(Viaminate)

【作用特点与用途】 本品能促进上皮细胞分化生长,促进基底细胞增殖,抑制皮脂腺管上皮过度角化,降低皮脂分泌率,清除痤疮丙酸菌,促进淋巴细胞和单核细胞分化,激活巨噬细胞和朗汉斯细胞,调节病变皮肤的免疫和炎症反应。用于痤疮、脂溢性皮炎、银屑病、角化异常性皮肤病等。

【用法用量】　口服:1~2mg/(kg·d),分 3 次,或每次 25~50mg,3/d。外用涂搽患处,1/d,宜夜间使用。

【不良反应】【注意事项】　①少数患者可能出现轻微皮肤、口唇干燥和脱屑,停药后上述症状自动消失;②高脂血症及其他严重代谢异常患者、肝肾衰竭者、高维生素 A 症患者、孕妇禁用;③生育期妇女服药期间及停药后半年内严格避孕;肝肾功能异常者慎用。

【制剂规格】　胶囊剂:25mg。乳膏:100g 中含本品 3g,维生素 E 5g。

曲咪新乳膏(皮康霜、咪康唑、Triamcinolone Acetonide)[保甲]

【作用特点与用途】　硝酸咪康唑为广谱抗真菌药。本品通过干扰细胞色素 P_{450} 的活性而抑制了真菌细胞膜主要固醇类——麦角甾醇的生物合成,损伤真菌细胞膜并改变其通透性,使重要的细胞内物质外漏;本品也可抑制真菌的三酰甘油和磷脂的生物合成,抑制氧化酶和过氧化酶的活性,引起细胞内过氧化氢积聚而导致细胞亚微结构变性和细胞坏死。对白色念珠菌则可抑制其自芽胞转变为侵袭性菌丝的过程。醋酸曲安奈德具有外用糖皮质激素的抗炎、抗过敏及收缩血管的作用;水杨酸具有抗炎和去角质作用。硫酸新霉素对葡萄球菌属(甲氧西林敏感株)、棒状杆菌属有良好作用,对大肠埃希菌、克雷伯菌属、变形杆菌属等肠杆菌科也有良好作用,对各组链球菌、肺炎链球菌、肠球菌属等活性差,铜绿假单胞菌、厌氧菌等对本品耐药。细菌对链球菌、新霉素、卡那霉素和庆大霉素间有部分或完全交叉耐药。用于皮肤湿疹、接触性皮炎、脂溢性皮炎、神经性皮炎、体癣、股癣、手足癣等症。

【用法用量】　外用:直接涂于皮肤患处,2~3/d。

【不良反应】　局部用药可发生过敏反应、皮肤烧灼感、瘙痒、针刺感、充血等。长期使用可造成局部皮肤萎缩、毛细血管扩张、多毛及继发性感染等。

【禁忌证】　对本品成分过敏者禁用。

【注意事项】　①为避免复发,皮肤念珠菌及各种癣病的疗程至少 2 周,足癣至少 1 个月;②治疗念珠菌时避免局部紧密覆盖敷料;③避免长期、大面积使用;④孕妇、哺乳期妇女及小儿慎用。

【制剂规格】　乳膏:每支 10g。

复方柳唑气雾剂(皮净涂膜气雾剂、Compound Salicylic Acid and Clortrimazol Aerosol)

【作用特点与用途】　抗真菌、止痒除癣药。本品系由克霉唑、水杨酸、地塞米松、苯酚、樟脑、冬绿油和成膜材料等制成。本品对凡因真菌感染引起的各种皮肤癣症、灰指甲、念珠菌感染的皮肤病、神经性皮炎、湿疹和痒症，均有显著疗效。本品用后能在皮肤患处形成一层薄的药膜，具有其他剂型如溶液剂、软膏剂、乳膏剂所不具备的优点。适用于灰指甲、体癣、头癣、手足癣及股癣、皮肤念珠菌感染、神经性皮炎、湿疹、皮肤痒症等。

【用法用量】　先将患处洗净，并使干燥后，拔去帽盖，使喷口靠近患处，按下喷头，使药液喷在患处，2～3/d 或遵医嘱。对于灰指甲在治疗过程中，每日用药前应将病甲用刀片或小锉刀，刮薄除去死甲和残留物，擦净再行喷药。

【注意事项】　①本品为压力容器，禁止小儿触摸；②若想除去已在皮肤上形成的药膜，可用酒精棉球拭去。

【制剂规格】　气雾剂：每支 50g。

复方七叶皂苷凝胶(利百素、Compound Aescin Gel)

【作用特点与用途】　本品为复方制剂。其组分为七叶皂苷、水杨酸二乙胺(DEAS)、聚丙烯酸、聚乙二醇-6-辛(癸)酸甘油酯、依他酸钠、氨基丁三醇、芳香剂等。七叶皂苷的作用部位是血管壁。炎症反应时，渗透性增加，七叶皂苷减少外渗的体液使其流入组织周围，起到抑制渗出的作用，并且促进水肿的再吸收。其作用机制是改变所涉及的毛细血管的渗透性；七叶皂苷还能增强毛细血管的阻力，抑制炎症过程和改善微循环。DEAS 有明显止痛效果，易透过皮肤，在疾病部位的深处发挥止痛效果；DEAS 尚有抗炎作用，可加强七叶皂苷的抗炎作用，由此起到对因治疗的作用。人体药理学研究表明，本品有缓解触痛和促进血肿吸收的作用。用于治疗挫伤、扭伤、挤压伤及血肿；治疗痛性脊柱疾病(椎间盘损伤、颈僵直、腰痛、坐骨神经痛)及腱鞘炎等；也用于治疗浅表的血栓性静脉炎，可用于静脉注射或静脉滴注的局部护理。

【用法用量】　除非有特别需要，通常涂一薄层凝胶于患处，每日 1 次或多次，虽可轻轻加以按摩，但不按摩亦可以渗入皮肤。

【注意事项】　①本品不能用于皮肤破裂处、黏膜表面或放射治疗的放射野。②妊娠和哺乳期应避免持续长时间、大面积涂用本品。哺乳期不应该在乳房部位涂用本品。③儿童避免触及本品。

【制剂规格】　凝胶剂：每支 20g，100g 凝胶含七叶皂苷 1g，水杨酸二乙胺 5g。

超吉抗菌剂(Superwell Durable Antimicrobial Barrier Materials)

【作用特点与用途】　抗微生物屏障材料。本品是抗菌剂和分子敷料合二为一、抗菌和屏障隔离为基本作用机制的高分子化合物:喷出后即在皮肤、黏膜或创伤表面及物品表面形成一层稳定致密的带电网状膜,对细菌、真菌、病毒等病原微生物具有极强的吸附、包裹及固定作用,阻止其进一步侵入组织和细胞;同时由于电荷作用使病原微生物的代谢酶系统失活而死亡,起到杀菌或抑菌作用。具有广谱长效杀菌、隔离和保护皮肤、黏膜或创面,防止病菌侵袭的特性,本品特点具有非药物抗菌和非纤维敷料的双重作用。用于各类手术、创伤、烧伤及整形美容创面的辅助治疗,特别适用于传统敷料不易固定的切口和创面(头面部五官、乳房、手、足、关节、腋下、腹股沟、会阴部及生殖器等)或传统敷料不能使用的腔道部位(肛门、阴道、尿道等);亦用于各种皮肤或黏膜炎症的辅助治疗,预防继发感染发生,促进炎症消退。此外,本品可以预防正常健康皮肤和黏膜被致病菌感染或污染,其长效抗菌功能可保持物品不受致病菌污染。

【用法用量】　在常规疗法治疗的同时,配合使用本品。直接均匀喷洒于患处和与患处接触的有形卫生敷料上,以及与患处接触的物品,待干燥后即可。在炎症期或创面尚未愈合时,皮肤、黏膜 2~3/d,物品 1/d,在急性炎症消失后,应根据病情继续使用 1~3 个月。

【注意事项】　①使用本品力求喷洒均匀,距离皮肤或物品 10cm 处喷洒;②若对黏膜使用过量,可能出现黏膜红肿现象,应酌情减量,但不影响继续使用。

【制剂规格】　喷雾剂:每瓶 20ml,40ml,80ml。

吡哌酸锌软膏(烧创速康、Unguentum Zinci Pipemidatis)

【作用特点与用途】　吡哌酸锌对大多数革兰阴性菌尤其是烧伤常见的铜绿假单胞菌、克雷伯肺炎杆菌、变形杆菌等有明显的抗菌活性;对一些革兰阳性菌也表现出良好的抗菌作用,如金黄色葡萄球菌等。此外,吡哌酸锌含有微量元素锌,除了活跃的锌离子在烧伤创面表面向深层穿透,表现出一定的杀菌作用外,也补充了烧伤病人不同程度的缺锌状态,加快了烧伤创面的愈合。吡哌酸锌软膏无异味、易清洗,既加快了小范围深度创面的溶痂、脱痂速度,也无银离子沉着影响美观的不良影响。用于烧伤、烫伤、电击伤、化学灼伤、创伤等。

【用法用量】　新鲜二度烧伤、烫伤、电击伤、化学灼伤、创伤等创面需常规清创,供皮区可直接用药,残余肉芽创面需清洁并剪除高起肉芽,然后将本品涂于无菌纱布敷于创面,无菌纱布包扎。每 1% 烧、创伤面积用药量 10g 左右或遵医嘱。用药后,依据创面分泌物多少及上皮生长情况等,间隔 1d 或 2d 左右换药 1 次,直至创面愈合。

【不良反应】 极个别患者有一过性疼痛,但一般不影响继续用药。对喹诺酮类药物过敏者、肾功能障碍者慎用。

【禁忌证】 孕妇、哺乳期妇女及小儿禁用;对本品过敏者禁用。

【制剂规格】 软膏:每支 50g。

阿维 A 酯(壬四烯酯、银屑灵、Etretinate)

【作用特点与用途】 本品是一种合成芳香维 A 酸类衍生物。本品比普通维 A 酸类疗效好,不良反应小。对银屑病及角化不良症,具有促进表皮细胞增生分化、角质溶解等作用。t_{max} 为 3~4h,24h 消失,少量被吸收的活性物质被贮存于深部组织极缓慢积聚。本品的治疗剂量通常达到血药浓度 200~800μg/ml,但在疗程长期停顿之后,血药浓度在数月间消失。本品蛋白结合率为 99%;几乎全部以代谢物形式排泄,约 80% 从胆汁排泄,20% 从尿液中排出,由胆汁排泄的部分代谢物会进入肠肝循环。用于严重银屑病,尤其是红皮性银屑病、局部及全身性脓疱银屑病;先天性鱼鳞病、毛发红糠疹、毛囊角化病,以及其他严重角化异常的皮肤病。

【用法用量】 口服:开始剂量 0.75~1mg/(kg·d),分 2~3 次服用,疗程为 2~4 周,最大剂量不得超过 75mg/d,最后剂量须根据疗效及耐受程度而定。通常 6~8 周为 1 个疗程,每日剂量 0.5mg/kg 便能达到最佳效果。银屑病者治愈后便可停药;如复发,可根据以上方法再治疗。角化不良者,可采用维持剂量,通常为 0.25~0.5mg/(kg·d)。

本品可与蒽林、局部皮质激素、光化疗(PUVA)、紫外线(UV)照射疗法结合使用,以增加疗效。

【不良反应】【注意事项】 ①过量会引起口唇干燥(可用油性软膏改善)、唇炎及皲裂,黏膜及变移上皮干涸或发炎,口渴及流汗等。少数出现局部及全面可逆性脱发、皮肤变薄及鳞屑,氨基转移酶及碱性磷酸酯酶短暂性及可逆性升高,肝炎;可发生可逆性三酰甘油升高,尤其是糖尿病、肥胖症、酗酒、油脂代谢不足者,在长年使用高维持剂量时,曾有骨骼变化、良性颅内高血压的报道。②禁用于孕妇、哺乳期妇女、肝肾功能不全、维生素 A 过量症、对本品过敏及血内脂质过高者。③用药前与用药后 1 个月,及以后每 3 个月,均须检查肝功能,当肝功能值有异常时,则须每星期检查 1 次,如肝功能在短期内不恢复正常或甚至恶化,应立即停药,但肝功能检查须继续;用药期间血内三酰甘油亦须检查;本品不影响维生素 A 的正常血浓度,为防止维生素 A 过量症,应避免同时服用;本品会减低苯妥英钠的蛋白结合率;育龄妇女在疗程后 1 年内怀孕有致畸的可能;在急性过量时,应立即停药,无须采取特别措施。

【制剂规格】 胶囊剂:10mg。

间苯二酚(Resorcinol)

【作用特点与用途】 本品有细菌、真菌和角质促成作用,20%以上高浓度能使角质层剥脱。外用于脂溢性皮炎、痤疮、浅部皮肤真菌感染、花斑癣、胼胝、鸡眼、寻常疣的治疗。

【用法用量】 外用洗剂或软膏剂,于未破损的皮肤患部外涂。疗程遵医嘱。

【不良反应】【注意事项】 ①可致接触性皮炎。②不可大面积外涂。③有破损的皮肤患部亦禁用。④婴幼儿应遵医嘱用低浓度制剂。⑤禁止内服,避免黏膜用药。⑥仔细看说明书,不可与肥皂、清洁剂、痤疮剂、乙醇、维 A 酸等共用。

【制剂规格】 洗剂:3%。软膏 2%～20%。

他扎罗汀凝胶(炔维、Tazarotene)

【作用特点与用途】 类维生素 A 前体药,具有调节表皮细胞分化和增殖等作用。用于治疗寻常性斑块型银屑病。

【用法用量】 每晚临睡前半小时将适量本品涂于患处,涂抹面积不能超过体表面积的 20%。涂后轻揉促药吸收,之后用肥皂洗净手。

【制剂规格】 凝胶剂:15mg/30g,30mg/30g。

阿维 A(新银屑灵、阿维 A 酸、Acitretin)[保乙]

【作用特点与用途】 为视黄醛类药物、阿维 A 酯的活性代谢产物。用于严重银屑病,包括红皮病型、脓疱型银屑病等;其他角化性皮肤病,如毛发红糠疹、毛囊角化病等。

【用法用量】 个体化用药。①银屑病:开始服 25mg 或 30mg,1/d。4 周后如疗效不显著,且无毒性反应,可酌情逐增到剂量 60～75mg/d,当治疗开始有效后,逐渐减到 20～30mg/d 维持剂量继续治疗;②其他角化性疾病,维持剂量为 10mg/d,最大剂量为 50mg/d。

【注意事项】【不良反应】【禁忌证】 参阅阿维 A 酯。

【制剂规格】 胶囊剂:10mg。

地蒽酚(蒽林、蒽三酚、Dithranol)

【作用特点与用途】 外用皮肤酶系统抑制药,能使表皮细胞生成速度和皮肤角化速度正常比,缩小和消退皮损,用于寻常性斑块状银屑病、斑秃等。

【用法用量】 涂于患处,每晚 1 次;治疗从低浓度 0.1% 开始,根据耐受程度,逐渐换用较高浓度,最高可用 3%;次日清晨洗去。

【注意事项】 ①避免接触眼和其他黏膜,不能用于皮肤破溃处;②肝肾功能不全者慎用;③对本品过敏者、面部、外生殖器、皱褶部位均禁用。

【制剂规格】 软膏软蜡棒:0.05%,0.1%,0.2%,0.25%,0.5%,1%,2%,3%。

氢醌(Hydroquinone)[保乙]

【作用特点与用途】 有褪色素作用。用于黄褐斑、轻度雀斑、其他皮肤色素沉着改变。

【用法用量】 涂于患处轻揉,2/d。

【注意事项】 ①用药期间和用药后避免日晒;避免药物接触眼及口腔等黏膜、受损皮肤。②哮喘患者、12 岁以下儿童、哺乳妇、孕妇忌用。对其过敏者忌用。③可有局部刺激反应。

【制剂规格】 乳膏剂:2%,3%,4%。

多塞平(Doxepin)[保乙]

【作用特点与用途】 除口服抗抑郁、焦虑性神经症外,乳膏剂外用于慢性单纯性苔藓、瘙痒症、亚急性、慢性湿疹及异位性皮炎引起的瘙痒。

【用法用量】 局部外用:乳膏剂不超过体表面积 8%,连续使用不超过8d,2～3/d。使用前 2 周不得使用单胺氧化酶抑制药。

【注意事项】 约 20% 的外用病人可有嗜睡,故用药后不可驾车、机器操作或精细、高空危险作业。其余见前述口服用药。

【制剂规格】 乳膏:5%,15g。

曲安奈德(Triamcinolone Acetonide)[保乙]

【作用特点与用途】 每克霜剂含有 1mg 曲安奈德,配制于丙二醇、聚氧乙烯脂肪醇醚、白凡士林、山梨醇、单硬脂酸甘油酯、聚乙烯单硬脂酸、二甲硅油、山梨醇和水的基质中,为水包油型。其作用与曲安西龙相似,具有抗炎、抗瘙痒和收缩血管的作用。其抗炎和抗过敏作用较强且较持久。对皮炎和其他皮肤病,可经皮肤涂搽、封闭敷裹疗法,由皮肤吸收。因此是治疗顽固性皮肤病的一种有效药物。本品奏效较氢化可的松快,且往往对曾用氢化可的松或其他皮质类固醇治疗无效的病例有效。此外,本品局部使用时的耐受性极佳。用于异位性皮炎、脂溢性皮炎、接触性皮炎、湿疹性皮炎、神经性皮炎、钱币形湿疹、肛门瘙痒、外阴瘙痒及虫咬。

【用法用量】 外涂:2~3/d,涂搽患处。

【不良反应】 偶有局部烧灼感、瘙痒、刺激、干燥、毛囊炎、痤疮样疹、口周皮炎、接触性皮炎等。

【注意事项】 ①本品仅做外用,避免与眼接触;②对儿童,家属应注意不要在尿布区患部使用裹紧的尿布或塑料裤,因为这些都将形成封闭敷裹;③病毒性皮肤病患者禁用;④孕妇慎用。

【制剂规格】 霜剂:5g,15g 铝管装。

曲安奈德益康唑霜(益康唑曲安奈德、Triamcinolone Acetonide and Econazole Nitrate Cream)[保乙]

【作用特点与用途】 硝酸益康唑 0.15g,曲安奈德 15g。用于手足癣、体癣、股癣、花斑癣和湿疹。

【用法用量】 局部外用:取适量涂于患处,每日早、晚各 1 次。治疗皮炎、湿疹时,疗程为 2~4 周。治疗炎症性真菌性疾病应持续至炎症反应消退,疗程不超过 4 周。

复方康纳乐霜(复方曲安缩松霜、Kenacomb Cream)

【作用特点与用途】 每克含制霉菌素 10 万 U,新霉素 2.5mg,短杆菌肽 0.25mg,曲安奈德 1mg,霜剂基质加至 1g。本品具有消炎、止痒、抗真菌和抗细菌感染作用。曲安奈德的主要作用为消炎、止痒和收缩血管,对皮炎瘙痒能迅速、完全、持久地控制。制霉菌素专治各种念珠菌病及其他如酵母菌的感染。新霉素与短杆菌肽联合使用,能使其抗菌作用更加广泛,能抑制革兰阳性菌及阴性菌,且不会产生耐药性。用于异位性湿疹、钱币性湿疹、接触性皮炎、脂溢性皮炎、神经性皮炎、中毒性皮炎、外阴瘙痒、肛门瘙痒和婴儿湿疹等。

【用法用量】 ①外涂:2~3/d,薄涂于患处;②封闭敷裹疗法:将少量本品擦在患处,直至消失后,再重新涂上药膏,并在患处盖上薄薄的一层包衣,上面再覆盖一张无孔薄膜。如有必要,可在盖上薄膜之前,先加一层潮湿洁净的纱布,以增加水分。调换敷料次数,应视病情而定。每次调换敷料时,必须重新涂药。

【不良反应】 局部烧灼感、瘙痒、刺激、干燥、毛囊炎、多毛症、痤疮样皮疹、色素沉着减少、皮肤糜烂、继发感染、皮肤萎缩、紫纹、粟粒疹等不良反应。偶见于个别使用敷料或橡皮膏者发生接触性过敏。

【禁忌证】 ①本品含有甾体激素,对牛痘、水痘等病毒性皮肤病不宜应用;②禁用于念珠菌以外的其他真菌性皮肤病;③对本品所含各成分有过敏者不宜应用;④眼科及鼓膜穿孔者不宜应用;⑤有明显循环系统疾病者禁用。

【注意事项】 ①本品含有多种抗生素,长期使用会导致不敏感细菌和真菌等的过量生长,而引起二重感染,对此必须同时使用其他抗菌治疗,如发生不良反应,应立即停用;②本品含有新霉素,能引起肾中毒和耳中毒,对于可能引起新霉素吸收的大面积烧伤、营养性溃疡等应避免长期或大剂量使用;③孕妇不得大剂量或长期使用。

【制剂规格】 霜剂:5g,15g 铝管装。

特比萘芬(兰美舒、Lamisil、Terbinafine)[保乙]

【作用特点与用途】 本品为烯丙胺类抗真菌药,具有带分支乙炔侧链特异性基团,作用于单一的真菌酶鲨烯环氧酶,阻断鲨烯的环氧化,使细胞内鲨烯浓度增高或麦角甾醇减少,在不同真菌中表现出杀菌和抑菌两种效应。对多数真菌表现杀菌效应,其原理是鲨烯积累而使细胞中毒;仅对白色念珠菌表现抑菌效应,其原理与麦角甾醇缺乏有关,需高浓度才达抑菌目的。本品对真菌酶比对人类类似酶的选择性强 3000 倍。这种特异性和选择性可能是由于该药能特异性地结合在酶的特定脂结合部位的结果。本品具有亲脂性。胃肠道吸收迅速且良好,口服每次 250mg,吸收率超过 70%,2h 血药浓度峰值为 0.8～1.5μg/ml。本品进入血液循环后,广泛分布于全身组织,以肝、胰浓度最高,进入组织后浓度迅速降低,24h 器官中几近清除。优先分布于皮肤和指甲,在脂肪组织中释放缓慢并积聚。本品主要与血浆蛋白结合,其中 8% 进入血细胞,其余与白蛋白,高、低及极低密度脂蛋白结合,并在肝代谢,通过氧化生成 15 种代谢产物,经肾、肠道排泄,延长作用时间,有利于治疗。肝、肾功能减退者,清除时间明显延长。对老年病人或哺乳期妇女,药物代谢形式不变。对特殊病原菌,如白色念珠菌,该药活性略有降低。用于甲癣、足癣、手癣、体癣、红甲癣等。

【用法用量】 口服:用于甲癣治疗,每次 125mg,2/d,共 12 个月,或夜间口服 1 次 250mg,6 个月。用于足、手癣治疗,口服每次 25mg,2/d,共 18 周。用于体癣治疗,局部外用 1% 霜剂,4/d,共 3 周。用于白色念珠菌治疗,正常口服 3 周后,外用 1%霜剂,4/d,共 1 周。

【不良反应】 口服者 5%感到胃肠不适,为轻度一过性胃肠反应(如恶心)、皮肤瘙痒、荨麻疹、接触性皮炎、烧灼感、刺激感。

【禁忌证】 肝、肾功能减退者慎用。

【注意事项】 与咖啡因配伍可延长咖啡因的半衰期。

【制剂规格】 片剂:125mg,250mg。乳膏剂:0.05g/5g。霜剂:1%。

维 A 酸(维甲酸、Tretinoin)[保甲][基]

【作用特点与用途】 本品系维生素 A 的体内代谢产物,主要影响骨的生长和上皮代谢,可能具有促进上皮细胞增生、分化、角质溶解等作用。用于寻常性痤疮、扁平苔藓(包括口腔扁平苔藓)、白斑、毛发红糠疹和面部单纯糠疹等。亦可用作牛皮癣(银屑病)或治疗多发性寻常疣,以及角化异常类的各种皮肤病,如鱼鳞病、毛囊角化症等。

【用法用量】 口服:每次 10mg,2~3/d。外用:0.025%冷霜或软膏治疗痤疮、面部单纯糠疹,0.1%冷霜或软膏治疗扁平苔藓、毛发红糠疹、白斑等其他皮肤病。涂药 2/d,或遵医嘱。

【不良反应】 内服可出现头痛、头晕(50 岁以下者较老年人多)、口干、脱屑等不良反应,有对光过敏、皮肤色素变化等。

【注意事项】 ①内服引起不良反应时可控制剂量,或同时服用谷维素、维生素 B₁ 及维生素 B₆ 等药物,可使头痛等反应减轻或消失。②外用应避免使用于皮肤较薄的皱褶部位,以免引起红斑、脱皮、灼热感或微痛等局部刺激。这些反应如果轻微,应坚持继续治疗。如反应严重,应即刻停药。③不宜应用于急性皮炎、湿疹类疾病。④在治疗严重的皮肤病时,可与皮质激素、抗生素等合并使用,以增加疗效。⑤肝肾功能不良者慎用。

【制剂规格】 片剂:10mg。冷霜或软膏:0.1%,0.25%。

过氧苯甲酰(痤疮平、Benzoyl Peroxide)[保乙]

【作用特点与用途】 本品为强氧化剥落剂,作用于皮肤后,能分解出苯甲酸和新生态氧而发挥强杀菌除臭作用,且能够透入皮脂滤泡深部,对痤疮丙酸杆菌及厌氧菌感染有效,产生有效的杀菌作用,能刺激肉芽生长和上皮细胞增生,具有角质溶解和降低皮脂内游离脂肪酸的作用。连续使用 2 周后,痤疮丙酸杆菌可减少 98%。本品还具有抑制革兰阳性菌、革兰阴性菌、念珠菌等作用,并对创伤皮肤和溃疡伤口具有促进细胞修复和伤口愈合作用。用于寻常性痤疮、疖肿、痱子及各种溃疡和压疮等。

【用法用量】 外涂:2/d。

【不良反应】 局部有轻度痒感或灼痛、轻度红斑及脱皮等不良反应,但不影响继续用药。

【禁忌证】 对本品过敏者慎用。

【注意事项】 ①应避免与眼、口唇及黏膜部位接触;②不得与衣服、被单、毛发接触,以免褪色;③本品易燃,应避免受热、碰撞并远离火源。

【制剂规格】 乳膏:10%,10g。

异维 A 酸(保肤灵、Isotretinoin)[保乙]

【作用特点与用途】 本品为维 A 酸的一种合成立体异构体物质,口服对严重痤疮,尤其是对以往治疗没有良好效果者,有特殊的效果。其作用机制至今仍未有详细的说明,其疗效可能与皮脂腺受到与剂量有关的压抑及皮脂腺组织缩小有关。即抑制皮脂腺分泌,为一种具有特别抗油脂作用的维 A 酸类药物。用于严重痤疮,尤其是囊肿性痤疮及聚汇性痤疮。

【用法用量】 口服:开始剂量按 0.5mg/(kg·d),4 周后,维持剂量可依疗效调整,从 0.1~1.0mg/(kg·d),但最高剂量为 1.0mg/(kg·d),16 周为 1 个疗程。停药后,药力仍会持续,在需下一疗程时,需停药 8 周后进行。服药应在餐时或餐后,低剂量时每日 1 次,高剂量时可每日数次。

【不良反应】 最常见的不良反应和过量服用维生素 A 有关,如黏膜干燥(发生在唇上的可以用油性软膏减轻不适),鼻黏膜干燥引起出血,眼球干燥引起结膜炎及可逆性的角膜混浊(结膜炎可用温和的眼膏改善),此外偶见有面部皮炎、瘙痒、出汗、可逆性脱发、肌肉关节痛;少数患者出现肠炎和血尿酸过高等。大剂量长期用药,可引起骨骼变化、良性颅内高压、视觉失调、头痛、恶心、血清三酰甘油和胆固醇升高等。

【禁忌证】 肝及肾功能不全、维生素 A 过量症、血清脂质过高、对本品过敏者;本品能致畸胎,故孕妇及哺乳期妇女忌用。

【注意事项】 ①服用前、治疗开始后 1 个月及以后每 3 个月,需监测肝功能、血脂,尤其患糖尿病、肥胖症、酗酒、脂质代谢失调者更应频繁监测;②不能使用四环素做辅助性治疗,因为曾经有良性颅内高压的报道;③应避免同时服用维生素 A;④不宜同时服用其他脱皮性的抗痤疮药物或使用紫外线做放射治疗,但必要时可使用温和的外用药物做辅助治疗;⑤育龄妇女应避孕,在选用避孕方法时,必须按个别病人考虑其效果,尤其是使用激素避孕法的第 1 周期内;⑥停止治疗后至少 4 周内,仍需避孕,以免致胎儿严重畸形。

【制剂规格】 胶囊剂:10mg。

联苯苄唑(白呋唑、霉克、Bifonazole、Mycosper)^[保甲]

【作用特点与用途】 本品为一新型咪唑类抗真菌外用药,具有高效、广谱、安全、无毒、无刺激性等优点,且皮肤涂抹后很容易渗透,保留时间较长,见效快。每日只需涂抹 1 次,一般 2 周即可痊愈。而其他咪唑类药物,通常需涂抹 2～3/d,疗程为 3～4 周。本品对丝状菌类(皮肤丝状菌等)、酵母类、二相形真菌类有强的抗菌作用。其低浓度时抑制真菌的麦角甾醇合成,使真菌细胞膜形成受阻;高浓度时与细胞膜磷脂质发生特异性结合,使细胞膜结构及功能受损,最终杀灭真菌。对葡萄球菌和链球菌感染也有很强的抗菌力,并可用于防止真菌感染。局部应用溶液剂后 3h 血中高峰浓度值为 360ng/ml,24h 仍有一定浓度(133ng/ml)。局部应用霜剂 6h 后,血峰浓度为 210ng/ml,持续时间为 24h,大部分从尿液及粪便中排泄,无蓄积作用。用于体癣、股癣、手足癣、花斑癣等,对皮肤、指(趾)间念珠菌等,以及革兰阳性细菌引起的感染和继发性感染有良好作用。

【用法用量】 外涂:1/d,2～4 周为 1 个疗程。

【不良反应】 少数出现一过性轻度皮肤发红、烧灼感、灼痛、脱皮、瘙痒感及皲裂等。

【禁忌证】 对咪唑类药物有过敏史者或对硬脂酸十六烷酯过敏者禁用。

【注意事项】 ①最好在晚间睡前使用;②一个手指大小的患区用霜剂约 1cm 长条或溶液剂约 3 滴或凝胶剂约 0.5cm 长条即可;③大于一个手指的分散患区可用霜剂分布器涂敷。

【制剂规格】 霜剂:15g。溶液剂:1％,10ml。

氯倍他索(丙酸氯倍米松、特美肤、Clobetasol Propionate)^[保乙]

【作用特点与用途】 本品为一种强效外用皮质激素类药,具有抑制细胞有丝分裂的作用,能有效地渗透皮肤角质层,加强药物作用。此外,其基剂不含羊毛脂等潜在性刺激物,又具有足够的滋润性,用后感觉舒适。具有较强的抗炎、抗瘙痒和血管收缩作用,其抗炎作用约为氢化可的松的 112 倍。无水钠潴留作用,有一定的促进钠、钾排泄的作用。适宜用作短期的局部治疗。用于牛皮癣(银屑病)、扁平苔藓、盘状红斑狼疮、顽固性湿疹、单纯苔藓、脂溢性皮炎、接触性皮炎、神经性皮炎、外耳炎、肛门及外阴瘙痒、严重晒斑等。

【用法用量】 外涂:1～2/d。

【不良反应】 通常耐受性好。但可能会产生肾上腺皮质功能亢进的症状,如皮肤萎缩、变薄、起纹或表面血管扩张等。大剂量涂敷尚见有烧灼感、瘙痒、潮红、毛囊炎、干燥感等。

【禁忌证】 孕妇、儿童(特别是 1 岁以下的婴儿)、面部、腋窝及腹股沟处应禁用。由真菌、病毒及细菌引致的感染、红斑痤疮、粉刺及对本品过敏者禁用。

【注意事项】 ①应用本品如出现皮肤刺激,应即停用,并采取相应措施;②切忌进入眼内;③在没有同时使用感染药物的情况下,不宜用于感染性皮肤病,若与抗生素联用时,1 周内无效或有感染扩散的现象,应立即停用;④不宜长期使用。

【制剂规格】 水剂:0.05%,25ml。冷霜:25g。油膏剂:25g。

莫匹罗星(百多邦、Mupirocin)[保甲]

【作用特点与用途】 本品为新型外用抗生素,是由荧光假单胞菌产生的一类物质,包括假单胞菌酸(A,B,C,D),即主要代谢物假单胞菌酸 A。对革兰阳性球菌,尤其对葡萄球菌和链球菌高度敏感,对多种耐药菌有效,而对大部分革兰阴性杆菌和厌氧菌的活性很小。与其他抗生素无交叉抗耐药性,包括耐甲氧西林的菌株对本品几乎均敏感(MIC$\leqslant$0.5μg/ml)。体外耐药性变异株的出现率很低。本品与人血清蛋白的结合率为 95%,在酸性环境下活性增强。在高浓度时起杀菌作用。本品杀菌缓慢,在 37℃,24h 后杀灭 90%～99%。涂于皮肤后,能透入人体,但透皮吸收量极少,且吸收后可迅速代谢成无活性的首一酸(摩尼酸),并经肾排泄。用于脓疱疮、疖病、毛囊炎等原发性皮肤感染;湿疹合并感染、溃疡合并感染、创伤合并感染等继发性感染。

【用法用量】 外涂:3/d,5d 为 1 个疗程。必要时可重复 1 个疗程。患处可用敷料包扎或覆盖。

【不良反应】【注意事项】 ①偶见烧灼感、蜇刺感及瘙痒等,一般不必停药。②对本品或其他含聚乙二醇软膏过敏者忌用。③有中度或严重肾损害者及孕妇慎用;勿用于眼内或鼻内,如误入眼内用水冲洗即可。

【制剂规格】 软膏剂:2%,5g。

益肤酰胺(净肤灵、益肤净、Efuamide)

【作用特点与用途】 本品对迟发型过敏性皮炎有抑制作用;对实验性过敏性脑脊髓炎有明显的抑制作用,且具有抗组胺作用;对即时型被动型过敏反应(PCA)亦有抑制作用。用于各型寻常痤疮、银屑病、荨麻疹、瘙痒症、湿疹及过敏性皮炎等。

【用法用量】 外涂:3/d,早、中、晚各 1 次。勿与其他药物同用。

【不良反应】　一般耐受性好,偶见红肿、丘疹、皮肤干燥等。

【注意事项】　①若用药后出现严重红肿,且有丘疹产生,应即停药;②轻度红肿及皮肤干燥等不良反应出现可继续用药;③5%霜剂一般用于治疗痤疮及湿疹,10%霜剂用于治疗银屑病。

【制剂规格】　霜剂:5%,10%。

萘替芬(桂萘甲胺、Naftifine)

【作用特点与用途】　本品为一新型局部抗真菌药,低浓度时对皮真菌有杀菌作用,对念珠菌属及酵母菌具有抑菌作用,对革兰阳性及阴性细菌均具局部杀菌作用。作用机制为损伤真菌的脂质代谢,通过抑制角鲨烯转化成羊毛甾醇,干扰真菌的麦角甾醇生物合成。与咪唑类抗真菌药比较,本品干扰真菌麦角甾醇生物合成的较早阶段。其透皮吸收好,代谢完全,可产生大量的无抗真菌活性的代谢物,由尿及胆汁排泄。用于毛发、指(趾)甲由发癣菌属、小孢子菌属及表皮癣菌属所致皮真菌感染;浅表念珠菌病、甲癣、花斑糠疹;乳房下、指(趾)间、臀间、腹股沟的擦烂性真菌病。

【用法用量】　外涂:对皮肤感染,一般每日涂敷患部一薄层,并轻轻擦入。明显受感染的整个表面及四周约 2.5cm 宽的正常皮肤,每次均应涂敷。对擦烂性真菌病,皮肤皱褶处置 1 条纱布(特别是晚间)。治疗持续时间:皮真菌感染为 2～4 周,严重病例 1～8 周,浅表念珠菌病 4 周,甲癣约 6 个月,花斑糠疹为 2 周。为防复发,在感染的所有体征消失之后再继续治疗约 2 周。

【不良反应】　罕见轻度局部刺激,如皮灼伤及干燥。

【禁忌证】　对本品过敏者。

【注意事项】　①仅供局部外用,对急性炎性或开放性损伤不应涂敷;②不可用于眼科。

【制剂规格】　霜剂:10mg/g,每支 15g,30g。凝胶剂:10mg/g,每瓶 200g。溶液剂:10mg/g,每瓶 25ml,50ml。

丁酸-丙酸氢化可的松(Hydrocortisone Butyrate Propionate)

【作用特点与用途】　本品不含卤素,与炎症细胞亲和性强,且局部抗炎作用强,是一种外用皮质激素类药。在皮肤内分布率高,奏效快,具有以下作用:①血管收缩作用;②局部抗炎作用,与甾体受体结合力强,对全身的影响弱;③细胞亲和性强;④对垂体-肾上腺皮质功能的抑制作用弱。本品经皮肤迅速吸收,在皮肤内迅速显示高浓度。向血中转运后,被酯酶水解为丁酸氢化可的松,最终为氢化可的松。在消化道、肝、肾及膀胱分布较多,主要随粪便排泄。

用于湿疹、进行性掌跖角化症、女子面部黑色素沉着、单纯慢性苔藓、放射性皮炎、日晒性皮炎、牛皮癣、掌跖脓疱症、瘙痒症(荨麻疹样苔藓、婴儿苔藓、顽固性荨麻疹)、虫咬、扁平红色苔藓、慢性钱币状红斑。

【用法用量】　外涂:每日 1 次至数次。

【不良反应】　长期连续使用偶见类甾醇痤疮酒糟样皮炎、口周皮炎、面颊及口周等处潮红、丘疹、脓疱、皮肤萎缩、毛细血管扩张、鱼鳞病样皮肤变化、紫癜、多毛、色素脱失等。

【禁忌证】　皮肤结核、单纯性疱疹、水痘、带状疱疹、种痘后发疹、鼓膜穿孔的湿疹性外耳道炎、溃疡、二度以上深度的烫伤、冻伤及对本品过敏者。

【注意事项】　①密封法外涂易发生真菌性及细菌性皮肤感染,若并用适当的抗真菌药、抗菌药后仍不能迅速改善感染症状,则应停药;②出现过敏症状应停药;③大量或长期大面积密封法使用,可能抑制垂体-肾上腺皮质功能,发生后囊白内障、青光眼,外用于眼睑皮肤时应警惕发生青光眼,眼压升高;④孕妇慎用,婴儿、幼儿长期大量或密封法使用可能引起发育障碍;⑤伴皮肤感染的湿疹、皮炎原则上不用;⑥禁用于治疗眼疾。

【制剂规格】　软膏剂:1mg/g。霜剂:1mg/g。

甲氧沙林(补骨脂素、Methoxsalen)[保乙][基]

【作用特点与用途】　本品系由补骨脂中提取的一种有效成分,属呋喃骈香豆素类,具有增加皮肤黑色素的作用。用于白癜风、斑秃、牛皮癣。

【用法用量】　治白癜风,肌内注射:每次 2ml,1/d,可连续使用数月。注射后 1h 左右到室外,使患处晒太阳 10~30min,或用紫外线灯距 50cm 照射,从1~2min 开始,每次或隔日增加 1min,渐增至每次 10~15min。外用溶液涂搽患处先从小面积开始,数分钟后到室外晒太阳,从晒 5min 开始,如无过敏反应,可逐渐增加至每次晒 20min;也可用紫外线灯照射(方法同针剂)每 2~3天上药 1 次,坚持数月或 6 个月以上。大面积病人可外用、针剂并用。治牛皮癣:口服,每次 40~80mg,2h 后全身照黑色。照距在 7~17cm 时,照光时间为15~30min。对皮损顽固部位,照距要缩短。如此每日或隔日治疗 1 次,每周3~6次,基本治愈后,继续做巩固治疗,逐步延长间隔时间。

【注意事项】　①对局部晒太阳或照紫外线后有红肿、起水疱者,应暂停用,待恢复后再用,但照紫外线或晒太阳时间应缩短。②注射液如有结晶析出,可放于沸水中加热 10min 左右,待结晶溶解冷冷后再用;加热时出现浑浊现象,系增溶剂所致,冷却后即变为澄明。③对日光过敏者禁用。

【制剂规格】　注射液:1mg/ml。外用溶液:25mg/50ml,瓶装。胶囊剂:

40mg。

三甲沙林(Trioxysalen)

【作用特点与用途】 作用较甲氧沙林强。与长波紫外线合用治疗白癜风、银屑病。

【用法用量】 口服:每次 0.3~0.5mg/kg,服药后 1.5~2h 接受长波紫外线照射,每周 2~3 次,至少间隔 48h。照射剂量遵医嘱。

【注意事项】 同甲氧沙林。

【制剂规格】 片剂:5mg。

氯康唑霜(Cloconazole)

【作用特点与用途】 本品为咪唑类抗真菌药,具有体外广谱抗真菌作用,对革兰阳性需氧菌及大部分厌氧菌有抗菌活性。作用机制与其他咪唑类抗真菌药一样,通过抑制细胞膜和抑制麦角甾醇合成而发挥抗真菌作用。几乎透皮吸收。用于手、足、股及体部înt癣(汗疱状皮癣、斑状小水疱性白癣、顽癣)、念珠菌病(指、趾间糜烂症、间擦疹、婴儿寄生菌性红斑、甲周炎)及白癜风等皮肤真菌病。

【用法用量】 外涂:2~3/d。

【不良反应】 偶见局部刺激感、刺痛、热感、瘙痒、接触性皮炎、丘疹、小水疱、糜烂、皮肤干燥、脱屑、肿胀等。

【禁忌证】 对本品有过敏史者。

【注意事项】 ①出现过敏症状应停药;②避免用于角膜、结膜等眼科用药;③不可用于明显糜烂部位;④凝胶基质中的溶剂有刺激性,故用于皲裂、糜烂面时应小心。

【制剂规格】 霜剂:10mg/g,每支 10g。凝胶剂:10mg/g,每支 10g。

咪康唑霜(达克宁、Miconazole Nitrate)[保乙]

【作用特点与用途】 本品为人工合成的 1-苯乙基咪唑衍生物,是一种广谱抗真菌药,对皮肤真菌、念珠菌、酵母菌及其他藻类、子囊菌、隐球菌等具有抑制和杀灭作用,对革兰阳性球菌和杆菌也有很强的抗菌力。实验表明,当本品与白色念珠菌接触后可作用于胞质膜,改变其选择通透性,从而阻止细菌摄取营养物,使菌体胞质膜皱缩成锯齿状,最后导致其死亡。本品剂型为霜剂或散剂,不污染皮肤和衣物,对于重复感染及病程较长的患者,霜剂和散剂配合使用,效果将更佳。用于皮肤真菌、酵母菌及其他真菌引起的皮肤、指(趾)甲感染,如头癣、体癣、手癣、足癣(运动员足)、须癣、股癣、甲癣、花斑癣和皮肤、指(趾)甲的念珠菌病,以及口角炎、外耳炎等及由革兰阳性细菌引起的继发性感染。

【用法用量】 皮肤感染:2/d用手指涂擦于患处,使药物全部渗入皮肤,疗程为2~5周,为防复发,应继续用药约10d。指(趾)甲感染:尽量剪短患甲,1/d,敷少许药膏于患处,用手指涂布,用无孔隙塑料绷带包裹患甲,待患甲松动后(需2~3周),应继续用药至新甲开始生长,确见疗效一般需7个月左右。

【不良反应】 耐受性好,极少数病例可能有灼烧和刺激感。

【注意事项】 治疗期间注意个人卫生,有助于提高疗效。

【制剂规格】 霜剂:15g,30g。散剂:20g。

噻康唑霜(妥善、Tioconazole)

【作用特点与用途】 本品系一种化学合成的咪唑类广谱抗真菌药,对多种革兰阳性菌属,包括葡萄球菌属和链球菌属有抗抑作用,能杀灭致病性皮肤真菌、酵母菌及其他真菌,对所有常见的嗜人血及嗜动物血的致病性皮肤真菌感染,特别是深红色发癣菌、须发癣菌、念珠菌病、花斑癣及由棒状杆菌属引致的红癣都甚有疗效。本品外搽于皮肤后,全身性吸收甚微。用于真菌性皮肤感染、革兰阳性细菌感染、足癣、股癣、体癣等。

【用法用量】 外用:1%皮肤霜剂应涂搽并温和地按摩于患处及其周围皮肤,每日早、晚各1次。大多数花斑癣病人,治疗7d通常可痊愈。严重的足癣、慢性表皮角化过度者,疗程为6周。对于其他部位的致病性皮肤真菌感染、念珠菌病及红癣,疗程通常为2~4周。

【不良反应】 本品做局部外用,有良好的耐受性,且无全身性不良反应。有些有局部刺激症状,通常在治疗期的第1星期出现,且短暂、轻微。

【禁忌证】 对咪唑类抗真菌药或咪唑类皮肤药膏的任何成分曾有过敏反应者。

【注意事项】 ①对本品有过敏反应,即应停药,并给予适当治疗;②不能用于眼部。

【制剂规格】 霜剂:1%,5g,15g,30g。

硫康唑(Sulconazole)

【作用特点与用途】 本品为咪唑类外用广谱抗真菌药,对须发癣菌、深红色发癣菌、白色念珠菌具有良好的抗菌力,对曲霉菌、青霉菌、金黄色葡萄球菌、表皮葡萄球菌等也有抗菌活性。作用机制为损伤真菌细胞膜。本品皮肤吸收率为 8.7%,主要代谢物为 3 种高极性的代谢产物。人体密封涂敷 8h 后吸收率为 12%。用于足癣、股癣、体癣、婴儿真菌性红斑、指(趾)间糜烂、甲沟炎等念珠菌病、花斑糠疹等皮肤真菌病。对足白癣有特效。

【用法用量】　外涂:2/d(早、晚各 1 次),轻症者 1/d 即可。改善和减轻症状通常在 1 周内出现,治愈后应继续治疗 2～3 周,以防复发。

【不良反应】　偶见瘙痒、灼热感、红斑、刺痛、水疱、接触性皮炎等。

【禁忌证】　咪唑类过敏者、妊娠头 3 个月的孕妇。

【注意事项】　①如发生过敏或刺激,应即刻停药;②明显糜烂部位慎用;③禁用于角膜、结膜等处;④早产儿、新生儿慎用。

【制剂规格】　霜剂:100mg/10g。溶液剂:1%。

舍他康唑(Sertaconazole)

【作用特点与用途】　强力抗菌外用药。用于由真菌、酵母菌、念珠菌、曲霉菌引起的皮肤感染,如体股癣、手足癣等。

【用法用量】　涂于患处,2/d。

【注意事项】　局部可有刺激症状,如烧灼感、瘙痒、红肿等。

【制剂规格】　硝酸舍他康唑乳膏:2%,10g。

布替萘芬(Butenafine)[保乙]

【作用特点与用途】　抗真菌药。主要用于敏感真菌所致的手癣、股癣、体癣、足癣及花斑糠癣等。

【用法用量】　涂抹患处,1/d。

【注意事项】　同萘替芬。

【制剂规格】　乳膏:1%,10g。溶液剂:1%,60ml,20ml。

利拉萘酯(Liranaftate)

【作用特点与用途】　外用抗真菌药。主要用于手癣、足癣、体癣、股癣。

【用法用量】　涂于患处,1/d 并轻揉搓几分钟,2～4 周为 1 个疗程。

【注意事项】　①对本品及其他外用抗真菌药物过敏者,临床上与皮肤念珠菌病、汗疱疹、掌跖脓疱病等炎症性皮肤病难以鉴别的患者禁用;②偶见接触性皮炎、局部瘙痒、发红、灼热感、刺痛等;③禁用于眼角膜、结膜或糜烂部位及口腔、阴道黏膜病变;④孕妇、哺乳妇、儿童及老年人禁用。

【制剂规格】　乳膏:2%,10g。

环吡酮胺(Ciclopirox Olamine)[保乙]

【作用特点与用途】 抗真菌药。主要用于浅表皮肤真菌感染,如体、股癣及手、足癣(尤其是角化增厚型)、花斑癣、皮肤念珠菌病及甲癣。

【用法用量】 ①皮肤感染,涂于患处,2/d,疗程2~4周。②甲真菌病,初次使用8%环吡酮胺溶液之前,尽可能剪去病甲,并用指(趾)甲锉将残留病甲磨粗糙。在治疗的第1个月内,隔日于病甲上涂药,第2个月可减少至1周至少用药2次,第3个月起每周外用涂药1次。用药期间最好剪、磨病甲各1次。

【不良反应】【注意事项】 参阅利拉萘酯。

【制剂规格】 软膏剂:1%,10g。溶液剂:25ml,50ml。

林旦(丙体六六六、Lindane)[保乙][典][基]

【作用特点与用途】 本品能透过疥虫、虱体体壁,引起接触性神经系统麻痹而死亡。外用于疥疮、阴虱病。

【用法用量】 疥疮:先洗澡后擦干,然后将本品自颈部以下搽全身皮肤,尤其搽至皱褶部位,成年人1次不超过30g(儿童酌减),12h后可洗澡,更换干净衣服和床单,必要时可在1周后重复1次。阴虱病:剃去阴毛后涂搽本品,3~5/d。

【注意事项】 ①4岁以下婴幼儿、孕妇、哺乳妇、有癫痫病史者禁用;勿用于皮肤破溃处。②避免与眼、黏膜接触。③可有皮肤刺激等反应,过量使用可产生神经毒性等;不可与碱性药物、铁器等接触。

【制剂规格】 乳膏剂:1%,10g。

苯甲酸苄酯(Benzyl Benzoate)

【作用特点与用途】 杀疥虫和虱药物。用于疥疮,也用于体虱、头虱和阴虱。

【用法用量】 外用:患部涂抹适量,1~2/d,应在24h洗去,共用2~3d。再用肥(香)皂洗澡一次,并换用已消毒的衣服和被褥、枕巾。

【注意事项】 同林旦。

【制剂规格】 洗剂、搽剂:20%~25%,50ml。乳膏:50%,15g。

苯氧乙醇(Phenoxyethanol)

【作用特点与用途】 对铜绿假单胞菌有强抑菌作用,对变形杆菌和革兰阳性杆菌也有效。可用于铜绿假单胞菌感染的化脓性皮肤病。

　　【用法用量】　清洁患部后,用本品1%～2%溶液(油剂)外搽,1～2/d。

　　【制剂规格】　溶液、油剂:1%,2%,50ml。

依沙吖啶(Ethacridine)[保乙]

　　【作用特点与用途】　消毒防腐。用于敏感的革兰阳性及阴性菌浅表皮肤感染,如创伤性伤口感染、化脓性皮肤感染等。

　　【用法用量】　①0.1%～0.2%溶液剂用于伤口或创面清洗,湿敷。②乳膏、糊剂用于化脓性皮肤病,外用前清洗患部,再用药膏冷敷,1/d。

　　【制剂规格】　乳酸依沙吖啶溶液:0.1%。乳膏:1%。

醋酸铝(Aluminium)

　　【作用特点与用途】　有抑制汗腺分泌作用。用于腋窝、手部或足底部多汗症。

　　【用法用量】　溶液剂可于夜间涂于干燥皮肤处,清晨洗净;开始1/d,好转后可减少使用频率。使用后勿立即洗净。用0.5%醋酸铝溶液,1/d浸泡,每次15～30min;也可用5%的明矾溶液。20%～25%氯化铝溶液,涂搽患处,1～2/d。使用后12h内不得剃腋毛或脱毛,避免直接接触衣物,使用药物前必须洗净患处,且使其干燥。

　　【注意事项】　①不得用于眼和口腔等黏膜。②可有局部刺激症状。

　　【制剂规格】　外用溶液剂:0.5%,60ml。

0.1%格隆溴铵溶液(0.1% Glycopyrrolate Solution)

　　用于手足限局性多汗症。用作电离子透入疗法。1次仅用1个部位,24h最好治疗两个部位,7d内不进行重复治疗。

奥昔康唑(Oceral、Oxiconazole)

　　【作用特点与用途】　本品在体外有广谱抑真菌作用,尤其对白色念珠菌、革兰阳性菌及须发癣菌具有杀菌活性,疗效与咪康唑、益康唑相似。其作用机制为抑制麦角甾醇合成中14α-甲基羊毛甾醇的脱14α-甲基阶段。本品皮肤吸收极少,涂敷的大部分活性成分仍留在上皮的角质层。用于各种真菌感染,以及真菌和革兰阳性细菌(如金黄色葡萄球菌)的混合感染。对引起红癣的棒球杆菌也有效,适用于四肢、躯干、头皮、生殖器区及皮肤皱褶处的细菌性疾病。

　　【用法用量】　外涂:每日涂敷1次(晚上用)。疗程不少于3周。为巩固治疗,继续1~2周用药。

【不良反应】 偶有皮肤轻度烧灼感或显著瘙痒。

【禁忌证】 对本品过敏者。

【注意事项】 ①孕妇慎用;②勿将本品接触于眼或黏膜。

【制剂规格】 霜剂:1%,10g,20g。溶液剂:1%,30ml。

氟芬那酸丁酯(布特、氟灭酸、Flufenamic)

【作用特点与用途】 外用非甾体类抗炎药。其抗炎作用机制可能与其膜稳定作用和抑制某些炎症性介质的生成有关。用于非感染性亚急性湿疹、慢性湿疹、慢性单纯性苔藓等。

【用法用量】 外用:以适量涂于患处,2/d。

【不良反应】 偶有皮肤过敏反应如瘙痒、刺痛、红斑等,或有刺激感、灼热感、干燥等。

【制剂规格】 软膏剂:10g,20g。

吡美莫司(Pimecrolimus)

【作用特点与用途】 本品为外用钙调节神经磷酶抑制药。用于无免疫受损的2岁及2岁以上轻中度异位性皮炎(湿疹)患者,经长期治疗的面部和颈部区域皮肤病的短期或间歇性长期治疗。

【用法用量】 外用,2/d,患部涂搽。

【不良反应】 局部可有灼热、痒感、红斑、干燥及脱屑。

【注意事项】 ①不宜长期大面积使用。②避免过多暴露于日光或紫外线光源,避免本品接触眼睛和黏膜。③2岁以下小儿和对本品任何成分过敏者均不宜用。④急性皮肤感染,如病毒性单纯疱疹、水痘不宜用。⑤用药局部反应严重者应停用和对症处理。⑥皮肤有破损处不宜用。

【制剂规格】 乳膏剂:1%,5g。

奥洛他定(阿洛刻、Olopatadine、Allelock)

【作用特点与用途】 主要对组胺H₁受体有选择性拮抗作用,并抑制化学递质(白三烯、凝血恶烷、PAF等)的生成和游离,对神经递质速激肽的游离有抑制作用。用于过敏性鼻炎、荨麻疹、瘙痒性皮肤病,如湿疹、皮炎、瘙痒、皮肤瘙痒症、寻常性银屑病、渗出性多形性红斑等。滴眼治疗过敏性结膜炎。

【用法用量】 口服片剂:成人每次5mg,每日早、晚各1次。滴眼液:滴入眼内,一次1滴,2/d。

【不良反应】【注意事项】　①可有嗜睡或倦怠感,ALT、AST 升高、口渴;少见有肝功能损害、黄疸及肝功能检查值异常。尚有过敏、神经性和胃肠道、血液及泌尿生殖系、循环系统不良反应的个案报道。少见视物模糊、烧灼或刺痛感、感冒综合征、眼干、异物感、充血、角膜炎、眼睑水肿、咽炎。②用药前仔细阅读药品说明书。

【制剂规格】　薄膜衣片:5mg×14 片/盒;滴眼液:5mg/5ml。

吡硫翁锌气雾剂(适今可、Pyrithione Zine)

【作用特点与用途】　吡硫翁锌能有效抑制表皮角朊细胞的过度增殖,并能抑制皮脂过度分泌,有抑菌作用,可减轻皮损处的炎性反应,缓解皮损处的瘙痒及疼痛。临床用于银屑病、脂溢性皮炎、皮脂溢出及其他鳞屑性皮肤病。

【用法用量】　使用前用力振摇,喷洒时手持喷射器正对皮损处 15cm,尽量保持喷雾器头向上的垂直位置。喷洒量以薄层药液覆盖皮损区为度。每日在皮损区使用 2～3 次,一次喷洒 1～3s(视皮损区大小而定),1 次剂量限 1ml 气雾剂溶液以内。在症状消失后继续治疗 1 周左右。

【不良反应】【注意事项】　①对本品任何成分过敏者禁用。②避免本品与眼接触,若误与眼接触,须立即用大量冷水冲洗。③意外误服可致中毒,出现恶心、呕吐及贫血。若发生此情况应立即洗胃,并服用盐类泻药。

【制剂规格】　气雾剂:0.14g×100ml/瓶。

丹皮酚软膏(Paeonol Cream)

【作用特点与用途】　内含丹皮酚、丁香油,为抗过敏药,有消炎止痒作用。用于皮炎、皮肤瘙痒、蚊虫叮咬、红肿等各种皮肤病、过敏性鼻炎,也用于预防感冒。可涂鼻下上唇处,鼻炎涂鼻腔内。

【用法用量】　外用:取适量涂患处,2～4/d。

【制剂规格】　软膏剂:10g。

五维甘草那敏胶囊(毒敏克、Pentavitamin、Licorice and Chlor-phenamine Maleate Capsules)

【作用特点与用途】　本品内含甘草皂苷、维生素 H(生物素)、泛酸钙、维生素 B_1 及维生素 B_2 和烟酰胺、马来酸氯苯那敏。适用于过敏性鼻炎、湿疹、荨麻疹、皮肤瘙痒症、皮炎、糜烂性口唇炎、脂溢性皮炎等过敏性疾病及药物过敏反应等。

【用法用量】　口服:成年人,每次 1 粒;5—7 岁,1 粒分 3 次服;7—15 岁,

1粒分2次服;均3/d或遵医嘱。

【制剂规格】 胶囊剂:0.45g。

阿达帕林(达芙文、Adapalene)[基]

【作用特点与用途】 选择性结合维A酸核受体,直接调节角朊细胞的终末分化,不作用于细胞质维A酸结合蛋白,更快速有效地作用于角化调节过程。通过调节毛囊上皮细胞的分化,减少微粉刺的形成而起治疗痤疮作用。用于治疗以粉刺、丘疹和脓疱为主要表现的痤疮。

【用法用量】 保持皮肤清洁干燥,患部外涂,1/d。

【不良反应】 局部可有红斑、烧灼感等刺激反应,与药物起效有关,当减少用药次数或停药后,可自行消失。

【注意事项】 ①不可口服,眼、黏膜或其他皮损、炎症部位不能用本品。必要时立即用温水冲洗;②不能与其他维A酸类或化妆品、护肤品、乙醇、香水共用;③避免日晒,防过敏;④孕妇禁用,哺乳期妇女不要涂于胸部;⑤儿童勿用。

【制剂规格】 本品为复方制剂,内含阿达帕林(0.1%)、丙二醇、Carbomer、Poloxamer182、依地酸二钠、对羟基苯甲酸甲酯、苯氧基乙醇、氢氧化钠、纯化水。凝胶剂:每支30g,由白色低密聚乙烯管及白色聚丙烯旋盖封装。

沙格雷酯(安步乐克、Sarpogrelate)

【作用特点与用途】 本品为沙格雷酯盐酸盐,有抑制血小板凝集,选择性抑制5-羟色胺及血小板凝集引起的血管收缩、抗血栓和改善体循环作用,尤其对由5-羟色胺引起的下肢侧支循环血流量的减少有良好的改善作用,且有量效关系。用于改善慢性动脉闭塞症引起的溃疡、疼痛及冷感等缺血性症状。

【用法用量】 口服:每次100mg,3/d。

【注意事项】 本品不可与同类药如噻氯匹定等及抗凝药如华法林等合用。出血患者、孕妇禁用。肾功能严重损害者忌用。应遵医嘱用药。

【制剂规格】 片剂:100mg。

长效抗菌材料(洁悠神、JUC Long Term Antibacterial Material)

【作用特点与用途】 本品是由高分子活性剂精制而成的长效广谱抗菌剂。1次喷洒在皮肤和物品表面形成抗菌网膜,使皮肤和物品保持长效抗菌、防臭功能,长达耐洗涤40次后仍保持有效。对致病性金黄色葡萄球菌、白色念珠菌、淋球菌、梅毒螺旋体、支原体、衣原体、尖锐湿疣病毒、疥虫、螨虫、乙型肝炎病毒等均有杀灭和长期抗菌作用。可消除前述病原体污染的感染源。用于①预防尖锐湿疣复发；②痤疮、螨虫性皮炎；③外生殖器感染症；④淋病、非淋病性尿道炎、梅毒性溃疡面、尖锐湿疣、阴虱、疱疹；⑤足癣、股癣、体癣；⑥腋臭、脚臭；⑦产前、产后、人工流产、妇科手术和烧伤创面及各类创伤面感染的预防。

【用法用量】　用本品直接喷洒清洗后的皮肤、性器官、内裤、妇女卫生巾和鞋袜、衣裤、床单等，待干后即可。其余按说明书或遵医嘱。

喷昔洛韦乳膏(夫坦乳膏、Penciclovir Cream)[保乙]

【作用特点与用途】　本品为核苷类抗病毒药，可有效地抑制单纯疱疹病毒Ⅰ型和Ⅱ型。在病毒感染细胞中，病毒胸腺嘧啶脱氧核苷激酶将本品磷酸化为喷昔洛韦单磷酸盐，然后细胞激酶将其转化为喷昔洛韦三磷酸盐，后者与脱氧鸟嘌呤核苷三磷酸盐竞争性抑制单纯疱疹病毒多聚糖，从而选择性抑制单纯疱疹病毒 DNA 的合成，进而抑制病毒的复制。本品对水痘状疱疹病毒（VZV）、非洲淋巴细胞瘤病毒（EBV）也有效。也用于带状疱疹。耐本品的单纯疱疹病毒突变株的产生是由于病毒胸腺嘧啶脱氧核苷激酶或 DNA 多聚酶性质发生了改变，最常见耐阿昔洛韦的病毒突变株缺乏胸腺嘧啶核苷激酶，它们对本品也耐药。本品与阿昔洛韦（ACV）相比，本品（PCV）在感染细胞中三磷酸化速率是 ACV 的 80 倍以上，起效更快；$t_{1/2}$ 是 ACV 的 11～20 倍；且可使病程缩短 1～2d。用于单纯疱疹病毒引起的口唇疱疹、生殖器疱疹；带状疱疹病毒引起的水痘、带状疱疹。

【用法用量】　外涂患处，4～5/d。单次或多次使用本品 1% 乳膏（每次180mg，为临床常用剂量的 67 倍），在血浆和尿中未检测出喷昔洛韦，提示本品外用对血液及肝肾几乎无影响。本品对单纯疱疹病毒Ⅰ型、Ⅱ型及带状疱疹病毒的 IC_{50} 值分别为 0.4～0.6μg/ml,1.5～2.4μg/ml 和3.1μg/ml。

【不良反应】　偶见用药局部灼热感、疼痛、瘙痒等。

【注意事项】　不推荐用于黏膜，勿用于眼内及眼周；孕妇、哺乳期妇女、儿童及严重免疫功能缺陷患者如艾滋病、骨髓移植者均应在医师指导下使用。

【制剂规格】　乳膏剂:0.1g(每支 10g),铝管包装。

一敷灵创伤愈合海绵(甲壳胺海绵、一敷灵、Yifulin Wound-Healing Sponge)

【作用特点与用途】　本品主要成分是从纯天然海洋生物材料中所获得的

甲壳胺,具有轻微虾肉香味,可食用,在人体内可完全被吸收;且透气、透湿、柔软。将本品贴敷于皮肤、宫颈、阴道及脏器等处出血或溃烂的创面就开始降解、镇痛、止血效应快,促进创面愈合,愈合后形成瘢痕增生。本品置入人体组织内,在3~4周内可完全被吸收。本品与伤口接触,能大量吸收伤口渗出的血液和组织液,在酶的作用下,伤口形成一层纤维蛋白的凝胶膜,它保护伤口,防止伤口感染,为伤口愈合提供理想的微环境。同时,海绵的某些物质,被降解为氨基多糖和葡萄糖等,为上皮细胞提供营养,促进上皮化,促使伤口愈合。用于体表面积及腔体内创面手术止血、镇痛、溃烂、胃溃疡、宫颈糜烂、宫颈炎等。

【用法】 伤口清洗消毒后,将本品贴上伤口,并加固定。出血量多的,贴上后可稍加压迫,使海绵完全贴附于出血部位;对腔道出血,溃烂及实质性脏器裂伤,拔牙创口等可采用堵塞法;胃溃疡、胃出血可将本品嚼碎口服。

【注意事项】 本品不能代替血管破裂时外科手术结扎止血;包装袋破损或海绵体受高温降解时,禁止使用。

【制剂规格】 3cm×4cm,3cm×3cm,5cm×15cm,10cm×10cm;牙科用小块体;φ3.0cm;2cm×2cm。复合膜包装。

丁酸氢化可的松(尤卓尔、Hydrocortisone Butyrate)[保乙]

【作用特点与用途】 本品为新一代不含卤素的皮质激素类药,其母核未进行人工改造,结构中未引入卤素,故其安全性高于其他中、高效皮质激素类药物。尤其适合于面部暴露部位的神经性皮炎、湿疹等外用。儿童用药也较为安全。用于湿疹性或非感染性皮肤病,如各种湿疹、接触性皮炎、神经性皮炎、牛皮癣及尿布疹等症。

【用法用量】 外用:2/d,每次将本品均匀涂于患部,轻揉1min后再涂药1次。

【不良反应】 类同于其他皮质激素类药物。

【禁忌证】 与一般皮质激素类外用药相同。本品禁止与眼接触。

【注意事项】 孕妇、哺乳期妇女、儿童应限量使用。注意皮质激素类药物与其他药合用时的相互作用。

【制剂规格】 软膏剂:每支10g,每支含本品10mg。

派瑞松(Pevisone)

【作用特点与用途】 本品主要成分为1%硝酸益康唑,0.1%曲安奈德。由于湿疹患者皮损部位的金黄色葡萄球菌的数量远远高于正常皮肤部位,发生率为 50% 以上。本品有两种活性成分可以同时控制细菌和真菌感染,消除炎症,治疗湿疹疗效显著。由于其抗炎、抗瘙痒、抗过敏、抗渗出作用显著,且具有高效安全的特点,不但可以治疗湿疹、皮炎及炎症性真菌病、小儿皮肤薄嫩浅部真菌病,还用于治疗异位性和神经性皮炎,临床总有效率和真菌学治愈率均在 88% 以上。用于湿疹、皮肤癣菌、酵母菌和真菌引起的炎症性皮肤病、甲沟炎、念珠菌性口角炎、尿布皮炎。

【用法用量】　每日早、晚各 1 次,将本品轻轻涂抹于患处或遵医嘱。疗程应尽可能限制于 3～4 周内。特别是在皮肤薄嫩部位,应避免使用时间过长。

【不良反应】　本品耐受性良好,仅罕见局部过敏反应。

【禁忌证】　禁用于皮肤结核、梅毒或病毒感染(如疱疹、牛痘、水痘)。本品不建议孕妇使用。

【制剂规格】　霜剂:每支 15g,内含硝酸益康唑 1%,曲安奈德 0.1%。

肝素钠乳膏(海普林软膏、Heparin Sodium Cream)

【作用特点与用途】　本品主要成分为肝素类酸性黏多糖物质,具有促透皮吸收、软化皮肤角质、活血化瘀、抗炎止痛、加速创口愈合等功效。临床试验证明本品有增进血管通透性、改善局部血液循环、消肿去瘀、抗炎止痛、软化瘢痕等作用。用于表浅血栓静脉炎、皮肤皲裂、静脉曲张、血肿、冻疮、湿疹等。

【用法用量】　涂于患处,2～3/d。对皮肤皲裂者,温水洗后搽用,疗效更佳。

【注意事项】　迄今尚未发现明显不良反应。对由于先天因素或真菌感染所致的重度皮肤皲裂疗效欠佳。对冻疮早期红斑淤血症状病人,搽药后局部有温热感,2～3d 即消退,但对于淤血明显、严重肿胀的水疱患者疗效略差。

【制剂规格】　软膏剂:由肝素类药物配以高级脂肪醇、天然保湿剂等精制而成的白色油/水型用膏剂,每支 30g,内含肝素钠 10 500U。

喜疗妥乳膏(类肝素、磺酸脂黏多糖、Hirudoid Cream、Heparinoid)

【作用特点与用途】　本品是由动物脏器抽取而得的黏多糖肝素,能有效地控制发炎病症,改善局部血液循环,吸收渗液,治疗水肿。施药后,能迅速消除疼痛和压迫感觉,缓解肿胀、吸收渗出液体,促进结缔组织的复原。药物温和,易于吸收,对皮肤及其他组织无刺激。用于血管栓塞、静脉曲张、表浅静脉炎、注射局部疼痛、淋巴结炎、乳腺炎、软化瘢痕等。

【用法用量】　外涂:1～2/d。患处擦药,小心按摩。

【注意事项】 因制剂中含有乙醇,故不宜涂黏膜、流血的伤口上及眼部。

【制剂规格】 乳剂:每支 14g,40g,100g 含黏多糖肝素 25 000U。

肝素钠软膏(肤康宁霜、Unguentum Heparini Natrici)

【作用特点与用途】 本品主要有效成分为精制肝素钠和维生素 E,含有天然油脂、天然香料等成分。其中肝素钠能有效地舒张皮下血管,促进皮肤血液循环,改善血管的通透性,增强皮肤弹力,加速表皮细胞的新陈代谢,控制和减少皮肤的粗糙和皱纹,能有效地抑制和消除皮肤色素生成。维生素 E 对生殖功能、脂质代谢等均有影响,并能消除自由基,被称为自由基清除剂,亦称为体内抗氧剂,可稳定不饱和脂肪酸,拮抗后者的氧化,大剂量可促进毛细血管及小血管增生,改善周围循环。因而本品临床试验证明有活血化瘀功效,能治疗各种因血流不畅造成的局部皮肤病变。尚有降血脂、抗炎、抗过敏功效,对皮肤溃疡、痤疮等疗效显著。用于冻疮、皲裂、黄褐斑、痤疮、各种皮肤溃疡。

【用法与用量】 涂敷于无溃疡面的患部皮肤上,2~5/d,应揉搓。已溃疡者不宜直涂于溃疡面上,宜涂在溃疡面的周围。

【注意事项】 参见本节肝素钠乳膏。

【制剂规格】 霜剂:每支 20g。

阿莫罗芬(罗噻尼尔、Amorolfine、Loceryl)

【作用特点与用途】 本品为局部抗真菌药物,其作用机制系抑制真菌细胞壁麦角甾醇生物合成的各步反应。本品对皮肤真菌、隐球菌和念珠菌属的最低有效抑菌浓度分别为每毫升 $0.3\mu g$,$0.33\mu g$,$0.7\sim7.9\mu g$;对白色念珠菌、克鲁斯念珠菌、近平滑假丝酵母、热带假丝酵母、墨曲霉、烟曲霉、须毛癣菌、红色毛癣菌等的 MIC_{90} 分别为每毫升 $0.97\mu g$,$0.48\mu g$,$0.97\mu g$,$3.9\mu g$,$1.97\mu g$,$31.25\mu g$,$0.06\mu g$,$0.03\mu g$。此外,糠秕孢子菌属对本品也很敏感。在临床研究中,本品对阴道白色念珠菌、甲癣及各种皮肤真菌病均有良效。80 例阴道念珠菌病患者分别给予本品 10mg、25mg、100mg 阴道栓,有效率 88%~90%,剂量间无明显差异,无不良反应。25 例阴道真菌病患者分别局部应用本品 10mg、25mg、50mg,临床治愈率分别为 5/8、6/8、6/7,对阴道革兰阳性菌群感染无效,对器官真菌无作用。临床主要用于阴道念珠菌病、甲癣及各种皮肤真菌病。

【用法与用量】 阴道念珠菌病:先用温开水或 1/5000 高锰酸钾无菌溶液冲洗或坐浴阴道,然后将 1 枚栓剂置入阴道深处。甲癣:每周用指甲水外涂患甲 2 次,连续 3 个月。皮肤真菌病:每日用霜剂于患部涂 1 次,连续 1~6 周。

【不良反应】　偶见一过性局部反应如瘙痒、不适。

【禁忌证】　禁用于器官真菌感染和阴道革兰阳性菌群感染。

【注意事项】　对本品及其赋形剂过敏者忌用。

【制剂规格】　阴道栓剂：每枚含 10mg,25mg,50mg,100mg。指甲水：2%,5%。霜剂：0.125%,0.25%,0.5%。

卡泊三醇(多维力克、Calcipotriol)[保乙]

【作用特点与用途】　本品是维生素 D 的类似物,药效学性质与维生素 D_3 活性代谢物骨化三醇(calcitriol)相似。在几种体外模型中本品($10^{-10} \sim 10^{-6}$ mol/L)和骨化三醇能明显抑制细胞的增殖和刺激细胞分化,如两者都减少细胞数,总 DNA 含量和放射标记的胸苷参入 DNA,增加人角化细胞并增强角化层内蛋白交联酶的活性。本品也抑制表皮细胞的增殖和细胞分化。本品不易引起高钙血症。骨化三醇引起的高血钙活性至少比本品强 100~200 倍。本品的低钙血活性可能是由于代谢失活所致。本品可抑制人体角化细胞增生及分化,治疗局部牛皮癣很有效;可抑制体外白介素-1(IL-1)诱导的小鼠胸腺细胞的增殖;在牛皮癣患者,本品可减少表皮 IL-6 含量和分布及活化的表皮 T 淋巴细胞数。但是这些发现和作用机制仍未阐明。据有资料,4 位牛皮癣患者背部 1 次涂用放射标记的本品(软膏 50μg/g)0.3~1.7g 后,全身吸收低于使用量的 1%,在尿和粪便内放射性标记本品的甚少(<1%)。本品全身生物利用度低,可能是本品迅速代谢及失活,因此不宜口服。大鼠和幼小豚鼠口服放射标记本品后,消除相 $t_{1/2}$ 12~60min。大鼠静脉注射本品 50μg/kg 后,消除相 $t_{1/2}$ 4min。血浆消除率为 0.68L/h。本品吸收后很快在肝代谢,转化为 2 个药理活性很小的代谢物。其蛋白结合力是原型的 1/30。临床使用霜剂(10~100μg/g)和软膏剂(25~100μg/g)的量效关系是一致的。使用霜剂后皮肤红斑、厚度、脱屑等严重程度明显抑制(17%~49%),而用软膏剂为 50%~90%,总的临床情况明显改善。使用 25μg/g,50μg/g 和 100μg/g 的本品软膏后,明显改善或皮损完全消除的各为 40%,63% 和 88%。使用 50μg/g 浓度软膏的疗效明显优于 25μg/g 软膏($n=20$),但与 100μg/g 软膏的疗效无明显差别($n=17$)。161 例牛皮癣患者用本品 50μg/g 软膏治疗长达 1 年,牛皮癣面积缩小,严重指数(PASI)的评分减少 67%。本品临床疗效优于倍他米松戊酸酯和地蒽酚。主要用于牛皮癣。

【用法用量】　50μg/g 软膏,涂患部 2/d,每周使用量不超过 100g。

【不良反应】　最常见的有病损及病损周围皮肤刺激反应(9%~20%),非皮损性红斑、浸润、脱皮(约占 4%),面部、头皮刺激反应(2%)和其他皮肤病

(2%～5%)。但通常较轻和短暂,很少需停药。每日使用本品(50μg/g)软膏2次,8例连用6个月者均未见有皮肤萎缩现象。本品引起面部皮炎、变态反应性接触性皮炎少见,高钙血症罕见。

【禁忌证】 对本品过敏者忌用。

【注意事项】 不宜用于面部,用后应洗手。

【制剂规格】 软膏剂:50μg/g。

咪喹莫特(Imiquimod)

【作用特点与用途】 为局部免疫调节药。可诱导产生 α-干扰素、肿瘤坏死因子、细胞因子 IL-6、IL-7、IL-8、IL-10 等,从而产生抗病毒、抗增生、调节局部炎症反应等。故可外用局部治疗外生殖器和肛周的尖锐湿疣。

【用法用量】 涂药前洗净患部,擦干,然后用药棉签将本品涂于疣体上,保留 6～10h 后洗净。睡前涂抹,隔日 1 次。8～12 周为 1 个疗程,可连用不超过 16 周。

【注意事项】 ①局部破损时不宜用;②不适于尿道、阴道内和子宫颈、肛门内治疗;③用药期间避免性生活。

【制剂规格】 乳膏:5%。

溴夫定(溴烯尿苷、Brivudine)

【作用特点与用途】 本品是一种无药理学活性物质,在透入被水痘、带状疱疹病毒(VZV)或Ⅰ型单纯疱疹病毒(HSV-Ⅰ)感染的细胞后才能转化成真正的抑制病毒的药物。本药对水痘、带状疱疹病毒及Ⅰ型单纯性疱疹病毒非常敏感;对艾-巴病毒(Epstein-Barr Virus Ⅰ,EBV)也敏感;但对巨细胞病毒、Ⅱ型单纯性疱疹病毒、HSV-Ⅰ和 VZV 的胸苷激酶阴性株不敏感。本品口服后很快被吸收。服用 125mg,0.5h 后血药浓度为 0.3～1.6μg/ml,3～6h 内浓度下降至 0.1μg/ml。本品间隔 6h 给予 125mg,可维持血药浓度 0.1～1.5μg/ml,第 1 天就可达到有效血药浓度和稳态血浆浓度。由于本品代谢物(E)-5-(2-乙烯基溴)尿嘧啶(BVU)分布容积小及排出较慢,故可在血浆中累积,5d后达到平均血药浓度为 8μg/ml 的稳定状态,用药后 48h 剂量的 90%经肾(2/3)和胆(1/3)排泄,蛋白结合率＞90%。主要用于带状疱疹、水痘病毒性皮肤病和Ⅰ型单纯性病毒所引起的先天性免疫功能低下,或继发性免疫缺损病人进行免疫抑制(如器官移植后),或细胞抑制剂治疗时出现的皮肤及黏膜感染。

【用法用量】 口服:成年人为每次 125mg,每 6 小时 1 次。儿童按 5mg/kg 计,每 8 小时 1 次。疗程一般为 5d,在治疗严重的细胞性免疫缺损时,可延长至 7～10d。

【不良反应】　一般人耐受良好。治疗过程中可见轻度过敏和胃肠道反应,如食欲缺乏、恶心、呕吐、上腹压迫感等,但一般不影响治疗。偶见蛋白尿、糖尿、转氨酶和总肌酸酐增高。极个别有粒细胞和血小板减少。

【注意事项】　①肾功能不全、孕妇和哺乳期妇女慎用或不用;②治疗开始的当天、第 3 天、第 6 天、第 12 天应检查白细胞、血小板数及血清肌酸酐值;③在剂量不变的情况下并用氟尿嘧啶会增加后者毒性。

【制剂规格】　片剂:每片 125mg。

夫西地酸(Fusidic Acid)[保乙]

【作用特点与用途】　对与皮肤感染有关的各种革兰阳性球菌尤其是葡萄球菌高度敏感,对耐金黄色葡萄球菌也有效,对某些革兰阴性菌也有一定抗菌作用。与其他抗生素无交叉耐药性。乳膏剂在正常深层皮肤内药物浓度低,但在皮肤病理条件下则易透入深层皮肤,进入感染病灶部位,大部经肝代谢,并由胆汁排泄消除。本品为一种具有甾体骨架的抗生素,主要对革兰阳性菌及奈瑟球菌、结核杆菌有抗菌作用。用于敏感菌所致的周围感染。既可口服,亦可外用。用于敏感菌所致皮肤感染、湿疹合并感染、溃疡合并感染等。

【用法用量】　口服:每 8 小时服 0.5g,重症加倍。1 岁以下幼儿每日 50mg/kg,5 岁以上按成年人剂量服用。外用:局部涂于患处,并缓和地摩擦,3/d,7d 为 1 个疗程。

【注意事项】　本品经皮吸收后能透过胎盘,并能进入乳汁,故孕妇、哺乳期妇女慎用。本品可致黄疸、肝功能异常,故肝病患者禁用。

【制剂规格】　乳膏剂:5g,10g,20g。片剂:250mg。

氨基转移酶毒素(Podophyllotoxin)[基]

【作用特点与用途】　为细胞毒性药物,活性成分为足叶草酯毒素。外用时通过抑制人乳头瘤病毒感染上皮细胞的分裂增殖,使之坏死脱落,起到治疗尖锐湿疣之效。临床用于治疗外生殖器、肛周尖锐湿疣。

【用法用量】　涂患处,2/d,连用 3d,然后停药观察,4d 为 1 个疗程。若疣体未见消失,可同法重复 1～3 个疗程。

【注意事项】　①孕妇、哺乳妇女禁用;②疣体直径＞2cm 或病损巨大,范围广泛不宜使用;③用药时皮肤可有较强刺激性反应。

【制剂规格】　酊剂:0.5%。软膏:0.5%。

第 23 章 口腔及耳鼻咽喉科用药

口疮宁膜(Kouchuangning Mo)

【作用特点与用途】 本品含四环素、泼尼松、可卡因、樟柳碱等,具有消炎、抗过敏、止痛、促进溃疡愈合等作用。本品通过药膜遇水浸润后成为溶胶,黏附在潮湿的黏膜表面,膜内药物能持久释放,并使损害处得到机械性保护,从而缓解口腔溃疡症状,使局部溃疡微循环得到改善,加快愈合速度和提高疗效。用于复发性口疮、糜烂性扁平苔藓、蜜环菌性口炎、药物过敏性口炎、多型红斑性口腔损害、创伤性溃疡、口腔血疮感染、天疱疮及类天疱疮的口腔损害,以及全身性疾病所引起的口腔溃疡等。

【用法用量】 贴敷:每次 1 格,3/d。于饭前或饭后将药膜贴于口腔溃疡处,以晚上临睡前贴敷效果最佳。

【制剂规格】 膜剂:为新型双层药膜,每条 10 格,7~9mg/cm^2。

口腔消斑膜(Kouqiang Xiaoban Mo)

【作用特点与用途】 本品由维生素(A,E,U)和氢溴酸樟柳碱等药物组成,其中维生素 A 是维持和诱发上皮组织分化功能必需物质,能保持上皮正常组织的功能,有助于上皮异常角化的消退。大量维生素 A 局部应用,可使口腔白斑消退,对扁平苔藓的损害有一定作用。樟柳碱可调节病损区的微循环,改善局部营养代谢,使病损区黏膜达到正常的角化,促使炎症得以恢复。维生素 U 对黏膜溃疡有促进修复的作用,配制薄膜不影响其他药物疗效。有利于脂溶性维生素(A,E)与水溶性的赋形剂聚乙烯醇充分混合,达到成膜的效果,便于口腔黏膜的直接吸收。本品遇唾液能形成溶胶,并黏附在潮湿的口腔黏膜表面,使用药局部的药物浓度增高,进而可增加且延长治疗作用,使上皮异常角化得到改善,从而保护病损区,并促使炎性溃烂愈合。临床用于口腔扁平苔藓、口腔白斑、慢性盘状红斑狼疮、慢性唇炎、萎缩性舌炎、剥脱性牙龈炎等。本品须用药 1 周以上方能见效。

【用法用量】　贴敷:每次 1 格,3/d。将本品按病损区大小贴于患处,饭前和饭后贴用。以睡前贴用疗效更佳。

【制剂规格】　膜剂:为双层药膜,每条 10 格。

复方草珊瑚含片(Fufang Caoshanhu Hanpian)

【作用特点与用途】　系以草珊瑚为主要原料经提取精制而成的口含片,具有抗菌消炎、止血止痛的作用。用于口腔咽喉的炎症。

【用法用量】　含服:每次 1~2 片,每小时 2~4 片,每日 10~20 片。

【制剂规格】　复方片剂:每板 12 片,4 板装。

桂林西瓜霜(Guilin Xigua Shuang)[保乙]

【作用特点与用途】　系根据广西民间传统秘方,选用西瓜霜、黄连、贝母、罗汉果等原料精制而成,含有铁、锰、铜、镁、钙等人体必需元素和 18 种氨基酸。临床研究表明,本品对口腔及咽喉各种疾病有清热解毒、消炎止痛、止血等作用。未见明显不良反应。用于口腔炎、口唇溃疡、咽喉肿痛、急慢性咽喉炎、牙痛、牙龈出血及烫伤、外伤出血、小儿鹅口疮等。

【用法用量】　①口腔及咽喉诸症:喷敷患处,每日数次,重症兼服 1~2g;②牙痛:喷敷(或用药棉蘸药末填塞)龋齿孔中,或抹擦牙肉肿痛处,每日数次;③止血:清洁创面,喷敷患处,用纱布包扎;④烧、烫伤:用适量食油调本品涂搽患处,每日数次。

润喉片:主要成分为西瓜霜和冰片。口含,每小时含 2~4 片。忌辛辣食物。

【制剂规格】　喷剂:每支 3g。润喉片:每瓶 20 片。

咽立爽滴丸(Citicp、Yanlishuang Daurici)

【作用特点与用途】　本品的主要成分为艾纳香油、冰片等纯中药,在舌下或舌后含化,经唾液的作用,迅速释放出药物分子,发挥其杀灭微生物的抗病毒作用及止痛、止痒、消肿作用,即疏风散热、消肿止痛、清利咽喉的功能。用于急性咽炎、慢性咽炎急性发作引起的咽痛、咽部干燥、咽部红肿等症。

【用法用量】　含服:每次 2~4 丸,4/d。

【制剂规格】　滴丸:0.025g。

益口含漱液(Yikou Hanshuye)

【作用特点与用途】　内含 DP3000 及茶多酚、甘草甜素等,广谱抗菌,减少口腔中致病菌数量(其中对白色念珠菌的杀灭率可达 99.9％),减轻病菌毒素对口腔黏膜的伤害;但不干扰口腔菌群平衡,相反可抑制过度增殖的致病菌而改善口腔微生态环境,提高口腔自洁能力;能增强口腔黏膜代谢功能,防治口腔黏膜溃疡、口疮效果好;12h 抗菌保护,持久清新口气,每日只需 2 次含漱即有良效,且能防治肿瘤、血液病患者的口腔问题。用于预防性口腔护理、口腔炎症溃疡。

【用法用量】 含漱约 5ml,每次 5min,2/d。

【制剂规格】 含漱液:每瓶 200ml。

地喹氯铵(克菌定、泰乐奇、Dequalinium Chloride)

【作用特点与用途】 阳离子表面活性剂,广谱抗菌,对口腔咽喉部的常见致病菌和真菌感染有效。用于急慢性咽喉炎、口腔黏膜溃疡,牙龈炎等。

【用法用量】 口含每次 1～2 片,每 2～3 小时 1 次,必要时可重复。

【制剂规格】 口含片:0.25mg。

复方盐酸阿替卡因注射液(来比克、Compound Articaine Hydrochloride Injection)

【作用特点与用途】 本品为盐酸阿替卡因与肾上腺素的复方制剂。盐酸阿替卡因属酰胺类局部注射麻醉药,可以阻断沿注射部位神经纤维的神经传导,起局部麻醉作用。在阿替卡因溶液中添加1∶100 000肾上腺素的作用在于收缩局部血管,延缓麻醉药进入全身循环,维持局部组织浓度,同时亦可获得出血极少的手术野。局麻作用在给药后 2～3min 出现,可持续 60min。牙髓麻醉时,可缩短 2～3 倍时间。盐酸阿替卡因颊黏膜注射 30min 后,血药浓度达峰值,$t_{1/2}$约 110min,主要由肝代谢,5％～10％剂量的药物以原型经尿液排出。用于口腔及鼻咽局部麻醉剂,特别适用于涉及切骨手术及黏膜切开的外科手术过程。

【用法用量】 局部浸润或神经阻滞麻醉,口腔内黏膜下注射给药。注射前抽回血以检查是否误入血管,尤其行神经阻滞麻醉时,注射速度不超过 1ml/min。成年人,一般性手术通常给药剂量 1/2～1 支或遵医嘱,盐酸阿替卡因最大用量不得超过 7mg/kg。4 岁以上儿童盐酸阿替卡因最大用量不超过 5mg/kg,盐酸阿替卡因的儿童平均使用剂量以 mg 计可计算如下:儿童体重(kg)×1.33。老年人使用 1/2 成年人剂量。

【不良反应】 可能出现晕厥。本品含有焦亚硫酸盐可能引起过敏反应或加重过敏反应。尚可见中枢神经系统反应:神经质、激动不安、震颤、忧虑、多动症、头痛、耳鸣等。出现上述症状,应要求患者过度呼吸,严密监视以防中枢神经抑制造成病情恶化伴发癫痫;如出现阵挛性癫痫发作,应给氧并注射苯二氮䓬类药物,并可能需要进行气管插管辅助呼吸。呼吸系统:呼吸急促,然后呼吸过缓甚至呼吸暂停;心血管系统:心律失常、传导阻滞甚至心脏停搏。

【禁忌证】　4 岁以下儿童、对局麻药或本品中其他成分过敏者、严重房室传导障碍而无起搏器的患者、经治疗未得到控制的癫痫患者、卟啉病者禁用。

【注意事项】　①使用本品应先注射 5%～10% 的剂量,试验是否存在过敏反应。②接受抗凝药治疗者必须严密监视(监测国际标准化比值)。③高血压、糖尿病患者、孕妇慎用本品。④避免注射感染及炎症部位。本品可能引起局部组织坏死,应注意麻醉咬合危险。⑤因酰胺类局麻药主要由肝代谢,严重肝功能不全患者需降低剂量。缺氧、高钾血症、代谢性酸中毒患者也需降低剂量。⑥本品含有 1:100 000 的肾上腺素,故以下情况需严密注意:除心动过缓之外的各种类型的心律失常、冠状动脉供血不足、严重动脉高血压。

【药物相互作用】　由于含肾上腺素,不建议合用西布曲明、挥发性卤代麻醉药、丙米嗪类抗抑郁药、血清素能(米西普兰及文法拉辛)、非选择性单胺氧化酶抑制药(异丙烟肼)、非选择性或 A 型选择性单胺氧化酶抑制药(前者如苯乙肼,后者如氯贝胺、托洛沙酮等)类抗抑郁药、胍乙啶。

【制剂规格】　注射剂:1.7ml(盐酸阿替卡因 68mg,肾上腺素 17μg),每盒 10 支。

盐酸甲哌卡因/肾上腺素注射液(斯康杜尼、Scandonest)

【作用特点与用途】　口腔局部麻醉药。每支由 36mg 的麻醉药盐酸甲哌卡因和 0.018mg 的血管收缩药肾上腺素制成,本品有效地延长了麻醉效果,降低了交叉感染的发生率。盐酸甲哌卡因作用于外周神经传导阻滞,只需黏膜下浸润就可完成深龋制洞、牙髓治疗及拔牙,并且减少了麻醉并发症如血肿、局部感染、神经损伤等的风险。盐酸甲哌卡因 $t_{1/2}$ 2～3h,血浆蛋白结合率为 60%～78%,本身 pKa 值为 7.6,其体内代谢主要由肝完成,大多数被胆汁分解,后经肠吸收经尿液排出体外。用于口腔及牙科治疗中局部浸润麻醉(神经传导阻滞型)。

【用法用量】　区域注射,不得静脉注射。盐酸甲哌卡因最大用量不超过 7mg/kg。具体情况视麻醉范围及所用麻醉技术而定。推注速度不超过 1ml/min。

【不良反应】　类似于所有口腔麻醉所引起的不良反应。

【禁忌证】　对胺基类麻醉剂有过敏反应者、患高血压、心律失常、冠状动脉或风心病的病人、服用复方三环抗抑郁药及进行单胺氧化酶治疗的病人禁用。3周岁以下儿童禁用。

【注意事项】 ①避免对已感染或发生红肿的部位进行麻醉;②孕妇及哺乳期妇女慎用。

【制剂规格】 注射剂:1.8ml。

喉友口腔消毒喷剂(Houyou Kouqiang Xiaodu Penji)

【作用特点与用途】 本品是应用被动免疫防治的最新研究成果制成,含复合抗咽喉部致病菌鸡卵黄免疫球蛋白。这是一种多克隆抗体,能特异性抑灭口腔和咽喉部的链球菌、葡萄球菌、肺炎双球菌等多种致病菌。实验结果表明,本品对上述致病菌有特异性抑制杀灭作用。同时,本品能改善咽喉部位菌群的生态平衡,使致病菌失去生存条件,形成非致病菌新的良性菌群,产生特殊的长效作用。本品久贮后可有微量的蛋白沉淀物,但不影响使用。用于杀灭口腔和咽喉部的链球菌、葡萄球菌、肺炎双球菌等多种致病菌。

【用法用量】 喷于口腔深处,尽量靠近咽喉附近,每次 4~6 喷,3~8/d,睡前加喷 1 次。首次使用需按下压力泵几次,排出阀门内空气,方可喷出药液。其喷口系雾化关键部件,切忌用针、牙签等戳弄。喷喉后不要马上喝水或进食,最好保持几分钟以保持药液的浓度。

【制剂规格】 喷剂:每瓶 10ml。

氯己定(洗必泰、Chlorhexidine)[典][基]

【作用特点与用途】 较常用的杀菌消毒剂。适用于牙龈炎、冠周炎、口腔黏膜炎等所致的牙周出血、牙龈出血、牙周肿痛、溢脓性口臭、口腔溃疡等症的辅助治疗。

【用法用量】 ①含漱:每次 10~15ml,早晚刷牙后含漱 2~3min,5~10d 为 1 个疗程。连续不超过 3 个疗程。②湿敷:将浸有本品的消毒纱布(药棉)覆盖于局部损害处数分钟,2~3/d。③含化:每次 1 片,4~6/d。

【制剂规格】 葡萄糖酸氯己定片:5mg。溶液剂:0.02%~0.2%。复方氯己定溶液:500ml 内含葡萄糖酸氯己定 0.6g,甲硝唑 0.1g。

牙周塞治剂(Periodontal Dressing)

①由氧化锌 40g,松香粉 60g,鞣酸 10g,白陶土 2.5g 制成粉剂。②由麝香草酚 2g,丁香油 100ml 制成油剂。选其一种塞治牙周袋。

牙周按摩剂（Yazhou Anmo Ji）

由五倍子 10g,三聚甲醛 2g,氯化钠 1g,氟化钠 0.1g,白陶土 47g,丁香油 0.5ml,薄荷油 1ml,甘油 40ml 配制而成。用于牙龈的炎症性增生和较严重的牙周炎,在洁治和刮治术后,用手指蘸药早晚按摩牙龈数分钟,可消炎、消肿和脱敏。

牙髓塑化剂（Yasui Suhua Ji）

①一号液:三甲酚 12ml,40％甲醛溶液 62ml,乙醚 2ml,乙醇 4ml。②间苯二酚 45g,水 55ml 配成二号液。③三号液:由氢氧化钠 60g,水加至 100ml 成过饱和溶液。用于根管内残髓的塑化及细小弯曲和不通畅根管的充填。临用时一、二、三号液在防湿条件下按 0.5:0.5:0.12 之比混合后渗入根管中。在经验丰富的牙科医师指导下应用。

菩提蜂胶口腔喷剂（Puti Fengjiao Kouqiang Penji）

【作用特点与用途】　本品是以珍稀天然蜂胶等为主要原料,经生物技术提炼制成的广谱杀菌剂。实验证明,本品无毒、无菌、无刺激性,对致病性的大肠埃希菌、金黄色葡萄球菌、白色念珠菌等病菌有高效杀灭作用。对成年人及儿童复发性口腔溃疡、急慢性咽喉炎、腭扁桃体炎、牙龈炎、龋齿、声带充血、水肿及癌症病人因放化疗引起的口腔呼吸道溃疡有显著消炎、镇痛及预防作用。常用本品能彻底消除口臭,并能辅助病毒性感冒的治疗。用于消毒、杀菌、除口臭,并有助于细胞再生。

【用法用量】　用拇指按下瓶顶,药液即会喷出。可将本品直接喷入口腔或疾病病患处,并可将药液自行咽下,有助于肠胃消毒杀菌;出入公共场所、旅行或在外用餐,用本品喷射餐具,可杀灭病菌起到预防作用。每次喷射 2～3下于炎症感染部位或溃疡部位,4～6/d。

【制剂规格】　喷剂:每支 10ml。

羟甲唑啉（氧甲唑啉、阿氟林、必通、Oxymetazoline）[保乙]

【作用特点与用途】　拟肾上腺素药。本品为速效、长效局部血管收缩药,对 α 肾上腺素受体有特异的兴奋作用。药物直接作用于拟交感神经,作用于鼻黏膜小动脉的 α 受体,产生血管收缩作用,减少血流量和减少鼻充血,并能使鼻黏膜分泌减少。有消除黏膜水肿的作用,以便于病变的鼻腔、鼻窦和咽鼓管通气引流。在 0.05％～1％浓度下,能使鼻、喉黏膜的腐生物全部抑制生长,具有较强的抑菌消炎作用,临床应用可以有效治疗和迅速缓解鼻炎和上呼吸道感染病症。用于急慢性鼻炎、鼻窦炎、过敏性鼻炎、肥厚性鼻炎、航空性(潜水员)中耳炎、鼻衄、病理性打鼾。

【用法用量】 滴鼻:成年人和 6 岁以上儿童,每次 1～3 滴,早晨和睡前各 1 次。2—5 岁儿童可用生理盐水将浓度调为 0.025％,用量酌减。本品不宜长期连续使用,一般 1 个疗程用药只需 7d,对长期治疗慢性鼻炎患者,在症状严重时使用,并应积极进行病因治疗。

【不良反应】 个别患者可能有轻微烧灼感、针刺感、干燥感等一过性感觉。均不影响鼻部功能。

【禁忌证】 孕妇、接受单胺氧化酶(MAO)抑制药治疗的患者、对本品过敏者、2 岁以内儿童禁用。本品不适用于萎缩性鼻炎、干酪性鼻炎。有冠心病、高血压、甲状腺功能亢进、糖尿病等严重器质性和代谢性疾病的患者慎用。

【制剂规格】 滴鼻剂:0.05％,每瓶 5ml,10ml。

盐酸非索非那定片(阿特拉、Fexofenadine)

【作用特点与用途】 H_1 受体拮抗药。本品选择性地阻断组胺 H_1 受体,具有良好抗组胺作用,但无抗 5-羟色胺、抗胆碱和抗肾上腺素作用。用于减轻季节性过敏性鼻炎和慢性荨麻疹引起的症状。

【用法用量】 口服:成年人和 12 岁以上儿童及老年人:季节性过敏性鼻炎推荐剂量为每次 120mg(2 片),1/d;慢性荨麻疹推荐剂量每次 180mg(3 片),1/d;肾功能低下者首剂量为每次 60mg(1 片),1/d;老年人和肝功能损害者不需要调整剂量。6—11 岁儿童:季节性过敏性鼻炎和慢性特发性荨麻疹推荐剂量为每次 30mg(半片),2/d;肾功能不全者首剂量为每次 30mg(半片),1/d。

【不良反应】 最常见的不良反应有头痛、嗜睡、恶心、头昏、疲倦。

【禁忌证】 对本品过敏者禁用。

【制剂规格】 片剂:60mg。

丙酸倍氯米松(鼻可灵、Clobetasol Propionate)[保乙]

【作用特点与用途】 强效外用糖皮质激素类药,具有抗炎、抗过敏和止痒作用,能抑制支气管渗出物,消除支气管黏膜肿胀,解除支气管痉挛。对皮肤血管收缩作用远比氢化可的松强,局部抗炎作用是氟轻松和曲安西龙的 5 倍。亲脂性较强易渗透,涂于患处 30min 后即生效,软膏剂的 $t_{1/2}$ 约 3h。钠潴留及肝糖原沉着作用很弱,也无雄性、雌性及蛋白同化激素样作用,对体温和排尿也无明显影响,因此局部外用不会抑制人体皮质功能和因皮质功能紊乱所引起的不良反应。外用可治疗各种皮肤炎症如湿疹、过敏性皮炎、神经性皮炎、接触性皮炎、牛皮癣、瘙痒等。气雾剂可用于慢性及过敏性哮喘和过敏性鼻炎等。

【用法用量】　①乳膏或软膏用于皮肤病:2～3/d,涂于患处,必要时包扎之。②气雾剂用于治疗哮喘:成人,每次 2 揿,3～4/d,严重者每日 12～16 揿,根据病情好转情况逐渐减量。儿童,每次 1～2 揿,2～4/d。③喷雾剂鼻腔内喷雾用于防治过敏性鼻炎:成年人,每次 2 揿,2/d;儿童,每次 1 揿,2/d。

【注意事项】　①不宜用于结核、疱疹、水痘、皮肤化脓性感染等病症;②孕妇慎用;③气雾剂只用于慢性哮喘,急性发作时应使用较大剂量水溶性皮质激素,或用支气管扩张药和抗组胺类药,待症状控制后再改用本品气雾剂治疗;④使用本品后应在哮喘控制良好的情况下逐渐停用口服皮质激素,一般在本气雾剂治疗 4～5d 后才慢慢减量停用;⑤气雾剂每日吸入量不可超过 20 揿;⑥本品与血管扩张药不同,不能立即产生疗效,故应定时使用;⑦本品乳膏不宜长期密封给药,因易引起红斑、丘疹、痂皮等,此时应减少用药量;⑧长期吸入可引起口腔、咽喉部白色念珠菌感染,适当局部给予抗真菌治疗可迅速消除。

【制剂规格】　软膏:0.025%。气雾剂、喷雾剂:每支 200 揿,每支含丙酸倍氯米松 50μg。

氯麻卡滴鼻剂(Lvmaka Dibiji)

【作用特点与用途】　本品由氯霉素 2.5g,硫酸卡那霉素 5g,盐酸麻黄碱 10g,羟苯乙酯 0.2g,氯化钠 9g,加水至 1L 制成,常用于鼻黏膜炎性肿胀的治疗。用于各种原因所致的急、慢性鼻炎或鼻窦炎。

【用法用量】　滴鼻剂:每次 1～3 滴,3/d。

【注意事项】　本品不得内服。

左卡巴斯汀(立复汀鼻喷剂、Levocabastine)[保乙][典]

【作用特点与用途】　强效、速效、长效高选择性组胺 H_1 受体拮抗药。鼻喷后几乎即刻起效,缓解打喷嚏、鼻痒、流涕;每喷鼻内 1 次,有 30～40μg 的左卡巴斯汀被吸收,作用可持续数小时,约 70% 的吸收量以原型由尿排出,$t_{1/2}$ 35～40h。用于过敏性鼻炎。

【用法用量】　用前摇匀喷鼻孔内,每鼻孔内喷 2 下,2/d,可 3～4/d。

【注意事项】　①过敏者、孕妇忌用。②肾功能不全者慎用。

【制剂规格】 鼻喷微悬浮液:每毫升含 0.5g 左卡巴斯汀活性成分、0.15mg 氯胺-T 防腐剂,以及丙二醇、聚山梨酯-80、磷酸二钠、EDTA 二钠、羟丙甲基纤维素和水等无活性赋形剂。每瓶 10ml。

洛美沙星滴耳液(乐芬滴耳液、Lomefloxacin Ear Drops)[保乙]

【作用特点与用途】 本品属氟喹诺酮类抗菌药。通过抑制细菌 DNA 的 A 亚单位(细菌 DNA 复制中的必需物质)而起作用,既能杀灭繁殖期细菌,又能杀灭静止期细菌,有广泛的抗菌谱。链球菌(包括肺炎链球菌)对本品相当耐药,与同类药物存在交叉耐药。用于敏感菌所致的急性外耳道炎、急性中耳炎、慢性单纯型中耳炎急性发作、慢性单纯型中耳炎、鼓膜炎、乳突术后感染。

【用法用量】 滴耳:成年人每次 6～10 滴,2/d,点耳后进行 10min 耳浴,儿童用量酌减。

【不良反应】 偶见中耳痛及瘙痒感。

【禁忌证】 对喹诺酮类药物过敏者禁用。禁用于妊娠早期。

【制剂规格】 滴耳剂:5ml 含 15mg。

鼻渊舒口服液(Biyuanshu Koufuye)[保乙]

【作用特点与用途】 本品由辛夷、苍耳子、黄芪、白芷、柴胡制成的中药制剂。对鼻塞、鼻涕增多、嗅觉障碍、头痛、头闷胀、鼻甲肿大、黏膜充血等为主要表现的急、慢性鼻窦炎及急、慢性鼻炎有确切的疗效,总有效率 93.87%。本品清热解毒、疏风排脓、止痛、通鼻窍。适用于急、慢性鼻窦炎和急、慢性鼻炎及感冒鼻塞等鼻部炎症。

【用法用量】 口服:每次 10ml,2～3/d,7d 为 1 个疗程。

【注意事项】 久存后若有沉淀不影响其疗效,摇匀后服用。

【制剂规格】 口服液:每支 10ml。

赛洛唑啉(丁苄唑啉、恶涕完、Xylomelozolin、Otrix、Otwin)[保乙]

【作用特点与用途】 本品为拟肾上腺素药,局部应用有收缩血管的作用。用于急性伤风鼻炎、鼻旁窦感染、干性鼻炎、鼻道结痂。

【用法用量】 滴鼻:每次 2～3 滴,1～4/d。

【禁忌证】 青光眼。

【注意事项】 本品不可久用,否则可致嗅觉异常(影响嗅神经)。

【制剂规格】 滴鼻剂:0.05%、0.1%。

喉灵糖（Decatylen Lozenges）

【作用特点与用途】　本品是由地喹氯铵、辛可卡因、维生素 C 等组成的复方制剂，有抗菌止痛和预防流感的作用。用于口腔黏膜、咽喉、腭扁桃体、牙龈的细菌及真菌感染；预防流感。

【用法用量】　口含：每次 1～2 粒，3/d。

【不良反应】　未见明显不良反应。

【制剂规格】　含糖片：每片中含地喹氯铵 0.25mg，辛可卡因 0.02mg，维生素 C 25mg。

阿膜散（Amosan）

【作用特点与用途】　本品由硼酸钠和重酒石酸钠组成，是一种氧化性漱口剂，适用于口腔牙齿的清洁，具有抑菌防腐作用。用于口腔炎、咽喉炎、腭扁桃体炎。

【用法用量】　漱口：3/d，饭后漱口。将药粉溶于 30ml 温水中，当即使用。每次保留漱口 2～3min。

【注意事项】　将药粉溶于 30ml 温水中后当即漱口，虽未见明显不良反应，但不能吞下，且 30min 内不能用其他任何液体。

【制剂规格】　散剂：含硼酸钠 68.6%，重酒石酸钠 31.4%。

舒雅乐片（Sialor）

【作用特点与用途】　本品主要化学成分为茴三硫。用于口干症，如服用抗高血压药、利尿药、安定药、镇静药、抗抑郁药、抗帕金森病合成药等引起的唾液分泌过少，以及口咽区接受放射治疗后的口干症状。

【用法用量】　口服：一般剂量为每次 1 片，3/d，饭前服。可连续服用，亦可每月停药 5d 间歇服用，并可与患者致口干药物同时使用。因放疗引起的口干者，可长期连续服用，服用数日后即可显示药效。

【不良反应】　偶有软便，如持续使用，可将剂量由每日 3 片减为每日 2 片（早、晚各服 1 片）。

【禁忌证】　胆道及胆总管有闭塞者。

【注意事项】　服药期间，尿液可呈黄色，属正常现象。

【制剂规格】　糖衣片：每盒 60 片。

【贮存条件】　室温保存。

说明：口腔常用药华素片、利林片已分别作了介绍。

金栀洁龈含漱液(恩威口宝含漱液、Jinzhijieyin Hanshuye)

【主要成分】 金银花、栀子、苦参等。

【功能与主治】 清热解毒,祛风除湿,消肿止血。用于胃热或湿热所致牙痛、牙痛、牙龈炎、牙周炎、冠周炎等疾病。

【用法用量】 3/d,每次 5~10ml(用瓶子顶部透明量杯每格容积 5ml),含漱 1min 即可。

【注意事项】 勿吞服。

【制剂规格】 每瓶 150ml,塑料瓶装。

宁康口内胶(Ningkang Kouneijiao)

【作用特点与用途】 口腔专用黏膜治疗药。主要成分为曲安奈德 1mg,能抑制唾液流出,润治伤处,黏着性强。用于牙龈、口腔黏膜、舌、溃疡性口内炎、口角炎、牙槽脓瘘、假牙刺激患部等。

【用法用量】 最好每晚睡前涂布于患处。使用后暂时避免饮食。

【注意事项】 ①使用本剂后,若局部发生化脓性感染时,请停止使用;②本剂使用后发生过敏现象时停用;③使用本剂 1 周后患处若无明显改善,须再就医检查;④结核病、糖尿病及胃溃疡患者,不可使用本品。

【制剂规格】 每克含曲安奈德 1mg,每支 3.5g。

糖甾醇(牙周宁、Rice Bran Sterol)[保甲]

【作用特点与用途】 为米糖油未皂化物,其中固醇有防氧化及抑制牙周细菌生长,从而改善牙齿的病理性松动,尚有抗牙龈出血作用。用于牙周出血,牙周脓肿等。

【用法用量】 口服:治疗量每次 240~320mg(6~8 片),3/d;维持量每次 80~160mg(2~4 片),3/d。

【不良反应】【注意事项】 本品未皂化物总量不少于 90%,其中固醇量不少于 60%,另含有烃、高级脂肪酸、三萜烯醇及维生素等,对牙周炎的症状控制后仍需维持服用治疗,联用甲硝唑的疗效更好。罕见过敏者禁用。

【制剂规格】 片剂:40mg。

第24章 某些老年病及小儿病用药

一、延缓衰老与保健用药

普鲁卡因制剂(福康乐、益康宁片、Procaine、Preparations)

【作用特点与用途】 自罗马尼亚 Ana Aslan 教授发明以普鲁卡因预防及治疗老年疾病以来,"普鲁卡因疗法"用于治疗老年人中枢神经、心血管系统多种慢性疾病在临床上取得一定的疗效。他将普鲁卡因取名为维生素 H_3,并制成以普鲁卡因为主药的复方制剂。

研究证明,普鲁卡因作用于外周神经,引起传导阻滞,有麻醉止痛作用。后来发现它还可以减轻老年病人的抑郁和忧虑,提高其记忆力,增强体力、思维能力、听力、视觉和嗅觉,改善皮肤、头发和指甲的营养及衰老性角质症,但普鲁卡因进入人体后很快被胆碱酯酶分解。当其溶液中加入适量苯甲酸、偏亚硫酸钾等,可使溶液的 pH 降至 3.3,同时苯甲酸可与葡萄糖结合成配糖体,与苯甲酸、咖啡因都能成复盐(疏松的络合物),这样可以保护其免于被胆碱酯酶分解。用于老年性中风后遗症、妇女绝经期综合征、老年动脉硬化症、冠心病、老年疣、白发、脱发、斑秃、老年皮肤瘙痒症、白癜风、银屑病、皮炎、黄褐斑、瘢痕疙瘩等。

【用法用量】 ①益康宁片:一般口服每日 2 片(相当于盐酸普鲁卡因 200mg),顿服或分 2 次服;或者片剂和注射剂混合使用,口服 2 片,另肌内注射 1 支,隔日交替使用。均以 24d 为 1 个疗程,停药 1 周再继续下一疗程。②复方益康宁片:含盐酸普鲁卡因 100mg 及肌苷等适量,其用法同益康宁片。③福康乐(GH₃)胶囊:一般早、晚空腹服 1 粒(空腹服用不适者,可改为饭后服),连服 25d 为 1 个疗程,停药 1 周再继续下一疗程,服 3 个疗程可见初效。初次服本品,可做过敏试服,第 1 天 1 粒,第 2 天 2 粒,顿服,如发现皮疹,则停服,但一般少见过敏反应。

【禁忌证】 对普鲁卡因过敏者忌用。不可与磺胺类、对氨水杨酸、新斯的明等同时应用。

阿法骨化醇（萌格旺、法能、阿法 D₃、Alfacalcidol）[保乙]

【作用特点与用途】 本品口服后，很快由肠道吸收进入血液,在肝 25-羟化酶的作用下,其侧链 25 碳原子被羟化,转化成具有活性的 1,25-二羟维生素 $D_3[1,25(OH)_2D_3]$。促进肠道对钙、磷的吸收;提高血钙水平,促进骨骼矿化作用;并在体内起调节钙和磷的作用;同时降低血浆中甲状旁腺激素水平和减少骨钙消融,解除骨骼、肌肉的疼痛,改善与绝经、衰老和类固醇引起的骨质疏松有关的肠道钙吸收不足。用于骨质疏松症、肾源性骨病(肾病性佝偻病)、甲状腺功能亢进(伴有骨病者)、甲状旁腺功能减退、营养和吸收障碍引起的佝偻病和骨软化症、假性缺钙(D-依赖型Ⅰ)的佝偻病和骨软化症等。

【用法用量】 骨质疏松症患者初始剂量为 $0.5\mu g/d$,维持剂量为 $0.25\sim0.5\mu g/d$。其他指征患者,初始剂量为成年人及体重在 20kg 以上儿童 $1\mu g/d$,老年人 $0.5\mu g/d$,维持剂量为 $0.25\sim1\mu g/d$。服用时请遵医嘱补钙。

【不良反应】 一般无不良反应。在长期大剂量服用或患者为肾损伤病人则可出现恶心、头昏、皮疹、便秘、厌食、呕吐、腹痛等高血钙征象,停药后可恢复正常。

【禁忌证】 具有维生素 D 中毒症状或已知对维生素 D_3 及其类似物过敏者不能服用。

【注意事项】 ①服药期间在初期必须每周测定血钙水平,当剂量稳定后,每 $2\sim4$ 周测定 1 次;肾功能不全者应经常测定血钙水平。若出现高血钙应停止服用,直至血钙恢复正常(约 1 周),然后按末次剂量减半给药。②服用抗凝血药、抗癫痫药、抗酸铝剂、含镁或含钙制剂、噻嗪类利尿药、洋地黄苷类药物患者,应遵医嘱使用本品。③避免同时合用维生素 D 及其类似物。

【制剂规格】 胶丸剂:每粒 $0.25\mu g$。片剂:$0.5\mu g$。

健老泰(Geriatric)

【作用特点与用途】 可补充机体多种微量元素、电解质和多种维生素及胆碱、肌醇、亚油醇等,为营养补充药。适用于防治老年性疾病、体力衰退、记忆力减退、动脉硬化、失眠、病后康复缓慢等。

【用法用量】 口服:开始时每天 2 丸,见效后(1~4 周)每天服 1 丸。

【制剂规格】 胶丸剂:每丸含铁、锰、锌、铜、氟、碘、钙、磷、镁、钾、重酒石酸二乙氨基乙醇、人参提取物、维生素(A、B_1、B_2、B_6、B_{12}、C、D_2、E)、泛酸钙、叶酸、芦丁、烟酰胺、胆碱、肌醇、亚油酸等。

维D钙咀嚼片(迪巧、Calcium Supplement with Vitamin D Chewable Tablets)

【作用特点与用途】　促骨骼生长,预防骨质疏松。适用于老年人、孕妇、乳母、胎儿需补充钙、促骨代谢的患者,尚可缓解胃不适。

【用法用量】　口服:成年人每日 1~2 片,儿童每日 1 片;或遵医嘱。

【注意事项】　①可有嗳气、便秘。过量服用可发生高钙血症、奶碱综合征,表现为高血钙、碱中毒及肾功能不全。②心肾功能不全患者慎用。③尿钙或血钙浓度过高者,洋地黄患者禁用。当药品性状发生改变时禁止使用。

【制剂规格】　片剂:每片含元素钙 300mg(碳酸钙 750mg),维生素 D 100 U。

附:钙尔奇 D 600 片　每片含碳酸钙 1.5g(相当于钙 600mg),维生素 D 1.25mg。需钙和维生素 D 补充、骨质疏松患者,口服,每日 1 次,每次 1 片。

钙尔奇 D 300 片　用途同钙尔奇 D 600 片,但每片中含碳酸钙 0.75g(相当于钙 300mg),维生素 D 0.06mg。故成年人口服每次 2 片,1~2/d;儿童口服每次 1 片,1~2/d。或遵医嘱。

凯思立(凯思立 D)　每片 500mg,为钙和维生素 D_3 的补充源,作用和用途同迪巧。一般口服时咀嚼咽下,每日 1~2 片,或遵医嘱。

善存片(Gentrum Tablets)

【作用特点与用途】　含有多种维生素、电解质和微量元素,用于预防和治疗因维生素和矿物质缺乏引起的各种疾病。

【用法用量】　口服:一般每人每日 1 片即可。

【注意事项】　①偶见胃部不适。②加大剂量服用时,请咨询医师或药师。③慢性肾衰竭、高钙血症、高磷血症、伴肾性佝偻病患者;药品变质时均禁用。④本品含维生素 A,可从乳汁中分泌,哺乳期妇女过量服用,可致婴儿产生食欲缺乏,易激动,颅压增高等不良反应;必要时应及时就医。⑤每片含叶酸量可满足孕妇每日需要,不宜额外加服叶酸。

【制剂规格】　片剂:每片内含维生素 A 5000U,钾 40mg,维生素 D 400U,氯 36.3mg,维生素 E 30U,镁 100mg,维生素 B_1 1.5mg,铁 18mg,维生素 B_2 1.7mg,铜 2mg,维生素 B_6 2mg,锌 15mg,维生素 C 60mg,锰 2.5mg,维生素 B_{12} 6μg,碘 150μg,维生素 K_1 25μg,铬 25μg,生物素 30μg,叶酸 400μg,烟酰胺 20mg,泛酸 10mg,钼 25μg,硒 25μg,镍 5μg,锡 10μg,钙 162mg,硅 10μg,磷 125mg,钒 10μg。

善存银片(Gentrum Silver Tablets)

【作用特点与用途】【注意事项】 均与善存片相同。每片含量为:维生素 A 6000U,维生素 D 400U,维生素 E 45U,维生素 B_1 1.5mg,维生素 B_2 1.7mg,维生素 B_6 3mg,维生素 B_{12} 25μg,维生素 C 60mg,维生素 K_1 10μg,生物素 30μg,叶酸 200μg,烟酰胺 20mg,泛酸 10mg,钾 80mg,氯 72mg,镁 100mg,铁 9mg,铜 2mg,锌 15mg,锰 2.5mg,碘 15mg,铬 100μg,钼 25μg,硒 25μg,镍 5μg,硅 10μg,钙 200mg,钒 10μg,磷 48mg。

康彼身(Combizym)

【作用特点与用途】 本品含有各种有助于消化吸收的胰酶、蛋白酶、淀粉酶、脂肪酶、纤维素酶等,故用于由消化酶绝对不足或相对不足而引起的各类消化不良症。

【用法用量】 口服:进食时用温开水送服 1～2 片,吞服不能咀嚼。

【禁忌证】 也不能用于急性胰腺炎和对米曲菌酶及胰酶过敏者。

【制剂规格】 片剂:每片内含胰酶 220mg(脂肪酶 7400 欧洲药典单位,蛋白酶 420 欧洲药典单位,淀粉酶 7000 欧洲药典单位);米曲菌酶 120mg(植物纤维素酶 70FIP 单位,蛋白酶 10FIP 单位,淀粉酶 170FIP 单位)。

消得良(Xiaodeliang)

【作用特点与用途】 促消化药。用于胰腺外分泌功能不足的替代治疗,所含 3 种消化酶在中性或弱碱性环境中(pH 6.8～8.5)可促进蛋白质、淀粉及脂肪消化。适用于各种原因引起的消化功能障碍、糖尿病患者消化不良、胃肠道功能紊乱、大手术患者或老年人胰腺功能减退者。慢性胰腺炎及先天性囊性纤维化的儿童。

【用法用量】 口服:成年人 0.3～1.0g,3/d,饭时服。5 岁以上儿童每次 0.3g,3/d。整片吞服,不宜嚼碎。不可与酸性药物同服。

【制剂规格】 肠溶糖衣片或胶囊剂:0.15g,0.3g,0.5g。

硒酵母片(西维尔、Selenious Yeast Tablets)[保乙]

【作用特点与用途】 硒是谷胱甘肽过氧化物酶(GSH-Px)的重要组成部分,GSH-Px 可清除自由基和 LPO。但随着年龄增长,其功能逐渐降低。故适当补硒可提高机体抗氧化和抗病能力。预防疾病发生,发病以后也可以使病情改善。用于克山病、大骨节病、冠心病、心肌炎、肿瘤、肝炎、慢性萎缩性胃炎、老年性白内障的防治及辅助治疗。亦可用于降低放化疗的不良反应及老年体衰多病患者的保健。

【用法用量】　口服:每次 2～4 片,1/d。

【制剂规格】　片剂:每片含硒 0.05mg。

附:硒制剂尚有硒力口服液,每 10ml 含硒 100μg,维生素 E 及维生素 C 和滋补性中药成分;亚硒酸钠片、奥硒康等,从略。

二、前列腺增生症用药

美帕曲星(益列康宁、甲帕霉素、Ipertrofan、Mepartricin)

【作用特点与用途】　本品在肠肝循环水平与激素和胆固醇结合,限制了它们的重吸收,并能减少血浆激素水平,使雌激素合成发生再平衡,导致基质刺激作用减少,进而出现双氢睾酮和雄激素受体的活性均减少,且前列腺内胆固醇及增生性上皮刺激作用均下降。临床观察结果完全证实美帕曲星对前列腺增生症有良好疗效。表现为尿频、尿急缓解,最大尿流率和最小尿流率均增大,残余尿减少;不影响性功能水平(包括血浆雄激素水平,特别是睾酮水平)。用于中老年前列腺增生症。

【用法用量】　饭后或餐时服 1 片(5 万 U),3/d,30d 为 1 个疗程,共 2 个疗程。

【不良反应】　少数病人可有消化道不适,胃部发胀、大便干结、腹泻等,但一般症状较轻,病人能耐受。

【制剂规格】　片剂:5 万 U。

非那雄胺(保列治片、非那甾胺、Proscar Tablets、Finasteride)[保甲]

【作用特点与用途】　本品是一种合成的 4-氮甾体化合物。可选择性抑制 5α-还原酶,使睾酮转化成 5α-双氢睾酮的过程受阻,前列腺细胞内雄激素水平下降,血清中前列腺特异性抗原(PSA)降低,增大的前列腺体积缩小,尿流量增加,患者症状减轻。本品优于其他抗雄激素的特点在于与雄激素受体无结合,因而既无抗雄激素效应,也无女性化不良反应,血浆睾酮维持在正常生理范围内。本品口服时不受食物影响,生物利用度为 80%,2h 后血浆药物浓度达到高峰,持续用药后的最低稳态浓度是 8～10ng/ml。组织浓度高于血浆浓度,血浆清除 $t_{1/2}$ 平均 6h,体内有少量蓄积,未见有毒性,高龄或中、重度肾功能不全者一般不必调整剂量。本品经肝代谢,总剂量的

60％从粪中排泄,40％从尿中以代谢物形式排出。用于治疗良性前列腺增生,改善由其引起的症状。

【用法用量】 口服:建议剂量每次 5mg,1/d。治疗 4 周后可见症状改善,维持治疗至少 6 个月方可评价治疗效果。

【不良反应】 经 12 个月临床对照观察,不良反应多于安慰药的是:阳萎3.7％,性欲降低 3.3％,射精减少 2.8％。

【禁忌证】 孕妇、儿童及对本品过敏者禁用。

【注意事项】 ①本品治疗前或治疗期间应对患者定期进行直肠指检,做前列腺癌检查或血 PSA 测定;②尿潴留量大或排尿困难,或前列腺增生较大的患者初始用药时须慎防阻塞性尿道病;③孕妇或可能怀孕妇女的伴侣应停用本品。

【制剂规格】 片剂:5mg。

前列平(Pigenil®、Pygeum Africanum)

前列平是从生长在南非、马达加斯加及中非的一种高大常绿乔木的树皮提取物(*Pygeum africanum* 提取物)精制而成的片剂。

【作用特点与用途】 前列平是包含多种天然活性成分的混合物,如甾醇及糖苷取代的甾醇、五环三萜、阿魏酸酯、长链脂肪醇酯和脂肪酸酯等。其中 β-谷甾醇和它的糖苷取代物等植物甾醇具有抗炎作用,能干扰前列腺的生物合成,从而使在炎症发生过程中起重要作用的 PGE_2 及 PGF_2 不能合成。因良性前列腺疾病患者的前列腺中,其前列腺素含量很高,经本品治疗3 个月后,其前列腺素含量降低,五环三萜具有特异抗水肿活性,阿魏酸酯有抗胆固醇血脂升高的作用,因而对前列腺良性增生患者,本品能使前列腺体积缩小,前列腺手术充血及炎症减轻。国内临床试验表明,本品在多项指标上优于安慰药,特别对昼夜尿频、排尿困难和尿潴留疗效更佳,其中 75％的病人治疗后症状得到缓解;75％的病人前列腺体积缩小。用于良性前列腺增生(特别是不能手术者)、排尿困难、昼夜尿频、前列腺炎、腺瘤纤维硬化等症。

【用法用量】 口服:100～200mg/d,分 2～4 次服用,疗程 1～3 个月,或遵医嘱。

【注意事项】 ①儿童和孕妇的安全性尚未见报道,不宜服用;②本品急性毒性剂 $LD_{50} > 2000mg/kg$。

【制剂规格】 片剂:50mg。

盐酸酚苄明(竹林胺、盐酸苯苄胺、Phenoxybenzamine Hydrochloride)[保乙]

【作用特点与用途】　本品为 α 肾上腺素受体阻滞药。可扩张外周血管,改善微循环,用于外周血管痉挛性疾病、休克及嗜铬细胞瘤的治疗。用于前列腺增生引起的非机械性梗阻所致的排尿困难,如昼夜尿频、尿急、尿线细、尿滴沥等症。

【用法用量】　用于外周血管痉挛性疾病、休克及嗜铬细胞瘤的治疗,首次口服 10mg,2/d,以后隔日增加 10mg,直至取得疗效。维持量每次 20～40mg,2/d。

用于治疗前列腺增生症,口服 10mg,开始 1～3d,2/d,以后 1/d,7～14d 为 1 个疗程。

【不良反应】　偶有口干、鼻塞、头晕、乏力,停药或改为 1/d 后症状可消失。个别患者可能有心悸、心脏期前收缩或直立性低血压。

【禁忌证】　近期有严重心血管疾病或脑血管意外者禁用,或在医师指导下慎用。

【注意事项】　①注意直立性低血压;②个别出现心悸或心脏期前收缩的患者应停药;③在医师指导下治疗。

【制剂规格】　片剂:10mg。

普适泰(前列泰、舍尼通、Prostat)[保乙]

【作用特点与用途】　本品为瑞典纯种裸麦花粉提取物,内含两种活性成分。一种为水溶性阿魏酰 γ-丁二胺(γ-Butyldiamide Ferulate,T_{60},P_5),具有抑制前列腺细胞生长,松弛后尿道平滑肌的作用。另一种为脂溶性(溶于丙酮)植物生长素(Gibbrellies,GBX,EA_{10}),能抑制内源性介素合成,具有雄性激素受体阻断药的作用。本品通过特异性阻断雄性激素双氢睾酮与其受体相结合,具有抑制细胞核 DNA 复制的作用,抑制前列腺上皮增殖细胞(表皮生长因子 EGF)作用,使膀胱逼尿肌收缩和尿道平滑肌舒张作用;能抑制内源性炎症介质合成,具有抗炎抗水肿作用,故对前列腺增生有效。尚能治疗药物性肝损害。用于良性前列腺增生(BPH),慢性非细菌性前列腺炎、前列腺疼痛。

【用法用量】　口服:每次 2 片,1/d,饭前饭后均可。

【不良反应】　一般无不良反应。南京医科大学曾报道 66 例用药者中有 1 例(1.5%)性功能明显下降。

【注意事项】 避免儿童误服。

【制剂规格】 淡黄色薄膜衣片,双面铝箔包装,每片内含活性成分 EA_{10} 4mg,P_5 70mg。

坦洛新(坦索洛新、哈乐胶囊、Tamsulosin)[保甲]

【作用特点与用途】 本品为 α_1 受体阻滞药,能阻滞由神经末梢释放的去甲肾上腺素与 α 受体相结合,能使膀胱颈平滑肌、前列腺、尿道平滑肌松弛,降低下尿道内阻力,从而改善因前列腺肥大引起的排尿障碍的各种自觉障碍。临床用药 198 例观察显示,每日 1 次服 0.2mg 较好,4 周后疗效优于特拉唑嗪(2mg/d,共 28d)。经大鼠、兔实验证明,本品对肾上腺素 α_1 受体的选择性阻滞作用明显强于哌唑嗪和酚妥拉明。本品 $t_{1/2\beta}$ 为(8.12 ± 3.84) h,血药浓度可在用药第 4 天达稳态。主要用于因前列腺肥大而引起的排尿障碍等症状。

【用法用量】 口服:建议成年人每日 1 次饭后服用 0.2mg,根据年龄、症状酌情增减剂量。

【不良反应】 偶见循环系统症状如头晕、血压下降、心率加快;恶心、呕吐、胃部不适、腹痛、食欲缺乏等消化道症状;以及血中 ALT、AST、LDH 值升高,鼻塞、水肿、吞咽困难、全身疲倦等症状。罕见过敏者出现皮疹,此时应停止服药。

【禁忌证】 对本品有过敏史及肾功能不全者禁用。

【注意事项】 ①防止过量使用,以免引起低血压;②直立性低血压者慎用;③合用降压药时,注意血压变化并宜相应调节降压药剂量;④合并肾功能不全尤其是老年患者必须遵医嘱用药;⑤长期用药应定期检查肝、肾功能;⑥注意不要嚼碎胶囊内的颗粒。

【制剂规格】 缓释胶囊剂:0.2mg。

阿夫唑嗪(桑塔前列泰、Alfuzosin、Xatral)[保乙]

【作用特点与用途】 本品为神经突触后膜 α 肾上腺素受体的选择性拮抗药,曾是一个外周性降压药。已证实本品对膀胱三角部、尿道及前列腺的 α 肾上腺受体具有特异性。平均生物利用度 64%,0.3～3h 内达最大血浆浓度,$t_{1/2}$ 为 3～5h。血浆蛋白结合率 90%,68.2% 与人体血清白蛋白相结合,22.5% 与人体血清糖蛋白相结合。部分本品被代谢,主要由胆汁经粪便排泄。用于高血压、良性前列腺增生。

【用法用量】 口服:治疗高血压每次 2.5mg,2/d;治疗前列腺增生:每次

2.5mg,3/d。可酌情调整剂量。

【不良反应】 可有胃肠功能紊乱症、口干、心动过速、胸痛、疲倦、皮疹、瘙痒、颜面潮红等。

【注意事项】 与多种同类药、心血管药物合用可产生严重低血压。有心、肝、肾病者慎用。

【制剂规格】 胶囊剂、片剂:2.5mg。

爱普列特(依普甾胺、依立雄胺、Epristeride)[保乙]

【作用特点与用途】 本品为人工型甾醇 5α-还原酶的强抑制药。已证明可减缓 2 种雄激素相关的前列腺癌的生长速率。提示本品由于减少雄激素敏感细胞对二氢睾酮(DHT)的接触,因而有抗肿瘤作用。生物利用度 93％左右,口服后 1.5～3h 达血药浓度峰值,终末 $t_{1/2}$ 为 24h,血浆蛋白结合率 98.9％。用于良性前列腺增生。

【用法用量】 口服:每日早、晚各服 1 次,每次 5mg。可按病情适当增减。疗程 4 个月。

【不良反应】 偶可出现性功能障碍、恶心、食欲减退、头昏、失眠。

【制剂规格】 片剂:5mg。

三 D 光腺纳米银凝胶(San D Guangxian Namiyin Ningjiao)

【作用特点与用途】 通过直肠给药,药物有效成分穿透前列腺三层膜直达腺体深层,快速杀灭细菌、病毒,使炎症减轻,消除腺体肿胀、血淤,缓解尿频、尿急、尿痛等症状。用于前列腺病。

【用法用量】 用附设的推射剂直肠给药,同时在神阙、中极或关元穴贴敷纳米穿脂透膜布剂,从点、线、面立体作用于前列腺,整体治疗效果好。

【制剂规格】 凝胶、布剂。

度泰利特(Dutasteride)

【作用特点与用途】 本品是一种强力选择性不可逆 5α-还原酶抑制药,对该酶的两种异构体都有活性,以时间依赖方式,通过完全相同的两步机制对 5α-还原酶Ⅰ型和Ⅱ型异构体产生抑制作用。本品对Ⅱ型异构体的抑制作用与非那甾胺(Finasteride)相似,而对Ⅰ型异构体的活性比其强 60 倍。本品使该酶失活的速度比非那甾胺快 5 倍左右;对血循环中 5α-二氢睾酮的抑制作用也明显强于非那甾胺。临床用于良性前列腺增生。

【用法用量】 口服:每次 2.5mg,1～2/d,连用 24 周以上。

【不良反应】 偶有轻微消化系统症状如胃部烧灼感、消化不良及性功能障碍。

【注意事项】 同类药可致男胎外生殖器畸形,育龄妇女应避免与正在服用本品的男子同房。

【制剂规格】 片剂:2.5mg。

萘哌地尔(萘哌地、Naftopidil、Avishot)^[保乙]

【作用特点与用途】 本品与 α 受体、5-羟色胺(5-HT$_{1A}$)、β 受体、钙通道及多巴胺受体 D$_2$ 有亲和性。本品作用于动静脉血管平滑肌及前列腺、尿道、膀胱三角部平滑肌,能抑制其由去甲肾上腺素引起的收缩作用。与哌唑嗪比较,本品对血管的松弛作用更偏重于动脉血管。可降低最大尿道内压。健康成年人口服本品 25～100mg,0.45～0.75h 达血药浓度峰值,$t_{1/2\beta}$ 为 10.3～20.1h。血浆蛋白结合率 98%～99%,尿中原型药排泄极少,2/d,6d 无蓄积。用于前列腺肥大伴排尿障碍。

【用法用量】 口服:每次 25～75mg,1/d;酌情调节剂量。同服利尿药、降压药者应减量。

【不良反应】 发生率 4.42%。主要为头晕、头重、直立性低血压、耳鸣、便秘、胃部不适、水肿、恶寒;AST、ALT 上升等。

【注意事项】 肝功能障碍、重症心脑血管病及高龄患者忌用或慎用。高空作业、驾车者慎用。

【制剂规格】 片剂:25mg,50mg。

盐酸特拉唑嗪(降压灵、高特灵、马沙尼、Terazosin)^[保甲]

【作用特点与用途】 本品为喹唑啉衍生物,可选择性地阻断膀胱颈、前列腺体内及被膜上的平滑肌 α$_1$ 受体,从而降低平滑肌张力,减小下尿路阻力,缓解因前列腺增生所致的尿频、尿急、排尿困难等症状。本品吸收好,起效快,服药后 1h 血药浓度达峰值,药效持续 24h 以上。用于改善良性前列腺增生症患者的排尿异常症状,如尿频、尿急、尿线变细、排尿困难、夜尿增多、排尿不尽感等。

【用法用量】 口服:2mg/d,每晚睡前服用;对初次服用本药患者,首先应先服 1mg/d(半片),改善不满意者可增至 4mg/d,或遵医嘱。

【不良反应】 极少数病例服药后出现头晕或直立性低血压,偶有头痛、乏力、面部潮红、口干、眼睑水肿、视物模糊、恶心、心悸等,停用后可逐渐自行消失。

【注意事项】　初次服药从睡前顿服 1mg 开始,在确定无明显不适应后才逐渐增加剂量。停服本药数天后再服本品时,仍应从小剂量开始,逐渐增加剂量。

【制剂规格】　片剂:2mg。

保前列(西发通、Cefasabal)

【作用特点与用途】　选择性作用于泌尿系统,有效穿透前列腺脂膜作用于致病部位,可改善、恢复受损血管的通透性,使血流通畅,减少充血,起消炎消肿之效;有温和利尿、增加肾排泄能力;抑制和杀灭泌尿生殖系统内的杆菌。用于Ⅰ期、Ⅱ期前列腺增生;急慢性前列腺炎、膀胱炎及其他泌尿、生殖系统感染。

【用法用量】　口服:急性期每次 2 片,4/d;维持期每次 1 片,3/d,餐前温水送服。

【注意事项】　忌食辛辣、易过敏食物。保持有规律生活,防止过劳。

【制剂规格】　片剂:0.25g,每片含锯叶棕果提取物 1.25mg,一支黄花提取物 3.7mg,七叶树种子提取物 6.25mg。

赛洛多辛(优利福、Silodosin、Urief)

【作用特点与用途】　本品可阻滞(断)分布于下尿路组织前列腺、尿道及膀胱三角区的 α 肾上腺素受体亚型介导的交感神经系统,可以缓解下尿道平滑肌紧张,抑制尿道内压升高,从而改善前列腺增生症引起的排尿困难或障碍性症状。临床用于治疗良性前列腺增生症(BPH)引起的症状和体征。

【用法用量】　早、晚餐后口服:成人每次 4mg,2/d。剂量可酌情增减。

【不良反应】【注意事项】　①常见不良反应有可逆性射精障碍、勃起障碍、尿失禁;口干、胃部不适、软便或便秘;头晕、起立性眩晕、步态蹒跚、头痛、失眠;鼻塞、鼻出血、鼻咽炎、流涕;心动过缓;总胆素升高、转氨酶(ALT、AST)升高、碱性磷酸酶(ALP)升高、乳酸脱氢酶(LDH)升高;白细胞、红细胞、血红蛋白及血细胞比容减少,高三酰甘油血症、C-反应蛋白(CRP)升高、疲劳等。②尚有术中虹膜松弛综合征、视物模糊、口炎、皮炎、浮肿;尿糖升高、尿沉渣增多,面色潮红、耳鸣、味苦、胸痛、情绪不佳、出汗、发热,总蛋白低下、尿蛋白或尿酸升高等。③用药前仔细阅读药品使用说明书。

【制剂规格】　胶囊剂:4mg×10 粒。

三、老年性痴呆用药

双氢麦角碱(喜得镇片、海得静、Dihydroergotoxine)[保乙]

【作用特点与用途】 本品为甲磺酰(或乙磺酰)双氢麦角碱,每毫克含甲磺酰双氢麦角柯宁碱、甲磺酰双氢麦角克碱及甲磺酰双氢麦角卡里碱各1/3,属 α 受体阻滞药,并有直接兴奋多巴胺和 5-羟色胺受体的作用,可增进脑递质的水平,增加脑血流量和对氧的利用,降低脑血管阻力,改善病理性脑电图,减少慢波,使 α 节律变快。本品还能抑制 ATP 酶和腺苷酸环化酶的活性,减少 ATP 的分解,从而改善脑细胞的能量平衡、转移对葡萄糖的利用,使无氧代谢变成有氧代谢,因而使神经元能量增加,电位活力和微循环改善。

本品口服吸收迅速,约 1.5h 血药浓度达峰值,因肝首关效应,仅有25%～50%达血液循环。$t_{1/2}$ 4h。活性物质在体内很快代谢后排出。用于老年人退化性脑循环障碍、老年性痴呆、脑动脉硬化症及卒中后遗症等引起的头晕、头痛、注意力不集中、记忆力减退、抑郁、疲劳感等。

【用法用量】 口服:每次 1～2mg,3/d,于饭前服用。一般 3～4 周后才见效,通常 3 个月为 1 个疗程。

【不良反应】 可见短暂性恶心、呕吐、面红、眩晕、皮疹、鼻塞等。严重者可见直立性低血压。

【禁忌证】 急慢性精神病、对本品过敏者、低血压、严重心动过缓、动脉硬化、心脏器质性损害、肾功能减退者及孕妇。

【注意事项】 口服大剂量,尤其同时饮酒或合用中枢抑制药可影响病人精神集中,不宜开车或进行机械操作。避免同吩噻嗪利尿药和降压药合用,以免发生意外。

【制剂规格】 片剂:1mg。针剂:0.3mg/1ml。

利斯的明(卡巴拉汀、艾斯能、Rivasitigmine)[保乙]

【作用特点与用途】 本品为氨基甲酸类衍生物,是二代可逆性乙酰胆碱酯酶(AChE)抑制剂。进入体内经生物转化后可缓解因胆碱能功能缺陷所致的认识功能障碍。适用于治疗中重度阿尔茨海默型痴呆的症状改善或缓解。

【用法用量】 口服:起始剂量 1.5mg,2/d;如服用至少 2 周后耐受良好,可每隔 2 周逐渐将剂量递增至 6mg/d,9mg/d。最大剂量 12mg/d。如果治疗中断＞3d,应以最低日剂量重新开始,然后如上述进行剂量递增。维持剂量:每次 1.5～6mg,2/d。获得最佳疗效的患者应维持最高的且耐受良好的剂量。与食物同服。

【禁忌证】　已知对本品或其他氨基甲酸衍生物或剂型成分过敏;严重肝损害者。

【不良反应】　可见恶心、呕吐、腹泻、腹痛及食欲缺乏;头痛、头晕;体重下降、焦虑、无力、疲劳、失眠、眩晕等。其他参见多奈哌齐。

【注意事项】　①病窦综合征或伴有严重心律失常、消化性溃疡、有呼吸系统疾病史或正在发病、尿道梗阻、癫痫患者慎用;②孕妇和哺乳期妇女的安全性尚未明确,哺乳期服用应停止哺乳。

【药物相互作用】　①不能与拟胆碱能药物合用。②本品干扰抗胆碱能药物的活性,增强麻醉中使用的琥珀酰胆碱型肌松药的作用。

【制剂规格】　胶囊剂:每粒 1.5mg,3mg,4.5mg,6mg;均 28 粒包装。透皮贴片:5mg,10mg。

卡巴拉汀(艾斯能、Rivastigmine Hydrogen Tartrate、Exelen)

【作用特点与用途】　老年阿尔茨海默病患者服药后吸收快而全,约 1h 达血浆浓度峰值;服用 3mg 的绝对生物利用度为 36％±13％,若与食物同服,血浆达峰浓度(T_{max})相对延长。血浆半衰期($t_{1/2\beta}$)约 1h。药动学呈非线性。临床用于治疗轻至中度阿尔茨海默病的症状。

【用法用量】　需与食物同服。起始剂量 3mg/d,根据个体化差异,至少每隔 2 周增加药量,以达到最大耐受剂量,但不应超过 12mg/d。临床研究表明,每日服用本品≥6mg 疗效更好,且大多数患者目标剂量为每日 6～12mg。而有部分患者低于 6mg/d 也有效。如果患者 3mg/d 且连服 2 周仍耐受良好,则可增至 6mg/d,以后可再增至 9mg/d,最后增至 12mg/d,以患者能耐受为限。若患者出现不良反应,如恶心、呕吐、腹痛、食欲和体重下降,可能是机体对漏服一次或多次药物所产生的反应,然而,如果这种症状持续存在,则应将日剂量降回到以前耐受良好的剂量水平。肝肾功能不良者应酌情减量。

【不良反应】【注意事项】　①胃肠反应较常见。②可有激越、意识模糊、失眠、抑郁、幻觉等精神障碍。③可有头晕、头痛、嗜睡、震颤、晕厥、痫性发作等神经症状。④其他应仔细阅读药品说明书。

【制剂规格】　胶囊剂:1.5mg,3mg,4.5mg,6mg;均 28 片/盒。

吡拉西坦（脑复康、Piracetam）[保乙]

【作用特点与用途】 本品为 γ-氨基丁酸的衍生物，可直接作用于大脑皮质，具有激活、保护和修复神经细胞的作用。注射液用 5% 或 10% 葡萄糖注射液或生理盐水稀释至 250ml，内含 4～8g，1/d，10～15d 为 1 个疗程，呈促进脑部神经细胞修复、改善思维和认知，增强脑部神经细胞的营养作用；能提高学习能力，推迟缺氧性记忆力障碍的产生，提高大脑对葡萄糖的利用率和能量贮备，改善大脑功能。国外报道对改善轻度及中度老年痴呆者的认知能力有效，但对重度痴呆者无效。对因衰老、功能障碍引起的功能衰退性综合征如老年性反应迟钝、虚弱症、意识障碍等亦有一定疗效，尚可治疗脑外伤所致的记忆障碍及弱智力儿童。本品对中枢作用选择性强，仅限于脑功能的改善，但精神兴奋作用弱，无精神药物的不良反应。无依赖性。口服后可分布到大部分组织器官，服后 30～40min 可达最大血药浓度，蛋白结合率 30%，$t_{1/2}$ 4～6h，易通过血-脑脊液屏障及胎盘屏障，直接经肾清除，在 26～30h 给药量的 94%～98% 以原形由尿排出。用于脑动脉硬化症及脑血管意外所致的记忆和思维功能减退，包括急慢性乙醇、药物、CO 中毒和脑炎所致昏迷，以及慢性精神病、脑外伤、老年性精神障碍综合征等。

【用法用量】 口服：每次 400～800mg，2～3 次分服，一般服 2 周至 3 个月。肌内注射：每次 1g，2～3/d。静脉注射：每次 4g，1/d；或遵医嘱。

【不良反应】 口干、食欲缺乏、失眠、荨麻疹、呕吐等，停药后可自行消失。

【禁忌证】 早产儿和新生儿忌用；肝肾功能不全者慎用。

【制剂规格】 片剂、胶囊剂：200mg，400mg。针剂：1g/5ml，4g/20ml，8g/20ml。

茴拉西坦（阿尼西坦、脑康酮、Aniracetam、Draganon）[保乙]

【作用特点与用途】 本品为 γ-内酰胺类脑功能改善药，能通过血-脑脊液屏障，选择性作用于大脑系统，可促进和增强大脑记忆功能，与同类药吡拉西坦相比较具有强效、速效、低毒等优点，且可有效地改善环磷酰胺、环己酰亚胺造成的记忆障碍。本品的拟胆碱样作用使对乙酰胆碱合成释放过程的抑制得到恢复，促进脑代谢，提高记忆功能。老年患者，正常健康人缺氧状态下口服本品后脑电图的功能醒觉水平和各种认知功能均获得改善。亦见麻醉大鼠皮肤感觉及视野、大鼠及豚鼠海马切片中 CA$_3$ 细胞诱发电位的增强。因此，认为本品对突触传导效率有改善作用。本品对胆碱能系统的乙酰胆碱受体（Ach）显示极弱的亲和性，而且因为受体数目减少，作为激动药起作用，但作为激动药的直接作用,对临床疗效的帮助是不够的。因此认为本品还有若干间接作用的临床效果。本品几乎不影响单胺(肾上腺素、多巴胺、5-羟色胺)量、γ-氨基丁酸量及肾上腺素代谢产物的量。此外,本品还可防止东莨菪碱引起的脑内各处的葡萄糖利用率降低。正常健康成年人口服本品 300mg、600mg 及 1200mg 时,30～60min 后未变化的原型药物及琥珀酸酰亚胺代谢物达血中浓度峰值后迅速减低。每日给大鼠 ^{14}C 标记的本品 50mg/kg,连服 14d,每天都在给药后 30min 内,血中放射性浓度达峰值,然后在 7h 内迅速减低,直至 24h 缓慢消失。在给药第 14 天,24h 后的血中放射浓度也很低(说明本品无蓄积),以 ^{14}C 标记的本品 50mg/kg 给予大鼠,在肾、肝、血液中可见高浓度的放射性,但随着时间而减少,24h 后肝、消化道、肾上腺等虽还可看到放射性,但都是低浓度(给药量的 1% 以下),即使连续给药 14d,在组织内也未能观察到药物的蓄积性。代谢主要在肝进行,通过水解酶等主要代谢产物酪酸茴香酰胺、5-羟-2-吡咯烷等由尿排出。未见向胎儿及乳汁分布。临床用于:①改善焦虑不安及情绪抑郁;②脑梗死后遗症。

【用法用量】　口服:通常成年人每次 200mg,3/d。可按年龄、症状适当增减剂量。

【不良反应】　本品不良反应发生率 5.8%(安慰药 5.4%),主要为头痛、头重等精神神经系统症状,也有恶心、呕吐、消化系统症状和湿疹等皮肤反应。此外,本品有 3.7% 用药者出现 ALT、AST 等升高,而安慰药组 6.5% 明显偏高。

【注意事项】　①使用本品前最好用脑 CT 诊断脑梗死后遗症;②疗程视疗效及不良反应酌定,若连续用药 12 周无效,应停用;③老年人酌情减量;④哺乳期妇女不宜服用,必须用时应停止授乳;⑤小儿、孕妇的安全性尚未确立。

【禁忌证】　孕妇或可能怀孕的妇女禁用。

【制剂规格】　薄膜包衣片:0.1g、0.2g。针剂:0.1g/5ml。

丁咯地尔(乐福调、活脑灵、赛莱乐、Buflomedil)^[保乙]

【作用特点与用途】　本品能有效地增加末梢血管和脑部缺氧组织的供血量。它主要通过抑制 γ 肾上腺受体,抑制血小板聚集,提高及改善红细胞变形能力及增加供氧功能。体外及体内实验证明,本品有抑制 α₁ 及 α₂ 肾上腺受体的效果,从而使血管平滑肌舒张,缺氧组织的血流量得到改善。本品可提高红细胞的变形能力。红细胞的直径为 7μm,由于毛细血管只有 5μm,红细胞的变形能力要很强才能通过毛细血管空间。因此如果红细胞的变形能力不良,便会影响毛细血管的微循环。本品 200mg 静脉输注导致红细胞的流动能力显著改善。含本品 100mg 的输液能有效地增加红细胞在体内的可流动性,减低血液的黏性,但对血细胞比容、血纤维蛋白浓度或红细胞沉降率等却无影响。用于①改善脑部血供应量不足,如脑部血管硬化、脑部血管栓塞、老年痴呆症;②改善末梢血管疾病,如下肢血管供血量不足引起的运动障碍或肢体坏死,促进伤口愈合;③Raynaud 病;④耳窝-前庭病,如耳鸣、头晕;⑤冻疮及缺氧所产生的疼痛等。

【用法用量】 口服:450～600mg/d,分 2 次或 3 次服用。肌内注射或静脉滴注每次 50～200mg。

【不良反应】 本品的不良反应极少且属一过性。常见的不良反应为肠胃不适、眩晕、头痛等。偶见转氨酶升高。

【注意事项】 急性脑出血患者禁用。肝病患者用药应从低剂量开始,根据病情调整剂量。

【制剂规格】 片剂:150mg,300mg。针剂:50mg。

沙丙蝶呤(必复清、Sapropterin、Biobuden)

【作用特点与用途】 本品为酪氨酸羟化酶的天然辅助因子,又是色氨酸羟化酶的辅助因子,同时是儿茶酚胺类和 5-HT 生物合成的限速酶。鉴于脑内 6R-BH$_4$ 浓度比酪氨酸羟化酶和色氨酸羟化酶的 K_m 值(米氏常数)低,故认为 6R-BH$_4$ 的组织水平在调节上述酶类的活性中起重要作用。本品对孤独儿童的社交意识减少和交往受损的特征性症状有改善作用。异型高苯丙氨酸血症患者,每日口服本品 1～5mg/kg,结果血清苯丙氨酸值恢复正常,神经症状改善,身体、运动保持正常,未见严重的不良反应,但与左旋多巴并用的病例,发现有兴奋性与易刺激性,随着左旋多巴的减量而消失。用于异型高苯丙氨酸血症,并可作为学习与记忆损伤的治疗药物。

【不良反应】 ①神经系统:可见睡眠障碍,晚间给药时间提前者大多可消失;偶有多动、兴奋、神经过敏、抽搐、痉挛等出现,此时应减量或停药,通过减量大多可自然消失。泌尿系统:尿频,偶有夜尿、多尿。②消化系统:偶有软便、食欲缺乏等。③血液:偶有白细胞分类中嗜酸性粒细胞增加。偶见 ALT、AST 上升。

【用法用量】 口服:2～5mg/(kg·d),分 1～3 次,以维持血清苯丙氨酸值达正常范围的量为有效维持量。

【注意事项】 ①必须确诊为二氢蝶呤合成酶缺损症、二氢蝶呤还原酶缺损症的患者方可长期给药,并定期观察治疗效果及不良反应;②严重的脑器质性障碍、癫痫发作、严重的肝功能障碍、药物过敏、消化不良致营养不良的患者慎用;③因未确立妊娠中给药的安全性,对孕妇应判断其治疗上益处大于危险性时方可给药;④授乳妇女服药时应避免授乳;⑤对早产儿、新生儿、乳儿应从低剂量开始慎重给药;⑥与左旋多巴合用会产生兴奋性、易刺激性,合用时应减量并慎重给药。

【制剂规格】　颗粒剂:每克含本品 25mg。

四、老年性白内障用药

氨碘肽(Amiotide)

【作用特点与用途】　氨碘肽系动物脏器中所获得的有效成分,含有谷氨酸、胱氨酸等 15 种氨基酸和有机化合物的碘及多肽等。当其滴入眼内后,可通过多肽酶等对组织的激活作用,促进眼部微血管扩张和血液循环,从而改善病眼的新陈代谢,促进病变和渗出物的吸收,有助于初、中期白内障的治疗和控制,使视力有所提高。但对成熟前期和成熟期白内障效果不佳。对玻璃体积血和混浊也有一定疗效。用于初、中期老年性白内障。

【用法用量】　滴眼:2～3/d。肌内注射:每日或隔日 1 次,1 个月为 1 个疗程。

【不良反应】　偶见眼部刺激感和充血,一般可自行消失,不必停药。

【注意事项】　使用时应防止滴眼液瓶口污染,如发现药液浑浊,应停止使用。

注:卡他灵、谷胱甘肽等白内障用药请参见"眼科用药"。

五、减　肥　药

奥利司特(塞尼可、Orlistat)

【作用特点与用途】　本品是毒三素链霉菌的天然产物脂抑素的衍生物,选择性强效抑制胃肠道中的脂肪酶和胰脂酶,阻碍食物中三酰甘油分解,使食物中 30% 的脂肪不被消化吸收而随粪便排出,从而起减肥和降低血浆中胆固醇的作用。本品早餐前单次口服 350mg,被吸收很少,血浆原型药物浓度低于检测限度(5ng/ml),以未变化的原型由粪便排泄达 85% 左右,$t_{1/2}$ 为 14～19h。慎用于肥胖症,包括并发 2 型糖尿病、冠心病和卒中危险的肥胖者。

【用法用量】 口服:每次 120mg,3/d,与食物同服。连服 2 年,20%的病人体重减轻达 10%以上。

【临床评价】 对 170 例正常或肥胖的志愿者 11 项双盲安慰药对照研究,给受试者适度高热量饮食(含脂肪 50～80g),用最大效应模型绘出本品每日摄入量与粪便中脂肪排泄量间的剂量反应曲线,表明小肠脂肪排泄最高可达 32%。

【不良反应】 可见胃肠道症状如腹痛、排便次数增多、软便及油脂性便。

【注意事项】 服用本品时,每日摄入脂肪量限 45g 以内。饮前 2h 服药,可减少不良反应的发生。一般不良反应出现在治疗的第 1 周,12 周后发生率降低。

【制剂规格】 胶囊剂:120mg。

六、小儿病用药

妈咪爱散剂(Medilac-vita Powder)

【作用特点与用途】 本品为婴幼儿复方乳酸菌健肠药。每袋(1g)中含乳酸菌培养物 37.5mg(活菌 1.5 亿个),粪链球菌 1.35×10^8 个,枯草杆菌 0.15×10^8 个,维生素 B_1 0.5mg,维生素 B_2 0.5mg,维生素 B_6 0.5mg,维生素 B_{12} 1μg,维生素 C 10mg,烟酰胺 2mg,乳酸钙 2mg,氧化锌 1.25mg。具有调整肠道菌群,补充维生素和钙、锌的作用。慎用于肠道感染、消化不良、细菌性腹泻、肠道内异常发酵、营养不良(断乳期及偏食儿)、便秘、肠炎、食欲缺乏、腹胀,使用抗生素引起的肠道黏膜损伤等。

【用法用量】 口服:3 岁以下婴幼儿,每次 1g,1～2/d;3 岁以上幼儿,每次 1～2g,1～2/d。

【制剂规格】 散剂:每袋 1g。

儿感退热宁口服液(Ergantuirening Koufuye)

【作用特点与用途】 本品的主要成分为青蒿、连翘、板蓝根等,具有较强的解热、镇痛、消炎和抑菌作用,对小儿感冒发热等症状有良好的治疗效果。本品慎用于需要消炎退热、化痰止咳的儿童感冒所致的发热、头痛、咳嗽、咽喉疼痛等。

【用法用量】 口服:10—14 岁,每次 10～15ml;5～10 岁,每次 6～10ml;

3—5 岁,每次 4～6ml;3 岁以下酌减。3～4/d,饭后服用或遵医嘱。

【注意事项】　久存后若有沉淀不影响疗效,摇匀后服用,但要注意使用期限。

【制剂规格】　口服液:5ml,10ml。

小儿热速清口服液(Xiaoer Resuqing Koufuye)

【作用特点与用途】　本品由金银花、黄芩、板蓝根、水牛角、大黄等组成,对流感病毒(甲$_1$、甲$_3$、乙型)、金黄色葡萄球菌有明显抑制作用;可提高机体防御系统功能,增强机体免疫功能;有退热、消炎、镇咳、祛痰等作用。本品能清热解毒,泻火利咽。慎用于小儿外感高热、头痛、咽喉肿痛、鼻塞、流涕、咳嗽、大便干结、舌质红、舌苔薄白黄、脉数或指纹紫等症。

【用法用量】　口服:1 岁以内,每次 2.5～5ml;1－3 岁,每次 5～10ml;3－7 岁,每次 10～15ml;7－12 岁,每次 15～20ml。3～4/d。

【注意事项】　如病情较重或服药 24h 后疗效不明显者,可酌情增加剂量。出现沉淀,可摇匀服用,不影响疗效。

【制剂规格】　口服液:10ml。

复方锌布颗粒(臣功再欣、Compound Zinc Gluconate and Ibuprofen Granules)

【作用特点与用途】　本品内含葡萄糖酸锌、布洛芬、氯苯那敏等成分,具有良好而迅速的解热、镇痛、消炎、抗过敏及缓解全身症状的作用。诱生内源性干扰素,抑制病毒复制。抑制肥大细胞、嗜碱性粒细胞释放组胺、5-羟色胺。本品为抗感冒药,用于治疗普通感冒及流行性感冒。

【用法用量】　口服:3 岁以下每次服半包或酌减;3－5 岁,每次服半包;5－14 岁服 1 包;14 岁以上服 1～2 包。均 3/d,用 40℃ 左右温开水冲服。儿童最大量不超过每日 3 包,成年人最大量不超过每日 6 包。或遵医嘱。

【制剂规格】　颗粒剂:每盒 12 包,每包内含葡萄糖酸锌 100mg,布洛芬150mg,氯苯那敏 2mg。

维生素 AD 软胶囊滴剂(儿童用鱼肝油软囊滴剂、贝特令、Beiteling)

【作用特点与用途】　本品以 100％天然鲨鱼肝油精制而成,内含婴幼儿及儿童发育成长必需的维生素 A 及维生素 D,以及能促进脑细胞发育,具有健脑、益智的二十二碳六烯酸(DHA)。儿童服用本品能增强体质,有助于生长发育,健脑、益智,帮助钙、磷吸收,增加对传染病的抵抗力。慎用于婴幼儿及儿童成长期补充维生素 A 及 D 与 DHA。预防干眼症、夜盲症和佝偻病。亦适用于孕妇、乳母补充维生素 A 及 D 与 DHA,有利于胎儿、婴幼儿健康成长和大脑发育。

【用法用量】 开口后内容物滴服:1 周以下,每日 1 粒;1—6 岁,每日 1~2 粒;6 周岁以上,每日 2 粒。或遵医嘱。孕妇、乳母,每日 2 粒,可直接吞服。

胶囊开口方法:因本品为单剂量包装,婴幼儿不宜也不会直接吞服。服用时可将滴嘴小端浸入开水中,热烫 30s,使胶皮软化,再捏、挤、压胶囊,使内容物徐徐滴入婴幼儿口中;亦可滴入牛奶、米糊、粥内服用。

【注意事项】 一次大剂量或长期过量服用,可引起囟门突出症等中毒反应。

【制剂规格】 贝特令铝塑软胶囊装,每盒 24 粒软胶囊。每个软胶囊内含维生素 A 18 000U,维生素 D 600U,DHA 50mg。本品每粒含维生素 A 1500U 和维生素 D 500U(绿色胶丸);维生素 A 2000U 和维生素 D 700U(粉色胶丸)。1 岁以下婴儿服绿色胶丸,1 岁以上婴儿服粉色胶丸,或遵医嘱。

布洛芬滴剂/混悬液(托恩、Ibuprofen Oral Suspension)[保甲]

【作用特点与用途】 非甾体解热镇痛消炎药。滴剂为粉红色黏稠液体,混悬液为橙红色黏稠液体。本品能抑制前列腺素合成,具有解热、镇痛及抗炎作用。慎用于治疗小儿感冒或流感引起的发热、头痛、咽痛及牙痛等。也可用于类风湿关节炎及骨关节炎等风湿性疾病。

【用法用量】 请服前摇匀口服:用于解热,儿童按 20mg/(kg·d),分 3 次服用;用于镇痛,儿童按 30mg/(kg·d),分 3 次服用;6 个月以下小儿遵医嘱;成年人及 12 岁以上儿童每次 0.3~0.4g,3~4/d。

【不良反应】 少数病人可出现恶心、呕吐、胃烧灼感或轻度消化不良、胃肠道溃疡及出血、转氨酶升高、头痛、头晕、耳鸣、视物模糊、精神紧张、嗜睡、下肢水肿或体重骤增。罕见皮疹、过敏性肾炎、膀胱炎、肾病综合征、肾乳头坏死或肾衰竭、支气管痉挛。

【禁忌证】 活动性消化道溃疡者禁用;对阿司匹林和其他非甾体抗炎药及本品过敏者忌用。

【注意事项】 ①本品为对症治疗药,用于解热连续应用不得超过 3d,用于止痛不得超过 5d,症状未缓解请咨询医师或药师。②肾功能不全、高血压、心功能不全、消化道溃疡、血友病或其他出血性疾病(包括凝血或血小板功能异常)的患者慎用。③孕妇、哺乳期妇女、6个月以下小儿慎用。④服药过量可能引起头痛、呕吐、嗜睡、低血压等,一般停药后症状可自行消失。若服药期间出现胃肠道出血,肝、肾功能损害,视力、听力障碍,血象异常应立即停药。⑤对其他抗风湿药物耐受性差者可能对本品有良好耐受性。

【药物相互作用】　①本品与其他解热镇痛抗炎药物合用可增加胃肠道的不良反应,并导致溃疡;②本品与肝素、双香豆素等抗凝药合用可导致凝血酶原时间延长,增加出血倾向;③本品与地高辛、甲氨蝶呤口服降糖药合用时,能升高这些药物的血药浓度,不宜合用;④本品与呋塞米合用时,后者的排钠和降压作用减弱,与抗高血压药同用也降低后者的降压效果。

【制剂规格】　滴剂:0.8g/20ml。混悬液:1.2g/60ml。

复方福尔可定溶液(澳特斯小儿止咳露、Compound Pholcodine Solution)

【作用特点与用途】　本品主要成分含愈创甘油醚和福尔可定,具有化痰止咳作用;伪麻黄碱和苯丙烯啶具有消除胃黏膜充血、缓解过敏症状、从而全面有效缓解感冒症状的作用。澳特斯起效快,约0.5h起效,作用时间长,可持续4h,对痰多咳嗽和干咳均有效。慎用于治疗伤风、流感、咽及支气管刺激所引起的咳嗽、痰多咳嗽、干咳、敏感性咳、流涕、鼻塞和咽喉痛。

【用法用量】　口服:2岁以下儿童,每次2.5ml,3/d或遵医嘱;2-6岁儿童,每次5ml,3/d;6岁以上儿童及成年人,每次10ml,3/d。

【制剂规格】　溶液剂:每瓶60ml,150ml。

五维赖氨酸颗粒(利滋灵颗粒、Five Vitamins and Lysine Granules)

【作用特点与用途】　本品为复方制剂,其组分为每袋含盐酸赖氨酸250mg,维生素(B_1,B_2,B_6)、烟酰胺、泛酸钙、枸橼酸等复合元素。赖氨酸属碱性氨基酸,为人体必需氨基酸之一。赖氨酸缺乏会导致发育不良、食欲缺乏、体重减轻、负氮平衡、低蛋白血症、牙齿发育不良、贫血、酶活性下降及其他生理功能障碍。慎用于促进幼儿、儿童正常生长发育及孕妇、哺乳期妇女、年老体弱者的营养补充。

【用法用量】　口服:1岁以下儿童,每次1袋,1/d;1岁以上儿童,每次1袋,2/d;开水冲服。

【禁忌证】　肝性脑病、氮质血症患者、严重肾功能障碍者、氨基酸代谢障碍者、对本品成分过敏者禁用。

【注意事项】 高血压、酸中毒及肾功能不全者慎用。

【制剂规格】 颗粒剂:5g。

硫酸庆大霉素干糖浆(Gentamycin Sulfate Dry Syrup)^[保乙]

【作用特点与用途】 广谱抗菌药。对绝大多数革兰阳性及阴性菌均有拮抗作用,常用的给药途径为注射给药。近年来的医学研究表明,绝大多数的慢性、浅表性胃炎及消化性溃疡均为患者胃及十二指肠滋生的幽门螺杆菌所致,口服硫酸庆大霉素对该菌有较强杀灭作用。慎用于治疗慢性、浅表性胃炎及细菌引起所致的肠道感染。

【用法用量】 治疗慢性、浅表性胃炎:每次 1 袋,3/d,加约 30ml 温开水在饭前 30min 冲服。治疗细菌引起所致的肠道感染等:每次 1～2 袋,3～4/d,饭前或睡前 30min 用约 30ml 温开水冲服。或遵医嘱。

【不良反应】 由于人体对口服硫酸庆大霉素几乎不吸收,故避免了引起耳、肾等不良反应,但有严重肝、肾功能障碍者慎用。

【注意事项】 本品在贮藏过程中颜色可能加深,但不影响疗效。

【制剂规格】 颗粒:每袋 3g,每盒 10 袋,每袋含硫酸庆大霉素 4 万 U。

小儿善存片(Gentrum Junior Tablets)

【作用特点与用途】 因内含适合小儿生长发育的维生素和矿物质,故用于 3－12 岁儿童维生素和矿物质的补充。

【用法用量】 口服:每日服 1 片。

【注意事项】 参阅善存片。

【制剂规格】 每片含维生素 A 5000U,维生素 C 50mg,维生素 D 400U,叶酸 100μg,维生素 B_1 1.5mg,维生素 B_2 1.7mg,维生素 B_6 2mg,维生素 B_{12} 4μg,烟酰胺 20mg,泛酸 10mg,钙 162mg,磷 125mg。

小施尔康(Theragran Junior)

用于 3－12 岁儿童补充维生素,每日服 1 片即可。每片内含维生素 A 5000U,维生素 B_1 1.5mg,维生素 B_{12} 6μg,维生素 B_2 1.7mg,维生素 B_6 2mg,维生素 C 60mg,维生素 D 400U,维生素 E 30U,叶酸 400μg,烟酰胺 20mg。

附录 A 解毒药简表

药物名称与制剂	临床适应证与用法用量	备注
◆金属、类金属及一氧化碳等中毒解毒药		
依地酸钙钠[保甲] Calcium Disodium Edetate 注射液:1g/5ml	治疗铅中毒及镉、锰、铬、镍、钴和铜中毒;铅移动试验诊断。①成人常用量:首日用 1g＋5%葡萄糖注射液 250ml 静脉滴注 4～8h,连用 3d,停药 4d 为 1 个疗程。若肌内注射,0.5g＋1%盐酸普鲁卡因 2ml,1/d。②铅移动试验,成年人 1g＋5%葡萄糖注射液 500ml,4h 滴完。自用药开始留 24h 尿,测尿铅>2.42μmol/L,则认为体内有过量铅负荷	小儿常用量:25mg/(kg·d)
喷替酸钙钠[保甲] Calcium Tri-Sodium Pentetate 注射液:1g/4ml 粉针剂:0.25g、0.5g、1.0g	治疗铅、铁、锌、钴、铬中毒;钍、铀、钚、钇、镅、锔等放射性核素的促排。成年人常用量:①静脉滴注:0.5～1.0g/d ＋5%葡萄糖注射液 250～500ml 滴 4～5h,连用 3～5d,间隔 2～4d 为 1 个疗程;②肌内注射 0.5g/2d,3d 为 1 个疗程;或隔日 1 次,1 周 3 次	小儿常用量:25mg/(kg·d)

续表

药物名称与制剂	临床适应证与用法用量	备注
二巯丙醇[保甲] Dimercaprol 注射液:0.1g/1ml、0.2g/2ml	治疗砷、汞和金中毒。与依地酸钙钠合用治疗儿童急性铅脑病。成年人肌内注射按2~3mg/kg,第1天、第2天按每4小时1次。第3天改为6h1次,第4天每12小时1次。一般10d为1个疗程	小儿用量同成人;治疗儿童急性铅脑病,与依地酸钙钠合用。参阅依地酸钙钠项下
二巯丁二钠 Sodium Dimercaptosuccinate 粉针剂:0.5g、1g	治疗锑、汞、砷、铅、铜等金属中毒及肝豆状核变性。成年人常用量:1g,临用前配成10%溶液,用5%葡萄糖注射液20ml溶解后缓慢静脉注射,共4~5次,每次10~15min注射完。每隔1小时注射1次。小儿常用量:20mg/kg,用法参考成年人	急性锑中毒引起的心律失常,首剂用2g;亚急性金属中毒每次1g,2~3/d,共4~5d。慢性金属中毒1g/d,共5~7d
二巯丙磺钠[保甲] Sodium 2,3-Dimercapto-propane Sulfonate 注射液:250mg、125mg/2ml	治疗砷、汞、锑、铋、铬等中毒和路易剂中毒;毒蘑菇毒素;毒伞肽、毒伞肽中毒;沙蚕毒素类农药中毒。①急性中毒,250mg,肌内注射;首日3~4次,第2日2~3次,以后1~2/d。连用7d。重症或酌情增加剂量,或静脉注射。②慢性中毒剂量减半,间隔4d为1个疗程,一般需2~3个疗程	小儿常用量:5mg/kg
青霉胺[保甲] Penicillamine 片剂:0.125g、0.25g	治疗重金属中毒、肝豆状核变性(Wilson病)、胱氨酸尿及其结石。亦治疗其他治疗药物无效的严重活动性风湿类风湿关节炎。成年人常用量:1g/d,分4次口服,胱氨酸尿症患者最大量为2g/d。重症金属中毒用量一般为0.5~1.5g	小儿常用量:30mg/(kg·d)分2~3次口服

药物名称与制剂	临床适应证与用法用量	备注
去铁胺[保甲] Deferoxamine 粉针剂：0.5g	治疗急性铁中毒、海洋性贫血、铁粒幼细胞贫血、溶血性贫血，其他慢性贫血因反复输血引起的继发性含铁血黄素沉着症等。成年人常用量：急性铁中毒肌内注射，首次0.5～1g，隔4h1次改为0.5g，隔2次，共2次；以后酌情4～12h1次，24h总量不超过6g。亦可静脉滴注，每小时＜15mg/kg，24h总量＜90mg/kg	慢性铁负荷过量，肌内注射、腹壁皮下注射0.5～1.0g/d。注射8～12h，20～40mg/kg，以微型泵作为动力
谷胱甘肽 Glutathione 粉针剂：50mg，附2ml维生素C注射液	治疗丙烯腈、氰化物、一氧化碳、重金属及有机溶剂中毒。肌内或静脉注射，先用专用维生素C注射液溶解后使用，每次50～100mg，1～2/d。尚可用于肿瘤放疗时保护肝脏；防皮肤色素沉着等。	解毒以外其他应用仔细看说明书，遵医嘱
◆有机磷毒物中毒解毒剂		
碘解磷定[保甲] Pralidoxime Iodide（PAM-I） 注射液：0.4g/10ml；0.5g/20ml 粉针剂：0.4g	治疗有机磷毒物中毒。但单独应用疗效差，与抗胆碱药联合应用疗效好。①轻度中毒，必要时静脉滴注，稀释后静脉滴注，必要时1h后重复；②中度中毒首次0.4～1.6g，至肌颤缓解或血液胆碱酯酶活性恢复至正常的60%以上酌情减量或停药；③重度首次1.6～2.4g，以后每小时重复0.8～1.6g，直至症状缓解后酌情减量或停药	小儿用法与成年人相同，轻度：15mg/kg；中度：20～30mg/kg；重度：30mg/kg

续表

药物名称与制剂	临床适应证与用法用量	备注
氯解磷定[保甲] Pralidoxime Chloride (PAM-Cl) 注射液：0.5g/2ml、0.25g/2ml	治疗有机磷中毒。但单独应用疗效差，应与阿托品类联用。若成年人轻度中毒，0.5～0.75g 肌内注射，必要时 1h 后重复 1 次。中度中毒首次 0.75～1.5g 肌内注射或稀释后缓慢静脉注射，以后每小时重复 0.5～1g，肌颤消失或血液胆碱酯酶活性恢复至正常的 60% 以上后酌情减量或停药。重度中毒首次 1.5～2.5g，以后每 0.5～1 小时重复 1.0～1.5g，直至症状渐康复，再酌情减量或停药	小儿轻度中度按 15～20mg/kg，中度按 20～30mg/kg，重度按 30mg/kg 急救
硫酸阿托品[保甲] Atropine Sulfate 注射液：0.5mg/1ml；尚有每毫升含 1mg、2mg、2.5mg、10mg，片剂：0.3mg	治疗有机磷酸毒物（农药、神经性毒剂）中毒，胃肠型毒蕈（捕蝇蕈）中毒，乌头中毒，钙中毒，心律失常和钙通道阻滞药过量引起的心动过缓。①有机磷中毒时与解磷定应用，阿托品首次用量轻度中毒 2～4mg，中度 4～10mg，重度 10～20mg，重复其半量，重复次数根据病情而定。达到阿托品化后减量或改用维持量；②氨基甲酸酯类农药中毒，阿托品用量 0.5～3mg，经口严重中毒者可用 5mg；③锑中毒，可用 1～2mg 静脉注射；④乌头中毒及钙拮抗药过量，可用阿托品 0.5～1mg 肌内注射。均应酌情增减剂量给药，直至逐渐康复	①小儿用量折算成年人剂量；②氢溴酸东莨菪碱用于有机磷中毒作用与阿托品相似，从略

续表

药物名称与制剂	临床适应证与用法用量	备　注
盐酸戊乙奎醚[保甲] Penehyclidine Hydrochloride 注射液:1mg/1ml	治疗有机磷中毒,与酶重活化剂联合应用优于阿托品。特别适用于毒理作用持续较长或中毒胆碱酯酶老化易化的有机磷药物中毒。成年人常用量:轻度中毒首次1～2mg,中度首次2～4mg,重度4～6mg,并分别伍用氯解磷定250～750mg,750～1500mg,1500～2500mg。重复用药剂量为1～2mg	小儿常用量参照成人折算体重给药
◆氰化物中毒解毒药		
亚硝酸钠[保甲] Sodium Nitrite 注射液:0.3g/10ml	治疗氰化物及硫化氢中毒。成年人每次3%溶液10～20ml(或6～12mg/kg),缓慢静脉注射(2ml/min),或用氯化钠注射液稀释到100ml后静脉注射(5～20min),随后静脉注射25%硫代硫酸钠40ml(硫化氢中毒不需注射硫代硫酸钠)。必要时0.5～1h后可重复给半量或全量	小儿常用量:按体重3%溶液0.15～0.3ml/kg,亦可按血中血红蛋白含量未调整用量
亚硝酸异戊酯[保甲] Amyl Nitrite 吸入剂:0.2ml	用于氰化物中毒的急救,在静脉注射亚硝酸钠前的应急措施;并可治疗心绞痛发作。每次1～2支,将玻璃包在一层手帕或纱布内,折断玻璃管给患者吸入,每分钟吸30s,直至静脉注射亚硝酸钠或肌内注射4-二甲基对氨基酚	总量不超过5～6支

续表

药物名称与制剂	临床适应证与用法用量	备注
◆氟中毒解毒药 乙酰胺(解氟灵)[兽甲] Acetamide	用于氟乙酰胺中毒的治疗。肌注：每次 2.5～5g，2～4/d。每次注射加普鲁卡因 20～40mg，以减轻局部疼痛	注射剂：2.5g
硫代硫酸钠 Sodium Thiosulfate 粉针剂：0.32g、0.64g	治疗氰化物中毒，亦可治疗硝普钠过量中毒，铅中毒及汞、铋、铅等金属中毒等。氰化物中毒：立即缓慢静脉注射 25%溶液 40～60ml。每分钟 5ml 以下。必要时，1h 后再与高铁血红蛋白形成联合，重复使用半量或全量	硝普钠过量中毒：用20～40ml；重金属中毒：缓慢静脉注射；静脉注射本品 0.5～1g
亚甲蓝 Methylene Blue 注射液：20mg/2ml 片剂：65mg	治疗氰化物中毒已少用。用 1%溶液 50～100ml 静脉注射，再注入硫代硫酸钠，两者交替使用。治疗亚硝酸盐(如烂白菜，腌渍不好的蔬菜、酸菜等)及苯胺类中毒。用 1%溶液 5～10ml，稀释于 25%葡萄糖注射液 20～40ml 中静脉注射，或口服 150～200mg，每 4 小时 1 次	作用时间短，大剂量能导致溶血
◆有机氟杀虫农药中毒解毒药 乙酰胺 Acetamide 注射液：2.5g/5ml	治疗氟乙酰胺和氟乙酸钠等有机氟化物中毒。肌内注射，每次 2.5～5g，2～4/d；或按 0.1～0.3g/(kg·d)，分 2～4 次注射，连用 5～7d；重症可给 5～10g	亦可用于甘氟中毒的特效解毒

注：本二氮杂类中毒解毒药氟马西尼见第 7 章；阿片中毒见第 7 章戒毒

附录 B 对药物"孕期危险等级"的说明

根据药物对胎儿的危害性,美国药物食品管理局(FDA)将孕妇安全用药的等级分为 5 级,即 A、B、C、D、X 级。笔者根据国内临床用药情况,略有修改和调整,分级标准如下,供参考。

A 级:在有对照组的研究中,在妊娠 3 个月的妇女未见到对胎儿危害的迹象(并且也没有对其后 6 个月的危害证据),可能对胎儿的影响甚微。

B 级:在动物繁殖性研究中表现有不良反应,这些不良反应并未在妊娠 3 个月的妇女中得到证实(也没有对其后 6 个月的危害性的证据)。

C 级:在动物的研究中证明它有对胎儿的不良反应(致畸或杀死胚胎),但并未在对照组的妇女进行研究,或没有在妇女和动物并行地进行研究。本类药物只有权衡了对妇女的好处大于对胎儿的危害之后,方可应用。如氯霉素和氟喹诺酮类抗菌药物均为 C 级,但笔者认为孕妇应忌用,因为有许多半合成的新青霉素和头孢菌素(属 B 级)完全可替代氯霉素和氟喹诺酮类,其疗效好,不良反应小,价格也不很贵;即使对 β-内酰胺类抗生素类易过敏者,尚可选用大环内酯类或其他抗生素。

D 级:有对胎儿的危害性的明确证据,尽管有危害性,但对孕妇用药后有绝对的好处(例如孕妇受到死亡的威胁或有严重疾病,因此需用它,如应用其他药物虽然安全,但无效)。各种抗肿瘤药物多为 D 级。

X 级:在动物和人的研究表明,它可使胎儿异常;或根据经验认为对人及动物是有危害性的,孕妇用这类药物显然是无益的。本类药物禁用于妊娠或将妊娠的患者。

药物中文名称索引

吸附白喉疫苗（儿童用） 1057

吸附百白破联合疫苗[典] 1060

吸附百日咳白喉联合疫苗[典] 1059

吸附精制白喉、破伤风二联类毒素 1080

吸附破伤风疫苗[典] 1058

吸附无细胞百白破联合疫苗[典] 1060

吸收性明胶海绵 981

希帕胺 898

息宁控释片 427

硒酵母[保乙] 264,1115

硒酵母片[保乙] 1318

硒卡拉胶 240

烯丙雌醇[保乙] 919,1137

烯丙吗啡[保甲] 492

烯丙尼定 578

稀化黏素 880

锡克试验毒素[典] 1090

洗消净 1214

喜疗妥乳膏 1299

喜树碱 277

细胞色素 C[保乙][典] 339

细辛脑 396,886

纤溶酶[保乙] 956

纤维蛋白封闭剂 980

腺苷 579

腺苷钴胺[保乙] 484

腺苷甲硫氨酸[保乙] 802

香草二乙胺 339

香草醛 400

香菇多糖[保乙] 282

消癌平[保乙] 285

消得良 1318

消咳喘胶囊 887

消洗灵 1209

消旋卡多曲[保乙] 785

硝苯地平控释片[保乙][典] 585

硝卡芥[保乙] 232

硝硫氰胺 217

硝普钠[保甲] 603

硝酸甘油贴膏 627

硝西泮[保乙][基] 445

硝乙醇胺 619

小儿复方氨基酸注射液（18AA-I）[基] 1101

小儿复方氨基酸注射液（18AA-Ⅱ）[基] 1101

小儿复方氨基酸注射液（19AA-I）[保乙] 1101

小儿热速清口服液 1333

小儿善存片 1336

小牛血去蛋白[保乙] 714

小诺米星[典] 121

小施尔康 1336

缬沙坦[保甲] 673

辛伐他汀 1014

辛戊胺 771

欣洛维 748

胸腺嘧啶氮芥 235

胸腺肽 α₁[保乙] 1039

胸腺五肽[保乙] 1040

熊去氧胆酸[保甲] 791

溴丙胺太林[保乙] 766

溴长春胺 718

溴凡克新 882

溴芬酸钠 521

溴夫定 185,1302

药物英文名称索引

Epirubicin 268
Epitizid 897
Eplerenone 650
Epomediol 795
Eprazinonum 843
Epristeride 1323
Eprosartan 675
Eptazocine 387
Eptifibatide 964
Erdosteine 883
Ergantuirening Koufuye 1332
Ergotamine 377
Ergotamine Caffeine 377
Erigeron Breviscapus Injection 613
Erlotinib 309
Ertapenem 97
Erythrol Nitrate 619
Erythromycin 113,780
Erythromycin Cydocarbonate 109
Erythromycin Estolate 112
Erythromycin Stearate 109
Escitalopram 469
Esmolol 690
Esomeprazole 746
Estazolam 450
Estradilol Himihydrate 946
Estradiol 1135
Estradiol Benzoate 1136
Estradiol Cypionate 1136
Estradiol Valerate 1136,1186
Estramustine 242
Estriol 1137
Etafenone 622
Etamivan 339

Etamsylate 975
Etanercept 1199,1201
Ethacridine 918,1293
Ethacrynic Acid 890
Ethambutol 158
Ethenzamide 524
Ethiazide 897
Ethinylestradiol 1144
Ethosuximide 391
Ethoxzolamide 902
Ethyl Loflazepate 459
Ethylediamine Diaceturate 975
Ethylenediaminetetraacetic Acid Disodium Eye Drops 1254
Ethyliminum 321
Ethylmorphine Eye Drops 1254
Ethylsuccinate 104
Etidocaine 353
Etidronate Disodium 1189
Etifoxine 456
Etimicin 117
Etizolam 456
Etodolac 534
Etofenamate 520
Etomidate 350
Etonogestrel 928
Etoposide 278
Etoricoxib 507
Etretinate 1278
Everolimus 1023
Eviprostat 908
Exemestane 294
Exenatide 1183
Extract of Horse Chestnut Seeds

R

Rabbit Anit-human Thymocyte Immunoglobulin 1028
Rabeprazole 745
Rabies Antiserum 1079
Rabies Purified Vaccine 1052
Rabies Vaccine for Human Use 1064
Racecadotril 785
Radioactive Hydrargyrum [203] Mercury Bromide 1234
Raloxifene 1184
Raltegravit Potassium 202
Ramipril 667
Ramosetron 779
Ranimustine 238
Ranitidine 739
Ranitidine Bismuth Citrate 740
Rapitard MC Insulin 1168
Rasagiline 430
Rebamipide 747
Reboxetine 470
Recainam 578
Recombiant Human Basic Fibroblast Growth Factor for External Use 1047
Recombinant 1200
Recombinant Bovine Basic Fibroblast Growth Factor 1086
Recombinant Follitropin β 915
Recombinant Hepatitis B Vaccine 1066
Recombinant Human Brain Natriuretic Peptide 1076
Recombinant Human Endostatin 1088
Recombinant Human Epidermal Growth Factor 1086
Recombinant Human Erythropoietin Injection 1081
Recombinant Human Growth Hormone 1087
Recombinant Human Interferon α1b 1081
Recombinant Human Interferon α1b Eye Drops 1260
Recombinant Human Interferon α2a 1083
Recombinant Human Interferon α2a Vaginal Suppository 942
Recombinant Human Interferon α2b 1082
Recombinant Human Interferon β 1084
Recombinant Human Interferon γ 1083
Recombinant Human Interleukin - 2&-2(I) 1084
Recombinant Human Interleukin-11 976,1073
Recombinant Human Parathyroid Hormone 1087
Recombinant Human Plasminogen 962
Recombinant Human Thrombopoietin 976
Recombinat Human Epidermal Growth Factor Eye Drops 1261